Moore
Fundamentos de Anatomia Clínica

SEXTA EDIÇÃO

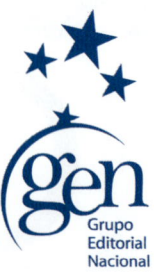

O GEN | Grupo Editorial Nacional – maior plataforma editorial brasileira no segmento científico, técnico e profissional – publica conteúdos nas áreas de ciências da saúde, exatas, humanas, jurídicas e sociais aplicadas, além de prover serviços direcionados à educação continuada e à preparação para concursos.

As editoras que integram o GEN, das mais respeitadas no mercado editorial, construíram catálogos inigualáveis, com obras decisivas para a formação acadêmica e o aperfeiçoamento de várias gerações de profissionais e estudantes, tendo se tornado sinônimo de qualidade e seriedade.

A missão do GEN e dos núcleos de conteúdo que o compõem é prover a melhor informação científica e distribuí-la de maneira flexível e conveniente, a preços justos, gerando benefícios e servindo a autores, docentes, livreiros, funcionários, colaboradores e acionistas.

Nosso comportamento ético incondicional e nossa responsabilidade social e ambiental são reforçados pela natureza educacional de nossa atividade e dão sustentabilidade ao crescimento contínuo e à rentabilidade do grupo.

Moore
Fundamentos de Anatomia Clínica

Anne M. R. Agur, BSc (OT), MSc, PhD
Professor, Division of Anatomy, Department of Surgery, Faculty of Medicine
Division of Physical Medicine and Rehabilitation, Department of Medicine
Department of Physical Therapy, Department of Occupational Science & Occupational Therapy
Division of Biomedical Communications, Institute of Communication, Culture, Information, and Technology
Institute of Medical Science, Rehabilitation Sciences Institute, Graduate Department of Dentistry
University of Toronto – Toronto, Ontario, Canada

Arthur F. Dalley II, PhD, FAAA
Professor Emeritus and Research Professor, Department of Cell and Developmental Biology
Adjunct Professor, Department of Orthopaedic Surgery and Rehabilitation
Vanderbilt University School of Medicine
Adjunct Professor for Anatomy, Belmont University School of Physical Therapy – Nashville, Tennessee

**Coautor fundador (com Anne M. R. Agur) e coautor
da primeira à quinta edição:**

Keith L. Moore, MSc, PhD, Hon. DSc, FIAC, FRSM, FAAA
Professor Emeritus, Division of Anatomy, Department of Surgery
Former Chair of Anatomy, Associate Dean for Basic Medical Sciences
Faculty of Medicine, University of Toronto – Toronto, Ontario, Canada

Revisão Técnica
Marco Aurélio Fonseca Passos
Médico. Mestre em Anatomia pela Universidade Federal do Rio de Janeiro (UFRJ).
Doutor em Ciências pela Universidade do Estado do Rio de Janeiro (UERJ).
Chefe do Departamento de Anatomia da UERJ.

Tradução
Patricia Lydie Voeux

SEXTA EDIÇÃO

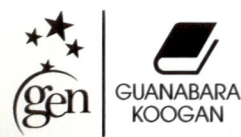

- Os autores deste livro e a editora empenharam seus melhores esforços para assegurar que as informações e os procedimentos apresentados no texto estejam em acordo com os padrões aceitos à época da publicação, *e todos os dados foram atualizados pelos autores até a data do fechamento do livro*. Entretanto, tendo em conta a evolução das ciências, as atualizações legislativas, as mudanças regulamentares governamentais e o constante fluxo de novas informações sobre os temas que constam do livro, recomendamos enfaticamente que os leitores consultem sempre outras fontes fidedignas, de modo a se certificarem de que as informações contidas no texto estão corretas e de que não houve alterações nas recomendações ou na legislação regulamentadora.

- Data do fechamento do livro: 03/12/2020

- Os autores e a editora envidaram todos os esforços no sentido de se certificarem de que a escolha e a posologia dos medicamentos apresentados neste compêndio estivessem em conformidade com as recomendações atuais e com a prática em vigor na época da publicação. Entretanto, em vista da pesquisa constante, das modificações nas normas governamentais e do fluxo contínuo de informações em relação à terapia e às reações medicamentosas, o leitor é aconselhado a checar a bula de cada fármaco para qualquer alteração nas indicações e posologias, assim como para maiores cuidados e precauções. Isso é particularmente importante quando o agente recomendado é novo ou utilizado com pouca frequência.

- Os autores e a editora se empenharam para citar adequadamente e dar o devido crédito a todos os detentores de direitos autorais de qualquer material utilizado neste livro, dispondo-se a possíveis acertos posteriores caso, inadvertida e involuntariamente, a identificação de algum deles tenha sido omitida.

- **Atendimento ao cliente: (11) 5080-0751 | faleconosco@grupogen.com.br**

- Traduzido de:
ESSENTIAL CLINICAL ANATOMY, SIXTH EDITION
Copyright © 2019 Wolters Kluwer
Copyright © 2015, 2011, 2007, 2002, 1995 Lippincott Williams & Wilkins, a Wolters Kluwer business.
All rights reserved.
2001 Market Street
Philadelphia, PA 19103 USA
LWW.com
Published by arrangement with Lippincott Williams & Wilkins, Inc., USA.
Lippincott Williams & Wilkins/Wolters Kluwer Health did not participate in the translation of this title.
ISBN: 9781496369659

- Direitos exclusivos para a língua portuguesa
Copyright © 2021 by
EDITORA GUANABARA KOOGAN LTDA.
Uma editora integrante do GEN | Grupo Editorial Nacional
Travessa do Ouvidor, 11
Rio de Janeiro – RJ – CEP 20040-040
www.grupogen.com.br

- Reservados todos os direitos. É proibida a duplicação ou reprodução deste volume, no todo ou em parte, em quaisquer formas ou por quaisquer meios (eletrônico, mecânico, gravação, fotocópia, distribuição pela Internet ou outros), sem permissão, por escrito, da EDITORA GUANABARA KOOGAN LTDA.

- Capa: Bruno Sales

- Editoração eletrônica: Anthares

- Ficha catalográfica

CIP-BRASIL. CATALOGAÇÃO NA PUBLICAÇÃO
SINDICATO NACIONAL DOS EDITORES DE LIVROS, RJ

A237f
6. ed.

Agur, Anne M. R.
  Fundamentos de anatomia clínica / Anne M. R. Agur, Arthur F. Dalley II, Keith L. Moore ; revisão técnica Marco Aurélio Fonseca Passos ; tradução Patricia Lydie Voeux. - 6. ed. - Rio de Janeiro : Guanabara Koogan, 2021.
  : il.

Tradução de: Essential clinical anatomy
Apêndice
Inclui índice
ISBN 978-85-277-3706-7

  1. Anatomia humana. I. Dalley, Arthur F., II. II. Moore, Keith L. III. Passos, Marco Aurélio Fonseca. IV. Voeux, Patricia Lydie. V. Título.

20-67034   CDD: 611
                    CDU: 611

Meri Gleice Rodrigues de Souza - Bibliotecária CRB-7/6439

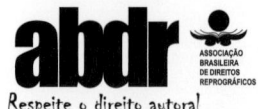

A meu marido, Enno, e a minha família, Kristina, Erik e Amy, por seu apoio e incentivo.
AMRA

A Muriel, minha noiva, melhor amiga, conselheira e mãe de nossos filhos, e para nossa família – Tristan, Lana, Elijah, Finley, Sawyer e Dashiell; Denver; Skyler, Sara e Dawson – com amor e grande estima pelo apoio, compreensão, bom humor e, acima de tudo, paciência.
AFD

Em memória de minha amada Marion, minha melhor amiga, esposa, colega, mãe de nossos cinco filhos e avó de nossos nove netos, por seu amor, apoio incondicional e compreensão. Guardamos recordações maravilhosas em nossas mentes e corações.
KLM

E nossos sinceros agradecimentos aos que doaram seus corpos, sem os quais o estudo da anatomia não seria possível, e às suas famílias, por seu apoio e sua paciência.

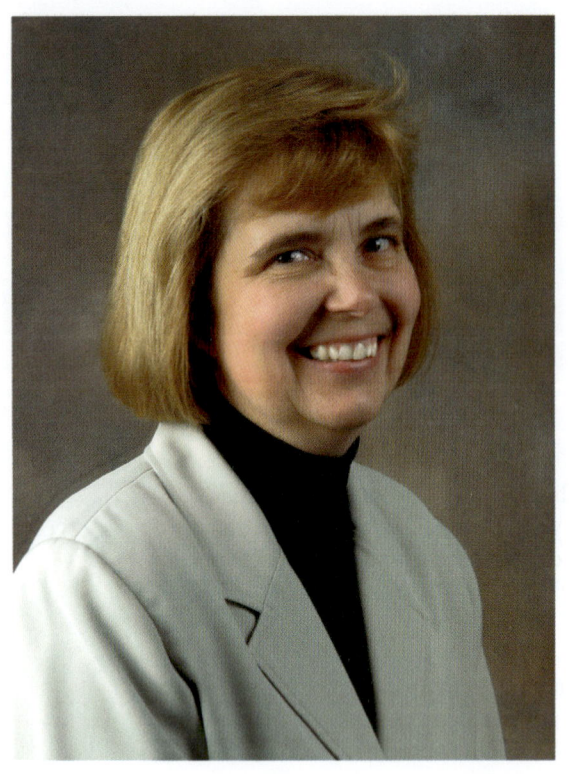

Anne M.R. Agur, BSc (OT), MSc, PhD

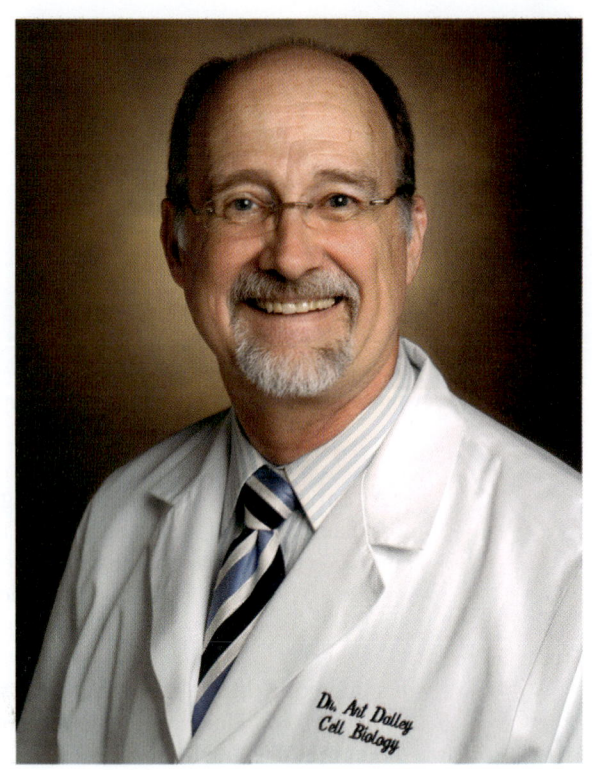

Arthur F. Dalley II, PhD, FAAA

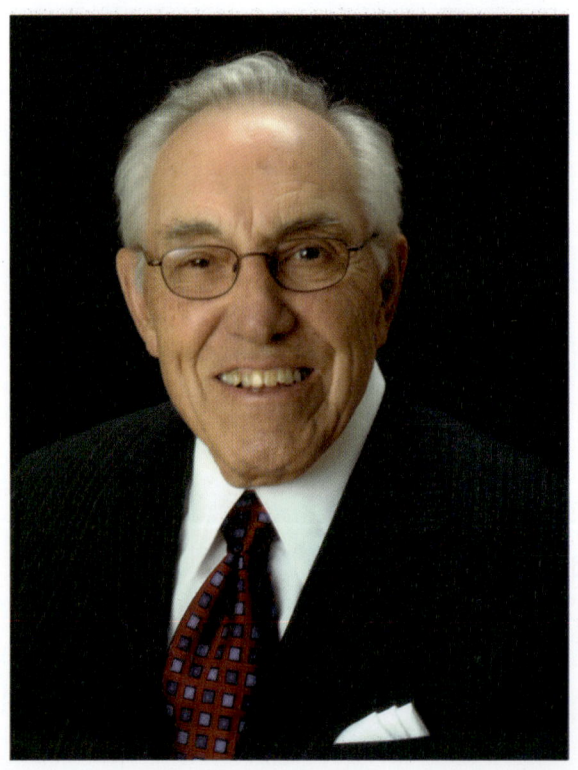

**Keith L. Moore, MSc, PhD,
Hon. DSc, FIAC, FRSM, FAAA**

Prefácio

Passaram-se 22 anos desde a publicação da primeira edição de *Fundamentos de Anatomia Clínica*. O principal objetivo desta sexta edição é oferecer um livro didático conciso e, ao mesmo tempo, completo sobre anatomia clínica para estudantes e profissionais nas áreas de saúde e disciplinas relacionadas. A cada edição, procuramos tornar esta obra ainda mais atraente para o estudante. Os principais objetivos deste livro consistem em:

- Proporcionar conhecimento básico sobre anatomia clínica humana para uso nos atuais currículos dos cursos de ciências da saúde
- Apresentar um volume apropriado de material anatômico clinicamente relevante de modo compreensível e interessante
- Enfatizar a anatomia clínica importante para a prática
- Fornecer uma visão geral anatômica clinicamente orientada e concisa para futuros cursos clínicos
- Servir como revisão rápida na preparação para provas
- Oferecer informações suficientes para os que desejam atualizar seus conhecimentos em anatomia clínica.

Esta edição foi totalmente revisada, tendo em mente os diversos comentários valiosos que recebemos de estudantes, colegas e revisores. Entre as principais características desta obra destacam-se:

- O projeto gráfico, que continua sendo objeto de revisão e melhorias a cada edição. Todas as ilustrações são coloridas, realçam fatos importantes e mostram a anatomia em relação com a medicina clínica e cirurgia. Grandes esforços foram envidados para melhorar ainda mais a clareza das legendas e colocar as ilustrações nas páginas onde são citadas no texto
- Novas ilustrações gerais da inervação sensitiva e motora dos membros superior e inferior, que facilitam a integração
- Descrição da estrutura e da função do sistema nervoso entérico e de seu papel singular na inervação do sistema digestório, que foi acrescentada para ressaltar a importância das novas informações sobre a estrutura e a função desse sistema
- Novas fotografias de anatomia de superfície de procedimentos clínicos e sua anatomia relevante, que ressaltam a importância do conhecimento de anatomia clínica
- Mais correlações clínicas ilustradas, nas seções popularmente conhecidas como "boxes azuis de anatomia clínica", que foram incluídas para ajudar o estudante na compreensão do valor prático da anatomia. Em resposta às sugestões de nossos leitores, esses boxes foram agrupados, e agora são chamados de "Anatomia Clínica". Eles também são classificados de acordo com os seguintes ícones para indicar o tipo de informação clínica fornecida:

Variações anatômicas. Ressalta as variações anatômicas que podem ser encontradas no laboratório de dissecção ou na prática, enfatizando a importância clínica do reconhecimento dessas diferenças.

Ciclo de vida. Destaca os fatores de desenvolvimento pré-natais que afetam a anatomia pós-natal e os fenômenos anatômicos especificamente associados aos estágios da vida – infância, adolescência, idade adulta e velhice.

Traumatismo. Mostra o efeito dos eventos traumáticos – como fraturas de ossos ou luxações de articulações – sobre a anatomia normal e as manifestações e disfunções clínicas resultantes dessas lesões.

Procedimentos diagnósticos. Enfatiza as características anatômicas e observações importantes para o diagnóstico.

Procedimentos cirúrgicos. Dá destaque aos tópicos como a base anatômica dos procedimentos cirúrgicos, tais como o planejamento de incisões, e a base anatômica da anestesia regional.

Patologia. Ressalta o efeito de uma doença sobre a anatomia normal, como o câncer de mama, bem como estruturas anatômicas ou princípios envolvidos na contenção ou na disseminação da doença no organismo.

- A anatomia de superfície é integrada na descrição de cada região, de modo a demonstrar a relação entre anatomia e exame físico, diagnóstico e procedimentos clínicos
- Foram incluídas técnicas de imagem de radiografia, tomografia computadorizada (TC), ressonância magnética (RM) e ultrassonografia, frequentemente com ilustrações correlacionadas. As técnicas de imagem atuais mostram a anatomia como ela é frequentemente visualizada na clínica.

A terminologia obedece à Terminologia Anatômica Internacional de 1998, aprovada pela International Federation of Associations of Anatomists (IFAA). Em toda a edição atual, são utilizados os termos equivalentes oficiais. Epônimos, embora não sejam preconizados pela IFAA, aparecem entre parênteses para ajudar o estudante durante seus estudos clínicos.

O "pai" deste livro, *Anatomia Orientada para a Clínica*, é recomendado como fonte para descrições mais detalhadas da anatomia humana e sua relação e importância com a medicina e a cirurgia. *Fundamentos de Anatomia Clínica*, além de suas próprias ilustrações e manuscritos exclusivos, utilizou algum material do *Anatomia Orientada para a Clínica* e do *Grant's Atlas of Anatomy*.

Mais uma vez, seus comentários e sugestões são bem-vindos para o aprimoramento das futuras edições.

Anne M. R. Agur
University of Toronto
Faculty of Medicine

Arthur F. Dalley II
Vanderbilt University
School of Medicine

Agradecimentos

Queremos agradecer aos seguintes colegas que foram convidados pelo editor para auxiliar no desenvolvimento desta sexta edição.

REVISORES DA SEXTA EDIÇÃO

Keiichi Akita, MD, PhD
Professor and Chair
Department of Clinical Anatomy
Tokyo Medical and Dental University
Tokyo, Japan

Quentin A. Fogg, BSc (Hons), PhD, FRCPS (Glasg)
Associate Professor, Clinical Anatomy
Department of Anatomy and Neuroscience
The University of Melbourne
Victoria, Australia

Chelsea M. Lohman-Bonfiglio, PhD, ATC, CSCS
Associate Professor and Director of Curriculum and Instruction, Clinical Anatomy
Department of Interdisciplinary Health Sciences
Arizona School of Health Sciences
A.T. Still University
Mesa, Arizona

Geoffroy Noel, PhD
Associate Professor and Director, Division of Anatomical Sciences
Department of Anatomy and Cell Biology
McGill University
Montreal, Quebec, Canada

Bassam Nyaeme, MD
Faculty, Basic Health Sciences
British Columbia Institute of Technology
Burnaby, British Columbia, Canada

Monica Oblinger, PhD
Professor, Vice Chair and Associate Vice President for Research Compliance
Department of Cell Biology and Anatomy
Chicago Medical School, School of Graduate and Postdoctoral Studies
Chicago, Illinois

Rebecca L. Pratt, PhD
Professor of Anatomy
Department of Foundational Medical Studies
Oakland University William Beaumont School of Medicine
Rochester, Michigan

Hanan Dawood Yassa, MD
Assistant Professor and Head of Anatomy and Embryology Department
Department of Anatomy and Embryology
Beni Suef University
Beni Suef, Beni Suef Governorate, Egypt

REVISORES DA QUINTA EDIÇÃO

Kacie Bhushan
Nova Southeastern University
Fort Lauderdale, Florida

Leonard J. Cleary, PhD
Professor
The University of Texas Health Science Center Medical School
Houston, Texas

Alan Crandall, MS
Idaho State University
Pocatello, Idaho

Bertha Escobar-Poni, MD
Loma Linda University
Loma Linda, California

Thomas Gillingwater, PhD
Professor of Neuroanatomy
University of Edinburgh
Edinburgh, United Kingdom

William Huber, PhD
Professor
St. Louis Community College at Forest Park
St. Louis, Missouri

Lorraine Jadeski, PhD
Associate Professor
University of Guelph
Ontario, Canada

Marta Lopez, LM, CPM, RMA
Program Coordinator/Professor
Medical Assisting Program
Miami Dade College
Miami, Florida

Yogesh Malam
University College London
London, United Kingdom

Volodymyr Mavrych, MD, PhD, DSc
Professor
St. Matthew's University
West Bay, Cayman Islands

Karen McLaren

Monica Oblinger, MS, PhD
Professor
Rosalind Franklin University of Medicine and Science
North Chicago, Illinois

Onyekwere Onwumere, MA, MPhil
Adjunct Faculty
The College of New Rochelle
New Rochelle, New York

Simon Parson, BSc, PhD
Professor
University of Edinburgh
Edinburgh, United Kingdom

Gaurav Patel
Windsor University School of Medicine
Cayon, Saint Kitts

Ryan Splittgerber, PhD
Associate Professor
Department of Surgery Administration
Vanderbilt University School of Medicine
Nashville, Tennessee

Christy Tomkins-Lane, PhD
Assistant Professor
Mount Royal University
Calgary, Alberta, Canada

Victor Emmanuel Usen
Medical University of Lublin
Lublin, Poland

Edward Wolfe, DC
Instructor
Central Piedmont Community College
Charlotte, North Carolina

Andrzej Zeglen
Lincoln Memorial University-DeBusk College of Osteopathic Medicine
Harrogate, Tennessee

Além dos revisores, muitas pessoas, algumas delas sem qualquer intenção, nos ajudaram comentando partes do manuscrito e/ou fazendo críticas construtivas sobre o texto e as ilustrações desta edição, bem como de edições anteriores:

- *Dr. Peter H. Abrahams*, Emeritus Professor of Clinical Anatomy, Warwick Medical School, Coventry, United Kingdom
- *Dr. Edna Becker*, Associate Professor of Medical Imaging, University of Toronto Faculty of Medicine, Toronto, Ontario, Canada
- *Dr. Robert T. Binhammer*, Emeritus Professor of Genetics, Cell Biology and Anatomy, University of Nebraska Medical Center, Omaha, Nebraska
- *Dr. Stephen W. Carmichael*, Professor Emeritus, Mayo Medical School, Rochester, Minnesota
- *Dr. James D. Collins*, Professor Emeritus of Radiological Sciences, University of California, Los Angeles School of Medicine/Center for Health Sciences, Los Angeles, California
- *Dr. Raymond F. Gasser*, Emeritus Professor of Cell Biology and Anatomy and Adjunct Professor of Obstetrics and Gynecology, Louisiana State University School of Medicine, New Orleans, Louisiana
- *Dr. Douglas J. Gould*, Professor of Neuroscience and Chair, Department of Foundational Medical Studies, Oakland University William Beaumont School of Medicine, Rochester, Michigan
- *Dr. Daniel O. Graney*, Professor of Biological Structure, University of Washington School of Medicine, Seattle, Washington
- *Dr. David G. Greathouse*, Director of Clinical Electrophysiology Services, Texas Physical Therapy Specialists, New Braunfels, Texas
- *Dr. Masoom Haider*, Associate Professor of Medical Imaging, University of Toronto Faculty of Medicine, Toronto, Ontario, Canada
- *Dr. John S. Halle*, Professor and former Chair, Belmont University School of Physical Therapy, Nashville, Tennessee
- *Dr. June A. Harris*, Professor of Anatomy, Faculty of Medicine, Memorial University of Newfoundland Health Sciences Centre, St. John's, Newfoundland and Labrador, Canada
- *Dr. Walter Kucharczyk*, Professor and Neuroradiologist Senior Scientist, Department of Medical Resonance Imaging, University Health Network, Toronto, Ontario, Canada
- *Dr. Randy J. Kulesza, Jr.*, Professor of Anatomy and Assistant Dean for Medical Education, Lake Erie College of Osteopathic Medicine, Erie, Pennsylvania
- *Dr. Nirusha Lachman*, Professor of Anatomy, Mayo Medical School, Rochester, Minnesota
- *Dr. H. Wayne Lambert*, Associate Professor, Department of Neurobiology and Anatomy, West Virginia University School of Medicine, Morgantown, West Virginia
- *Dr. Lillian Nanney*, Professor Emeritus of Plastic Surgery, Vanderbilt University School of Medicine, Nashville, Tennessee

- *Dr. Todd R. Olson*, Professor Emeritus of Anatomy and Structural Biology, Albert Einstein College of Medicine, Bronx, New York
- *Dr. Wojciech Pawlina*, Professor and Chair of Anatomy, Mayo Medical School, Rochester, Minnesota
- *Dr. T. V. N. Persaud*, Professor Emeritus of Human Anatomy and Cell Science, Faculties of Medicine and Dentistry, University of Manitoba, Winnipeg, Manitoba, Canada. Professor of Anatomy and Embryology, St. George's University, Granada, West Indies
- *Dr. Cathleen C. Pettepher*, Professor of Cancer Biology and Assistant Dean for Assessment, Vanderbilt University School of Medicine, Nashville, Tennessee
- *Dr. Thomas H. Quinn*, Professor of Biomedical Sciences, Creighton University School of Medicine, Omaha, Nebraska
- *Dr. Tatsuo Sato*, Professor and Head (retired), Second Department of Anatomy, Tokyo Medical and Dental University, Faculty of Medicine, Tokyo, Japan
- *Dr. Carol Scott-Conner*, Professor Emeritus, Department of Surgery, University of Iowa, Roy J. and Lucille A. Carver College of Medicine, Iowa City, Iowa
- *Dr. Ryan Splittgerber*, Associate Professor, Department of Surgery Administration, Vanderbilt University School of Medicine, Nashville, Tennessee.
- *Dr. Joel A. Vilensky*, Professor of Anatomy, Indiana University School of Medicine, Indianapolis, Indiana
- *Dr. Edward C. Weber*, Diagnostic Radiologist, The Imaging Center, Fort Wayne, Indiana
- *Dr. David G. Whitlock*, Professor Emeritus of Anatomy, University of Colorado Medical School, Denver, Colorado

As imagens são muito importantes para o aprendizado, particularmente no que concerne à anatomia. Nossos sinceros agradecimentos e admiração pela habilidade e talento de nossa ilustradora da área médica, Jennifer Clements, da Wolters Kluwer, para esta edição. Agradecemos também a Kam Yu, que preparou as ilustrações para a primeira edição. Continuamos a nos beneficiar do extenso projeto de anatomia de superfície com as fotografias de E. Anne Raynor, Senior Photographer, Vanderbilt Medical Art Group, sob a direção dos autores Arthur F. Dalley II e Anne M. R. Agur, e com o apoio da Wolters Kluwer.

Somos muito gratos ao Dr. Edward C. Weber e ao Dr. Joel A. Vilensky pela revisão do material clínico e por suas contribuições para os boxes *Anatomia Clínica* e fotografias dos exames de imagem.

Sem a competência e a dedicação de Kathleen Scogna, editora de desenvolvimento autônoma, este livro não teria sido possível. Nossa profunda estima e agradecimentos são extensivos à equipe editorial e de produção da Wolters Kluwer Health, que contribuiu com a sua experiência no desenvolvimento desta edição: Crystal Taylor, Editora Sênior de Aquisição; Andrea Vosburgh, Editora de Desenvolvimento; Lindsay Ries, Coordenadora Editorial; Jennifer Clements, Diretora de Arte; e Joan Sinclair, Coordenadora de Produção. Agradecemos também a Harold Medina do Absolute Service, Inc. Por fim, nossos sinceros agradecimentos à Divisão de Vendas da Wolters Kluwer Health, essencial para o sucesso deste livro.

Anne M. R. Agur
Arthur F. Dalley II

Créditos das Figuras

Todas as fontes são da Wolters Kluwer, salvo indicação em contrário.

VISÃO GERAL E CONCEITOS BÁSICOS

Figura 1.15B–E Cormack DH. *Essential Histology*. 2nd ed. 2001; Plates 11.1, 11.2, 11.3, and 11.4.

Figura 1.32 Courtesy of Dr. E.L. Lansdown, Professor of Medical Imaging, University of Toronto, Ontario, Canada.

Figura 1.33B,C Wicke L. *Atlas of Radiologic Anatomy*. 6th ed. Taylor AN, trans-ed. 1998. [Wicke L. *Roentgen-Anatomie Normalbefunde*. 5th ed. Munich, Germany: Urban & Schwarzenberg; 1995.]

Figura 1.34B,C Wicke L. *Atlas of Radiologic Anatomy*. 6th ed. Taylor AN, trans-ed. 1998. [Wicke L. *Roentgen-Anatomie Normalbefunde*. 5th ed. Munich, Germany: Urban & Schwarzenberg; 1995.]

Figura 1.35A Wicke L. *Atlas of Radiologic Anatomy*. 6th ed. Taylor AN, trans-ed. 1998. [Wicke L. *Roentgen-Anatomie Normalbefunde*. 5th ed. Munich, Germany: Urban & Schwarzenberg; 1995.], **B** Dean D, Herbener TE. *Cross-sectional Human Anatomy*. 2000.E54

Figura 1.36 Knight L. *Medical Terminology: An Illustrated Guide Canadian Edition*. 2nd ed. 2013; Fig. 17-18C.

Figura B1.1 Courtesy of Dr. D. Armstrong, University of Toronto, Ontario, Canada.

Figura B1.2 Based on Willis MC. *Medical Terminology: A Programmed Learning Approach to the Language of Health Care*. 2002, p. 198.

Figura B1.3 Reprinted with permission from *Roche Lexikon Medizin*. 4th ed. Munich, Germany: Urban & Schwarzenberg; 1998.

 ## DORSO

Figura 2.1C Based on Nathwani B, Olson TR. *A.D.A.M. Student Atlas of Anatomy*. Baltimore: Williams & Wilkins, 1997.

Figura 2.3C Courtesy of Dr. Joel A. Vilensky, Indiana University School of Medicine, Fort Wayne, Indiana, and Dr. Edward C. Weber, The Imaging Center, Fort Wayne, Indiana.

Figura 2.4C Courtesy of Dr. D. Salonen, University of Toronto, Ontario, Canada.

Figura 2.4E Courtesy of Dr. D. Armstrong, University of Toronto, Ontario, Canada.

Figura 2.5D Becker RF, Wilson JW, Gehweiler JA. *Anatomical Basis of Medical Practice*. 1974.

Figura 2.6C,E Courtesy of Dr. J. Heslin, University of Toronto, Ontario, Canada.

Figura 2.6D Becker RF, Wilson JW, Gehweiler JA. *Anatomical Basis of Medical Practice*. 1974.

Figura 2.22B–E Based on Nathwani B, Olson TR. *A.D.A.M. Student Atlas of Anatomy*. Baltimore: Williams & Wilkins, 1997.

Figura 2.26B,C Wicke L. *Atlas of Radiologic Anatomy*. 6th ed. Taylor AN, trans-ed. 1998. [Wicke L. *Roentgen-Anatomie Normalbefunde*. 5th ed. Munich, Germany: Urban & Schwarzenberg; 1995.]

Figura 2.27A,B Courtesy of the Visible Human Project, National Library of Medicine, Visible Man, 1715; **C** Courtesy of Dr. D. Salonen, University of Toronto, Ontario, Canada; **D** Courtesy of Dr. D. Armstrong, University of Toronto, Ontario, Canada.

Figura B2.3 Moore KL, Persaud TVN, Torchia MG. *The Developing Human: Clinically Oriented Embryology*. 10th ed. Philadelphia, PA: Elsevier/Saunders; 2016.

Figura B2.4B Clark CR. *The Cervical Spine*. 3rd ed. 1998.

Figura B2.5A Image reproduced with permission from Zubin I. *Spondylolisthesis Imaging*. Medscape Drugs and Diseases; 2018. https://emedicine.medscape.com/article/396016-overview.

Figura B2.7 Yochum TR, Rowe LJ. *Yochum and Rowe's Essentials of Skeletal Radiology*. 3rd ed. 2004; Figs. 14-3A, 14-1C, and 14-5.

Figura B2.8 C Choi SJ, Song JS, Kim C, et al. The use of magnetic resonance imaging to predict the clinical outcome of non-surgical treatment for lumbar intervertebral disc herniation. *Korean J Radiol*. 2007;8:156–163;5a.

Figura B2.10 Courtesy of Organ LW, Papadopoulos P, Pérez J. *Radiofrequency Neurotomy of Lumbar Medial Branch*. Diros/Owl Monographs; 2013. https://dirostech.com/techniques-procedures/#!

Figura B2.13 Modified from Finneson BE. *Low Back Pain*. 2nd ed. 1980:302.

Figura B2.14 Modified from White AA, Panjabi MM. *Clinical Biomechanics of the Spine*. 1978:331.

Figura B2.15 Bickley LS. *Bates' Guide to Physical Examination and History Taking*. 12th ed. 2017; Fig. 17.63.

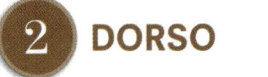 ## MEMBRO SUPERIOR

Figura 3.9 Courtesy Dr. E. Becker, University of Toronto, Ontario, Canada.

Figura 3.11A Modified from Tank PW, Gest TR. *Lippincott Williams & Wilkins Atlas of Anatomy*. 2008; Plate 2.53.

Figura 3.13 Central image from Tank PW, Gest TR. *Lippincott Williams & Wilkins Atlas of Anatomy*. 2008; Plate 2.46. Brachial, radial, and ulnar pulse photos from Bickley LS. *Bates' Guide to Physical Examination and History Taking*. 12th ed. 2017; Figs. 4.8, 9.30, and 12.26.

Figura 3.17 Modified from Tank PW, Gest TR. *Lippincott Williams & Wilkins Atlas of Anatomy*. 2008; Plates 2.47A, 2.48, 2.49, and 2.50.

Figura 3.18B–E Adapted with permission from David Pounds (author/illustrator), from Clay JH, Pounds DM. *Basic Clinical Massage Therapy: Integrating Anatomy and Treatment*. 2nd ed. 2008; Figs. 4.1, 4.4, 4.9, and 4.49.

Figura 3.21D Adapted with permission from David Pounds (author/illustrator), from Clay JH, Pounds DM. *Basic Clinical*

Massage Therapy: Integrating Anatomy and Treatment. 2nd ed. 2008; Fig. 4.31.

Figura 3.27 Modified from Tank PW, Gest TR. *Lippincott Williams & Wilkins Atlas of Anatomy.* 2008; Plate 2.14.

Figura 3.30 Adapted with permission from David Pounds (author/illustrator), from Clay JH, Pounds DM. *Basic Clinical Massage Therapy: Integrating Anatomy and Treatment.* 2nd ed. 2008; Figs. 5.3, 5.4, and 5.10.

Figura 3.31D Based on Hoppenfeld S, de Boer P. *Surgical Exposures in Orthopaedics.* 3rd ed. Philadelphia: Lippincott Williams & Wilkins, 2003; Fig. 2.27.

Figura 3.56C Modified from Hamill J, Knutzen KM, Derrick TR. *Biomechanical Basis of Human Movement.* 4th ed. 2015; Fig. 5.8.

Figura 3.58A Courtesy of Dr. E. Lansdown, University of Toronto, Ontario, Canada.

Figura 3.59A,B Courtesy of Dr. E. Becker, University of Toronto, Ontario, Canada.

Figura 3.62C Courtesy of Dr. J. Heslin, University of Toronto, Ontario, Canada.

Figura 3.65A–C Dean D, Herbener TE. *Cross-sectional Human Anatomy.* 2000; Plates 7.2, 7.5, and 7.8.

Figura 3.66A Courtesy of Dr. W. Kucharczyk, University of Toronto, Ontario, Canada.

Figura 3.66B,C Lee JKT, Sagel SS, Stanley, RJ, et al. *Computed Body Tomography with MRI Correlation.* 4th ed. 2006; Fig. 22.13A,C.

Figura B3.2B Based on Hoppenfeld S, de Boer P. *Surgical Exposures in Orthopaedics.* 3rd ed. Philadelphia: Lippincott Williams & Wilkins, 2003; Fig. 2.27.

Figura B3.5 Rowland LP. *Merritt's Textbook of Neurology.* 9th ed. 1995.

Figura B3.7 Anderson MK, Hall SJ, Martin M. *Foundations of Athletic Training.* 3rd ed. 1995.

Figura B3.8 Bickley LS. *Bates' Guide to Physical Examination and History Taking.* 10th ed. 2009:697.

Figura B3.13 Modified from Salter RB. *Textbook of Disorders and Injuries of the Musculoskeletal System.* 3rd ed. 1999; Fig. 17-1 (colorized).

Figura B3.14 Modified from Werner R. *A Massage Therapist's Guide to Pathology.* 6th ed. 2015; Fig 3.33.

Figura B3.21 Modified from Salter RB. *Textbook of Disorders and Injuries of the Musculoskeletal System.* 3rd ed. 1999; Fig. 11-65 (colorized).

Figura B3.24A,B Yochum TR, Rowe LJ. *Yochum and Rowe's Essentials of Skeletal Radiology.* 3rd ed. 2004; Fig. 9.192A,B.

Figura B3.25 Redrawn from Anderson MK. *Fundamentals of Sports Injury Management.* 2nd ed. 2002.

4 TÓRAX

Figura 4.8B Courtesy of Dr. Joel A. Vilensky, Indiana University School of Medicine, Fort Wayne, Indiana, and Dr. Edward C. Weber, The Imaging Center, Fort Wayne, Indiana.

Figura 4.20A Courtesy of Dr. Joel A. Vilensky, Indiana University School of Medicine, Fort Wayne, Indiana, and Dr. Edward C. Weber, The Imaging Center, Fort Wayne, Indiana.

Figura 4.27A Courtesy of Dr. Joel A. Vilensky, Indiana University School of Medicine, Fort Wayne, Indiana, and Dr. Edward C. Weber, The Imaging Center, Fort Wayne, Indiana.

Figura 4.50A,B Courtesy of I. Morrow, University of Manitoba, Canada.

Figura 4.50C Courtesy of I. Verschuur, Joint Department of Medical Imaging, UHN/Mount Sinai Hospital, Toronto, Canada.

Figura 4.51A–C Courtesy of I. Verschuur, Joint Department of Medical Imaging, UHN/Mount Sinai Hospital, Toronto, Canada.

Figura B4.4A,C Based on Bickley LS. *Bates' Guide to Physical Examination and History Taking.* 10th ed. 2009; Table 10-2, p. 414.

Figura B4.4B Left: Evans RJ, Evans MK, Brown YMR. *Canadian Maternity, Newborn & Women's Health Nursing.* 2nd ed. 2015; Fig. 2.8.

Right: Hatfield NT, Kincheloe CA. *Introductory Maternity & Pediatric Nursing.* 4th ed. 2018; Fig. 4.1C.

Figura B4.7B Daffner RH, Hartman MS. *Clinical Radiology: The Essentials.* 4th ed. 2014.

Figura B4.10 *Stedman's Medical Dictionary.* 27th ed. 2000 (Artist: Neil O. Hardy, Westport, CT); Photographs of bronchus, carina, and trachea from Feinsilver SH, Fein A. *Textbook of Bronchoscopy.* 1995; Photograph of bronchoscopy procedure courtesy of Temple University Hospital, Philadelphia.

Figura B4.12 Dean D, Herbener TE. *Cross-sectional Human Anatomy.* 2000.

Figura B4.13 Based on *Stedman's Medical Dictionary.* 27th ed. 2000 (Artist: Neil O. Hardy, Westport, CT).

Figura B4.15 Based on Figuras provided by the Anatomical Chart Company.

Figura B4.17 Based on *Stedman's Medical Dictionary.* 27th ed. 2000 (Artist: Neil O. Hardy, Westport, CT).

Figura B4.18 Feigenbaum H, Armstrong WF, Ryan T. *Feigenbaum's Echocardiography.* 5th ed. 2005:116.

Figura SA4.5B,F Bickley LS. *Bates' Guide to Physical Examination and History Taking.* 12th ed. 2017:322.

Figura SA4.5C *Stedman's Medical Dictionary.* 28th ed. 2006 (Artist: Neil Hardy).

Figura SA4.5D Bickley LS. *Bates' Guide to Physical Examination and History Taking.* 11th ed. 2013:309.

Figura SA4.7B Modified from Bickley LS. *Bates' Guide to Physical Examination and History Taking.* 10th ed. 2009:330.

5 ABDOME

Figura 5.4B–E Adapted with permission from David Pounds (author/illustrator), from Clay JH, Pounds DM. *Basic Clinical Massage Therapy: Integrating Anatomy and Treatment.* 2nd ed. 2008; Plate 7-3.

Figura 5.19A Based on *Stedman's Medical Dictionary.* 27th ed. 2000 (Artist: Neil O. Hardy, Westport, CT).

Figura 5.21C Courtesy of Dr. E.L. Lansdown, Professor of Medical Imaging, University of Toronto, Ontario, Canada.

Figura 5.28A Based on *Stedman's Medical Dictionary.* 27th ed. 2000 (Artist: Neil O. Hardy, Westport, CT).

Figura 5.28C,D Based on Sauerland EK. *Grant's Dissector.* 12th ed. 1999.

Figura 5.39B,C Reprinted with permission from Karaliotas C, Broelsch C, Habib N. *Liver and Biliary Tract Surgery: Embryological Anatomy to 3D-Imaging and Transplant Innovations.* Vienna, Austria: Springer; 2007: Fig. 2.13, p. 28. Copyright 2007.

Fundamentos de Anatomia Clínica xv

Figura 5.41A,C Courtesy of Dr. G.B. Haber, University of Toronto, Ontario, Canada.

Figura 5.49 Photo courtesy of Dr. Joel A. Vilensky, Indiana University School of Medicine, Fort Wayne, Indiana, and Dr. Edward C. Weber, The Imaging Center, Fort Wayne, Indiana.

Figura 5.58B Adapted with permission from David Pounds (author/illustrator), from Clay JH, Pounds DM. *Basic Clinical Massage Therapy: Integrating Anatomy and Treatment*. 2nd ed. 2008; Fig. 4-64.

Figura 5.69A–F Courtesy of A.M. Arenson, University of Toronto, Ontario, Canada.

Figura 5.70A–C part II. Courtesy of Tom White, Department of Radiology. The Health Sciences Center, University of Tennessee, Memphis, Tennessee.

Figura 5.71A, C, & D Courtesy of Dr. M.A. Haider, University of Toronto, Toronto, Canada.

Figura 5.72A Courtesy of M. Asch, University of Toronto, Ontario, Canada.

Figura 5.72B Dean D, Herbener TE. *Cross-sectional Human Anatomy*. 2000.

Figura 5.72C Courtesy of Dr. C.S. Ho, University of Toronto, Ontario, Canada.

Figura B5.5 Based on Tank PW, Gest TR. *Lippincott Williams & Wilkins Atlas of Anatomy*. 2008; Plate 5.11B,C.

Figura B5.8 Linn-Watson T. *Radiographic Pathology*. 2nd ed. 2014; Fig. 4.9.

Figura B5.9 Mitros FA. *Atlas of Gastrointestinal Pathology*. New York, NY: Gower Medical; 1998: Fig. 5.46.

Figura B5.10A Scott-Conner CE, Dawson DL. Essential Operative Techniques and Anatomy. 4th ed. 2013; **B** Mitros FA. *Atlas of Gastrointestinal Pathology*. New York, NY: Gower Medical; 1998: Fig. 10.42.

Figura B5.11 Courtesy of Dr. Joel A. Vilensky, Indiana University School of Medicine, Fort Wayne, Indiana, and Dr. Edward C. Weber, The Imaging Center, Fort Wayne, Indiana.

Figura B5.12 Mitros FA. *Atlas of Gastrointestinal Pathology*. New York, NY: Gower Medical; 1998: Fig. 1.10.

Figura B5.12 Inset *Stedman's Medical Dictionary*. 28th ed. 2006.

Figura B5.13 Bickley LS. *Bates' Guide to Physical Examination and History Taking*. 10th ed. 2009:429.

Figura B5.14B Based on Eckert P, Haring R, Satter P, et al. *Fibrinklebung, Indikation und Anwendung*. München, Germany: Urban & Schwarzenberg; 1986.

Figura SA5.2B Based on Basmajian JV, Slonecker CE. *Grant's Method of Anatomy*. 11th ed. 1989; Fig. 12.30.

Figura SA5.3C *Stedman's Medical Dictionary*. 27th ed. 2000 (Artist: Neil O. Hardy, Westport, CT).

Figura SA5.4 Based on Bickley LS. *Bates' Guide to Physical Examination and History Taking*. 10th ed. 2009:440.

6 PELVE E PERÍNEO

Figura 6.5D Courtesy of Dr. E.L. Lansdown, University of Toronto, Ontario, Canada.

Figura 6.8E Based on DeLancey JO. Structural support of the urethra as it relates to stress urinary incontinence: the hammock hypothesis. *Am J Obstet Gynecol*. 1994;170:1713–1720.

Figura 6.20B Modified from Detton AJ. *Grant's Dissector*. 16th ed. 2017; Fig. 5.37.

Figura 6.27A Left: Based on Dauber W. *Pocket Atlas of Human Anatomy*. 5th rev ed. New York, NY: Thieme; 2007:195. **B** Courtesy of Dr. A.M. Arenson, University of Toronto, Toronto, Ontario, Canada (ultrasound image).

Figura 6.42 Based on Clemente CD. *Anatomy: A Regional Atlas of the Human Body*. 5th ed. 2006; Fig. 272.1.

Figura 6.59A–D Courtesy of M.A. Heider, University of Toronto, Ontario, Canada.

Figura 6.60A–E Courtesy of M.A. Heider, University of Toronto, Ontario, Canada.

Figura 6.61A Beckmann CR. *Obstetrics and Gynecology*. 5th ed. 2006.

Figura 6.61B,C Courtesy of A.M. Arenson, University of Toronto, Ontario, Canada.

Figura 6.61D Daffner RH. *Clinical Radiology: The Essentials*. 2nd ed. 1999.

Figura 6.61E Erkonen WE, Smith WL. *Radiology 101: The Basics and Fundamentals of Imaging*. 3rd ed. 2010.

Figura 6.61F Daffner RH. *Clinical Radiology: The Essentials*. 2nd ed. 1999.

Figura B6.2 Hartwig W. *Fundamental Anatomy*. 2008:176.

Figura B6.4A Based on *Stedman's Medical Dictionary*. 27th ed. 2000.

Figura B6.6A,B Based on *Stedman's Medical Dictionary*. 27th ed. 2000.

Figura B6.7 Based on Tank PW, Gest TR. *Lippincott Williams and Wilkins Atlas of Anatomy*. 2008; Plate 6.19A.

Figura B6.8 Based on Fuller J, Schaller-Ayers J. *Health Assessment: A Nursing Approach*. 2nd ed. 1994; Fig. B3.11 (Artist: Larry Ward, Salt Lake City, UT).

Figura B6.10A Illustration based on *Stedman's Medical Dictionary*. 27th ed. 2000; **B** Laparoscopic photograph: With permission from Bristow RE, Johns Hopkins School of Medicine, Baltimore, MD.

7 MEMBRO INFERIOR

Figura 7.11D Modified from Egol KA, Bazylewicz SC. *The Orthopaedic Manual: From the Office to the OR*. 2018.

Figura 7.11E,F Bickley LS. *Bates' Guide to Physical Examination and History Taking*. 12th ed. 2017; Figs. 12-19 and 12-23.

Figura 7.12D Based on Melloni JL. *Melloni's Illustrated Review of Human Anatomy: By Structures—Arteries, Bones, Muscles, Nerves, Veins*. 1988.

Figura 7.14A–F Modified from Tank PW, Gest TR. *Lippincott Williams & Wilkins Atlas of Anatomy*. 2008; Plates 3.63, 3.64, 3.65C, 3.66A–C, and 3.67A,B.

Figura 7.15B,C Adapted with permission from David Pounds (author/illustrator), from Clay JH, Pounds DM. *Basic Clinical Massage Therapy: Integrating Anatomy and Treatment*. 2nd ed. 2008; Plate 9.2.

Figura 7.16B–G Adapted with permission from David Pounds (author/illustrator), from Clay JH, Pounds DM. *Basic Clinical Massage Therapy: Integrating Anatomy and Treatment*. 2nd ed. 2008; Figs. 9.24–9.28.

Figura 7.22C–F Adapted with permission from David Pounds (author/illustrator), from Clay JH, Pounds DM. *Basic Clinical

Massage Therapy: Integrating Anatomy and Treatment. 2nd ed. 2008; Figs. 8.16–8.18 and Plate 9.5.

Figura 7.25F–H Adapted with permission from David Pounds (author/illustrator), from Clay JH, Pounds DM. *Basic Clinical Massage Therapy: Integrating Anatomy and Treatment.* 2nd ed. 2008; Figs. 9.12–9.14.

Figura 7.30D–F Adapted with permission from David Pounds (author/illustrator), Clay JH, Pounds DM. *Basic Clinical Massage Therapy: Integrating Anatomy and Treatment.* 2nd ed. 2008; Figs. 10.10, 10.14, and 10.16.

Figura 7.32B,C Adapted with permission from David Pounds (author/illustrator), from Clay JH, Pounds DM. *Basic Clinical Massage Therapy: Integrating Anatomy and Treatment.* 2nd ed. 2008; Plate 10.3.

Figura 7.33B–D Adapted with permission from David Pounds (author/illustrator), from Clay JH, Pounds DM. *Basic Clinical Massage Therapy: Integrating Anatomy and Treatment.* 2nd ed. 2008; Plate 10.4, Figs. 10.22 and 10.29.

Figura 7.35D,E Adapted with permission from David Pounds (author/illustrator), from Clay JH, Pounds DM. *Basic Clinical Massage Therapy: Integrating Anatomy and Treatment.* 2nd ed. 2008; Fig. 10.30.

Figura 7.41 Adapted with permission from David Pounds (author/illustrator), from Clay JH, Pounds DM. *Basic Clinical Massage Therapy: Integrating Anatomy and Treatment.* 2nd ed. 2008; Fig. 10.41.

Figura 7.42C–G Adapted with permission from David Pounds (author/illustrator), from Clay JH, Pounds DM. *Basic Clinical Massage Therapy: Integrating Anatomy and Treatment.* 2nd ed. 2008; Plates 10.5 and 10.6.

Figura 7.45 Based on Rose J, Gamble JG. *Human Walking.* 2nd ed. 1994.

Figura 7.46A Adapted with permission from David Pounds (author/illustrator), fromClay JH, Pounds DM. *Basic Clinical Massage Therapy: Integrating Anatomy and Treatment.* 2nd ed. 2008; Plate 9.1.

Figura 7.47C Based on Kapandji, IA. *The Physiology of the Joints. Volume 2: Lower Limb.* 5th ed. Edinburgh, United Kingdom: Churchill Livingstone; 1987.

Figura 7.50B,D Courtesy of Dr. P. Bobechko, University of Toronto, Ontario, Canada.

Figura 7.51B Courtesy of Dr. D. Salonen, University of Toronto, Ontario, Canada.

Figura 7.53D Courtesy of Dr. D. Salonen, University of Toronto, Ontario, Canada.

Figura 7.57A Adapted with permission from David Pounds (author/illustrator), from Clay JH, Pounds DM. *Basic Clinical Massage Therapy: Integrating Anatomy and Treatment.* 2nd ed. 2008; Plate 10.1.

Figura 7.57B Wicke L. *Atlas of Radiologic Anatomy.* 6th ed. Taylor AN, trans-ed. 1998. [Wicke L. *Roentgen-Anatomie Normalbefunde.* 5th ed. Munich, Germany: Urban & Schwarzenberg; 1995.]

Figura 7.57C,D Courtesy of Dr. P. Bobechko and Dr. E. Becker, Department of Medical Imaging, University of Toronto, Ontario, Canada.

Figura 7.61A Radiograph courtesy of Dr. W. Kucharczyk, University of Toronto, Ontario, Canada.

Figura 7.63C,D Courtesy of Dr. D. Salonen, University of Toronto, Ontario, Canada.

Figura 7.64D–F Courtesy of Dr. D. Salonen, University of Toronto, Ontario, Canada.

Figura B7.3B Yochum TR, Rowe LJ. *Yochum and Rowe's Essentials of Skeletal Radiology.* 3rd ed. 2004.

Figura B7.4 From Joshi A. *Osgood-Schlatter disease imaging,* updated Apr 17, 2017. https://emedicine.medscape.com/article/411842-overview. © eMedicine.com, 2017.

Figura B7.6A Reprinted with permission from *Roche Lexikon Medizin.* 4th ed. Munich, Germany: Urban & Schwarzenberg; 1998.

Figura B7.6B–D *Stedman's Medical Dictionary.* 28th ed. 2006 (Artist: Neil O. Hardy, Westport, CT).

Figura B7.13 and B7.14 Bickley LS. *Bates' Guide to Physical Examination and History Taking.* 10th ed. 2009:485.

Figura B7.15 and B7.16 Bickley LS. *Bates' Guide to Physical Examination and History Taking.* 8th ed. 2003; unn0336-016-065, unn0336-016-068.

Figura B7.17A Willis MC. *Medical Terminology: A Programmed Learning Approach to the Language of Health Care.* 2002.

Figura B7.17B Daffner RH. *Clinical Radiology: The Essentials.* 2nd ed. 1999.

Figura B7.19A–C Modified from Palastanga NP, Field DG, Soames R. *Anatomy and Human Movement.* 4th ed. Oxford, United Kingdom: Butterworth-Heinemann; 2002.

Figura B7.19D,F *Stedman's Medical Dictionary.* 27th ed. 2000.

Figura B7.19E Daffner RH. *Clinical Radiology: The Essentials.* 2nd ed. 1999.

Figura B7.20 *Stedman's Medical Dictionary.* 27th ed. 2000.

Figura B7.22A *Stedman's Medical Dictionary.* 27th ed. 2000.

Figura B7.23 Berg D, Worzala K. *Atlas of Adult Physical Diagnosis.* 2006; Fig. 13.6.

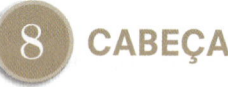

8 CABEÇA

Figura 8.8B Based on Tank PW, Gest TR. *Lippincott Williams & Wilkins Atlas of Anatomy.* 2008; Plate 7.60B.

Figura 8.15A,B Tank PW, Gest TR. *Lippincott Williams & Wilkins Atlas of Anatomy.* 2008; Plate 7.29.

Figura 8.19 Based on Tank PW, Gest TR. *Lippincott Williams & Wilkins Atlas of Anatomy.* 2008; Plate 7.73.

Figura 8.20 Based on Tank PW, Gest TR. *Lippincott Williams & Wilkins Atlas of Anatomy.* 2008; Plate 7.74.

Figura 8.24E Courtesy of Dr. W. Kucharczyk, University of Toronto, Ontario, Canada.

Figura 8.25A Tank PW, Gest TR. *Lippincott Williams & Wilkins Atlas of Anatomy.* 2008; Plate 7.78.

Figura 8.28A Based on Melloni JL. *Melloni's Illustrated Review of Human Anatomy: By Structures—Arteries, Bones, Muscles, Nerves, Veins.* 1988:149.

Figura 8.28B Based on Van de Graaff K. *Human Anatomy.* 4th ed. Dubuque, IA: WC Brown; 1995: Fig. 15.18.

Figura 8.29A Welch Allyn, Inc., Skaneateles Falls, NY.

Figura 8.29C–D Courtesy of J. Spilkin, OD, University Optometric Clinic, Toronto, Ontario, Canada.

Figura 8.30 Based on Van de Graaff K. *Human Anatomy.* 4th ed. Dubuque, IA: WC Brown; 1995: Fig. 15.17.

Figura 8.33A,B Based on Melloni JL. *Melloni's Illustrated Review of Human Anatomy: By Structures—Arteries, Bones, Muscles, Nerves, Veins.* 1988:141, 143.

Figura 8.33D Courtesy of Dr. W. Kucharczyk, University of Toronto, Ontario, Canada.

Figura 8.35B–E Based on Girard L. *Anatomy of the Human Eye. II. The Extra-ocular Muscles.* Houston, TX: Teaching Films, Inc.; n.d.

Figura 8.37A Based on Melloni JL. *Melloni's Illustrated Review of Human Anatomy: By Structures—Arteries, Bones, Muscles, Nerves, Veins.* 1988:189.

Figura 8.41A–C Adapted with permission from David Pounds (author/illustrator), from Clay JH, Pounds DM. *Basic Clinical Massage Therapy: Integrating Anatomy and Treatment.* 2nd ed. 2008; Figs. 3.15, 3.16, and 3.19.

Figura 8.46D,E Langland OE, Langlais RP, Preece JW. *Principles of Dental Imaging.* 2002; Fig. 11.32A,B.

Figura 8.51B Courtesy of Dr. M.J. Phatoah, University of Toronto, Ontario, Canada.

Figura 8.57 Courtesy of Dr. B. Liebgott, University of Toronto, Ontario, Canada.

Figura 8.58A Based on Tank PW, Gest TR. *Lippincott Williams & Wilkins Atlas of Anatomy.* 2008; Plate 7.40A.

Figura 8.58C Based on Tank PW, Gest TR. *Lippincott Williams & Wilkins Atlas of Anatomy.* 2008; Plate 7.38C.

Figura 8.62B Based on Paff GH. *Anatomy of the Head and Neck.* Philadelphia, PA: W.B. Saunders Co.; 1973; Figs. 238–240.

Figura 8.64A,B Based on Paff GH. *Anatomy of the Head and Neck.* Philadelphia, PA: W.B. Saunders Co.; 1973; Figs. 238–240.

Figura 8.64D,E Based on Hall-Craggs ECB. *Anatomy as a Basis for Clinical Medicine.* 2nd ed. Baltimore, MD: Urban & Schwarzenberg; 1990; Fig. 9.100.

Figura 8.68B Courtesy of Dr. E. Becker, University of Toronto, Ontario, Canada.

Figura 8.68C Courtesy of Dr. D. Armstrong, University of Toronto, Ontario, Canada.

Figura 8.72A,B Based on Tank PW, Gest TR. *Lippincott Williams & Wilkins Atlas of Anatomy.* 2008; Plate 7.66B,C.

Figura 8.79 Based on Seeley RR, Stephens TR, Tate P. *Anatomy and Physiology.* 6th ed. New York, NY: McGraw-Hill; 2003: Fig. 15.28.

Figura 8.80A Courtesy of Dr. E. Becker, University of Toronto, Ontario, Canada.

Figura 8.80B,C Courtesy of Dr. D. Armstrong, University of Toronto, Ontario, Canada.

Figura 8.81A Courtesy of Dr. W. Kucharczyk, University of Toronto, Ontario, Canada.

Figura 8.81B Courtesy of Dr. D. Armstrong, University of Toronto, Ontario, Canada.

Figura 8.81C–F Photos courtesy of the Visible Human Project, National Library of Medicine, Visible Man 1107 & 1168.

Figura B8.1A Courtesy of Trauma.org.

Figura B8.3 © Visuals Unlimited, Hollis, New Hampshire.

Figura B8.4B Courtesy of Dr. Joel A. Vilensky, Indiana University School of Medicine, Fort Wayne, Indiana, and Dr. Edward C. Weber, The Imaging Center, Fort Wayne, Indiana.

Figura B8.5 Skin Cancer Foundation.

Figura B8.7 Photo courtesy of Welch Allyn, Inc., Skaneateles Falls, NY.

Figura B8.8 Cohen BJ. *Medical Terminology.* 4th ed. 2003.

Figura B8.10 Mann IC. *The Development of the Human Eye.* New York, NY: Grune & Stratton; 1974.

Figura B8.13 Courtesy of Dr. Joseph B. Jacobs, NYU Medical Center, New York, NY.

Figura B8.14 Hall-Craggs ECB. *Anatomy as a Basis for Clinical Medicine.* 3rd ed. 1995.

Figura B8.15 Bechara Y. Ghorayeb, MD, Houston, TX.

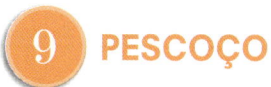

9 PESCOÇO

Figura 9.2 Based on Tank PW, Gest TR. *Lippincott Williams & Wilkins Atlas of Anatomy.* 2008; Plate 7.10A,B.

Figura 9.3A Adapted with permission from David Pounds (author/illustrator), from Clay JH, Pounds DM. *Basic Clinical Massage Therapy: Integrating Anatomy and Treatment.* 2nd ed. 2008; Fig. 3.28.

Figura 9.16B Courtesy of Dr. D. Salonen, University of Toronto, Ontario, Canada.

Figura 9.22A Based on Tank PW, Gest TR. *Lippincott Williams & Wilkins Atlas of Anatomy.* 2008; Plate 7.10.

Figura 9.23B Based on Liebgott B. *The Anatomical Basis of Dentistry.* Philadelphia, PA: Saunders; 1982: Fig 9.22.

Figura 9.24B Based on Tank PW, Gest TR. *Lippincott Williams & Wilkins Atlas of Anatomy.* 2008; Plate 7.21.

Figura 9.27 Courtesy of Dr. J. Heslin, University of Toronto, Ontario, Canada.

Figura 9.28A Courtesy of Dr. M. Keller, University of Toronto, Ontario, Canada.

Figura 9.28B Courtesy of Dr. Walter Kucharczyk, University of Toronto, Ontario, Canada.

Figura 9.29A Courtesy of I. Veschuur, UHN/Mount Sinai Hospital, Toronto, Ontario, Canada.

Figura 9.29B Reproduced from Lee H, Yi HA, Baloh RW. Sudden bilateral simultaneous deafness with vertigo as a sole manifestation of vertebrobasilar insufficiency. *J Neurol Neurosurg Psychiatry.* 2003;74:540. Copyright 2003. With permission from BMJ Publishing Group Ltd.

Figura 9.30 Siemens Medical Solutions USA, Inc.

Figura B9.1 Printed with permission from Akron Children's Hospital, Akron, Ohio.

Figura B9.5 Klima G. *Schilddrüsen-Sonographie.* München, Germany: Urban & Schwarzenberg; 1989.

Figura B9.6 and B9.8 Rohen JW, Yokochi C, Lutjen-Drecoll E. *Color Atlas of Anatomy: A Photographic Study of the Human Body.* 5th ed. 2003.

10 REVISÃO DOS NERVOS CRANIANOS

Figura 10.9A Based on Melloni, JL. *Melloni's Illustrated Review of Human Anatomy: By Structures—Arteries, Bones, Muscles, Nerves, Veins.* 1988.

Figura B10.6 Left: Bickely LS. *Bates' Guide to Physical Examination and History Taking.* 12th ed. 2017; Fig. 17-15; **Right:** Weber JR, Kelley JH. *Health Assessment in Nursing.* 4th ed. 2018; Fig. 27-14. © B. Proud.

Figura B10.7 Modified from Campbell, WW. *DeJong's The Neurologic Examination.* 7th ed. 2013; Fig. 20.3.

Material Suplementar

Este livro conta com o seguinte material suplementar:

- Questões de múltipla escolha
- Estudos de caso.

O acesso ao material suplementar é gratuito. Basta que o leitor se cadastre e faça seu *login* em nosso *site* (www.grupogen.com.br), clicando em GEN-IO, no *menu* superior do lado direito.

O acesso ao material suplementar online fica disponível até seis meses após a edição do livro ser retirada do mercado.

Caso haja alguma mudança no sistema ou dificuldade de acesso, entre em contato conosco (gendigital@grupogen.com.br).

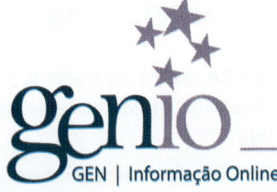

GEN-IO (GEN | Informação Online) é o ambiente virtual de aprendizagem do GEN | Grupo Editorial Nacional

Sumário

1 VISÃO GERAL E CONCEITOS BÁSICOS, 1

Abordagens para o estudo da anatomia, 2
Terminologia anatômica, 3
    Posição anatômica, 3
    Planos anatômicos e cortes, 3
    Termos de relação e comparação, 4
    Termos de lateralidade, 4
    Termos de movimento, 4
    Variações anatômicas, 4
Tegumento comum, 6
Sistema esquelético, 9
    Cartilagem, 9
    Osso, 9
    Articulações, 14
Sistema muscular, 17
    Músculos esqueléticos, 17
    Músculo estriado cardíaco, 20
    Músculo liso, 20
Sistema cardiovascular, 21
    Artérias, 23
    Veias, 24
    Capilares, 25
Sistema linfático, 26
Sistema nervoso, 26
    Parte central do sistema nervoso, 28
    Parte periférica do sistema nervoso, 30
    Divisão somática do sistema nervoso, 31
    Estrutura e componentes de um nervo espinal, 32
    Divisão autônoma do sistema nervoso, 33
    Inervação motora visceral simpática, 33
    Inervação motora visceral parassimpática, 38
    Sistema nervoso entérico, 38
    Funções das partes da divisão autônoma do sistema nervoso, 40
    Sensibilidade aferente visceral, 40

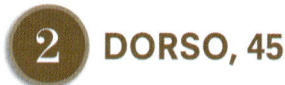

2 DORSO, 45

Coluna vertebral, 46
    Curvaturas da coluna vertebral, 47
    Estrutura e função das vértebras, 48
    Características regionais das vértebras, 49
    Articulações da coluna vertebral, 59
    Movimentos da coluna vertebral, 63
    Vascularização da coluna vertebral, 65
    Inervação da coluna vertebral, 66
Medula espinal e meninges, 69
    Estrutura dos nervos espinais, 69
    Meninges espinais e líquido cerebrospinal, 72
    Vascularização da medula espinal e das raízes dos nervos espinais, 73
Músculos do dorso, 76
    Músculos extrínsecos do dorso, 76
    Músculos próprios do dorso | Músculos intrínsecos do dorso, 76
    Região suboccipital, 81

3 MEMBRO SUPERIOR, 91

Ossos do membro superior, 92
    Clavícula, 93
    Escápula, 93
    Úmero, 96
    Ulna e rádio, 96
    Ossos da mão, 97
    Fraturas da ulna e do rádio, 100
Fáscias, vasos e nervos do membro superior, 103
    Tela subcutânea e fáscias, 103
    Drenagem venosa do membro superior, 105
    Suprimento arterial do membro superior, 105
    Drenagem linfática do membro superior, 106
    Inervações cutânea e motora do membro superior, 106
Músculos toracoapendiculares e escapuloumerais, 112
    Músculos toracoapendiculares anteriores, 112
    Músculos toracoapendiculares posteriores, 113
    Músculos escapuloumerais, 115
Axila, 117
    Artéria e veia axilares, 119
    Linfonodos axilares, 119
    Plexo braquial, 123

Braço, 129
  Músculos do braço, 129
  Artérias e veias do braço, 130
  Nervos do braço, 130
  Fossa cubital, 135
Antebraço, 136
  Músculos do antebraço, 136
  Nervos do antebraço, 144
  Artérias e veias do antebraço, 147
Mão, 150
  Fáscia palmar, 150
  Músculos da mão, 151
  Tendões flexores dos músculos extrínsecos da mão, 154
  Artérias e veias da mão, 155
  Nervos da mão, 156
Articulações do membro superior, 162
  Articulação esternoclavicular, 162
  Articulação acromioclavicular, 163
  Articulação do ombro, 163
  Articulação do cotovelo, 169
  Articulação radiulnar proximal, 171
  Articulação radiulnar distal, 171
  Articulações da mão, 176

4 TÓRAX, 183

Parede torácica, 184
  Esqueleto da parede torácica, 184
  Aberturas do tórax, 184
  Articulações da parede torácica, 188
  Movimentos da parede torácica, 188
  Mamas, 192
  Músculos da parede torácica, 196
  Nervos da parede torácica, 196
  Vascularização da parede torácica, 199
  Infecção por vírus herpes-zóster, 201
Cavidade e vísceras torácicas, 204
  Fáscia endotorácica, 204
  Pleuras e pulmões, 204
  Mediastino, 217
  Mediastino anterior, 218
  Mediastino médio, 218
  Coração e grandes vasos, 222
  Mediastino superior, 239
  Mediastino posterior, 245

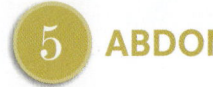
5 ABDOME, 253

Cavidade abdominal, 254
Parede anterolateral do abdome, 254
  Fáscia da parede anterolateral do abdome, 255
  Músculos da parede anterolateral do abdome, 255
  Face interna da parede anterolateral do abdome, 257
  Nervos da parede anterolateral do abdome, 262
  Vasos da parede anterolateral do abdome, 262
  Região inguinal, 263
Peritônio e cavidade peritoneal, 272
  Vasos e nervos do peritônio, 273
  Formações peritoneais, 273
  Subdivisões da cavidade peritoneal, 274
Vísceras abdominais, 278
  Esôfago, 279
  Estômago, 279
  Intestino delgado, 282
  Intestino grosso, 290
  Baço, 296
  Pâncreas, 298
  Fígado, 300
  Câncer de pâncreas, 300
  Ductos biliares e vesícula biliar, 305
  Veia porta do fígado e anastomoses portossistêmicas, 308
  Rins, ureteres e glândulas suprarrenais, 310
  Resumo da inervação das vísceras abdominais, 317
Diafragma, 323
  Aberturas do diafragma, 324
  Vascularização e inervação do diafragma, 325
Parede posterior do abdome, 327
  Fáscia da parede posterior do abdome, 327
  Músculos da parede posterior do abdome, 328
  Nervos da parede posterior do abdome, 328
  Vascularização da parede posterior do abdome, 330
  Vasos linfáticos da parede posterior do abdome, 331

6 PELVE E PERÍNEO, 339

Pelve, 340
  Cíngulo dos membros inferiores, 340
  Articulações e ligamentos do cíngulo dos membros inferiores, 344
  Peritônio e cavidade peritoneal da pelve, 346
  Paredes e assoalho da cavidade pélvica, 346
  Fáscia da pelve, 350
  Nervos da pelve, 350
  Artérias e veias da pelve, 355
  Linfonodos da pelve, 357
Vísceras pélvicas, 358
  Órgãos urinários, 358
  Órgãos genitais internos masculinos, 367
  Órgãos genitais internos femininos, 371
  Reto, 381

Períneo, 384
  Fáscias e espaços da região urogenital, 388
  Características da região (trígono) anal, 390
  Períneo masculino, 395
  Períneo feminino, 401

 7 MEMBRO INFERIOR, 409

Ossos do membro inferior, 410
  Osso do quadril, 411
  Fêmur, 411
  Patela, 415
  Tíbia, 415
  Fíbula, 415
  Ossos do pé, 415

Fáscia, vasos e nervos do membro inferior, 422
  Tela subcutânea e fáscia, 422
  Drenagem venosa do membro inferior, 424
  Suprimento arterial do membro inferior, 426
  Drenagem linfática do membro inferior, 426
  Inervação do membro inferior, 427

Compartimentos anterior e medial da coxa, 433
  Músculos do compartimento anterior da coxa, 433
  Músculos mediais da coxa, 434
  Trígono femoral e canal dos adutores, 435
  Nervo femoral, 439
  Bainha femoral, 439
  Artéria femoral, 440
  Veia femoral, 441
  Artéria obturatória e nervo obturatório, 441

Região glútea e compartimento posterior da coxa, 441
  Músculos da região glútea, 443
  Bolsas da região glútea, 443
  Músculos posteriores da coxa, 443
  Inervação das regiões glútea e femoral posterior, 446
  Vascularização das regiões glútea e femoral posterior, 446

Fossa poplítea, 450
  Fáscia da fossa poplítea, 450
  Estruturas neurovasculares da fossa poplítea, 450

Perna, 452
  Compartimento anterior da perna, 452
  Compartimento lateral da perna, 455
  Compartimento posterior da perna, 457

Pé, 465
  Fáscia muscular do pé, 465
  Músculos do pé, 466
  Estruturas neurovasculares do pé, 468

Ciclo da marcha, 470

Articulações do membro inferior, 472
  Articulação do quadril, 472
  Articulação do joelho, 477
  Articulações tibiofibulares, 482
  Articulação talocrural, 488
  Articulações do pé, 491
  Arcos do pé, 494

 8 CABEÇA, 499

Crânio, 500
  Vista frontal do crânio, 500
  Vista lateral do crânio, 500
  Vista occipital do crânio, 502
  Vista superior (vertical) do crânio, 502
  Vista inferior da base do crânio, 503
  Vista interna da base do crânio, 503

Couro cabeludo, 506

Meninges cranianas (encefálicas), 507
  Dura-máter, 508
  Aracnoide-máter e pia-máter, 513
  Espaços meníngeos, 514

Encéfalo, 515
  Partes do encéfalo, 515
  Sistema ventricular do encéfalo, 516
  Vascularização do encéfalo, 518

Face, 521
  Músculos da face, 521
  Nervos da face, 521
  Vascularização superficial da face e do couro cabeludo, 524
  Glândula parótida, 528

Órbitas, 531
  Pálpebras e aparelho lacrimal, 531
  Bulbo do olho, 535
  Músculos extrínsecos do bulbo do olho, 542
  Nervos da órbita, 546
  Vascularização da órbita, 549

Região temporal, 551
  Fossa temporal, 551
  Fossa infratemporal, 552

Articulação temporomandibular, 557

Região oral, 559
  Cavidade oral, 559
  Vestíbulo da boca, 559
  Dentes e gengivas, 560
  Palato, 562
  Língua, 565
  Glândulas salivares, 569

Fossa pterigopalatina, 572

Nariz, 575

Parte externa do nariz, 575
Cavidades nasais, 575
Seios paranasais, 578
Orelha, 580
Orelha externa, 580
Orelha média, 582
Orelha interna, 584

 PESCOÇO, 595

Fáscias do pescoço, 596
Tela subcutânea cervical e platisma, 596
Fáscia cervical, 596
Estruturas superficiais do pescoço | Regiões cervicais, 599
Região cervical lateral, 599
Região cervical anterior, 606
Estruturas profundas do pescoço, 613
Músculos pré-vertebrais, 613
Raiz do pescoço, 614
Vísceras do pescoço, 618
Camada endócrina das vísceras cervicais, 618
Camada respiratória das vísceras cervicais, 622
Camada alimentar das vísceras cervicais, 630
Vasos linfáticos do pescoço, 636

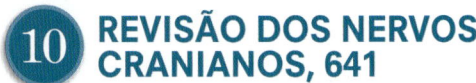 **REVISÃO DOS NERVOS CRANIANOS, 641**

Considerações gerais sobre os nervos cranianos, 642
Nervo olfatório (NC I), 647
Nervo óptico (NC II), 650
Nervos para os músculos extrínsecos do bulbo do olho, 652
Nervo oculomotor (NC III), 652
Nervo troclear (NC IV), 653
Nervo abducente (NC VI), 654
Nervo trigêmeo (NC V), 656
Nervo facial (NC VII), 658
Motor somático (branquial), 658
Motor visceral (parassimpático), 658
Sensitivo somático (geral), 658
Sensitivo especial (paladar), 658
Nervo vestibulococlear (NC VIII), 661
Nervo glossofaríngeo (NC IX), 662
Motor somático (branquial), 662
Motor visceral (parassimpático), 662
Sensitivo somático (geral), 662
Sensitivo especial (paladar), 663
Sensitivo visceral, 663
Nervo vago (NC X), 665
Motor somático (branquial), 665
Motor visceral (parassimpático), 666
Sensitivo somático (geral), 666
Sensitivo especial (paladar), 666
Sensitivo visceral, 666
Nervo acessório (NC XI), 667
Nervo hipoglosso (NC XII), 669

Referências Bibliográficas, 671
Índice Alfabético, 673

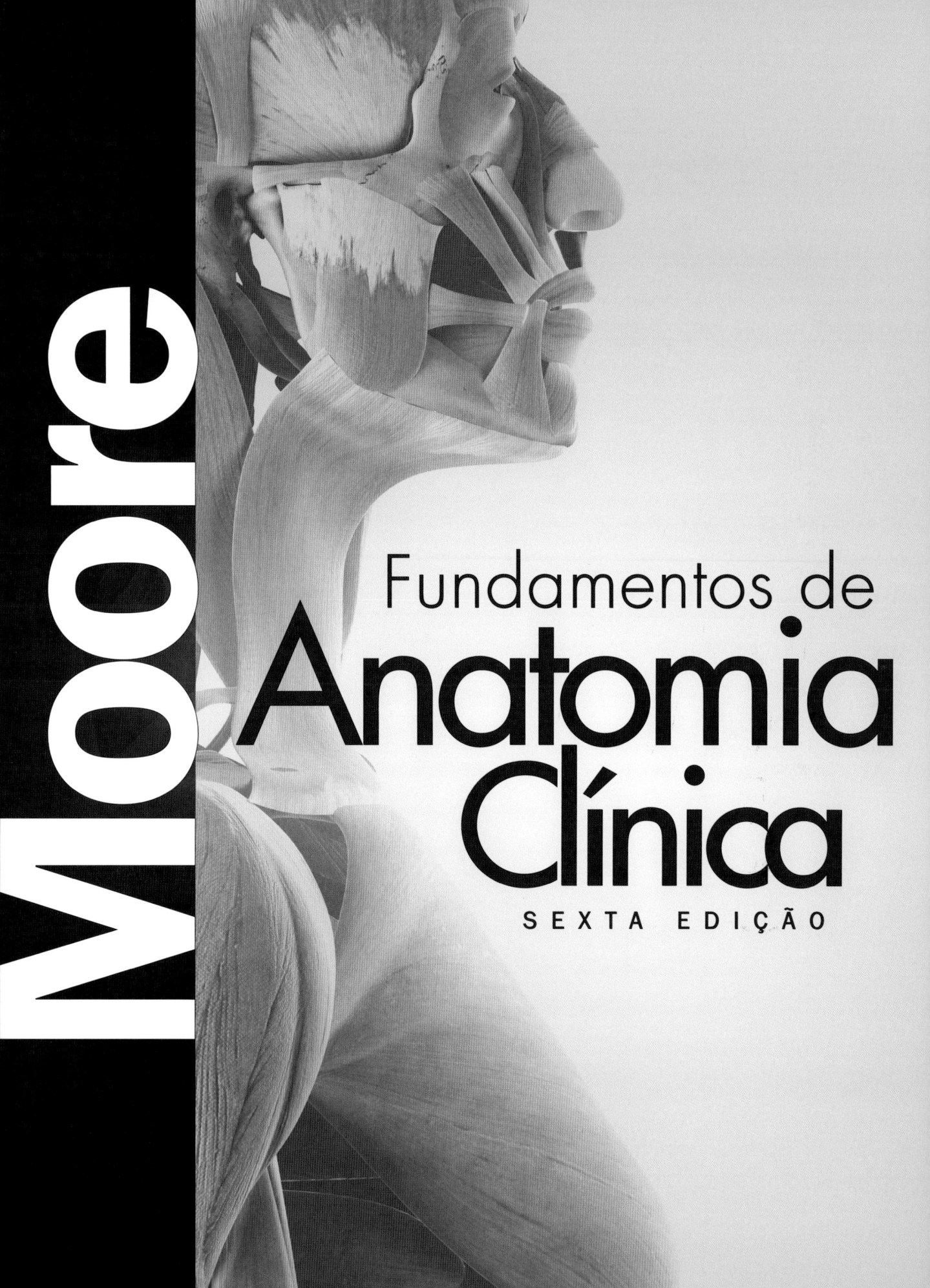

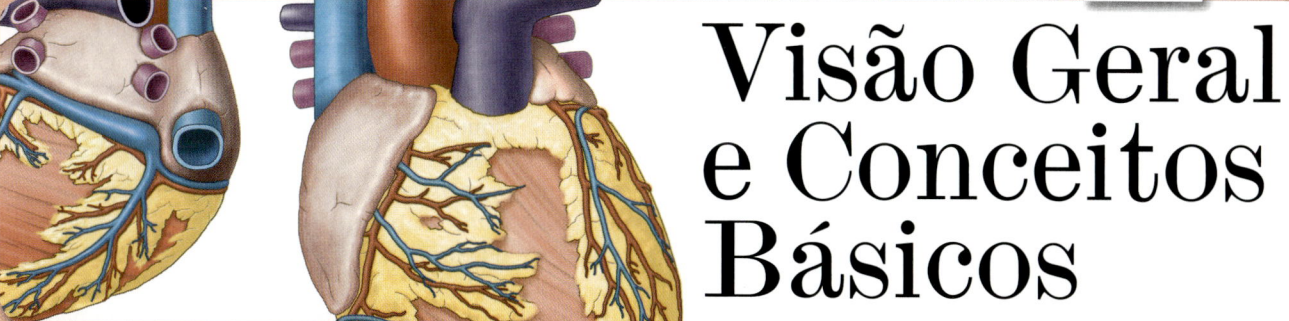

Visão Geral e Conceitos Básicos

ABORDAGENS PARA O ESTUDO DA ANATOMIA, 2
TERMINOLOGIA ANATÔMICA, 3
Posição anatômica, 3
Planos anatômicos e cortes, 3
Termos de relação e comparação, 4
Termos de lateralidade, 4
Termos de movimento, 4
Variações anatômicas, 4
TEGUMENTO COMUM, 6
SISTEMA ESQUELÉTICO, 9
Cartilagem, 9
Osso, 9
Articulações, 14
SISTEMA MUSCULAR, 17
Músculos esqueléticos, 17
Músculo estriado cardíaco, 20
Músculo liso, 20

SISTEMA CARDIOVASCULAR, 21
Artérias, 23
Veias, 24
Capilares, 25
SISTEMA LINFÁTICO, 26
SISTEMA NERVOSO, 26
Parte central do sistema nervoso, 28
Parte periférica do sistema nervoso, 30
Divisão somática do sistema nervoso, 31
Estrutura e componentes de um nervo espinal, 32
Divisão autônoma do sistema nervoso, 33
Inervação motora visceral simpática, 33
Inervação motora visceral parassimpática, 38
Sistema nervoso entérico, 38
Funções das partes da divisão autônoma do sistema nervoso, 40
Sensibilidade aferente visceral, 40

SIGNIFICADO DOS ÍCONES

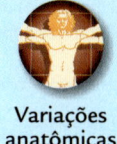
Variações anatômicas

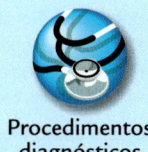
Procedimentos diagnósticos

Ciclo de vida

Procedimentos cirúrgicos

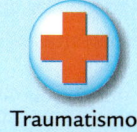
Traumatismo

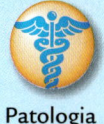
Patologia

Este livro, *Fundamentos de Anatomia Clínica*, relaciona a estrutura e a função do corpo com tópicos comumente necessários à prática da medicina, da odontologia e das áreas da saúde em geral. Como a quantidade de detalhes na anatomia sobrecarrega muitos estudantes iniciantes, este livro simplifica, correlaciona e integra as informações, de modo que seja mais fácil compreendê-las. Os boxes Anatomia Clínica (boxes azuis) e os estudos de caso (material suplementar) ilustram as aplicações clínicas da anatomia. Os boxes Anatomia de Superfície (boxes laranja) favorecem a compreensão das estruturas que se encontram sob a pele, enquanto os boxes Técnicas de Imagem (boxes verdes), incluídos ao final dos capítulos, ilustram como a anatomia é visualizada clinicamente.

ABORDAGENS PARA O ESTUDO DA ANATOMIA

Existem três abordagens principais para o estudo da anatomia macroscópica humana: regional, sistêmica e clínica (aplicada). Neste capítulo introdutório, utiliza-se a abordagem sistêmica; nos capítulos subsequentes, serão utilizadas as abordagens clínica e regional.

A **anatomia regional** baseia-se na organização do corpo em partes: cabeça, pescoço, tronco (ainda subdividido em tórax, abdome, pelve/períneo e dorso), membros superiores e membros inferiores. São ressaltadas as relações entre as várias estruturas sistêmicas (p. ex., músculos, nervos e artérias) dentro da região (Figura 1.1). Cada região não é uma parte isolada e precisa ser incluída no contexto das regiões adjacentes e do corpo como um todo. A anatomia de superfície constitui uma parte essencial da abordagem regional, fornecendo o conhecimento das estruturas que são visíveis e/ou palpáveis (perceptíveis ao toque) no corpo vivo em repouso e em movimento. O exame físico dos pacientes é uma exploração clínica da anatomia de superfície. Por exemplo, em indivíduos com feridas perfurocortantes, o profissional de saúde precisa ser capaz de visualizar as estruturas profundas que podem ter sido lesionadas.

A **anatomia sistêmica** é uma abordagem para o estudo anatômico organizado por *sistemas orgânicos*, que atuam em conjunto para executar funções complexas. Nenhum dos sistemas orgânicos atua de modo isolado. Por exemplo, grande parte dos sistemas esquelético, articular e muscular constitui o *sistema locomotor*. E, embora as estruturas diretamente responsáveis pela locomoção sejam os músculos, os ossos, as articulações e os ligamentos, outros sistemas também estão envolvidos. As artérias e as veias do sistema cardiovascular fornecem oxigênio e removem resíduos dessas estruturas, enquanto os nervos do sistema nervoso estimulam a sua ação. Segue-se uma breve descrição dos sistemas do corpo e seus campos de estudo (entre parênteses):

- O *tegumento comum* (dermatologia) consiste na pele (tegumento) e seus anexos, como pelos e unhas. A pele, que é um extenso órgão sensitivo, forma um revestimento protetor para o corpo
- O *sistema esquelético* (osteologia, ortopedia) é constituído por ossos e cartilagem. Fornece a sustentação para o corpo e protege os órgãos vitais. O sistema muscular atua sobre o sistema esquelético para produzir movimentos
- O *sistema articular* (artrologia) é formado por articulações e seus ligamentos associados. Une as partes ósseas do sistema esquelético e compõe os locais onde ocorrem os movimentos
- O *sistema muscular* (miologia) é constituído por músculos que atuam (contração) para movimentar ou posicionar partes do corpo (p. ex., os ossos que se articulam nas articulações)
- O *sistema nervoso* (neurologia) é constituído pela *parte central do sistema nervoso* ou sistema nervoso central (SNC) (encéfalo e medula espinal) e pela *parte periférica do sistema nervoso* ou sistema nervoso periférico (SNP) (nervos e gânglios, juntamente com suas terminações

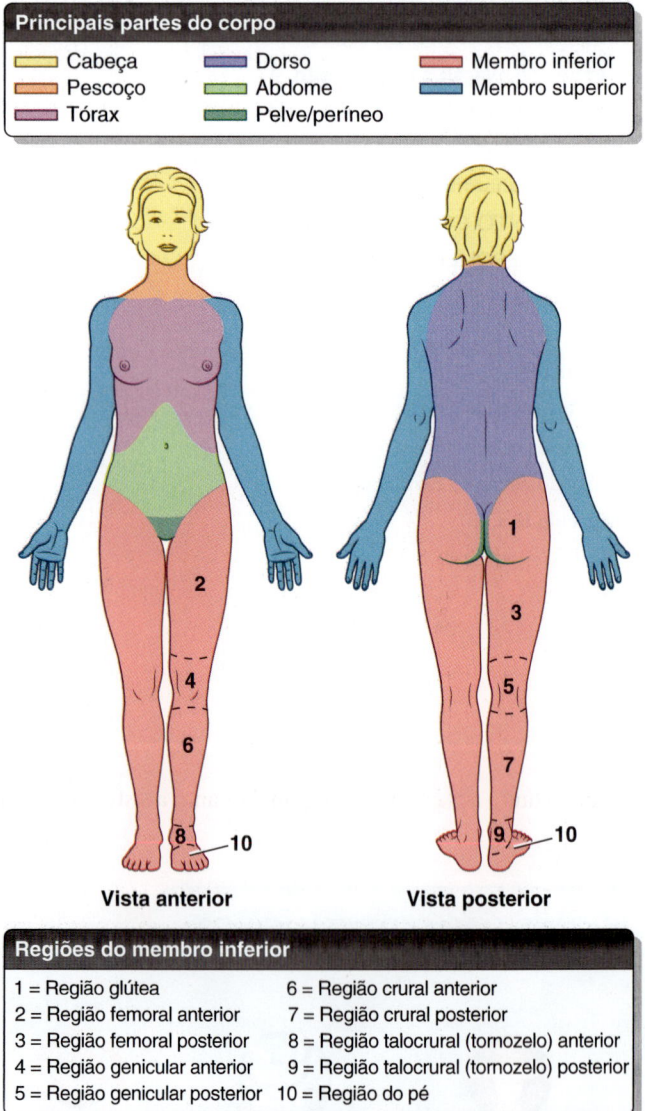

Figura 1.1 Posição anatômica e regiões do corpo.

motoras e sensitivas). O sistema nervoso controla e coordena as funções dos sistemas orgânicos
- O *sistema circulatório* (angiologia) é constituído pelos sistemas cardiovascular e linfático, que atuam em paralelo para distribuir os líquidos no corpo
    - O *sistema cardiovascular* (cardiologia) é formado pelo coração e pelos vasos sanguíneos que impulsionam e conduzem o sangue por todo o corpo
    - O *sistema linfático* consiste em uma rede de vasos linfáticos que retira o excesso de líquido tecidual (linfa) do compartimento de líquido intersticial (intercelular) do corpo, o filtra através dos linfonodos e o devolve à corrente sanguínea
- O *sistema digestório* (gastrenterologia) é composto pelos órgãos e glândulas associados à ingestão, mastigação, deglutição, digestão e absorção de alimentos e à eliminação de fezes (resíduos sólidos) após a absorção dos nutrientes
- O *sistema respiratório* (pneumologia) é formado pelas vias respiratórias e pelos pulmões, que fornecem oxigênio e que eliminam o dióxido de carbono. O controle do fluxo de ar pelo sistema produz o som, que é em seguida modificado na fala
- O *sistema urinário* (urologia) é constituído pelos rins, ureteres, bexiga urinária e uretra, que filtram o sangue e, subsequentemente, produzem, transportam, armazenam e excretam de modo intermitente o resíduo líquido (urina)
- O *sistema genital* (obstetrícia e ginecologia nas mulheres; andrologia nos homens) é formado pelas gônadas (ovários e testículos), que produzem ovócitos (óvulos) e espermatozoides, e pelos outros órgãos genitais relacionados com a reprodução
- O *sistema endócrino* (endocrinologia) é formado por glândulas individuais sem ductos (p. ex., glândula tireoide), bem como por células das paredes do intestino e dos vasos sanguíneos e terminações nervosas especializadas que secretam hormônios. Os hormônios são distribuídos pelo sistema cardiovascular para alcançar os órgãos receptores em todas as partes do corpo. Essas glândulas influenciam o metabolismo e coordenam e regulam outros processos (p. ex., o ciclo menstrual).

A **anatomia clínica (aplicada)** ressalta aspectos da estrutura e da função do corpo que são importantes na prática da medicina, da odontologia e das áreas da saúde em geral. Abrange tanto a abordagem regional quanto a sistêmica para estudar a anatomia, enfatizando a aplicação clínica.

TERMINOLOGIA ANATÔMICA

A *anatomia possui um vocabulário internacional, que constitui a base da terminologia médica*. Essa nomenclatura possibilita uma comunicação precisa entre profissionais de saúde em todo o mundo, bem como entre acadêmicos nas ciências da saúde básica e aplicada. Embora não sejam utilizados *epônimos* (nomes de estruturas derivados dos nomes de pessoas) na terminologia anatômica oficial, aqueles comumente empregados na prática profissional aparecem entre parênteses em todo o livro para ajudar os estudantes em seus anos de clínica. De modo semelhante, termos anteriormente empregados aparecem entre parênteses quando mencionados pela primeira vez – por exemplo, artéria torácica interna (artéria mamária interna). A terminologia usada neste livro segue a *Terminologia Anatômica: Terminologia Anatômica Internacional* (Comissão Federativa da Terminologia Anatômica, 1998).

Posição anatômica

Todas as descrições anatômicas são expressas em relação à posição anatômica (ver Figura 1.1), de modo a garantir que as descrições não sejam ambíguas. A posição anatômica refere-se a pessoas – independentemente da posição efetiva na qual possam estar – como se estivessem de pé, com:

- A cabeça, os olhos (o olhar) e os dedos dos pés direcionados anteriormente (para a frente)
- Os membros superiores ao lado do corpo, com as palmas voltadas anteriormente
- Os membros inferiores próximos um do outro, com os pés paralelos e os dedos dos pés direcionados anteriormente.

Planos anatômicos e cortes

As descrições anatômicas relacionadas com a anatomia em cortes e as técnicas de imagem em planos (p. ex., TC ou RM – ver boxe Técnicas de Imagem no final deste capítulo) baseiam-se em planos conceituais que atravessam o corpo na posição anatômica (Figura 1.2). Existem planos sagitais, frontais, transversos e oblíquos ilimitados, porém existe apenas um plano mediano.

- O **plano mediano (sagital mediano)** é o plano vertical que passa longitudinalmente através do centro do corpo, dividindo-o em metades direita e esquerda
- Os **planos sagitais** são planos verticais que atravessam o corpo *paralelamente ao plano mediano*. É útil fornecer um ponto de referência para indicar a posição de um plano específico – por exemplo, um plano sagital através do ponto médio da clavícula. Um plano paralelo e próximo ao plano mediano pode ser designado como *plano paramediano*
- Os **planos frontais (coronais)** são planos verticais que atravessam o corpo *em ângulos retos ao plano mediano*, dividindo-o em partes anterior e posterior – por exemplo, um plano frontal através das cabeças da mandíbula
- Os **planos transversos** são planos que atravessam o corpo *em ângulos retos aos planos mediano e frontal*. Um plano transverso divide o corpo em partes superior e inferior – por exemplo, um plano transverso através do umbigo. Os radiologistas referem-se aos planos transversos como *planos transaxiais* ou, simplesmente, *planos axiais*
- Os **planos oblíquos** são planos ou cortes que não se alinham com os planos precedentes.

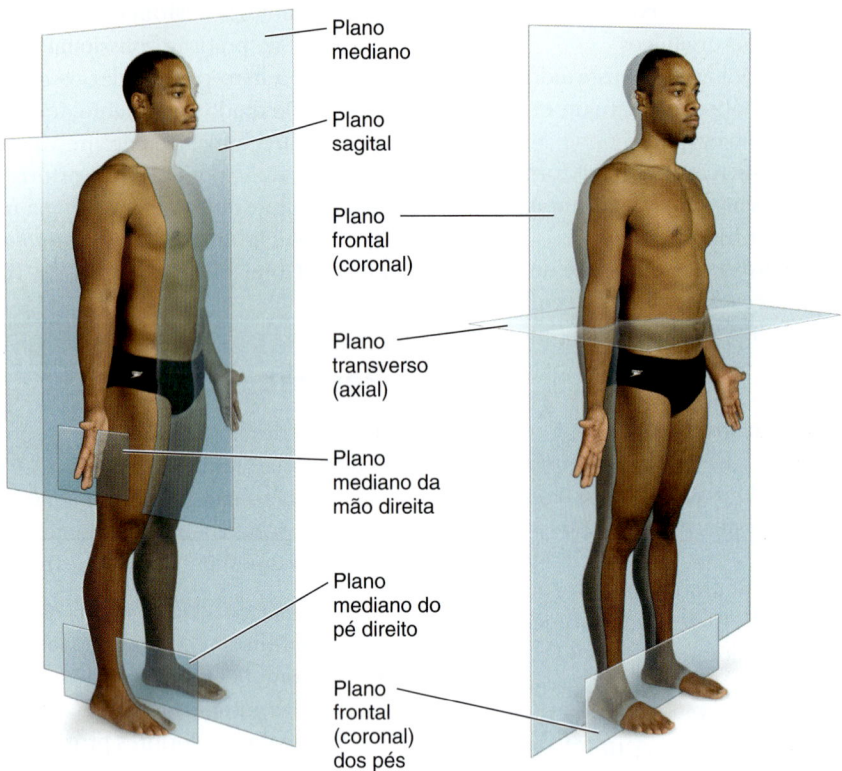

Figura 1.2 Planos do corpo.

Termos de relação e comparação

Vários adjetivos, dispostos como pares de opostos, descrevem a relação existente entre partes do corpo na posição anatômica e comparam a posição relativa de duas estruturas entre si. Esses pares de adjetivos são explicados e ilustrados na Figura 1.3. Por exemplo, os olhos são superiores ao nariz, enquanto o nariz é inferior aos olhos.

Termos combinados descrevem posições intermediárias:

- **Inferomedial** significa mais próximo dos pés e do plano mediano – por exemplo, as partes anteriores das costelas seguem em sentido inferomedial
- **Superolateral** significa mais próximo da cabeça e mais distante do plano mediano.

Proximal e **distal** são termos de direção utilizados quando se descrevem posições – por exemplo, se as estruturas estão mais próximas do tronco ou do ponto de origem (*i. e.*, proximal). **Dorso** refere-se à face superior ou dorsal de qualquer parte que se projeta anteriormente do corpo, como o *dorso do pé, da mão, do pênis* ou *da língua*. É mais fácil compreender por que essas faces são consideradas dorsais se pensarmos em um animal plantígrado quadrúpede que caminha sobre as plantas dos pés, como um cão. A **planta (face plantar)** refere-se à face inferior ou base do pé, grande parte da qual está em contato com o solo quando a pessoa está de pé e descalça. A **palma (face palmar)** refere-se à face anterior plana da mão, excluindo os cinco dedos, e é oposta ao dorso da mão.

Termos de lateralidade

As estruturas pares que possuem elementos direito e esquerdo (p. ex., os rins) são **bilaterais**, enquanto as que ocorrem em apenas um lado (p. ex., o baço) são **unilaterais**. **Ipsilateral** significa que ocorre do mesmo lado do corpo que outra estrutura; por exemplo, o polegar direito e o hálux direito são ipsilaterais. **Contralateral** significa que ocorre do lado oposto do corpo; a mão direita é contralateral à mão esquerda.

Termos de movimento

Vários termos são utilizados para descrever os movimentos dos membros e de outras partes do corpo (Figura 1.4). Embora a maioria dos movimentos ocorra nas articulações, onde dois ou mais ossos ou cartilagens articulam-se uns com os outros, diversas estruturas não esqueléticas exibem movimento (p. ex., a língua, os lábios e as pálpebras). Os movimentos que ocorrem nas articulações são descritos em relação aos eixos em torno dos quais a parte do corpo se move e ao plano no qual o movimento ocorre – por exemplo, a flexão e a extensão do ombro ocorrem no plano sagital em torno de um eixo frontal (coronal).

Variações anatômicas

Embora os livros de anatomia descrevam a estrutura do corpo observada na maioria dos indivíduos (*i. e.*, o padrão mais comum), a estrutura das pessoas e até mesmo os lados direito

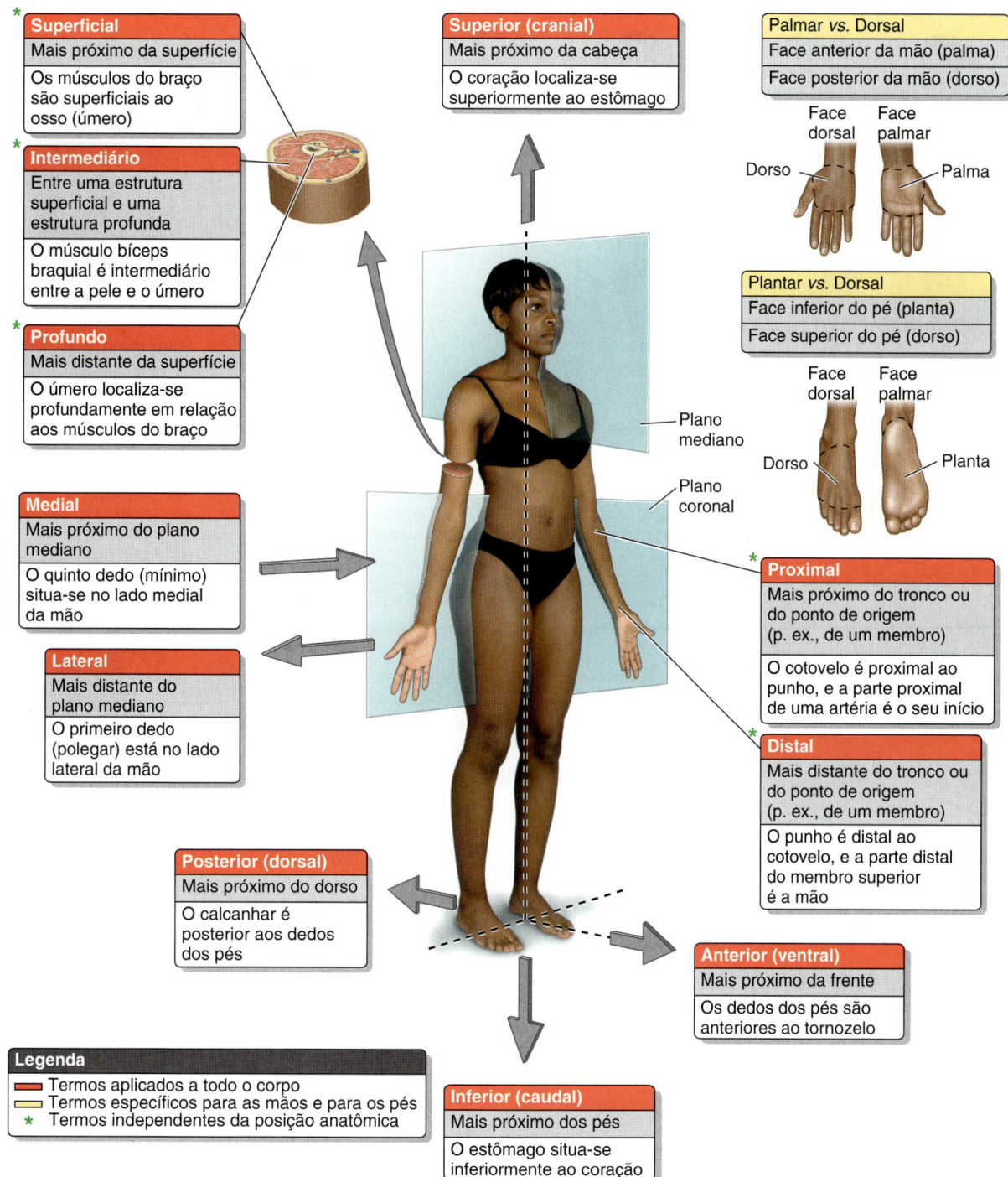

Figura 1.3 Termos de relação e comparação. Esses termos descrevem a posição de uma estrutura em relação à outra.

e esquerdo de uma mesma pessoa podem variar consideravelmente nos detalhes. Com frequência, os estudantes ficam frustrados, visto que os corpos que eles examinam ou dissecam não correspondem aos mostrados no atlas ou no livro que estão utilizando. Os estudantes devem esperar a ocorrência de variações anatômicas quando dissecam ou quando estão estudando indivíduos dissecados. Os ossos do esqueleto variam não apenas no seu formato básico, mas também nos detalhes da estrutura de superfície. Há também uma ampla variação no tamanho, no formato e no modo de inserção dos músculos. De forma semelhante, observa-se uma variação no padrão de divisão dos vasos e dos nervos, com maior variação ocorrendo nas veias. Além das diferenças raciais e sexuais, os seres humanos exibem considerável variação genética. Aproximadamente 3% dos recém-nascidos apresentam uma ou mais anomalias congênitas significativas (Moore et al., 2016).

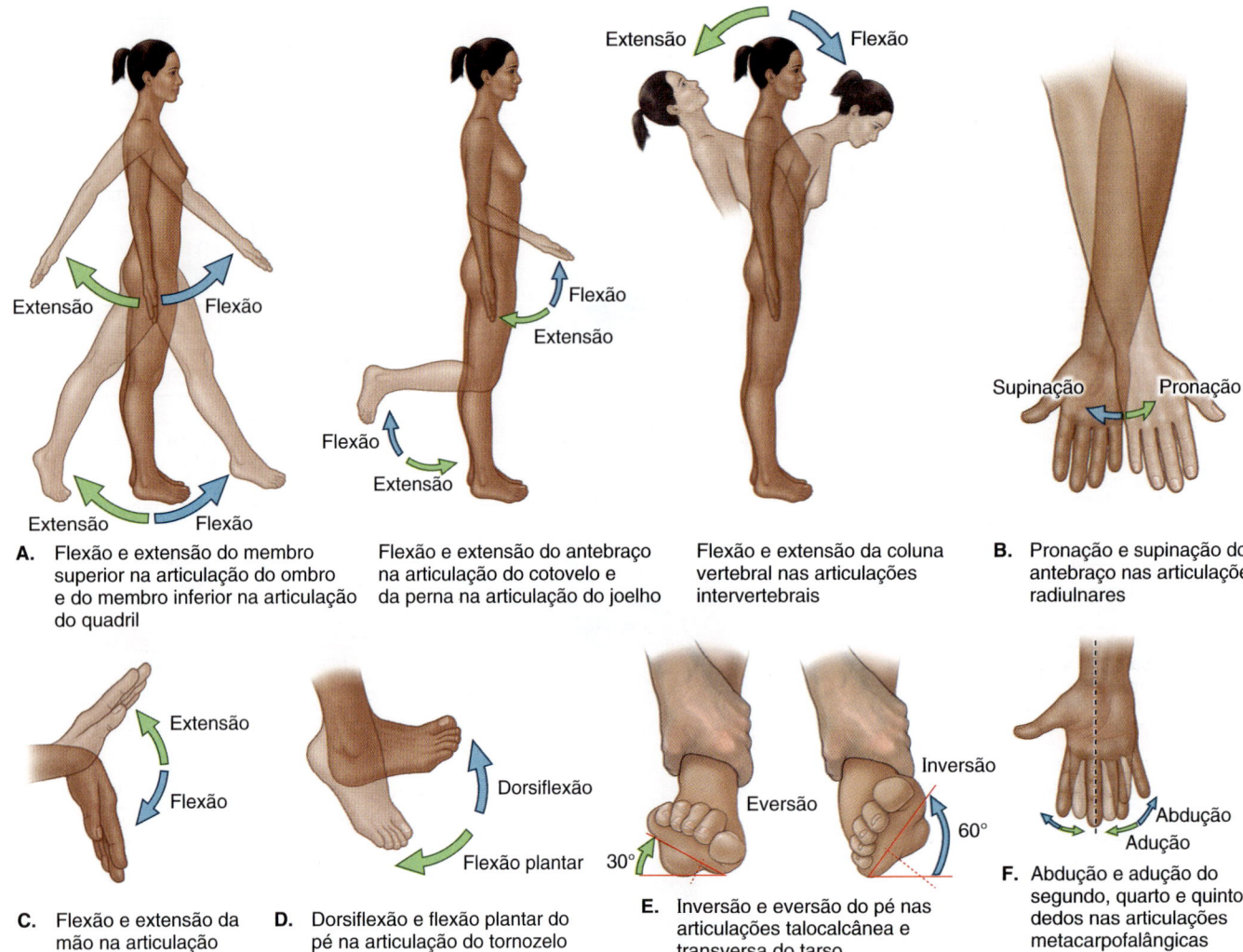

Figura 1.4 Termos de movimento. Esses termos descrevem os movimentos dos membros e de outras partes do corpo; a maioria dos movimentos ocorre nas articulações, onde dois ou mais ossos ou cartilagens articulam-se entre si. (*continua*)

TEGUMENTO COMUM

A pele, que é o maior órgão do corpo, é facilmente acessível e constitui um dos melhores indicadores da saúde geral (Swartz, 2014). *A pele desempenha as seguintes funções:*

- *Proteção* do corpo contra efeitos do meio ambiente, como escoriações e substâncias nocivas
- *Contenção* dos tecidos, dos órgãos e das substâncias vitais do corpo, impedindo a desidratação
- *Regulação do calor* por meio das glândulas sudoríferas,° dos vasos sanguíneos e dos depósitos de gordura
- *Sensibilidade* (p. ex., dor) por meio dos nervos superficiais e suas terminações sensitivas
- *Síntese e armazenamento* da vitamina D.

A pele consiste em uma camada celular superficial, a epiderme, que proporciona uma superfície externa protetora resistente, e em uma camada de tecido conjuntivo basal (profunda), regenerativa e pigmentada, a derme (Figura 1.5A).

A **epiderme** é um epitélio estratificado (em camadas) queratinizado, com uma superfície externa resistente, composta de queratina (uma proteína fibrosa). A camada externa da epiderme é continuamente "eliminada" ou descamada, com substituição por novas células provenientes do estrato basal. Esse processo renova a epiderme de todo corpo a cada 25 a 45 dias. A epiderme é avascular (desprovida de vasos sanguíneos ou linfáticos) e é nutrida pelos vasos localizados na derme subjacente. A pele é inervada por terminações nervosas aferentes, que são sensíveis ao toque, à irritação (dor) e à temperatura. As terminações nervosas encontram-se, em sua maioria, na derme, porém algumas penetram na epiderme.

A **derme** é formada por uma densa camada de *fibras colágenas* e *elásticas* entrelaçadas. Essas fibras proporcionam o tônus da pele e são responsáveis por sua resistência

---

°N.R.T.: Apesar de constar na Terminologia Anatômica, o termo *glândula sudorífera* não é o mais adequado a este caso. Em português, denomina-se *sudoríparo* aquilo que produz suor, como a glândula; *sudorífero*, por sua vez, é o que provoca a sudorese, como o exercício físico.

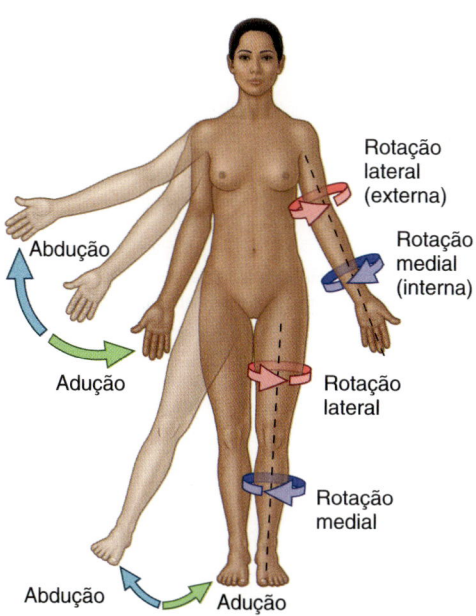

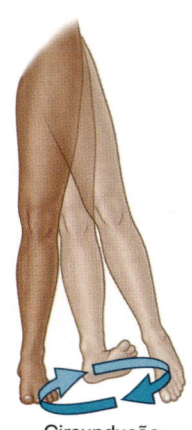

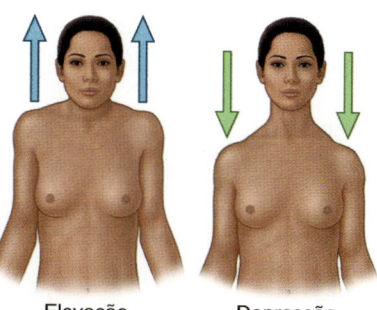

G. Abdução e adução dos membros do lado direito e rotação dos membros do lado esquerdo nas articulações do ombro e do quadril

H. Circundução (movimento circular) do membro inferior na articulação do quadril

I. Elevação e depressão dos ombros (escápula e clavícula)

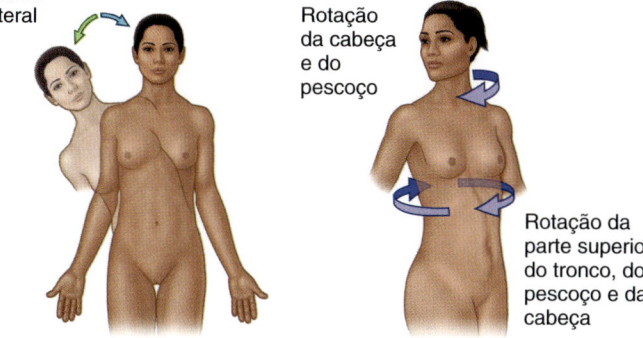

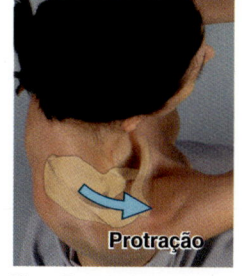 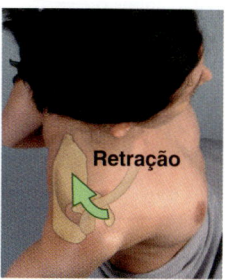

J. Flexão lateral do tronco e rotação da parte superior do tronco, pescoço e cabeça

K. Protração e retração da escápula na parede torácica

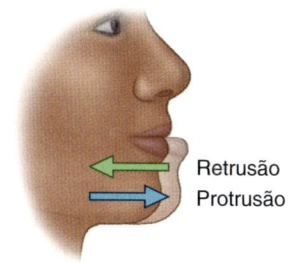

L. Protrusão e retrusão da mandíbula nas articulações temporomandibulares

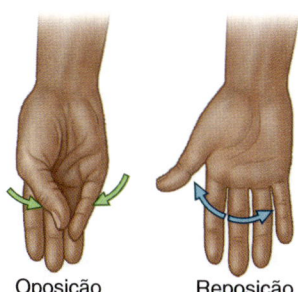 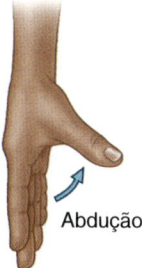 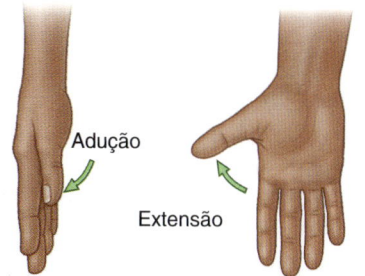 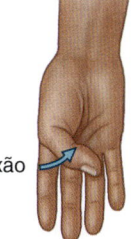

M. Oposição e reposição do polegar e do quinto dedo na articulação carpometacarpal do polegar combinada com flexão nas articulações metacarpofalângicas

N. O polegar apresenta uma rotação de 90° em relação às outras estruturas. A abdução e a adução na articulação metacarpofalângica ocorrem no plano sagital; a flexão e a extensão nas articulações metacarpofalângicas e interfalângicas ocorrem no plano frontal, diferentemente desses movimentos em outras articulações

Figura 1.4 Termos de movimento. (*continuação*)

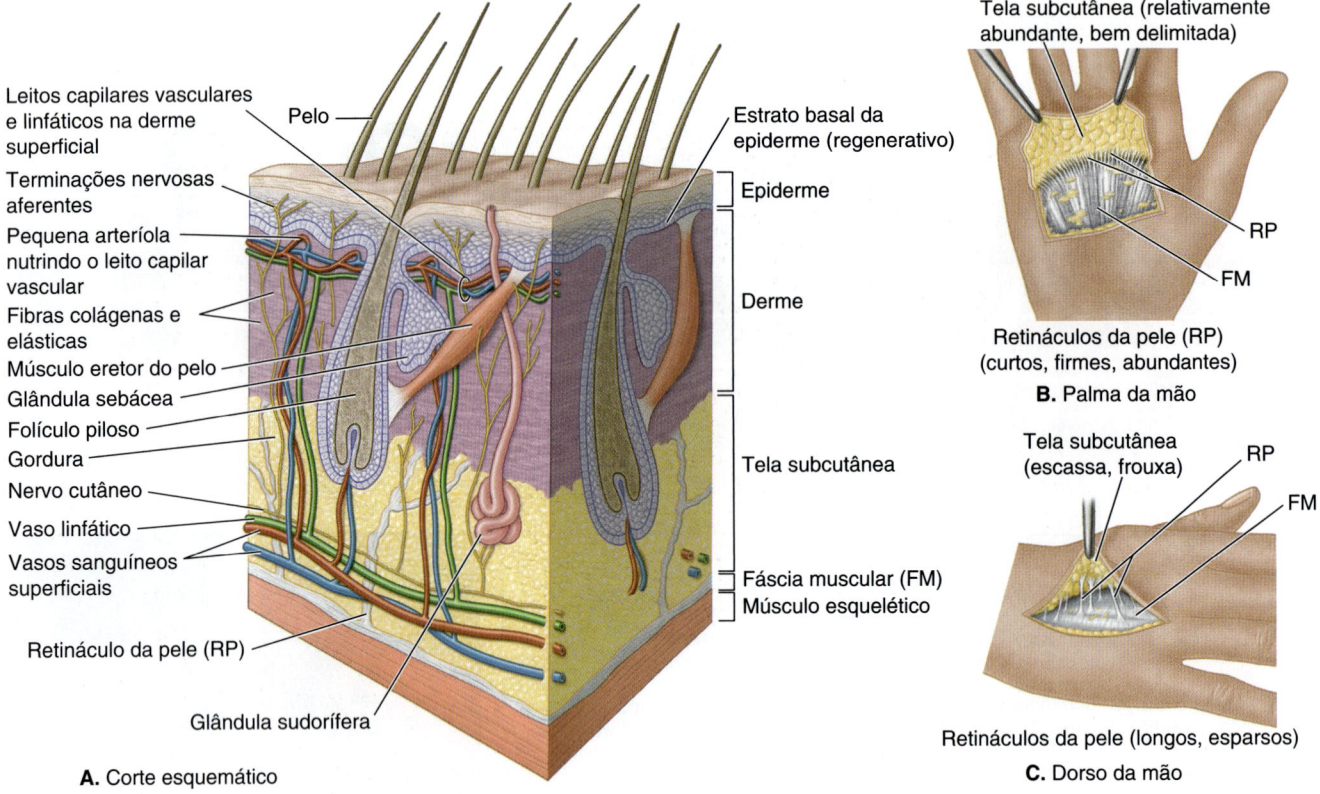

Figura 1.5 Estrutura da pele e da tela subcutânea. A. Pele e algumas de suas estruturas especializadas. **B.** Retináculos da pele da palma da mão. A pele da palma, à semelhança daquela da planta do pé, está firmemente fixada à fáscia muscular subjacente. **C.** Retináculos da pele do dorso da mão. Os retináculos da pele longos e relativamente esparsos possibilitam a mobilidade da pele nessa região.

e firmeza. A direção primária das fibras colágenas determina as linhas de clivagem (linhas de tensão) características e as rugas na pele. A camada profunda da derme contém folículos pilosos, com seus músculos lisos eretores (L. *arrector pili*) e glândulas sebáceas associados. A contração dos **músculos eretores** dos pelos causa a ereção dos pelos (causando arrepio), comprimindo, assim, as glândulas sebáceas e ajudando-as a secretar o seu produto oleoso na pele. Outras estruturas do tegumento comum incluem os pelos, as unhas, as glândulas mamárias e o esmalte dos dentes.

A **tela subcutânea** é composta de tecido conjuntivo (ou conectivo) frouxo e gordura. Localizada entre a derme e a fáscia muscular subjacente, a tela subcutânea contém as partes mais profundas das glândulas sudoríferas, os vasos sanguíneos e linfáticos e os nervos cutâneos. A tela subcutânea proporciona a maior parte do reservatório de gordura do corpo, de modo que a sua espessura varia acentuadamente, dependendo do estado nutricional do indivíduo. Os **retináculos da pele** consistem em numerosas faixas fibrosas e pequenas, estendem-se através da tela subcutânea e fixam a superfície profunda da derme à fáscia muscular subjacente (ver Figura 1.5B, C). O comprimento e a densidade desses ligamentos determinam a mobilidade da pele sobre as estruturas profundas.

A **fáscia muscular** é um tecido conjuntivo denso e organizado, desprovido de gordura, que cobre a maior parte do corpo abaixo da pele e da tela subcutânea. As extensões a partir de sua superfície interna:

- Revestem estruturas mais profundas, como músculos individuais e feixes neurovasculares (**fáscia de revestimento**)
- Dividem músculos em grupos e compartimentos (**septos intermusculares**)
- Situam-se entre as paredes musculoesqueléticas e as túnicas serosas que revestem as cavidades do corpo (**fáscia subserosa**).

A fáscia muscular também forma (1) **retináculos**, que mantêm os tendões no lugar durante os movimentos articulares, e (2) as **bolsas** (sacos fechados contendo líquido), que impedem o atrito e possibilitam o movimento livre das estruturas umas sobre as outras.

Nas pessoas vivas, os **planos fasciais** (interfascial e intrafacial) são espaços potenciais entre fáscias adjacentes ou estruturas revestidas por fáscia. Durante procedimentos cirúrgicos, os cirurgiões aproveitam-se desses planos, separando estruturas para criar espaços reais, que possibilitam o acesso a estruturas mais profundas. Esses planos estão frequentemente fundidos em cadáveres fixados.

Capítulo 1 • Visão Geral e Conceitos Básicos

ANATOMIA CLÍNICA

INCISÕES E FERIDAS CUTÂNEAS

Linhas de clivagem

As linhas de clivagem (linhas de tensão) mantêm a pele esticada, porém possibilitam o enrugamento com o movimento. Lacerações ou incisões cirúrgicas que seguem paralelamente às linhas de clivagem habitualmente cicatrizam bem, com pouca cicatriz, visto que ocorre ruptura mínima das fibras colágenas. Uma incisão ou laceração através das linhas de clivagem rompem um maior número de fibras colágenas, causando abertura da ferida e, possivelmente, levando à formação de cicatriz excessiva (queloide). Os cirurgiões fazem as incisões paralelas às linhas de clivagem quando não há outras considerações de maior importância (p. ex., exposição adequada, evitar o trajeto de nervos).

Estrias cutâneas

As fibras colágenas e elásticas na derme formam uma rede flexível e resistente de tecido. A pele possui uma capacidade considerável de distensão quando o abdome aumenta durante a gravidez, por exemplo. Entretanto, se a distensão for excessiva ou demasiado rápida, poderá resultar em lesão das fibras colágenas na derme. Formam-se linhas de pele fina enrugada, inicialmente vermelhas, que se tornam roxas e, mais tarde, brancas. As estrias aparecem no abdome, nas nádegas, nas coxas e nas mamas durante a gravidez. Formam-se também nos indivíduos obesos. As estrias geralmente diminuem (mas nunca desaparecem por completo) após a gravidez e a perda de peso.

Queimaduras

As queimaduras consistem em lesões teciduais causadas por agentes térmicos, elétricos, radioativos ou químicos.

- Nas *queimaduras superficiais*, a lesão limita-se à parte superficial da epiderme
- Nas *queimaduras de espessura parcial*, o dano estende-se pela epiderme e alcança a parte superficial da derme. Entretanto, com exceção de suas partes mais superficiais, as glândulas sudoríferas e os folículos pilosos não são danificados e podem constituir uma fonte de reposição de células para o estrato basal da epiderme
- Nas *queimaduras de espessura total*, ocorre lesão de toda a epiderme e derme e, talvez, do músculo subjacente. Pode haver um pequeno grau de cicatrização nas margens, porém as partes ulceradas abertas exigem enxerto cutâneo.

A extensão da queimadura (porcentagem da superfície corporal total afetada) é, em geral, mais significativa do que a extensão da profundidade (grau) na estimativa de seus efeitos sobre o bem-estar da vítima.

SISTEMA ESQUELÉTICO

O esqueleto do corpo é composto de ossos e de cartilagem e apresenta duas partes principais (Figura 1.6):

- O **esqueleto axial**, que é constituído pelos ossos da cabeça (crânio), do pescoço (vértebras cervicais) e do tronco (costelas, esterno, vértebras e sacro)
- O **esqueleto apendicular**, que é constituído pelos ossos dos membros, incluindo os que formam os cíngulos do membro superior (ombro) e do membro inferior.

Cartilagem

A **cartilagem** é um tipo de tecido conjuntivo resiliente, semirrígido e avascular, que forma partes do esqueleto nas quais é necessário haver mais flexibilidade (p. ex., as cartilagens costais que unem as costelas ao esterno). As faces articulares dos ossos que participam de uma articulação sinovial são revestidas de **cartilagem articular**, que apresenta superfícies de deslizamento lisas e de baixo atrito para permitir o movimento livre dos ossos que participam da articulação (p. ex., as áreas azuis do úmero na Figura 1.6). A cartilagem é avascular, e, por conseguinte, suas células obtêm oxigênio e nutrientes por difusão. A proporção de osso e de cartilagem no esqueleto modifica-se à medida que o corpo cresce; quanto mais jovem o indivíduo, maior a contribuição da cartilagem. Os ossos de um recém-nascido são moles e flexíveis, visto que são compostos, em sua maioria, de cartilagem.

Osso

O osso, um tecido vivo, é uma forma rígida e altamente especializada de tecido conjuntivo, que compõe a maior parte do esqueleto e que constitui o principal tecido de sustentação do corpo. Os ossos desempenham as seguintes funções:

- Proteção para as estruturas vitais
- Sustentação para o corpo e as cavidades vitais
- Base mecânica para o movimento
- Armazenamento de sais (p. ex., cálcio)
- Suprimento contínuo de novas células sanguíneas (produzidas pela medula óssea existente na cavidade medular de muitos ossos).

Existem dois tipos de osso: o **osso compacto** e o **osso esponjoso** (trabecular). As diferenças existentes entre esses tipos de ossos dependem da quantidade relativa de matéria sólida e do número e tamanho dos espaços que eles contêm

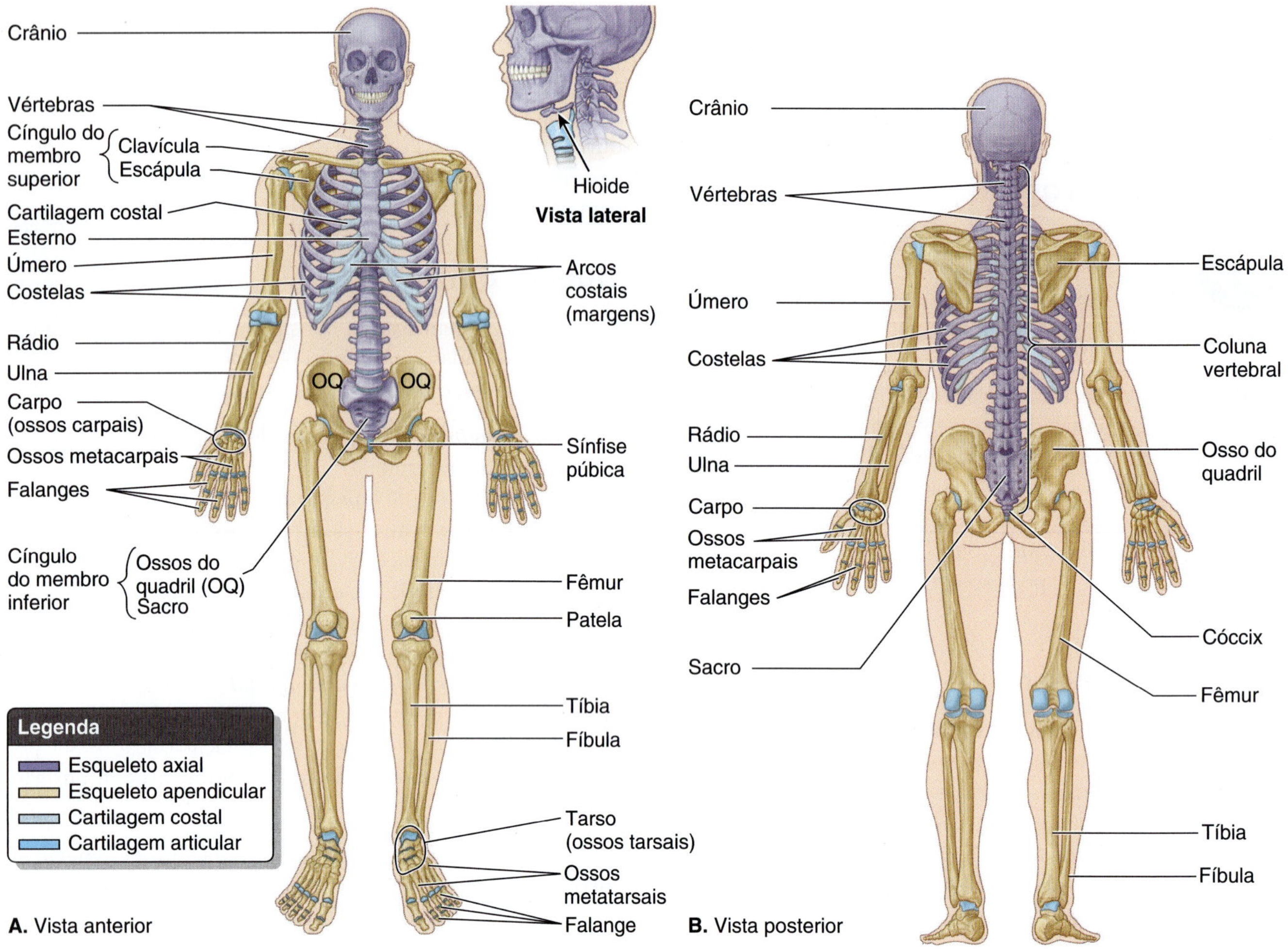

Figura 1.6 Sistema esquelético.

(Figura 1.7). Todos os ossos apresentam uma fina camada superficial de osso compacto ao redor de uma massa central de osso esponjoso, exceto onde este último é substituído por uma **cavidade medular**. No interior da cavidade medular dos ossos de adultos e entre as espículas do osso esponjoso, ocorre formação de células sanguíneas e plaquetas. A arquitetura do osso esponjoso e do osso compacto varia de acordo com a sua função.

O osso compacto proporciona resistência para a sustentação do peso. Nos ossos longos, destinados a proporcionar rigidez e inserção para músculos e ligamentos, a quantidade de osso compacto é máxima próximo à parte média da diáfise (corpo) do osso, onde está sujeito a se curvar. Os ossos vivos possuem alguma elasticidade (flexibilidade) e grande rigidez (dureza).

O revestimento de tecido conjuntivo fibroso que circunda o osso é denominado **periósteo** (ver Figura 1.10, mais adiante); o tecido que circunda os elementos que compõem a cartilagem, excluindo a cartilagem articular, é denominado **pericôndrio**. O periósteo e o pericôndrio ajudam a nutrir o tecido, têm a capacidade de depositar mais cartilagem ou osso (particularmente durante a consolidação de fraturas) e fornecem uma interface para a inserção dos tendões e dos ligamentos.

ANATOMIA CLÍNICA

DINÂMICA DO OSSO

Osso heterotópico

Algumas vezes, há formação de osso nos tecidos moles onde eles normalmente não ocorrem. Os cavaleiros frequentemente desenvolvem osso heterotópico nas coxas ou nas nádegas (*ossos de cavaleiro*), provavelmente devido à sobrecarga muscular crônica, resultando em pequenas áreas hemorrágicas que sofrem calcificação e, por fim, ossificação.

Adaptação óssea

Os ossos são órgãos vivos que doem quando lesionados, sangram quando fraturados, remodelam-se em resposta ao estresse exercido sobre eles e modificam-se com a idade. À semelhança de outros órgãos, os ossos possuem vasos sanguíneos, vasos linfáticos e nervos e também podem adquirir doenças. Os ossos que não são utilizados, como em um membro paralisado ou imobilizado, sofrem *atrofia* (diminuem de tamanho). O osso pode ser absorvido, como ocorre na mandíbula após a extração de dentes. Os ossos sofrem *hipertrofia* (aumentam) quando devem sustentar um aumento de peso por um longo período.

Traumatismo e consolidação óssea

O traumatismo pode *fraturar* (quebrar) um osso. Para que uma fratura possa se consolidar adequadamente, as extremidades quebradas precisam ser unidas, aproximando-as de sua posição normal (*redução da fratura*). Durante a consolidação óssea, os *fibroblastos* circundantes (células do tecido conjuntivo) proliferam e secretam colágeno, formando um *calo ósseo* para manter os ossos unidos. Ocorre remodelagem do osso na área da fratura, e o calo se calcifica. Por fim, o calo é reabsorvido e substituído por osso.

Degeneração | Osteoporose

Com o processo de envelhecimento, os componentes tanto orgânicos quanto inorgânicos do osso diminuem, resultando frequentemente em *osteoporose*, que consiste em uma redução anormal da quantidade de osso ou atrofia do tecido ósseo. Os ossos tornam-se frágeis, perdem a sua elasticidade e sofrem fraturas com facilidade.

CLASSIFICAÇÃO DOS OSSOS

Os ossos são classificados de acordo com o seu formato (ver Figura 1.6):

- Os **ossos longos** são estruturas tubulares (p. ex., o úmero no braço, as falanges nos dedos das mãos)
- Os **ossos curtos** são cuboides e encontrados apenas no tarso (tornozelo) e no carpo (punho)
- Os **ossos planos** desempenham habitualmente funções protetoras (p. ex., os ossos planos do crânio protegem o encéfalo)
- Os **ossos irregulares**, como os da face, apresentam vários formatos além de longos, curtos ou planos

- Os **ossos sesamoides** (p. ex., patela) desenvolvem-se em certos tendões. Esses ossos protegem os tendões do desgaste excessivo e, com frequência, modificam o ângulo dos tendões em sua passagem até as inserções.

ACIDENTES ÓSSEOS

Aparecem acidentes ósseos em todos os locais de inserção de tendões, ligamentos e fáscia, ou nos locais onde artérias penetram nos ossos ou situam-se adjacentes a eles. Ocorrem outras formações ósseas relacionadas com a passagem de um tendão (frequentemente para direcionar o tendão ou melhorar a sua ação de alavanca) ou para controlar o tipo de movimento em determinada articulação. *Alguns dos acidentes ósseos e características dos ossos incluem os seguintes* (Figura 1.8):

- **Côndilo**: área articular arredondada (p. ex., côndilos do fêmur)
- **Crista**: elevação do osso (p. ex., crista ilíaca)
- **Epicôndilo**: eminência superior a um côndilo (p. ex., epicôndilos do úmero)
- **Espinha**: processo semelhante a um espinho (p. ex., espinha da escápula)
- **Forame**: passagem através de um osso (p. ex., forame obturado)
- **Fossa**: área oca ou deprimida (p. ex., fossa infraespinal da escápula)
- **Fóvea**: área lisa e plana, habitualmente coberta com cartilagem, onde um osso articula-se com outro (p. ex., fóvea articular de uma vértebra)
- **Incisura**: entalhe na margem de um osso (p. ex., incisura isquiática maior na margem posterior do osso do quadril)
- **Linha**: elevação linear (p. ex., linha para o músculo sóleo da tíbia)
- **Maléolo**: proeminência arredondada (p. ex., maléolo lateral da fíbula)
- **Processo**: parte que se projeta, semelhante a uma espinha (p. ex., processo espinhoso de uma vértebra)
- **Protuberância**: projeção do osso (p. ex., protuberância occipital externa do crânio)
- **Trocanter**: elevação grande e arredondada (p. ex., trocanter maior do fêmur)

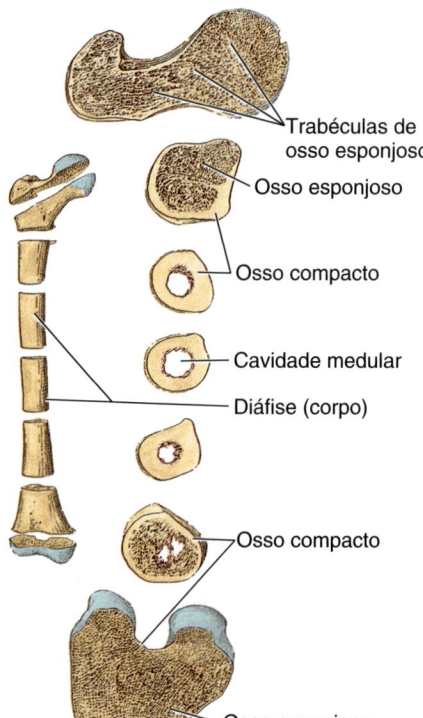

Figura 1.7 Cortes transversais do fêmur (osso da coxa). Observe as trabéculas (linhas de tensão ou pressão) relacionadas com a função de sustentação de peso desse osso.

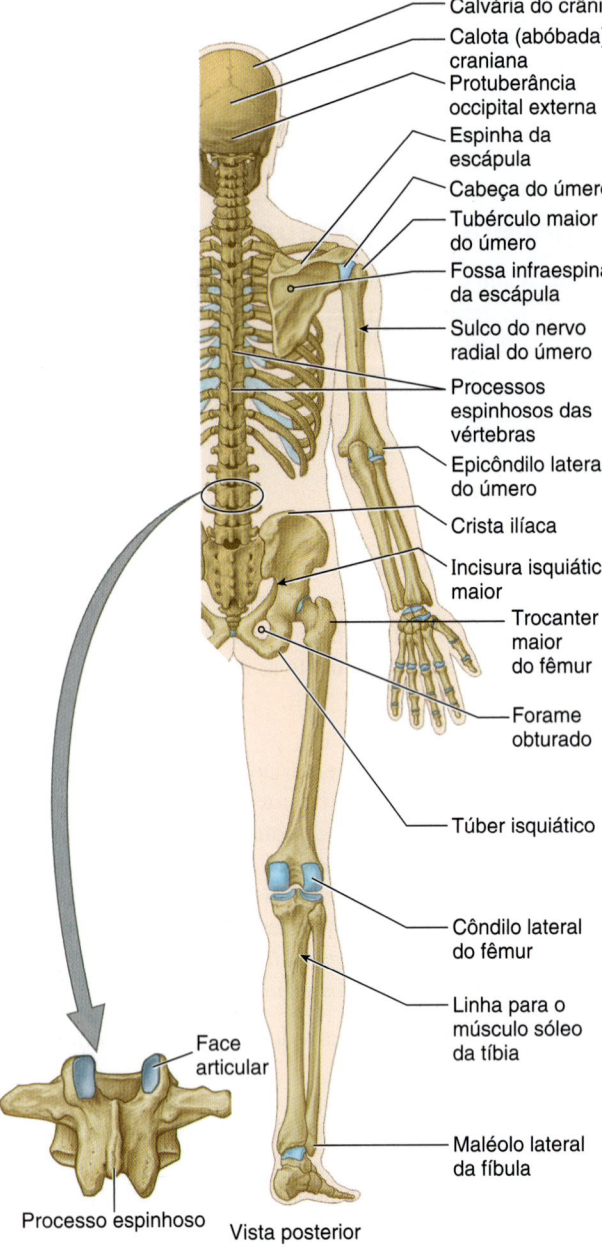

Figura 1.8 Acidentes e formações ósseas.

- **Tubérculo**: eminência pequena e elevada (p. ex., tubérculo maior do úmero)
- **Tuberosidade** ou **túber**: elevação grande e arredondada (p. ex., túber isquiático do osso do quadril).

DESENVOLVIMENTO DO OSSO

Todos os ossos originam-se do **mesênquima** (tecido conjuntivo embrionário) por meio de um de dois processos diferentes: ossificação intramembranosa (diretamente a partir do mesênquima) e ossificação endocondral (a partir da cartilagem derivada do mesênquima). A histologia do osso é a mesma em ambos os processos.

- Na **ossificação intramembranosa** (formação de osso membranoso), os modelos mesenquimais de osso formam-se durante o período embrionário, e a ossificação direta do mesênquima começa no período fetal
- Na **ossificação endocondral** (formação de osso cartilaginoso), os modelos cartilaginosos dos ossos formam-se a partir do mesênquima durante a vida fetal e, subsequentemente, a maior parte da cartilagem é substituída por osso.

A breve descrição que se segue da ossificação endocondral ajuda a explicar como os ossos longos crescem. As células mesenquimais se condensam e se diferenciam em *condroblastos*, células que sofrem divisão no tecido cartilaginoso em crescimento, com consequente formação de um modelo cartilaginoso de osso (Figura 1.9A). Na região intermediária do modelo ósseo, a cartilagem *calcifica-se*, e começam a crescer *capilares do periósteo* (capilares provenientes da bainha fibrosa que circunda o modelo) no interior da cartilagem calcificada do modelo ósseo, irrigando o seu interior. Esses vasos sanguíneos, juntamente com células *osteogênicas* (formadoras de osso) associadas, formam um **broto periosteal**.

Os capilares iniciam o **centro de ossificação primário**, assim denominado pelo fato de que o tecido ósseo que ele forma substitui a maior parte da cartilagem no corpo do modelo ósseo. O corpo de um osso ossificado a partir de um centro de ossificação primário é a **diáfise**, que cresce à medida que o osso se desenvolve.

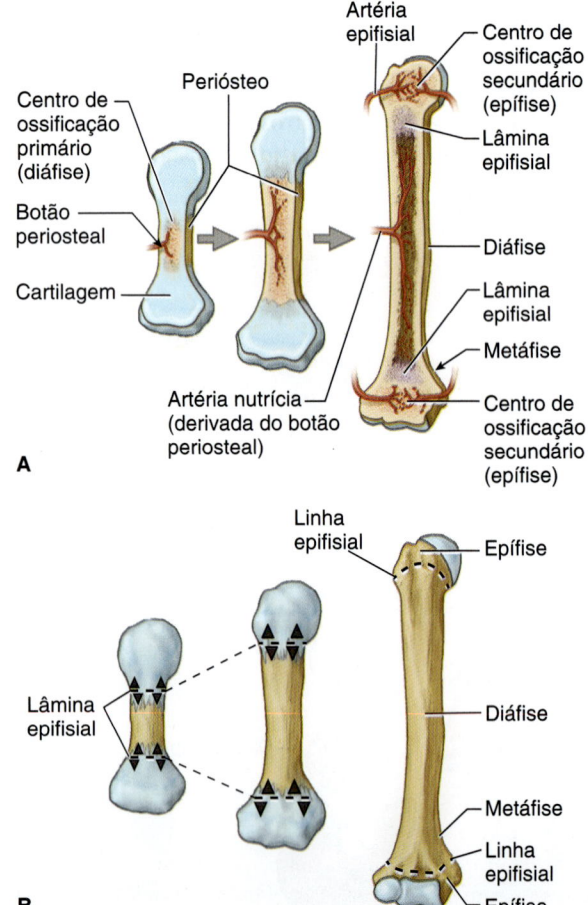

Figura 1.9 Desenvolvimento e crescimento de um osso longo. **A.** Formação dos centros de ossificação primários e secundários. **B.** O crescimento do osso em comprimento ocorre em ambos os lados das lâminas epifisiais (*pontas de seta*).

A maioria dos **centros de ossificação secundários** surge em outras partes do osso em desenvolvimento depois do nascimento; as partes ossificadas a partir desses centros são denominadas **epífises**. As **artérias epifisiais** crescem nas cavidades em desenvolvimento, com células osteogênicas associadas. A parte alargada da diáfise situada mais próxima da epífise é a **metáfise** (ver Figura 1.9B). Para que o crescimento continue, o osso formado a partir do centro primário da diáfise não se funde com aquele formado a partir dos centros secundários nas epífises até que o osso alcance o seu tamanho adulto. Dessa maneira, durante o crescimento de um osso longo, **lâminas epifisiais** cartilaginosas interpõem-se entre a diáfise e as epífises. Essas lâminas de crescimento acabam sendo substituídas por osso em cada um de seus dois lados, diafisário e epifisário. Quando isso ocorre, o crescimento do osso cessa, e a diáfise funde-se com as epífises. A junção formada durante esse processo (*sinostose*) é densa e aparece em radiografias como uma **linha epifisial** (Figura 1.10). A fusão epifisial dos ossos ocorre de modo progressivo a partir da puberdade até a maturidade.

VASCULARIZAÇÃO E INERVAÇÃO DOS OSSOS

Os ossos possuem um rico suprimento de vasos sanguíneos (ver Figura 1.10). O suprimento arterial origina-se dos seguintes vasos:

- As **artérias nutrícias** (uma ou mais por osso), que se originam fora do periósteo, passam através da diáfise de um osso longo por meio dos **forames nutrícios** e dividem-se na cavidade medular em ramos longitudinais. Esses vasos suprem a medula óssea, o osso esponjoso e as partes mais profundas do osso compacto
- Pequenos ramos provenientes das **artérias periosteais** do periósteo, que irrigam a maior parte do osso compacto. Em consequência, se o periósteo for removido, o osso morrerá
- As **artérias metafisiais** e **epifisiais**, que suprem as extremidades dos ossos. Esses vasos originam-se principalmente das artérias que suprem as articulações.

As veias acompanham as artérias através dos *forames nutrícios*. Muitas veias grandes também atravessam os forames próximos das extremidades articulares dos ossos. Os vasos linfáticos são abundantes no periósteo.

Os nervos acompanham os vasos sanguíneos que irrigam os ossos. O periósteo apresenta uma rica inervação com nervos sensitivos – os **nervos periosteais** – que conduzem as fibras de dor. O periósteo é particularmente sensível à ruptura ou tensão, o que explica a dor aguda nas fraturas ósseas. O osso propriamente dito apresenta uma inervação com terminações sensitivas relativamente esparsas. No interior dos ossos, os *nervos vasomotores* causam constrição ou dilatação dos vasos sanguíneos, regulando o fluxo sanguíneo através da medula óssea.

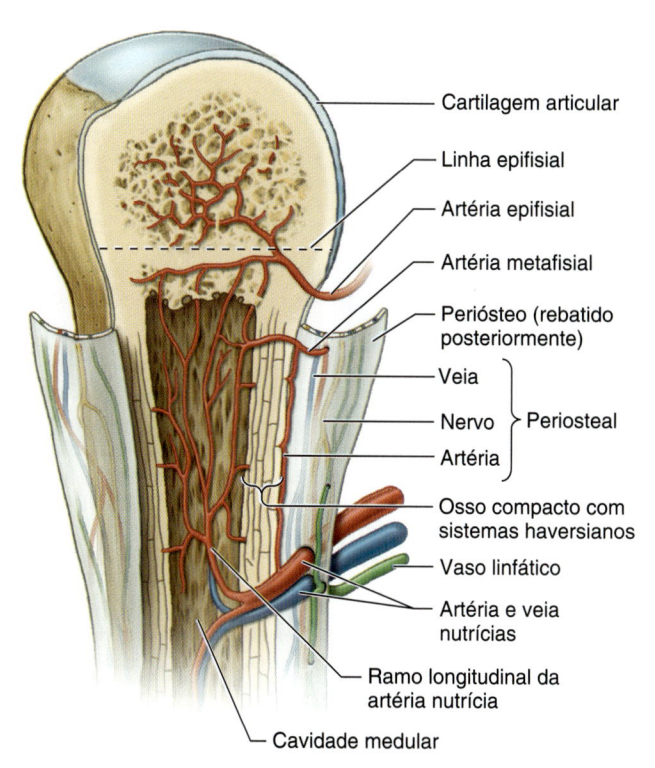

Figura 1.10 Vascularização e inervação do osso longo. A maior parte do osso compacto é constituída pelos sistemas haversianos (osteons). O canal de Havers no sistema aloja um ou dois vasos sanguíneos pequenos para nutrir os osteócitos (células ósseas).

ANATOMIA CLÍNICA

Ossos acessórios

O desenvolvimento de *ossos acessórios* (*supranumerários*) ocorre quando centros de ossificação suplementares aparecem e formam ossos extras. Muitos ossos desenvolvem-se a partir de vários centros de ossificação, e as partes separadas normalmente se fundem. Algumas vezes, um desses centros não se funde com o osso principal, dando a aparência de um osso extra; todavia, uma cuidadosa avaliação mostra que o osso extra aparente representa uma parte ausente do osso principal. Os ossos acessórios são comuns no pé e na calvária (calota craniana [ver Figura 1.8]).

Avaliação da idade óssea

O conhecimento dos locais onde ocorrem os centros de ossificação, os períodos de seu aparecimento, a velocidade de seu crescimento e as épocas de fusão (*sinostose*) dos locais é utilizado para determinar a idade de uma pessoa em medicina clínica, ciência forense e antropologia (Figura AC1.1). Os principais critérios para determinar a idade óssea são os seguintes: (1) o aparecimento de material calcificado na diáfise e/ou nas epífises e (2) o desaparecimento da linha escura, que representa a lâmina epifisial (a ausência dessa linha indica que ocorreu fusão epifisial;

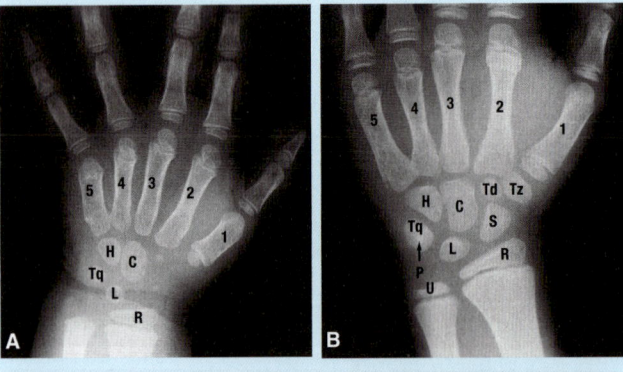

Figura AC1.1 Vista anteroposterior, mão direita de uma criança de 2 anos e meio de idade (A) e de uma criança de 11 anos de idade (B).

Legenda
- C = Capitato
- H = Hamato
- L = Semilunar
- P = Pisiforme
- R = Epífise do rádio
- S = Escafoide
- Td = Trapezoide
- Tq = Piramidal
- Tz = Trapézio
- U = Epífise da ulna
- 1 a 5 = Diáfises dos ossos metacarpais

a fusão ocorre em períodos específicos para cada epífise). A fusão das epífises com a diáfise ocorre 1 a 2 anos mais cedo nas meninas do que nos meninos. A *idade óssea* (nível alcançado de desenvolvimento ósseo) durante os anos de crescimento pode ser determinada pelo exame radiográfico dos centros de ossificação da mão.

Deslocamento e separação das epífises

Uma lesão que provoca fratura em um adulto habitualmente causa deslocamento de uma epífise em uma criança. Sem o conhecimento do crescimento ósseo e da aparência dos ossos em radiografias e outras imagens diagnósticas em várias idades, uma lâmina epifisial deslocada pode ser confundida com uma fratura, enquanto a separação de uma epífise pode ser interpretada como um fragmento deslocado de osso fraturado. O osso é ligeiramente curvado em cada lado da lâmina epifisial, enquanto as fraturas deixam margens afiadas e frequentemente irregulares de osso.

Necrose avascular

A perda do suprimento sanguíneo para uma epífise ou para outras partes de um osso resulta em morte do tecido ósseo ou *necrose avascular*. Após toda fratura, ocorre necrose de pequenas áreas do osso adjacente. Em algumas fraturas, pode ocorrer necrose avascular de um grande fragmento de osso.

Doença articular degenerativa

As articulações sinoviais são bem projetadas para resistir ao desgaste, porém o seu uso intenso durante muitos anos pode causar alterações degenerativas. Começando no início da vida adulta e progredindo lentamente em seguida, o envelhecimento da cartilagem articular ocorre nas extremidades articulares dos ossos, particularmente os do quadril, joelho, coluna vertebral e mãos. Essas alterações degenerativas irreversíveis nas articulações fazem com que a cartilagem articular se torne menos efetiva como superfície de amortecimento de choque e baixo atrito. Em consequência, a articulação torna-se vulnerável a impactos e atritos repetidos que ocorrem durante os movimentos articulares (p. ex., durante a corrida). Em alguns indivíduos, essas alterações causam dor considerável. A *doença articular degenerativa* ou *osteoartrite* (osteoartrose) é frequentemente acompanhada de rigidez, desconforto e dor. A osteoartrite é comum em indivíduos idosos e, em geral, afeta articulações que sustentam o peso do corpo (p. ex., quadril e joelhos).

Articulações

Uma **articulação** é o local de união ou junção entre dois ou mais componentes rígidos (ossos, cartilagens ou até mesmo partes do mesmo osso). As articulações exibem uma variedade de formas e funções. Algumas articulações são desprovidas de movimento, enquanto outras possibilitam apenas um movimento discreto e outras são livremente móveis, como a articulação do ombro.

CLASSIFICAÇÃO DAS ARTICULAÇÕES

As articulações são classificadas em três tipos (articulações fibrosas, cartilagíneas e sinoviais), de acordo com a maneira ou o tipo de material com o qual os ossos que se articulam são unidos (Tabela 1.1):

- Os ossos das **articulações fibrosas** são unidos por tecido fibroso. O grau de movimento que ocorre em uma articulação fibrosa depende, na maioria dos casos, do comprimento das fibras que unem os ossos que se articulam. A **sindesmose**, um tipo de articulação fibrosa, une os ossos com uma lâmina de tecido fibroso, que pode ser um ligamento ou uma membrana fibrosa. Em consequência, esse tipo de articulação exibe mobilidade parcial. Uma **gonfose** (*sindesmose dentoalveolar*) é um tipo de articulação fibrosa encontrada nos dentes. Um processo semelhante a um pino encaixa-se em um *alvéolo* para estabilizar o dente e fornece informação proprioceptiva a partir de ligamentos periodontais curtos sobre a força da mastigação ou do cerrar dos dentes
- As estruturas articulares das **articulações cartilagíneas** são unidas por cartilagem hialina (*articulações cartilagíneas primárias* [*sincondroses*]) ou por fibrocartilagem (*articulações cartilagíneas secundárias* [*sínfises*]). As **sincondroses** possibilitam o crescimento do osso em comprimento e permitem um leve encurvamento no início da vida até que a lâmina epifisial se converta em osso e

Tabela 1.1 Tipos de articulações.

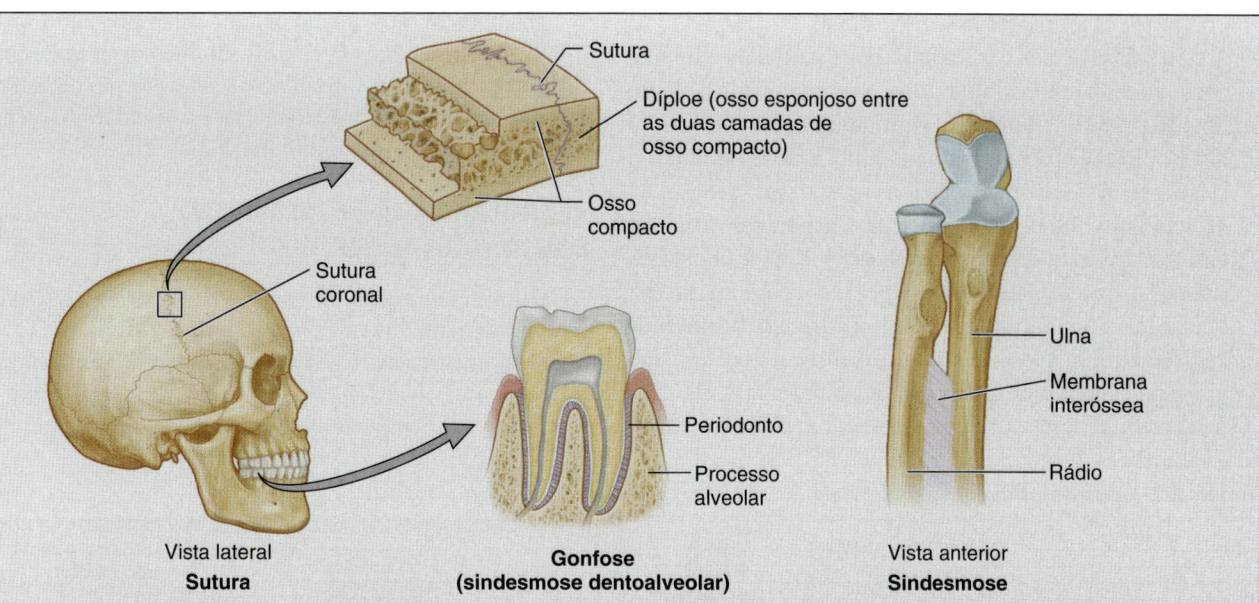

Vista lateral
Sutura

Gonfose
(sindesmose dentoalveolar)

Vista anterior
Sindesmose

Nas **articulações fibrosas**, os ossos que se articulam são unidos por tecido fibroso. As suturas do crânio consistem em articulações fibrosas, nas quais os ossos são mantidos próximos uns dos outros e unidos por tecido fibroso, frequentemente entrelaçados ao longo de uma linha sinuosa. Os ossos planos consistem em duas placas de osso compacto separadas por osso esponjoso e medula óssea (díploe). Nas **sindesmoses**, os ossos são unidos por um ligamento interósseo ou por uma lâmina de tecido fibroso (p. ex., a membrana interóssea que une os ossos do antebraço). Na **articulação** denominada **gonfose**, um processo semelhante a um pino se encaixa em um alvéolo (p. ex., a articulação entre a raiz do dente e o processo alveolar). O tecido fibroso, o periodonto, ancora o dente no alvéolo.

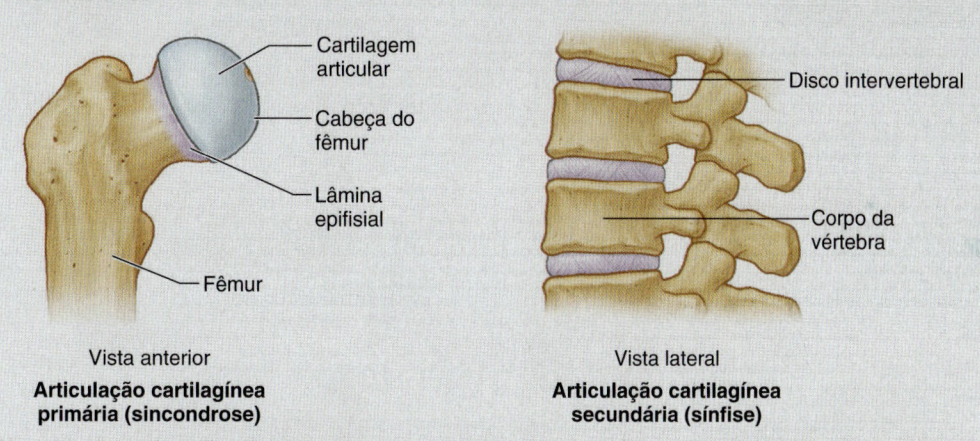

Vista anterior
Articulação cartilagínea primária (sincondrose)

Vista lateral
Articulação cartilagínea secundária (sínfise)

Nas **articulações cartilagíneas**, os ossos que se articulam são unidos por fibrocartilagem ou cartilagem hialina. Em uma **sincondrose**, como a que ocorre em um osso longo em desenvolvimento, a epífise e o corpo do osso são unidos por uma lâmina epifisial (cartilagem hialina). Em uma **sínfise**, o tecido de ligação consiste em um disco fibrocartilagíneo (p. ex., entre duas vértebras).

Em uma **articulação sinovial**, os dois ossos são separados pela cavidade articular característica (que contém líquido sinovial), porém são unidos por uma cápsula articular (membrana fibrosa revestida por uma membrana sinovial). As faces articulares dos ossos são recobertas por cartilagem articular. Do ponto de vista funcional, as articulações sinoviais constituem o tipo de articulação mais comum e mais importante. Possibilitam o movimento livre entre os ossos que articulam e constituem quase todas as articulações dos membros.

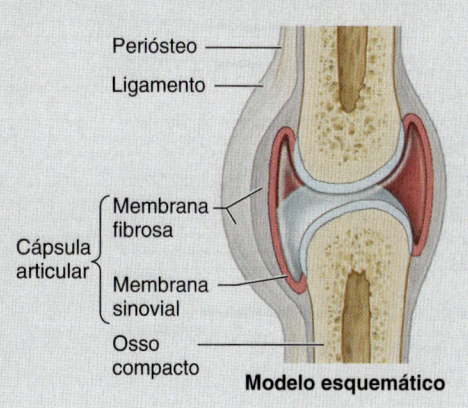

Modelo esquemático

as epífises sofrem fusão com a diáfise. As **sínfises** são articulações fortes e ligeiramente móveis
- A cavidade articular das **articulações sinoviais** é um espaço potencial que contém uma pequena quantidade de líquido sinovial (sinóvia, na Terminologia Anatômica). O líquido articular desempenha a dupla função de nutrir a cartilagem articular e lubrificar as faces da articulação. As características que distinguem uma articulação sinovial estão ilustradas e descritas na Tabela 1.1. As articulações sinoviais, que constituem o tipo mais comum de articulação, são habitualmente reforçadas por ligamentos acessórios, que são separados (extrínsecos) ou que são um espessamento de uma parte da cápsula articular (intrínsecos). Algumas articulações sinoviais possuem outras características distintas, como os *discos articulares fibrocartilagíneos* e os *meniscos*, que estão presentes quando as faces articulares dos ossos são incongruentes. Os seis tipos principais de articulações sinoviais são classificados de acordo com o formato das faces articulares e/ou o tipo de movimento que permitem (Tabela 1.2).

VASCULARIZAÇÃO E INERVAÇÃO DAS ARTICULAÇÕES

As articulações recebem sangue das *artérias articulares*, que se originam dos vasos ao redor da articulação. Com frequência, as artérias se *anastomosam* (se comunicam) para formar redes (*anastomoses arteriais periarticulares*), que asseguram um suprimento contínuo de sangue para uma

Tabela 1.2 Tipos de articulações sinoviais.

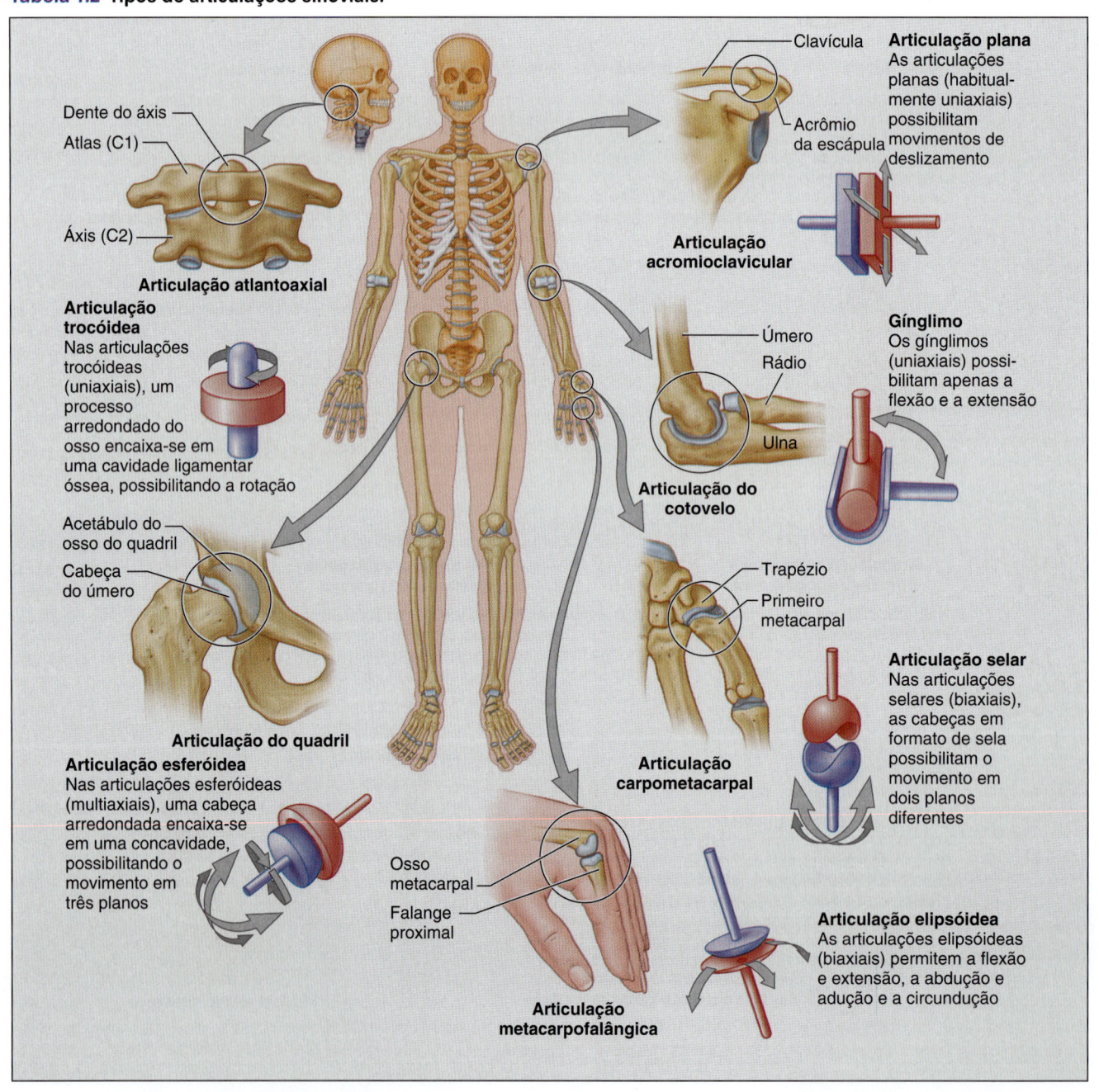

articulação em toda a sua amplitude de movimento. As *veias articulares* são veias comunicantes que acompanham as artérias e que, como as artérias, estão localizadas na cápsula articular, principalmente na membrana sinovial.

As articulações possuem uma rica inervação; as terminações nervosas são numerosas na cápsula articular. Nas partes distais dos membros, os *nervos articulares* são ramos dos nervos cutâneos que suprem a pele sobrejacente. Nos demais casos, os nervos articulares são, em sua maioria, ramos dos nervos que suprem os músculos que cruzam e, portanto, movimentam a articulação. A Lei de Hilton estabelece que os nervos que suprem uma articulação também suprem os músculos que movimentam a articulação ou a pele que recobre suas inserções.

As fibras de dor são numerosas na membrana fibrosa da cápsula articular e nos ligamentos associados; a membrana sinovial é relativamente insensível. As articulações transmitem uma sensação denominada *propriocepção*, ou seja, uma informação que fornece uma percepção do movimento e da posição das partes do corpo.

SISTEMA MUSCULAR

As células musculares, frequentemente denominadas *fibras musculares* por serem longas e estreitas quando relaxadas, são células contráteis especializadas organizadas em tecidos que movimentam partes do corpo ou que modificam de modo temporário o formato dos órgãos internos. O tecido conjuntivo associado conduz fibras nervosas e capilares para as fibras musculares, à medida que as une em feixes ou fascículos.

Existem três tipos de fibras musculares (Tabela 1.3): (1) o **músculo estriado esquelético**, que movimenta os ossos e outras estruturas (p. ex., os olhos); (2) o **músculo estriado cardíaco**, que forma a maior parte das paredes do coração e partes adjacentes dos grandes vasos; e (3) o **músculo liso**, que forma parte das paredes da maioria dos vasos sanguíneos e órgãos ocos, movimentando substâncias através das vísceras, como o intestino, e controlando o fluxo através dos vasos sanguíneos.

Músculos esqueléticos

Todos os músculos esqueléticos possuem uma parte contrátil carnosa (uma ou mais *cabeças* ou *ventres*), composta de músculo estriado esquelético, e uma parte constituída principalmente de feixes de colágeno: os *tendões* (*arredondados*) e as *aponeuroses* (*lâminas planas*).

Quando nos referimos ao comprimento de um músculo, são incluídos tanto o ventre quanto os tendões. Os músculos esqueléticos estão, em sua maioria, fixados direta ou indiretamente, por meio de tendões e aponeuroses, aos ossos,

Tabela 1.3 Tipos de músculo.

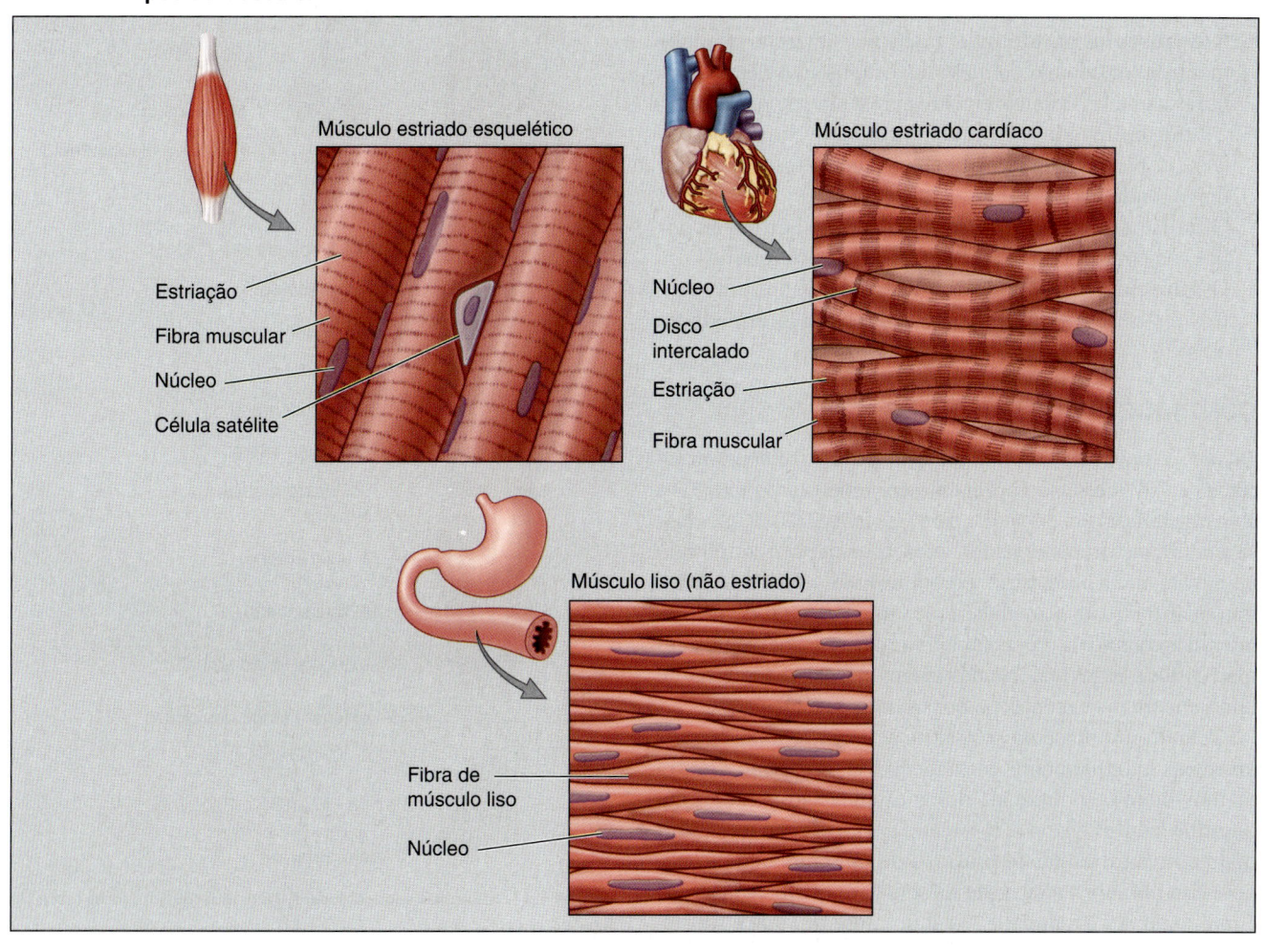

cartilagens, ligamentos ou fáscias ou a alguma combinação dessas estruturas. Entretanto, alguns músculos estão fixados a órgãos (p. ex., o bulbo do olho), à pele (p. ex., os músculos da face) e a túnicas mucosas (p. ex., músculos intrínsecos da língua). Os músculos são órgãos do movimento, porém eles também proporcionam sustentação estática, dão forma ao corpo e fornecem calor. A Figura 1.11 identifica alguns dos músculos mais superficiais; os músculos mais profundos são apresentados durante o estudo de cada região.

Os músculos são denominados, em sua maioria, com base na sua função ou nos ossos aos quais estão fixados. Por exemplo, o músculo abdutor do dedo mínimo realiza a abdução do dedo mínimo. O músculo esternocleidomastóideo fixa-se inferiormente ao esterno e à clavícula, e superiormente ao processo mastoide do osso temporal do crânio. Outros músculos são designados de acordo com o seu formato (deltoide, em forma de delta ou triângulo), posição (medial, lateral, anterior ou posterior), comprimento (curto; longo), tamanho relativo (máximo, mínimo) ou número de cabeças ou ventres (bíceps, tríceps, digástrico). Os músculos também podem ser classificados de acordo com o seu formato e arquitetura (Figura 1.12), como nos exemplos seguintes:

- Os **músculos peniformes** assemelham-se a penas na organização de seus fascículos (feixes de fibras): semipeniforme, peniformes ou multipeniformes
- Os **músculos fusiformes** assemelham-se a um fuso (ventre redondo e espesso, com extremidades afiladas)
- Nos **músculos paralelos**, os fascículos situam-se paralelamente ao eixo longo do músculo; os músculos planos com fibras paralelas frequentemente apresentam aponeuroses
- Os **músculos convergentes** apresentam uma inserção larga, a partir da qual os fascículos convergem para um único tendão
- Os **músculos circulares** circundam uma abertura ou orifício do corpo, comprimindo-o quando se contraem
- Os **músculos digástricos** caracterizam-se por dois ventres em série, compartilhando um tendão intermediário comum.

CONTRAÇÕES DOS MÚSCULOS

Quando os músculos sofrem contração, as fibras se encurtam até cerca de 70% de seu comprimento em repouso. Os músculos com organização em fascículos paralelos longos são os que mais se encurtam, proporcionando uma considerável amplitude de movimento à articulação, porém não são potentes. A força muscular aumenta à medida que o número total de células musculares aumenta. Por conseguinte, os músculos peniformes mais curtos e largos que "acondicionam" a maioria dos feixes de fibras encurtam-se menos, porém são mais potentes.

Quando um músculo se contrai e encurta, uma de suas inserções habitualmente permanece fixa, enquanto a outra se movimenta. As fixações dos músculos são comumente descritas como origem e inserção; a *origem* refere-se habitualmente à extremidade proximal do músculo, que permanece fixa durante a contração muscular, enquanto a *inserção* é, em geral, a extremidade distal do músculo, que é móvel.

Entretanto, alguns músculos são capazes de atuar em ambas as direções em diferentes circunstâncias. Assim, neste livro, são utilizados os termos *proximal* e *distal* ou *medial* e *lateral* para descrever a maioria das fixações musculares.

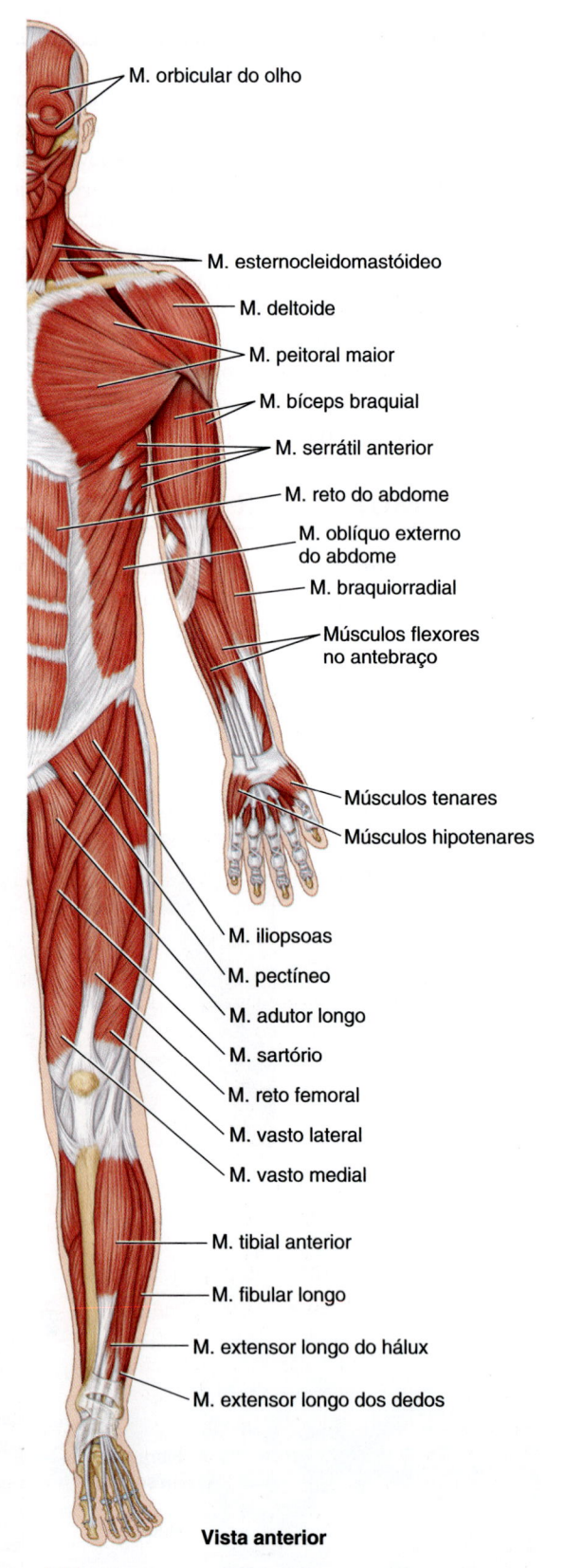

Figura 1.11 Músculos esqueléticos. Alguns músculos maiores estão indicados.

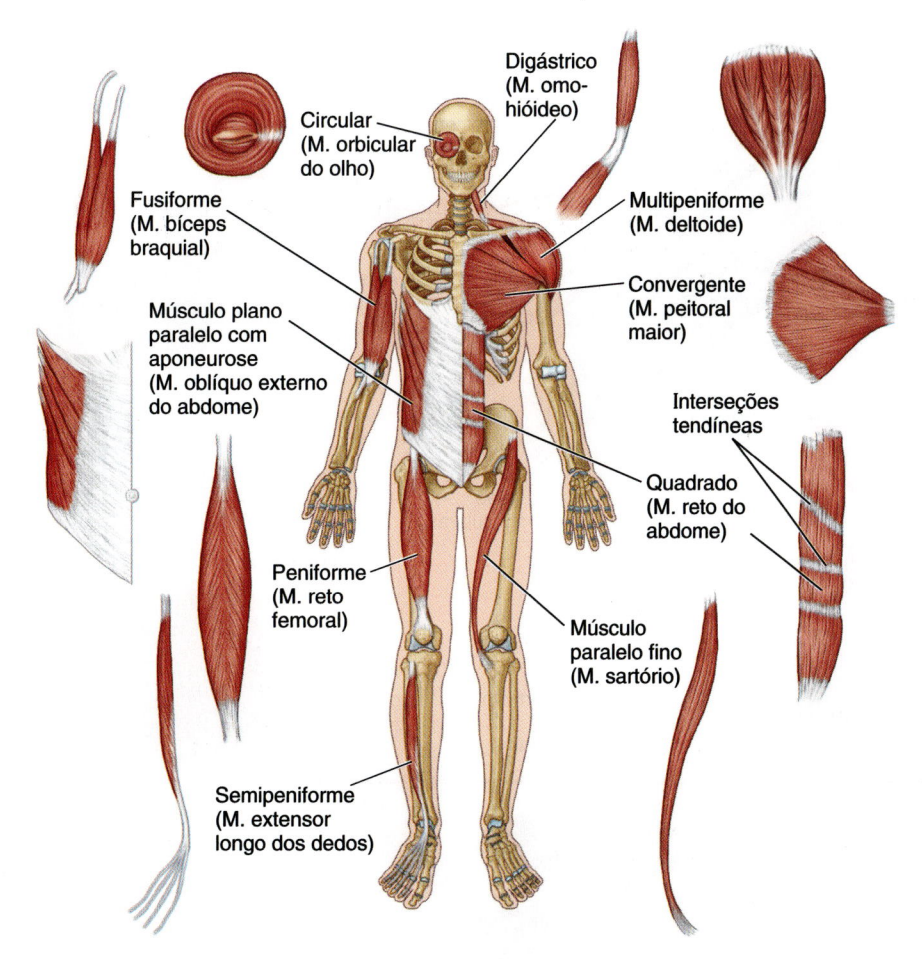

Figura 1.12 **Arquitetura e formato dos músculos esqueléticos.** São mostrados vários tipos de músculos, cujos formatos dependem da organização dos feixes de fibras.

O músculo esquelético pode sofrer contração de três maneiras:

1. A **contração reflexa** é automática e não é controlada de modo voluntário (embora envolva músculos esqueléticos "voluntários") – por exemplo, os movimentos respiratórios do diafragma. O estiramento muscular provoca contração reflexa produzida pela percussão de um tendão com um martelo de reflexo
2. A **contração tônica** é uma contração leve (**tônus muscular**), que não produz movimento nem resistência ativa, mas que confere ao músculo a sua firmeza, ajudando na estabilidade das articulações e na manutenção da postura
3. Existem dois tipos principais de **contração fásica**. Nas **contrações isométricas**, o comprimento do músculo permanece o mesmo – não ocorre nenhum movimento, porém a tensão muscular aumenta acima dos níveis tônicos (p. ex., o músculo deltoide mantendo o braço em abdução). Nas **contrações isotônicas**, o músculo muda de comprimento para produzir movimento. Existem duas formas de contração isotônica: a **contração concêntrica**, em que ocorre movimento devido ao encurtamento do músculo (p. ex., o músculo deltoide encurta-se para elevar o braço em abdução), e a **contração excêntrica**, em que ocorre relaxamento progressivo de um músculo contraído (alongamento controlado [p. ex., o músculo deltoide se alonga, permitindo que a ação da gravidade abaixe o braço na posição de adução]).

A *unidade estrutural* de um músculo é a **fibra muscular** (Figura 1.13). O tecido conjuntivo que recobre as fibras musculares individualmente é denominado **endomísio**; em seguida, um grupo de fibras (feixe de fibras) é revestido pelo **perimísio**; e o músculo inteiro é então envolvido pelo **epimísio**. A *unidade funcional* de um músculo, que consiste em um neurônio motor e nas fibras musculares que ele controla, é denominada **unidade motora**. Quando um neurônio motor na medula espinal é estimulado, ele inicia um impulso que leva à contração simultânea de todas as fibras musculares supridas por essa unidade motora. A quantidade de fibras musculares existente em uma unidade motora varia de uma a várias centenas, de acordo com o tamanho e a função do músculo. Grandes unidades motoras, em que um neurônio supre várias centenas de fibras musculares, são encontradas nos grandes músculos do tronco e da coxa. Nos pequenos músculos do olho e da mão, em que são necessários movimentos precisos, as unidades motoras contêm apenas algumas fibras musculares.

Os músculos desempenham funções específicas na movimentação e posicionamento do corpo. O mesmo músculo

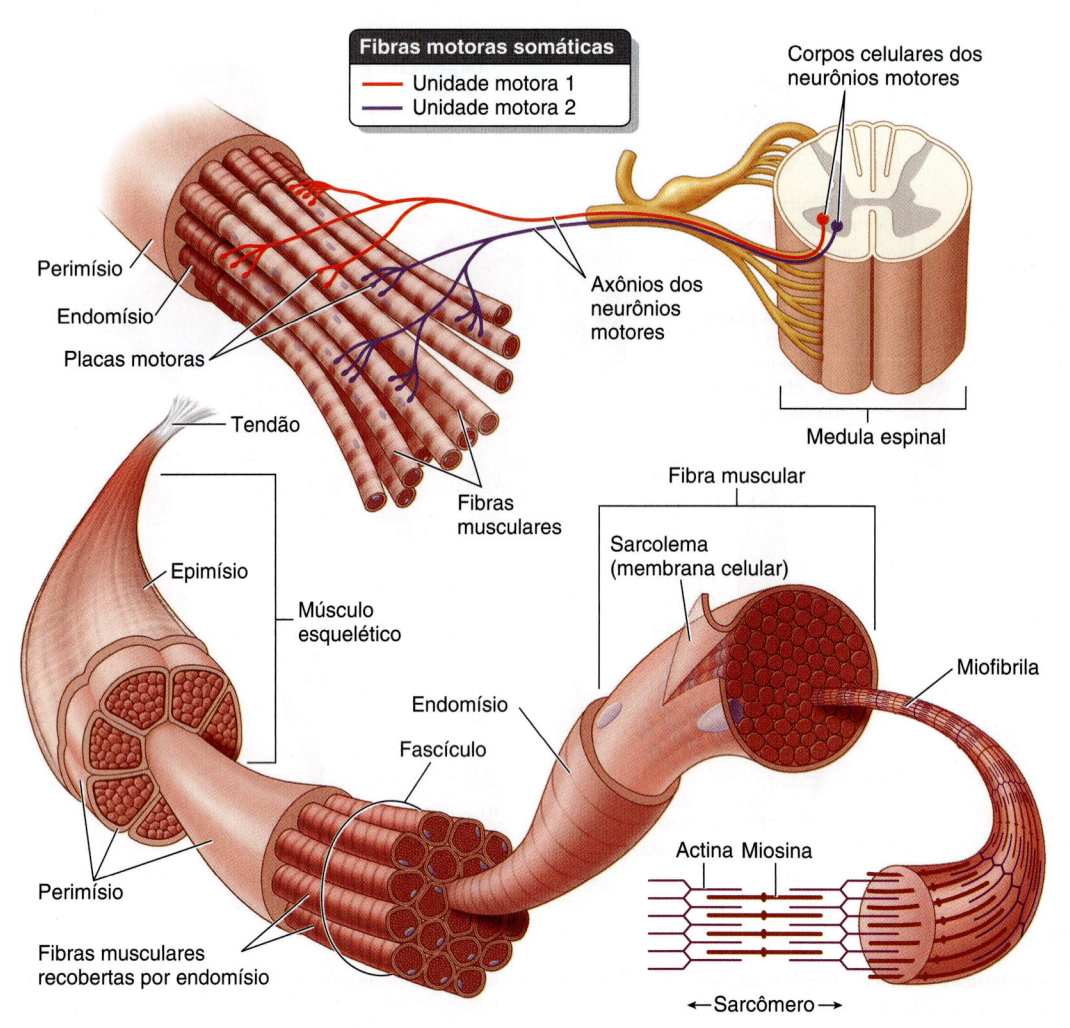

Figura 1.13 Estrutura do músculo esquelético e unidade motora. Uma unidade motora consiste em um único neurônio motor e em todas as fibras musculares inervadas por ele. Os filamentos de actina (finos) e de miosina (espessos) constituem elementos contráteis (miofibrilas) nas fibras musculares.

pode atuar como agonista, antagonista, sinergista ou fixador em condições específicas. As funções são descritas a seguir:

- Um **músculo agonista** é o principal músculo responsável pela produção de um movimento específico do corpo (p. ex., contração concêntrica)
- Os **músculos fixadores** estabilizam as partes proximais de um membro, enquanto os movimentos estão ocorrendo nas partes distais
- Um **músculo sinergista** complementa a ação dos agonistas – por exemplo, impedindo o movimento da articulação interposta quando um agonista passa sobre mais de uma articulação
- Um **músculo antagonista** é um músculo que se opõe à ação de um agonista. À medida que um agonista se contrai, o antagonista relaxa progressivamente, produzindo um movimento suave.

Músculo estriado cardíaco

O músculo estriado cardíaco forma a parede muscular do coração – o **miocárdio** (ver Tabela 1.3). Há também uma pequena quantidade de músculo cardíaco nas paredes da aorta, da veia pulmonar e da veia cava superior (Figura 1.14). As contrações do músculo cardíaco não são controladas de modo voluntário. As contrações rítmicas são geradas intrinsecamente por um *marca-passo*, composto por fibras musculares cardíacas especiais, cuja frequência é influenciada pela divisão autônoma do sistema nervoso (discutida adiante, neste capítulo). Os estímulos contráteis são, em grande parte, propagados miogenicamente (de uma fibra muscular para outra), em vez de ocorrer por estimulação nervosa direta.

Músculo liso

O músculo liso, assim denominado em virtude da ausência de estriações microscópicas, forma uma grande parte da camada intermediária (túnica média) das paredes da maioria dos vasos sanguíneos e a parte muscular da parede e ductos do sistema digestório (Figura 1.15A e Tabela 1.3). O músculo liso também é encontrado na pele (o *músculo eretor* do pelo associado aos folículos pilosos [ver Figura 1.5A]) e no bulbo do olho (para controlar a espessura da lente e o tamanho da pupila). À semelhança do músculo cardíaco, o músculo liso é inervado pela divisão autônoma do sistema nervoso (ver Tabela 1.3); por esse motivo, trata-se de um *músculo*

ANATOMIA CLÍNICA

Teste muscular

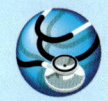

O teste muscular ajuda o examinador a estabelecer o diagnóstico de lesões nervosas. Essa técnica permite ao examinador medir a potência do movimento de uma pessoa. Em geral, os músculos são testados em pares bilaterais para comparação. Existem dois métodos de teste comuns:

1. O indivíduo realiza movimentos contra a resistência do examinador (movimentos ativos). Quando se testa a flexão do antebraço, o examinador pede ao indivíduo para flexionar o antebraço, enquanto o examinador fornece resistência ao esforço.
2. O examinador realiza movimentos contra a resistência produzida pelo indivíduo. Por exemplo, o indivíduo mantém o antebraço em flexão, enquanto o examinador tenta estendê-lo.

Eletromiografia

A estimulação elétrica dos músculos por meio de eletromiografia (EMG) constitui outro método para testar a ação muscular. O examinador aplica eletrodos de superfície sobre um músculo e pede ao indivíduo que execute determinados movimentos. O examinador então amplifica e registra as diferenças nos potenciais de ação elétricos dos músculos. Um músculo normal em repouso mostra apenas uma atividade basal (tônus), que só desaparece durante o sono, na paralisia ou sob anestesia. Os músculos que se contraem demonstram picos variáveis de atividade fásica. A EMG permite analisar a atividade de um músculo individual durante diferentes movimentos e também pode constituir parte do programa de tratamento para restauração da ação dos músculos.

Atrofia muscular

A perda do tecido muscular (atrofia) de um membro, por exemplo, pode resultar de um distúrbio primário do músculo ou de lesão de um nervo. A atrofia muscular também pode ser causada por imobilização prolongada de um membro, como o uso de aparelho gessado ou tipoia.

Hipertrofia compensatória e infarto do miocárdio

Na *hipertrofia compensatória*, o miocárdio responde a demandas crescentes, aumentando o tamanho de suas fibras (células). Quando as fibras musculares cardíacas são lesionadas durante um ataque cardíaco, o tecido torna-se necrótico (morre), e o tecido cicatricial fibroso que se desenvolve produz um *infarto do miocárdio* (IM), uma área de *necrose miocárdica* (morte patológica do tecido miocárdico). As células musculares lisas também sofrem hipertrofia compensatória em resposta a um aumento das demandas. Durante a gravidez, as células musculares lisas na parede do útero aumentam não apenas de tamanho (*hipertrofia*), mas também em número (*hiperplasia*).

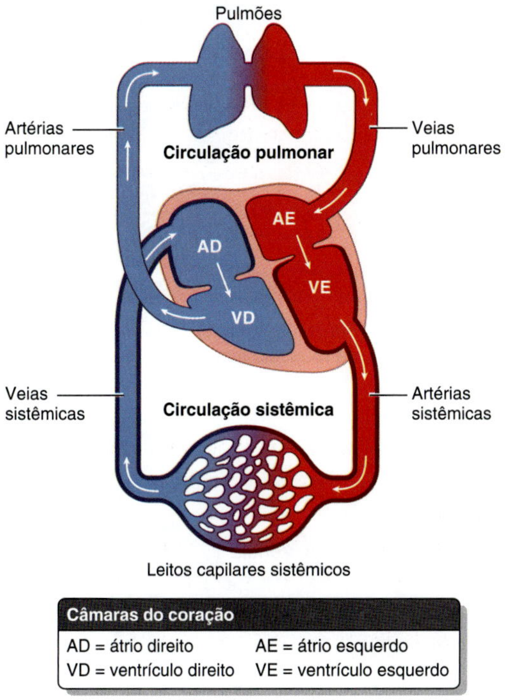

involuntário, que pode sofrer contração parcial por longos períodos. Esse aspecto é importante na regulação do tamanho do lúmen das estruturas tubulares. Nas paredes do sistema digestório, tubas uterinas e ureteres, as células musculares lisas sofrem contrações rítmicas sincronizadas (ondas peristálticas). Esse processo (**peristalse**) impulsiona o conteúdo ao longo dessas estruturas tubulares, sob o controle do sistema nervoso entérico.

SISTEMA CARDIOVASCULAR

O **sistema circulatório** transporta líquidos por todo o corpo e consiste nos sistemas cardiovascular e linfático. O coração e os vasos sanguíneos formam uma rede de transporte de sangue, o **sistema cardiovascular** (ver Figura 1.14). O coração bombeia sangue pelo vasto sistema de vasos do corpo. O sangue transporta nutrientes, oxigênio e produtos residuais para dentro e para fora das células.

O **coração** consiste em duas bombas musculares que, apesar de sua localização adjacente, atuam em série, dividindo o sistema cardiovascular em duas circulações. Na *circulação pulmonar*, o coração direito impulsiona o sangue pobre em oxigênio que retorna para os pulmões, onde o

Figura 1.14 Esquema do sistema cardiovascular. O circuito contínuo consiste em duas alças: as circulações pulmonares sistêmicas, realizadas por metades separadas do coração.

22 Fundamentos de Anatomia Clínica

dióxido de carbono é trocado por oxigênio. Na *circulação sistêmica*, o sangue rico em oxigênio que retornou para o coração esquerdo é bombeado para o restante do corpo, trocando o oxigênio e os nutrientes por dióxido de carbono.

Existem três tipos de vasos sanguíneos: as *artérias*, as *veias* e os *capilares* (ver Figura 1.15). O sangue sob alta pressão deixa o coração e é distribuído pelo corpo por um sistema ramificado de artérias de paredes espessas (mais musculares). Os vasos de distribuição final, as *arteríolas*, levam o sangue oxigenado para os capilares. Os capilares de paredes finas, minúsculos, porém numerosos, formam um *leito capilar*, onde ocorre a troca de oxigênio, nutrientes, produtos de

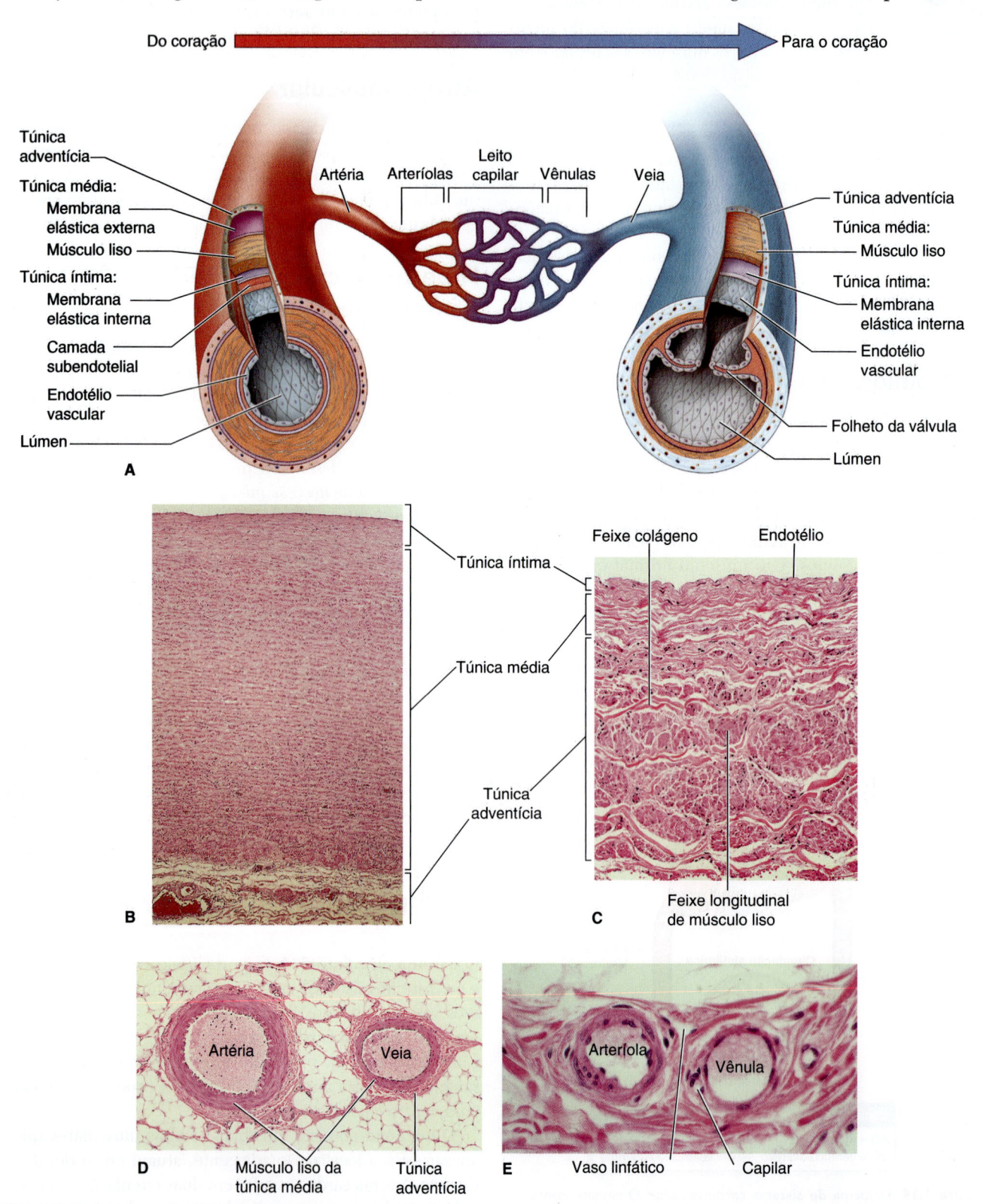

Figura 1.15 Estruturas das artérias e das veias. A. Visão geral. **B.** Aorta, uma artéria elástica (pequeno aumento). **C.** Veia cava inferior (pequeno aumento). **D.** Artéria e veia musculares (pequeno aumento). **E.** Arteríola e vênula (grande aumento).

degradação e outras substâncias com o líquido extracelular (ver Figura 1.15A). O sangue proveniente do leito capilar penetra nas *vênulas*, que se assemelham a capilares largos. As vênulas drenam para pequenas veias, que se abrem em veias de maior calibre. As veias maiores, a veia cava superior (VCS) e a veia cava inferior (VCI) conduzem o sangue pouco oxigenado de volta ao coração.

Os vasos sanguíneos do sistema circulatório possuem, em sua maioria, três revestimentos ou túnicas: a **túnica íntima**, que é o revestimento endotelial fino dos vasos; a **túnica média**, a camada intermediária de músculo liso; e a **túnica externa**, que é o revestimento de tecido conjuntivo externo.

Artérias

As **artérias** conduzem o sangue a partir do coração e o distribuem pelo corpo (Figura 1.16A). O sangue flui do coração por meio de artérias de calibre cada vez menor. Os tipos de artérias são diferenciados uns dos outros com base no tamanho geral, na quantidade relativa de tecido elástico ou músculo na túnica média e na espessura da parede em relação ao lúmen (ver Figura 1.15A). O tamanho e o tipo de artéria formam um *continuum* – isto é, há uma mudança gradual nas características morfológicas de um tipo para outro.

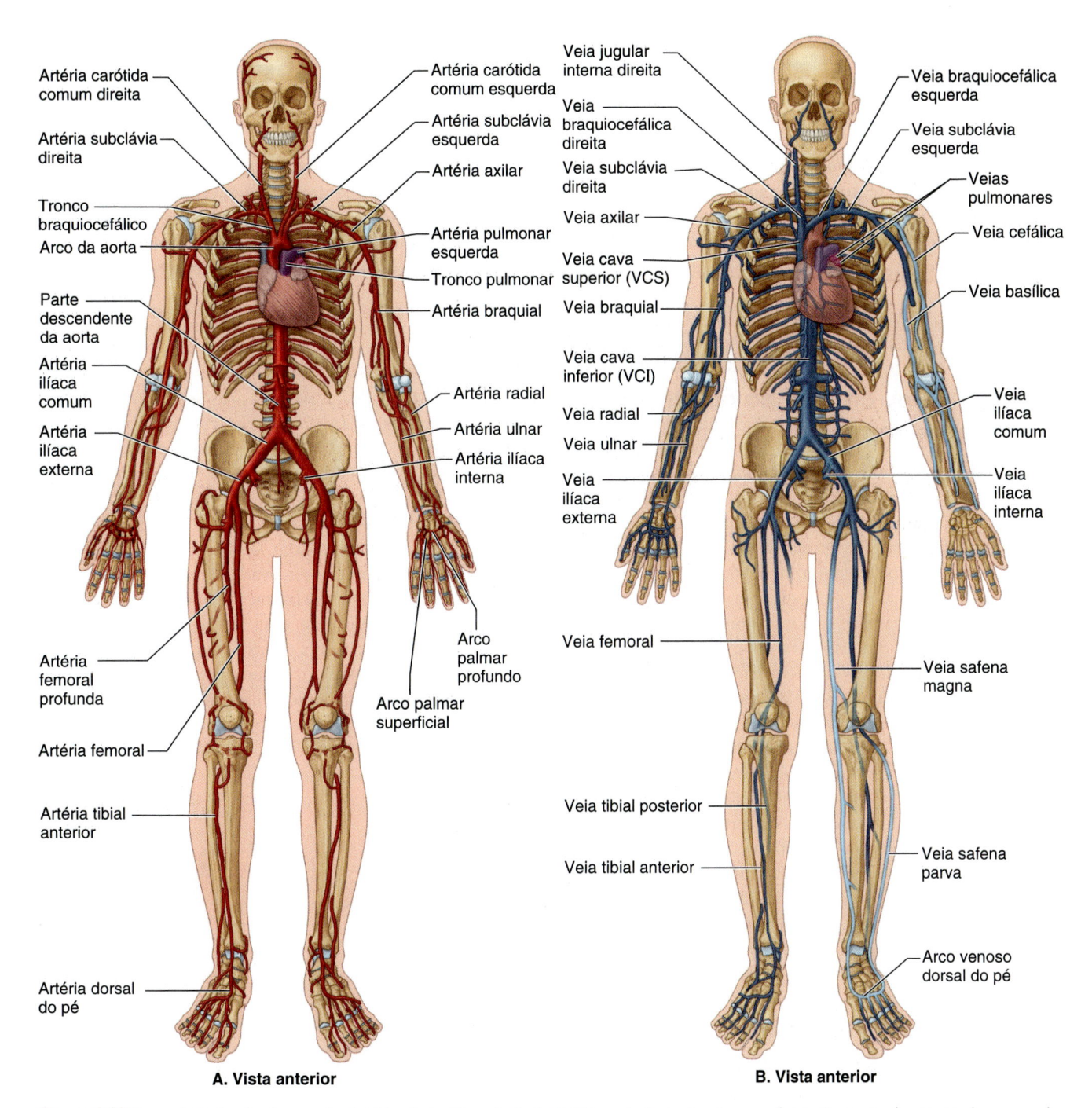

A. Vista anterior

B. Vista anterior

Figura 1.16 **Parte sistêmica do sistema circulatório. A.** Artérias principais. **B.** Veias principais. As veias superficiais são mostradas no membro esquerdo, e as veias profundas, no membro direito.

Existem três tipos de artérias:

- As **grandes artérias elásticas** (artérias condutoras) apresentam muitas camadas elásticas em suas paredes; os exemplos incluem a aorta e os ramos que se originam do arco da aorta (ver Figura 1.15B). A manutenção da pressão arterial no sistema arterial entre as contrações do coração resulta da elasticidade dessas artérias. Essa qualidade possibilita a sua expansão quando o coração contrai e o retorno ao tamanho normal entre as contrações cardíacas
- As **artérias musculares médias** (artérias distribuidoras) apresentam paredes que consistem principalmente em músculo liso disposto de forma circular; um exemplo é a artéria femoral (ver Figura 1.15D). A capacidade dessas artérias de reduzir o seu diâmetro (vasoconstrição) regula o fluxo sanguíneo para diferentes partes do corpo, de acordo com as necessidades
- As **pequenas artérias** e **arteríolas** apresentam lumens relativamente estreitos e paredes musculares espessas (ver Figura 1.15E). O grau de pressão arterial dentro do sistema vascular é regulado principalmente pelo grau de tônus (firmeza) no músculo liso das paredes arteriolares. Se o tônus do músculo na parede arteriolar for acima do normal, ocorre *hipertensão* (aumento da pressão arterial).

Veias

As **veias** conduzem o sangue pobre em oxigênio dos leitos capilares de volta ao coração (ver Figura 1.16B). As grandes veias pulmonares são atípicas, visto que elas conduzem sangue bem oxigenado dos pulmões para o coração. Devido à menor pressão sanguínea no sistema venoso, as paredes das veias são mais finas do que as artérias que as acompanham (ver Figura 1.15A,C-E). As veias menores, as **vênulas**, unem-se para formar veias maiores, que habitualmente formam *plexos venosos*, como o **arco venoso dorsal** do pé (ver Figura 1.16B). As **veias médias** nos membros, onde o fluxo de sangue se opõe à força da gravidade, e em outros locais (como pescoço) possuem **válvulas**, que possibilitam o fluxo de sangue em direção ao coração, e não na direção contrária (ver Figuras 1.15B e 1.17A). As **grandes veias**, como a VCS e a VCI, caracterizam-se por feixes largos de músculo liso longitudinal e por uma túnica externa bem desenvolvida (ver Figura 1.15C). As veias são mais variáveis do que as artérias e, com mais frequência, formam anastomoses.

Embora sejam frequentemente representadas como vasos únicos, as veias consistem habitualmente em dois ou mais vasos. As veias que acompanham as artérias profundas (veias acompanhantes) as circundam em uma rede ramificada (ver

ANATOMIA CLÍNICA

Anastomoses, circulação colateral e artérias terminais

As *anastomoses* (conexões comunicantes) entre os múltiplos ramos de uma artéria fornecem numerosos desvios potenciais para o fluxo sanguíneo em caso de obstrução do trajeto habitual por compressão, pela posição de uma articulação, por patologia ou por ligadura cirúrgica. Se um canal principal for ocluído, os canais alternativos menores habitualmente aumentam de tamanho, proporcionando uma *circulação colateral*, que assegura o suprimento sanguíneo para as estruturas distais ao bloqueio. Entretanto, as vias colaterais necessitam de tempo para a sua formação; em geral, são insuficientes para compensar uma oclusão ou ligadura súbitas. Existem áreas onde a circulação colateral não existe ou é inadequada para substituir o vaso principal. As artérias que não se anastomosam com a artérias adjacentes são *artérias terminais* verdadeiras. A oclusão de uma artéria terminal interrompe o suprimento sanguíneo para a estrutura ou o segmento de um órgão que ela supre. Por exemplo, a oclusão das artérias terminais da retina irá resultar em cegueira. Embora não sejam artérias terminais verdadeiras, as *artérias terminais funcionais* (artérias com anastomoses inoperantes) irrigam segmentos do encéfalo, do fígado, do rim, do baço e dos intestinos.

Arteriosclerose: Isquemia e Infarto

A doença adquirida mais comum das artérias é a *arteriosclerose* (enrijecimento das artérias), um grupo de doenças caracterizadas por espessamento e perda da elasticidade das paredes arteriais. A *aterosclerose*, uma forma comum de arteriosclerose, está associada ao acúmulo de gordura (principalmente colesterol) nas paredes arteriais. Em seguida, os depósitos de cálcio formam uma *placa ateromatosa*, resultando em estreitamento e irregularidade arteriais (Figura AC1.2A). Isso pode resultar em *trombose*, formação de um *trombo* (coágulo) local, que pode causar oclusão da artéria ou ser levado para a corrente sanguínea, resultando em *isquemia* (redução do suprimento sanguíneo para um órgão ou para uma região) e *infarto* (morte localizada de um órgão ou tecido) (ver Figura AC1.2B). Entre as consequências de um trombo estão o *infarto do miocárdio* (ataque cardíaco), o acidente vascular encefálico e a *gangrena* (necrose em partes dos membros).

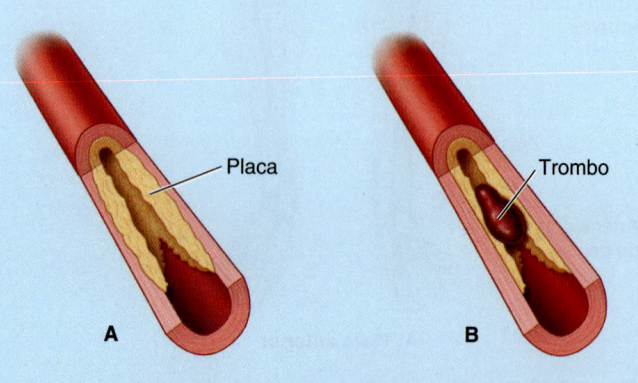

Figura AC1.2 Placa ateromatosa e trombo.

ANATOMIA CLÍNICA

Veias varicosas

Quando as paredes das veias perdem a elasticidade, ou a fáscia muscular torna-se incompetente para sustentar a bomba musculovenosa, as veias tornam-se fracas e dilatam-se sob a pressão da sustentação de uma coluna de sangue contra a gravidade. Isso resulta em *veias varicosas*, que consistem em veias anormalmente distorcidas e dilatadas, observadas com mais frequência nas pernas (Figura AC1.3).

As veias varicosas possuem um calibre maior do que o normal, e suas válvulas não se unem ou foram destruídas por inflamação. Essas veias apresentam *válvulas incompetentes*; por conseguinte, a coluna de sangue que ascende em direção ao coração é contínua, exercendo maior pressão sobre as paredes enfraquecidas das veias e exacerbando suas varicosidades.

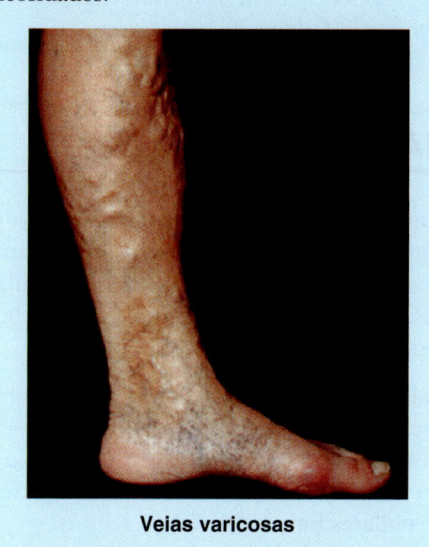

Figura AC1.3 Veias varicosas.

Figura 1.17 Veias. **A.** Bomba musculovenosa. As contrações musculares nos membros atuam com as válvulas venosas para deslocar o sangue em direção ao coração. A expansão dos ventres dos músculos que se contraem para fora é limitada pela fáscia muscular e transforma-se em força compressiva, que impulsiona o sangue contra a gravidade. **B.** Veias acompanhantes.

Figura 1.17B) e ocupam uma *bainha vascular* relativamente rígida com a artéria que elas acompanham. Em consequência, as veias são distendidas e achatadas à medida que a artéria se expande durante a contração do coração, o que ajuda a conduzir o sangue venoso para o coração. A expansão externa dos ventres dos músculos esqueléticos que sofrem contração nas pernas, por exemplo, comprime as veias, "ordenhando" o sangue para cima em direção ao coração, um processo conhecido como *bomba musculovenosa* (ver Figura 1.17A).

Capilares

Os **capilares** são tubos endoteliais simples que conectam os lados arterial e venoso da circulação. Em geral, estão dispostos em redes (**leitos capilares**) entre as arteríolas e as vênulas (ver Figuras 1.14 e 1.15A). O sangue que flui pelos capilares provém das arteríolas e é conduzido para longe pelas vênulas.

À medida que a pressão hidrostática nas arteríolas força o sangue pelo leito capilar, o oxigênio, os nutrientes e outros materiais celulares são trocados com o tecido adjacente. Em algumas regiões, como nos dedos das mãos, existem conexões diretas entre as pequenas artérias e veias proximais aos leitos capilares que elas irrigam e drenam. Os locais dessas comunicações – **anastomoses arteriovenosas (*shunts* AV)** – possibilitam a passagem direta do sangue do lado arterial para o venoso da circulação, sem passar pelos capilares. Os *shunts* AV são numerosos na pele, onde desempenham uma importante função na conservação do calor do corpo.

SISTEMA LINFÁTICO

O sistema linfático realiza a drenagem do líquido tecidual em excesso e das proteínas plasmáticas extravasadas para a corrente sanguínea, bem como a remoção de resíduos celulares e a infecção (Figura 1.18). Esse sistema coleta o excesso de líquido tecidual extracelular conhecido como **linfa**. A linfa é habitualmente transparente a aquosa e assemelha-se ao plasma sanguíneo na sua composição. O sistema linfático é constituído pelas seguintes estruturas:

- **Plexos linfáticos**, que consistem em redes de pequenos vasos linfáticos; **capilares linfáticos**, que se originam nos espaços extracelulares da maioria dos tecidos (ver Figura 1.18B)
- **Vasos linfáticos (linfáticos)**, que consiste em uma rede por quase todo o corpo de vasos de paredes finas, com *válvulas* abundantes, que se originam dos plexos linfáticos ao longo dos quais estão localizados os linfonodos. Os vasos linfáticos ocorrem em quase todos os locais onde são encontrados capilares sanguíneos, exceto, por exemplo, nos dentes, no osso, na medula óssea e no SNC (o excesso de líquido aqui drena para o líquido cerebrospinal)
- **Linfonodos**, que são pequenas massas de tecido linfático através das quais a linfa é filtrada em seu trajeto para o sistema venoso
- **Linfócitos**, que são células circulantes do sistema imune, que reagem contra materiais estranhos
- **Órgãos linfoides**, que constituem locais de produção de linfócitos, como aqueles encontrados nas paredes do sistema digestório; no baço, no timo e nos linfonodos; e no tecido mieloide da medula óssea vermelha.

Após atravessar um ou mais linfonodos, a linfa entra nos vasos linfáticos maiores, denominados **troncos linfáticos**, que se unem para formar o ducto linfático direito ou o ducto torácico (ver Figura 1.18A):

- O **ducto linfático direito** drena a linfa do quadrante superior direito do corpo (lado direito da cabeça, pescoço e tórax e todo o membro superior direito). O ducto termina na junção angular das veias subclávia direita e jugular interna, denominada **ângulo venoso direito**
- O **ducto torácico** drena a linfa do restante do corpo. Esse ducto começa no abdome na forma de uma dilatação, a **cisterna do quilo**, e ascende pelo tórax para entrar na junção das veias jugular interna esquerda e subclávia esquerda, denominada **ângulo venoso esquerdo**.

Os *vasos linfáticos superficiais* na pele e na tela subcutânea drenam finalmente para um *vaso linfático profundo*. Os vasos profundos acompanham os principais vasos sanguíneos.

Outras funções do sistema linfático incluem as seguintes:

- *Absorção e transporte da gordura dos alimentos*, em que capilares linfáticos especiais (lácteos) recebem toda gordura absorvida (quilo) pelo intestino e a transportam pelo ducto torácico até o sistema venoso
- *Formação de um mecanismo de defesa do corpo*. Quando uma proteína estranha é drenada de uma área infectada, anticorpos específicos contra a proteína são produzidos por células imunologicamente competentes e/ou linfócitos e enviados até a área infectada.

ANATOMIA CLÍNICA

Linfangite, linfadenite e linfedema

Os termos *linfangite* e *linfadenite* referem-se à inflamação secundária dos vasos linfáticos e dos linfonodos, respectivamente. Esses processos patológicos podem ocorrer quando o sistema linfático está envolvido na *metástase* (disseminação) de câncer – a *disseminação linfogênica* de células cancerosas. O *linfedema* (acúmulo de líquido intersticial) ocorre quando a linfa não é drenada de uma área do corpo. Por exemplo, se linfonodos cancerosos forem cirurgicamente removidos da axila, poderá ocorrer linfedema do membro superior.

SISTEMA NERVOSO

O sistema nervoso permite ao corpo reagir a mudanças contínuas dos ambientes interno e externo. Ele controla e integra as várias atividades do corpo, como a circulação e a respiração. Para fins descritivos, o sistema nervoso humano é dividido da seguinte maneira:

- Estruturalmente, em *parte central do sistema nervoso* (ou sistema nervoso central), formado pelo encéfalo e medula óssea, e em *parte periférica do sistema nervoso* (ou sistema nervoso periférico), que consiste em fibras nervosas e corpos celulares fora do SNC
- Funcionalmente, em sistema nervoso sensitivo (aferente), que transporta a informação para o SNC, e em sistema nervoso motor (eferente), que transporta impulsos estimuladores do SNC para órgãos efetores, como músculos ou glândulas. Tanto o sistema sensitivo quanto o motor possuem componentes somáticos e viscerais. O sistema motor somático (voluntário) inerva o músculo esquelético, enquanto o sistema motor visceral (involuntário) (divisão autônoma do sistema nervoso) inerva o músculo liso, as glândulas e o sistema de condução do coração. O sistema nervoso sensitivo somático transporta a sensação (p. ex., toque e dor) da pele, dos músculos e das articulações. O sistema nervoso sensitivo visceral transporta a sensação (dor e informação reflexa) das vísceras das cavidades corporais.

O tecido nervoso é constituído por dois tipos de células principais: os neurônios (células nervosas) e a neuróglia (células gliais).

- Os **neurônios** são as unidades estruturais e funcionais do sistema nervoso especializadas para comunicação rápida

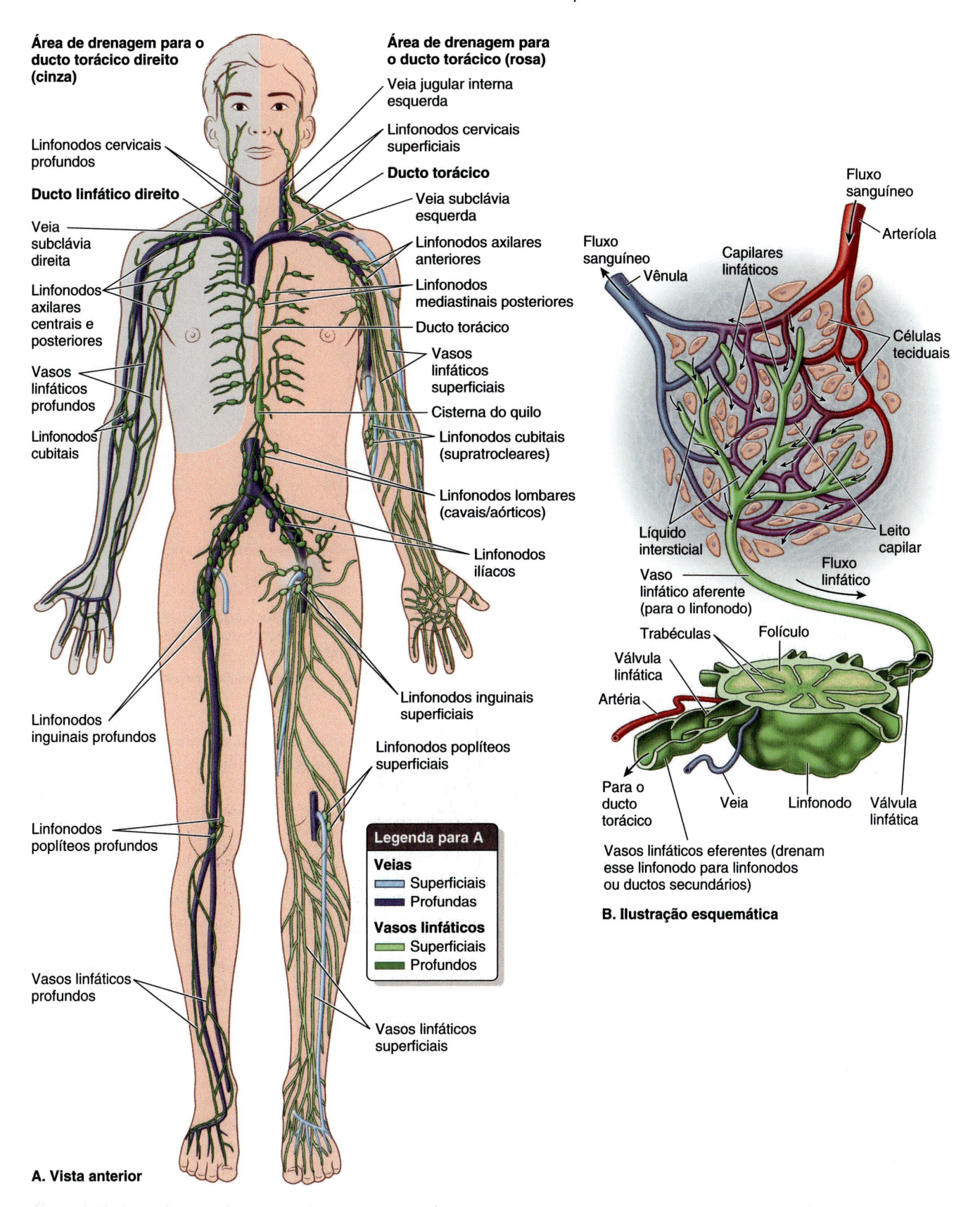

Figura 1.18 Sistema linfático. **A.** O ducto linfático direito drena a linfa proveniente do lado direito da cabeça e pescoço e do membro superior direito (em *cinza*). O ducto torácico drena o restante do corpo (em *rosa*). Os vasos linfáticos profundos são mostrados do lado direito, e os vasos linfáticos superficiais, do lado esquerdo. **B.** Fluxo linfático dos espaços extracelulares através de um linfonodo. As *pequenas setas pretas* indicam o fluxo do líquido intersticial saindo dos capilares sanguíneos e entrando nos capilares linfáticos.

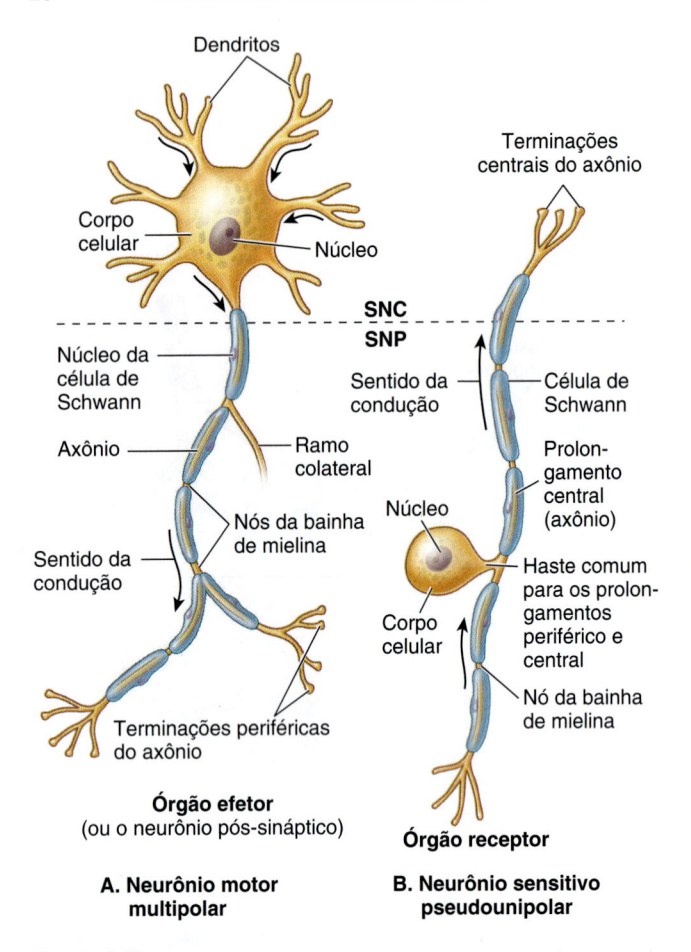

Figura 1.19 Estrutura de um neurônio motor. São mostradas partes de um neurônio motor.

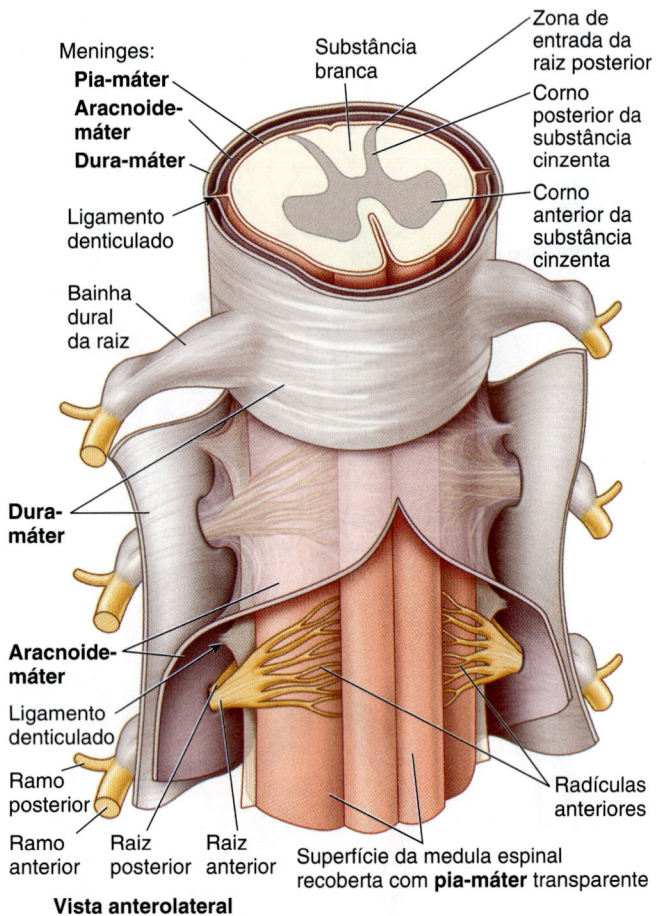

Figura 1.20 Medula espinal e meninges.

(Figura 1.19). O neurônio é composto de um **corpo celular** com prolongamentos (extensões) denominados **dendritos** e de um **axônio**, que conduzem os impulsos que entram e saem do corpo celular, respectivamente. A **mielina**, que consiste em camadas de lipídios e substâncias proteicas, forma uma **bainha de mielina** ao redor de alguns axônios, aumentando acentuadamente a velocidade de condução do impulso. Os neurônios comunicam-se uns com os outros nas **sinapses**, que consistem em pontos de contato entre neurônios. A comunicação ocorre por meio de *neurotransmissores*, isto é, agentes químicos liberados ou secretados por um neurônio, que podem excitar ou inibir outro neurônio, continuando ou interrompendo a transmissão de impulsos ou a resposta a eles

- A **neuróglia** (células gliais ou glia) é aproximadamente cinco vezes mais abundante do que os neurônios e consiste em células não neuronais e não excitáveis, que formam um importante componente (arcabouço) do tecido nervoso. As células da neuróglia sustentam, isolam e nutrem os neurônios.

Parte central do sistema nervoso

A **parte central do sistema nervoso** (ou sistema nervoso central) é constituída pelo **encéfalo** e pela **medula espinal** (ver Figura 1.21, adiante). As principais funções do SNC consistem em integrar e coordenar os sinais neurais que entram e que saem e em executar funções mentais superiores, como o pensamento e a aprendizagem.

Um **núcleo** refere-se a um conjunto de corpos celulares de neurônios no SNC (ver Figura 1.21). Um **trato** refere-se a um feixe de fibras nervosas (axônios) que liga núcleos vizinhos ou distantes do SNC. Os corpos celulares dos neurônios situam-se no interior e constituem a **substância cinzenta**; os sistemas de tratos de fibras interconectadas formam a **substância branca** (Figura 1.20). Em cortes transversais da medula espinal, a substância cinzenta aparece aproximadamente como uma área com formato em H inserida em uma matriz de substância branca. Os braços do H são os **cornos**; dessa maneira, existem os cornos cinzentos **posteriores (dorsais)** e **anteriores (ventrais)**.

Três camadas membranáceas – a pia-máter, a aracnoide-máter e a dura-máter – constituem em conjunto, as **meninges** (ver Figura 1.20). As meninges e o **líquido cerebrospinal** (LCS) circundam e protegem o SNC. O encéfalo e a medula espinal estão intimamente revestidos, em sua face externa, pela meninge mais interna, um revestimento delicado e transparente, a **pia-máter**. O LCS está localizado no espaço subaracnóideo, entre a pia-máter e a **aracnoide-máter**. Externamente à pia-máter e à aracnoide-máter encontra-se a **dura-máter** espessa e rígida, que está intimamente relacionada com a face interna do osso do neurocrânio

Capítulo 1 • Visão Geral e Conceitos Básicos 29

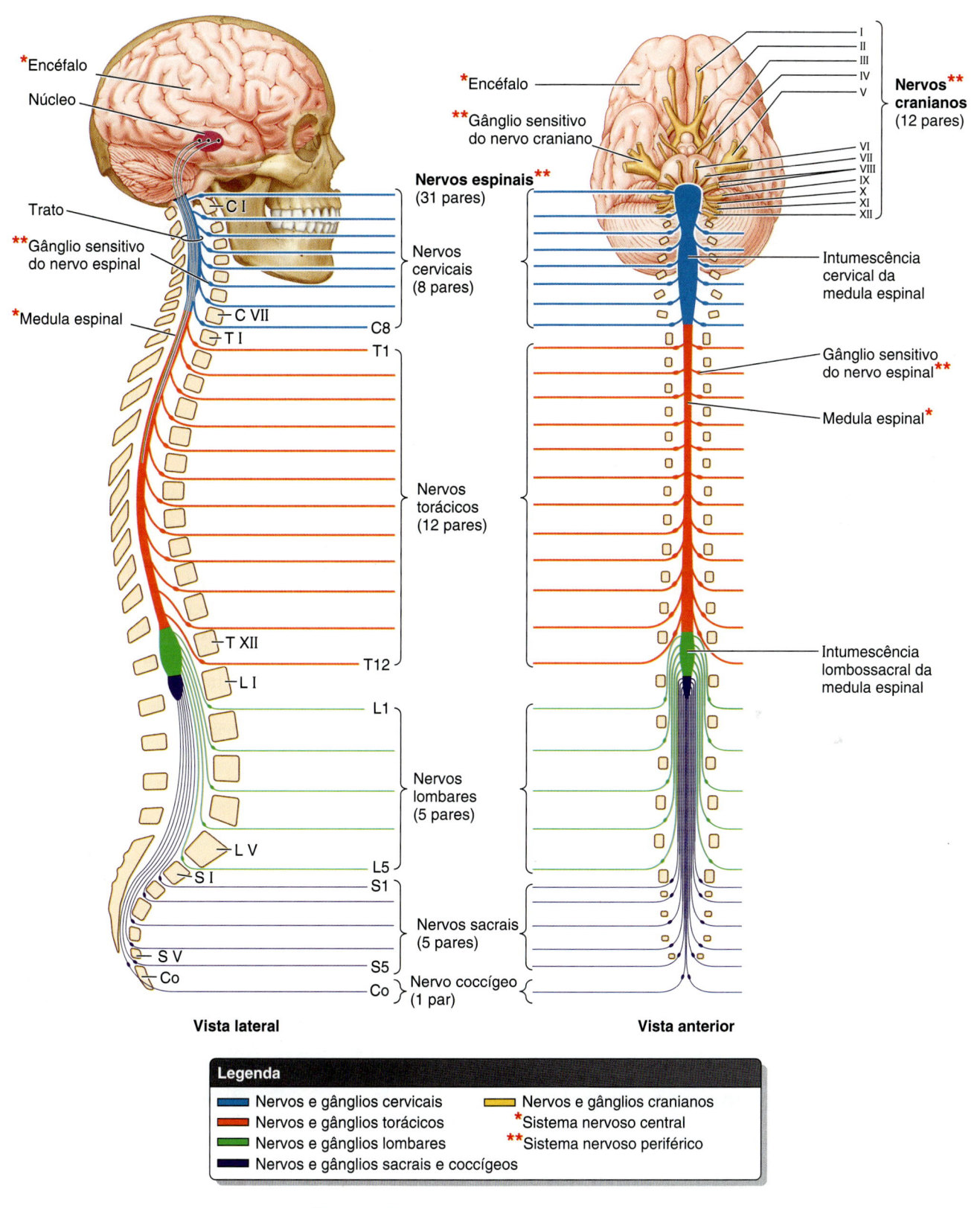

Figura 1.21 Organização básica do sistema nervoso.

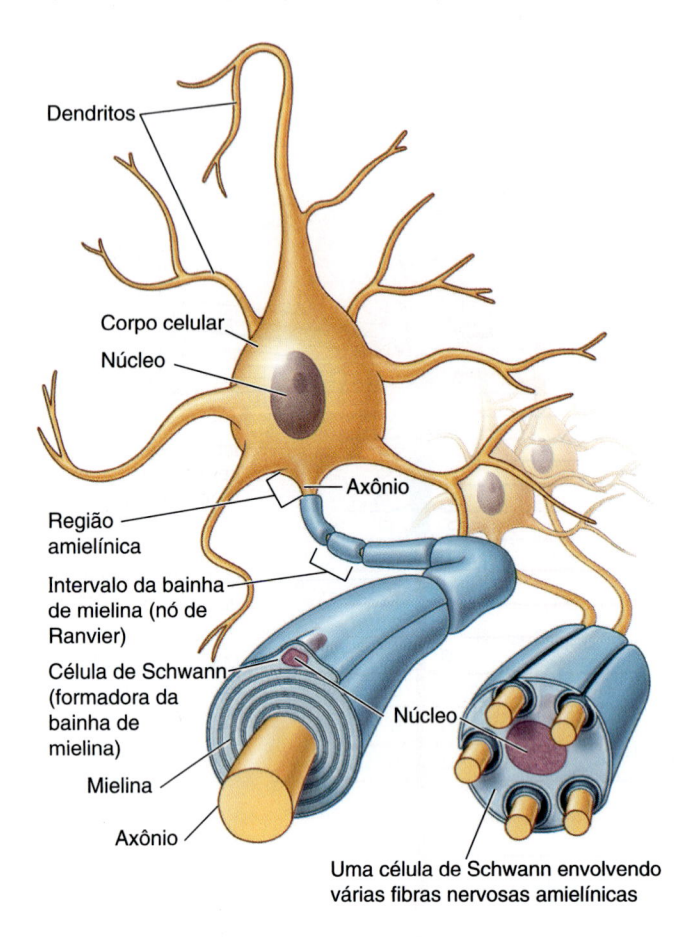

Figura 1.22 Nervos mielínicos (mielinizados) e amielínicos (não mielinizados). Os intervalos da bainha de mielina (nó de Ranvier) são espaços na bainha de mielina (i. e., onde segmentos curtos do axônio não são cobertos por mielina).

adjacente. Por outro lado, a dura-máter da medula espinal é separada da coluna vertebral por um espaço preenchido com gordura, o *espaço extradural* (*epidural*).

Parte periférica do sistema nervoso

A **parte periférica do sistema nervoso** (PPSN) (sistema nervoso periférico – SNP) consiste em *fibras nervosas* e *corpos celulares* dos neurônios fora do SNC, que conectam o SNC com estruturas periféricas (ver Figura 1.19). Os **nervos periféricos** consistem em feixes de fibras nervosas, seus revestimentos de tecido conjuntivo e vasos sanguíneos, que constituem os **vasos dos nervos** (Figuras 1.22 e 1.23). Uma *fibra nervosa* é constituída por um axônio, o único prolongamento de um neurônio; pelo seu **neurolema**, que consiste nas membranas celulares das células de Schwann que circundam imediatamente o axônio, separando-o de outros axônios; e pelo seu *endoneuro*, uma bainha de tecido conjuntivo. No SNP, o neurolema pode assumir duas formas, criando duas classes de fibras nervosas (ver Figura 1.22):

1. O neurolema das **fibras nervosas mielínicas** possui uma bainha de mielina, que consiste em uma série contínua de células de Schwann envolvendo um *axônio individual*, formando a mielina.
2. O neurolema das **fibras nervosas amielínicas** consiste em *múltiplos axônios* incorporados separadamente ao citoplasma de cada célula de Schwann. Essas células de Schwann não produzem mielina. As fibras nos nervos cutâneos (nervos responsáveis pela sensibilidade da pele) são, em sua maioria, amielínicas.

Os nervos periféricos são bastante resistentes e resilientes, visto que as fibras nervosas são sustentadas e protegidas por três revestimentos de tecido conjuntivo (ver Figura 1.23):

1. O **endoneuro**, uma bainha delicada de tecido conjuntivo que circunda as células do neurolema e os axônios.
2. O **perineuro**, uma camada de tecido conjuntivo denso que envolve um fascículo (feixe) de fibras nervosas periféricas, proporcionando uma barreira efetiva contra a penetração de substâncias estranhas nas fibras nervosas.
3. O **epineuro**, uma bainha espessa de tecido conjuntivo que circunda e envolve um feixe de fascículos, formando o revestimento mais externo do nervo; inclui tecido adiposo, vasos sanguíneos e linfáticos.

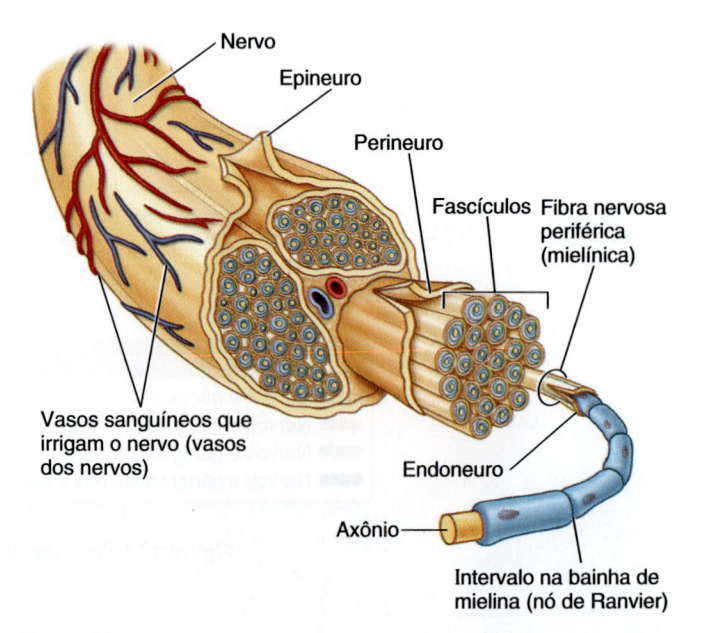

Figura 1.23 Organização e formação da bainha das fibras nervosas periféricas.

ANATOMIA CLÍNICA

Lesão do sistema nervoso central

Quando ocorre dano ao SNC, os axônios lesionados não se recuperam na maioria das circunstâncias. Seus cotos proximais começam a se regenerar, emitindo brotos para a área da lesão; entretanto, o crescimento é bloqueado pela proliferação de astrócitos (um tipo de célula glial) no local da lesão. Em consequência, a destruição de um trato no SNC é seguida de incapacidade permanente.

Um nervo periférico assemelha-se muito a um cabo telefônico. Os axônios são os fios individuais isolados pelo neurolema e endoneuro; os fios isolados são reunidos pelo perineuro; e os feixes são circundados, por sua vez, pelo epineuro, formando o envoltório externo do "cabo".

Um **gânglio** refere-se a um conjunto de corpos celulares de neurônios fora do SNC (ver Figura 1.21). Existem gânglios tanto motores (autônomos) quanto sensitivos.

Os nervos periféricos consistem em nervos cranianos ou espinais. Dos 12 pares de **nervos cranianos (NC)**, 11 pares originam-se no encéfalo, enquanto 1 par (NC XI) origina-se da parte superior da medula espinal. Todos os NC saem da cavidade craniana por forames no crânio. Todos os 31 pares de **nervos espinais** – 8 cervicais (C), 12 torácicos (T), 5 lombares (L), 5 sacrais (S) e 1 coccígeo (Co) – originam-se a partir da medula espinal e saem por forames intervertebrais situados na coluna vertebral (ver Figura 1.21).

ANATOMIA CLÍNICA

Degeneração dos nervos periféricos

Quando nervos periféricos são esmagados ou seccionados, seus axônios degeneram distalmente à lesão, visto que eles dependem de seus corpos celulares para sobreviver. Uma *lesão por esmagamento do nervo* danifica ou destrói os axônios distais ao local da lesão; entretanto, os corpos celulares dos neurônios habitualmente sobrevivem, e os revestimentos de tecido conjuntivo do nervo permanecem intactos. Não há necessidade de reparo cirúrgico para esse tipo de lesão nervosa, visto que as bainhas intactas de tecido conjuntivo guiam os axônios em crescimento para seus destinos. Há necessidade de intervenção cirúrgica se o nervo for seccionado, visto que a regeneração dos axônios exige a aposição das extremidades cortadas por meio de suturas através do epineuro. Os fascículos individuais (feixes de fibras nervosas) são realinhados com maior exatidão possível. O comprometimento do suprimento sanguíneo de um nervo por um longo período provoca *isquemia* em consequência da compressão dos vasos dos nervos (ver Figura 1.23), o que também pode causar degeneração do nervo. A isquemia prolongada de um nervo pode resultar em dano tão grave quanto aquele produzido por esmagamento ou até mesmo por secção do nervo.

Divisão somática do sistema nervoso

A **divisão somática do sistema nervoso** é composta pelas partes somáticas do SNC e do SNP e proporciona as inervações sensitiva e motora a todas as partes do corpo, exceto as vísceras nas cavidades do corpo, o músculo liso e as glândulas. As *fibras sensitivas somáticas* (*gerais*) transmitem as sensações de tato, dor, temperatura e posição a partir de receptores sensitivos (Figura 1.24). As *fibras motoras somáticas*

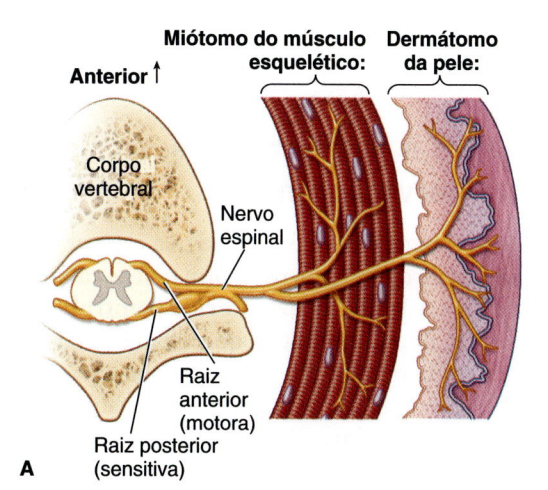

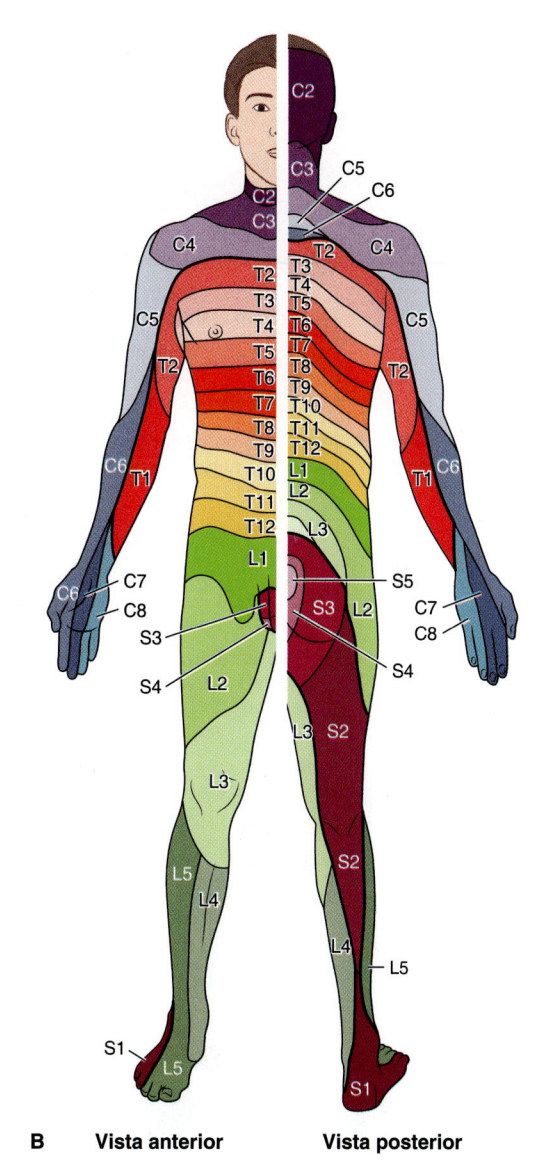

Figura 1.24 Dermátomos e miótomos. **A.** Representação esquemática de um dermátomo (área unilateral da pele) e um miótomo (porção unilateral do músculo esquelético) recebendo inervação de um único nervo espinal. **B.** Mapa de dermátomos. Esse mapa baseia-se nos estudos de Foerster, em 1993, e reflete a distribuição anatômica (real) ou a inervação segmentar e a experiência clínica.

estimulam exclusivamente o músculo esquelético (voluntário) produzindo movimentos reflexos e voluntários por meio de sua contração.

Estrutura e componentes de um nervo espinal

Um nervo espinal origina-se da medula espinal a partir de **radículas**, que convergem para formar duas **raízes nervosas** (ver Figura 1.20). A **raiz anterior (ventral)** é formada por fibras motoras (eferentes) que saem dos corpos celulares no corno anterior da substância cinzenta da medula espinal para os órgãos efetores de localização periférica. A **raiz posterior (dorsal)** é formada por fibras sensitivas (aferentes) que conduzem impulsos neurais para o SNC a partir de receptores sensitivos distribuídos em várias partes do corpo (p. ex., na pele). A raiz posterior conduz fibras sensitivas gerais para o corno posterior da medula espinal. As raízes anteriores e posteriores unem-se no forame intervertebral para formar um nervo espinal, que imediatamente se divide em dois **ramos**: um ramo posterior e um ramo anterior (Figura 1.25). Como ramos de um nervo espinal misto, os ramos anterior e posterior conduzem nervos tanto motores quanto sensitivos, assim como o fazem todos os seus ramos:

- Os **ramos posteriores** fornecem fibras nervosas para as articulações sinoviais da coluna vertebral, para os músculos profundos do dorso e para a pele sobrejacente
- Os **ramos anteriores** fornecem fibras nervosas para a área remanescente muito maior, constituída pelas regiões anterior e laterais do tronco e pelos membros superiores e inferiores.

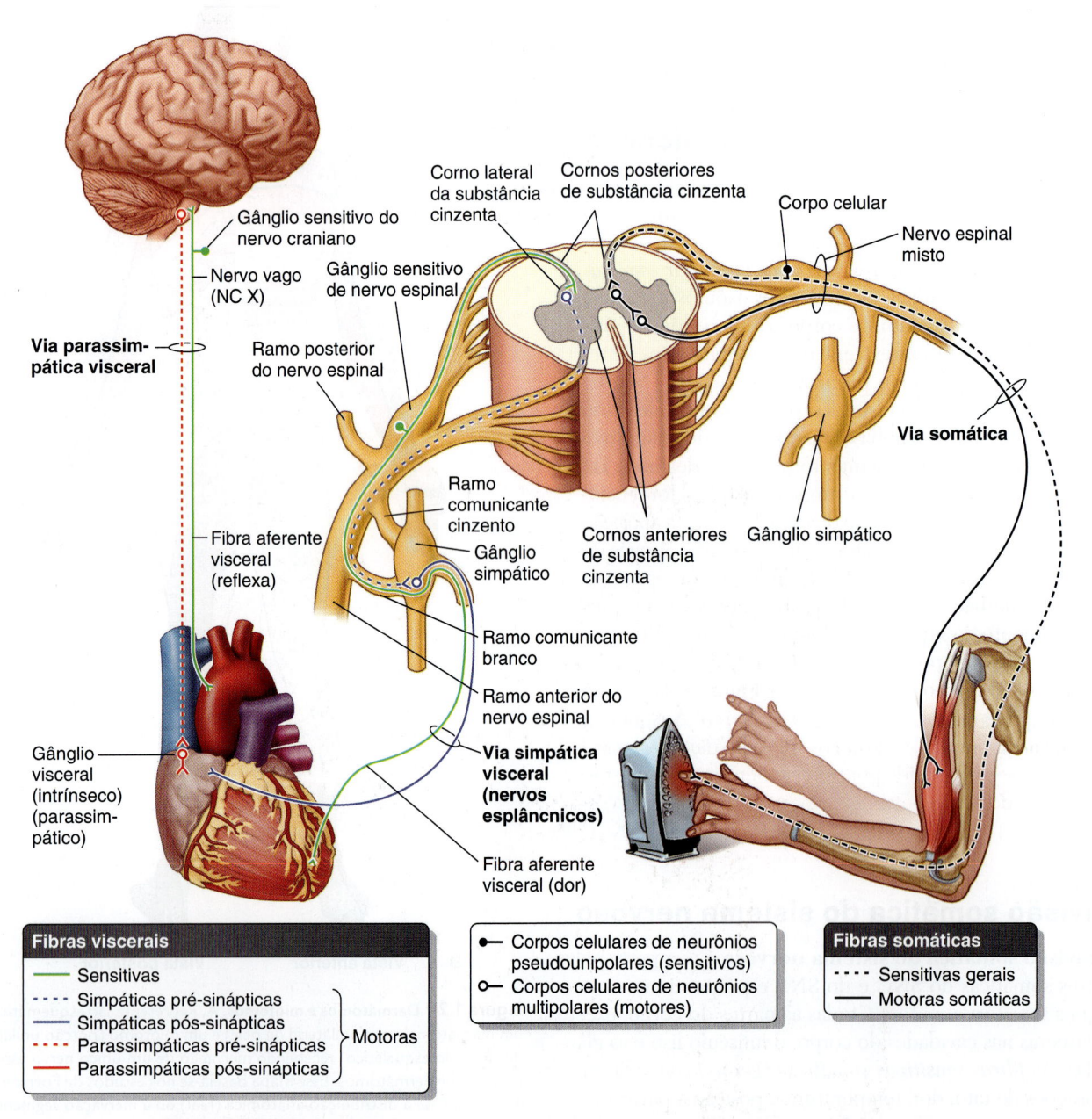

Figura 1.25 Inervação somática e visceral por meio dos nervos espinais, esplâncnicos e cranianos.

Um nervo espinal apresenta os seguintes componentes:

- **Fibras sensitivas e fibras motoras somáticas**
  - As *fibras sensitivas gerais* (*fibras aferentes somáticas gerais*) transmitem sensações provenientes do corpo para o SNC; podem ser *sensações exteroceptivas* (dor, temperatura, tato e pressão) da pele (ver Figura 1.25, à direita) ou dor e *sensações proprioceptivas* provenientes dos músculos, dos tendões e das articulações. As sensações proprioceptivas são sensações subconscientes, que conduzem a informação sobre a posição das articulações e a tensão dos tendões e músculos, fornecendo informações sobre como o corpo e os membros estão orientados no espaço, independentemente da informação visual. A área unilateral da pele inervada pelas fibras sensitivas gerais de um único nervo espinal é denominada **dermátomo** (ver Figura 1.24A). A partir de estudos clínicos de lesões das raízes posteriores ou dos nervos espinais, foram criados *mapas de dermátomos* para indicar o padrão típico de inervação da pele por nervos espinais específicos (ver Figura 1.24B). Entretanto, a ocorrência de lesão de uma única raiz posterior ou nervo espinal raramente irá resultar em dormência na área demarcada por aquele nervo nesses mapas, visto que as fibras sensitivas gerais conduzidas por nervos espinais adjacentes se sobrepõem à medida que se distribuem pela pele, proporcionando um tipo de dupla cobertura. Os médicos precisam compreender a inervação da pele pelos dermátomos, de modo que possam determinar, utilizando um teste sensitivo (p. ex., com alfinete), se um nervo espinal/segmento específico da medula espinal está funcionando normalmente
  - As *fibras motoras somáticas* (*fibras eferentes somáticas gerais*) transmitem impulsos para os músculos esqueléticos (voluntários) (ver Figura 1.25, à direita). A massa muscular unilateral que recebe a inervação das fibras motoras somáticas conduzidas por um único nervo espinal constitui um **miótomo** (ver Figura 1.24A). Cada músculo esquelético é habitualmente inervado por fibras motoras somáticas de vários nervos espinais; por conseguinte, o miótomo muscular irá consistir em vários segmentos. Os miótomos musculares foram agrupados de acordo com o movimento articular para facilitar o teste clínico – por exemplo, os músculos que flexionam a articulação do ombro são inervados principalmente pelo nervo espinal C5, enquanto os músculos que estendem a articulação do joelho são inervados pelos nervos espinais L3 e L4
- As **fibras motoras viscerais** da parte simpática da divisão autônoma do sistema nervoso (explicada na seção adiante) são conduzidas por todos os ramos de todos os nervos espinais até o músculo liso dos vasos sanguíneos e glândulas sudoríferas e até os músculos eretores dos pelos da pele (as fibras motoras viscerais da parte parassimpática da divisão autônoma do sistema nervoso e as fibras aferentes viscerais apresentam uma associação muito limitada com os nervos espinais)
- Revestimentos de tecido conjuntivo (ver Figura 1.23)
- **Vasos dos nervos**, que são vasos sanguíneos que irrigam os nervos.

Divisão autônoma do sistema nervoso

A divisão autônoma do sistema nervoso (DASN) ou *sistema motor visceral*, consiste em **fibras eferentes (motoras) viscerais**, que estimulam o músculo liso (involuntário) nas paredes dos vasos sanguíneos e órgãos, o músculo cardíaco modificado (o tecido de estimulação e de condução intrínseco do coração) e glândulas (Tabela 1.4). Entretanto, as fibras eferentes viscerais da DASN que inervam as vísceras das cavidades do corpo são acompanhadas de **fibras aferentes (sensitivas) viscerais**. Por serem o componente aferente dos reflexos autônomos e os condutores dos impulsos de dor provenientes dos órgãos internos, essas fibras aferentes viscerais também regulam as funções viscerais (ver Figura 1.25, à esquerda).

INERVAÇÃO MOTORA VISCERAL

As fibras nervosas eferentes e os gânglios da DASN estão organizados em dois sistemas ou partes:

1. **Parte simpática (toracolombar).** Em geral, os efeitos da estimulação simpática são *catabólicos* (preparam o corpo para "fugir ou lutar").
2. **Parte parassimpática (craniossacral).** Em geral, os efeitos da estimulação parassimpática são *anabólicos* (promovendo o funcionamento normal e conservando a energia).

Embora ambas as partes – simpática e parassimpática – inervem frequentemente as mesmas estruturas, elas exercem efeitos diferentes (habitualmente contrastantes), porém coordenados (ver Tabela 1.4). A condução de impulsos do SNC para o órgão efetor envolve uma série de dois neurônios em ambas as partes simpática e parassimpática. O corpo celular do **neurônio pré-sináptico (pré-ganglionar)** (o *primeiro neurônio*) está localizado na substância cinzenta do SNC. Sua fibra (axônio) faz sinapse no corpo celular de um **neurônio pós-sináptico (pós-ganglionar)** (o *segundo neurônio*) na série (ver Figura 1.25, à esquerda). Os corpos celulares desses segundos neurônios estão localizados fora do SNC nos gânglios autônomos, e as fibras pós-sinápticas terminam no órgão efetor (músculo liso, músculo cardíaco modificado ou glândulas). Uma distinção funcional de importância farmacológica na prática médica é o fato de que os neurônios pós-sinápticos das duas partes geralmente liberam substâncias neurotransmissoras diferentes: a *norepinefrina pela parte simpática* (exceto no caso das glândulas sudoríferas) e a *acetilcolina pela parte parassimpática*. A distinção anatômica entre as partes motoras simpática e parassimpática da DASN baseia-se principalmente (1) na localização dos corpos celulares pré-sinápticos e (2) nos nervos que conduzem as fibras pré-sinápticas provenientes do SNC. Essas diferenças são discutidas de modo mais detalhado posteriormente neste capítulo.

Inervação motora visceral simpática

Os corpos celulares dos neurônios *pré-sinápticos* da parte simpática da DASN estão localizados nos **núcleos intermediolaterais** das **colunas intermédias** (IM) da medula

Tabela 1.4 Funções da divisão autônoma do sistema nervoso.

Órgão, trato ou sistema		Efeito da estimulação simpática	Efeito da estimulação parassimpática
Olhos	Pupila	Dilata a pupila (possibilita a entrada de mais luz para aumentar a acuidade a distância)	Contrai a pupila (protege a retina contra a luz excessivamente intensa)
	Corpo ciliar	Sem efeito (não inerva)	Contrai o músculo ciliar, possibilitando o espessamento da lente para a visão de perto (acomodação)
Pele	Músculo eretor do pelo	Causa piloereção (pele arrepiada)	Sem efeito (não inerva)[a]
	Vasos sanguíneos periféricos	Produz vasoconstrição (palidez da pele e dos lábios; torna as pontas dos dedos das mãos azuis)	Secretomotor (promove a secreção)
	Glândulas sudoríferas	Promove a sudorese[b]	
Outras glândulas	Glândulas lacrimais	Diminui levemente a secreção (resultado da vasoconstrição)[c]	
	Glândulas salivares	A secreção diminui, torna-se mais espessa e mais viscosa (como anteriormente)[c]	Secretomotor (promove uma secreção aquosa abundante)
Coração		Aumenta a frequência e a força da contração; inibe o efeito da parte parassimpática sobre os vasos coronários, possibilitando a sua dilatação[c]	Diminui a frequência e a força da contração (conservando a energia); promove constrição dos vasos coronários em relação a uma redução da demanda
Pulmões		Inibe o efeito da parte parassimpática, resultando em broncodilatação e redução da secreção, possibilitando a troca gasosa máxima	Causa constrição dos brônquios (conservando a energia) e promove a secreção brônquica
Sistema digestório		Inibe a peristalse e produz constrição dos vasos sanguíneos para o sistema digestório, de modo que o sangue esteja disponível para o músculo esquelético; mantém o tônus do músculo esfíncter interno do ânus para ajudar na continência fecal em repouso	Estimula a peristalse e a secreção dos sucos digestivos; estimula a peristalse do reto e inibe o músculo esfíncter interno do ânus para causar defecação
Fígado e vesícula biliar		Promove a decomposição do glicogênio em glicose (para aumentar a energia)	Promove acúmulo/conservação de glicogênio; aumenta a secreção de bile
Sistema urinário		A vasoconstrição dos vasos renais diminui a formação de urina; contração do músculo esfíncter interno da bexiga para manter a continência urinária	Provoca contração do músculo detrusor da parede da bexiga urinária, causando micção; inibe a contração do músculo esfíncter interno da bexiga no homem
Sistema genital		Produz ejaculação e vasoconstrição, resultando em remissão da ereção	Produz ingurgitamento (ereção) dos tecidos eréteis dos órgãos genitais externos
Medula da glândula suprarrenal		Liberação de epinefrina no sangue	Sem efeito (não inerva)

[a]A divisão parassimpática tem a sua distribuição restrita à cabeça, ao pescoço e às cavidades do corpo (exceto os tecidos eréteis dos órgãos genitais); por outro lado, as fibras parassimpáticas nunca são encontradas nas paredes do corpo e nos membros. Em comparação, as fibras simpáticas distribuem-se por todas as partes vascularizadas do corpo.
[b]Com exceção das glândulas sudoríferas, a secreção glandular é estimulada pela parte parassimpática.
[c]Com exceção das artérias coronárias, a vasoconstrição é estimulada pela parte simpática; os efeitos da estimulação simpática sobre as glândulas (além das glândulas sudoríferas) constituem os efeitos indiretos da vasoconstrição.

espinal (Figura 1.26). As colunas IM (direita e esquerda) fazem parte da substância cinzenta, estendendo-se do primeiro segmento torácico (T1) ao segundo ou terceiro segmento lombar (L2 ou L3) da medula espinal. Em cortes horizontais dessa parte da medula espinal, as colunas IM aparecem como pequenos **cornos laterais** de substância cinzenta em forma de H, assemelhando-se ligeiramente a uma extensão da barra transversal do H entre os cornos posterior e anterior da substância cinzenta. Os corpos celulares dos neurônios *pós-sinápticos* da parte simpática do sistema nervoso estão situados em dois locais, nos gânglios paravertebrais e nos pré-vertebrais (Figuras 1.27 e 1.28):

- Os **gânglios paravertebrais** estão ligados para formar os *troncos simpáticos direito e esquerdo* em cada lado da coluna vertebral, que se estende praticamente por todo o comprimento da coluna. O gânglio paravertebral superior – o **gânglio cervical superior** de cada tronco simpático – situa-se na base do crânio. Com frequência, um **gânglio ímpar** forma-se inferiormente, onde os dois troncos se unem no nível do cóccix
- Os **gânglios pré-vertebrais** estão localizados nos plexos que circundam as origens dos principais ramos da parte abdominal da aorta (cujos nomes recebem), como os grandes **gânglios celíacos** que circundam a origem do tronco celíaco (um importante vaso que se origina da aorta) e os plexos aórtico, hipogástrico e pélvico que descem a partir deles.

Por serem fibras motoras, os axônios dos neurônios pré-sinápticos deixam a medula espinal por meio das raízes anteriores e, em seguida, entram nos ramos anteriores dos nervos espinais T1 a L2 ou L3 (ver Figuras 1.26 e 1.28). Quase imediatamente após a sua entrada nos ramos, todas as fibras

Capítulo 1 • Visão Geral e Conceitos Básicos   35

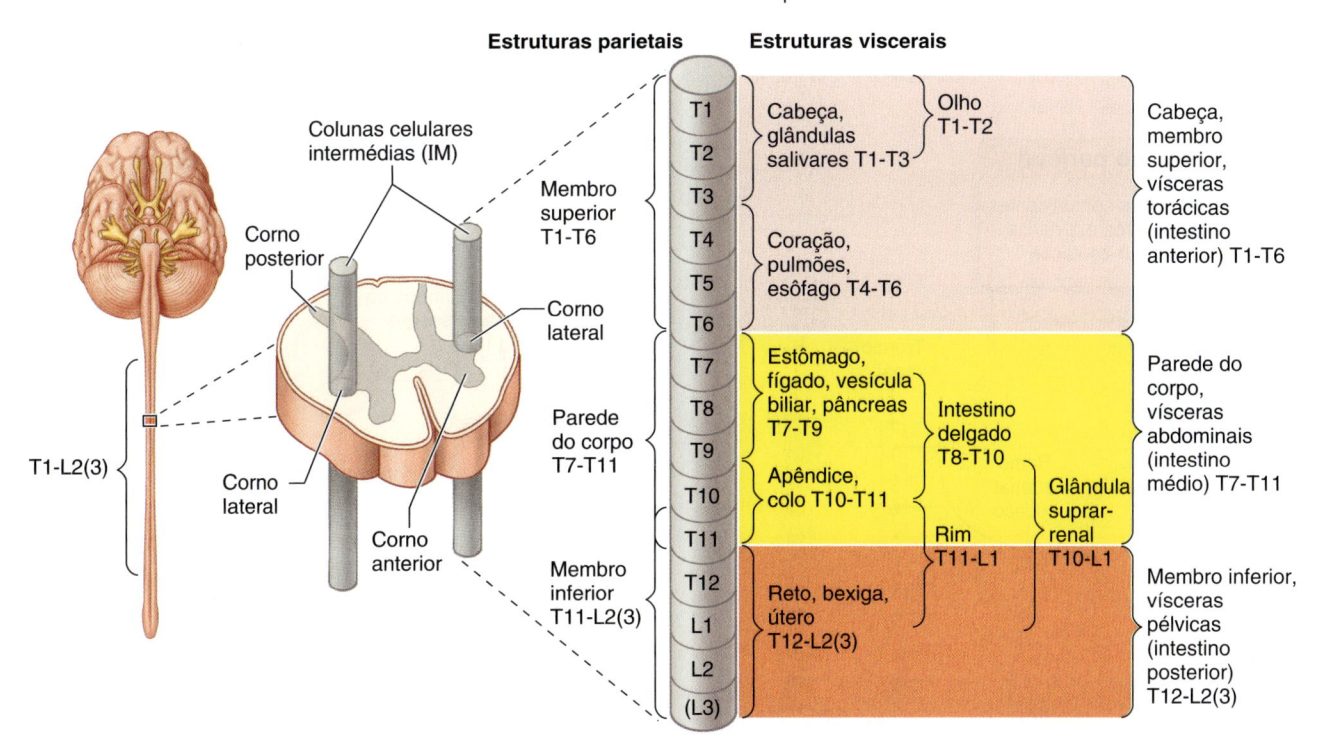

Figura 1.26 Colunas de células intermédias.

simpáticas pré-ganglionares deixam os ramos anteriores desses nervos espinais e passam para os *troncos simpáticos* por meio dos **ramos comunicantes brancos**. No interior dos troncos simpáticos, as fibras pré-sinápticas seguem um de quatro trajetos possíveis: (1) ascendem ou (2) descem no tronco simpático para fazer sinapse com um neurônio pós-sináptico de um gânglio paravertebral superior ou inferior, ou (3) entram e fazem sinapse imediatamente com um neurônio pós-sináptico do gânglio paravertebral naquele nível ou (4) atravessam o tronco simpático sem fazer sinapse, continuando dentro de um nervo esplâncnico abdominopélvico (que inerva vísceras abdominopélvicas) para alcançar os gânglios pré-vertebrais (ver Figuras 1.28 e 1.29).

As **fibras simpáticas pré-sinápticas** responsáveis pela inervação autônoma na cabeça, no pescoço, na parede do corpo, nos membros e na cavidade torácica seguem um dos três primeiros trajetos, fazendo sinapse nos gânglios paravertebrais. As fibras simpáticas pré-sinápticas que inervam as vísceras dentro da cavidade abdominopélvica seguem o quarto trajeto.

As **fibras simpáticas pós-sinápticas** são muito mais numerosas do que as fibras pré-sinápticas. Aquelas destinadas à distribuição no pescoço, na parede do corpo e nos membros seguem dos gânglios paravertebrais dos troncos simpáticos para ramos anteriores adjacentes dos nervos espinais por meio dos **ramos comunicantes cinzentos**. Dessa maneira, penetram em todos os ramos de cada um dos 31 pares de nervos espinais, incluindo os ramos posteriores, para estimular a contração dos vasos sanguíneos (*vasomotricidade*) e dos músculos eretores dos pelos (*piloereção*, que resulta em "pele arrepiada") e causar *sudorese*. As fibras simpáticas pós-sinápticas que desempenham essas funções na cabeça (mais

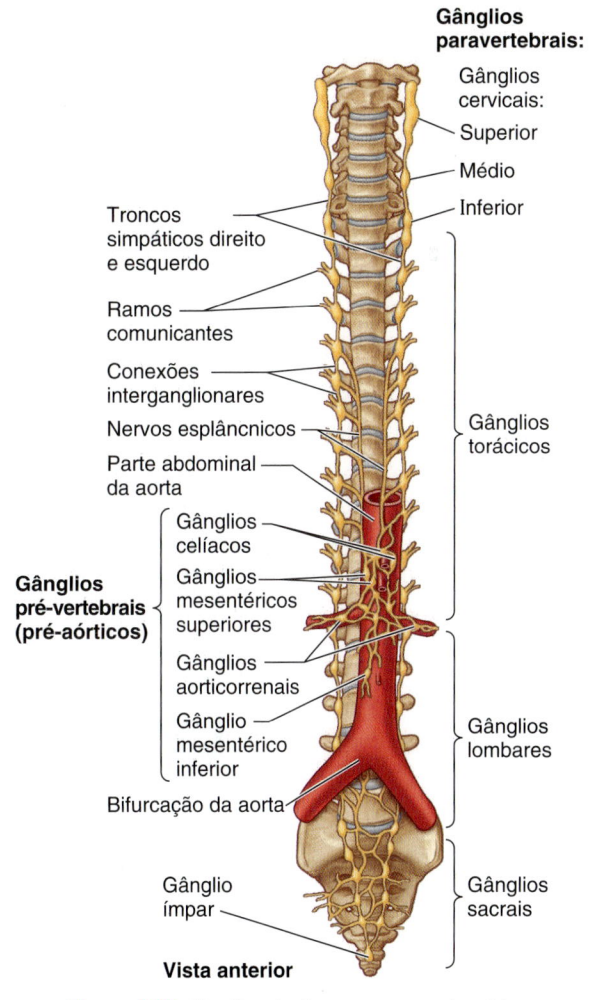

Figura 1.27 Gânglios do sistema nervoso simpático.

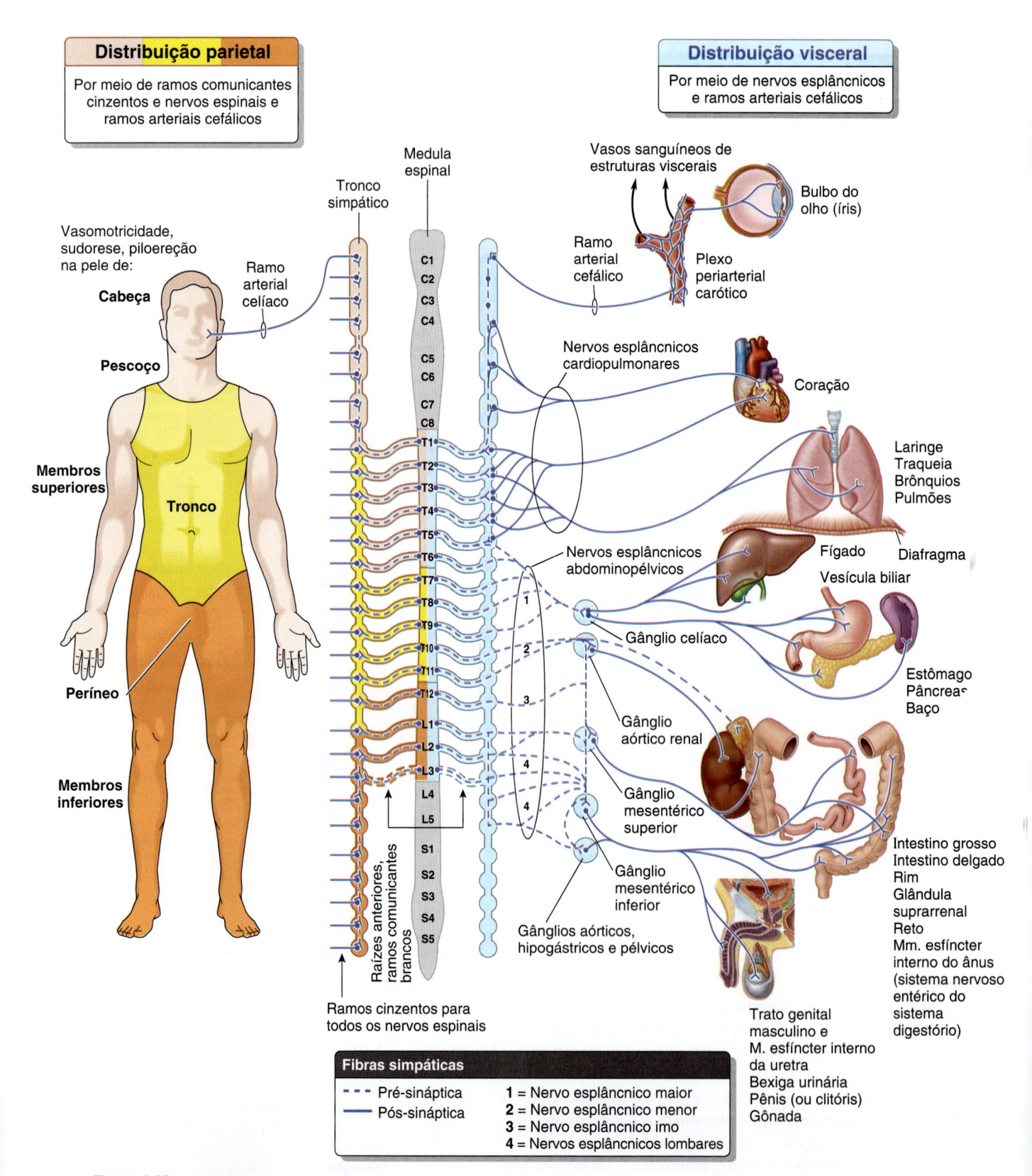

Figura 1.28 Distribuição das fibras nervosas simpáticas pós-sinápticas. Nervos esplâncnicos: Maior (1), Menor (2), Imo (3) e Lombar (4).

Capítulo 1 • Visão Geral e Conceitos Básicos   37

Fibras nervosas simpáticas
- - - - Pré-sinápticas (linhas tracejadas, diferentes cores)
―――― Pós-sinápticas

Cabeça (p. ex., músculo dilatador da íris) através de um ramo arterial cefálico e plexo periarterial

Artérias carótidas com plexo periarterial

Gânglio cervical superior

Colunas celulares intermédias (IM, corno lateral)

Ramo arterial cefálico (para cabeça)

Ramo comunicante cinzento

Ramo comunicante branco

Parede do corpo através de ramos dos nervos espinais (vasomotricidade, sudorese e piloereção)

Ramo posterior

Ramo anterior

Nervo esplâncnico cardiopulmonar

Vísceras da cavidade torácica (p. ex., coração) através dos nervos esplâncnicos cardiopulmonares

Tronco simpático com gânglios paravertebrais

Membro inferior através dos ramos dos nervos espinais (vasomotricidade, sudorese e piloereção)

Nervo esplâncnico abdominopélvico

Gânglio pré-vertebral

Vísceras da cavidade abdominopélvica (p. ex., estômago e intestinos) através dos nervos esplâncnicos abdominopélvicos

Trajetos seguidos pelas fibras simpáticas pré-sinápticas nos troncos simpáticos:

1. **Ascendem e, em seguida, fazem sinapse. As fibras pós-sinápticas são para:**
   - Inervação da cabeça
   - Nervos esplâncnicos cardiopulmonares cervicais
   - Nervos espinais para o pescoço, a parte superior do tronco e os membros superiores

2. **Fazem sinapse no nível de saída As fibras pós-sinápticas são distribuídas pelos:**
   - Nervos esplâncnicos cardiopulmonares torácicos
   - Nervos espinais para a parte média do tronco

3. **Descem e fazem sinapse As fibras pós-sinápticas são distribuídas pelos:**
   - Nervos espinais para a parte inferior do tronco e os membros inferiores

4. **Passam através do tronco simpático sem fazer sinapse para entrar no nervo esplâncnico abdominopélvico para:**
   - Inervação das vísceras abdominopélvicas

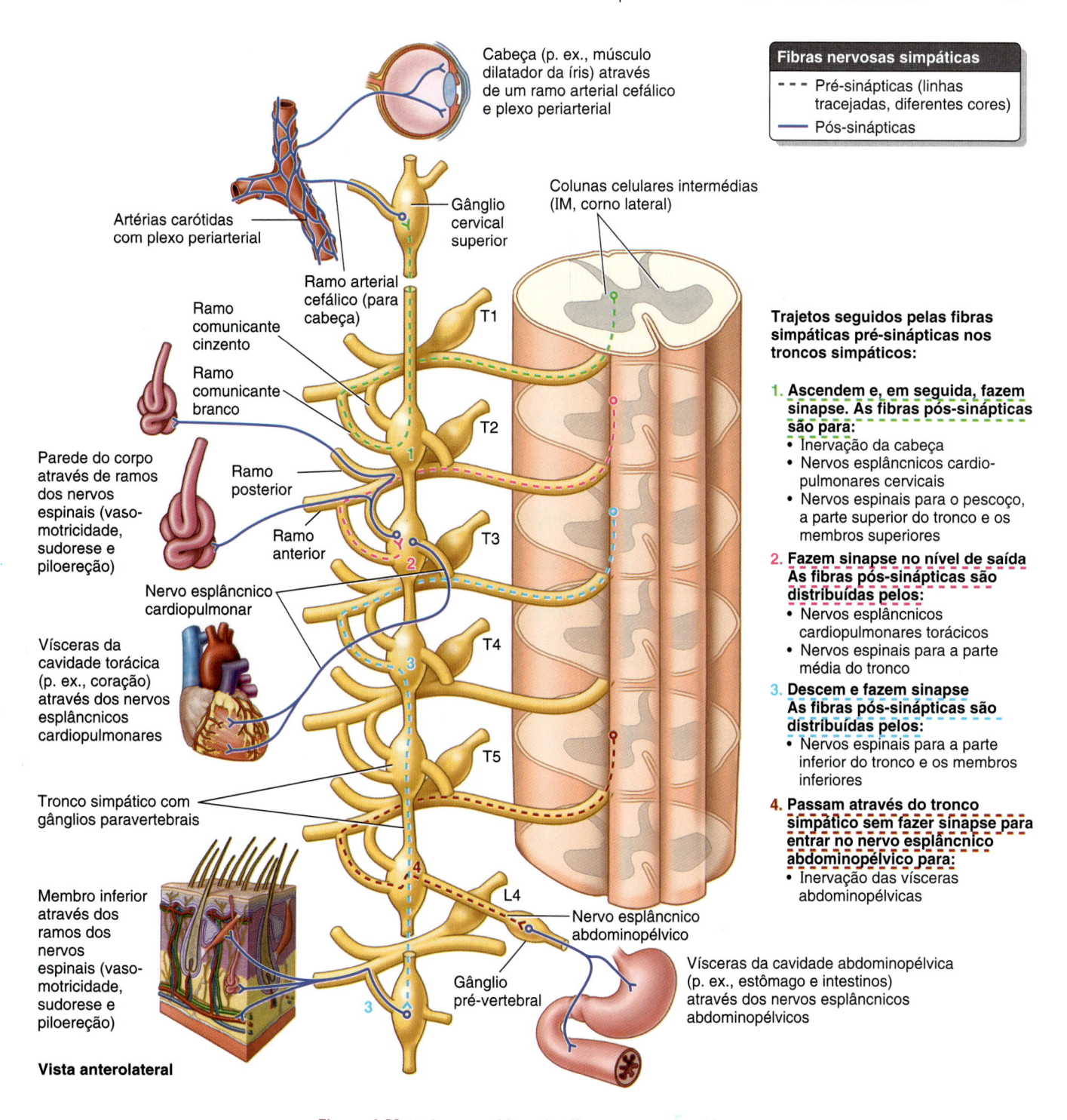

Vista anterolateral

Figura 1.29 Trajetos seguidos pelas fibras motoras simpáticas.

a inervação do músculo dilatador da íris) têm os seus corpos celulares localizados no gânglio cervical superior, na extremidade superior do tronco simpático. Elas saem do gânglio por meio de um **ramo arterial cefálico** para formar **plexos periarteriais** de nervos (ver Figuras 1.28 e 1.29), que seguem os ramos das artérias carótidas ou que podem passar diretamente até os NC para alcançar o seu destino na cabeça.

Os **nervos esplâncnicos** conduzem fibras eferentes (autônomas) e aferentes viscerais, que entram e que saem das vísceras das cavidades do corpo (ver Figuras 1.27 a 1.29). As fibras simpáticas pós-sinápticas destinadas às vísceras da cavidade torácica (p. ex., coração, pulmões e esôfago) atravessam os *nervos esplâncnicos cardiopulmonares* para entrar nos plexos cardíaco, pulmonar e esofágico. As fibras simpáticas pré-sinápticas responsáveis pela inervação das vísceras da cavidade abdominopélvica (p. ex., estômago, intestino e órgãos pélvicos) seguem até os gânglios pré-vertebrais por meio dos *nervos esplâncnicos abdominopélvicos* (os nervos esplâncnicos maior, menor, imo e lombar). Todas as fibras simpáticas pré-sinápticas dos nervos esplâncnicos abdominopélvicos, com exceção daquelas responsáveis pela inervação das glândulas suprarrenais, fazem sinapse nos gânglios pré-vertebrais. As fibras pós-sinápticas provenientes dos gânglios pré-vertebrais formam plexos periarteriais, que seguem ramos da parte abdominal da aorta para alcançar o seu destino.

Algumas fibras simpáticas pré-sinápticas que atravessam os gânglios pré-vertebrais (aorticorrenais) sem fazer sinapse terminam diretamente em células da medula da **glândula suprarrenal** (Figura 1.30). As células da medula da glândula suprarrenal funcionam como um tipo especial de neurônio pós-ganglionar que, em vez de liberar a sua substância neurotransmissora nas células de um órgão efetor específico, a liberam na corrente sanguínea para circular por todo o corpo, produzindo uma resposta simpática disseminada. Por conseguinte, a inervação simpática dessa glândula é excepcional.

Conforme descrito anteriormente, as fibras simpáticas pós-sinápticas constituem componentes de praticamente todos os ramos dos nervos espinais. Dessa maneira e por intermédio de plexos periarteriais, elas se estendem e inervam todos os vasos sanguíneos do corpo (a principal função do sistema simpático), bem como as glândulas sudoríferas, os músculos eretores dos pelos e as estruturas viscerais. Por conseguinte, a parte simpática do sistema nervoso alcança praticamente todas as partes do corpo, com a rara exceção de tecidos avasculares, como a cartilagem e as unhas. As fibras pré-sinápticas são relativamente curtas, enquanto as fibras pós-sinápticas são relativamente longas, visto que precisam se estender para todas as partes do corpo.

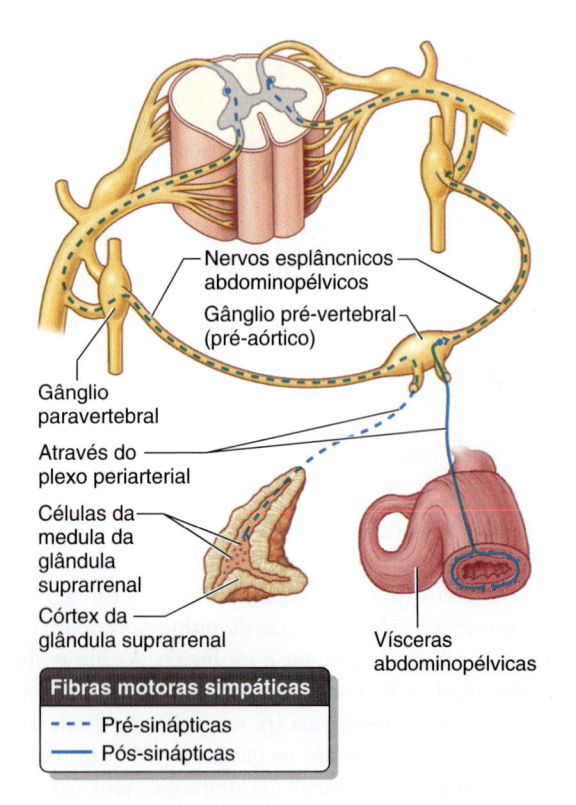

Figura 1.30 Inervação simpática da medula da glândula suprarrenal.

Inervação motora visceral parassimpática

Os corpos celulares dos neurônios parassimpáticos pré-sinápticos estão localizados em regiões do SNC – cranial e sacral – e suas fibras saem por dois trajetos (Figura 1.31). Isso explica o nome alternativo da parte parassimpática (craniossacral) da DASN.

- Cranial: a partir da substância cinzenta do tronco encefálico, as fibras saem do SNC nos NC III, NC VII, NC IX e NC X; essas fibras constituem a **parte parassimpática craniana**
- Sacral: a partir da substância cinzenta das partes sacrais da medula espinal (S2-S4), as fibras saem do SNC por meio das raízes anteriores dos nervos espinais S2-S4 e dos nervos esplâncnicos pélvicos que se originam de seus ramos anteriores; essas fibras constituem a **parte parassimpática pélvica**.

Como o próprio nome sugere, a parte craniana fornece a inervação parassimpática da cabeça, enquanto a parte sacral é responsável pela inervação parassimpática das vísceras pélvicas. Entretanto, em termos de inervação das vísceras torácicas e abdominais, a parte craniana por meio do nervo vago (NC X) é dominante. É responsável pela inervação de todas as vísceras torácicas e pela maior parte do sistema digestório, desde o esôfago até a maior parte do intestino grosso (até a flexura esquerda do colo). A parte sacral inerva apenas o colo descendente, o colo sigmoide e o reto.

Independentemente da extensa influência de sua parte craniana, o sistema parassimpático é muito mais restrito do que o sistema simpático no que concerne à sua distribuição. A parte parassimpática está distribuída apenas na cabeça, nas cavidades viscerais do tronco e nos tecidos eréteis dos órgãos genitais externos. Com exceção destes últimos, ela não alcança a parede do corpo nem os membros, e, exceto pelas partes iniciais dos ramos anteriores dos nervos espinais S2-S4, suas fibras não são componentes dos nervos espinais ou de seus ramos.

Na cabeça, existem quatro pares distintos de gânglios parassimpáticos (ver os Capítulos 8 e 10). Em outras partes, as fibras parassimpáticas pré-sinápticas fazem sinapse com corpos celulares pós-sinápticos, que ocorrem isoladamente dentro ou na parede do órgão-alvo (*gânglios viscerais ou intrínsecos*). As fibras parassimpáticas pré-sinápticas são, em sua maioria, longas e estendem-se do SNC até o órgão efetor, enquanto as fibras pós-sinápticas são curtas, saindo de um gânglio localizado próximo ou alojado no órgão efetor.

Sistema nervoso entérico

Sabe-se agora que os neurônios motores que foram identificados como neurônios parassimpáticos pós-sinápticos do sistema digestório desempenham uma função muito mais sofisticada do que a mera recepção e transmissão de impulsos das fibras parassimpáticas pré-sinápticas para os músculos lisos e as glândulas. Esses neurônios motores constituem os

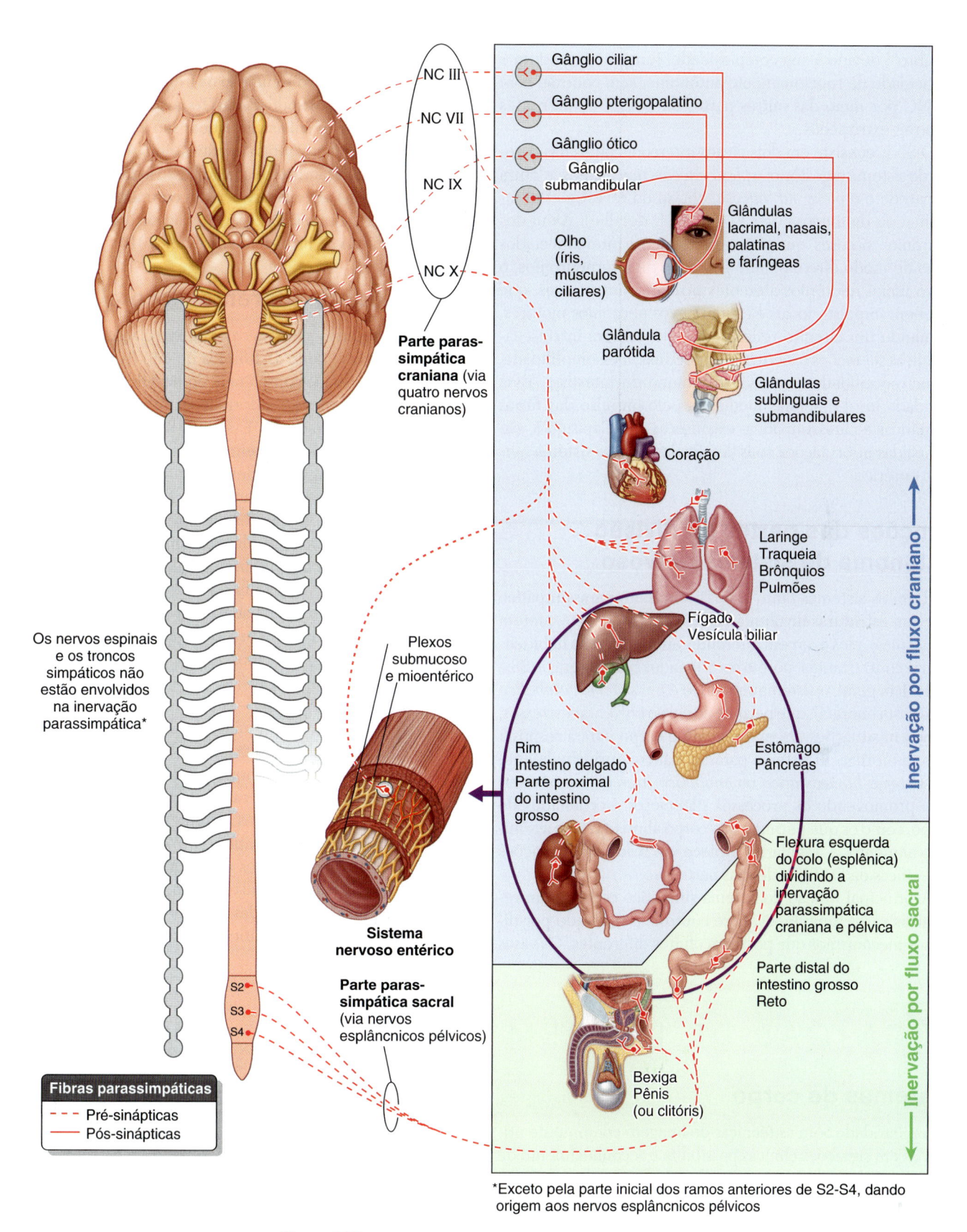

Figura 1.31 Distribuição das fibras nervosas parassimpáticas.

*Exceto pela parte inicial dos ramos anteriores de S2-S4, dando origem aos nervos esplâncnicos pélvicos

principais componentes do *sistema nervoso entérico* (SNE), que é cada vez mais identificado como terceiro componente do sistema motor visceral ou até mesmo como um "segundo cérebro", devido à sua complexidade, função integradora e capacidade de funcionamento autônomo, sem conexão com o SNC por meio das outras partes da DASN ou aferentes viscerais extrínsecos.

O SNE consiste em dois plexos interconectados nas paredes do sistema digestório: o *plexo mioentérico* da musculatura da parede e o *plexo submucoso*, abaixo do revestimento intestinal ou da mucosa (ver Figura 1.31, detalhe). Além dos neurônios motores, que estão extensamente interconectados tanto de modo direto quanto por meio de interneurônios, o plexo inclui neurônios aferentes primários intrínsecos, que recebem impulsos locais e estimulam os neurônios motores, formando um circuito reflexo local que integra intrinsecamente as secreções exócrinas e endócrinas, a vasomotilidade, a micromotilidade e a atividade imune do intestino. Essa atividade local é apenas modulada pelo impulso das fibras simpáticas e parassimpáticas extrínsecas. No Capítulo 5, são fornecidas informações mais detalhadas sobre o sistema nervoso entérico.

Funções das partes da divisão autônoma do sistema nervoso

Embora os sistemas tanto simpático quanto parassimpático inervem estruturas involuntárias (e, com frequência, afetem as mesmas), eles exercem diferentes efeitos que são habitualmente contrastantes, porém coordenados (ver Figuras 1.28 e 1.31). Em geral, o sistema simpático é um *sistema catabólico* (que gasta energia), que permite ao corpo enfrentar estresses, como em situações em que prepara o corpo para a resposta de luta ou fuga. O sistema parassimpático é principalmente um *sistema homeostático* ou *anabólico* (que conserva energia), promovendo os processos silenciosos e ordenados do corpo, como os que permitem ao corpo alimentar-se e assimilar o alimento. A Tabela 1.4 fornece um resumo das funções específicas da DASN e de suas partes.

A principal função do sistema simpático consiste em regular os vasos sanguíneos. Esse controle é realizado por diversos mecanismos que possuem efeitos diferentes. Os vasos sanguíneos por todo o corpo são tonicamente inervados por nervos simpáticos, mantendo um estado de vasoconstrição moderada em repouso. Na maioria dos leitos vasculares, o aumento dos sinais simpáticos produz aumento da vasoconstrição, enquanto uma diminuição na frequência de sinais simpáticos possibilita a vasodilatação. Todavia, em determinadas regiões do corpo, os sinais simpáticos são vasodilatadores (*i. e.*, substâncias transmissoras simpáticas inibem a vasoconstrição ativa, possibilitando a dilatação passiva dos vasos sanguíneos pela pressão arterial). Nos vasos coronários e nos vasos dos músculos esqueléticos, a estimulação simpática resulta em vasodilatação (Wilson-Pauwels et al., 2010).

Sensibilidade aferente visceral

As fibras aferentes viscerais possuem relações importantes com a DASN, tanto anatômica quanto funcionalmente. Em geral, não temos consciência do impulso sensitivo dessas fibras, que fornecem informações sobre a condição do ambiente interno do corpo. Essa informação é integrada no SNC, desencadeando frequentemente reflexos viscerais ou somáticos ou ambos. Os reflexos viscerais regulam a pressão arterial e a bioquímica, alterando funções como as frequências cardíaca e respiratória e a resistência vascular. A sensibilidade visceral que alcança um nível consciente é geralmente descrita como dor, que habitualmente é mal localizada e pode ser percebida como fome ou náuseas. Entretanto, estimulações adequadas, como as seguintes, podem induzir dor verdadeira: distensão súbita, espasmos ou contrações fortes, irritantes químicos, estimulação mecânica (particularmente quando o órgão é ativo) e condições patológicas (particularmente a *isquemia* – suprimento sanguíneo inadequado), que diminuem os limiares normais de estimulação. A atividade normal não produz habitualmente nenhuma sensação, mas pode fazê-lo se houver isquemia. Grande parte da sensibilidade reflexa visceral (inconsciente) e alguma dor seguem o seu trajeto em fibras aferentes viscerais que acompanham as fibras parassimpáticas retrógradas. Os impulsos de dor visceral (provenientes do coração e da maioria dos órgãos da cavidade peritoneal) seguem, em sua maior parte, um trajeto central ao longo das fibras aferentes viscerais que acompanham as fibras simpáticas.

TÉCNICAS DE IMAGEM

Sistemas do corpo

A familiaridade com as técnicas de imagem comumente utilizadas em situações clínicas possibilita o reconhecimento de anormalidades, como anomalias congênitas, tumores e fraturas. A introdução de meios de contraste possibilitou o exame de vários órgãos com lúmen ou vasculares e de espaços potenciais ou reais, como o sistema digestório, os vasos sanguíneos, os rins, as cavidades sinoviais e o espaço subaracnóideo.

Esta seção fornece descrições breves dos princípios de algumas das técnicas de imagem para diagnóstico mais comumente utilizadas:

- Radiografia convencional (radiografia simples)
- Tomografia computadorizada (TC)
- Ultrassonografia (US)
- Ressonância magnética (RM)
- Tomografia por emissão de pósitrons (PET).

Radiografia convencional

No exame radiológico, um feixe altamente penetrante de raios X transilumina o paciente, mostrando tecidos de diferentes densidades de massa no interior do corpo como imagens com diferentes intensidades de claro e escuro no filme de raios X (Figura 1.32). Um tecido ou órgão com massa relativamente densa, como o osso compacto de uma costela, absorve mais raios X do que um tecido menos denso, como o osso esponjoso (ver Quadro 1.1, "Princípios básicos da formação de imagens por raios X"). Por conseguinte, um tecido ou órgão denso produz uma área relativamente menos transparente no filme de raios X, visto que um número relativamente menor de raios X alcança a emulsão no filme. Por esse motivo, grãos de prata relativamente menores são revelados nessa área quando o filme é processado. Uma substância muito densa é *radiopaca*, enquanto uma substância de menor densidade é *radiotransparente*.

Muitos dos mesmos princípios que se aplicam para produzir uma sombra, aplica-se à radiografia convencional. As radiografias são feitas com a parte do corpo do paciente que está sendo examinada próximo ao filme ou detector, de modo a aumentar ao máximo a clareza da imagem e minimizar os artefatos da ampliação. Na nomenclatura radiológica básica, a *incidência posteroanterior* (*PA*) refere-se a uma radiografia na qual os raios X atravessam o paciente da parte posterior (P) para a anterior (A); o tubo de raios X está posicionado posteriormente ao paciente, e o filme ou detector está à sua frente. Uma radiografia com *incidência anteroposterior* (*AP*) é o oposto. As radiografias com ambas as incidências PA e AP são visualizadas como se você e o paciente estivessem um em frente do outro (o lado direito do paciente aparece à sua esquerda); isso é designado como *vista anteroposterior*. Por conseguinte, a radiografia de tórax padrão, realizada para examinar o coração e os pulmões, é uma vista AP de uma incidência PA. Para radiografias laterais, são utilizadas letras radiopacas (D ou E) para indicar o lado do corpo colocado o mais próximo do filme ou do detector, e a imagem é vista a partir da mesma direção em que o feixe foi projetado.

A introdução de meios de contraste (líquidos radiopacos, como compostos de iodo ou de bário) possibilita o exame de vários órgãos com lúmen ou vasculares e espaços potenciais ou reais – como o sistema digestório, os vasos sanguíneos, os rins, as cavidades sinoviais e o espaço subaracnóideo –, que não são visíveis em radiografias simples. Os exames radiológicos são realizados, em sua maioria, em pelo menos duas incidências perpendiculares. Como cada radiografia fornece uma representação bidimensional (2-D) de uma estrutura tridimensional (3-D), ocorre uma sobreposição das estruturas que são sequencialmente penetradas pelo feixe de raios X. Por conseguinte, é habitualmente necessário obter mais de uma incidência para detectar e localizar de modo acurado uma anormalidade.

Tomografia computadorizada

A TC mostra imagens do corpo que se assemelham a cortes anatômicos transversais (Figura 1.33). Um feixe de raios X atravessa o corpo enquanto o tubo de raios X e o detector movem-se ao redor do eixo do corpo. A quantidade de radiação absorvida por cada tipo diferente de tecido do plano do corpo escolhido varia de acordo com a quantidade de gordura, osso e água em cada elemento. Um computador compila e gera imagens como fatias 2-D e reconstruções 3-D totais.

Ultrassonografia

A US é uma técnica que possibilita a visualização das estruturas superficiais ou profundas no corpo por meio de registro dos pulsos de ondas ultrassônicas refletidas pelos tecidos (Figura 1.34). As imagens podem ser vistas em tempo real para demonstrar o movimento das estruturas e o fluxo de sangue nos vasos sanguíneos (US Doppler) e, em seguida, registradas como imagens simples ou como filme. Como a US é uma técnica não invasiva e não utiliza a radiação, constitui o método padrão para a avaliação do crescimento e do desenvolvimento do embrião e do feto.

Ressonância magnética

A RM mostra imagens do corpo semelhantes àquelas produzidas pela TC, porém melhores para a diferenciação do tecido (Figura 1.35). Com o uso da RM, o profissional é capaz

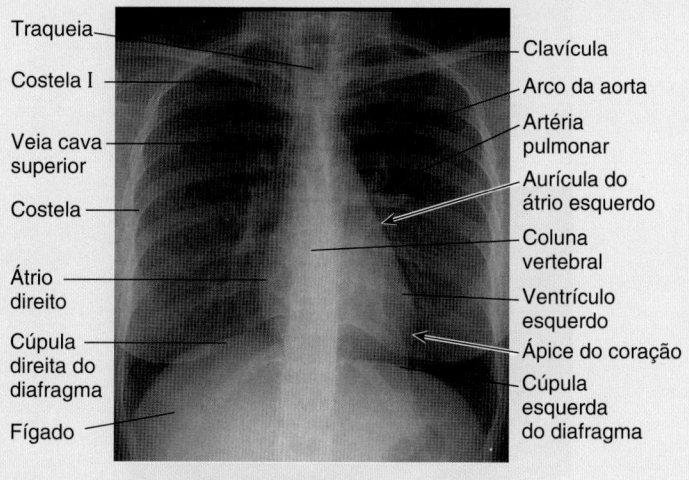

Figura 1.32 Radiografia de tórax.

Quadro 1.1 Princípios básicos da formação de imagens por raios X.

Mais radiotransparente	Ar	Menos radiopaco
↑	Gordura	↑
	Água e a maioria dos tecidos	
	Osso esponjoso	
Menos radiotransparente	Osso compacto	Mais radiopaco

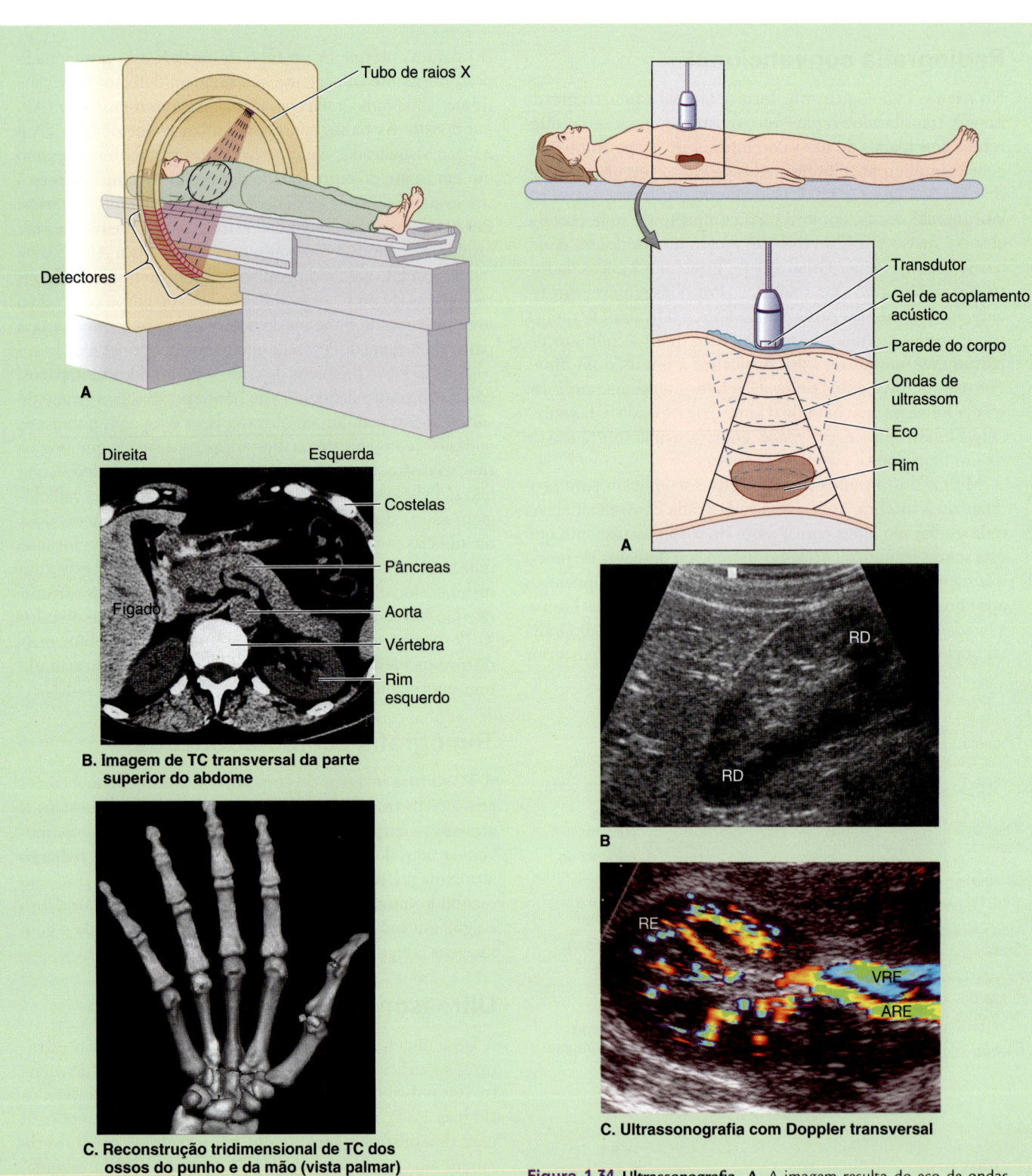

Figura 1.33 Tomografia computadorizada. A. Um tubo de raios X gira ao redor da pessoa na tomografia computadorizada (TC) e emite um feixe de raios X em forma de leque através do corpo da pessoa em uma variedade de ângulos. Os detectores de raios X localizados no lado oposto do corpo da pessoa medem a quantidade de radiação que atravessa um corte transversal da pessoa. **B** e **C.** Um computador reconstrói as imagens de TC. As imagens transversais são orientadas de modo que elas apareçam como se o examinador estivesse vendo a imagem ao pé da cama e olhando em direção à cabeça da pessoa em decúbito dorsal.

B. Imagem de TC transversal da parte superior do abdome

C. Reconstrução tridimensional de TC dos ossos do punho e da mão (vista palmar)

Figura 1.34 Ultrassonografia. A. A imagem resulta do eco de ondas ultrassônicas a partir das estruturas de diferentes densidades. **B.** Uma imagem longitudinal de um rim direito (*RD*) é mostrada. **C.** A US Doppler mostra o fluxo sanguíneo entrando e saindo do rim. *RE*, rim esquerdo; *VRE*, veia renal esquerda; *ARE*, artéria renal esquerda.

C. Ultrassonografia com Doppler transversal

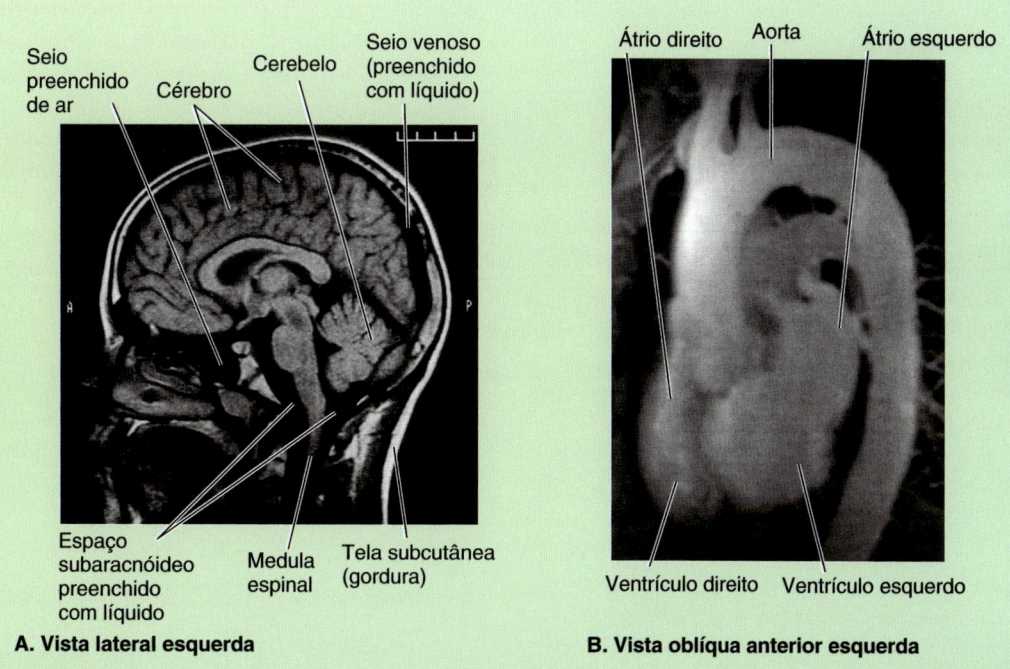

Figura 1.35 Ressonância magnética. A. Ressonância magnética (RM) sagital da cabeça e da parte superior do pescoço. **B.** Angiorressonância magnética do coração e dos grandes vasos.

de reconstruir os tecidos em *qualquer plano*, até mesmo planos oblíquos arbitrários. A pessoa é colocada em um *scanner* com um forte campo magnético, e o corpo recebe pulsos de ondas de rádio. Os sinais subsequentemente emitidos dos tecidos do paciente são armazenados em um computador e podem ser reconstruídos em imagens 2-D ou 3-D. A aparência dos tecidos nas imagens geradas pode variar, controlando como os pulsos de radiofrequência são enviados e recebidos. Os *scanners* podem ser *"gated"* ou regulados para visualizar estruturas em movimento, como o coração e o fluxo sanguíneo, em tempo real.

Tomografia por emissão de pósitrons

A PET utiliza isótopos produzidos por ciclotron de meia-vida extremamente curta, que emitem pósitrons. A PET é utilizada para avaliar de modo dinâmico a atividade fisiológica de órgãos, como o encéfalo. As áreas de aumento de atividade encefálica revelam a captação seletiva do isótopo injetado (Figura 1.36).

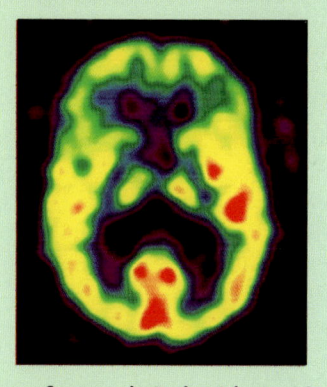

Figura 1.36 Tomografia por emissão de pósitrons. Vista transversal mostrando as regiões de atividade encefálica.

2 Dorso

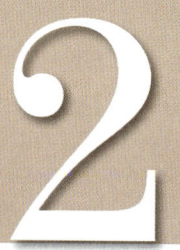

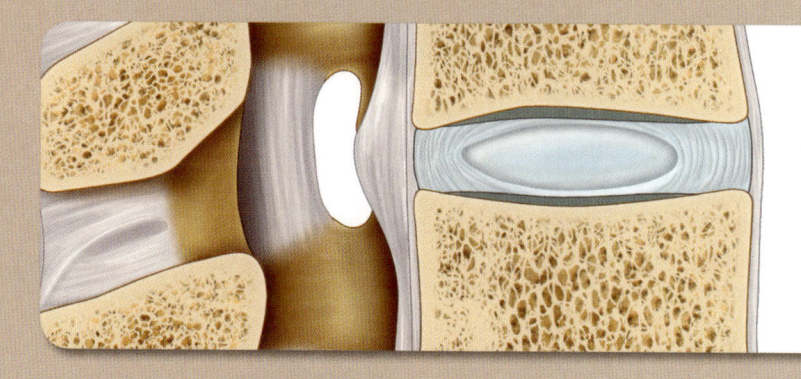

COLUNA VERTEBRAL, 46
Curvaturas da coluna vertebral, 47
Estrutura e função das vértebras, 48
Características regionais das vértebras, 49
Articulações da coluna vertebral, 59
Movimentos da coluna vertebral, 63
Vascularização da coluna vertebral, 65
Inervação da coluna vertebral, 66
MEDULA ESPINAL E MENINGES, 69

Estrutura dos nervos espinais, 69
Meninges espinais e líquido cerebrospinal, 72
Vascularização da medula espinal e das raízes dos nervos espinais, 73
MÚSCULOS DO DORSO, 76
Músculos extrínsecos do dorso, 76
Músculos próprios do dorso | Músculos intrínsecos do dorso, 76
Região suboccipital, 81

SIGNIFICADO DOS ÍCONES

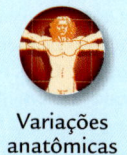

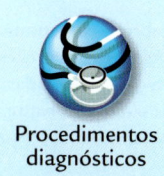

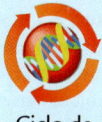

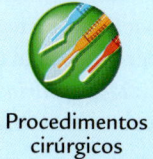

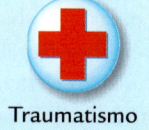

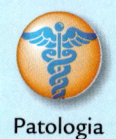

Variações anatômicas

Procedimentos diagnósticos

Ciclo de vida

Procedimentos cirúrgicos

Traumatismo

Patologia

O dorso – a face posterior do tronco inferior ao pescoço e superior à região glútea (nádegas) – é a região do corpo à qual estão fixados a cabeça, o pescoço e os membros. Em virtude de sua estreita associação com o tronco, a região posterior do pescoço, os músculos cervicais posteriores e profundos e as vértebras são descritos neste capítulo. O dorso consiste em:

- Pele
- Tela subcutânea
- Fáscia muscular
- Músculos (uma camada superficial, relacionada com o posicionamento e o movimento dos membros superiores, e camadas profundas, que estão relacionadas com a postura, o movimento ou a manutenção da posição do esqueleto axial)
- Ligamentos
- Coluna vertebral
- Costelas (na região torácica)
- Medula espinal e meninges (membranas que recobrem a medula espinal)
- Vários nervos segmentares e vasos.

COLUNA VERTEBRAL

A **coluna vertebral**, que se estende do crânio até o ápice do cóccix, forma o esqueleto do pescoço e do dorso e constitui a principal parte do esqueleto axial (que é constituído pelos ossos articulados do crânio, pela coluna vertebral, pelas costelas e pelo esterno). A coluna vertebral protege a medula espinal e os nervos espinais, sustenta o peso do corpo acima do nível da pelve, fornece um eixo parcialmente rígido e flexível para o corpo e um pivô para a cabeça, desempenhando uma importante função na postura e na locomoção.

A coluna vertebral de um adulto consiste normalmente em 33 vértebras distribuídas em cinco regiões: 7 cervicais, 12 torácicas, 5 lombares, 5 sacrais e 4 coccígeas (Figura 2.1A-D). O **ângulo lombossacral** localiza-se na junção da região lombar da coluna vertebral com o sacro. Ocorrem movimentos significativos apenas entre as 25 vértebras superiores. Nos adultos, as 5 vértebras sacrais (segmentos) estão fundidas, formando o sacro, enquanto as 4 vértebras coccígeas (segmentos) estão fundidas para formar o cóccix. As vértebras tornam-se gradualmente maiores à medida que a coluna vertebral desce em direção ao sacro e, em seguida, tornam-se progressivamente menores em direção ao ápice do cóccix. Essas diferenças estruturais estão relacionadas com o fato de que as vértebras sucessivas sustentam quantidades crescentes do peso do corpo. As vértebras alcançam o seu tamanho máximo imediatamente acima do sacro, que transfere o peso ao cíngulo do membro inferior nas articulações sacroilíacas. A coluna vertebral pressacral é flexível, visto que é constituída por **vértebras** unidas entre si por **discos intervertebrais (IV)** semirrígidos. As 25 primeiras vértebras, constituídas pelas vértebras cervicais, torácicas, lombares e a primeira vértebra sacral, também se articulam nas *articulações dos processos articulares* (*zigapofisárias*), que facilitam e controlam a flexibilidade da coluna vertebral.

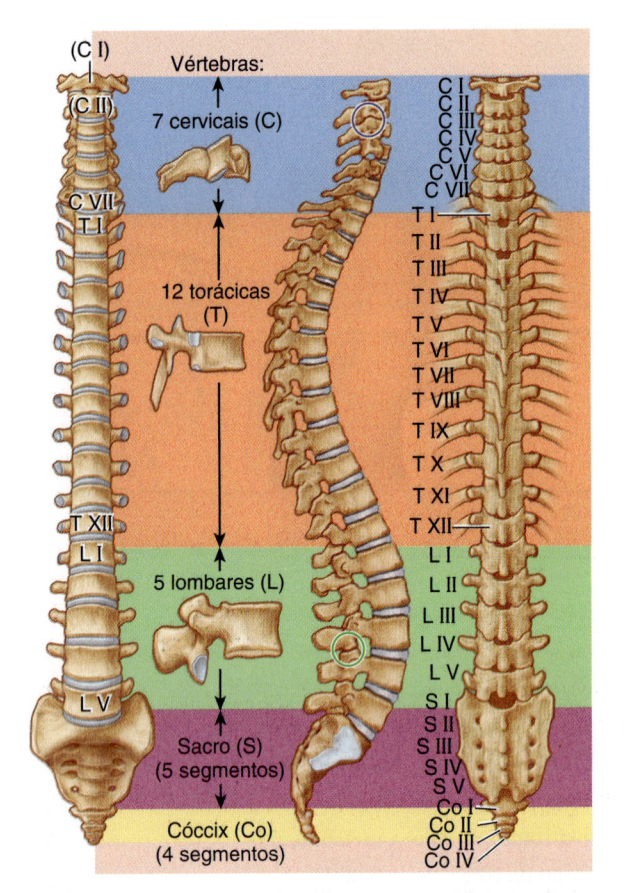

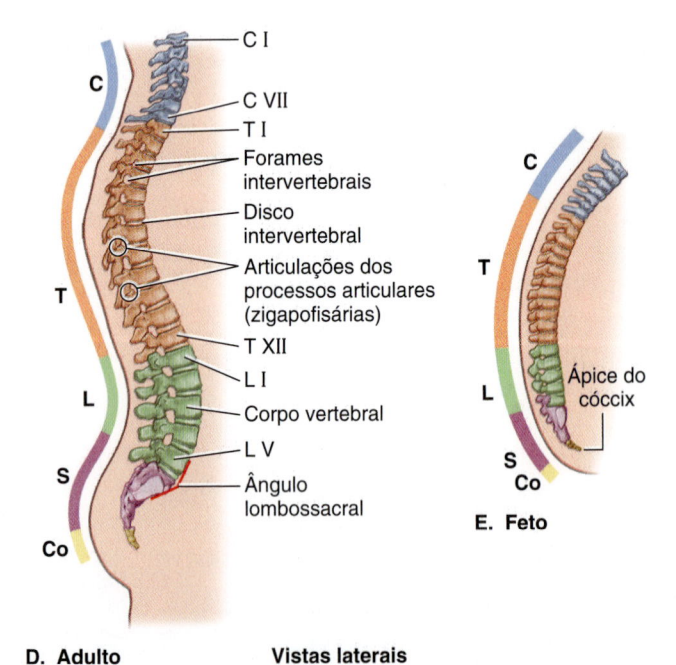

Figura 2.1 Coluna vertebral e curvaturas. **A** a **C**. Regiões da coluna vertebral do adulto. As articulações dos processos articulares (zigapofisárias) representativas de cada região estão indicadas por *círculos*. **D**. Curvaturas da coluna vertebral do adulto. **E**. Curvaturas da coluna vertebral do feto. Cervical + torácica + lombar = coluna pressacral.

Os corpos vertebrais contribuem com aproximadamente três quartos da altura da coluna vertebral pressacral,, enquanto a fibrocartilagem dos discos IV contribui com cerca de um quarto. O formato e a resistência das vértebras e dos discos IV, dos ligamentos e dos músculos fornecem estabilidade à coluna vertebral.

Curvaturas da coluna vertebral

Nos adultos, a coluna vertebral possui quatro curvaturas: cervical, torácica, lombar e sacral (ver Figura 2.1D). As **curvaturas (cifoses) torácica** e **sacral** (pélvica) são côncavas anteriormente, enquanto as **curvaturas (lordoses) cervical** e **lombar** são côncavas posteriormente. As curvaturas torácica e sacral são **curvaturas primárias** que se desenvolvem durante o período fetal (ver Figura 2.1E). As curvaturas primárias são conservadas durante toda vida em consequência de diferenças na altura entre as partes anterior e posterior das vértebras. As curvaturas cervical e lombar são **curvaturas secundárias**, que começam a aparecer na região cervical durante o período fetal, mas que só se tornam evidentes na lactância. As curvaturas secundárias são mantidas principalmente por diferenças na espessura entre as partes anterior e posterior dos discos IV. A **curvatura cervical** torna-se proeminente quando o lactente começa a manter a cabeça ereta.

A curvatura lombar torna-se evidente quando a criança começa a andar e assume a postura ortostática. Em geral, essa curvatura é mais pronunciada nas mulheres, termina no ângulo lombossacral e é formada na junção da vértebra L V com o sacro. A **curvatura sacral** das mulheres é reduzida, de modo que o cóccix faz menos protrusão na abertura inferior da pelve (canal do nascimento).

ANATOMIA DE SUPERFÍCIE

Curvaturas da coluna vertebral

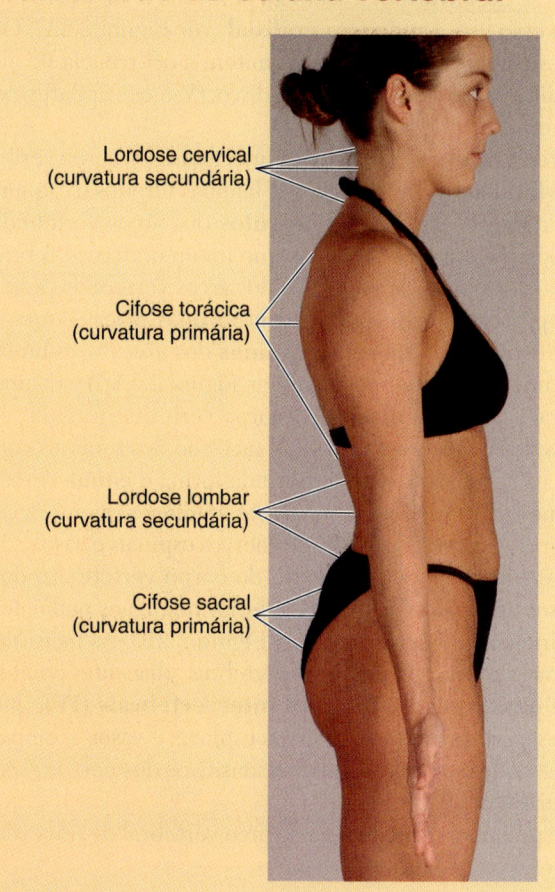

Figura AS2.1 Vista lateral das curvaturas normais do dorso.

Quando se observa a face posterior do tronco, particularmente em vista lateral, as curvaturas normais da coluna vertebral ficam evidentes.

ANATOMIA CLÍNICA

Curvaturas anormais da coluna vertebral

Em alguns indivíduos, as curvaturas anormais resultam de anomalias do desenvolvimento e, em outros, de processos patológicos, como a *osteoporose*. A osteoporose caracteriza-se por uma desmineralização efetiva dos ossos e resulta da perda do equilíbrio normal entre a deposição e a reabsorção de cálcio. Os ossos tornam-se fracos e frágeis e sujeitos a fraturas. A osteoporose dos corpos vertebrais ocorre em todas as vértebras, porém é mais comum nas vértebras torácicas e constitui um achado particularmente comum em mulheres após a menopausa.

A **hipercifose torácica** (clinicamente abreviada como **cifose**) caracteriza-se por um aumento anormal da curvatura torácica; a coluna vertebral curva-se posteriormente (Figura AC2.1A,B). Essa anormalidade pode resultar da erosão da parte anterior de uma ou mais vértebras. A erosão progressiva e o colapso das vértebras resultam em perda da altura total. A *corcunda de viúva* é um nome coloquial para referir-se à hipercifose torácica em mulheres idosas em consequência da osteoporose; todavia, a cifose ocorre em pessoas idosas de ambos os sexos.

A **hiperlordose lombar** (clinicamente abreviada como **lordose**) caracteriza-se por uma rotação anterior da pelve, que produz um aumento anormal na curvatura lombar; a coluna vertebral torna-se mais convexa anteriormente (ver Figura AC2.1A,C). Essa *deformidade por extensão anormal* pode estar associada a uma fraqueza da musculatura do tronco, particularmente da parede anterolateral do abdome. Para compensar as alterações na linha de gravidade normal, as mulheres desenvolvem lordose temporária no final da gravidez.

A **escoliose** caracteriza-se por uma curvatura lateral anormal, acompanhada de rotação das vértebras (ver Figura AC2.1D,E). Os processos espinhosos giram em direção à cavidade da curvatura anormal. A escoliose constitui a deformidade mais comum da coluna vertebral em meninas na puberdade (12 a 15 anos de idade). A fraqueza assimétrica dos músculos intrínsecos do dorso (*escoliose miopática*), a falta de desenvolvimento de metade de uma vértebra (*hemivértebra*) e uma diferença no comprimento dos membros inferiores constituem causas de escoliose.

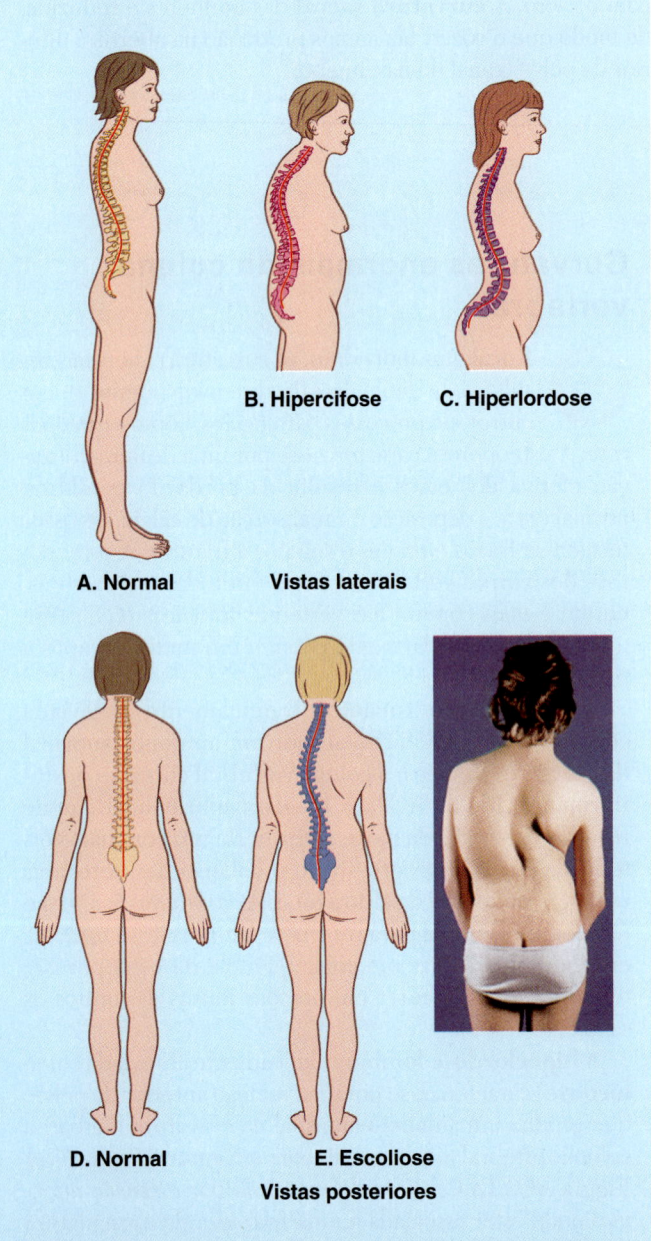

Figura AC2.1 Curvaturas normais e anormais da coluna vertebral.

As curvaturas proporcionam uma flexibilidade adicional (resiliência com absorção de choque) para a coluna vertebral, aumentando aquela fornecida pelos discos IV. Embora a flexibilidade proporcionada pelo disco IV seja passiva e limitada principalmente pelas articulações dos processos articulares e ligamentos longitudinais, aquela fornecida pelas curvaturas sofre resistência ativa pela contração dos grupos musculares antagonistas ao movimento.

Estrutura e função das vértebras

O tamanho e outras características das vértebras variam de uma região da coluna vertebral para outra e, em menor grau, dentro de cada região. Uma *vértebra geral* é constituída por um corpo vertebral, um arco vertebral e sete processos (Figura 2.2A-C). O **corpo vertebral** (a parte anterior e mais maciça da vértebra) confere resistência à coluna vertebral e sustenta o peso do corpo. O tamanho dos corpos vertebrais, particularmente de T IV para baixo, aumenta para sustentar o peso progressivamente maior do corpo. Durante a vida, a maior parte das faces superior e inferior dos corpos vertebrais é recoberta com cartilagem hialina, que representa um remanescente do modelo cartilaginoso a partir do qual os ossos se desenvolvem, exceto na periferia, onde existe um anel de osso liso, a **margem epifisial** (ver Figura 2.2A). Os remanescentes cartilaginosos permitem a ocorrência de alguma difusão de líquido entre o disco IV e os capilares no corpo vertebral.

O **arco vertebral** situa-se posteriormente ao corpo vertebral e é formado pelos pedículos e lâminas direitos e esquerdos (ver Figura 2.2C). Os **pedículos** dos arcos vertebrais são processos curtos e robustos que unem o arco vertebral ao corpo vertebral. Os pedículos dos arcos vertebrais projetam-se posteriormente para encontrar duas placas largas e planas de osso, denominadas **lâminas** dos arcos vertebrais, que se unem na linha mediana (ver Figura 2.2A-B). O arco vertebral e a face posterior do corpo vertebral formam as paredes do **forame vertebral**. A sucessão dos forames vertebrais na coluna vertebral articulada forma o **canal vertebral**, que contém a medula espinal, as meninges (membranas protetoras), gordura, as raízes dos nervos espinais e vasos. Os entalhes formados pela projeção do corpo vertebral e dos processos articulares superior e inferiormente aos pedículos são as **incisuras vertebrais** (ver Figura 2.2B). As incisuras vertebrais superior e inferior de vértebras adjacentes combinam-se para formar os **forames intervertebrais (IV)**, que dão passagem às raízes dos nervos espinais e vasos acompanhantes e que contêm os gânglios sensitivos dos nervos espinais (ver Figura 2.2D).

Sete processos originam-se do arco vertebral de uma vértebra geral (ver Figura 2.2):

- Um **processo espinhoso** mediano, que se projeta posteriormente (e, em geral, inferiormente) a partir do arco vertebral, na junção das lâminas
- Dois **processos transversos**, que se projetam posterolateralmente a partir das junções dos pedículos e das lâminas do arco vertebral

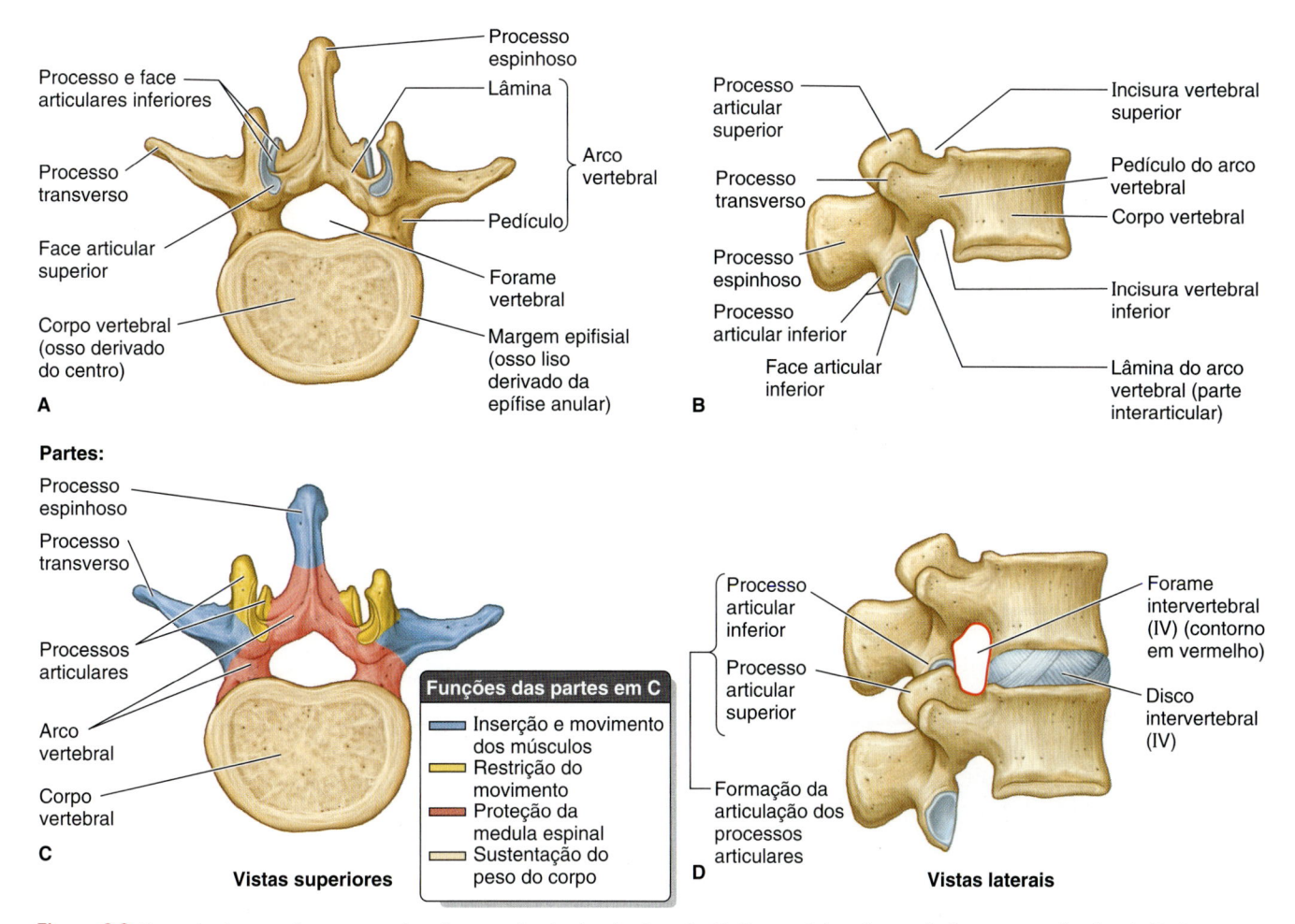

Figura 2.2 Uma vértebra geral, representada pela segunda vértebra lombar. **A** e **B**. Características ósseas. **C**. Componentes funcionais. **D**. Formação do forame intervertebral (IV).

- Quatro **processos articulares** – dois **superiores** e dois **inferiores** – que também se originam a partir das junções dos pedículos e das lâminas do arco vertebral, apresentando, cada um deles, uma face articular.

O processo espinhoso e os dois processos transversos projetam-se a partir do arco vertebral e fornecem inserções para os músculos profundos do dorso, atuando como alavancas no movimento das vértebras (ver Figura 2.2C). Os quatro processos articulares estão em aposição aos processos correspondentes das vértebras superior e inferior a eles, formando as *articulações dos processos articulares (zigapofisárias)* (ver Figura 2.2D). A direção das faces articulares nos processos articulares determina os tipos de movimentos permitidos e restritos entre vértebras adjacentes de cada região. A interligação dos processos articulares também ajuda a manter as vértebras adjacentes alinhadas, impedindo particularmente que uma vértebra deslize anteriormente sobre a vértebra abaixo.

Características regionais das vértebras

Cada uma das 33 vértebras é única. Todavia, as vértebras demonstram, em sua maioria, aspectos característicos que as identificam como pertencentes a uma das cinco regiões da coluna vertebral (p. ex., as vértebras cervicais caracterizam-se pela presença de forames nos seus processos transversos). Em cada região, as faces articulares estão orientadas em uma direção característica, que determina o tipo de movimento permitido em conjunto para a região. As variações regionais no tamanho e no formato do canal vertebral acomodam a espessura variável da medula espinal. As principais características regionais das vértebras estão resumidas nas Tabelas 2.1 a 2.3 e nas Figuras 2.3 a 2.7.

O **sacro** nos adultos, que é grande e cuneiforme, é constituído por cinco vértebras sacrais fundidas (ver Figura 2.7). O sacro proporciona resistência e estabilidade à pelve e transmite o peso do corpo ao cíngulo do membro inferior por meio das **articulações sacroilíacas**. A **base do sacro** é formada pela face superior da vértebra S I. Seus processos articulares superiores articulam-se com os processos articulares inferiores da vértebra L V. A margem anterior projetada do corpo da primeira vértebra sacral é o **promontório do sacro**. Nas faces pélvica e dorsal, encontram-se quatro pares de forames sacrais para a saída dos ramos dos primeiros quatro nervos espinais sacrais e seus vasos acompanhantes. A face pélvica do sacro é lisa e côncava.

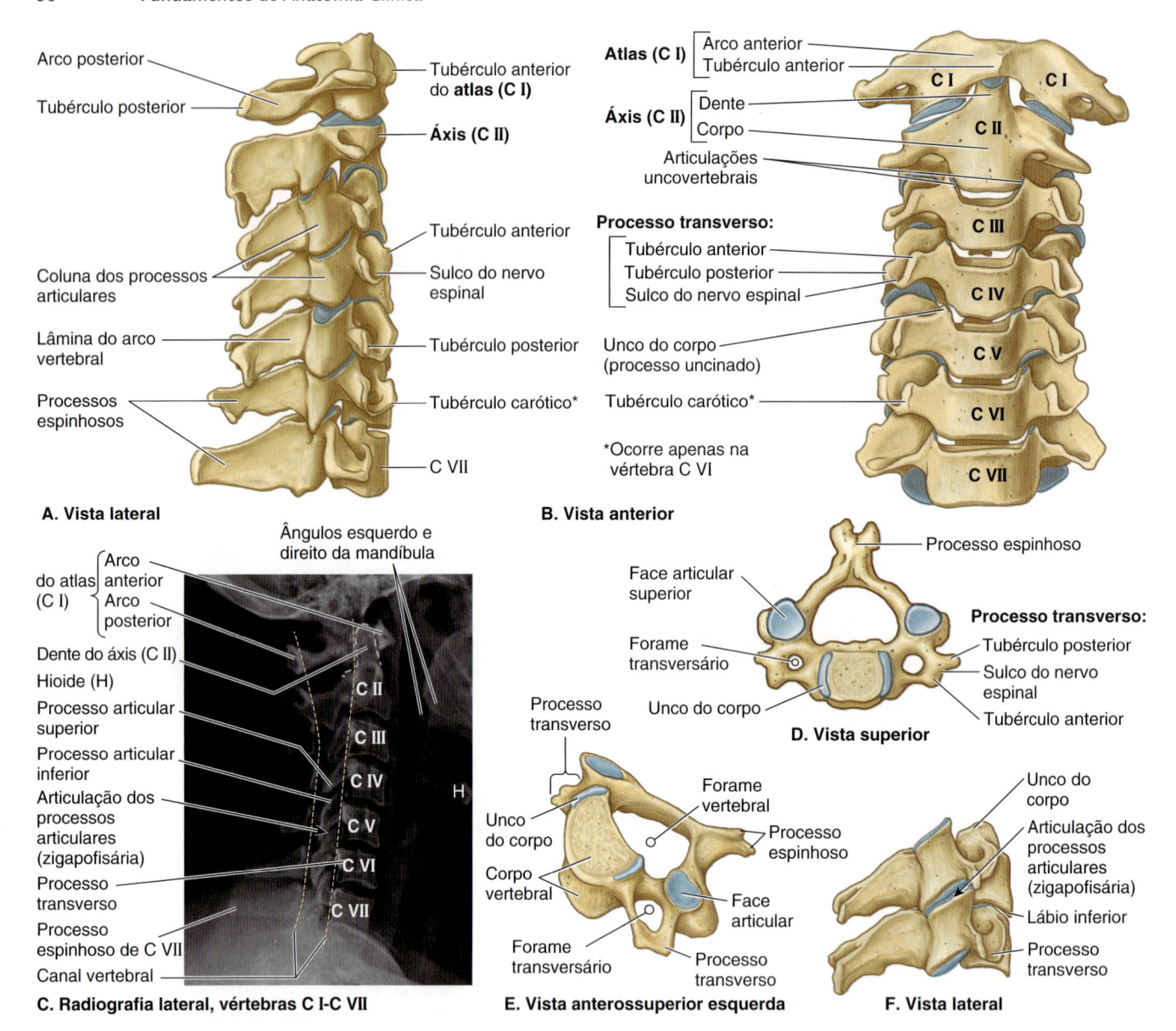

Figura 2.3 Vértebras cervicais. **A** e **B.** Vértebras articuladas. **C.** Radiografia lateral (compare com [A]). **D** a **F.** Características ósseas das vértebras cervicais gerais.

Tabela 2.1 Vértebras cervicais.

Parte (vértebras gerais)	Características
Corpo vertebral	Pequeno e mais largo laterolateralmente do que anteroposteriormente; a face superior é côncava entre os processos adjacentes (unco do corpo); a face inferior é convexa
Forame vertebral	Grande e triangular
Processos transversos	Forames transversários; pequenos ou ausentes em C VII; as artérias vertebrais e plexos venosos e simpáticos acompanhantes atravessam os forames (exceto C VII, que só dá passagem às pequenas veias vertebrais acessórias); tubérculos anterior e posterior
Processos articulares	Faces articulares superiores direcionadas superoposteriormente; faces articulares inferiores direcionadas inferoanteriormente
Processo espinhoso	Curtos em C III a C V e bífidos[a] (divididos em duas partes); o processo de C VI é longo, porém o de C VII é mais longo (a C VII é denominada vértebra proeminente)

[a]Menos comum em indivíduos negros.

(continua)

Capítulo 2 • Dorso 51

A. Atlas — Vista superior
- Tubérculo posterior
- Sulco da artéria vertebral
- Arco posterior
- Forame vertebral (para medula espinal)
- Processo transverso
- Forame transversário
- Face articular superior
- Fóvea de dente
- Tubérculo anterior
- Arco anterior
- Massa lateral do atlas
- Ligamento transverso do atlas
- Forame para o dente do áxis

B. Áxis — Vista superior
- Processo espinhoso (bífido)
- Lâmina do arco vertebral
- Forame vertebral
- Processo articular inferior
- Processo transverso
- Face articular superior
- Dente do áxis
- Face articular anterior (para o atlas)
- Corpo vertebral

C. Incidência anteroposterior
- Dentes superiores
- Palato duro
- Articulação atlantoaxial mediana
- Articulações atlantoaxiais laterais
- Dentes inferiores

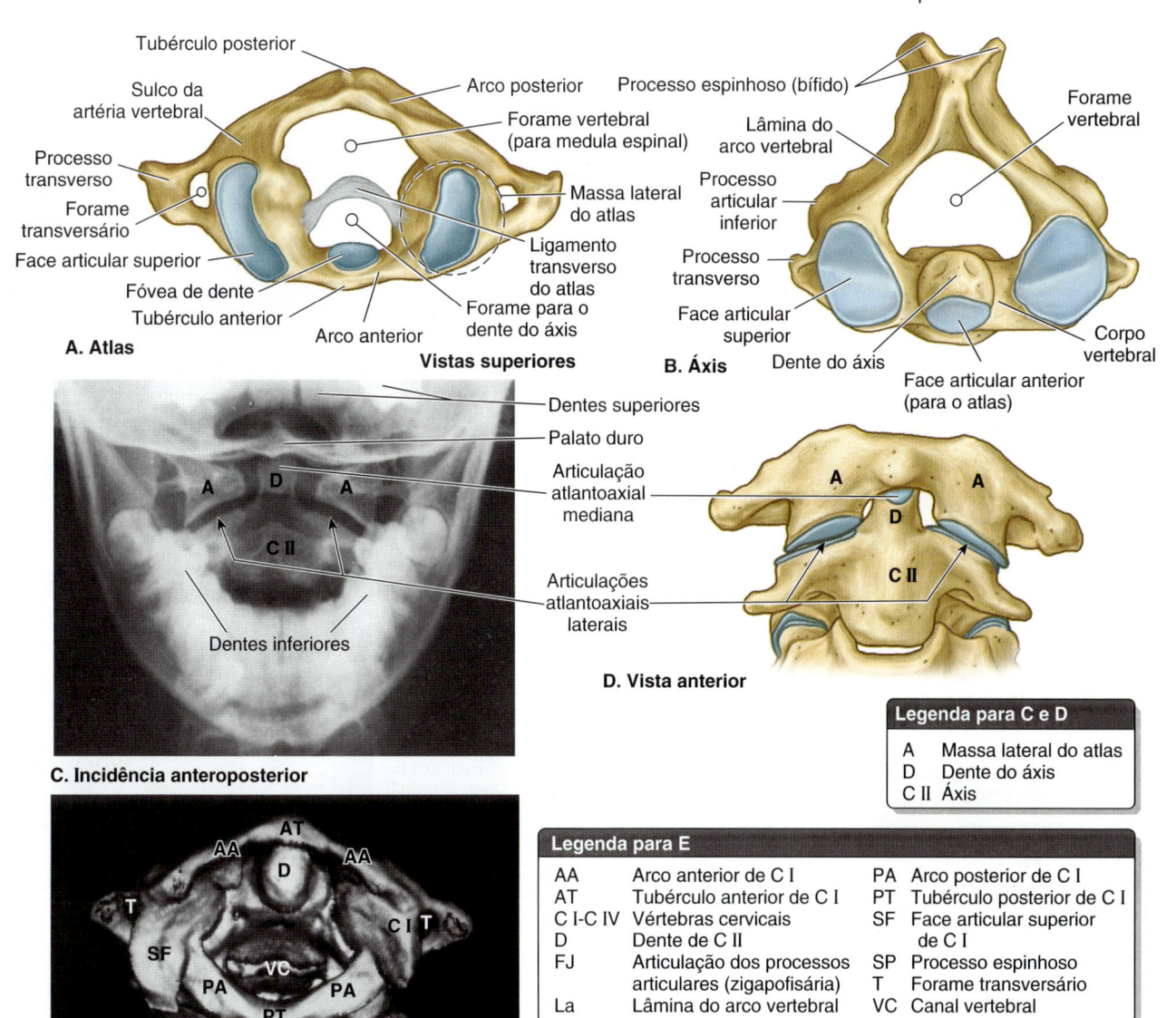

D. Vista anterior

Legenda para C e D	
A	Massa lateral do atlas
D	Dente do áxis
C II	Áxis

Legenda para E			
AA	Arco anterior de C I	PA	Arco posterior de C I
AT	Tubérculo anterior de C I	PT	Tubérculo posterior de C I
C I-C IV	Vértebras cervicais	SF	Face articular superior de C I
D	Dente de C II		
FJ	Articulação dos processos articulares (zigapofisária)	SP	Processo espinhoso
		T	Forame transversário
La	Lâmina do arco vertebral	VC	Canal vertebral

E. Vista posterior

Figura 2.4 Atlas (C I) e Áxis (C II). **A** e **B.** Características ósseas. **C** e **D.** Radiografia anteroposterior com ilustração correspondente. **E.** TC reconstruída tridimensional.

Tabela 2.1 Vértebras cervicais. (*continuação*)

Parte (vértebras atípicas)	Características
Atlas (C I)	• Semelhante a um anel; relativamente reniforme quando vista superior ou inferiormente • Ausência de processo espinhoso ou corpo; consiste em duas massas laterais unidas por arcos anterior e posterior • As faces articulares superiores côncavas formam articulações atlantoccipitais com os côndilos occipitais; as faces articulares inferiores planas unem-se com a vértebra C II para formar as articulações atlantoaxiais laterais
Áxis (C II)	• A vértebra cervical mais forte • O aspecto característico é o dente, que se projeta superiormente a partir de seu corpo e fornece um pivô em torno do qual o atlas gira e sustenta o crânio • O dente do áxis articula-se anteriormente com o arco anterior do atlas e posteriormente com o ligamento transverso do atlas

Legenda

H = Cabeça da costela
P = Pedículo do arco vertebral
TP = Processo transverso da vértebra
SP = Processo espinhoso (a ponta sobrepõe-se ao disco IV e à vértebra inferior)
Setas = Articulações das cabeças das costelas

A. Vista superior

B. Incidência anteroposterior

C. Vista anterossuperior

D. Vista lateral

E. Incidência lateral

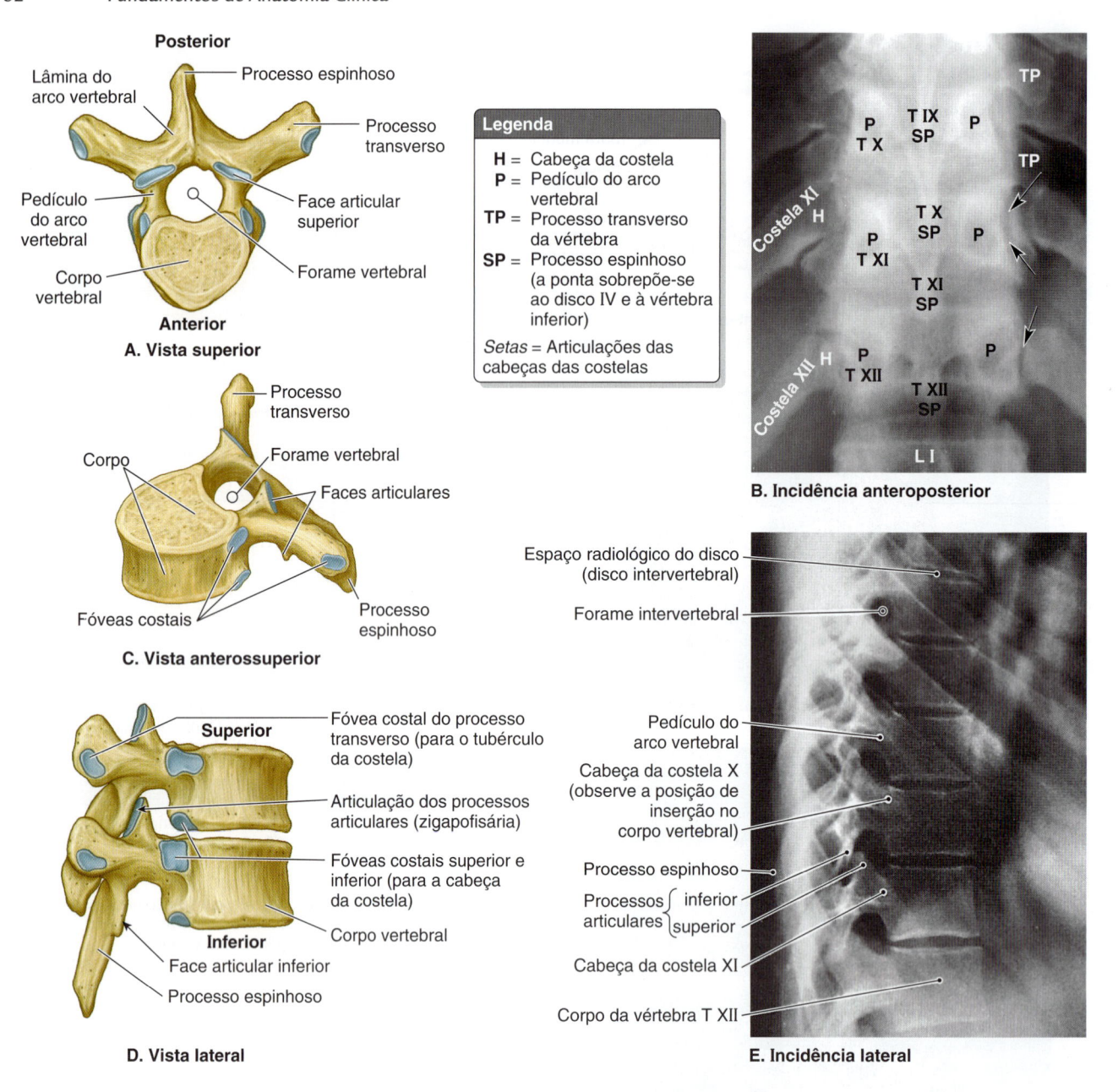

Figura 2.5 Vértebras torácicas. As vértebras torácicas (T I-T XII) formam a parte posterior do esqueleto do tórax e articulam-se com as costelas. **A.** Características ósseas da vértebra geral. **B.** Radiografia anteroposterior. **C.** Características ósseas da vértebra geral. **D.** Vértebras articuladas. **E.** Radiografia lateral. O espaço aparente entre os corpos vertebrais nas radiografias é o local do disco intervertebral (IV) radiotransparente.

Tabela 2.2 Vértebras torácicas.

Parte	Características
Corpo	Em forma de coração; apresenta uma ou duas fóveas costais bilaterais para articulação com a cabeça da costela (*H*)
Forame vertebral	Circular e menor do que os das regiões cervical e lombar
Processo transverso (*TP*)	Longo e forte; estende-se posterolateralmente; o comprimento diminui de T I-T XII; os de T I-T X apresentam fóveas costais dos processos transversos para a articulação com o tubérculo da costela
Processos articulares	Faces articulares superiores direcionadas posterior e um pouco lateralmente; faces articulares inferiores direcionadas anteriormente e um pouco medialmente
Processo espinhoso (*SP*)	Longo; com inclinação posteroinferior, sobrepondo-se ao corpo vertebral subjacente (algumas vezes completamente)

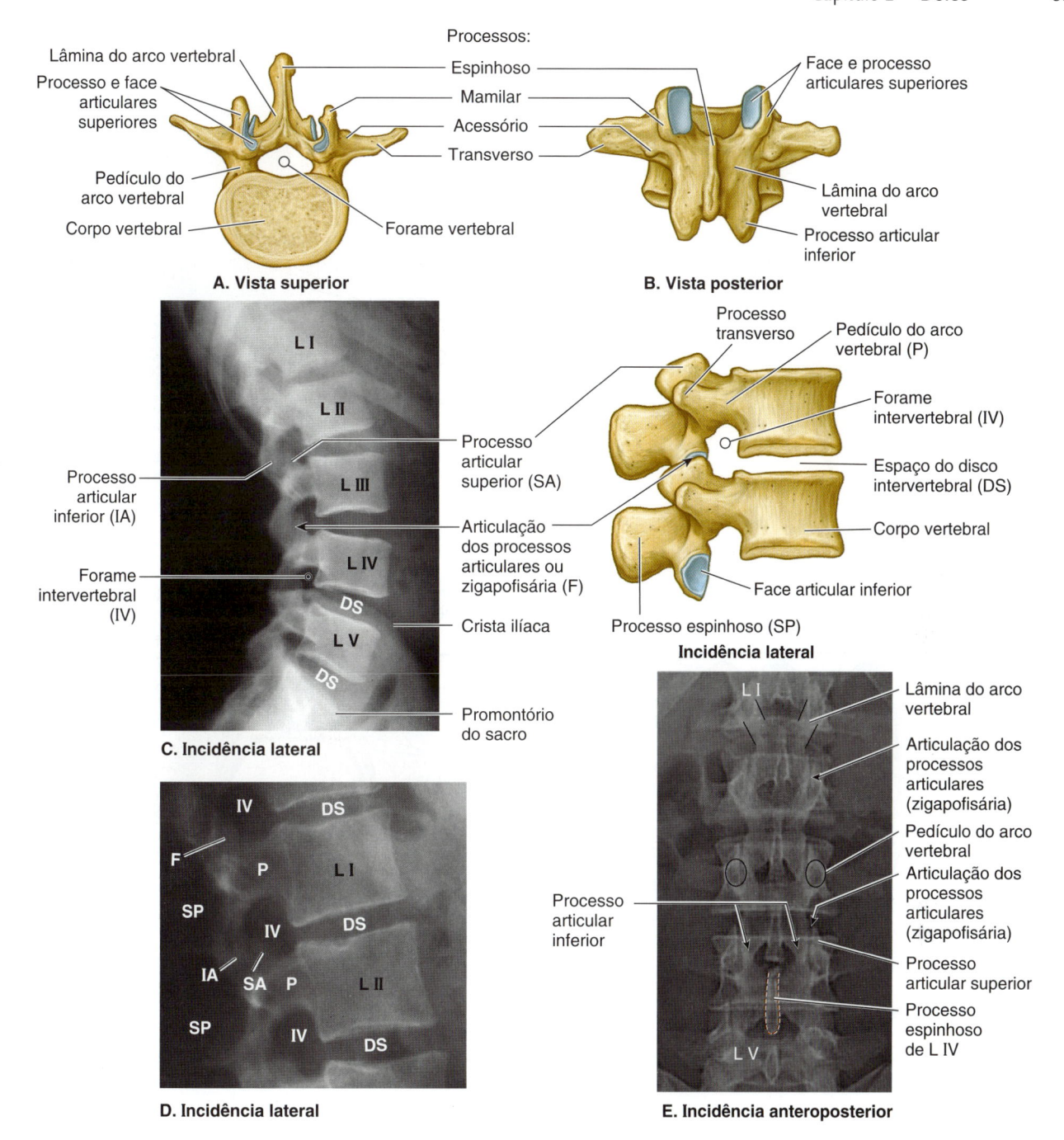

Figura 2.6 Vértebras lombares. A e B. Características ósseas. C. Radiografia lateral da região lombar da coluna vertebral. D. Radiografia lateral da região L I-L II. As letras referem-se às estruturas indicadas em C. E. Radiografia anteroposterior.

Tabela 2.3 Vértebras lombares.

Parte	Características
Corpo vertebral	Maciço; reniforme quando visto superiormente; maior e mais pesado do que os de outras regiões
Forame vertebral	Triangular; maior do que nas vértebras torácicas e menor do que nas vértebras cervicais
Processos transversos	Longos e finos; processo acessório na face posterior da base de cada processo
Processos articulares	Faces articulares superiores direcionadas posteromedialmente (ou medialmente); faces articulares inferiores direcionadas anterolateralmente (ou lateralmente); processo mamilar na face posterior de cada processo articular superior
Processo espinhoso	Curto e robusto; em forma de machadinha

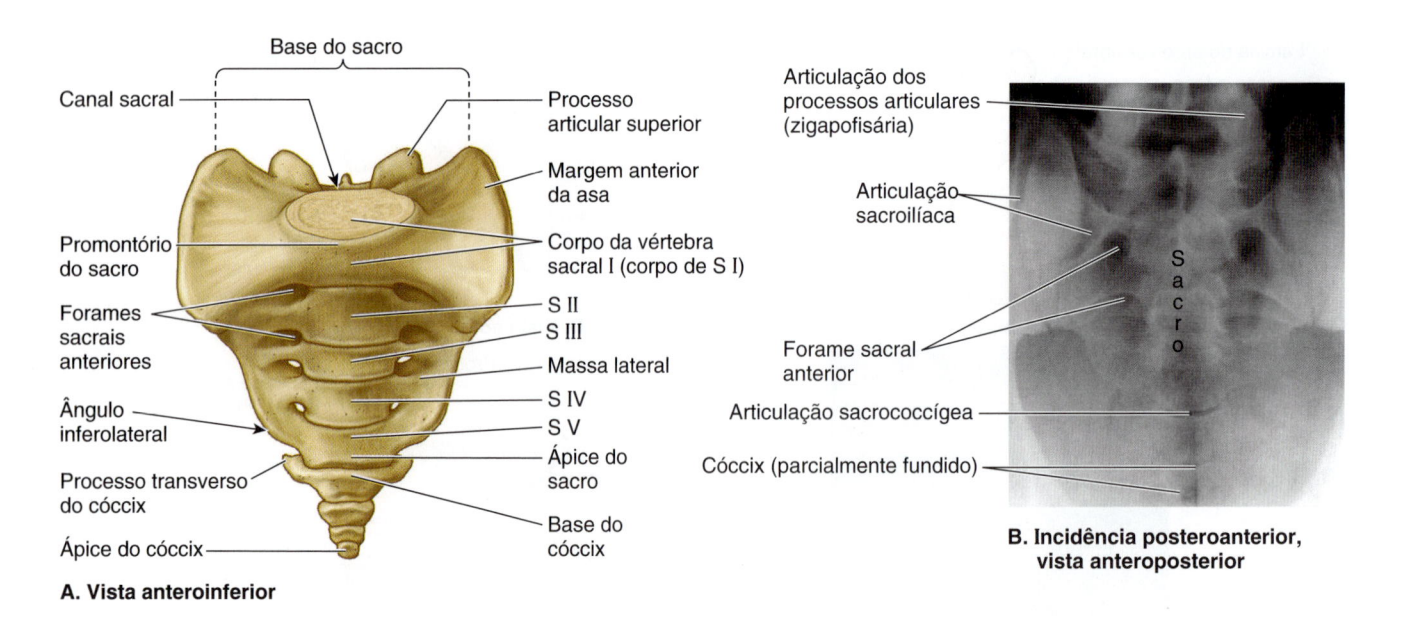

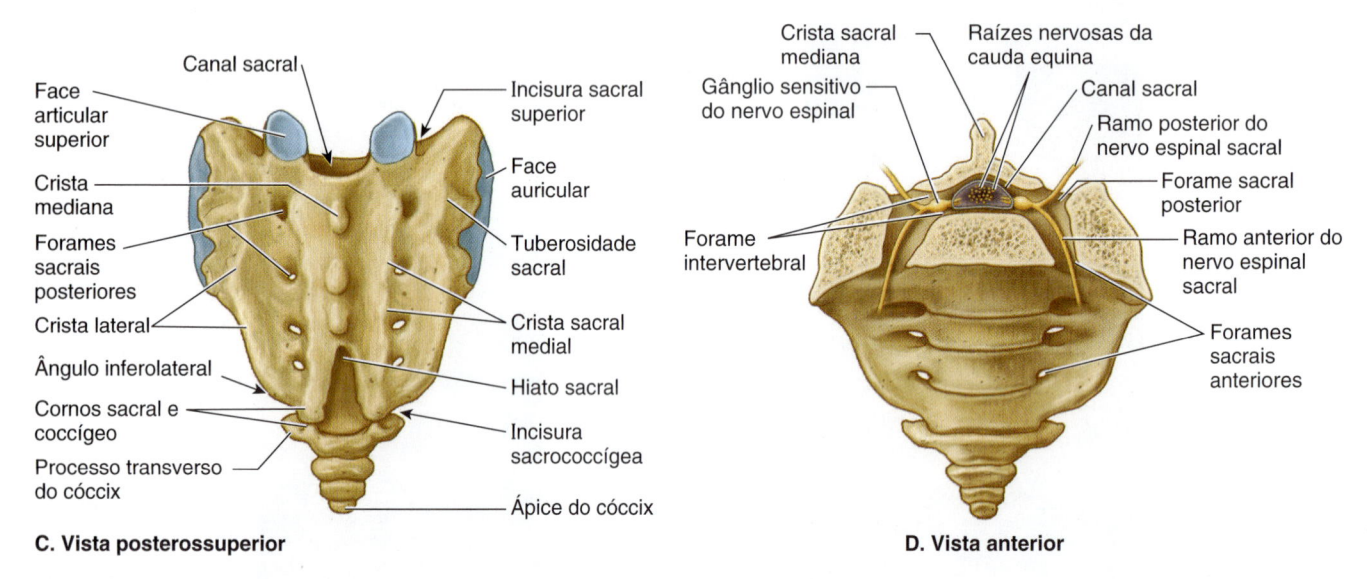

Figura 2.7 Sacro e cóccix. **A.** Base e face pélvica. **B.** Radiografia. Incidência posteroanterior, vista anteroposterior. **C.** Face posterior. **D.** Corte coronal através do primeiro forame sacral.

As quatro linhas transversas indicam o local em que ocorreu a fusão das vértebras sacrais. A face posterior do sacro é rugosa e convexa. Os processos espinhosos fundidos formam a **crista sacral mediana**. Os processos articulares fundidos formam as **cristas sacrais mediais**, e os ápices fundidos dos processos transversos formam as **cristas sacrais laterais**. O **hiato sacral** em forma de U invertido resulta da ausência das lâminas e dos processos espinhosos das vértebras S IV e S V. O hiato sacral leva ao canal sacral, a extremidade inferior do canal vertebral. Os **cornos sacrais**, que representam os processos articulares inferiores da vértebra S V, projetam-se inferiormente em cada lado do hiato sacral e fornecem um guia útil para a sua localização. A parte lateral do sacro apresenta uma face auricular (em forma de orelha), que participa da articulação sacroilíaca. As quatro vértebras do **cóccix** afunilado constituem remanescentes do esqueleto da eminência caudal embrionária semelhante a uma cauda. As três vértebras distais fundem-se durante a meia-idade para formar o cóccix, um osso em forma de bico que se articula com o sacro.

ANATOMIA CLÍNICA

Espinha bífida

A anomalia congênita mais comum da coluna vertebral é a **espinha bífida oculta**, em que as lâminas (arcos neurais embrionários) de L V e/ou S I não se desenvolvem e nem se fundem normalmente. Esse defeito ósseo, que é observado em até 24% dos indivíduos, é oculto pela pele; entretanto, a sua localização é frequentemente indicada por um tufo de pelos. Os indivíduos com espinha bífida oculta em sua maioria não apresentam nenhum problema no dorso (Moore et al., 2016). Nos tipos graves da anomalia, como a **espinha bífida cística**, há uma falta quase completa de desenvolvimento de um ou mais arcos vertebrais (Figura AC2.2). A espinha bífida cística está associada a uma herniação das meninges (*meningocele*) e/ou da medula espinal (*meningomielocele*). Em geral, ocorrem sintomas neurológicos nos casos graves de meningomielocele (p. ex., paralisia dos membros e distúrbios no controle da bexiga urinária e do intestino).

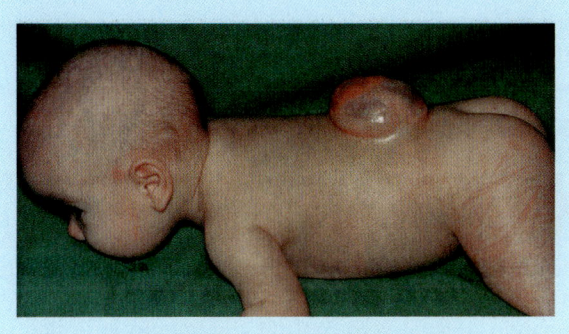

Lactente com espinha bífida cística

Figura AC2.2 Espinha bífida cística com meningomielocele.

Laminectomia

A **laminectomia** refere-se à excisão cirúrgica de um ou mais processos espinhosos e suas lâminas de sustentação (*1* na Figura AC2.3). O termo também é empregado comumente para indicar a retirada da maior parte do arco vertebral por meio de transecção dos pedículos (*2* na Figura AC2.3). As laminectomias proporcionam acesso ao canal vertebral para aliviar a pressão exercida sobre a medula espinal ou as raízes dos nervos comumente causada por um tumor, uma hérnia de disco IV ou hipertrofia (crescimento excessivo) óssea.

Fraturas de vértebras

As fraturas e fraturas-luxações da coluna vertebral resultam habitualmente de flexão forçada súbita, como a que ocorre em um acidente automobilístico. Normalmente, a lesão é uma fratura por esmagamento ou compressão do corpo de uma ou mais vértebras. Se ocorrer movimento anterior violento da vértebra, além da compressão, pode haver deslocamento de uma vértebra anteriormente sobre a vértebra abaixo dela. Em geral, esse movimento provoca luxação e fraturas das faces articulares entre as duas vértebras, bem como ruptura dos ligamentos interespinais. As lesões graves por flexão da coluna vertebral são, em sua maioria, acompanhadas de lesões irreparáveis da medula espinal.

Fratura e luxação do atlas

As forças verticais (p. ex., choque contra o fundo da piscina em um acidente de mergulho) que comprimem as massas laterais entre os côndilos occipitais e o áxis causam o seu afastamento, fraturando um ou ambos os arcos anteriores ou posteriores (Figura AC2.4A). Se a força for suficiente, ocorre também ruptura do ligamento transverso que os une (Figura AC2.4B). A consequente fratura de Jefferson ou explosiva não resulta necessariamente em lesão da medula espinal, visto que, na verdade, há um aumento das dimensões do anel ósseo. Entretanto, a lesão da medula espinal é mais provável se houver também ruptura do ligamento transverso.

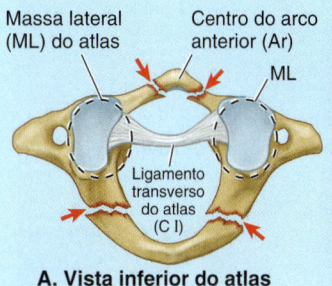

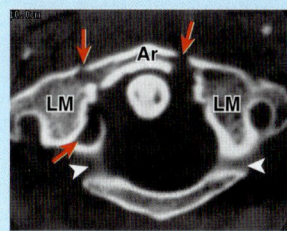

A. Vista inferior do atlas **B. Vista inferior de TC**

Figura AC2.4 **Fratura de Jefferson (explosiva) do atlas.** As *setas vermelhas* indicam as fraturas.

Luxação de vértebras

Os corpos das vértebras cervicais podem sofrer luxação em traumatismos do pescoço com menos força do que a necessária para fraturá-los. Devido ao grande canal vertebral na região cervical, pode ocorrer uma pequena luxação sem nenhum dano à medula espinal;

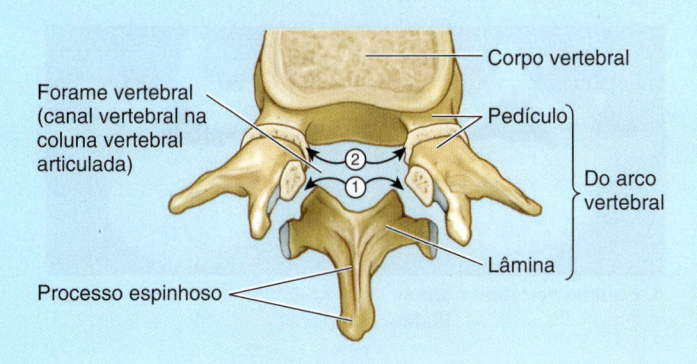

Figura AC2.3 Laminectomia.

entretanto, as luxações graves podem provocar lesão da medula espinal. Se a luxação não resultar em "cavalgamento" das faces articulares, com travamento dos processos articulares deslocados, pode haver autorredução das vértebras cervicais ("deslizamento de volta ao lugar") de modo que uma radiografia pode não indicar que ocorreu lesão da medula espinal. A ressonância magnética (RM) pode revelar a lesão resultante dos tecidos moles.

A *hiperextensão grave do pescoço* (lesão em chicote) pode ocorrer durante colisões na traseira de veículos motorizados, particularmente quando o encosto da cabeça está muito baixo ou muito distante das costas. Nesses tipos de lesões por hiperextensão, o ligamento longitudinal anterior é acentuadamente estirado e pode ser rompido.

A luxação das vértebras nas regiões torácica e lombar é incomum, devido à interligação de seus processos articulares; todavia, devido à transição abrupta da região torácica relativamente inflexível para a região lombar muito mais móvel, as vértebras T XI e T XII são as vértebras não cervicais que mais comumente sofrem fratura.

As fraturas das partes interarticulares das lâminas vertebrais de L V (*espondilólise de L V* [Figura AC2.5A,B]) podem resultar em deslocamento do corpo vertebral de L V para frente em relação ao sacro (*espondilolistese* [Figura AC2.5C]). A espondilólise de L V ou a suscetibilidade a ela provavelmente resulta da falta de união adequada do centro de L V com os arcos neurais durante o desenvolvimento. A espondilolistese na articulação L V-S I pode resultar em compressão dos nervos espinais da cauda equina quando passam pela parte superior do sacro, causando dor lombar e no membro inferior (Figura AC2.5C). A projeção do corpo vertebral de L V dentro da abertura superior da pelve reduz o diâmetro anteroposterior dessa abertura.

A hiperextensão grave tem mais tendência a causar lesão das partes posteriores das vértebras – os arcos vertebrais e seus processos. A hiperextensão acentuada do pescoço (p. ex., como a que ocorre em lesões de mergulho) pode comprimir o arco posterior da vértebra C I entre o occipital e a vértebra C II. Nesses casos, a vértebra C I habitualmente sofre fratura em um ou ambos os sulcos das artérias vertebrais. O ligamento longitudinal anterior e o anel fibroso adjacente do disco IV de C II-C III também pode sofrer ruptura. Se isso ocorrer, o crânio e as vértebras C I e C II são separados do resto do esqueleto axial, e a medula é habitualmente seccionada. Os indivíduos com essa lesão raramente sobrevivem.

Estenose vertebral lombar

A estenose vertebral lombar descreve uma estenose (estreitamento) do forame vertebral em uma ou mais vértebras lombares (Figura AC2.6). A estenose de um forame vertebral lombar pode causar compressão de uma ou mais raízes dos nervos espinais que estejam ocupando o canal vertebral. O tratamento cirúrgico pode consistir em laminectomia descompressiva. A estenose vertebral lombar pode ser uma anomalia hereditária, que pode tornar o indivíduo mais vulnerável às alterações degenerativas relacionadas com o envelhecimento, como protrusão do disco IV. Quando ocorre protrusão de disco IV em um paciente com estenose vertebral, isso compromete ainda mais o tamanho do canal vertebral, bem como a proliferação artrítica e a degeneração ligamentar. Deve-se assinalar também que os nervos espinais lombares aumentam de tamanho, à medida que a coluna vertebral desce, porém os forames IV diminuem de tamanho.

Figura AC2.5 Espondilólise e espondilolistese.

Figura AC2.6 Estenose vertebral.

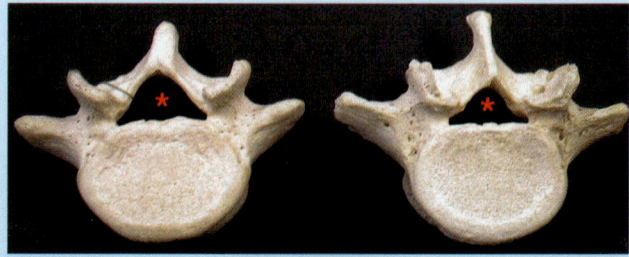

Osteoporose do corpo vertebral

A osteoporose do corpo vertebral é uma doença óssea metabólica comum, que é frequentemente detectada durante exames radiológicos de rotina. A osteoporose resulta de uma desmineralização efetiva dos ossos em decorrência da perda do equilíbrio normal entre a deposição e a reabsorção de cálcio. Em consequência, a qualidade do osso é reduzida, e ocorre atrofia do tecido ósseo. Embora a osteoporose afete todo esqueleto, as áreas mais acometidas são o colo do fêmur, os corpos das vértebras, os ossos metacarpais (ossos da mão) e o rádio. Esses ossos tornam-se enfraquecidos e frágeis e ficam sujeitos a fraturas.

As radiografias obtidas na osteoporose em sua fase inicial a moderada demonstram a ocorrência de desmineralização, que é observada na forma de diminuição da radiodensidade do osso trabecular (esponjoso) dos corpos vertebrais, fazendo com que o osso cortical adelgaçado pareça relativamente proeminente (Figura AC2.7A,B). A osteoporose afeta particularmente as trabéculas horizontais do osso trabecular do corpo vertebral (ver Figura AC2.9A). Em consequência, podem aparecer listras verticais que se tornam aparentes, refletindo a perda das trabéculas de sustentação horizontais e o espessamento das hastes verticais (Figura AC2.7A). As radiografias obtidas em estágios mais avançados podem revelar colapso vertebral (fraturas por compressão) e aumento da cifose torácica (Figura AC2.7C). A osteoporose do corpo vertebral ocorre em todas as vértebras, porém é mais comum nas vértebras torácicas e constitui um achado particularmente comum em mulheres na pós-menopausa.

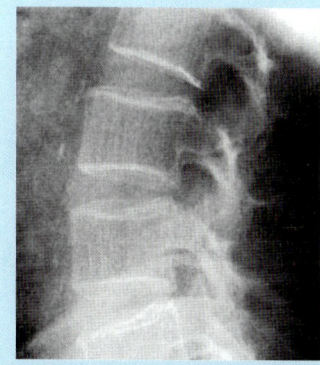

A. Vista lateral esquerda

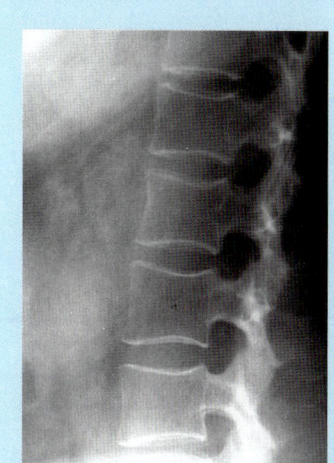

B. Vista lateral esquerda

C. Vista lateral esquerda. Colapso dos corpos vertebrais; cuneiforme (W), plano (P) e bicôncavo (B).

Figura AC2.7 Osteoporose do corpo vertebral.

ANATOMIA DE SUPERFÍCIE

Coluna vertebral

Os processos espinhosos podem ser bem observados na parte superior do dorso quando ele está fletido (Figura AS2.2A,B); entretanto, é possível palpar a maioria dos processos espinhosos, mesmo em indivíduos obesos, visto que a gordura normalmente é mais esparsa na linha mediana. Embora o processo espinhoso de C VII seja habitualmente o processo superior mais visível (o que explica a designação de *vértebra proeminente*), o de T I pode ser mais proeminente. Os processos espinhosos de C II-C VI podem ser palpados no sulco nucal, entre os músculos do pescoço; os processos espinhosos de C III-C V são de localização profunda, separados da superfície pelo ligamento nucal, o que torna a sua palpação mais difícil. C I não tem processo espinhoso. Os processos transversos das vértebras C I, C VI e C VII também são palpáveis. Os de C I podem ser palpados ao exercer pressão profunda posteroinferiormente às extremidades dos processos mastoides dos temporais (proeminências ósseas posteriores às orelhas).

Quando o pescoço e o dorso estão fletidos, os processos espinhosos das vértebras torácicas superiores podem ser observados e palpados de cima para baixo, começando no processo espinhoso de C VII. As extremidades dos processos espinhosos torácicos não indicam o nível dos corpos vertebrais correspondentes, visto que se sobrepõem à vértebra abaixo. Os processos transversos das vértebras torácicas podem ser habitualmente palpados de cada lado dos processos espinhosos na região torácica; nos indivíduos magros, as costelas podem ser palpadas do tubérculo até o ângulo, pelo menos na parte inferior do dorso (inferiormente à escápula).

Os processos espinhosos das vértebras lombares são grandes e fáceis de observar quando o tronco é fletido (ver Figura AS2.2B) e podem ser palpados no **sulco mediano posterior** (ver Figura AS2.2C) no indivíduo em posição ortostática. Uma linha horizontal que une os pontos mais altos das cristas ilíacas passa pela extremidade do processo espinhoso de L IV e disco IV de L IV-L V. Trata-se de um ponto de referência útil quando se realiza uma punção lombar para obter uma amostra de líquido cerebrospinal (LCS) (ver "Punção Lombar" no boxe Anatomia Clínica, mais adiante). Os processos transversos são cobertos por músculos espessos e podem ou não ser palpáveis.

O processo espinhoso de S II situa-se no meio de uma linha traçada entre as espinhas ilíacas posterossuperiores, indicadas pelas depressões cutâneas formadas pela inserção da pele e da fáscia muscular a essas espinhas (ver Figura AS2.2C,D). Esse nível indica a extensão inferior do espaço subaracnóideo (cisterna lombar). A *crista sacral mediana* pode ser palpada na linha mediana inferiormente ao processo espinhoso de L V

A. Vista posterior

- Local da protuberância occipital externa
- Sulco nucal (ligamento nucal abaixo da pele)
- Processo espinhoso de C VII (vértebra proeminente)
- Processo espinhoso de T I
- Processo espinhoso de T II
- Ligamento supraespinal
- Processo espinhoso de T IV

B. Vista posterior

- Processo espinhoso de C VII
- Processo espinhoso de T I
- Processo espinhoso de T IV
- Ligamento supraespinal (funde-se com o ligamento nucal superiormente)
- Processo espinhoso de T XII
- Processos espinhosos de L I-L V

C. Vista posterior

- Sulco mediano posterior
- Depressões sobre as espinhas ilíacas posterossuperiores (EIPS)
- Parte superior da fenda interglútea
- A linha vermelha horizontal indica o plano supracristal (pontos mais altos das cristas ilíacas) cruzando o processo espinhoso de L IV e o disco IV de L IV/L V

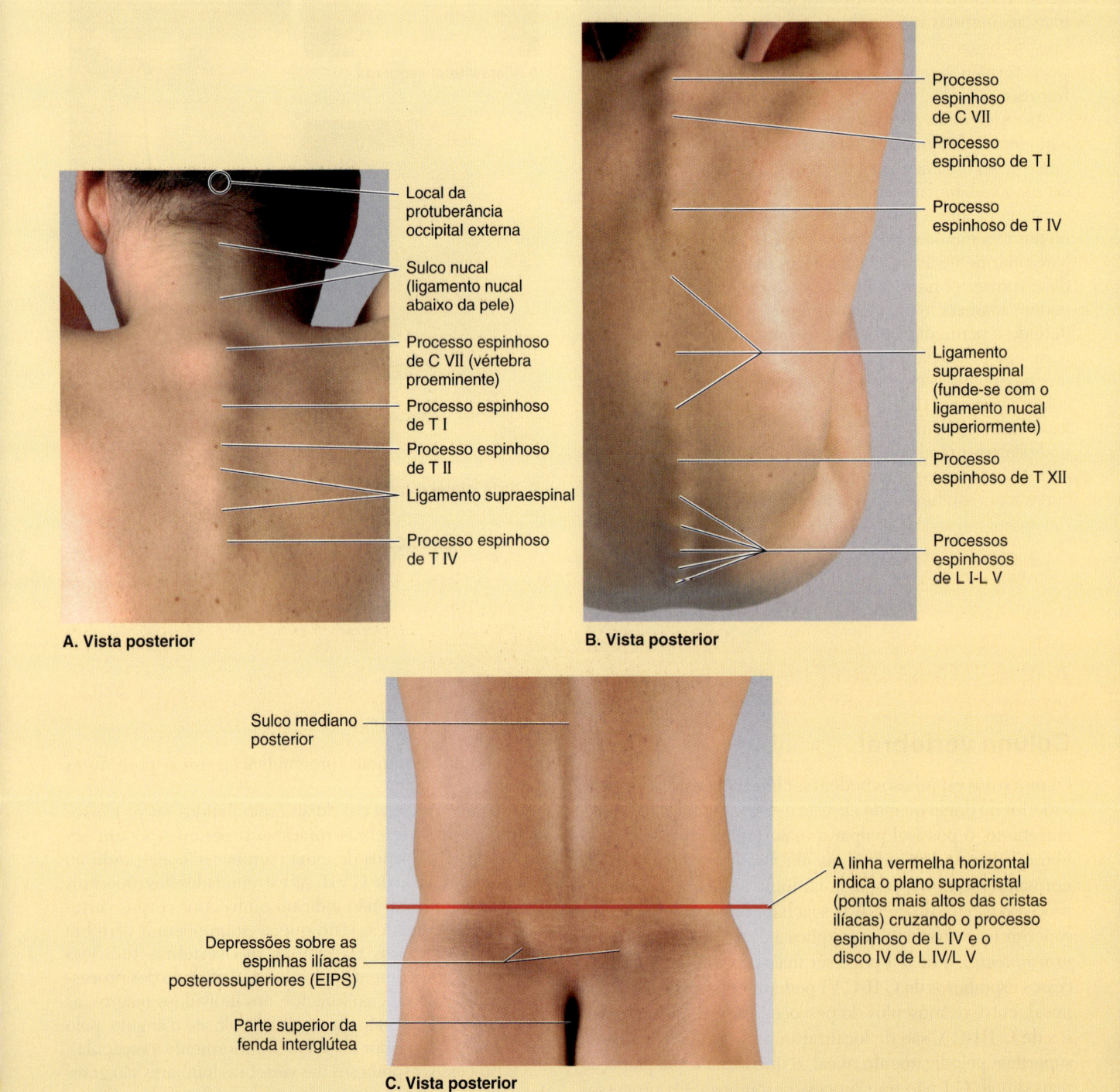

Figura AS2.2 A e B. Flexão do pescoço e do dorso com protração das escápulas. (*continua*)

(ver Figura 2.7). O *hiato sacral* pode ser palpado na extremidade inferior do sacro, na parte superior da *fenda interglútea* entre as nádegas. Clinicamente, o cóccix é examinado com um dedo enluvado no canal anal, e o seu ápice pode ser palpado cerca de 2,5 cm posterossuperiormente ao ânus. A região sacral (**trígono sacral**) é formada pelas linhas que unem as espinhas ilíacas posterossuperiores e a parte superior da fenda interglútea. A região (trígono) sacral que delimita o sacro é uma área comum de dor causada por entorses lombares.

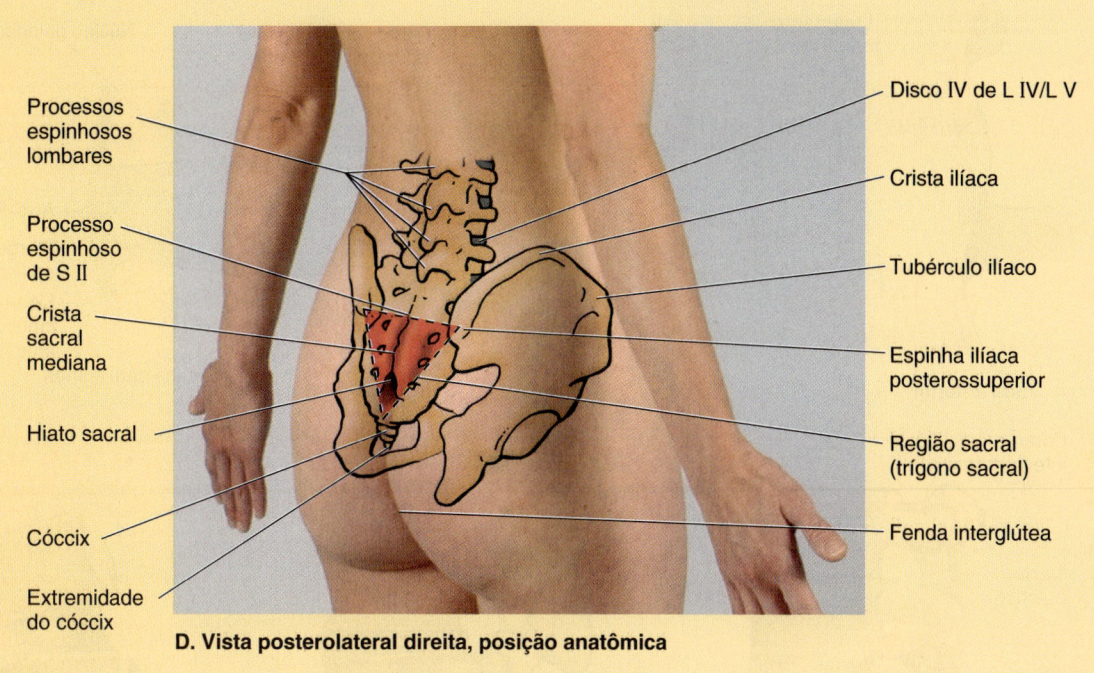

D. Vista posterolateral direita, posição anatômica

Figura AS2.2 (*continuação*)

Articulações da coluna vertebral

As articulações da coluna vertebral incluem as articulações dos corpos vertebrais, as articulações dos arcos vertebrais, as articulações craniovertebrais, as articulações costovertebrais (ver Capítulo 4) e as articulações sacroilíacas (ver Capítulo 6).

ARTICULAÇÕES DOS CORPOS VERTEBRAIS

As articulações dos corpos vertebrais são *sínfises* (*articulações cartilagíneas secundárias*), destinadas à sustentação do peso e resistência. As faces articulares das vértebras adjacentes são unidas por *discos intervertebrais* (*IV*) e ligamentos (Figura 2.8). Os discos IV, interpostos entre os corpos de vértebras adjacentes, fornecem uniões fortes entre os corpos vertebrais. Além de possibilitar o movimento entre vértebras adjacentes, os discos exibem deformabilidade elástica, o que permite que absorvam o choque. Cada disco IV é composto de um *anel fibroso* (uma parte fibrosa externa) e de uma massa central gelatinosa, denominada *núcleo pulposo*.

O **anel fibroso** é um anel que consiste em lamelas concêntricas de fibrocartilagem, que formam a circunferência do disco IV. Os anéis inserem-se nas *margens epifisiais* lisas e arredondadas, nas faces articulares dos corpos vertebrais (ver Figura 2.8C). As fibras que formam cada lamela seguem um trajeto oblíquo de uma vértebra a outra; normalmente, as fibras de uma lamela formam ângulos retos com as vértebras adjacentes.

O **núcleo pulposo** constitui o núcleo central do disco IV (ver Figura 2.8). Por ocasião do nascimento, esses núcleos consistem em cerca de 85% de água. O núcleo pulposo torna-se mais largo quando comprimido e mais fino quando tensionado ou distendido. A compressão e a tensão ocorrem simultaneamente no mesmo disco durante o movimento da coluna vertebral (p. ex., flexão anterior e lateral, extensão, rotação); o núcleo túrgido atua como fulcro semilíquido (ver Figura 2.8D-F). Com o envelhecimento, os núcleos pulposos sofrem desidratação e perdem a elastina e os proteoglicanos, enquanto adquirem colágeno, tornando-se finalmente ressecados e granulosos. Em consequência, os discos IV perdem o seu turgor, tornam-se mais finos, mais rígidos e mais resistentes à deformação. À medida que esse processo ocorre, o anel assume uma maior parte da carga vertical e dos estresses associados e distensões.

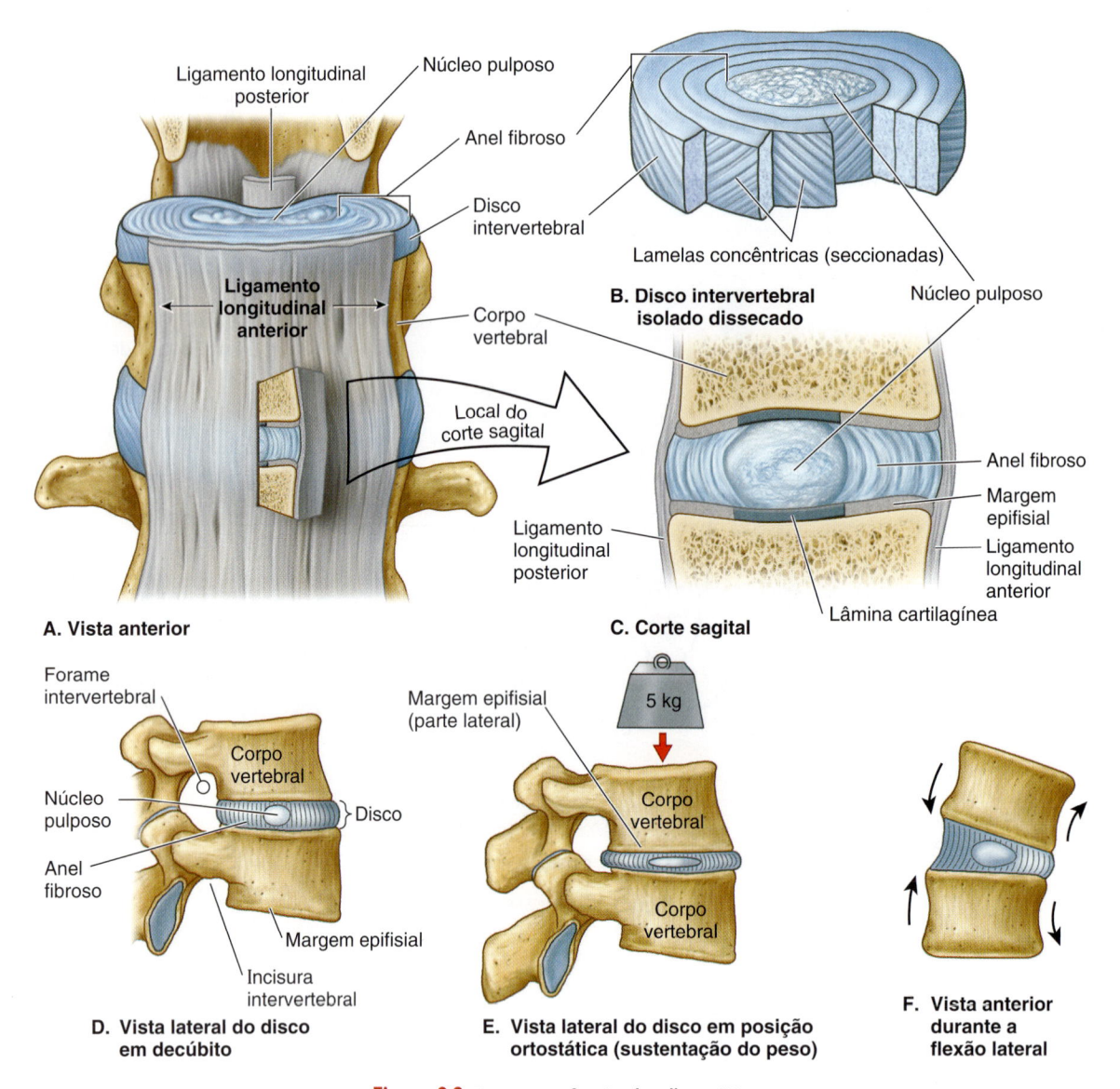

Figura 2.8 Estrutura e função dos discos IV.

As lamelas do anel fibroso tornam-se espessas com a idade e, com frequência, desenvolvem fissuras e cavidades. Como as lamelas são mais finas e menos numerosas posteriormente, o núcleo pulposo não está centralizado no disco, porém posicionado mais posteriormente (ver Figura 2.8C). O núcleo pulposo é avascular. Recebe a sua nutrição por difusão a partir dos vasos sanguíneos localizados na periferia do anel fibroso e corpo vertebral.

Não há disco IV entre as vértebras C I (atlas) e C II (áxis). O disco funcional mais inferior está localizado entre as vértebras L V e S I. Os discos variam quanto à sua espessura em diferentes regiões. São mais espessos nas regiões cervical e lombar e mais finos na parte superior da região torácica. Sua espessura relativa está relacionada com a amplitude de movimento, e seus formatos variáveis produzem, em grande parte, as curvaturas secundárias da coluna vertebral. São mais espessos anteriormente nas regiões cervical e lombar, e sua espessura é mais uniforme na região torácica.

As **"articulações" uncovertebrais** (de Luschka) estão localizadas entre os uncos dos corpos das vértebras C III-C VI e as faces inferolaterais oblíquas dos corpos vertebrais superiores a elas (Figura 2.9). As articulações estão nas margens laterais e posterolaterais dos discos IV. As faces articulares dessas estruturas, que são semelhantes a articulações, são cobertas com cartilagem e delimitam uma cavidade cheia de líquido. Alguns as consideram articulações sinoviais, enquanto outros as consideram espaços degenerativos (fendas) nos discos ocupados por líquido extracelular. As articulações uncovertebrais constituem locais frequentes de formação de esporões (processos ósseos que se projetam), podendo causar dor cervical.

O **ligamento longitudinal anterior** é uma faixa fibrosa larga e forte, que cobre e une as faces anterolaterais dos corpos vertebrais e discos IV (ver Figuras 2.8A e 2.10A). O ligamento estende-se da face pélvica do sacro até o tubérculo anterior da vértebra C I (atlas) e o occipital, anteriormente ao

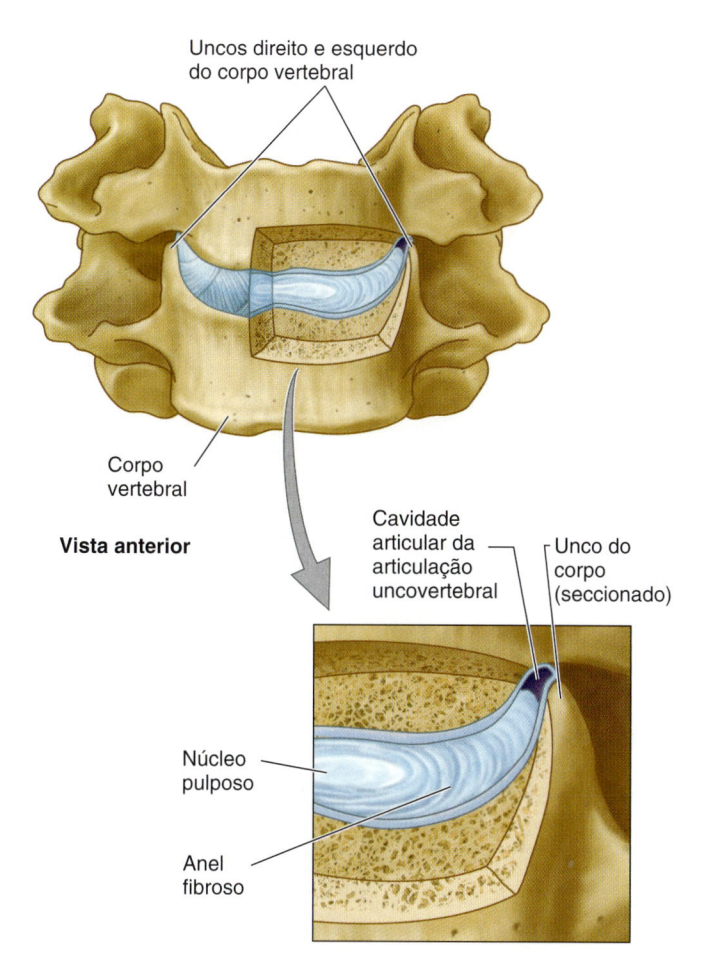

Figura 2.9 Articulações uncovertebrais. Essas articulações estão localizadas na margem posterolateral dos discos IV cervicais.

forame magno. O ligamento longitudinal anterior mantém a estabilidade das articulações intervertebrais e limita a extensão da coluna vertebral.

O **ligamento longitudinal posterior** é uma faixa muito mais estreita e ligeiramente mais fraca, em comparação com o ligamento longitudinal anterior. O ligamento segue o seu trajeto dentro do canal vertebral, ao longo da face posterior dos corpos vertebrais (ver Figura 2.10A,C). Está fixado principalmente aos discos IV e menos às margens posteriores dos corpos vertebrais de C II (áxis) até o sacro. O ligamento longitudinal posterior ajuda a impedir a hiperflexão da coluna vertebral e a herniação posterior dos discos IV. É bem inervado por terminações nervosas nociceptivas (de dor).

ARTICULAÇÕES DOS ARCOS VERTEBRAIS

As articulações dos arcos vertebrais são as **articulações dos processos articulares** (articulações zigapofisárias) (ver Figura 2.6). Trata-se de articulações sinoviais planas entre os processos articulares (G. *zygapophyses*) superior e inferior de vértebras adjacentes. Cada articulação é envolvida por uma **cápsula articular** fina e frouxa, que está fixada nas margens das faces articulares dos processos articulares de vértebras adjacentes (ver Figura 2.10C). Ligamentos acessórios unem as lâminas, os processos transversos e os processos espinhosos e ajudam a estabilizar as articulações. As articulações dos processos articulares (zigapofisárias) possibilitam movimentos de deslizamento entre os processos articulares; o formato e a disposição das faces articulares determinam o tipo de movimento possível. As articulações dos processos articulares são inervadas por ramos articulares que se originam dos ramos mediais dos ramos posteriores dos nervos espinais (Figura 2.11). Cada ramo posterior inerva duas articulações adjacentes; por conseguinte, cada articulação é inervada por dois nervos espinais adjacentes.

LIGAMENTOS ACESSÓRIOS DAS ARTICULAÇÕES INTERVERTEBRAIS

As lâminas de arcos vertebrais adjacentes são unidas por tecido fibroso elástico largo, pálido e amarelo, denominado **ligamento amarelo**, que se estende quase verticalmente entre as lâminas superior e inferior (ver Figura 2.10A). Os ligamentos unem as lâminas das vértebras adjacentes, formando seções alternadas da parede posterior do canal vertebral. Os ligamentos amarelos resistem à separação das lâminas vertebrais, interrompendo a flexão abrupta da coluna vertebral e evitando, portanto, a lesão dos discos IV.

Os ligamentos amarelos elásticos e fortes ajudam a preservar a postura e a retificação da coluna após a flexão. Os processos espinhosos adjacentes são unidos por **ligamentos interespinais** fracos e quase membranáceos e por **ligamentos supraespinais** fibrosos e fortes (ver Figura 2.10B,C). O ligamento supraespinal funde-se superiormente com o **ligamento nucal**, o ligamento mediano forte do pescoço (ver Figura 2.10D). O ligamento nucal é composto de tecido fibroelástico espesso, que se estende desde a protuberância occipital externa e margem posterior do forame magno até os processos espinhosos das vértebras cervicais. Devido ao curto comprimento dos processos espinhosos de C III-C V, o ligamento nucal substitui o osso, fornecendo o local para as inserções musculares.

ARTICULAÇÕES CRANIOVERTEBRAIS

As articulações craniovertebrais incluem as articulações atlantoccipitais, entre o atlas (vértebra C I) e o occipital do crânio, e as articulações atlantoaxiais, entre as vértebras C I e C II. *Atlanto*, um prefixo grego, refere-se ao atlas e deriva do nome Atlas, titã que carregou a esfera celestial em seus ombros, de modo muito semelhante à vértebra C I que sustenta o crânio. Essas articulações craniovertebrais são articulações sinoviais, desprovidas de discos IV. Seu formato possibilita maior amplitude de movimento do que no resto da coluna vertebral.

ARTICULAÇÕES ATLANTOCCIPITAIS

As articulações atlantoccipitais, situadas entre as massas laterais de C I (atlas) e os côndilos occipitais (Figura 2.12C), permitem acenar com a cabeça, como na flexão e extensão do pescoço que ocorre quando demonstramos aprovação (o movimento do "sim" – ver figuras da Tabela 2.9, mais adiante). O principal movimento é a flexão, com uma pequena flexão

62 Fundamentos de Anatomia Clínica

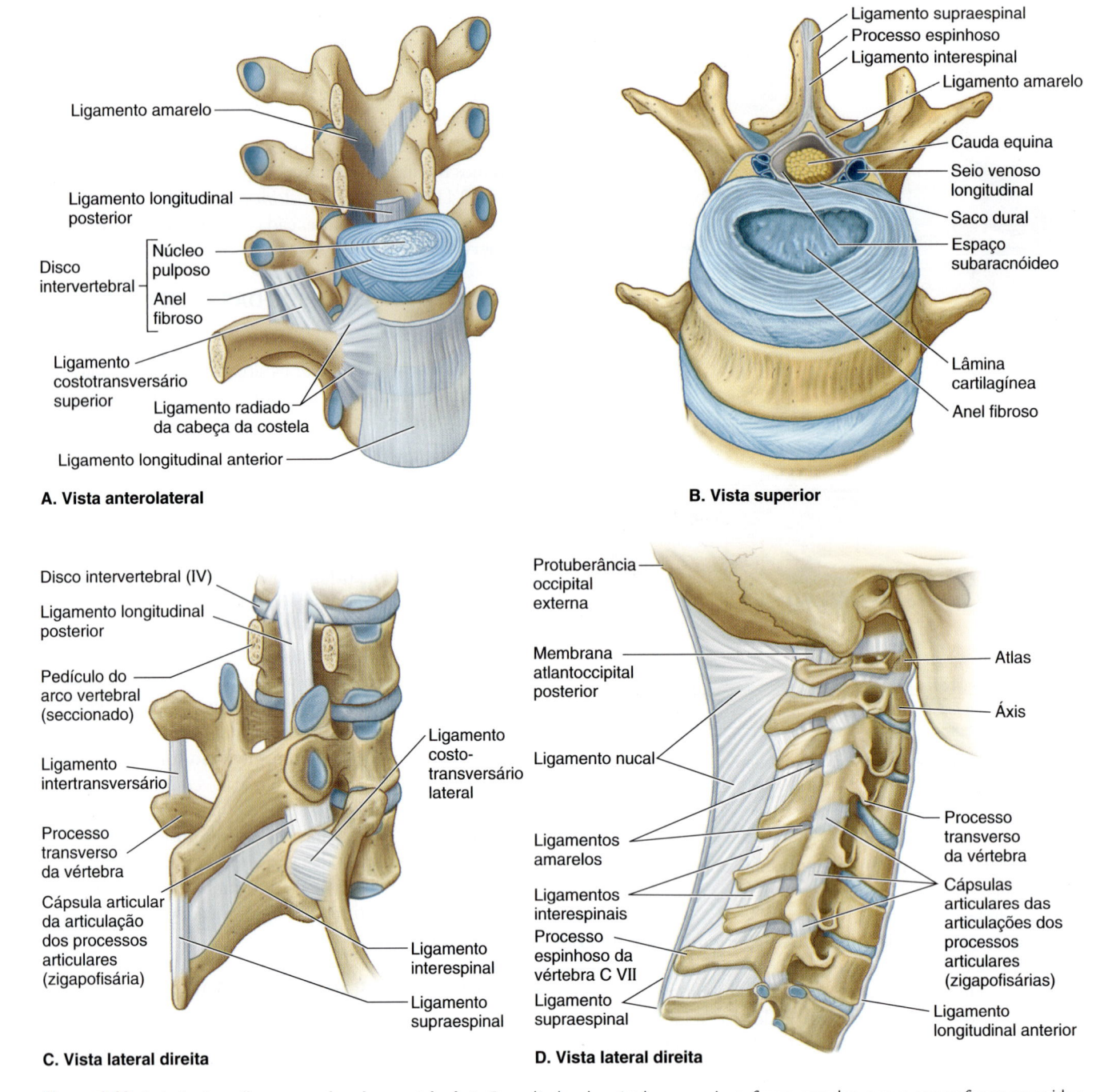

A. Vista anterolateral

B. Vista superior

C. Vista lateral direita

D. Vista lateral direita

Figura 2.10 Articulações e ligamentos da coluna vertebral. A. Os pedículos das vértebras superiores foram serrados, e seus corpos foram removidos. Uma costela e sua articulação costovertebral e ligamentos associados também são mostrados. **B.** Nesse corte transversal de um disco IV, o núcleo pulposo foi removido para mostrar a lâmina de cartilagem hialina cobrindo a face superior do corpo vertebral. **C.** O arco vertebral da vértebra superior foi removido para mostrar o ligamento longitudinal posterior. **D.** Ligamentos da região cervical.

lateral (inclinação lateral da cabeça) e alguma rotação. Essas articulações também possibilitam inclinações laterais da cabeça. As articulações atlantoccipitais são articulações sinoviais do tipo elipsóideo e possuem cápsulas articulares finas e frouxas. O crânio e C I também são unidos por **membranas atlantoccipitais anterior e posterior**, que se estendem dos arcos anterior e posterior de C I até as margens anterior e posterior do forame magno (ver Figura 2.12B). As membranas atlantoccipitais anterior e posterior ajudam a impedir o movimento excessivo dessas articulações.

ARTICULAÇÕES ATLANTOAXIAIS

Existem três articulações atlantoaxiais: duas **articulações atlantoaxiais laterais** (direita e esquerda), entre as massas laterais de C I e as faces articulares superiores de C II (ver Figura 2.12C), e uma **articulação atlantoaxial mediana**, entre o dente de C II e o arco anterior e ligamento transverso do atlas (ver Figura 2.12A,C). A articulação atlantoaxial mediana é uma articulação trocóidea, enquanto as articulações atlantoaxiais laterais são articulações sinoviais planas. O movimento de todas as três articulações atlantoaxiais permite que

Capítulo 2 • Dorso   63

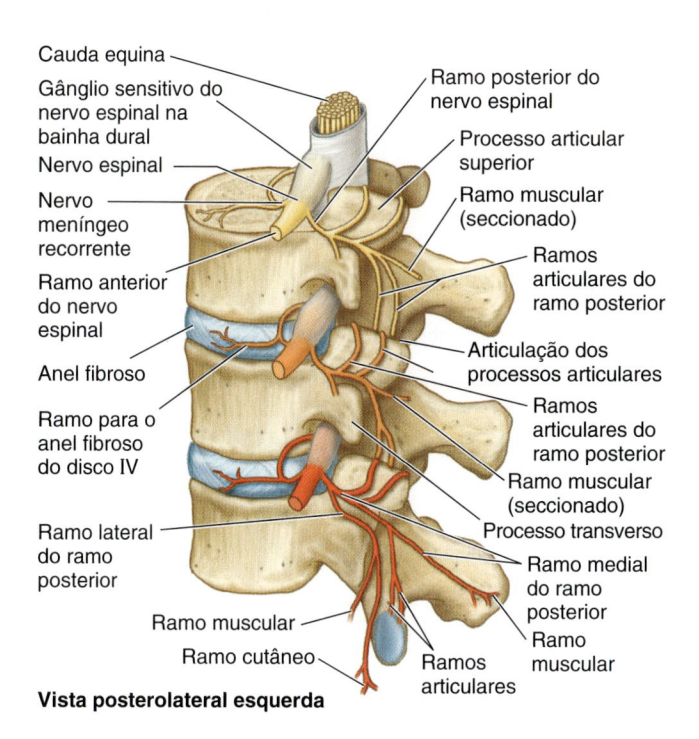

Figura 2.11 Inervação das articulações dos processos articulares (zigapofisárias).

longitudinais, superiores e inferiores, de orientação vertical, porém muito mais fracos, estendem-se desde o ligamento transverso até o occipital, superiormente, e até o corpo de C II, inferiormente. Juntos, o ligamento transverso e os fascículos longitudinais formam o **ligamento cruciforme do atlas**, assim denominado em virtude de sua semelhança com uma cruz (ver Figura 2.12C).

Os **ligamentos alares robustos** estendem-se das partes laterais do dente do áxis até as margens laterais do forame magno. Esses cordões arredondados e curtos fixam o crânio à vértebra C II e servem como ligamentos de contenção, impedindo a rotação excessiva nas articulações.

A **membrana tectória** é a forte continuação superior do ligamento longitudinal posterior através da articulação atlantoaxial mediana por meio do forame magno até a parte central do assoalho da cavidade craniana. Segue desde o corpo de C II até a face interna do occipital e recobre os ligamentos alares e ligamentos transversos do atlas (ver Figura 2.12B,C).

Movimentos da coluna vertebral

Os movimentos da coluna vertebral incluem a flexão, a extensão, a flexão lateral e a rotação (Figura 2.13). A amplitude de movimento da coluna vertebral varia de acordo com a região e o indivíduo. A amplitude de movimento normal possível em adultos jovens saudáveis é normalmente reduzida em 50% na idade avançada. A mobilidade da coluna vertebral resulta principalmente da compressibilidade e elasticidade dos discos IV. A amplitude de movimento da coluna vertebral é limitada pelos seguintes fatores:

- Espessura, elasticidade e compressibilidade dos discos IV
- Formato e orientação das faces articulares dos processos articulares
- Tensão das cápsulas articulares das articulações localizadas acima

a cabeça gire de um lado para o outro, como ocorre quando giramos a cabeça para indicar desaprovação (o movimento do "não"). Durante esse movimento, o crânio e a vértebra C I giram como uma unidade sobre a vértebra C II. Durante a rotação da cabeça, o dente de C II atua como pivô, que é mantido em uma cavidade formada anteriormente pelo arco anterior do atlas e posteriormente pelo ligamento transverso do atlas (ver a figura da Tabela 2.10, mais adiante).

O **ligamento transverso do atlas** é uma faixa forte que se estende entre os tubérculos nas faces mediais das massas laterais da vértebra C I (ver Figura 2.12A). **Fascículos**

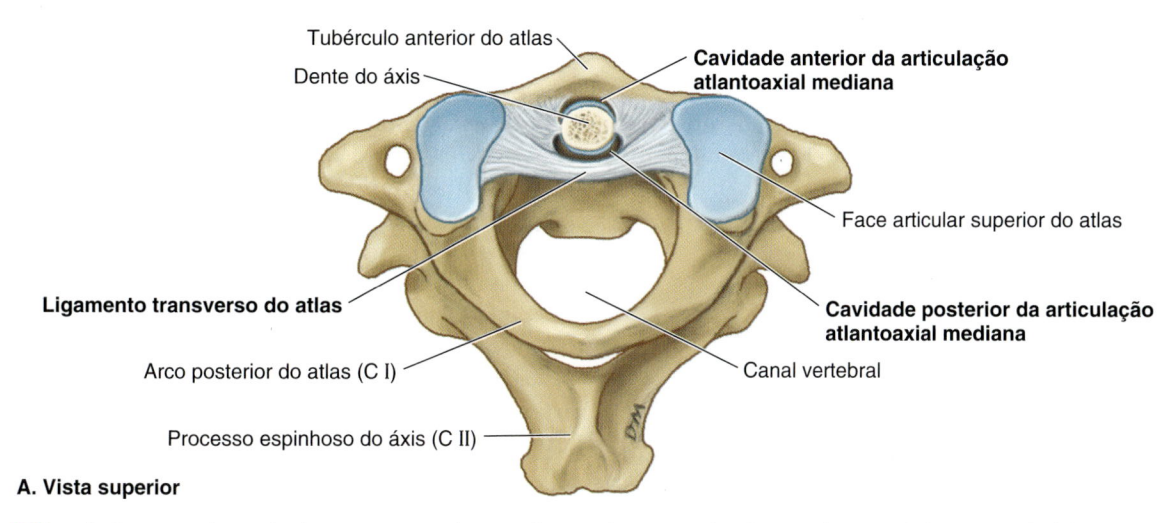

Figura 2.12 Articulações craniovertebrais. A. Ligamentos das articulações atlantoccipital e atlantoaxial. O grande forame vertebral do atlas (vértebra C I) é dividido em dois forames pelo ligamento transverso do atlas. O forame posterior maior é para a medula espinal, enquanto o forame anterior menor é para o dente do áxis (vértebra C II). (continua)

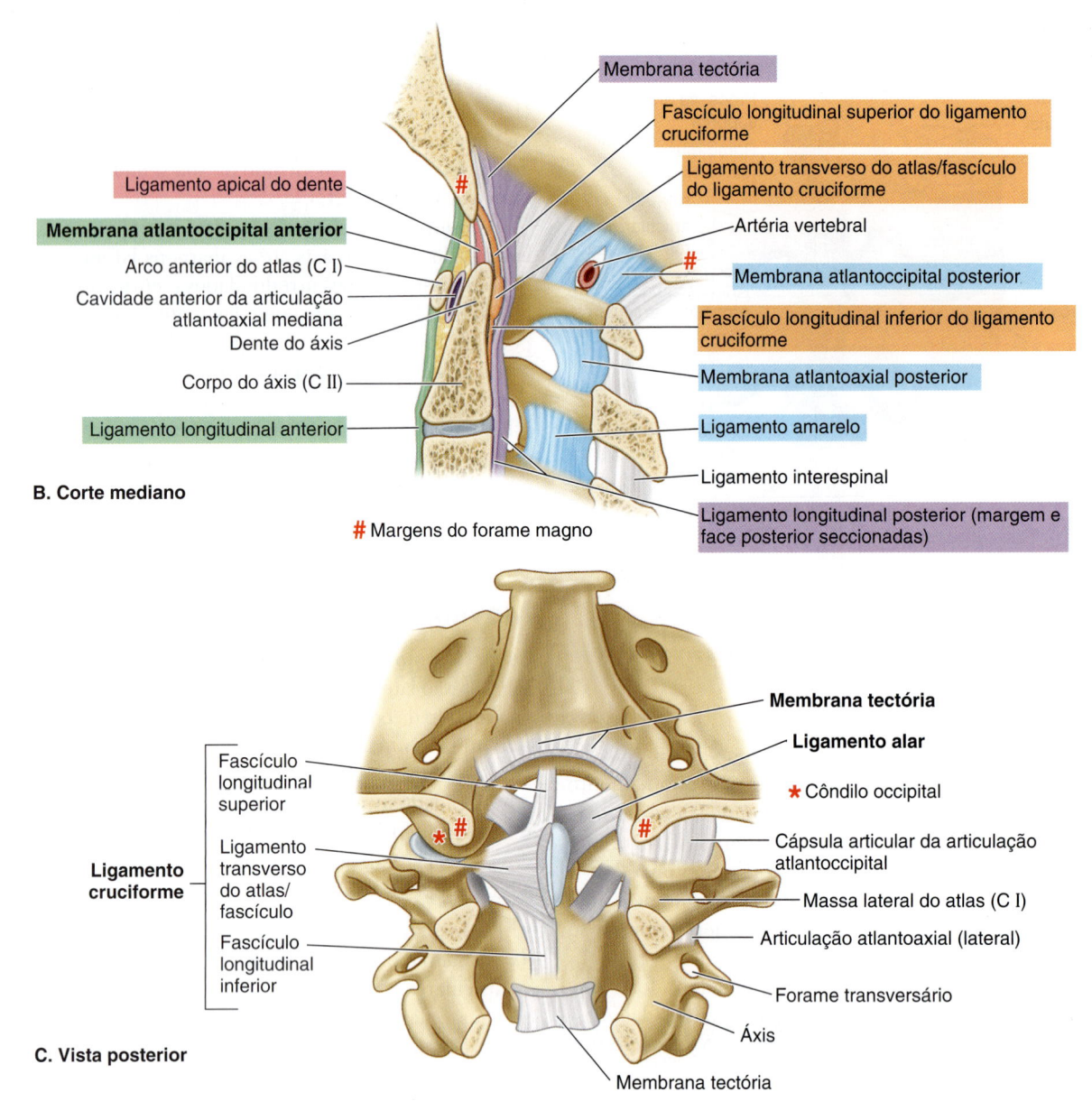

Figura 2.12 Articulações craniovertebrais. **B.** A hemissecção da região craniovertebral mostra as articulações medianas e as continuidades membranáceas dos ligamentos amarelos e ligamentos longitudinais na região craniovertebral. **C.** Fascículos do ligamento cruciforme. (*continuação*)

- Resistência dos músculos e dos ligamentos do dorso (como dos ligamentos amarelos e do ligamento longitudinal posterior)
- Inserção à caixa torácica
- Volume dos tecidos adjacentes.

Os músculos do dorso que produzem os movimentos da coluna vertebral são discutidos subsequentemente; entretanto, os movimentos não são produzidos exclusivamente por esses músculos. Os músculos do dorso são auxiliados pela gravidade e pela ação dos músculos anterolaterais do abdome (p. ex., os músculos reto do abdome e oblíquos; ver Tabela 2.8, mais adiante). Os movimentos entre vértebras adjacentes ocorrem nos discos IV resilientes e nas articulações dos processos articulares (zigapofisárias).

A orientação dessas últimas articulações possibilita alguns movimentos e restringe outros. Embora os movimentos entre vértebras adjacentes sejam relativamente pequenos, em particular na região torácica, a soma de todos os pequenos movimentos produz uma considerável amplitude de movimento da coluna vertebral como um todo (p. ex., quando fletimos o corpo para tocar os dedos dos pés). Os movimentos da coluna vertebral são mais livres nas regiões cervical e lombar que na região torácica. A flexão, a extensão, a flexão lateral e a rotação do pescoço são particularmente livres, visto que:

- Os discos IV, apesar de serem finos em relação à maioria dos outros discos, são espessos em relação ao pequeno tamanho dos corpos vertebrais neste nível

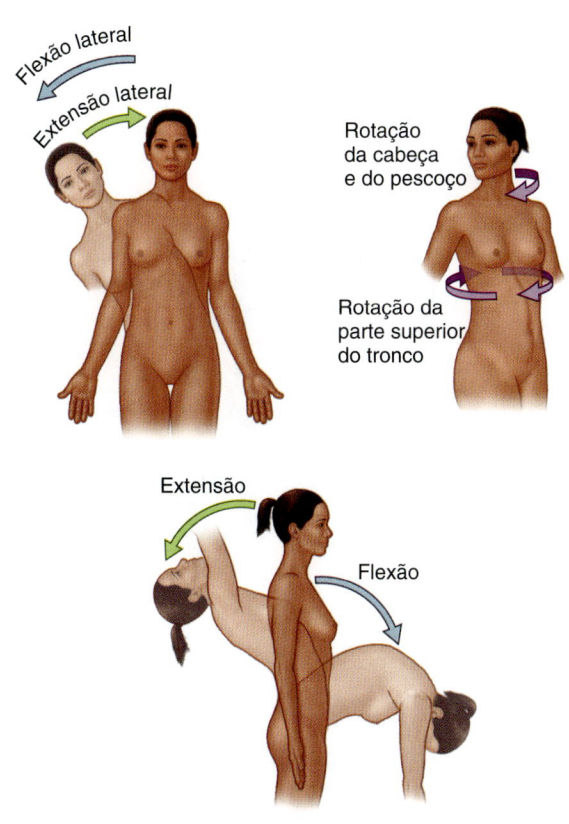

Figura 2.13 Movimentos da coluna vertebral.

- As faces articulares das articulações dos processos articulares (zigapofisárias) são relativamente grandes, e os planos articulares são quase horizontais
- As cápsulas articulares das articulações dos processos articulares (zigapofisárias) são frouxas
- O pescoço é relativamente mais fino (com menos volume de tecido mole circundante).

A flexão da coluna vertebral é maior na região cervical. Os planos articulares de orientação sagital da região lombar conduzem à flexão e extensão. A extensão da coluna vertebral é mais pronunciada na região lombar e, em geral, tem mais amplitude do que a flexão; entretanto, nesta região, os processos articulares entrelaçados impedem a rotação. A região lombar, à semelhança da região cervical, possui discos IV grandes (os maiores discos ocorrem aqui) em relação ao tamanho dos corpos vertebrais. A flexão lateral da coluna vertebral é maior nas regiões cervical e lombar.

Em contrapartida, a região torácica possui discos IV finos em relação ao tamanho dos corpos vertebrais. Essa parte da coluna vertebral também apresenta uma estabilidade relativa em virtude de sua conexão com o esterno pelas costelas e cartilagens costais. Neste local, os planos articulares situam-se em um arco centralizado no corpo vertebral (ver Figura 2.5A), possibilitando a rotação na região torácica. Essa rotação na parte superior do tronco, em associação permitida na região cervical e aquela nas articulações atlantoaxiais, permite a torção do esqueleto axial que ocorre quando se olha para trás por sobre os ombros (ver parte E da Tabela 2.8, mais adiante). Entretanto, a flexão é limitada na região torácica, incluindo a flexão lateral.

Vascularização da coluna vertebral

As vértebras são irrigadas pelos *ramos periosteais* e *equatoriais* das principais artérias cervicais e segmentares e seus ramos espinais. Os *ramos espinais* que irrigam as vértebras são ramos das (Figura 2.14):

- Artérias vertebrais e cervicais ascendentes, no pescoço
- Artérias intercostais posteriores, na região torácica
- Artérias subcostais e lombares, no abdome
- Artérias iliolombares e sacrais laterais e mediana, na pelve.

Os **ramos periosteais** e **equatoriais** originam-se dessas artérias à medida que cruzam as faces externas (anterolaterais) das vértebras. Os **ramos espinais** entram nos forames IV e dividem-se nos **ramos anteriores** e **posteriores do canal vertebral**, que seguem até o corpo vertebral e o arco vertebral, respectivamente, e dão origem aos ramos ascendentes e descendentes, que se anastomosam com os ramos do canal vertebral de níveis adjacentes. Os ramos anteriores do canal vertebral emitem artérias nutrícias para os corpos vertebrais. Os ramos espinais continuam como *artérias radiculares*, distribuídas para as raízes posteriores e anteriores dos nervos espinais e seus revestimentos, ou como *artérias medulares segmentares*, que continuam até a medula espinal.

As **veias espinais** formam plexos venosos ao longo da coluna vertebral tanto dentro (**plexo venoso vertebral interno**) quanto fora (**plexo venoso vertebral externo**) do canal vertebral (Figura 2.15). As **veias basivertebrais**, que são grandes e tortuosas, formam-se dentro dos corpos vertebrais e emergem dos forames nas superfícies dos corpos vertebrais (principalmente na face posterior) e drenam para os plexos venosos vertebrais externo e principalmente interno. As **veias intervertebrais (IV)** recebem veias da medula espinal e dos plexos venosos vertebrais enquanto acompanham

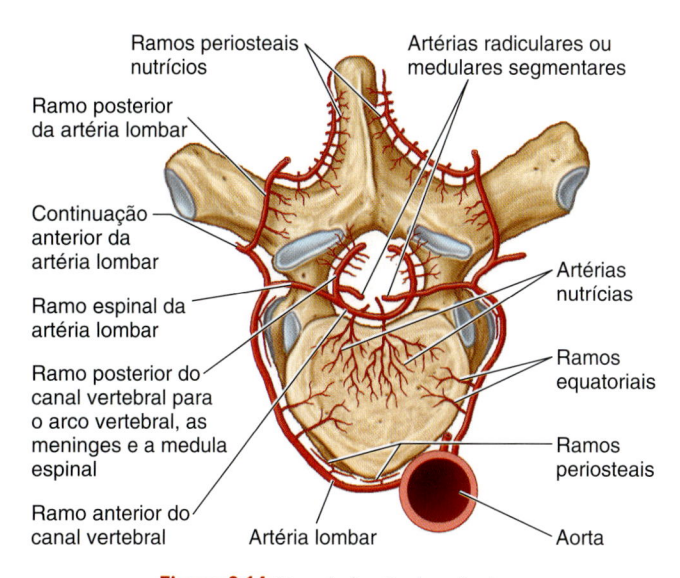

Figura 2.14 Vascularização das vértebras.

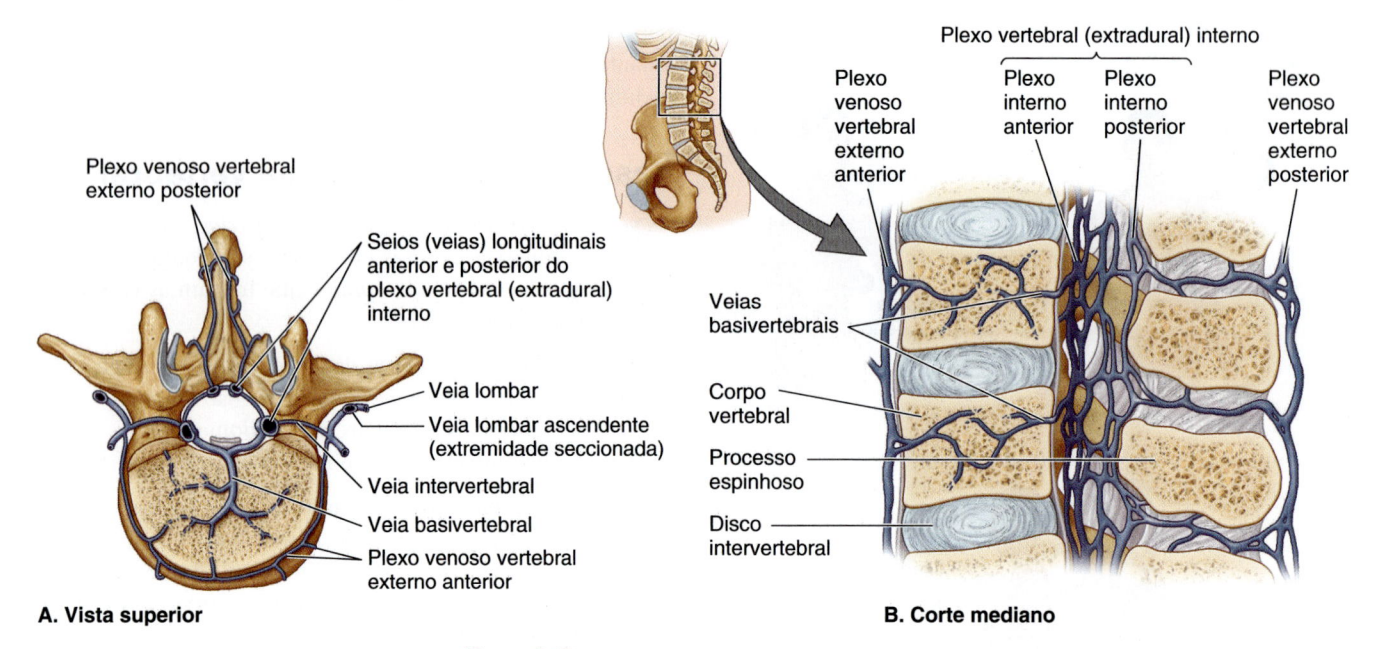

Figura 2.15 Drenagem venosa da coluna vertebral.

os nervos espinais através dos forames IV para drenar para as *veias vertebrais* do pescoço e *veias segmentares* do tronco.

Inervação da coluna vertebral

Além das articulações dos processos articulares ou zigapofisárias (inervadas pelos ramos articulares dos ramos mediais dos ramos posteriores), a coluna vertebral é inervada por **ramos recorrentes meníngeos dos nervos espinais** (Figura 2.16). Esses ramos retornam através do forame IV, porém alguns ramos permanecem fora do canal. Os ramos fora do canal inervam os anéis fibrosos e o ligamento longitudinal anterior; os ramos recorrentes inervam o periósteo, os ligamentos amarelos, os anéis fibrosos posteriormente, o ligamento longitudinal posterior, a parte espinal da dura-máter e os vasos sanguíneos dentro do canal vertebral.

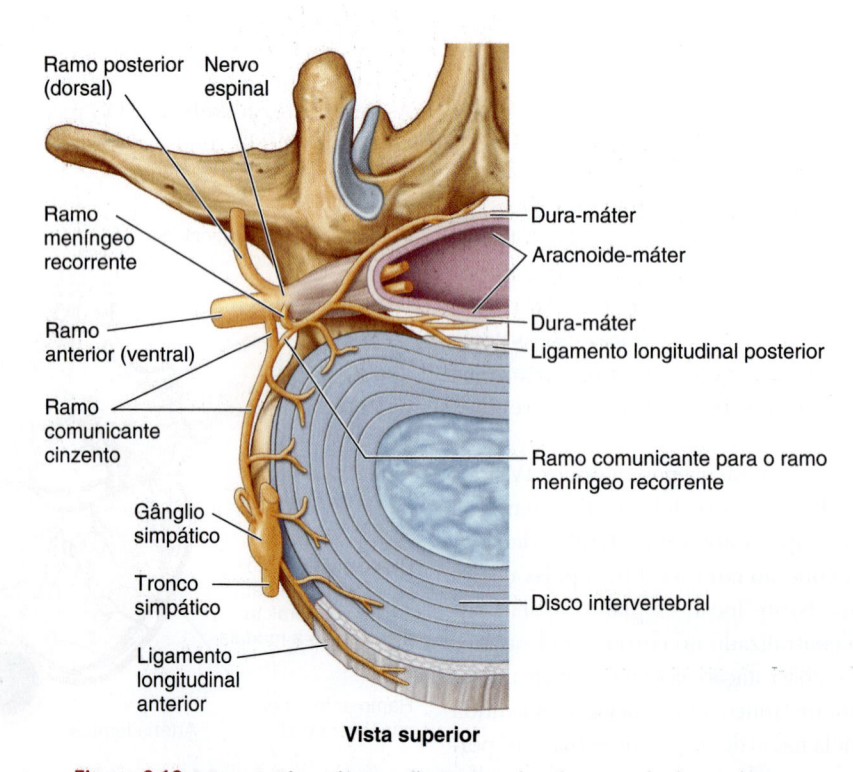

Figura 2.16 Inervação do periósteo e ligamentos da coluna vertebral e meninges.

ANATOMIA CLÍNICA

Hérnia do núcleo pulposo

A hérnia ou protrusão do núcleo pulposo gelatinoso para o interior ou através do anel fibroso constitui uma causa bem reconhecida de lombalgia e dor nos membros inferiores. Caso tenham ocorrido degeneração do ligamento longitudinal posterior e desgaste do anel fibroso, o núcleo pulposo pode herniar para dentro do canal vertebral e comprimir a medula espinal ou as raízes nervosas de nervos espinais na cauda equina (Figura AC2.8). Em geral, as hérnias ocorrem posterolateralmente, onde o anel fibroso é relativamente fino e não recebe sustentação dos ligamentos longitudinais posterior ou anterior. Uma hérnia posterolateral tem mais tendência a ser sintomática, devido à proximidade das raízes dos nervos espinais.

A *dorsalgia localizada* de uma hérnia de disco resulta da compressão sobre os ligamentos longitudinais e a periferia do anel fibroso e da inflamação local em consequência da irritação química provocada por substâncias provenientes do núcleo pulposo roto. A *dor crônica*, que resulta da compressão das raízes dos nervos espinais pelo disco herniado, é referida para a área (dermátomo) inervada por aquele nervo. A hérnia posterolateral é mais comum na região lombar; cerca de 95% dos casos de protrusão ocorrem nos níveis de L IV-L V ou L V-S I. Nos pacientes idosos, as raízes nervosas têm mais probabilidade de serem comprimidas pelo aumento da ossificação (osteófitos) do forame IV, no seu ponto de saída. A *ciática*, a dor na região lombar e quadril que se irradia pela face posterior da coxa até a perna, é frequentemente causada por hérnia de disco IV lombar ou por osteófitos, que comprimem o componente L5 ou S1 do nervo isquiático. As raízes dos nervos espinais descem até o forame IV e unem-se para formar o nervo espinal. O nervo que sai em determinado forame IV atravessa a metade superior do forame e, portanto, situa-se acima e não é afetado por uma hérnia de disco naquele nível. Entretanto, as raízes nervosas que passam pelo forame IV imediatamente abaixo passam diretamente através da área de herniação (*i. e.*, a hérnia de disco L IV-L V afeta a raiz do nervo L5) (ver Figura AC2.8D).

As protrusões de disco IV que produzem sintomas ocorrem na região cervical quase tão frequentemente quanto na região lombar. Na região cervical, os discos IV apresentam uma posição central e estendem-se para a margem anterior do forame IV. Por conseguinte, uma hérnia de disco cervical comprime o nervo espinal que sai naquele nível. Entretanto, lembre-se de que os nervos espinais cervicais saem acima da vértebra do mesmo número. As protrusões dos discos na região cervical resultam em dor no pescoço, no ombro, no braço e na mão.

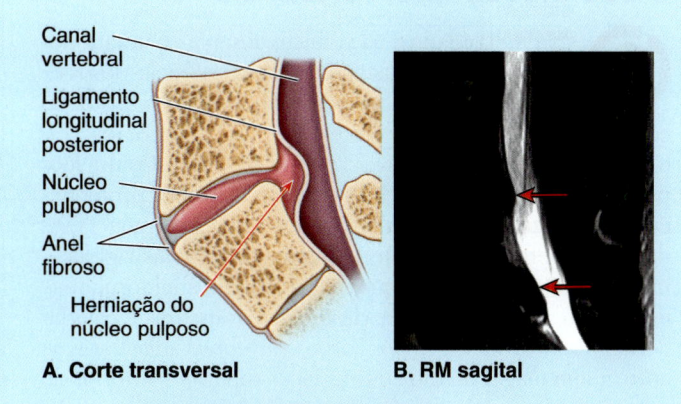

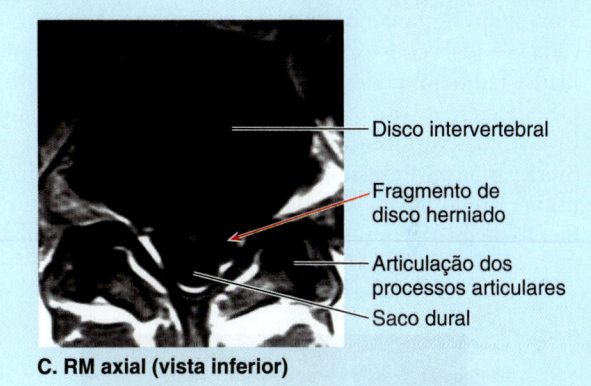

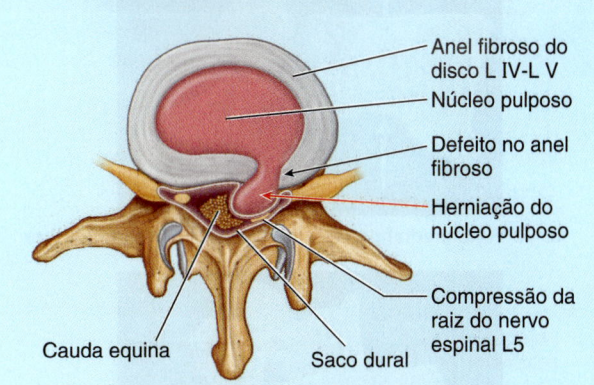

Ruptura do ligamento transverso do atlas

Quando o ligamento transverso do atlas sofre ruptura, o dente do áxis fica livre, com consequente *subluxação atlantoaxial* ou luxação incompleta da articulação atlantoaxial mediana. Quando ocorre luxação completa, o dente do áxis pode ser deslocado em direção à parte superior da região cervical da medula espinal, provocando *tetraplegia* (paralisia de todos os quatro membros), ou em direção ao bulbo do tronco encefálico, causando morte.

A. Corte transversal
B. RM sagital
C. RM axial (vista inferior)
D. Corte transversal (vista superior)

Figura AC2.8 Hérnia do núcleo pulposo.

Ruptura dos ligamentos alares

Os ligamentos alares são mais fracos do que o ligamento transverso do atlas. Em consequência, a combinação de flexão e rotação da cabeça pode causar laceração de um ou de ambos os ligamentos alares. A ruptura de um ligamento alar resulta em aumento de aproximadamente 30% na amplitude de movimento para o lado oposto.

Envelhecimento das vértebras e dos discos intervertebrais

Na meia-idade e na velhice, observa-se uma redução geral da densidade e da resistência do osso, particularmente na parte central, no interior do corpo vertebral, tornando as faces superior e inferior das vértebras cada vez mais côncavas (Figura AC2.9A). Os núcleos pulposos sofrem desidratação e perdem elastina e proteoglicanos, enquanto adquirem colágeno. Em consequência, os discos IV perdem o seu turgor, tornando-se mais rígidos e mais resistentes à deformação. As lamelas do anel tornam-se espessas e, com frequência, desenvolvem fissuras e cavidades. Embora as margens dos corpos vertebrais adjacentes se aproximem mais à medida que as faces superior e inferior do corpo tornam-se côncavas, foi constatado que os discos IV aumentam de tamanho com a idade. Além de se tornarem cada vez mais convexos, os discos IV, entre 20 e 70 anos de idade, também aumentam de diâmetro (Bogduk, 1997). O envelhecimento dos discos IV, combinado com a mudança de formato das vértebras, resulta em aumento das forças compressivas na periferia dos corpos vertebrais, onde os discos se fixam. Em resposta, observa-se comumente o desenvolvimento de *osteófitos* (esporões ósseos) em torno das margens dos corpos vertebrais (ver Figura AC2.9B).

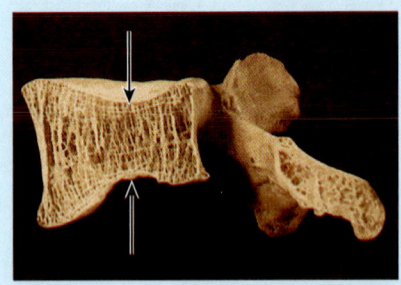

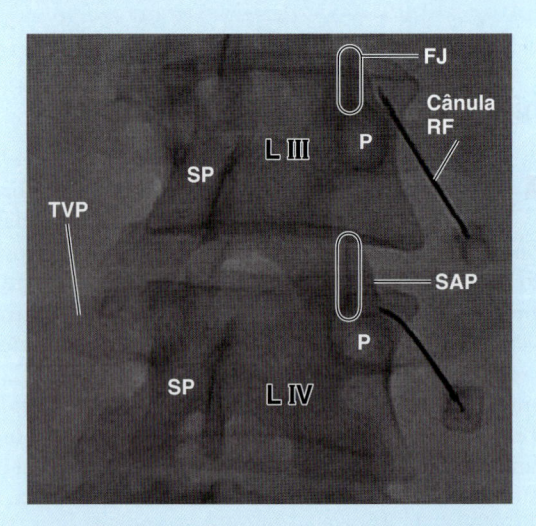

Figura AC2.10 Neurotomia por radiofrequência dos ramos mediais dos nervos (L3, L4). *FJ*, articulação dos processos articulares; *P*, pedículo; *RF*, radiofrequência; *SAP*, processo articular superior; *SP*, processo espinhoso; *TVP*, processo transverso.

A. Vista medial da metade direita da vértebra lombar

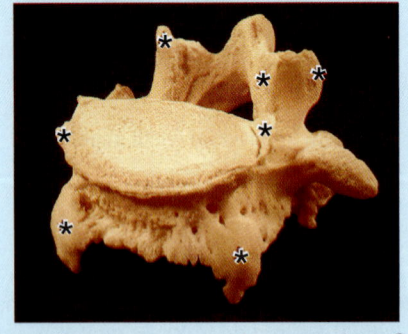

B. Vista oblíqua anterossuperior esquerda ✶ Osteófitos

Figura AC2.9 Efeitos do envelhecimento sobre as vértebras.

Lesão e doença das articulações dos processos articulares (zigapofisárias)

Quando as articulações dos processos articulares são lesionadas ou desenvolvem osteófitos durante o envelhecimento (osteoartrite), os nervos espinais relacionados frequentemente são afetados. Isso causa dor ao longo do padrão de distribuição dos dermátomos e espasmo nos músculos derivados nos miótomos associados (um miótomo é formado por todos os músculos ou partes dos músculos que recebem inervação de um mesmo nervo espinal). A *desnervação das articulações dos processos articulares lombares* é um procedimento que pode ser utilizado no tratamento da lombalgia causada por doença dessas articulações. Os nervos são seccionados próximo às articulações ou são destruídos por *rizólise* (dissolução de raízes) *percutânea* por radiofrequência (Figura AC2.10). O processo de desnervação é direcionado para os ramos articulares de dois ramos posteriores adjacentes dos nervos espinais, visto que cada articulação recebe inervação tanto do nervo que sai naquele nível quanto do nervo acima.

Dorsalgia

A *dorsalgia* (dor nas costas) em geral e a lombalgia (dor lombar), em particular, constituem um enorme problema de saúde. Em termos de fatores de saúde responsáveis pela perda de dias de trabalho, a dorsalgia perde apenas para a cefaleia.

Cinco categorias de estrutura no dorso recebem inervação e podem constituir fontes de dor:

- Estruturas fibroesqueléticas: periósteo, ligamentos e anéis fibrosos dos discos IV
- Meninges: revestimentos da medula espinal
- Articulações sinoviais: cápsulas das articulações dos processos articulares (zigapofisárias)
- Músculos: músculos intrínsecos do dorso
- Tecido nervoso: nervos espinais ou raízes nervosas que saem dos forames intervertebrais.

Dessas categorias, as duas primeiras são inervadas por ramos meníngeos (recorrentes) dos nervos espinais, e as duas subsequentes, por ramos posteriores (ramos articulares e musculares). A dor proveniente do tecido nervoso – isto é, causada por compressão ou irritação dos nervos espinais ou das raízes nervosas – é normalmente uma *dor referida*, que é percebida como se fosse proveniente da área cutânea ou subcutânea (dermátomo) inervada por aquele nervo, porém pode ser acompanhada de dor localizada.

A *lombalgia localizada* (dor percebida como proveniente do dorso) é geralmente uma dor muscular, articular ou fibroesquelética. A *dor muscular* está habitualmente relacionada com cãibras reflexas (espasmos), produzindo *isquemia*, frequentemente secundária à *defesa* (contração dos músculos em antecipação à dor). A *dor nas articulações dos processos articulares* geralmente está associada ao envelhecimento (osteoartrite) ou à presença de doença (artrite reumatoide) das articulações. A dor em consequência de fraturas e luxações vertebrais não é diferente da dor proveniente de outros ossos e articulações: a dor aguda após uma fratura é principalmente de origem periosteal, enquanto a dor causada por luxações é ligamentar. A dor localizada aguda associada a uma hérnia de disco IV é provocada pela ruptura do anel fibroso posterolateral e compressão do ligamento longitudinal posterior. A dor em todas estas últimas situações é conduzida inicialmente pelos ramos meníngeos dos nervos espinais.

MEDULA ESPINAL E MENINGES

A medula espinal, a parte espinal das meninges, as raízes dos nervos espinais e as estruturas neurovasculares que as suprem estão localizadas no canal vertebral (Figura 2.17). A **medula espinal**, o principal centro reflexo e via de condução entre o corpo e o encéfalo, é uma estrutura cilíndrica, ligeiramente achatada anterior e posteriormente. É protegida pelas vértebras e seus ligamentos e músculos associados, pela parte espinal das meninges e pelo LCS. A medula espinal começa como uma continuação do **bulbo** (também conhecido como **medula oblonga**), a parte caudal do tronco encefálico. No recém-nascido, a extremidade inferior da medula espinal situa-se habitualmente em frente do disco IV, entre as vértebras L II e L III. Nos adultos, a medula espinal termina habitualmente em frente do disco IV, entre as vértebras L I e L II; entretanto, sua extremidade afilada, denominada **cone medular**, pode terminar em nível tão alto quanto T XII ou tão baixo quanto L III. Por conseguinte, a medula espinal ocupa apenas os dois terços superiores do canal vertebral. A medula espinal apresenta-se alargada em duas regiões para a inervação dos membros:

- A **intumescência cervical** estende-se dos segmentos C IV a T I da medula espinal, e a maior parte dos ramos anteriores dos nervos espinais que se originam dela forma o *plexo braquial de nervos*, que inerva os membros superiores (ver Capítulo 3)
- A **intumescência lombossacral** estende-se dos segmentos L I a S III da medula espinal, e os ramos anteriores dos nervos espinais que se originam dela contribuem para os *plexos lombares e sacrais de nervos*, que inervam os membros inferiores (ver Capítulo 7). As raízes dos nervos espinais que se originam da intumescência lombossacral e do cone medular formam a **cauda equina**, o feixe de raízes dos nervos espinais que segue inferiormente à medula espinal através da *cisterna lombar* (espaço subaracnóideo).

Estrutura dos nervos espinais

Existem 31 pares de nervos espinais ligados à medula espinal: 8 cervicais, 12 torácicos, 5 lombares, 5 sacrais e 1 coccígeo (ver Figura 2.17A). Várias radículas ligam-se às faces anterior e posterior da medula espinal e convergem para formar as **raízes anterior** e **posterior dos nervos espinais** (Figura 2.18A,B). A parte da medula à qual as radículas de um par bilateral de raízes se fixam é **um segmento da medula espinal**. As raízes posteriores dos nervos espinais contêm fibras aferentes (ou sensitivas) provenientes da pele, dos tecidos subcutâneos e profundos e, com frequência, das vísceras. As raízes anteriores dos nervos espinais contêm fibras eferentes (motoras) para os músculos esqueléticos, e muitas contêm fibras autônomas pré-sinápticas. Os corpos celulares dos axônios somáticos que contribuem para as raízes anteriores estão nos **cornos anteriores da substância cinzenta** da medula espinal (ver Figura 2.18C), enquanto os corpos celulares dos axônios que formam as raízes posteriores estão fora da medula espinal, nos **gânglios sensitivos** dos nervos espinais (gânglios das raízes posteriores), nas extremidades distais das raízes posteriores. As raízes posterior e anterior dos nervos espinais unem-se nos pontos de saída do canal vertebral para formar um **nervo espinal**. Os nervos espinais C1 carecem de raízes posteriores em 50% dos indivíduos, e o nervo coccígeo (Co1) pode estar ausente. Cada nervo espinal divide-se quase imediatamente em um **ramo posterior (dorsal)** e um **ramo anterior (ventral)** (ver Figura 2.18A). Os ramos posteriores inervam as articulações dos processos articulares, os músculos profundos do dorso e a pele sobrejacente, enquanto os ramos anteriores inervam os músculos, as articulações e a pele dos membros e do resto do tronco.

Nos adultos, a medula espinal é mais curta do que a coluna vertebral; por conseguinte, existe uma obliquidade progressiva das raízes dos nervos espinais à medida que a medula espinal desce (ver Figura 2.17). Devido à distância crescente entre os segmentos da medula espinal e as vértebras correspondentes, o comprimento das raízes dos nervos espinais aumenta progressivamente, à medida que se aproximam da extremidade inferior da coluna vertebral. As radículas dos nervos espinais lombares e sacrais são as mais longas. Elas descem até alcançar os forames IV de saída nas regiões lombar e sacral da coluna vertebral, respectivamente. O feixe de raízes dos nervos espinais na **cisterna lombar** do espaço subaracnóideo caudal à terminação da medula espinal assemelha-se à cauda de um cavalo, daí o seu nome *cauda equina* (ver Figuras 2.17B e 2.18C).

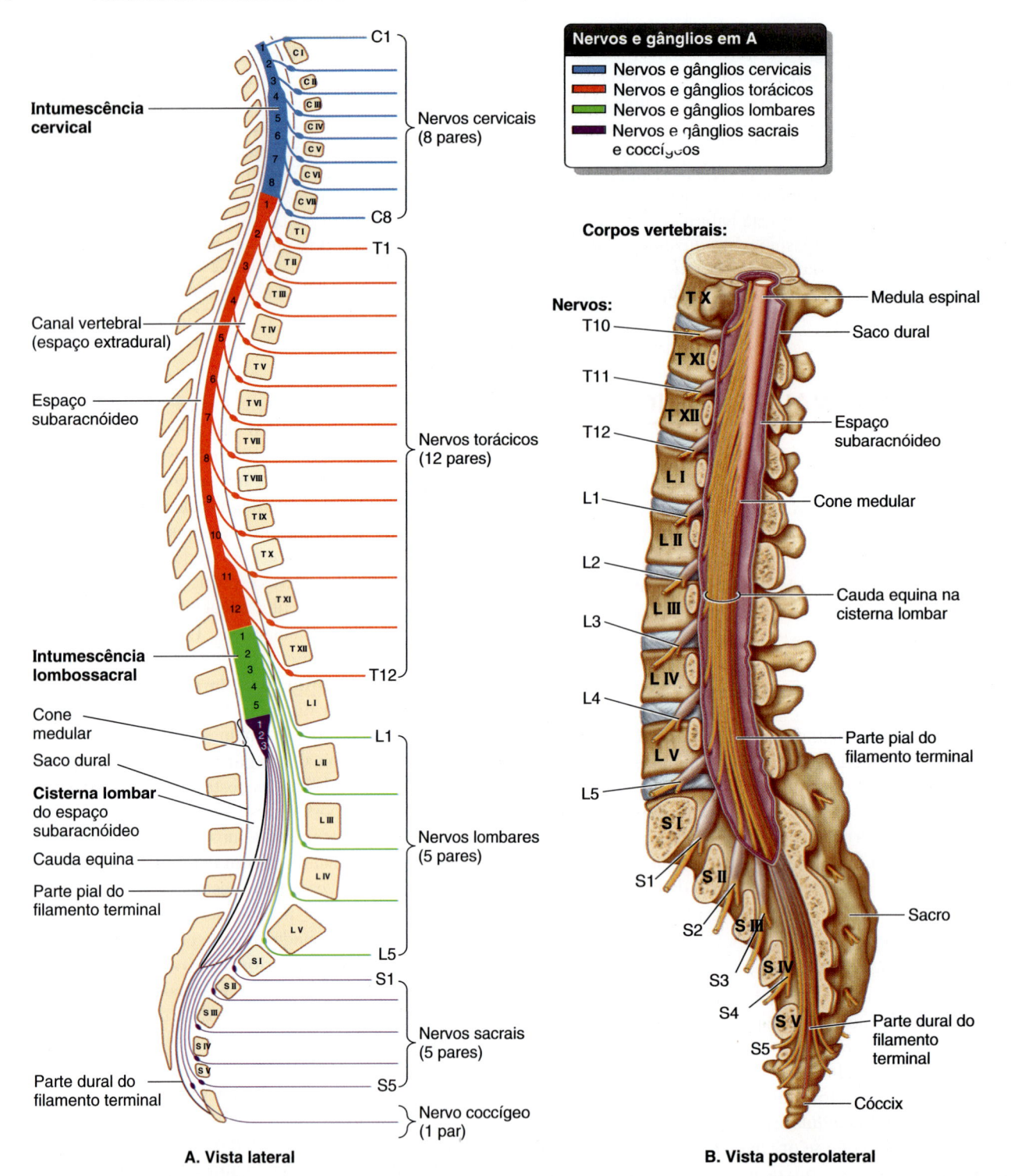

Figura 2.17 Relação entre a coluna vertebral, a coluna espinal e os nervos espinais. Observe a relação das partes (segmentos) da medula espinal e nervos espinais com a coluna vertebral.

A extremidade inferior da medula espinal apresenta um formato cônico e afila-se no cone medular. A partir de sua extremidade inferior, a parte pial do **filamento terminal** desce entre as raízes dos nervos espinais na cauda equina. O filamento terminal consiste principalmente em pia-máter, porém a sua extremidade proximal também inclui vestígios de tecido neural, tecido conjuntivo (conectivo, na Terminologia Anatômica) e tecido neuroglial (elementos celulares não neuronais do sistema nervoso). O filamento terminal ganha camadas de aracnoide-máter e de dura-máter, à medida que penetra na extremidade inferior do saco dural, como **parte dural do filamento terminal**, que passa pelo hiato sacral para se fixar, por fim, ao cóccix posteriormente. O filamento terminal serve como âncora para as extremidades inferiores da medula espinal e saco dural.

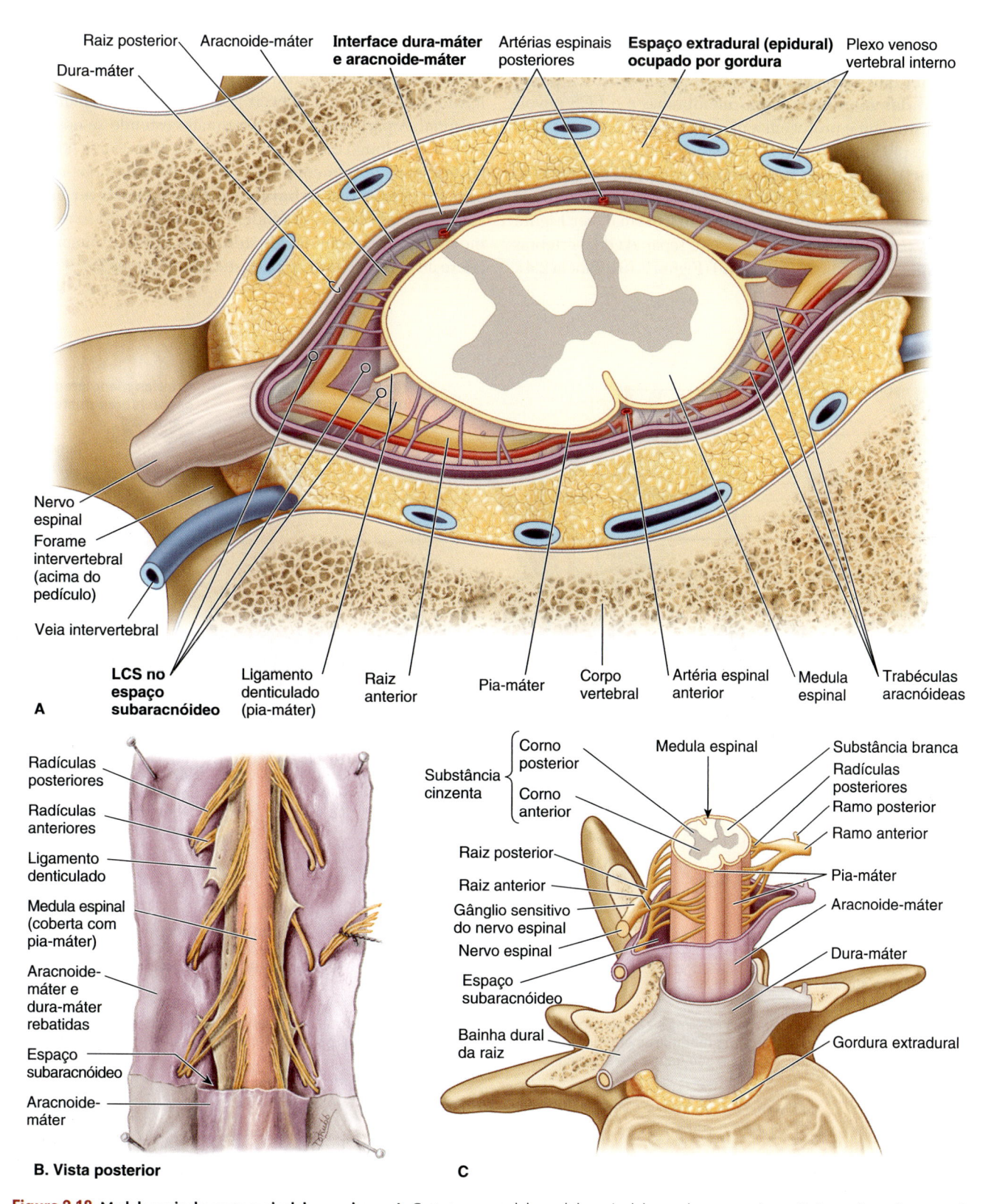

Figura 2.18 Medula espinal e parte espinal das meninges. A. Corte transversal da medula espinal dentro de suas meninges. **B.** As meninges foram seccionadas e separadas. A pia-máter cobre a medula espinal e projeta-se lateralmente como ligamento denticulado. **C.** Medula espinal, nervos espinais e parte espinal das meninges. O termo "máter" é às vezes omitido, referindo-se simplesmente a "dura", "aracnoide" e "pia".

Meninges espinais e líquido cerebrospinal

Em seu conjunto, a dura-máter, a aracnoide-máter e a pia-máter que envolvem a medula espinal formam a **parte espinal das meninges**. Essas membranas e o LCS envolvem, sustentam e protegem a medula espinal e as raízes dos nervos espinais, incluindo as da cauda equina.

A **parte espinal da dura-máter**, composta de tecido fibroso resistente e de algum tecido elástico, é a membrana de revestimento mais externa da medula espinal (ver Figura 2.18). A parte espinal da dura-máter é separada das vértebras pelo **espaço extradural (epidural)** (Figura 2.19 e Tabela 2.4).

A dura-máter forma o **saco dural espinal**, uma longa bainha tubular dentro do canal vertebral (ver Figura 2.17). O saco dural espinal adere à margem do forame magno do crânio, onde é contínuo com a parte encefálica da dura-máter. O saco dural espinal é perfurado pelos nervos espinais e está fixado inferiormente ao cóccix pela parte dural do *filamento terminal*. A parte espinal da dura-máter estende-se nos forames IV e ao longo das raízes anteriores e posteriores dos nervos espinais, distalmente aos gânglios sensitivos dos nervos espinais para formar as **bainhas durais da raiz** (ver Figura 2.18A). Essas bainhas se fundem com o epineuro (o revestimento de tecido conjuntivo externo dos nervos espinais) que adere ao revestimento de periósteo dos forames IV.

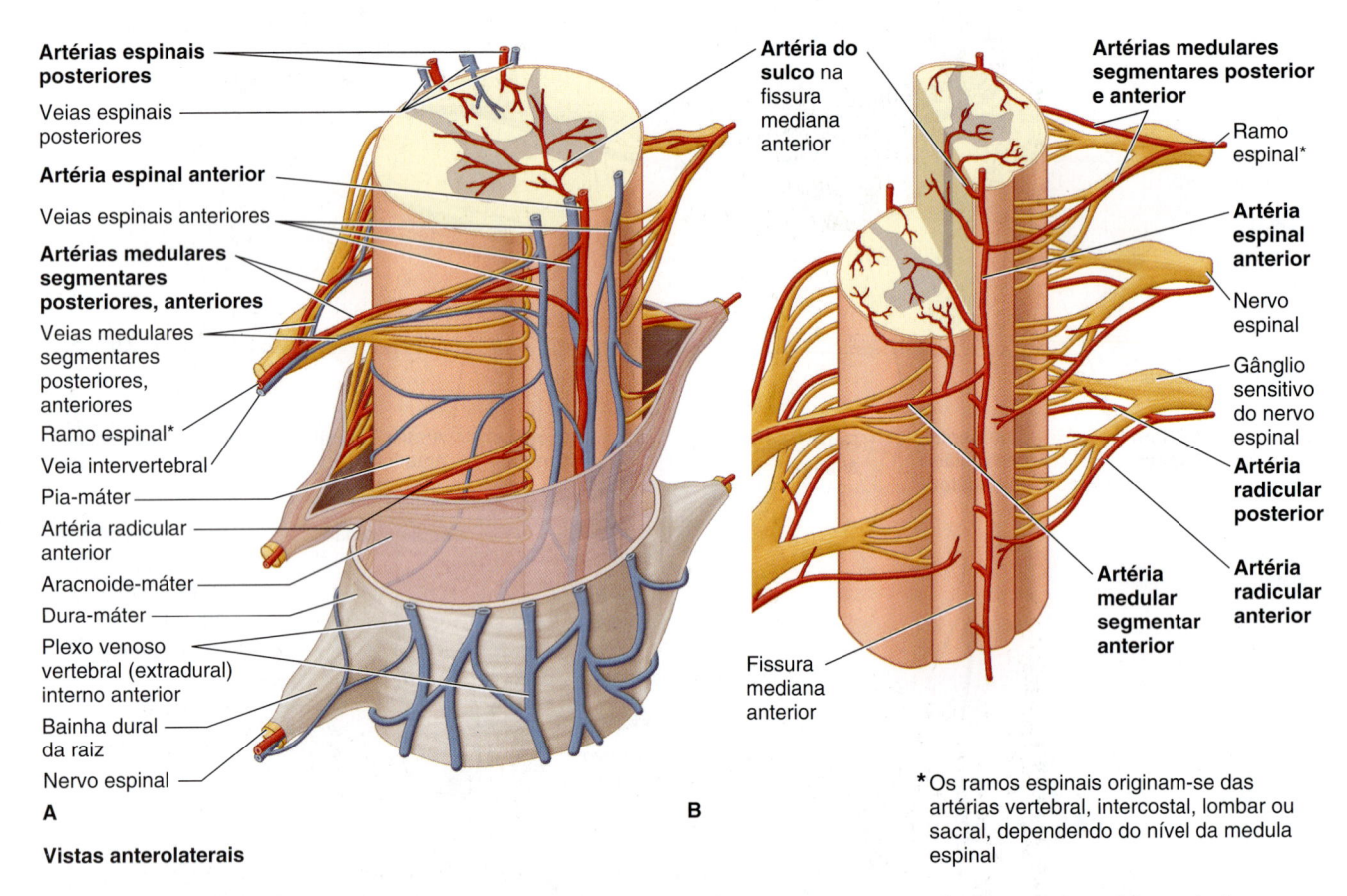

*Os ramos espinais originam-se das artérias vertebral, intercostal, lombar ou sacral, dependendo do nível da medula espinal

Vistas anterolaterais

Os nervos e as raízes espinais mais proximais são acompanhados de **artérias radiculares**, que não alcançam as artérias espinais posteriores ou anteriores. As **artérias medulares segmentares** ocorrem irregularmente *no lugar das* artérias radiculares – na verdade, são apenas vasos maiores que seguem o seu trajeto até as artérias espinais.

Figura 2.19 Medula espinal *in situ*: vascularização e meninges com espaços associados.

Tabela 2.4 Espaços associados à parte espinal das meninges.

Espaço	Localização	Conteúdo
Extradural (epidural)	Entre a parede do canal vertebral e a dura-máter	Gordura (matriz gordurosa); plexos venosos vertebrais internos; cada par de raízes posterior e anterior à medida que se estendem até a sua saída do canal vertebral nos forames IV
Subaracnóideo	Entre a aracnoide-máter e a pia-máter	LCS; trabéculas aracnóideas; artérias radiculares, medulares segmentares e espinais; veias

A **parte espinal da aracnoide-máter** é uma delicada membrana avascular, formada de tecido fibroso elástico, que reveste o saco dural e as bainhas durais da raiz. Envolve o espaço subaracnóideo preenchido por LCS, que contém a medula espinal, as raízes dos nervos espinais e os gânglios sensitivos dos nervos espinais (ver Figura 2.18B,C). A aracnoide-máter não está fixada à dura-máter, porém é mantida contra a face interna da dura-máter pela pressão do LCS. Na *punção lombar*, a agulha atravessa simultaneamente a dura-máter e a aracnoide-máter. Essa aposição é a **interface dura-máter** e **aracnoide-máter**, que com frequência é erroneamente designada como "espaço subdural" (ver Figura 2.19). Não há nenhum espaço verdadeiro natural neste local, porém existe, na verdade, uma camada celular fraca (Haines, 2013). A ocorrência de sangramento dentro dessa camada cria um espaço patológico na junção da dura-máter com a aracnoide-máter, no qual há formação de um *hematoma subdural*. No cadáver, devido à ausência de LCS, a aracnoide-máter separa-se da face interna da dura-máter e situa-se frouxamente sobre a medula espinal. Durante a vida, a aracnoide-máter é separada da pia-máter na superfície da medula espinal pelo *espaço subaracnóideo*, que contém LCS (ver Figuras 2.18 e 2.19 e Tabela 2.4). Filamentos delicados de tecido conjuntivo, as **trabéculas aracnóideas**, estendem-se pelo espaço subaracnóideo, unindo a aracnoide-máter e a pia-máter (ver Figura 2.18C).

A **parte espinal da pia-máter**, a membrana mais interna de revestimento da medula espinal, consiste em células achatadas com longos prolongamentos igualmente achatados, que acompanham estreitamente todas as estruturas de superfície da medula espinal (ver Figura 2.18B,C). A pia-máter também cobre diretamente as raízes dos nervos espinais e os vasos sanguíneos espinais. Abaixo do cone medular, a pia-máter continua como filamento terminal.

A medula espinal encontra-se suspensa no saco dural pelo filamento terminal e, em particular, pelos **ligamentos denticulados** direito e esquerdo, que seguem longitudinalmente ao longo de cada lado da medula espinal. Esses ligamentos consistem em uma lâmina fibrosa de pia-máter, que se estende a meio caminho entre as raízes posteriores e anteriores dos nervos espinais. Entre 20 e 22 desses prolongamentos, cujo formato se assemelha muito aos dentes de tubarão, fixam-se à face interna do saco dural revestido pela aracnoide-máter. Os prolongamentos superiores (a parte mais superior) dos ligamentos denticulados direito e esquerdo fixam-se à parte encefálica da dura-máter, imediatamente acima do forame magno. O prolongamento inferior estende-se a partir do cone medular e passa entre as raízes dos nervos T12 e L1.

ESPAÇO SUBARACNÓIDEO

O espaço subaracnóideo está localizado entre a aracnoide-máter e a pia-máter e é preenchido por LCS (ver Figuras 2.17B, 2.18C e 2.19 e Tabela 2.4). A porção aumentada do espaço subaracnóideo no saco dural, caudalmente ao cone medular e contendo LCS e a cauda equina, é a cisterna lombar (ver Figura 2.17B).

Vascularização da medula espinal e das raízes dos nervos espinais

As artérias que irrigam a medula espinal são ramos das artérias vertebrais, cervicais ascendentes, cervicais profundas, intercostais, lombares e sacrais laterais (ver Figuras 2.19 e 2.20). Três artérias longitudinais irrigam a medula espinal: uma **artéria espinal anterior**, formada pela união dos ramos das artérias vertebrais, e um par de **artérias espinais posteriores**, cada uma das quais é um ramo da artéria vertebral ou da artéria cerebelar inferior posterior.

As artérias espinais seguem longitudinalmente desde o bulbo do tronco encefálico até o cone medular da medula espinal. Sozinhas, as artérias espinais anteriores e posteriores irrigam apenas uma curta porção da parte superior da medula espinal. A circulação para grande parte da medula espinal depende de ramos espinais das artérias cervicais ascendentes, cervicais profundas, vertebrais, intercostais posteriores e lombares, que entram no canal vertebral através dos forames IV. As **artérias medulares segmentares anteriores** e **posteriores** são derivadas de ramos espinais e irrigam a medula espinal pela sua união com as artérias espinais anteriores e posteriores. Essas artérias estão localizadas principalmente onde a necessidade de um bom suprimento para a medula espinal é maior: as intumescências cervical e lombossacral. A **artéria radicular anterior magna** (artéria de Adamkiewicz) reforça a circulação para os dois terços da medula espinal, incluindo a intumescência lombossacral. É muito maior do que as outras artérias medulares segmentares e origina-se habitualmente do lado esquerdo nos níveis torácico inferior ou lombar superior.

As raízes posteriores e anteriores dos nervos espinais e seus revestimentos são irrigados pelas **artérias radiculares posteriores** e **anteriores**, que seguem o seu trajeto ao longo das raízes nervosas. Esses vasos não alcançam as artérias espinais posteriores ou anteriores. As artérias medulares segmentares ocorrem irregularmente em lugar das artérias radiculares; são vasos de maior calibre que fornecem sangue às artérias espinais.

As três **veias espinais anteriores** e as três **posteriores** estão dispostas longitudinalmente; comunicam-se livremente entre si e são drenadas por até 12 **veias anteriores** e **posteriores do bulbo** e **veias radiculares**. As veias que drenam a medula espinal unem-se aos plexos venosos vertebrais internos no espaço extradural (ver Figura 2.15). Esses plexos venosos seguem superiormente através do forame magno para se comunicar com os seios da dura-máter e veias no crânio (ver Capítulo 8). Os plexos vertebrais internos comunicam-se também com os plexos venosos vertebrais externos na face externa das vértebras.

A. Vista anterior

- Artéria basilar
- Artéria cerebelar inferior anterior
- Artéria cerebelar inferior posterior
- Artéria espinal anterior
- Artérias medulares segmentares anteriores
- Artéria cervical ascendente
- Artéria cervical profunda
- Artéria vertebral
- Artéria subclávia direita
- Artéria medular segmentar anterior
- Ramo espinal
- Ramo dorsal
- Artéria intercostal posterior
- Parte descendente da aorta
- Artérias radiculares anteriores (púrpura)
- Ramo espinal
- Artéria intercostal posterior
- Artéria medula segmentar anterior
- Ramo dorsal
- Ramo espinal
- Artéria intercostal posterior
- Artéria radicular magna (artéria de Adamkiewicz)
- Artéria medular segmentar anterior
- Ramo dorsal
- Ramo espinal
- Artéria lombar
- Cauda equina
- Artéria sacral mediana
- Artéria ilíaca interna
- Artéria sacral lateral
- Ramo espinal

Vértebras cervicais
Vértebras torácicas
Vértebras lombares
Vértebras sacrais

B. Vista posterior

- Artéria cerebelar inferior posterior
- Artéria vertebral
- Artérias espinais posteriores
- Artérias medulares segmentares posteriores
- Artéria cervical ascendente
- Artéria cervical profunda
- Artéria vertebral
- Artéria subclávia direita
- Artérias radiculares posteriores (púrpura)
- Ramo espinal
- Artérias intercostais posteriores
- Artéria medular segmentar posterior
- Ramo dorsal
- Ramo espinal
- Artéria intercostal posterior
- Artéria medular segmentar posterior
- Cone medular
- Ramo dorsal
- Ramo espinal
- Artéria lombar
- Filamento terminal
- Artéria sacral lateral
- Ramos espinais

Legenda
- Artérias radiculares
- Artérias longitudinais e medulares (e origens destas últimas)
- Transparente: aorta e grandes vasos

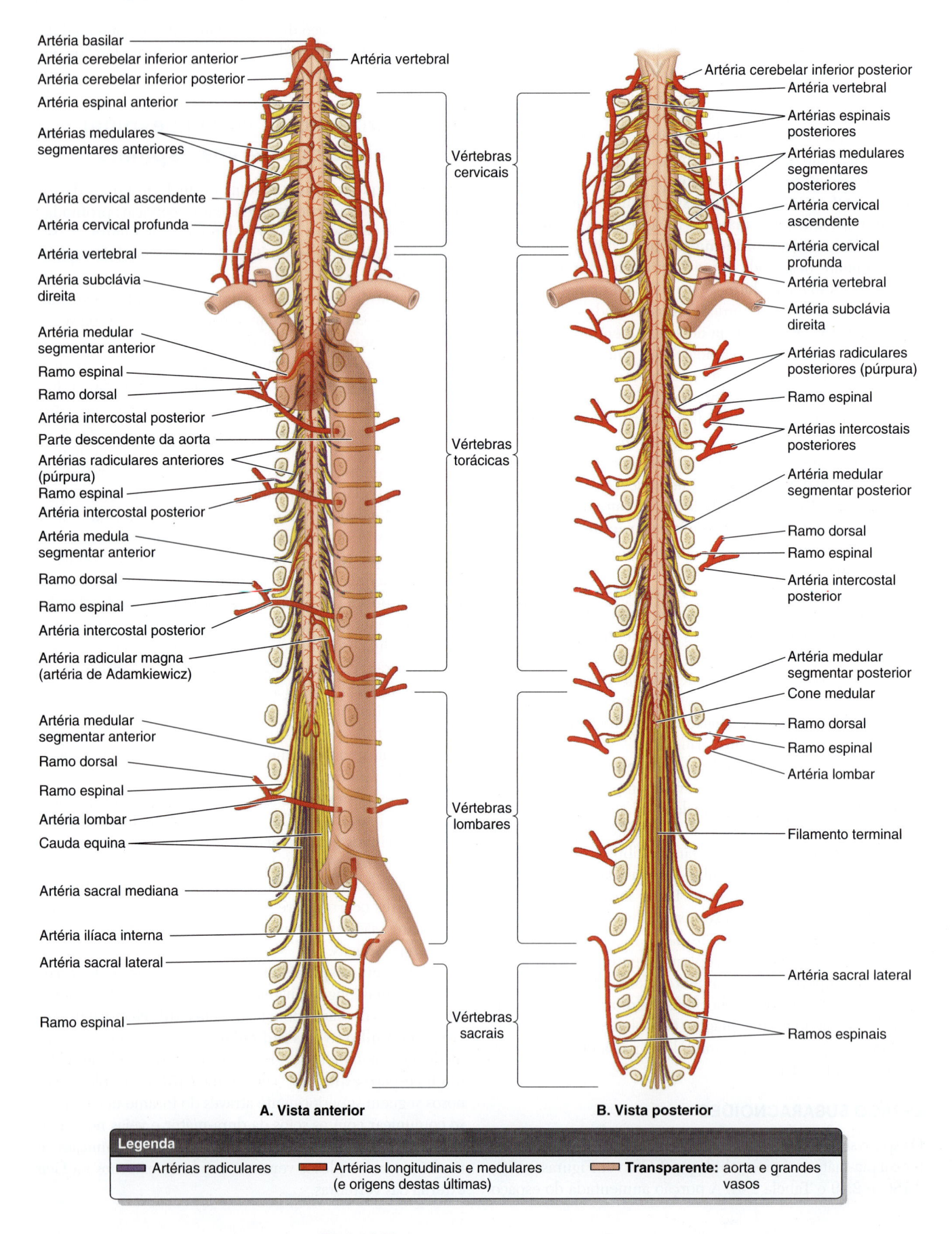

Figura 2.20 Suprimento arterial da medula espinal.

ANATOMIA CLÍNICA

Isquemia da medula espinal

Os reforços segmentares de suprimento sanguíneo provenientes das artérias medulares segmentares são importantes para enviar sangue para as artérias espinais anteriores e posteriores. Fraturas, luxações e fraturas-luxações podem interferir no suprimento sanguíneo das artérias espinais e medulares para a medula espinal. A deficiência de suprimento sanguíneo (isquemia) da medula espinal afeta a sua função e pode levar ao desenvolvimento de fraqueza muscular e paralisia.

A medula espinal também pode sofrer comprometimento circulatório se as artérias medulares segmentares, particularmente a artéria radicular anterior magna (artéria de Adamkiewicz), forem estreitadas por *doença arterial obstrutiva*. Algumas vezes, a aorta é intencionalmente ocluída ("clampeada transversalmente") durante a cirurgia. Os pacientes submetidos a esses tipos de cirurgia e aqueles com aneurismas rotos da aorta ou com oclusão da artéria radicular anterior magna podem perder toda a sensibilidade e o movimento voluntário inferiormente ao nível de comprometimento do suprimento sanguíneo para a medula espinal (*paraplegia*). Isso ocorre em consequência da morte dos neurônios na parte da medula espinal suprida pela artéria espinal anterior.

Quando a pressão arterial sistêmica cai acentuadamente durante 3 a 6 minutos, pode haver redução ou interrupção do fluxo sanguíneo das artérias medulares segmentares para a artéria espinal anterior que supre a região torácica média da medula espinal. Esses pacientes também podem perder a sensibilidade e o movimento voluntário nas áreas supridas pelo nível afetado da medula espinal.

Vias de circulação alternativa (colateral)

Os *plexos venosos vertebrais* são importantes, visto que o sangue pode retornar da pelve ou do abdome por meio desses plexos e alcançar o coração pela veia cava superior, quando a veia cava inferior estiver obstruída. Essas veias também podem fornecer uma via para a metástase de células cancerosas de um tumor abdominal ou pélvico (p. ex., câncer de próstata) para as vértebras ou o encéfalo.

Punção lombar

Para obter uma amostra de LCS da cisterna lombar, uma agulha de punção lombar com estilete é inserida no espaço subaracnóideo. A *punção lombar* é realizada com o paciente em decúbito lateral, com o dorso fletido. A flexão da coluna vertebral facilita a introdução da agulha, visto que afasta as lâminas dos arcos vertebrais e os processos espinhosos, distendendo os ligamentos amarelos (Figura AC2.11). Em condições assépticas, a agulha é introduzida na linha mediana entre os processos espinhosos

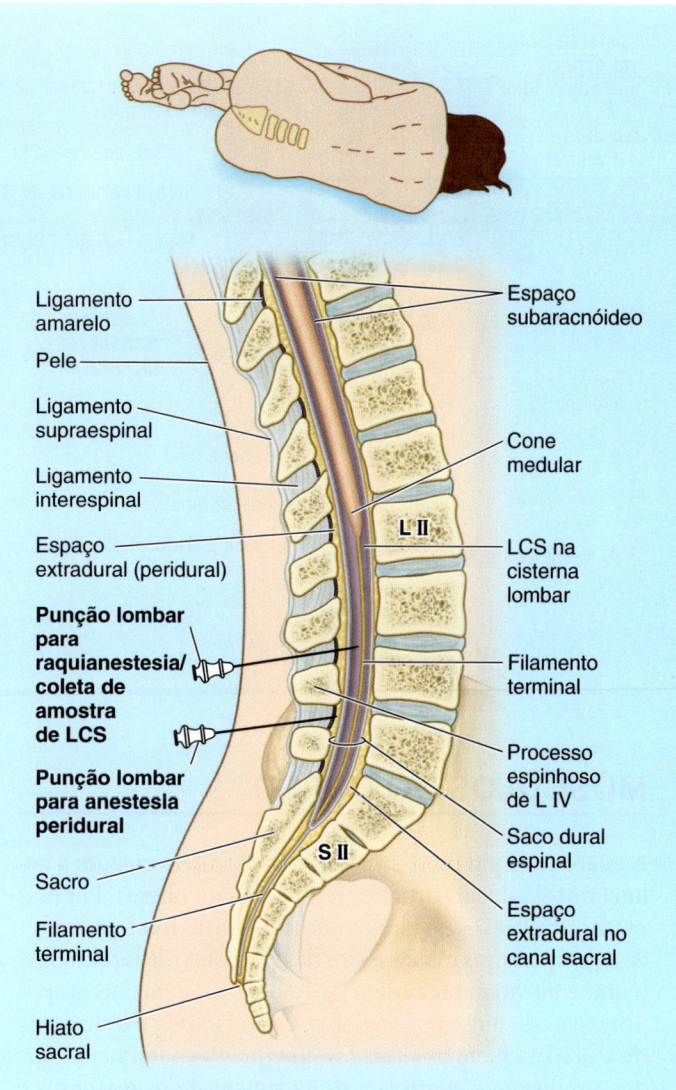

Figura AC2.11 Punção lombar e anestesia peridural.

das vértebras L III e L IV (ou L IV e L V). Nesses níveis, nos adultos, existe um menor risco de lesionar a medula espinal.

Anestesia (bloqueio) peridural

Um agente anestésico pode ser injetado no espaço extradural (epidural ou peridural) utilizando a posição descrita para a punção lombar. O anestésico exerce um efeito direto sobre as raízes dos nervos espinais da cauda equina após saírem do saco dural (Figura AC2.12). O paciente perde a sensibilidade inferiormente ao nível do bloqueio.

O agente anestésico também pode ser injetado no espaço extradural no canal sacral através do hiato sacral (*anestesia peridural caudal*) ou através dos forames sacrais posteriores (*anestesia peridural transacral*) (ver Figura AC2.12). A distância de alcance do agente anestésico (e, portanto, o número de nervos afetados) depende da dose injetada e da posição do paciente.

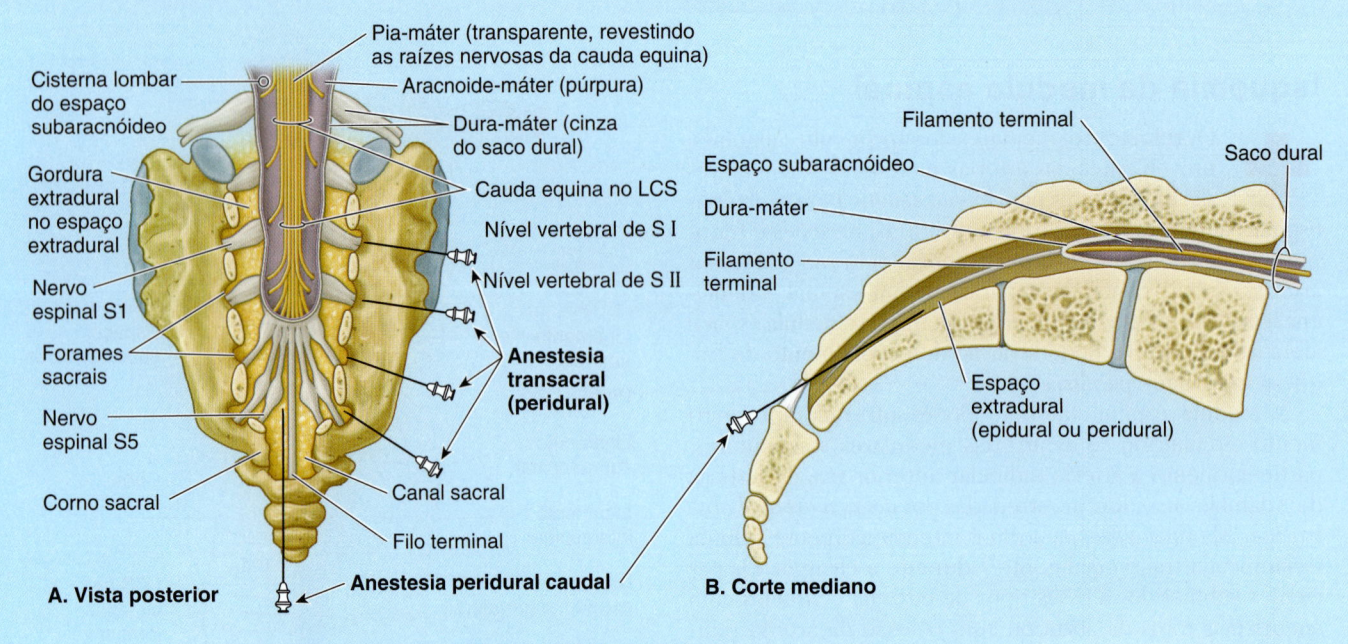

Figura AC2.12 Anestesia transacral e caudal.

MÚSCULOS DO DORSO

A maior parte do peso corporal situa-se anteriormente à coluna vertebral, em particular nos indivíduos obesos. Por essa razão, são necessários muitos músculos fortes fixados aos processos espinhosos e transversos das vértebras, de modo a sustentar e movimentar a coluna vertebral. Existem dois grupos principais de músculos no dorso. Os **músculos extrínsecos do dorso** incluem os *músculos superficiais e intermediários*, que produzem e controlam os movimentos dos membros e respiratórios, respectivamente. Os **músculos intrínsecos do dorso** (músculos próprios do dorso) incluem os *músculos profundos* que atuam especificamente sobre a coluna vertebral, produzindo os seus movimentos e mantendo a postura.

Músculos extrínsecos do dorso

Os **músculos extrínsecos superficiais do dorso** (músculos trapézio, latíssimo do dorso, levantador da escápula e romboides) unem os membros superiores ao tronco (ver Capítulo 3). Embora estejam localizados na região do dorso, esses músculos são inervados, em sua maioria, pelos ramos anteriores dos nervos cervicais e atuam sobre o membro superior. O músculo trapézio recebe suas fibras motoras de um nervo craniano, o nervo acessório (NC XI). Os **músculos extrínsecos intermediários do dorso** (músculos serráteis posteriores superior e inferior) são finos e são comumente designados como músculos respiratórios superficiais, porém desempenham uma função mais provavelmente proprioceptiva do que motora. São descritos com os músculos da parede torácica (ver Capítulo 4).

Músculos próprios do dorso | Músculos intrínsecos do dorso

Os músculos próprios do dorso (*músculos intrínsecos do dorso*, músculos profundos do dorso) são inervados pelos ramos posteriores dos nervos espinais e atuam para manter a postura e para controlar os movimentos da coluna vertebral. Esses músculos, que se estendem da pelve até o crânio, são revestidos pela fáscia muscular, que se fixa medialmente ao ligamento nucal, às extremidades dos processos espinhosos das vértebras, ao ligamento supraespinal e à crista mediana do sacro. A fáscia fixa-se lateralmente aos processos transversos cervicais e lombares e aos ângulos das costelas. As partes torácica e lombar da fáscia muscular constituem a **aponeurose toracolombar** (Figura 2.21). Os músculos próprios do dorso são agrupados em camadas superficial, intermediária e profunda, de acordo com a sua relação com a superfície (Tabela 2.5).

CAMADA SUPERFICIAL DOS MÚSCULOS INTRÍNSECOS DO DORSO

Os **músculos esplênios** são espessos e planos e situam-se nas faces lateral e posterior do pescoço, cobrindo os músculos verticais de modo semelhante a uma bandagem, o que explica o seu nome (L. *splenion*, bandagem ou faixa). Os músculos esplênios originam-se na linha mediana e estendem-se superolateralmente até as vértebras cervicais (**músculo esplênio do pescoço**) e o crânio (**músculo esplênio da cabeça**). Esses músculos cobrem os músculos profundos do pescoço (ver Figura 2.22B e Tabela 2.5).

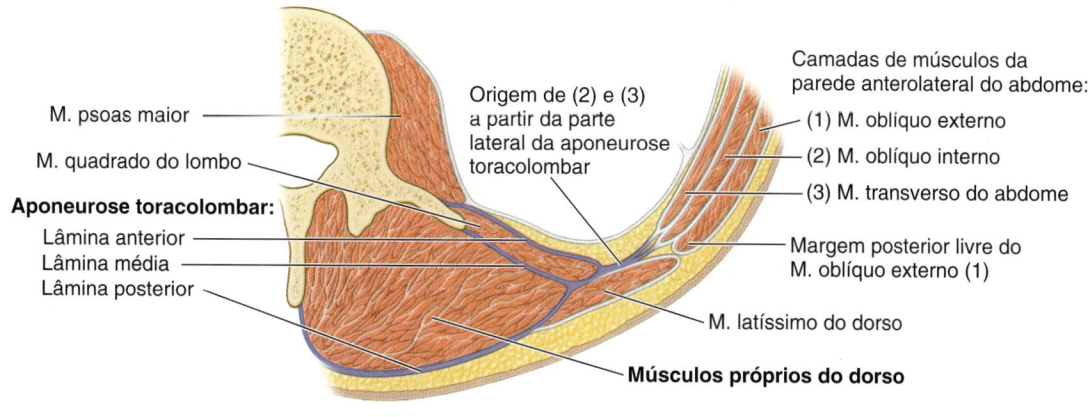

Figura 2.21 Corte transversal dos músculos próprios (intrínsecos) do dorso e lâminas da aponeurose toracolombar.

CAMADA INTERMÉDIA DOS MÚSCULOS PRÓPRIOS DO DORSO

Os **músculos eretores da espinha** situam-se em um "sulco" de cada lado da coluna vertebral, entre os processos espinhosos e os ângulos das costelas (ver Figura 2.22). O **músculo eretor da espinha** maciço, que é o principal extensor da coluna vertebral, divide-se em três colunas:

- Músculo iliocostal: forma a coluna lateral
- Músculo longuíssimo: forma a coluna intermediária
- Músculo espinal: forma a coluna medial.

Cada coluna é dividida regionalmente em três partes, de acordo com as inserções superiores (p. ex., parte lombar do músculo iliocostal do lombo, parte torácica do músculo iliocostal do lombo e músculo iliocostal do pescoço). A origem comum das três colunas do músculo eretor da espinha é constituída por um tendão largo, que se fixa inferiormente à parte posterior da crista ilíaca, à face posterior do sacro, aos ligamentos sacroilíacos e aos processos espinhosos sacrais e lombares inferiores (ver Figura 2.22). Embora as colunas dos músculos sejam, em geral, identificadas como músculos isolados, cada coluna é, na realidade, composta por muitas fibras sobrepostas mais curtas – um arranjo que proporciona estabilidade, ação localizada e suprimento vascular e neural segmentar. As inserções, a inervação e as ações dos músculos eretores da espinha são descritas na Tabela 2.5.

Tabela 2.5 Camadas superficial e intermédia dos músculos próprios do dorso.

Músculo	Origem	Inserção	Inervação(ões) principal(is)	Ação(ões)
Camada superficial dos músculos próprios do dorso				
Esplênio	Origina-se do ligamento nucal e dos processos espinhosos das vértebras C VII-T VI	M. esplênio da cabeça: as fibras seguem superolateralmente ao processo mastoide do temporal e terço lateral da linha nucal superior do occipital M. esplênio do pescoço: tubérculos dos processos transversos das vértebras C I-C III ou C IV	Ramos posteriores dos nervos espinais	*Atuando unilateralmente*: flexão lateral do pescoço e rotação da cabeça para o lado dos músculos ativos *Atuando bilateralmente*: extensão da cabeça e do pescoço
Camada intermédia dos músculos próprios do dorso (músculos eretores da espinha)				
Iliocostal Longuíssimo Espinal	Originam-se de um tendão largo da parte posterior da crista ilíaca, face posterior do sacro, ligamentos sacroilíacos, processos espinhosos sacrais e lombares inferiores e ligamento supraespinal	M. iliocostal (parte lombar do M. iliocostal do lombo, parte torácica do M. iliocostal do lombo e M. iliocostal do pescoço): as fibras seguem superiormente até os ângulos das costelas inferiores e processos transversos cervicais. M. longuíssimo (do tórax, do pescoço e da cabeça): as fibras seguem superiormente até as costelas, entre os tubérculos e ângulos, até os processos transversos nas regiões torácica e cervical e até o processo mastoide do temporal M. espinal (do tórax, do pescoço e da cabeça): as fibras seguem superiormente aos processos espinhosos na região torácica superior e até o crânio	Ramos posteriores dos nervos espinais	*Atuando bilateralmente*: extensão da coluna vertebral e da cabeça; quando o dorso é fletido, controlam o movimento por meio de alongamento gradual de suas fibras *Atuando unilateralmente*: flexão lateral da coluna vertebral

78 Fundamentos de Anatomia Clínica

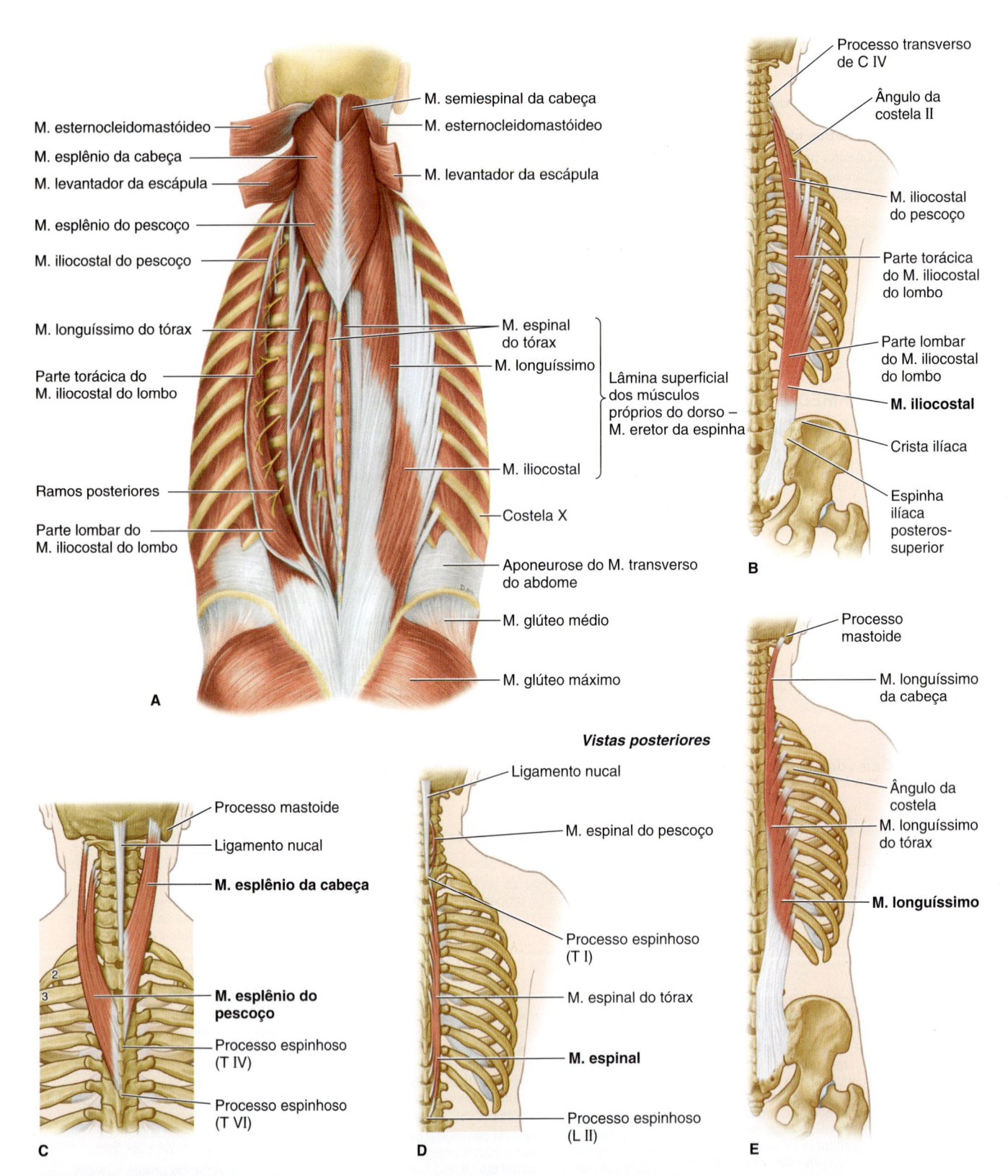

Vistas posteriores

Figura 2.22 Camadas superficial e intermédia dos músculos próprios do dorso. **A.** Visão geral. **B.** Músculo iliocostal. **C.** Músculos esplênios da cabeça e do pescoço. **D.** Músculo espinal. **E.** Músculo longuíssimo.

ANATOMIA DE SUPERFÍCIE

Músculos do dorso

Na linha mediana do dorso ereto, existe um *sulco mediano posterior*, que se estende sobre as extremidades dos processos espinhosos das vértebras (Figura AS2.3). O sulco é contínuo superiormente com o sulco nucal no pescoço e termina na área triangular achatada cobrindo o sacro superiormente à fenda interglútea. Os músculos eretores da espinha produzem saliências verticais proeminentes de cada lado do sulco. Quando os membros superiores são elevados, as escápulas movem-se lateralmente na parede torácica, tornando visíveis os músculos romboide e redondo maior. Os músculos de localização superficial trapézio (*D*, parte descendente [superior]; *T*, parte transversa [média]; *A*, parte ascendente [inferior]) e latíssimo do dorso, que unem os membros superiores à coluna vertebral, também são claramente visíveis em indivíduos magros ou quando os músculos estão bem desenvolvidos. Observe as depressões cutâneas indicando o local das espinhas ilíacas posterossuperiores.

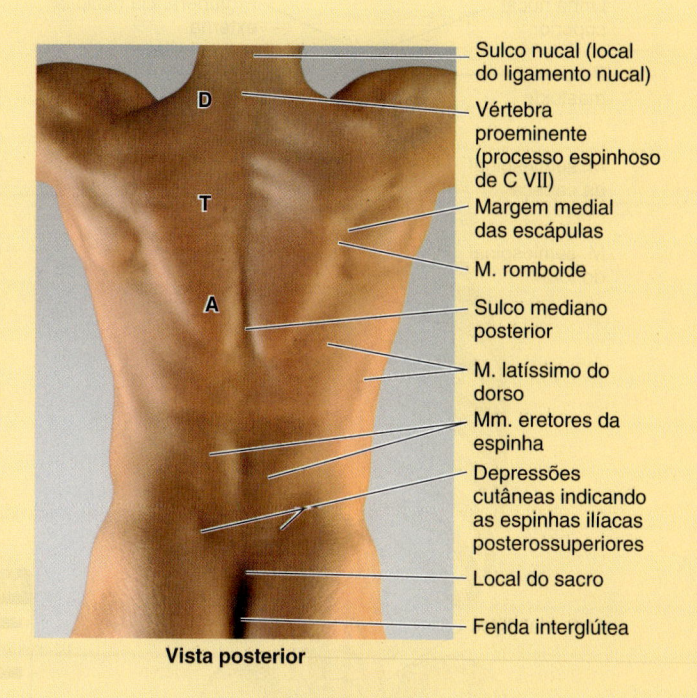

Vista posterior

Figura AS2.3

- Sulco nucal (local do ligamento nucal)
- Vértebra proeminente (processo espinhoso de C VII)
- Margem medial das escápulas
- M. romboide
- Sulco mediano posterior
- M. latíssimo do dorso
- Mm. eretores da espinha
- Depressões cutâneas indicando as espinhas ilíacas posterossuperiores
- Local do sacro
- Fenda interglútea

CAMADA PROFUNDA DOS MÚSCULOS PRÓPRIOS DO DORSO

Abaixo dos músculos eretores da espinha, encontra-se um grupo de músculos de disposição oblíqua – o **grupo dos músculos transversoespinais**, composto pelos músculos semiespinais, multífidos e rotadores. Esses músculos originam-se dos processos transversos das vértebras e seguem até os processos espinhosos de vértebras superiores. Ocupam o "sulco" entre os processos transversos e espinhosos (Figura 2.23 e Tabela 2.6).

- O músculo semiespinal é superficial e estende-se por quatro a seis segmentos
- O músculo multífido é mais profundo e estende-se por dois a quatro segmentos
- Os músculos rotadores são os mais profundos e estendem-se por um a dois segmentos.

O **músculo semiespinal**, como o próprio nome indica, origina-se aproximadamente na metade da coluna vertebral. É dividido em três partes, de acordo com o nível vertebral de suas inserções superiores: músculo semiespinal da cabeça, músculo semiespinal do pescoço e músculo semiespinal do tórax.

O **músculo semiespinal da cabeça** é responsável pela saliência longitudinal de cada lado na região cervical posterior, próximo ao plano mediano. Ascende a partir dos processos transversos cervicais e torácico até alcançar o occipital.

Os **músculos semiespinais do tórax e do pescoço** seguem um trajeto superomedial, dos processos transversos até os processos espinhosos torácicos e cervicais das vértebras mais superiores.

O **músculo multífido** consiste em feixes musculares curtos e triangulares, que são mais espessos na região lombar. Cada feixe segue em direção oblíqua, superior e medial e fixa-se ao longo de todo o comprimento do processo espinhoso da vértebra adjacente superior.

Os **músculos rotadores** – mais bem desenvolvidos na região torácica – são os mais profundos das três camadas de músculos transversoespinais. Originam-se do processo transverso de uma vértebra e inserem-se na raiz dos processos espinhosos de uma ou duas vértebras seguintes superiores.

Os **músculos interespinais**, **intertransversários** e **levantadores das costelas** são os menores dos músculos profundos do dorso. Os músculos interespinais e intertransversários unem os processos espinhosos e os processos transversos, respectivamente.

MÚSCULOS QUE PRODUZEM MOVIMENTOS NAS ARTICULAÇÕES INTERVERTEBRAIS

Os principais músculos que produzem movimentos nas articulações intervertebrais cervicais, torácicas e lombares, assim como as estruturas que limitam esses movimentos, estão resumidos nas Tabelas 2.7 e 2.8. Os músculos do dorso são relativamente inativos na posição ortostática relaxada. Na

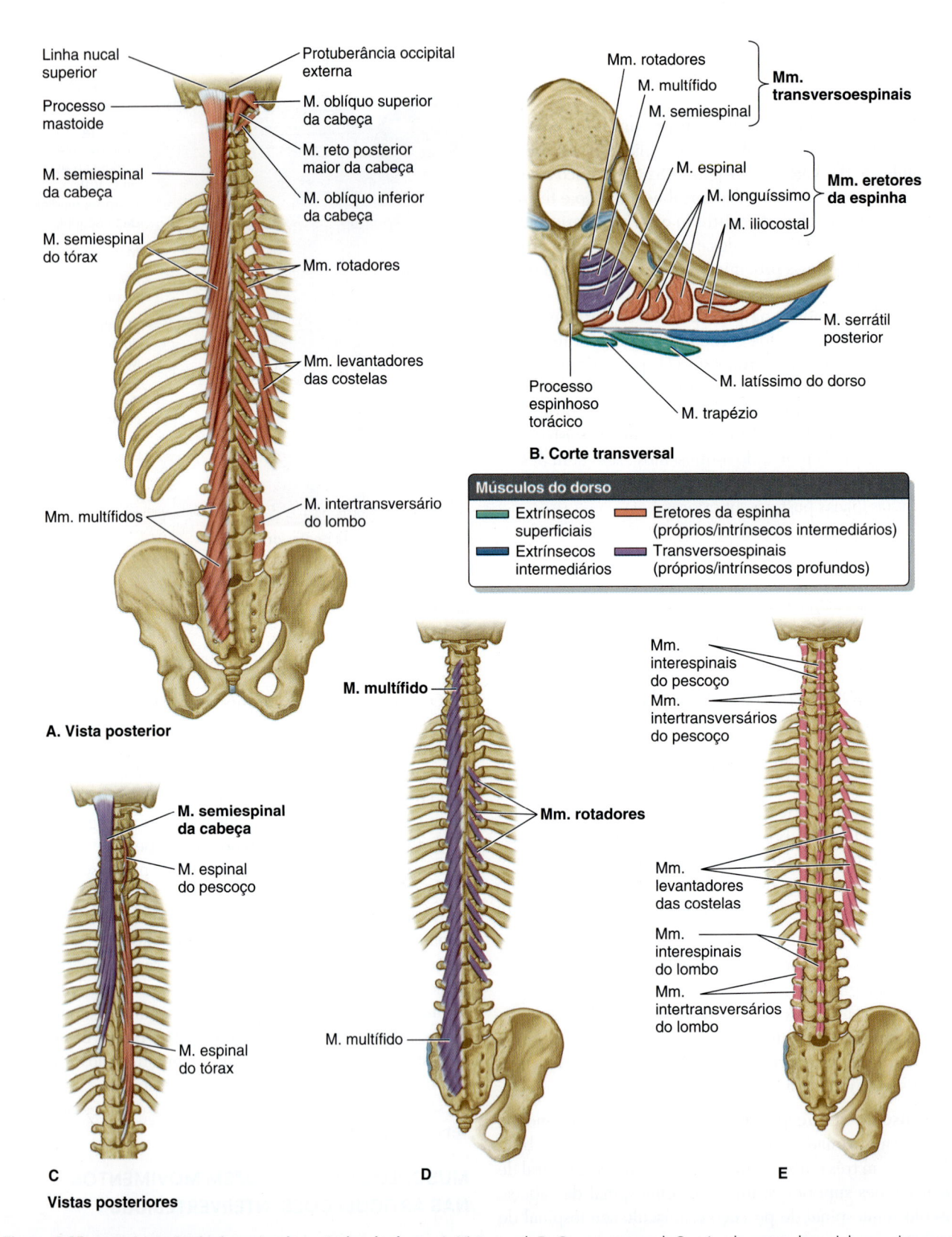

Figura 2.23 Camada profunda dos músculos próprios do dorso. A. Visão geral. **B.** Corte transversal. O músculo eretor da espinha consiste em três colunas, e os músculos transversoespinais são formados por três camadas: o músculo semiespinal (**C**), o músculo multífido (**D**) e os músculos rotadores (**A** e **D**). **E.** Músculos interespinais, intertransversários e levantadores das costelas.

Tabela 2.6 Camadas profundas dos músculos próprios do dorso.

Músculo	Origem	Inserção	Inervação(ões) principal(is)	Ação(ões)
Camada profunda dos músculos próprios do dorso (transversoespinais)				
Semiespinal (do tórax, do pescoço e da cabeça)	Originam-se dos processos transversos das vértebras C IV-T X	As fibras seguem superomedialmente até o osso occipital e processos espinhosos na parte superior das regiões torácica e cervical, estendendo-se por quatro a seis segmentos	Ramos posteriores dos nervos espinais	Extensão da cabeça e das regiões torácica e cervical da coluna vertebral e sua rotação contralateral
Multífido	Origina-se da face posterior do sacro, espinha ilíaca posterossuperior, aponeurose do M. eretor da espinha, ligamentos sacroilíacos, processos mamilares das vértebras lombares, processos transversos das vértebras torácicas e processos articulares de C IV-C VII	Mais espesso na região lombar; as fibras seguem uma direção oblíqua superomedialmente por todo comprimento dos processos espinhosos das vértebras localizados dois a quatro segmentos superiores à origem		A contração unilateral produz rotação para o lado contralateral; estabiliza as vértebras durante os movimentos locais da coluna vertebral
Rotadores (curto e longo)	Originam-se dos processos transversos das vértebras, são mais bem desenvolvidos na região torácica	As fibras seguem superomedialmente até se fixarem à junção da lâmina e processo transverso ou processo espinhoso da vértebra, imediatamente acima (curto) ou dois segmentos (longo) superior à vértebra de origem		Podem atuar como órgãos de propriocepção; possivelmente, estabilizam as vértebras e auxiliam na extensão local e movimentos rotatórios da coluna vertebral
Camada profunda menor dos músculos próprios do dorso				
Interespinais	Faces superiores dos processos espinhosos das vértebras cervicais e lombares	Faces inferiores dos processos espinhosos das vértebras superiores às vértebras de origem	Ramos posteriores dos nervos espinais	Auxiliam na extensão e na rotação da coluna vertebral
Intertransversários	Processos transversos das vértebras cervicais e lombares	Processos transversos das vértebras adjacentes	Ramos posteriores e anteriores dos nervos espinais[a]	Auxiliam na flexão lateral da coluna vertebral; atuam bilateralmente e estabilizam a coluna vertebral
Levantadores das costelas	Extremidades dos processos transversos das vértebras C VII e T I-T XI	Seguem inferolateralmente e inserem-se na costela entre o tubérculo e o ângulo	Ramos posteriores dos nervos espinais C8-T11	Elevam as costelas, auxiliando na respiração; ajudam na flexão lateral da coluna vertebral

[a]A maioria dos músculos do dorso é inervada pelos ramos posteriores dos nervos espinais, porém alguns são inervados pelos ramos anteriores.

verdade, é a interação dos músculos anteriores (do abdome) e posteriores (do dorso) que proporciona a estabilidade e produz o movimento do esqueleto axial.

Em geral, os músculos menores apresentam maior densidade de *fusos musculares* (sensores de *propriocepção* – a percepção de si próprio – que estão entrelaçados entre as fibras musculares) do que os músculos grandes. Acredita-se que isso ocorra devido ao uso dos músculos pequenos para os movimentos mais precisos, como movimentos posturais finos ou manipulação, de modo que esses músculos exigem maior retroalimentação proprioceptiva. Os movimentos descritos dos pequenos músculos são deduzidos a partir da localização de suas inserções e da direção das fibras musculares, bem como a partir da atividade medida por *eletromiografia*. Entretanto, músculos como os rotadores são tão pequenos e estão em posições de vantagem mecânica tão precária que a sua capacidade de produzir os movimentos descritos é um tanto questionável. Foi sugerido que os músculos menores dos pares de músculos pequenos-grandes atuam mais como "monitores cinesiológicos" (órgãos de propriocepção), e que os músculos maiores são os produtores de movimento.

Região suboccipital

A **região suboccipital** – a parte superior da região cervical posterior – é a área triangular (*trígono suboccipital*) inferior à região occipital da cabeça, incluindo as faces posteriores das vértebras C I e C II.

O **trígono suboccipital** situa-se abaixo dos músculos trapézio e semiespinal da cabeça (Figura 2.24). Os quatro pequenos músculos situados na região suboccipital – os músculos retos posteriores maior e menor da cabeça e oblíquos superior e inferior da cabeça – são inervados pelo ramo posterior de C1, o **nervo suboccipital**. O nervo emerge no local onde a artéria vertebral segue profundamente entre o occipital e o atlas (vértebra C I) dentro do trígono suboccipital.

Os músculos suboccipitais são músculos principalmente posturais, porém atuam na cabeça – direta ou indiretamente – conforme indicado pelo termo *capitis* em seu nome.

- O **músculo reto posterior maior da cabeça** origina-se a partir do processo espinhoso da vértebra C II e insere-se na parte lateral da linha nucal inferior do occipital

Tabela 2.7 Principais músculos que movimentam as articulações intervertebrais cervicais.

Legenda
- M. esternocleidomastóideo (ECM)
- M. longo do pescoço
- Mm. escalenos
- Mm. intertransversários
- M. esplênio da cabeça
- M. esplênio do pescoço e M. levantador da escápula
- M. semiespinal do pescoço e M. iliocostal do pescoço
- M. longuíssimo da cabeça
- M. multífido
- M. semiespinal da cabeça
- M. trapézio

Vista lateral
A. Músculos que produzem flexão (contração bilateral)

Vista anterior
B. Músculos que produzem flexão lateral (contração unilateral)

Vistas laterais
C-E. Músculos que produzem extensão (contração bilateral)

Movimento	Flexão	Extensão	Flexão lateral	Rotação
Principais músculos que produzem movimento	Ação bilateral dos músculos • Longo do pescoço • Escaleno • Esternocleidomastóideo	Ação bilateral dos músculos profundos do pescoço • Mm. semiespinal do pescoço e iliocostal do pescoço • Mm. esplênio do pescoço e levantador da escápula • M. esplênio da cabeça • M. multífido • M. longuíssimo da cabeça • M. semiespinal da cabeça • M. trapézio	Ação unilateral dos • M. iliocostal do pescoço • Mm. longuíssimo da cabeça e longuíssimo do pescoço • M. esplênio da cabeça • M. esplênio do pescoço • Mm. intertransversários e escalenos	Ação ipsilateral dos • Mm. rotadores • Mm. semiespinais da cabeça e do pescoço • M. multífido • M. esplênio do pescoço Ação contralateral do • M. esternocleidomastóideo
Estruturas limitantes ou movimento oposto	• Ligamentos: atlantoaxial posterior, longitudinal posterior, amarelo, membrana tectória • músculos posteriores do pescoço • Anel fibroso (tensão posteriormente)	• Ligamentos: longitudinal anterior, atlantoaxial anterior • Músculos anteriores do pescoço • Anel fibroso (tensão anteriormente) • Processos espinhosos (contato entre processos adjacentes)	• Ligamentos: a tensão do ligamento alar limita o movimento para o lado contralateral • Anel fibroso (tensão anteriormente) • Articulações dos processos articulares (zigapofisárias)	• Ligamentos: a tensão do ligamento alar limita o movimento para o lado ipsilateral • Anel fibroso

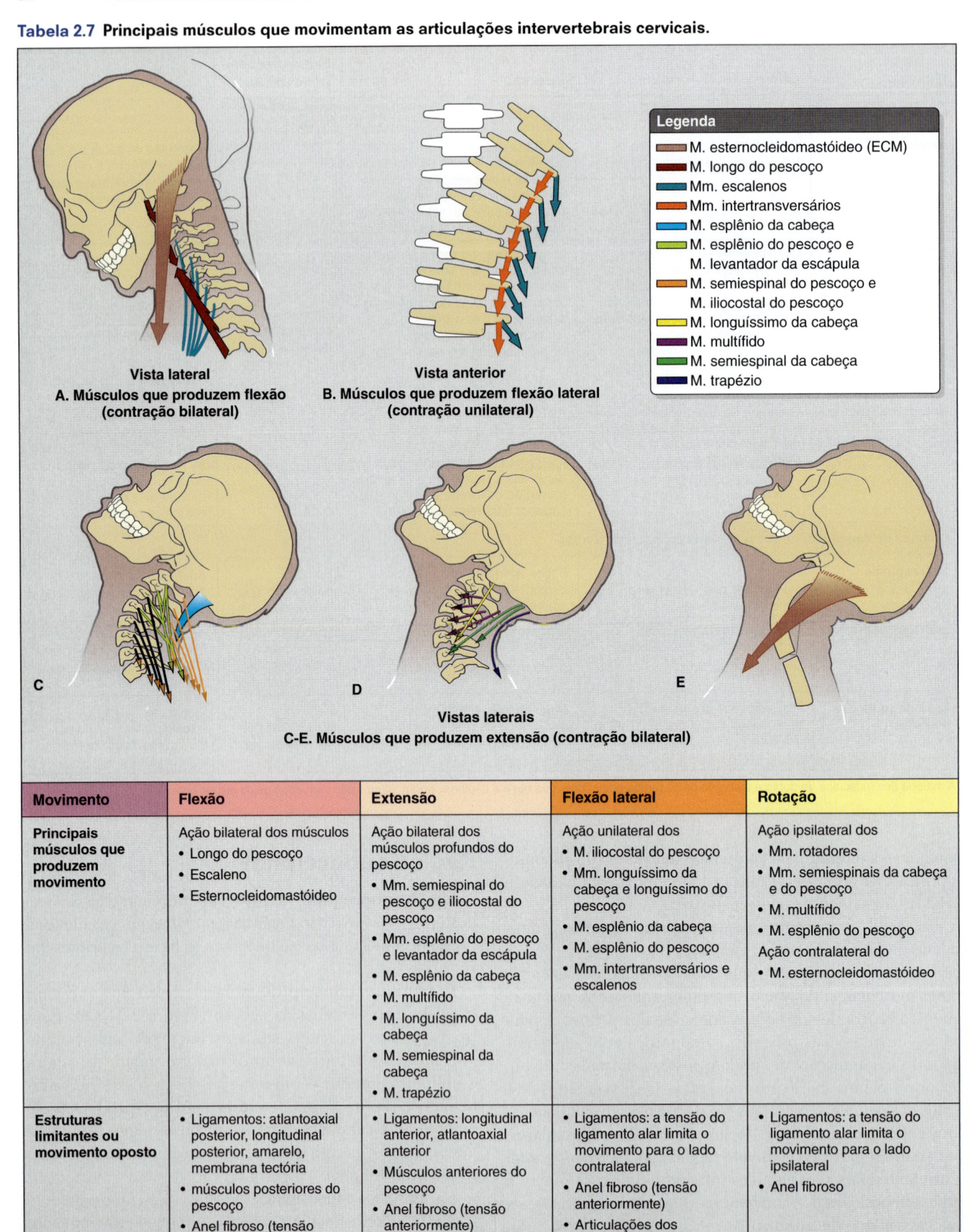

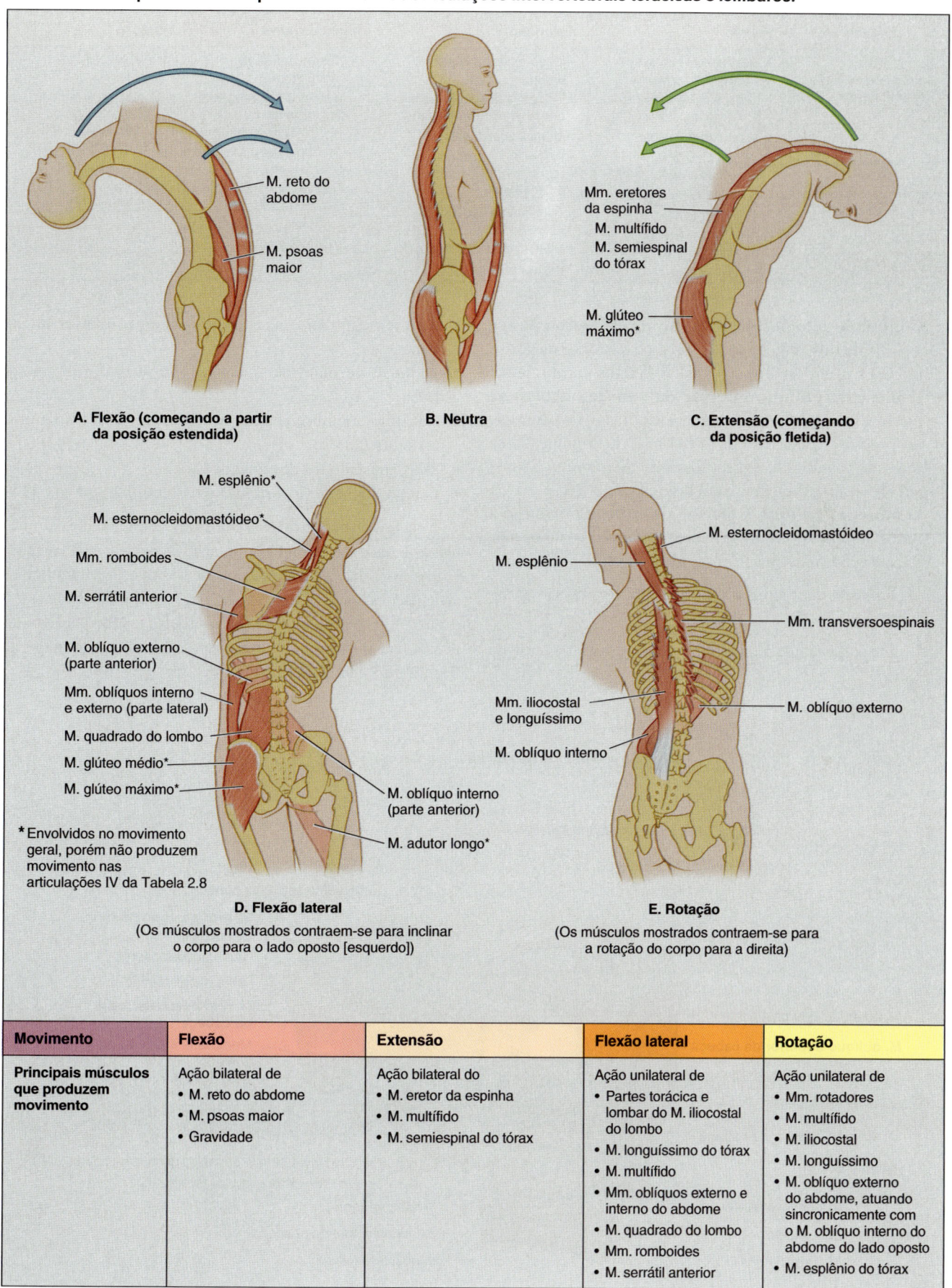

Tabela 2.8 Principais músculos que movimentam as articulações intervertebrais torácicas e lombares.

A. Flexão (começando a partir da posição estendida)
- M. reto do abdome
- M. psoas maior

B. Neutra

C. Extensão (começando da posição fletida)
- Mm. eretores da espinha
- M. multífido
- M. semiespinal do tórax
- M. glúteo máximo*

D. Flexão lateral
(Os músculos mostrados contraem-se para inclinar o corpo para o lado oposto [esquerdo])
- M. esplênio*
- M. esternocleidomastóideo*
- Mm. romboides
- M. serrátil anterior
- M. oblíquo externo (parte anterior)
- Mm. oblíquos interno e externo (parte lateral)
- M. quadrado do lombo
- M. glúteo médio*
- M. glúteo máximo*
- M. oblíquo interno (parte anterior)
- M. adutor longo*

*Envolvidos no movimento geral, porém não produzem movimento nas articulações IV da Tabela 2.8

E. Rotação
(Os músculos mostrados contraem-se para a rotação do corpo para a direita)
- M. esternocleidomastóideo
- M. esplênio
- Mm. transversoespinais
- Mm. iliocostal e longuíssimo
- M. oblíquo externo
- M. oblíquo interno

Movimento	Flexão	Extensão	Flexão lateral	Rotação
Principais músculos que produzem movimento	Ação bilateral de • M. reto do abdome • M. psoas maior • Gravidade	Ação bilateral do • M. eretor da espinha • M. multífido • M. semiespinal do tórax	Ação unilateral de • Partes torácica e lombar do M. iliocostal do lombo • M. longuíssimo do tórax • M. multífido • Mm. oblíquos externo e interno do abdome • M. quadrado do lombo • Mm. romboides • M. serrátil anterior	Ação unilateral de • Mm. rotadores • M. multífido • M. iliocostal • M. longuíssimo • M. oblíquo externo do abdome, atuando sincronicamente com o M. oblíquo interno do abdome do lado oposto • M. esplênio do tórax

(*continua*)

Tabela 2.8 Principais músculos que movimentam as articulações intervertebrais torácicas e lombares. (*continuação*)

Movimento	Flexão	Extensão	Flexão lateral	Rotação
Estruturas que limitam ou se opõem ao movimento	• Ligamentos: supraespinal, interespinal, amarelo • Cápsulas das articulações dos processos articulares • Músculos extensores • Corpos vertebrais (aposição anteriormente) • Disco IV (compressão anteriormente) • Anel fibroso (tensão posteriormente)	• Ligamentos: longitudinal anterior • Cápsulas das articulações dos processos articulares • Músculos abdominais • Processos espinhosos (contato entre processos adjacentes) • Anel fibroso (tensão anteriormente) • Discos IV (compressão posteriormente)	• Ligamentos: lado contralateral • Músculos contralaterais que inclinam lateralmente o tronco • Contato entre a crista ilíaca e o tórax • Anel fibroso (tensão das fibras contralaterais) • Disco IV (compressão ipsilateralmente)	• Ligamentos: costovertebrais • M. oblíquo externo do abdome ipsilateral, M. oblíquo interno do abdome contralateral • Faces articulares (aposição) • Anel fibroso

- O **músculo reto posterior menor da cabeça** origina-se a partir do tubérculo posterior no arco posterior da vértebra C I e insere-se no terço medial da linha nucal inferior
- O **músculo oblíquo inferior da cabeça** origina-se a partir do processo espinhoso da vértebra C II e insere-se no processo transverso da vértebra C I. O nome desse músculo é um tanto enganoso, visto que é o único músculo "da cabeça" que não tem inserção no crânio
- O **músculo oblíquo superior da cabeça** origina-se a partir do processo transverso de C I e insere-se no occipital, entre as linhas nucais superior e inferior.

Os limites e conteúdos do trígono suboccipital são os seguintes:

- Limite superomedial, músculo reto posterior maior da cabeça
- Limite superolateral, músculo oblíquo superior da cabeça
- Limite inferolateral, músculo oblíquo inferior da cabeça
- Assoalho, membrana atlantoccipital posterior e arco posterior de C I
- Teto, músculo semiespinal da cabeça
- Conteúdos, *artéria vertebral* e *nervo suboccipital* (C1).

As ações do grupo de músculos suboccipitais consistem na extensão da cabeça em C I e rotação da cabeça e da vértebra C I sobre C II. Os principais músculos que movimentam as articulações craniovertebrais estão resumidos nas Tabelas 2.9 e 2.10. A inervação motora dos músculos e a inervação cutânea da face posterior da cabeça e pescoço estão resumidas na Figura 2.25 e na Tabela 2.11.

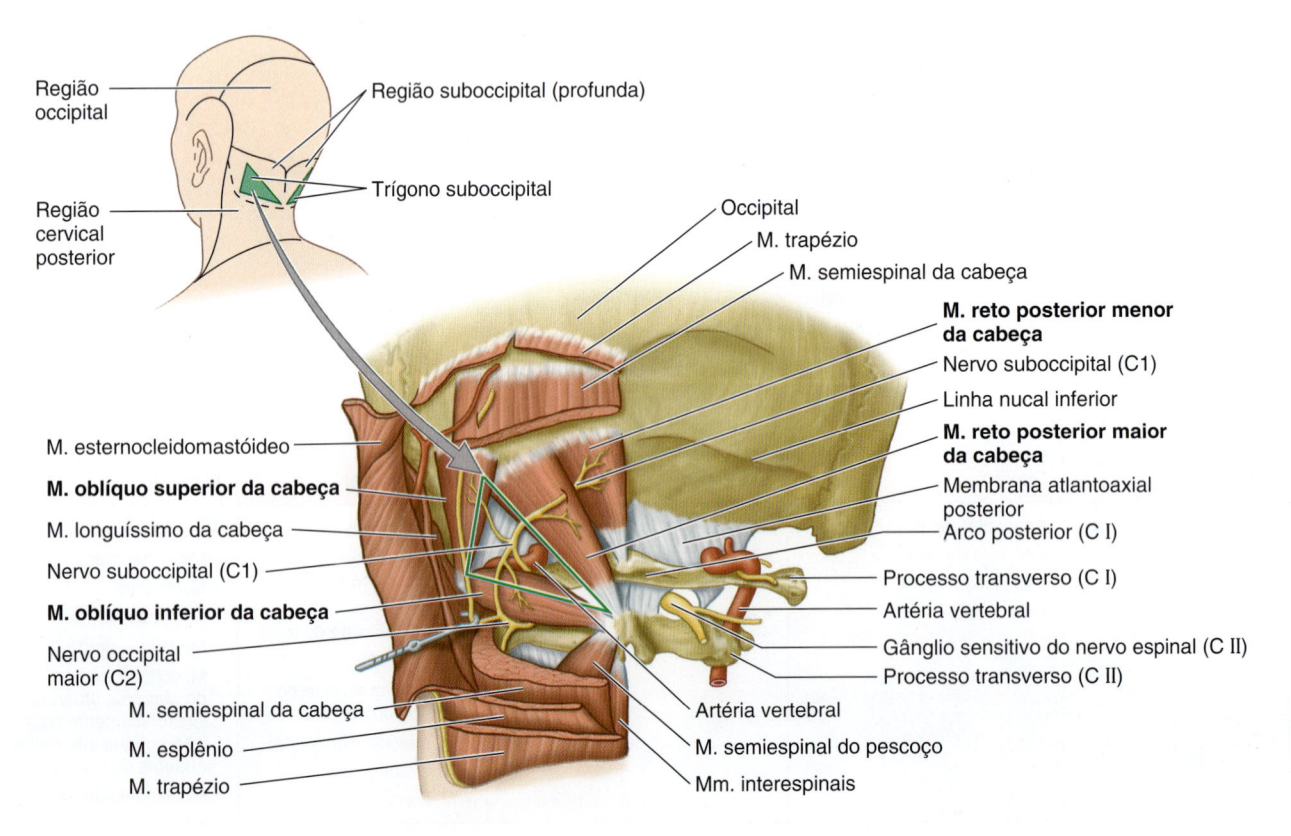

Figura 2.24 Músculos suboccipitais e trígono suboccipital.

Tabela 2.9 Principais músculos que movimentam as articulações atlantoccipitais.

A | B Flexão (contração bilateral) | C | D Extensão (contração bilateral)

Legenda
- Músculos supra-hióideos
- Músculos infra-hióideos
- Músculo reto anterior da cabeça
- Músculo longo da cabeça
- Músculo esternocleidomastóideo
- Músculo trapézio
- Músculo reto posterior maior da cabeça
- Músculo reto posterior menor da cabeça
- Músculo oblíquo superior da cabeça

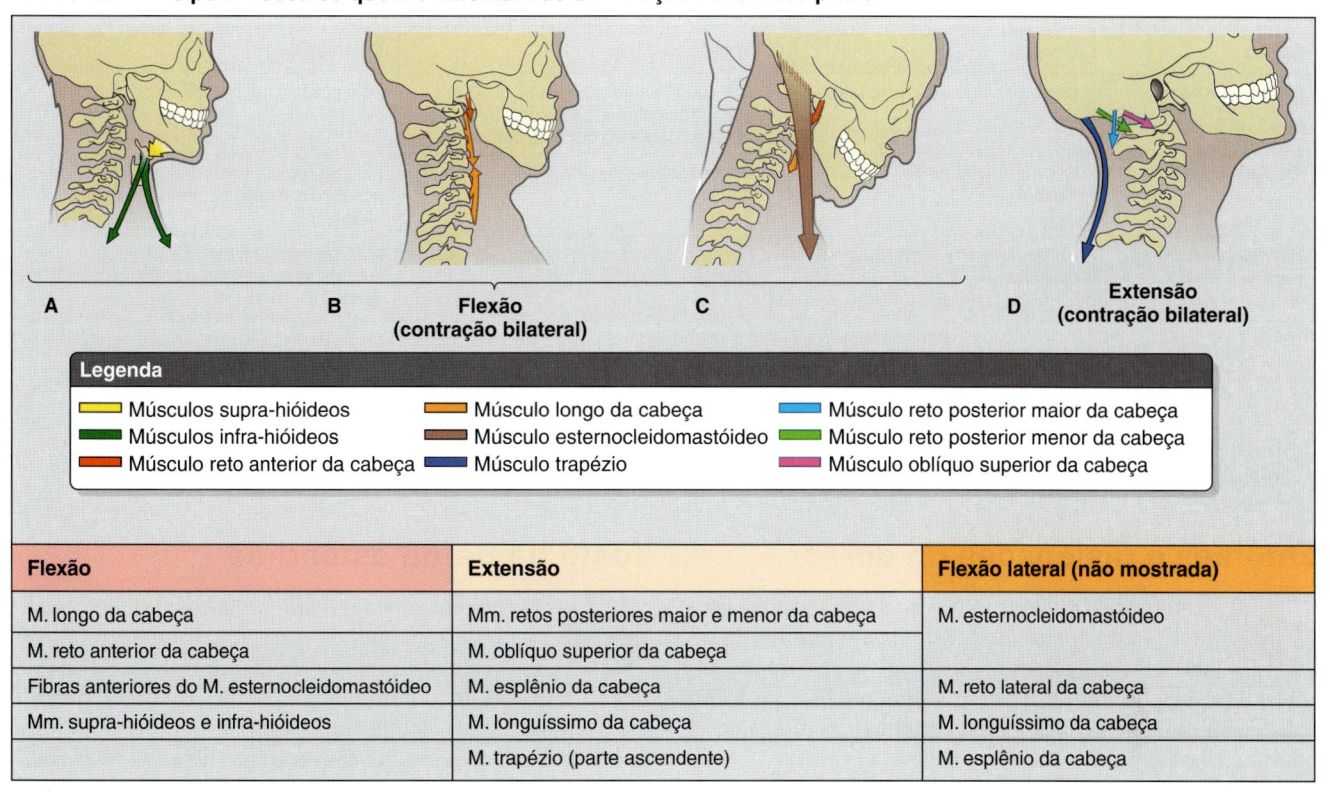

Flexão	Extensão	Flexão lateral (não mostrada)
M. longo da cabeça	Mm. retos posteriores maior e menor da cabeça	M. esternocleidomastóideo
M. reto anterior da cabeça	M. oblíquo superior da cabeça	
Fibras anteriores do M. esternocleidomastóideo	M. esplênio da cabeça	M. reto lateral da cabeça
Mm. supra-hióideos e infra-hióideos	M. longuíssimo da cabeça	M. longuíssimo da cabeça
	M. trapézio (parte ascendente)	M. esplênio da cabeça

Tabela 2.10 Principais músculos que movimentam as articulações atlantoaxiais.

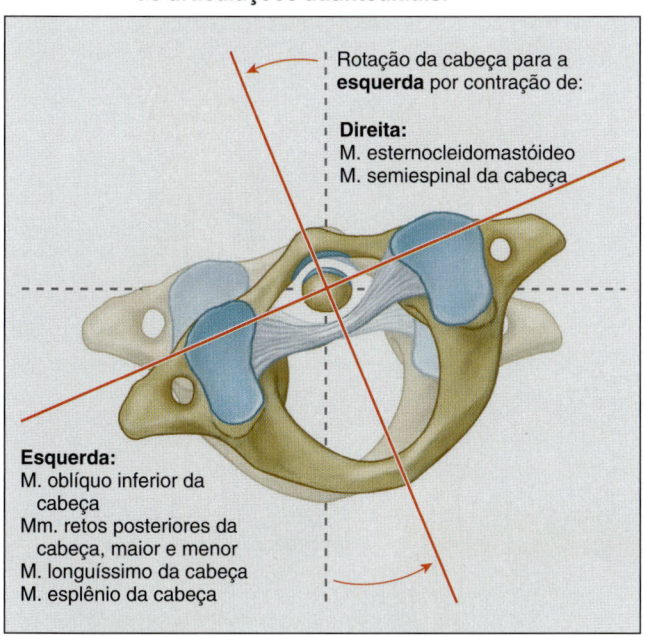

Rotação da cabeça para a **esquerda** por contração de:

Direita:
M. esternocleidomastóideo
M. semiespinal da cabeça

Esquerda:
M. oblíquo inferior da cabeça
Mm. retos posteriores da cabeça, maior e menor
M. longuíssimo da cabeça
M. esplênio da cabeça

A rotação é o movimento especializado dessas articulações. O movimento de uma articulação envolve a outra.

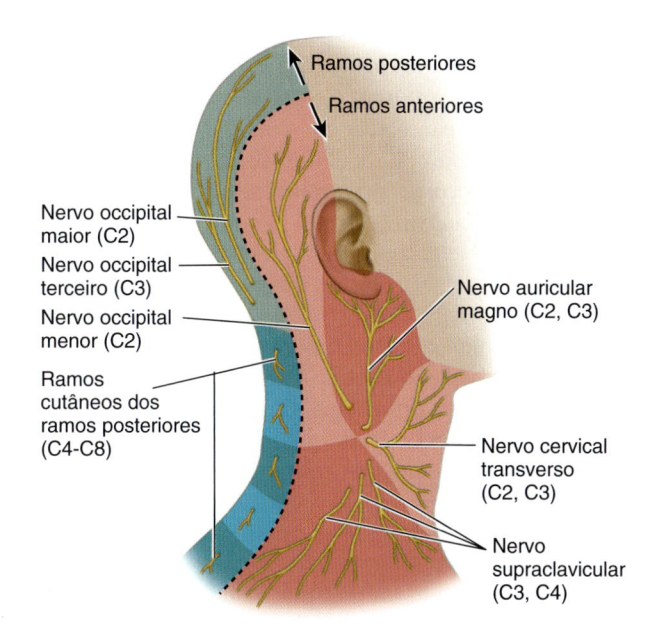

Figura 2.25 Inervação sensitiva da região suboccipital e da cabeça.

Ramos posteriores
Ramos anteriores
Nervo occipital maior (C2)
Nervo occipital terceiro (C3)
Nervo occipital menor (C2)
Ramos cutâneos dos ramos posteriores (C4-C8)
Nervo auricular magno (C2, C3)
Nervo cervical transverso (C2, C3)
Nervo supraclavicular (C3, C4)

Tabela 2.11 Inervação da face posterior da cabeça e do pescoço.

Nervo	Origem	Trajeto	Distribuição
Suboccipital	Ramo posterior do nervo espinal C1	Segue o seu trajeto entre o crânio e a vértebra C I para alcançar o trígono suboccipital	Músculos do trígono suboccipital

(continua)

Tabela 2.11 Inervação da face posterior da cabeça e do pescoço. (*continuação*)

Nervo	Origem	Trajeto	Distribuição
Occipital maior	Ramo posterior do nervo espinal C2	Emerge inferiormente ao M. oblíquo inferior da cabeça e ascende até a parte posterior do couro cabeludo	Pele sobre o pescoço e o occipital
Occipital menor	Ramos anteriores dos nervos espinais C2-C3	Segue diretamente até a pele	Pele da parte posterolateral superior do pescoço e couro cabeludo posterior à orelha
Ramos posteriores, nervos C3-C7	Ramos posteriores dos nervos espinais C3-C7	Seguem de modo segmentar até os músculos e a pele	Músculos próprios do dorso e pele sobrejacente adjacente à coluna vertebral

ANATOMIA CLÍNICA

Entorses e distensões do dorso

A *entorse do dorso* é uma lesão em que ocorre acometimento apenas do tecido ligamentar ou da inserção do ligamento ao osso, sem luxação ou fratura. Resulta de contrações excessivamente fortes relacionadas com movimentos da coluna vertebral, como extensão ou rotação excessivas.

A *distensão do dorso* envolve algum grau de estiramento ou ruptura microscópica das fibras musculares. Os músculos habitualmente acometidos são os que produzem movimentos das articulações IV lombares, particularmente os músculos eretores da espinha. Se o peso não for adequadamente equilibrado na coluna vertebral, o esforço é exercido sobre os músculos. Esta é a causa mais comum de dor lombar.

Os *espasmos do dorso* podem resultar de lesão muscular ou ligamentar, como, por exemplo, após a realização de uma atividade ou movimento, frequentemente súbito, que exerce um estresse excessivo no dorso, ou de outras patologias, incluindo hérnia/ruptura de disco ou artrite (Figura AC2.13). Por conseguinte, o levantamento de objetos pesados constitui uma causa comum de espasmo do dorso. Se a musculatura do dorso for fraca, a probabilidade de lesão aumenta. A fraqueza dos músculos do abdome também irá contribuir para a lesão, visto que eles também ajudam a sustentar o dorso. Como mecanismo de proteção, os músculos do dorso sofrem espasmo em resposta à inflamação após a ocorrência de lesão. Um espasmo é uma contração involuntária súbita de um ou mais grupos musculares. Os espasmos resultam em cãibras, dor e interferência na função, produzindo movimento involuntário e deformidade da coluna vertebral.

O uso do dorso como alavanca para levantar ou segurar objetos pesados exerce uma enorme tensão sobre a coluna vertebral e seus ligamentos e músculos. Essas tensões podem ser minimizadas se a pessoa se agachar, manter o dorso o mais reto possível e utilizar os músculos das nádegas e dos membros inferiores para ajudar a levantar o objeto. As cargas devem ser colocadas o mais próximo possível do tronco (Figura AC2.14).

Teste da perna estendida

O *teste da perna estendida*, também denominado teste de Lasègue, é realizado para determinar se um paciente com dor lombar apresenta hérnia de disco IV. O examinador efetua uma flexão passiva do quadril do paciente com o joelho em extensão completa (Figura AC2.15). Essa manobra irá causar tração sobre as raízes nervosas que formam o nervo isquiático e, em caso de hérnia de disco, irá reproduzir a dor.

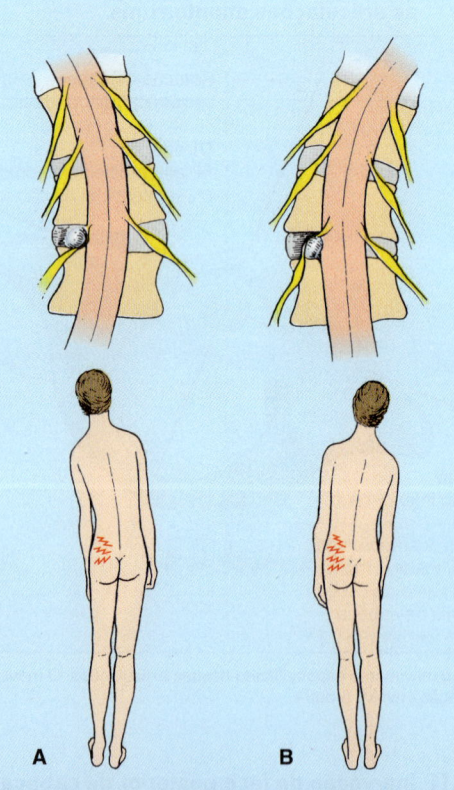

Figura AC2.13 Espasmo muscular após protrusão de disco IV do lado esquerdo. As protrusões são mostradas passando lateral (**A**) e medialmente (**B**) à raiz do nervo. A inclinação em uma direção que comprima o nervo contra a protrusão aumenta a dor, conforme ilustrado; a inclinação na direção oposta (não mostrada) reduz a compressão nervosa, aliviando a dor.

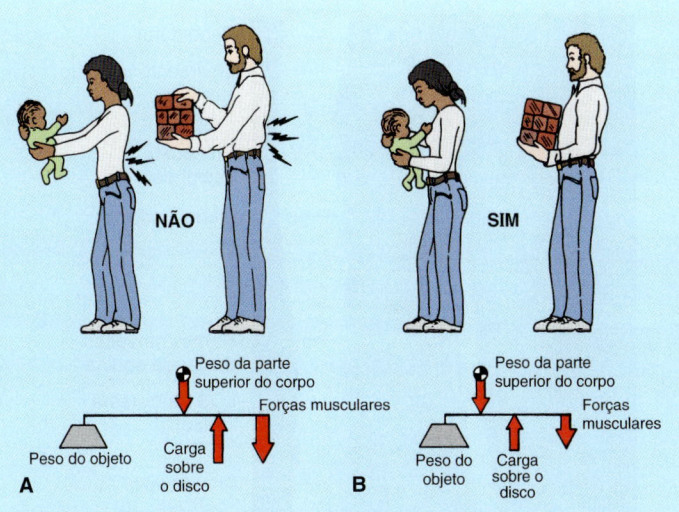

Figura AC2.14 Sobrecarga exercida nos discos IV criada por técnicas corretas e inadequadas de levantamento de objetos. **A.** Ergonomia da técnica incorreta de levantamento de objetos. **B.** Ergonomia da técnica correta de levantamento de objetos. Em **A**, o peso corporal está a uma distância maior do centro do disco do que em **B**. A carga sobre os discos depende do peso do objeto, do peso da parte superior do corpo, das forças dos músculos do dorso e dos respectivos braços da alavanca em relação ao centro do disco. Os equilíbrios das alavancas mostrados em cada figura demonstram que as menores forças musculares e sobrecargas nos discos estão presentes quando o objeto é carregado próximo ao corpo, isto é, mais próximo do disco IV.

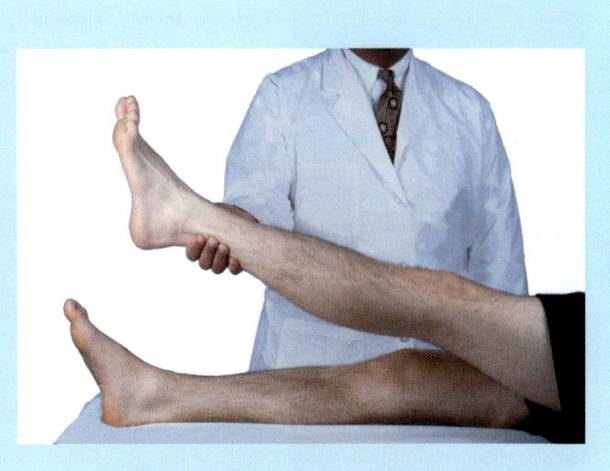

Figura AC2.15 Teste da perna estendida.

TÉCNICAS DE IMAGEM

Dorso

As **radiografias convencionais** são muito boas para estruturas de alto contraste, como o osso (Figura 2.26A). O advento da radiografia digital possibilitou uma melhor resolução de contraste.

A **mielografia** é um exame com meio de contraste radiopaco, que possibilita a visualização da medula espinal e das raízes dos nervos espinais (ver Figura 2.26B). Nesse procedimento, substituído, em grande parte, pela RM, injeta-se meio de contraste no espaço subaracnóideo. Essa técnica mostra a extensão do espaço subaracnóideo e suas extensões em torno das raízes dos nervos espinais dentro das bainhas durais.

A **tomografia computadorizada (TC)** diferencia as substâncias branca e cinzenta do encéfalo e da medula espinal. A TC também melhorou a avaliação radiológica das fraturas da

A. Radiografia oblíqua: P, pedículo; IA, processo articular inferior

B. TC transversal

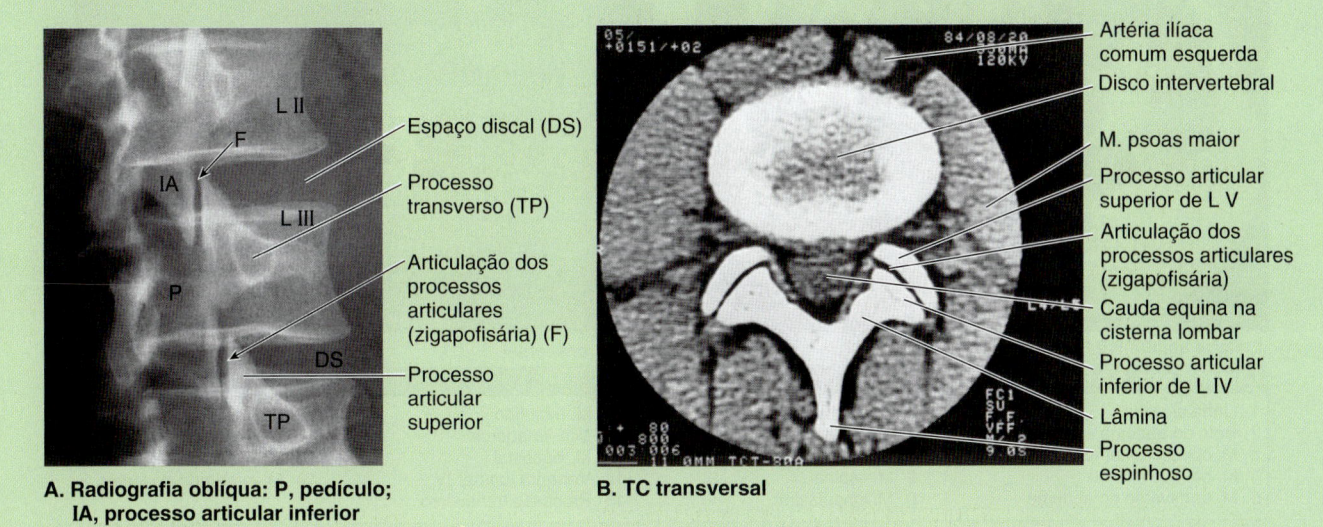

Figura 2.26 Imagens da coluna vertebral. **A.** Radiografia oblíqua da coluna lombar. **B.** TC transversal (axial) do disco IV L IV-L V. (*continua*)

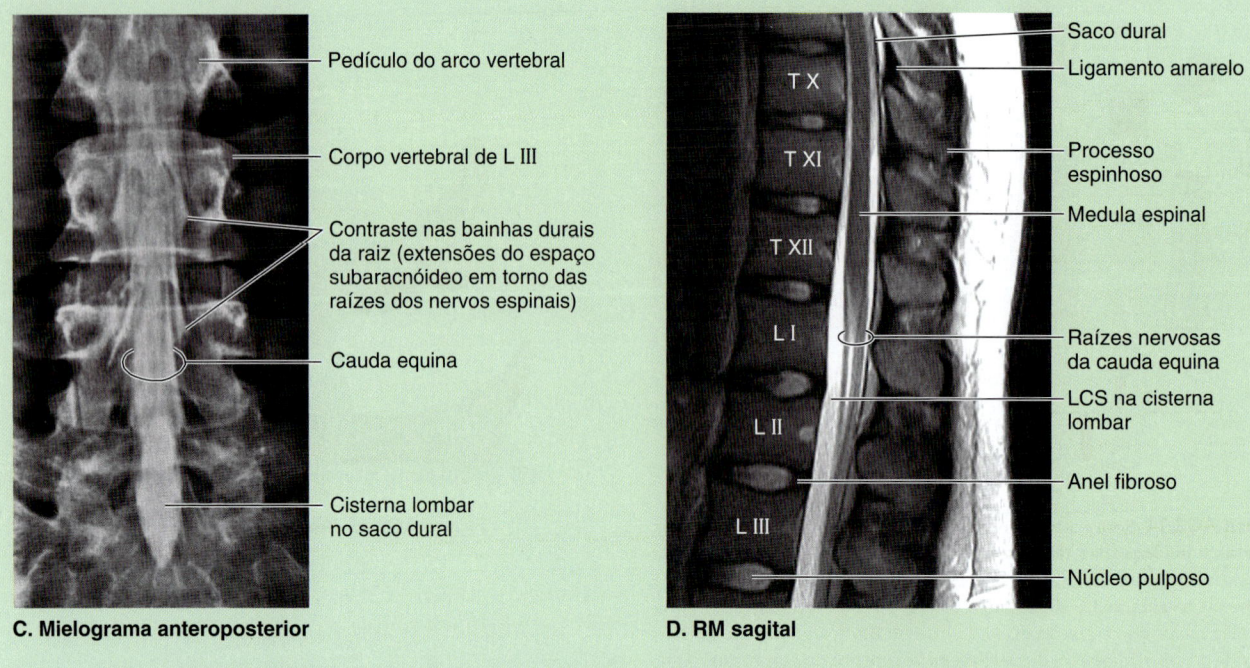

C. Mielograma anteroposterior

Labels (C): Pedículo do arco vertebral; Corpo vertebral de L III; Contraste nas bainhas durais da raiz (extensões do espaço subaracnóideo em torno das raízes dos nervos espinais); Cauda equina; Cisterna lombar no saco dural

D. RM sagital

Labels (D): Saco dural; Ligamento amarelo; Processo espinhoso; Medula espinal; Raízes nervosas da cauda equina; LCS na cisterna lombar; Anel fibroso; Núcleo pulposo; T X, T XI, T XII, L I, L II, L III

Figura 2.26 Imagens da coluna vertebral. (*continuação*) **C.** Mielograma da região lombar. **D.** RM sagital da coluna vertebral.

coluna vertebral, particularmente na determinação do grau de compressão da medula espinal. As vértebras densas atenuam grande parte do feixe de raios X e, portanto, aparecem brancas nas imagens (ver Figuras 2.26B e 2.27B). Os discos IV possuem maior densidade do que o tecido adiposo adjacente no espaço extradural e o LCS no espaço subaracnóideo. A Figura 2.27D mostra uma reconstrução tridimensional de imagens de TC.

A **ressonância magnética (RM)**, à semelhança da TC, é um procedimento de imagem assistido por computador, mas que não utiliza raios X como na TC. A RM produz imagens extremamente nítidas da coluna vertebral, da medula espinal e do LCS (ver Figura 2.26D). A RM demonstra claramente os componentes dos discos IV e mostra sua relação com os corpos vertebrais e com os ligamentos longitudinais. As herniações do núcleo pulposo e sua relação com as raízes dos nervos espinais também são bem definidas. A RM constitui o procedimento de imagem de escolha para a avaliação de distúrbios dos discos IV.

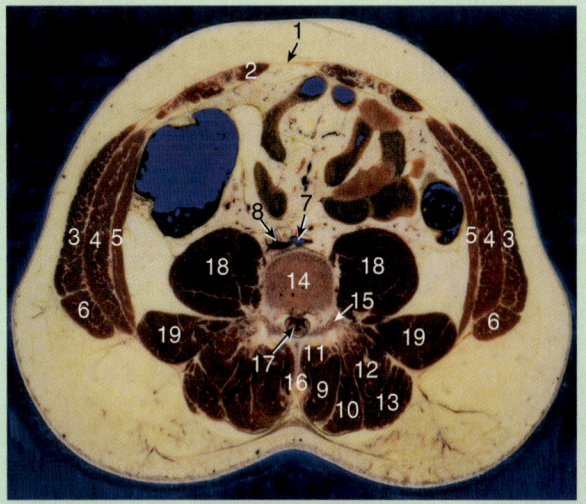

A. Corte anatômico transversal, vista inferior

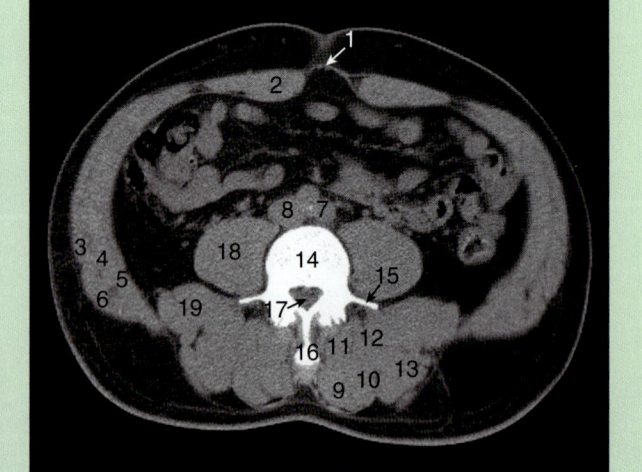

B. TC transversal

Legenda para A e B

1 Linha alba	6 M. latíssimo do dorso	11 M. multífido
2 Reto do abdome	7 Parte descendente da aorta	12 Mm. rotadores
3 M. oblíquo externo	8 Veia cava inferior	13 M. iliocostal
4 M. oblíquo interno	9 M. espinal	14 Vértebra lombar IV
5 M. transverso do abdome	10 M. longuíssimo	15 Processo transverso
16 Processo espinhoso	17 Cauda equina	18 M. psoas maior
19 M. quadrado do lombo		

Figura 2.27 Imagens por TC. **A.** Corte transversal de espécime cadavérico na vértebra L IV. **B.** TC transversal (axial) na vértebra L IV. (*continua*)

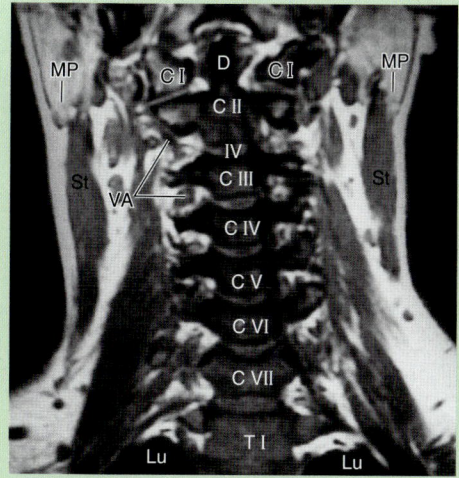

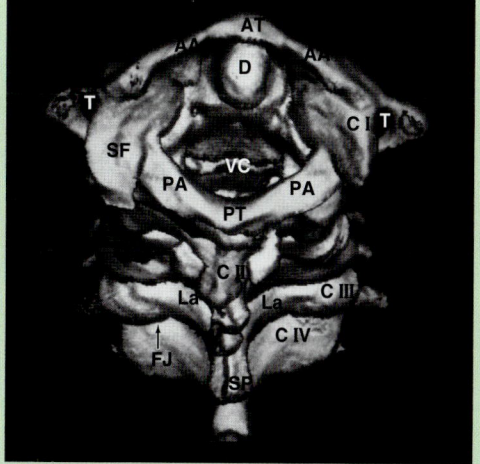

C. RM coronal

D. Reconstrução de TC, vista posterior

Legenda para C e D					
AA	Arco anterior de C I	Lu	Pulmões	SP	Processo espinhoso
AT	Tubérculo anterior de C I	MP	Processo mastoide	St	M. esternocleidomastóideo
C I–T I	Vértebras	PA	Arco posterior de C I	T	Forame transversário
D	Dente do áxis (C II)	PT	Tubérculo posterior de C I	VA	Artéria vertebral
FJ	Articulação dos processos articulares (zigapofisária)	Sc	Mm. escalenos	VC	Canal vertebral
La	Lâmina do arco vertebral	SF	Face articular superior de C I		

Figura 2.27 Imagens por TC. (*continuação*) **C.** RM coronal da região cervical. **D.** Imagem de TC da parte cervical da coluna vertebral com reconstrução tridimensional.

3 Membro Superior

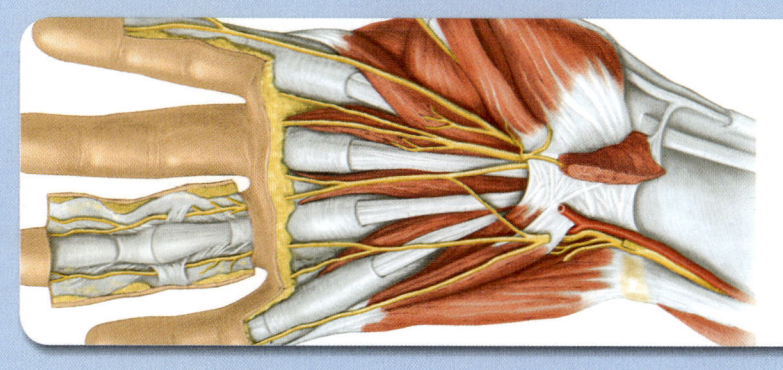

OSSOS DO MEMBRO SUPERIOR, 92
Clavícula, 93
Escápula, 93
Úmero, 96
Ulna e rádio, 96
Ossos da mão, 97
FÁSCIAS, VASOS E NERVOS DO MEMBRO SUPERIOR, 103
Tela subcutânea e fáscias, 103
Drenagem venosa do membro superior, 105
Suprimento arterial do membro superior, 105
Drenagem linfática do membro superior, 106
Inervações cutânea e motora do membro superior, 106
MÚSCULOS TORACOAPENDICULARES E ESCAPULOUMERAIS, 112
Músculos toracoapendiculares anteriores, 112
Músculos toracoapendiculares posteriores, 113
Músculos escapuloumerais, 115
AXILA, 117
Artéria e veia axilares, 119
Linfonodos axilares, 119
Plexo braquial, 123
BRAÇO, 129

Músculos do braço, 129
Artérias e veias do braço, 130
Nervos do braço, 130
Fossa cubital, 135
ANTEBRAÇO, 136
Músculos do antebraço, 136
Nervos do antebraço, 144
Artérias e veias do antebraço, 147
MÃO, 150
Fáscia palmar, 150
Músculos da mão, 151
Tendões flexores dos músculos extrínsecos da mão, 154
Artérias e veias da mão, 155
Nervos da mão, 156
ARTICULAÇÕES DO MEMBRO SUPERIOR, 162
Articulação esternoclavicular, 162
Articulação acromioclavicular, 163
Articulação do ombro, 163
Articulação do cotovelo, 169
Articulação radiulnar proximal, 171
Articulação radiulnar distal, 171
Articulações da mão, 176

SIGNIFICADO DOS ÍCONES

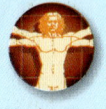

Variações anatômicas
Procedimentos diagnósticos
Ciclo de vida
Procedimentos cirúrgicos
Traumatismo
Patologia

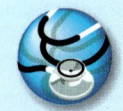

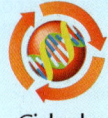

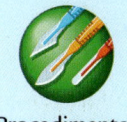

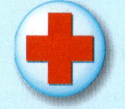

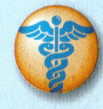

O membro superior caracteriza-se pela sua mobilidade e capacidade de segurar, golpear e executar atividades motoras finas (*manipulação*). Essas características são particularmente marcantes na mão. A eficiência funcional da mão resulta, em grande parte, da capacidade de colocá-la na posição apropriada por meio de movimentos das articulações escapulotorácica, do ombro (glenoumeral), do cotovelo, radiulnar e radiocarpal. O membro superior consiste em quatro segmentos, que são ainda subdivididos em regiões (Figuras 3.1 e 3.2):

- O **ombro**, que inclui as regiões deltóidea, peitoral e escapular e parte lateral da região cervical lateral. O **cíngulo do membro superior** é um anel ósseo, incompleto posteriormente, formado pelas escápulas e pelas clavículas, e completado, anteriormente, pelo manúbrio do esterno
- O **braço** situa-se entre o ombro e o cotovelo e está centralizado em torno do úmero. Consiste nas regiões braquiais anterior e posterior
- O **antebraço** estende-se entre o cotovelo e o punho e contém a ulna e o rádio. Consiste nas regiões antebraquiais anterior e posterior
- A **mão** é a parte distal ao antebraço e contém os ossos carpais, os ossos metacarpais e as falanges. É composta por punho, palma, dorso da mão e dedos (incluindo o polegar opositor) e é ricamente suprida por terminações nervosas para o tato, a dor e a temperatura.

OSSOS DO MEMBRO SUPERIOR

O cíngulo do membro superior e os ossos da parte livre do membro superior formam o **esqueleto apendicular superior**, que se articula com o esqueleto axial apenas por meio da articulação esternoclavicular, possibilitando uma grande mobilidade (Figura 3.3). O cíngulo do membro superior é sustentado, estabilizado e movimentado pelos músculos

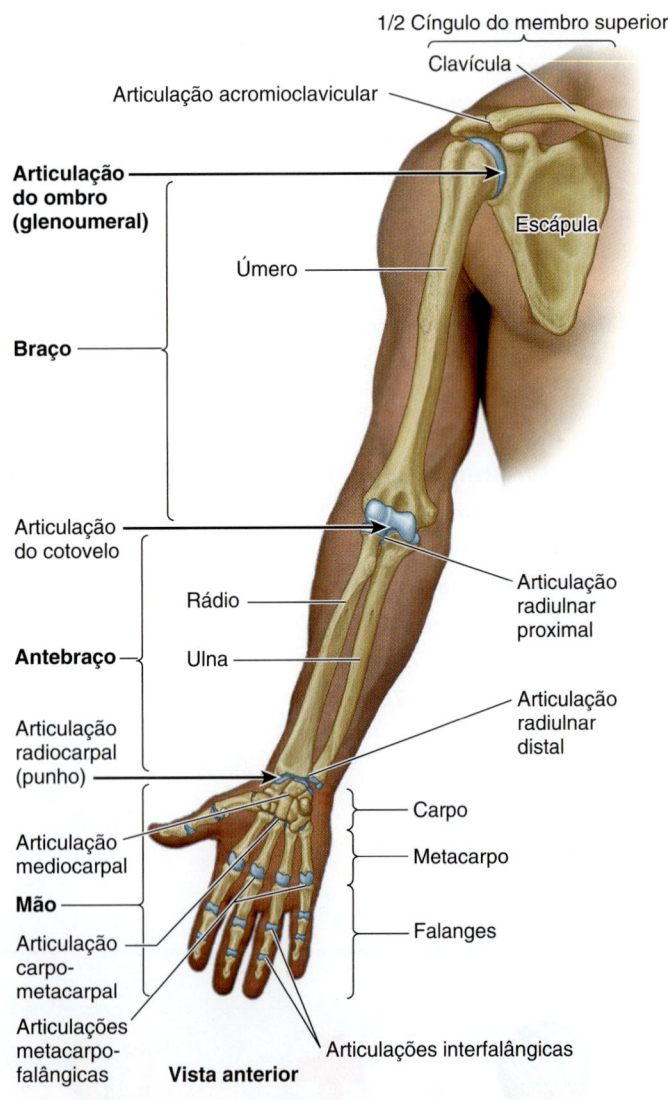

Figura 3.1 Segmentos e ossos do membro superior. O membro superior é dividido em quatro segmentos principais: ombro, braço, antebraço e mão.

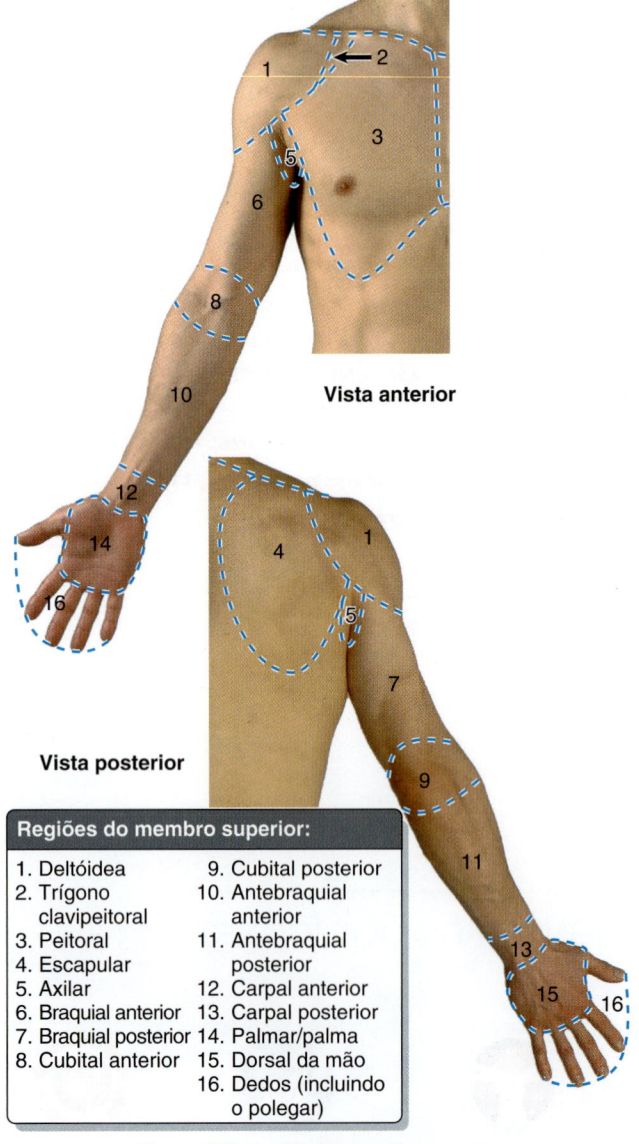

Regiões do membro superior:
1. Deltóidea
2. Trígono clavipeitoral
3. Peitoral
4. Escapular
5. Axilar
6. Braquial anterior
7. Braquial posterior
8. Cubital anterior
9. Cubital posterior
10. Antebraquial anterior
11. Antebraquial posterior
12. Carpal anterior
13. Carpal posterior
14. Palmar/palma
15. Dorsal da mão
16. Dedos (incluindo o polegar)

Figura 3.2 Regiões do membro superior.

toracoapendiculares, que se fixam ao esqueleto axial nas costelas, no esterno e nas vértebras.

Clavícula

A **clavícula** une o membro superior ao tronco. Sua **extremidade esternal** articula-se com o manúbrio do esterno na *articulação esternoclavicular* (EC). Sua **extremidade acromial** articula-se com o *acrômio da escápula*, na *articulação acromioclavicular* (ver Figuras 3.3 e 3.4). Os dois terços mediais do corpo da clavícula são convexos anteriormente, enquanto o terço lateral é achatado e côncavo anteriormente. Essas curvaturas aumentam a resiliência da clavícula e lhe conferem a aparência de um S maiúsculo alongado. A clavícula:

- Atua como suporte central (suporte rígido), que sustenta a escápula e a parte livre do membro superior, mantendo o membro lateralmente ao tórax, de modo que o braço tenha uma liberdade máxima de movimento; a fixação deste suporte na posição, particularmente após a sua elevação, possibilita a elevação das costelas para a inspiração profunda
- Forma um dos limites do canal *cervicoaxilar* (via de passagem entre o pescoço e o braço), proporcionando proteção ao feixe neurovascular que supre o membro superior
- Transmite choques (impactos traumáticos) do membro superior para o esqueleto axial.

Embora seja descrita como osso longo, a clavícula carece de cavidade medular. É constituída por osso esponjoso (trabecular), com um revestimento de osso compacto.

Escápula

A **escápula** é um osso plano triangular, situado na face posterolateral do tórax, superposto às costelas II a VII (ver Figuras 3.3 e 3.4). A **face posterior convexa** da escápula é dividida de modo desigual pela **espinha da escápula** em uma pequena **fossa supraespinal** e uma **fossa infraespinal** muito maior. A **face costal** côncava da escápula possui uma grande **fossa subescapular**. O **corpo da escápula** triangular é fino e translúcido superior e inferiormente à espinha da escápula.

A escápula possui **margens medial** (axilar), **lateral** (vertebral) e **superior** e **ângulos superior** e **inferior**. A margem lateral da escápula é a parte mais espessa do osso, que inclui, superiormente, a **cabeça da escápula**, onde está localizada a cavidade glenoidal. O **colo da escápula** situa-se imediatamente medial à cabeça (ver Figura 3.4B). A margem superior da escápula é marcada próximo à junção de seus dois terços mediais e terço lateral pela **incisura da escápula**.

A espinha da escápula continua lateralmente, expandindo-se para formar o **acrômio**, o ponto subcutâneo do ombro, que se articula com a extremidade acromial da clavícula (ver Figura 3.3C).

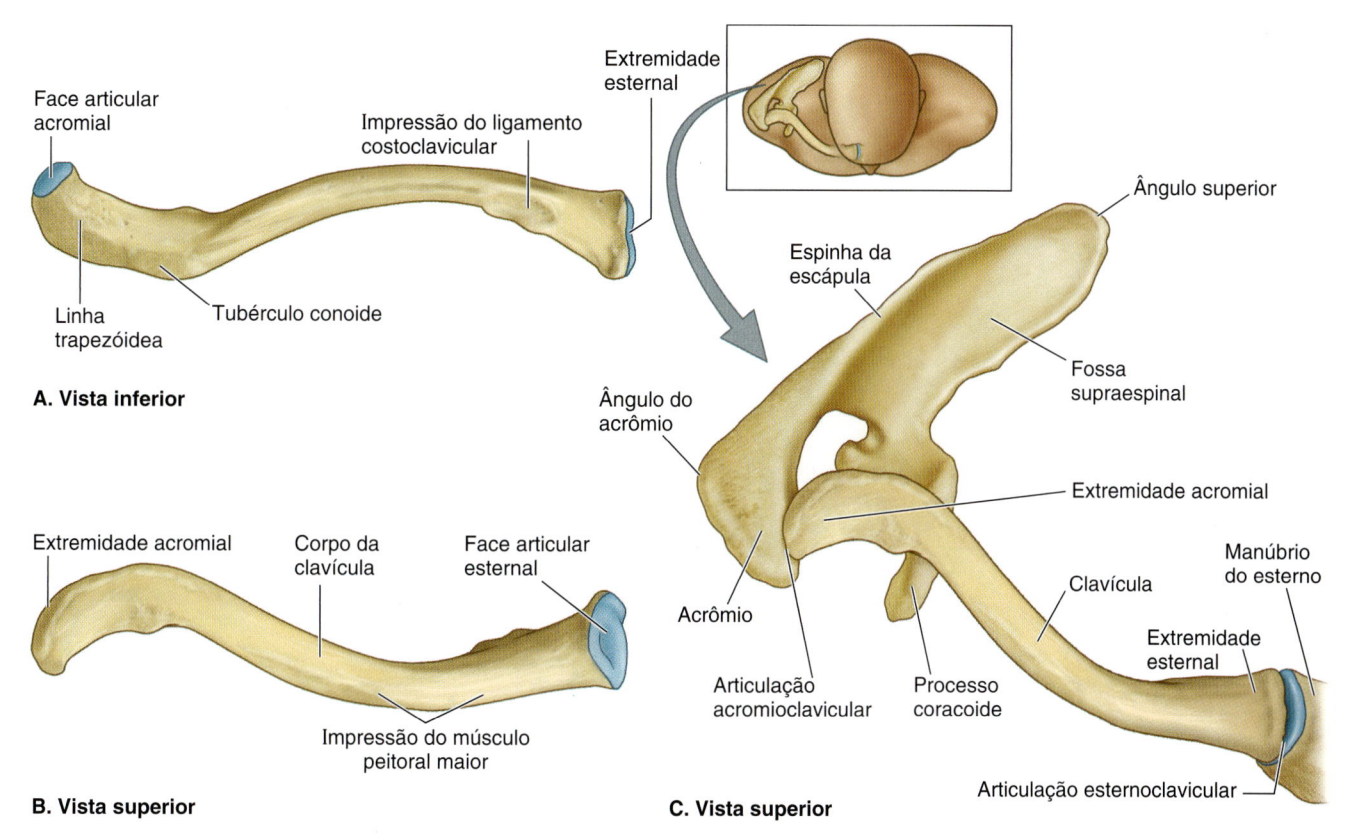

Figura 3.3 Clavícula. **A.** Face inferior. **B.** Face superior. **C.** Articulações da clavícula.

94 Fundamentos de Anatomia Clínica

Processo coracoide
Extremidade acromial da clavícula
Acrômio da escápula
Colo anatômico (linha tracejada vermelha)
Tubérculo menor
Tubérculo maior
Sulco intertubercular
Colo cirúrgico

Margem superior
Ângulo superior
Clavícula
Extremidade esternal
Incisura da escápula
Fossa subescapular
Escápula
Margem medial
Corpo da escápula

Tuberosidade para o músculo deltoide
Corpo do **úmero**

Ângulo inferior
Margem lateral

Crista supraepicondilar lateral
Fossa radial
Epicôndilo lateral
Capítulo
Cabeça do rádio
Colo do rádio
Tuberosidade do rádio

Crista supraepicondilar medial
Fossa coronóidea
Epicôndilo medial
Tróclea
Processo coronoide
Tuberosidade da ulna

"Linha oblíqua anterior"

Corpo do **rádio**
Corpo da **ulna**

Cabeça da ulna articulando-se com a incisura ulnar do rádio
Processo estiloide do rádio
Processo estiloide da ulna
Ossos carpais
Ossos metacarpais
Falange proximal
Falante distal

Proximal (primeira)
Média (segunda) } **Falanges**
Distal (terceira)

A. Vista anterior

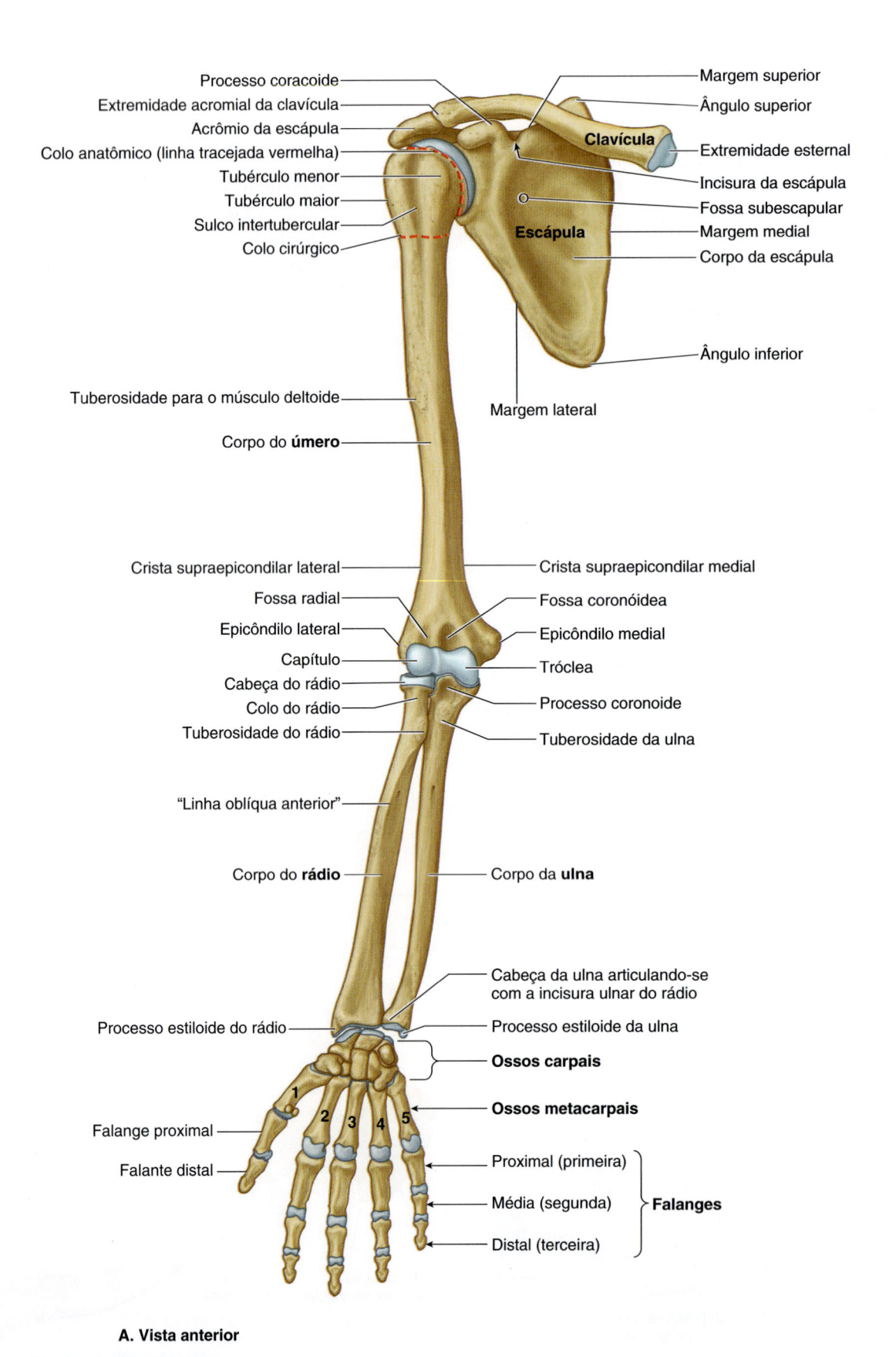

Figura 3.4 Ossos do membro superior. **A.** Vista anterior. (*continua*)

B. Vista posterior

Figura 3.4 Ossos do membro superior. (*continuação*) **B.** Vista posterior.

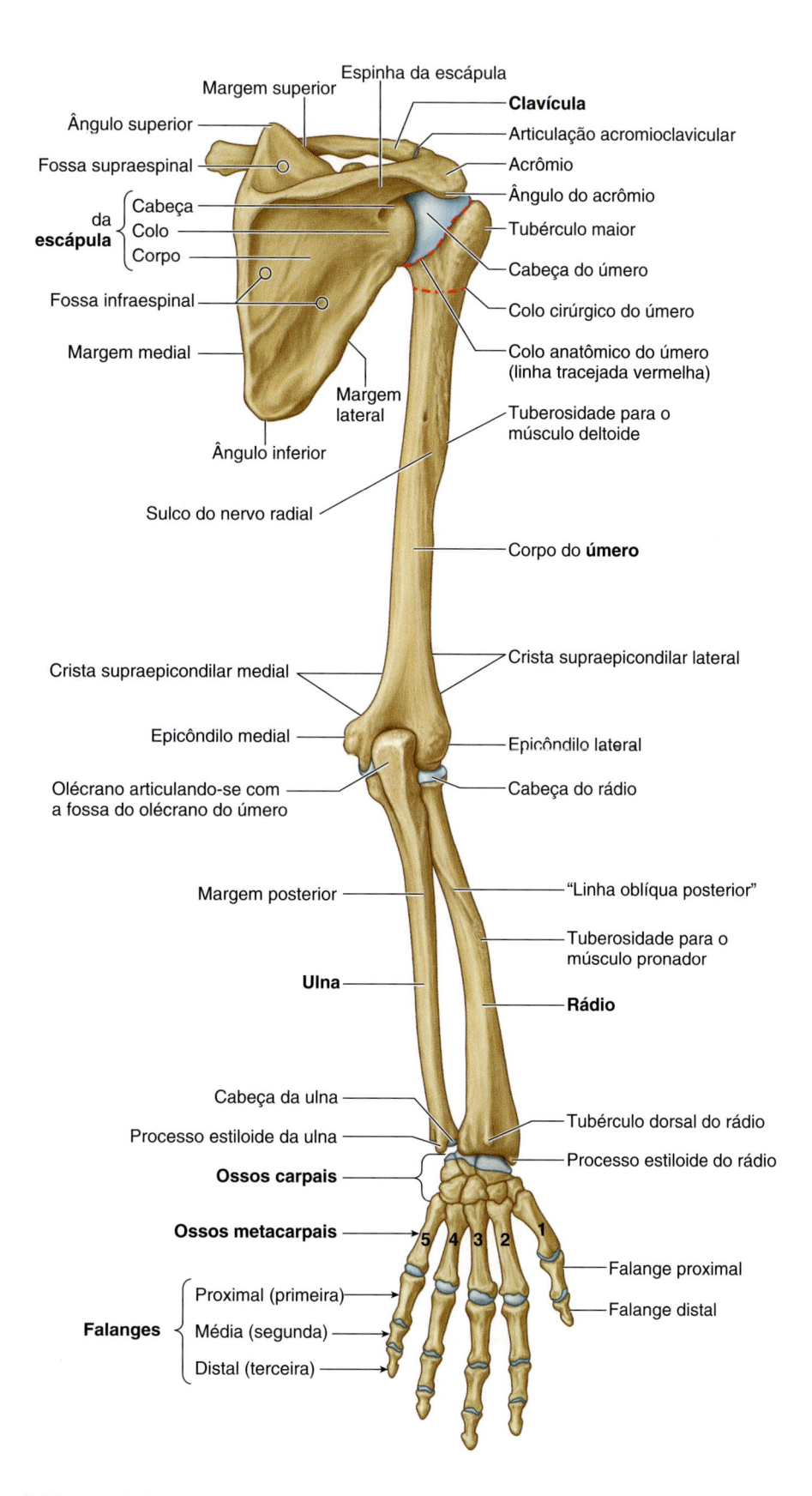

Superolateralmente, na face lateral da cabeça da escápula, encontra-se a **cavidade glenoidal**, que se articula com a cabeça do úmero, na articulação do ombro (Figura 3.5). A cavidade glenoidal (G. soquete) é uma fossa oval, côncava e superficial, com direção anterolateral e ligeiramente superior, que é consideravelmente menor do que a cabeça do úmero para a qual serve como soquete. O **processo coracoide**, que se assemelha a um bico, situa-se acima da cavidade glenoidal e projeta-se anterolateralmente.

Úmero

O **úmero**, o maior osso do membro superior, articula-se com a escápula na articulação do ombro e com o rádio e a ulna, na articulação do cotovelo (ver Figura 3.4). Proximalmente, a **cabeça do úmero** em forma de esfera, articula-se com a cavidade glenoidal da escápula. O **sulco intertubercular** (sulco bicipital) da extremidade proximal do úmero separa o tubérculo menor do tubérculo maior. Imediatamente distal à cabeça do úmero o **colo anatômico do úmero** separa a cabeça dos tubérculos. Distalmente aos tubérculos, encontra-se o **colo cirúrgico do úmero** estreito.

O **corpo do úmero** possui dois pontos de referência proeminentes: a **tuberosidade para o músculo deltoide**, lateralmente, e o **sulco do nervo radial**, posteriormente, para o nervo radial e a artéria braquial profunda. A extremidade inferior do corpo do úmero alarga-se, formando as **cristas supraepicondilares** medial e lateral e, em seguida, termina distalmente nos **epicôndilos medial** e **lateral** proeminentes.

A extremidade distal do úmero, incluindo a tróclea, o capítulo e as fossas do olécrano, coronóidea e radial, forma o **côndilo do úmero**. O côndilo do úmero possui duas faces articulares: um **capítulo** lateral, para a articulação com a cabeça do rádio, e uma **tróclea** medial, para a articulação com a incisura troclear da ulna. Acima da tróclea, anteriormente, encontra-se a **fossa coronóidea**, que recebe o processo coronoide da ulna durante a flexão total do cotovelo (ver Figuras 3.4A e 3.6). Posteriormente, a **fossa do olécrano** acomoda o olécrano da ulna durante a extensão do cotovelo. Acima do capítulo do úmero, anteriormente, encontra-se a **fossa radial** rasa, que acomoda a margem da cabeça do rádio durante a flexão total do cotovelo.

Ulna e rádio

A **ulna**, o osso de estabilização do antebraço, em posição medial, é o mais longo dos dois ossos do antebraço (ver Figura 3.4). Sua extremidade proximal exibe duas projeções proeminentes – o **olécrano**, posteriormente, e o **processo coronoide**, anteriormente; ambos formam as paredes da **incisura troclear**. A incisura troclear da ulna articula-se com a tróclea do úmero. Inferiormente ao processo coronoide, encontra-se a **tuberosidade da ulna**. Na face lateral do processo coronoide, existe uma concavidade arredondada e lisa, a **incisura radial**, que se articula com a cabeça do rádio (Figura 3.7A). Distalmente à incisura radial, encontra-se uma crista proeminente, a **crista do músculo supinador**, e, entre ela e a parte distal do processo coronoide, encontra-se uma cavidade, a **fossa do músculo supinador**. Proximalmente, o **corpo da ulna** é espesso, porém torna-se afilado, diminuindo de diâmetro em sentido distal. Na sua extremidade distal estreita, encontra-se a **cabeça da ulna** arredondada, com o pequeno **processo estiloide da ulna**, cônico (ver Figura 3.4). A ulna não se articula diretamente com os ossos carpais. É separada deles por um disco articular fibrocartilagíneo.

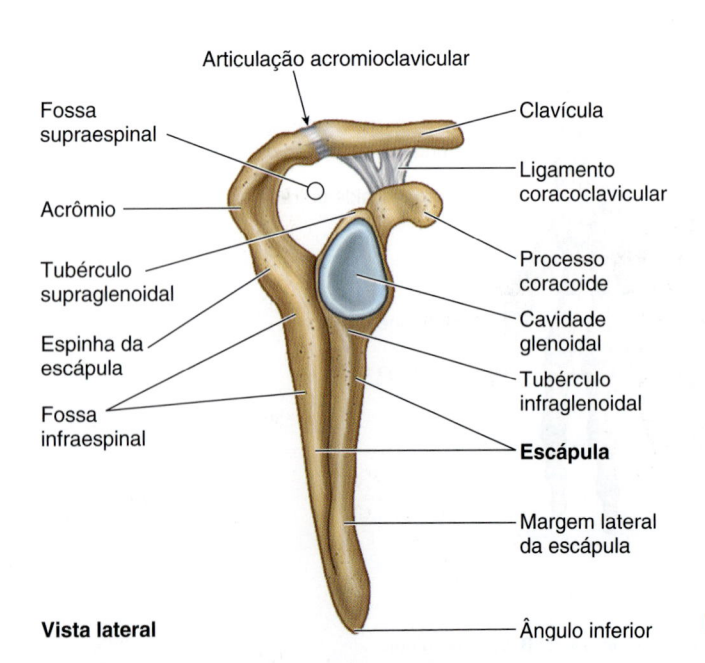

Figura 3.5 Escápula direita.

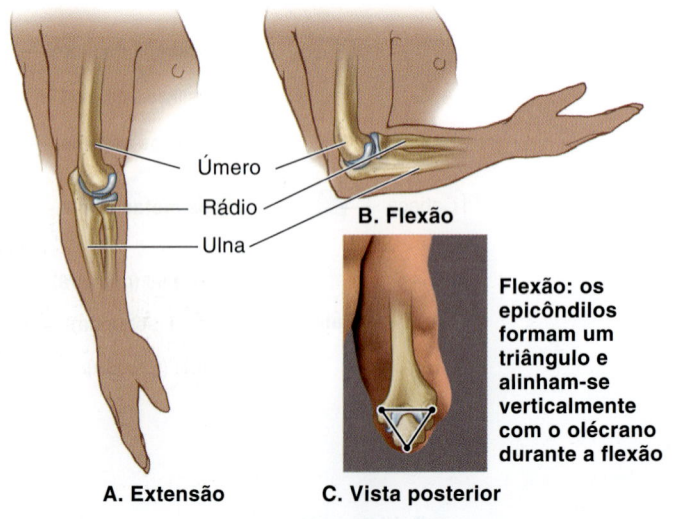

Figura 3.6 Ossos do cotovelo direito durante a extensão e a flexão da articulação do cotovelo. **A.** Cotovelo em extensão. **B.** Cotovelo em flexão. **C.** Triangulação dos epicôndilos e olécrano em flexão total.

côncava para a articulação com o capítulo do úmero. A cabeça articula-se também medialmente com a incisura radial da ulna (ver Figura 3.7A). O **colo do rádio** é a parte estreita entre a cabeça e a tuberosidade do rádio. A tuberosidade do rádio demarca a extremidade proximal (cabeça e colo) do corpo do rádio. O **corpo do rádio** possui uma convexidade lateral e aumenta gradualmente de tamanho em sentido distal. A face medial da extremidade distal do rádio forma uma concavidade, denominada **incisura ulnar**, que acomoda a cabeça da ulna (ver Figura 3.7B). Sua face lateral termina distalmente, como **processo estiloide do rádio**. Esse processo estiloide é maior do que o processo estiloide da ulna e estende-se mais distalmente. Essa relação é clinicamente importante quando ocorre fratura da ulna e/ou do rádio (ver Figura AC3.3). O **tubérculo dorsal do rádio** situa-se entre dois dos sulcos rasos para a passagem dos tendões dos músculos do antebraço e atua como tróclea (polia) para o tendão do músculo extensor longo do polegar.

Ossos da mão

O **punho** ou **carpo** é composto por oito **ossos carpais**, dispostos em fileiras proximal e distal de quatro ossos (Figuras 3.8 e 3.9). Esses pequenos ossos conferem flexibilidade ao punho. O carpo é acentuadamente convexo de um lado para outro, posteriormente, e côncavo anteriormente. Ampliando o movimento no punho, as duas fileiras de ossos carpais deslizam uma sobre a outra; além disso, cada osso carpal também desliza sobre os ossos adjacentes. As faces proximais da fileira proximal de ossos carpais articulam-se com a extremidade inferior do rádio e com o disco articular da articulação radiocarpal. As faces distais desses ossos articulam-se com a fileira distal de ossos carpais.

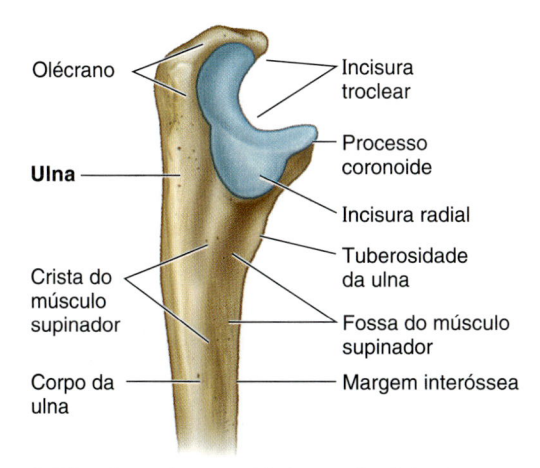

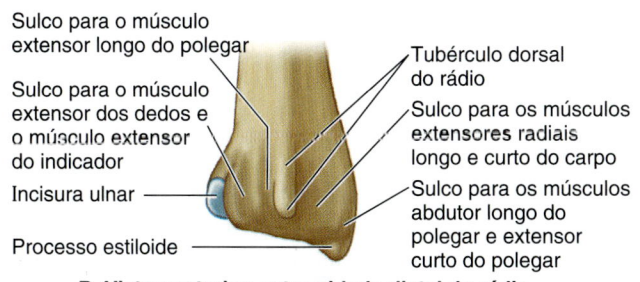

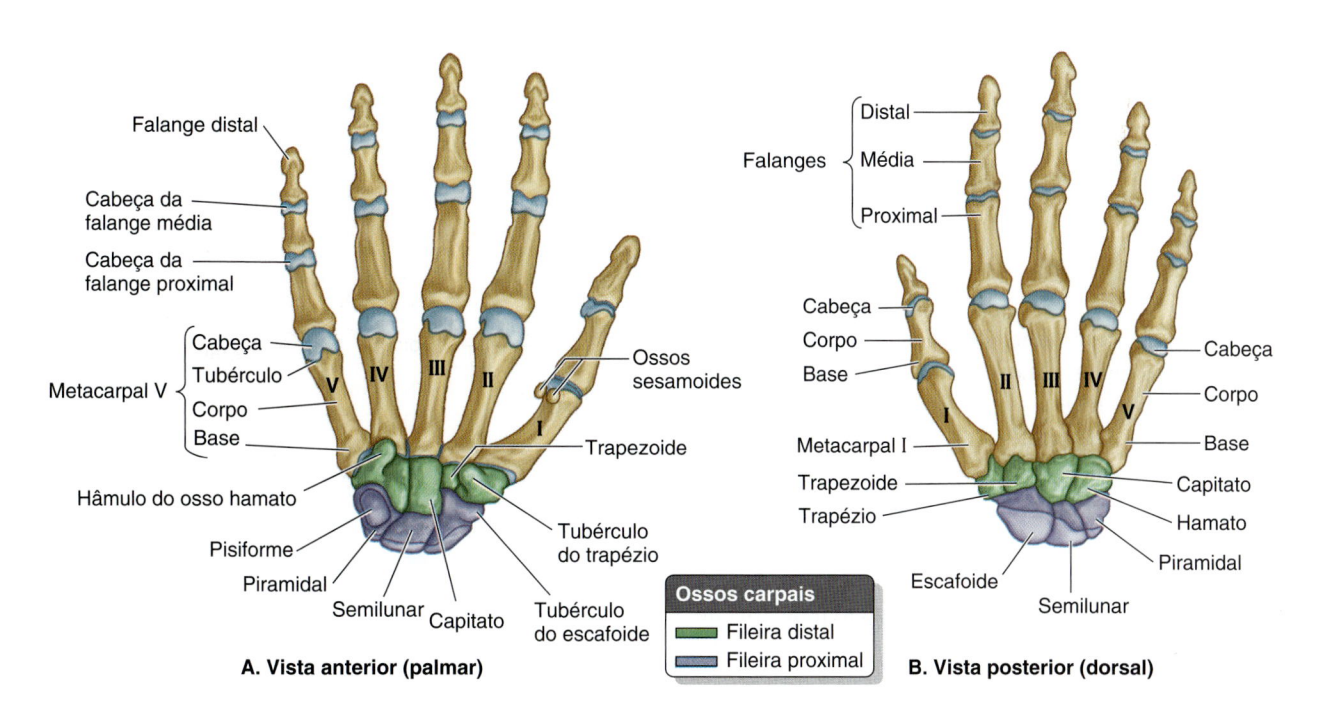

Figura 3.7 Ulna e rádio. **A.** Extremidade proximal da ulna. **B.** Extremidade distal do rádio.

O **rádio** é o osso lateral e mais curto dos dois ossos do antebraço. Sua extremidade proximal consiste em uma cabeça cilíndrica, um colo curto e uma projeção a partir da face medial, formando a **tuberosidade do rádio** (ver Figura 3.4A). Proximalmente, a face superior lisa da **cabeça do rádio** é

Figura 3.8 Ossos da mão.

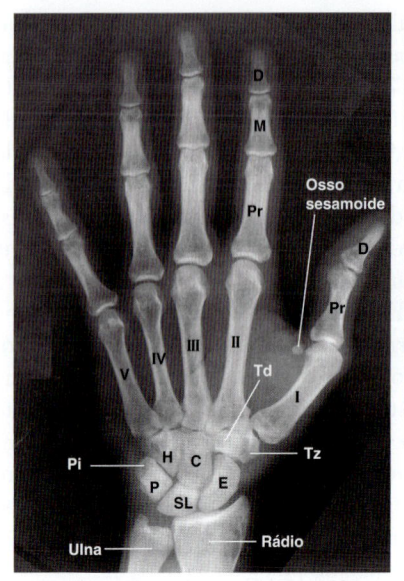

Legenda
Falanges:
  Proximal (Pr)
  Média (M)
  Distal (D)
Ossos
  metacarpais (I-V)
Capitato (C)
Hamato (H)
Semilunar (SL)
Pisiforme (P)
Escafoide (E)
Trapézio (Tz)
Trapezoide (Td)
Piramidal (Pi)

Radiografia anteroposterior (AP)

Figura 3.9 Radiografia da mão direita.

Cada dedo da mão possui três **falanges** (**proximal**, **média** e **distal**), exceto o polegar, que apresenta apenas duas (**proximal** e **distal**). Cada falange apresenta uma **base** proximalmente, e um **corpo** e uma **cabeça** distalmente. As falanges distais são achatadas e expandidas em suas extremidades distais, que ficam sob os leitos ungueais.

Da região lateral para a medial, os quatro ossos da fileira proximal de ossos carpais são os seguintes:

- **Escafoide**: osso em forma de barco, que possui um **tubérculo do escafoide** proeminente
- **Semilunar**: osso em forma de meia-lua, que é mais largo anterior do que posteriormente
- **Piramidal**: osso em forma de pirâmide localizado na face medial do carpo
- **Pisiforme**: um pequeno osso em forma de ervilha, situado na face palmar do osso piramidal.

As faces proximais da fileira distal de ossos carpais articulam-se com a fileira proximal de ossos carpais, enquanto suas faces distais articulam-se com os ossos metacarpais. Da região lateral para a medial, os quatro ossos da fileira distal são os seguintes:

- **Trapézio**: osso com quatro lados, situado na região lateral do carpo
- **Trapezoide**: osso cuneiforme
- **Capitato**: osso em forma de cabeça, que é o maior osso do carpo
- **Hamato**: osso cuneiforme, que possui um processo semelhante a um gancho, o **hâmulo do osso hamato**, que se estende anteriormente.

O **metacarpo** forma o esqueleto da palma da mão entre o carpo e as falanges (ver Figura 3.9). É composto por cinco **ossos metacarpais**. Cada um desses ossos consiste em uma base, um corpo e uma cabeça. As **bases dos ossos metacarpais**, proximais, articulam-se com os ossos carpais, enquanto as **cabeças dos ossos metacarpais**, distais, articulam-se com as falanges proximais e formam as articulações metacarpofalângicas dos dedos das mãos. O osso metacarpal I (do polegar) é o mais espesso e mais curto desses ossos.

ANATOMIA CLÍNICA

Fratura da clavícula

A clavícula sofre comumente fratura, com frequência por uma força indireta transmitida da mão estendida através dos ossos do antebraço e do braço até o ombro durante uma queda. A fratura também pode resultar de uma queda diretamente sobre o ombro. A parte mais fraca da clavícula encontra-se na junção de seus terços médio e lateral. Após fratura da clavícula, o músculo esternocleidomastóideo (ECM) eleva o fragmento medial do osso (Figura AC3.1).

O músculo trapézio é incapaz de manter o fragmento lateral elevado, devido ao peso do membro superior e, em consequência, o ombro cai. Além de ser deprimido, o fragmento lateral da clavícula pode ser tracionado

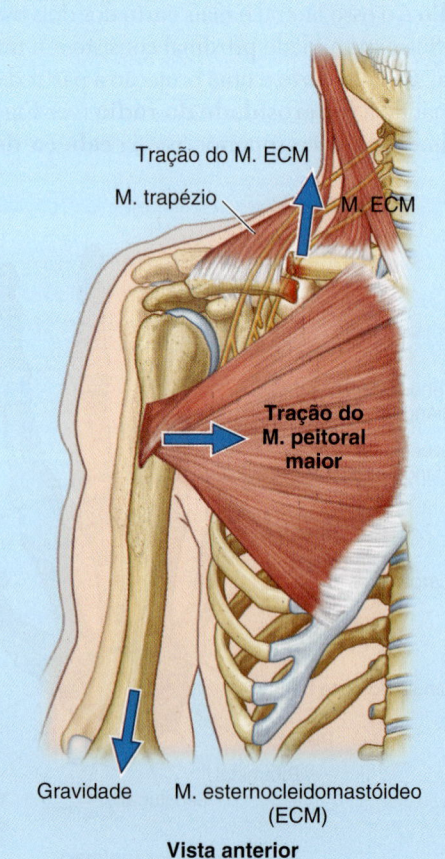

Vista anterior

Figura AC3.1 Fratura da clavícula.

medialmente pelos músculos que normalmente realizam a adução do braço na articulação do ombro, como o músculo peitoral maior. O cavalgamento dos fragmentos ósseos encurta a clavícula.

Ossificação da clavícula

A clavícula é o primeiro osso longo a ossificar (por *ossificação intramembranácea*), começando durante a quinta e a sexta semanas embrionárias, a partir dos centros de ossificação primários medial e lateral, localizados próximo ao corpo da clavícula. Posteriormente, as extremidades da clavícula passam por uma fase cartilagínea (*ossificação endocondral*); as cartilagens formam zonas de crescimento, que se assemelham àquelas de outros ossos longos.

Um centro de ossificação secundário aparece na extremidade esternal e forma uma epífise semelhante a uma escama, que começa a se fundir com o corpo (diáfise), entre 18 e 25 anos de idade; A sua fusão torna-se completa entre 25 e 31 anos de idade. Esta é a última das epífises dos ossos longos a se fundir. Pode-se observar uma epífise ainda menor, semelhante a uma escama, na extremidade acromial da clavícula, que não deve ser confundida com uma fratura.

Algumas vezes, não ocorre fusão dos dois centros de ossificação da clavícula; em consequência, forma-se um defeito ósseo entre os terços lateral e medial da clavícula. O conhecimento desse possível defeito congênito deve evitar o diagnóstico de fratura em uma clavícula normal nos demais aspectos. Quando existe dúvida, ambas as clavículas são radiografadas, visto que esse defeito é habitualmente bilateral.

Fratura da escápula

A *fratura da escápula* resulta habitualmente de traumatismo grave, como aquele que ocorre em acidentes envolvendo pedestres e veículos. Em geral, há também fratura de costelas. A maioria das fraturas exige pouco tratamento, visto que a escápula é coberta por músculos em ambos os lados. A maioria das fraturas envolve o acrômio subcutâneo protruso.

Fraturas do úmero

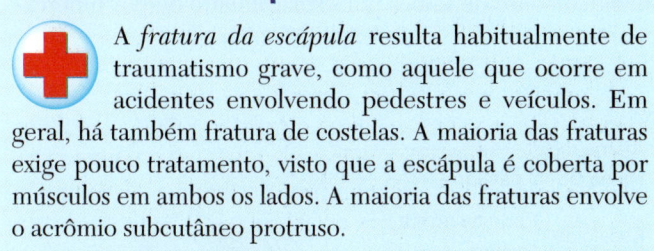

As *fraturas do colo cirúrgico do úmero* são particularmente comuns em indivíduos idosos com *osteoporose* (Figura AC3.2A). Até mesmo uma queda de baixo impacto sobre a mão, com transmissão da força ascendente pelos ossos do antebraço do membro estendido, pode resultar em fratura. As *fraturas transversas do corpo do úmero* resultam de um golpe direto no braço. A fratura da parte distal do úmero, próximo das cristas supraepicondilares, é uma *fratura supraepicondilar* (supracondilar). Como os nervos estão em contato com o úmero, podem ser lesionados quando a parte associada do úmero é fraturada: colo cirúrgico, nervo axilar; sulco do nervo radial, nervo radial; extremidade distal do úmero, nervo mediano; e epicôndilo medial, nervo ulnar (ver Figura AC3.2B).

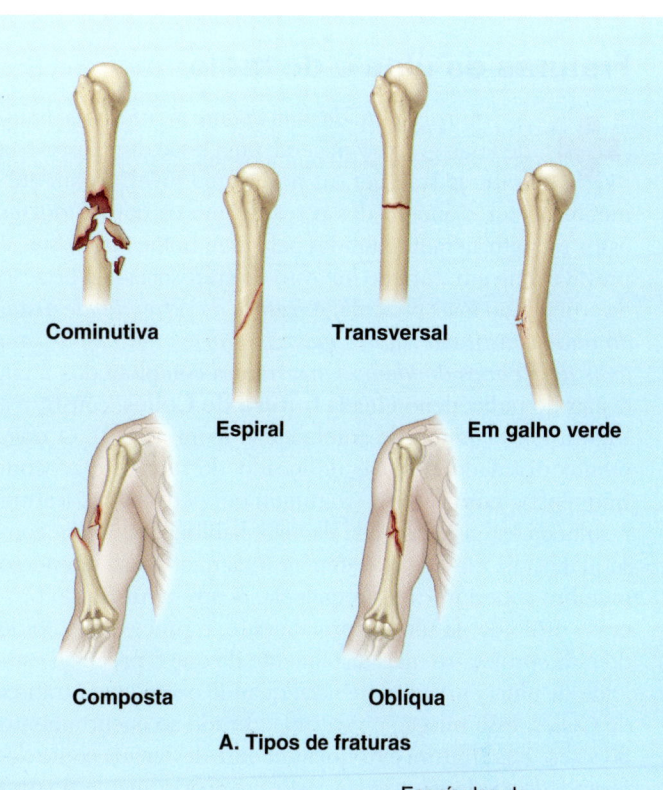

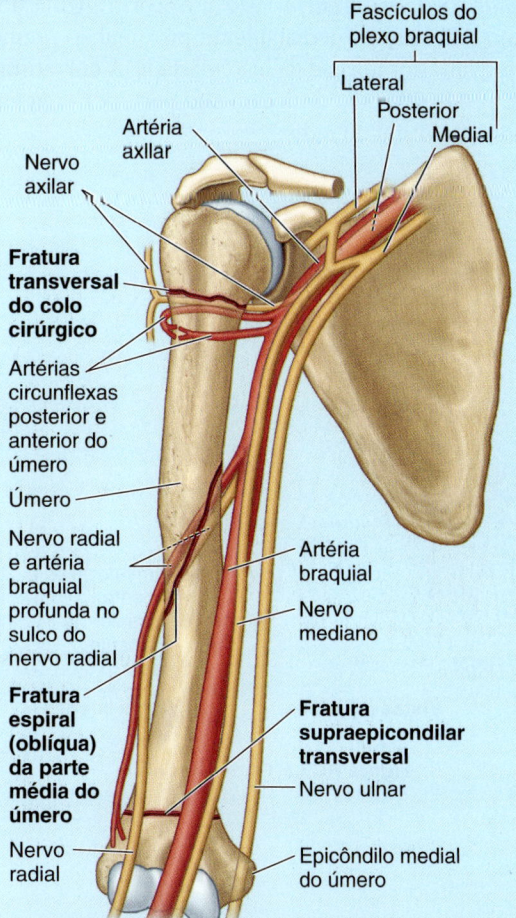

Cominutiva Transversal

Espiral Em galho verde

Composta Oblíqua

A. Tipos de fraturas

Fascículos do plexo braquial
- Lateral
- Posterior
- Medial

Artéria axilar
Nervo axilar
Fratura transversal do colo cirúrgico
Artérias circunflexas posterior e anterior do úmero
Úmero
Nervo radial e artéria braquial profunda no sulco do nervo radial
Fratura espiral (oblíqua) da parte média do úmero
Nervo radial
Artéria braquial
Nervo mediano
Fratura supraepicondilar transversal
Nervo ulnar
Epicôndilo medial do úmero

B. Estruturas neurovasculares relacionadas com as fraturas do úmero

Figura AC3.2 Fraturas do úmero.

Fraturas da ulna e do rádio

As *fraturas tanto da ulna quanto do rádio* resultam de lesão grave. Em geral, uma lesão direta provoca fraturas transversais no mesmo nível, frequentemente no terço médio dos ossos. Como os corpos desses ossos estão firmemente unidos pela membrana interóssea, é provável que a fratura de um osso esteja associada à luxação da articulação mais próxima. *A fratura da extremidade distal do rádio constitui a fratura mais comum em indivíduos com mais de 50 anos de idade.* Uma fratura completa dos 2 cm distais do rádio, denominada **fratura de Colles**, constitui a fratura mais comum do antebraço (Figura AC3.3). O fragmento distal do rádio é deslocado dorsalmente e, com frequência, **cominutivo** (fraturado em pedaços). A fratura resulta da extensão forçada da mão, habitualmente em consequência da tentativa de atenuar uma queda, estendendo o membro superior. Com frequência, ocorre **avulsão** do processo estiloide da ulna. Normalmente, o processo estiloide do rádio projeta-se mais distalmente do que o processo estiloide da ulna; em consequência, quando ocorre uma fratura de Colles, essa relação é invertida, devido ao encurtamento do rádio. Essa fratura é frequentemente designada como *deformidade em dorso de garfo*, visto que ocorre angulação posterior no antebraço, imediatamente proximal ao punho e à curvatura anterior normal da mão relaxada. A curvatura posterior é produzida pelo deslocamento posterior e inclinação do fragmento distal do rádio.

Fraturas da mão

As *fraturas da mão* podem envolver um ou mais dos 27 ossos do punho, da palma e dos dedos. A *fratura do escafoide* resulta, com frequência, de uma queda sobre a palma com a mão em abdução (Figura AC3.4). A fratura ocorre através da parte estreita ("cintura") do escafoide. A dor ocorre principalmente no lado lateral do punho, em particular durante a extensão e abdução da mão. As radiografias iniciais do punho podem não revelar uma fratura; entretanto, aquelas obtidas 10 a 14 dias mais tarde podem mostrar a existência de uma fratura, devido à ocorrência de reabsorção óssea. Em razão da pouca vascularização da parte proximal do escafoide, a consolidação das partes fraturadas pode levar vários meses. A *necrose avascular do fragmento proximal do escafoide* (morte patológica do osso em consequência do suprimento sanguíneo inadequado) pode ocorrer e provocar *doença articular degenerativa do punho*.

A *fratura do hamato* pode resultar em ausência de consolidação das partes ósseas fraturadas, devido à tração produzida pelos músculos fixados a ele. Como o nervo ulnar está próximo do hâmulo do osso hamato, o nervo pode ser lesionado por essa fratura, causando uma redução na força de preensão da mão. A artéria ulnar também pode ser lesionada quando há fratura do hamato.

As *lesões graves por esmagamento da mão* podem causar múltiplas fraturas dos ossos metacarpais, resultando em instabilidade da mão. Lesões semelhantes das falanges distais são comuns (p. ex., quando um dedo fica preso na porta do carro). Uma *fratura da falange distal* é habitualmente cominutiva, e aparece um hematoma (acúmulo de sangue doloroso). As *fraturas das falanges proximal e média* resultam habitualmente de lesões por esmagamento ou por hiperextensão.

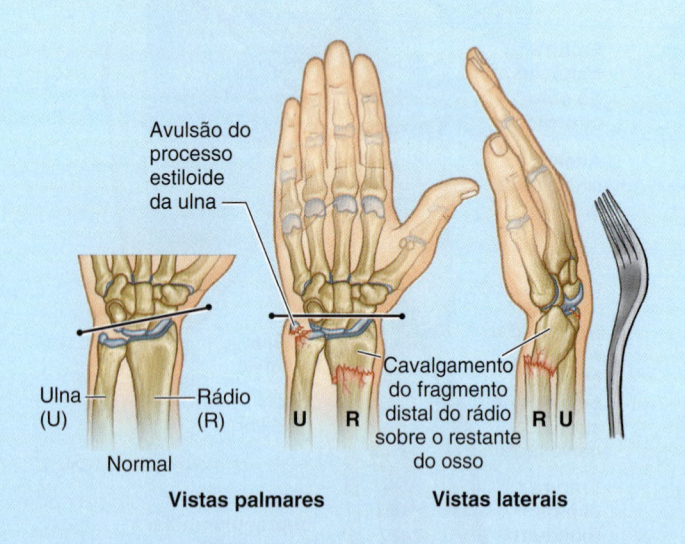

Figura AC3.3 Fratura de Colles.

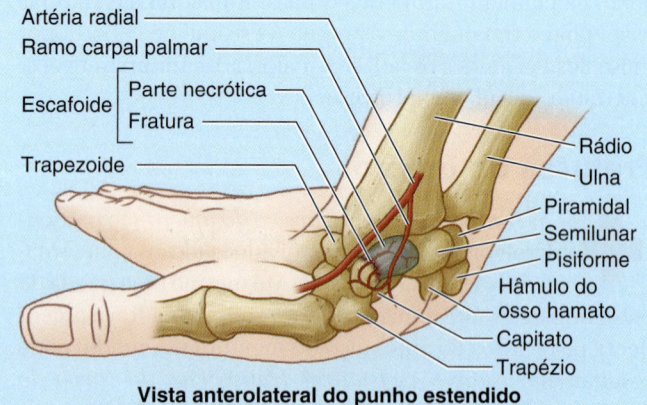

Figura AC3.4 Fratura do escafoide.

ANATOMIA DE SUPERFÍCIE

Ossos do membro superior

A maioria dos ossos do membro superior apresenta um segmento ou uma superfície palpáveis, permitindo ao examinador experiente discernir anormalidades causadas por traumatismo ou em consequência de malformação (Figura AS3.1A). A **clavícula** é subcutânea e pode ser palpada em toda a sua extensão. A sua extremidade esternal projeta-se acima do manúbrio do esterno. Entre as extremidades esternais elevadas da clavícula, encontra-se a **incisura jugular** (incisura supraesternal). A **extremidade acromial da clavícula** frequentemente situa-se mais alta do que o acrômio, formando uma elevação palpável na articulação acromioclavicular. A extremidade acromial pode ser palpada 2 a 3 cm medialmente à margem lateral do acrômio, particularmente com a flexão e a extensão alternadas do braço (ver Figura AS3.1A).

O **processo coracoide da escápula** pode ser palpado profundamente na extremidade lateral da clavícula, no trígono clavipeitoral (ver Figura AS3.1B). O **acrômio da escápula** é facilmente sentido e, com frequência, é visível. As margens lateral e posterior do acrômio encontram-se para formar o **ângulo do acrômio** (ver Figura AS3.1A). Abaixo do acrômio, o *músculo deltoide* forma a curva arredondada do ombro.

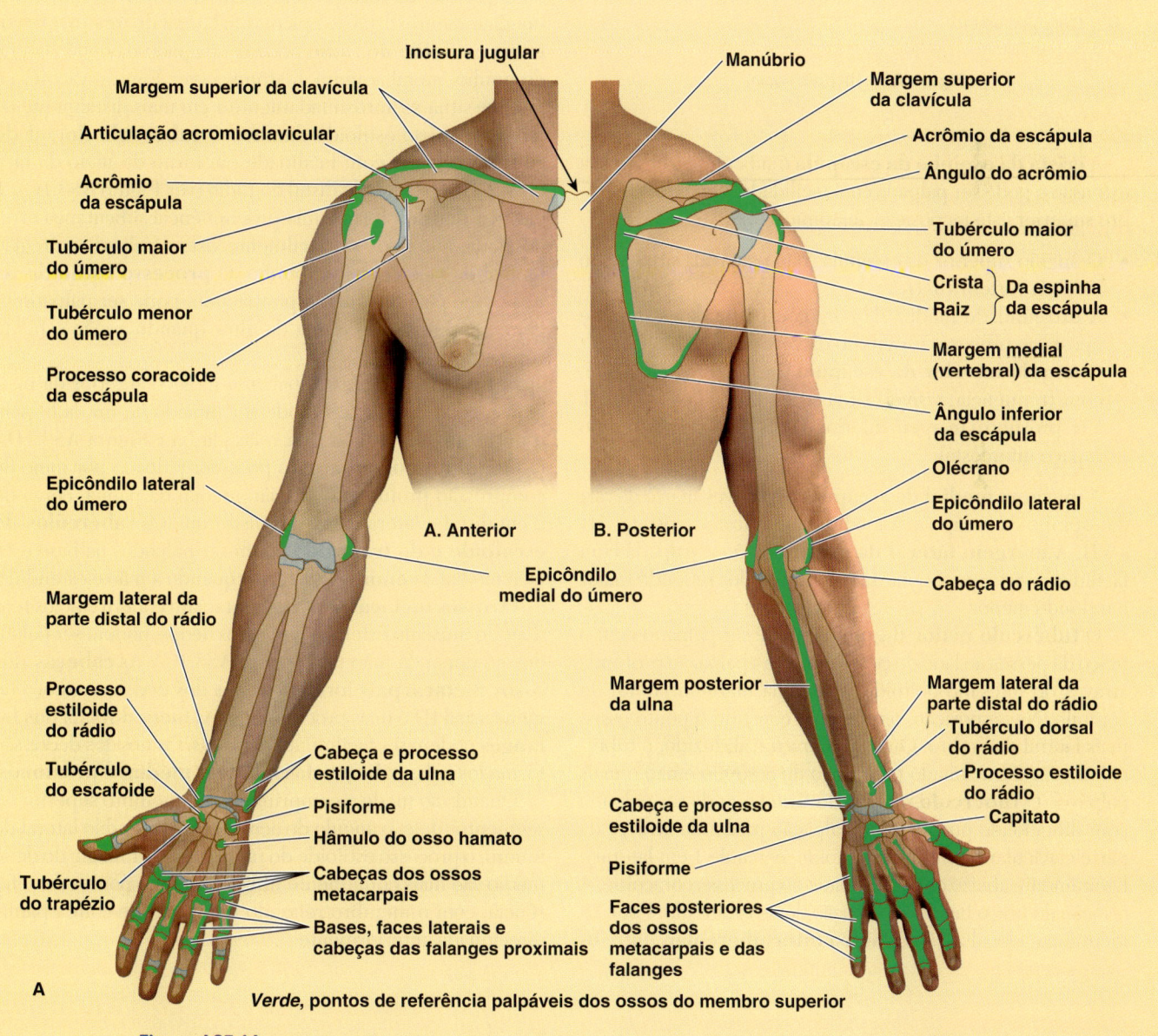

Figura AS3.1A Projeção superficial e pontos de referência palpáveis dos ossos do membro superior. *(continua)*

- Processo coracoide
- Tubérculo maior
- Tubérculo menor
- Sulco intertubercular
- B Corpo do úmero

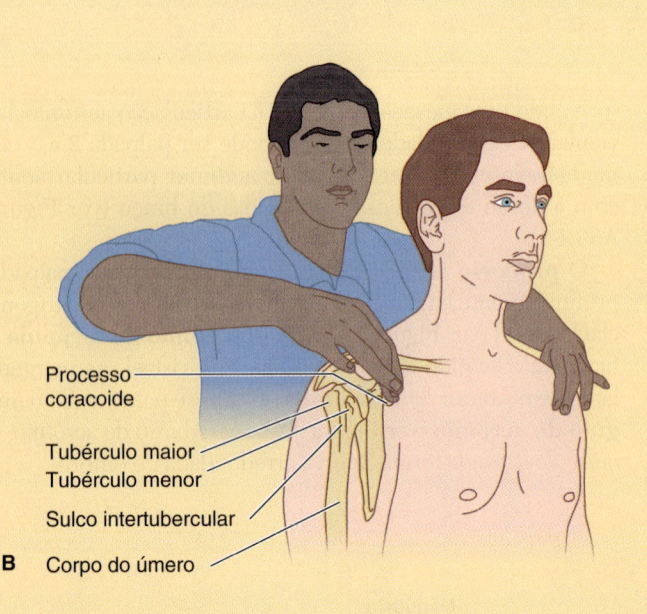

Figura AS3.1B *(continuação)*

A **crista da espinha da escápula** é subcutânea em toda a extensão e pode ser palpada com facilidade. Quando o membro superior está na posição anatômica:

- O ângulo superior da escápula (não palpável) situa-se no nível da vértebra T II
- A extremidade medial da raiz da espinha da escápula é oposta ao processo espinhoso da vértebra T III
- O **ângulo inferior da escápula** (facilmente palpável e, com frequência, visível) situa-se no nível da vértebra T VII, próximo à margem inferior da costela VII e do sétimo espaço intercostal.

A **margem medial da escápula** é palpável abaixo da raiz da espinha da escápula, à medida que cruza as costelas III a VII. A **margem lateral da escápula** não é palpada com facilidade, visto que é coberta pelos músculos redondo maior e redondo menor.

O **tubérculo maior do úmero** pode ser palpado com o braço da pessoa ao lado do corpo durante a palpação profunda através do músculo deltoide, abaixo da margem lateral do acrômio. Nessa posição, o tubérculo constitui o ponto ósseo mais lateral do ombro. Quando o braço é abduzido, o tubérculo maior é tracionado para baixo do acrômio e não é mais palpável. O **tubérculo menor do úmero** pode ser palpado com dificuldade por meio de palpação profunda através da parte clavicular do músculo deltoide, cerca de 1 cm lateral e ligeiramente abaixo da extremidade do processo coracoide. A rotação do braço facilita a palpação desse tubérculo. Pode-se identificar a localização do **sulco intertubercular**, entre os tubérculos maior e menor, durante a flexão e a extensão da articulação do cotovelo, palpando-se em direção ascendente ao longo do tendão da cabeça longa do músculo bíceps braquial, à medida que este se move pelo sulco intertubercular. O **corpo do úmero** pode ser palpado em grau variável através dos músculos que o envolvem. Os **epicôndilos medial e lateral do úmero** são palpados nas faces medial e lateral da região do cotovelo.

O **olécrano** e a **margem posterior da ulna** podem ser palpados com facilidade. Quando a articulação do cotovelo é estendida, observa-se que a extremidade do olécrano e os epicôndilos do úmero situam-se em uma linha reta. Com a flexão do cotovelo, o olécrano forma o ápice de um triângulo aproximadamente equilátero, cujos ângulos na base são formados pelos epicôndilos (ver Figura 3.6C). A **cabeça do rádio** pode ser palpada, e a sua rotação pode ser percebida na depressão da face posterolateral do cotovelo estendido, imediatamente distal ao epicôndilo lateral do úmero. O **processo estiloide do rádio** pode ser palpado na região lateral do punho, na tabaqueira anatômica (ver Figura AS3.4C); é maior e situa-se aproximadamente 1 cm mais distalmente do que o processo estiloide da ulna. O **tubérculo dorsal do rádio** é palpado com facilidade em torno do meio da face dorsal da extremidade distal do rádio (ver Figura AS3.1C). A **cabeça da ulna** forma uma proeminência subcutânea arredondada, que pode ser facilmente vista e palpada na região medial da face dorsal do punho. O **processo estiloide da ulna**, que é subcutâneo e pontiagudo, pode ser palpado ligeiramente distal à cabeça da ulna, quando a mão está em supinação.

O **pisiforme** pode ser palpado na face anterior da margem medial do punho e pode ser movido de um lado para o outro quando a mão está relaxada (ver Figura AS3.1D). O **hâmulo do osso hamato** pode ser palpado por meio de compressão profunda da região medial da palma, cerca de 2 cm distal e lateralmente ao pisiforme. Os **tubérculos do escafoide e do trapézio** podem ser palpados na base e na face medial da **eminência tenar** quando a mão é estendida.

Os **ossos metacarpais**, embora sejam cobertos pelos tendões do músculo extensor longo dos dedos, podem ser palpados no dorso da mão (ver Figura AS3.1C). As **cabeças dos ossos metacarpais** formam os nós dos dedos; a cabeça do metacarpal III é mais proeminente. As **faces dorsais das falanges** podem ser facilmente palpadas. Os nós dos dedos são formados pelas **cabeças das falanges médias e proximais**.

Quando se mede o comprimento do membro superior ou segmentos dele, o ângulo do acrômio, o epicôndilo lateral do úmero, o processo estiloide do rádio e a extremidade do dedo médio são mais comumente utilizados como pontos de referência, com o membro relaxado (pendente) e com a palma direcionada anteriormente.

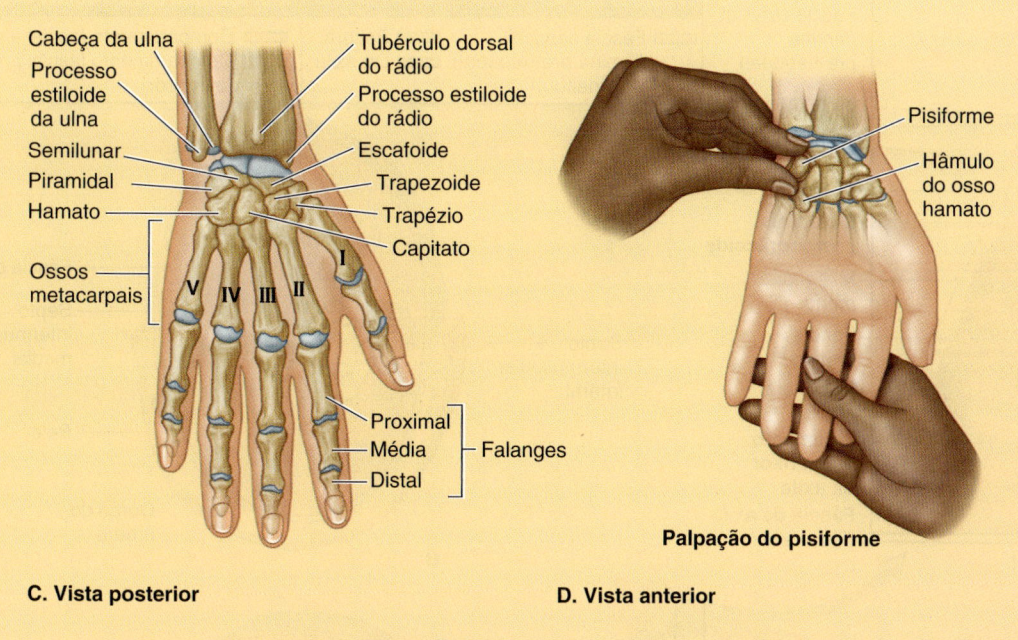

Figura AS3.1C e D (continuação)

C. Vista posterior

D. Vista anterior — Palpação do pisiforme

FÁSCIAS, VASOS E NERVOS DO MEMBRO SUPERIOR

Tela subcutânea e fáscias

Abaixo da pele encontra-se a tela subcutânea (tecido subcutâneo), contendo gordura, e a fáscia muscular, que reveste os músculos. Se não houver nenhuma estrutura (p. ex., músculo ou tendão) interposta entre a pele e o osso, a fáscia muscular fixa-se habitualmente ao osso.

A **fáscia peitoral** reveste o músculo peitoral maior e é contínua, inferiormente, com a fáscia da parede anterior do abdome. A fáscia peitoral deixa a margem lateral do músculo peitoral maior e passa a constituir a **fáscia da axila** (Figura 3.10A,B), que forma o assoalho da axila. Abaixo da fáscia peitoral e do músculo peitoral maior, outra camada fascial, a **fáscia clavipeitoral**, desce a partir da clavícula, envolve o músculo subclávio e, em seguida, o músculo peitoral menor, tornando-se contínua, inferiormente, com a fáscia da axila. A parte da fáscia clavipeitoral entre os músculos peitoral menor e subclávio, a **membrana costocoracoide**, é perfurada pelo nervo peitoral lateral, que inerva principalmente o músculo peitoral maior. A parte da fáscia clavipeitoral abaixo do músculo peitoral menor, o **ligamento suspensor da axila** (ver Figura 3.10A), sustenta a fáscia da axila e traciona para cima a fáscia da axila e a pele abaixo dela durante a abdução do braço, formando a fossa axilar.

Os músculos escapuloumerais que cobrem a escápula e formam o volume do ombro também são revestidos pela fáscia muscular. A **fáscia deltóidea** reveste o músculo deltoide e é contínua com a fáscia peitoral, anteriormente, e com a fáscia infraespinal densa, posteriormente (ver Figura 3.10A,B). Os músculos que cobrem as faces anterior e posterior da escápula são cobertos superficialmente pela fáscia muscular forte e opaca, que está fixada às margens da escápula. Essa disposição cria os *compartimentos subescapulares*, *supraespinais* e *infraespinais* osteofibrosos.

A **fáscia do braço**, uma bainha de fáscia muscular, envolve o braço como uma manga ajustada; é contínua, superiormente, com as fáscias deltóidea, peitoral, da axila e infraespinal. A fáscia do braço está inserida, inferiormente, aos epicôndilos do úmero e olécrano da ulna e é contínua com a fáscia do antebraço, a fáscia muscular do antebraço. Dois septos intermusculares, os **septos intermusculares medial** e **lateral**, estendem-se a partir da face profunda da fáscia do braço e fixam-se à parte central do corpo e às cristas supraepicondilares medial e lateral do úmero. Esses septos dividem o braço em **compartimentos fasciais anterior (flexor)** e **posterior (extensor)**, e cada um deles contém músculos que desempenham funções semelhantes e que compartilham uma inervação comum (ver Figura 3.10B).

No antebraço, compartimentos fasciais semelhantes são circundados pela **fáscia do antebraço** e separados pela *membrana interóssea* que une o rádio e a ulna (ver Figura 3.10C). A fáscia do antebraço sofre espessamento posterior sobre as extremidades distais do rádio e da ulna para formar uma faixa transversal, o **retináculo dos músculos extensores**, que mantém os tendões dos músculos extensores em posição (ver Figura 3.10D). A fáscia do antebraço também forma um espessamento anterior, que é contínuo com o retináculo dos músculos extensores, porém não tem nome oficial; alguns autores o identificam como *ligamento carpal palmar*. Imediatamente distal, porém em nível mais

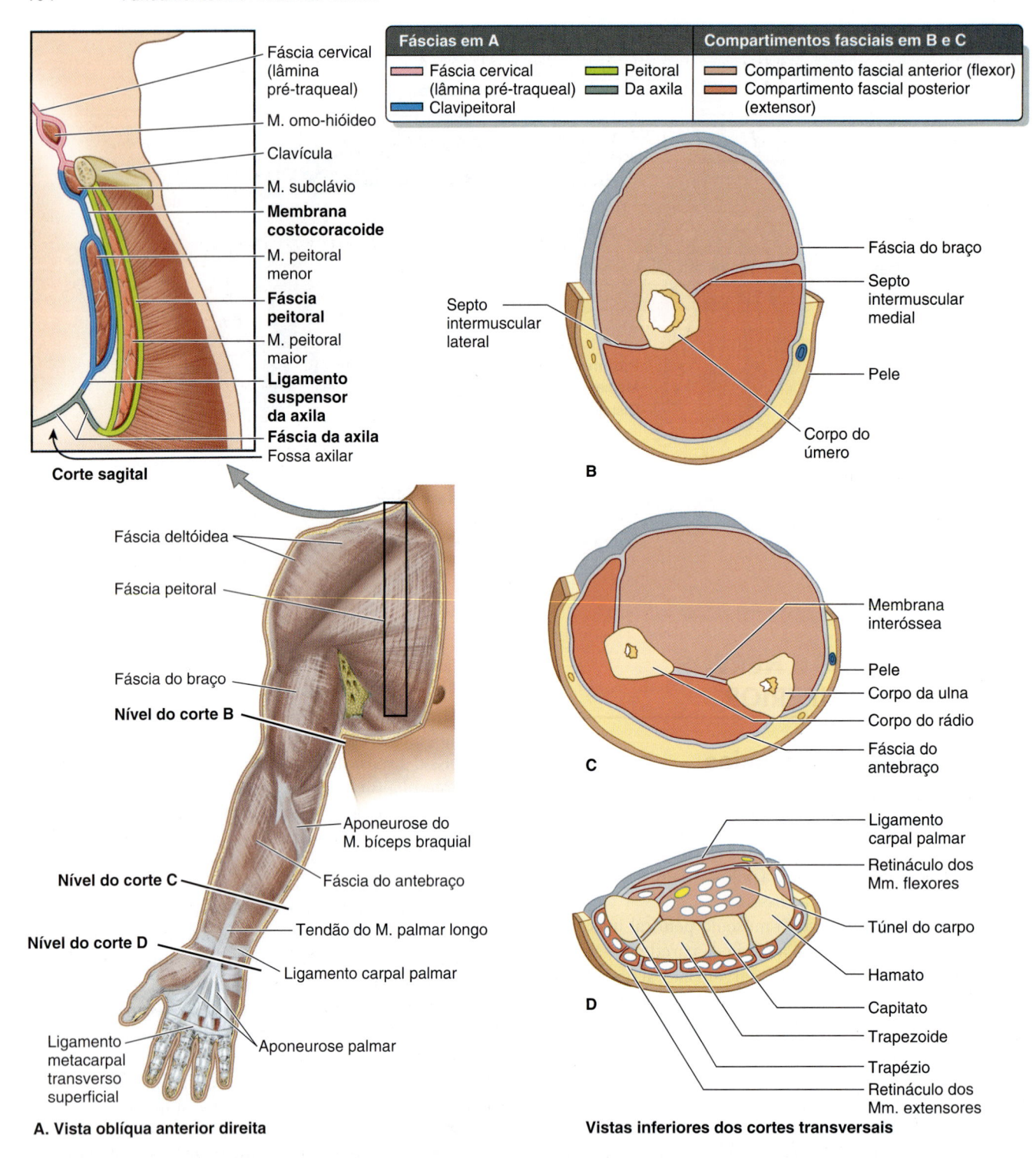

Figura 3.10 Fáscias e compartimentos do membro superior. **A.** Fáscias. **B.** Compartimentos fasciais do braço. **C.** Compartimentos fasciais do antebraço. **D.** Retináculo dos músculos flexores e túnel do carpo.

profundo a esse ligamento, a fáscia do antebraço também continua como **retináculo dos músculos flexores** (ligamento transverso do carpo). Essa faixa fibrosa estende-se entre as proeminências anteriores dos ossos carpais externos e transforma a concavidade anterior do carpo no *túnel do carpo*, através do qual passam os tendões dos músculos flexores e o nervo mediano.

A fáscia muscular do membro superior continua além dos retináculos dos músculos extensores e dos músculos flexores, como **fáscia palmar**. A parte central da fáscia palmar, a **aponeurose palmar**, é espessa, tendínea e triangular. A aponeurose forma quatro espessamentos distintos, que se irradiam para as bases dos dedos e tornam-se contínuos com as bainhas tendíneas fibrosas dos dedos (ver Figura 3.10A).

As faixas são atravessadas distalmente pelo **ligamento metacarpal transverso superficial**, que forma a base da aponeurose palmar. *Ligamentos cutâneos* fortes estendem-se da aponeurose palmar até a pele, mantendo a pele da palma próxima da aponeurose.

Drenagem venosa do membro superior

As principais **veias superficiais do membro superior**, as veias cefálica e basílica, originam-se na tela subcutânea do dorso da mão, a partir da **rede venosa dorsal** (Figura 3.11). As **veias perfurantes** formam comunicações entre as veias superficiais e as veias profundas.

A **veia cefálica** ascende na tela subcutânea a partir da face lateral da rede venosa dorsal, prosseguindo ao longo da margem lateral do punho e da face anterolateral do antebraço e do braço. Anteriormente ao cotovelo, a veia cefálica comunica-se com a **veia intermédia do cotovelo**, que segue um trajeto oblíquo através da face anterior do cotovelo e une-se à veia basílica. Superiormente, a veia cefálica passa entre os músculos deltoide e peitoral maior e entra no *trígono clavipeitoral*, onde perfura a membrana costocoracoide, parte da fáscia clavipeitoral, unindo-se à parte terminal da veia axilar.

A **veia basílica** ascende na tela subcutânea a partir da extremidade medial da rede venosa dorsal, ao longo da face medial do antebraço e parte inferior do braço. Em seguida, passa profundamente próximo à junção dos terços médio e inferior do braço, perfurando a fáscia do braço e seguindo em direção superior, paralelamente à artéria braquial, onde se funde com as veias acompanhantes da artéria braquial para formar a veia axilar (ver Figura 3.11A). A **veia intermédia do antebraço** ascende no meio da face anterior do antebraço.

As **veias profundas** situam-se internamente à fáscia muscular e, em geral, ocorrem em pares, com interanastomoses contínuas, acompanhando as veias que seguem as principais artérias do membro superior e recebem o mesmo nome delas (Figura 3.12).

Suprimento arterial do membro superior

A artéria axilar constitui o principal suprimento sanguíneo do membro superior (Figura 3.13). A artéria axilar é a continuação da artéria subclávia distalmente à margem lateral da costela I. As pulsações da artéria axilar podem ser palpadas na axila. A artéria axilar torna-se a artéria braquial na margem inferior do músculo redondo maior. A artéria braquial termina na fossa cubital, oposta ao colo do rádio, onde se divide nas artérias radial e ulnar. A artéria braquial é relativamente superficial e palpável ao longo de todo seu trajeto. A princípio, situa-se medialmente ao úmero, onde suas pulsações são palpáveis no sulco bicipital medial. Em seguida, passa anteriormente à crista supraepicondilar medial e tróclea do úmero. À medida que segue em direção inferolateral, as pulsações da artéria braquial podem ser palpadas na fossa cubital. Um importante ramo da artéria braquial é a **artéria**

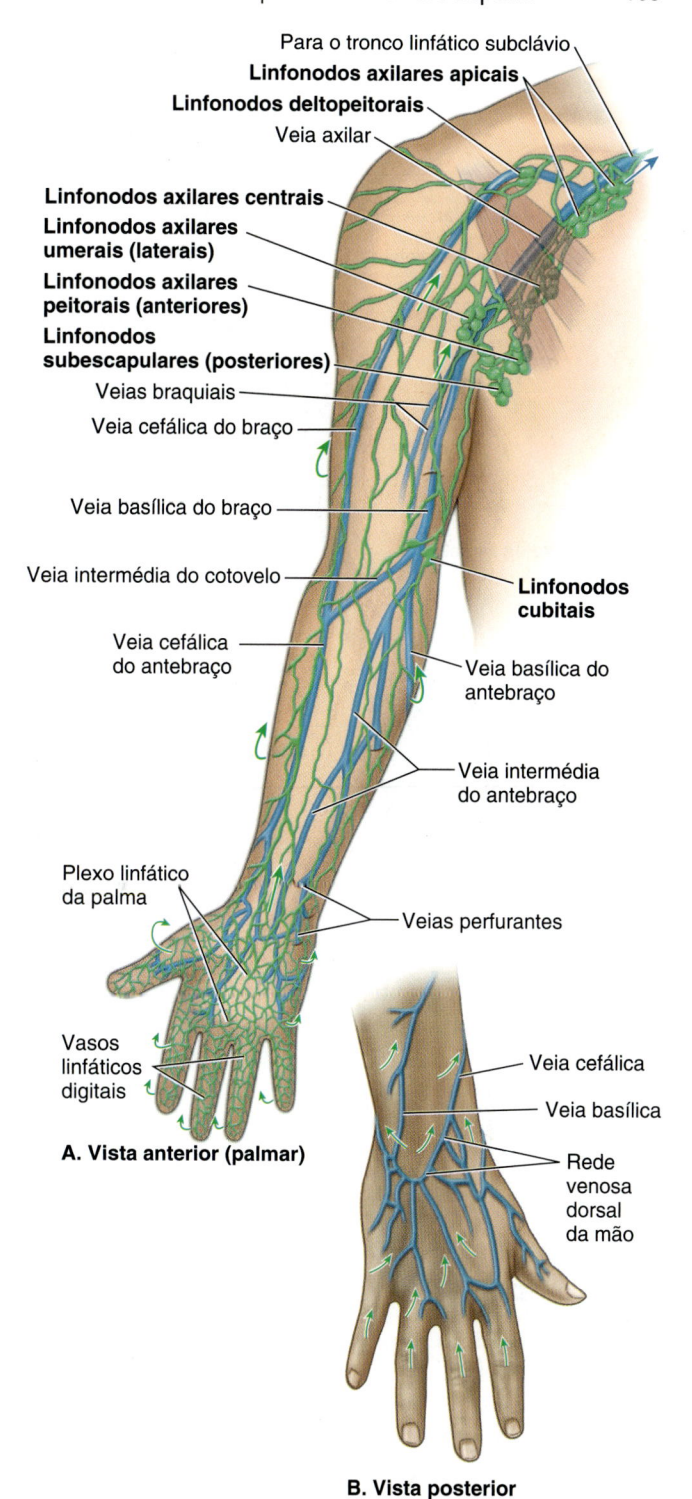

Figura 3.11 Drenagens venosa e linfática superficiais do membro superior. **A.** Vista anterior do membro superior. **B.** Vista posterior da parte distal do antebraço e mão. *Setas verdes*, drenagem linfática superficial para os linfonodos.

braquial profunda, que segue o seu trajeto posteriormente ao úmero, no sulco do nervo radial, e ajuda a formar a anastomose periarticular na região do cotovelo. A **artéria ulnar** desce através do compartimento anterior do antebraço. As pulsações da artéria ulnar podem ser palpadas na região lateral do tendão do músculo flexor ulnar do carpo, onde se situa anterior à cabeça da ulna. A **artéria radial** segue o

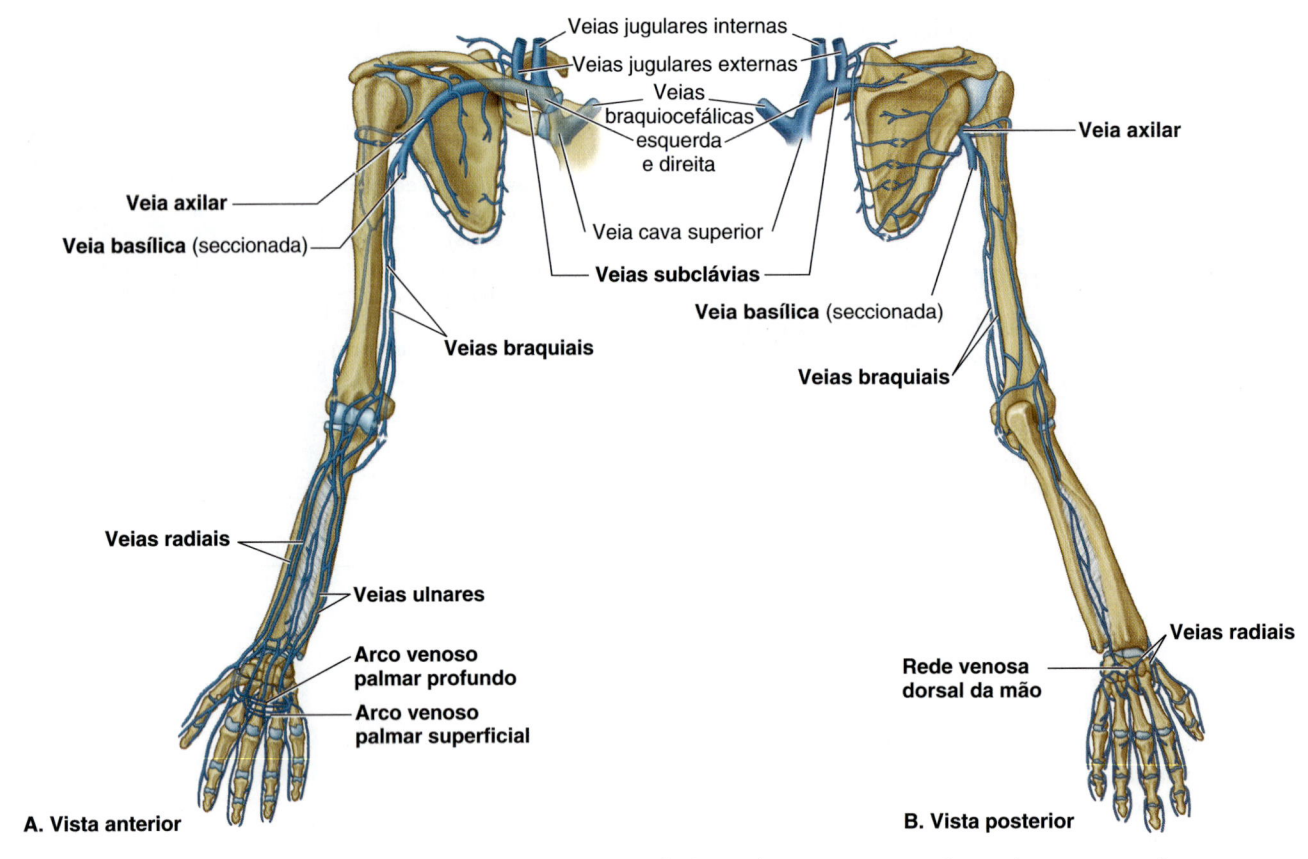

Figura 3.12 Veias profundas do membro superior. As veias profundas recebem o mesmo nome das artérias que acompanham.

seu trajeto pelo antebraço lateralmente, abaixo do músculo braquiorradial. Deixa o antebraço seguindo em torno da face lateral do punho, cruzando o assoalho da tabaqueira anatômica para alcançar a mão. A pulsação da artéria radial é habitualmente medida na parte distal do rádio. As artérias ulnar e radial e seus ramos fornecem todo o sangue para a mão principalmente por meio dos **arcos palmares superficial** e **profundo**.

Drenagem linfática do membro superior

Os **vasos linfáticos superficiais** originam-se de **plexos linfáticos** na pele dos dedos, da palma e do dorso da mão e ascendem principalmente com as veias superficiais, como as veias cefálica e basílica (ver Figura 3.11). Alguns vasos linfáticos que acompanham a veia basílica confluem para os linfonodos cubitais, localizados proximalmente ao epicôndilo medial. Os vasos eferentes desses linfonodos ascendem no braço e terminam nos **linfonodos axilares umerais (laterais)**. Os vasos linfáticos que acompanham a veia cefálica cruzam, em sua maioria, a parte proximal do braço e a face anterior do ombro, convergindo para os **linfonodos axilares apicais**. Alguns vasos terminam nos **linfonodos deltopeitorais** mais superficiais.

Os **vasos linfáticos profundos**, que são menos numerosos do que os vasos superficiais, acompanham as principais veias profundas e terminam nos linfonodos axilares umerais (laterais) (ver Figura 3.11).

Inervações cutânea e motora do membro superior

INERVAÇÃO CUTÂNEA

Os nervos cutâneos na tela subcutânea inervam a pele do membro superior (Figura 3.14). A área da pele inervada por ramos cutâneos de um único nervo espinal é denominada *dermátomo* (Figura 3.15). Os dermátomos do membro seguem um padrão geral que é fácil de compreender se for observado que, durante o desenvolvimento, os membros crescem como protrusões laterais do tronco, com o primeiro dedo (polegar ou hálux) localizado no lado cranial. Por conseguinte, a face lateral do membro superior é mais cranial do que a face medial. Existem dois mapas de dermátomos de uso comum. Um deles corresponde aos conceitos de desenvolvimento do membro (Keegan & Garrett, 1948), enquanto o outro se baseia em achados clínicos e, em geral, é preferido pelos neurologistas (Foerster, 1933). Ambos os mapas são aproximações e delimitam os dermátomos como zonas distintas quando, na verdade, existe muita superposição entre dermátomos adjacentes e acentuada variação. Em ambos os mapas, observe o progresso sequencial da inervação segmentar (dermátomos) das várias áreas cutâneas ao redor do membro (ver Figura 3.15).

Os nervos cutâneos do membro superior são, em sua maioria, nervos periféricos multissegmentares derivados do **plexo braquial**, uma importante rede de nervos formada pelos ramos anteriores dos nervos espinais C5 a T1. Os

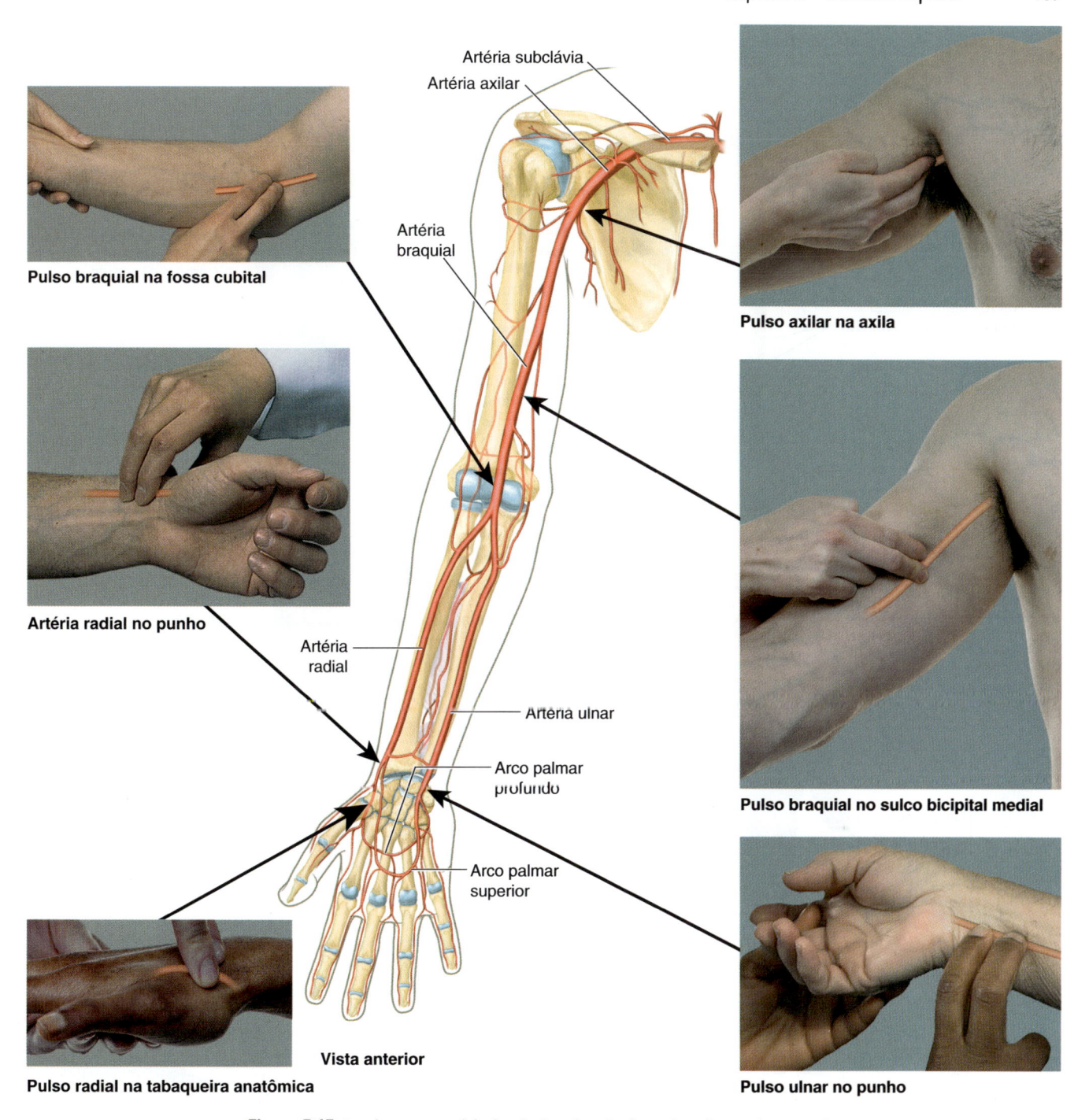

Figura 3.13 Suprimento arterial e locais de palpação dos pulsos do membro superior.

nervos cutâneos do ombro são derivados do **plexo cervical**, uma rede de nervos que consiste em uma série de alças nervosas formadas entre ramos anteriores adjacentes dos quatro primeiros nervos cervicais. O plexo cervical situa-se profundamente ao músculo ECM, na face lateral do pescoço. Os nervos cutâneos do braço e do antebraço (e os segmentos da medula espinal a partir dos quais derivam) são os seguintes (ver Figura 3.14):

- Os **nervos supraclaviculares** (C3, C4) passam anteriormente à clavícula, imediatamente abaixo do músculo platisma, e inervam a pele sobre a clavícula e a face superolateral do músculo peitoral maior
- O **nervo cutâneo posterior do braço** (C5 a C8), um ramo do *nervo radial*, inerva a pele na face posterior do braço
- O **nervo cutâneo posterior do antebraço** (C5 a C8), que também é um ramo do *nervo radial*, inerva a pele na face posterior do antebraço
- O **nervo cutâneo lateral superior do braço** (C5, C6), um ramo terminal do *nervo axilar*, emerge sob a margem posterior do músculo deltoide para inervar a pele sobre a

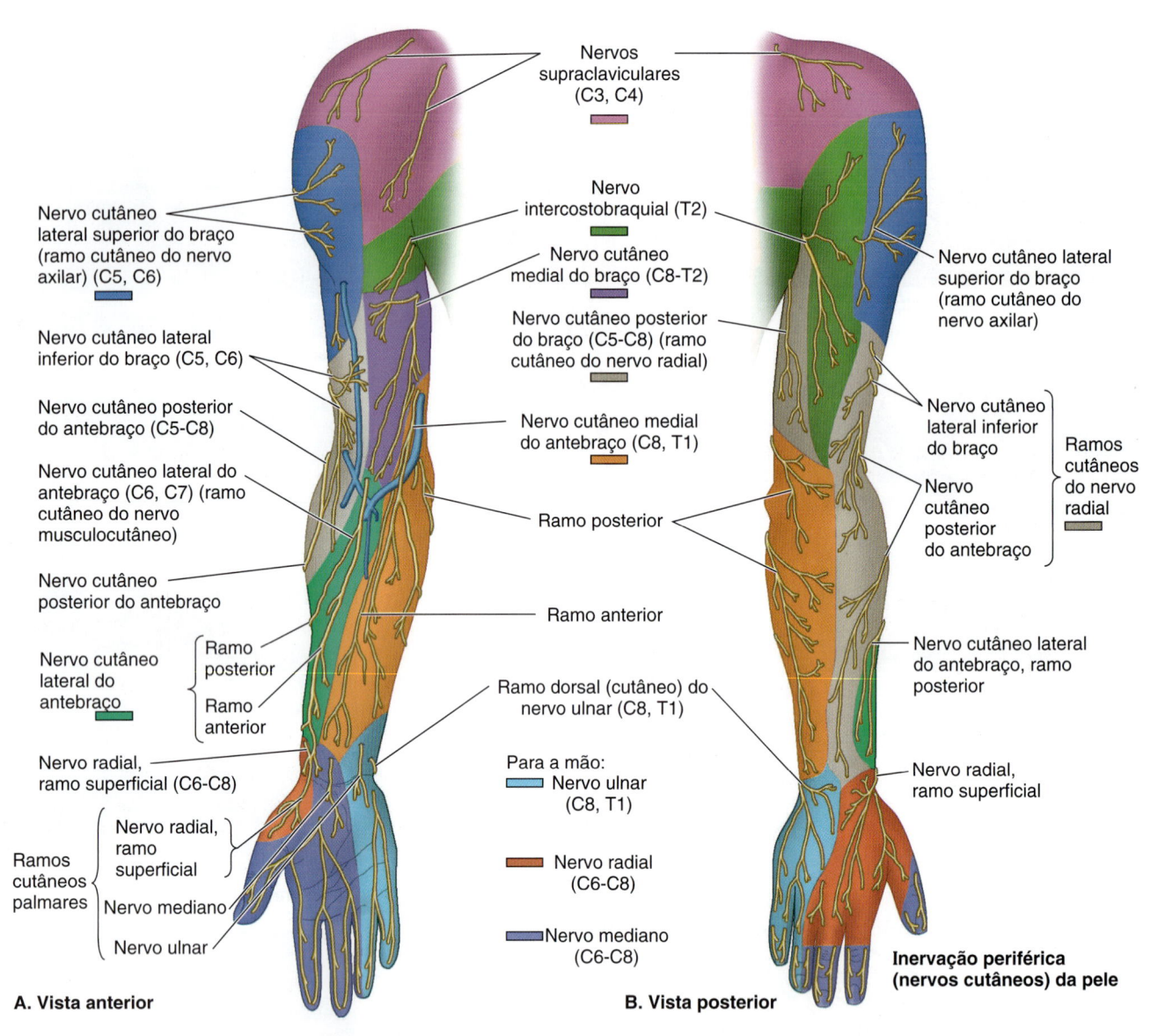

Figura 3.14 Inervação periférica (cutânea) do membro superior.

A. Vista anterior
B. Vista posterior

Inervação periférica (nervos cutâneos) da pele

- Nervos supraclaviculares (C3, C4)
- Nervo intercostobraquial (T2)
- Nervo cutâneo medial do braço (C8-T2)
- Nervo cutâneo posterior do braço (C5-C8) (ramo cutâneo do nervo radial)
- Nervo cutâneo medial do antebraço (C8, T1)
- Nervo cutâneo lateral superior do braço (ramo cutâneo do nervo axilar) (C5, C6)
- Nervo cutâneo lateral inferior do braço (C5, C6)
- Nervo cutâneo posterior do antebraço (C5-C8)
- Nervo cutâneo lateral do antebraço (C6, C7) (ramo cutâneo do nervo musculocutâneo)
- Nervo cutâneo posterior do antebraço
- Nervo cutâneo lateral do antebraço
- Ramo posterior / Ramo anterior
- Ramo dorsal (cutâneo) do nervo ulnar (C8, T1)
- Nervo radial, ramo superficial (C6-C8)
- Ramos cutâneos palmares: Nervo radial, ramo superficial; Nervo mediano; Nervo ulnar

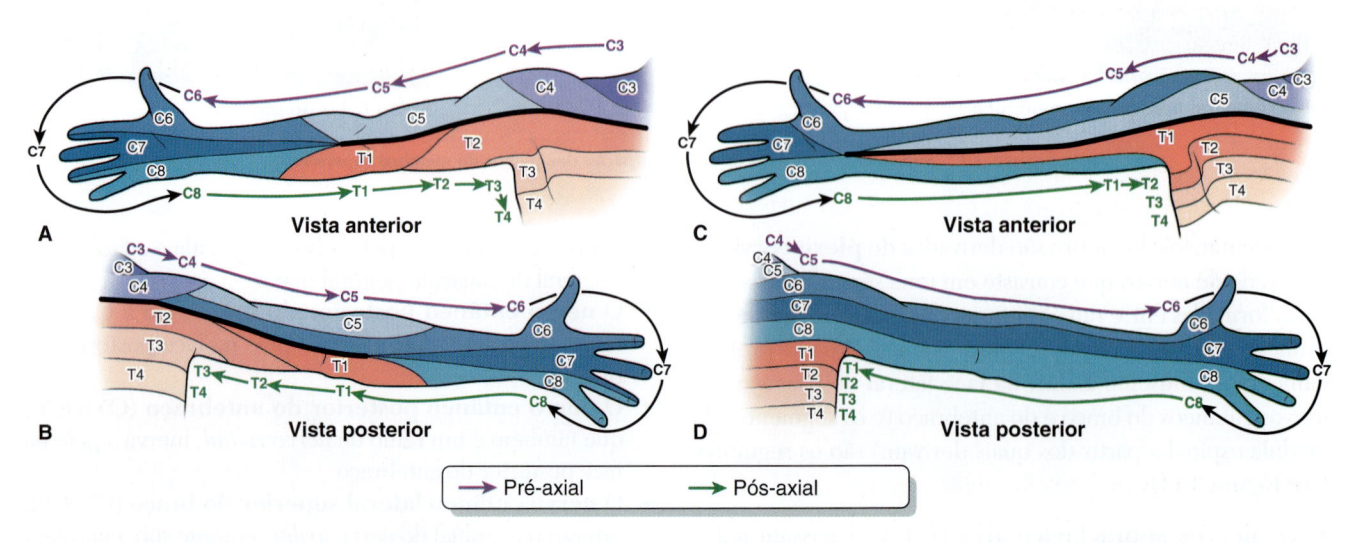

Para a mão:
- Nervo ulnar (C8, T1)
- Nervo radial (C6-C8)
- Nervo mediano (C6-C8)

Figura 3.15 Inervação segmentar (dermátomos). **A** e **B.** Padrão de inervação segmentar proposto por Foerster (1933). **C** e **D.** Padrão de inervação segmentar proposto por Keegan & Garrett (1948).

→ Pré-axial   → Pós-axial

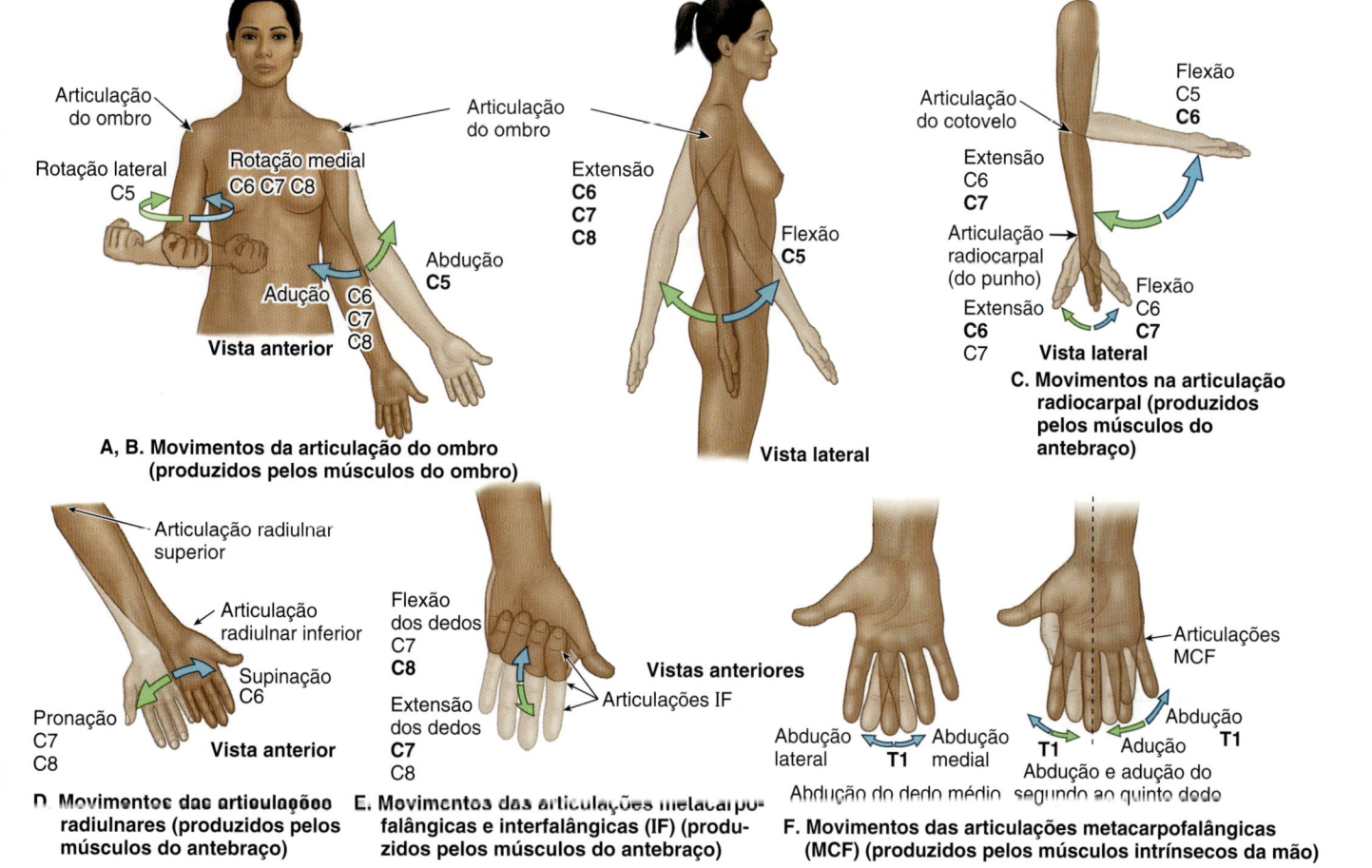

Figura 3.16 Inervação segmentar dos movimentos do membro superior. A a F. A maioria dos movimentos envolve partes de múltiplos miótomos.

parte inferior desse músculo e sobre a face lateral da parte média do braço
- O **nervo cutâneo lateral inferior do braço** (C5, C6), que é um ramo do *nervo radial*, inerva a pele sobre a face inferolateral do braço; com frequência, é um ramo do nervo cutâneo posterior do antebraço
- O **nervo cutâneo lateral do antebraço** (C6, C7), o ramo terminal do *nervo musculocutâneo*, inerva a pele da face lateral do antebraço
- O **nervo cutâneo medial do braço** (C8 a T2) origina-se do *fascículo medial do plexo braquial* e, com frequência, une-se na axila com o ramo cutâneo lateral do segundo nervo intercostal. Inerva a pele da face medial do braço
- O **nervo intercostobraquial** (T2), um ramo cutâneo lateral do *segundo nervo intercostal*, também contribui para a inervação da pele na face medial do braço
- O **nervo cutâneo medial do antebraço** (C8, T1), origina-se do *fascículo medial do plexo braquial* e inerva a pele nas faces anterior e medial do antebraço.

INERVAÇÃO MOTORA

A massa muscular embriológica unilateral que recebe inervação de um único segmento da medula espinal ou nervo espinal constitui um *miótomo*. Em geral, os músculos dos membros superiores recebem fibras motoras de vários segmentos da medula espinal por meio de nervos periféricos multissegmentares. Por conseguinte, a maioria dos músculos é constituída por mais de um miótomo, e, com frequência, múltiplos segmentos da medula espinal estão envolvidos na produção dos movimentos. Os miótomos musculares são agrupados com base no movimento articular para facilitar a realização de testes clínicos (Figura 3.16 e Tabela 3.1).

Os mesmos nervos periféricos multissegmentares mistos que conduzem fibras sensitivas até a pele, os músculos e as articulações do membro superior conduzem fibras motoras somáticas (eferentes somáticos gerais) até os músculos dos membros superiores. A Figura 3.17 fornece um resumo da inervação motora somática (periférica) e sensitiva do membro superior.

Tabela 3.1 Miótomos do membro superior.

Nervo espinal	Miótomo	Nervo espinal	Miótomo
C5	Abdução do ombro	C8	Flexão do punho, flexão dos dedos
C5, C6	Flexão do cotovelo	T1	Músculos intrínsecos da mão
C7	Extensão do cotovelo, extensão do punho, extensão dos dedos		

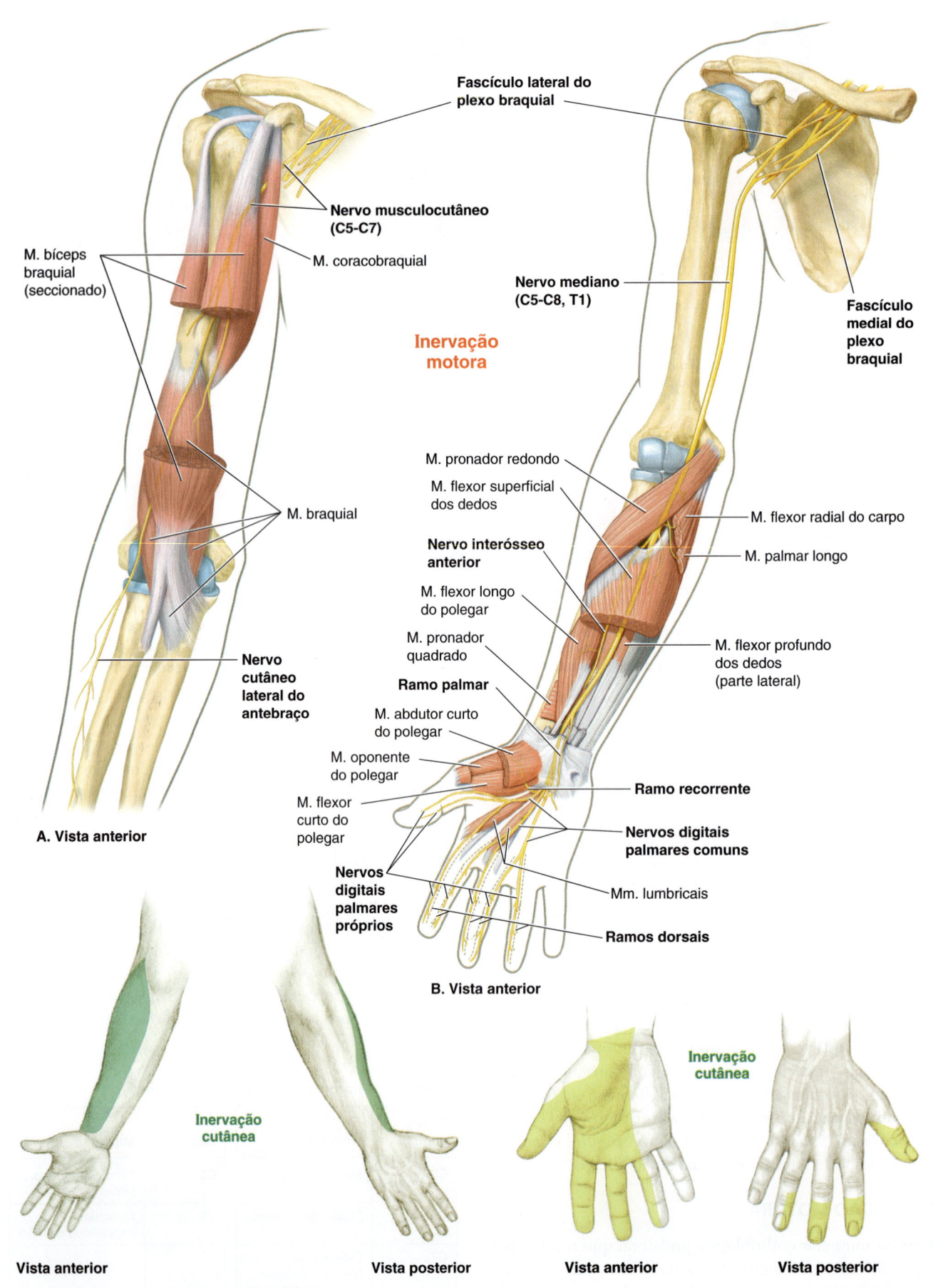

Figura 3.17 Visão geral dos nervos periféricos que inervam o membro superior. **A.** Nervo musculocutâneo. **B.** Nervo mediano. (*continua*)

Capítulo 3 • Membro Superior   111

Nervo ulnar (C7-C8, T1)

M. flexor ulnar do carpo

M. flexor profundo dos dedos (parte medial)

M. flexor curto do dedo mínimo

M. oponente do dedo mínimo

M. adutor do polegar

Mm. interósseos palmares e dorsais

Mm. lumbricais

Ramo dorsal
Ramo palmar
M. palmar curto
Ramo superficial
Ramo profundo
M. abdutor do dedo mínimo
Nervo digital palmar comum
Nervos digitais palmares próprios
Ramos dorsais para a pele

C. Vista anterior

Inervação motora

Nervo cutâneo posterior do braço

M. tríceps braquial:
 Cabeça longa
 Cabeça lateral
 Cabeça medial

Olécrano

Nervo cutâneo posterior do antebraço

Nervo interósseo posterior

M. extensor ulnar do carpo

M. extensor do dedo mínimo

M. extensor do indicador (tendão)

Fascículo posterior do plexo braquial

Nervo radial (C5-C8, T1)

Nervo cutâneo lateral inferior do braço

M. braquiorradial

M. ancôneo

M. extensor radial longo do carpo

Nervo radial:
Ramo superficial
Ramo profundo (dentro do músculo supinador)

M. extensor radial curto do carpo

M. extensor dos dedos

M. abdutor longo do polegar

M. extensor curto do polegar

Ramo superficial

Nervos digitais dorsais

D. Vistas posteriores

Inervação cutânea

Vista anterior   Vista posterior

Inervação cutânea

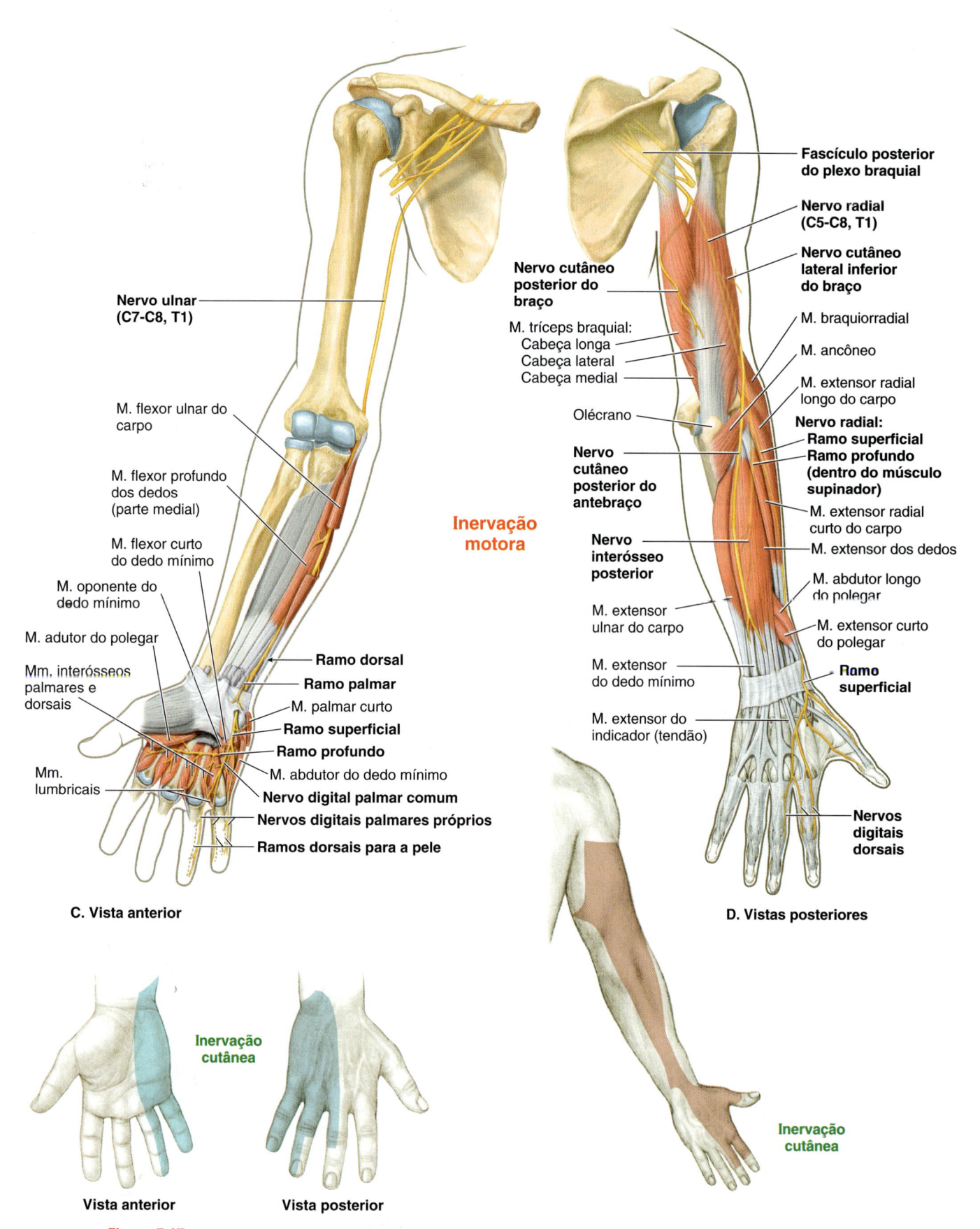

Figura 3.17 Visão geral dos nervos periféricos que inervam o membro superior. (*continuação*) **C.** Nervo ulnar. **D.** Nervo radial.

MÚSCULOS TORACOAPENDICULARES E ESCAPULOUMERAIS

Os **músculos toracoapendiculares** (*músculos extrínsecos do ombro*) fixam o esqueleto apendicular superior do membro superior ao esqueleto axial (coluna vertebral); a maioria atua na *articulação escapulotorácica* fisiológica, movendo a escápula na parede torácica. Os músculos escapuloumerais (músculos intrínsecos do ombro) fixam a escápula ao úmero e atuam na articulação do ombro.

Músculos toracoapendiculares anteriores

Quatro **músculos toracoapendiculares (ou peitorais) anteriores** movimentam o cíngulo do membro superior: os músculos peitoral maior, peitoral menor, subclávio e serrátil anterior (Figura 3.18). Esses músculos e suas inserções estão ilustrados na Figura 3.19. As inserções, a inervação e as principais ações desses músculos estão resumidas na Tabela 3.2.

O **músculo peitoral maior**, que tem a forma de um leque, cobre a parte superior do tórax. Compreende as **partes clavicular** e **esternocostal** (ver Figura 3.18B). A parte esternocostal é muito maior, e a sua margem lateral forma a maior parte da parede anterior da axila, com sua margem inferior formando a *prega axilar anterior* (ver "Axila", mais adiante neste capítulo). Os músculos peitoral maior e deltoide adjacente formam o **sulco deltopeitoral**, no qual a veia cefálica segue o seu trajeto. Entretanto, os músculos afastam-se ligeiramente um do outro superiormente e, juntamente com a clavícula, formam o **trígono clavipeitoral (deltopeitoral)** (ver Figura 3.18A).

O **músculo peitoral menor**, de forma triangular, situa-se na parede anterior da axila (ver Figura 3.18E), onde é quase totalmente coberto pelo músculo peitoral maior. O músculo peitoral menor estabiliza a escápula e é utilizado para estender o membro superior para a frente, de modo a tocar um objeto que está um pouco além do alcance. Junto com o processo coracoide, o músculo peitoral menor forma uma "ponte", abaixo da qual passam os vasos e os nervos para o braço. Assim, o músculo peitoral menor constitui um ponto de referência anatômico e cirúrgico útil para as estruturas localizadas na axila.

O **músculo subclávio** tem uma localização quase horizontal quando o braço encontra-se na posição anatômica (ver Figura 3.18D). Esse pequeno músculo redondo está localizado inferiormente à clavícula e proporciona alguma proteção para os vasos subclávios e o tronco superior do plexo braquial se houver fraturas da clavícula.

O **músculo serrátil anterior** cobre a parte lateral do tórax e forma a parede medial da axila (ver Figura 3.18C). Essa lâmina larga de músculo espesso foi assim denominada em virtude da aparência serrilhada de suas alças ou digitações carnosas. Ao manter a escápula fortemente aplicada à parede torácica, o músculo serrátil anterior ancora esse osso, possibilitando que outros músculos o utilizem como osso fixo para os movimentos do úmero.

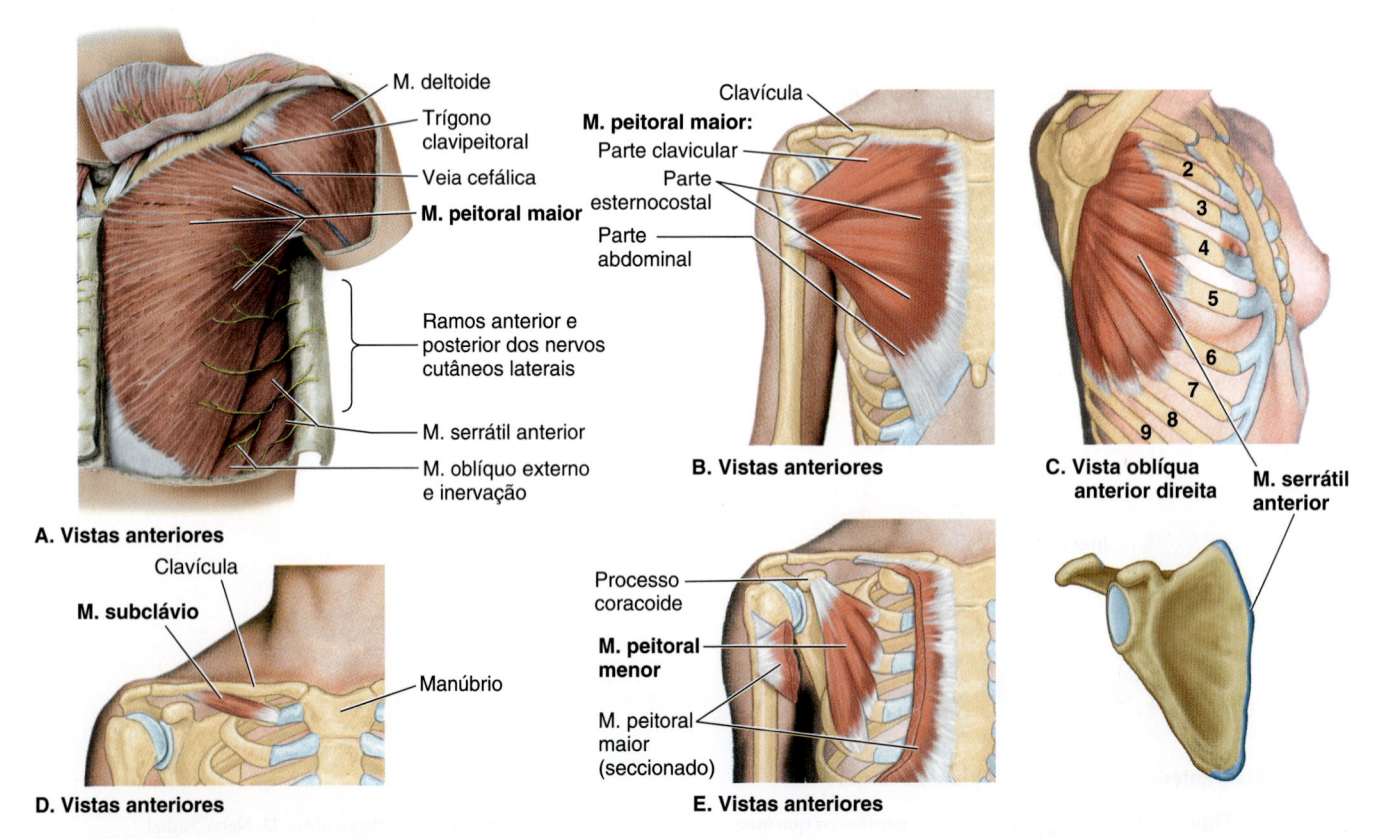

Figura 3.18 Músculos toracoapendiculares anteriores. **A.** Dissecção superficial da região peitoral. **B.** Músculo peitoral maior. **C.** Músculo serrátil anterior. *Detalhe*, inserção escapular do músculo serrátil anterior (*azul*). **D.** Músculo subclávio. **E.** Músculo peitoral menor.

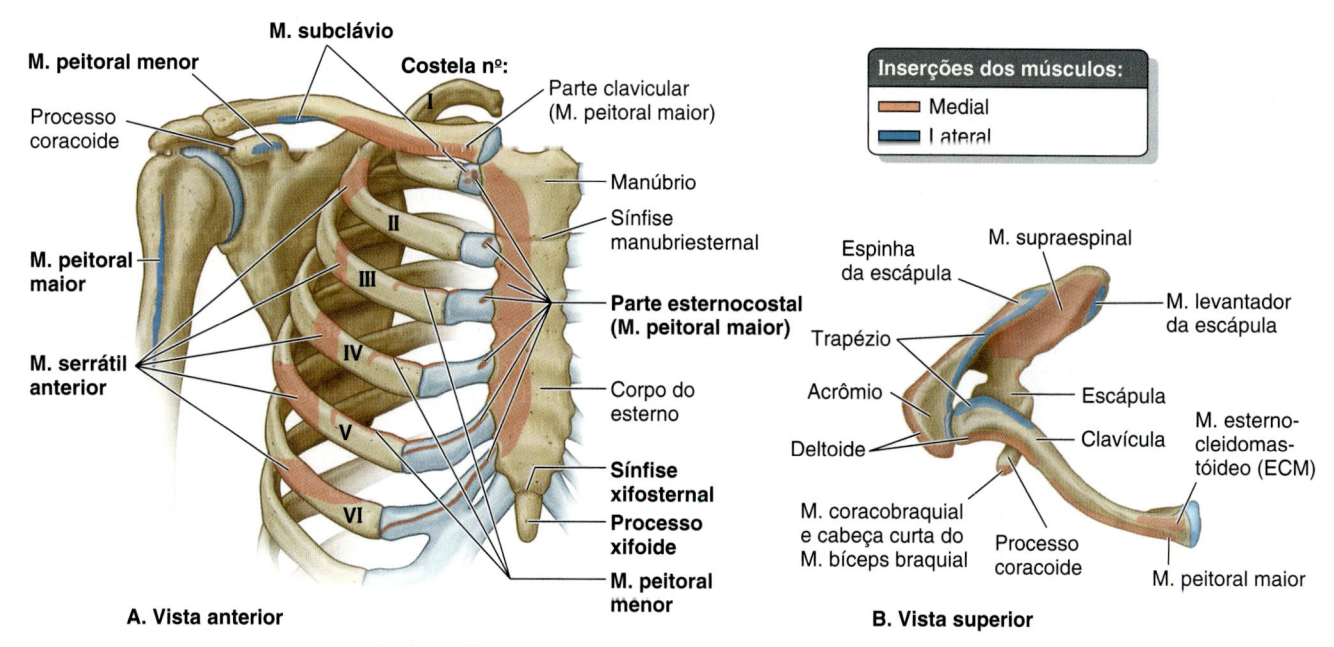

Figura 3.19 Inserções dos músculos toracoapendiculares anteriores.

Tabela 3.2 Músculos toracoapendiculares anteriores.

Músculo	Inserção proximal	Inserção distal	Inervação[a]	Ações principais
Peitoral maior	*Parte clavicular*: face anterior da metade medial da clavícula *Parte esternocostal*: face anterior do esterno, seis cartilagens costais superiores, aponeurose do músculo oblíquo externo do abdome	Lábio lateral do sulco intertubercular do úmero	Nervos peitorais lateral e medial; parte clavicular (**C5**, **C6**), parte esternocostal (**C7**, **C8**, T1)	Adução e rotação medial da articulação do ombro, traciona a escápula anterior e inferiormente Quando atua isoladamente, a parte clavicular faz a flexão da articulação do ombro e a parte esternocostal realiza a sua extensão a partir da posição de flexão
Peitoral menor	Costelas III-V, próximo de suas cartilagens costais	Margem medial e face superior do processo coracoide da escápula	Nervo peitoral medial (C8, T1)	Estabilização da escápula, puxando-a inferior e anteriormente contra a parede torácica
Subclávio	Junção da costela I com a sua cartilagem costal	Face inferior do terço médio da clavícula	Nervo subclávio (**C5**, C6)	Fixação e depressão da clavícula
Serrátil anterior	Faces externas das partes laterais das costelas I-VIII	Face anterior da margem medial da escápula	Nervo torácico longo (C5, **C6**, **C7**)	Protração da escápula e sua manutenção contra a parede torácica; rotação da escápula

[a]A inervação segmentar da medula espinal está indicada (p. ex., "**C5**, C6" significa que os nervos que suprem o M. deltoide originam-se do quinto e sexto segmentos cervicais da medula espinal). Os números em negrito (**C5**) indicam a inervação segmentar principal. A lesão de um ou mais segmentos da medula espinal listados ou das raízes nervosas motoras que se originam deles resulta em paralisia dos músculos relacionados.

Músculos toracoapendiculares posteriores

Os **músculos toracoapendiculares posteriores** (também descritos como *músculos extrínsecos superficiais do dorso* no Capítulo 2) e suas inserções estão ilustrados na Figura 3.20; enquanto as inserções, a inervação e as principais ações desses músculos estão resumidas na Tabela 3.3. Esses músculos são divididos em dois grupos:

- *Músculos toracoapendiculares posteriores superficiais*: músculos trapézio e latíssimo do dorso
- *Músculos toracoapendiculares posteriores profundos*: músculos levantador da escápula e romboides.

MÚSCULOS TORACOAPENDICULARES POSTERIORES SUPERFICIAIS

O **músculo trapézio** proporciona uma fixação direta do cíngulo do membro superior ao tronco. Esse grande músculo triangular recobre a face posterior do pescoço e metade superior do tronco. O músculo trapézio fixa o cíngulo do membro superior ao crânio e à coluna vertebral e ajuda na sustentação do membro superior. As fibras do músculo trapézio são divididas em três partes, que exercem ações diferentes na articulação escapulotorácica, entre a escápula e a parede torácica:

- A **parte descendente (superior)** eleva a escápula
- A **parte transversa** retrai a escápula (*i. e.*, a traciona posteriormente)

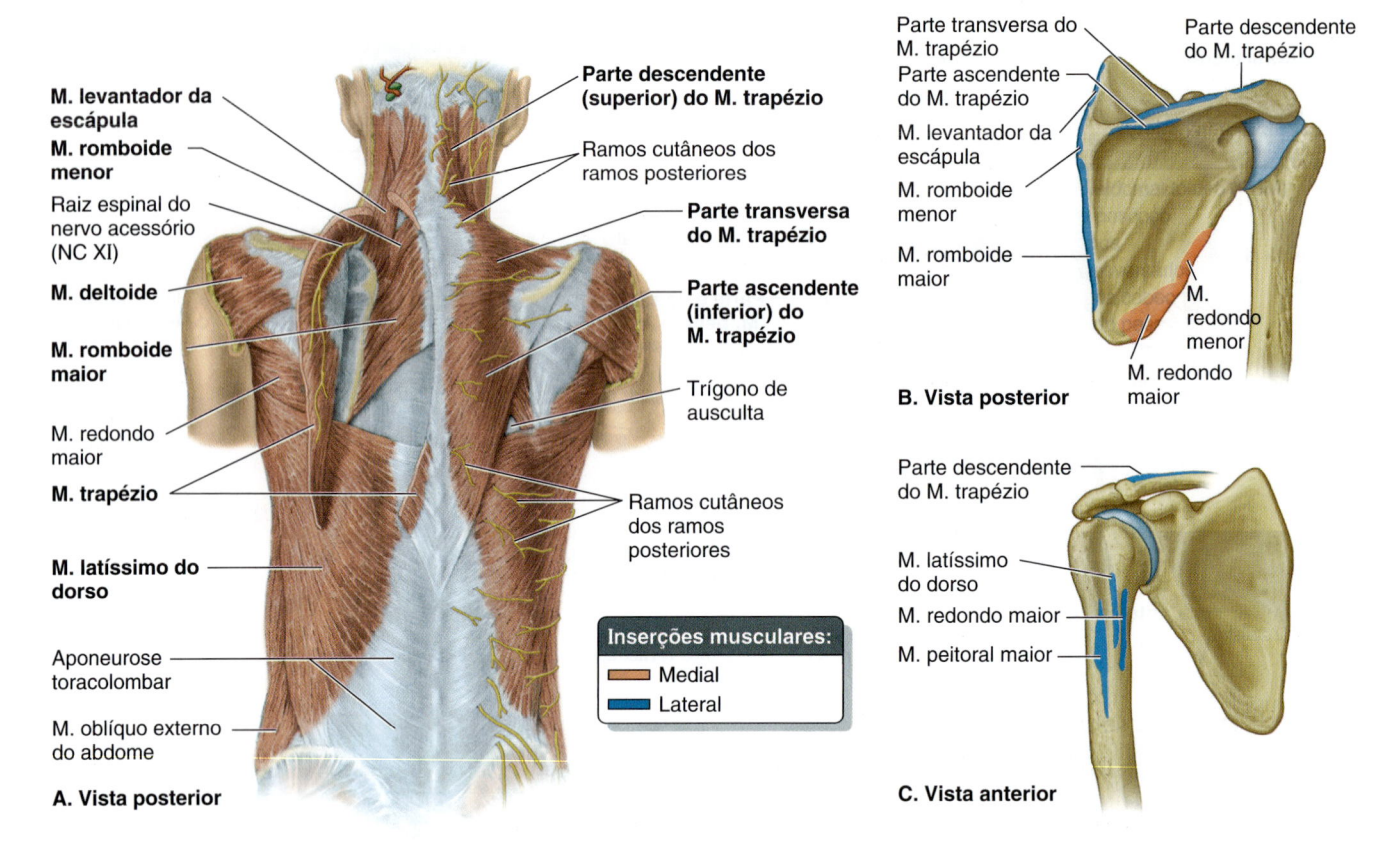

Figura 3.20 Músculos toracoapendiculares posteriores. **A.** Visão geral. **B** e **C.** Inserções ósseas.

Tabela 3.3 Músculos toracoapendiculares posteriores.

Músculo	Inserção medial	Inserção lateral	Inervação[a]	Ações principais
Músculos toracoapendiculares posteriores superficiais (extrínsecos do ombro)				
Trapézio	Terço medial da linha nucal superior, protuberância occipital externa, ligamento nucal, processos espinhosos das vértebras C VII-T XII	Terço lateral da clavícula, acrômio e espinha da escápula	Raiz espinal do nervo acessório (NC XI; fibras motoras) e nervos espinais C3, C4) (fibras de dor e proprioceptivas)	A *parte descendente* (*superior*) produz elevação da escápula; a *parte ascendente* (*inferior*), depressão, e a *parte transversa* (ou todas as partes juntas), retração; as partes descendente e ascendente atuam juntas para a rotação superior da cavidade glenoidal
Latíssimo do dorso	Processos espinhosos das seis vértebras torácicas inferiores, aponeurose toracolombar, crista ilíaca e três ou quatro costelas inferiores	Assoalho do sulco intertubercular do úmero	Nervo toracodorsal (**C6**, **C7**, C8)	Extensão, adução e rotação medial da articulação do ombro; eleva o corpo em direção aos braços durante a escalada
Músculos toracoapendiculares posteriores profundos (extrínsecos do ombro)				
Levantador da escápula	Tubérculos posteriores dos processos transversos das vértebras C I-C IV	Margem medial da escápula superior à raiz da espinha	Nervos dorsal da escápula (C5) e nervos espinais cervicais (C3, C4)	Elevação da escápula e rotação da cavidade glenoidal inferiormente
Romboides menor e maior	*Menor*: ligamento nucal; processo espinhosos das vértebras C VII e T I *Maior*: Processos espinhosos das vértebras T II-T V	*Menor*: área triangular na extremidade medial da espinha da escápula *Maior*: margem medial da escápula a partir do nível da espinha até o ângulo inferior	Nervo dorsal da escápula (C4, **C5**)	Retração da escápula e rotação da cavidade glenoidal inferiormente; fixação da escápula à parede torácica

[a]A inervação segmentar da medula espinal está indicada (p. ex., "**C6**, **C7**, C8" significa que os nervos que suprem o M. latíssimo do dorso são derivados dos sexto ao oitavo segmentos cervicais da medula espinal). Os números em negrito (**C6**, **C7**) indicam a inervação segmentar principal. A lesão de um ou mais segmentos da medula espinal listados ou das raízes nervosas motoras que se originam deles resulta em paralisia dos músculos envolvidos.

ANATOMIA CLÍNICA

Paralisia do músculo serrátil anterior

Quando ocorre paralisia do músculo serrátil anterior em consequência de *lesão do nervo torácico longo*, a margem medial da escápula afasta-se lateral e posteriormente da parede torácica. Isso confere à escápula a aparência de uma asa. Quando o braço é elevado, a margem medial e o ângulo inferior da escápula afastam-se acentuadamente da parede torácica posterior, uma deformação conhecida como *escápula alada* (Figura AC3.5). O braço não pode ser abduzido acima da posição horizontal, visto que o músculo serrátil anterior é incapaz de rodar a cavidade glenoidal superiormente, de modo a permitir uma abdução completa do membro.

Punção venosa

Devido à proeminência e acessibilidade das veias superficiais, elas são comumente utilizadas para *punção venosa* (coleta de sangue ou injeção de uma solução). Com a aplicação de um torniquete no braço, o retorno venoso é ocluído, e as veias são distendidas, tornando-se habitualmente visíveis e/ou palpáveis. Uma vez puncionada a veia, o torniquete é removido, de modo que, quando a agulha for retirada, a veia não irá sangrar excessivamente. A veia intermédia do cotovelo é comumente utilizada para punção venosa. As veias que formam a *rede venosa dorsal* e as veias cefálica e basílica do braço são comumente utilizadas para a introdução de líquidos a longo prazo (*nutrição intravenosa*). As veias intermédias também constituem um local para a introdução de cateteres cardíacos.

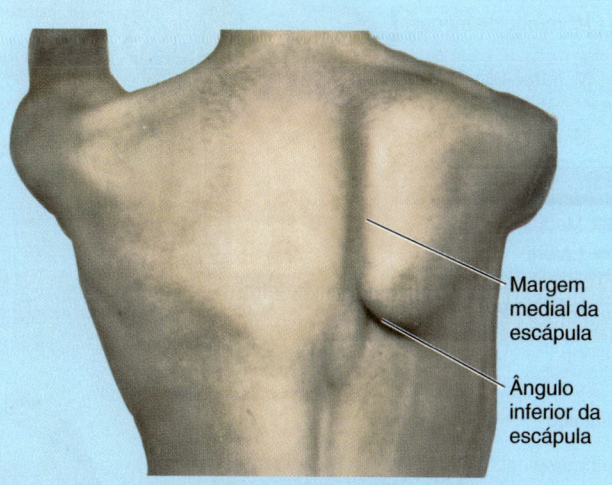

Vista posterior dos membros superiores estendidos

Figura AC3.5 Escápula alada.

- A **parte ascendente (inferior)** deprime a escápula e abaixa o ombro.

As partes descendente (superior) e ascendente (inferior) do músculo trapézio atuam juntas na rotação da escápula sobre a parede torácica. O músculo trapézio também fixa os ombros, tracionando as escápulas posterior e superiormente, fixando-as na posição por meio de contração tônica; em consequência, a fraqueza desse músculo provoca queda dos ombros.

O **músculo latíssimo do dorso** é um grande músculo, em forma de leque, que recobre uma grande área do dorso (ver Figura 3.20A,C). O músculo latíssimo do dorso segue do tronco até o úmero e atua diretamente sobre a articulação do ombro e, indiretamente, sobre o cíngulo do membro superior (articulação escapulotorácica). Em conjunto com o músculo peitoral maior, o músculo latíssimo do dorso eleva o tronco até o braço, o que ocorre quando o braço está fixo e o corpo se movimenta, como, por exemplo, quando se efetua flexão na barra (levantando o corpo até que o mento toque uma barra acima da cabeça) ou quando se sobe em uma árvore. Esses movimentos também são utilizados quando o tronco está fixo e os membros se movimentam, como, por exemplo, para cortar madeira, remar em uma canoa e nadar.

MÚSCULOS TORACOAPENDICULARES POSTERIORES PROFUNDOS

O terço superior do **músculo levantador da escápula** situa-se abaixo do músculo ECM; o terço inferior está localizado abaixo do músculo trapézio. Em conformidade com o seu nome, o músculo levantador da escápula atua com a parte descendente do músculo trapézio para elevar a escápula. Em conjunto com os músculos romboides e peitoral menor, o músculo levantador da escápula realiza a rotação da escápula, deprimindo a cavidade glenoidal. Quando atuam bilateralmente, estendem o pescoço; quando atua de modo unilateral, o músculo pode contribuir para a flexão lateral do pescoço.

Os dois **músculos romboides** (**maior** e **menor**) situam-se abaixo do músculo trapézio e formam faixas paralelas, que seguem em direção inferolateral das vértebras até a margem medial da escápula (ver Figura 3.20A,B e Tabela 3.3). Os músculos romboides realizam a retração e a rotação da escápula, deprimindo a cavidade glenoidal. Além disso, ajudam o músculo serrátil anterior a manter a escápula contra a parede torácica e a fixá-la durante os movimentos do membro superior.

Músculos escapuloumerais

Os seis **músculos escapuloumerais** (músculos deltoide, redondo maior, supraespinal, infraespinal, subescapular e redondo menor) e suas inserções estão ilustrados na Figura 3.21, enquanto as inserções, a inervação e as principais ações desses músculos estão resumidas na Tabela 3.4.

O **músculo deltoide** é um músculo espesso e forte, que forma o contorno arredondado do ombro. É dividido em *partes clavicular* (*anterior*), *acromial* (*média*) e *espinal* (*posterior*), que atuam separadamente ou em conjunto.

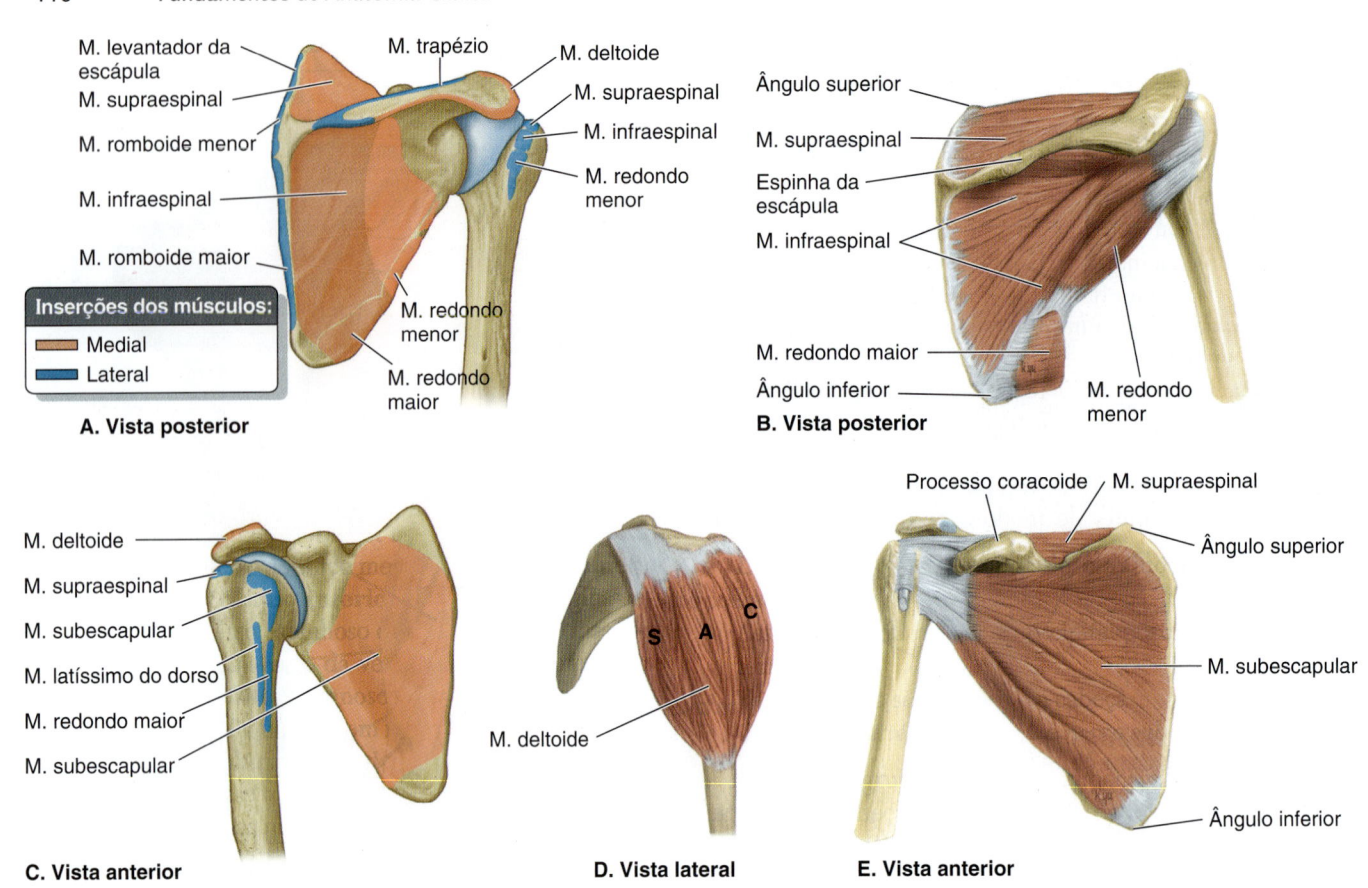

Figura 3.21 Músculos escapuloumerais. **A** e **C**. Inserções ósseas. **B**. Músculos supraespinal, infraespinal e redondo menor. **D**. Músculo deltoide. *A*, parte acromial; *C*, parte clavicular; *S*, parte espinal. **E**. Músculo subescapular.

Tabela 3.4 Músculos escapuloumerais (intrínsecos do ombro).

Músculo	Inserção proximal	Inserção distal	Inervação[a]	Ações principais
Deltoide	Terço lateral da clavícula; acrômio e espinha da escápula	Tuberosidade do M. deltoide no úmero	Nervo axilar (**C5**, C6)	Parte clavicular (anterior): flexão e rotação medial da articulação do ombro; parte acromial (média): abdução da articulação do ombro; parte espinal (posterior): extensão e rotação lateral da articulação do ombro
Supraespinal[b]	Fossa supraespinal da escápula	Face superior	Nervo supraescapular (C4, **C5**, C6)	Inicia e auxilia o M. deltoide na abdução da articulação do ombro e atua com os outros músculos do manguito rotador[b]
Infraespinal[b]	Fossa infraespinal da escápula	Face média	Nervo supraescapular (**C5**, C6)	Rotação lateral da articulação do ombro; ajuda a manter a cabeça do úmero na cavidade glenoidal da escápula
Redondo menor[b]	Parte média da margem lateral da escápula	Face inferior	Nervo axilar (**C5**, C6)	
Redondo maior	Parte inferior da margem lateral da escápula e face posterior do ângulo inferior da escápula	Lábio medial do sulco intertubercular do úmero	Nervo subescapular inferior (C5, **C6**)	Adução e rotação medial da articulação do ombro
Subescapular[b]	Fossa subescapular (a maior parte da face anterior da escápula)	Tubérculo menor do úmero	Nervos subescapulares superior e inferior (C5, **C6**, C7)	Rotação medial e adução da articulação do ombro; ajuda manter a cabeça do úmero na cavidade glenoidal

[a]A inervação segmentar da medula espinal está indicada (p. ex., "**C5**, C6" significa que os nervos que suprem o M. deltoide são derivados dos quinto e sexto segmentos cervicais da medula espinal). Os números em negrito (**C5**) indicam a inervação segmentar principal. A lesão de um ou mais segmentos da medula espinal listados ou das raízes nervosas motoras que se originam deles resulta em paralisia dos músculos envolvidos.
[b]Coletivamente, os músculos supraespinal, infraespinal, redondo menor e subescapular são designados como músculos do manguito rotador, ou músculos SIRS. Sua principal função durante todos os movimentos da articulação do ombro consiste em manter a cabeça do úmero na cavidade glenoidal da escápula.

Quando todas as três partes sofrem contração simultânea, ocorre abdução da articulação do ombro. As partes clavicular e espinal atuam como cordas de retenção para estabilizar o braço durante a abdução. Quando a articulação do ombro está em adução completa, a linha de tração do músculo deltoide coincide com o eixo do úmero; assim, ele traciona o osso diretamente para cima e não consegue iniciar ou produzir uma abdução. Entretanto, o músculo deltoide é capaz de atuar como músculo estabilizador, impedindo o deslocamento inferior da cabeça do úmero e sua saída da cavidade glenoidal. A partir da posição de adução completa, a abdução deve ser iniciada pelo músculo supraespinal ou pela inclinação para o lado, permitindo que o movimento seja iniciado pela gravidade. O músculo deltoide torna-se totalmente efetivo como abdutor depois dos primeiros 15° de abdução.

O **músculo redondo maior** é um músculo arredondado e espesso, localizado no terço inferolateral da escápula. Esse músculo realiza a adução e rotação medial do braço; entretanto, juntamente com o músculo deltoide e os músculos do manguito rotador, trata-se de um importante estabilizador da cabeça do úmero na cavidade glenoidal durante o movimento.

Quatro dos músculos escapuloumerais (músculos intrínsecos do ombro) – os *músculos* **S***upraespinal*, **I***nfraespinal*, **R***edondo menor* e **S***ubescapular* (designados como músculos **SIRS**) – são denominados **músculos do manguito rotador**, visto que eles formam um **manguito rotador musculotendíneo** em torno da articulação do ombro. Todos, com exceção do músculo supraespinal, são rotadores do úmero. Além de constituir parte do manguito rotador, o músculo supraespinal inicia e auxilia o músculo deltoide nos primeiros 15° de abdução do braço. Os tendões dos músculos SIRS ou do manguito rotador fundem-se com a cápsula articular da articulação do ombro, reforçando-a como manguito rotador musculotendíneo, que protege a articulação e lhe confere estabilidade. A contração tônica desses músculos mantém firmemente a cabeça do úmero relativamente grande na pequena cavidade glenoidal rasa durante os movimentos do braço. As bolsas em torno da articulação do ombro, entre os tendões dos músculos do manguito rotador e a membrana fibrosa da cápsula articular, reduzem o atrito sobre os tendões que passam sobre os ossos ou outras áreas de resistência.

AXILA

A **axila** é o compartimento piramidal inferior à articulação do ombro e superior à pele e fáscia axilar, na junção entre o braço e o tórax (Figura 3.22).

O formato e o tamanho da axila variam, dependendo da posição do braço; ela quase desaparece quando a articulação do ombro está completamente abduzida. A axila fornece uma via de passagem para os vasos e os nervos que entram e saem do membro superior. A axila possui um ápice, uma base e quatro paredes, três das quais são musculares:

- O *ápice da axila* é o **canal cervicoaxilar**, a via de passagem entre o pescoço e a axila. É delimitado pela costela I, pela clavícula e pela margem superior da escápula. As artérias, veias, vasos linfáticos e nervos atravessam essa abertura superior para entrar ou sair do braço
- A *base da axila* é formada pela pele côncava, tela subcutânea e fáscia da axila (muscular), que se estende do braço até a parede torácica, formando a **fossa axilar**
- A *parede anterior da axila* é formada pelos músculos peitorais maior e menor e pelas fáscias peitoral e clavipeitoral associadas a eles. A **prega axilar anterior** é a parte mais inferior da parede anterior
- A *parede posterior da axila* é formada principalmente pela escápula e pelo músculo subescapular em sua face anterior e, inferiormente, pelos músculos redondo maior e latíssimo do dorso. A **prega axilar posterior** é a parte mais inferior da parede posterior, que pode ser apreendida entre os dedos
- A *parede medial da axila* é formada pela parede torácica e pelo músculo serrátil anterior sobrejacente
- A *parede lateral da axila* é a parede óssea estreita formada pelo *sulco intertubercular* do úmero.

A axila contém a artéria axilar e seus ramos, a veia axilar e suas tributárias, nervos dos fascículos e ramos do plexo braquial, vasos linfáticos e vários grupos de *linfonodos axilares*, todos eles envolvidos na *gordura axilar*. Na região proximal, as estruturas neurovasculares são envolvidas por uma extensão da fáscia cervical pré-vertebral, semelhante a uma bainha, a **bainha axilar** (ver Figura 3.28B, adiante).

ANATOMIA CLÍNICA

Lesão do nervo axilar

Ocorre atrofia do músculo deltoide quando o nervo axilar (C5 e C6) sofre grave lesão (p. ex., como a que pode ocorrer quando o colo cirúrgico do úmero é fraturado). Quando o músculo deltoide sofre atrofia unilateral, o contorno arredondado do ombro desaparece, resultando em assimetria visível dos contornos dos ombros. Isso confere ao ombro uma aparência achatada e produz uma pequena depressão inferior ao acrômio. Pode ocorrer perda da sensibilidade na face lateral da parte proximal do braço, a área que é inervada pelo nervo cutâneo lateral superior do braço. Para testar o músculo deltoide (ou a função do nervo axilar), o braço é abduzido contra resistência, começando a partir de aproximadamente 15°.

Lesões do manguito rotador e do músculo supraespinal

A lesão ou doença podem causar dano ao manguito rotador, produzindo instabilidade da articulação do ombro. A ruptura ou laceração do tendão do músculo supraespinal constitui a lesão mais comum do manguito rotador. A *tendinite degenerativa do manguito rotador* é comum, particularmente em indivíduos idosos. Essas síndromes são discutidas de modo mais detalhado posteriormente neste capítulo, no boxe Anatomia Clínica da p. 121.

ANATOMIA DE SUPERFÍCIE

Regiões peitoral e escapular (músculos toracoapendiculares anteriores e posteriores e músculos escapuloumerais)

Os grandes vasos e nervos para o membro superior passam posteriormente à convexidade da clavícula. O **trígono clavipeitoral (deltopeitoral)** refere-se à área ligeiramente deprimida, localizada imediatamente inferior à parte lateral da clavícula (Figura AS3.2A). O trígono clavipeitoral é delimitado pela clavícula, superiormente, pelo músculo deltoide, lateralmente, e pela parte clavicular do músculo peitoral maior, medialmente. Quando o braço é abduzido e, em seguida, aduzido contra uma resistência, as duas partes do **músculo peitoral maior** são visíveis e palpáveis. À medida que esse músculo se estende a partir da parede torácica em direção ao braço, ele forma a **prega axilar anterior**. Digitações do **músculo serrátil anterior** aparecem inferior e lateralmente ao músculo peitoral maior. O **processo coracoide da escápula** é recoberto pela parte clavicular (anterior) do músculo deltoide; entretanto, a extremidade do processo pode ser sentida por meio de palpação profunda no trígono clavipeitoral.

O **músculo deltoide** forma o contorno do ombro (ver Figura AS3.2B); como o próprio nome indica, esse músculo assemelha-se à letra grega delta invertida.

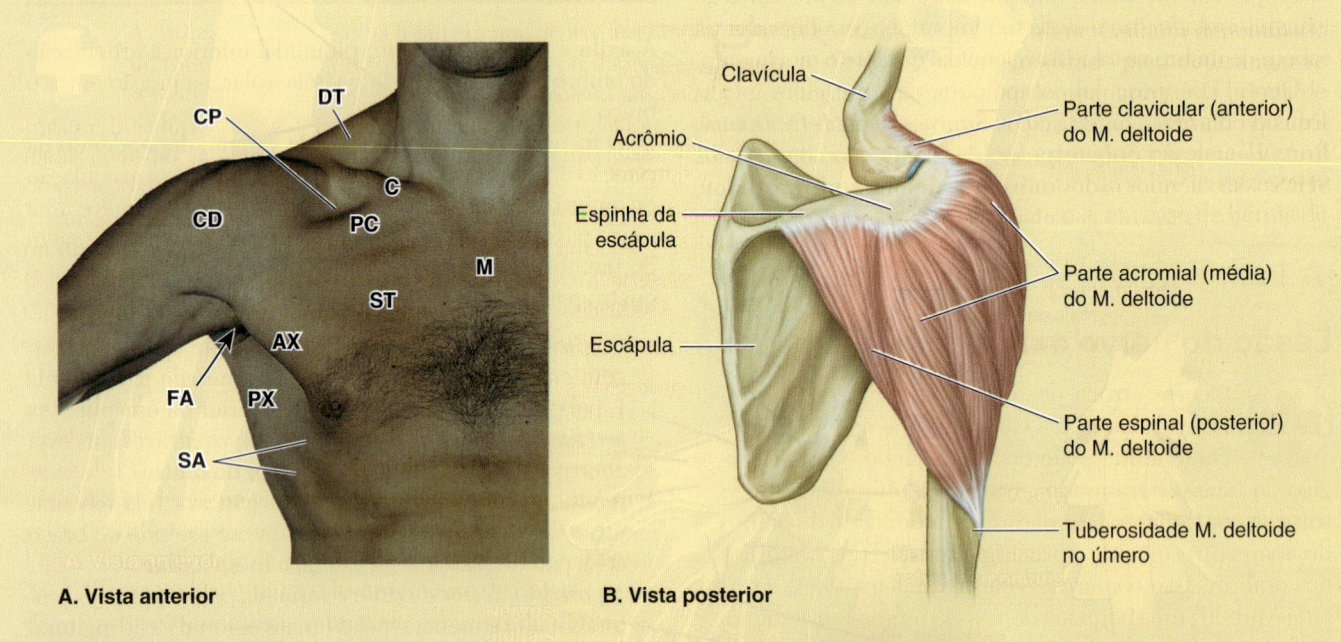

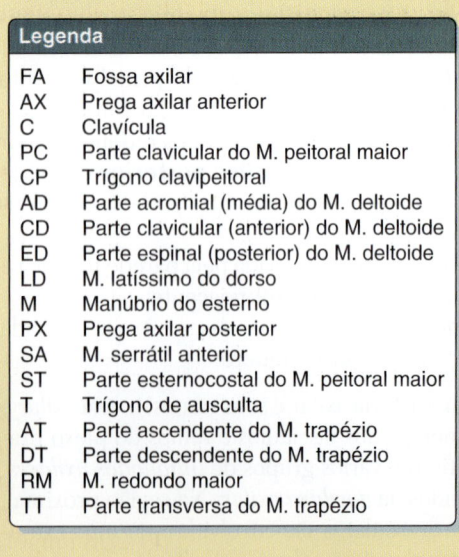

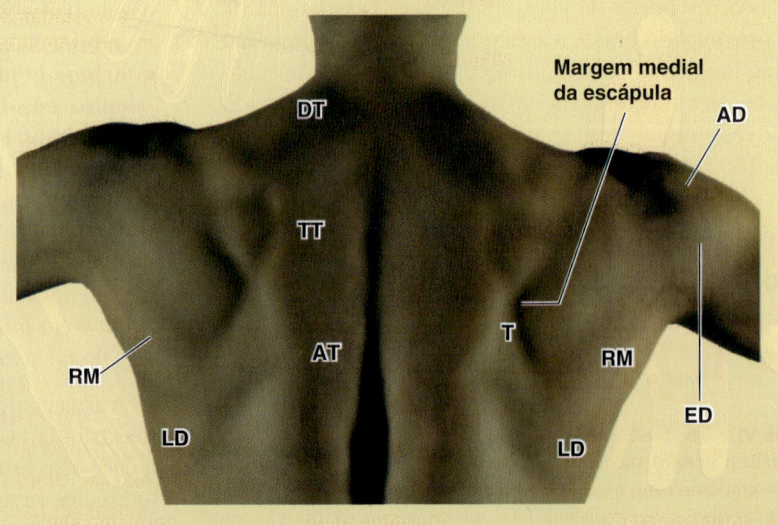

Legenda

FA	Fossa axilar
AX	Prega axilar anterior
C	Clavícula
PC	Parte clavicular do M. peitoral maior
CP	Trígono clavipeitoral
AD	Parte acromial (média) do M. deltoide
CD	Parte clavicular (anterior) do M. deltoide
ED	Parte espinal (posterior) do M. deltoide
LD	M. latíssimo do dorso
M	Manúbrio do esterno
PX	Prega axilar posterior
SA	M. serrátil anterior
ST	Parte esternocostal do M. peitoral maior
T	Trígono de ausculta
AT	Parte ascendente do M. trapézio
DT	Parte descendente do M. trapézio
RM	M. redondo maior
TT	Parte transversa do M. trapézio

Figura AS3.2 Anatomia de superfície das regiões peitoral e escapular.

A margem superior do **músculo latíssimo do dorso** e uma parte do **músculo romboide maior** são sobrepostas pelo músculo trapézio (ver Figura AS3.2C). A área formada pela margem superior do músculo latíssimo do dorso, a margem medial da escápula e a margem inferolateral do músculo trapézio é denominada *trígono da ausculta*. Esse espaço na musculatura espessa do dorso é um bom lugar para auscultar os segmentos posteriores dos pulmões com um estetoscópio. Quando as escápulas são puxadas para frente cruzando os braços através do tórax, e com o tronco fletido, o trígono da ausculta aumenta. O **músculo redondo maior** forma uma área oval elevada no terço inferolateral da face posterior da escápula, quando o braço é aduzido contra uma resistência. A **prega axilar posterior** é formada pelo músculo redondo maior e pelo tendão do músculo latíssimo do dorso. Entre as pregas axilares anterior e posterior, situa-se a **fossa axilar** (ver Figura AS3.2A).

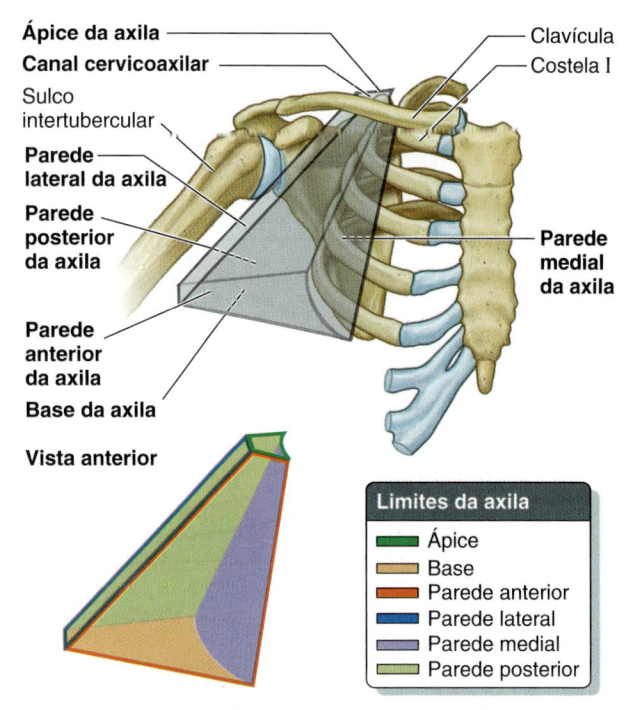

Figura 3.22 Localização e limites da axila.

Artéria e veia axilares

A **artéria axilar** começa na margem lateral da costela I, como a continuação da artéria subclávia, e termina na margem inferior do músculo redondo maior (Figura 3.23 e Tabela 3.5). Segue posteriormente ao músculo peitoral menor até o braço e torna-se a artéria braquial quando segue o seu trajeto distal à margem inferior do músculo redondo maior. Para fins descritivos, a artéria axilar é dividida em três partes em relação ao músculo peitoral maior (o número da parte também indica o número de seus ramos):

- A **primeira parte da artéria axilar** localiza-se entre a margem lateral da costela I e a margem medial do músculo peitoral maior; está envolvida pela *bainha axilar* e possui um ramo: a *artéria torácica superior*
- A **segunda parte da artéria axilar** está localizada posteriormente ao músculo peitoral menor e possui dois ramos – a artéria toracoacromial e a artéria torácica lateral – que seguem o seu trajeto medial e lateralmente ao músculo, respectivamente
- A **terceira parte da artéria axilar** estende-se da margem lateral do músculo peitoral menor até a margem inferior do músculo redondo maior e possui três ramos. A *artéria subescapular* é o maior ramo da artéria axilar. Opostas à origem dessa artéria, surgem as artérias circunflexas anterior e posterior do úmero.

A **veia axilar** situa-se inicialmente (distalmente) na face anteromedial da artéria axilar, com sua parte terminal posicionada anteroinferiormente à artéria (Figura 3.24; ver também Figura 3.28A, adiante). Essa grande veia é formada pela união das *veias braquiais acompanhantes* e da veia basílica na margem inferior do músculo redondo maior (ver Figura 3.11A). A veia axilar termina na margem lateral da costela I, onde passa a ser designada como **veia subclávia** (ver Figura 3.24). As veias das axilas são mais abundantes do que as artérias, são altamente variáveis e, com frequência, se anastomosam.

Linfonodos axilares

São encontrados muitos linfonodos na gordura axilar. Existem cinco grupos principais de linfonodos axilares: os linfonodos peitorais, subescapulares, umerais, centrais e apicais (ver Figuras 3.24 e 3.25).

Os **linfonodos peitorais (anteriores)** consistem em três a cinco linfonodos, que se localizam ao longo da parede medial da axila, ao redor da veia torácica lateral e margem inferior do músculo peitoral menor. Os linfonodos peitorais recebem linfa principalmente da parede torácica anterior, incluindo a maior parte da mama (ver Capítulo 4).

Os **linfonodos subescapulares (posteriores)** consistem em seis ou sete linfonodos, que se localizam ao longo da prega axilar posterior e dos vasos sanguíneos subescapulares. Esses linfonodos recebem a linfa proveniente da face posterior da parede torácica e da região escapular.

Os **linfonodos umerais (laterais)** consistem em quatro a seis linfonodos, que se localizam ao longo da parede lateral da axila, medial e posteriormente à veia axilar. Esses linfonodos recebem quase toda linfa proveniente do membro superior, com exceção daquela transportada pelos vasos linfáticos que acompanham a veia cefálica, que drenam principalmente para os linfonodos axilares apicais e infraclaviculares (ver Figuras 3.24 e 3.25).

Os vasos linfáticos eferentes provenientes dos linfonodos peitorais, subescapulares e umerais seguem para os **linfonodos centrais**. Esses linfonodos consistem em três ou quatro grandes linfonodos situados abaixo do músculo peitoral menor, próximo à base da axila, em associação com a segunda parte da artéria axilar. Os vasos eferentes provenientes dos linfonodos centrais seguem o seu trajeto até os linfonodos apicais.

Os **linfonodos apicais** estão localizados no ápice da axila, ao longo da face medial da veia axilar e primeira parte da artéria axilar. Esses linfonodos recebem a linfa proveniente de todos os outros grupos de linfonodos axilares, bem como dos vasos linfáticos que acompanham a parte proximal da veia cefálica. Os vasos eferentes provenientes dos linfonodos apicais atravessam o *canal cervicoaxilar* e unem-se para formar o **tronco subclávio**, embora alguns vasos possam drenar,

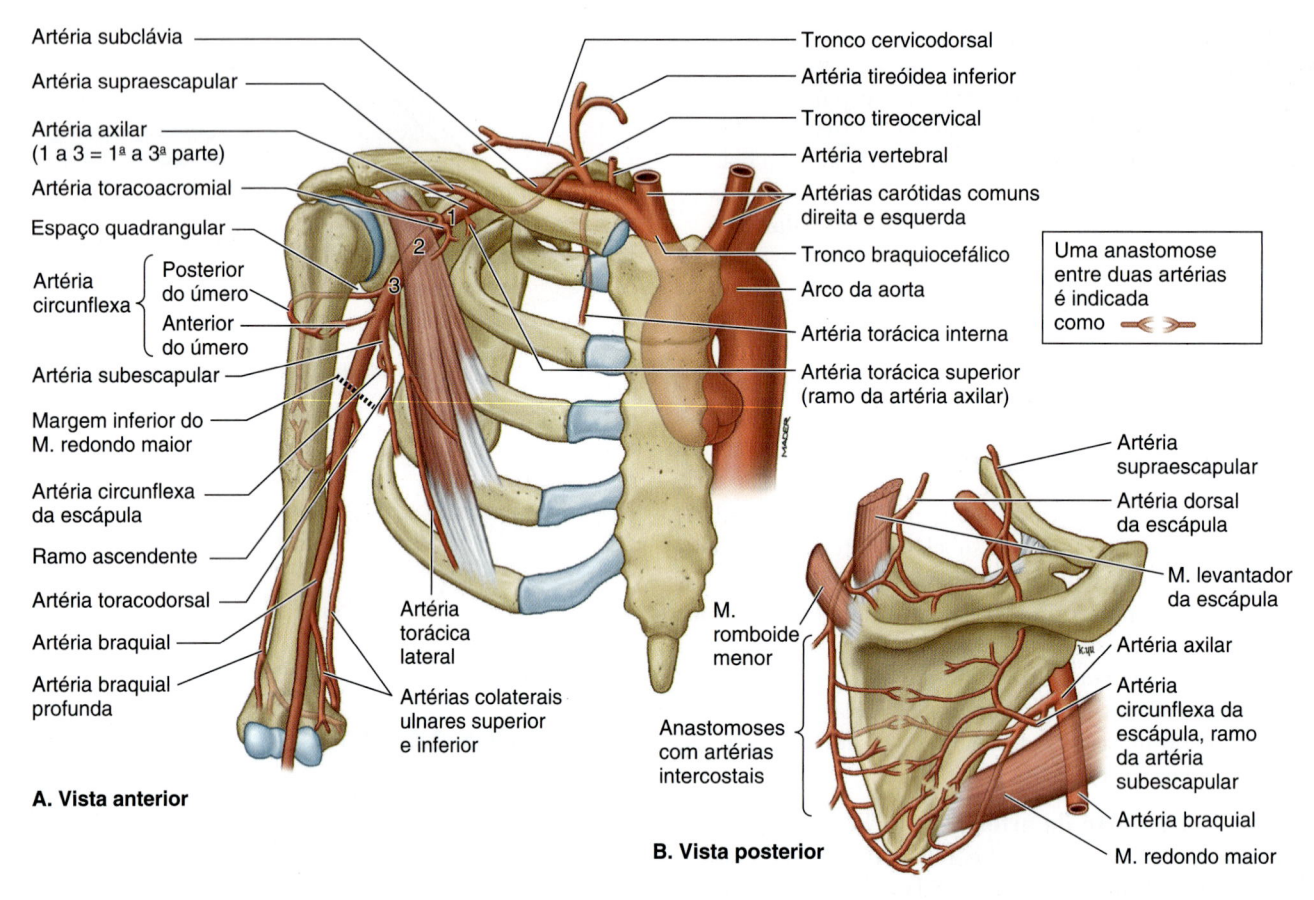

Figura 3.23 Artérias da região do ombro e do braço. **A.** Visão geral. **B.** Anastomose escapular.

Tabela 3.5 Artérias da parte proximal do membro superior (região do ombro e braço).

Artéria	Origem	Trajeto
Torácica interna	Face inferior da primeira parte — Artéria subclávia	Desce, com inclinação anteromedial, posterior à extremidade esternal da clavícula e primeira cartilagem costal; entra no tórax para descer no plano paraesternal; emite ramos perfurantes, as artérias intercostal anterior, musculofrênica e epigástrica superior
Tronco tireocervical	Face anterior da primeira parte — Artéria subclávia	Ascende como um tronco curto, dando origem frequentemente a dois ramos: a artéria tireóidea inferior e a artéria cervical transversa. A partir da artéria cervical transversa, surgem as artérias supraescapular e dorsal da escápula (que também podem surgir diretamente do tronco tireocervical)
Supraescapular	Tronco tireocervical (ou como ramo direto da artéria subclávia	Passa inferior e lateralmente, cruzando o M. escaleno anterior, o nervo frênico, a artéria subclávia e o plexo braquial, seguindo um trajeto lateral, posterior e paralelo à clavícula; em seguida, passa sobre o ligamento transverso superior da escápula e segue até a fossa supraespinal; em seguida, lateralmente à espinha da escápula (abaixo do acrômio) até a fossa infraespinal, na face posterior da escápula

(continua)

Tabela 3.5 Artérias da parte proximal do membro superior (região do ombro e braço). (*continuação*)

Artéria	Origem		Trajeto
Torácica superior	Primeira parte	Artéria axilar	Segue em sentido anteromedial ao longo da margem superior do músculo peitoral menor e, em seguida, passa entre ele e o músculo peitoral maior até a parede torácica; ajuda a suprir os 1º e 2º espaços intercostais e a parte superior do músculo serrátil anterior
Toracoacromial	Segunda parte		Enrola-se ao redor da margem superomedial do músculo peitoral menor; perfura a membrana costocoracóidea (fáscia clavipeitoral); divide-se em quatro ramos: peitoral, deltóideo, acromial e clavicular
Torácica lateral			Desce ao longo da margem axilar do músculo peitoral menor; segue o músculo até a parede torácica, suprindo a face lateral da mama
Circunflexa (anterior e posterior) do úmero	Terceira parte		Circundam o colo cirúrgico do úmero, anastomosando-se entre si lateralmente; o ramo posterior, maior, atravessa o espaço quadrangular
Subescapular			Desce a partir do nível da margem inferior do músculo subescapular, ao longo da margem lateral da escápula, dividindo-se depois de 2 a 3 cm em ramos terminais, as artérias circunflexas da escápula e toracodorsal
Circunflexa da escápula	Artéria subescapular		Curva-se ao redor da margem lateral da escápula para entrar na fossa infraespinal, anastomosando-se com a artéria supraescapular
Toracodorsal			Continua o trajeto da artéria subescapular, descendo com o nervo toracodorsal para entrar no ápice do músculo latíssimo do dorso
Braquial profunda	Próximo à sua origem	Artéria braquial	Acompanha o nervo radial ao longo do sulco radial do úmero, suprindo o compartimento posterior do braço e participando das anastomoses arteriais periarticulares em torno da articulação do cotovelo
Colateral ulnar superior	Próximo ao meio do braço		Acompanha o nervo ulnar até a face posterior do cotovelo; anastomosa-se com o ramo posterior da artéria recorrente ulnar
Colateral ulnar inferior	Superior ao epicôndilo medial do úmero		Segue um trajeto anterior ao epicôndilo medial do úmero para se anastomosar com o ramo anterior da artéria recorrente ulnar

ANATOMIA CLÍNICA

Compressão da artéria axilar

A compressão da terceira parte da artéria axilar contra o úmero pode ser necessária quando ocorre sangramento profuso. Se houver necessidade de compressão em um local mais proximal, a artéria axilar pode ser comprimida em sua origem, na margem lateral da primeira costela, exercendo pressão para baixo, no ângulo entre a clavícula e a inserção do músculo ECM. Ver também o boxe Anatomia Clínica sobre a síndrome do desfiladeiro torácico.

Anastomoses arteriais em torno da escápula

Ocorrem muitas *anastomoses arteriais* (comunicações entre artérias) em torno da escápula (ver Figura 3.23). Várias artérias unem-se para formar redes nas faces anterior e posterior da escápula: as artérias dorsal da escápula, supraescapular e subescapular (por meio da artéria circunflexa da escápula). A importância da *circulação colateral*, que é possível por meio dessas anastomoses, torna-se evidente quando é necessário proceder à ligadura de uma artéria subclávia ou axilar lacerada. Por exemplo, pode ser necessário ligar a artéria axilar entre a primeira costela e a artéria subescapular; em outros casos, a *estenose* (estreitamento) *vascular* da artéria axilar pode resultar de uma lesão aterosclerótica, que provoca redução do fluxo sanguíneo. Em ambos os casos, a direção do fluxo sanguíneo na artéria subescapular é invertido, permitindo ao sangue alcançar a terceira parte da artéria axilar. Observe que a artéria subescapular recebe sangue por meio de várias anastomoses com a artéria supraescapular, a artéria cervical transversa e as artérias intercostais. A *oclusão lenta de uma artéria* (p. ex., em consequência de doença) frequentemente possibilita o desenvolvimento de uma circulação colateral suficiente, evitando a ocorrência de *isquemia* (deficiência de perfusão sanguínea). Em geral, uma oclusão súbita não dá tempo suficiente para a formação de uma circulação colateral adequada; em consequência, ocorre isquemia do membro superior. A *ligadura cirúrgica abrupta da artéria axilar* entre as origens da artéria subescapular e da artéria braquial profunda irá interromper o suprimento sanguíneo para o braço, visto que a circulação colateral é inadequada.

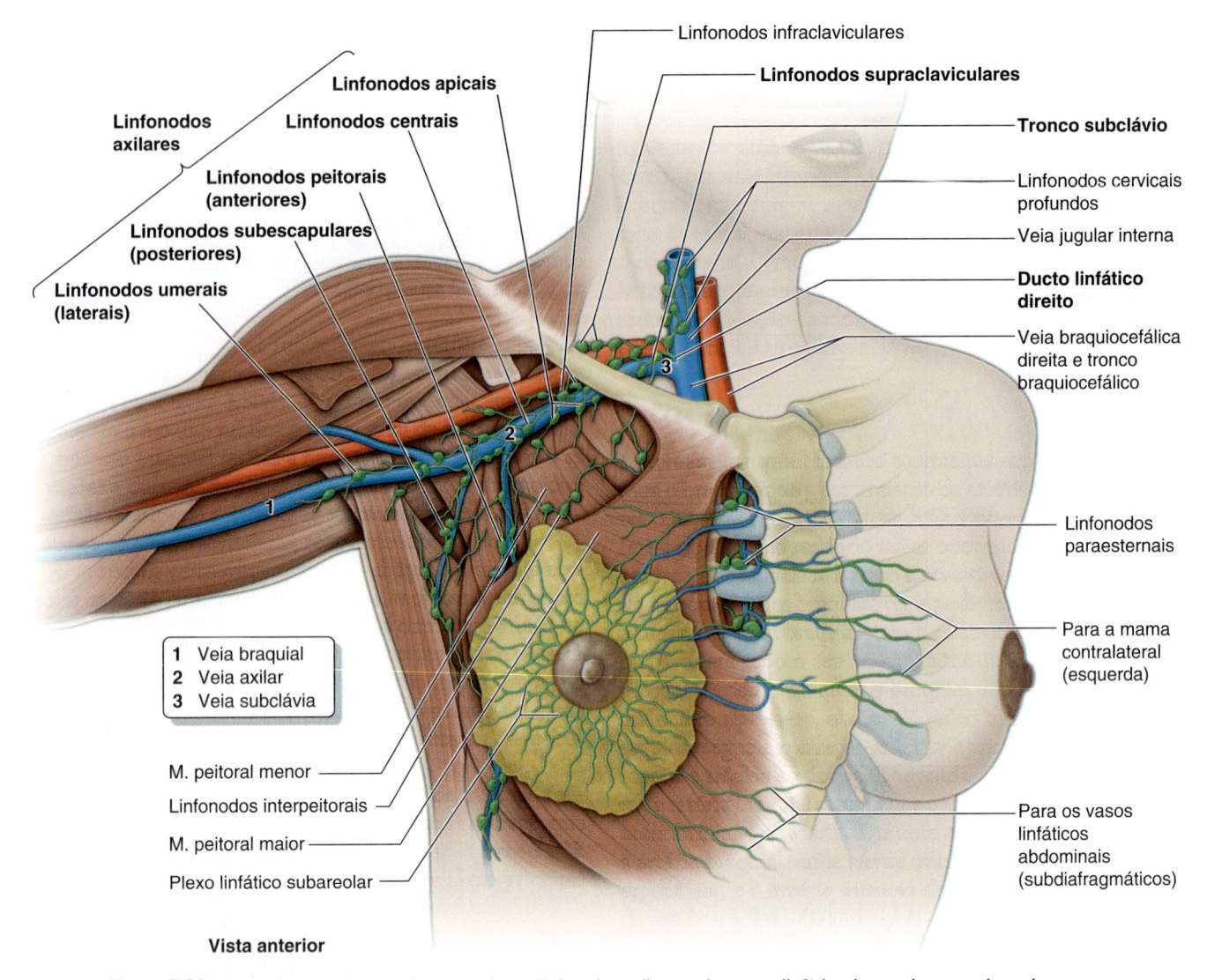

Figura 3.24 Veias proximais dos membros superiores, linfonodos axilares e drenagem linfática do membro superior e da mama.

ANATOMIA CLÍNICA

Lesão da veia axilar

As feridas na axila frequentemente acometem a veia axilar, em virtude de seu grande tamanho e posição vulnerável. Durante a abdução completa do braço, a veia axilar superpõe-se à artéria axilar anteriormente. Um ferimento na parte proximal da veia é particularmente perigoso, não apenas devido à ocorrência de sangramento profuso, mas também devido ao risco de entrada de ar na veia e produção de *êmbolos gasosos* (bolhas de ar) no sangue.

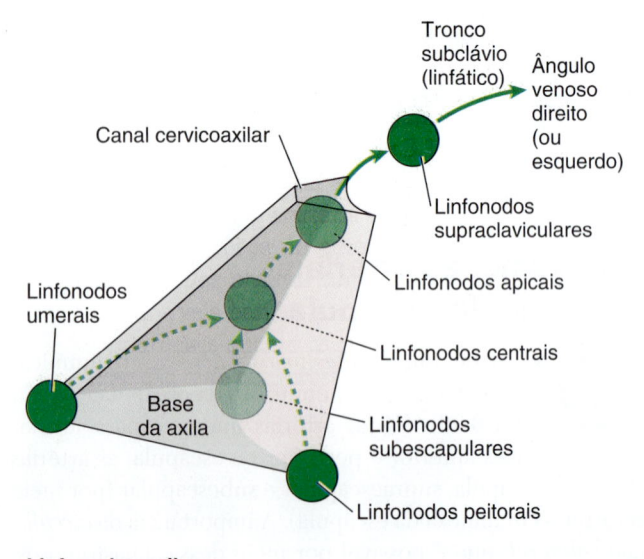

Figura 3.25 Localização e padrão de drenagem dos linfonodos axilares, ilustração esquemática.

em seu trajeto, por meio dos **linfonodos claviculares (infraclaviculares e supraclaviculares)**. O tronco subclávio pode receber os troncos jugular e broncomediastinal, no lado direito, para formar o **ducto linfático direito**, ou pode entrar no **ângulo venoso direito**, independentemente (ver Figura 3.24). No lado esquerdo, o tronco subclávio une-se mais comumente ao **ducto torácico.**

ANATOMIA CLÍNICA

Aumento dos linfonodos axilares

A ocorrência de infecção no membro superior pode provocar aumento dos linfonodos axilares, que se tornam hipersensíveis à palpação e inflamados, uma condição denominada *linfadenite* (inflamação dos linfonodos). O grupo umeral de linfonodos é habitualmente o primeiro a ser comprometido. A linfangite (inflamação dos vasos linfáticos) associada caracteriza-se por estrias vermelhas e quentes na pele do membro. As infecções na região peitoral e na mama, incluindo a parte superior do abdome, também podem produzir aumento dos linfonodos axilares. Esses linfonodos também constituem o local mais comum de metástases (disseminação) do câncer de mama.

Plexo braquial

O plexo braquial constitui a principal rede de nervos que inerva o membro superior. Começa na região cervical lateral (trígono cervical posterior) e estende-se até a axila. O plexo braquial é formado pela união dos ramos anteriores dos nervos C5-T1, que constituem as **raízes do plexo braquial** (Figura 3.26 e Tabela 3.6). Em geral, as raízes atravessam o espaço entre os músculos escalenos anterior e médio com a artéria subclávia. As fibras simpáticas conduzidas por cada raiz do plexo são recebidas dos ramos cinzentos dos gânglios cervicais médios e inferiores, quando as raízes seguem entre os músculos escalenos (ver Capítulo 9, Pescoço).

Na parte inferior do pescoço, as raízes do plexo braquial unem-se para formar três troncos (Figuras 3.27 e 3.28):

- Um **tronco superior**, proveniente da união das raízes C5 e C6
- Um **tronco médio**, que é uma continuação da raiz C7
- Um **tronco inferior**, proveniente da união das raízes C8 e T1.

Cada tronco do plexo braquial divide-se em divisões anterior e posterior, quando o plexo atravessa o *canal cervicoaxilar*, posteriormente à clavícula. As **divisões anteriores dos troncos** suprem os *compartimentos anteriores (flexores)* do membro superior, enquanto as **divisões posteriores dos troncos** suprem os *compartimentos posteriores (extensores)* do membro superior.

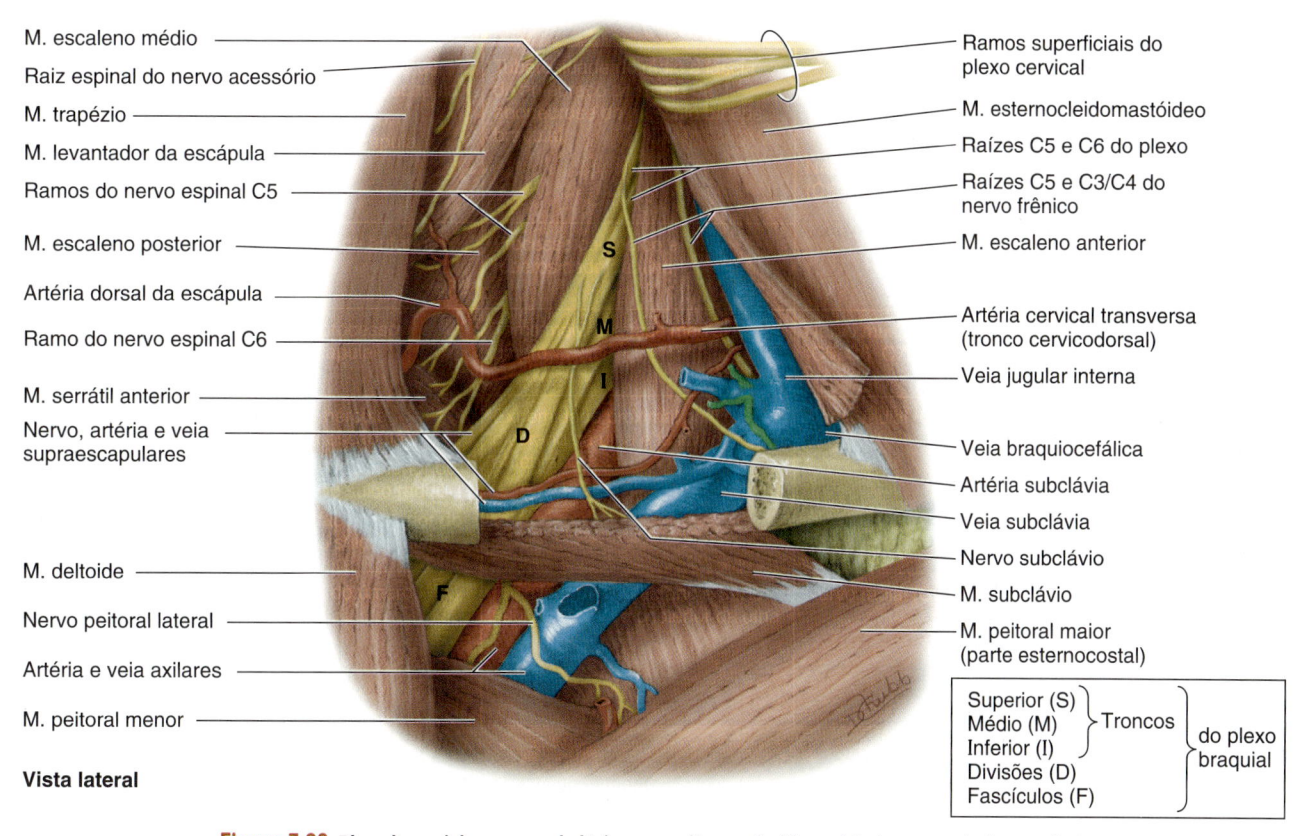

Figura 3.26 Plexo braquial e vasos subclávios na região cervical lateral (trígono cervical posterior).

Legenda: Partes do plexo braquial

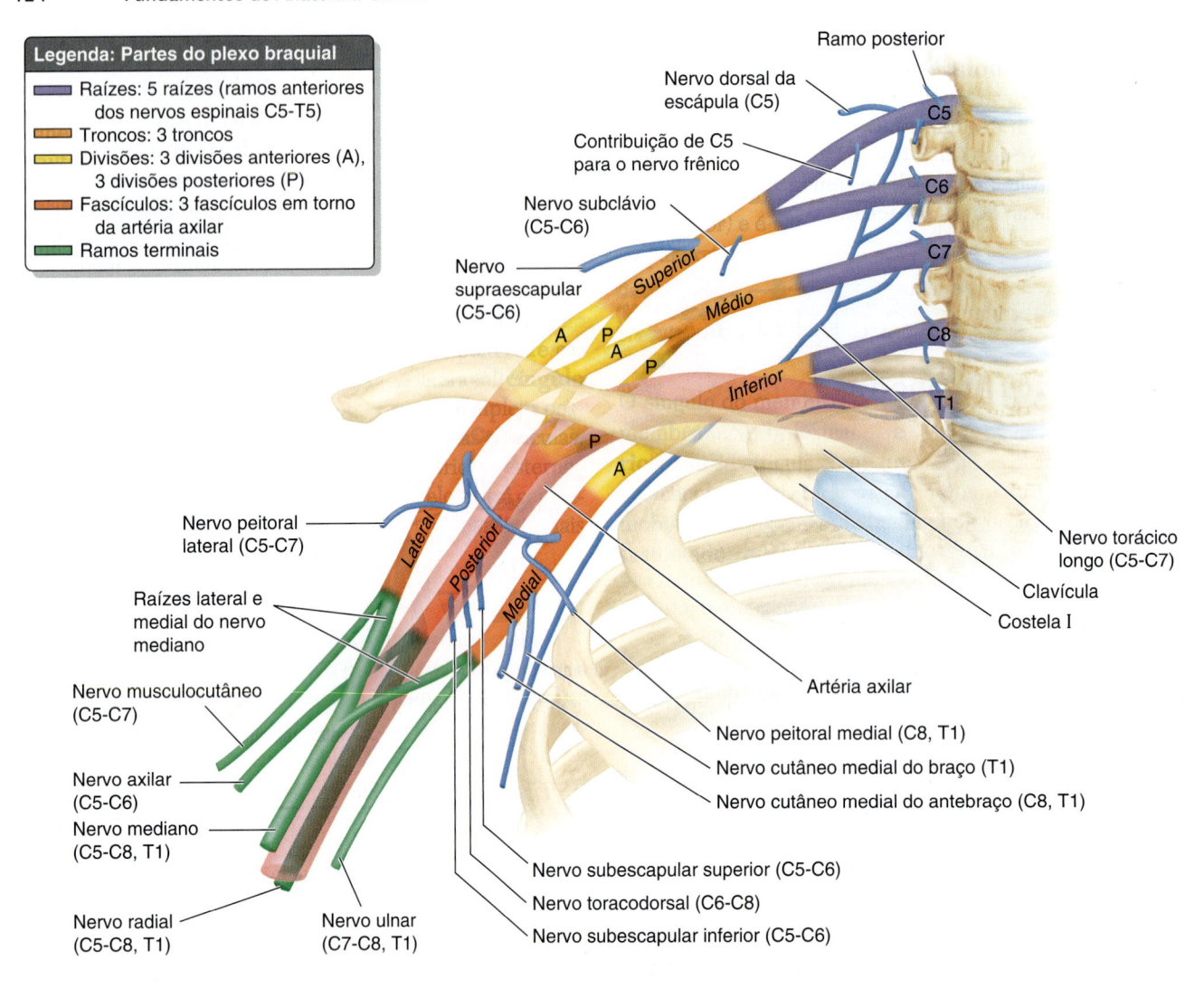

- Raízes: 5 raízes (ramos anteriores dos nervos espinais C5-T5)
- Troncos: 3 troncos
- Divisões: 3 divisões anteriores (A), 3 divisões posteriores (P)
- Fascículos: 3 fascículos em torno da artéria axilar
- Ramos terminais

Figura 3.27 Plexo braquial.

Tabela 3.6 Plexo braquial e nervos do membro superior.

Nervo	Origem[a]	Trajeto	Estruturas inervadas
Ramos supraclaviculares			
Dorsal da escápula	Face posterior do ramo anterior de **C5**, com contribuição frequente de C4	Perfura o M. escaleno médio; desce abaixo dos músculos levantador da escápula e romboides	Músculos romboides; em certas ocasiões, inerva o músculo levantador da escápula
Torácico longo	Face posterior dos ramos anteriores de **C5, C6**, C7	Os dois ramos superiores perfuram o músculo escaleno médio; passa pelo canal cervicoaxilar, descendo posteriormente aos ramos anteriores de C8 e T1; segue inferiormente na face superficial do músculo serrátil anterior	Músculo serrátil anterior
Supraescapular	Tronco superior, recebendo fibras de **C5**, C6 e, com frequência, de C4	Segue lateralmente através da região cervical lateral (trígono cervical posterior), superiormente ao plexo braquial; em seguida, segue o seu trajeto através da incisura da escápula, abaixo do ligamento transverso superior da escápula	Músculos supraespinal e infraespinal; articulação do ombro
Subclávio (nervo para o M. subclávio)	Tronco superior, recebendo fibras de C5, **C6** e, com frequência, de C4	Desce posteriormente à clavícula e anteriormente ao plexo braquial e à artéria subclávia; com frequência, emite uma *raiz acessória para o nervo frênico*	Músculo subclávio e articulação esternoclavicular (a raiz acessória do nervo frênico inerva o diafragma)

(*continua*)

Tabela 3.6 Plexo braquial e nervos do membro superior. (*continuação*)

Nervo	Origem[a]	Trajeto	Estruturas Inervadas
Ramos infraclaviculares			
Peitoral lateral	Ramo lateral do fascículo lateral, recebendo fibras de C5, **C6**, C7	Perfura a membrana costocoracoide para alcançar a face profunda dos músculos peitorais; um *ramo comunicante para o nervo peitoral medial* passa anteriormente à artéria e veia axilares	Basicamente o músculo peitoral maior; entretanto, algumas fibras do nervo peitoral lateral seguem para o músculo peitoral menor por meio do ramo para o nervo peitoral medial
Musculocutâneo	Ramo terminal do fascículo lateral, recebendo fibras de C5-C7	Sai da axila, perfurando o músculo coracobraquial; desce entre os músculos bíceps braquial e braquial, inervando ambos; continua como *nervo cutâneo lateral do antebraço*	Músculos do compartimento anterior do braço (coracobraquial, bíceps braquial e braquial); pele da face lateral do antebraço
Mediano	A *raiz lateral do nervo mediano* é um ramo terminal do fascículo lateral (fibras de C6, C7); a *raiz medial do nervo mediano* é um ramo terminal do fascículo medial (fibras de C8, T1)	As raízes lateral e medial fundem-se para formar o nervo mediano, lateralmente à artéria axilar; desce pelo braço, adjacente à artéria braquial, com o nervo cruzando gradualmente anterior à artéria para se localizar medialmente à artéria na fossa cubital	Músculos do compartimento anterior do antebraço (exceto o músculo flexor ulnar do carpo e metade ulnar do músculo flexor profundo dos dedos); cinco músculos intrínsecos na metade tenar da palma e pele da palma
Peitoral medial		Segue entre a artéria e a veia axilares e, em seguida, perfura o músculo peitoral menor e entra na face profunda do músculo peitoral maior; embora seja denominado *medial* pela sua origem a partir do fascículo medial, situa-se lateralmente ao nervo peitoral lateral	Músculo peitoral menor e parte esternocostal do músculo peitoral maior
Cutâneo medial do braço	Ramos laterais do fascículo medial, recebendo fibras de C8, T1	O menor nervo do plexo; segue ao longo da face medial das veias axilar e braquial; comunica-se com o *nervo intercostobraquial*	Pele da face medial do braço, distalmente até o epicôndilo medial do úmero e o olécrano da ulna
Cutâneo medial do antebraço		Inicialmente, segue com o nervo ulnar (com o qual pode ser confundido), porém perfura a fáscia muscular com a veia basílica e entra na tela subcutânea, dividindo-se em ramos anterior e posterior	Pele da face medial do antebraço, distalmente até o punho
Ulnar	Maior ramo terminal do fascículo medial, recebendo fibras de C8, T1 e, com frequência, de C7	Desce pela face medial do braço, segue anteriormente até o epicôndilo medial do úmero; em seguida, desce na face ulnar do antebraço até a mão	Músculo flexor ulnar do carpo e metade ulnar do músculo flexor profundo dos dedos (antebraço); a maioria dos músculos intrínsecos da mão; pele da parte medial da mão até a linha axial do quarto dedo
Subescapular superior	Ramo lateral do fascículo posterior, recebendo fibras de **C5**	Segue posteriormente, entrando diretamente no músculo subescapular	Parte superior do músculo subescapular
Subescapular inferior	Ramo lateral do fascículo posterior, recebendo fibras de **C6**	Segue em sentido inferolateral, abaixo da artéria e veia subescapulares	Parte inferior do músculo subescapular e músculo redondo maior
Toracodorsal	Ramo lateral do fascículo posterior, recebendo fibras de C6, **C7**, C8	Surge entre os nervos subescapulares superior e inferior e segue em direção inferolateral, ao longo da parede axilar posterior, até a parte apical do músculo latíssimo do dorso	Músculo latíssimo do dorso
Axilar	Ramo terminal do fascículo posterior, recebendo fibras de **C5**, C6	Deixa a fossa axilar posteriormente, seguindo pelo espaço quadrangular[b] com a artéria circunflexa posterior do úmero; dá origem ao *nervo cutâneo lateral superior do braço*; em seguida, curva-se em torno do colo cirúrgico do úmero, abaixo do músculo deltoide	Articulação do ombro, músculos redondo menor e deltoide, pele da parte superolateral do braço (sobre a parte inferior do músculo deltoide)
Radial	Maior ramo terminal do fascículo posterior (maior ramo do plexo), recebendo fibras de C5-T1	Deixa a fossa axilar posteriormente à artéria axilar; segue em direção posterior até o úmero no sulco do nervo radial com a artéria braquial profunda, entre as cabeças lateral e medial do músculo tríceps braquial; perfura o septo intermuscular lateral; entra na fossa cubital, dividindo-se em *ramos superficial* (cutâneo) e *profundo* (motor)	Todos os músculos dos compartimentos posteriores do braço e do antebraço; pele das faces posterior e inferolateral do braço, face posterior do antebraço e dorso da mão lateralmente à linha axial do quarto dedo

[a]O negrito, **C5**, indica um componente primário do nervo.
[b]Limitado, superiormente, pelo músculo subescapular, pela cabeça do úmero e pelo músculo redondo menor; inferiormente, pelo músculo redondo maior; medialmente, pela cabeça longa do músculo tríceps braquial e, lateralmente, pelo músculo coracobraquial e pelo colo cirúrgico do úmero.

A. Vista anterior

Labels: PMj; Veia cefálica; Nervo musculocutâneo; Nervo para o M. coracobraquial; Processo coracoide da escápula; Artéria toracoacromial; Nervo peitoral lateral até a base do M. peitoral maior; Artéria axilar; Veia axilar; D; Sb; Nervo peitoral lateral; M. bíceps braquial: Cabeça longa, Cabeça curta; CC; Artéria torácica lateral e nervo peitoral medial; Nervo subescapular superior; Nervo mediano; Nervo ulnar; PMj; Nervo torácico longo; Nervo cutâneo medial do antebraço; SS; SA; PMi; Nervo subescapular inferior; Nervo toracodorsal; LD; RM

B. Corte transversal

Labels: PMj; Nervo peitoral medial; PMi; Fascículos medial e lateral*; Nervo peitoral lateral; CC; Bainha axilar; M. bíceps braquial: Cabeça curta, Cabeça longa; Artéria e veia axilares; Linfonodo axilar; Nervo torácico longo; LD; SA; RM; SS; Fascículo posterior*; Nervo subescapular superior

*do plexo braquial

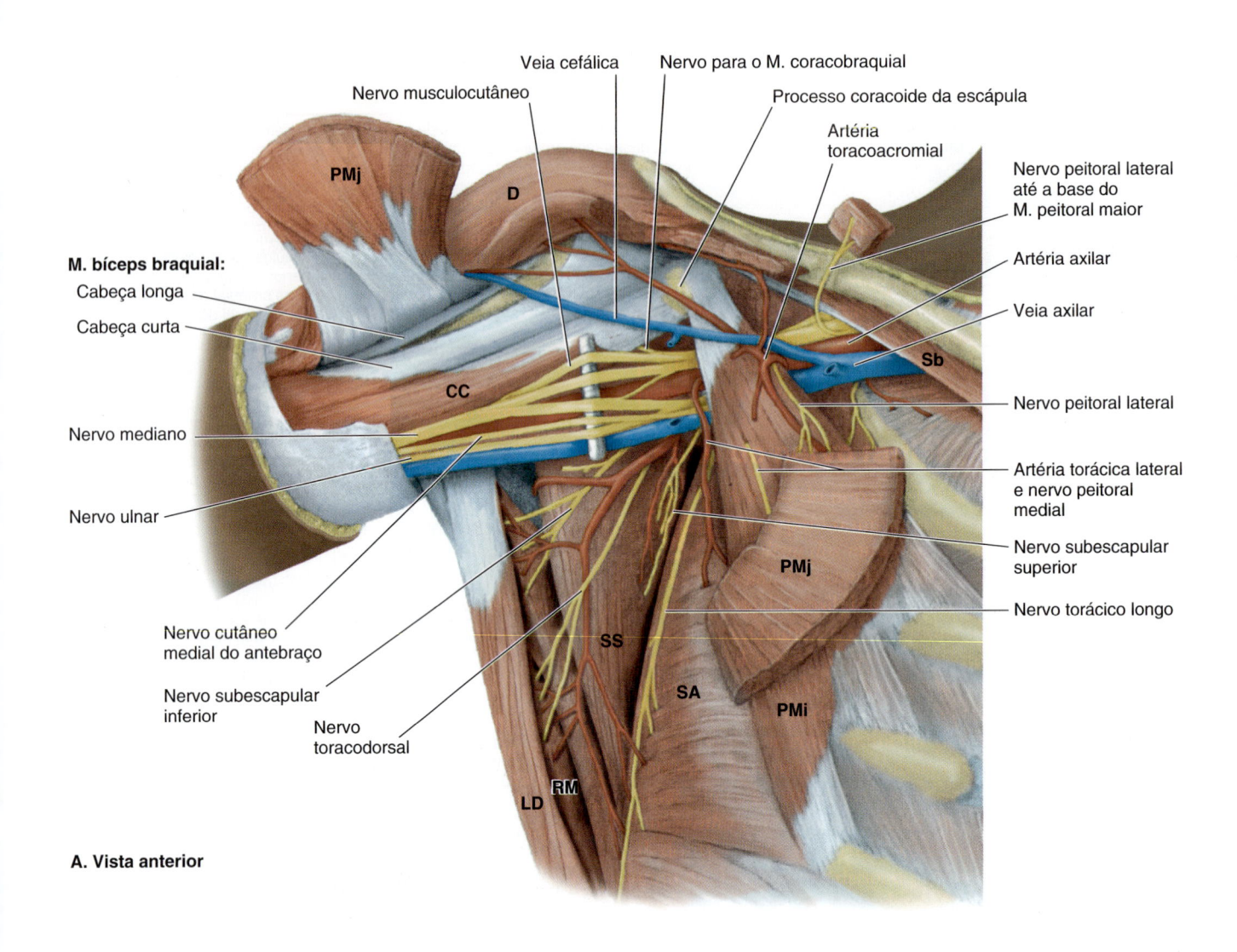

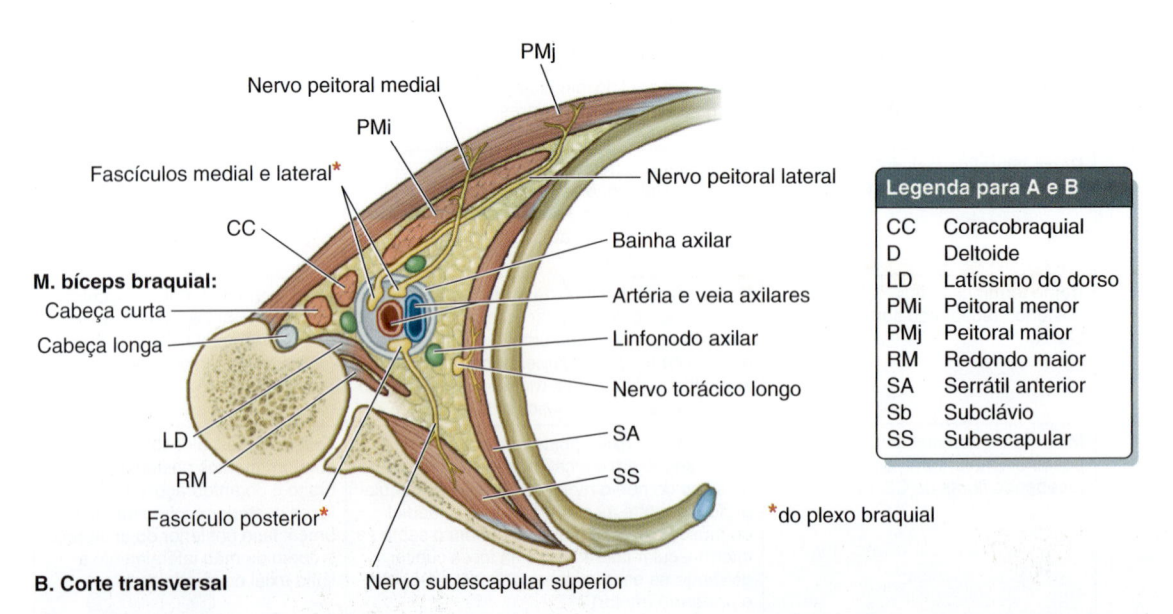

Legenda para A e B	
CC	Coracobraquial
D	Deltoide
LD	Latíssimo do dorso
PMi	Peitoral menor
PMj	Peitoral maior
RM	Redondo maior
SA	Serrátil anterior
Sb	Subclávio
SS	Subescapular

Figura 3.28 Limites e conteúdo da axila. **A.** Relação dos nervos e dos vasos com o músculo peitoral menor. **B.** Conteúdo da axila, corte transversal. (*continua*)

C. Vista anterior

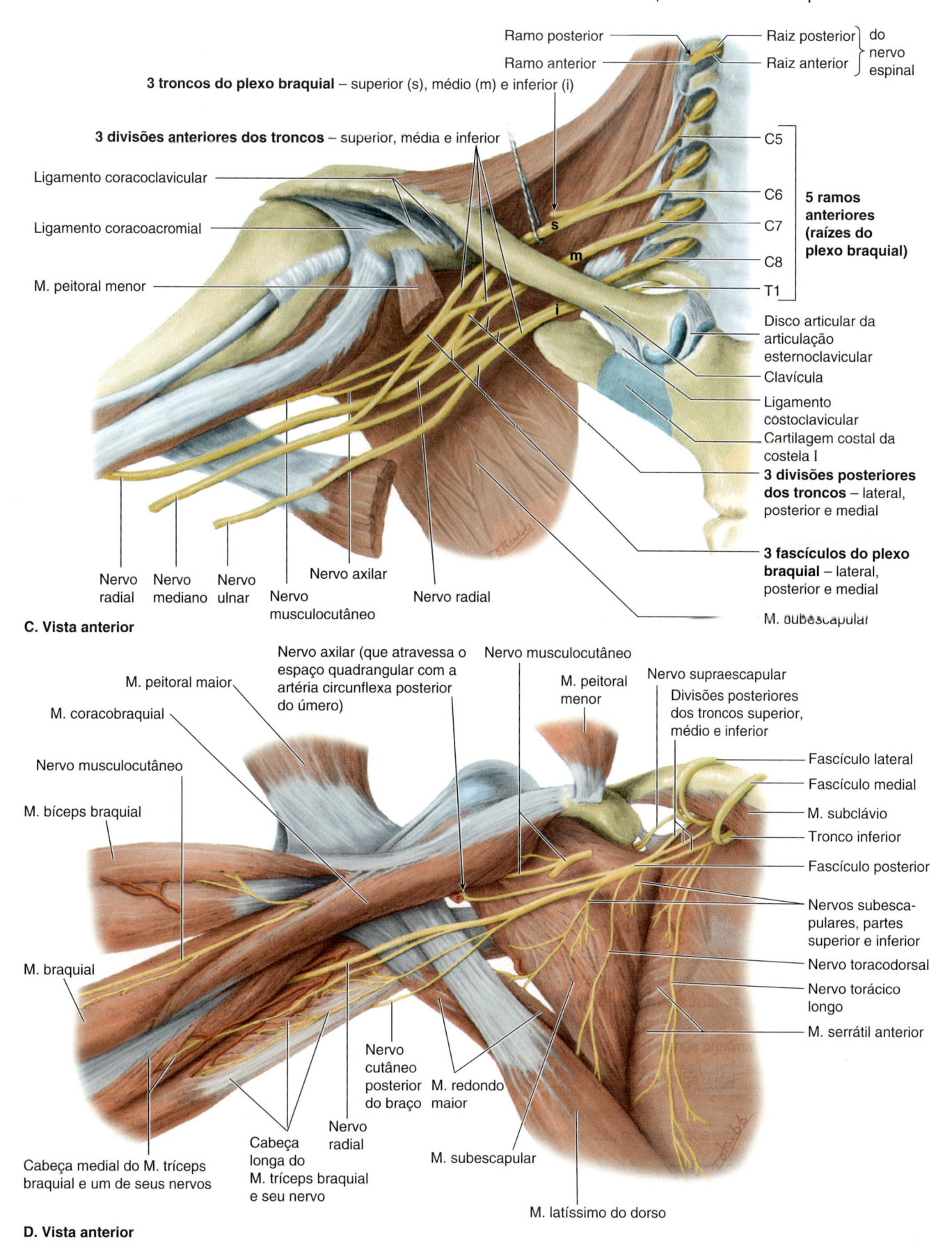

D. Vista anterior

Figura 3.28 Limites e conteúdo da axila. (*continuação*) **C.** Formação do plexo braquial. **D.** Parede posterior da axila com fascículo posterior do plexo braquial e seus ramos.

As divisões dos troncos formam três fascículos do plexo braquial dentro da axila (ver Figuras 3.27 e 3.28C):

- As divisões anteriores dos troncos superior e médio unem-se para formar o **fascículo lateral**
- A divisão anterior do tronco inferior continua como **fascículo medial**
- As divisões posteriores de todos os três troncos unem-se para formar o **fascículo posterior**.

Os fascículos do plexo braquial são denominados com base na sua posição em relação à segunda parte da artéria axilar (p. ex., o fascículo lateral é lateral à artéria axilar, mas facilmente observado durante a abdução do membro).

O plexo braquial é dividido em **partes supraclavicular** e **infraclavicular** pela clavícula (ver Figuras 3.27 e 3.28; Tabela 3.6).

- Quatro *ramos da parte supraclavicular do plexo* originam-se das raízes (ramos anteriores) e dos troncos do plexo (nervo dorsal da escápula, nervo torácico longo, nervo subclávio e nervo supraescapular), e o seu acesso é feito através do pescoço. Os *ramos musculares* originam-se dos ramos anteriores de C5-T1 para suprir os músculos escaleno e longo do pescoço
- Os *ramos da parte infraclavicular do plexo* originam-se dos fascículos do plexo braquial, e o seu acesso é obtido através da axila.

ANATOMIA CLÍNICA

Variações do plexo braquial

As variações na formação do plexo braquial são comuns. Além dos cinco ramos anteriores (C5-T1), que formam as raízes do plexo, pequenas contribuições podem ser feitas pelos ramos anteriores de C4 ou T2. Quando a raiz superior (ramo anterior) do plexo for C4, e a raiz inferior for C8, esse plexo é denominado *plexo braquial pré-fixado*. Como alternativa, quando a raiz superior for C6, e a raiz inferior for T2, trata-se de um *plexo braquial pós-fixado*. Neste último tipo, o tronco inferior do plexo pode ser comprimido pela primeira costela, produzindo sintomas neurovasculares no membro superior. Além disso, podem ocorrer variações na formação dos troncos, divisões e fascículos; na origem e/ou na combinação dos ramos; e na relação com a artéria axilar e com os músculos escalenos.

Lesões do plexo braquial

As lesões do plexo braquial afetam os movimentos e a sensibilidade cutânea do membro superior. A doença, o estiramento e a ocorrência de ferimentos na região cervical lateral (trígono cervical posterior) ou na axila podem provocar lesões do plexo braquial (ver Capítulo 9). Os sinais e os sintomas dependem da parte do plexo que está acometida. As lesões do plexo braquial resultam em perda do movimento muscular (*paralisia*) e perda da sensibilidade cutânea (*anestesia*). Na *paralisia completa*, não é possível detectar nenhum movimento. Na *paralisia incompleta*, nem todos os músculos estão paralisados; em consequência, o indivíduo pode se movimentar, porém os movimentos são fracos em comparação com os do lado normal.

As *lesões das partes superiores do plexo braquial* (C5 e C6) resultam habitualmente de um aumento excessivo no ângulo entre o pescoço e o ombro. Essas lesões podem ser observadas em um indivíduo que é arremessado de uma motocicleta ou de um cavalo e cai sobre o ombro, de modo a provocar um amplo afastamento entre o pescoço e o ombro (Figura AC3.6A). Quando o indivíduo é arremessado, o ombro frequentemente atinge algo (p. ex., uma árvore ou o solo) e o seu movimento para, porém a cabeça e o tronco continuam se movendo. Isso causa distensão ou ruptura das partes superiores do plexo braquial ou **avulsão** (laceração) das raízes do plexo da medula espinal. A lesão da parte superior do tronco é aparente pela posição característica do ombro ("posição de gorjeta do garçom"), em que o membro fica pendente ao lado do corpo em rotação medial (ver Figura AC3.6B). Além disso, podem ocorrer *lesões da parte superior do plexo braquial* em recém-nascidos, quando ocorre estiramento excessivo do pescoço durante o parto (ver Figura AC3.6C). Em consequências das lesões das partes superiores do plexo braquial (*paralisia de Erb-Duchenne*), ocorre paralisia dos músculos do ombro e do braço inervados por C5-C6. A aparência clínica habitual é de um membro superior com adução do ombro, rotação medial do braço e extensão do cotovelo. Ocorre também perda da sensibilidade na face lateral do membro superior. *Microtraumas crônicos* do tronco superior do plexo braquial, causados por carregar uma mochila pesada, podem produzir déficits motores e sensitivos na distribuição dos nervos musculocutâneo e radial.

As *lesões das partes inferiores do plexo braquial* (*paralisia de Klumpke*) são muito menos comuns. Essas lesões podem ocorrer quando o membro superior é subitamente tracionado para cima – por exemplo, quando uma pessoa agarra alguma coisa para interromper uma queda, ou quando o membro superior de um bebê é puxado excessivamente durante o parto (ver Figura AC3.6D,E). Esses eventos provocam lesão do tronco inferior do plexo braquial (C8 e T1) e podem acarretar avulsão das raízes dos nervos espinais da medula espinal. Os músculos curtos da mão são afetados, resultando em *mão em garra* (ver Figura AC3.6F).

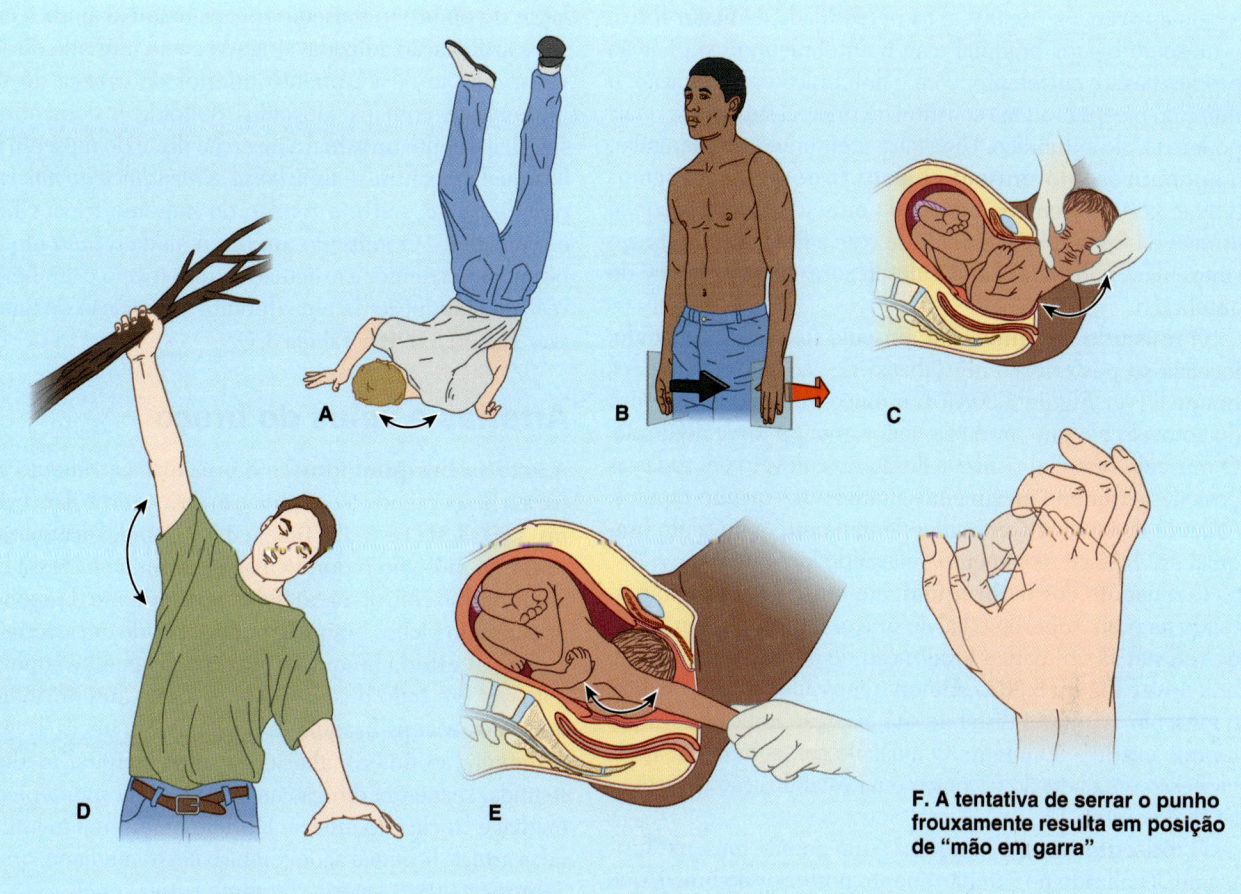

F. A tentativa de serrar o punho frouxamente resulta em posição de "mão em garra"

Figura AC3.6 Lesões do plexo braquial.

Bloqueio do plexo braquial

A injeção de uma solução anestésica na bainha axilar ou imediatamente adjacente a ela interrompe os impulsos nervosos e produz anestesia das estruturas inervadas pelos ramos dos fascículos do plexo. Em associação a uma técnica oclusiva com torniquete para reter o agente anestésico, esse procedimento permite ao cirurgião operar o membro superior sem o uso de anestesia geral. O plexo braquial pode ser anestesiado utilizando diversas técnicas, como bloqueios interescalênico, supraclavicular e axilar.

BRAÇO

O braço estende-se do ombro até o cotovelo. São observados dois tipos de movimento entre o braço e o antebraço na articulação do cotovelo: flexão-extensão e pronação-supinação. Os músculos que realizam esses movimentos são claramente divididos em grupos anterior (*flexor*) e posterior (*extensor*). A principal ação de ambos os grupos ocorre na articulação do cotovelo, porém alguns músculos também atuam na articulação do ombro.

Músculos do braço

Dos quatro músculos do braço, três flexores (músculos bíceps braquial, braquial e coracobraquial) encontram-se no compartimento anterior (flexor) e são inervados pelo nervo musculocutâneo (ver Figuras 3.28A e 3.29). Um músculo extensor de três cabeças (o músculo tríceps braquial) está no compartimento posterior do braço, inervado pelo nervo radial. Um pequeno músculo triangular, situado na face posterior do cotovelo, o músculo ancôneo, recobre a face posterior da ulna proximalmente. A Figura 3.30 ilustra os músculos do braço e suas inserções ósseas, enquanto a Tabela 3.7 fornece uma lista de suas inserções, inervação e principais ações.

O **músculo bíceps braquial** possui duas cabeças: uma **cabeça longa** e uma **cabeça curta**. Uma faixa larga, o ligamento transverso do úmero, segue do tubérculo menor para o tubérculo maior do úmero e converte o sulco intertubercular em um canal para o tendão da cabeça longa do músculo bíceps braquial. Quando o cotovelo está estendido, o músculo bíceps braquial atua como um flexor simples da articulação do cotovelo; entretanto, quando a flexão do cotovelo aproxima-se de 90°, e há necessidade de maior força, o músculo bíceps braquial com o antebraço em supinação produz flexão; entretanto, com o antebraço em pronação, o músculo bíceps braquial constitui o principal supinador (mais poderoso) do antebraço. Uma faixa membranácea triangular, a **aponeurose do músculo bíceps braquial** (ver Figuras 3.29 e 3.30A), segue do tendão do músculo bíceps braquial através da fossa cubital e funde-se com a fáscia do antebraço (muscular), cobrindo os músculos flexores na face medial do antebraço.

O **músculo braquial**, um músculo fusiforme achatado, localiza-se posteriormente (abaixo de) ao músculo bíceps braquial (ver Figura 3.30A). É o único músculo flexor puro do cotovelo e o que produz o maior grau de força de flexão. O músculo braquial realiza a flexão do cotovelo em todas as posições e durante movimentos tanto lentos quanto rápidos. Quando o cotovelo é estendido lentamente, o músculo braquial estabiliza o movimento, relaxando lentamente.

O **músculo coracobraquial**, um músculo alongado e situado na parte superomedial do braço, representa um ponto de referência útil para a localização de outras estruturas no braço (ver Figura 3.30A). O nervo musculocutâneo perfura o músculo, e a parte distal de sua inserção indica o local do forame nutrício do úmero. O músculo coracobraquial ajuda na flexão e na adução do braço e na estabilização da articulação do ombro.

O **músculo tríceps braquial** é um grande músculo fusiforme, localizado no compartimento posterior do braço, que possui **cabeças longa**, **lateral** e **medial** (ver Figuras 3.30B e 3.31; Tabela 3.7). O músculo tríceps braquial é o principal extensor do cotovelo. Como a sua cabeça longa cruza a articulação do ombro, o músculo tríceps braquial ajuda a estabilizar a articulação aduzida, atuando como músculo direcional, resistindo ao deslocamento inferior da cabeça do úmero, juntamente com os músculos deltoide e coracobraquial. Imediatamente proximal à inserção distal do músculo tríceps braquial, encontra-se uma *bolsa subtendínea do músculo tríceps braquial*, entre o tendão do músculo tríceps braquial e o olécrano. O músculo **ancôneo** ajuda o músculo tríceps braquial a estender a articulação do cotovelo e também pode realizar a abdução da ulna durante a pronação do antebraço (ver Figura 3.30B e Tabela 3.7).

Artérias e veias do braço

A **artéria braquial** fornece o principal suprimento arterial para o braço, sendo a continuação da artéria axilar (ver Figuras 3.29, 3.31D e 3.32; Tabela 3.5). Começa na margem inferior do músculo redondo maior e termina na fossa cubital, em frente ao colo do rádio, sob o revestimento da aponeurose do músculo bíceps braquial, onde se divide em artérias radial e ulnar. A artéria braquial, que é relativamente superficial e palpável em todo o seu trajeto, situa-se anteriormente aos músculos tríceps braquial e braquial. No início, segue medialmente ao úmero, abaixo do sulco bicipital medial. Em seguida, segue em direção anterior à crista supraepicondilar medial e tróclea do úmero. Durante o seu trajeto inferolateral, a artéria braquial acompanha o nervo mediano, que cruza anteriormente à artéria. Durante o seu trajeto pelo braço, a artéria braquial emite *ramos musculares* sem designações específicas, e a *artéria nutrícia do úmero*, que se originam de sua face lateral. Os principais ramos nomeados da artéria braquial que se originam de sua face medial são a artéria braquial profunda (artéria profunda do braço) (ver Figura 3.31B,D) e as **artérias colaterais ulnares superior** e **inferior** (ver Figura 3.32). Estes últimos vasos ajudam a formar a **anastomose** periarticular da região do cotovelo (ver Tabela 3.5 e Figura 3.43, adiante).

Dois grupos de *veias do braço*, superficiais e profundas, anastomosam-se livremente entre si. As duas principais **veias superficiais do braço**, as *veias cefálica* e *basílica*, foram descritas anteriormente (ver Figuras 3.11 e 3.28A). As veias profundas pareadas, que em seu conjunto formam a **veia braquial**, acompanham a artéria braquial (ver Figura 3.12). A veia braquial começa no cotovelo pela união das *veias acompanhantes das artérias ulnar e radial* e termina fundindo-se com a veia basílica para formar a veia axilar. Tanto as veias superficiais quanto as profundas possuem válvulas, porém estas são mais numerosas nas veias profundas.

Nervos do braço

Quatro nervos principais seguem ao longo do braço: os nervos mediano, ulnar, musculocutâneo e radial (ver Figuras 3.28, 3.29, 3.31 e 3.32; Tabela 3.6). O **nervo mediano** no braço é formado, na axila, pela união das raízes medial e lateral provenientes dos fascículos medial e lateral do plexo braquial,

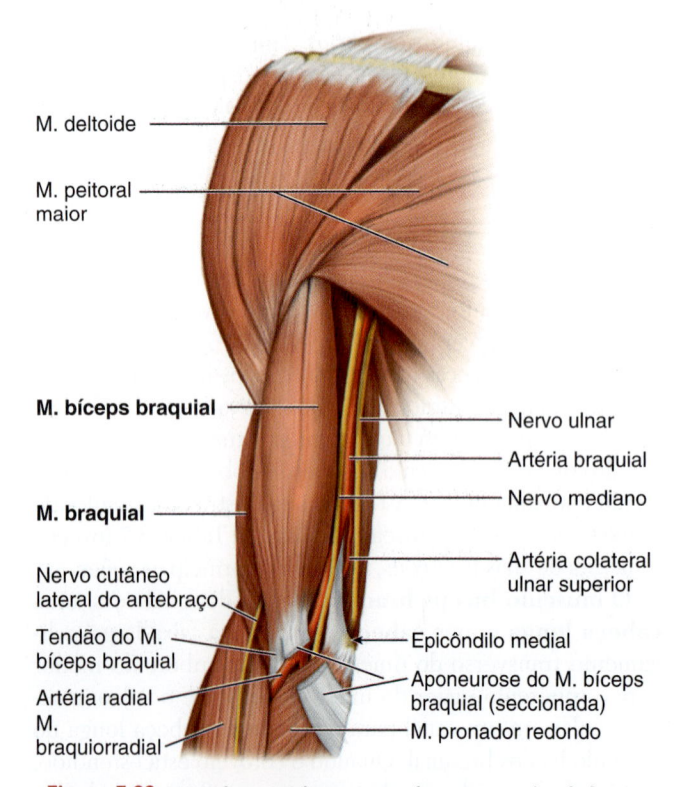

Figura 3.29 Músculos, artérias e nervos da parte anterior do braço.

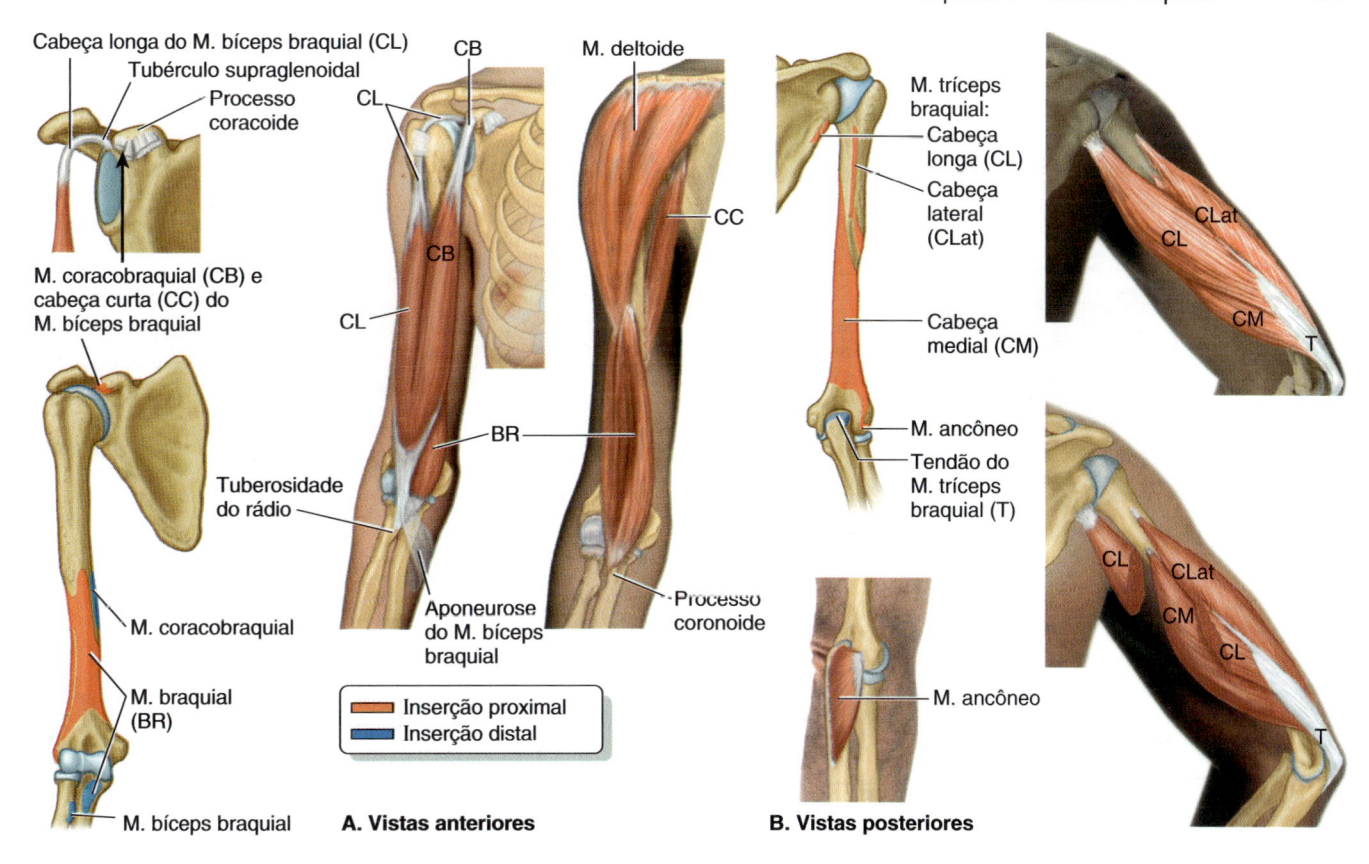

Figura 3.30 Músculos do braço e inserções ósseas. **A.** Músculos do compartimento anterior. **B.** Músculos do compartimento posterior.

Tabela 3.7 Músculos do braço.

Músculo	Inserção proximal	Inserção distal	Inervação[a]	Ações principais
Bíceps braquial	Cabeça curta: extremidade do processo coracoide da escápula Cabeça longa: tubérculo supraglenoidal da escápula	Tuberosidade do rádio e fáscia do antebraço por meio da aponeurose do músculo bíceps braquial	Nervo musculocutâneo[b] (C5, **C6**)	Supinação do antebraço e, com o antebraço em supinação, flexão da articulação do cotovelo; flexão da articulação do ombro; a cabeça curta resiste à luxação do ombro
Braquial	Metade distal da face anterior do úmero	Processo coronoide e tuberosidade da ulna		Flexão da articulação do cotovelo em todas as posições
Coracobraquial	Extremidade do processo coracoide da escápula	Terço médio da face medial do úmero	Nervo musculocutâneo (C5, **C6**, C7)	Ajuda na flexão e na adução da articulação do ombro; resiste à luxação do ombro
Tríceps braquial	Cabeça longa: tubérculo infraglenoidal da escápula Cabeça lateral: face posterior do úmero, superior ao sulco radial Cabeça medial: face posterior do úmero, inferior ao sulco radial	Extremidade proximal do olécrano da ulna e fáscia do antebraço	Nervo radial (C6, **C7, C8**)	Principal músculo extensor da articulação do cotovelo; a cabeça longa estende a articulação do ombro e resiste à luxação do úmero (particularmente importante durante a abdução)
Ancôneo	Epicôndilo lateral do úmero	Face lateral do olécrano e parte superior da face posterior da ulna	Nervo radial (C7, C8, T1)	Ajuda o músculo tríceps braquial na extensão da articulação do cotovelo; estabiliza a articulação do cotovelo; abdução da ulna durante a pronação

[a]A inervação segmentar da medula espinal está indicada (p. ex., "C5, **C6**" significa que os nervos que suprem os músculos bíceps braquial são derivados dos quinto e sexto segmentos cervicais da medula espinal). Os números em negrito (**C6**) indicam a principal inervação segmentar. A lesão de um ou mais segmentos da medula espinal listados ou das raízes nervosas motoras que se originam deles resulta em paralisia dos músculos envolvidos.
[b]Parte da face lateral do músculo braquial é inervada por um ramo do nervo radial.

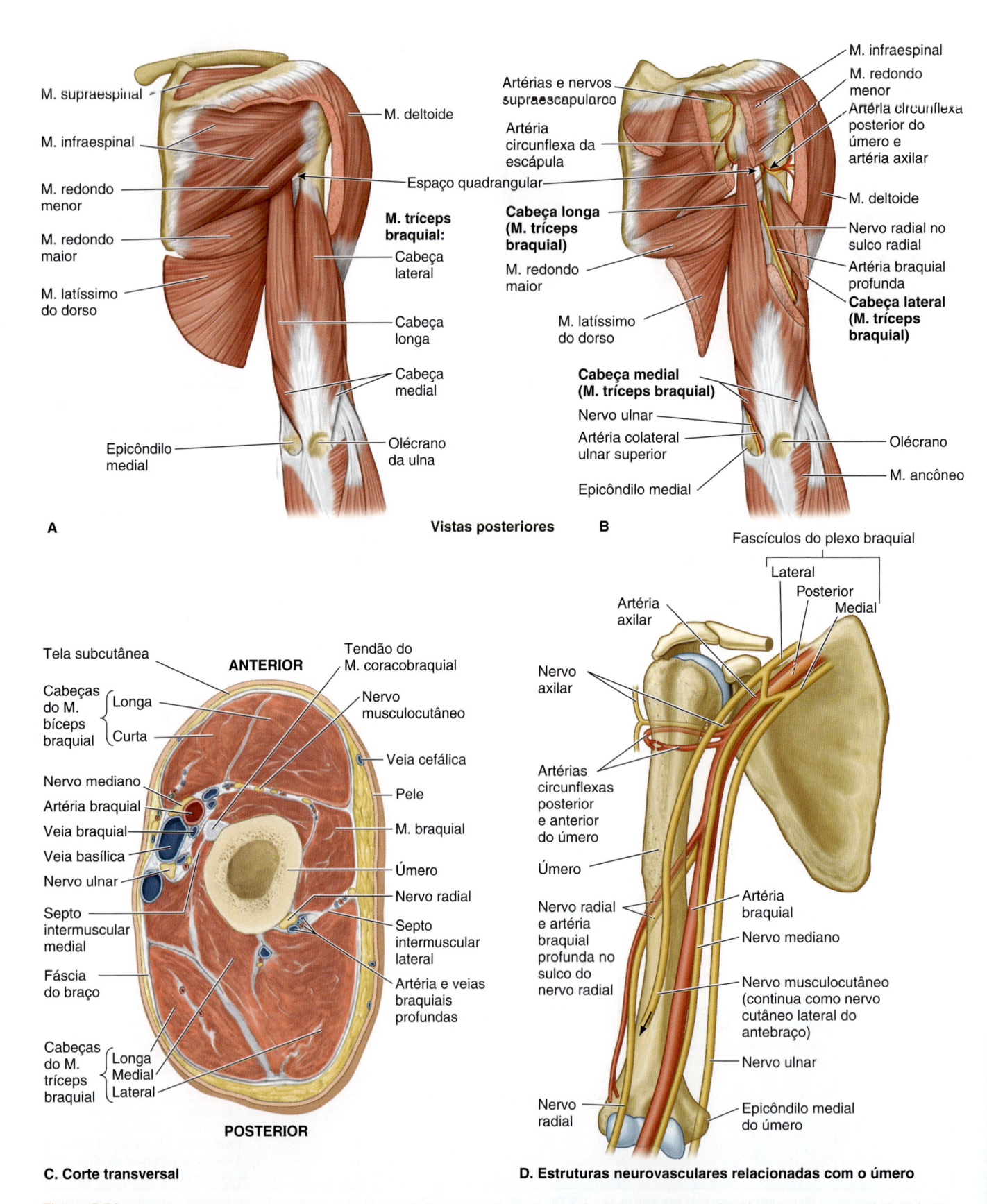

Figura 3.31 Músculos, artérias e nervos da parte posterior do braço. **A.** Dissecção superficial. **B.** Dissecção profunda. **C.** Corte transversal. **D.** Relação das artérias e dos nervos com o úmero.

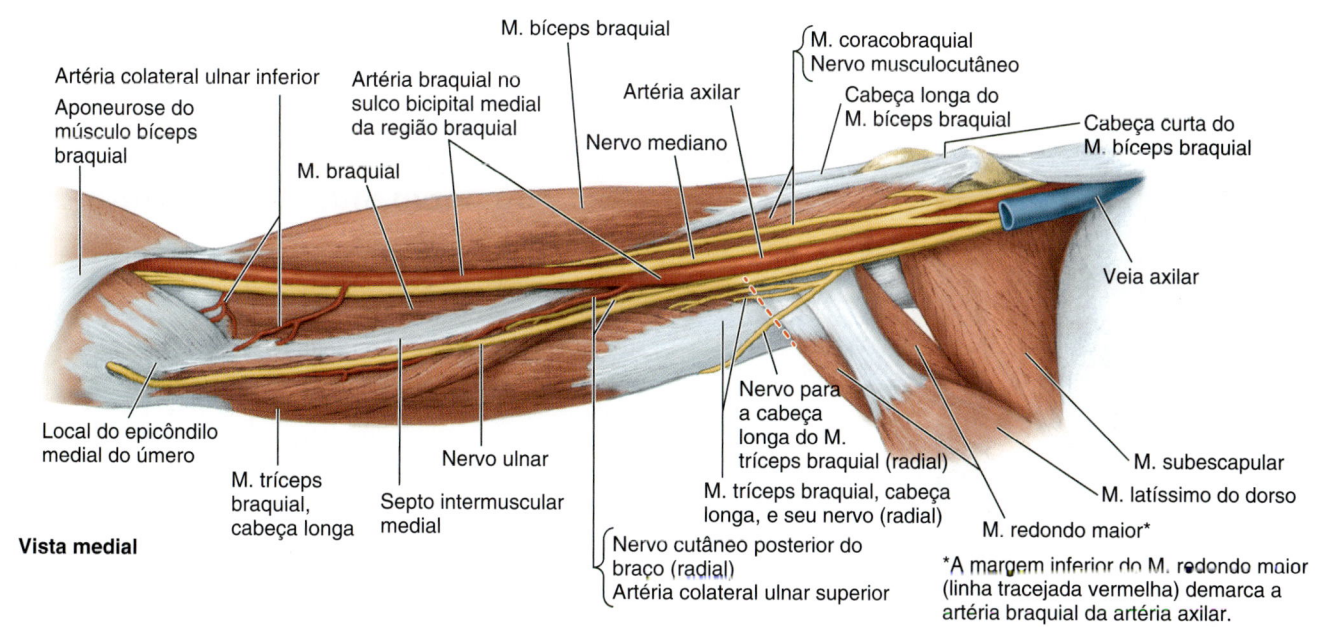

Figura 3.32 Músculos e estruturas neurovasculares do braço.

respectivamente (ver Figura 3.28A,C). O nervo segue em direção distal no braço, inicialmente na face lateral da artéria braquial, até alcançar o meio do braço, onde cruza para a face medial e entra em contato com o músculo braquial (ver Figura 3.32). Em seguida, o nervo mediano desce até a fossa cubital, onde se localiza abaixo da aponeurose do músculo bíceps braquial e veia intermédia do cotovelo. Os nervos mediano e ulnar não emitem ramos para o braço; entretanto, fornecem ramos articulares para a articulação do cotovelo.

O **nervo ulnar** no braço origina-se do fascículo medial do plexo braquial e conduz fibras principalmente dos nervos C8 e T1 (ver Figura 3.28C). O nervo segue em direção distal, anteriormente à inserção do músculo redondo maior e à cabeça longa do músculo tríceps braquial, na face medial da artéria braquial. Aproximadamente no meio do braço, o nervo perfura o septo intermuscular medial do braço com a artéria colateral ulnar superior e desce entre o septo e a cabeça medial do músculo tríceps braquial. O nervo ulnar segue em direção posterior ao epicôndilo medial do úmero para entrar no antebraço (ver Figuras 3.26 e 3.33).

O **nervo musculocutâneo** origina-se do fascículo lateral do plexo braquial, perfura o músculo coracobraquial e, em seguida, continua distalmente, entre os músculos braquial e bíceps braquial (ver Figura 3.28A,C). Após inervar todos os três músculos do compartimento anterior do braço, o nervo emerge lateralmente ao músculo bíceps braquial como *nervo cutâneo lateral do antebraço* (ver Figura 3.29).

O **nervo radial** entra no braço, posteriormente à artéria braquial, medialmente ao úmero e anteriormente à cabeça longa do músculo tríceps braquial (ver Figuras 3.28C,D e 3.31D). O nervo radial segue inferior e lateralmente à artéria braquial profunda e curva-se em torno do corpo do úmero, no sulco do nervo radial. O nervo radial perfura o septo intermuscular lateral e segue em direção inferior no compartimento anterior do braço, entre os músculos braquial e braquiorradial. Na fossa cubital, divide-se nos *ramos profundos* e *superficial* (ver Figura 3.33B). O nervo radial inerva os músculos localizados nos compartimentos posteriores do braço e do antebraço, bem como a pele sobrejacente.

ANATOMIA CLÍNICA

Tendinite bicipital

O tendão da cabeça longa do músculo bíceps braquial, que é envolvido por uma bainha sinovial, move-se para a frente e para trás no sulco intertubercular do úmero. O uso e desgaste desse mecanismo pode causar dor no ombro. A inflamação do tendão (*tendinite bicipital*) resulta habitualmente de microtraumatismos repetitivos em esportes que envolvem o arremesso (p. ex., beisebol).

Ruptura do tendão da cabeça longa do músculo bíceps braquial

A ruptura do tendão da cabeça longa do músculo bíceps braquial resulta habitualmente do uso e desgaste de um tendão inflamado (*tendinite bicipital*). Normalmente, o tendão é arrancado de sua inserção no tubérculo supraglenoidal da escápula. A ruptura é comumente dramática e está associada a um estalido ou estouro. O ventre do músculo separado forma uma bola próximo ao centro da parte distal da face anterior do braço (deformidade de Popeye) (Figura AC3.7).

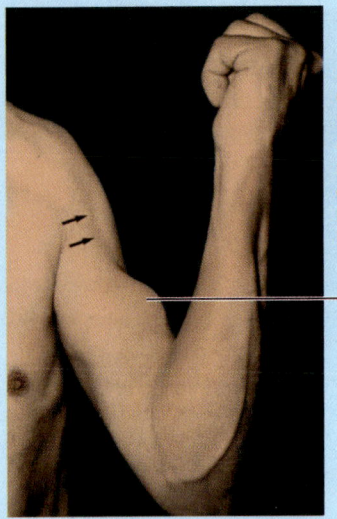

As setas indicam o local do fragmento distal aderido do tendão rompido da cabeça longa do M. bíceps braquial

Deslocamento distal do ventre da cabeça longa do M. bíceps braquial

Figura AC3.7 Ruptura do tendão do músculo bíceps braquial.

Reflexo miotático bicipital

O *reflexo bicipital* é um dos vários reflexos tendíneos profundos, que são rotineiramente avaliados durante o exame físico. O membro relaxado é posicionado em supinação passiva e extensão parcial no cotovelo. O polegar do examinador é firmemente posicionado sobre o tendão do músculo bíceps braquial, e o martelo de reflexo é rapidamente percutido na base do leito ungueal do polegar do examinador (Figura AC3.8). Uma resposta normal (positiva) consiste em contração involuntária do músculo bíceps braquial, que é percebida como uma tensão momentânea do tendão, habitualmente com uma breve flexão espasmódica do cotovelo. Uma resposta positiva confirma a integridade do nervo musculocutâneo e dos segmentos C5 e C6 da medula espinal. A obtenção de respostas excessivas, diminuídas ou prolongadas (lentas) pode indicar doença da parte central ou periférica do sistema nervoso.

Lesão do nervo musculocutâneo

A lesão do nervo musculocutâneo na axila é habitualmente causada por uma arma, como uma faca. A lesão do nervo musculocutâneo resulta em *paralisia dos músculos coracobraquial, bíceps braquial e braquial*; em consequência, a flexão do cotovelo e a supinação do antebraço estão acentuadamente enfraquecidas. Pode ocorrer perda da sensibilidade na face lateral do antebraço inervada pelo nervo cutâneo lateral do antebraço.

Lesão do nervo radial

A lesão do nervo radial acima da origem de seus ramos para o músculo tríceps braquial resulta em *paralisia dos músculos tríceps braquial, braquiorradial, supinador e extensores do punho e dos dedos da mão*. Ocorre perda da sensibilidade em áreas da pele inervadas por esse nervo. Quando o nervo radial sofre lesão no sulco do nervo radial, o músculo tríceps braquial não é, em geral, totalmente paralisado, porém apenas enfraquecido, visto que apenas a cabeça medial é afetada; entretanto, ocorre paralisia dos músculos no compartimento posterior do antebraço, que são inervados pelos ramos mais distais do nervo radial. O sinal clínico característico de lesão do nervo radial consiste em *punho caído* (incapacidade de estender o punho e os dedos das mãos nas articulações metacarpofalângicas) (Figura AC3.9). Em vez disso, o punho permanece em posição de flexão, devido ao tônus dos músculos flexores sem oposição e à gravidade.

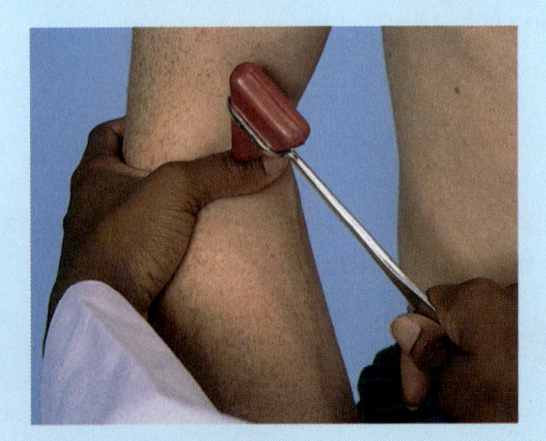

Figura AC3.8 Método para provocar o reflexo bicipital.

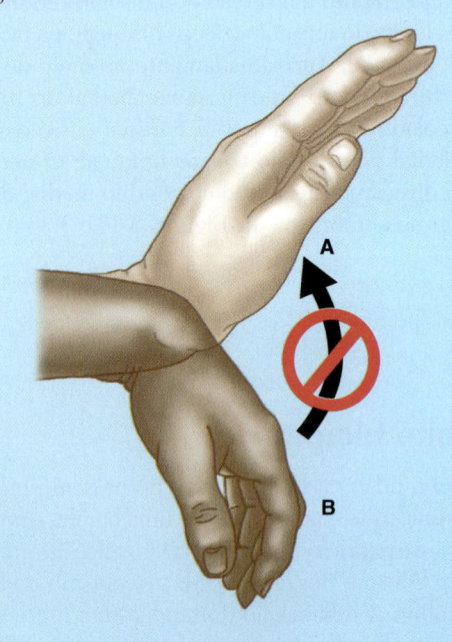

Figura AC3.9 Punho caído.

Oclusão ou laceração da artéria braquial

Embora as vias colaterais possam conferir alguma proteção contra a oclusão gradual, temporária e parcial, a ocorrência de *oclusão* súbita e completa ou de *laceração da artéria braquial* cria uma emergência cirúrgica, visto que a paralisia dos músculos resulta de isquemia nas primeiras horas. Depois desse evento, há formação de tecido cicatricial fibroso, que provoca encurtamento permanente dos músculos acometidos, produzindo deformidade em flexão – *síndrome do compartimento isquêmico* (contratura isquêmica de Volkmann). A flexão dos dedos da mão e, algumas vezes, do punho resulta em perda da força da mão.

Aferição da pressão arterial

Utiliza-se um *esfigmomanômetro* para aferir a pressão arterial. Um manguito é colocado em volta do braço e inflado com ar até comprimir a *artéria braquial* contra o úmero, ocluindo-a. Coloca-se um estetoscópio sobre a artéria na *fossa cubital*, e a pressão no manguito é gradualmente liberada, de modo que o examinador possa detectar o som do sangue começando a jorrar pela artéria. O primeiro jato audível indica a *pressão arterial sistólica*. À medida que a pressão é completamente liberada, o ponto em que o pulso não é mais audível indica a *pressão arterial diastólica*.

Compressão da artéria braquial

O melhor local para comprimir a artéria braquial para controlar uma hemorragia, é próximo à parte média do braço. O músculo bíceps braquial deve ser empurrado lateralmente para detectar as pulsações da artéria (Figura AC3.10). Como as anastomoses arteriais em torno do cotovelo proporcionam uma circulação colateral funcional e cirurgicamente importante, a artéria braquial pode ser clampeada distalmente à artéria colateral ulnar inferior, sem produzir dano tecidual. A base anatômica desse procedimento reside no fato de que as artérias ulnar e radial ainda irão receber sangue suficiente por meio das anastomoses. A isquemia do cotovelo e do antebraço resulta do clampeamento da artéria braquial proximal à artéria braquial profunda por um período prolongado.

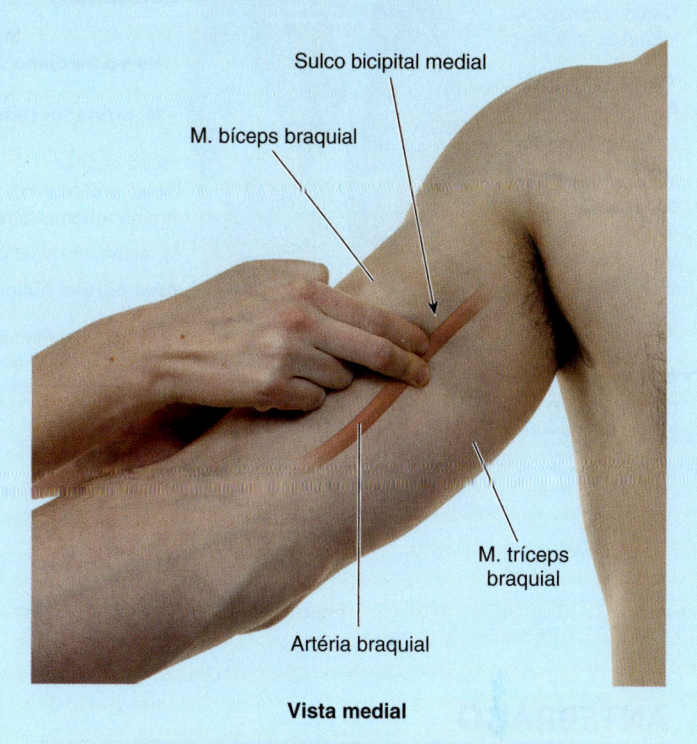

Figura AC3.10 Compressão da artéria braquial.

Fossa cubital

A **fossa cubital** descreve a depressão triangular rasa na face anterior do cotovelo (ver Figura 3.33A). Os limites da fossa cubital são os seguintes:

- Superiormente, uma linha imaginária que liga os epicôndilos medial e lateral
- Medialmente, o músculo pronador redondo
- Lateralmente, o músculo braquiorradial.

O *assoalho da fossa cubital* é formado pelos músculos braquial e supinador. O *teto da fossa cubital* é formado pela continuidade das fáscias do braço e do antebraço (muscular), reforçadas pela aponeurose do músculo bíceps braquial, tela subcutânea e pele.

O *conteúdo da fossa cubital* inclui o seguinte (ver Figura 3.33B):

- A parte terminal da artéria braquial e o início de seus ramos terminais, as artérias radial e ulnar; a artéria braquial situa-se entre o tendão do músculo bíceps braquial e o nervo mediano
- As veias acompanhantes (profundas) das artérias
- O tendão do músculo bíceps braquial
- O nervo mediano
- O nervo radial, que se divide em ramos superficial e profundo.

Na tela subcutânea que recobre a fossa cubital, encontram-se a *veia intermédia do cotovelo* (ver Figura 3.11A), que se localiza anteriormente à artéria braquial, e os *nervos cutâneos medial e lateral do antebraço*, relacionados com as veias basílica e cefálica (ver Figura 3.33A).

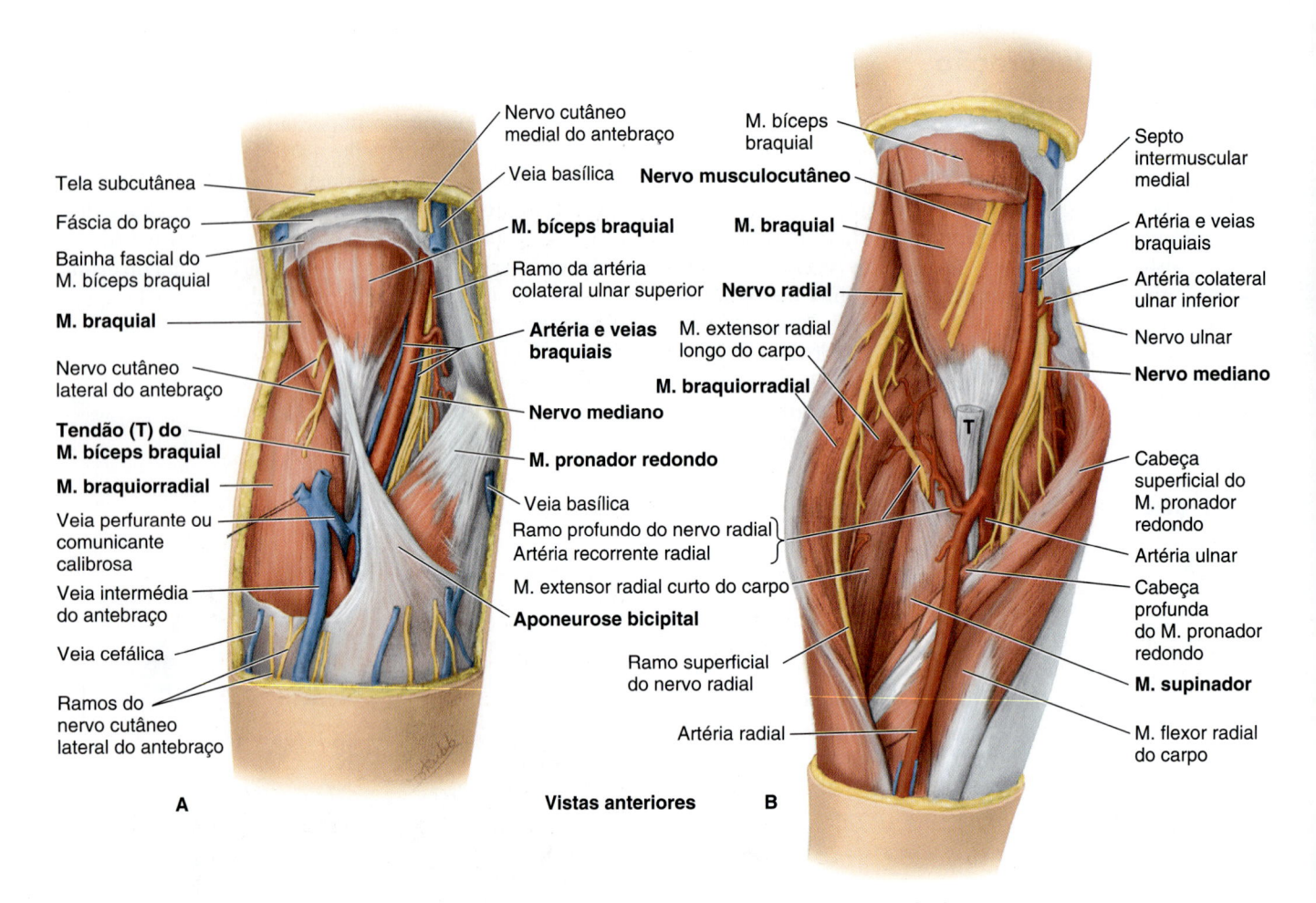

Figura 3.33 Fossa cubital. A. Dissecção superficial. B. Dissecção profunda.

ANTEBRAÇO

O **antebraço** estende-se entre o cotovelo e o punho e contém dois ossos – o *rádio* e a *ulna* – que são unidos entre si por uma membrana interóssea. A função do movimento do antebraço, que ocorre nas articulações do cotovelo e radiulnar distal, consiste em auxiliar o ombro na aplicação de força e no controle da posição da mão no espaço.

Músculos do antebraço

Os tendões dos músculos do antebraço seguem pela parte distal do antebraço e continuam até o punho, a mão e os dedos da mão. Os músculos flexores e pronadores do antebraço encontram-se no compartimento anterior e são inervados principalmente pelo *nervo mediano*; uma ou outra exceção consiste na inervação pelo *nervo ulnar*. Os músculos extensores e supinadores do antebraço estão localizados no compartimento posterior, e todos são inervados pelo *nervo radial* (Figura 3.34).

MÚSCULOS FLEXORES-PRONADORES DO ANTEBRAÇO

Os **músculos flexores-pronadores** encontram-se no compartimento anterior do antebraço (ver Figuras 3.34 e 3.35).

Os tendões da maioria dos músculos flexores passam através da face anterior do punho e são mantidos em sua posição pelo **ligamento carpal palmar** (ver Figura 3.10) e pelo *retináculo dos músculos flexores (ligamento transverso do carpo)*, que são espessamentos da fáscia do antebraço. Os músculos flexores estão dispostos em três camadas ou grupos (ver Figura 3.35):

- Uma **camada ou grupo superficial (primeira camada)** de quatro músculos: os **músculos pronador redondo, flexor radial do carpo (FRC), palmar longo** e **flexor ulnar do carpo (FUC)**. Todos esses músculos têm a sua inserção proximal feita por um *tendão flexor comum* ao epicôndilo medial do úmero, a *origem comum dos músculos flexores*
- Uma **camada ou grupo intermediário (segunda camada)**, que consiste em um único músculo: o **músculo flexor superficial dos dedos (FSD)**
- Uma **camada ou grupo profundo (terceira camada)** de três músculos: os **músculos flexor profundo dos dedos (FPD), flexor longo do polegar (FLP)** e **pronador quadrado**.

Os cinco músculos superficiais e intermediários cruzam a articulação do cotovelo, mas não os três músculos profundos. As inserções dos músculos anteriores do antebraço estão ilustradas na Figura 3.36. A Tabela 3.8 fornece um resumo das inserções, inervações e ações principais desses músculos.

ANATOMIA DE SUPERFÍCIE

Braço e fossa cubital

As **margens do músculo deltoide** tornam-se visíveis quando o braço é abduzido contra resistência. A **inserção distal do músculo deltoide** pode ser palpada na face lateral do úmero. As **três cabeças do músculo tríceps braquial** formam uma protuberância na face posterior do braço e podem ser identificadas quanto o antebraço é estendido a partir de sua posição de flexão contra uma resistência (Figura AS3.3A). O **tendão do músculo tríceps braquial** pode ser sentido à medida que desce ao longo da face posterior do braço até o olécrano. O **músculo bíceps braquial** forma uma protuberância na face anterior do braço; seu ventre torna-se mais proeminente com a flexão e supinação do cotovelo contra resistência (ver Figura AS3.3B). Os **sulcos bicipitais** medial e lateral separam as proeminências formadas pelos músculos bíceps e tríceps braquiais. A veia cefálica segue em direção superior no sulco bicipital lateral, enquanto a veia basílica ascende no sulco bicipital medial. O **tendão do músculo bíceps braquial** pode ser palpado na fossa cubital, imediatamente lateral à linha mediana. A parte proximal da **aponeurose do músculo bíceps braquial** pode ser palpada onde ela passa obliquamente sobre a artéria braquial e o nervo mediano. A **artéria braquial** pode ser sentida pulsando abaixo do sulco bicipital medial.

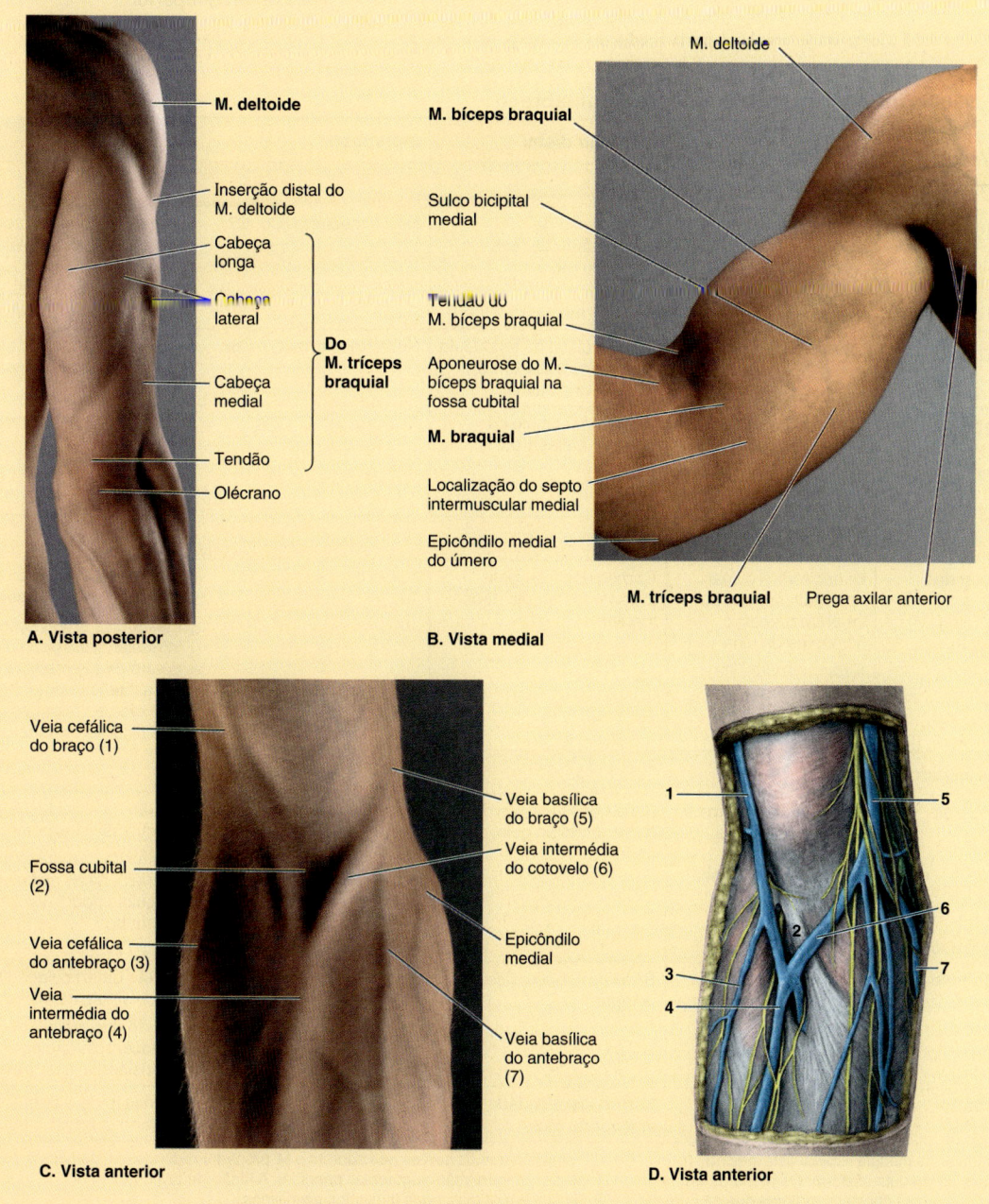

Figura AS3.3 Anatomia de superfície do braço e da fossa cubital.

Músculos do antebraço

Flexores
1. Pronador redondo
2. Flexor radial do carpo
3. Palmar longo
4. Flexor ulnar do carpo
5. Flexor superficial dos dedos
6. Flexor profundo dos dedos
7. Flexor longo do polegar

Extensores
8. Braquiorradial
9. Extensor radial longo do carpo
10. Extensor radial curto do carpo
11. Extensor dos dedos
12. Extensor do dedo mínimo
13. Extensor ulnar do carpo
14. Abdutor longo do polegar
15. Extensor curto do polegar
16. Extensor longo do polegar e extensor do indicador

Compartimentos musculares do antebraço

- Flexor-pronador
- Extensor-supinador

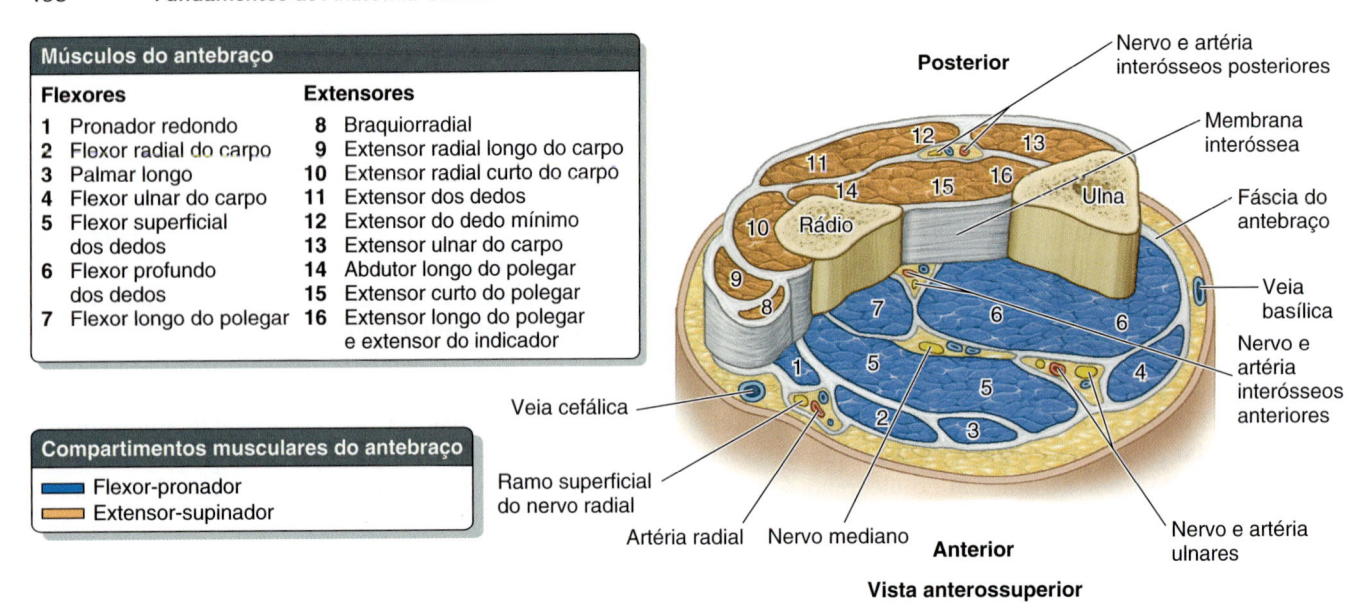

Figura 3.34 Corte transversal (na parte média do antebraço) em degraus, mostrando os compartimentos do antebraço.

Tabela 3.8 Músculos do compartimento anterior do antebraço.

Músculo	Inserção proximal	Inserção distal	Inervação[a]	Ações principais
Camada superficial (primeira camada)				
Pronador redondo (PR): • Cabeça ulnar • Cabeça umeral	Processo coronoide da ulna	Parte média da convexidade da face lateral do rádio	Nervo mediano (C6, **C7**)	Pronação do antebraço e flexão da articulação do cotovelo
Flexor radial do carpo (FRC)	Epicôndilo medial do úmero	Base do metacarpal II (III)		Flexão e abdução da mão no punho
Palmar longo		Metade distal do retináculo dos músculos flexores, aponeurose palmar	Nervo mediano (C7, C8)	Flexão da mão (no punho) e tensão da aponeurose palmar
Flexor ulnar do carpo (FUC): • Cabeça umeral • Cabeça ulnar	Olécrano e margem posterior da ulna (por meio da aponeurose)	Pisiforme, hâmulo do hamato, metacarpal V	Nervo ulnar (C7, **C8**)	Flexão e adução da mão no punho
Camada intermediária (segunda camada)				
Flexor superficial dos dedos (FSD)	*Cabeça umeroulnar*: epicôndilo medial do úmero e processo coronoide da ulna *Cabeça radial*: "linha oblíqua anterior" do rádio	Corpos das falanges médias dos quatro dedos mediais	Nervo mediano (C7, C8, **T1**)	Flexão da articulação radiocarpal, articulações carpometacarpais Flexão das articulações interfalângicas proximais dos quatro dedos mediais; atuando mais intensamente, também realiza a flexão das falanges proximais nas articulações metacarpofalângicas
Camada profunda (terceira camada)				
Flexor profundo dos dedos (FPD)	Três quartos proximais das faces medial e anterior da ulna e membrana interóssea	Bases das falanges distais do segundo ao quinto dedo	*Parte lateral (para o segundo e terceiro dedos)*: nervo mediano (**C8**, T1) (ramo interósseo anterior) *Parte medial (para o quarto e quinto dedos)*: nervo ulnar (C8, **T1**)	Flexão da articulação radiocarpal, articulações carpometacarpais Flexão das articulações interfalângicas distais do segundo ao quinto dedo; auxilia na flexão do punho
Flexor longo do polegar (FLP)	Face anterior do rádio e membrana interóssea adjacente	Base da falange distal do polegar	Nervo interósseo anterior, do nervo mediano (**C8**, T1)	Flexão da articulação radiocarpal, articulações carpometacarpais Flexão das articulações metacarpofalângicas e interfalângicas do polegar
Pronador quadrado	Quarto distal da face anterior da ulna	Quarto distal da face anterior do rádio	–	Pronação do antebraço; as fibras profundas unem o rádio e a ulna

[a] A inervação segmentar da medula espinal está indicada (p. ex., "C6, **C7**" significa que os nervos que suprem o M. pronador redondo são derivados dos sexto e sétimo segmentos cervicais da medula espinal). Os números em negrito **C7** indicam a inervação segmentar principal. A lesão de um ou mais dos segmentos da medula espinal listados ou das raízes nervosas motoras que se originam deles resulta em paralisia dos músculos envolvidos.

Capítulo 3 • Membro Superior   139

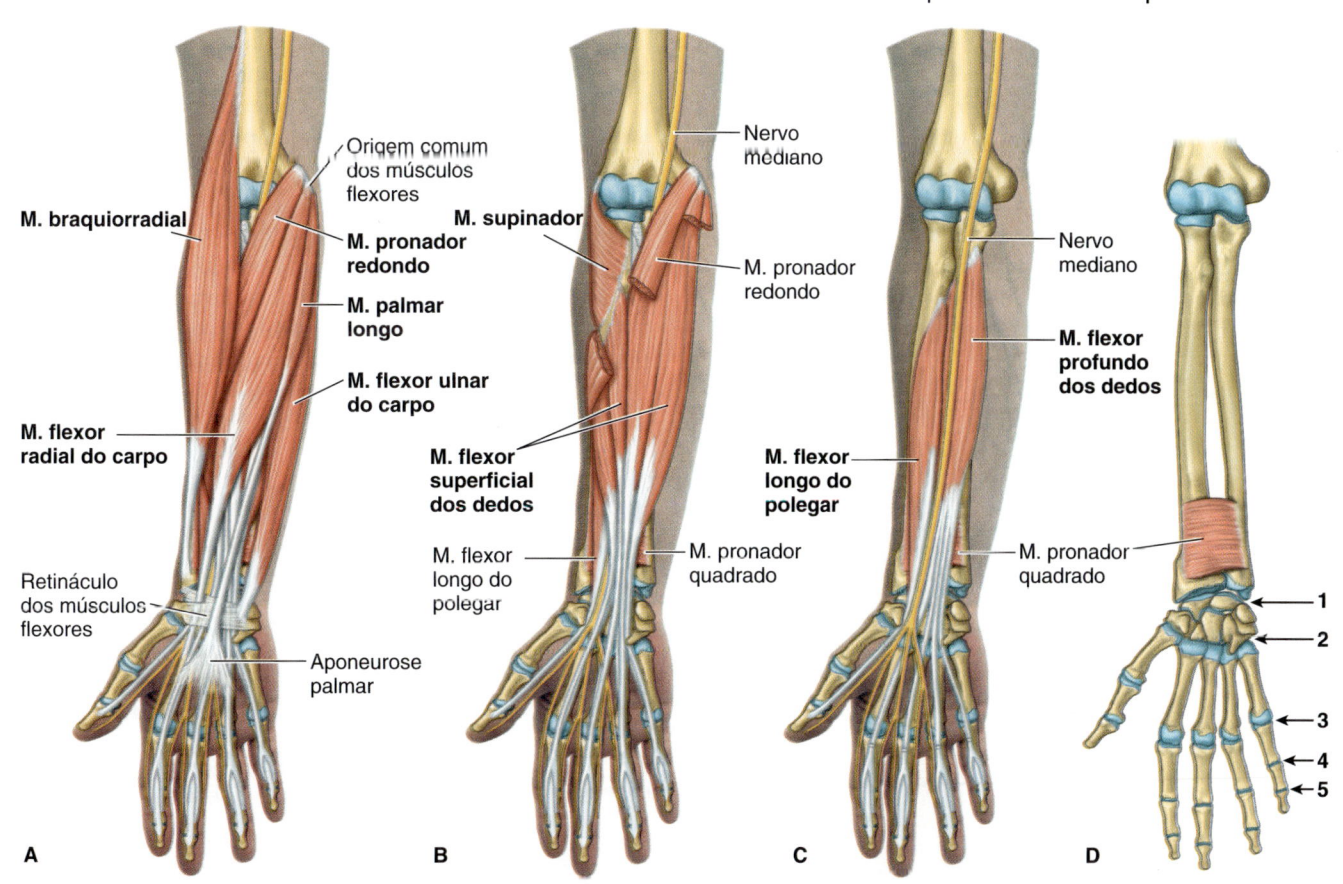

Figura 3.35 Músculos do compartimento anterior do antebraço. **A.** Primeira camada. **B.** Segunda camada. **C.** Terceira camada. **D.** Quarta camada. *1*, articulação radiocarpal; *2*, articulação carpometacarpal; *3*, articulação metacarpofalângica; *4*, articulação interfalângica proximal; *5*, articulação interfalângica distal.

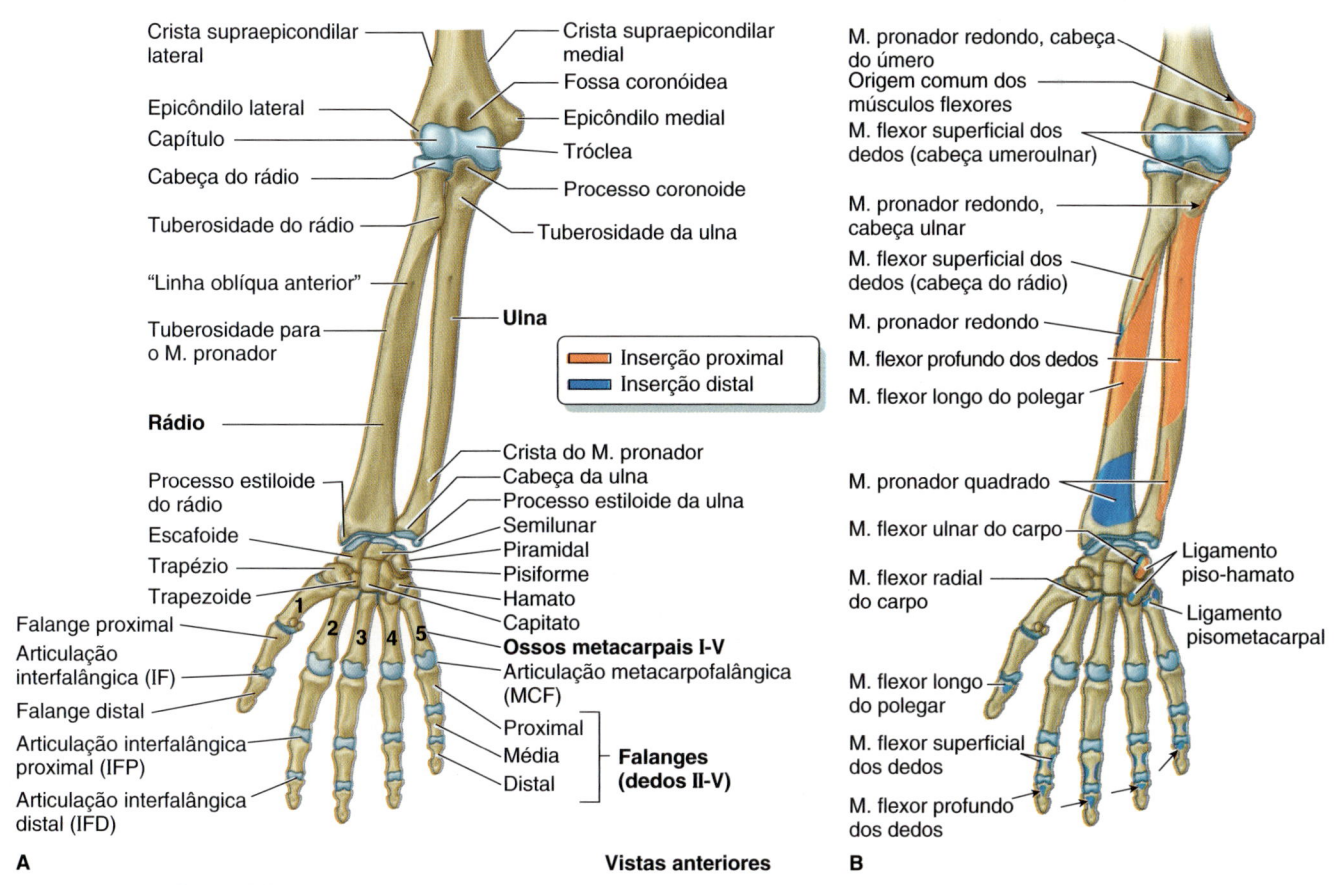

Figura 3.36 Pontos de referência dos ossos e inserções dos músculos do compartimento anterior do antebraço.

Vistas anteriores

Do ponto de vista funcional, o *músculo braquiorradial* é um flexor da articulação do cotovelo, porém está localizado no compartimento extensor (posterior) e, portanto, é suprido pelo nervo radial (Figura 3.37A e Tabela 3.9). Por conseguinte, o músculo braquiorradial constitui uma importante exceção à generalização segundo a qual o nervo radial inerva apenas os músculos extensores, e que todos os músculos flexores estão localizados no compartimento anterior.

Os **músculos flexores longos dos dedos** (FSD e FPD) também fletem as articulações metacarpofalângicas e radiocarpal.

O músculo FPD flete os dedos em ação lenta. Essa ação é reforçada pelo músculo FSD quando há necessidade de velocidade e flexão contra resistência. Quando a articulação radiocarpal é fletida ao mesmo tempo que as articulações metacarpofalângicas e interfalângicas são fletidas, os músculos flexores longos dos dedos atuam com uma distância reduzida entre as inserções, e a ação resultante de sua contração é, consequentemente, mais fraca. A extensão do punho aumenta a sua distância de operação, e, portanto, a contração torna-se mais eficiente para produzir uma preensão forte. Os tendões dos músculos flexores longos dos dedos passam pela

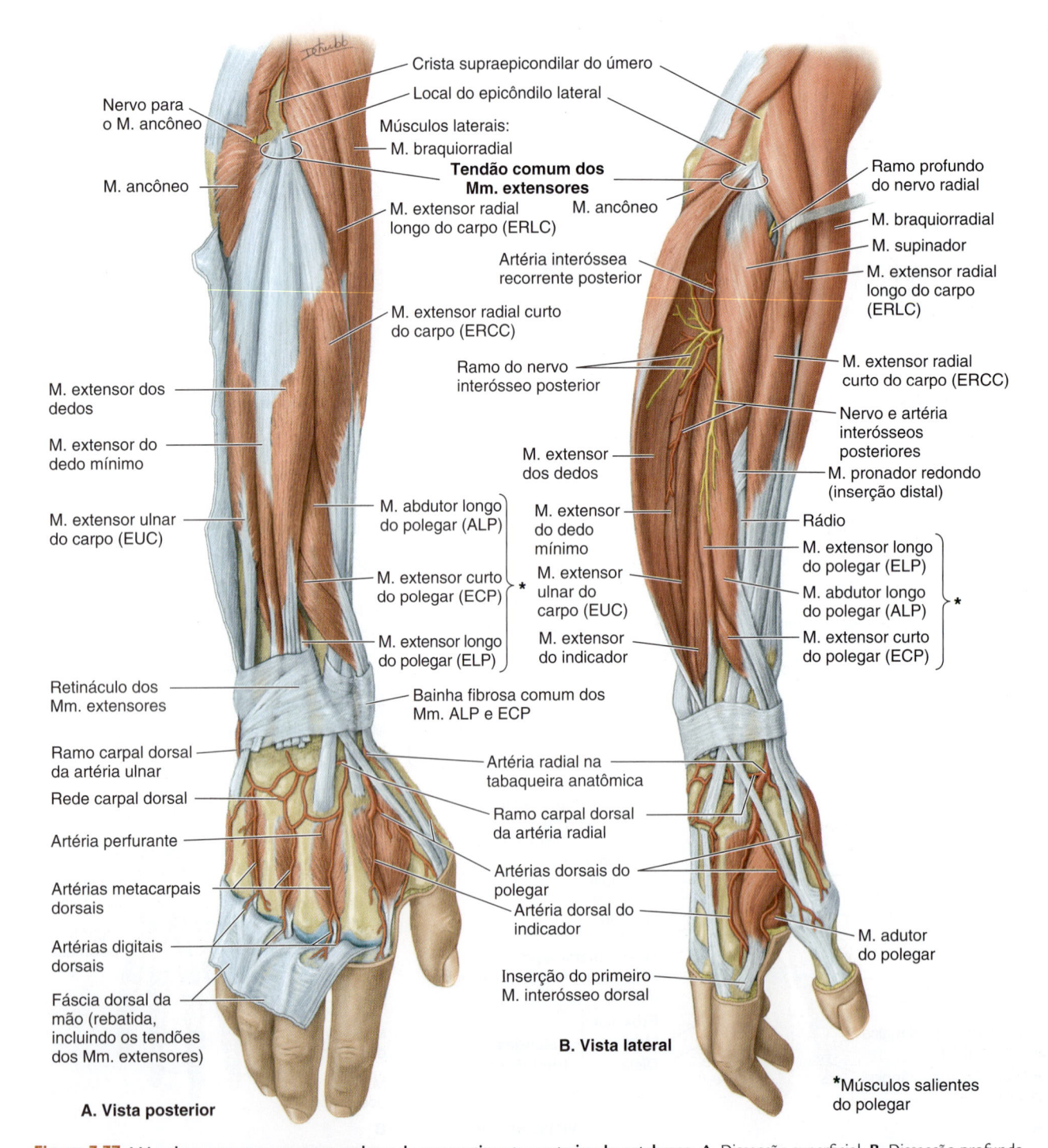

Figura 3.37 Músculos e estruturas neurovasculares do compartimento posterior do antebraço. **A.** Dissecção superficial. **B.** Dissecção profunda.

Tabela 3.9 Músculos do compartimento posterior do antebraço.

Músculo	Inserção proximal	Inserção distal	Inervação[a]	Ações principais
Camada superficial				
Braquiorradial	Dois terços proximais da crista supraepicondilar lateral do úmero	Face lateral da extremidade distal do rádio, proximalmente ao processo estiloide	Nervo radial (C5, **C6**, C7)	Flexão relativamente fraca da articulação do cotovelo, máxima quando o antebraço está em posição de pronação média
Extensor radial longo do carpo	Crista supraepicondilar lateral do úmero	Face dorsal da base do metacarpal II	Nervo radial (C6, C7)	Extensão e abdução da articulação radiocarpal; extensão das articulações carpometacarpais (o músculo extensor radial curto do carpo é ativo durante o fechamento da mão)
Extensor radial curto do carpo	Epicôndilo lateral do úmero (origem comum dos músculos extensores)	Face dorsal da base do metacarpal III	Ramo profundo do nervo radial (**C7**, C8)	
Extensor dos dedos		Expansões extensoras dos quatro dedos mediais	Nervo interósseo posterior (**C7**, C8), continuação do ramo profundo do nervo radial	Extensão da articulação radiocarpal, articulações carpometacarpais Extensão dos quatro dedos mediais principalmente nas articulações metacarpofalângicas, secundariamente nas articulações interfalângicas
Extensor do dedo mínimo		Expansão extensora do quinto dedo		Extensão da articulação radiocarpal, articulações carpometacarpais Extensão do quinto dedo principalmente na articulação metacarpofalângica, secundariamente na articulação interfalângica
Extensor ulnar do carpo	Epicôndilo lateral do úmero; margem posterior da ulna por meio de uma aponeurose compartilhada	Face dorsal da base do metacarpal V		Extensão e adução da articulação radiocarpal, articulações carpometacarpais (também ativo durante o fechamento da mão)
Camada profunda				
Supinador	Epicôndilo lateral do úmero, ligamentos colateral radial e anular do rádio, fossa do M. supinador, crista do M. supinador	Faces lateral, posterior e anterior do terço proximal do rádio	Ramo profundo do nervo radial (C7, **C8**)	Supinação do antebraço; rotação do rádio para virar a palma anterior ou superiormente (se o cotovelo estiver fletido)
Músculos "emergentes" da camada profunda				
Abdutor longo do polegar	Face posterior das metades proximais da ulna, do rádio e membrana interóssea do antebraço	Base do osso metacarpal I	Nervo interósseo posterior (C7, **C8**), continuação do ramo profundo do nervo radial	Extensão da articulação radiocarpal, articulações carpometacarpais Abdução e extensão do polegar na articulação carpometacarpal
Extensor longo do polegar	Face posterior do terço médio da ulna e membrana interóssea do antebraço	Face dorsal da base da falange distal do polegar		Extensão da articulação radiocarpal, articulações carpometacarpais Extensão da falange distal do polegar na articulação interfalângica; extensão das articulações metacarpofalângica e carpometacarpal
Extensor curto do polegar	Face posterior do terço distal do rádio e membrana interóssea do antebraço	Face dorsal da base da falange proximal do polegar		Extensão da articulação radiocarpal, articulações carpometacarpais Extensão da falange proximal do polegar na articulação metacarpofalângica; extensão da articulação carpometacarpal
Extensor do indicador	Face posterior do terço distal da ulna e membrana interóssea do antebraço	Expansão extensora do segundo dedo		Extensão da articulação radiocarpal, articulações carpometacarpais Extensão do segundo dedo (possibilitando a sua extensão independente); auxilia na extensão da mão na articulação radiocarpal

[a] A inervação segmentar da medula espinal está indicada (p. ex., "**C7**, C8" significa que os nervos que suprem o músculo extensor radial curto do carpo originam-se dos sétimo e oitavo segmentos cervicais da medula espinal). Os números em negrito **C7** indicam a inervação segmentar principal. A lesão de um ou mais dos segmentos da medula espinal listados ou das raízes nervosas motoras que se originam deles resulta em paralisia dos músculos envolvidos.

parte distal do antebraço, punho e palma e continuam até os quatro dedos mediais. O músculo FSD flete as falanges médias, enquanto o músculo FPD flete as falanges distais (ver Figura 3.40C, adiante).

O músculo pronador quadrado é o agonista para a pronação (ver Figura 3.35D). Esse músculo inicia a pronação e é auxiliado pelo *músculo pronador redondo* quando há necessidade de mais velocidade e força. O músculo pronador quadrado também ajuda a membrana interóssea do antebraço a manter o rádio e a ulna unidos, particularmente quando forças ascendentes são transmitidas através do punho (p. ex., durante uma queda sobre a mão).

MÚSCULOS EXTENSORES DO ANTEBRAÇO

Os músculos extensores estão situados no compartimento posterior (extensor-supinador) do antebraço (ver Figuras 3.34 e 3.37), e todos são inervados por ramos do nervo radial (ver Figura 3.17). Esses músculos podem ser organizados em três grupos funcionais:

- Músculos que realizam a extensão e abdução ou adução da mão na articulação radiocarpal (do punho): músculos extensor radial longo do carpo (ERLC), extensor radial curto do carpo (ERCC) e extensor ulnar do carpo (EUC)
- Músculos que realizam a extensão dos quatro dedos mediais: músculos extensor dos dedos, extensor do indicador e extensor do dedo mínimo (EDM)
- Músculos que realizam a extensão ou a abdução do polegar: músculos abdutor longo do polegar (ALP), extensor curto do polegar (ECP) e extensor longo do polegar (ELP).

Os tendões dos músculos extensores são mantidos em posição na região do punho pelo retináculo dos músculos extensores, que impede o fenômeno de "corda de arco" dos tendões quando a mão é estendida na articulação do punho. À medida que os tendões passam sobre o dorso do punho, eles são cobertos por **bainhas tendíneas sinoviais**, que reduzem o atrito dos tendões dos músculos extensores quando atravessam os túneis osteofibrosos formados pela fixação do retináculo dos músculos extensores à parte distal do rádio e da ulna (Figura 3.38).

Os músculos extensores estão organizados anatomicamente em camadas superficial e profunda. Quatro *músculos extensores superficiais* (ERCC, extensor dos dedos, EDM e EUC) estão fixados proximalmente por um *tendão comum dos músculos extensores* no epicôndilo lateral (ver Figuras 3.37A e 3.39; Tabela 3.9).

A inserção proximal dos outros dois músculos extensores superficiais (músculos braquiorradial e ERLC) ocorre na crista supraepicondilar lateral do úmero e no septo intermuscular lateral adjacente (ver Figura 3.39B). Os quatro tendões planos do músculo extensor dos dedos passam abaixo do retináculo dos músculos extensores até os quatro

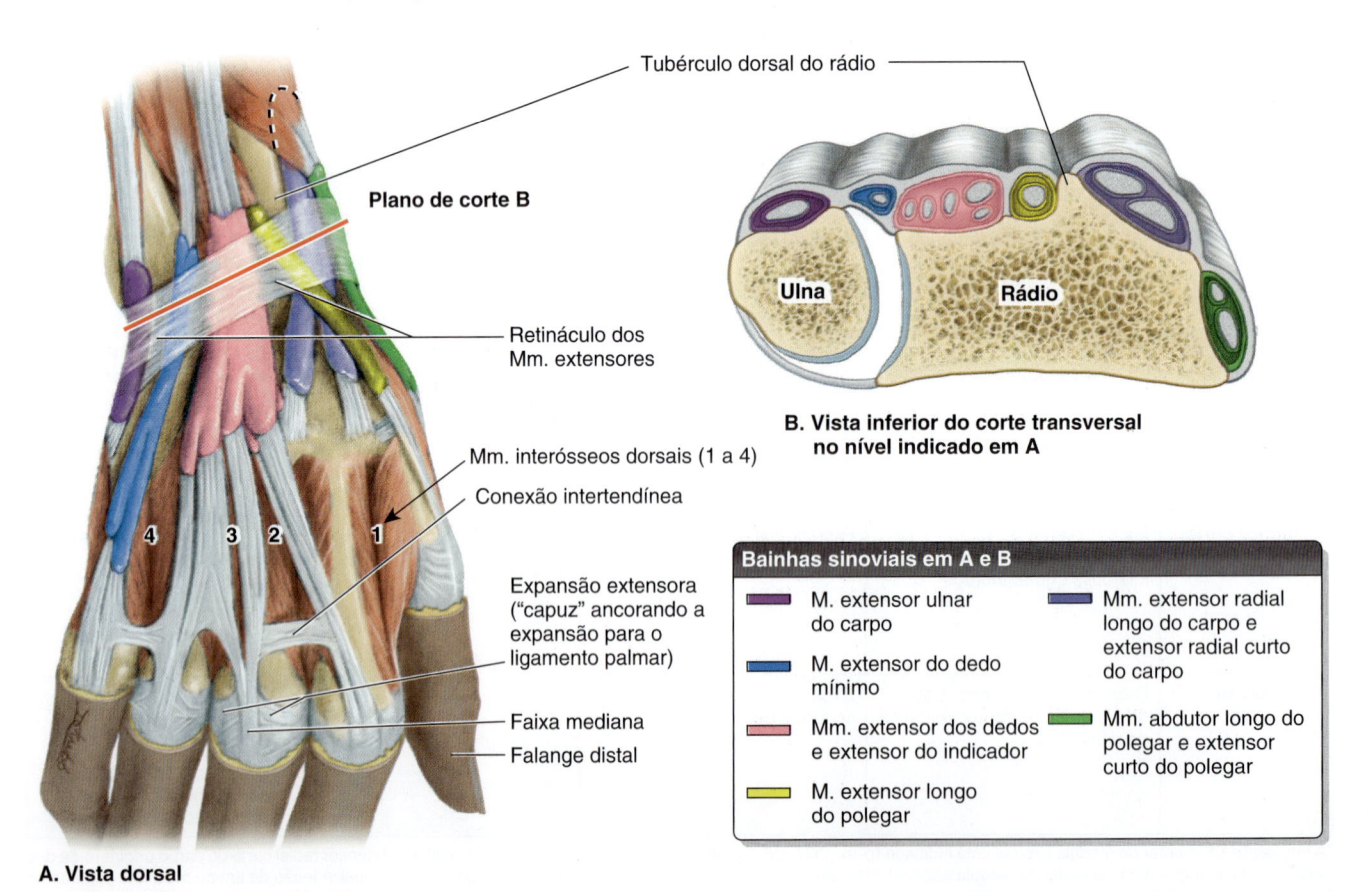

Figura 3.38 Bainhas sinoviais dos tendões dos músculos extensores na parte distal do antebraço e dorso da mão. **A.** Ilustração com bainhas sinoviais indicadas por cores. **B.** Corte transversal através da extremidade distal do rádio e da ulna para mostrar os tendões dos músculos extensores em suas bainhas sinoviais.

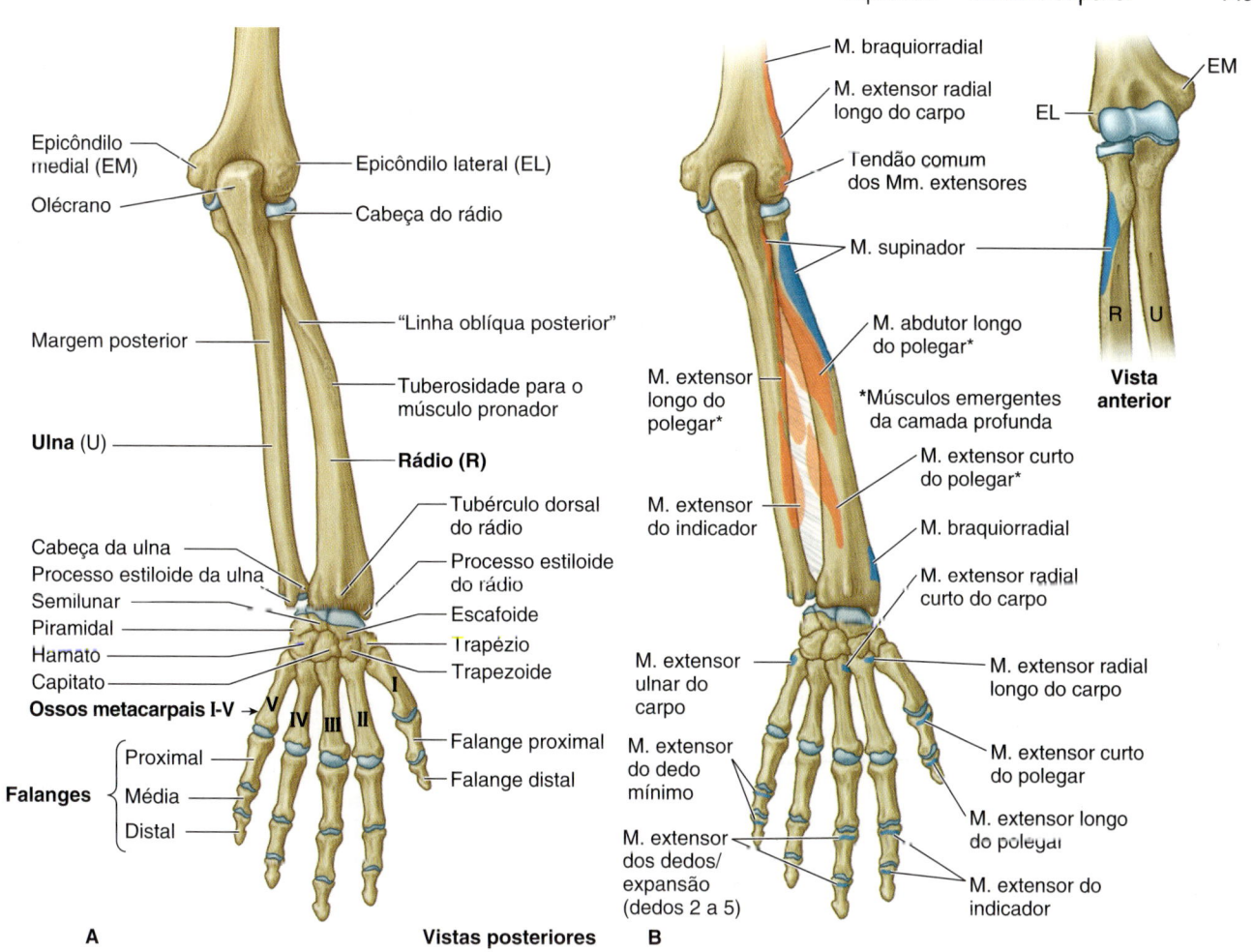

Capítulo 3 • Membro Superior 143

A. Vistas posteriores

- Epicôndilo medial (EM)
- Olécrano
- Epicôndilo lateral (EL)
- Cabeça do rádio
- Margem posterior
- "Linha oblíqua posterior"
- Tuberosidade para o músculo pronador
- **Ulna (U)**
- **Rádio (R)**
- Tubérculo dorsal do rádio
- Cabeça da ulna
- Processo estiloide da ulna
- Processo estiloide do rádio
- Semilunar
- Escafoide
- Piramidal
- Trapézio
- Hamato
- Trapezoide
- Capitato
- **Ossos metacarpais I-V**
- **Falanges**: Proximal, Média, Distal
- Falange proximal
- Falange distal

B. Vistas posteriores

- M. braquiorradial
- M. extensor radial longo do carpo
- Tendão comum dos Mm. extensores
- M. supinador
- M. abdutor longo do polegar*
- M. extensor longo do polegar*
- *Músculos emergentes da camada profunda
- M. extensor do indicador
- M. extensor curto do polegar*
- M. braquiorradial
- M. extensor radial curto do carpo
- M. extensor ulnar do carpo
- M. extensor radial longo do carpo
- M. extensor do dedo mínimo
- M. extensor curto do polegar
- M. extensor dos dedos/expansão (dedos 2 a 5)
- M. extensor longo do polegar
- M. extensor do indicador

Vista anterior: EM, EL, R, U

Figura 3.39 Pontos de referência dos ossos e inserções dos músculos do compartimento posterior do antebraço.

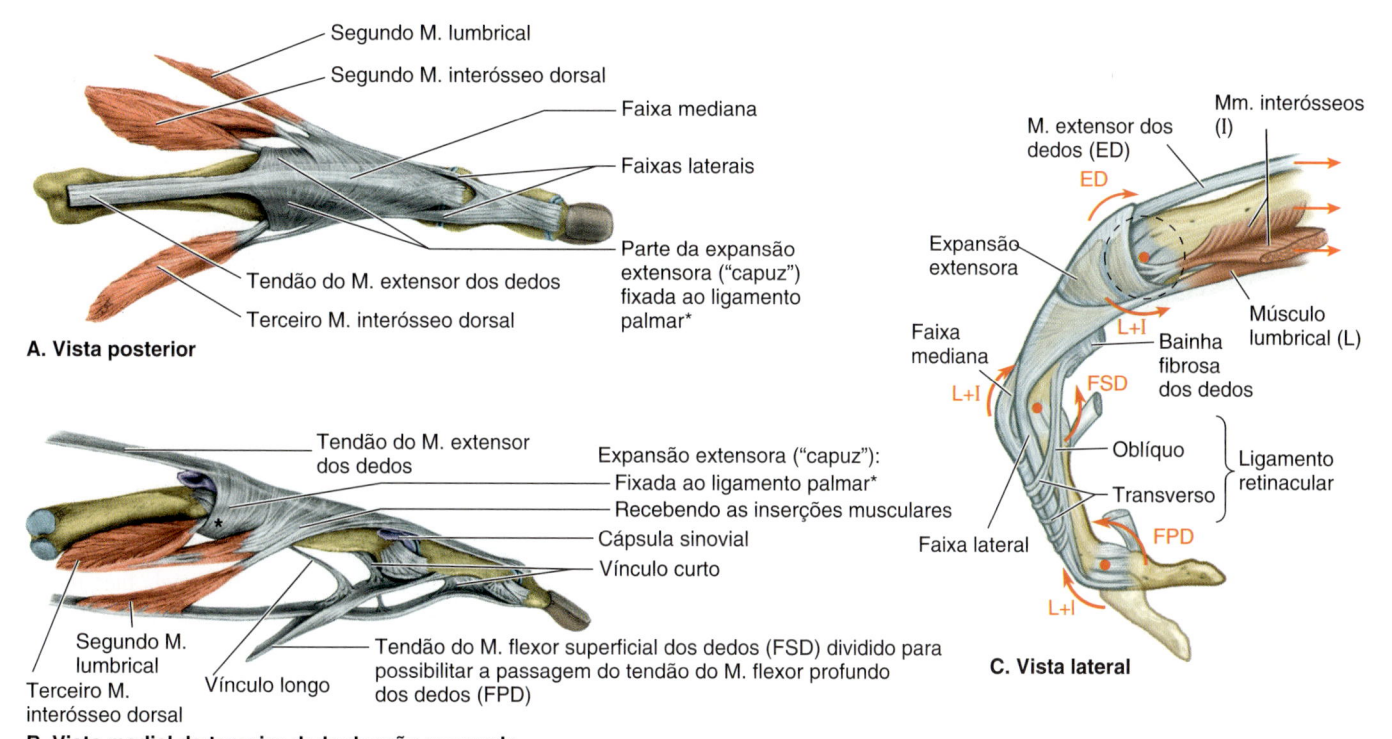

A. Vista posterior

- Segundo M. lumbrical
- Segundo M. interósseo dorsal
- Faixa mediana
- Faixas laterais
- Parte da expansão extensora ("capuz") fixada ao ligamento palmar*
- Tendão do M. extensor dos dedos
- Terceiro M. interósseo dorsal

B. Vista medial do terceiro dedo da mão esquerda

- Tendão do M. extensor dos dedos
- Expansão extensora ("capuz"):
  - Fixada ao ligamento palmar*
  - Recebendo as inserções musculares
- Cápsula sinovial
- Vínculo curto
- Segundo M. lumbrical
- Terceiro M. interósseo dorsal
- Vínculo longo
- Tendão do M. flexor superficial dos dedos (FSD) dividido para possibilitar a passagem do tendão do M. flexor profundo dos dedos (FPD)

C. Vista lateral

- M. extensor dos dedos (ED)
- Mm. interósseos (I)
- ED
- Expansão extensora
- L+I
- Músculo lumbrical (L)
- Faixa mediana
- L+I
- Bainha fibrosa dos dedos
- FSD
- Oblíquo
- Transverso
- Ligamento retinacular
- Faixa lateral
- FPD
- L+I

Figura 3.40 Expansão extensora e vínculos. **A** e **B**. Partes da expansão extensora. Os vínculos consistem em faixas fibrosas que conduzem pequenos vasos até os tendões. **C**. Ligamentos retinaculares.

dedos mediais (ver Figura 3.38). Os tendões comuns do indicador e dedo mínimo são unidos em suas faces mediais, próximo às articulações metacarpofalângicas, pelos respectivos tendões dos músculos extensor do indicador e EDM (músculos extensores do indicador e do dedo mínimo, respectivamente). O tendão do músculo extensor do indicador une-se aos tendões do músculo extensor dos dedos para passar por baixo do retináculo dos músculos extensores, através da **bainha dos tendões dos músculos extensor dos dedos e extensor do indicador** (bainha sinovial comum dos músculos extensores). No dorso da mão, os tendões do músculo extensor dos dedos abrem-se em leque à medida que seguem em direção aos dedos. Os tendões adjacentes são unidos proximalmente às articulações metacarpofalângicas por três **conexões intertendíneas** oblíquas, que restringem a extensão independente dos dedos (ver Figura 3.38A). Em consequência, normalmente nenhum dedo consegue permanecer em flexão completa enquanto os outros estão em extensão completa.

Nas extremidades distais dos metacarpais e ao longo das falanges, os quatro tendões do músculo extensor dos dedos achatam-se para formar **expansões extensoras** (ver Figuras 3.38 e 3.40). Cada expansão extensora (expansão dorsal ou "capuz") é uma aponeurose tendínea triangular, que envolve o dorso e as laterais de uma cabeça do osso metacarpal e base da falange proximal. O "capuz" semelhante a uma viseira, formado pela expansão extensora sobre a cabeça do osso metacarpal, está fixado, de cada lado, ao **ligamento palmar** (uma parte espessa da membrana fibrosa da cápsula articular das articulações metacarpofalângicas). Na formação da expansão extensora, cada tendão do músculo extensor dos dedos divide-se em uma **faixa mediana**, que segue até a base da falange média, e em duas **faixas laterais**, que seguem até a base da falange distal. Os tendões dos músculos interósseos e lumbricais da mão unem-se com as faixas laterais da expansão extensora (ver Figura 3.40).

O **ligamento retinacular** é uma delicada faixa fibrosa, que segue da falange proximal e bainha fibrosa dos dedos em direção oblíqua, através da falange média e de duas articulações interfalângicas (ver Figura 3.40C). Durante a flexão da articulação interfalângica distal, o ligamento retinacular torna-se tenso. O ligamento retinacular tenso traciona a articulação interfalângica proximal na flexão. De modo semelhante, na extensão da articulação proximal, a articulação distal é tracionada pelo ligamento retinacular até quase a extensão completa.

Os músculos extensores profundos do antebraço (ALP, ECP e **músculo extensor longo do polegar**) atuam sobre o polegar. O **músculo extensor do indicador** confere independência a esse dedo, visto que o músculo atua isoladamente ou em conjunto com o músculo extensor dos dedos para estender o dedo indicador (ver Figuras 3.37 e 3.39; Tabela 3.9). Os três músculos que atuam sobre o polegar (ALP, ECP e ELP) situam-se profundamente aos músculos extensores superficiais e emergem ("afloram") de um sulco na parte lateral do antebraço, que divide os músculos extensores. Em virtude dessa característica, são designados como *músculos emergentes* (que afloram). Os tendões dos músculos ALP e ECP delimitam a tabaqueira anatômica de formato triangular lateralmente, enquanto o tendão do músculo ELP a delimita medialmente (ver Figura 3.37B). A tabaqueira anatômica é visível como uma depressão na face lateral do punho, durante a extensão total do polegar; Isso puxa os tendões dos músculos ALP, ECP e ELP para cima e produz uma concavidade entre eles. Observe que:

- A *artéria radial* situa-se no assoalho da tabaqueira anatômica
- O *processo estiloide* do rádio pode ser palpado proximalmente, enquanto a base do osso metacarpal I pode ser palpada distalmente na tabaqueira anatômica
- O *escafoide* e o *trapézio* podem ser palpados no assoalho da tabaqueira anatômica, entre o processo estiloide do rádio e o osso metacarpal I.

Nervos do antebraço

Os principais **nervos do antebraço** são os nervos mediano, ulnar e radial (Figuras 3.41 e 3.42). Embora apareça na região cubital, o nervo radial logo entra no compartimento posterior do antebraço. Além dos ramos cutâneos, existem apenas dois nervos na face anterior do antebraço: os nervos mediano e ulnar. Os principais nervos originam-se do plexo braquial, conforme indicado e descrito na Figura 3.27 e na Tabela 3.6, enquanto seus trajetos e distribuições no antebraço estão ilustrados na Figura 3.42 e descritos na Tabela 3.10.

O **nervo mediano** é o principal nervo do compartimento anterior do antebraço. Ele entra no antebraço com a artéria braquial e situa-se medialmente a ela. O nervo mediano deixa a fossa cubital seguindo o seu trajeto entre as cabeças do músculo pronador redondo, emitindo ramos para elas; em seguida, passa abaixo do músculo FSD, continuando distalmente pelo meio do antebraço, entre os músculos FSD e FPD (ver Figura 3.41). Próximo ao punho, o nervo mediano torna-se superficial, seguindo o seu trajeto entre os tendões dos músculos FSD e FRC, abaixo do tendão do músculo palmar longo. O seu principal ramo é o **nervo interósseo anterior** do antebraço (ver Figura 3.42). Os ramos articulares e musculares e um ramo palmar cutâneo também originam-se do nervo mediano.

O **nervo ulnar** segue posteriormente ao epicôndilo medial do úmero e entra no antebraço, passando entre as cabeças do músculo FUC (ver Figura 3.41), emitindo ramos para elas. Em seguida, passa inferiormente entre os músculos FUC e FPD, inervando a parte ulnar (medial) do músculo, que envia tendões para o quarto e quinto dedos. O nervo ulnar torna-se superficial no punho, seguindo pela face medial da artéria ulnar e pela face lateral do tendão do músculo FUC. O nervo ulnar emerge abaixo do tendão do músculo FUC, imediatamente proximal ao punho, e segue superficialmente ao retináculo dos músculos flexores para entrar na mão, onde inerva a pele da parte medial da mão. Os ramos do nervo ulnar no antebraço (ramos articular, muscular, palmar e cutâneos dorsais) são descritos na Tabela 3.10.

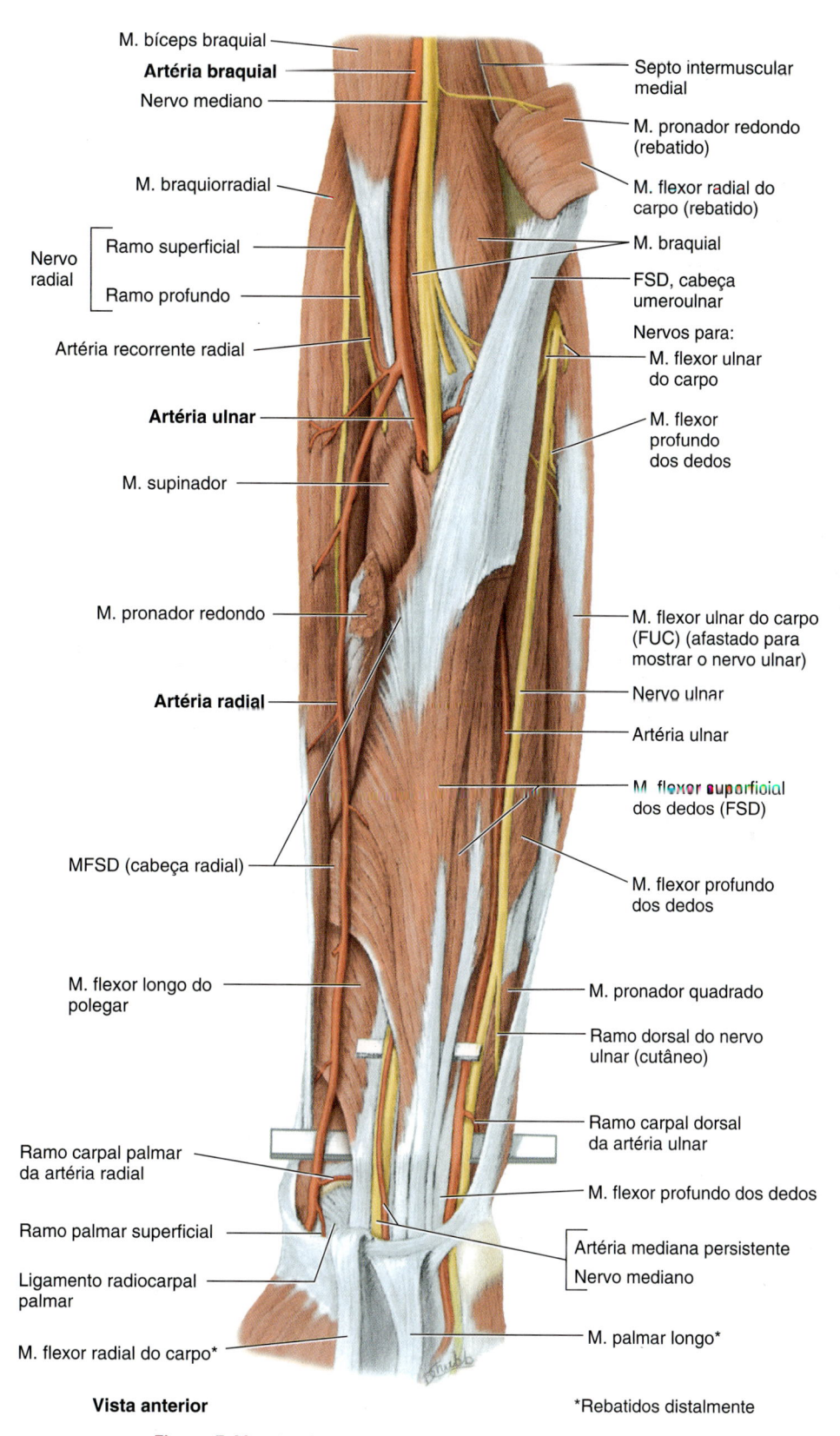

Figura 3.41 Músculos, vasos e nervos da face anterior do antebraço.

Vista anterior

*Rebatidos distalmente

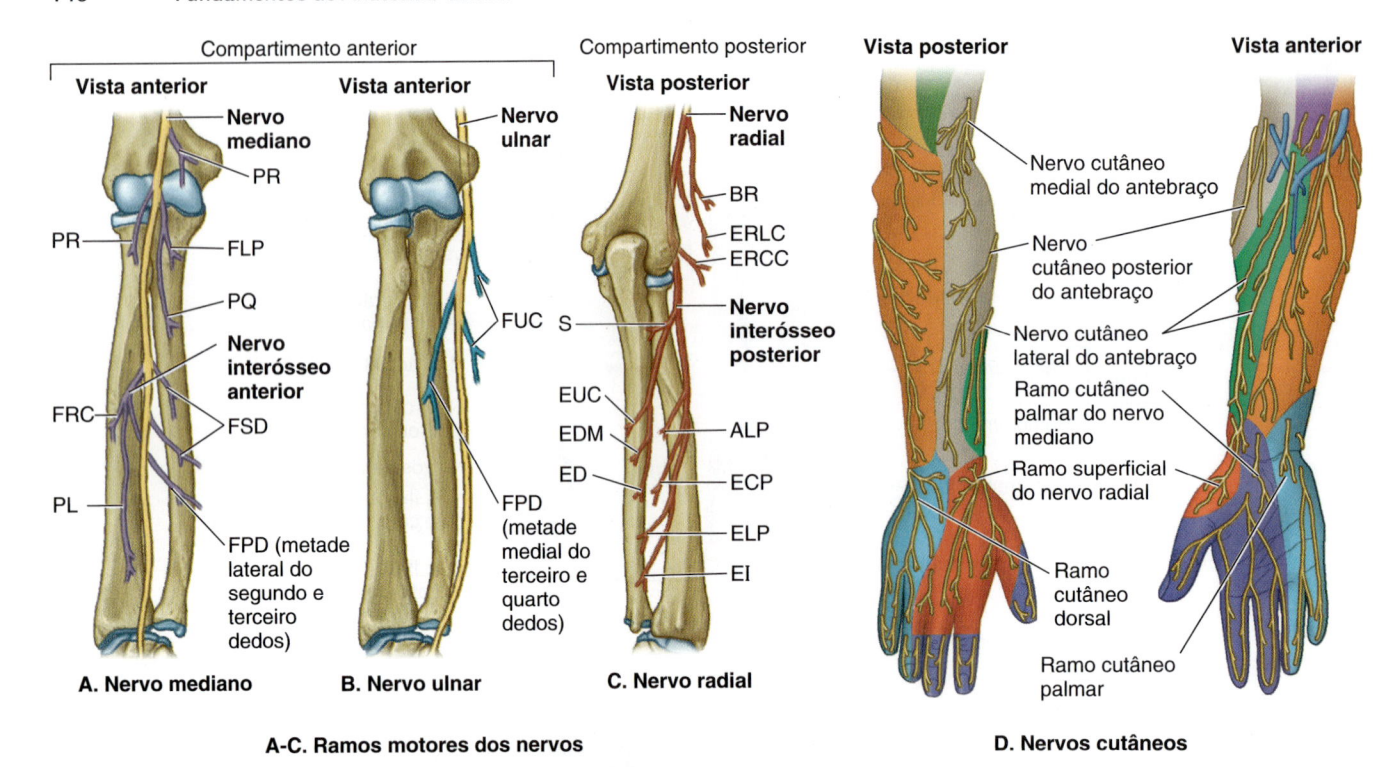

Compartimento anterior
Vista anterior — Nervo mediano, PR, FLP, PQ, Nervo interósseo anterior, FSD, FPD (metade lateral do segundo e terceiro dedos), PR, FRC, PL

Vista anterior — Nervo ulnar, FUC, S, FPD (metade medial do terceiro e quarto dedos)

A. Nervo mediano **B. Nervo ulnar**

Compartimento posterior
Vista posterior — Nervo radial, BR, ERLC, ERCC, Nervo interósseo posterior, EUC, EDM, ED, ALP, ECP, ELP, EI

C. Nervo radial

A-C. Ramos motores dos nervos

Vista posterior / **Vista anterior** — Nervo cutâneo medial do antebraço, Nervo cutâneo posterior do antebraço, Nervo cutâneo lateral do antebraço, Ramo cutâneo palmar do nervo mediano, Ramo superficial do nervo radial, Ramo cutâneo dorsal, Ramo cutâneo palmar

D. Nervos cutâneos

Legenda

ALP	M. abdutor longo do polegar	ERLC/ERCC	Mm. extensor radial longo do carpo e extensor radial curto do carpo	FUC	M. flexor ulnar do carpo
BR	M. braquiorradial			PL	M. palmar longo
ED	M. extensor dos dedos	EUC	M. extensor ulnar do carpo	PQ	M. pronador quadrado
EDM	M. extensor do dedo mínimo	FLP	M. flexor longo do polegar	PR	M. pronador redondo
EI	M. extensor do indicador	FRC	M. flexor radial do carpo	S	M. supinador
ELP/ECP	Mm. extensor do longo do polegar e extensor curto do polegar	FSD/FPD	Mm. flexor superficial dos dedos e flexor profundo dos dedos		

Para a mão:
- Nervo ulnar (C8, T1)
- Nervo radial (C6-C8)
- Nervo mediano (C6-C8)

Figura 3.42 Nervos do antebraço. **A** a **C.** Inervação motora. **D.** Inervação cutânea.

Tabela 3.10 Nervos do antebraço.

Nervo	Origem	Trajeto no antebraço
Mediano	Pela união da raiz lateral do nervo mediano (C6, C7, do fascículo lateral do plexo braquial) com a raiz medial (C8, T1) do fascículo medial	Entra na fossa cubital, medialmente à artéria braquial; sai passando entre as cabeças do músculo pronador redondo; desce no plano fascial, entre os músculos flexores superficial dos dedos e profundo dos dedos; segue o seu trajeto abaixo do tendão do músculo palmar longo, à medida que se aproxima do retináculo dos músculos flexores para atravessar o túnel do carpo.
• Interósseo anterior do antebraço	Nervo mediano na parte distal da fossa cubital	Desce na face anterior da membrana interóssea do antebraço com a artéria do mesmo nome, entre os músculos FPD e FLP, para seguir o seu trajeto abaixo do músculo pronador quadrado
• Ramo palmar do nervo mediano	Nervo mediano na parte do meio a distal do antebraço, proximal ao retináculo dos músculos flexores	Segue superficialmente ao retináculo dos músculos flexores para alcançar a pele na parte central da palma
Ulnar	Ramo terminal maior do fascículo medial do plexo braquial (C8, T1, recebe frequentemente fibras de C7)	Entra no antebraço passando entre as cabeças do músculo flexor ulnar do carpo, após passar posteriormente ao epicôndilo medial do úmero; desce pelo antebraço entre os músculos FUC e FPD; torna-se superficial na parte distal do antebraço
• Ramo palmar do nervo ulnar	Nervo ulnar próximo à região média do antebraço	Desce anteriormente à artéria ulnar; perfura a fáscia muscular na parte distal do antebraço; segue na tela subcutânea até a pele palmar, medialmente ao eixo do quarto dedo
• Ramo dorsal do nervo ulnar	Nervo ulnar na metade distal do antebraço	Passa posteroinferiormente entre a ulna e o músculo flexor ulnar do carpo; entra na tela subcutânea para inervar a pele do dorso medialmente ao eixo do dedo ulnar

(continua)

Tabela 3.10 Nervos do antebraço. (*continuação*)

Nervo	Origem	Trajeto no antebraço
Radial	Ramo terminal maior do fascículo posterior do plexo braquial (C5-T1)	Entra na fossa cubital, entre os músculos braquiorradial e braquial; anteriormente ao epicôndilo lateral, divide-se nos ramos terminais superficial e profundo
• Nervo cutâneo posterior do antebraço	Nervo radial, quando atravessa o sulco do nervo radial da face posterior do úmero	Perfura a cabeça lateral do músculo tríceps braquial; desce ao longo da face lateral do braço e da face posterior do antebraço até o punho
• Ramo superficial do nervo radial	Ramo terminal sensitivo do nervo radial, na fossa cubital	Desce entre os músculos pronador redondo e braquiorradial, emergindo deste último para se ramificar sobre a tabaqueira anatômica e inervar a pele do dorso lateralmente ao eixo do quarto dedo
• Ramo profundo do nervo radial/nervo interósseo posterior do antebraço	Ramo terminal motor do nervo radial, na fossa cubital	O ramo profundo deixa a fossa cubital curvando-se em torno do colo do rádio, penetrando e inervando o músculo supinador; emerge no compartimento posterior do antebraço como nervo interósseo posterior do antebraço; desce sobre a membrana com a artéria do mesmo nome
Nervo cutâneo lateral do antebraço	Continuação do nervo musculocutâneo distalmente aos ramos musculares	Emerge lateralmente ao músculo bíceps braquial sobre o M. braquial, seguindo o seu trajeto inicialmente com a veia cefálica; desce ao longo da margem lateral do antebraço até o punho
Nervo cutâneo medial do antebraço	Fascículo medial do plexo braquial, que recebe fibras de C8 e T1	Perfura a fáscia muscular do braço com a veia basílica, proximalmente à fossa cubital; desce pela face medial do antebraço na tela subcutânea, até o punho

FUC, músculo flexor ulnar do carpo; *FPD*, músculo flexor profundo dos dedos; *FLP*, músculo flexor longo do polegar.

O **nervo radial** deixa o compartimento posterior do braço para cruzar a face anterior do epicôndilo lateral do úmero. Na região cubital, o nervo radial divide-se em ramos superficial e profundo (ver Figura 3.33B). O *ramo profundo do nervo radial* surge anteriormente ao epicôndilo lateral e perfura o músculo supinador. O ramo profundo curva-se em torno da face lateral do colo do rádio e entra no compartimento posterior (extensor-pronador) do antebraço, onde continua como *nervo interósseo posterior do antebraço* (ver Figura 3.42C e Tabela 3.10). O ramo superficial do nervo radial é um nervo cutâneo e articular, que desce no antebraço abaixo do músculo braquiorradial (ver Figura 3.41). O *ramo superficial do nervo radial* (sensitivo ou cutâneo) emerge na parte distal do antebraço e cruza o teto da tabaqueira anatômica. Distribui-se pela pele no dorso da mão e para diversas articulações da mão (ver Figura 3.42D).

Artérias e veias do antebraço

A *artéria braquial* termina na parte distal da fossa cubital, em frente do colo do rádio, dividindo-se nas artérias ulnar e radial, que constituem as principais artérias do antebraço (ver Figura 3.41). Os ramos das artérias ulnar e radial estão ilustrados na Figura 3.43 e descritos na Tabela 3.11.

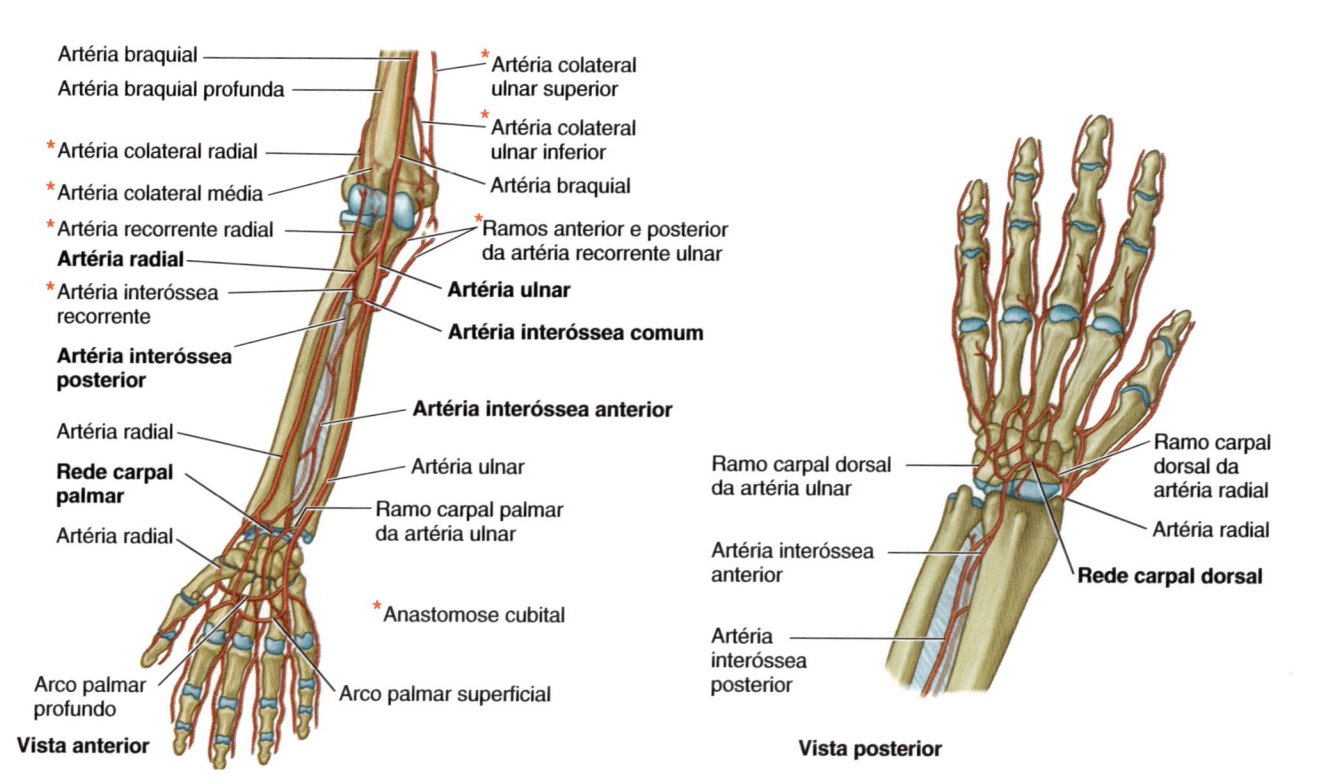

Figura 3.43 Artérias do antebraço e da mão.

Tabela 3.11 Artérias do antebraço e do punho.

Artéria	Origem	Trajeto no antebraço
Ulnar	Como ramo terminal maior da artéria braquial na fossa cubital	Segue inferior e medialmente e, em seguida, diretamente em direção inferior, abaixo da parte superficial dos músculos pronador redondo, palmar longo e flexor superficial dos dedos para alcançar a face medial do antebraço; segue superficialmente ao retináculo dos músculos flexores no punho, no túnel ulnar (loja de Guyon) para entrar na mão
Artéria recorrente ulnar, ramo anterior	Artéria ulnar imediatamente distal à articulação do cotovelo	Segue superiormente entre os músculos braquial e pronador redondo, suprindo ambos; em seguida, anastomosa-se com a artéria colateral ulnar inferior, anteriormente ao epicôndilo medial
Artéria recorrente ulnar, ramo posterior	Artéria ulnar distal à artéria recorrente ulnar, ramo anterior	Segue superiormente, posterior ao epicôndilo medial e profundamente ao tendão do músculo flexor ulnar do carpo; em seguida, anastomosa-se com a artéria colateral ulnar superior
Interóssea comum	Artéria ulnar na fossa cubital, distalmente à bifurcação da artéria braquial	Segue lateral e profundamente, terminando pela sua divisão em artérias interósseas anterior e posterior
Interóssea anterior	Como ramos terminais da artéria interóssea comum, entre o rádio e a ulna	Segue um trajeto distal na face anterior da membrana interóssea do antebraço até a margem proximal do músculo pronador quadrado; perfura a membrana e continua distalmente para unir-se com a rede carpal dorsal, na face posterior da membrana interóssea
Interóssea posterior	Como ramos terminais da artéria interóssea comum, entre o rádio e a ulna	Segue até a face posterior da membrana interóssea do antebraço, dando origem à artéria interóssea recorrente; segue em direção distal, entre os músculos extensores superficiais e os profundo, suprindo todos
Interóssea recorrente	Artéria interóssea posterior, entre o rádio e a ulna	Segue em direção superior, posteriormente à parte proximal da articulação radiulnar, para se anastomosar com a artéria colateral média (a partir da artéria braquial profunda)
Ramo carpal palmar	Artéria ulnar na parte distal do antebraço	Segue através da face anterior do punho, abaixo dos tendões do músculo flexor profundo dos dedos, para se anastomosar com o ramo carpal palmar da artéria radial, formando a rede carpal palmar
Ramo carpal dorsal	Artéria ulnar, proximal ao pisiforme	Atravessa a face dorsal do punho, abaixo dos tendões dos músculos extensores, para se anastomosar com o ramo carpal dorsal da artéria radial, formando a rede carpal dorsal
Radial	Como ramo terminal menor da artéria braquial na fossa cubital	Segue em direção inferior e medial abaixo do revestimento do músculo braquiorradial; situa-se lateralmente ao tendão do músculo flexor radial do carpo, na parte distal do antebraço; curva-se em torno da face lateral do rádio e cruza o assoalho da tabaqueira anatômica para perfurar o primeiro músculo interósseo dorsal
Recorrente radial	Face lateral da artéria radial, imediatamente distal à bifurcação da artéria braquial	Ascende entre os músculos braquiorradial e braquial, suprindo ambos (bem como a articulação do cotovelo); em seguida, anastomosa-se com a artéria colateral radial (da artéria braquial profunda)
Ramo carpal palmar	Parte distal da artéria radial, próximo à margem distal do músculo pronador quadrado	Atravessa a face anterior do punho, abaixo dos tendões dos músculos flexores, para se anastomosar com o ramo carpal palmar da artéria ulnar, formando a rede carpal palmar
Ramo carpal dorsal	Parte distal da artéria radial, na parte proximal da tabaqueira anatômica	Segue medialmente através do punho, abaixo dos tendões dos músculos extensor do polegar e extensor radial do carpo, anastomosa-se com ramo carpal dorsal, formando a rede carpal dorsal

A artéria ulnar desce pelo compartimento anterior (flexor-pronador) do antebraço, abaixo do músculo pronador redondo. As pulsações da artéria ulnar podem ser palpadas na parte lateral do tendão do músculo FUC, onde ela se localiza anteriormente à cabeça ulnar do músculo flexor ulnar do carpo (ver Figura 6.41). O nervo ulnar situa-se na face medial da artéria ulnar. Quando o músculo braquiorradial é tracionado lateralmente, toda a extensão da artéria radial torna-se visível até a parte distal do antebraço. A artéria radial deixa o antebraço curvando-se em torno da face lateral do punho e cruzando o assoalho da tabaqueira anatômica para alcançar a mão (ver Figuras 6.37 e 3.43). A pulsação da artéria radial é habitualmente medida na parte distal do rádio, entre os tendões dos músculos FRC e ALP (ver Figura 6.41).

Existem veias superficiais e profundas no antebraço: as *veias superficiais* ascendem pela tela subcutânea, enquanto as *veias profundas* acompanham as artérias profundas (p. ex., radial e ulnar).

ANATOMIA CLÍNICA

Teste dos músculos flexor superficial dos dedos e flexor profundo dos dedos

Para testar o músculo FSD, um dedo é fletido na articulação interfalângica proximal contra resistência, enquanto os outros três dedos são mantidos na posição de extensão para inativar o músculo FPD (Figura AC3.11A). *Para testar o músculo FPD*, a articulação interfalângica proximal é mantida na posição de extensão, enquanto a pessoa tenta fletir a articulação interfalângica distal (ver Figura AC3.11B).

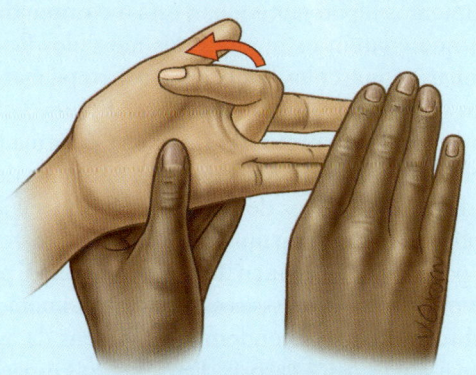

A. Teste do músculo flexor superficial dos dedos (FSD)

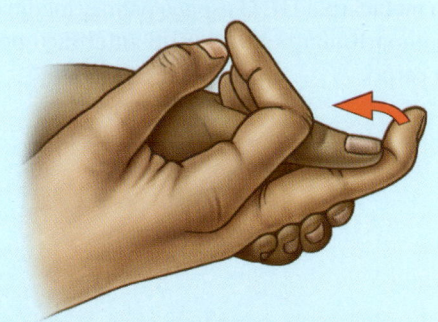

B. Teste do músculo flexor profundo dos dedos (FPD)

Figura AC3.11 Teste muscular dos músculos FSD e FPD.

Tendinite do cotovelo ou epicondilite lateral

A *tendinite do cotovelo* (cotovelo de tenista) é uma condição musculoesquelética dolorosa, que pode ocorrer após uso repetitivo dos músculos extensores superficiais do antebraço. A dor é sentida sobre o epicôndilo lateral e irradia-se para baixo, na face posterior do antebraço. As pessoas que apresentam tendinite do cotovelo frequentemente sentem dor quando abrem uma porta ou levantam um copo. A flexão e a extensão forçadas repetidas do punho sobrecarregam a inserção do tendão comum dos músculos extensores, provocando inflamação do periósteo do epicôndilo lateral (*epicondilite lateral*). As rupturas associadas do tendão comum dos músculos extensores, cujo reparo pode ser feito cirurgicamente, são visíveis na ressonância magnética (RM).

Cisto sinovial do punho

Algumas vezes, surge uma tumefação cística indolor na mão, mas comumente no dorso do punho (Figura AC3.12). O cisto, que possui paredes finas, contém líquido mucinoso transparente. Do ponto de vista clínico, esse tipo de tumefação é denominado "gânglio" (G. intumescência ou nódulo). Esses cistos sinoviais estão próximos às bainhas sinoviais e, com frequência, comunicam-se com elas. A inserção distal do tendão do músculo ERCC constitui um local comum desse tipo de cisto. Uma tumefação cística da bainha sinovial comum dos músculos flexores, na face anterior do punho, pode aumentar o suficiente para causar compressão do nervo mediano por meio do estreitamento do túnel do carpo (*síndrome do túnel do carpo*).

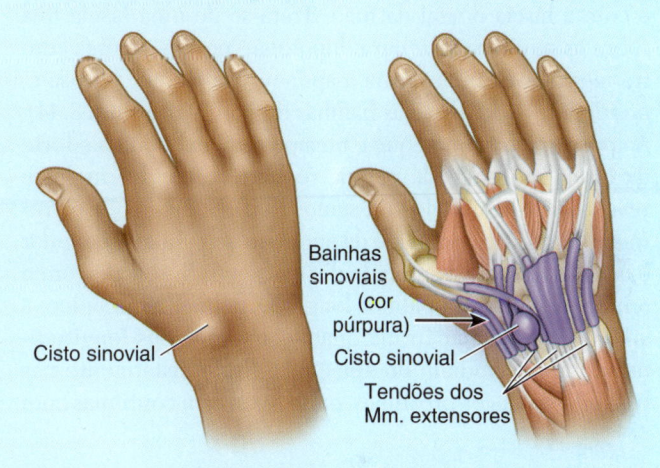

Figura AC3.12 Cisto sinovial do punho.

Dedo em martelo ou dedo do jogador de beisebol

A ocorrência de tensão súbita e forte sobre um tendão do músculo extensor longo pode causar avulsão de parte de sua inserção à falange. O resultado mais comum dessa lesão é o *dedo em martelo* ou *dedo do jogador de beisebol*. Essa deformidade resulta da flexão extrema (hiperflexão) subitamente forçada da articulação interfalângica distal, quando o tendão tenta estender a falange distal – por exemplo, quando a bola de beisebol não é agarrada corretamente (causando hiperflexão), ou quando o dedo é comprimido na almofada da base. Essas ações provocam avulsão da inserção do tendão a partir da base da falange distal. Em consequência, o indivíduo é incapaz de estender a articulação interfalângica distal (Figura AC3.13).

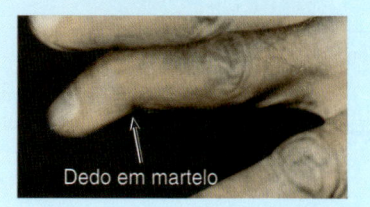

Figura AC3.13 Dedo em martelo.

MÃO

O punho, que é a parte proximal da mão, situa-se na junção do antebraço com a mão. *O esqueleto da mão* consiste nos *ossos carpais* do punho, nos *ossos metacarpais* da mão propriamente dita e nas *falanges* dos dedos. Os ossos metacarpais e as falanges são numerados de I a V, começando com o polegar e terminando com o dedo mínimo. A face palmar da mão apresenta uma concavidade central, que separa duas eminências: uma **eminência tenar** lateral, mais proeminente, na base do polegar, e uma **eminência hipotenar** menor e medial, proximal à base do quinto dedo (Figura 3.44A).

Fáscia palmar

A **fáscia palmar** é contínua com a fáscia do antebraço e com a fáscia dorsal da mão. Trata-se de uma fáscia fina sobre as eminências tenar e hipotenar, porém espessa centralmente, onde ela forma a aponeurose palmar fibrosa e, nos dedos, onde forma as bainhas digitais (ver Figura 3.44). A aponeurose palmar, que é uma parte bem definida e forte da fáscia muscular da palma, recobre os tecidos moles e reveste os tendões dos músculos flexores longos. A extremidade proximal ou ápice da aponeurose palmar triangular é contínua com o retináculo dos músculos flexores e com o tendão do músculo palmar longo. Distalmente ao ápice, a aponeurose palmar forma quatro faixas digitais longitudinais, que se irradiam do ápice e se fixam distalmente nas bases das falanges proximais, onde se tornam contínuas com as bainhas fibrosas dos dedos (ver Figura 3.44). As **bainhas fibrosas dos dedos** são tubos de ligamentos que envolvem os tendões dos músculos flexores e as bainhas sinoviais que os envolvem, à medida que seguem ao longo da face palmar de seu respectivo dedo.

Um **septo fibroso medial** estende-se profundamente a partir da margem medial da aponeurose palmar até o metacarpal V. Medialmente a esse septo, encontra-se o **compartimento hipotenar** ou medial, que contém os músculos hipotenares (Figura 3.45A). De modo semelhante, um septo fibroso lateral estende-se profundamente a partir da margem lateral da aponeurose palmar até o metacarpal III. Lateralmente a esse septo, encontra-se o **compartimento tenar** ou lateral, que contém os músculos tenares. Entre os compartimentos hipotenar e tenar, está o **compartimento central**, que contém os tendões dos músculos flexores e suas bainhas, os músculos lumbricais, o arco palmar superficial e os vasos e nervos dos dedos (ver Figura 3.45A). O plano muscular mais profundo da palma é formado pelo **compartimento adutor**, que contém o músculo adutor do polegar. Entre os tendões dos músculos flexores e a fáscia que recobre os músculos palmares profundos, existem dois espaços potenciais: o **espaço tenar** e o **espaço palmar médio** (ver Figura 3.45). Esses espaços são delimitados por septos fibrosos que se estendem das margens da aponeurose palmar até os ossos carpais. Entre os dois espaços, encontra-se o septo fibroso lateral particularmente forte, que se fixa ao metacarpal III. O espaço palmar médio é contínuo com o compartimento anterior do antebraço por meio do túnel do carpo.

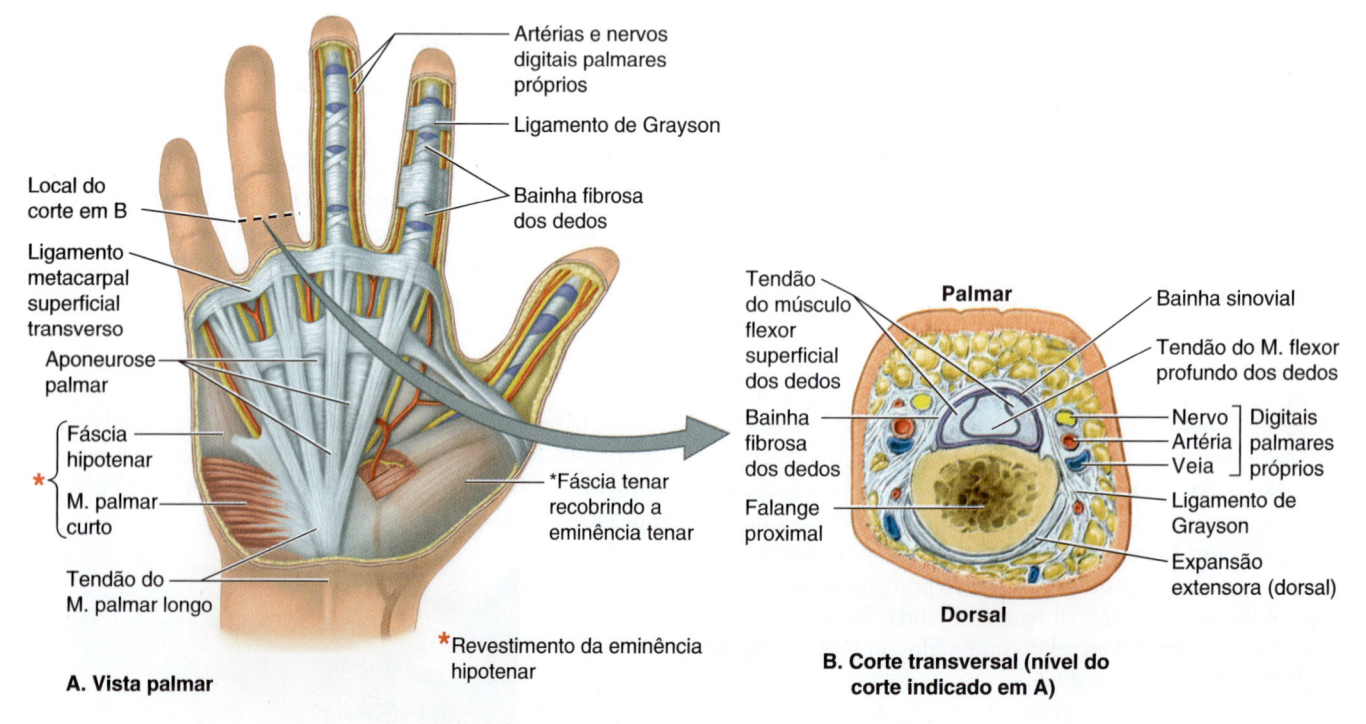

Figura 3.44 Fáscia palmar e bainhas fibrosas dos dedos.

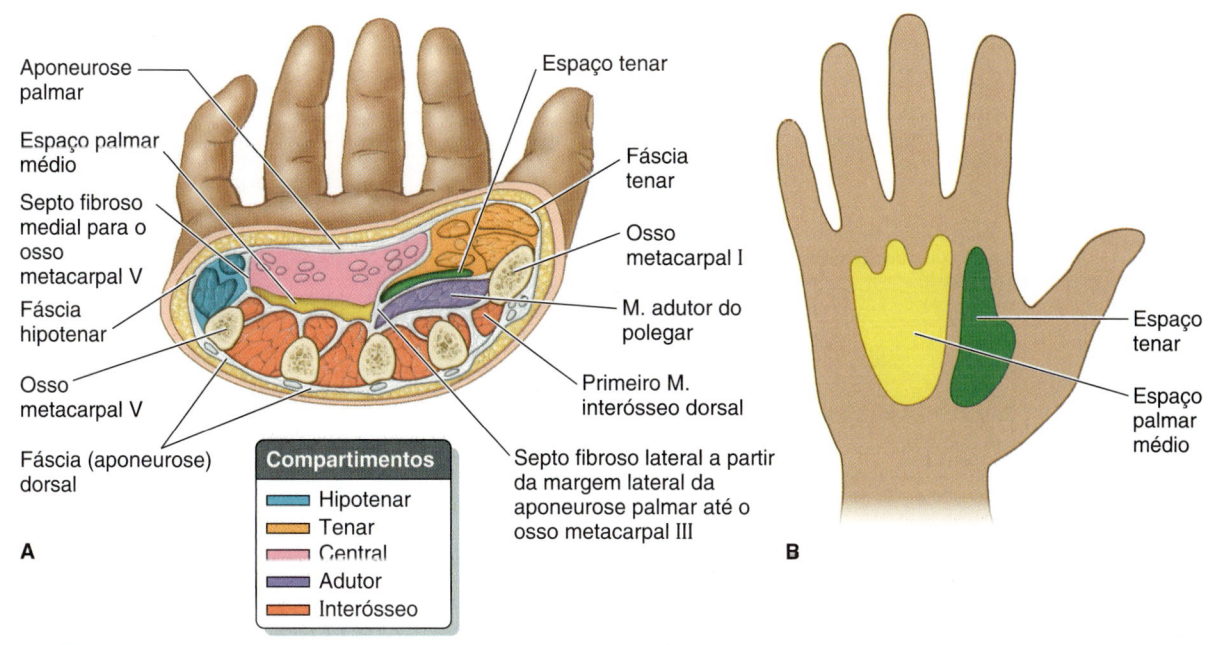

Figura 3.45 Compartimentos e espaços da mão. A. Corte transversal mostrando os compartimentos e os espaços. **B.** Espaços tenar e palmar médio.

Músculos da mão

Os músculos intrínsecos da mão estão localizados em cinco compartimentos (ver Figura 3.45A; Tabela 3.12):

- Músculos tenares no *compartimento tenar*: músculos abdutor curto do polegar, flexor curto do polegar e oponente do polegar
- Músculos hipotenares no *compartimento hipotenar*: músculos abdutor do dedo mínimo, flexor curto do dedo mínimo e oponente do dedo mínimo
- Músculo adutor do polegar no *compartimento adutor*
- Músculos curtos da mão, os músculos lumbricais, no *compartimento central*, com os tendões dos músculos flexores longos
- Músculos interósseos localizados em *compartimentos interósseos* separados, entre os ossos metacarpais.

MÚSCULOS TENARES

Os **músculos tenares** formam a *eminência tenar* na face radial da palma (ver Figuras 3.44 e 3.46). O movimento normal do polegar é importante para as atividades precisas da mão. O elevado grau de liberdade dos movimentos do polegar resulta da independência do metacarpal I, com articulações móveis em ambas as extremidades. São necessários vários músculos para controlar a sua liberdade de movimento (ver Figuras 3.46 e 3.47):

- *Abdução*: **músculo ALP** e **abdutor curto do polegar** (ACP)
- *Adução*: **músculo adutor do polegar** (AP) e primeiro músculo interósseo dorsal
- *Extensão*: músculos ELP, ECP e ALP
- *Flexão*: **FLP** e **músculo flexor curto do polegar** (FCP)
- *Oposição*: **músculo oponente do polegar**.

A oposição ocorre na articulação carpometacarpal do polegar (ver Figura 3.46). O complexo movimento de oposição começa com o polegar em extensão e, inicialmente, envolve a abdução e a rotação medial do metacarpal I (formando uma "concha" com a palma da mão), produzida pela ação do músculo oponente do polegar e, em seguida, flexão na articulação metacarpofalângica (ver Figura 3.47). A ação de reforço dos músculos AP e FLP aumenta a pressão que a ação de oposição do polegar pode exercer sobre as pontas dos dedos.

MÚSCULOS HIPOTENARES

Os **músculos hipotenares** (músculos abdutor do dedo mínimo, flexor curto do dedo mínimo e oponente do dedo mínimo) estão localizados no compartimento hipotenar e formam a *eminência hipotenar* na face medial da palma (ver Figura 3.47). O **músculo palmar curto** é um pequeno músculo situado na tela subcutânea da eminência hipotenar; ele não está localizado no compartimento hipotenar. O músculo enruga a pele da eminência hipotenar, aprofundando a concavidade da palma, auxiliando, assim, a preensão palmar. O músculo palmar curto recobre e protege o nervo e a artéria ulnares. Está fixado proximalmente à margem medial da aponeurose palmar e à pele na margem medial da mão.

As inserções, as inervações e as ações principais dos músculos tenares e hipotenares estão ilustradas nas Figuras 3.47, 3.48 e 3.49 e resumidas na Tabela 3.12.

MÚSCULOS CURTOS DA MÃO

Os **músculos curtos da mão** consistem nos músculos lumbricais e interósseos (ver Figuras 3.47, 3.48, 3.49; Tabela 3.12). Os quatro **músculos lumbricais** delgados foram assim denominados em virtude de sua aparência vermiforme. Os quatro **músculos interósseos dorsais** estão localizados entre os

Tabela 3.12 Músculos intrínsecos da mão.

Músculo	Inserção proximal	Inserção distal	Inervação[a]	Ações principais
Músculos tenares				
Oponente do polegar	Retináculo dos músculos flexores e tubérculos do escafoide e do trapézio	Face lateral do osso metacarpal I	Ramo recorrente do nervo mediano (**C8**, T1)	Para a oposição do polegar, puxa o metacarpal I em direção medial para o centro da palma e realiza a sua rotação medial
Abdutor curto do polegar		Face lateral da base da falange proximal do polegar		Abdução do polegar; auxilia na sua oposição
Flexor curto do polegar: • Cabeça superficial • Cabeça profunda				Flexão do polegar
Adutor do polegar: • Cabeça oblíqua • Cabeça transversa	Bases dos ossos metacarpais II e III, capitato, ossos carpais adjacentes Face anterior do corpo do osso metacarpal III	Face medial da base da falange proximal do polegar	Ramo profundo do nervo ulnar (**C8**, T1)	Adução do polegar em direção à margem lateral da palma
Músculos hipotenares				
Abdutor do dedo mínimo	Pisiforme	Face medial da base da falange proximal do quinto dedo	Ramo profundo do nervo ulnar (**C8**, T1)	Abdução do quinto dedo; auxilia na flexão de sua falange proximal
Flexor curto do dedo mínimo	Hâmulo do hamato e retináculo dos músculos flexores			Flexão da falange proximal do quinto dedo
Oponente do dedo mínimo		Margem medial do osso metacarpal V		Puxa o metacarpal V anteriormente e realiza a sua rotação, trazendo o dedo mínimo em oposição ao polegar
Músculos curtos				
Lumbricais				
• Primeiro e segundo	Dois tendões laterais do músculo flexor profundo dos dedos (como músculos semipeniformes)	Faces laterais das expansões extensoras do segundo ao quinto dedo	Nervo mediano (C8, **T1**)	Flexão das articulações metacarpofalângicas; extensão das articulações interfalângicas do segundo ao quinto dedo
• Terceiro e quarto	Três tendões mediais do músculo flexor profundo dos dedos (como músculos peniformes)			
Interósseos dorsais, primeiro ao quarto	Faces adjacentes de dois ossos metacarpais (como músculos peniformes)	Bases das falanges proximais; expansões extensoras do segundo ao quarto dedo	Ramo profundo do nervo ulnar (C8, **T1**)	Abdução do segundo ao quarto dedo a partir da linha axial; atua com os músculos lumbricais na flexão das articulações metacarpofalângicas e extensão das articulações interfalângicas
Interósseos palmares, primeiro ao terceiro	Faces palmares dos ossos metacarpais II, IV e V (como músculos semipeniformes)	Bases das falanges proximais; expansões extensoras do segundo, quarto e quinto dedos		Adução do segundo, quarto e quinto dedos em direção à linha axial; auxilia os músculos lumbricais na flexão das articulações metacarpofalângicas e extensão das articulações interfalângicas

[a] A inervação segmentar da medula espinal está indicada (p. ex., "C8, T1" significa que os nervos que suprem o músculo oponente do polegar originam-se do oitavo segmento cervical e primeiro segmento torácico da medula espinal). Os números em negrito (**C8**) indicam a inervação segmentar principal. A lesão de um ou mais segmentos da medula espinal listados ou das raízes nervosas motoras que se originam deles resulta em paralisia dos músculos envolvidos.

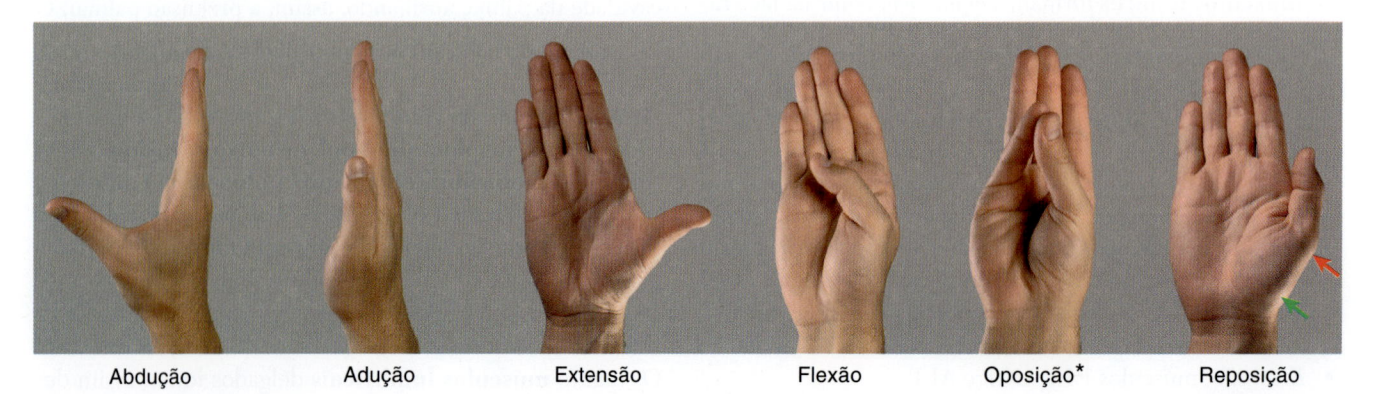

Figura 3.46 Movimentos do polegar. *Seta vermelha*, localização da articulação carpometacarpal do polegar; *seta verde*, localização da articulação metacarpofalângica do polegar.

Abdução — Adução — Extensão — Flexão — Oposição* — Reposição

Capítulo 3 • Membro Superior 153

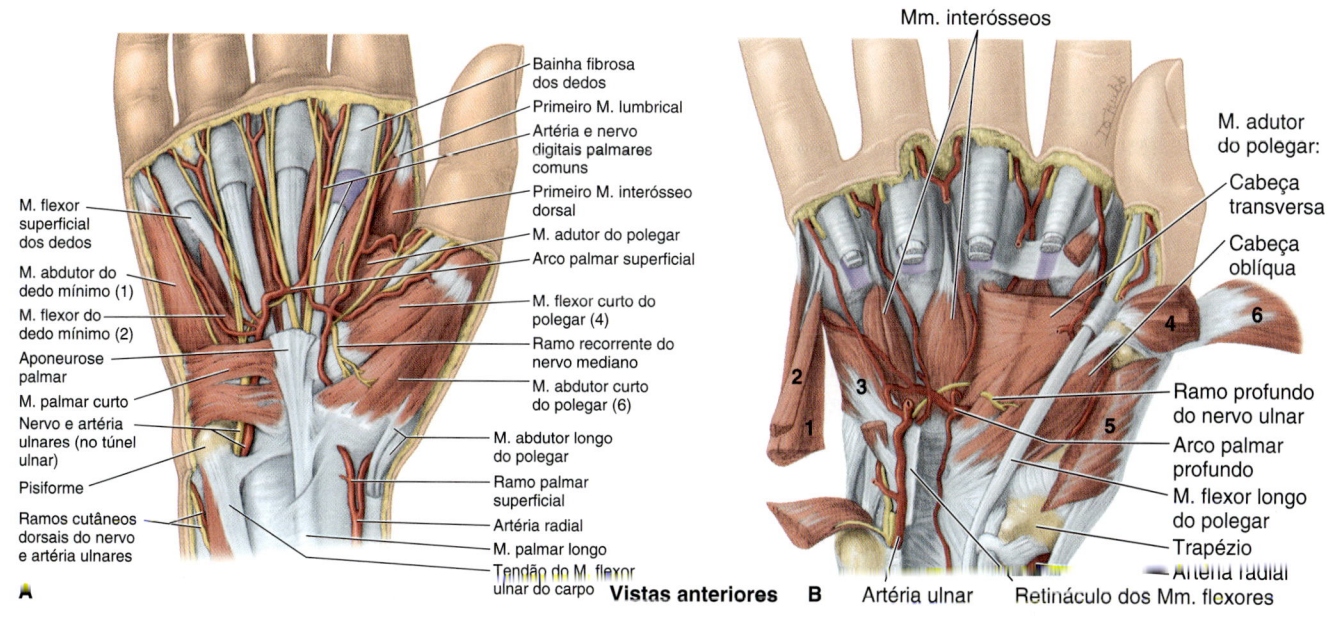

Figura 3.47 Palma da mão. **A.** Dissecção superficial, mostrando os músculos, o arco palmar superficial e a distribuição dos nervos mediano e ulnar. **B.** Dissecção profunda, mostrando o M. oponente do polegar (5), arco palmar profundo e ramo profundo do nervo ulnar, e o M. oponente do dedo mínimo (3).

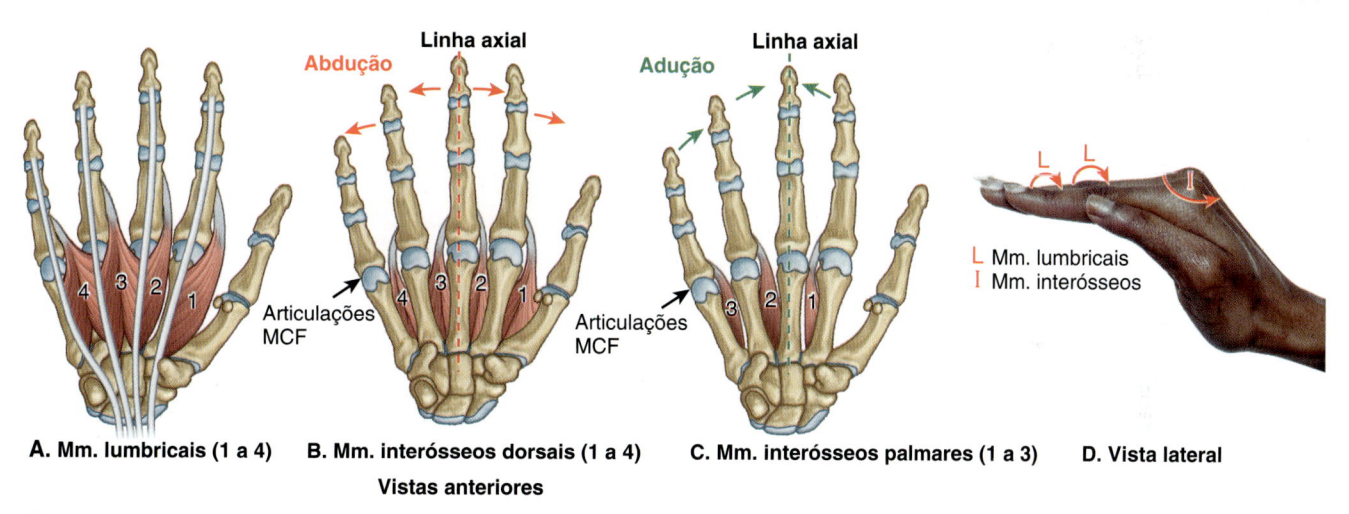

A. Mm. lumbricais (1 a 4) **B. Mm. interósseos dorsais (1 a 4)** **C. Mm. interósseos palmares (1 a 3)** **D. Vista lateral**

Vistas anteriores

Figura 3.48 Músculos lumbricais e músculos interósseos dorsais e palmares. **A.** Músculos lumbricais. **B.** Músculos interósseos dorsais. **C.** Músculos interósseos palmares. **D.** Movimento em Z. As articulações metacarpofalângicas (MCF) estão fletidas, e as articulações interfalângicas, estendidas.

P = interósseos palmares
D = interósseos dorsais

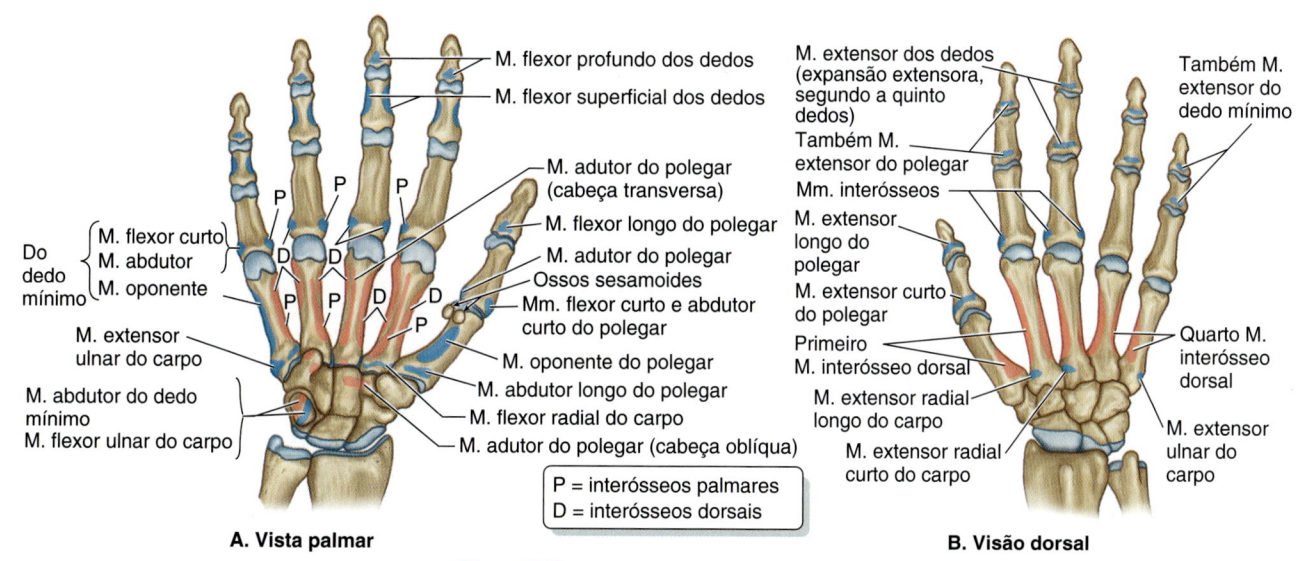

A. Vista palmar **B. Visão dorsal**

Figura 3.49 Inserções dos músculos da mão.

ossos metacarpais; os três **músculos interósseos palmares** encontram-se nas faces palmares dos ossos metacarpais II, IV e V (ver Figura 3.48A-C). Os quatro músculos interósseos dorsais realizam a abdução dos dedos nas articulações metacarpofalângicas (MCF), enquanto a adução é realizada pelos três músculos interósseos palmares. Como dispositivo mnemônico, utilize os seguintes acrônimos: **d**orsal **ab**duz (**DAB**) e **p**almar **ad**uz (**PAD**). Os músculos interósseos dorsais e palmares e os músculos lumbricais, atuando em conjunto, produzem a flexão nas articulações metacarpofalângicas e a extensão das articulações interfalângicas (movimento em Z – ver Figura 3.48D). Isso ocorre devido às suas inserções nas faixas laterais das expansões extensoras (ver Figura 3.40).

Tendões flexores dos músculos extrínsecos da mão

Os tendões dos músculos FSD e FPD entram na **bainha comum dos tendões dos músculos flexores**, abaixo do retináculo dos músculos flexores (Figura 3.50). Os tendões entram no compartimento central da mão e abrem-se em leque para entrar nas respectivas **bainhas sinoviais dos dedos**. As bainhas comuns dos músculos flexores e bainhas sinoviais dos dedos permitem aos tendões deslizarem livremente uns sobre os outros durante os movimentos dos dedos. Próximo à base da falange proximal, o tendão dos músculos FSD divide-se e circunda o tendão do músculo FPD (ver Figura 3.50B). As

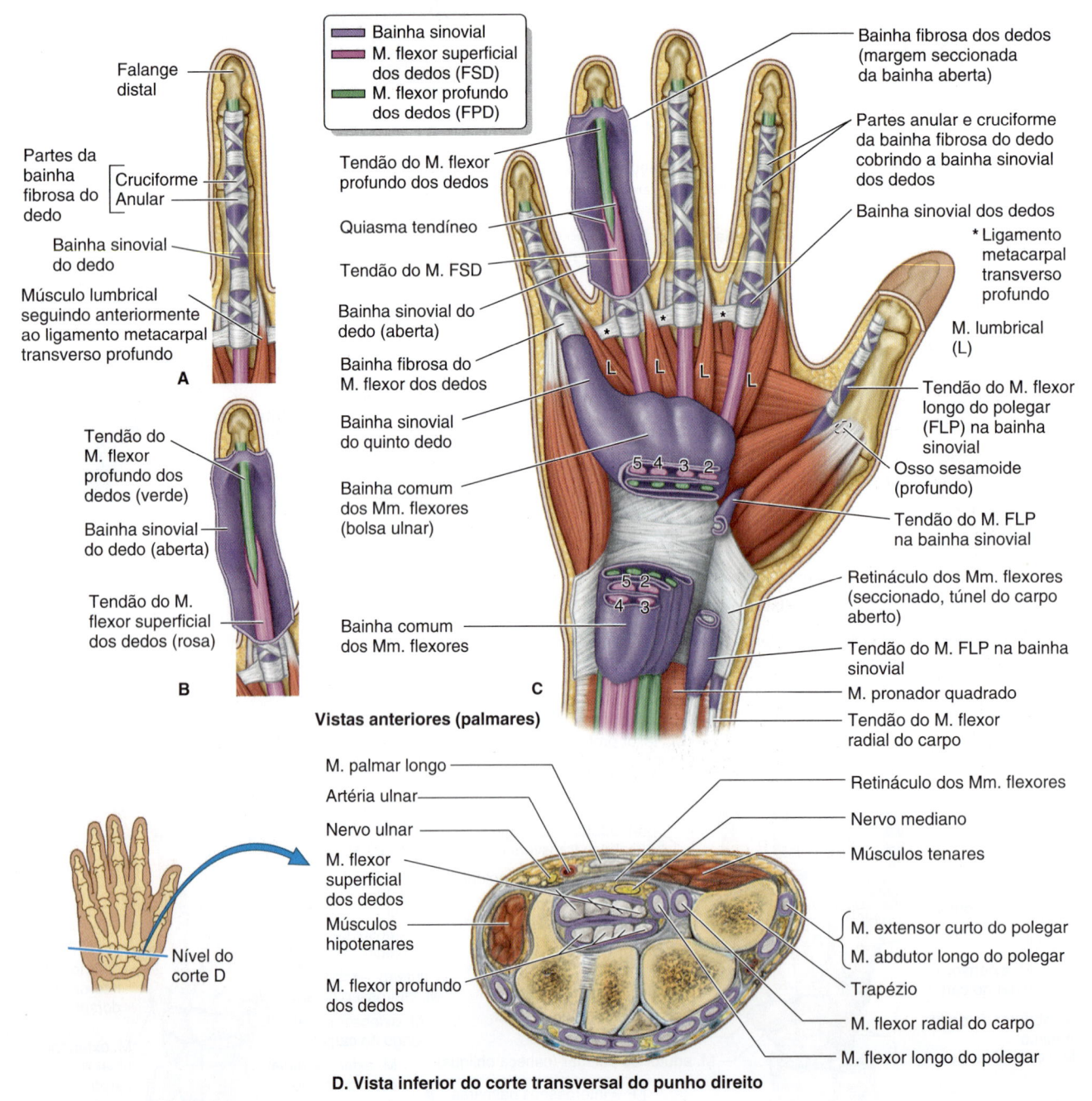

Figura 3.50 Bainhas sinoviais e bainhas fibrosas dos dedos dos tendões dos músculos flexores longos da mão. **A.** Partes da bainha fibrosa do dedo. **B.** Bainha sinovial do dedo aberta. **C.** Dissecção da bainha comum dos músculos flexores e bainhas sinoviais do primeiro ao quinto dedo (*púrpura*). **D.** Corte transversal do punho, mostrando o túnel do carpo e seu conteúdo.

metades do tendão do músculo FSD estão fixadas às margens da face anterior do corpo da falange média. O tendão do músculo FPD, após passar através da divisão no tendão do músculo FSD, o *quiasma tendíneo*, segue em direção distal para se fixar à face anterior da base da falange distal (ver Figura 3.50A,B).

As bainhas fibrosas dos dedos são túneis ligamentares fortes, que contêm os tendões dos músculos flexores e suas bainhas sinoviais (ver Figuras 3.50 e 3.51). As bainhas estendem-se desde as cabeças dos ossos metacarpais até as bases das falanges distais. Essas bainhas impedem a saída dos tendões dos dedos (Corda de arco). As bainhas fibrosas dos dedos fixam-se aos ossos para formar **túneis osteofibrosos**, através dos quais os tendões passam para alcançar os dedos. As **partes anular** e **cruciforme da bainha fibrosa** (clinicamente designadas, com frequência, como "polia") consistem em reforços espessados dessas bainhas. Os tendões dos músculos flexores longos são supridos por pequenos vasos sanguíneos, que passam dentro de pregas sinoviais (*vínculos*) provenientes do periósteo das falanges (ver Figura 3.51).

O tendão do músculo FLP segue abaixo do retináculo dos músculos flexores até o polegar no interior de sua própria bainha sinovial (ver Figura 3.50C,D). Na cabeça do osso metacarpal, o tendão segue entre dois *ossos sesamoides* – um no tendão conjunto dos músculos FCP e ACP, e o outro, no tendão do músculo AP (ver Figura 3.49).

Artérias e veias da mão

As artérias ulnar e radial e seus ramos fornecem todo o sangue para a mão (ver Figuras 3.47 e 3.52). A *artéria ulnar* entra na mão, anteriormente ao retináculo dos músculos flexores, entre o pisiforme e o hâmulo do osso hamato, através do *túnel ulnar* (loja de Guyon). A artéria ulnar situa-se lateralmente ao nervo ulnar. Dá origem ao ramo palmar profundo, e, em seguida, continua superficialmente aos tendões do músculo flexor longo, onde é a principal contribuinte para o **arco palmar superficial** (ver Figura 3.47A). O *arco palmar superficial* dá origem a três **artérias digitais palmares comuns**, que se anastomosam com as **artérias metacarpais palmares** provenientes do arco palmar profundo. Cada artéria digital palmar comum divide-se em um par de **artérias digitais palmares próprias**, que seguem o seu trajeto ao longo das laterais adjacentes do segundo ao quarto dedo. A artéria radial curva-se dorsalmente em torno do escafoide e trapézio, no assoalho da *tabaqueira anatômica* (ver Figura 3.37A,B), e entra na palma, passando entre as cabeças do primeiro músculo interósseo dorsal. Em seguida, curva-se medialmente e segue entre as cabeças do músculo AP (ver Figura 3.47B). A artéria radial termina fazendo uma anastomose com o ramo profundo da artéria ulnar para formar o

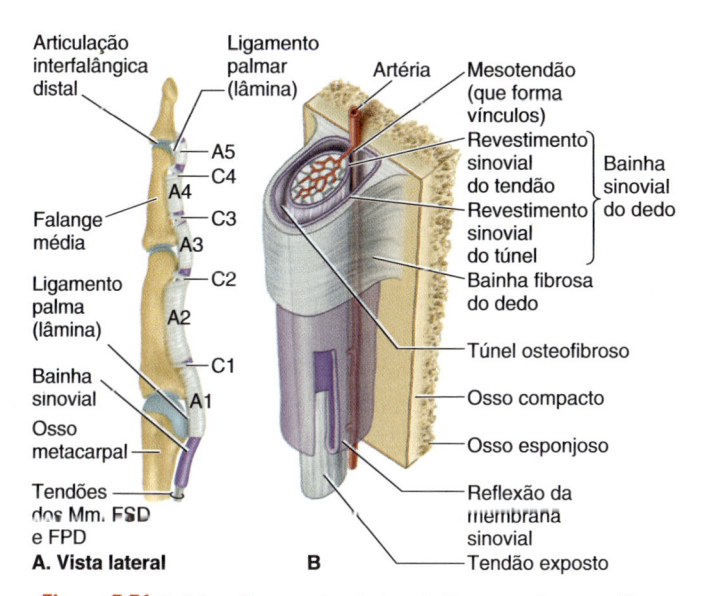

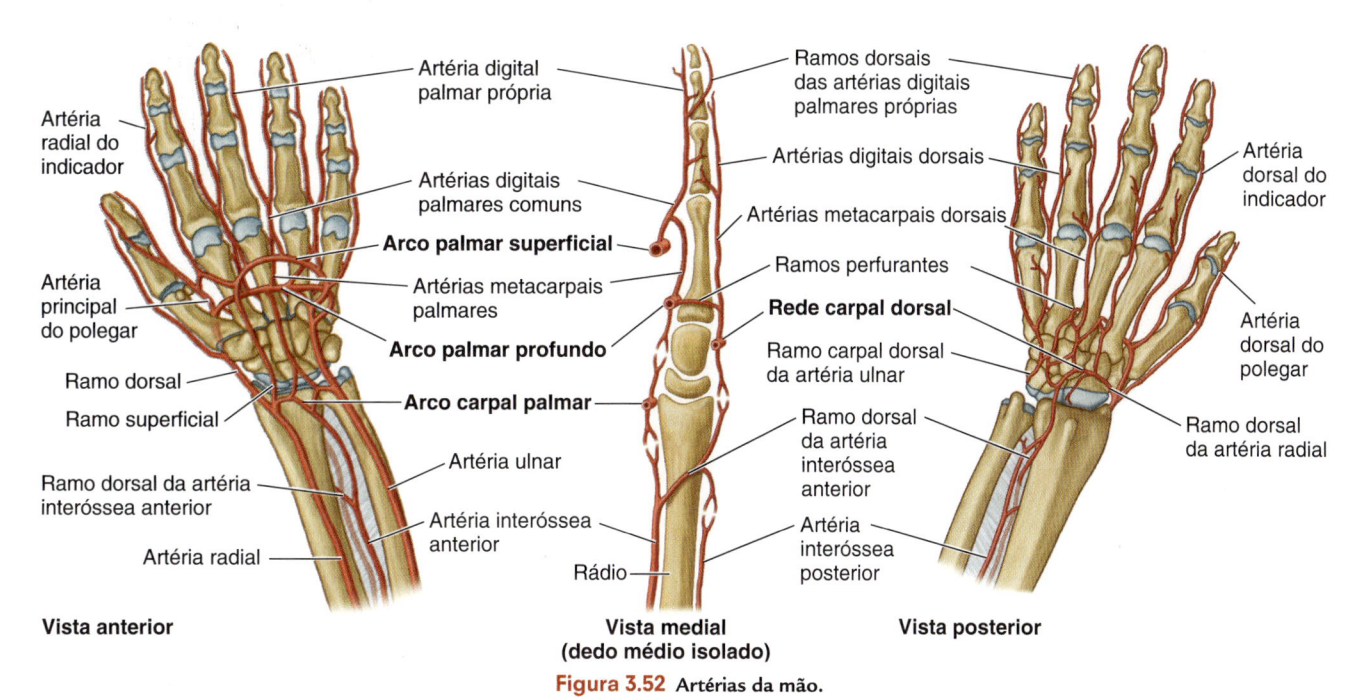

Figura 3.51 Bainhas fibrosas dos dedos. **A.** Partes anular e cruciforme ("polias"). **B.** Estrutura de um túnel osteofibroso de um dedo. *FSD*, músculo flexor superficial dos dedos; *FPD*, músculo flexor profundo dos dedos.

Figura 3.52 Artérias da mão.

arco palmar profundo (ver Figuras 3.47B e 3.52). Esse arco, que é formado principalmente pela artéria radial, cruza os ossos metacarpais, imediatamente distal às suas bases. O arco palmar profundo dá origem a três *artérias metacarpais palmares* e à *artéria principal do polegar*. A *artéria radial do indicador* segue ao longo da face lateral do dedo indicador.

Os *arcos venosos palmares superficial* e *profundo*, que estão associados aos arcos (arteriais) palmares superficial e profundo, drenam para as veias profundas do antebraço. As veias digitais dorsais drenam para três veias metacarpais dorsais, que se unem para formar a *rede venosa dorsal da mão*. A *veia cefálica* origina-se da face lateral da rede venosa dorsal, e a *veia basílica*, da face medial.

Nervos da mão

Os nervos mediano, ulnar e radial inervam a mão. O nervo mediano entra na mão através do túnel do carpo, abaixo do retináculo dos músculos flexores (ver Figuras 3.50D e 3.53), juntamente com os tendões dos músculos FSD, FPD e FLP. O **túnel do carpo** constitui a via de passagem abaixo do retináculo dos músculos flexores, entre os tubérculos do escafoide e do trapézio, na face lateral, e pisiforme e hâmulo do hamato, na face medial (ver Figura 3.53). Distalmente ao túnel do carpo, o nervo mediano inerva dois músculos tenares e metade de outro, bem como os primeiro e segundo músculos lumbricais (ver Tabela 3.12). Além disso, envia fibras sensitivas para a pele, na face palmar lateral, nos lados dos primeiros três dedos, metade lateral do quarto dedo e dorso das metades distais desses dedos (Figura 3.54). Entretanto, observe que o *ramo cutâneo palmar do nervo mediano*, que inerva a região central da palma, origina-se proximalmente ao retináculo dos músculos flexores e segue superficialmente a ele (ou seja, não atravessa o túnel do carpo).

O nervo ulnar deixa o antebraço, emergindo até o tendão do músculo FUC (ver Figura 3.47A). O nervo continua distalmente em direção ao punho pelo *túnel ulnar* (*loja de Guyon*). Nessa região, o nervo ulnar é ligado pela fáscia à superfície anterior do retináculo dos músculos flexores. Em seguida, passa ao longo da margem lateral do pisiforme; a artéria ulnar encontra-se em seu lado lateral. Imediatamente proximal ao punho, o nervo ulnar emite um *ramo palmar cutâneo*, que segue superficialmente ao retináculo dos músculos flexores e aponeurose palmar; o nervo inerva a pele na face medial da palma (ver Figura 3.54B). Emite também um *ramo dorsal cutâneo*, que inerva a metade medial do dorso da mão, o quinto dedo e a metade medial do quarto dedo (ver Figura 3.54A). O nervo ulnar termina na margem distal do retináculo dos músculos flexores, dividindo-se em ramos superficial e profundo (ver Figura 3.53). O *ramo superficial do nervo ulnar* fornece ramos cutâneos para as faces anteriores do quinto dedo e metade do quarto. O *ramo*

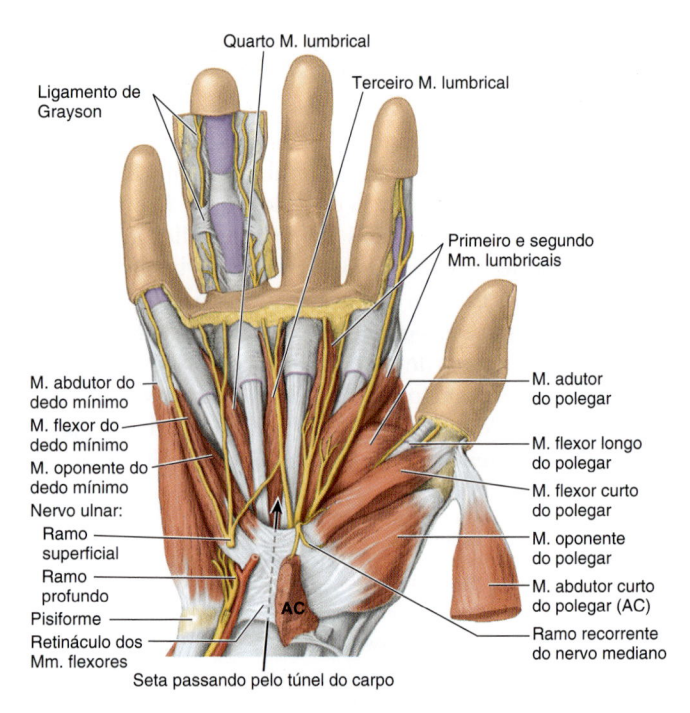

Figura 3.53 Músculos e nervos da mão.

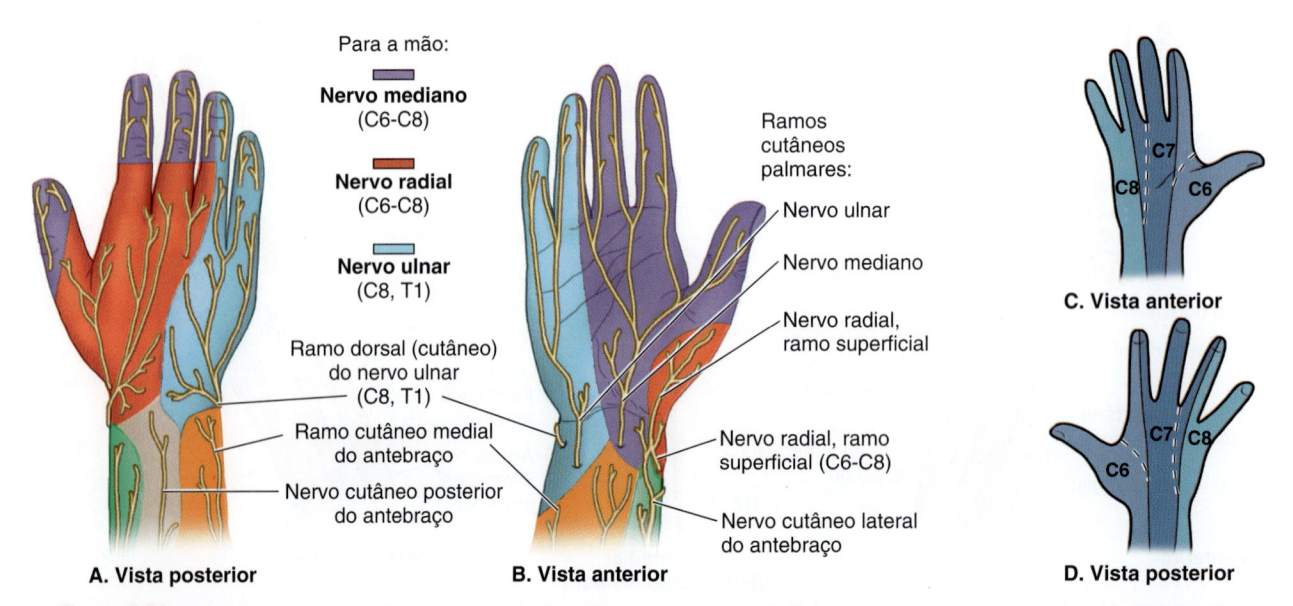

Figura 3.54 Inervação cutânea da mão. **A** e **B.** Distribuição dos nervos cutâneos periféricos. **C** e **D.** Inervação segmentar (dermátomos).

profundo do nervo ulnar inerva os músculos hipotenares, os dois músculos lumbricais mediais, o músculo AP, a cabeça profunda do músculo FCP e todos os músculos interósseos (ver Figura 3.47B e Tabela 3.12). O ramo profundo também inerva várias articulações (articulações radiocarpal, carpais e carpometacarpais). O nervo ulnar é designado como *nervo dos movimentos finos*, visto que ele inerva os músculos que estão relacionados com os movimentos complexos da mão.

O nervo radial não inerva nenhum músculo da mão. Seus ramos terminais, os ramos superficial e profundo, originam-se na fossa cubital (ver Figura 3.33B). O *ramo superficial do nervo radial* é totalmente sensitivo (ver Figura 3.54A,B). Perfura a fáscia muscular, próximo ao dorso do punho, para inervar a pele e a fáscia sobre os dois terços laterais do dorso da mão, o dorso do polegar e as partes proximais do segundo e terceiro dedos e metade do quarto.

ANATOMIA CLÍNICA

Contratura de Dupuytren da fáscia palmar

A *contratura de Dupuytren* é uma doença da fáscia palmar, que resulta em encurtamento, espessamento e fibrose progressivos da fáscia palmar e da aponeurose palmar. A degeneração fibrosa das faixas digitais longitudinais da aponeurose na face medial da mão traciona o quarto e o quinto dedo em flexão parcial nas articulações metacarpofalângicas e interfalângicas proximais (Figura AC3.14).

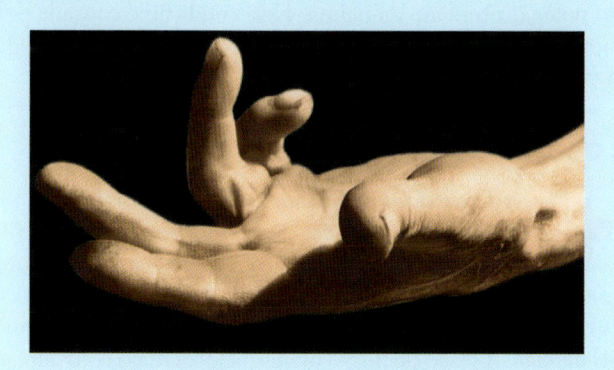

Figura AC3.14 Contratura de Dupuytren.

A contratura é, com frequência, bilateral. Em geral, o tratamento consiste em excisão cirúrgica das partes fibróticas da fáscia palmar para liberar os dedos.

Tenossinovite

Certas lesões, como a perfuração de um dedo por um prego enferrujado, podem causar infecção das bainhas sinoviais dos dedos. Quando ocorre inflamação do tendão e da bainha sinovial (*tenossinovite*), o dedo incha, e o movimento torna-se doloroso. Como os tendões do segundo ao quarto dedo quase sempre possuem bainhas sinoviais separadas, a infecção limita-se habitualmente ao dedo infectado. Entretanto, se a infecção não for tratada, pode ocorrer ruptura das extremidades proximais dessas bainhas, possibilitando a disseminação da infecção para o espaço palmar médio (ver Figura 3.45A,B). Como a bainha sinovial do dedo mínimo é habitualmente contínua com a bainha comum dos tendões dos músculos flexores, a tenossinovite nesse dedo pode se disseminar para a bainha comum dos tendões dos músculos flexores e, consequentemente, até o antebraço, através do túnel do carpo. A extensão da disseminação da infecção a partir dos dedos depende das variações nas suas conexões com a bainha comum dos tendões dos músculos flexores.

Os tendões dos músculos ALP e ECP encontram-se na mesma bainha tendínea, no dorso do punho. O atrito excessivo desses tendões resulta em espessamento fibroso da bainha e em estenose do túnel osteofibroso, uma condição conhecida como *tenossinovite de de Quervain*. Essa condição provoca dor no punho, que se irradia proximalmente para o antebraço e distalmente para o polegar.

Se os tendões dos músculos FSD e FPD aumentarem (formando um nódulo) proximalmente ao túnel, o indivíduo é incapaz de estender o dedo. Quando se realiza a extensão passiva do dedo, ouve-se um estalido. Essa condição é denominada *tenossinovite estenosante* (dedo em gatilho ou dedo em mola) (Figura AC3.15).

Síndrome do túnel do carpo

A **síndrome do túnel do carpo** é causada por qualquer lesão capaz de reduzir de modo significativo o tamanho do túnel do carpo ou, mais comumente, aumentar o tamanho de algumas estruturas (ou seus revestimentos) que passam pelo túnel (p. ex., inflamação das bainhas sinoviais). O nervo mediano é a estrutura mais sensível do túnel do carpo e, portanto, é a mais afetada (ver Figura 3.50C). O nervo mediano possui dois ramos terminais sensitivos, que inervam a pele da mão; em consequência, podem ocorrer **parestesia** (formigamento), **hipoestesia** (diminuição da sensibilidade) ou **anestesia** (ausência de sensibilidade tátil) nos três dedos e meio laterais. Entretanto, lembre-se de que o *ramo palmar cutâneo do nervo mediano* origina-se proximalmente ao túnel do carpo e não passa por ele; por conseguinte, a sensibilidade na parte central da palma permanece intacta. Esse nervo também possui um ramo terminal motor, o ramo recorrente, que inerva os três músculos tenares.

Podem ocorrer desgaste da eminência tenar e perda progressiva da coordenação e da força no polegar (devido à fraqueza dos músculos ACP e oponente do polegar), se a causa da compressão não for aliviada. Os indivíduos com síndrome do túnel do carpo são incapazes de opor o polegar (Figura AC3.16). Para aliviar a compressão e os sintomas resultantes,

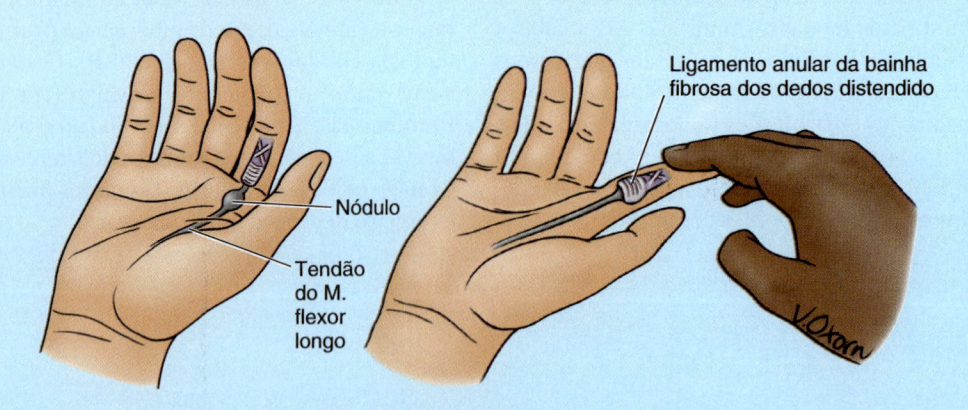

Tenossinovite estenosante (dedo em gatilho)

Figura AC3.15 Dedo em gatilho.

pode haver necessidade de secção cirúrgica parcial ou completa do retináculo dos músculos flexores, um procedimento denominado **liberação do túnel do carpo**. A incisão para a liberação do túnel do carpo é realizada em direção à face medial do punho e retináculo dos músculos flexores, de modo a evitar uma possível lesão do ramo recorrente do nervo mediano.

Traumatismo do nervo mediano

Em geral, as lesões do nervo mediano ocorrem em dois locais: no antebraço e no punho. O local mais comum é onde o nervo passa pelo túnel do carpo. A laceração do punho frequentemente provoca lesão do nervo mediano, visto que este nervo está relativamente próximo à superfície. Isso resulta em paralisia e enfraquecimento dos músculos tenares e dos dois primeiros músculos lumbricais. Por conseguinte, a oposição do polegar não é possível, e ocorre comprometimento dos movimentos finos do segundo e terceiro dedos. Há também perda da sensibilidade sobre o polegar e os dois dedos e meio adjacentes.

A *lesão do nervo mediano* que resulta de ferimento perfurante na região do cotovelo provoca perda da flexão das articulações interfalângicas proximais e distais do segundo e terceiro dedos. A capacidade de flexão das articulações metacarpofalângicas desses dedos também é afetada, visto que os ramos digitais do nervo mediano inervam os primeiro e segundo músculos lumbricais. Isso resulta em deformidade, na qual os movimentos do polegar limitam-se à flexão e extensão do polegar no plano da palma. Essa condição é causada pela incapacidade de oposição e pela abdução limitada do polegar (ver Figura AC3.16).

Lesão do nervo ulnar

A *lesão do nervo ulnar* ocorre habitualmente em um de quatro locais: (1) posteriormente ao epicôndilo medial do úmero (ocorrência mais comum), (2) no túnel cubital formado pelo arco tendíneo que conecta as cabeças umeral e ulnar do músculo FUC, (3) no punho e (4) na mão. A lesão do nervo ulnar que ocorre no cotovelo, no punho e na mão pode resultar em perda motora e sensitiva extensa da mão. A lesão do nervo na parte distal do antebraço desnerva a maior parte dos músculos intrínsecos da mão. A força de adução do punho fica comprometida, e, quando o indivíduo tenta fletir a articulação radiocarpal, a mão é puxada lateralmente pelo músculo FRC, na ausência do "equilíbrio" proporcionado pelo músculo FUC. Após lesão do nervo ulnar, o indivíduo tem dificuldade e cerrar o punho, visto que, na ausência de oposição, as articulações metacarpofalângicas tornam-se hiperestendidas, e o indivíduo não consegue fletir o quarto e o quinto dedo nas articulações interfalângicas distais quando tenta cerrar o punho. Além disso, o indivíduo não consegue estender as articulações interfalângicas quando tenta retificar os dedos. Essa aparência característica da mão é conhecida como *mão em garra* (Figura AC3.17A). Essa deformidade resulta da atrofia dos músculos interósseos da mão. A mão em garra é produzida pela ação, sem oposição, dos músculos extensores e FPD.

A compressão do nervo ulnar também pode ocorrer no punho, onde ele segue entre o pisiforme e o hâmulo do osso hamato. A depressão entre esses ossos é convertida pelo

A. Incapacidade de oposição do polegar (o movimento ocorre na articulação carpometacarpal)

B. Mão simiesca — Emaciação da eminência tenar, com polegar em adução e extensão

Figura AC3.16 Lesão do nervo mediano.

A. Mão em garra, incapacidade de fechar frouxamente a mão

B. Distribuição sensitiva do nervo ulnar

Ramos digitais palmares
Ramo palmar

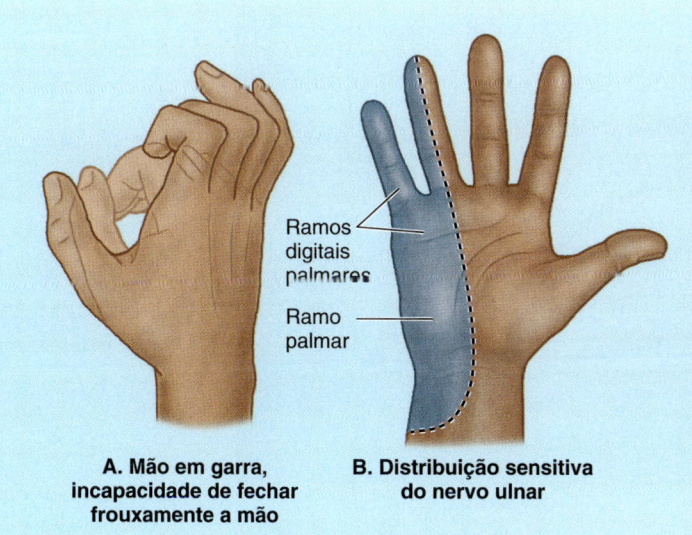

Figura AC3.17 Lesão do nervo ulnar.

ligamento piso-hamato em um túnel osteofibroso, o túnel ulnar (loja de Guyon). A **síndrome do túnel ulnar** manifesta-se por hipoestesia do quinto dedo e metade medial do quarto (ver Figura AC3.17B) e fraqueza dos músculos intrínsecos da mão. Pode ocorrer deformidade em garra do quarto e quinto dedos; todavia, diferentemente da lesão proximal do nervo ulnar, a sua capacidade de flexão não é afetada, e não há desvio radial da mão.

Lesão do nervo radial

Embora o nervo radial não forneça inervação aos músculos da mão, a *lesão do nervo radial* no braço por fratura do corpo do úmero pode provocar grave incapacidade da mão. Essa lesão é proximal aos ramos para os músculos extensores do punho, de modo que a principal manifestação clínica consiste em punho caído. A mão é fletida no punho e fica flácida, e os dedos também permanecem na posição de flexão nas articulações metacarpofalângicas. A extensão da anestesia é mínima, mesmo nas lesões graves do nervo radial e, em geral, limita-se a uma pequena área na face lateral do dorso da mão. A ruptura do ramo profundo resulta em incapacidade de estender o polegar e as articulações metacarpofalângicas dos outros dedos. Não ocorre perda da sensibilidade, visto que a distribuição do ramo profundo é totalmente muscular e articular.

Laceração dos arcos palmares

O sangramento é habitualmente profuso quando os arcos palmares (arteriais) são lacerados. Pode não ser suficiente efetuar a ligadura apenas de uma artéria do antebraço quando os arcos são lacerados, visto que esses vasos habitualmente possuem numerosas comunicações no antebraço e na mão e, portanto, apresentam sangramento em ambas as extremidades. Para obter um campo cirúrgico sem sangue para o tratamento de lesões complicadas da mão, pode ser necessário comprimir a artéria braquial e seus ramos proximalmente ao cotovelo (p. ex., com o uso de um torniquete pneumático). Esse procedimento impede que o sangue alcance as artérias ulnar e radial por meia das anastomoses em torno do cotovelo.

Feridas e incisões cirúrgicas na palma

É preciso ter em mente a localização dos arcos palmares superficial e profundo quando se examinam ferimentos na palma e quando é necessário realizar incisões palmares (ver Figura 3.47). Além disso, é importante saber que o arco palmar superficial encontra-se no mesmo nível que a extremidade distal da bainha comum dos tendões dos músculos flexores. As incisões ou lesões ao longo da face medial da eminência tenar podem lesionar o ramo recorrente do nervo mediano para os músculos tenares.

Isquemia dos dedos

As crises bilaterais intermitentes de *isquemia dos dedos*, que se caracterizam por cianose e, com frequência, são acompanhadas de parestesia e dor, são habitualmente provocadas por frio e por estímulos emocionais. A condição pode resultar de uma anormalidade anatômica ou de uma doença subjacente. Quando a causa do distúrbio é idiopática (i. e., desconhecida) ou primária, a condição é denominada *síndrome* (doença) *de Raynaud*.

As artérias do membro superior são inervadas por nervos simpáticos. As fibras pós-ganglionares provenientes dos gânglios simpáticos entram nos nervos que formam o plexo braquial e distribuem-se para as artérias digitais, por meio de ramos que se originam do plexo. Quando se trata a isquemia que resulta da síndrome de Raynaud, pode ser necessário realizar uma *simpatectomia pré-sináptica cervicodorsal* (excisão de um segmento de um nervo simpático) para dilatar as artérias digitais.

ANATOMIA DE SUPERFÍCIE

Antebraço e mão

A **fossa cubital**, a área côncava triangular na face anterior do cotovelo, é delimitada, medialmente, pela proeminência formada pelo grupo flexor-pronador de músculos que estão inseridos ao epicôndilo medial. Para avaliar a posição desses músculos, coloque o polegar posteriormente ao epicôndilo medial e os dedos sobre o antebraço, como mostra a Figura AS3.4A.

160 Fundamentos de Anatomia Clínica

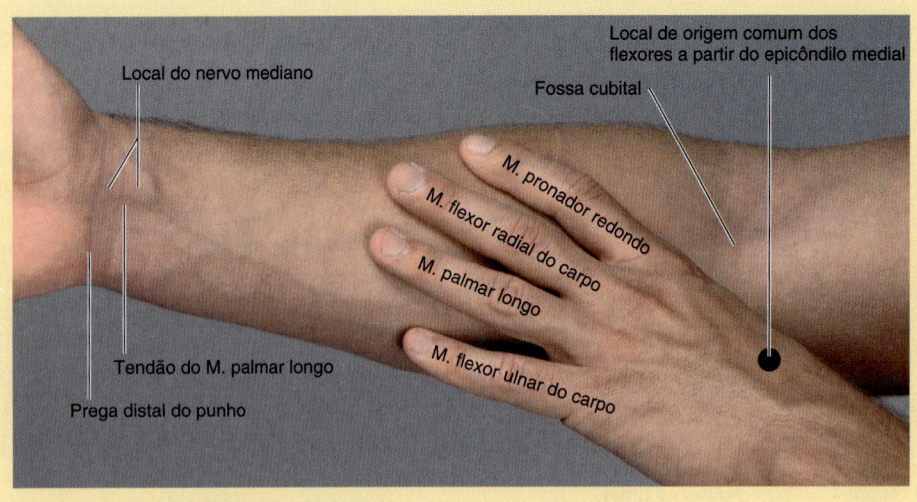

A. Vista anterior do antebraço em supinação

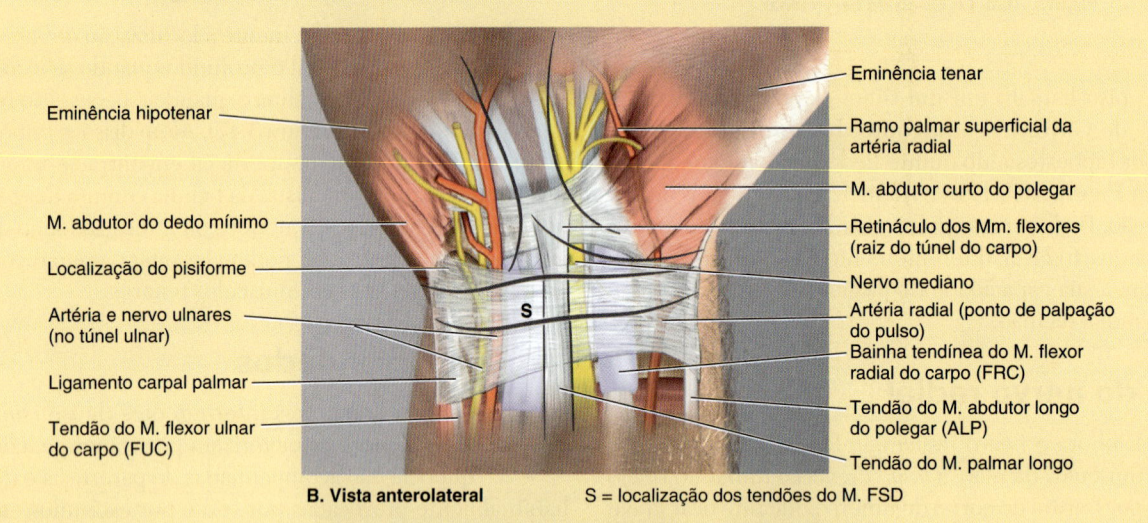

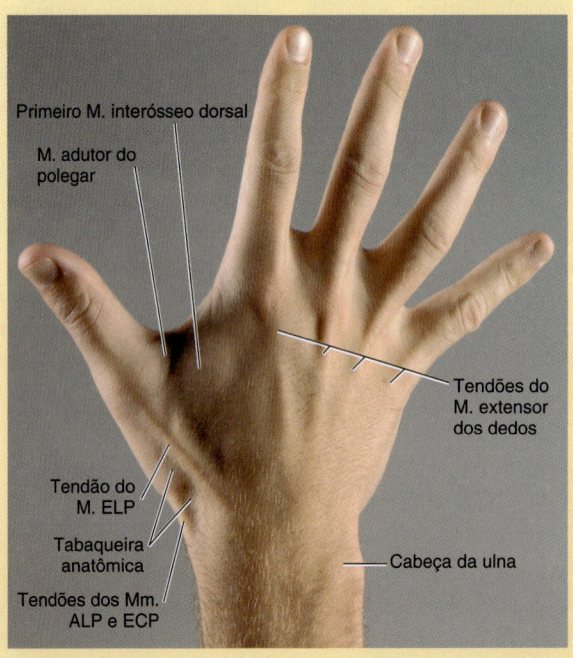

- Local do nervo mediano
- Local de origem comum dos flexores a partir do epicôndilo medial
- Fossa cubital
- M. pronador redondo
- M. flexor radial do carpo
- M. palmar longo
- M. flexor ulnar do carpo
- Tendão do M. palmar longo
- Prega distal do punho

B. Vista anterolateral — S = localização dos tendões do M. FSD

- Eminência hipotenar
- Eminência tenar
- Ramo palmar superficial da artéria radial
- M. abdutor curto do polegar
- M. abdutor do dedo mínimo
- Retináculo dos Mm. flexores (raiz do túnel do carpo)
- Localização do pisiforme
- Nervo mediano
- Artéria e nervo ulnares (no túnel ulnar)
- Artéria radial (ponto de palpação do pulso)
- Bainha tendínea do M. flexor radial do carpo (FRC)
- Ligamento carpal palmar
- Tendão do M. abdutor longo do polegar (ALP)
- Tendão do M. flexor ulnar do carpo (FUC)
- Tendão do M. palmar longo

C. Vista posterior

- Primeiro M. interósseo dorsal
- M. adutor do polegar
- Tendões do M. extensor dos dedos
- Tendão do M. ELP
- Tabaqueira anatômica
- Cabeça da ulna
- Tendões dos Mm. ALP e ECP

Figura AS3.4 Anatomia de superfície do antebraço e da mão. (*continua*)

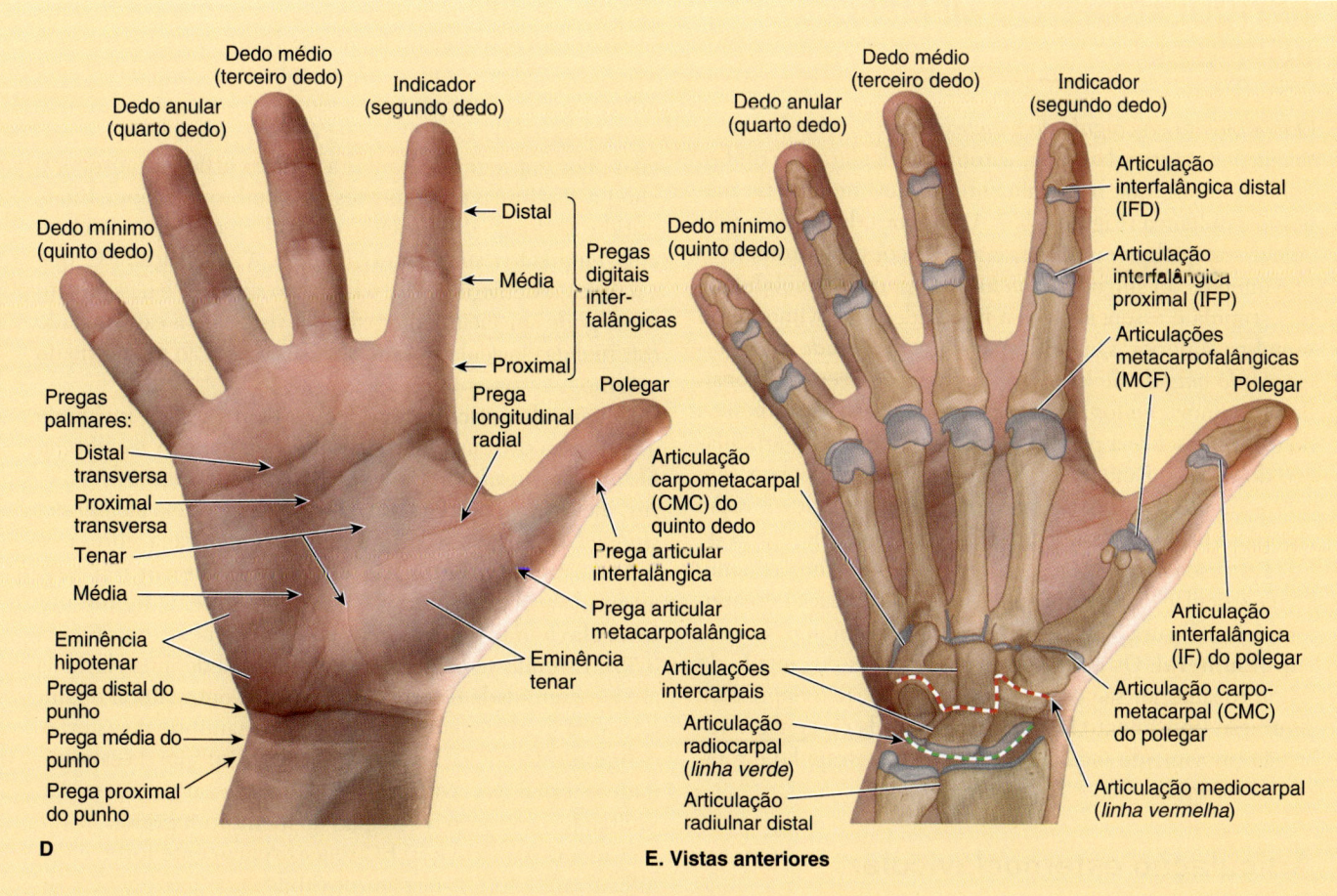

Figura AS3.4 *(continuação)*

E. Vistas anteriores

Um local comum para medir a frequência do pulso radial é o local onde a artéria radial se situa na face anterior da extremidade distal do rádio, lateralmente ao tendão do músculo FRC (ver Figura AS3.4B). Neste local, a artéria pode ser sentida pulsando entre os tendões dos músculos FRC e ALP, e onde pode ser comprimida contra o rádio. Os **tendões dos músculos FRC e palmar longo** podem ser palpados anteriormente ao punho. Esses tendões encontram-se ligeiramente laterais ao meio do punho e, em geral, são observados por meio de flexão da mão fechada contra resistência. O **tendão do músculo palmar longo** serve como guia para o nervo mediano, que está localizado abaixo dele. O **tendão do músculo FUC** pode ser palpado quando cruza a face anterior do punho, próximo à face medial, e se insere no pisiforme. O tendão do músculo FUC serve como guia para o nervo e a artéria ulnares. Os **tendões dos músculos FSD** podem ser palpados à medida que os dedos são alternadamente fletidos e estendidos (ver Figura AS3.4B).

Os **tendões dos músculos ALP e ECP** indicam o limite lateral (anterior) da tabaqueira anatômica, enquanto o **tendão do músculo ELP** indica o limite medial (posterior) da tabaqueira (ver Figura AS3.4C). A **artéria radial** cruza o assoalho da tabaqueira anatômica, onde é possível sentir suas pulsações. O escafoide e, de maneira menos distinta, o trapézio são palpáveis no assoalho da tabaqueira anatômica.

Se o dorso da mão for examinado com o punho em extensão contra resistência e os dedos em abdução, os **tendões do músculo extensor dos dedos** destacam-se (ver Figura AS3.4C). Esses tendões não são visíveis muito além das articulações metacarpofalângicas, visto que se achatam nesta região para formar as expansões extensoras dos dedos. Abaixo da tela subcutânea e dos tendões dos músculos extensores, podem-se palpar os **ossos metacarpais**. Os nós dos dedos que se tornam visíveis quando se fecha a mão são produzidos pelas cabeças dos ossos metacarpais.

A pele da palma apresenta várias *pregas de flexão* mais ou menos constantes, onde a pele está firmemente ligada à fáscia muscular (ver Figura AS3.4D):

- **Pregas do punho: proximal, média e distal.** A *prega distal do punho* indica a margem proximal do retináculo dos músculos flexores
- **Pregas palmares: a prega longitudinal radial** (a "linha da vida" na quiromancia) e as pregas palmares transversais proximal e distal
- **Pregas de flexão digital transversais:** a **prega digital proximal** está localizada na raiz do dedo, aproximadamente a 2 cm distais da articulação metacarpofalângica. A prega digital proximal do polegar cruza obliquamente, proximal à primeira articulação metacarpofalângica. A **prega digital média** situa-se sobre a articulação interfalângica proximal, enquanto a **prega digital distal** está localizada proximal à articulação interfalângica distal. O polegar, que possui duas falanges, tem apenas duas pregas de flexão.

ARTICULAÇÕES DO MEMBRO SUPERIOR

O *movimento do cíngulo do membro superior* envolve as articulações esternoclavicular, acromioclavicular e do ombro (glenoumeral), que habitualmente se movimentam de maneira simultânea (Figura 3.55). A presença de defeitos funcionais em qualquer uma dessas articulações compromete os movimentos do cíngulo do membro superior. A mobilidade da escápula é essencial para a liberdade de movimento do membro superior. Quando se avalia a *amplitude de movimento do cíngulo do membro superior*, é necessário considerar os movimentos tanto escapulotorácicos (movimentos da escápula sobre a parede torácica) quanto os da articulação do ombro. Embora os 30° iniciais possam ocorrer sem o movimento da escápula, no movimento geral de elevação completa do braço, o movimento ocorre em uma razão de 2:1. Para cada 3° de elevação, observam-se aproximadamente 2° na articulação do ombro e 1 grau na articulação escapulotorácica (Figura 3.56C). Isso é conhecido como **ritmo escapuloumeral**. Os movimentos importantes do cíngulo do membro superior são os escapulares: elevação e depressão, protração (movimento lateral ou anterior da escápula) e retração (movimento medial ou posterior da escápula) e rotação da escápula.

Articulação esternoclavicular

A **articulação esternoclavicular (EC)** é uma articulação sinovial entre a extremidade esternal da clavícula, o manúbrio do esterno e a primeira cartilagem costal. Trata-se de um tipo de articulação selar, mas que funciona como uma articulação esferóidea (ver Figura 3.55). A articulação EC é dividida em dois compartimentos por um **disco articular**. O disco está firmemente fixado aos *ligamentos EC anterior* e *posterior*, espessamentos da membrana fibrosa da cápsula articular, bem como ao *ligamento interclavicular*. A grande força da articulação EC é uma consequência dessas inserções. Por conseguinte, embora o disco articular absorva o choque das forças provenientes do membro superior e transmitidas ao longo da clavícula, é raro haver luxação da clavícula, enquanto a sua fratura é comum. A articulação EC, que é a única articulação entre o membro superior e o esqueleto axial, pode ser facilmente palpada, visto que a extremidade esternal da clavícula situa-se superiormente ao manúbrio do esterno.

A **cápsula articular** envolve a articulação EC, incluindo a epífise na extremidade esternal da clavícula. A *membrana fibrosa da cápsula* está fixada às margens das faces articulares, incluindo a periferia do disco articular. Uma *membrana sinovial* reveste as faces internas da membrana fibrosa da cápsula. Os **ligamentos EC anterior** e **posterior** reforçam a cápsula articular anterior e posteriormente. O **ligamento interclavicular** reforça a cápsula superiormente (ver Figura 3.55). Estende-se da extremidade esternal de uma clavícula até a extremidade esternal da clavícula contralateral e também está fixado à margem superior do manúbrio do esterno. O **ligamento costoclavicular** fixa a face inferior da extremidade esternal da clavícula à costela I e sua cartilagem costal, limitando a elevação do cíngulo do membro superior.

Embora a articulação EC seja extremamente forte, é significativamente móvel para possibilitar os movimentos do cíngulo do membro superior e da parte livre do membro superior. Durante a elevação completa do membro, a clavícula é elevada a um ângulo de aproximadamente 60°. A articulação EC também pode ser movida anterior ou posteriormente em uma amplitude de 25 a 30°.

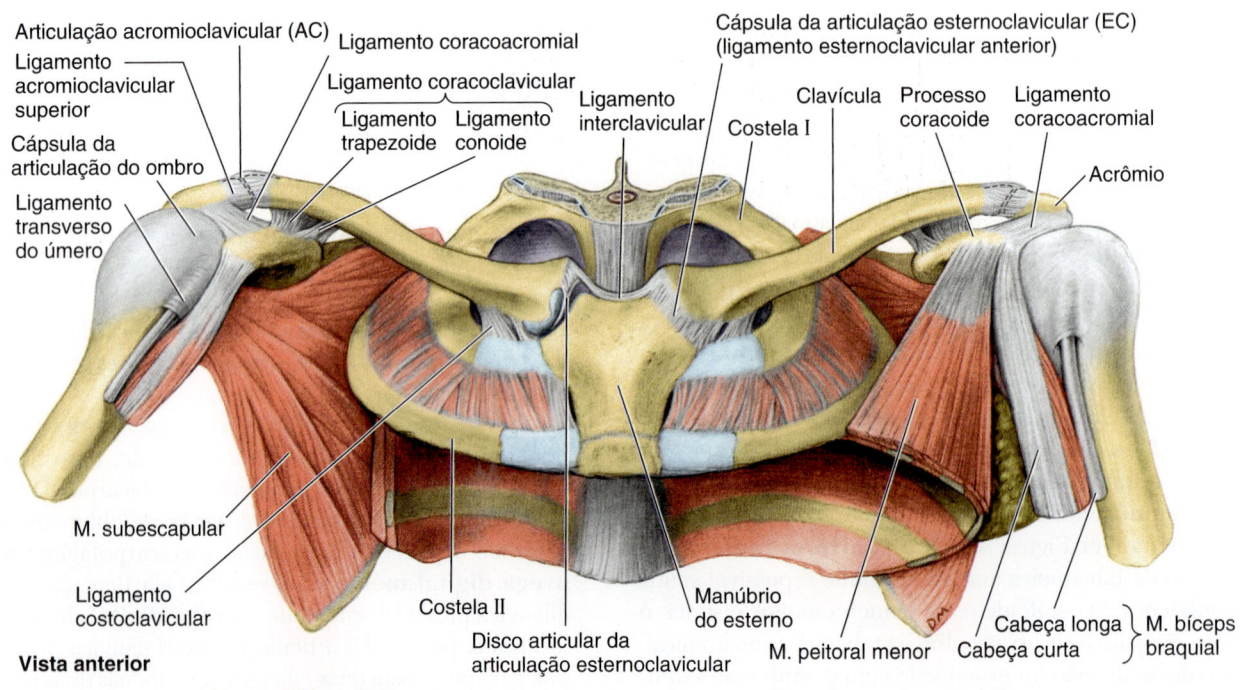

Figura 3.55 Articulações do cíngulo do membro superior e tendões e ligamentos associados.

A articulação EC é suprida pelas artérias torácica interna e supraescapular (ver Tabela 3.4). A articulação EC é inervada por ramos dos nervos supraclavicular medial e subclávio.

Articulação acromioclavicular

A **articulação acromioclavicular (AC)** é uma articulação sinovial plana (ver Figuras 3.55 e 3.56A,B). Está localizada 2 a 3 cm distante da "ponta" do ombro formada pela parte lateral do acrômio da escápula. A extremidade acromial da clavícula articula-se com o acrômio. As faces articulares, que são cobertas por fibrocartilagem, são separadas por um *disco articular* cuneiforme incompleto.

A *membrana fibrosa da cápsula articular*, que é semelhante a um manguito e relativamente frouxa, está fixada às margens das faces articulares. A *membrana sinovial* reveste a face interna da membrana fibrosa da cápsula. Embora seja relativamente fraca, a cápsula articular é reforçada superiormente por fibras do músculo trapézio.

O **ligamento AC** superior, uma faixa fibrosa que se estende do acrômio até a clavícula, reforça superiormente a articulação AC (ver Figura 3.55). A maior parte de sua força provém do ligamento coracoclavicular. Esse ligamento mantém a integridade da articulação e impede o deslocamento do acrômio para baixo da clavícula, mesmo quando a articulação AC é luxada. O **ligamento coracoclavicular** (subdividido nos ligamentos conoide e trapezoide) extra-articular e forte encontra-se localizado a uma distância de vários centímetros da articulação AC, que fixa a clavícula ao processo coracoide da cápsula (ver Figura 3.55 e 3.56B). O ápice do **ligamento conoide**, vertical, está fixado à raiz do *processo coracoide*. Sua ampla fixação (base) ocorre no *tubérculo conoide*, na face inferior da clavícula (ver Figura 3.3A,B). O **ligamento trapezoide**, que é quase horizontal, está fixado à face superior do processo coracoide e estende-se lateral e posteriormente à linha trapezoide, na face inferior da clavícula. Além de ampliar a articulação AC, o ligamento coracoclavicular fornece o meio pelo qual a escápula e a parte livre do membro são (passivamente) suspensos a partir da clavícula.

O acrômio da escápula roda na extremidade acromial da clavícula. Esses movimentos estão associados ao movimento na articulação fisiológica escapulotorácica. Os músculos axioapendiculares que se fixam à escápula e a movimentam fazem com que o acrômio se mova sobre a clavícula (Figura 3.57). Os fatores que limitam os movimentos da escápula estão listados na Tabela 3.13. A articulação AC é irrigada pelas artérias supraescapulares e toracoacromial. A articulação é inervada pelos nervos supraclavicular, peitoral lateral e axilar.

Articulação do ombro

A **articulação do ombro (glenoumeral)** é uma articulação sinovial do tipo esferóidea, que possibilita uma grande amplitude de movimento; entretanto, a sua mobilidade torna a articulação relativamente instável.

ARTICULAÇÃO E CÁPSULA ARTICULAR DA ARTICULAÇÃO DO OMBRO

A *cabeça do úmero* grande e redonda articula-se com a *cavidade glenoidal* da escápula, relativamente pequena e rasa, que é levemente aprofundada (ampliada) pelo **lábio glenoidal**, uma estrutura fibrocartilagínea e anular (L. lip). Ambas as faces articulares são cobertas por cartilagem hialina (Figura 3.58A-C). A cavidade glenoidal acomoda pouco mais do que um terço da cabeça do úmero, que é mantida na cavidade pelo tônus do *manguito rotador musculotendíneo* (músculos supraespinal, infraespinal, redondo menor e subescapular).

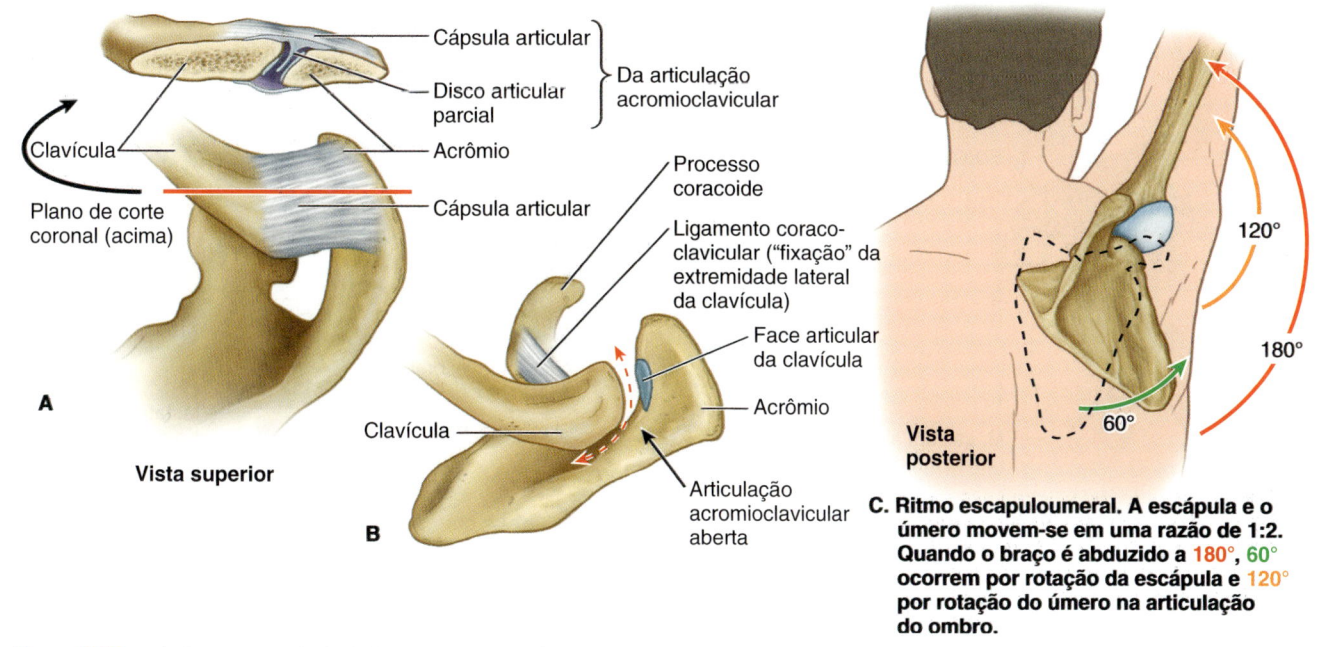

Figura 3.56 Articulações acromioclavicular e escapulotorácica. **A.** Cápsula articular e disco articular parcial. **B.** Ligamento coracoclavicular e faces articulares. **C.** Rotação da escápula na articulação fisiológica escapulotorácica.

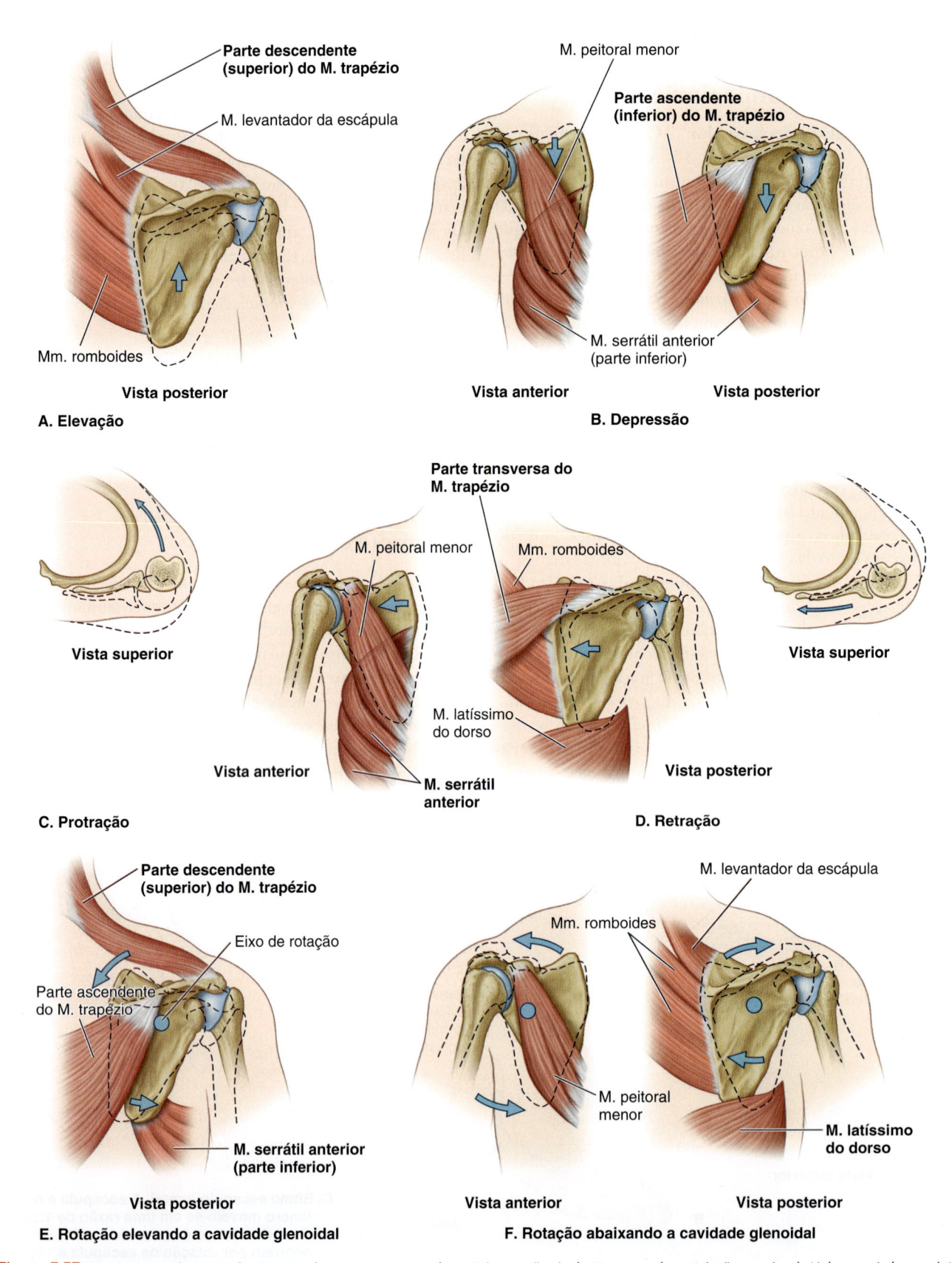

Figura 3.57 Movimentos da escápula. A escápula move-se na parede torácica, na "articulação escapulotorácica" conceitual. *Linhas tracejadas*, posição inicial de cada movimento.

Tabela 3.13 Estruturas que limitam os movimentos da região do ombro.

Movimento	Articulações	Estruturas limitantes (tensão)
Flexão (0 a 180°)	Esternoclavicular Acromioclavicular Do ombro Escapulotorácica	*Ligamentos*: parte posterior dos ligamentos coracoumeral, trapezoide e parte posterior da cápsula articular da articulação do ombro *Músculos*: romboides, levantador da escápula, músculos extensores e rotadores laterais, músculos rotadores da articulação do ombro
Abdução (0 a 180°)	Esternoclavicular Acromioclavicular Do ombro Escapulotorácica	*Ligamentos*: glenoumerais médio e inferior, trapezoide e parte inferior da cápsula articular da articulação do ombro *Músculos*: romboides, levantador da escápula, músculos adutores da articulação do ombro *Aposição óssea* entre o tubérculo maior do úmero e a parte superior da cavidade glenoidal/lábio glenoidal ou face lateral do acrômio
Extensão		*Ligamentos*: parte anterior do ligamento coracoumeral e parte anterior da cápsula articular da articulação do ombro *Músculos*: cabeça clavicular do músculo peitoral maior
Rotação medial (interna)	Do ombro	*Ligamentos*: glenoumeral posterior da cápsula articular *Músculos*: infraespinal e redondo menor
Rotação lateral (externa)		*Ligamentos*: glenoumeral, coracoumeral, parte posterior da cápsula articular da articulação do ombro *Músculos*: latíssimo do dorso, redondo maior, peitoral maior, subescapular

Modificada de Clarkson HM. *Musculoskeletal Assessment: Joint Motion and Muscle Testing*. 3rd ed. Baltimore, MD: Lippincott Williams & Wilkins; 2012.

A *membrana fibrosa da cápsula articular*, que é frouxa, envolve a articulação do ombro e está fixada medialmente à margem da cavidade glenoidal e, lateralmente, ao colo anatômico do úmero. Superiormente, a membrana fibrosa envolve a inserção proximal da cabeça longa do músculo bíceps braquial até o tubérculo supraglenoidal da escápula no interior da articulação. A parte inferior da cápsula articular, que é a única parte não reforçada pelos músculos do manguito rotador, é a sua área mais fraca. Neste local, a cápsula é particularmente frouxa e forma pregas quando o braço está em adução; entretanto, torna-se tensa quando o braço é abduzido (ver Figura 3.58B,D).

A *membrana sinovial* reveste a face interna da cápsula articular e é refletida sobre o úmero até a margem articular de sua cabeça (ver Figura 3.54B). A membrana sinovial também forma uma bainha tubular para o tendão da cabeça longa do músculo bíceps braquial. Anteriormente, existe uma comunicação entre a *bolsa supraescapular* e a cavidade sinovial da articulação (ver Figura 3.54C).

LIGAMENTOS DA ARTICULAÇÃO DO OMBRO

Os **ligamentos glenoumerais**, que são apenas evidentes na face interna da cápsula, reforçam a face anterior da cápsula (ver Figura 3.58C,D). O **ligamento coracoumeral**, uma faixa forte que se estende da base do processo coracoide até a face anterior do tubérculo maior, reforça superiormente a cápsula (ver Figura 3.58D). Os ligamentos glenoumerais são ligamentos intrínsecos, que fazem parte da membrana fibrosa da cápsula articular. O **ligamento transverso do úmero** é uma faixa fibrosa ampla, que segue do tubérculo maior até o tubérculo menor do úmero, estendendo-se como ponte sobre o sulco intertubercular e convertendo-o em um canal para o tendão da cabeça longa do músculo bíceps braquial e sua bainha sinovial.

O **arco coracoacromial** é uma estrutura protetora extrínseca, que é formada pela face inferior lisa do *acrômio* e do *processo coracoide* da escápula, com o **ligamento coracoacromial** estendendo-se entre eles (ver Figuras 3.55 e 3.58D). O arco coracoacromial sobrepõe-se à cabeça do úmero, impedindo o seu deslocamento da cavidade glenoidal para cima. O arco coracoacromial é tão resistente que não irá sofrer fratura em consequência de um golpe superior violento do úmero; o corpo do úmero ou a clavícula serão os primeiros a sofrer fratura.

MOVIMENTOS DA ARTICULAÇÃO DO OMBRO

A articulação do ombro tem mais liberdade de movimento do que qualquer outra articulação no corpo. Essa liberdade resulta da frouxidão de sua cápsula articular, da configuração da cabeça esférica do úmero e da cavidade glenoidal rasa. A articulação do ombro possibilita movimentos em torno de três eixos e permite a flexão-extensão, abdução-adução, rotação (medial e lateral) do úmero e a circundução. A Tabela 3.13 fornece uma lista das estruturas que limitam os movimentos da articulação do ombro. A rotação lateral do úmero aumenta a amplitude da abdução. Quando o braço é abduzido sem rotação, o tubérculo maior entra em contato com o *arco coracoacromial*, impedindo uma abdução maior. Se o braço for rodado 180° lateralmente, ocorre rotação posterior dos tubérculos, e uma maior superfície articular torna-se disponível para continuar a elevação. O enrijecimento ou a fixação das articulações do cíngulo do membro superior (*anquilose*) resulta em restrição muito maior da amplitude de movimento, mesmo se a articulação do ombro estiver normal.

Os músculos que movimentam a articulação são os *músculos toracoapendiculares*, que podem atuar indiretamente sobre a articulação (ou seja, atuar sobre o cíngulo do membro superior) e os *músculos escapuloumerais*, que atuam diretamente sobre a articulação (ver Tabelas 3.2 a 3.4). Outros

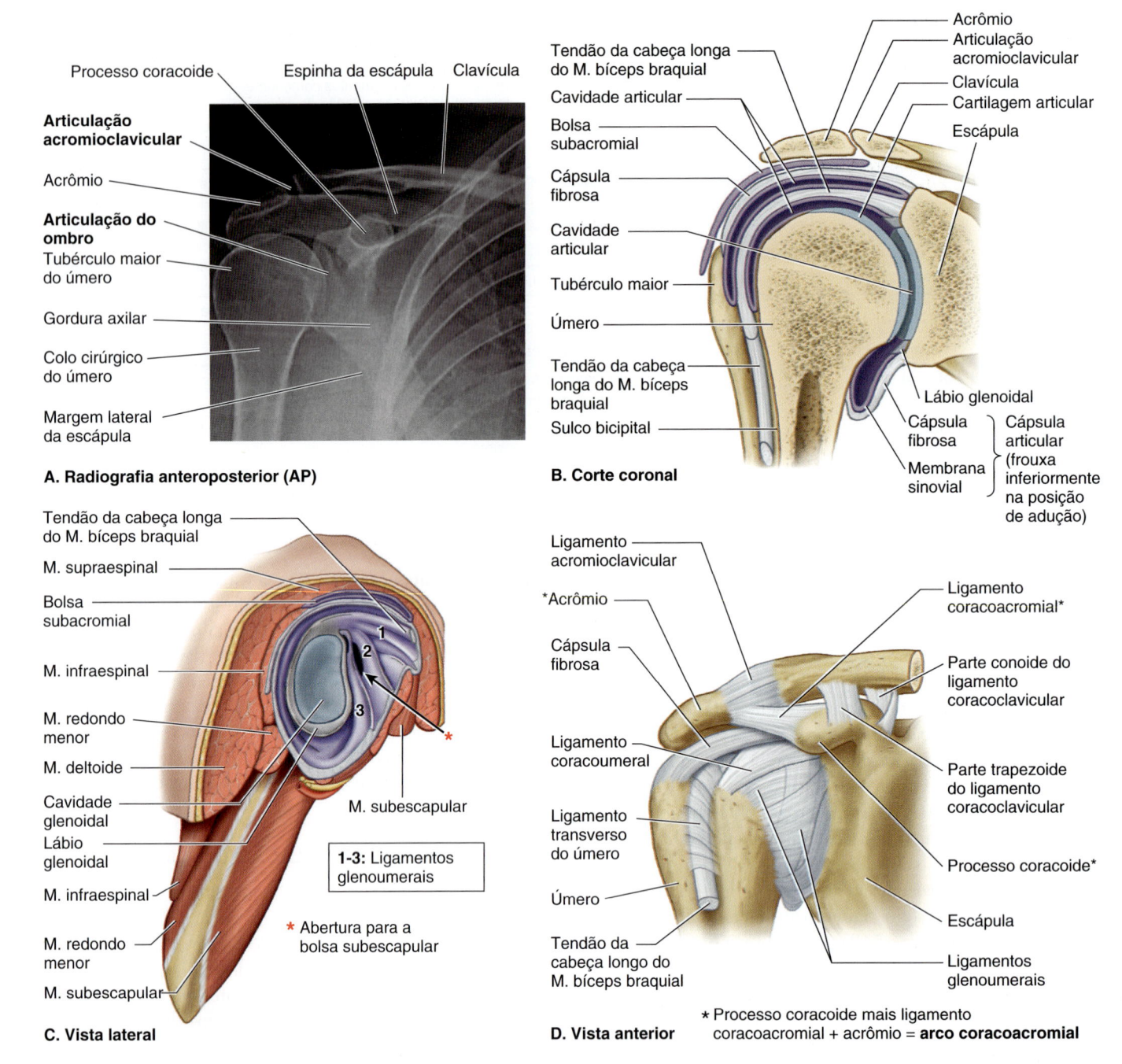

Figura 3.58 Articulações do ombro e acromioclavicular. **A.** Radiografia. **B.** Corte coronal da articulação do ombro. **C.** Vista lateral da cavidade glenoidal e estruturas relacionadas após desarticulação do úmero. **D.** Ligamentos.

músculos atuam na articulação do ombro como *músculos direcionais*, resistindo à luxação sem produzir movimento da articulação, ou mantendo a cabeça do úmero na cavidade glenoidal. Por exemplo, quando os braços estão ao lado da pessoa, o músculo deltoide funciona como músculo direcional.

VASCULARIZAÇÃO E INERVAÇÃO DA ARTICULAÇÃO DO OMBRO

A articulação do ombro é suprida pelas *artérias circunflexas anterior* e *posterior do úmero* e por ramos da *artéria supraescapular* (ver Tabela 3.5). Os *nervos supraescapular, axilar* e *peitoral lateral* inervam a articulação do ombro (ver Tabela 3.6).

BOLSAS EM TORNO DA ARTICULAÇÃO DO OMBRO

Existem várias **bolsas** contendo películas capilares de *líquido sinovial*, que estão localizadas próximo à articulação, onde os tendões entram em atrito com o osso, ligamentos ou outros tendões e onde a pele se move sobre uma proeminência óssea. Algumas bolsas comunicam-se com a cavidade articular; por essa razão, a abertura de uma bolsa pode significar a entrada na cavidade da articulação.

A **bolsa subacromial**, algumas vezes designada como *bolsa subdeltóidea* (ver Figura 3.58B,C), está localizada entre o acrômio, o ligamento coracoacromial e o músculo deltoide, superiormente, e o tendão do músculo supraespinal e a cápsula articular da articulação do ombro, inferiormente. Por conseguinte, essa bolsa facilita o movimento do tendão do músculo supraespinal sob o arco coracoacromial, bem como do músculo deltoide sobre a cápsula articular e o tubérculo maior do úmero.

A **bolsa subtendínea do músculo subescapular** está localizada entre o tendão do músculo subescapular e o colo da escápula. Essa bolsa protege o tendão onde ele passa inferiormente à raiz do processo coracoide e sobre o colo da escápula. Em geral, comunica-se com a cavidade da articulação do ombro por meio de uma abertura na membrana fibrosa da cápsula articular (ver Figura 3.58C).

ANATOMIA CLÍNICA

Lesões do manguito rotador

O manguito rotador musculotendíneo é comumente lesionado durante o uso repetitivo do membro superior acima do plano horizontal (p. ex., durante esportes de arremesso e com raquete, natação e levantamento de peso). A inflamação recorrente do manguito rotador, particularmente na área relativamente avascular do tendão do músculo supraespinal, constitui uma causa comum de dor no ombro e resulta em ruptura do manguito rotador (Figura AC3.18). O uso repetitivo dos músculos do manguito rotador (p. ex., lançadores no beisebol) pode permitir o impacto da cabeça do úmero e manguito rotador no arco coracoacromial, produzindo irritação do arco e inflamação do manguito rotador. Em consequência, ocorre desenvolvimento de *tendinite degenerativa do manguito rotador*. Ocorre também atrito do tendão do músculo supraespinal. Como o músculo supraespinal não é mais funcional em caso de ruptura completa do manguito rotador, o indivíduo é incapaz de iniciar a abdução do membro superior. Se o braço for abduzido passivamente até 15° ou mais, o indivíduo habitualmente pode iniciar a abdução. Isso é possível ao se apoiar ou utilizar a movimentação do quadril, mantendo ou continuando então a abdução utilizando o músculo deltoide.

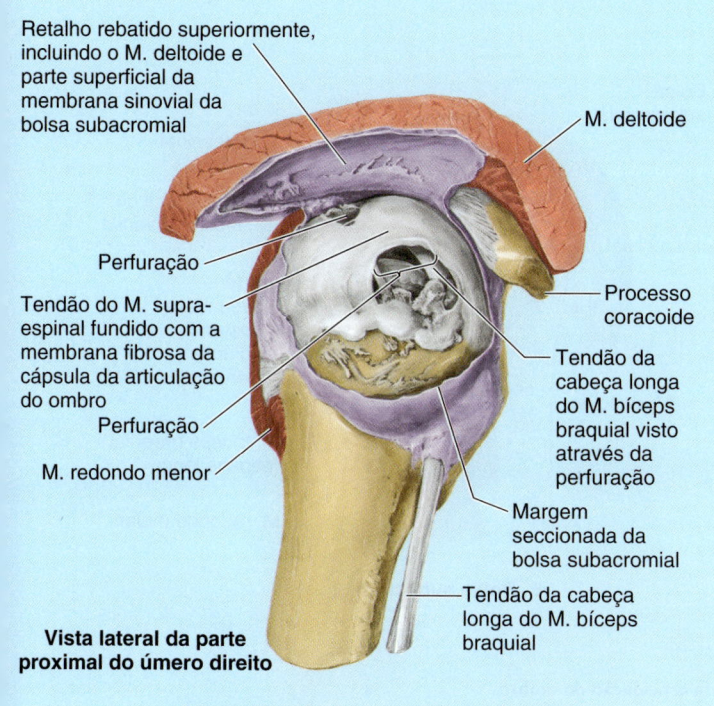

Figura AC3.18 Lesão do manguito rotador.

Luxação da articulação acromioclavicular

Embora seu ligamento extrínseco (coracoclavicular) seja forte, a articulação AC propriamente dita é fraca e lesionada com facilidade por um golpe direto. Nos esportes de contato, como o futebol americano, o futebol e hóquei, não é rara a ocorrência de *luxação da articulação AC* em consequência de uma queda violenta sobre o ombro ou sobre o membro superior totalmente estendido (Figura AC3.19). Pode ocorrer também luxação da articulação AC quando um jogador de hóquei, por exemplo, é empurrado violentamente contra os muros da quadra. Uma luxação da articulação AC, frequentemente denominada "separação do ombro", é grave quando ocorre ruptura dos ligamentos tanto acromioclavicular quanto coracoclavicular. Quando o ligamento coracoclavicular sofre ruptura, o ombro separa-se da clavícula e cai, devido ao peso do membro superior. A luxação da articulação AC torna o acrômio mais proeminente, e a clavícula pode ser deslocada superiormente a ele.

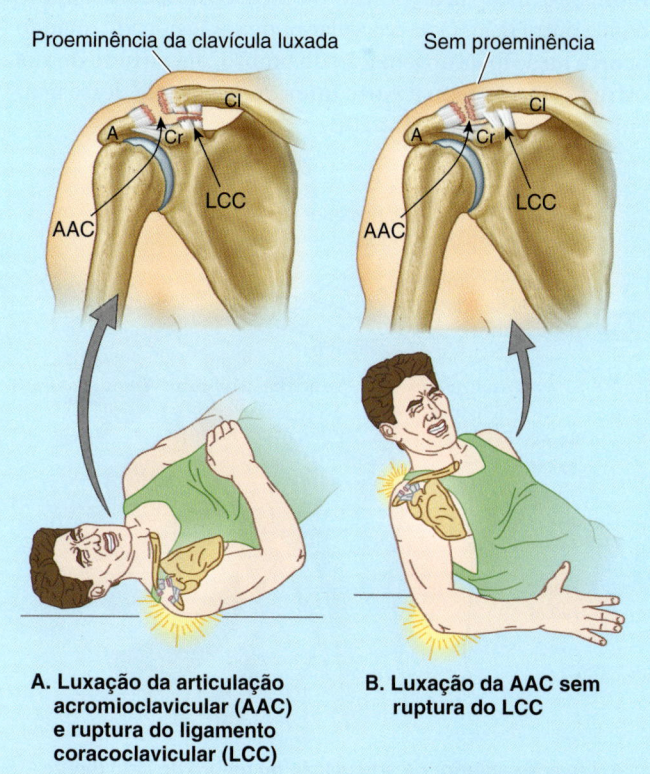

Figura AC3.19 Luxação da articulação acromioclavicular. *A*, acrômio; *Cl*, clavícula; *Cr*, processo coracoide.

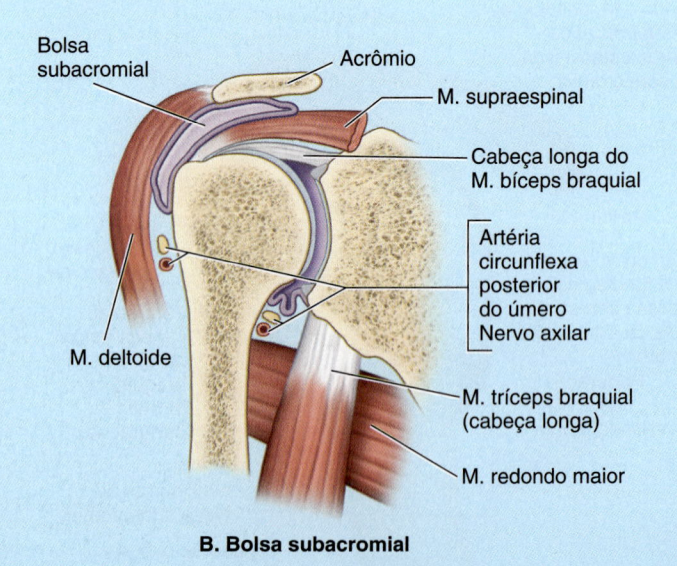

Luxação da articulação do ombro (glenoumeral)

Em virtude de sua liberdade de movimento e instabilidade, a articulação do ombro sofre comumente luxação por lesão direta ou indireta. Os casos de luxação da cabeça do úmero ocorrem, em sua maioria, para baixo (inferiormente), porém são descritas clinicamente como luxações anteriores ou (mais raramente) posteriores, indicando se a cabeça do úmero desceu anterior ou posteriormente ao tubérculo infraglenoidal e à cabeça longa do músculo tríceps braquial. A *luxação anterior da articulação do ombro* ocorre mais frequentemente em adultos jovens (Figura AC3.20), particularmente em atletas. Em geral, é causada pela extensão e rotação lateral excessivas do úmero. A cabeça do úmero é deslocada em direção inferior e anterior, e a membrana fibrosa da cápsula articular e o lábio glenoidal podem ser arrancados da face anterior da cavidade glenoidal. Um golpe violento no úmero, quando a articulação do ombro está em abdução completa, inclina a cabeça do úmero inferiormente sobre a parte fraca inferior da cápsula articular. Isso pode causar ruptura da cápsula e luxação da articulação do ombro, de modo que a cabeça do úmero passa a se localizar abaixo da cavidade glenoidal e anteriormente ao tubérculo infraglenoidal. Subsequentemente, os músculos flexores e adutores fortes da articulação do ombro habitualmente tracionam a cabeça do úmero em direção anterossuperior até uma posição subcoracoide. O indivíduo, incapaz de utilizar o braço, costuma sustentá-lo com a outra mão. O nervo axilar pode ser lesionado quando ocorre luxação da articulação do ombro, em virtude de sua estreita relação com a parte inferior da cápsula dessa articulação (ver Figura AC3.20B).

Tendinite calcificada do músculo supraespinal

A *inflamação e a calcificação da bolsa subacromial* resulta em dor, hipersensibilidade à palpação e limitação do movimento da articulação do ombro. Essa condição é também conhecida como *bursite escapuloumeral calcificada*. A deposição de cálcio no tendão do músculo supraespinal pode irritar a bolsa subacromial subjacente, produzindo uma reação inflamatória, denominada *bursite subacromial*. Enquanto a articulação do ombro estiver em adução, não há habitualmente nenhuma dor, visto que, nessa posição, a lesão dolorosa está distante da face inferior do acrômio. Na maioria dos indivíduos, a dor ocorre durante os 50 a 130° de abdução (*síndrome do arco doloroso*), visto que, durante esse arco, o tendão do músculo supraespinal está em íntimo contato com a face inferior do acrômio. Em geral, a dor ocorre em homens com 50 anos de idade ou mais após o uso incomum ou excessivo da articulação do ombro.

Capsulite adesiva da articulação do ombro

A fibrose adesiva e a formação de tecido cicatricial entre a cápsula inflamada da articulação do ombro, o manguito rotador, a bolsa subacromial e o músculo deltoide provocam habitualmente *capsulite adesiva* ("ombro congelado"). Um indivíduo com essa condição tem dificuldade em abduzir o braço, porém consegue realizar uma abdução aparente de até 45° por meio de elevação e rotação da escápula. As lesões que podem iniciar essa condição incluem luxações da articulação do ombro, tendinite calcificada do músculo supraespinal, ruptura parcial do manguito rotador e tendinite do músculo bíceps braquial.

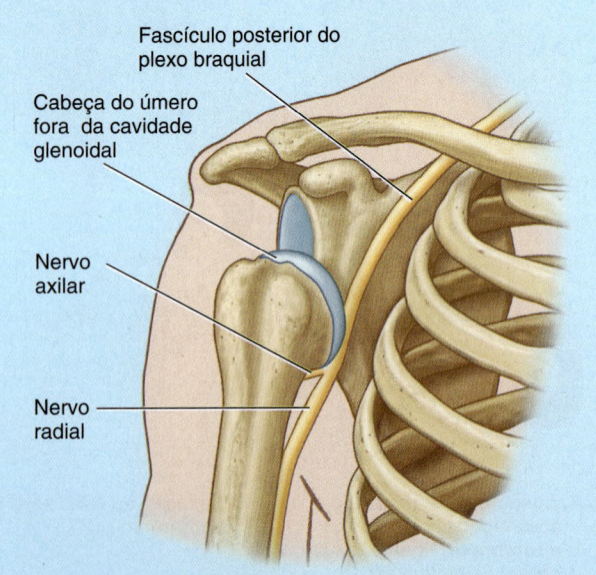

A. Luxação anterior da articulação do ombro do lado direito

B. Bolsa subacromial

Figura AC3.20 Luxação da articulação do ombro.

Articulação do cotovelo

A **articulação do cotovelo**, uma articulação sinovial de tipo gínglimo, está localizada 2 a 3 cm abaixo dos epicôndilos do úmero.

ARTICULAÇÃO E CÁPSULA ARTICULAR DA ARTICULAÇÃO DO COTOVELO

A *tróclea*, que tem a forma de um carretel, e o *capítulo* do úmero, que é esferoide, articulam-se com a *incisura troclear* da ulna e face superior ligeiramente côncava da *cabeça do rádio*, respectivamente; em consequência, existem as *articulações umeroulnar* e *umerorradial* (Figura 3.59A,B).

A *membrana fibrosa da cápsula articular*, que envolve a articulação, está fixada ao úmero nas margens das extremidades lateral e medial das faces articulares do capítulo do úmero e da tróclea. Anterior e posteriormente, é levada em direção superior, proximalmente às fossas coronóidea e do olécrano (ver Figura 3.59A). A *membrana sinovial* reveste a face interna da membrana fibrosa da cápsula articular

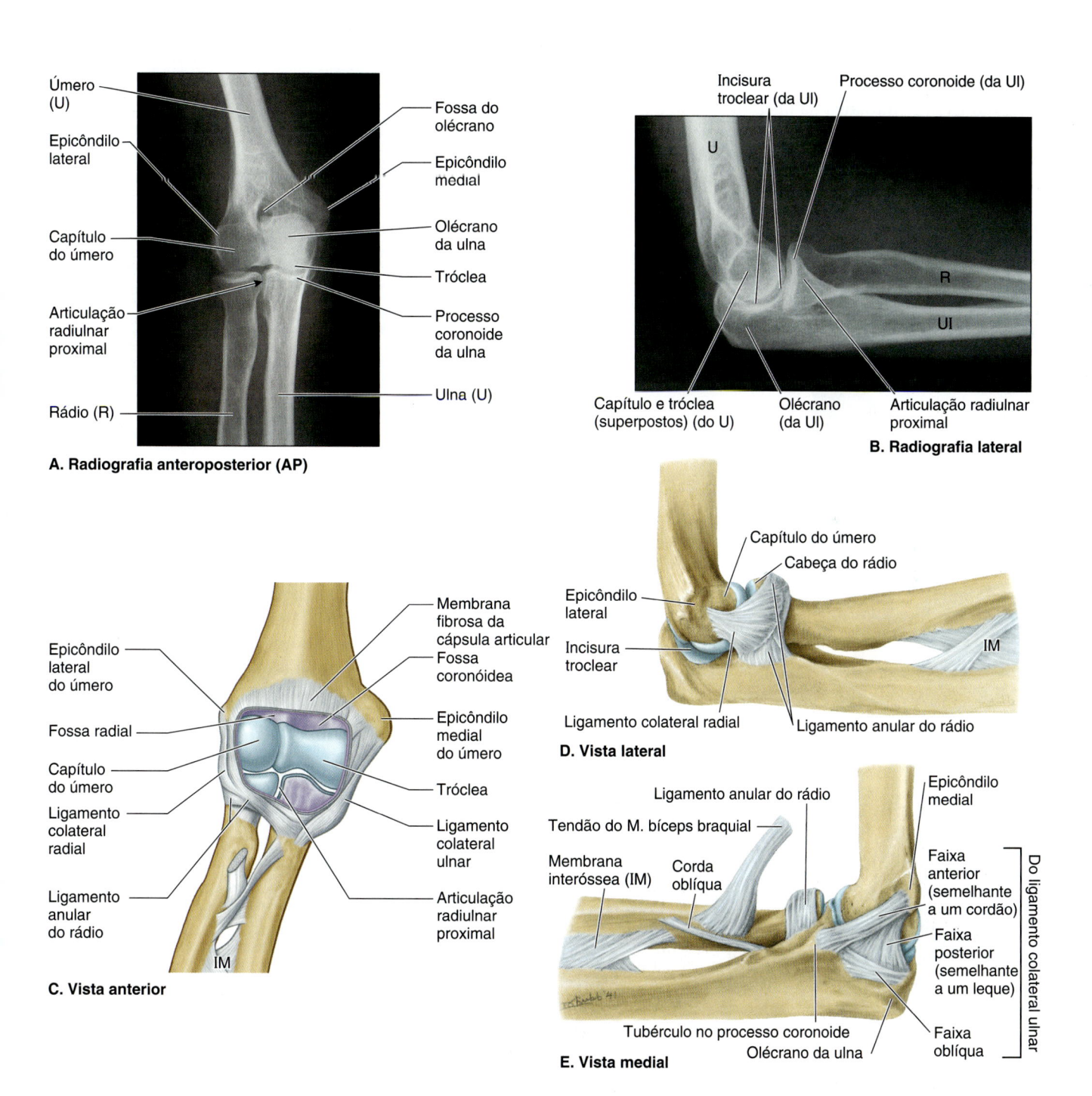

Figura 3.59 Articulações do cotovelo e radiulnar proximal. **A.** Radiografia anteroposterior. **B.** Radiografia lateral. **C.** Faces articulares. A face anterior fina da cápsula articular foi removida. **D.** Ligamentos laterais. **E.** Ligamentos mediais.

e partes não articulares intracapsulares do úmero. Continua-se inferiormente com a membrana sinovial da articulação radiulnar proximal. A cápsula articular é fraca anterior e posteriormente, porém é reforçada em cada lado por ligamentos.

LIGAMENTOS DA ARTICULAÇÃO DO COTOVELO

Os **ligamentos colaterais da articulação do cotovelo** são faixas triangulares fortes, que consistem em espessamentos medial e lateral da membrana fibrosa da cápsula articular. O **ligamento colateral radial**, que é lateral e semelhante a um leque, estende-se do epicôndilo lateral do úmero e funde-se, distalmente, com o **ligamento anular do rádio** (ver Figura 3.59D). Esse ligamento envolve e sustenta a cabeça do rádio na incisura radial da ulna, formando a articulação radiulnar proximal e possibilitando a pronação e a supinação do antebraço. O **ligamento colateral ulnar**, que é triangular e medial, estende-se do epicôndilo medial do úmero até o processo coronoide e o olécrano da ulna. Esse ligamento consiste em três faixas: (1) a *faixa anterior semelhante a um cordão*, que é a mais forte; (2) a *faixa posterior semelhante a um leque*, que é a mais fraca, e (3) a *faixa oblíqua delgada*, que aprofunda a cavidade para a tróclea do úmero (ver Figura 3.59E).

Tabela 3.14 Estruturas que limitam os movimentos das articulações do cotovelo e radiulnares.

Articulações	Movimento	Estruturas limitantes (tensão)
Umeroulnar Umerorradial	Extensão	*Músculos*: músculos flexores do cotovelo *Cápsula articular*: anteriormente *Aposição óssea* entre o olécrano da ulna e a fossa do olécrano do úmero
Umeroulnar Umerorradial	Flexão	*Músculo*: tríceps braquial *Cápsula articular*: posteriormente *Aposição do tecido mole* entre a parte anterior do antebraço e o braço *Aposição óssea* entre a cabeça do rádio e a fossa radial do úmero
Umerorradial Radiulnar proximal Radiulnar distal	Pronação	*Músculos*: supinador, bíceps braquial *Ligamentos*: radiulnar inferior posterior, membrana interóssea *Aposição óssea* do rádio à ulna
Umerorradial Radiulnar proximal Radiulnar distal	Supinação	*Músculos*: pronador redondo, pronador quadrado *Ligamentos*: radiulnar inferior anterior, membrana interóssea

Modificada de Clarkson HM. *Musculoskeletal Assessment: Joint Motion and Muscle Testing*. 3rd ed. Baltimore, MD: Lippincott Williams & Wilkins; 2012.

MOVIMENTOS DA ARTICULAÇÃO DO COTOVELO

Ocorrem flexão e extensão na articulação do cotovelo. O eixo longitudinal da ulna em extensão total forma um ângulo de aproximadamente 17° com o eixo longitudinal do úmero. Esse ângulo é denominado **ângulo de transporte** e é assim designado devido ao ângulo formado entre o antebraço e o corpo quando o indivíduo carrega algum objeto, como um balde de água (Figura 3.60). A obliquidade do ângulo é mais pronunciada nas mulheres do que nos homens. A Tabela 3.14 fornece uma lista das estruturas que limitam os movimentos da articulação do cotovelo.

VASCULARIZAÇÃO E INERVAÇÃO DA ARTICULAÇÃO DO COTOVELO

As artérias que irrigam o cotovelo provêm da anastomose das artérias em torno da articulação do cotovelo (ver Figura 3.43A). A articulação do cotovelo é inervada pelos nervos musculocutâneo, radial e ulnar.

BOLSAS EM TORNO DA ARTICULAÇÃO DO COTOVELO

As bolsas clinicamente importantes são as seguintes (Figuras 3.61 e 3.62B):

- A **bolsa intratendínea do olécrano**, que algumas vezes está presente no tendão do músculo tríceps braquial
- A **bolsa subtendínea do músculo tríceps braquial**, que está localizada entre o olécrano e o tendão do músculo tríceps braquial, imediatamente proximal à sua inserção no olécrano

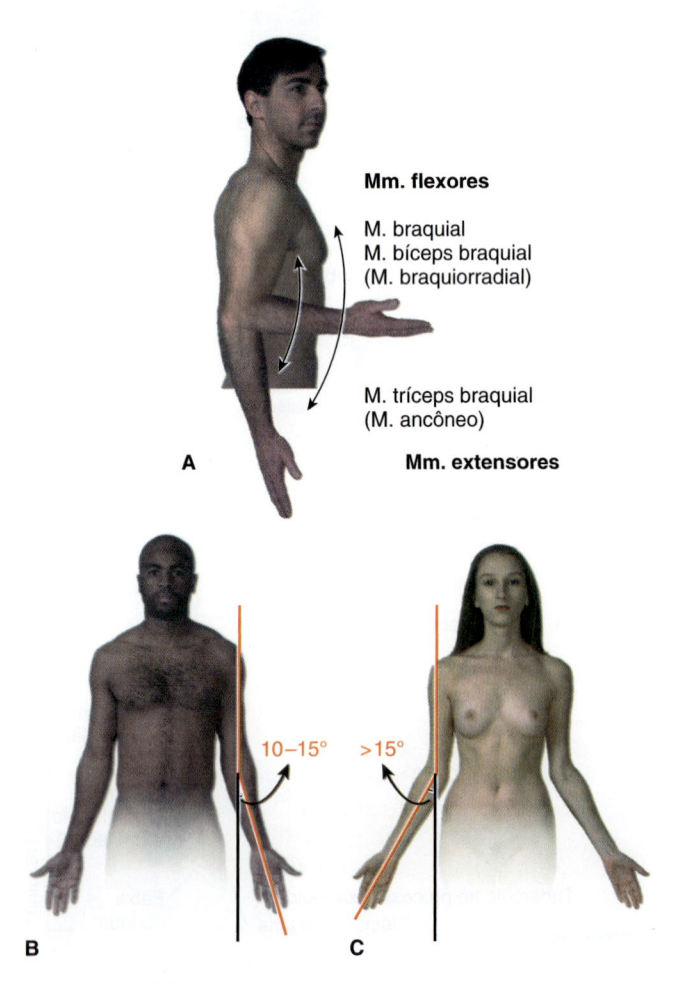

Figura 3.60 Ângulo de transporte da articulação do cotovelo. Observe que o ângulo é maior na mulher.

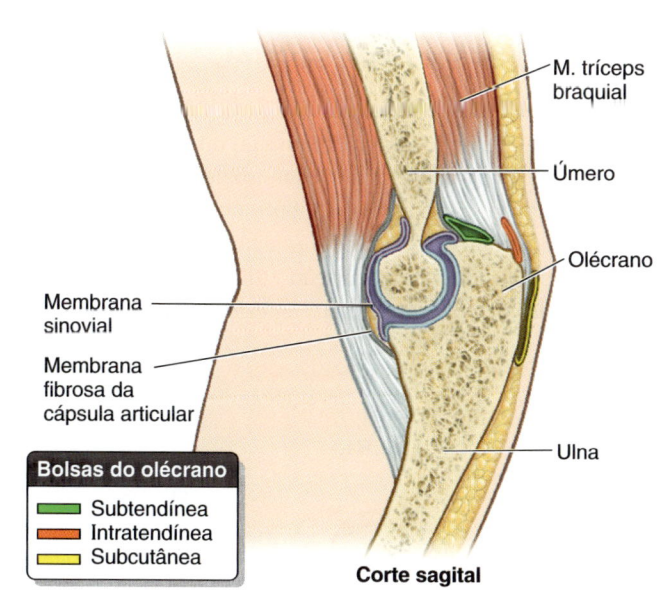

Figura 3.61 Corte coronal através da articulação umeroulnar da articulação do cotovelo, mostrando as relações das bolsas.

- A **bolsa subcutânea do olécrano**, que está localizada na tela subcutânea sobre o olécrano.

A *bolsa bicipitorradial* (bolsa do músculo bíceps braquial) separa o tendão do músculo bíceps braquial da parte anterior da tuberosidade do rádio.

Articulação radiulnar proximal

A **articulação radiulnar proximal (superior)** é uma articulação sinovial do tipo trocóidea, que possibilita o movimento da cabeça do rádio sobre a ulna (ver Figuras 3.59A-C e 3.62).

ARTICULAÇÃO E CÁPSULA ARTICULAR DA ARTICULAÇÃO RADIULNAR PROXIMAL

A cabeça do rádio articula-se com a incisura radial da ulna. A cabeça do rádio é mantida em posição pelo *ligamento anular do rádio*. A membrana fibrosa da cápsula articular envolve a articulação e é contínua com a da articulação do cotovelo. A *membrana sinovial* reveste a face interna da membrana fibrosa e faces não articulares dos ossos. A membrana sinovial representa um prolongamento inferior da membrana sinovial da articulação do cotovelo (ver Figura 3.59C).

LIGAMENTOS DA ARTICULAÇÃO RADIULNAR PROXIMAL

O **ligamento anular** fixa-se à ulna, anterior e posteriormente à incisura radial, formando um colar que, com a incisura radial forma um anel que envolve por completo a cabeça do rádio (ver Figura 3.62A). A face profunda do ligamento anular é revestida por membrana sinovial, que continua distalmente como **recesso saciforme da articulação do cotovelo** no colo do rádio. Essa disposição possibilita a rotação do rádio dentro do ligamento anular, sem ligação, estiramento ou laceração da membrana sinovial.

Articulação radiulnar distal

A **articulação radiulnar distal (inferior)** é uma articulação sinovial do tipo trocóidea. O rádio movimenta-se em torno da extremidade distal relativamente fixa da ulna (ver Figura 3.62).

ARTICULAÇÃO E CÁPSULA ARTICULAR DA ARTICULAÇÃO RADIULNAR DISTAL

A cabeça arredondada da ulna articula-se com a incisura ulnar, na face medial da extremidade distal do rádio. Um **disco articular da articulação radiulnar distal,** que é fibrocartilagíneo, une as extremidades da ulna e do rádio, constituindo a principal estrutura de união da articulação (Figura 3.63). A base do disco está fixada à margem medial da incisura ulnar do rádio, enquanto o seu ápice está fixado à face lateral da base do processo estiloide da ulna. A superfície proximal desse disco triangular articula-se com a face distal da cabeça da ulna. Em consequência, a cavidade articular possui uma forma em L em corte coronal, com a barra vertical do *L* entre o rádio e a ulna, e a barra horizontal, entre a ulna e o disco articular. O disco articular separa a cavidade da articulação radiulnar distal da cavidade da articulação radiocarpal.

A *membrana fibrosa da cápsula articular* envolve a articulação, porém é deficiente na parte superior. A *membrana sinovial* estende-se em direção superior, entre o rádio e a ulna, formando o **recesso saciforme da articulação radiulnar distal** (ver Figura 3.63C). Essa redundância da membrana sinovial acomoda a torção da cápsula, que ocorre quando a extremidade distal do rádio passa em torno da extremidade distal relativamente fixa da ulna durante a pronação e a supinação do antebraço.

LIGAMENTOS DA ARTICULAÇÃO RADIULNAR DISTAL

Os ligamentos anterior e posterior reforçam a membrana fibrosa da cápsula articular. Essas faixas transversais relativamente fracas estendem-se do rádio até a ulna através das faces anterior e posterior da articulação.

MOVIMENTOS DAS ARTICULAÇÕES RADIULNARES PROXIMAL E DISTAL

Durante a pronação e a supinação do antebraço, ocorre rotação da cabeça do rádio dentro do ligamento anular em forma de xícara, enquanto ocorre rotação da extremidade distal do rádio em torno da cabeça da ulna (ver Figura 3.62C,D). A **supinação** gira a palma anteriormente, ou superiormente quando o antebraço é fletido. A **pronação** gira a palma posteriormente, ou inferiormente quando o antebraço é fletido. Durante a pronação e a supinação, ocorre rotação do rádio. A Tabela 3.14 fornece uma lista das estruturas que limitam os movimentos das articulações radiulnares proximal e distal.

A supinação é produzida pelos músculos supinador (na ausência de resistência) e bíceps braquial (na presença de resistência), com alguma assistência dos músculos ELP e ERLC. A *pronação* é produzida pelos músculos pronador quadrado (primariamente) e pronador redondo (secundariamente), com alguma assistência dos músculos FRC, palmar longo e braquiorradial (quando o antebraço está na posição de pronação média).

ARTÉRIAS E NERVOS DAS ARTICULAÇÕES RADIULNARES PROXIMAL E DISTAL

A articulação radiulnar proximal é irrigada pela parte radial da **anastomose** periarticular da articulação do cotovelo (ver Figura 3.43). É inervada pelos nervos musculocutâneo, mediano e radial. A pronação é essencialmente uma função do nervo mediano, enquanto a supinação é uma função dos nervos musculocutâneo e radial. A articulação radiulnar distal é suprida pelas *artérias* e *nervos interósseos* anteriores e posteriores.

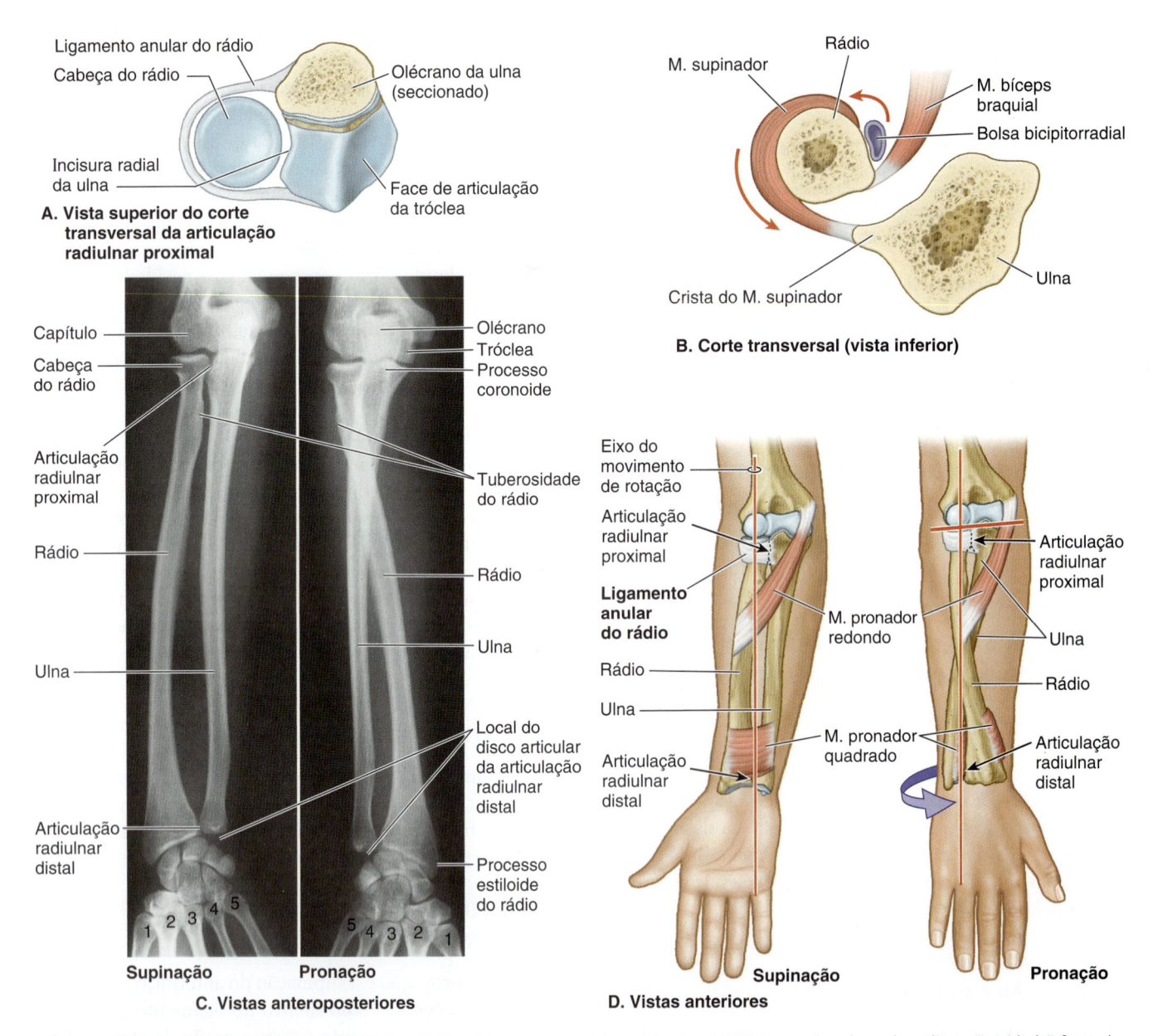

Figura 3.62 Articulações radiulnares proximal e distal. **A.** Articulação radiulnar proximal. Ocorre rotação da cabeça do rádio na "cavidade" formada pelo ligamento anular. **B.** São mostradas as ações dos músculos supinador e bíceps braquial na produção da supinação. **C.** Radiografia. **D.** Posição do rádio e da ulna na supinação e na pronação.

Capítulo 3 • Membro Superior   173

A. Radiografia anteroposterior (AP)

- Articulação interfalângica distal
- Articulação interfalângica proximal
- Falange
  - Distal
  - Média
  - Proximal
- Articulação metacarpofalângica
- Metacarpal
  - Cabeça
  - Corpo
  - Base
- Hâmulo do osso hamato
- Piramidal
- Pisiforme
- Processo estiloide da ulna
- Cabeça da ulna
- Falange distal
- Osso sesamoide
- Músculo e tecido mole
- Metacarpal I
- Trapézio
- Processo estiloide do rádio
- Articulação radiulnar distal

B. Corte coronal

Legenda para A e B:

A	Disco articular
C	Capitato
H	Hamato
J	Articulação radiulnar distal
L	Semilunar
P	Piramidal
S	Escafoide
SR	Processo estiloide do rádio
SU	Processo estiloide da ulna
Td	Trapezoide
Tz	Trapézio
U	Ulna

Números = bases dos ossos metacarpais II-V

C. Corte coronal

- Articulações intermetacarpais
- Articulação carpometacarpal do quinto dedo
- Articulação do pisiforme
- Ligamento colateral ulnar
- Disco articular
- Articulação radiulnar distal
- Recesso saciforme
- Ulna
- Rádio
- Articulação carpometacarpal do polegar
- **Articulação mediocarpal** (*linha tracejada*)
- Ligamento colateral radial
- Membrana fibrosa
- Membrana sinovial } Da articulação radiocarpal (do punho)
- **Articulação radiocarpal**
- Articulações intercarpais

D. Vista anterior

MEDIAL (ulnar)
- Túnel do carpo
- Pisiforme
- Semilunar
- Piramidal
- Processo estiloide da ulna
- Disco articular da articulação radiulnar distal
- Margem anterior ligamentar do disco articular

LATERAL (radial)
- Retináculo dos Mm. flexores (ligamento transverso do carpo)
- M. flexor radial do carpo
- Membrana fibrosa da cápsula articular
- Escafoide
- Membrana sinovial
- Prega sinovial } Cobrindo os ligamentos radiocarpais dorsais
- Processo estiloide do rádio
- Extremidade distal do rádio

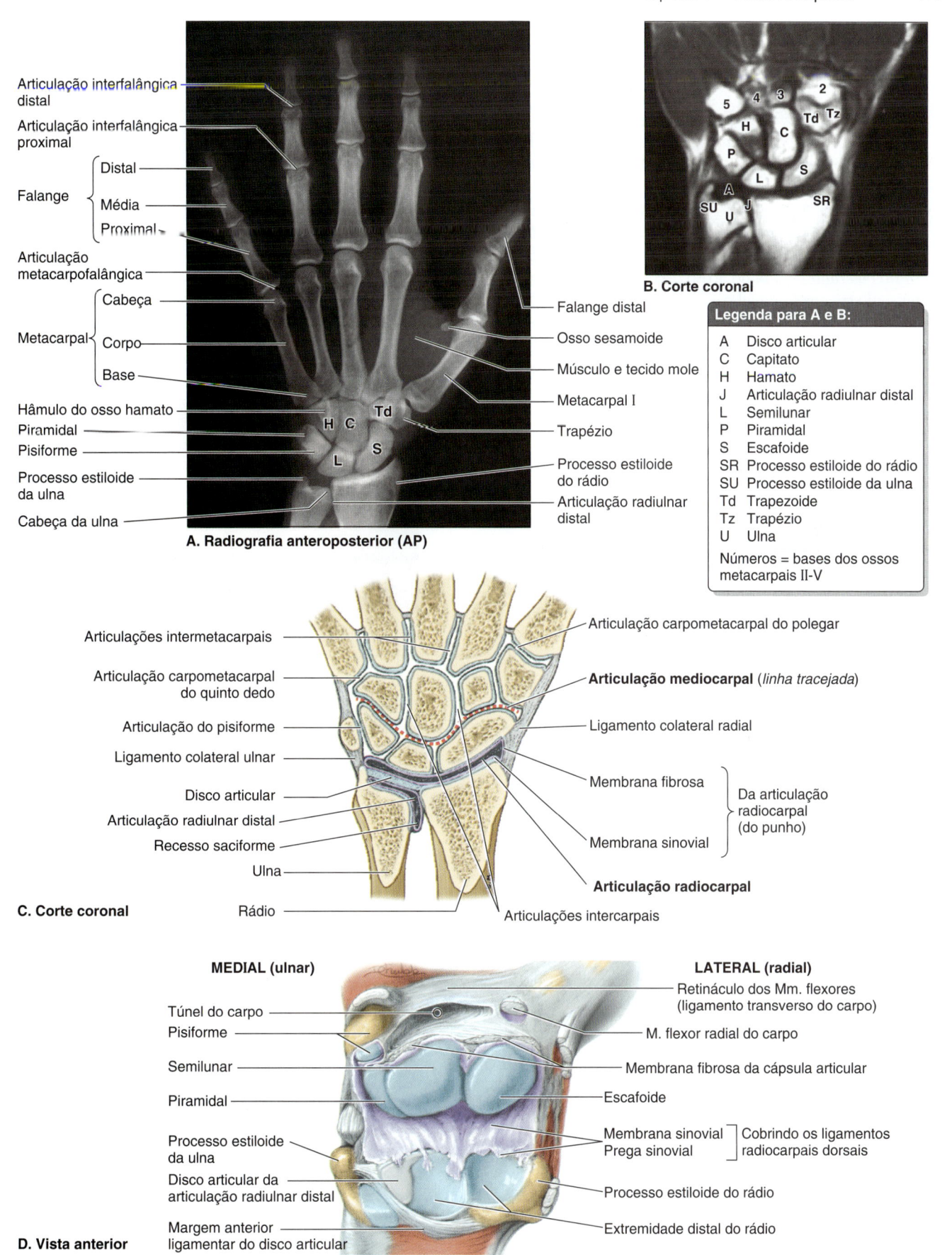

Figura 3.63 Articulações radiocarpal e da mão. A. Radiografia. **B.** RM coronal do punho. **C.** Corte coronal das articulações radiulnar distal, radiocarpal e do carpo. **D.** Dissecção. A articulação radiocarpal é aberta anteriormente, com os ligamentos radiocarpais dorsais atuando como dobradiça.

ANATOMIA CLÍNICA

Bursite do cotovelo

A *bolsa subcutânea do olécrano* é exposta a lesão durante queda sobre o cotovelo e devido a infecções em consequência de escoriações da pele que cobre o olécrano. A pressão e o atrito excessivos e repetitivos provocam *bursite subcutânea do olécrano* por atrito (p. ex., "cotovelo de estudante") (Figura AC3.21). A *bursite subtendínea do olécrano* resulta do atrito excessivo entre o tendão do músculo tríceps braquial e o olécrano – por exemplo, em consequência de movimentos repetidos de flexão-extensão do antebraço, como os que são realizados durante determinados trabalhos em linhas de montagem. A dor é intensa durante a flexão do antebraço, devido à pressão exercida pelo tendão do músculo tríceps braquial sobre a bolsa subtendínea do olécrano inflamada.

Avulsão do epicôndilo medial

A avulsão do epicôndilo medial em crianças pode resultar de uma queda que provoque abdução intensa do cotovelo estendido. A consequente tração sobre o ligamento colateral ulnar traciona distalmente o epicôndilo medial. A base anatômica da *avulsão do epicôndilo medial* é a de que a epífise do epicôndilo medial pode não se fundir com a extremidade distal do úmero até os 20 anos de idade. A *lesão por tração do nervo ulnar* constitui uma complicação da avulsão do epicôndilo medial por abdução.

Reconstrução do ligamento colateral ulnar

A ruptura, a laceração e o estiramento do ligamento colateral ulnar constituem lesões cada vez mais comuns associadas ao arremesso em atividades atléticas (principalmente arremesso no beisebol, bem como passe do futebol americano, arremesso de dardo e jogo de polo aquático). A *reconstrução do ligamento colateral ulnar*, comumente conhecida como "técnica de Tommy John" (em homenagem ao primeiro arremessador de beisebol que foi submetido à cirurgia), envolve um transplante autólogo de um tendão longo do antebraço contralateral ou da perna (p. ex., o tendão do músculo palmar longo ou plantar). Um segmento de tendão de 10 a 15 cm de comprimento é inserido através de orifícios perfurados através do epicôndilo medial do úmero e face lateral do processo coronoide da ulna (Figura AC3.22).

Luxação da articulação do cotovelo

Pode ocorrer *luxação posterior da articulação do cotovelo* quando crianças caem sobre as mãos com os cotovelos fletidos. As luxações do cotovelo podem resultar de hiperextensão ou de um golpe que desloca a ulna em sentido posterior ou posterolateral. A extremidade distal do úmero é deslocada através da parte anterior fraca da membrana fibrosa da cápsula articular, enquanto ocorre deslocamento posterior do rádio e da ulna. Pode ocorrer também lesão do nervo ulnar.

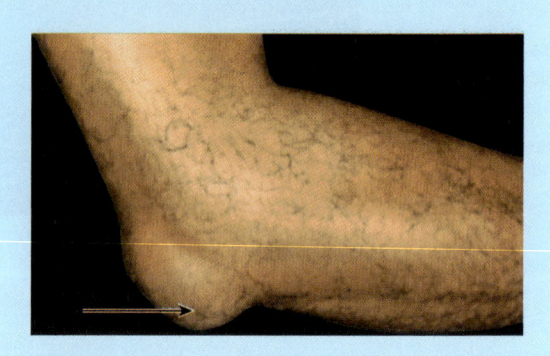

Figura AC3.21 Bursite subcutânea do olécrano.

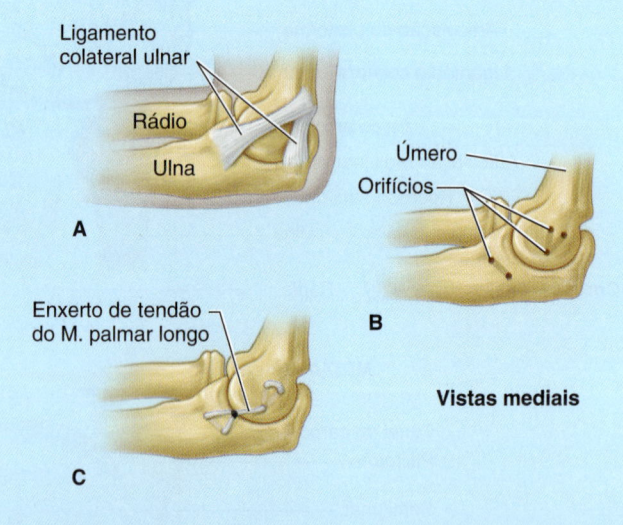

Figura AC3.22 Reconstrução do ligamento colateral ulnar.

Subluxação e luxação da cabeça do rádio

As crianças de idade pré-escolar, particularmente as meninas, são vulneráveis à *subluxação transitória* (luxação incompleta e temporária) *da cabeça do rádio* ("cotovelo da babá"). A história desses casos é típica. A criança é subitamente levantada pelo membro superior quando o antebraço está em pronação (Figura AC3.23). A criança pode chorar e se recusar a usar o membro, que é protegido segurando-o com o cotovelo fletido e o antebraço em pronação. A tração súbita do membro superior lacera a inserção distal do ligamento anular, onde está frouxamente fixado ao colo do rádio. Em seguida, a cabeça do rádio move-se distalmente, parcialmente fora do ligamento anular. A parte proximal do ligamento roto pode ficar aprisionada entre a cabeça do rádio e o capítulo do úmero. O pinçamento do ligamento anular constitui a origem da dor. O tratamento da subluxação consiste em supinação do antebraço da criança, enquanto o cotovelo é fletido. A ruptura do ligamento anular do rádio cicatriza rapidamente quando o membro é colocado em uma tipoia durante cerca de 2 semanas.

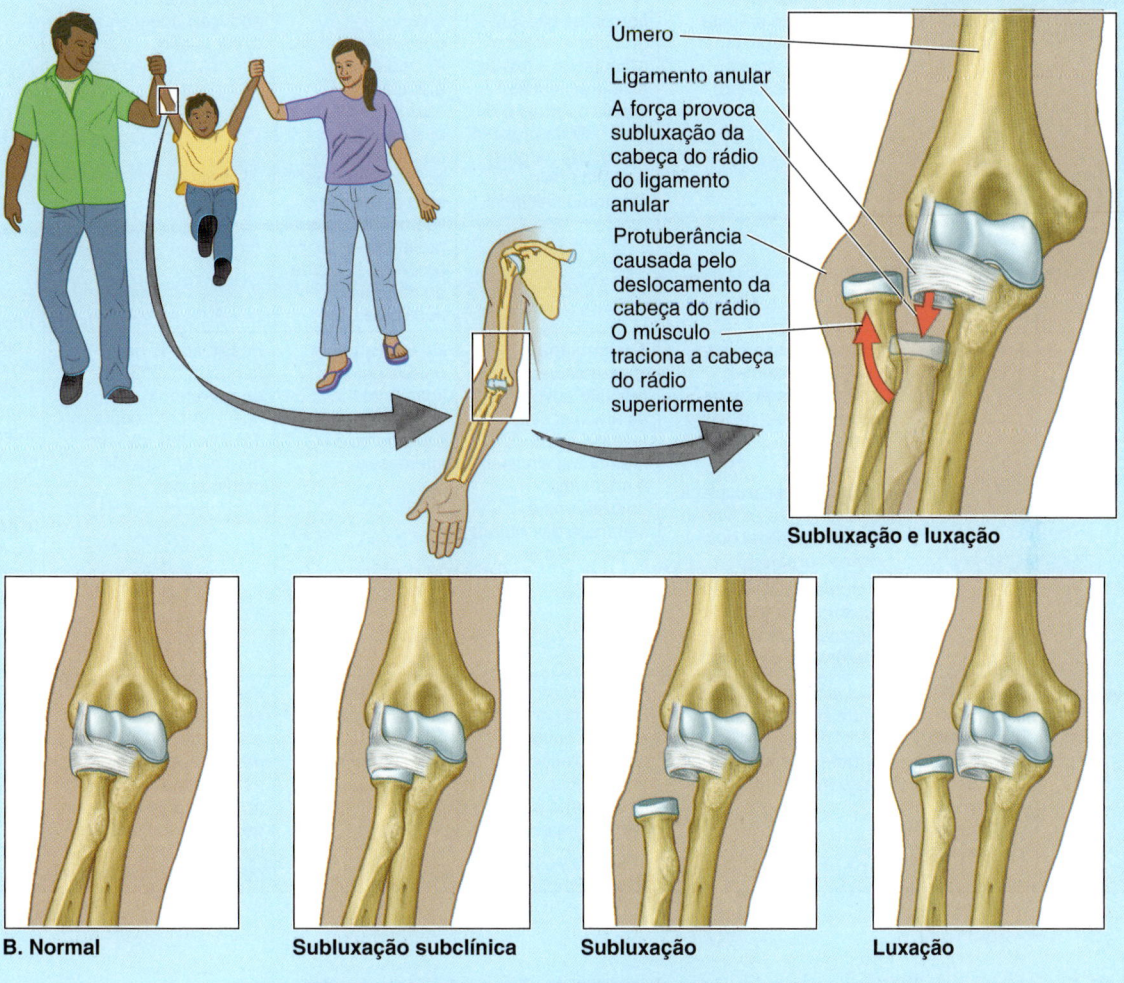

Figura AC3.23 Subluxação e luxação da cabeça do rádio.

Articulações da mão

As Tabelas 3.15 a 3.18 fornecem um resumo dos movimentos que ocorrem nas articulações carpais e dos dedos.

O punho (carpo), que é o segmento proximal da mão, é um complexo de oito ossos carpais. O carpo articula-se, proximalmente, com o antebraço na articulação radiocarpal e, distalmente, com os cinco ossos metacarpais (ver Figura 3.63). As articulações formadas pelo carpo incluem a *articulação radiocarpal* (*do punho*) e as *articulações intercarpais*, *carpometacarpais* e *intermetacarpais*. Para aumentar o movimento da articulação radiocarpal, as duas fileiras de ossos carpais deslizam uma sobre a outra; além disso, cada osso desliza sobre os ossos adjacentes a ele.

Cada dedo possui três falanges, com exceção do polegar, que tem duas falanges. As falanges proximais articulam-se com os ossos metacarpais nas articulações metacarpofalângicas. A articulação entre as falanges média e proximal é a articulação interfalângica proximal, e aquela entre a falange média e a distal é a articulação interfalângica distal (ver Figuras 3.63 e 3.64). O polegar possui apenas uma articulação interfalângica.

Tabela 3.15 Articulações radiocarpal e do carpo.

Articulação	Tipo	Articulação	Cápsula articular	Ligamentos	Movimentos	Inervação
Radiocarpal (do punho)	Articulação sinovial elipsóidea	Extremidade distal do rádio e disco articular com a fileira proximal dos ossos carpais (exceto o pisiforme)	A membrana fibrosa da cápsula articular envolve a articulação e fixa-se às extremidades distais do rádio e da ulna e fileira proximal dos ossos carpais; revestida pela membrana sinovial	Os ligamentos anterior e posterior reforçam a cápsula articular; o ligamento colateral ulnar fixa-se ao processo estiloide da ulna e ao piramidal; o ligamento colateral radial fixa-se ao processo estiloide do rádio e ao escafoide	Flexão-extensão, abdução-adução, circundução	Ramo interósseo anterior do nervo mediano, ramo interósseo posterior do nervo radial e ramos dorsal e profundo do nervo ulnar
Do carpo (intercarpal)	Articulação sinovial plana	Entre os ossos carpais da fileira proximal; articulações entre os ossos carpais da fileira distal *Articulação mediocarpal*: articulação sinovial entre as fileiras proximal e distal dos ossos carpais *Articulação do pisiforme*: articulação sinovial entre o pisiforme e o piramidal	A membrana fibrosa da cápsula articular envolve as articulações; revestida pela membrana sinovial; a articulação do pisiforme é separada das outras articulações do carpo	Ossos carpais unidos pelos ligamentos anteriores, posteriores e interósseos	Possibilidade de pequena quantidade de movimento de deslizamento; ocorrem flexão e abdução da mão na articulação mediocarpal	
Carpometacarpal (CMC) e intermetacarpal (IM)	Articulações sinoviais planas, exceto a articulação CMC do polegar (articulação sinovial selar)	Carpais e metacarpais entre si; articulação CMC do polegar entre o trapézio e a base do osso metacarpal I	A membrana fibrosa da cápsula articular envolve as articulações; revestida na face interna pela membrana sinovial	Ossos unidos pelos ligamentos anteriores, posteriores e interósseos	Flexão-extensão e abdução-adução da articulação CMC do primeiro dedo; quase nenhum movimento no segundo e terceiro dedos; quarto dedo ligeiramente móvel; quinto dedo muito móvel	

Tabela 3.16 Estruturas que limitam os movimentos das articulações radiocarpal e do carpo.

Movimento	Estruturas limitantes (tensão)
Flexão	*Ligamentos*: radiocarpal posterior e parte posterior da cápsula articular
Extensão	*Ligamentos*: radiocarpal anterior e parte anterior da cápsula articular *Aposição óssea* entre o rádio e os ossos carpais
Abdução	*Ligamentos*: ligamento colateral ulnar e parte media da cápsula articular *Aposição óssea* entre o processo estiloide do rádio e o escafoide
Adução	*Ligamentos*: colateral radial e parte lateral da cápsula articular

Modificada de Clarkson HM. *Musculoskeletal Assessment: Joint Motion and Muscle Testing*. 3rd ed. Baltimore, MD: Lippincott Williams & Wilkins; 2012.

Tabela 3.17 Articulações metacarpofalângicas e interfalângicas.

Articulação	Tipo	Articulação	Cápsula articular	Ligamentos	Movimentos	Inervação
Metacarpofalângica (MCF)	Articulações sinoviais elipsóideas	Cabeças dos ossos metacarpais com a base da falanges proximais	Membrana fibrosa da cápsula articular envolvendo cada articulação; revestida na face interna pela membrana sinovial	Ligamentos palmares fortes fixados às falanges e aos ossos metacarpais; os ligamentos metacarpais transversos profundos unem as articulações do indicador até o dedo mínimo, mantendo unidas as cabeças dos ossos metacarpais; os ligamentos colaterais seguem das cabeças dos ossos metacarpais até as bases das falanges	Flexão-extensão, abdução-adução e circundução dos dedos indicador ao mínimo; ocorrem flexão-extensão do polegar, porém a abdução-adução são limitadas	Nervos digitais que se originam dos nervos ulnar e mediano
Interfalângica (IF)	Articulações sinoviais do tipo gínglimo	Cabeças das falanges com as bases das falanges localizadas distalmente	A cápsula articular envolve cada articulação; revestida na face interna pela membrana sinovial	Semelhantes às articulações metacarpofalângicas, exceto que unem as falanges	Flexão-extensão	Nervos digitais que se originam dos nervos ulnar e mediano

Tabela 3.18 Estruturas que limitam os movimentos das articulações da mão.

Movimento	Articulações	Estruturas limitantes (tensão)
Flexão	CMC (polegar)	*Ligamentos*: parte posterior da cápsula articular *Músculos*: extensor e abdutor curto do polegar *Aposição* entre a eminência tenar e a palma
	MCF (dedos I-V)	*Ligamentos*: colateral, parte posterior da cápsula articular *Aposição* entre a falange proximal e o osso metacarpal
	IFP (dedos II-V)	*Ligamentos*: colateral, parte posterior da cápsula articular *Aposição* entre as falanges média e proximal
	IFD (dedos II-V)	*Ligamentos*: colateral, retinacular oblíquo e parte posterior da cápsula articular
	IF (polegar)	*Ligamentos*: colateral e parte posterior da cápsula articular *Aposição* entre as falanges distal e proximal
Extensão	CMC (polegar)	*Ligamentos*: parte anterior da cápsula articular
		Músculos: primeiro interósseo dorsal, flexor curto do polegar
	MCF (dedos I-V)	*Ligamentos*: parte anterior da cápsula articular, ligamento palmar
	IFP ou IFD (dedos II-V)	
	IF (polegar	
Abdução	CMC e MCF	*Músculos*: primeiro interósseo dorsal, adutor do polegar *Fáscia e pele* do primeiro espaço interdigital
	MCF (dedos II-V)	*Ligamentos*: colateral *Fáscia e pele* dos espaços interdigitais
Adução	CMC e MCF (polegar)	*Aposição* entre o polegar e o indicador
	MCF (dedos II-V)	*Aposição* entre dedos adjacentes

CMC, articulação carpometacarpal; *IFD*, articulação interfalângica distal; *IF*, articulação interfalângica; *MCF*, articulação metacarpofalângica; *IFP*, articulação interfalângica proximal.

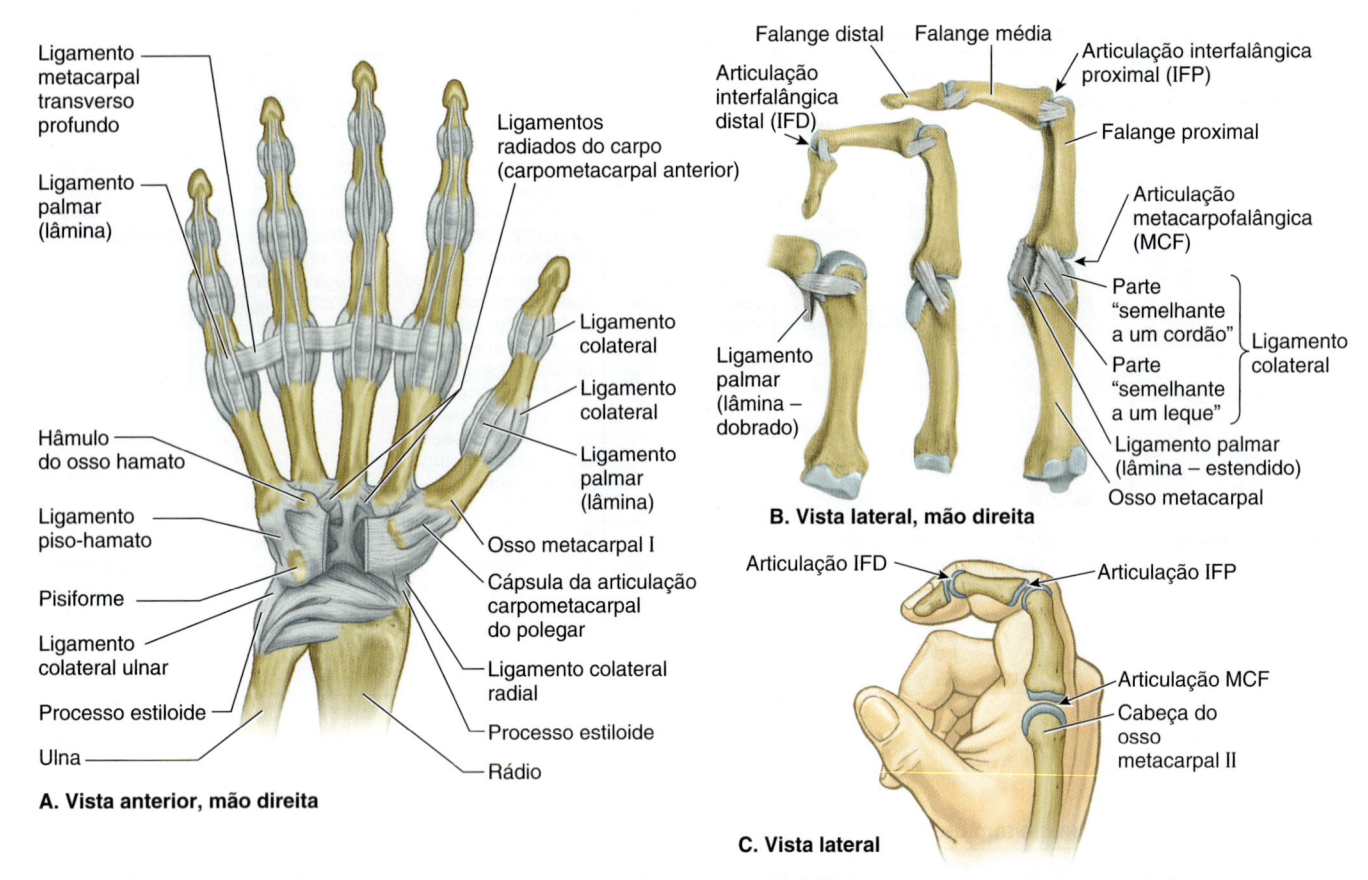

Figura 3.64 Articulações da mão. **A.** Ligamentos palmares. **B.** Articulações metacarpofalângicas (MCF) e interfalângicas (IF). Os ligamentos palmares (lâminas) são modificações da face anterior das cápsulas das articulações MCF e IF. **C.** Articulações do dedo.

ANATOMIA CLÍNICA

Fraturas e luxações do punho

A fratura da extremidade distal do rádio (*fratura de Colles*), que é a fratura mais comum em indivíduos com mais de 50 anos de idade, é discutida no boxe Anatomia Clínica, "Fraturas da Ulna e do Rádio". A *fratura do escafoide* que é relativamente comum em adultos jovens, é discutida no boxe Anatomia Clínica, "Fraturas da Mão".

A *luxação anterior do semilunar* é uma lesão rara, porém grave, que resulta habitualmente de uma queda sobre o punho em extensão. O semilunar é deslocado de seu lugar no assoalho do túnel do carpo em direção à face palmar do punho. O semilunar deslocado pode comprimir o nervo mediano, resultando na *síndrome do túnel do carpo* (discutida anteriormente neste capítulo). Em virtude de seu suprimento sanguíneo escasso, pode ocorrer *necrose avascular do semilunar*. Em alguns casos, pode ser necessário proceder à excisão do semilunar. Na *doença articular degenerativa do punho*, pode haver necessidade de fusão cirúrgica dos ossos carpais (*artrodese*) para aliviar a dor intensa.

A *fratura com separação da epífise distal do rádio* é comum em crianças, devido a quedas frequentes, nas quais as forças são transmitidas da mão para o rádio. Em uma incidência lateral do punho de uma criança, o deslocamento posterior da epífise distal do rádio é evidente (Figura AC3.24). Quando a epífise é colocada em sua posição normal durante a redução, o prognóstico para o crescimento normal do osso é bom.

A. Incidência AP **B.** Incidência lateral
Fratura com separação da epífise distal do rádio (*setas*)

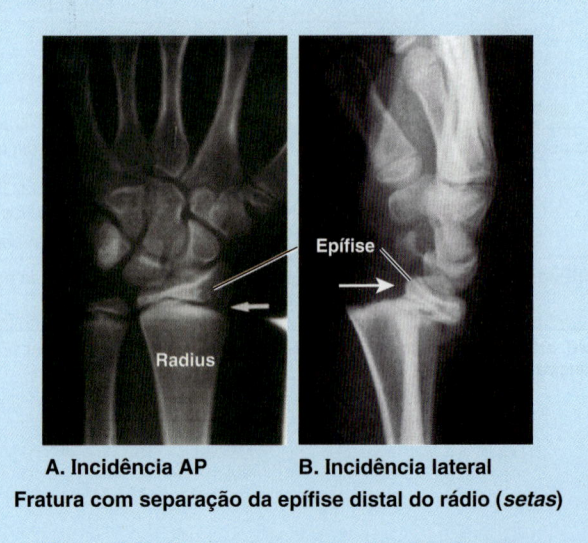

Figura AC3.24 Luxação posterior da epífise do rádio.

Sem um conhecimento do crescimento do osso e do aspecto dos ossos nas imagens radiográficas e em outras técnicas de imagem em várias idades, uma lâmina epifisial deslocada pode ser confundida com uma fratura, enquanto a separação de uma epífise pode ser interpretada como fragmento de osso fraturado deslocado. O conhecimento da idade do paciente e a localização das epífises pode evitar esses erros.

Polegar do esquiador

O *polegar do esquiador* (historicamente, "polegar do guarda de caça") refere-se à ruptura ou frouxidão crônica dos ligamentos colaterais da primeira articulação metacarpofalângica (Figura AC3.25). A lesão resulta de hiperabdução da articulação metacarpofalângica do polegar, que ocorre quando o polegar fica preso pelo bastão de esqui, enquanto o restante da mão bate no solo ou entra na neve. Nas lesões graves, ocorre fratura por avulsão da cabeça do osso metacarpal.

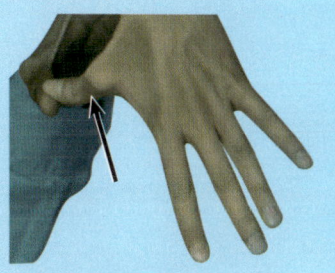

Polegar do esquiador (*seta*)

Figura AC3.25 Polegar do esquiador.

TÉCNICAS DE IMAGEM
Membro superior

A Corte anatômico transversal

TC transversal

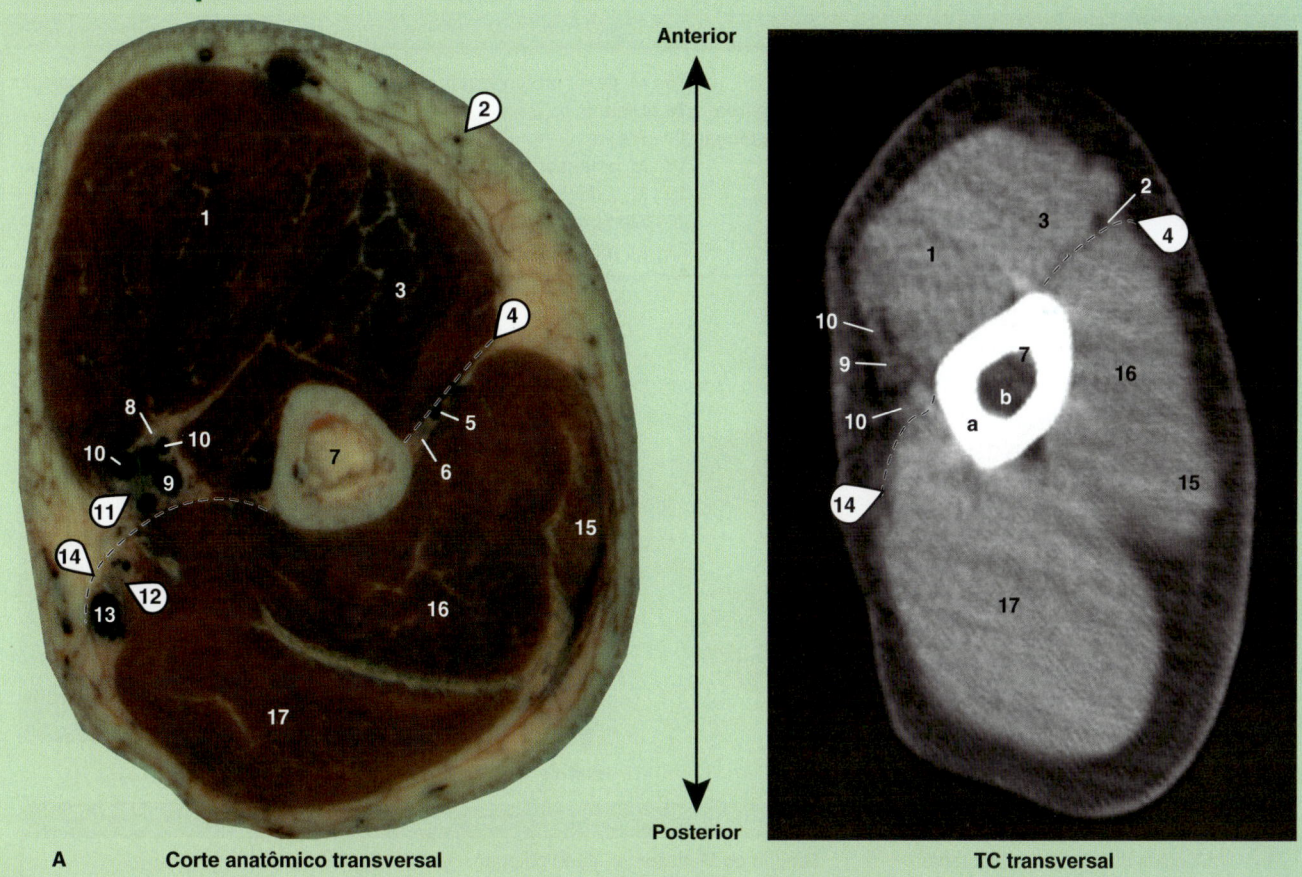

Legenda

1 M. bíceps braquial	6 Nervo radial	11 Nervo mediano	16 Cabeça medial do M. tríceps braquial
2 Veia cefálica	7 Úmero	12 Nervo ulnar	17 Cabeça longa do M. tríceps braquial
3 M. braquial	8 Nervo musculocutâneo	13 Veia basílica	a Córtex do úmero
4 Septo intermuscular lateral	9 Artéria braquial	14 Septo intermuscular medial	b Cavidade medular do úmero
5 Artéria braquial profunda	10 Veias braquiais	15 Cabeça lateral do M. tríceps braquial	of humerus

Figura 3.65 Cortes transversais de amostras com correlação da RM e da TC transversais do membro superior esquerdo. **A.** Braço. (*continua*)

180 Fundamentos de Anatomia Clínica

B Corte anatômico transversal

RM transversal

Legenda							
1	Veia basílica	8	Nervo mediano	15	M. flexor profundo dos dedos	22	M. extensor longo do polegar
2	M. flexor ulnar do carpo	9	M. flexor radial do carpo	16	Ulna	23	Vasos e nervo interósseos posteriores
3	Nervo ulnar	10	M. flexor longo do polegar	17	Rádio	24	M. extensor do dedo mínimo
4	M. flexor superficial dos dedos	11	M. braquiorradial	18	M. extensor radial longo do carpo	25	M. extensor dos dedos
5	M. palmar longo	12	Artéria radial	19	M. extensor radial curto do carpo	26	M. abdutor longo do polegar
6	Veia ulnar	13	Nervo radial	20	Membrana interóssea		
7	Artéria ulnar	14	Veia cefálica	21	M. extensor ulnar do carpo		

C Corte anatômico transversal

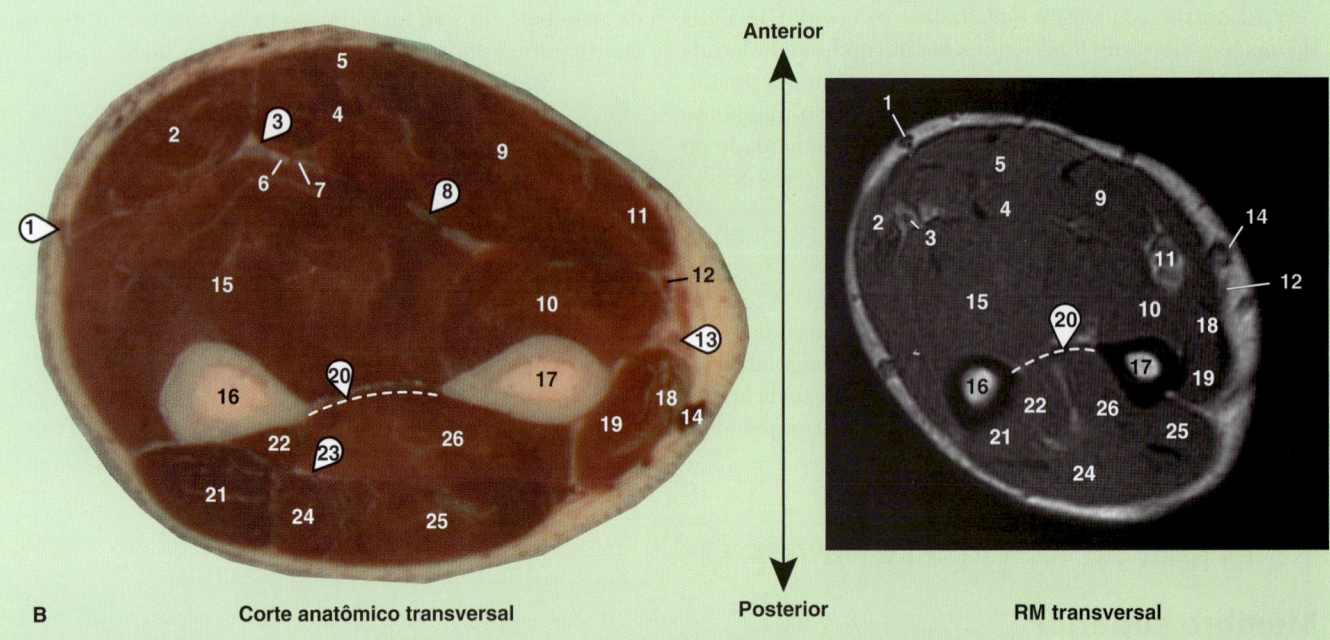

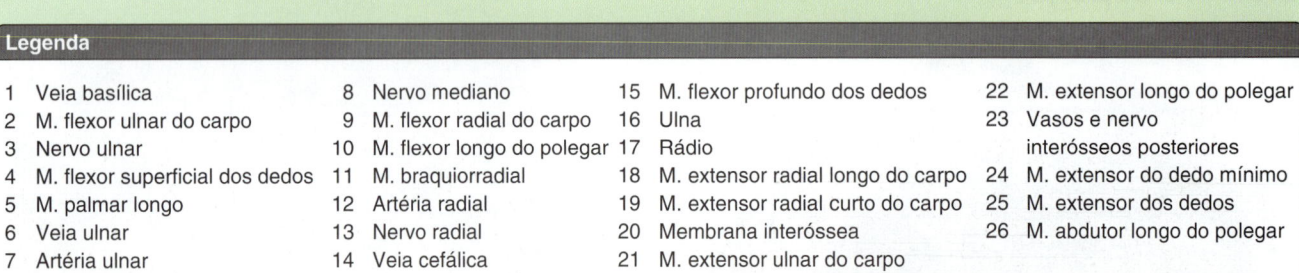

TC transversal

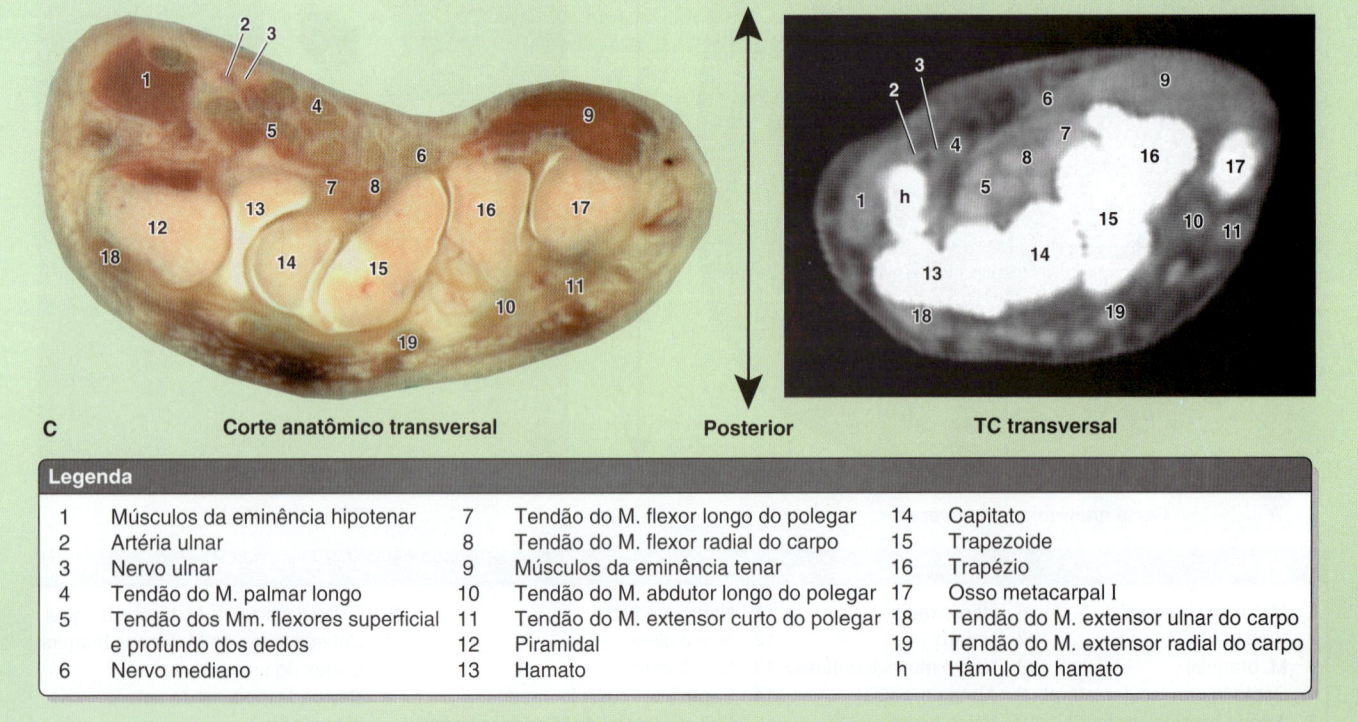

Legenda							
1	Músculos da eminência hipotenar	7	Tendão do M. flexor longo do polegar	14	Capitato		
2	Artéria ulnar	8	Tendão do M. flexor radial do carpo	15	Trapezoide		
3	Nervo ulnar	9	Músculos da eminência tenar	16	Trapézio		
4	Tendão do M. palmar longo	10	Tendão do M. abdutor longo do polegar	17	Osso metacarpal I		
5	Tendão dos Mm. flexores superficial e profundo dos dedos	11	Tendão do M. extensor curto do polegar	18	Tendão do M. extensor ulnar do carpo		
6	Nervo mediano	12	Piramidal	19	Tendão do M. extensor radial do carpo		
		13	Hamato	h	Hâmulo do hamato		

Figura 3.65 *(continuação)* **B.** Antebraço. **C.** Túnel do carpo.

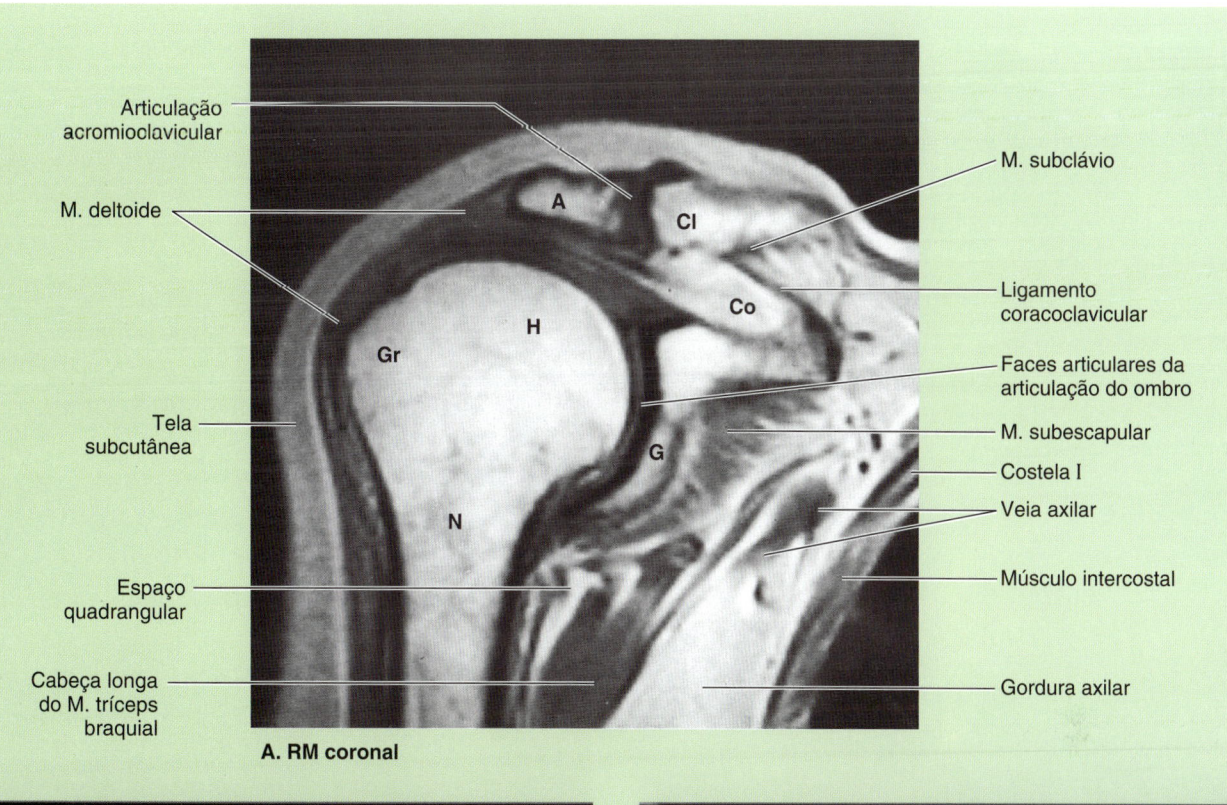

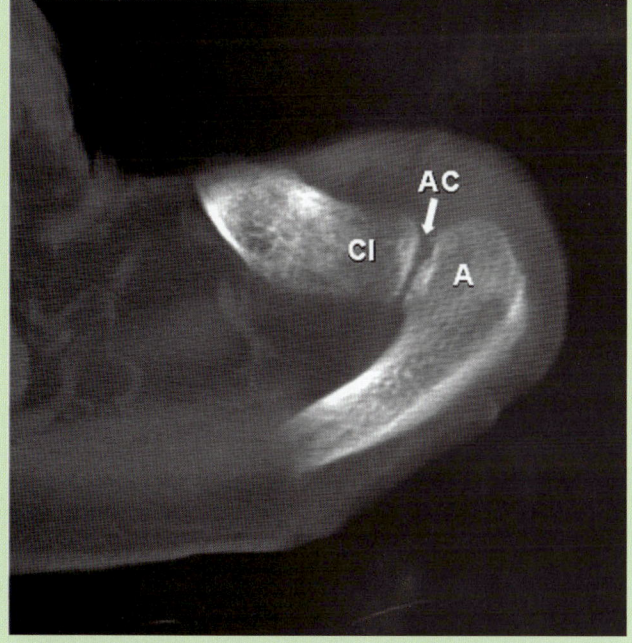

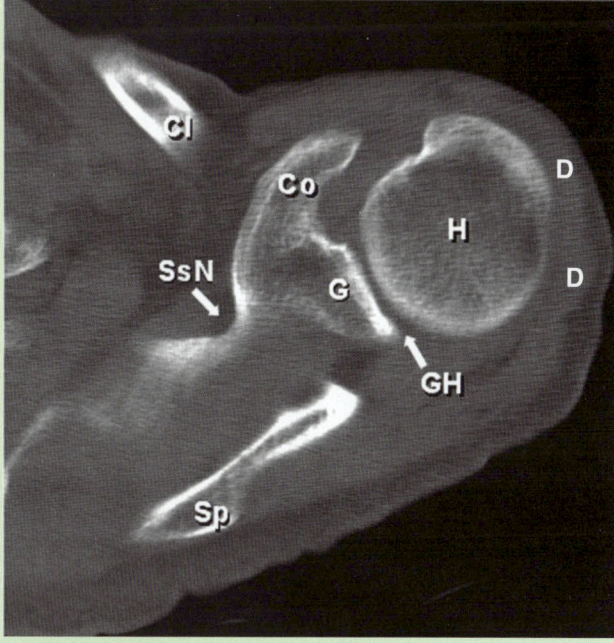

Capítulo 3 • Membro Superior   181

A. RM coronal

Labels on A:
- Articulação acromioclavicular
- M. deltoide
- Tela subcutânea
- Espaço quadrangular
- Cabeça longa do M. tríceps braquial
- M. subclávio
- Ligamento coracoclavicular
- Faces articulares da articulação do ombro
- M. subescapular
- Costela I
- Veia axilar
- Músculo intercostal
- Gordura axilar

B. TC transversal

C. TC transversal

Legenda					
A	Acrômio	D	Músculo deltoide	H	Cabeça do úmero
AC	Articulação acromioclavicular	G	Cavidade (fossa) glenoidal	N	Colo cirúrgico do úmero
Cl	Clavícula	GH	Articulação do ombro	Sp	Espinha da escápula
Co	Processo coracoide	Gr	Tubérculo maior do úmero	SsN	Incisura supraescapular

Figura 3.66 Imagem das articulações do ombro e acromioclavicular. A. RM coronal. As partes brancas (sinal intenso) dos ossos identificados são a matriz adiposa do osso esponjoso; os contornos pretos e finos (ausência de sinal) dos ossos representam os ossos compactos que formam a sua superfície externa. **B.** TC transversal através da articulação acromioclavicular. **C.** TC transversal através da articulação do ombro.

4

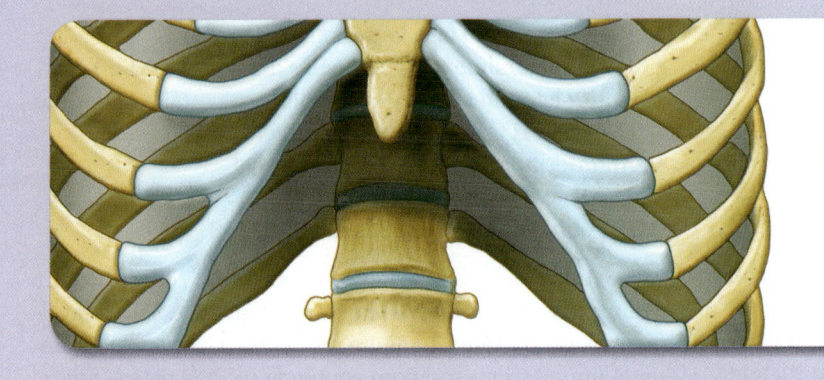

Tórax

PAREDE TORÁCICA, 184
Esqueleto da parede torácica, 184
Aberturas do tórax, 184
Articulações da parede torácica, 188
Movimentos da parede torácica, 188
Mamas, 192
Músculos da parede torácica, 196
Nervos da parede torácica, 196
Vascularização da parede torácica, 199
Infecção por vírus herpes-zóster, 201

CAVIDADE E VÍSCERAS TORÁCICAS, 204
Fáscia endotorácica, 204
Pleuras e pulmões, 204
Mediastino, 217
Mediastino anterior, 218
Mediastino médio, 218
Coração e grandes vasos, 222
Mediastino superior, 239
Mediastino posterior, 245

SIGNIFICADO DOS ÍCONES

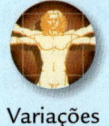

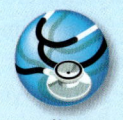

Variações anatômicas
Procedimentos diagnósticos
Ciclo de vida
Procedimentos cirúrgicos
Traumatismo
Patologia

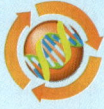

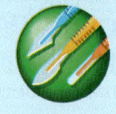

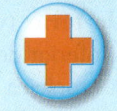

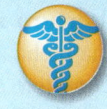

O **tórax** é a parte superior do tronco, localizada entre o pescoço e o abdome. A **cavidade torácica**, que é circundada pela parede torácica, contém o coração, os pulmões, o timo, a parte distal da traqueia e a maior parte do esôfago. Para realizar um exame físico do tórax, é necessário um conhecimento funcional de sua estrutura e órgãos vitais.

PAREDE TORÁCICA

A **parede torácica** é constituída por pele, fáscia, nervos, vasos, músculos, cartilagens e ossos. As funções da parede torácica consistem em proteger órgãos torácicos e abdominais; resistir às pressões internas negativas geradas pela retração elástica dos pulmões e movimentos inspiratórios; fornecer a fixação para os membros superiores e sustentar o seu peso; e ser local de inserção de muitos dos músculos dos membros superiores, do pescoço, do abdome e do dorso, bem como dos músculos da respiração. As glândulas mamárias estão localizadas na tela subcutânea sobrejacente aos músculos peitorais que recobrem a parede anterolateral do tórax.

Esqueleto da parede torácica

O **esqueleto do tórax** forma a **caixa torácica** osteocartilagínea (Figura 4.1). O esqueleto do tórax é formado por 12 pares de costelas e suas cartilagens costais, 12 vértebras torácicas e discos intervertebrais (IV) e pelo esterno. As cartilagens costais formam a continuação anterior das costelas, fornecendo uma fixação flexível em sua articulação com o esterno (ver Figura 4.1A). As costelas e suas cartilagens são separadas pelos **espaços intercostais**, que são ocupados pelos músculos, vasos e nervos intercostais.

Aberturas do tórax

A cavidade torácica comunica-se com o pescoço e com o membro superior por meio da **abertura superior do tórax** (ver Figura 4.1A). As estruturas que entram e saem da cavidade torácica por meio dessa abertura incluem a traqueia, o esôfago, os vasos e os nervos. No adulto, a abertura superior do tórax mede cerca de 6,5 cm anteroposteriormente e 11 cm transversalmente. Devido à obliquidade do primeiro par de costelas, a abertura superior do tórax exibe uma inclinação anteroinferior. A abertura superior do tórax é limitada:

- Posteriormente, pela vértebra T I
- Lateralmente, pelo primeiro par de costelas e suas cartilagens costais
- Anteriormente, pela margem superior do manúbrio do esterno.

A cavidade do tórax comunica-se com o abdome por meio da **abertura inferior do tórax** (ver Figura 4.1A). O diafragma fecha a abertura inferior do tórax, separando quase por completo as cavidades torácica e abdominal. A abertura inferior do tórax é muito maior do que a abertura superior.

As estruturas que entram e saem do tórax e do abdome atravessam as aberturas do diafragma (p. ex., a veia cava inferior (VCI) e o esôfago) ou posteriormente a ele (p. ex., a aorta).

A abertura inferior do tórax é limitada:

- Posteriormente, pela vértebra T XII
- Posterolateralmente, pelos pares das costelas XI e XII
- Anterolateralmente, pelas cartilagens costais unidas das costelas VII a X, formando a margem costal
- Anteriormente, pela sínfise xifosternal.

COSTELAS E CARTILAGENS COSTAIS

As **costelas** são ossos planos e encurvados, que formam a maior parte da caixa torácica (ver Figura 4.1). São notavelmente leves, porém altamente resilientes. Cada costela apresenta um interior esponjoso contendo *medula óssea* (Figura 4.2), que forma as células sanguíneas (tecido hematopoético). Existem três classes de costelas, com base nas suas fixações (ver Figura 4.1):

- As **costelas verdadeiras (vertebroesternais)** (costelas I a VII) fixam-se diretamente ao esterno anteriormente, por meio de suas próprias cartilagens costais
- As **costelas falsas (vertebrocondrais)** (costelas VIII a X) possuem cartilagens em suas extremidades anteriores, que se unem à cartilagem da costela imediatamente superior a elas; portanto, a sua conexão com o esterno é indireta
- As **costelas flutuantes (livres)** (costelas XI e XII; algumas vezes a costela X) possuem cartilagens rudimentares em suas extremidades anteriores, que não têm nenhuma conexão, nem mesmo indireta, com o esterno; em vez disso, elas terminam na musculatura posterior do abdome.

As *costelas típicas* (costelas III a IX) são constituídas pelas seguintes partes:

- **Cabeça da costela**, que é cuneiforme e que possui duas faces articulares, separadas pela **crista da cabeça da costela** (ver Figura 4.2A). Uma das faces articulares articula-se com o corpo da vértebra numericamente correspondente, enquanto a outra face articula-se com a vértebra superior a ela
- **Colo da costela**, que une a cabeça ao corpo (diáfise) da costela, no nível do tubérculo
- **Tubérculo da costela** (protuberância), localizado na junção do colo e do corpo da costela. O tubérculo apresenta uma *face articular lisa*, que se articula com o processo transverso da vértebra correspondente (por um tipo de articulação sinovial) e uma *face não articular rugosa* para uma fixação fibrosa do ligamento costotransversário
- **Corpo da costela** (diáfise), que é fino, plano e encurvado ao longo de sua extensão, mais acentuadamente no **ângulo da costela**, onde ela começa a se curvar em sentido anterolateral. A margem inferior possui uma concavidade que segue ao longo de sua face interna, o **sulco da costela**, que protege o nervo e os vasos intercostais (ver Figura 4.2).

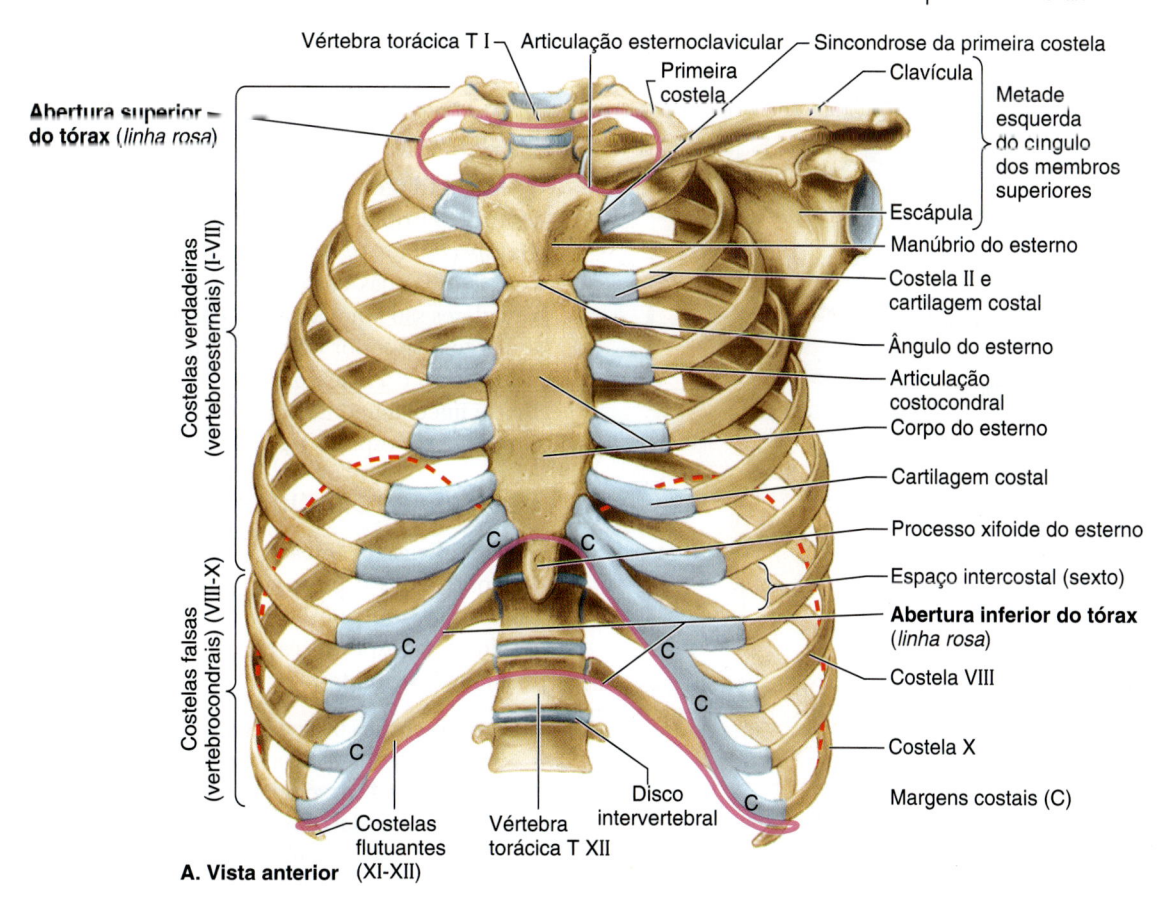

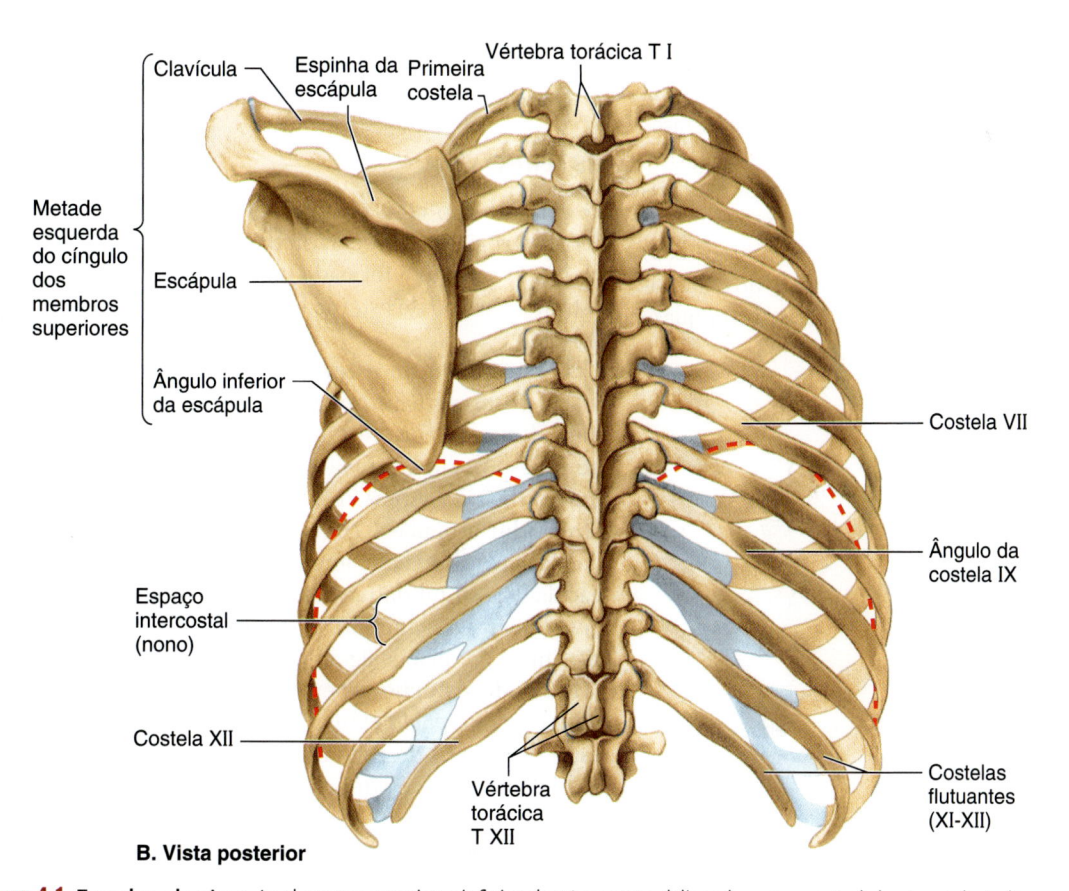

Figura 4.1 Esqueleto do tórax. As aberturas superior e inferior do tórax estão delineadas em *rosa*. As *linhas tracejadas* indicam a posição do diafragma, que separa as cavidades torácica e abdominal.

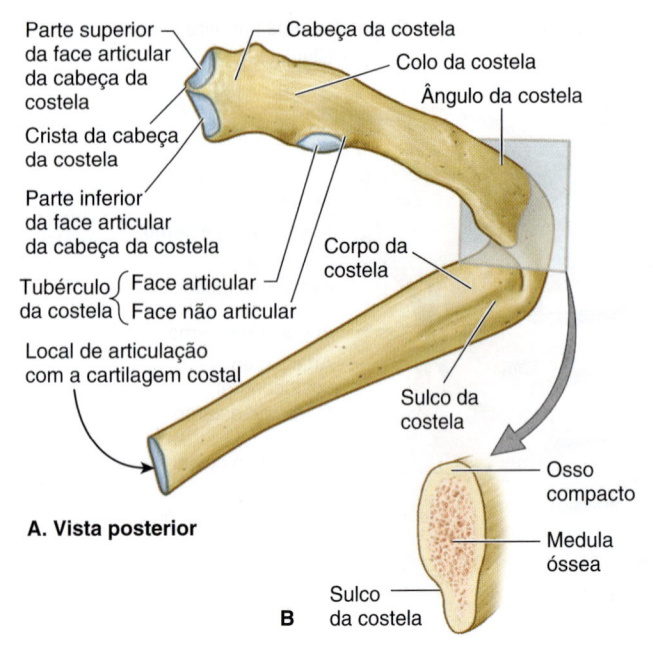

Figura 4.2 Costela típica (lado direito). **A.** Pontos de referência. As costelas III a IX possuem características comuns. **B.** Corte transversal da parte média do corpo de uma costela.

- As **costelas X a XII**, à semelhança da primeira costela, têm apenas uma face articular em suas cabeças
- As **costelas XI e XII** são curtas e não apresentam colo nem tubérculos.

As **cartilagens costais** prolongam anteriormente as costelas e contribuem para a elasticidade da parede torácica. Os *espaços intercostais* separam as costelas e suas cartilagens costais umas das outras. Os espaços e as estruturas neurovasculares são nomeados de acordo com a costela que forma a margem superior do espaço, ou seja, existem 11 espaços intercostais e 11 nervos intercostais. O *espaço subcostal* situa-se imediatamente abaixo da costela XII, e o ramo anterior do nervo espinal T 12 é o nervo subcostal.

VÉRTEBRAS TORÁCICAS

As **vértebras torácicas** são vértebras típicas, visto que são independentes e possuem corpos, arcos vertebrais e sete processos para conexões musculares e articulares (ver Capítulo 2). Os aspectos característicos das vértebras torácicas incluem os seguintes:

- **Fóveas costais** bilaterais *superior* e *inferior* (hemifóveas) nos corpos vertebrais para a articulação com as cabeças das costelas (Figura 4.4); as vértebras torácicas atípicas apresentam uma única fóvea costal completa em lugar das hemifóveas
- *Fóveas costais nos processos transversos* para articulação com os tubérculos das costelas, exceto para as duas ou três vértebras torácicas inferiores
- Processos espinhosos longos e inclinados inferiormente, que se sobrepõem ao disco intervertebral (IV) e vértebra abaixo.

ESTERNO

O **esterno** é o osso plano e verticalmente alongado, que forma a região intermediária da parte anterior da caixa torácica. O esterno é formado por três partes: o manúbrio do esterno, o corpo do esterno e o processo xifoide (ver Figuras 4.1A e 4.5).

O **manúbrio do esterno**, que é a parte superior do esterno, é um osso aproximadamente trapezoidal, situado no nível dos corpos das vértebras T III e T IV. Sua margem superior espessa possui uma reentrância central, a **incisura jugular** (incisura supraesternal). De cada lado, uma **incisura clavicular** articula-se com a extremidade esternal (medial) da clavícula. Imediatamente abaixo da incisura clavicular, a cartilagem costal da primeira costela funde-se com a margem lateral do manúbrio. O manúbrio e o corpo do esterno situam-se em planos ligeiramente diferentes, formando um **ângulo do esterno** proeminente (ângulo de Louis). Esse *ponto de referência clínico* facilmente palpável está localizado em frente do segundo par de cartilagens costais, no nível do disco intervertebral IV, entre as vértebras T IV e T V (ver Figura 4.5B).

O **corpo do esterno** (nível das vértebras T V-T IX) é mais longo, mais estreito e mais fino do que o manúbrio. Sua largura varia, devido ao entalhe de suas margens laterais pelas **incisuras costais** para a articulação das cartilagens costais.

As *costelas atípicas* (costelas I, II e X a XII) são diferentes (ver Figuras 4.1 e 4.3):

- A **primeira costela (I)** é larga (*i. e.*, o seu corpo é mais largo e seu corte transversal é quase horizontal). É a mais curta e a mais encurvada das sete costelas verdadeiras. Contribui mais para o "teto" do que para a parede anterolateral da cavidade torácica. Possui dois sulcos horizontais rasos que cruzam a sua face superior para os vasos subclávios, separados por um **tubérculo do músculo escaleno anterior** e uma crista. Articula-se apenas com a vértebra T I
- A **segunda costela (II)** é mais fina e mais típica, exceto pelas formações apresentadas para a inserção dos músculos serrátil anterior e escaleno posterior, além de ter quase duas vezes o comprimento da primeira costela

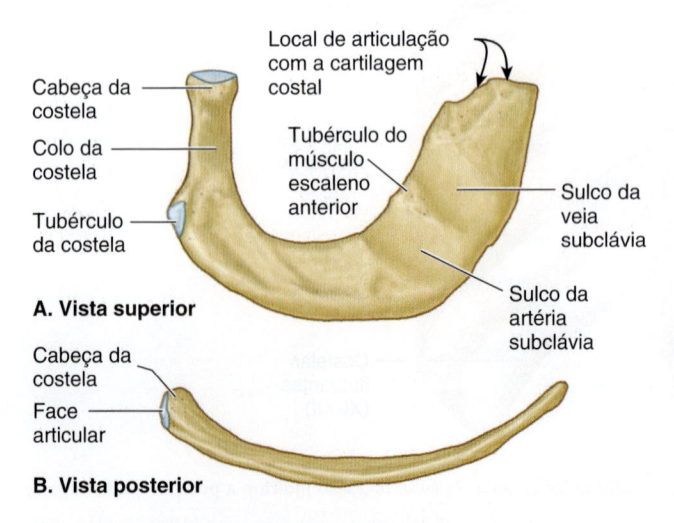

Figura 4.3 Costelas atípicas (lado direito). **A.** Costela I. **B.** Costela XII.

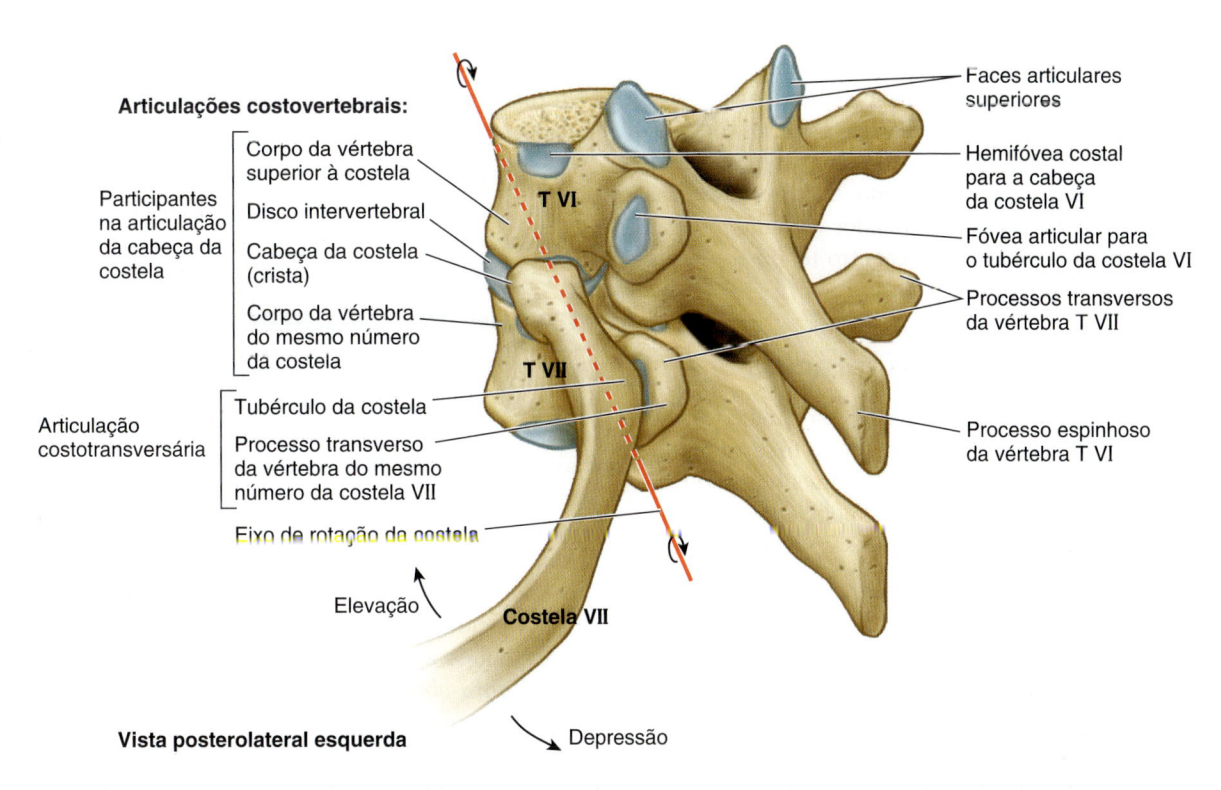

Figura 4.4 Articulações costovertebrais de uma costela típica. As articulações costovertebrais incluem a articulação da cabeça da costela, em que a cabeça articula-se com dois corpos vertebrais adjacentes e o disco intervertebral entre eles, e a articulação costotransversária, em que o tubérculo da costela articula-se com o processo transverso de uma vértebra.

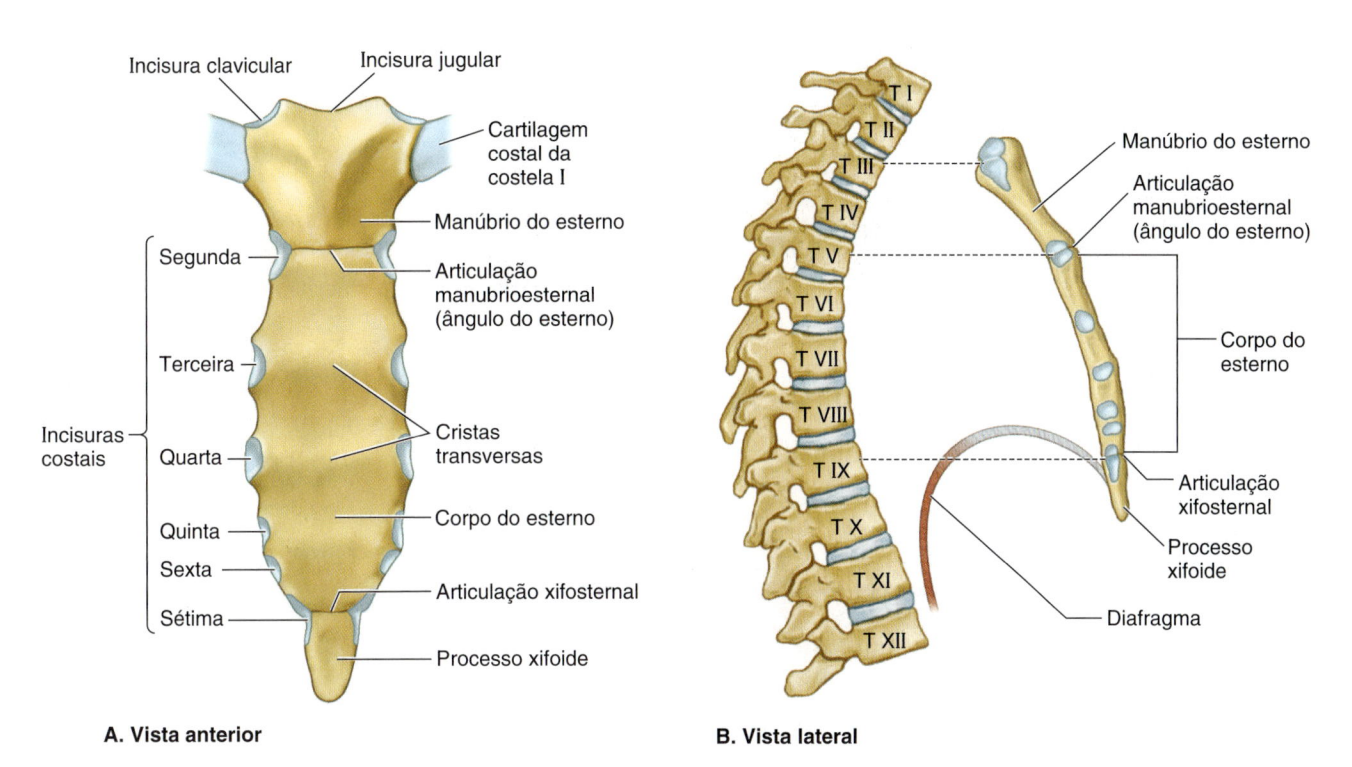

A. Vista anterior

B. Vista lateral

Figura 4.5 Esterno. **A.** Pontos de referência. **B.** Relação do esterno com a coluna vertebral.

O **processo xifoide** (nível da vértebra T X) é a parte menor e mais variável do esterno. É relativamente fino e alongado, porém varia de modo considerável quanto a seu formato. O processo xifoide é cartilagíneo nos indivíduos jovens, porém mais ou menos ossificados nos adultos com mais de 40 anos de idade. No indivíduo idoso, o processo xifoide pode fundir-se com o corpo do esterno. A sínfise xifosternal (nível da vértebra T IX) é um marcador da linha mediana para o nível superior do fígado, o centro tendíneo do diafragma e a margem inferior do coração.

Articulações da parede torácica

Embora os movimentos das articulações da parede torácica sejam frequentes (p. ex., durante a respiração), a amplitude de movimento de cada articulação isoladamente é pequena. Qualquer distúrbio capaz de reduzir a mobilidade dessas articulações irá interferir na respiração. As *articulações da parede torácica* ocorrem entre as seguintes estruturas (Figura 4.6 e Tabela 4.1):

- As vértebras (*articulações [IV]*)
- As costelas e as vértebras (*articulações costovertebrais: articulações das cabeças das costelas* e *articulações costotransversárias*)
- O esterno e as cartilagens costais (*articulações esternocostais*)
- O esterno e a clavícula (*articulações esternoclaviculares*)
- As costelas e as cartilagens costais (*articulações costocondrais*)
- As cartilagens costais (*articulações intercondrais*)
- As partes do esterno (*sínfises manubrioesternal* e *xifosternal*) nos indivíduos jovens; em geral, a sínfise manubrioesternal e, algumas vezes, a sínfise xifosternal estão fundidas nos indivíduos idosos.

As articulações IV entre os corpos de vértebras adjacentes são unidas por ligamentos longitudinais e *discos IV* (ver Capítulo 2).

Movimentos da parede torácica

Os movimentos da parede torácica e do diafragma durante a inspiração aumentam o diâmetro intratorácico e o volume do tórax. As consequentes mudanças de pressão resultam na entrada de ar nos pulmões (inspiração) pelo nariz, boca, laringe e traqueia. Durante a expiração passiva, o diafragma, os músculos intercostais e outros músculos relaxam, diminuindo o *volume intratorácico* e aumentando a *pressão intratorácica*, expelindo o ar dos pulmões (expiração) pelas mesmas passagens. O tecido elástico distendido dos pulmões sofre retração, expelindo a maior parte do ar. Concomitantemente, a *pressão intra-abdominal* diminui, e as vísceras abdominais são descomprimidas.

A *dimensão vertical* (altura) da parte central da cavidade torácica aumenta durante a inspiração, à medida que o diafragma em contração desce, comprimindo as vísceras abdominais (Figura 4.7A,B). Durante a expiração (ver Figura 4.7A,C), o diâmetro vertical retorna à posição neutra, à medida que a retração elástica dos pulmões produz uma pressão

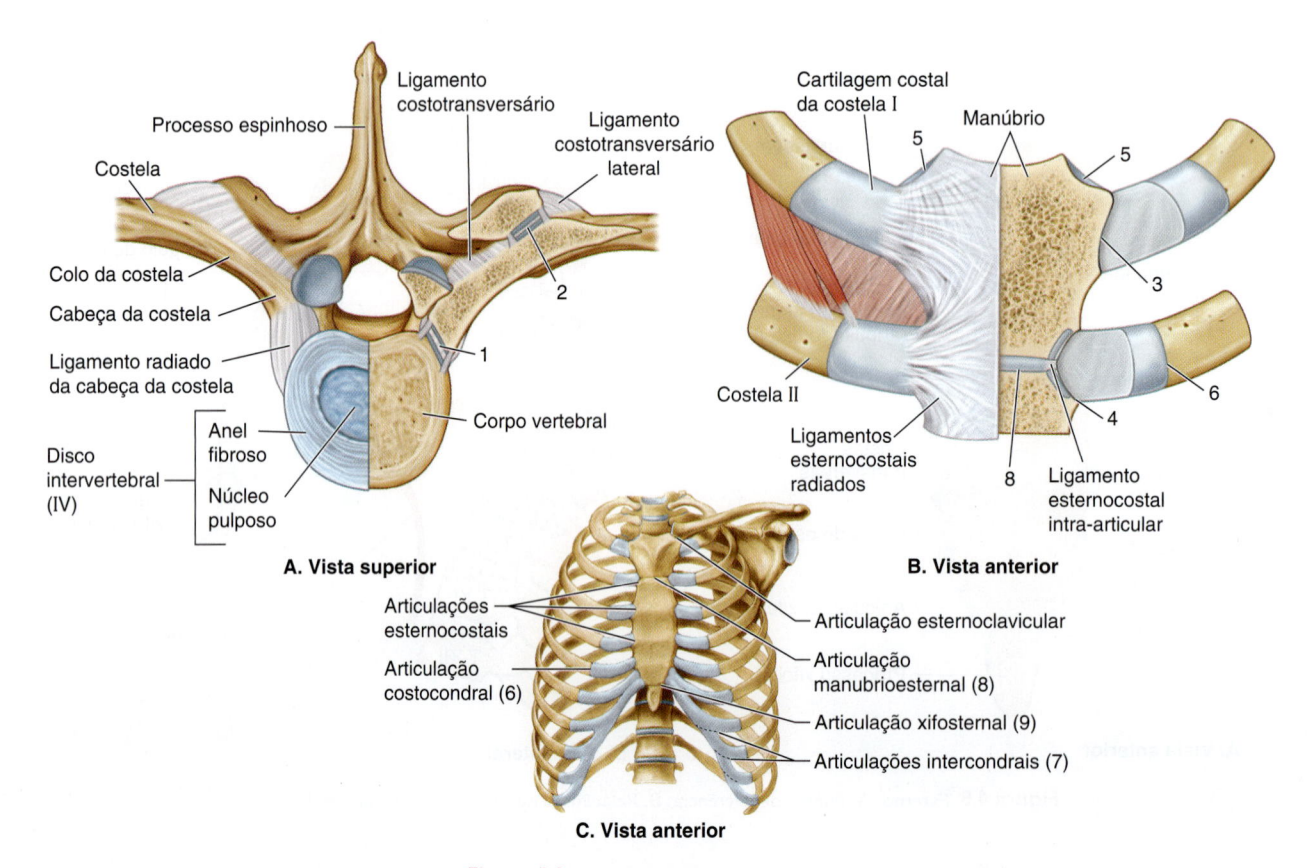

Figura 4.6 Articulações da parede torácica.

Tabela 4.1 Articulações da parede torácica.

Articulação[a]	Tipo	Articulações	Ligamentos	Comentários
Intervertebral	Sínfise (articulação cartilagínea secundária)	Corpos vertebrais adjacentes unidos entre si pelo disco intervertebral	Longitudinal anterior e posterior	Ver Capítulo 2
Articulações costovertebrais da cabeça das costelas (1)	Articulação sinovial plana	Cabeça de cada costela com a hemifóvea ou fóvea costal superior do corpo vertebral correspondente e hemifóvea ou fóvea costal inferior do corpo vertebral superior a ela	Ligamentos radiado e intra-articular da cabeça da costela	As cabeças das costelas I, XI e XII (algumas vezes X) articulam-se apenas com o corpo vertebral correspondente
Costotransversárias (2)		Articulação do tubérculo da costela com o processo transverso da vértebra correspondente	Costotransversários lateral e superior	As costelas XI e XII não se articulam com o processo transverso das vértebras correspondentes
Esternocostal (3, 4)	Primeira: articulação cartilagínea primária II-VII: articulações sinoviais planas	Articulação das primeiras cartilagens costais com o manúbrio do esterno Articulação do II-VII pares de cartilagens costais com o esterno	Esternocostais radiados anterior e posterior	
Esternoclavicular (5)	Articulação sinovial de tipo selar	Extremidade esternal da clavícula com o manúbrio do esterno e a primeira cartilagem costal	Ligamentos esternoclaviculares anterior e posterior; ligamento costoclavicular	A articulação é dividida em dois compartimentos por um disco articular
Costocondral (6)	Articulação cartilagínea primária	Articulação da extremidade lateral da cartilagem costal com a extremidade esternal da costela	Cartilagem e osso; unidos pelo periósteo	Normalmente, não ocorre nenhum movimento
Intercondral (7)	Articulação sinovial plana	Articulação entre as cartilagens costais das costelas VI-VII, VII-VIII e VIII-IX	Ligamentos intercondrais	A articulação entre as cartilagens costais das costelas IX e X é fibrosa
Manubrioesternal (8)	Articulação cartilagínea secundária (sínfise)	Articulação entre o manúbrio e o corpo do esterno		Fundem-se com frequência e tornam-se uma sinostose nos indivíduos idosos
Xifosternal (9)	Articulação cartilagínea primária (sincondrose)	Articulação entre o processo xifoide e o corpo do esterno		

[a]Os números entre parênteses referem-se às figuras.

A. Combinação dos movimentos das costelas com excursões diafragmáticas

B. Vista anterior — Inspiração forçada

C. Vista anterior — Expiração forçada

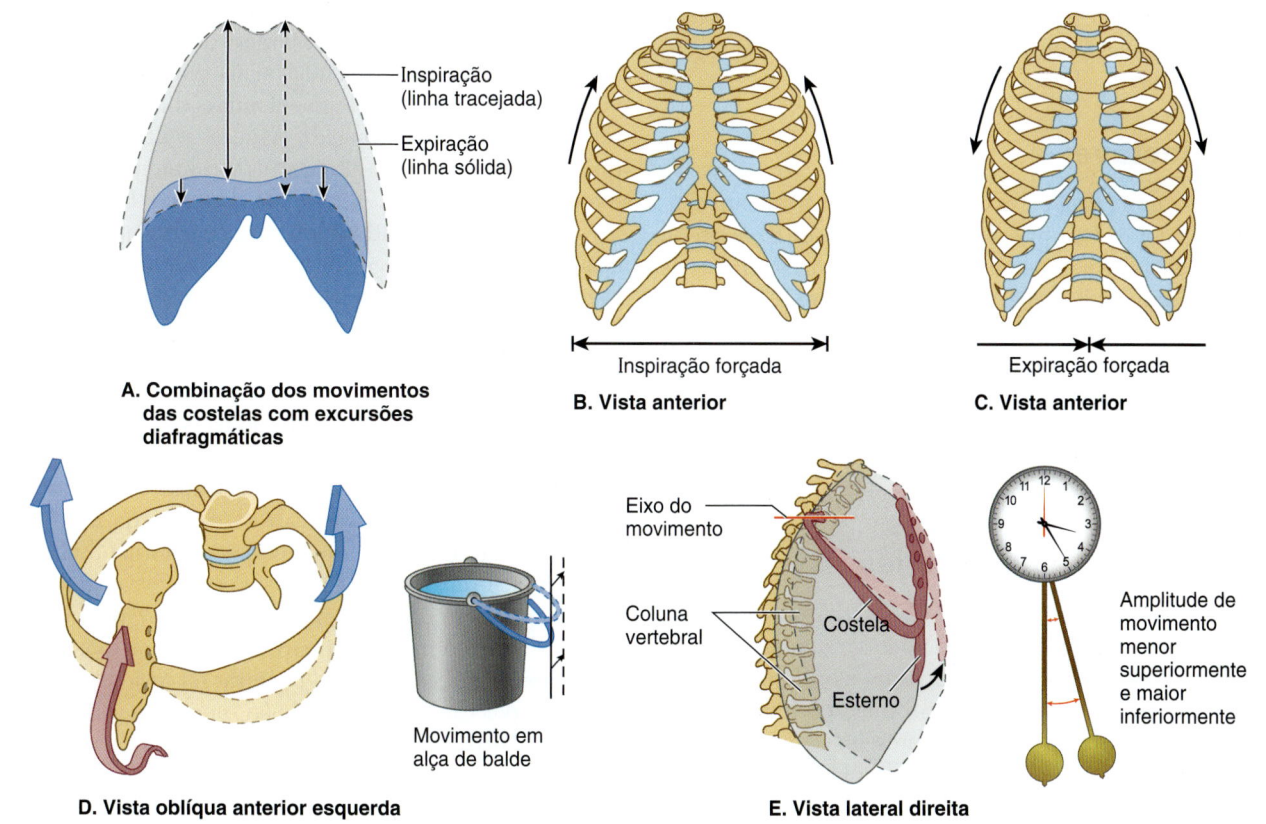

D. Vista oblíqua anterior esquerda — Movimento em alça de balde

E. Vista lateral direita — Eixo do movimento, Coluna vertebral, Costela, Esterno; Amplitude de movimento menor superiormente e maior inferiormente

Figura 4.7 Movimentos da parede torácica durante a respiração. A. O principal movimento da inspiração é a contração do diafragma, que aumenta a dimensão vertical da cavidade torácica (*setas*). **B.** O tórax alarga-se durante a inspiração forçada (*setas*). **C.** O tórax estreita-se durante a expiração forçada (*setas*). **D.** A combinação dos movimentos das costelas (*setas*) que ocorrem durante a inspiração forçada aumenta as dimensões anteroposterior (AP) e transversal. As partes médias das costelas inferiores movem-se lateralmente quando são elevadas (movimento em alça de balde). **E.** Quando as costelas superiores estão elevadas, a dimensão AP do tórax aumenta (movimento pêndulo).

subatmosférica nas cavidades pleurais, entre os pulmões e a parede torácica. Em consequência disso e da liberação de resistência das vísceras anteriormente comprimidas, as cúpulas do diafragma sobem, diminuindo a dimensão vertical. A *dimensão anteroposterior* (*AP*) do tórax aumenta de modo considerável quando ocorre contração dos músculos intercostais (ver Figura 4.7D,E). O movimento das costelas superiores nas articulações costovertebrais, no eixo que passa pelo colo das costelas, faz com que as extremidades anteriores das costelas e o esterno, particularmente a sua extremidade inferior, se movimentem anterior e posteriormente, como um pêndulo (ver Figura 4.7E). Além disso, a *dimensão transversal* do tórax aumenta ligeiramente quando ocorre contração dos músculos intercostais, elevando as partes mais laterais das costelas, particularmente as mais inferiores, constituindo o "movimento em alça de balde" (ver Figura 4.7B,D).

ANATOMIA CLÍNICA

Função das cartilagens costais

As cartilagens costais prolongam as costelas anteriormente e contribuem para a elasticidade da parede torácica, impedindo a fratura do esterno e/ou das costelas por muitos tipos de traumatismos. Nos indivíduos idosos, as cartilagens costais sofrem calcificação, tornando-as radiopacas e menos resilientes.

Fraturas de costelas

A parte mais fraca de uma costela está localizada imediatamente anterior a seu ângulo. As *fraturas de costela* resultam frequentemente de traumatismos diretos ou indiretamente de lesões por esmagamento. As costelas intermediárias são mais comumente fraturadas. Um golpe direto pode fraturar uma costela em qualquer parte, e suas extremidades fraturadas podem causar lesão de órgãos internos, como o pulmão ou o baço.

Tórax instável

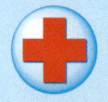

O *tórax instável* ocorre quando um segmento considerável da parede torácica anterior e/ou lateral move-se livremente, devido a *fraturas múltiplas de costelas*. Essa condição permite que o segmento frouxo da parede se mova paradoxalmente (para dentro durante a inspiração e para fora na expiração). O tórax instável é uma lesão extremamente dolorosa, que compromete a ventilação, afetando, assim, a oxigenação do sangue. Durante o tratamento, o segmento livre pode ser fixado internamente com placas ou fios para impedir o seu movimento.

Costelas supranumerárias

Existem habitualmente 12 costelas de cada lado; entretanto, esse número pode ser aumentado pela presença de costelas cervicais e/ou lombares, ou então diminuído pela ausência de formação do décimo segundo par. As **costelas cervicais** (presentes em até 1% dos indivíduos) articulam-se com a vértebra C VII e são clinicamente importantes, visto que podem comprimir os nervos espinais C VIII e T I ou o tronco inferior do plexo braquial que inerva o membro superior. Podem ocorrer formigamento e dormência ao longo da margem medial do antebraço. Podem comprimir também a artéria subclávia, resultando em *dor muscular isquêmica* (causada pelo suprimento sanguíneo deficiente) no membro superior. Pode ser necessária uma ressecção para aliviar a pressão exercida nessas estruturas, e a cirurgia pode ser realizada por meio de abordagem transaxilar (incisão na fossa axilar). As **costelas lombares** são menos comuns do que as cervicais, porém também possuem importância clínica, visto que podem confundir a identificação dos níveis vertebrais em exames de imagem.

Toracotomia, incisões no espaço intercostal e excisão de costela

A *toracotomia* refere-se à criação cirúrgica de uma abertura através da parede torácica para penetrar na cavidade pleural (Figura AC4.1). Uma *toracotomia anterior* pode envolver a realização de cortes em forma de H através do pericôndrio de uma ou mais cartilagens costais e, em seguida, a remoção de segmentos da cartilagem costal para ter acesso à cavidade torácica. As faces posterolaterais dos quinto ao sétimo espaços intercostais constituem locais importantes para incisões de *toracotomia posterior*. Em geral, um acesso lateral é mais satisfatório para penetrar na caixa torácica. Com o paciente em decúbito no lado contralateral, o membro superior é totalmente abduzido, colocando-se o antebraço ao lado da cabeça do paciente. Isso produz elevação e rotação lateral do ângulo inferior da escápula, possibilitando um acesso até o quarto espaço intercostal.

Com mais frequência, a retração da costela possibilita a realização de procedimentos por meio de um único espaço intercostal, com o cuidado de evitar o feixe neurovascular superior. Se houver necessidade de uma exposição mais ampla, o cirurgião utiliza uma incisão em forma de H para cortar a face superficial do periósteo que reveste a costela, afastar o periósteo da costela e, em seguida, remover um amplo segmento da costela para obter um melhor acesso, que pode ser necessário para penetrar na cavidade torácica e retirar, por exemplo, um pulmão (*pneumonectomia*). Na ausência da costela, a entrada na cavidade torácica pode ser feita pela face profunda da bainha periosteal, com preservação dos músculos intercostais adjacentes. Após a cirurgia, os segmentos ausentes das costelas regeneram a partir do periósteo intacto, porém de modo imperfeito. Em muitos casos, a cirurgia intratorácica pode ser realizada utilizando uma abordagem endoscópica minimamente invasiva.

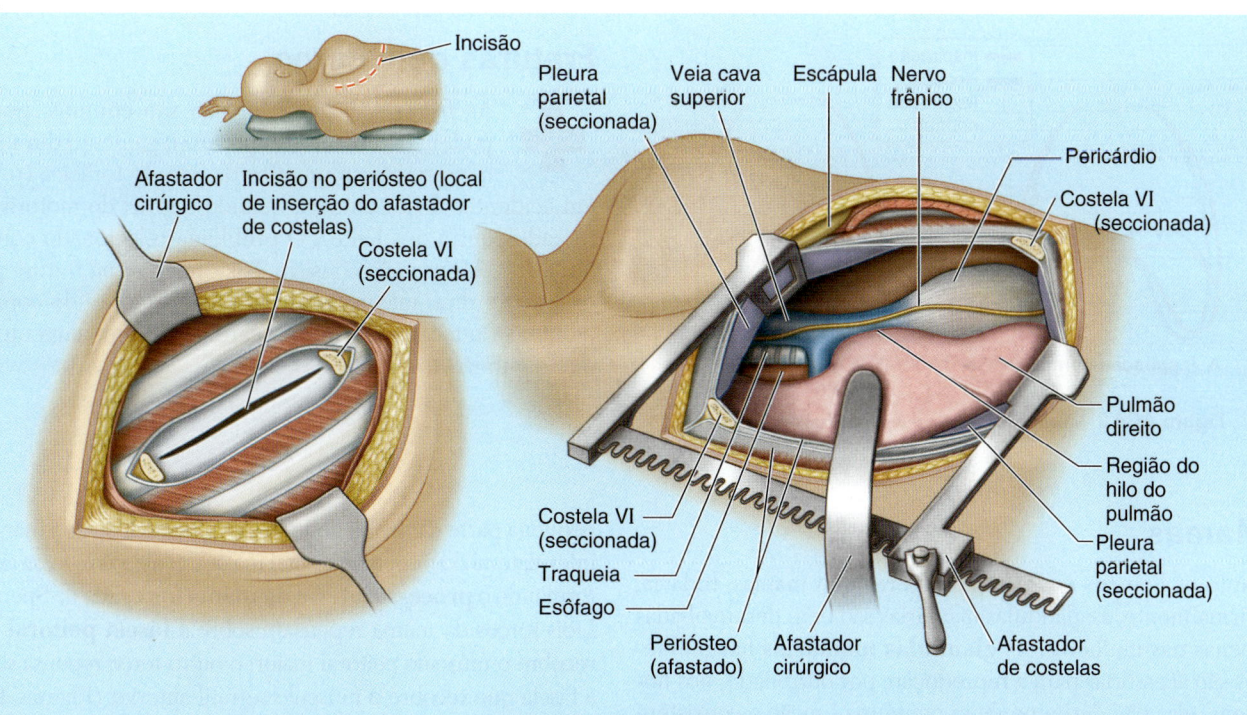

Figura AC4.1 Toracotomia.

Biopsias do esterno

O corpo do esterno é frequentemente utilizado para *biopsia da medula óssea por agulha*, devido à sua largura e posição subcutânea. A agulha perfura inicialmente o osso cortical fino e, em seguida, penetra no osso trabecular (esponjoso) vascularizado. A biopsia do esterno é comumente utilizada para obter amostras de medula óssea para transplante e para detecção de câncer metastático.

Entrada cirúrgica no tórax

Para obter acesso à cavidade torácica para procedimentos cirúrgicos no mediastino, o esterno é seccionado no plano mediano (*esternotomia mediana*) e afastado bilateralmente (p. ex., para *cirurgia de revascularização do miocárdio*). Depois da cirurgia, as metades do esterno são reunidas e mantidas por suturas com fios. A *toracotomia lateral* através dos espaços intercostais proporciona um amplo acesso à cavidade pulmonar. Entretanto, a *cirurgia torácica minimamente invasiva* (ou videoassistida) (*toracoscopia*) permite o acesso ao tórax por meio de pequenas incisões intercostais para muitos procedimentos intratorácicos.

Síndrome do desfiladeiro torácico

Quando os médicos se referem à abertura superior do tórax como "desfiladeiro", eles estão enfatizando os nervos e as artérias importantes que passam por essa abertura na parte inferior do pescoço e membro superior. Em consequência, existem vários tipos de *síndromes do desfiladeiro torácico*, como a *síndrome costoclavicular* – caracterizada por palidez e frieza da pele do membro superior e diminuição do pulso radial em consequência da compressão da artéria subclávia entre a clavícula e a primeira costela, particularmente quando o ângulo entre o pescoço e o ombro está aumentado.

Luxação das costelas

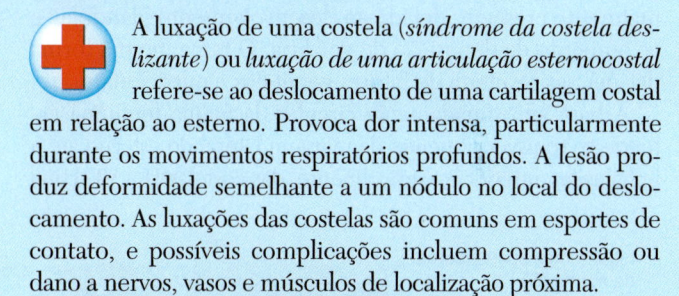

A luxação de uma costela (*síndrome da costela deslizante*) ou *luxação de uma articulação esternocostal* refere-se ao deslocamento de uma cartilagem costal em relação ao esterno. Provoca dor intensa, particularmente durante os movimentos respiratórios profundos. A lesão produz deformidade semelhante a um nódulo no local do deslocamento. As luxações das costelas são comuns em esportes de contato, e possíveis complicações incluem compressão ou dano a nervos, vasos e músculos de localização próxima.

A separação de uma costela refere-se à *luxação de uma articulação costocondral* entre a costela e a sua cartilagem costal. Nas separações das costelas III a X, ocorre habitualmente ruptura do pericôndrio e periósteo. Em consequência, a costela pode se mover superiormente, sobrepondo-se à costela acima e causando dor.

Paralisia do diafragma

Pode-se detectar a ocorrência de *paralisia do diafragma* por meio de radiografia, com a observação de seu movimento paradoxal. A paralisia de metade do diafragma, devido a uma lesão de seu suprimento motor a partir do nervo frênico, não afeta a outra metade, visto que as cúpulas possuem inervação separada pelos nervos frênicos direito e esquerdo. Em vez de descer na inspiração, a cúpula paralisada é empurrada superiormente pelas vísceras abdominais que estão sendo comprimidas pelo lado ativo. A cúpula paralisada desce durante a expiração, à medida que é empurrada para baixo pela pressão positiva nos pulmões (Figura AC4.2).

Fraturas do esterno

As *fraturas do esterno* não são comuns, porém podem ocorrer lesões por esmagamento durante a compressão traumática da parede torácica (p. ex., em acidentes de automóvel, quando o tórax do motorista é forçado contra o volante). O problema relacionado com as lesões do esterno não consiste, basicamente, na fratura propriamente dita, mas na probabilidade de lesão do coração (contusão miocárdica, ruptura cardíaca, tamponamento) e/ou do pulmão.

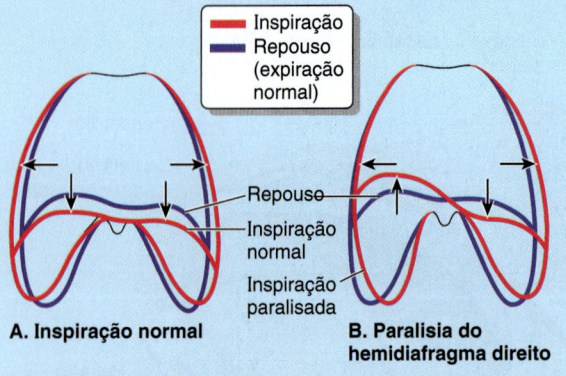

Figura AC4.2 Movimentos normal e paradoxal do diafragma.

A. Inspiração normal
B. Paralisia do hemidiafragma direito

Mamas

Tanto os homens quanto as mulheres têm mamas; todavia, normalmente, as glândulas mamárias são bem desenvolvidas apenas nas mulheres. As **glândulas mamárias** nas mulheres são acessórias para a reprodução; por outro lado, nos homens, elas não desempenham nenhuma função e consistem apenas em alguns ductos ou cordões pequenos. As glândulas mamárias são glândulas sudoríferas modificadas e, portanto, não possuem cápsula ou bainha especial. O contorno e o volume das mamas são produzidos pela gordura subcutânea, exceto durante a gravidez, quando as glândulas mamárias aumentam, e há formação de novo tecido glandular. Durante a puberdade (8 a 15 anos de idade), as mamas femininas normalmente crescem, devido ao desenvolvimento glandular e ao aumento da deposição de gordura. O tamanho e a forma das mamas resultam de fatores genéticos e nutricionais.

A base aproximadamente circular da mama feminina estende-se transversalmente, da margem lateral do esterno até a linha axilar anterior e, verticalmente, das costelas II a VI. Uma pequena parte da mama pode se estender ao longo da margem inferolateral do músculo peitoral maior em direção à fossa axilar, formando o **processo lateral da mama** (ou cauda de Spence). Dois terços da mama repousam sobre a **fáscia peitoral** que recobre o músculo peitoral maior; o outro terço repousa sobre a fáscia que recobre o músculo serrátil anterior (Figuras 4.8 e 4.9). Entre a mama e a fáscia peitoral profunda, encontra-se um plano de tecido conjuntivo (ou conectivo) frouxo ou espaço virtual – o **espaço retromamário**. Esse plano, que contém uma pequena quantidade de gordura, permite à mama algum grau de movimento sobre a fáscia muscular peitoral. As glândulas mamárias estão firmemente aderidas à derme da pele sobrejacente pelos **ligamentos suspensores da mama** (ligamentos de Cooper). Esses ligamentos, que estão particularmente bem desenvolvidos na parte superior da mama (ver Figura 4.8), ajudam a sustentar os **lóbulos da glândula mamária**.

Na parte mais proeminente da mama encontra-se a **papila mamária**, circundada por uma área pigmentada circular (a **aréola**). A mama contém 15 a 20 **lobos** de tecido glandular, que

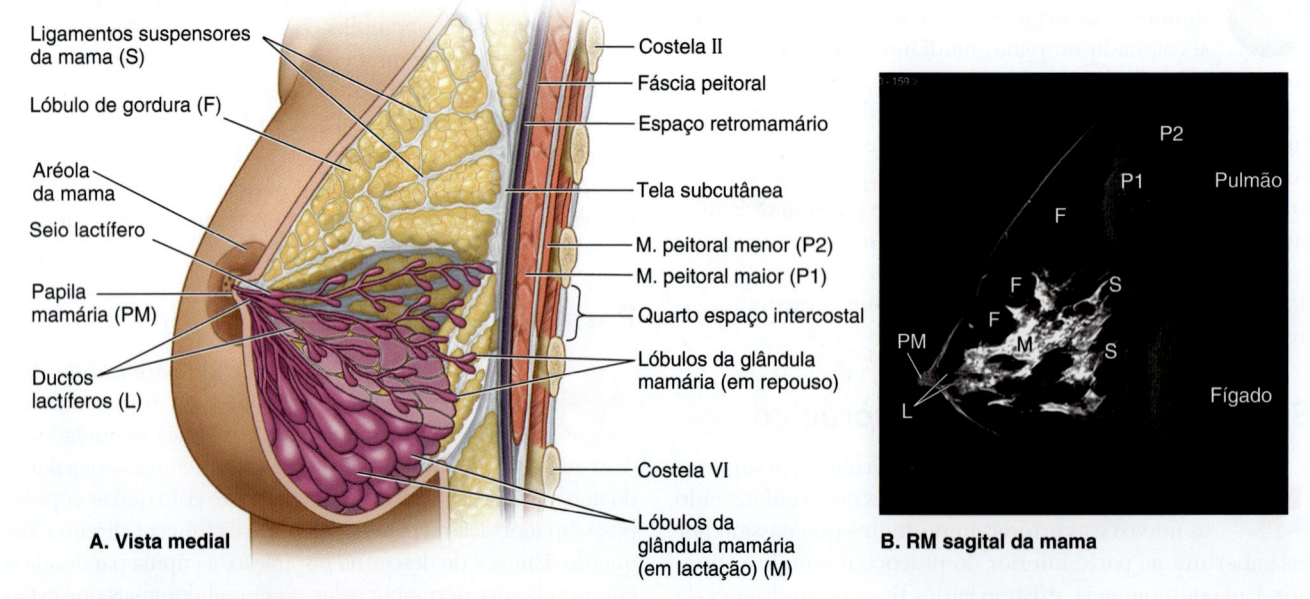

Figura 4.8 Mama feminina. **A.** Corte sagital da mama feminina e da parede anterior do tórax. A *parte superior* da figura mostra os lóbulos de gordura e os ligamentos suspensores da mama; a *parte média*, os alvéolos da mama com lóbulos em repouso (sem lactação) da glândula mamária; e a *parte inferior*, os lóbulos da glândula mamária em lactação. **B.** RM sagital, mostrando a estrutura interna da mama e as relações posteriores.

constituem o parênquima da glândula mamária. Cada lobo é drenado por um **ducto lactífero**, que se abre independentemente na papila mamária. Imediatamente abaixo da aréola, cada ducto apresenta uma porção dilatada, o **seio lactífero** (ver Figura 4.8).

VASCULARIZAÇÃO DA MAMA

O *suprimento arterial da mama* provém dos seguintes vasos (ver Figura 4.9A):

- **Ramos mamários mediais de ramos perfurantes** e *ramos intercostais anteriores da artéria torácica interna*, que se origina da artéria subclávia
- **Ramos mamários das artérias torácica lateral** e **toracoacromial**, que são ramos da artéria axilar
- *Artérias intercostais posteriores*, que são ramos da parte torácica da aorta, que seguem o seu trajeto nos espaços intercostais.

A *drenagem venosa da mama* (ver Figura 4.9B) é efetuada principalmente para a *veia axilar*, porém existe alguma drenagem para a veia torácica interna.

A *drenagem linfática da mama* é importante, devido a seu papel na metástase (disseminação) das células cancerosas. A linfa segue o seu trajeto dos lóbulos da glândula, da papila mamária e da aréola para o **plexo linfático subareolar** (ver

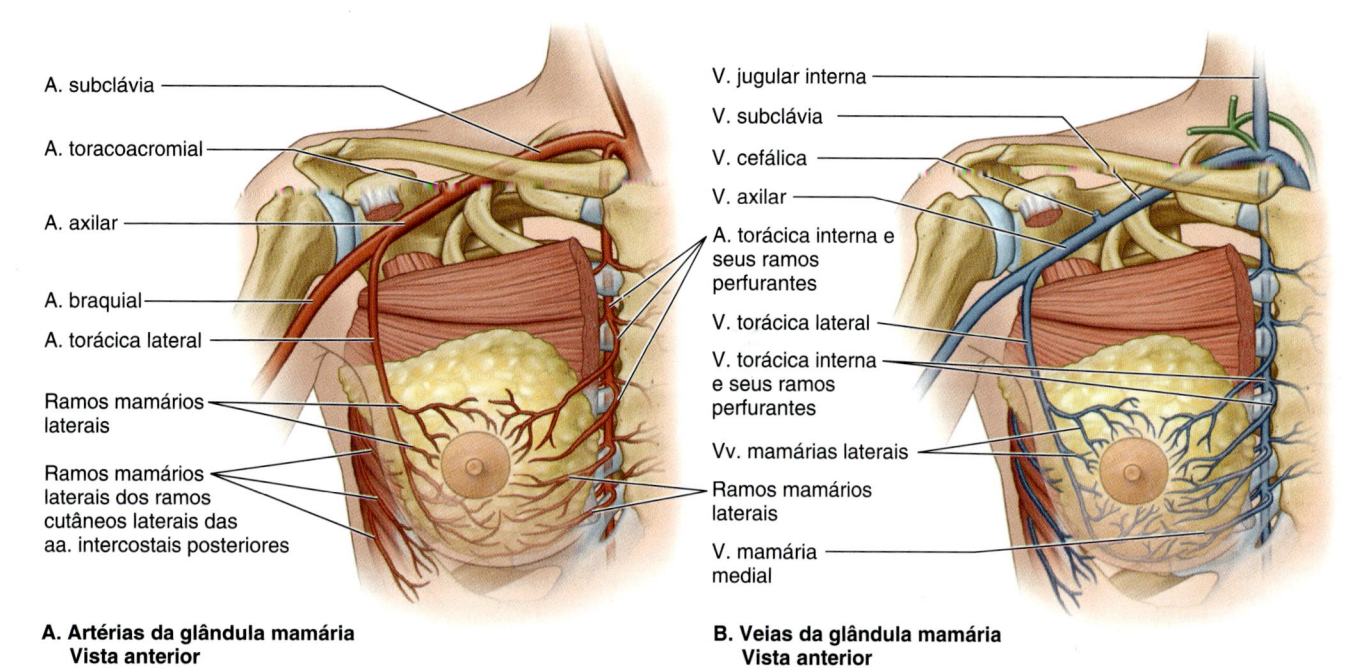

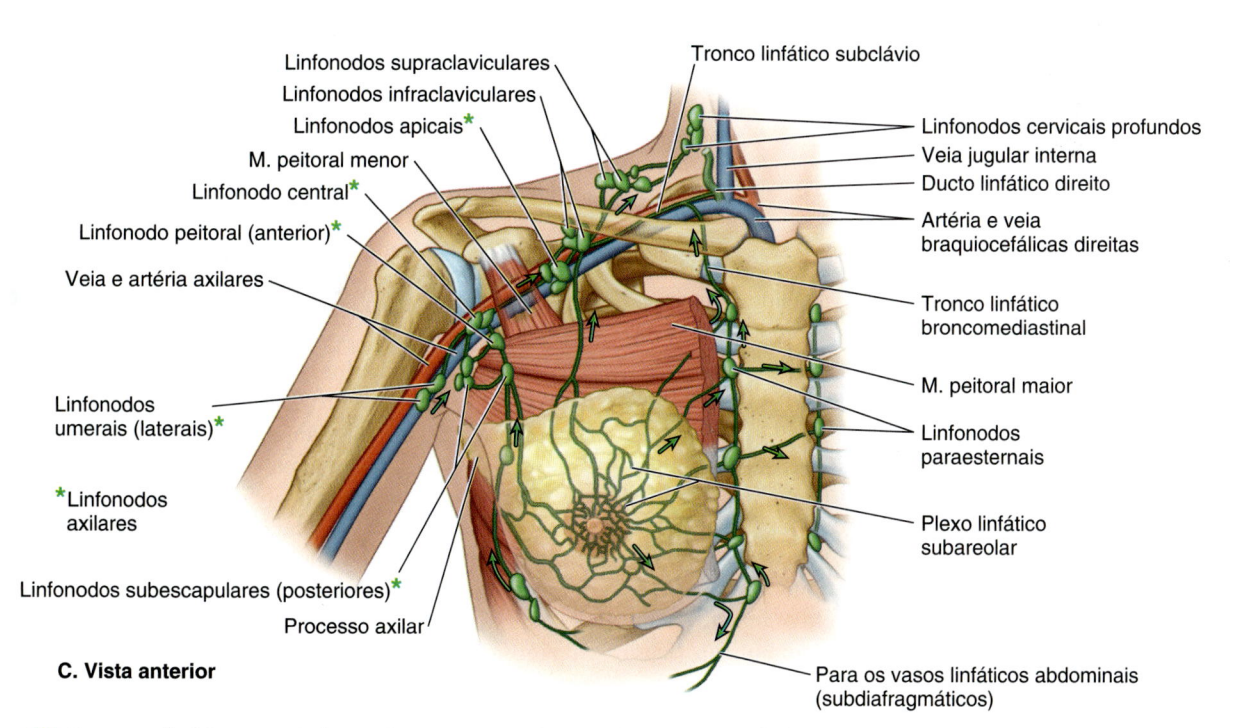

Figura 4.9 Drenagem linfática e vascularização da mama. A. Artérias. **B.** Veias. **C.** Drenagem linfática. Os linfonodos axilares estão indicados por *asteriscos* (*em verde*). *A.*, artéria; *Aa.*, artérias; *V.*, veia; *Vv.*, veias.

Figura 4.9C). Em seguida, a drenagem da linfa prossegue da seguinte maneira:

- A maior parte da linfa (> 75%), particularmente dos quadrantes laterais da mama, drena para os **linfonodos axilares** (que incluem os grupos peitorais, umerais, subescapulares, centrais e apicais – ver "Linfonodos Axilares" no Capítulo 3)
- A maior parte da linfa drena inicialmente para os *linfonodos peitorais* (*anteriores*). Todavia, parte da linfa pode drenar diretamente para outros linfonodos axilares ou para linfonodos interpeitorais, deltopeitorais, supraclaviculares ou cervicais profundos inferiores
- A linfa proveniente dos quadrantes mediais da mama drena para os **linfonodos paraesternais** ou para a mama oposta
- A linfa proveniente dos quadrantes inferiores da mama pode seguir profundamente para os *linfonodos do abdome* (linfonodos frênicos inferiores).

A linfa dos linfonodos axilares drena para os linfonodos infraclaviculares e supraclaviculares e, a partir destes, para o *tronco linfático subclávio*. A linfa dos linfonodos paraesternais entra nos *troncos broncomediastinais*, que finalmente drenam para o ducto torácico ou ducto linfático direito.

NERVOS DA MAMA

Os *nervos da mama* provêm dos ramos cutâneos anteriores e laterais dos quarto ao sexto nervos intercostais (ver Figura 4.11, mais adiante). Esses ramos dos nervos intercostais atravessam a fáscia peitoral que recobre o músculo peitoral maior para alcançar a pele. Por conseguinte, os ramos conduzem fibras sensitivas para a pele da mama e fibras simpáticas para o músculo liso dos vasos sanguíneos nas mamas e pele e papila mamária sobrejacentes.

ANATOMIA CLÍNICA

Quadrantes da mama

Para a localização anatômica e a descrição da patologia (p. ex., cistos e tumores), a mama é dividida em quatro quadrantes. O **processo axilar** é uma extensão da glândula mamária do quadrante superolateral (Figura AC4.3).

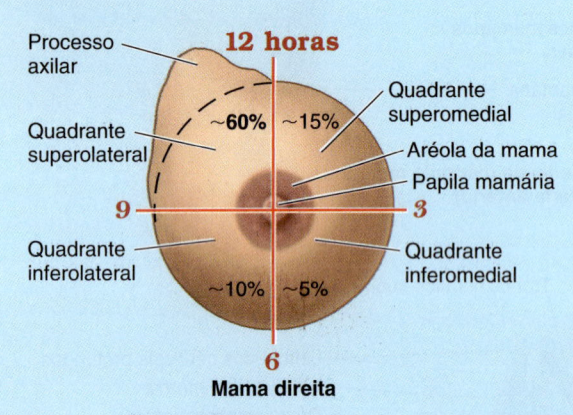

Figura AC4.3 Quadrantes da mama.

Alterações nas mamas

Durante o ciclo menstrual e na gravidez, ocorrem alterações nos tecidos mamários, como ramificação dos ductos lactíferos. Embora as glândulas mamárias estejam preparadas para a secreção na metade da gestação, elas só produzem leite logo após o nascimento do bebê. O *colostro*, um líquido pré-lácteo cremoso, de cor esbranquiçada a amarelada, pode ser secretado das papilas mamárias durante o último trimestre de gravidez e durante os episódios iniciais de amamentação. Acredita-se que o colostro seja particularmente rico em proteínas e agentes imunológicos, bem como em um fator de crescimento que afeta os intestinos do lactente. Nas mulheres multíparas (as que deram à luz duas ou mais vezes), as mamas frequentemente aumentam de tamanho e tornam-se pendulares. Nas mulheres idosas, as mamas são habitualmente pequenas, devido à redução da gordura e atrofia do tecido glandular.

Mamas e papilas mamárias supranumerárias

Podem ocorrer *mamas supranumerárias* (mais de duas) (*polimastia*) ou papilas mamárias supranumerárias (*politelia*) acima ou abaixo das mamas normais. Em geral, as mamas supranumerárias consistem apenas em uma papila rudimentar e aréola. A mama supranumerária pode aparecer em qualquer ponto ao longo de uma linha que se estende da axila até a virilha, que é a localização da *crista mamária* embrionária.

Carcinoma de mama

O conhecimento da drenagem linfática das mamas é de importância prática no prognóstico da metástase (disseminação) das células cancerosas de *carcinoma de mama* (câncer de mama). Os carcinomas de mama são tumores malignos, habitualmente adenocarcinomas, que se originam das células epiteliais dos ductos lactíferos nos lobos da glândula mamária (Figura AC4.4). As células cancerosas metastáticas que entram em um vaso linfático passam habitualmente por dois ou três grupos de linfonodos antes de alcançar o sistema venoso. O câncer de mama pode se disseminar pelos vasos linfáticos e veias, bem como por invasão direta.

A interferência da drenagem linfática dérmica pelo câncer pode causar *linfedema* (edema, excesso de líquido na tela subcutânea) na pele da mama, o que, por sua vez, pode resultar em desvio da papila mamária e espessamento da pele que adquire uma aparência coriácea (ver Figura AC4.4A). A pele proeminente ou "inchada" entre os poros deprimidos confere à mama uma aparência em casca de laranja (sinal da *peau d'orange*). As depressões maiores (do tamanho da ponta de um dedo da mão ou maiores) resultam da invasão cancerosa do tecido glandular e da ocorrência de fibrose (degeneração fibrosa), que provoca encurtamento ou que exerce tração nos ligamentos suspensores da mama. O *câncer de mama subareolar* pode provocar inversão da papila mamária por mecanismo semelhante envolvendo os ductos lactíferos.

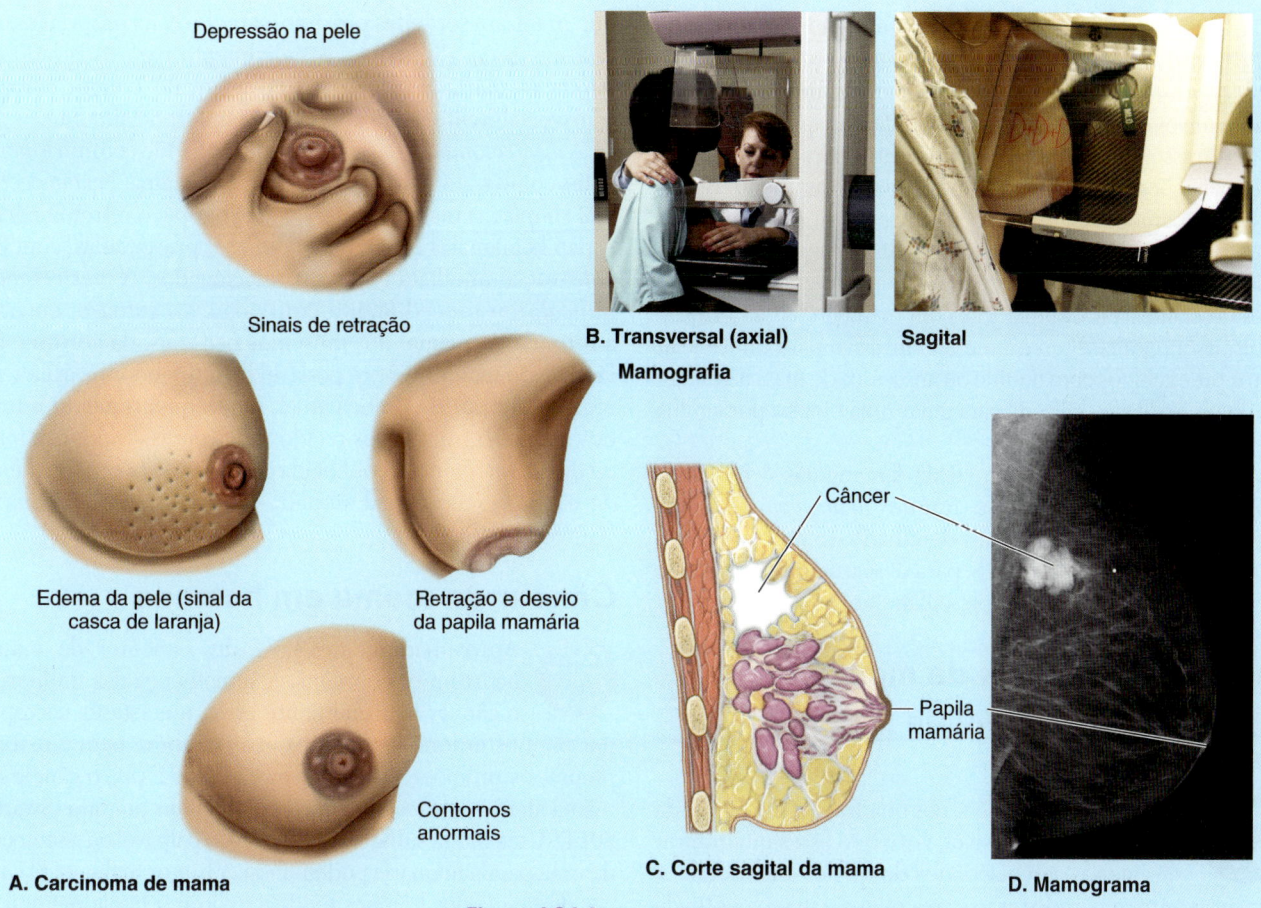

Figura AC4.4 Carcinoma de mama.

- A. Carcinoma de mama
  - Depressão na pele
  - Sinais de retração
  - Edema da pele (sinal da casca de laranja)
  - Retração e desvio da papila mamária
  - Contornos anormais
- B. Transversal (axial) — Mamografia
- Sagital
- C. Corte sagital da mama (Câncer, Papila mamária)
- D. Mamograma

Normalmente, o câncer de mama dissemina-se por meio dos vasos linfáticos (*metástase linfogênica*), que transportam células cancerosas da mama para os linfonodos, principalmente aqueles localizados na axila. As células se alojam nos linfonodos, produzindo agrupamentos de células tumorais (*metástases*). As comunicações abundantes entre as vias linfáticas e entre os linfonodos axilares, cervicais e paraesternais também podem levar à produção de metástases da mama para os linfonodos supraclaviculares, para a mama oposta ou para o abdome. Como a maior parte da drenagem linfática da mama ocorre para os *linfonodos axilares*, eles constituem o local mais comum de metástase do câncer de mama. O aumento que torna esses linfonodos palpáveis sugere a possibilidade de câncer de mama e pode fornecer uma pista para a sua detecção precoce. Entretanto, a ausência de aumento dos linfonodos axilares não é garantia de que não tenha ocorrido metástase de um câncer de mama, visto que as células malignas podem ter alcançado outros linfonodos, como os linfonodos infraclaviculares e supraclaviculares, ou podem ter passado diretamente na circulação. A retirada cirúrgica de linfonodos axilares para os quais o câncer de mama enviou metástases ou o dano aos linfonodos axilares e vasos por radioterapia do câncer pode resultar em linfedema no membro superior ipsilateral, que também drena para os linfonodos axilares.

As veias intercostais posteriores drenam para o *sistema de veias ázigo/hemiázigo* ao longo dos corpos vertebrais e comunicam-se com o plexo venoso vertebral interno que circunda a medula espinal. As células cancerosas também podem se disseminar a partir da mama por essas vias venosas até as vértebras e delas para o crânio e o encéfalo. O câncer também se dissemina por contiguidade (invasão do tecido adjacente). Quando as células do câncer de mama invadem o espaço retromamário, fixam-se ou invadem a fáscia peitoral que reveste o músculo psoas maior ou enviam metástases para os linfonodos interpeitorais, a mama eleva-se quando o músculo se contrai. Esse movimento constitui um sinal clínico de câncer de mama avançado.

Visualização da estrutura da mama normal e patológica

A semiologia das mamas por meio de exames de imagem constitui uma das técnicas utilizadas para detectar suas anormalidades, diferenciando cistos e massas neoplásicas de variações da arquitetura mamária. A *mamografia* refere-se ao exame radiográfico das mamas, que são achatadas para estender a área passível de ser examinada e para reduzir sua espessura, tornando-as mais uniformes para uma melhor visualização (ver Figura AC4.4B). A mamografia é utilizada basicamente para o rastreamento de condições antes que elas se tornem evidentes. Com frequência, os carcinomas aparecem como uma grande área de densidade recortada na *mamografia* (ver Figura AC4.4C,D). A pele sobre o tumor apresenta-se espessa (*duas setas superiores* na Figura

AC4.4C), e a papila mamária está deprimida. A Figura AC4.4D é uma *xeromamografia*, na qual as estruturas mais densas (estroma normal, ductos e tumor) aparecem escuras. Na mamografia convencional, as estruturas mais densas aparecem claras.

A ultrassonografia (US) mostra-se útil para investigações em formações palpadas, mas que não são claramente observadas na mamografia, em particular nas mulheres com tecido mamário denso, bem como para obter informações mais específicas sobre áreas de interesse em uma mamografia ou alterações detectadas em comparação com mamografias anteriores. A ultrassonografia é um exame não invasivo para diferenciar cistos preenchidos com líquido ou abscessos de massas sólidas. Também pode ser utilizada para guiar uma biopsia por agulha ou uma aspiração de líquido.

A ressonância magnética (RM) das mamas é realizada com máquinas especializadas (*RM das mamas com bobinas específicas*) para o exame mais detalhado de problemas detectados na mamografia ou US, para descartar a possibilidade de achados falso-positivos e para planejar o tratamento.

Incisões cirúrgicas da mama e tratamento cirúrgico da patologia da mama

São efetuadas incisões nos quadrantes inferiores da mama quando possível, visto que esses quadrantes são menos vascularizados do que os superiores. A transição entre a parede torácica e a mama é mais acentuada inferiormente, produzindo uma linha, prega ou dobra profunda de pele – a *prega cutânea inferior*. As incisões realizadas ao longo dessa prega serão menos evidentes e podem, de fato, ser escondidas pela sobreposição da mama. As incisões que precisam ser feitas próximo à aréola ou na própria mama são, em geral, direcionadas radialmente para cada lado da papila mamária (as linhas de clivagem de Langer correm transversalmente nesta área) ou circunferencialmente.

A *mastectomia* (excisão da mama) não é tão comum quanto antes como tratamento para o câncer de mama. Na *mastectomia simples*, a mama é removida até o espaço retromamário. A papila mamária e a aréola podem ser preservadas, com reconstrução imediata em casos selecionados. A *mastectomia radical*, um procedimento cirúrgico mais extenso, envolve a retirada da mama, dos músculos peitorais, da gordura, da fáscia e do maior número possível de linfonodos na axila e na região peitoral. Na prática atual, são frequentemente retirados apenas o tumor e os tecidos adjacentes – *nodulectomia* ou *quadrantectomia* (conhecida como *cirurgia conservadora da mama*, excisão local ampla) –, seguidos de radioterapia (Goroll, 2014).

Câncer de mama em homens

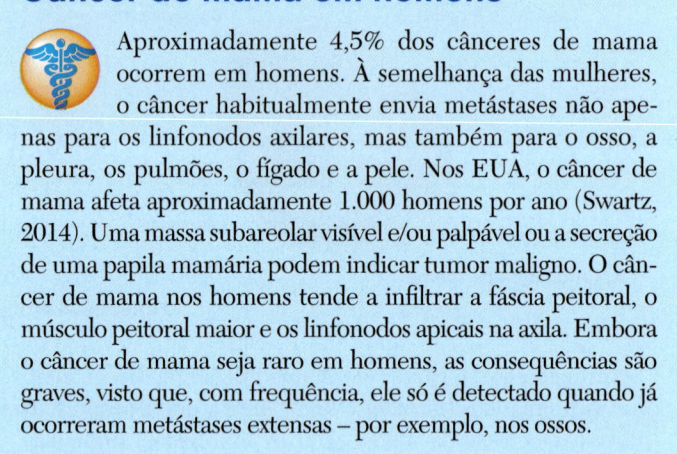

Aproximadamente 4,5% dos cânceres de mama ocorrem em homens. À semelhança das mulheres, o câncer habitualmente envia metástases não apenas para os linfonodos axilares, mas também para o osso, a pleura, os pulmões, o fígado e a pele. Nos EUA, o câncer de mama afeta aproximadamente 1.000 homens por ano (Swartz, 2014). Uma massa subareolar visível e/ou palpável ou a secreção de uma papila mamária podem indicar tumor maligno. O câncer de mama nos homens tende a infiltrar a fáscia peitoral, o músculo peitoral maior e os linfonodos apicais na axila. Embora o câncer de mama seja raro em homens, as consequências são graves, visto que, com frequência, ele só é detectado quando já ocorreram metástases extensas – por exemplo, nos ossos.

Músculos da parede torácica

Vários músculos do membro superior (toracoapendiculares) fixam-se na caixa torácica: os músculos peitoral maior, peitoral menor, serrátil anterior, anteriormente, e M. latíssimo do dorso, posteriormente. Além disso, os músculos anterolaterais do abdome e alguns músculos do pescoço e do dorso fixam-se na caixa torácica. Os músculos peitorais maior e menor, a parte inferior do músculo serrátil anterior e os músculos escalenos (que passam das vértebras cervicais para as costelas I e II) também podem atuar como músculos acessórios da respiração, ajudando a expandir a cavidade torácica quando a inspiração é profunda e forçada, fixando as costelas superiores e permitindo aos músculos que conectam as costelas abaixo serem mais efetivos na elevação das costelas inferiores durante a inspiração forçada. Os músculos da parede torácica estão ilustrados na Figura 4.10 e listados e descritos na Tabela 4.2.

Os espaços intercostais típicos apresentam três camadas de músculos intercostais (Figuras 4.11 e 4.12). A camada superficial é formada pelos **músculos intercostais externos** (feixes de fibras de orientação inferior e anterior), a camada média é constituída pelos **músculos intercostais internos** (feixes de fibras de orientação inferior e posterior), e a camada mais profunda é formada pelos **músculos intercostais íntimos** (semelhantes aos músculos intercostais internos, porém localizados profundamente ao feixe neurovascular intercostal). Anteriormente, os músculos intercostais externos carnosos são substituídos pelas **membranas intercostais externas**; posteriormente, os músculos intercostais internos carnosos são substituídos pelas **membranas intercostais internas**. Os músculos intercostais íntimos são encontrados apenas nas partes mais laterais dos espaços intercostais.

Nervos da parede torácica

Os segmentos torácicos da medula espinal fornecem 12 pares de nervos espinais torácicos para a parede torácica. Assim que deixam os forames intervertebrais (IV), dividem-se em ramos anteriores e posteriores (ver Figura 4.11). Os ramos

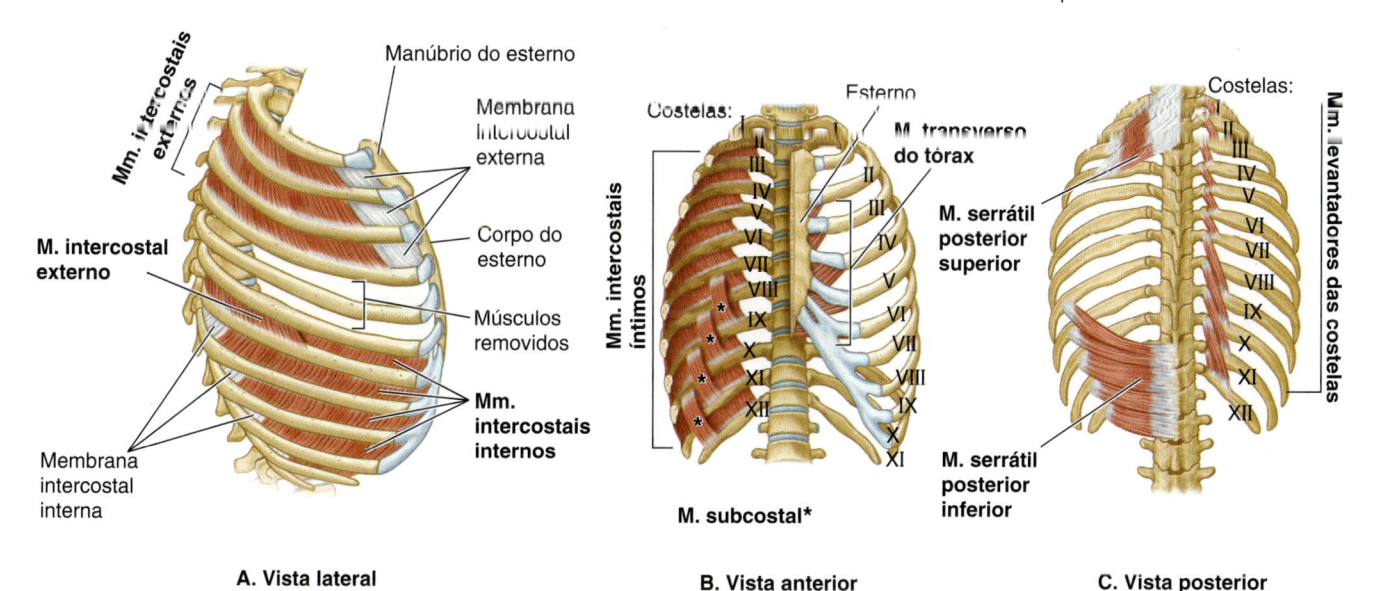

Figura 4.10 Músculos da parede torácica. **A.** Músculos intercostais externos e internos. **B.** Músculos intercostais íntimos, subcostais e transverso do tórax. **C.** Músculos serrátil posterior superior e serrátil posterior inferior e levantadores das costelas.

Tabela 4.2 Músculos da parede torácica.

Músculos	Inserção superior	Inserção inferior	Inervação	Ação principal
Intercostal externo	Margem inferior das costelas	Margem superior das costelas abaixo	Nervos intercostais	Durante a inspiração forçada: eleva as costelas[a]
Intercostal interno				Durante a respiração forçada: a parte interóssea abaixa as costelas; a parte intercondral as eleva[a]
Intercostal íntimo				
Transverso do tórax	Face posterior da parte inferior do esterno	Face interna das cartilagens costais II-VI		Abaixa fracamente as costelas
Subcostal	Face interna das costelas inferiores, próximo a seus ângulos	Margens superiores das costelas II ou III, abaixo		Provavelmente atua da mesma maneira que os músculos intercostais internos
Levantadores das costelas	Processos transversos de C VII-T XI	Costelas subjacentes entre o tubérculo e o ângulo	Ramos posteriores dos nervos C8-T11	Elevam as costelas
Serrátil posterior superior	Ligamento nucal, processos espinhosos das vértebras C VII-T III	Margens superiores das costelas II-IV	Segundo ao quinto nervos intercostais	Eleva as costelas[b]
Serrátil posterior inferior	Margens inferiores das costelas VIII-XII, próximo a seus ângulos	Processos espinhosos das vértebras T XI-L II	Nono ao décimo primeiro nervos intercostais, nervos subcostal (T12)	Abaixa as costelas[b]

[a]O tônus dos músculos intercostais mantém os espaços intercostais rígidos, impedindo, assim, que eles se projetem durante a expiração e sejam retraídos durante a inspiração. É difícil interpretar o papel dos músculos intercostais individualmente e dos músculos acessórios da respiração no movimento das costelas, apesar dos numerosos estudos eletromiográficos realizados.
[b]Ação tradicionalmente atribuída, com base nas inserções; esses músculos parecem ter, em grande parte, uma função proprioceptiva.

anteriores de T1-T11 formam os **nervos intercostais**, que seguem o seu trajeto ao longo dos espaços intercostais. Os ramos anteriores dos nervos T12, inferiores à costela XII, formam os **nervos subcostais**. Os ramos posteriores dos nervos espinais torácicos seguem em direção posterior, imediatamente laterais aos processos articulares das vértebras para inervar os ossos, as articulações, os músculos profundos do dorso e a pele do dorso na região torácica.

Os **nervos intercostais típicos** (do terceiro ao sexto) seguem, inicialmente, ao longo das faces posteriores dos espaços intercostais, entre a pleura parietal (revestimento seroso da cavidade torácica) e a membrana intercostal interna. No início, seguem através da face interna da membrana e dos músculos intercostais internos, próximo à parte intermediária do espaço intercostal. Próximo aos ângulos das costelas, os nervos passam entre os músculos intercostais interno e íntimo (ver Figuras 4.12 e 4.13). Os nervos passam nesse local e, em seguida, continuam o seu trajeto nos sulcos das costelas, situando-se imediatamente inferior às artérias intercostais, que, por sua vez, situam-se abaixo das veias intercostais.

Os ramos colaterais desses nervos surgem próximo aos ângulos das costelas e seguem o seu trajeto ao longo da margem superior da costela abaixo. Os nervos prosseguem anteriormente, entre os músculos intercostais interno e íntimo,

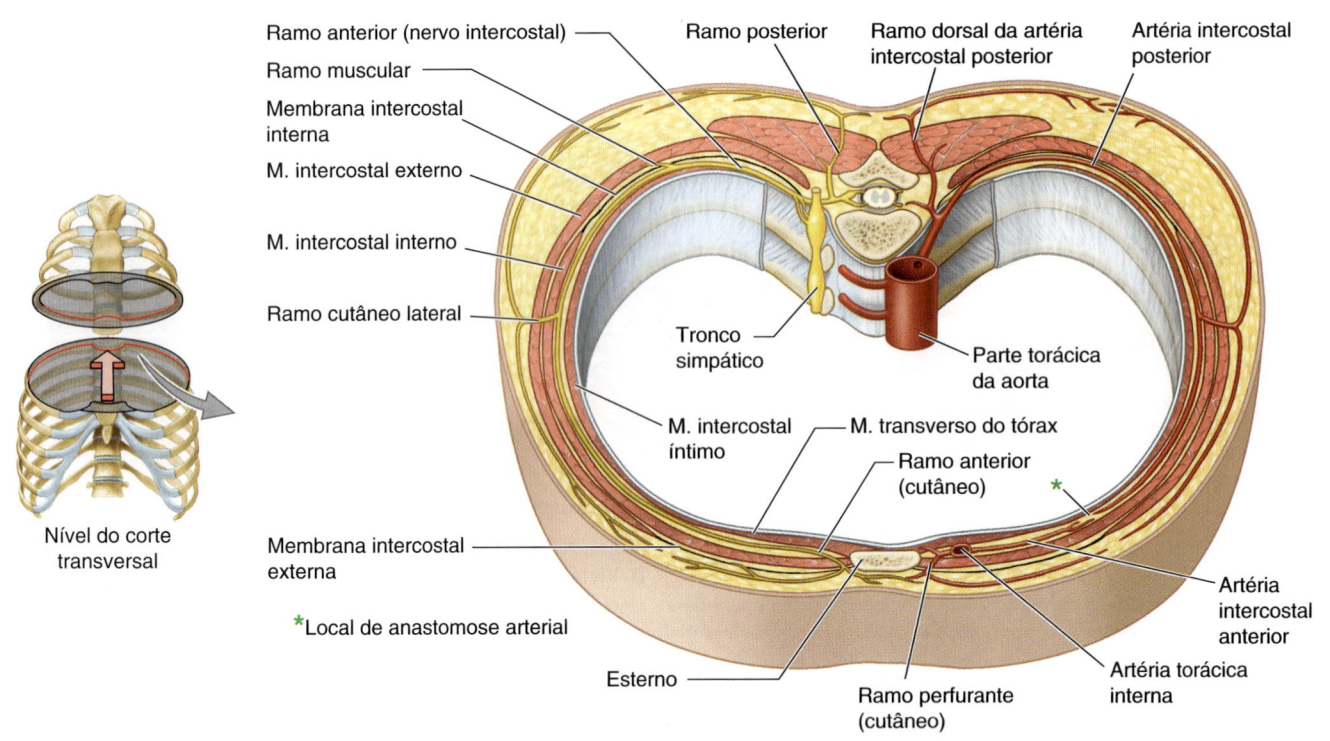

Figura 4.11 Espaço intercostal, corte transversal. Esse corte mostra os nervos (*lado direito*) e as artérias (*lado esquerdo*).

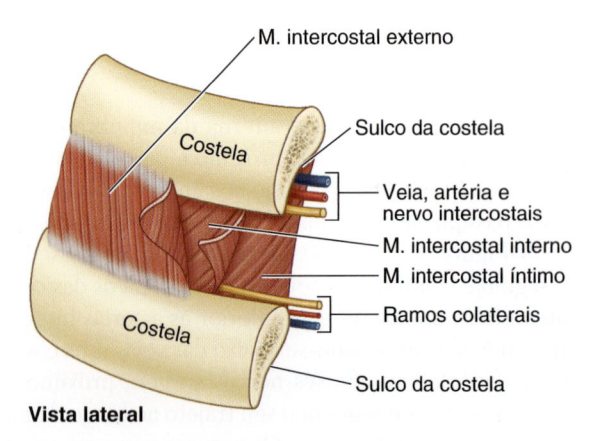

Figura 4.12 Conteúdo do espaço intercostal típico. Lembre-se das estruturas no sulco da costela – de superior para inferior – como *VAN*, para veia, artéria e nervo.

emitindo ramos para esses músculos e outros músculos e dando origem aos **ramos cutâneos laterais**, aproximadamente na linha axilar média (ver Figura 4.11). Anteriormente, os nervos aparecem na face interna do músculo intercostal interno. Próximo ao esterno, os nervos curvam-se anteriormente e passam entre as cartilagens costais, penetrando na tela subcutânea como **ramos cutâneos anteriores**. Todos os *ramos musculares* surgem ao longo do trajeto dos nervos intercostais para inervar os músculos intercostais, subcostais, transverso do tórax, levantadores das costelas e serrátil posterior (ver Tabela 4.2). Os *ramos sensitivos* passam para a pleura parietal.

Os **nervos intercostais atípicos** são o primeiro e o segundo e o sétimo até o décimo primeiro. Os primeiro e segundo nervos intercostais passam nas faces internas das costelas I e II, e não ao longo das margens inferiores dos sulcos das costelas. Após dar origem aos ramos cutâneos laterais, o sétimo ao décimo primeiro nervos intercostais continuam inervando a pele e os músculos do abdome.

Por meio do ramo posterior e dos ramos cutâneos laterais e anteriores do ramo anterior, cada nervo espinal supre uma área da pele semelhante a uma faixa, que se estende da linha mediana posterior até a linha mediana anterior. Essas áreas de pele semelhantes a faixas (**dermátomos**) são, cada uma delas, inervadas por *fibras sensitivas* de uma única raiz posterior por meio dos ramos anterior e posterior de seu nervo espinal (Figura 4.14). Como qualquer área específica da pele recebe habitualmente uma inervação de dois nervos adjacentes, ocorre uma considerável *sobreposição de dermátomos adjacentes*. Por conseguinte, não ocorre a perda completa de sensibilidade habitualmente, a não ser que dois ou mais nervos intercostais sejam anestesiados. Os músculos supridos pelas *fibras motoras* dos ramos anterior e posterior de cada par de nervos espinais torácicos constituem um **miótomo** (ver Figura 4.14) que, na região do tórax, inclui todo o músculo de um par de espaços intercostais direito e esquerdo e uma parte adjacente dos músculos profundos do dorso.

Os **ramos comunicantes** conectam cada nervo intercostal e subcostal com o **tronco simpático ipsilateral** (ver Figura 4.13). As fibras pré-sinápticas deixam as partes iniciais do ramo anterior de cada nervo torácico (e lombar superior) por meio de um ramo comunicante branco e passam para

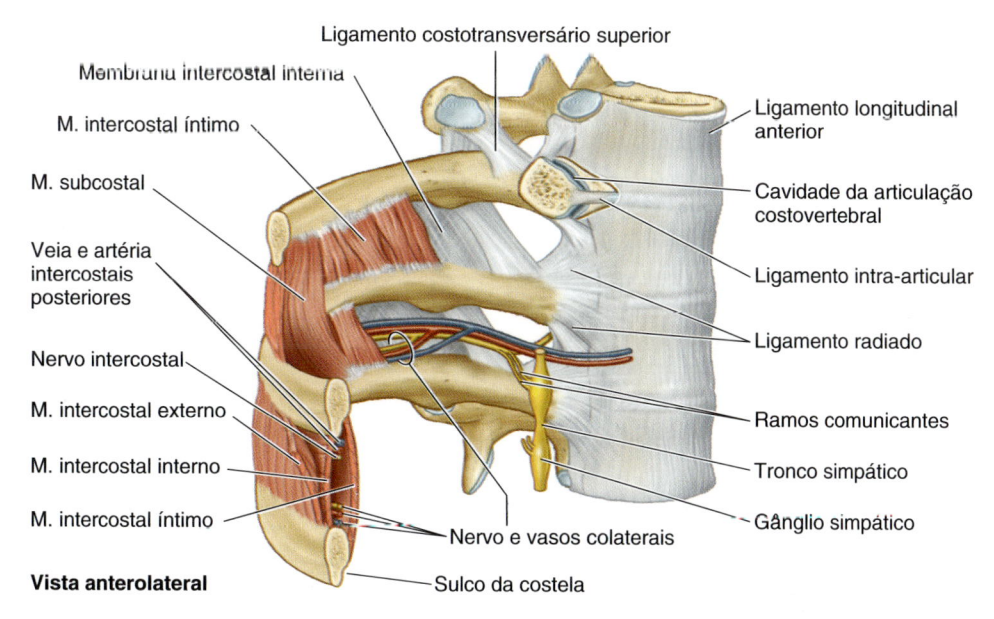

Figura 4.13 Parte posterior do espaço intercostal. Observe a conexão do nervo intercostal com o tronco simpático pelos ramos comunicantes.

um **gânglio simpático**. As fibras pós-sinápticas distribuídas para a parede do corpo e os membros passam dos gânglios do tronco simpático por meio dos ramos comunicantes cinzentos para se unir ao ramo anterior do nervo espinal mais próximo, incluindo todos os nervos intercostais. As fibras nervosas simpáticas estão distribuídas pelos ramos de todos os nervos espinais (ramos anterior e posterior) para alcançar os vasos sanguíneos, as glândulas sudoríferas e o músculo liso da parede do corpo e dos membros.

Vascularização da parede torácica

As *artérias da parede torácica* são derivadas da *parte torácica da aorta*, por meio das artérias intercostal posteriores e subcostal, da *artéria subclávia*, por meio das artérias torácica interna e intercostal suprema, e da *artéria axilar*, por meio das artérias torácicas superior e lateral (ver Figuras 4.11 e 4.15A; Tabela 4.3). Cada espaço intercostal é irrigado por três artérias: uma grande **artéria intercostal posterior**

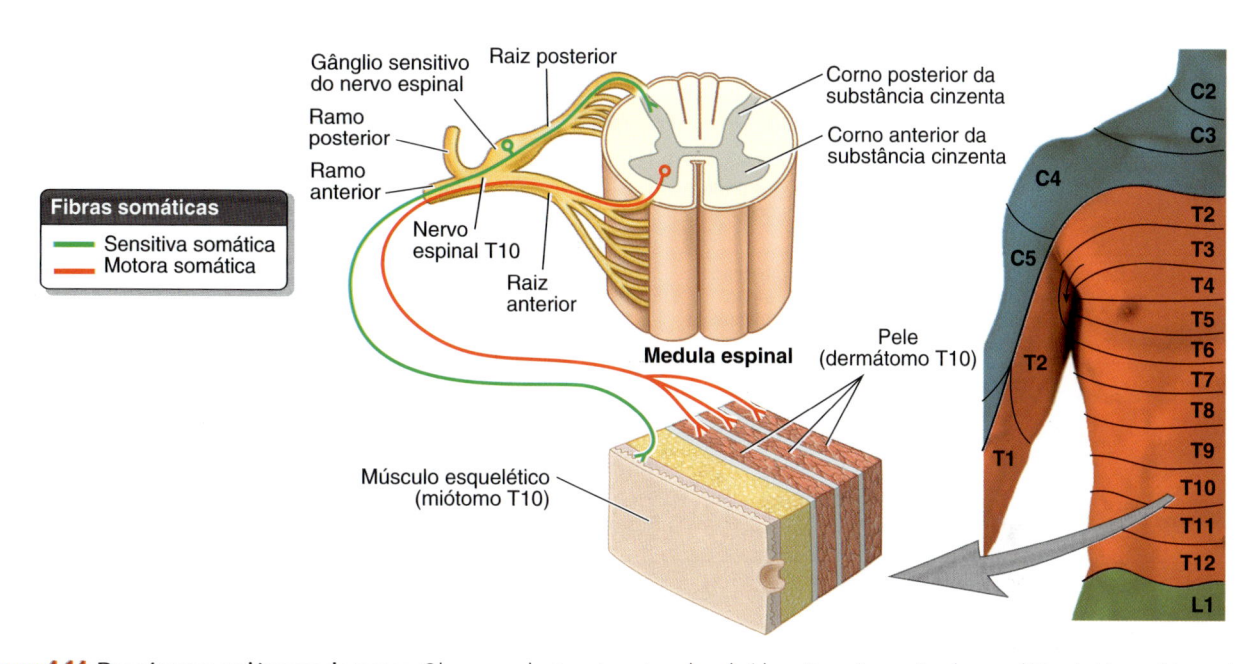

Figura 4.14 Dermátomos e miótomos do tronco. Observe a relação entre a área da pele (dermátomo) e o músculo esquelético (miótomo) inervados por um nervo espinal ou segmento da medula espinal. Os dermátomos do tórax são mostrados à direita.

(e seu **ramo colateral**) e um pequeno par de **artérias intercostais anteriores**.

As *veias da parede torácica* acompanham as artérias e os nervos intercostais e apresentam uma localização mais superior nos sulcos das costelas (ver Figuras 4.11 e 4.15B). Existem 11 **veias intercostais posteriores** e uma **veia subcostal** de cada lado. As veias intercostais posteriores se anastomosam com as veias intercostais anteriores, tributárias das veias torácicas internas. As veias intercostais posteriores terminam, em sua maioria, no sistema venoso ázigo/hemiázigo (discutido posteriormente, neste capítulo), que conduz o sangue venoso até a veia cava superior.

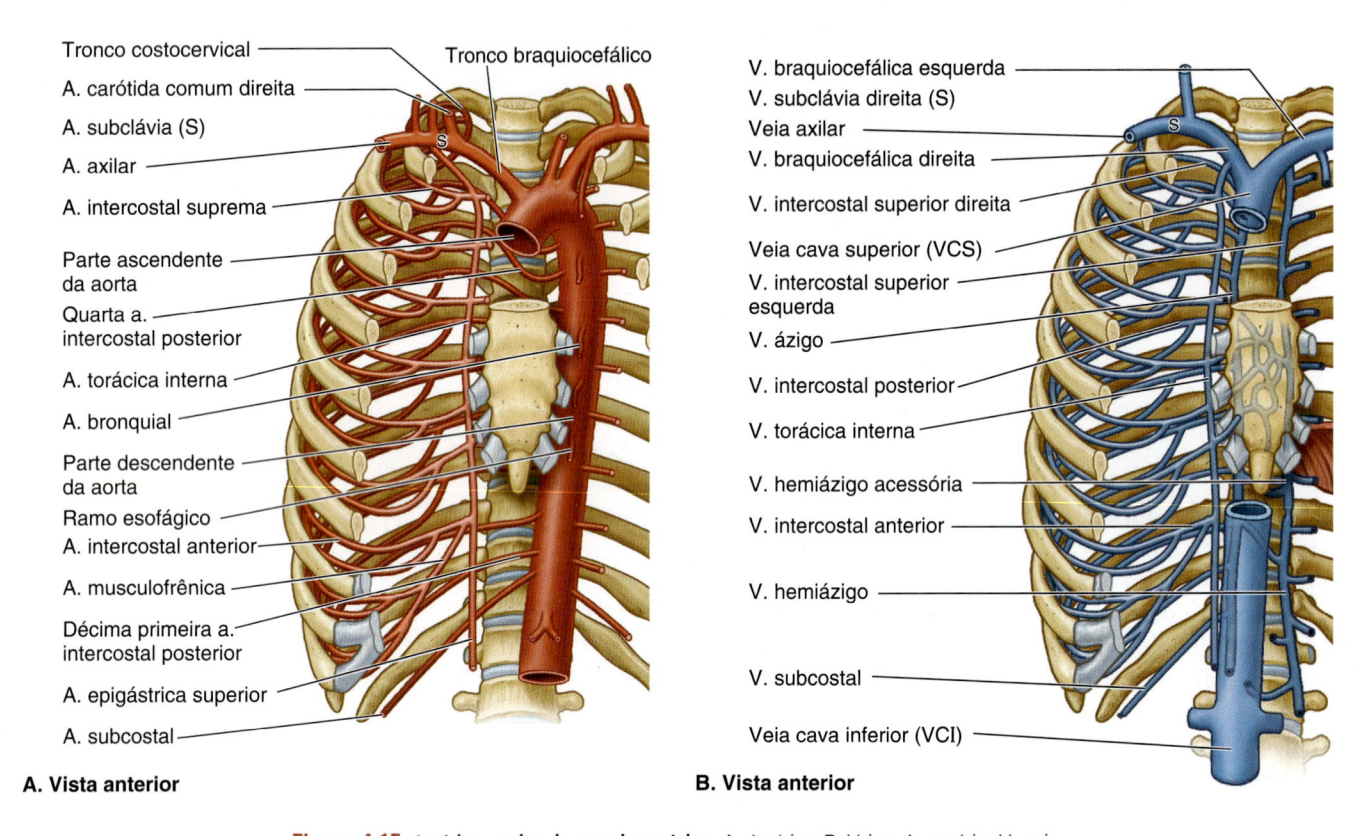

A. Vista anterior

B. Vista anterior

Figura 4.15 Artérias e veias da parede torácica. **A.** Artérias. **B.** Veias. *A.*, artéria; *V.*, veia.

Tabela 4.3 Suprimento arterial da parede torácica.

Artéria	Origem	Trajeto	Distribuição
Intercostais posteriores	Artérias intercostais supremas (primeiro e segundo espaços intercostais) e parte torácica da aorta (espaços intercostais remanescentes)	Seguem entre os músculos intercostais interno e íntimo	Músculos intercostais e pele sobrejacente, pleura parietal
Intercostais anteriores	Artérias torácicas internas (primeiro ao sexto espaços intercostais) e artérias musculofrênicas (sétimo ao nono espaços intercostais)		
Torácica interna	Artéria subclávia	Segue inferiormente, lateral ao esterno, entre as cartilagens costais e os músculos intercostais internos, para se dividir nas artérias epigástrica superior e musculofrênica	Por meio das artérias intercostais anteriores para os primeiro ao sexto espaços intercostais e artérias musculofrênicas para os sétimo ao nono espaços intercostais
Subcostal	Parte torácica da aorta	Segue ao longo da margem inferior da costela XII	Músculos da parede anterolateral do abdome e pele sobrejacente

ANATOMIA CLÍNICA

Infecção por vírus herpes-zóster

O *herpes-zóster* (*cobreiro*) – uma doença viral dos gânglios espinais – consiste em uma *lesão cutânea com distribuição em dermátomos*. O *herpes-vírus* invade um gânglio espinal e é transportado ao longo do axônio até a pele, onde provoca infecção, que causa dor em queimação aguda no dermátomo suprido pelo nervo envolvido. Alguns dias depois, a pele do dermátomo torna-se vermelha, e aparecem erupções vesiculares (Figura AC4.5). A vacinação confere proteção contra o herpes-zóster e é recomendada para adultos a partir dos 50 anos de idade.

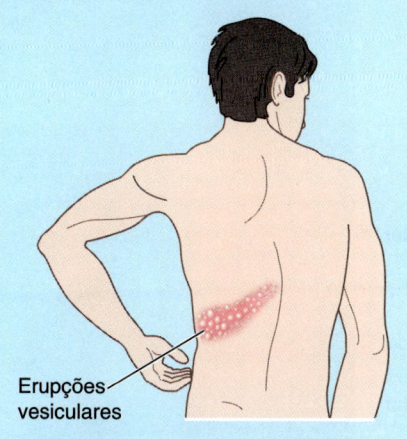

Figura AC4.5 Herpes-zóster.

Dispneia | Dificuldade respiratória

Quando indivíduos com problemas respiratórios, como *asma* ou *enfisema*, ou com *insuficiência cardíaca* lutam para respirar, eles utilizam seus músculos respiratórios acessórios para ajudar a expansão da cavidade torácica. O recrutamento dos músculos do pescoço (músculo esternocleidomastóideo, parte descendente do músculo trapézio e músculo escaleno) é visível e particularmente notável. Esses indivíduos também podem apoiar-se em uma mesa ou em suas coxas para fixar o cíngulo dos membros superiores (clavículas e escápulas), de modo que os músculos sejam capazes de atuar sobre as inserções costais e expandir o tórax.

Bloqueio de nervo intercostal

A anestesia local de um espaço intercostal é obtida pela injeção de um agente anestésico local em torno dos nervos intercostais. Esse procedimento, denominado *bloqueio de nervo intercostal*, é comumente utilizado em pacientes com fraturas de costelas e, algumas vezes, após cirurgia torácica. Consiste na infiltração do anestésico em torno do nervo intercostal e seus ramos colaterais (Figura AC4.6). Devido à ocorrência de considerável sobreposição na inervação de dermátomos contíguos, a anestesia de qualquer área específica da pele necessita habitualmente de uma injeção em dois nervos adjacentes. Por exemplo, a anestesia para fratura de costela exige a injeção do agente anestésico na região dos nervos intercostais superior e inferior à costela, proximal ao local da fratura.

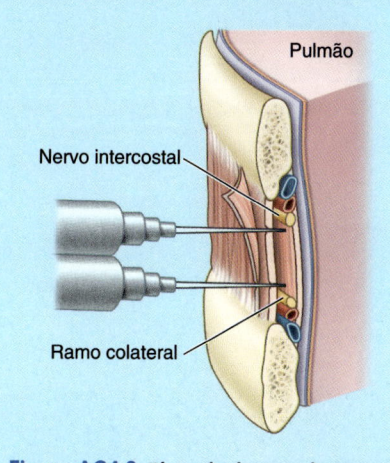

Figura AC4.6 Bloqueio de nervo intercostal.

ANATOMIA DE SUPERFÍCIE

Parede torácica

Vários acidentes ósseos e linhas verticais imaginárias facilitam as descrições anatômicas, a identificação das áreas do tórax e a localização de lesões, como um ferimento por projétil de arma de fogo:

- A **linha mediana anterior** indica a interseção do plano mediano com a parede anterior do tórax (Figura AS4.1A)
- As **linhas medioclaviculares** passam através dos pontos médios das clavículas, paralelamente à linha mediana anterior (ver Figura AS4.1A)
- A **linha axilar anterior** segue verticalmente ao longo da prega axilar anterior, que é formada pela margem do músculo peitoral maior quando ele se estende do tórax até o úmero (ver Figura AS4.1B)
- A linha **axilar média** segue do ápice (parte mais profunda) da axila, paralelamente à linha axilar anterior
- A **linha axilar posterior**, também paralela à linha axilar anterior, é traçada verticalmente ao longo da prega axilar posterior formada pelos músculos latíssimo do dorso e

redondo maior, quando se estendem do dorso até o úmero (ver Figura AS4.1B)
- A **linha mediana posterior** é uma linha vertical na interseção do plano mediano com a coluna vertebral (ver Figura AS4.1C)
- As **linhas escapulares** são paralelas à linha mediana posterior e cruzam os ângulos inferiores das escápulas (ver Figura AS4.1C).

Outras linhas (não ilustradas) são extrapoladas ao longo das margens das formações ósseas – por exemplo, a **linha paraesternal** (G. *para*, adjacente a).

As clavículas situam-se subcutaneamente, formando cristas ósseas na junção do tórax e do pescoço (Figura AS4.2). Podem ser palpadas com facilidade ao longo de toda sua extensão, particularmente onde suas extremidades mediais articulam-se com o manúbrio do esterno.

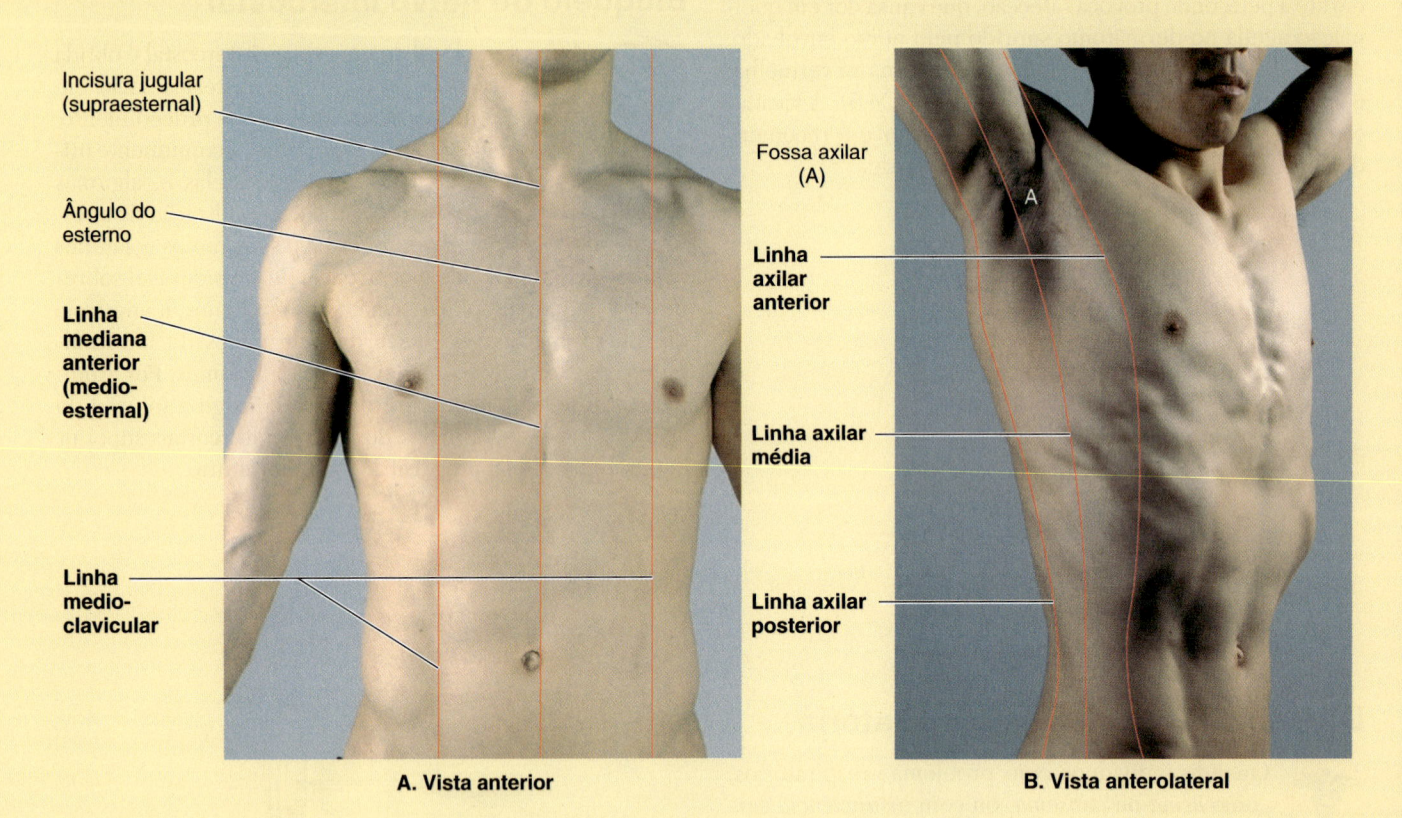

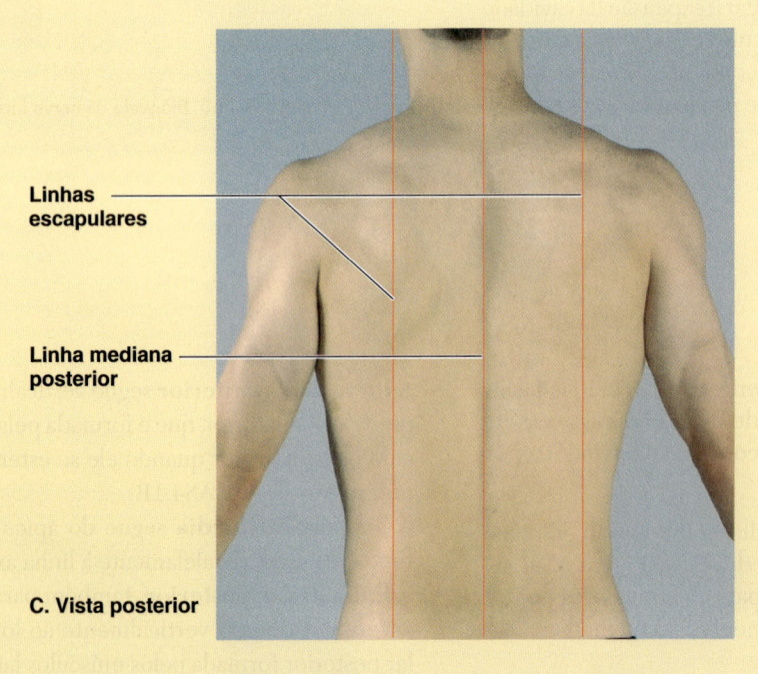

Figura AS4.1 Linhas verticais da parede torácica.

O **esterno** também é de localização subcutânea na linha mediana anterior e pode ser palpado em toda sua extensão. O **manúbrio do esterno**:

- Situa-se no nível dos corpos das **vértebras T III e T IV**
- É anterior ao *arco da aorta*
- Possui uma **incisura jugular**, que pode ser palpada entre as extremidades esternais proeminentes das clavículas
- Apresenta um *ângulo do esterno*, onde se articula com o corpo do esterno no nível do **disco intervertebral (IV) T IV-T V**.

O **ângulo do esterno** é um acidente ósseo palpável, situado no nível do segundo par de cartilagens costais. Os brônquios principais passam inferolateralmente a partir da bifurcação da traqueia, no nível do ângulo do esterno. O ângulo do esterno também demarca a divisão entre os mediastinos superior e inferior e o início do arco da aorta. A *veia cava superior* (VCS) segue inferiormente, abaixo do manúbrio, projetando-se por uma distância de até a largura de um dedo para a direita desse osso.

A primeira costela não pode ser palpada, visto que ela se localiza abaixo da clavícula; por conseguinte, as costelas e os espaços intercostais devem ser contados anteriormente, deslizando os dedos lateralmente a partir do ângulo do esterno para a segunda cartilagem costal. A contagem começa com a costela II e prossegue com as costelas e espaços, movendo os dedos em direção inferolateral. O primeiro espaço intercostal é inferior à primeira costela; de modo semelhante, os outros espaços são inferiores às costelas numeradas de modo semelhante.

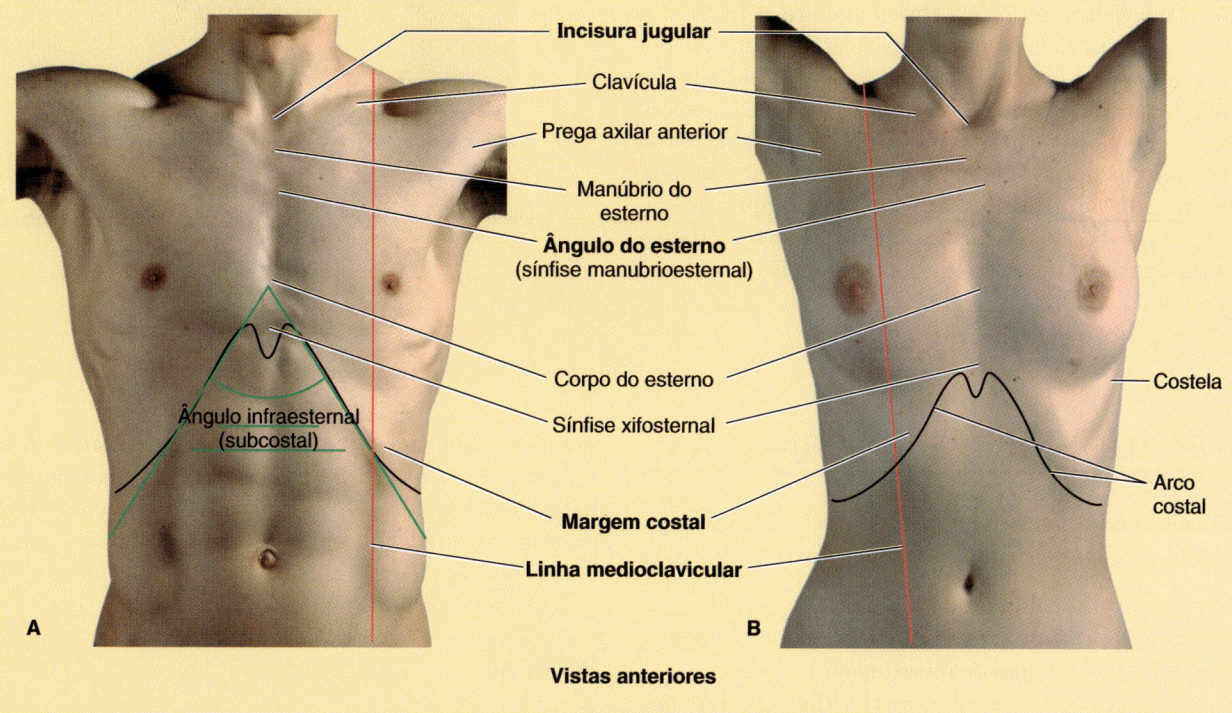

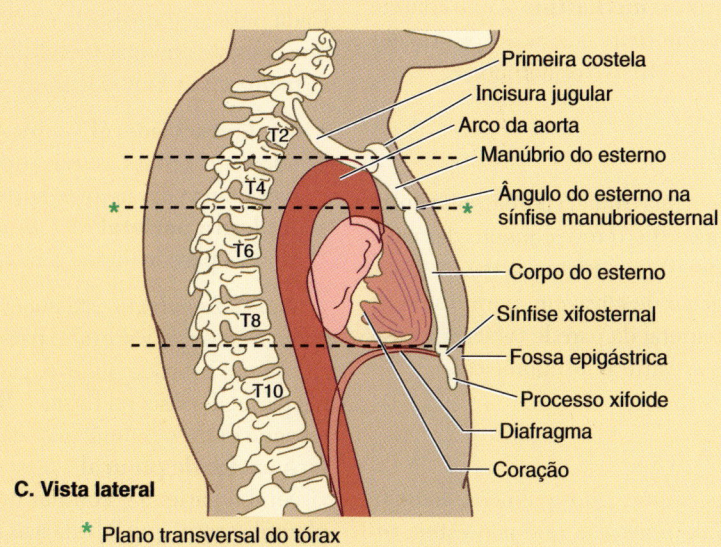

Figura AS4.2 Pontos de referência de superfície da parede anterior do tórax.

O **corpo do esterno** situa-se anteriormente à margem direita do coração e das vértebras T V-T IX. O processo xifoide situa-se em uma leve depressão (a **fossa epigástrica**), onde as margens costais convergentes formam o **ângulo infraesternal**. As **margens costais**, formadas pelas margens mediais das sétima à décima cartilagens costais, são palpadas com facilidade onde se estendem inferolateralmente a partir da **sínfise xifosternal**. Essa articulação, que frequentemente é vista como uma crista, encontra-se no nível da margem inferior da vértebra T IX.

As **mamas** são as estruturas de superfície mais proeminentes da parede anterior do tórax, particularmente nas mulheres. Suas faces superiores planas não apresentam nenhuma demarcação bem definida da face anterior da parede torácica; entretanto, lateral e inferiormente, suas margens são bem definidas (Figura AS4.3). O **sulco intermamário** na linha mediana anterior é a clivagem entre as mamas. A **papila mamária** na linha medioclavicular é circundada por uma área circular pigmentada e ligeiramente elevada – a **aréola** da mama. A cor das aréolas varia com a compleição da mulher; torna-se escura durante a gravidez e mantém essa cor posteriormente. Nos homens, a papila mamária situa-se anteriormente ao quarto espaço intercostal, aproximadamente 10 cm da linha mediana anterior. A posição da papila mamária nas mulheres varia e, portanto, não é confiável como ponto de referência de superfície.

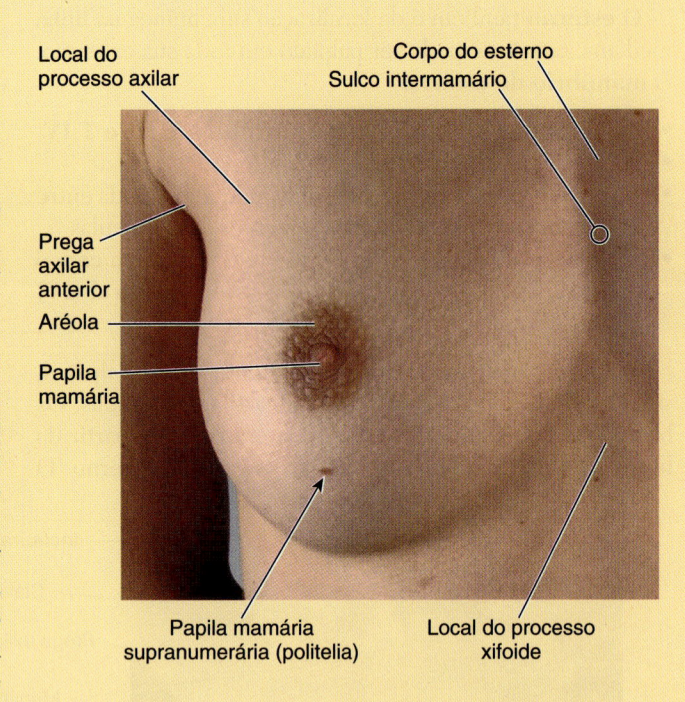

Figura AS4.3 Anatomia de superfície da mama feminina.

CAVIDADE E VÍSCERAS TORÁCICAS

A cavidade torácica, que se refere ao espaço delimitado pelas paredes torácicas, apresenta três compartimentos (Figura 4.16A):

- Dois compartimentos laterais totalmente separados – as **cavidades pulmonares** –, que contêm os pulmões e as pleuras (membranas de revestimento)
- Um compartimento central – o **mediastino** –, que contém todas as outras estruturas torácicas: o coração, os grandes vasos, a traqueia, o esôfago, o timo e os linfonodos.

Fáscia endotorácica

A **fáscia endotorácica** é uma fina camada fibroareolar entre a face interna da parede torácica e o revestimento das cavidades pleurais (pleura parietal) (ver Figura 4.16). A fáscia endotorácica fornece um plano de clivagem, permitindo ao cirurgião separar a pleura parietal da parede torácica, possibilitando, assim, o acesso às estruturas intratorácicas.

Pleuras e pulmões

Para visualizar a relação das pleuras e dos pulmões, coloque a sua mão fechada dentro de um balão que não esteja totalmente inflado (ver Figura 4.16, *detalhe*). A parte da parede do balão adjacente à pele de sua mão (que representa o pulmão) é comparável à *pleura visceral*; o restante do balão representa a *pleura parietal*. A cavidade entre as paredes do balão é análoga à *cavidade pleural*. No seu punho (*raiz do pulmão*), as paredes interna e externa do balão são contínuas, assim como as pleuras visceral e parietal, que juntas formam a *pleura* (*saco pleural*).

PLEURAS

Cada pulmão é revestido e envolvido por um **saco pleural**, que consiste em duas membranas contínuas e concêntricas – as pleuras (ver Figura 4.16):

- A **pleura visceral** (pulmonar) reveste os pulmões e é aderente a todas as suas superfícies, incluindo as superfícies dentro das fissuras horizontal e oblíqua
- A **pleura parietal** reveste as cavidades pulmonares, aderindo à parede torácica, ao mediastino e ao diafragma.

A *raiz do pulmão* está encerrada na área de continuidade entre as pleuras visceral e parietal, a **bainha pleural**. Inferiormente à raiz do pulmão, essa continuidade entre as pleuras parietal e visceral forma o **ligamento pulmonar**, que se estende entre o pulmão e o mediastino (Figura 4.17).

A **cavidade pleural** – o espaço potencial entre as pleuras visceral e parietal – contém uma camada capilar de líquido pleural seroso, que lubrifica as superfícies pleurais e possibilita o deslizamento suave das camadas da pleura uma contra a outra durante a respiração. A sua tensão superficial também

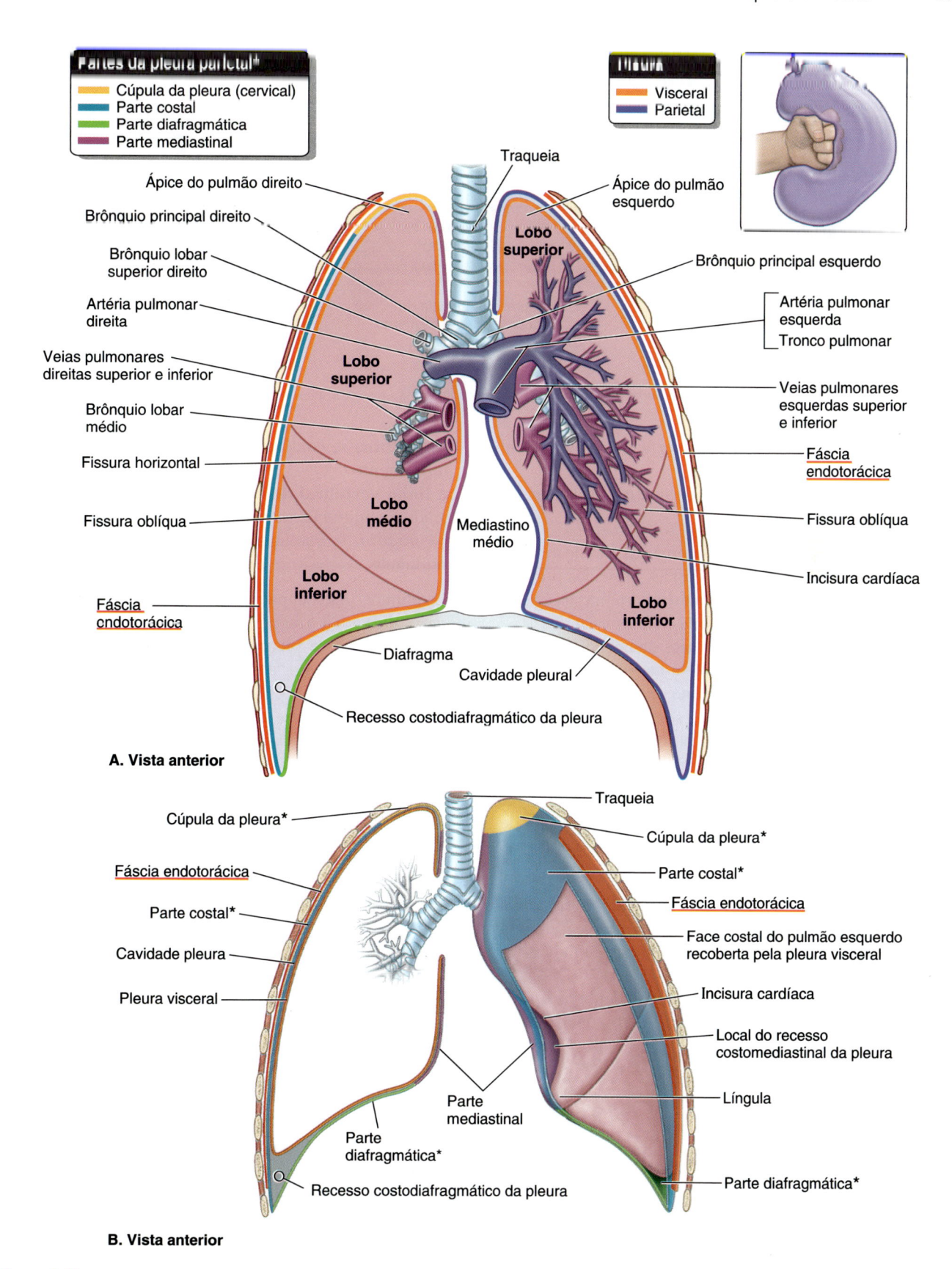

Figura 4.16 Pulmões e pleuras. A. Pulmões e cavidade pleural. *Detalhe*: uma mão fechada invaginando um balão não totalmente inflado demonstra a relação entre o pulmão (representado pela mão fechada) e as paredes do saco pleural (lâminas parietal e visceral da pleura). A cavidade do saco pleural (cavidade pleural) é comparável à cavidade do balão. **B.** Partes da pleura parietal e recessos das cavidades pleurais. Os *asteriscos* indicam parte da pleura parietal.

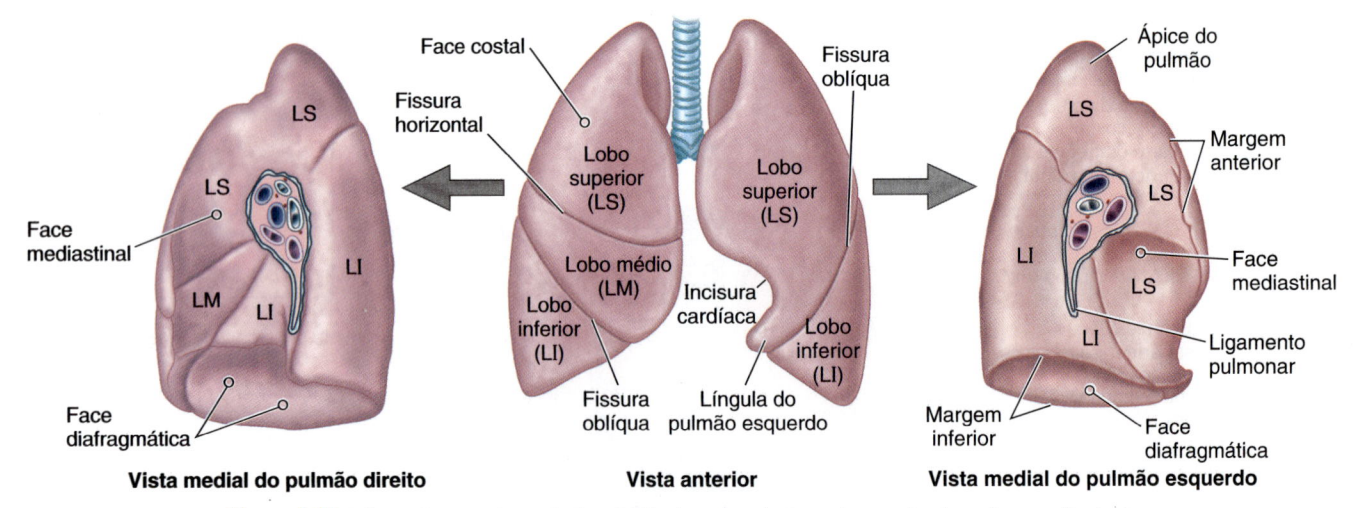

Figura 4.17 Lobos e fissuras dos pulmões. O hilo de cada pulmão está centralizado na face mediastinal.

fornece a coesão que mantém a superfície do pulmão em contato com a parede torácica.

A *pleura parietal* é constituída de quatro partes (ver Figura 4.16):

- A **parte costal** cobre as faces internas da parede torácica (esterno, costelas, cartilagens costais, músculos e membranas intercostais e faces laterais das vértebras torácicas) e é separada da parede pela *fáscia endotorácica*
- A **parte mediastinal** reveste as faces laterais do mediastino
- A **parte diafragmática** reveste a face superior do diafragma de cada lado do mediastino
- A **cúpula da pleura** (cervical) estende-se pela abertura superior do tórax até a raiz do pescoço, 2 a 3 cm acima do terço medial da clavícula, no nível do colo da primeira costela. Forma uma cúpula sobre o ápice do pulmão.

As linhas ao longo das quais a pleura parietal muda de direção de uma parede da cavidade pleural para a outra são as **linhas de reflexão pleural**:

- A **linha esternal de reflexão pleural** é uma curva abrupta da pleura parietal que ocorre no local onde a pleura costal torna-se contínua com a parte mediastinal anteriormente
- A **linha costal de reflexão pleural** também é uma curva abrupta da pleura parietal que ocorre onde a parte costal torna-se contínua com a parte diafragmática, inferiormente
- A **linha vertebral de reflexão pleural** é uma reflexão gradual, muito mais arredondada, onde a parte costal da pleura torna-se contínua com a parte mediastinal, posteriormente.

Os pulmões não ocupam por completo as cavidades pulmonares durante a expiração, formando, assim, áreas onde as duas camadas de pleura parietal são separadas apenas por líquido pleural. Por conseguinte, a parte diafragmática da pleura parietal que reveste a periferia do diafragma está em contato com a parte mais inferior da parte costal. Os espaços pleurais potenciais são aqui os **recessos costodiafragmáticos da pleura**, as "fossas" revestidas de pleura que circundam a convexidade superior do diafragma dentro da parede torácica (ver Figura 4.16). Recessos pleurais semelhantes, porém menores, estão localizados posteriormente ao esterno, onde a parte costal da pleura parietal está em contato com a parte mediastinal. Os espaços potenciais aqui são os **recessos costomediastinais da pleura** (ver Figura 4.16B); o recesso esquerdo é potencialmente maior (menos ocupado), devido à incisura cardíaca no pulmão esquerdo. As margens dos pulmões movem-se mais adiante nos recessos pleurais durante a inspiração profunda e afastam-se deles durante a expiração.

ANATOMIA DE SUPERFÍCIE

Pleuras e pulmões

As cúpulas das pleuras e os ápices dos pulmões passam através da abertura superior do tórax para a raiz do pescoço, superior e posteriormente às clavículas. As margens anteriores dos pulmões situam-se adjacentes à linha anterior de reflexão da pleura parietal, entre as segunda e quarta cartilagens costais (Figura AS4.4). Aqui, a margem da reflexão pleural esquerda move-se lateralmente e, em seguida, inferiormente na incisura cardíaca para alcançar o nível da sexta cartilagem costal. A margem anterior do pulmão esquerdo é mais profundamente indentada pela incisura cardíaca. No lado direito, a reflexão pleural continua inferiormente a partir da quarta à sexta cartilagens costais, acompanhada estreitamente pela margem anterior do pulmão direito. Ambas as reflexões pleurais passam lateralmente e alcançam a linha medioclavicular no nível da oitava cartilagem costal, a costela X na linha axilar média e a costela XII na linha escapular,

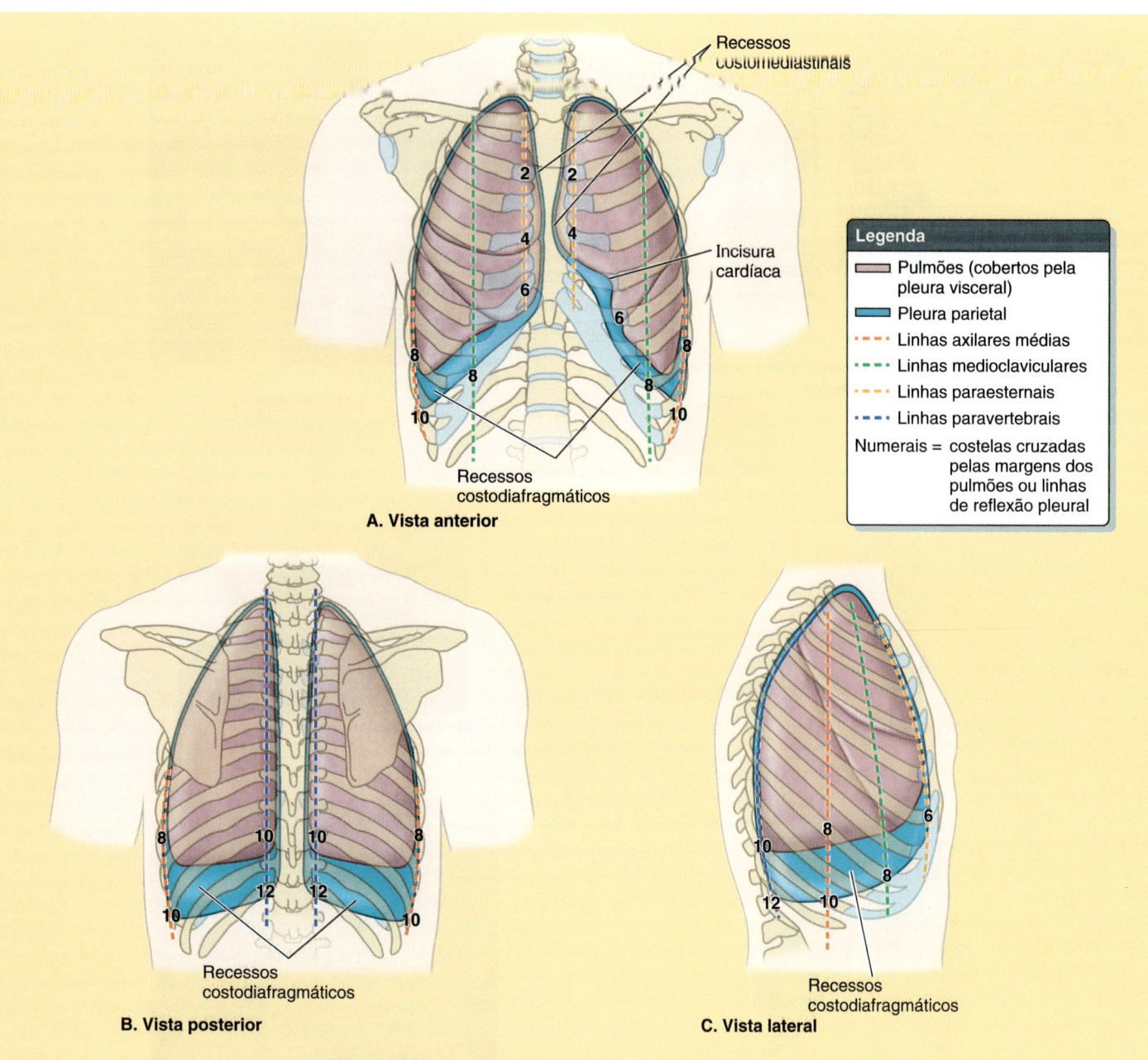

Figura AS4.4 Anatomia de superfície das pleuras e dos pulmões.

- A. Vista anterior
- B. Vista posterior
- C. Vista lateral

Legenda:
- Pulmões (cobertos pela pleura visceral)
- Pleura parietal
- Linhas axilares médias
- Linhas medioclaviculares
- Linhas paraesternais
- Linhas paravertebrais
- Numerais = costelas cruzadas pelas margens dos pulmões ou linhas de reflexão pleural

Recessos costomediastinais
Incisura cardíaca
Recessos costodiafragmáticos

prosseguindo em direção ao processo espinhoso da vértebra T XII. Dessa maneira, a pleura parietal estende-se por aproximadamente duas costelas abaixo do pulmão. A *fissura oblíqua dos pulmões* estende-se do nível do processo espinhoso da vértebra T II, posteriormente, até a sexta cartilagem costal, anteriormente, o que coincide aproximadamente com a margem medial da escápula, quando o membro superior é elevado acima da cabeça (produzindo rotação lateral do ângulo inferior). A *fissura horizontal do pulmão direito* estende-se, em direção anterior, a partir da fissura oblíqua, ao longo da costela IV e da cartilagem costal.

A *ausculta dos pulmões* (que consiste em ouvir os sons dos pulmões com um estetoscópio) e a *percussão do tórax* (golpeando levemente com os dedos aplicados firmemente à parede torácica sobre os pulmões para detectar os sons) constituem técnicas importantes utilizadas durante o exame físico (Figura AS4.5). A percussão ajuda a estabelecer se os tecidos subjacentes estão cheios de ar (som *timpânico*, *ressonante*), de líquido (som *surdo*) ou sólidos (som *maciço*). O conhecimento da anatomia normal, particularmente a projeção dos pulmões e as partes sobrepostas por osso (p. ex., escápula) com seus músculos associados, permite ao examinador saber onde são esperados sons maciços e timpânicos. A ausculta avalia o fluxo de ar através da árvore traqueobronquial até os lobos dos pulmões. Os padrões dos sons respiratórios podem ser caracterizados pela sua intensidade, altura e duração relativa durante a inspiração e a expiração. As áreas de percussão e de ausculta dos pulmões direito e esquerdo estão delineadas na Figura AS4.5. Quando os médicos se referem à "ausculta da base do pulmão", eles habitualmente não estão se referindo à sua face diafragmática ou base anatômica. Em geral, estão se referindo à parte inferior e posterior do lobo inferior.

208 Fundamentos de Anatomia Clínica

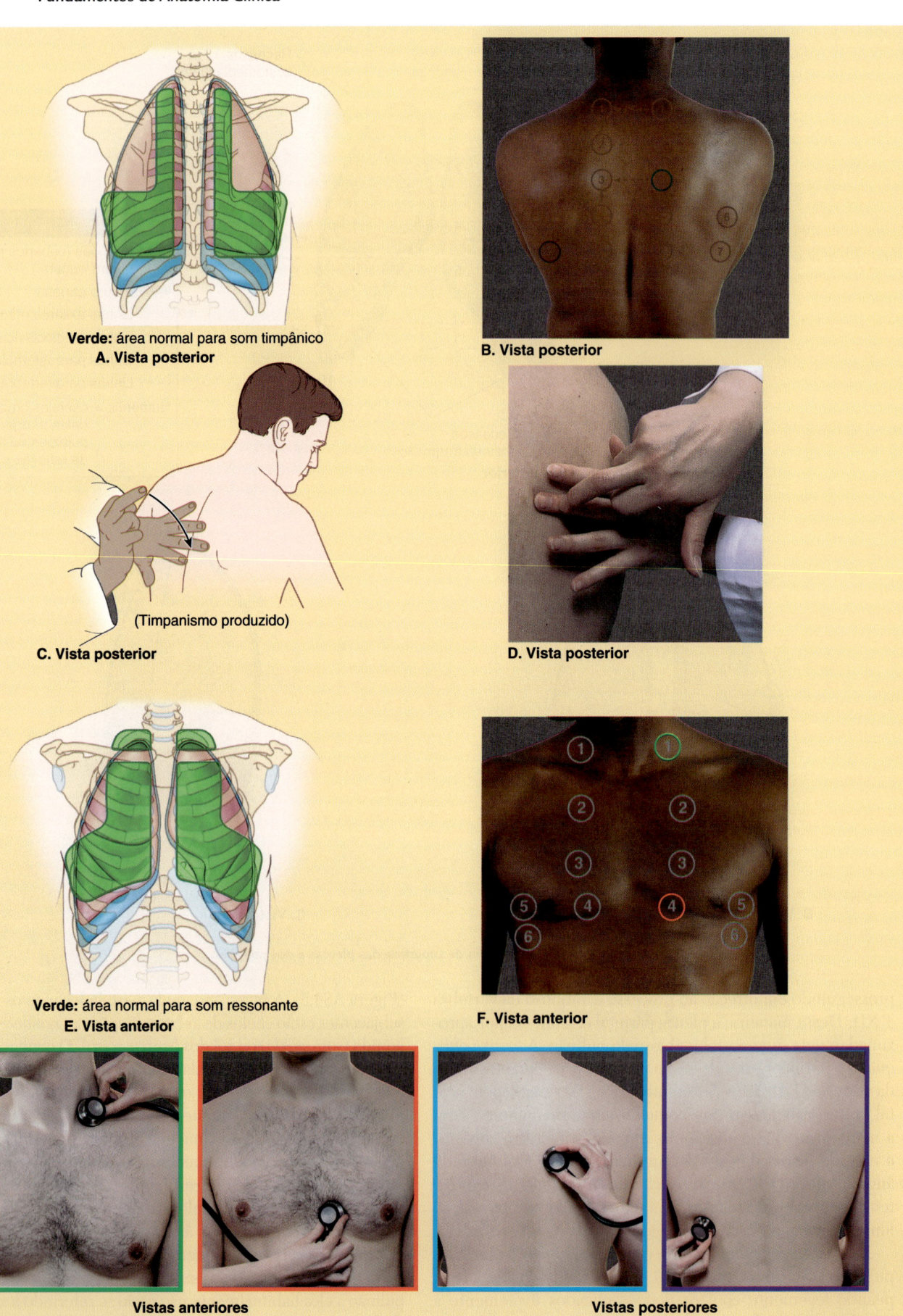

Verde: área normal para som timpânico
A. Vista posterior

B. Vista posterior

(Timpanismo produzido)
C. Vista posterior

D. Vista posterior

Verde: área normal para som ressonante
E. Vista anterior

F. Vista anterior

G
Vistas anteriores — Vistas posteriores

Figura AS4.5 Ausculta dos pulmões.

PULMÕES

Os **pulmões** são os órgãos vitais da respiração. Sua principal função consiste em oxigenar o sangue colocando o ar inspirado em íntimo contato com o sangue venoso nos capilares pulmonares. Embora os pulmões de cadáveres possam estar retraídos, de consistência firme ao toque e com alteração de sua cor, os pulmões saudáveis no indivíduo vivo são normalmente leves, macios e esponjosos. São também elásticos e sofrem retração de aproximadamente um terço de seu tamanho quando a cavidade torácica é aberta.

As **fissuras horizontal e oblíqua** dividem os pulmões em lobos (ver Figura 4.16). O *pulmão direito possui três lobos, enquanto o pulmão esquerdo tem dois*. O pulmão direito é maior e mais pesado do que o esquerdo, porém é mais curto e mais largo, visto que a cúpula direita do diafragma é mais alta, e o coração e o pericárdio fazem maior protuberância para a esquerda. A margem anterior do pulmão direito é relativamente reta, enquanto essa margem no pulmão esquerdo apresenta uma **incisura cardíaca**. A incisura cardíaca entalha principalmente a face anteroinferior do lobo superior do pulmão esquerdo. Isso cria frequentemente um prolongamento do lobo superior fino e semelhante a uma língua – a **língula do pulmão esquerdo** (ver Figura 4.17), que se estende abaixo da incisura cardíaca e desliza para dentro e para fora do recesso costomediastinal da pleura durante a inspiração e a expiração. Cada pulmão apresenta as seguintes partes (ver Figuras 4.17 e 4.18):

- **O ápice do pulmão**: forma a extremidade superior arredondada do pulmão, que ascende acima do nível da primeira costela até a raiz do pescoço; é revestido pela cúpula da pleura

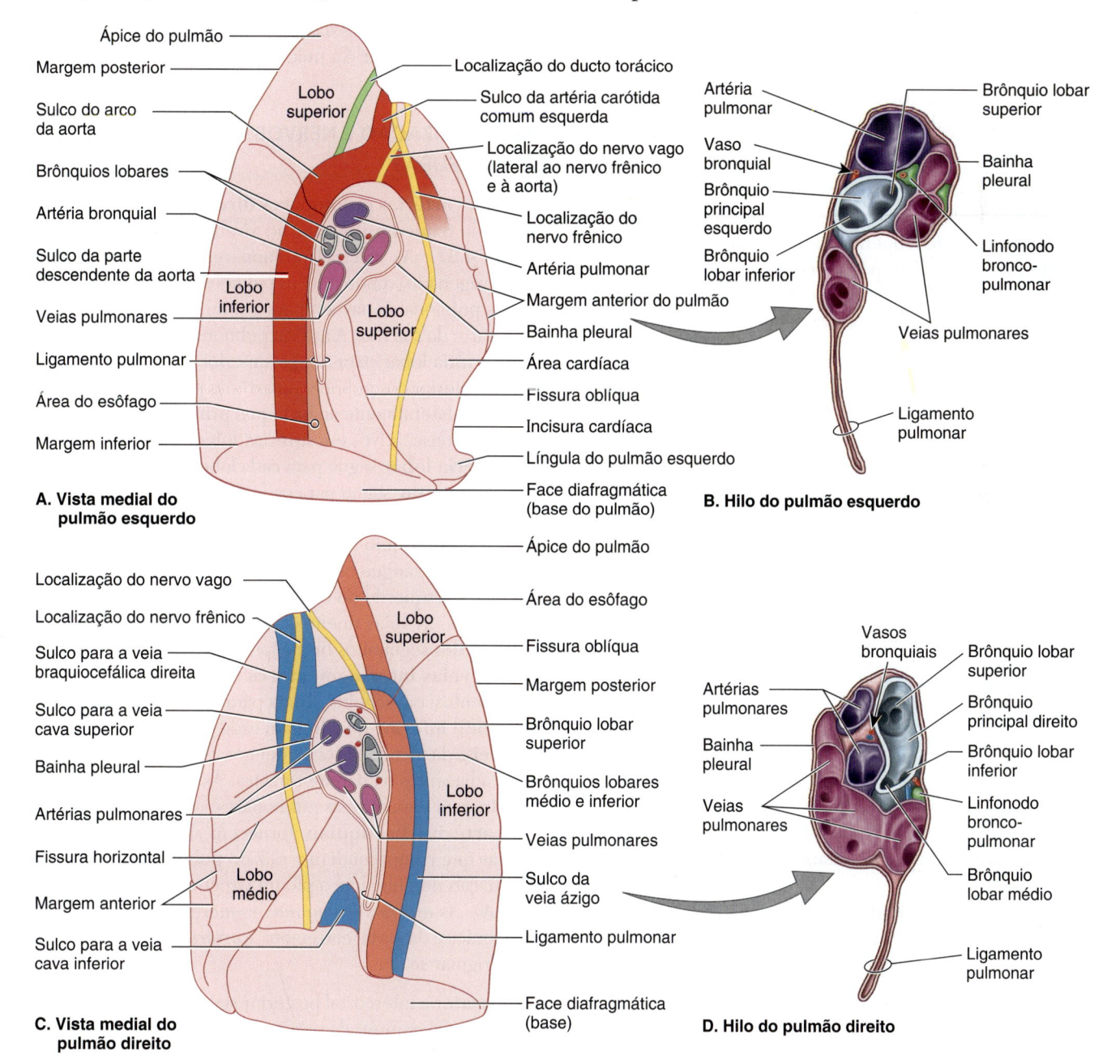

Figura 4.18 Faces mediastinais e hilos dos pulmões. **A.** Pulmão esquerdo. **B.** Hilo do pulmão esquerdo. **C.** Pulmão direito. **D.** Hilo do pulmão direito. As impressões são formadas em pulmões fixados pelo contato com estruturas adjacentes (p. ex., aorta e veia cava superior).

- **Três faces**: a *face costal*, que é adjacente ao esterno, às cartilagens costais e costelas; a *face mediastinal*, que inclui o hilo do pulmão e está relacionada medialmente com o mediastino e, posteriormente, com os lados das vértebras; e a *face diafragmática*, que repousa sobre a cúpula convexa do diafragma
- **Três margens**: a *margem anterior*, onde as faces costal e mediastinal encontram-se anteriormente e se sobrepõem ao coração (a *incisura cardíaca* produz um entalhe nessa margem do pulmão esquerdo); a *margem inferior*, que circunscreve a face diafragmática do pulmão e separa a face diafragmática das faces costal e mediastinal; e a *margem posterior*, onde as faces costal e mediastinal encontram-se posteriormente (é larga e arredondada e situa-se adjacente à região torácica da coluna vertebral).

A **raiz do pulmão** é formada por estruturas que entram e que emergem do pulmão em seu hilo (ver Figuras 4.17 e 4.18). A raiz do pulmão conecta o pulmão com o coração e a traqueia. Se a raiz for seccionada antes da ramificação do brônquio principal e da artéria pulmonar, sua organização geral é a seguinte:

- Artéria pulmonar, a estrutura mais superior à esquerda (o brônquio lobar superior pode ser mais superior à direita)
- Veias pulmonares superior e inferior, de localização mais anterior e inferior, respectivamente
- Brônquio principal, aproximadamente no meio do limite posterior, circundado imediatamente por vasos bronquiais muito pequenos.

A raiz está envolta dentro da área de continuidade entre as pleuras parietal e visceral – a *bainha pleural* (ver Figura 4.18A) ou mesopneumônio (mesentério do pulmão). O **hilo do pulmão** é a área na face medial de cada pulmão onde as estruturas que formam a raiz – o brônquio principal, os vasos pulmonares, os vasos bronquiais, os vasos linfáticos e os nervos – entram e saem do pulmão (Figura 4.19E).

TRAQUEIA E BRÔNQUIOS

Os dois **brônquios principais**, um em cada pulmão, seguem inferior e lateralmente a partir da **bifurcação da traqueia**, no nível do ângulo do esterno, até os hilos dos pulmões (ver Figuras 4.19E e 4.20A,B). As paredes da traqueia e dos brônquios são sustentadas por anéis de cartilagem hialina em forma de C.

- O **brônquio principal direito** é mais largo e mais curto e segue um trajeto mais vertical do que o brônquio principal esquerdo quando passa diretamente em direção ao hilo do pulmão direito
- O **brônquio principal esquerdo** segue em direção inferior e lateral, abaixo do arco da aorta e anterior ao esôfago e à parte torácica da aorta, para alcançar o hilo do pulmão esquerdo.

Os brônquios principais entram nos hilos dos pulmões e ramificam-se de maneira constante dentro dos pulmões para formar a **árvore bronquial**. Cada brônquio principal divide-se em **brônquios lobares**, dois do lado esquerdo e três do lado direito, e cada um deles supre um lobo do pulmão. Cada brônquio lobar divide-se em **brônquios segmentares**, que suprem os segmentos broncopulmonares (ver Figura 4.19). Cada **segmento broncopulmonar** é piramidal, com o seu ápice dirigido para a raiz do pulmão e a sua base voltada para a superfície pleural. Cada segmento recebe o seu nome de acordo com o brônquio segmentar que o supre.

Cada segmento broncopulmonar é suprido independentemente por um brônquio segmentar e um ramo terciário da artéria pulmonar e é drenado por partes intersegmentares das veias pulmonares. Além dos brônquios segmentares, existem 20 a 25 gerações de ramos que terminam nos **bronquíolos terminais** (ver Figura 4.20). Cada bronquíolo terminal dá origem a diversas gerações de **bronquíolos respiratórios**, e cada bronquíolo respiratório fornece 2 a 11 **ductos alveolares**, cada um dos quais dá origem a 5 a 6 **sacos alveolares**. O **alvéolo pulmonar** é a unidade estrutural básica da troca gasosa no pulmão.

VASCULARIZAÇÃO E NERVOS DOS PULMÕES E DAS PLEURAS

As grandes **artérias pulmonares direita** e **esquerda** originam-se do **tronco pulmonar** no nível do ângulo do esterno (Figura 4.21). As artérias pulmonares conduzem sangue pouco oxigenado (venoso) até os pulmões para oxigenação. As artérias pulmonares passam para o pulmão correspondente, como parte de sua raiz. A artéria pulmonar direita dá origem a uma artéria lobar para o lobo superior antes de entrar no hilo. No interior dos pulmões, as artérias pulmonares descem posterior e lateralmente ao brônquio principal e dividem-se, de modo consecutivo, em artérias lobares e segmentares. Uma **artéria lobar** segue para cada lobo, enquanto uma **artéria segmentar** segue para cada segmento broncopulmonar do pulmão, seguindo habitualmente um trajeto na face anterior do brônquio correspondente. As **veias pulmonares** conduzem sangue bem oxigenado (arterial) dos pulmões para o átrio esquerdo do coração. Começando nos capilares pulmonares, as veias unem-se em vasos cada vez maiores. O sangue dos segmentos broncopulmonares adjacentes drenam nas **veias intersegmentares** nos septos que separam os segmentos; em seguida, drena para as **veias pulmonares superior** e **inferior** que drenam cada pulmão.

As veias da pleura parietal unem-se às veias sistêmicas nas partes adjacentes da parede torácica. As veias da pleura visceral drenam para as veias pulmonares.

As **artérias bronquiais** fornecem sangue para as estruturas que compreendem a raiz do pulmão, os tecidos de sustentação do pulmão e a pleura visceral (ver Figuras 4.18 e 4.22A). As *artérias bronquiais esquerdas* originam-se da parte torácica da aorta; entretanto, a *artéria bronquial direita* pode originar-se de:

- Uma artéria intercostal posterior superior
- Um tronco comum da parte torácica da aorta com a terceira artéria intercostal posterior direita
- Uma artéria bronquial superior esquerda.

Capítulo 4 • Tórax 211

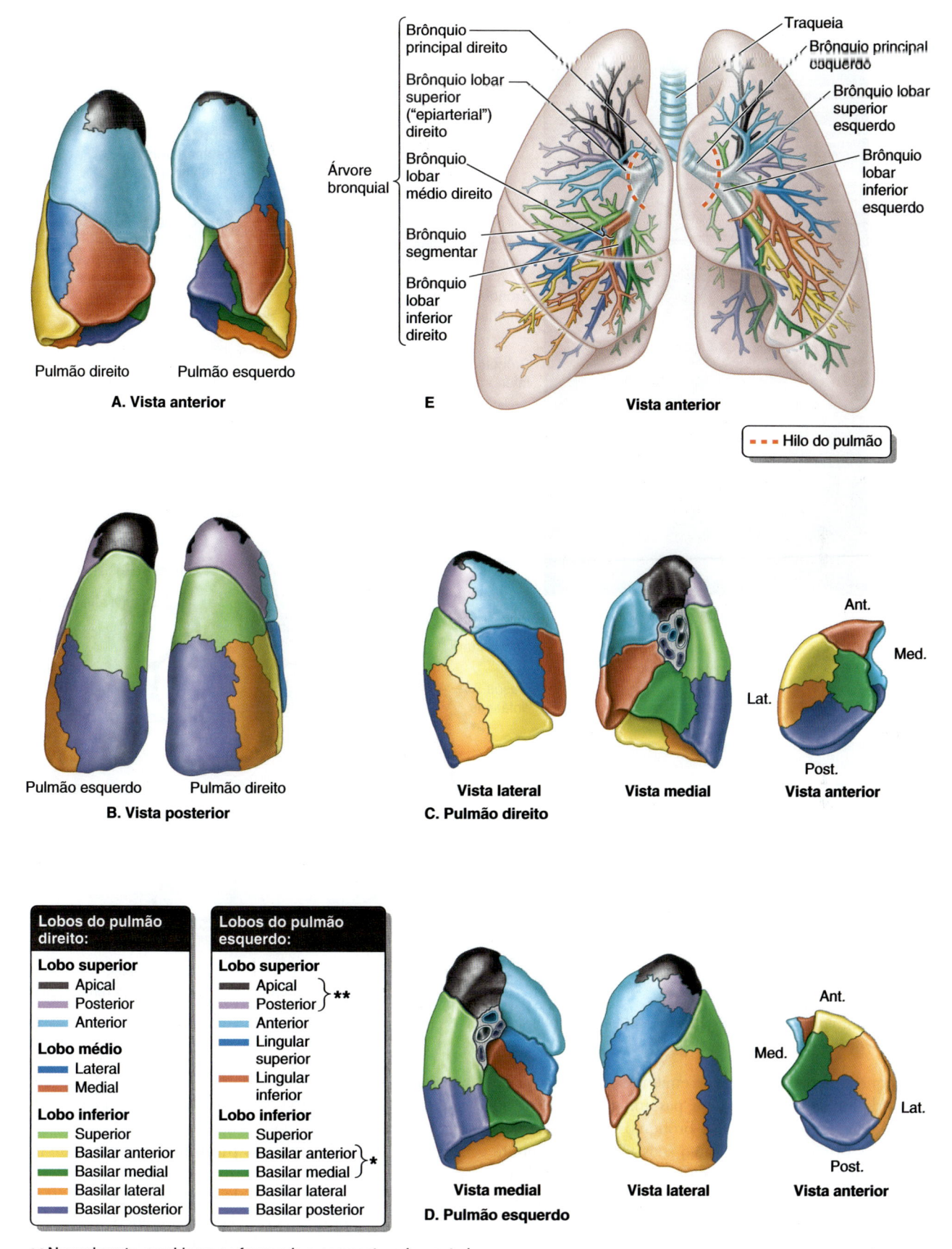

Figura 4.19 Brônquios e segmentos broncopulmonares. A a D. Os segmentos broncopulmonares são demonstrados após injeção de látex de diferentes cores em cada brônquio segmentar (terciário), conforme mostrado em (**E**). *Ant.*, anterior; *Lat.*, lateral; *Med.*, medial; *Post.*, posterior.

** Normalmente, combinam-se formando o segmento apicoposterior
* Frequentemente combinados formando o segmento basilar

Lobos do pulmão direito:
- **Lobo superior**
  - Apical
  - Posterior
  - Anterior
- **Lobo médio**
  - Lateral
  - Medial
- **Lobo inferior**
  - Superior
  - Basilar anterior
  - Basilar medial
  - Basilar lateral
  - Basilar posterior

Lobos do pulmão esquerdo:
- **Lobo superior**
  - Apical **
  - Posterior **
  - Anterior
  - Lingular superior
  - Lingular inferior
- **Lobo inferior**
  - Superior
  - Basilar anterior *
  - Basilar medial *
  - Basilar lateral
  - Basilar posterior

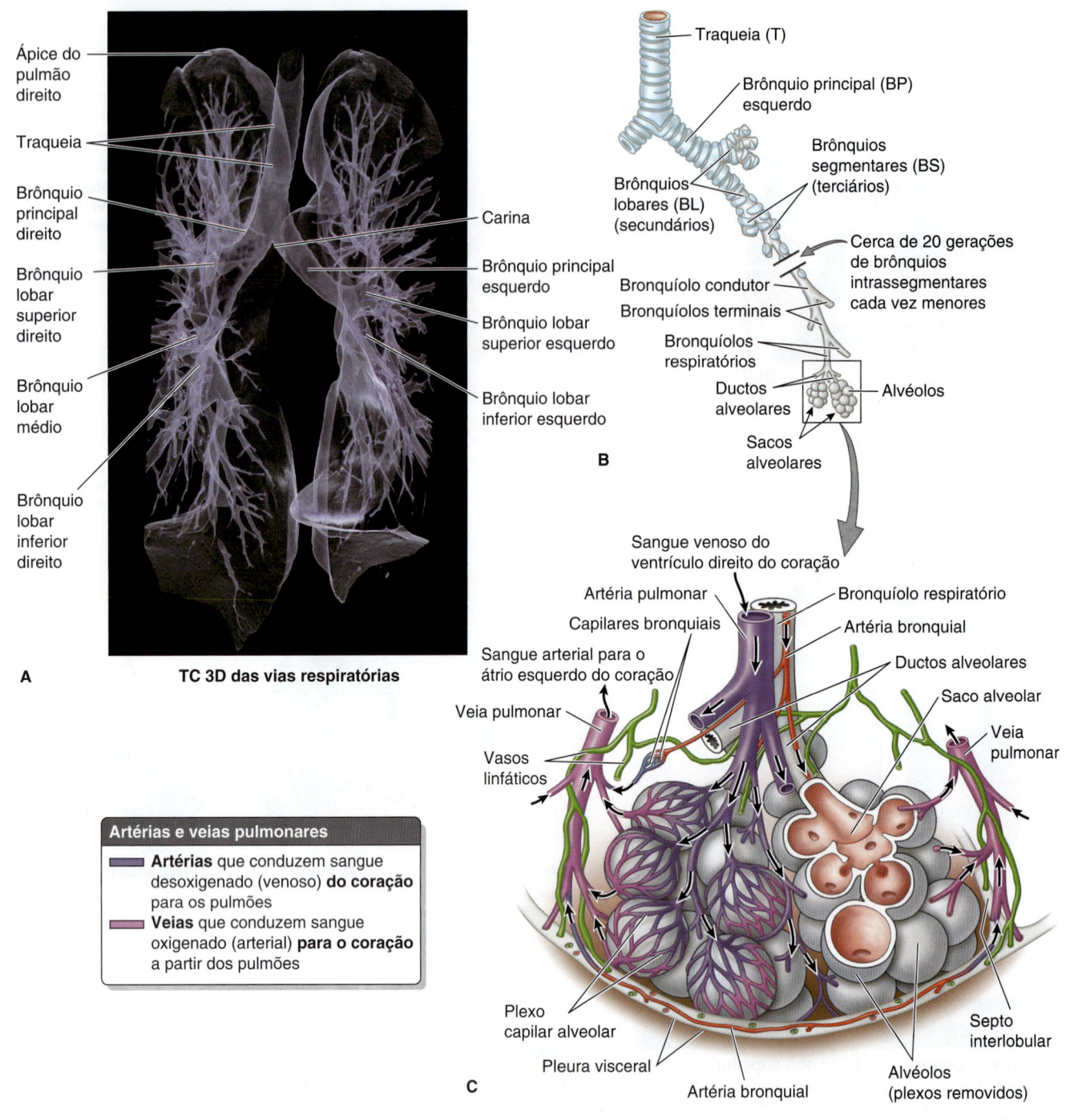

Figura 4.20 Estrutura interna e organização dos pulmões. **A.** Tomografia computadorizada (TC) 3D das vias respiratórias. **B.** Subdivisões da árvore bronquial. **C.** Alvéolos.

As pequenas artérias bronquiais emitem ramos para a parte superior do esôfago e, em seguida, passam habitualmente ao longo das faces posteriores dos brônquios principais, irrigando esses brônquios, bem como seus ramos distalmente até os bronquíolos respiratórios. Os ramos mais distais das artérias bronquiais anastomosam-se com ramos das artérias pulmonares nas paredes dos bronquíolos e na pleura visceral.

As **veias bronquiais** drenam apenas parte do sangue conduzido aos pulmões pelas artérias bronquiais, principalmente o volume, que é distribuído para as partes mais proximais da raiz dos pulmões ou próximo dela (ver Figura 4.22B). O restante do sangue é drenado pelas veias pulmonares.

A veia bronquial direita drena para a *veia ázigo*, enquanto a veia bronquial esquerda drena para a *veia hemiázigo acessória* ou para a veia intercostal superior esquerda.

Os **plexos linfáticos nos pulmões** comunicam-se livremente (ver Figura 4.22C). O **plexo linfático superficial** situa-se abaixo da pleura visceral e drena o parênquima (tecido) pulmonar e a pleura visceral. Os vasos linfáticos provenientes do plexo drenam para os **linfonodos broncopulmonares (hilares)** no hilo do pulmão.

O **plexo linfático profundo** está localizado na túnica submucosa dos brônquios e no tecido conjuntivo peribronquial. O plexo está relacionado, em grande parte, com

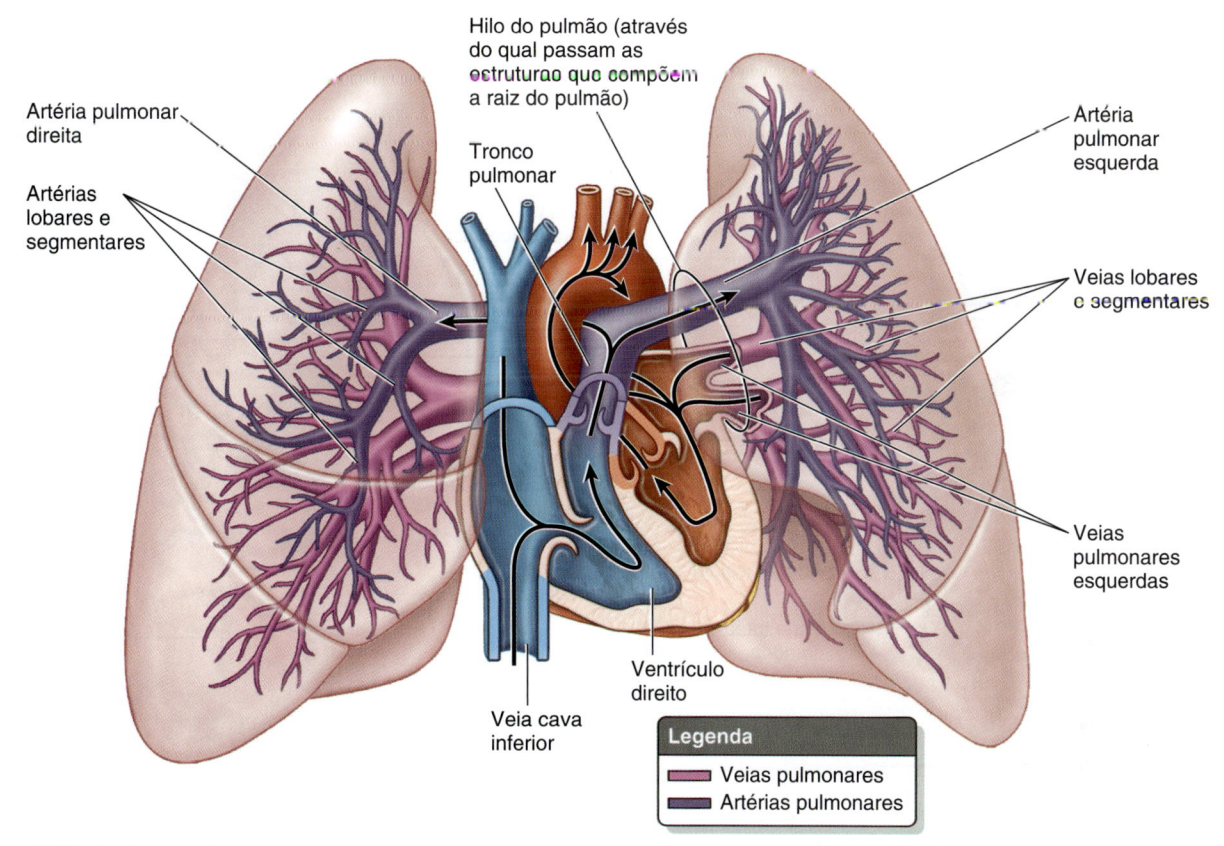

Figura 4.21 Circulação pulmonar. Observe que a artéria pulmonar direita passa sob o arco da aorta para alcançar o pulmão direito, enquanto a artéria pulmonar esquerda situa-se totalmente à esquerda do arco da aorta.

a drenagem das estruturas que formam a raiz do pulmão. Os vasos linfáticos provenientes desse plexo drenam para os **linfonodos intrapulmonares**, localizados ao longo dos brônquios lobares. No hilo do pulmão, drenam para os **linfonodos broncopulmonares (hilares)** (ver Figura 4.22C).

A linfa proveniente dos plexos superficial e profundo drena dos linfonodos broncopulmonares para os **linfonodos traqueobronquiais superiores** e **inferiores**, acima e abaixo da bifurcação da traqueia, respectivamente. A linfa proveniente dos linfonodos traqueobronquiais passa para os **troncos linfáticos broncomediastinais direito** e **esquerdo**. Em geral, esses troncos terminam de cada lado, nos *ângulos venosos* (junção das veias subclávia e jugular interna); entretanto, o tronco broncomediastinal direito pode inicialmente se fundir com outros troncos linfáticos, convergindo, aqui, para formar o **ducto linfático direito**. O tronco broncomediastinal esquerdo termina habitualmente no *ducto torácico*. O plexo linfático superficial (subpleural) drena a linfa proveniente da *pleura visceral*. A linfa proveniente da *pleura parietal* drena para os linfonodos da parede torácica (intercostais, paraesternais, mediastinais e frênicos). Alguns vasos linfáticos provenientes da cúpula da pleura drenam para os linfonodos axilares.

Os **nervos dos pulmões e da pleura visceral** provêm dos plexos pulmonares localizados anterior e (principalmente) posteriormente às raízes dos pulmões (ver Figura 4.22D). Essas redes nervosas contêm fibras parassimpáticas provenientes do **nervo vago** (nervo craniano [NC] X) e fibras simpáticas provenientes dos troncos simpáticos. As *células ganglionares parassimpáticas* – corpos celulares dos neurônios parassimpáticos pós-sinápticos – estão localizadas nos **plexos pulmonares** e ao longo dos ramos da árvore bronquial. As fibras parassimpáticas provenientes do NC X são motoras para o músculo liso da árvore bronquial (*broncoconstrição*), inibidoras para os vasos pulmonares (*vasodilatadoras*) e secretoras para as glândulas da árvore bronquial (*secretomotoras*). As fibras aferentes viscerais do NC X estão distribuídas para os seguintes tecidos e estruturas:

- A túnica mucosa dos brônquios, onde provavelmente estão relacionadas com a sensibilidade tátil para os reflexos da tosse
- Os músculos bronquiais, possivelmente envolvidos na percepção do estiramento
- O tecido conjuntivo interalveolar, em associação aos reflexos de Hering-Breuer (um mecanismo que tende a limitar as excursões respiratórias)
- As artérias pulmonares, que suprem os barorreceptores (da pressão arterial) e as veias pulmonares, que suprem os quimiorreceptores (sensíveis aos gases no sangue).

As *células ganglionares simpáticas* – corpos celulares dos neurônios simpáticos pós-sinápticos – encontram-se nos **gânglios simpáticos paravertebrais** dos troncos simpáticos. As fibras simpáticas são inibidoras para o músculo bronquial (broncodilatadoras), motoras para os vasos pulmonares (vasoconstritoras) e inibidoras para as glândulas alveolares da árvore bronquial.

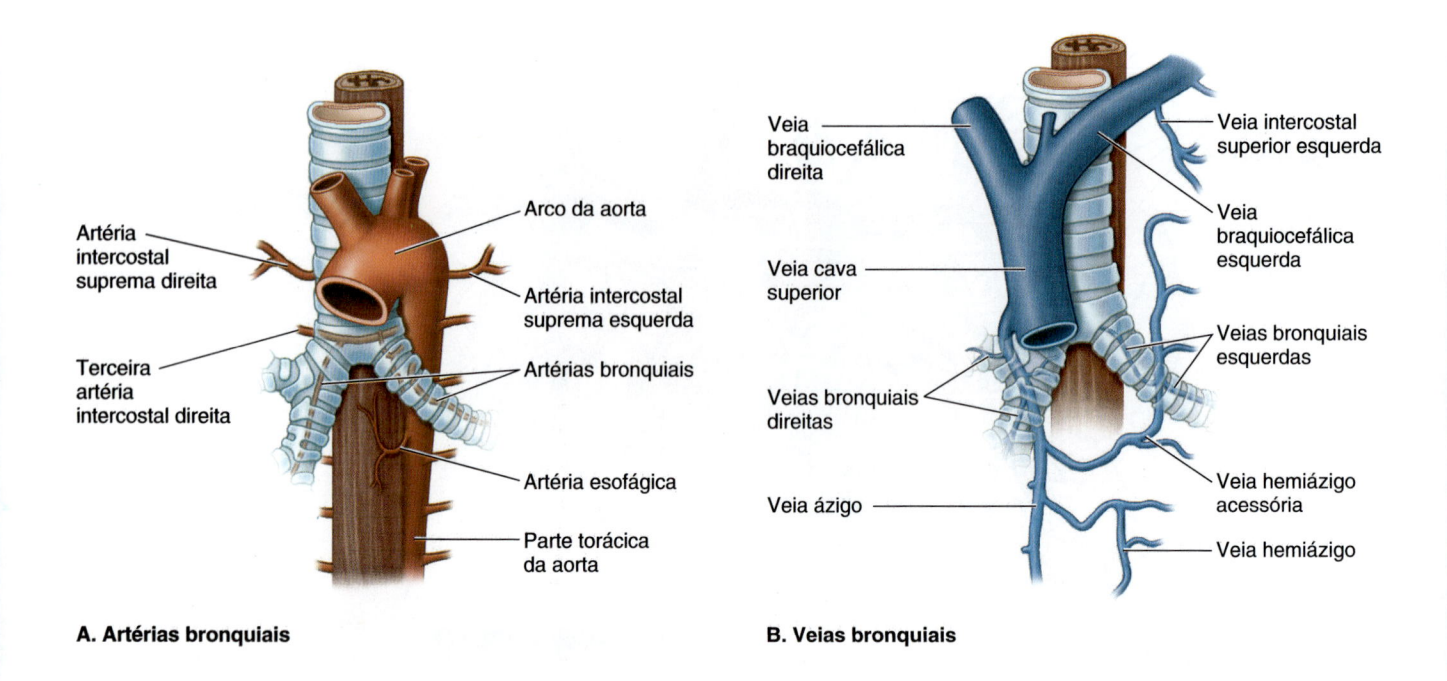

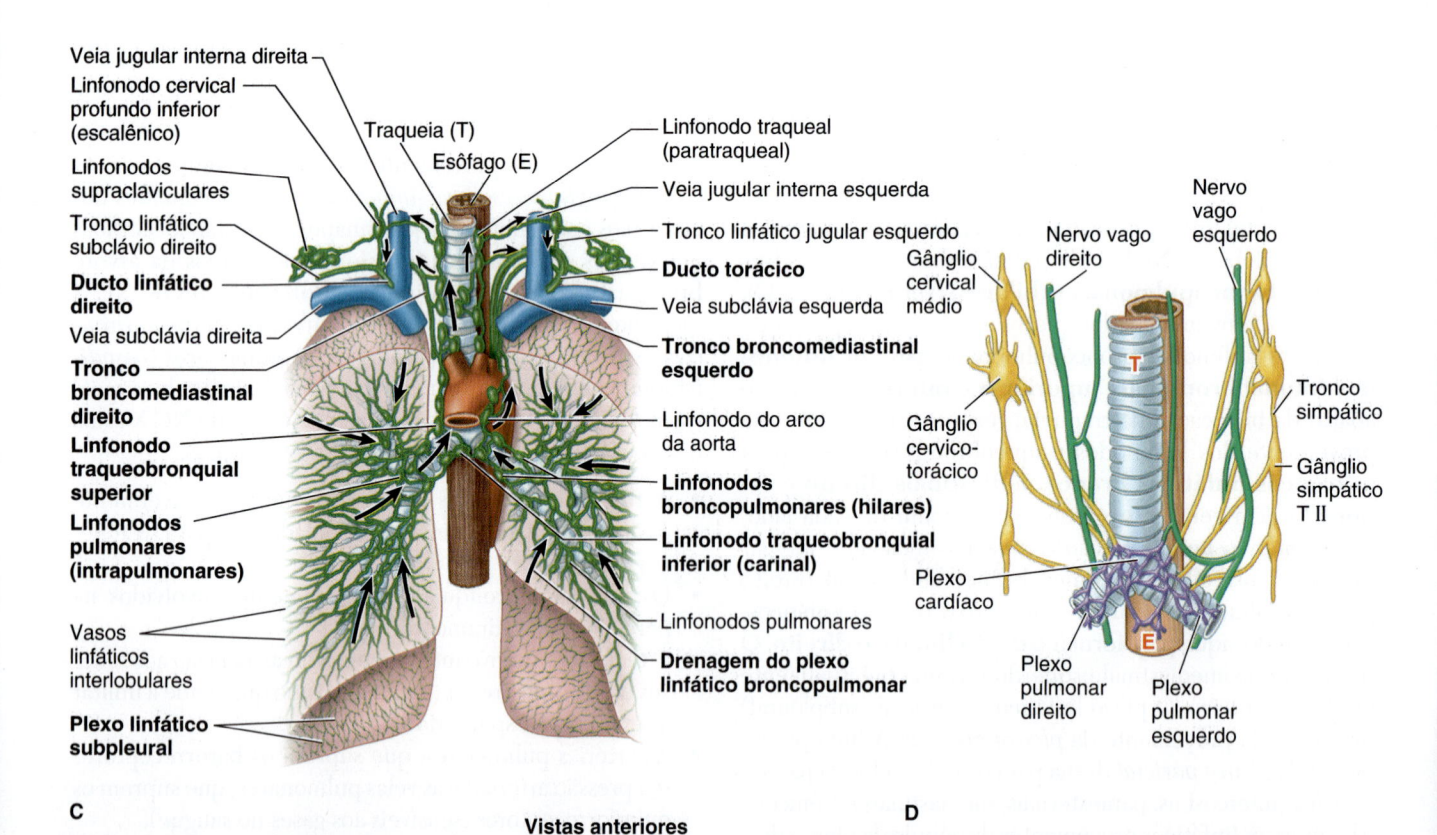

Figura 4.22 Vascularização e inervação dos pulmões e das pleuras. A. Artérias bronquiais. **B.** Veias bronquiais. **C.** Drenagem linfática. Os vasos linfáticos originam-se dos plexos linfáticos subpleurais superficiais e profundos. As setas indicam a direção do fluxo linfático. **D.** Inervação. *E*, esôfago; *T*, traqueia; *verde*, parassimpático; *púrpura*, plexo; *amarelo*, simpático.

ANATOMIA CLÍNICA

Colapso pulmonar

Se uma quantidade suficiente de ar entrar na cavidade pleural, a tensão superficial que adere a pleura visceral à pleura parietal (o pulmão à parede torácica) é rompida, e o pulmão entra em colapso, devido à sua elasticidade (retração elástica) inerente. Quando um pulmão sofre colapso (*atelectasia*), a cavidade pleural – que normalmente é um espaço virtual (Figura AC4.7) – transforma-se em um espaço real. Essa redução de tamanho do pulmão será evidente em radiografias do lado afetado por elevação do diafragma acima de seus níveis habituais, estreitamento do espaço intercostal (maior aproximação das costelas) e deslocamento do mediastino (*desvio do mediastino*; mais evidente pela traqueia cheia de ar no seu interior) em direção ao lado afetado. Além disso, o pulmão colapsado geralmente aparece mais denso (mais branco) e é circundado por ar, mais radiotransparente (mais escuro). Pode ocorrer colapso de um pulmão após cirurgia, por exemplo, sem haver colapso do outro pulmão, visto que os sacos pleurais são separados.

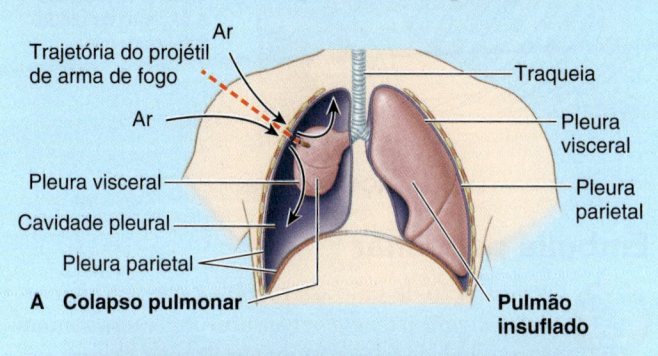

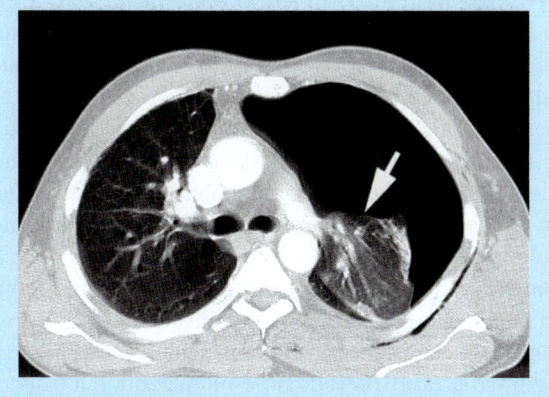

Figura AC4.7 A. Colapso pulmonar. **B.** Tomografia computadorizada (TC) de pneumotórax hipertensivo, com grande acúmulo de ar livre do lado esquerdo e desvio mediastinal para a direita. Observe o pulmão colapsado posteriormente (*seta*).

Pneumotórax, hidrotórax, hemotórax e quilotórax

A entrada de ar na cavidade pleural – *pneumotórax* – em consequência de ferida penetrante da pleura parietal, ruptura da pleura parietal devido a fratura de costela ou ruptura de um pulmão por um projétil de arma de fogo, por exemplo, resulta em colapso parcial do pulmão (ver Figura AC4.7B). O pneumotórax também pode ocorrer em consequência de extravasamento de ar do pulmão por uma abertura na pleura visceral. O acúmulo de uma quantidade significativa de líquido na cavidade pleural – hidrotórax – pode resultar de derrame pleural (passagem de líquido para dentro da cavidade pleural). Em uma ferida no tórax, pode ocorrer também a entrada de sangue na cavidade pleural (*hemotórax*); essa condição resulta mais frequentemente de lesão de um grande vaso intercostal do que de laceração do pulmão. A linfa proveniente de um ducto torácico lacerado também pode entrar na cavidade pleural (*quilotórax*). O quilo é um líquido linfático esbranquiçado pálido ou amarelo no ducto torácico, que contém gordura absorvida dos intestinos (ver Capítulo 5).

Pleurite

Durante a inspiração e a expiração, as pleuras normalmente úmidas e lisas não produzem nenhum som detectável na *ausculta* (escuta dos sons respiratórios); entretanto, a inflamação da pleura – *pleurite* (pleurisia) – torna as superfícies pulmonares rugosas. O consequente atrito (*atrito pleural*) pode ser ouvido com um estetoscópio. A pleurite aguda caracteriza-se por dor aguda em facadas, particularmente no esforço, como ao subir escadas, quando a frequência e a profundidade da respiração podem aumentar, mesmo ligeiramente.

Variação nos lobos dos pulmões

Em certas ocasiões, uma fissura extra divide um pulmão, ou uma fissura está ausente. Por exemplo, o pulmão esquerdo algumas vezes apresenta três lobos, e o pulmão direito, apenas dois. O lobo "acessório" mais comum é o *lobo ázigo*, que aparece no pulmão direito em cerca de 1% dos indivíduos. Nesses casos, a veia ázigo curva-se sobre o ápice do pulmão direito, e não sobre o hilo do pulmão direito, isolando a parte medial do ápice como lobo ázigo.

Toracocentese

Algumas vezes, é necessário inserir uma agulha hipodérmica através de um espaço intercostal no interior da cavidade pleural, de modo a obter uma amostra de líquido pleural ou remover sangue ou pus (*toracocentese*). Para evitar qualquer dano ao nervo e vasos intercostais, a agulha é inserida superiormente à costela, em um nível alto o suficiente para evitar os ramos colaterais (Figura AC4.8).

Aspiração de corpos estranhos

Como o brônquio principal é mais largo, mais curto e mais vertical do que o brônquio esquerdo, os *corpos estranhos aspirados* têm mais tendência a entrar e a se alojar nele ou em um de seus ramos. Um possível risco enfrentado por dentista é um corpo estranho aspirado,

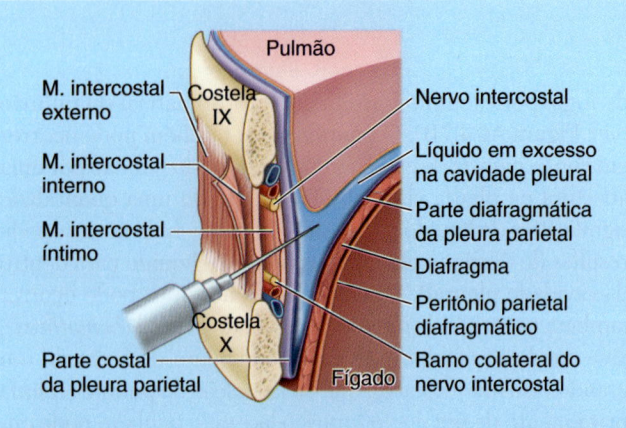

Figura AC4.8 Técnica para toracocentese na linha axilar média.

como, por exemplo, um pedaço de dente ou material de obturação. Esses objetos também têm mais tendência a entrar no brônquio principal direito.

Ressecções pulmonares

O conhecimento da anatomia dos segmentos broncopulmonares é essencial para uma interpretação precisa das imagens dos pulmões para diagnóstico e para *ressecção cirúrgica* (retirada) de segmentos doentes. Quando procedem à ressecção de um segmento broncopulmonar, os cirurgiões acompanham as veias interlobares para passar entre os segmentos. Os distúrbios bronquiais e pulmonares, como tumores ou abscessos (acúmulo de pus) frequentemente estão restritos a um segmento broncopulmonar, que pode ser cirurgicamente ressecado. O tratamento para o câncer de pulmão pode incluir a retirada de um pulmão inteiro (*pneumonectomia*), de um lobo (*lobectomia*) ou de um ou mais segmentos broncopulmonares (*segmentectomia*). O conhecimento e a compreensão dos segmentos broncopulmonares e a sua relação com a árvore bronquial também são essenciais para o planejamento da drenagem e de técnicas de desobstrução utilizadas em fisioterapia para aumentar a drenagem de áreas específicas (p. ex., em pacientes com pneumonia ou fibrose cística).

Lesão das pleuras

A pleura visceral é insensível à dor, visto que a sua inervação é autônoma (aferente motora e visceral). Os nervos autônomos alcançam a pleura visceral juntamente com os vasos bronquiais. A pleura visceral não recebe nenhum nervo de sensibilidade geral.

Em contrapartida, a pleura parietal é sensível à dor, particularmente a parte costal, em virtude de seu rico suprimento por ramos dos nervos somáticos intercostais e frênicos. A irritação da pleura parietal provoca dor local e dor referida para as áreas que compartilham a inervação por meio dos mesmos segmentos da medula espinal. A irritação das partes costal e periférica da parte diafragmática da pleura parietal resulta em dor local e dor referida ao longo dos nervos intercostais para as paredes torácica e abdominal. A irritação das partes mediastinal e diafragmática central da pleura parietal resulta em dor referida na raiz do pescoço e sobre o ombro (dermátomos C3-C5).

Toracoscopia

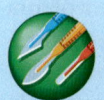

A *toracoscopia* é um procedimento diagnóstico e, algumas vezes, terapêutico, que consiste no exame da cavidade pleural com um toracoscópio (Figura AC4.9). São realizadas pequenas incisões na cavidade pleural através do espaço intercostal. Além da observação, podem-se obter biopsias, e algumas condições torácicas podem ser tratadas (p. ex., ruptura de *aderências pleurais* ou retirada de *placas pleurais*, espessamentos fibrosos ou calcificados da pleura).

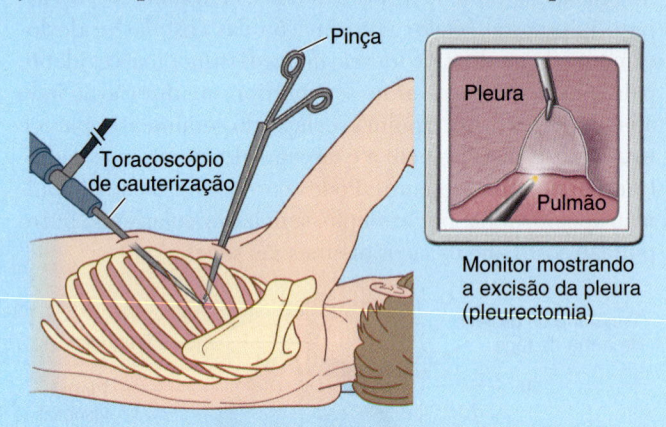

Figura AC4.9 Pleurectomia.

Embolia pulmonar

A obstrução de uma artéria pulmonar por um *coágulo sanguíneo* (*êmbolo*) constitui uma causa comum de morbidade (doença) e mortalidade. Ocorre formação de êmbolo em uma artéria pulmonar quando um coágulo sanguíneo, glóbulo de gordura ou bolha de ar provenientes de uma veia da perna seguem o seu trajeto pelo sangue até alcançar os pulmões. O **êmbolo** passa pelo lado direito do coração até alcançar um pulmão por meio de uma artéria pulmonar, podendo obstruir uma artéria pulmonar – *embolia pulmonar* – ou um de seus ramos. O resultado imediato consiste em obstrução parcial ou completa do fluxo sanguíneo para o pulmão. A obstrução resulta em um setor do pulmão que é ventilado, porém não perfundido com sangue. Quando um êmbolo grande provoca obstrução de uma artéria pulmonar, o fluxo sanguíneo através do pulmão é bloqueado, e a oxigenação do sangue diminui de modo significativo, podendo levar à *angústia respiratória aguda*. Um êmbolo de tamanho médio pode bloquear uma artéria que irriga um segmento broncopulmonar, produzindo *infarto pulmonar*, que consiste em uma área de necrose (morte) do tecido pulmonar.

Inalação de partículas de carbono

A linfa proveniente dos pulmões transporta *fagócitos* – células que possuem a propriedade de ingerir partículas de carbono presentes no ar inspirado. Em muitos indivíduos, particularmente os fumantes, essas partículas tingem a superfície dos pulmões e linfonodos de cinza mosqueado a preto. A *tosse dos fumantes* resulta da inalação de irritantes presentes no tabaco.

Carcinoma broncogênico

O *carcinoma broncogênico* é um tipo comum de câncer de pulmão, que se origina do epitélio da árvore bronquial. O *câncer de pulmão* é causado principalmente pelo fumo de cigarros. Em geral, o carcinoma broncogênico envia metástases amplamente, devido à disposição dos linfáticos. As células tumorais provavelmente entram na circulação sistêmica, invadindo a parede de um sinusoide ou de uma vênula no pulmão, e são transportadas pelas veias pulmonares, pelo coração esquerdo e pela aorta para todas as partes do corpo, em particular para o crânio e o encéfalo.

Broncoscopia

Quando os brônquios são examinados com um *broncoscópio* – um endoscópio para inspeção do interior da árvore traqueobronquial com finalidade diagnóstica – pode-se observar uma crista, a **carina**, entre os orifícios dos brônquios principais (Figura AC4.10). A carina é uma projeção cartilagínea do último anel da traqueia. Se os linfonodos traqueobronquiais no ângulo formado entre os brônquios principais estiverem aumentados, devido à metástase de células cancerosas de um carcinoma broncogênico, por exemplo, ocorre distorção da carina, que é alargada posteriormente e imóvel.

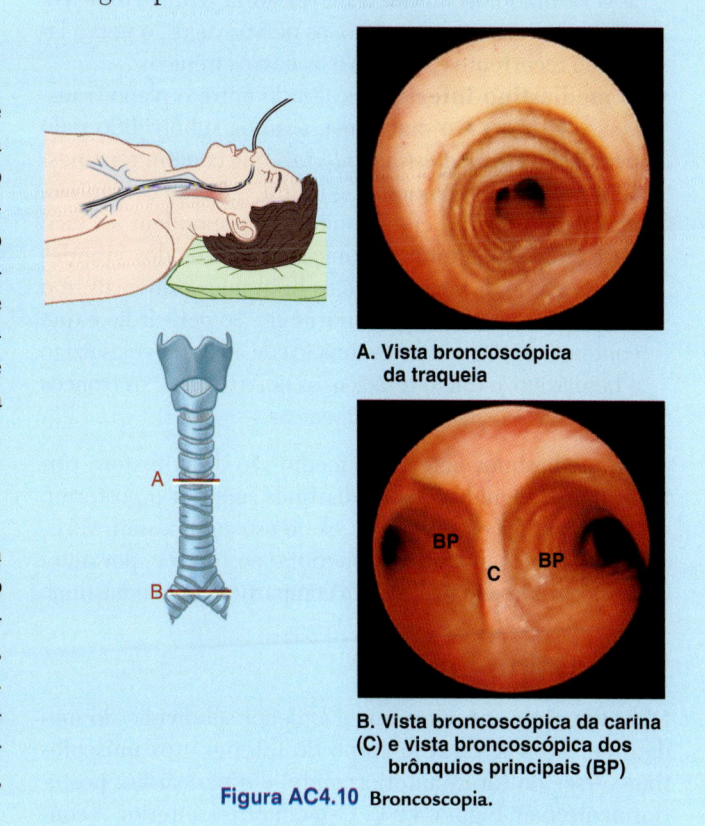

A. Vista broncoscópica da traqueia

B. Vista broncoscópica da carina (C) e vista broncoscópica dos brônquios principais (BP)

Figura AC4.10 Broncoscopia.

Mediastino

O **mediastino**, que é ocupado pelas vísceras entre as cavidades pulmonares, é o compartimento central da cavidade torácica (Figura 4.23). O mediastino:

- É coberto, de cada lado, pela parte mediastinal da pleura parietal que contém todas as vísceras e estruturas torácicas, exceto os pulmões
- Estende-se da abertura superior do tórax até o diafragma, inferiormente, e do esterno e cartilagens costais, anteriormente, até os corpos das vértebras torácicas, posteriormente
- É uma região altamente móvel nos indivíduos vivos, visto que consiste principalmente em estruturas viscerais ocas (preenchidas com líquido ou com ar).

As principais estruturas encontradas no mediastino também são circundadas por vasos sanguíneos e linfáticos, linfonodos, nervos e gordura.

A frouxidão do tecido conjuntivo e a elasticidade dos pulmões e da pleura parietal de cada lado do mediastino permitem que ele acomode os movimentos, bem como as mudanças de volume e de pressão na cavidade torácica, como as que resultam dos movimentos do diafragma, da parede torácica e da árvore traqueobronquial durante a respiração, a contração do coração (batimentos) e as pulsações das grandes artérias e passagens de substâncias ingeridas pelo esôfago. O tecido conjuntivo, nesta região, torna-se mais fibroso e rígido com a idade; em consequência, as estruturas do mediastino tornam-se menos móveis.

O mediastino é dividido em partes superior e inferior para fins descritivos:

- O **mediastino superior** estende-se entre a abertura superior do tórax e o *plano transverso do tórax*, horizontal,

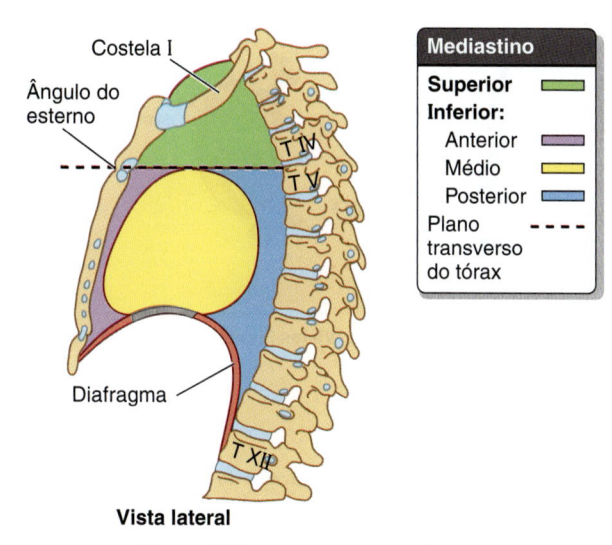

Vista lateral

Figura 4.23 Subdivisões do mediastino.

que passa pelo ângulo do esterno, anteriormente, e o disco intervertebral (IV) das vértebras T IV-T V, posteriormente (ver Figura 4.21). O mediastino superior contém a VCS, as veias braquiocefálicas, o arco da aorta, o ducto torácico, a traqueia, o esôfago, o timo, os nervos vagos, o nervo laríngeo recorrente esquerdo e os nervos frênicos

- O **mediastino inferior**, localizado entre o plano transverso do tórax e o diafragma, é ainda subdividido pelo pericárdio em *mediastino anterior*, que contém remanescentes do timo, linfonodos, gordura, e tecido conjuntivo; *mediastino médio*, cujos limites correspondem ao saco pericárdico, contendo o coração, as raízes dos grandes vasos, o arco da veia ázigo e os brônquios principais; e o *mediastino posterior*, posteriormente ao pericárdio e que contém o esôfago, a parte torácica da aorta, as veias ázigo e hemiázigo, o ducto torácico, os nervos vagos, os troncos simpáticos e os nervos esplâncnicos.

Os mediastinos anterior e médio são descritos em primeiro lugar, seguidos dos mediastinos superior e posterior, visto que muitas estruturas (p. ex., o esôfago) passam verticalmente pelos mediastinos superior e posterior e, portanto, estão localizadas em mais de um compartimento mediastinal.

Mediastino anterior

O **mediastino anterior**, que é a menor subdivisão do mediastino, situa-se entre o corpo do esterno e os músculos transversos do tórax, anteriormente, e o pericárdio, posteriormente (ver Figura 4.23). O mediastino anterior é contínuo com o mediastino superior no ângulo do esterno e é limitado, inferiormente, pelo diafragma. O mediastino anterior é formado pelos *ligamentos esternopericárdicos* (faixas fibrosas que se estendem do pericárdio até o esterno), gordura, vasos linfáticos, alguns linfonodos e ramos dos vasos torácicos internos. Nos lactentes e nas crianças, o mediastino anterior contém a parte inferior do timo.

Mediastino médio

O **mediastino médio** coincide com o pericárdio e contém o coração, a parte ascendente da aorta, o tronco pulmonar, a VCS, o arco da veia ázigo e os brônquios principais.

PERICÁRDIO

O **pericárdio** é uma membrana fibrosserosa de parede dupla, que envolve o coração e as raízes dos grandes vasos, à semelhança da pleura que envolve os pulmões (Figuras 4.24 e 4.25). O **saco pericárdico** cônico situa-se posteriormente ao corpo do esterno e segunda à sexta cartilagens costais, no nível das vértebras T V a T VIII. A camada fibrosa externa e resistente – o **pericárdio fibroso** – é contínua (funde-se) com o centro tendíneo do diafragma (ver Figura 4.25A). A face interna do pericárdio fibroso é revestida por uma membrana serosa brilhante, a **lâmina parietal do pericárdio seroso**. Essa camada é refletida sobre o coração e os grandes vasos como **lâmina visceral do pericárdio seroso**.

O *saco pericárdico* é influenciado pelos movimentos do coração e dos grandes vasos, do esterno e do diafragma, visto que o pericárdio fibroso é:

- Fundido com a túnica adventícia dos grandes vasos que entram no coração e saem dele
- Fixado à face posterior do esterno pelos ligamentos esternopericárdicos
- Fundido com o centro tendíneo do diafragma.

O pericárdio fibroso protege o coração contra o súbito enchimento excessivo, visto que ele é inflexível e está

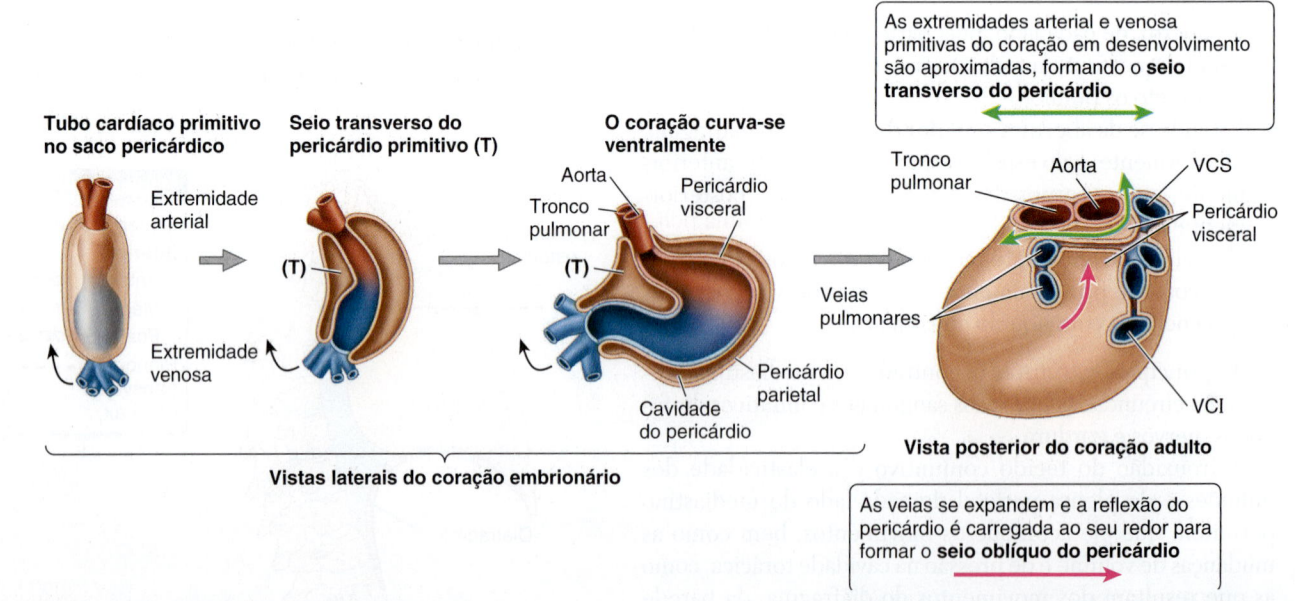

Figura 4.24 Desenvolvimento do coração e do pericárdio. O tubo cardíaco longitudinal primitivo invagina o saco pericárdico de dupla camada (semelhante a colocar uma salsicha dentro de um pão). Em seguida, o coração primitivo "curva-se" ventralmente, aproximando as extremidades arterial e venosa primitivas do coração e criando o seio transverso do pericárdio (*T*) entre elas. Com o crescimento do embrião, as veias se expandem e se afastam inferior e lateralmente. O pericárdio refletido em torno delas forma os limites do seio oblíquo do pericárdio. *VCI*, veia cava inferior; *VCS*, veia cava superior.

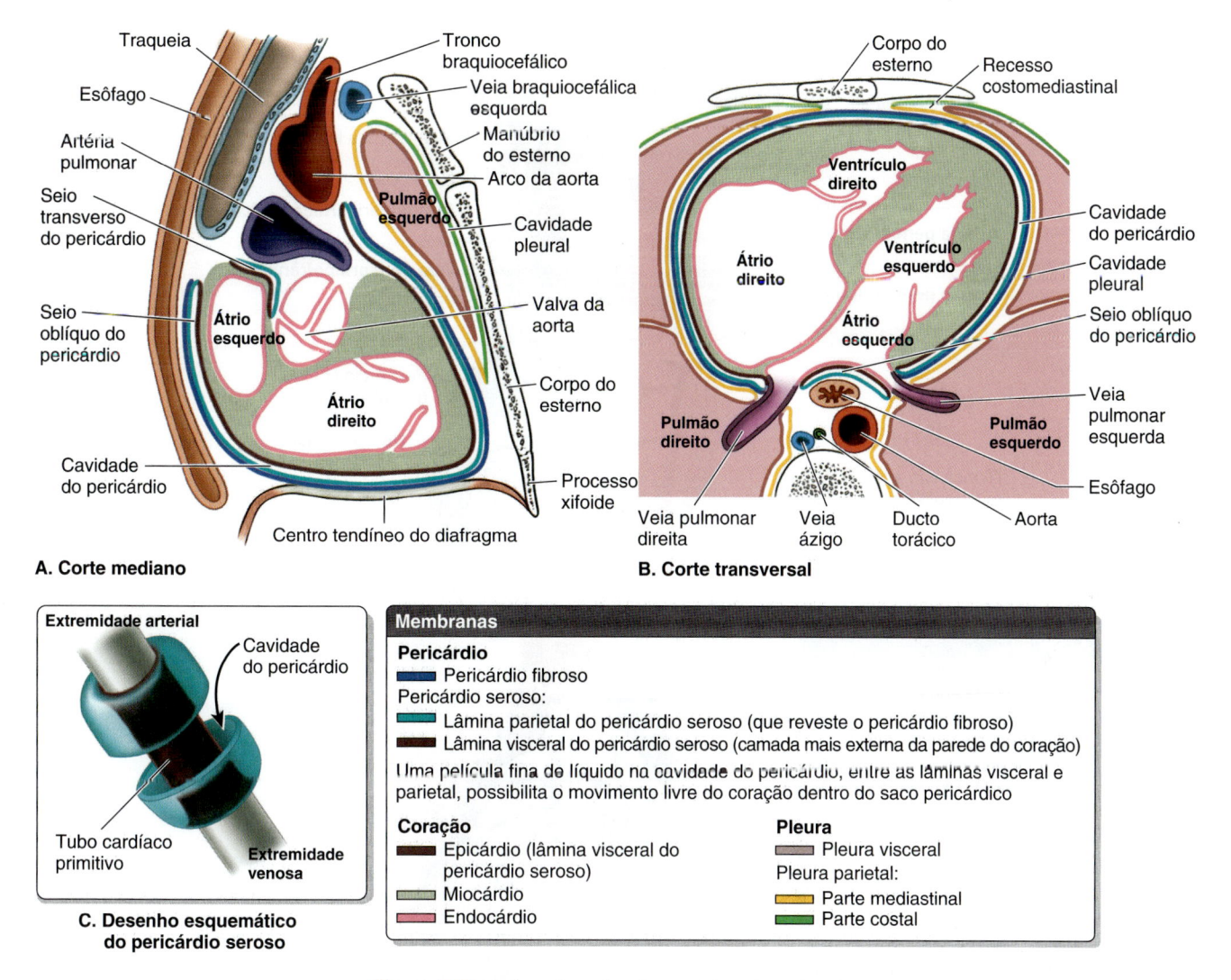

Figura 4.25 Lâminas do pericárdio e cavidade do pericárdio.

estreitamente relacionado com os grandes vasos que o perfuram superior e posteriormente (ver Figuras 4.24 e 4.25B). A parte ascendente da aorta carrega o pericárdio superiormente além do coração, até o nível do ângulo do esterno.

A **cavidade do pericárdio** é o espaço virtual entre as camadas opostas das lâminas parietal e visceral do pericárdio seroso (ver Figura 4.25C). Normalmente, contém uma película fina de líquido seroso, que possibilita o movimento e os batimentos do coração em um ambiente sem atrito.

A lâmina visceral do pericárdio seroso compreende o *epicárdio*, a lâmina externa da parede do coração, e reflete-se a partir do coração e dos grandes vasos para se tornar contínua com a lâmina parietal do pericárdio seroso onde:

- A aorta e o tronco pulmonar deixam o coração; pode-se inserir um dedo através do **seio transverso do pericárdio**, localizado posteriormente a esses grandes vasos e anteriormente à VCS (ver Figuras 4.24, 4.25A e B4.11)
- A VCS, a VCI e as veias pulmonares entram no coração; esses vasos são, em parte, cobertos pelo pericárdio seroso, que forma o **seio oblíquo do pericárdio** (ver Figuras 4.24 e 4.26), um amplo recesso posterior ao coração. O seio oblíquo do pericárdio pode ser penetrado inferiormente e irá admitir vários dedos; entretanto, os dedos não conseguem passar em torno de qualquer um desses vasos, visto que o seio é um recesso cego (fundo de saco).

Esses seios do pericárdio formam-se durante o desenvolvimento do coração, como consequência do pregueamento do tubo primitivo do coração (ver Figura 4.24). À medida que o tubo cardíaco se dobra, a sua extremidade venosa migra posterior e superiormente, de modo que a extremidade venosa do tubo situa-se adjacente à extremidade arterial, separada pelo seio transverso do pericárdio. À medida que esses vasos se expandem e se afastam, o pericárdio é refletido em torno deles para formar os limites do seio oblíquo do pericárdio.

O **suprimento arterial do pericárdio** é feito principalmente pela **artéria pericardicofrênica** (ver Figura 4.26A), um ramo da *artéria torácica interna*, que pode acompanhar ou seguir paralelamente o nervo frênico até o diafragma. Contribuições menores de sangue para o pericárdio provêm da *artéria musculofrênica*, um ramo terminal da artéria torácica interna; das *artérias bronquiais, esofágicas e frênicas*

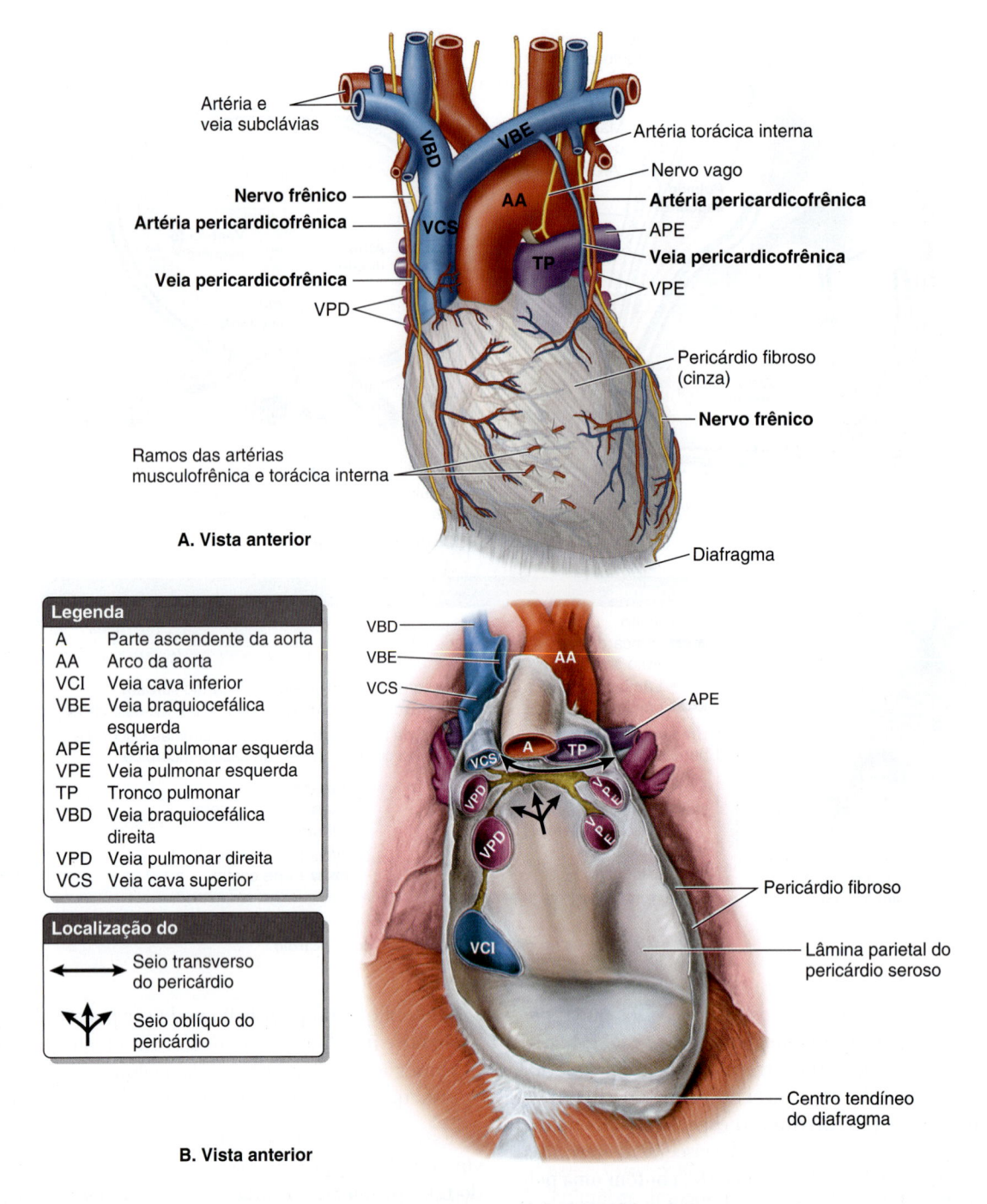

Figura 4.26 Pericárdio. A. Suprimento arterial e drenagem venosa. **B.** Interior do saco pericárdico, após a remoção do coração, mostrando a localização dos seios transverso e oblíquo do pericárdio.

superiores, que se originam da parte torácica da aorta; e das artérias coronárias, que irrigam apenas a lâmina visceral do pericárdio seroso (ver Figura 4.15A).

A **drenagem venosa do pericárdio** é feita por (ver Figura 4.15B):

- *Veias pericardicofrênicas*, que são tributárias das veias braquiocefálicas (ou torácicas internas)
- Tributárias variáveis do sistema venoso ázigo.

A **inervação do pericárdio** provém dos (ver Figuras 4.22D e 4.26A):

- *Nervos frênicos* (C3-C5) – uma fonte primária de fibras sensitivas; as sensações de dor conduzidas por esses nervos são comumente referidas na pele (dermátomos C3-C5) da região ipsilateral do ombro
- *Nervos vagos* (NC X) – de função incerta
- *Troncos simpáticos* – vasomotores.

ANATOMIA CLÍNICA

Importância cirúrgica do seio transverso do pericárdio

O seio transverso do pericárdio é particularmente importante para os cirurgiões cardíacos. Após a abertura do pericárdio anteriormente, um dedo pode ser passado através do seio transverso do pericárdio, posteriormente à aorta e ao tronco pulmonar (Figura AC4.11). Ao se passar um clampe cirúrgico ou efetuar uma ligadura em torno desses vasos, inserindo os tubos do aparelho de circulação extracorpórea e, em seguida, fechando a ligadura, pode-se interromper ou desviar a circulação do sangue nessas artérias, durante uma cirurgia cardíaca, como, por exemplo, a revascularização do miocárdio. A cirurgia cardíaca é realizada enquanto o paciente está em circulação extracorpórea.

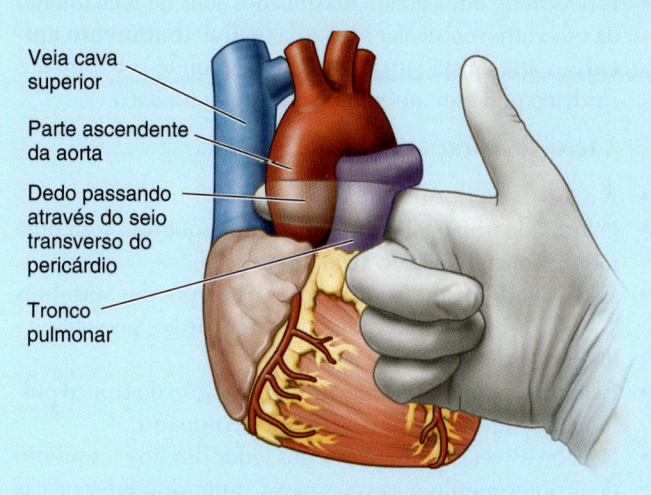

Figura AC4.11 Seio transverso do pericárdio.

Pericardite e derrame pericárdico

A inflamação do pericárdio (*pericardite*) causa habitualmente dor torácica. Em geral, as lâminas do pericárdio seroso não produzem nenhum som detectável durante a ausculta. Todavia, a pericardite torna as superfícies ásperas, e o atrito resultante, o *atrito pericárdico*, assemelha-se ao ruído da seda durante a ausculta com um estetoscópio. Algumas doenças inflamatórias também podem provocar *derrame pericárdico* (passagem de líquido dos capilares pericárdicos para dentro da cavidade do pericárdio). Em consequência, o coração torna-se comprimido (incapaz de se expandir e de se encher por completo, *tamponamento cardíaco*) e deixa de ser efetivo.

Tamponamento cardíaco

O *tamponamento cardíaco* (compressão do coração) é uma condição potencialmente letal, visto que o pericárdio fibroso é resistente e carece de elasticidade. Em consequência, o volume do coração é cada vez mais comprometido pelo líquido existente fora do coração, porém dentro da cavidade do pericárdio. Quando ocorre aumento lento no tamanho do coração – *cardiomegalia* – o pericárdio aumenta de modo gradual, permitindo a ocorrência de um aumento do coração sem compressão. As feridas perfurocortantes, que perfuram o coração, causando a súbita entrada de sangue na cavidade do pericárdio (*hemopericárdio*), também provocam tamponamento cardíaco. O hemopericárdio também pode resultar da perfuração de uma área enfraquecida do músculo cardíaco após infarto do miocárdio. À medida que o sangue se acumula, o coração é comprimido, e a circulação falha.

A *pericardiocentese* (drenagem de líquido seroso da cavidade do pericárdio) é habitualmente necessária para aliviar o tamponamento cardíaco. Para remover o excesso de líquido, uma agulha de grande calibre pode ser inserida através do ângulo subcostal esquerdo ou quinto ou sexto espaço intercostal, próximo ao esterno.

Nível das vísceras no mediastino

O nível das vísceras em relação às subdivisões do mediastino depende da posição do indivíduo. Quando o indivíduo está em decúbito dorsal, o nível das vísceras em relação às subdivisões do mediastino é como mostra a Figura AC4.12A. As descrições anatômicas mostram tradicionalmente o nível das vísceras como se o indivíduo estivesse em decúbito dorsal. Entretanto, na posição ortostática, os níveis das vísceras são como aqueles mostrados na Figura AC4.12B. Isso ocorre porque as partes moles do mediastino, o coração e os grandes vasos, e as vísceras abdominais que os sustentam "caem" inferiormente, sob a influência da gravidade. Esse movimento das estruturas mediastinais precisa ser considerado durante os exames físicos e radiológicos.

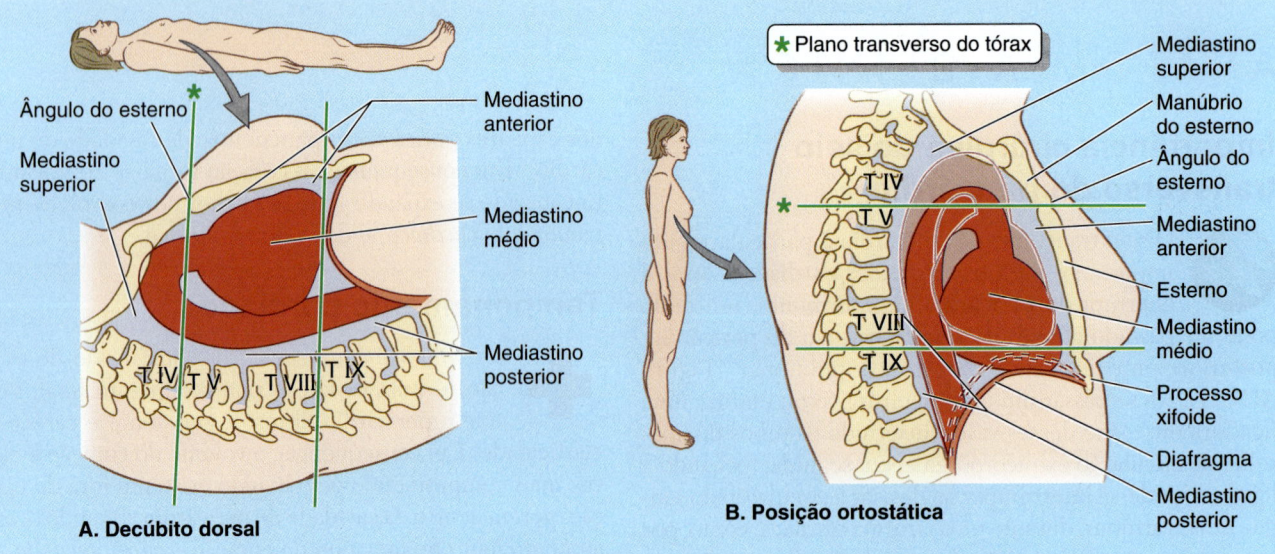

Figura AC4.12 Posição das vísceras torácicas em decúbito dorsal e na posição ortostática.

Coração e grandes vasos

O coração, que é ligeiramente maior do que uma mão fechada, é uma bomba muscular dupla e autorregulada, cujas partes trabalham em uníssono para impelir o sangue pelo corpo. O lado direito do coração recebe sangue desoxigenado proveniente do corpo por meio da VCS e da VCI e o bombeia através do tronco pulmonar até os pulmões para oxigenação. O lado esquerdo do coração recebe sangue bem oxigenado dos pulmões por meio das veias pulmonares e o bombeia na aorta para a sua distribuição pelo corpo.

A parede do coração consiste em três camadas, que são, da superficial para a profunda (ver Figura 4.24):

- **Epicárdio**, uma camada externa fina (mesotélio), formada pela lâmina visceral do pericárdio seroso
- **Miocárdio**, uma camada intermediária espessa, constituída por músculo cardíaco
- **Endocárdio**, uma camada interna fina (endotélio e tecido conjuntivo subendotelial) ou membrana de revestimento do coração, que também cobre suas valvas.

ORIENTAÇÃO DO CORAÇÃO

O coração e as raízes dos grandes vasos dentro do saco pericárdico estão relacionados, anteriormente, com o esterno, com as cartilagens costais e com as extremidades mediais das costelas III a V no lado esquerdo. O coração e o saco pericárdico estão situados obliquamente, aproximadamente dois terços à esquerda e um terço à direita do plano mediano. O coração tem um formato semelhante a uma pirâmide invertida de três lados, com um ápice, uma base e quatro faces.

O **ápice do coração** (Figuras 4.27A e 4.28A):

- É direcionado anteriormente e para a esquerda e é formado pela parte inferolateral do ventrículo esquerdo
- Está localizado posteriormente ao quinto espaço intercostal nos adultos, geralmente a 9 cm do plano mediano

- É o local de intensidade máxima dos sons de fechamento da valva atrioventricular esquerda (mitral) (**batimento apical**); o ápice está situado sob o local onde o batimento cardíaco pode ser auscultado na parede torácica.

A **base do coração** (ver Figura 4.28B):

- É a *face posterior* do coração
- É formada principalmente pelo átrio esquerdo, com uma menor contribuição do átrio direito
- Está voltada posteriormente para os corpos das vértebras T VI-T IX e é separada delas pelo pericárdio, seio oblíquo do pericárdio, esôfago e aorta
- Estende-se superiormente até a bifurcação do tronco pulmonar e, inferiormente, até o sulco coronário
- Recebe as veias pulmonares nos lados direito e esquerdo do átrio esquerdo e as veias cavas superior e inferior nas extremidades superior e inferior do átrio direito.

As *quatro faces do coração* são as seguintes (ver Figura 4.28A,B):

- **Face esternocostal (anterior)**, formada principalmente pelo ventrículo direito
- **Face diafragmática (inferior)**, formada principalmente pelo ventrículo esquerdo e, em parte, pelo ventrículo direito; está relacionada com o centro tendíneo do diafragma
- **Face pulmonar esquerda**, que consiste principalmente no ventrículo esquerdo; forma a impressão cardíaca do pulmão esquerdo
- **Face pulmonar direita**, formada principalmente pelo átrio direito.

O coração tem aparência trapezoide nas vistas anterior e posterior. As *quatro margens do coração* são as seguintes (ver Figura 4.27):

- **Margem direita** (ligeiramente convexa), formada pelo átrio direito e estendendo-se entre as VCS e VCI

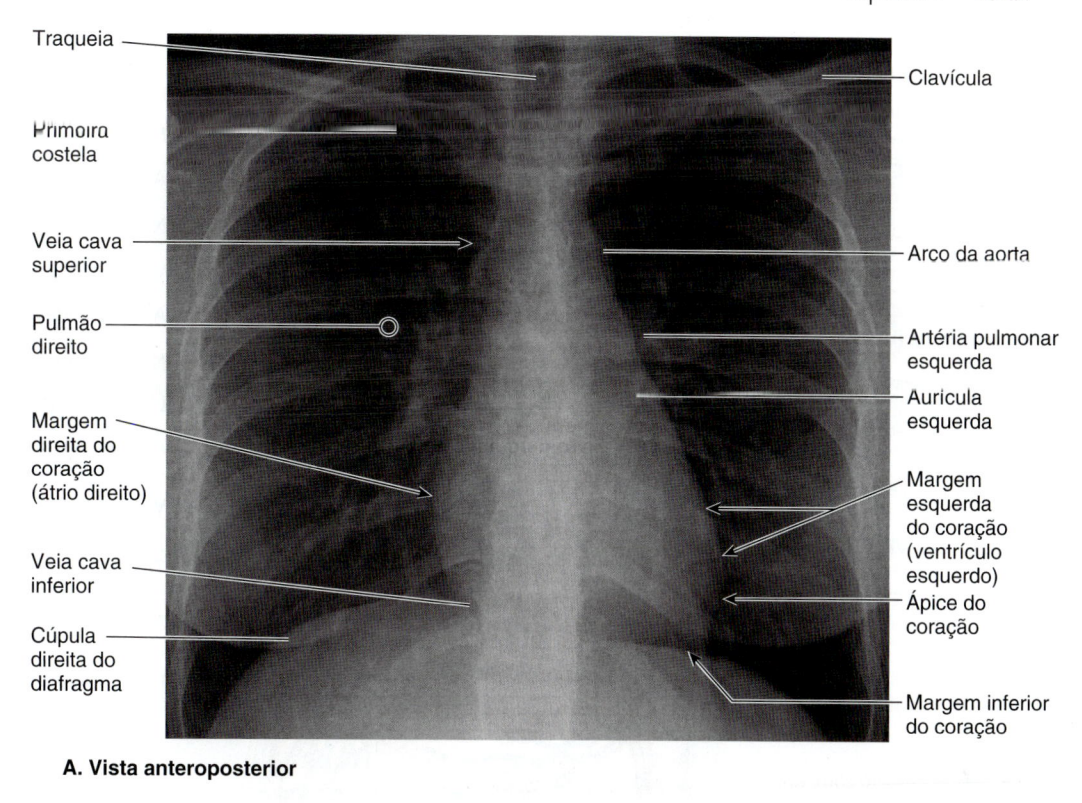

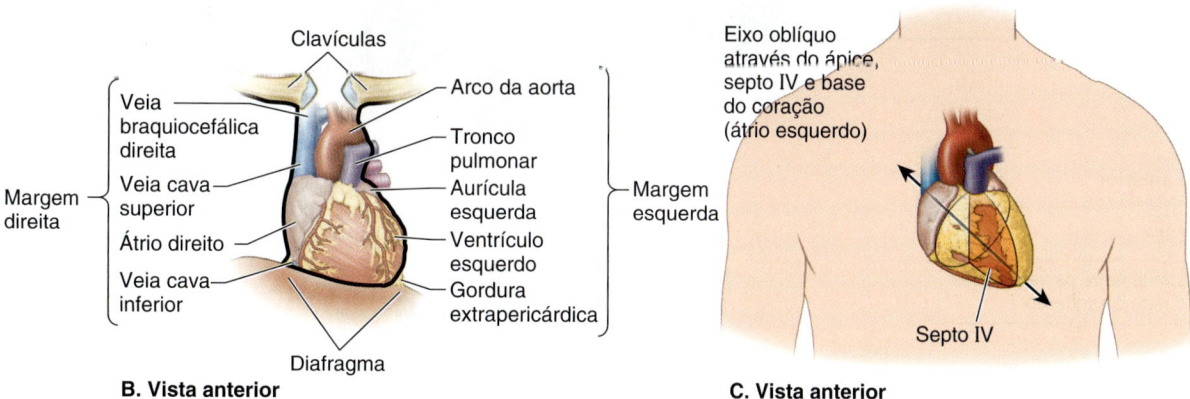

Figura 4.27 Posicionamento do coração no tórax. **A.** Radiografia. **B.** Estruturas que formam as margens da silhueta cardíaca. **C.** Orientação do coração. *IV*, intraventricular.

- **Margem inferior** (quase horizontal), formada principalmente pelo ventrículo direito e apenas ligeiramente pelo ventrículo esquerdo
- **Margem esquerda** (oblíqua), formada principalmente pelo ventrículo esquerdo e ligeiramente pela aurícula esquerda
- **Margem superior**, formada pelos átrios direito e esquerdo e pelas aurículas direita e esquerda em vista anterior; a parte ascendente da aorta e o tronco pulmonar emergem da margem superior, enquanto a VCS entra no seu lado direito. Posteriormente à aorta e ao tronco pulmonar e anteriormente à VCS, a margem superior forma o limite inferior do seio transverso do pericárdio.

CÂMARAS DO CORAÇÃO

O coração possui quatro câmaras: os *átrios direito e esquerdo* e os *ventrículos direito e esquerdo*.

ÁTRIO DIREITO

O **átrio direito** forma a margem direita do coração e recebe sangue venoso proveniente da VCS, da VCI e do seio coronário (ver Figura 4.28). A **aurícula direita**, que é semelhante a uma orelha, é uma pequena bolsa muscular cônica que se projeta do átrio direito, aumentando a capacidade do átrio, visto que se sobrepõe à parte ascendente da aorta. O átrio primitivo é representado, no adulto, pela aurícula direita. O átrio definitivo é aumentado pela incorporação da maior parte do seio venoso embrionário. O *seio coronário* situa-se na parte posterior do sulco coronário e recebe sangue proveniente das veias cardíacas. O seio coronário também é derivado do seio venoso embrionário. A parte do seio venoso incorporada ao átrio primitivo torna-se o **seio das veias cavas** do átrio direito do adulto, cujas paredes são lisas. A separação entre o átrio primitivo e o seio das veias cavas é indicada externamente pelo **sulco terminal** e, internamente,

224 Fundamentos de Anatomia Clínica

A. Vista anterior

Rótulos (lado esquerdo, de cima para baixo):
- Traqueia
- Nervo laríngeo recorrente direito
- Artéria carótida comum direita
- Veia jugular interna direita
- Artéria subclávia direita
- Veia subclávia direita
- Nervo vago direito
- Tronco braquiocefálico (TB)
- Veia braquiocefálica direita (VBD)
- Nervo frênico direito
- Veia cava superior (VCS)
- Artérias pulmonares direitas
- Veias pulmonares direitas (VPD)
- Aurícula direita
- Átrio direito
- Pericárdio fibroso (margem secionada)
- Artéria coronária direita no sulco coronário
- Ventrículo direito

Rótulos (lado direito, de cima para baixo):
- Artéria carótida comum esquerda (ACCE)
- Nervo laríngeo recorrente esquerdo
- Nervo vago esquerdo
- Artéria subclávia esquerda (ASE)
- Nervo frênico esquerdo
- Veia braquiocefálica esquerda
- Arco da aorta (AA)
- Nervo laríngeo recorrente esquerdo
- Ligamento arterial
- Artéria pulmonar esquerda
- Veias pulmonares esquerdas (VPE)
- Tronco pulmonar
- Aurícula esquerda
- Ramo interventricular anterior
- Ventrículo esquerdo
- Ápice do coração

B. Vista posteroinferior

- - - Limite entre os ventrículos direito e esquerdo

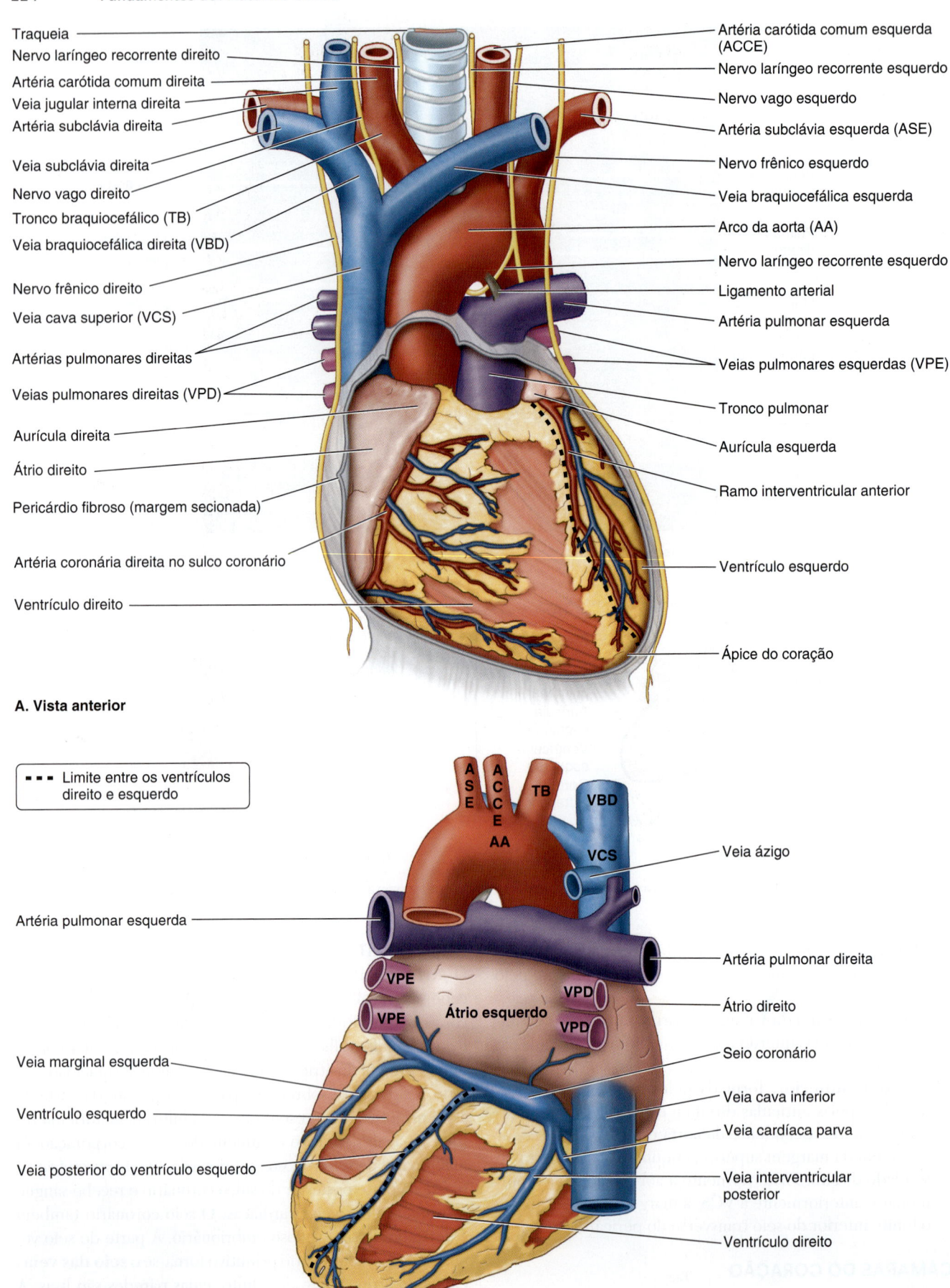

Rótulos (lado esquerdo):
- Artéria pulmonar esquerda
- Veia marginal esquerda
- Ventrículo esquerdo
- Veia posterior do ventrículo esquerdo

Rótulos (lado direito):
- Veia ázigo
- Artéria pulmonar direita
- Átrio direito
- Seio coronário
- Veia cava inferior
- Veia cárdíaca parva
- Veia interventricular posterior
- Ventrículo direito

Marcações centrais: ASE, ACCE, TB, VBD, AA, VCS, VPE, VPE, Átrio esquerdo, VPD, VPD

Figura 4.28 Exterior do coração. **A.** Faces esternocostal (anterior) e pulmonares direita e esquerda. **B.** Face diafragmática (inferior) e base (posterior).

pela **crista terminal**. O interior do átrio direito apresenta (Figuras 4.29 e 4.30):

- Uma parte posterior lisa, de paredes finas (o seio das veias cavas), na qual se abrem a VCS, a VCI e o seio coronário, trazendo sangue pouco oxigenado para o coração
- Uma parede muscular rugosa, composta pelos **músculos pectíneos**
- O **óstio da VCS** em sua parte superior, no nível da terceira cartilagem costal direita
- O **óstio da VCI** na parte inferior, quase em linha com a VCS, aproximadamente no nível da quinta cartilagem costal
- O **óstio do seio coronário**, entre o óstio atrioventricular (AV) direito e o óstio da VCI
- Um **óstio AV direito**, através do qual o átrio direito descarrega o sangue pouco oxigenado dentro do ventrículo direito durante o relaxamento ventricular (diástole)
- O **septo interatrial**, que separa os átrios, possui uma depressão oval do tamanho da impressão digital do polegar, a **fossa oval**, um remanescente do forame oval e sua válvula no feto.

VENTRÍCULO DIREITO

O ventrículo direito forma a maior parte da face anterior do coração, uma pequena parte da face diafragmática e quase toda margem inferior do coração. Superiormente, o ventrículo direito afila-se e forma o **cone arterial** (infundíbulo), que leva ao tronco pulmonar (Figura 4.31). O interior do ventrículo direito possui elevações musculares irregulares, denominadas **trabéculas cárneas**. Uma crista muscular espessa, a **crista supraventricular**, separa a parede muscular rugosa da parte de entrada da câmara da parede lisa do cone arterial ou parte de saída do ventrículo direito. A parte de entrada do ventrículo direito recebe sangue proveniente do átrio direito através do **óstio AV (tricúspide) direito**, que está localizado posteriormente ao corpo do esterno, no nível do quarto e do quinto espaços intercostais (ver Figura AS4.6). O óstio AV direito é circundado por um anel fibroso (parte do esqueleto fibroso do coração), que resiste à dilatação que, de outro modo, poderia resultar na passagem do sangue através dele em pressões variáveis.

A **valva atrioventricular direita (tricúspide)** protege o óstio AV direito (ver Figuras 4.31 e 4.32A). As bases das válvulas estão fixadas ao anel fibroso em torno do óstio. As **cordas tendíneas** fixam-se nas margens livres e faces ventriculares das válvulas anterior, posterior e septal – de modo muito semelhante às cordas presas a um paraquedas. Como as cordas estão fixadas aos lados adjacentes de duas válvulas, elas impedem a separação das válvulas, bem como a sua inversão quando a tensão é aplicada nas cordas tendíneas durante toda a contração do ventrículo (*sístole*) – ou seja, as válvulas da valva atrioventricular direita são impedidas de sofrer prolapso (sendo impelidas para dentro do átrio direito) à medida que aumenta a pressão ventricular. Por conseguinte, a regurgitação (fluxo retrógrado) de sangue do ventrículo direito para dentro do átrio direito é bloqueada pelas válvulas da valva. Os **músculos papilares** formam projeções cônicas, com suas bases fixadas à parede do ventrículo, e as cordas tendíneas originando-se de seus ápices. Em geral, existem três músculos papilares (anterior, posterior e septal) no ventrículo direito, cujos nomes correspondem aos das válvulas da valva tricúspide. Os músculos papilares começam a se contrair antes da contração do ventrículo direito, tensionando as cordas tendíneas e aproximando as cúspides.

O **septo interventricular (IV)**, que é composto de partes membranácea e muscular, é uma divisão oblíqua forte entre os ventrículos direito e esquerdo (ver Figura 4.31), formando parte das paredes de cada um. A *parte membranácea superoposterior do septo IV* é fina e contínua com o esqueleto fibroso do coração. A *parte muscular do septo IV* é espessa e forma uma protuberância na cavidade do ventrículo direito, devido à pressão arterial mais alta no ventrículo esquerdo. A **trabécula septomarginal** (banda moderadora) é um feixe muscular curvo, que

Vista anterolateral direita

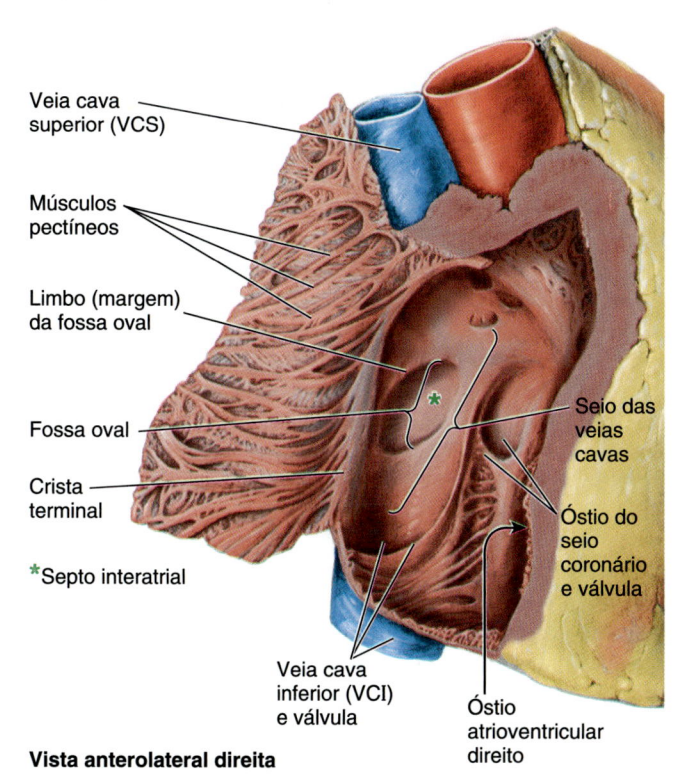

Figura 4.29 Interior do átrio direito.

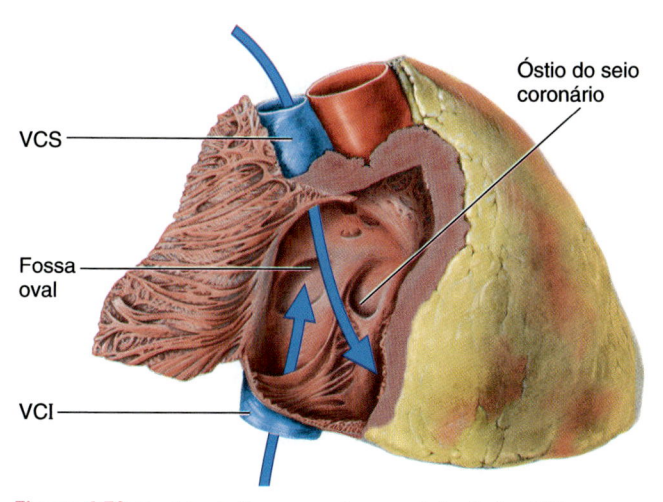

Figura 4.30 Sentido do fluxo sanguíneo no átrio direito. *VCI*, veia cava inferior; *VCS*, veia cava superior.

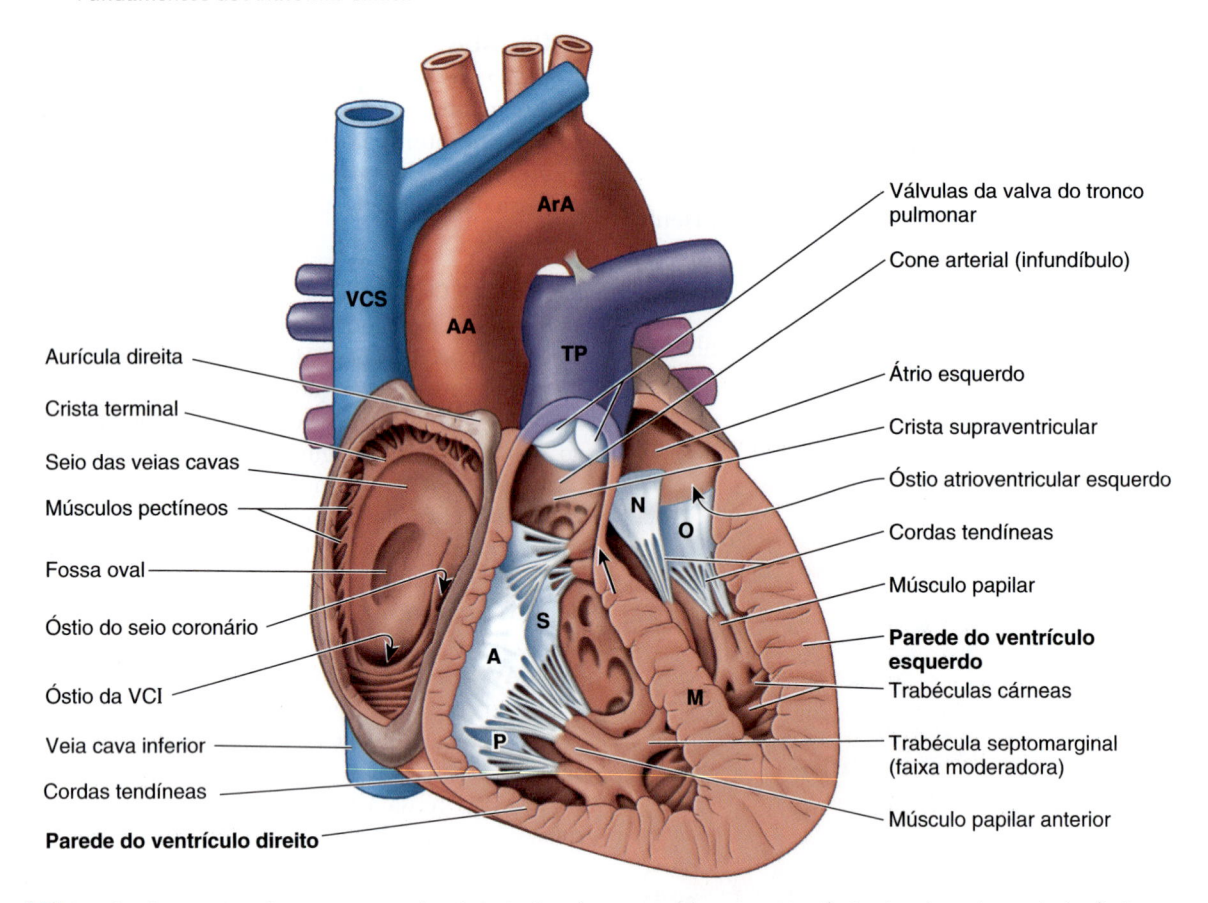

Figura 4.31 Interior do coração. Observe os pontos de referência de cada câmara. Observe as três válvulas da valva atrioventricular direita – *A*, anterior; *P*, posterior; *S*, septal – e as duas válvulas da valva atrioventricular esquerda – *N*, anterior; *O*, posterior; *PAA*, parte ascendente da aorta; *AA*, arco da aorta; *M*, parte muscular do septo interventricular; *TP*, tronco pulmonar; *VCS*, veia cava superior; *seta*, parte membranácea do septo interventricular.

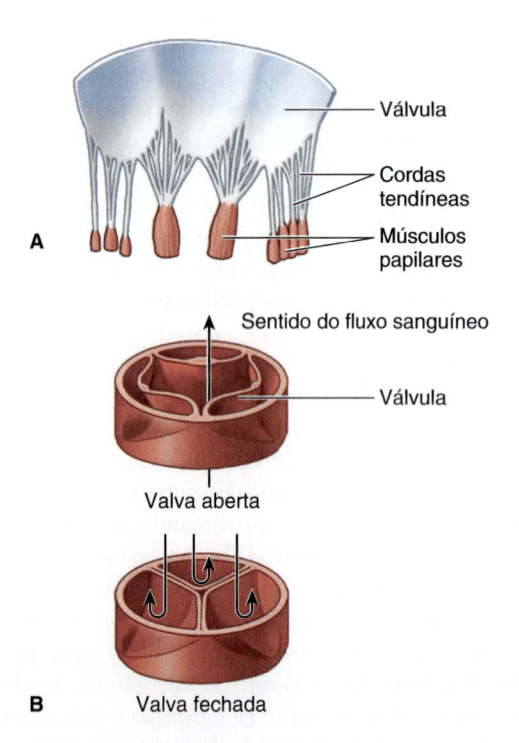

Figura 4.32 Valvas atrioventricular direita e do tronco pulmonar. A. Valva atrioventricular direita aberta. **B.** Fluxo sanguíneo através da valva do tronco pulmonar.

se estende da parte inferior do septo IV até a base do músculo papilar anterior. Essa trabécula é importante, visto que conduz parte do *ramo direito do fascículo atrioventricular (AV)* do sistema condutor do coração até o músculo papilar anterior (discutido adiante, neste capítulo). Esse "atalho" através da câmara do ventrículo parece facilitar o tempo de condução, possibilitando a contração coordenada do músculo papilar anterior.

Quando o átrio direito sofre contração, o sangue é forçado através do *óstio AV direito* para dentro do ventrículo direito, empurrando as válvulas da valva atrioventricular direita para o lado, como se fossem cortinas. O influxo de sangue dentro do ventrículo direito (*via de entrada*) ocorre posteriormente, e o efluxo de sangue para o tronco pulmonar (*via de saída*) ocorre superiormente e para a esquerda. Em consequência, o sangue segue um trajeto em forma de U pelo ventrículo direito. O óstio de entrada (AV) e o óstio de saída (pulmonar) estão distantes aproximadamente 2 cm.

A **valva do tronco pulmonar** está localizada no ápice do *cone arterial*, no nível da terceira cartilagem costal esquerda (ver Figuras 4.28 e 4.32B). Cada uma das válvulas semilunares da **valva do tronco pulmonar** (anterior, direita e esquerda) é côncava quando vista de cima. Os **seios pulmonares** são os espaços na origem do tronco pulmonar, entre a parede dilatada do vaso e cada válvula da valva. O sangue presente nos seios pulmonares impede a aderência das válvulas à parede do tronco pulmonar e o seu não fechamento.

ÁTRIO ESQUERDO

O **átrio esquerdo** forma a maior parte da base do coração (Figura 4.33). Os pares de veias pulmonares direitas e esquerdas desprovidas de valvas entram no átrio esquerdo. A aurícula esquerda forma a parte superior da margem esquerda do coração e sobrepõe-se ao tronco pulmonar. O *interior do átrio esquerdo* apresenta:

- Uma grande parte de parede lisa e uma pequena parte muscular, a aurícula esquerda, cujas paredes contêm músculos pectíneos
- Quatro veias pulmonares (habitualmente superiores e inferiores direitas e esquerdas) que entram em sua parede posterior
- Uma parede ligeiramente mais espessa que a do átrio direito
- Um septo interatrial que se inclina posteriormente e para a direita
- Um óstio AV esquerdo através do qual o átrio esquerdo descarrega o sangue oxigenado que recebe das veias pulmonares para dentro do ventrículo esquerdo durante a diástole ventricular.

A parte de parede lisa do átrio esquerdo é formada pela absorção de partes das veias pulmonares embrionárias, enquanto a parte de parede rugosa, principalmente na aurícula, representa os remanescentes da parte esquerda do átrio primitivo.

VENTRÍCULO ESQUERDO

O **ventrículo esquerdo** forma o ápice do coração, quase toda a sua face pulmonar e margem esquerda e a maior parte da face diafragmática (ver Figuras 4.31 e 4.34). Como a pressão arterial é muito mais alta na circulação sistêmica do que na pulmonar, o ventrículo esquerdo realiza mais trabalho do que o ventrículo direito.

O *interior do ventrículo esquerdo* apresenta (ver Figura 4.34):

- Uma *valva atrioventricular esquerda* (*mitral*) com duas válvulas no óstio AV esquerdo
- Paredes que são duas a três vezes mais espessas que as do ventrículo direito
- Uma cavidade cônica, que é mais longa do que a do ventrículo direito
- Paredes que são cobertas com cristas musculares espessas, as trabéculas cárneas, que são mais finas, porém mais numerosas que as do ventrículo direito
- Músculos papilares anteriores e posteriores, que são maiores que os do ventrículo direito
- Uma parte de saída superoanterior, não muscular e de parede lisa, o **vestíbulo da aorta**, que leva ao óstio da aorta e à valva da aorta
- Um **óstio da aorta**, situado em sua parte posterossuperior direita e circundado por um anel fibroso ao qual estão fixadas as válvulas direita, posterior e esquerda da **valva da aorta**.

A **valva atrioventricular esquerda (mitral)**, que fecha o óstio entre o átrio e o ventrículo esquerdos, possui duas válvulas, a anterior e a posterior (ver Figuras 4.34 e 4.35). A valva atrioventricular esquerda está localizada posteriormente ao esterno,

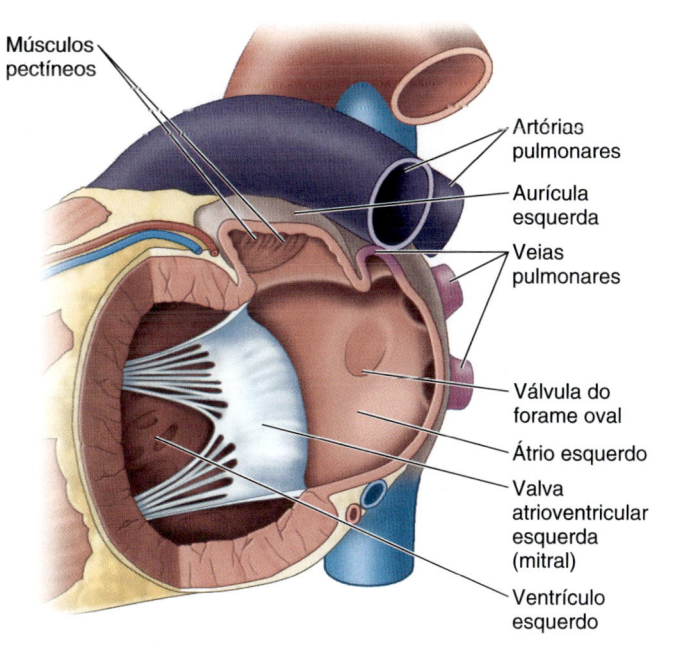

Figura 4.33 Interior do átrio esquerdo.

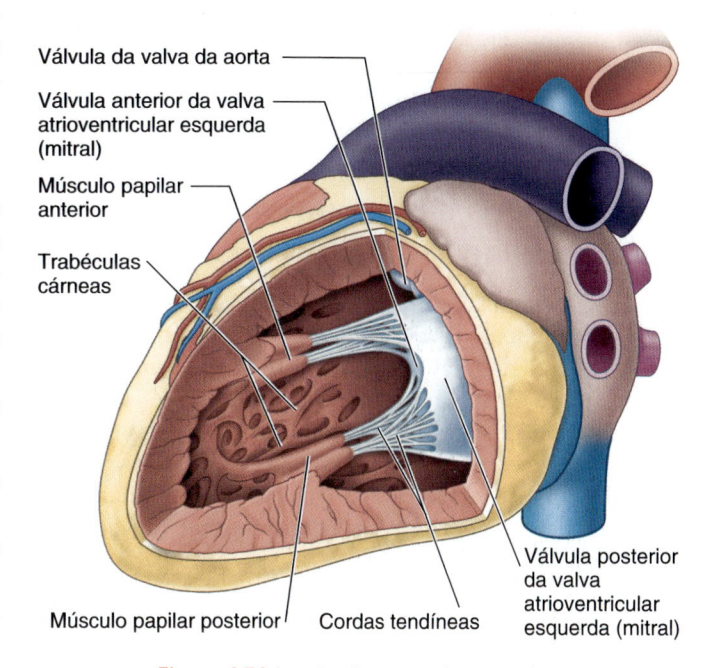

Figura 4.34 Interior do ventrículo esquerdo.

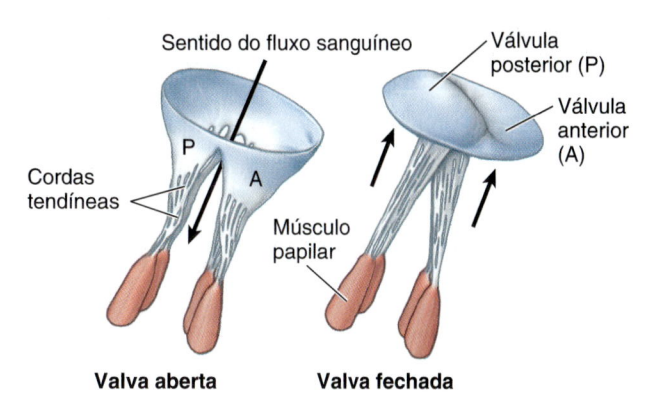

Figura 4.35 Valva atrioventricular esquerda (mitral).

no nível da quarta cartilagem costal. Cada uma de suas válvulas recebe cordas tendíneas provenientes de mais de um músculo papilar. Esses músculos e suas cordas tendíneas sustentam a valva atrioventricular esquerda, permitindo que as válvulas resistam à pressão desenvolvida durante as contrações (bombeamento) do ventrículo esquerdo. As cordas tendíneas tornam-se tensas, imediatamente antes e durante a sístole, impedindo que as válvulas sejam forçadas para dentro do átrio esquerdo. A **parte ascendente da aorta** começa no óstio da aorta.

A valva da aorta, de posição oblíqua, situa-se posteriormente ao lado esquerdo do esterno, no nível do terceiro espaço intercostal (ver Figura AS4.6). Os **seios da aorta** são os espaços na origem da parte ascendente da aorta, entre a parede dilatada do vaso e cada válvula (semilunar) da valva da aorta (Figura 4.36). O óstio da artéria coronária direita está no *seio da aorta direito*; o óstio da artéria coronária esquerda está no *seio da aorta esquerdo*; e não há nenhuma artéria que se origina do *seio da aorta posterior* (*não coronário*).

ANATOMIA CLÍNICA

Percussão do coração

A percussão define a densidade e o tamanho do coração. A técnica de percussão clássica consiste em criar uma vibração por meio de batidas leves no tórax com um dedo, enquanto se ouvem e percebem diferenças na condução das ondas sonoras. A percussão é realizada nos terceiro, quarto e quinto espaços intercostais a partir da linha axilar anterior esquerda até a linha axilar anterior direita. Normalmente, a percussão detecta mudanças do timpanismo até a macicez (devido à presença do coração) cerca de 6 cm lateralmente à margem esquerda do esterno. O tipo de som muda à medida que diferentes áreas do tórax são percutidas.

Defeitos dos septos atrial e ventricular

As anomalias congênitas do septo interatrial – habitualmente relacionadas com o fechamento incompleto do forame oval – consistem em *comunicação interatrial ou CIA* (Figura AC4.13A). Em 15 a 25% dos indivíduos, aparece uma abertura (defeito) do tamanho de uma sonda na parte superior da fossa oval. Em geral, essas pequenas CIA por si só não têm importância clínica; entretanto, as grandes CIA permitem que o sangue oxigenado proveniente dos pulmões seja desviado do átrio esquerdo para o átrio direito através do defeito, causando aumento do átrio e do ventrículo direito e dilatação do tronco pulmonar.

A parte membranácea do septo IV desenvolve-se separadamente da parte muscular e possui uma origem embriológica complexa. Em consequência, essa parte constitui o local comum de *comunicações interventriculares* ou CIV (ver Figura AC4.13B). Essas anomalias congênitas estão em primeiro lugar em todas as listas de defeitos cardíacos. As CIV isoladas são responsáveis por aproximadamente 25% de todas as formas de cardiopatia congênita (Moore et al., 2016). O tamanho do defeito varia de 1 a 25 mm. A CIV provoca desvio do sangue da esquerda para a direita através do defeito. Um grande desvio aumenta o fluxo sanguíneo pulmonar, causando doença pulmonar (*hipertensão* ou aumento da pressão arterial) e podendo provocar insuficiência cardíaca.

Trombos

Há formação de *trombos* (coágulos) nas paredes do átrio esquerdo em determinados tipos de doença cardíaca. Quando esses trombos se desprendem, ou pedaços se rompem, eles passam para a circulação sistêmica, causando oclusão de artérias periféricas. A oclusão de uma artéria no encéfalo resulta em *acidente vascular encefálico* (AVE), que pode afetar, por exemplo, a visão, a cognição, as funções motora ou sensitiva de partes do corpo anteriormente controladas pela área agora lesionada do encéfalo.

Valvopatia cardíaca

Os distúrbios que acometem as valvas do coração afetam a eficiência de bombeamento de sangue pelo coração. A *valvopatia cardíaca* provoca estenose (estreitamente) ou insuficiência. A *estenose* refere-se à incapacidade de uma valva de se abrir por completo, tornando o fluxo de sangue proveniente de uma câmara mais lento. Por outro lado, a *insuficiência* ou *regurgitação valvar* refere-se à incapacidade das valvas de se fechar por completo, habitualmente em consequência da formação de um nódulo (ou de tecido cicatricial e retração) nas válvulas, impedindo a união ou o alinhamento de suas margens. Isso permite o fluxo retrógrado de uma quantidade variável de sangue (dependendo da gravidade) para a câmara da qual acabou de

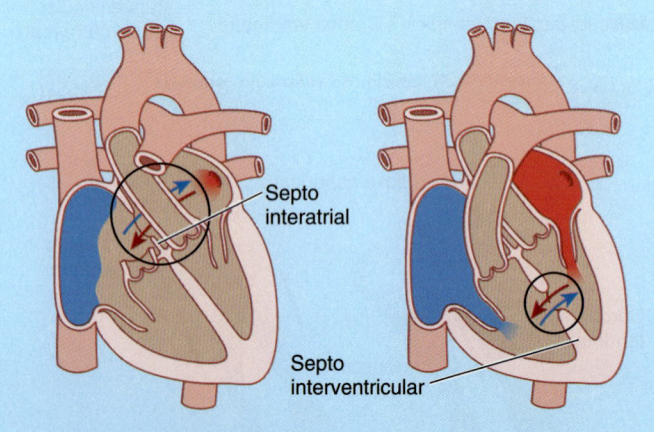

A. Comunicação interatrial (CIA)

B. Comunicação interventricular (CIV)

Figura AC4.13 Defeitos dos septos: comunicação interatrial e comunicação interventricular.

ser ejetado. Tanto a estenose quanto a insuficiência resultam em aumento da carga de trabalho para o coração. A restrição do fluxo sanguíneo de alta pressão (estenose) e a passagem de sangue através de um óstio estreito para um vaso ou uma câmara maior (estenose e regurgitação) produzem turbulência. A turbulência gera pequenos redemoinhos, que produzem vibrações audíveis como *sopros*. As sensações vibratórias superficiais – frêmitos – podem ser sentidas na pele sobre uma área de turbulência.

Como as valvopatias representam problemas mecânicos, as valvas cardíacas danificadas ou defeituosas são, com frequência, substituídas cirurgicamente em um procedimento denominado *valvoplastia*. Com mais frequência, são utilizadas próteses valvares artificiais feitas de materiais sintéticos nesses procedimentos de substituição valvar, porém são também utilizados xenoenxertos valvares (valvas transplantadas de outras espécies, como porcos).

O *prolapso da valva atrioventricular esquerda (mitral)* é uma insuficiência ou incompetência da valva, em que ambas as válvulas estão aumentadas, redundantes ou "frouxas", estendendo-se para dentro do átrio esquerdo durante a sístole. Em consequência, o sangue regurgita para dentro do átrio esquerdo quando o ventrículo esquerdo se contrai, produzindo um sopro característico.

A *estenose da valva da aorta* constitui a anormalidade valvar mais frequente e resulta em *hipertrofia ventricular esquerda*. A grande maioria dos casos de estenose da aorta resulta de calcificação degenerativa.

Na *estenose da valva do tronco pulmonar*, as válvulas da valva se fundem, formando uma cúpula com uma abertura central estreita. Na *estenose infundibular pulmonar*, o cone arterial está subdesenvolvido, produzindo uma restrição do fluxo de saída do ventrículo direito. O grau de hipertrofia do ventrículo direito é variável.

ANATOMIA DE SUPERFÍCIE

Coração

O coração e os grandes vasos estão localizados aproximadamente no meio do tórax, circundados lateral e posteriormente pelos pulmões e limitados, anteriormente, pelo esterno e pela parte central da caixa torácica (ver Figura AS4.5). O *contorno do coração* pode ser traçado na face anterior do tórax utilizando os seguintes pontos de referência:

- A *margem superior* corresponde a uma linha que liga a margem inferior da segunda cartilagem costal esquerda com a margem superior da terceira cartilagem costal direita
- A *margem direita* corresponde a uma linha traçada da terceira até a sexta cartilagem costal direita; a margem é ligeiramente convexa para a direita
- A *margem inferior* corresponde a uma linha traçada da extremidade inferior da margem direita até um ponto no quinto espaço intercostal, próximo à linha medioclavicular esquerda; a extremidade esquerda dessa linha corresponde à localização do ápice do coração e pulso apical
- A *margem esquerda* corresponde a uma linha que liga as extremidades esquerdas das linhas que representam as margens superior e inferior
- As valvas estão localizadas posteriormente ao esterno; entretanto, os sons produzidos por elas são projetados para os **focos de ausculta**: do tronco pulmonar, da aorta, atrioventricular esquerda (mitral) e atrioventricular direita (tricúspide) (Figuras AS4.6 e 4.7).

O *pulso apical* é um impulso que resulta do contato do ápice do coração forçado contra a parede torácica anterior quando o ventrículo esquerdo se contrai. A *localização do pulso apical* (área atrioventricular esquerda) varia de posição; pode estar situado no quarto ou quinto espaços intercostais, 6 a 10 cm distantes da linha mediana anterior no tórax.

O interesse dos profissionais de saúde na anatomia de superfície do coração e das valvas cardíacas resulta da necessidade de ouvir os sons das valvas individualmente. O sangue tende a conduzir o som no sentido do seu fluxo. Cada foco, embora sobreposto, está situado superficialmente à câmara ou ao vaso por onde o sangue passou e em alinhamento direto com o óstio da valva (ver Figuras AS4.6 e 4.7). Os sons que se originam das valvas são mais bem audíveis nos seguintes locais:

- Valva da aorta (A): segundo espaço intercostal voltado para o ápice do coração
- Valva do tronco pulmonar (P): segundo espaço intercostal esquerdo até a esquerda da margem do esterno
- Valva atrioventricular direita (T): próximo à margem esquerda do esterno
- Valva atrioventricular esquerda (M): ápice do coração no quinto espaço intercostal, na linha medioclavicular.

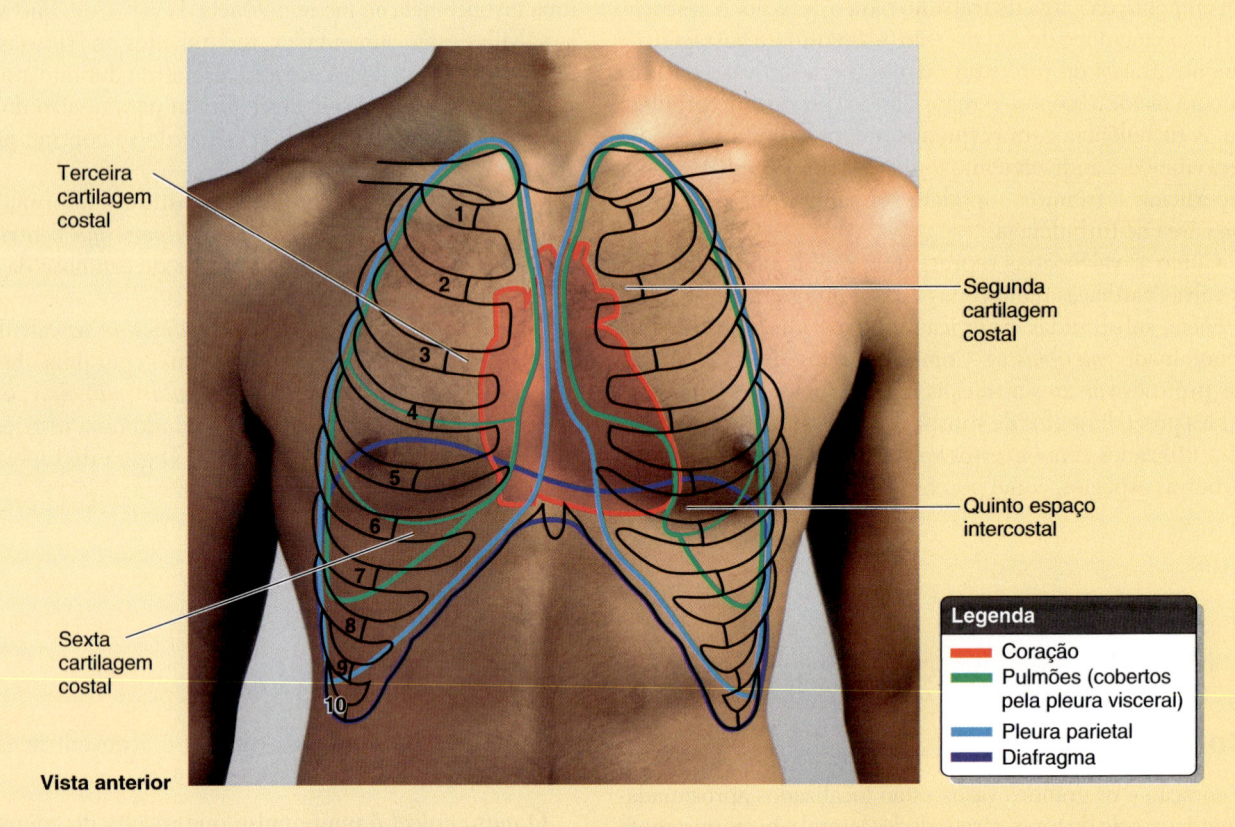

Figura AS4.6 Anatomia de superfície dos pulmões e do coração.

Legenda (AS4.6):
- Coração
- Pulmões (cobertos pela pleura visceral)
- Pleura parietal
- Diafragma

Rótulos: Terceira cartilagem costal; Segunda cartilagem costal; Quinto espaço intercostal; Sexta cartilagem costal; Vista anterior.

Legenda (AS4.7):
- Valva da aorta
- Valva do tronco pulmonar
- Valva atrioventricular direita (tricúspide)
- Valva atrioventricular esquerda (mitral)

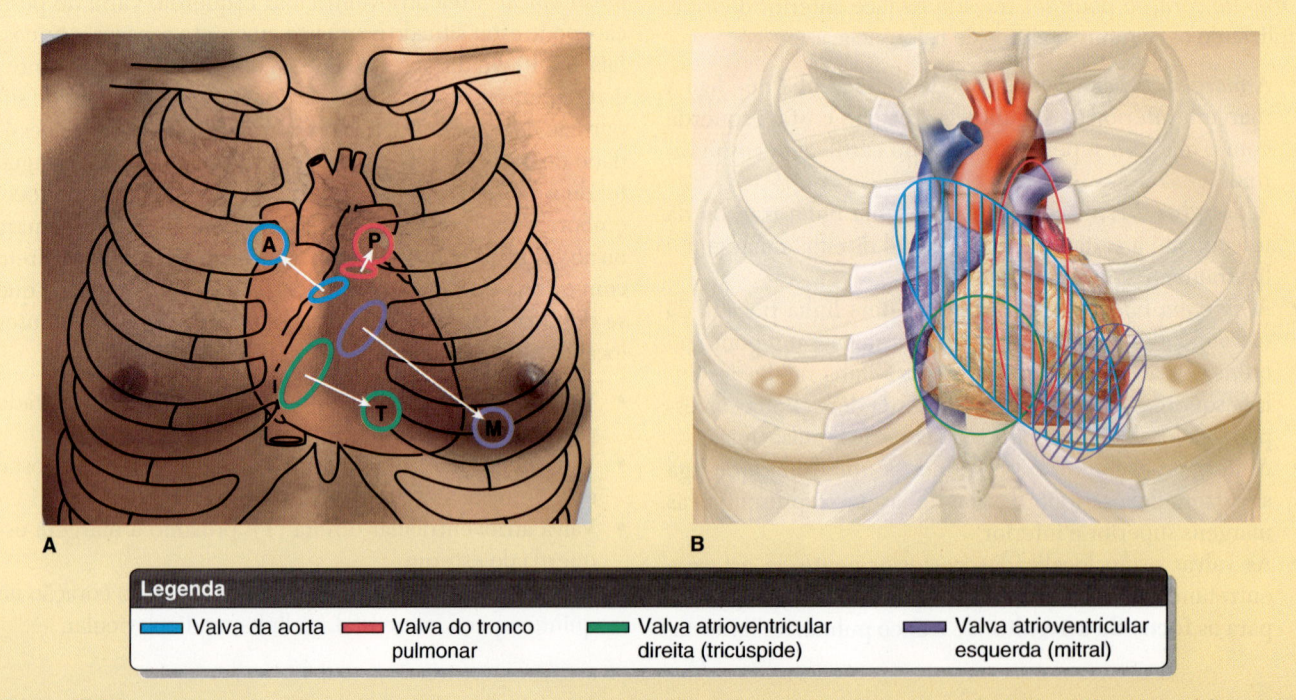

Figura AS4.7 Localização das valvas e focos de ausculta. A localização de cada valva está indicada por um *oval colorido*, e o foco de ausculta, por um *círculo* da mesma cor. A valva atrioventricular direita (tricúspide) (T) é *verde*, a valva atrioventricular esquerda (mitral) (M) é *roxa*, a valva do tronco pulmonar (P) é *rosa*, e a valva da aorta (A) é *azul*. O sentido do fluxo sanguíneo está indicado por *setas brancas*. (*continua*)

C. Valva da aorta

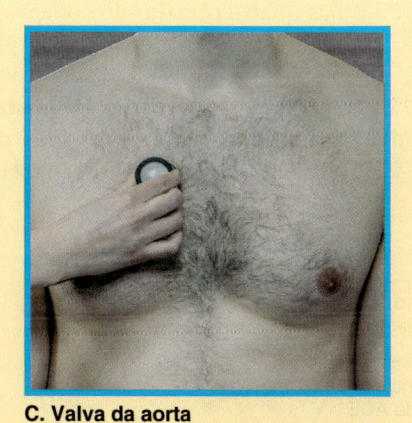

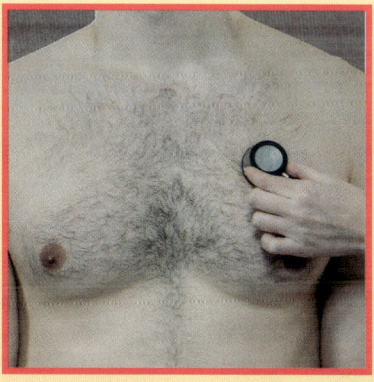

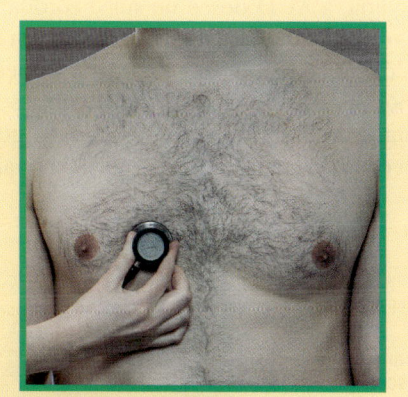

D. Valva do tronco pulmonar

E. Valva atrioventricular direita

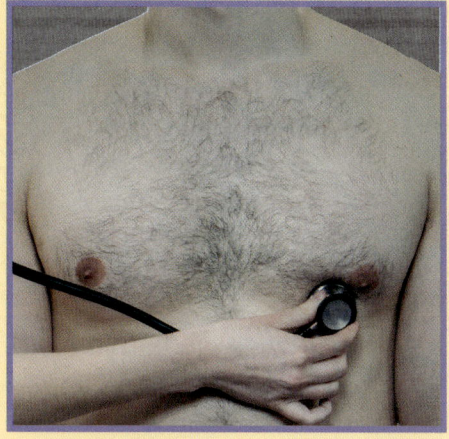

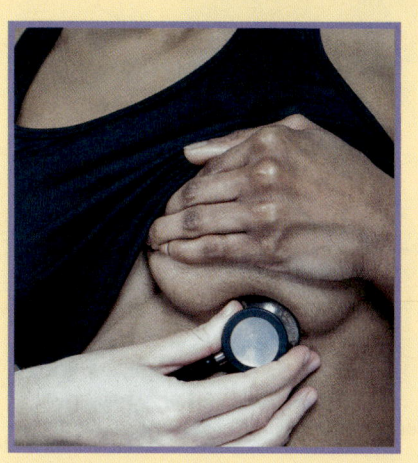

F. Valva atrioventricular esquerda: homem

G. Valva atrioventricular esquerda: mulher

Figura AS4.7 Localização das valvas e focos de ausculta. (*continuação*)

SUPRIMENTO ARTERIAL DO CORAÇÃO

As **artérias coronárias** irrigam o miocárdio e o epicárdio e seguem o seu trajeto imediatamente abaixo do epicárdio, normalmente envoltas na gordura subepicárdica. As artérias coronárias *direita* e *esquerda* originam-se dos seios da aorta correspondente, na porção proximal da parte ascendente da aorta (ver Figuras 4.36 e 4.37; Tabela 4.4), imediatamente superior à valva da aorta. O endocárdio recebe oxigênio e nutrientes diretamente das câmaras do coração.

A **artéria coronária direita (ACD)** origina-se do *seio da aorta direito* e segue o seu trajeto no sulco coronário. Próximo de sua origem, a ACD habitualmente emite um **ramo do nó sinoatrial (SA)** (ver Figura 4.37A), que irriga o *nó sinoatrial* (parte do complexo estimulante do coração). Em

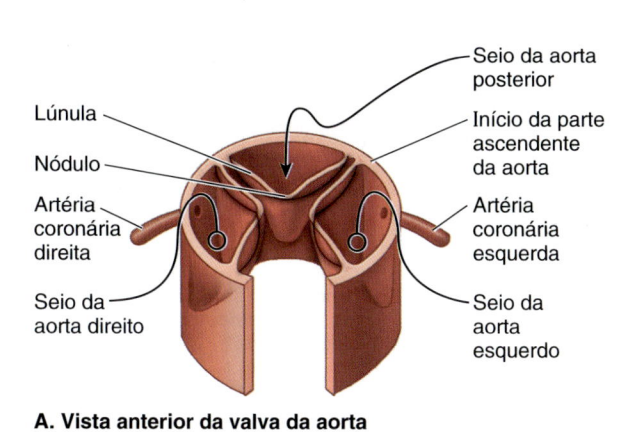

A. Vista anterior da valva da aorta

B. Valva fechada

Figura 4.36 Valva da aorta.

seguida, a ACD desce no sulco coronário e emite o **ramo marginal direito**, que irriga a margem direita do coração à medida que segue para o ápice do coração (sem alcançá-lo). Após emitir esse ramo, a ACD curva-se para a esquerda e continua no sulco coronário, na face posterior do coração. Na **cruz** do coração (ver Figura 4.39, mais adiante), a junção dos septos e das paredes das quatro câmaras do coração, a ACD dá origem ao ramo do nó atrioventricular (AV), que irriga o *nó AV* (parte do complexo estimulante do coração). Em seguida, a ACD dá origem ao grande **ramo IV posterior**, que desce no sulco IV posterior, em direção ao ápice do coração (ver Figura 4.37). O ramo IV posterior irriga ambos

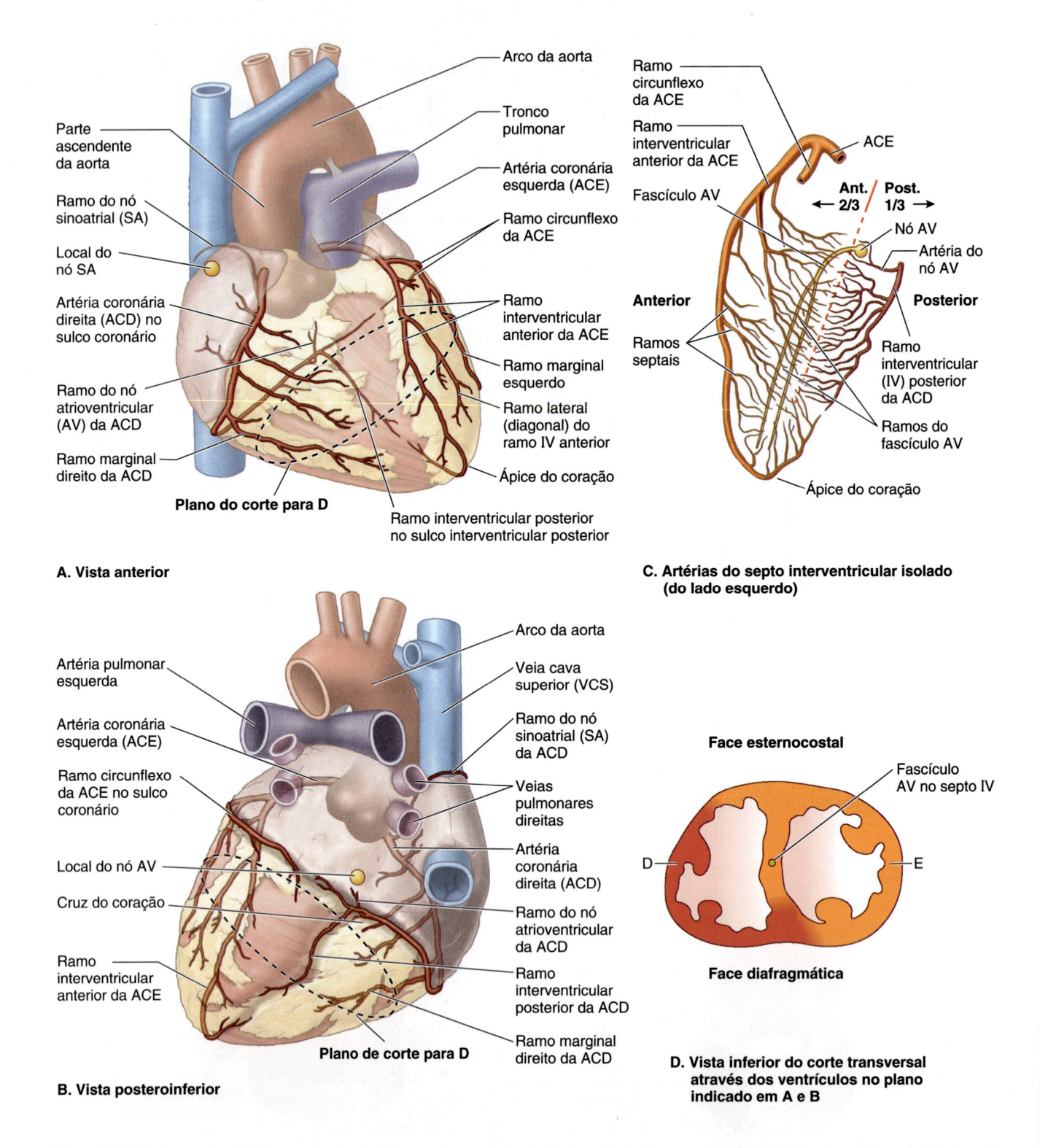

Figura 4.37 Suprimento arterial do coração. A e **B.** Padrão mais comum de distribuição da artéria coronária direita (ACD) e da artéria coronária esquerda (ACE). **C.** Artérias do septo interventricular. **D.** Um corte transversal dos ventrículos direito e esquerdo demonstra o padrão mais comum de distribuição da ACD (*vermelho*) e ACE (*laranja*).

Tabela 4.4 Suprimento arterial do coração.

Artéria/ramo	Origem	Trajeto	Distribuição	Anastomoses
Coronária direita	Seio da aorta direito	Segue o sulco coronário (AV) entre os átrios e os ventrículos	Átrio direito, nós SA e AV e parte posterior do septo IV	Ramos circunflexo e IV anterior (artéria coronária esquerda)
Nó SA	Artéria coronária direita próximo à sua origem (em 60%)	Ascende para o nó SA	Tronco pulmonar e nó SA	
Marginal direito	Artéria coronária direita	Passa para a margem inferior e ápice do coração	Ventrículo direito e ápice do coração	Ramos IV
IV posterior	Artéria coronária direita (em 67%)	Segue no sulco IV posterior até o ápice do coração	Ventrículos direito e esquerdo e terço posterior do septo	Ramos IV anteriores da artéria coronária esquerda (no ápice)
Nó AV	Artéria coronária direita próximo à origem do ramo IV posterior	Passa para o nó AV	Nó AV	
Coronária esquerda	Seio da aorta esquerdo	Segue no sulco AV e emite os ramos IV anterior e circunflexo	A maior parte do átrio e ventrículo esquerdos, septo IV e fascículos AV; pode suprir o nó AV	Artéria coronária direita
IV anterior (DAE)[a]	Artéria coronária esquerda	Passa ao longo do sulco IV anterior para o ápice do coração	Ventrículos direito e esquerdo; dois terços anteriores do septo IV	Ramo IV posterior da artéria coronária esquerda
Circunflexo	Artéria coronária esquerda	Passa para a esquerda no sulco AV e segue até a face posterior do coração	Átrio e ventrículo esquerdos	Artéria coronária direita
Marginal esquerdo	Ramo circunflexo	Segue a margem esquerda do coração	Ventrículo esquerdo	Ramos IV
IV posterior	Artéria coronária esquerda (em 33%)	Segue no sulco IV posterior até o ápice do coração	Terço posterior direito e esquerdo do septo IV	Ramo IV anterior da artéria coronária esquerda

[a]Os médicos continuam utilizando DAE, a abreviatura do termo "artéria descendente anterior esquerda".
AV, atrioventricular; *IV*, interventricular; *DAE*, artéria descendente anterior esquerda; *SA*, sinoatrial.

os ventrículos e envia **ramos interventriculares septais** perfurantes para o septo interventricular (IV). O ramo terminal (ventricular esquerdo) da ACD continua em seguida por uma curta distância no sulco coronário. Normalmente, a ACD irriga:

- O átrio direito
- A maior parte do ventrículo direito
- Parte do ventrículo esquerdo (face diafragmática)
- Parte do septo IV (habitualmente o terço posterior)
- O nó SA (em aproximadamente 60% dos indivíduos)
- O nó AV (em aproximadamente 80% dos indivíduos).

A **artéria coronária esquerda (ACE)** origina-se do *seio da aorta esquerdo* da parte ascendente da aorta e passa entre a aurícula esquerda e o lado esquerdo do tronco pulmonar, no sulco coronário. Em aproximadamente 40% dos indivíduos, o ramo do nó SA origina-se do ramo circunflexo da ACE e ascende na face posterior do átrio esquerdo até o nó SA.

Na extremidade esquerda do sulco coronário, localizado imediatamente à esquerda do tronco pulmonar (ver Figura 4.37), a ACE divide-se em dois ramos: um *ramo interventricular (IV) anterior* (ramo descendente anterior esquerdo [DAE]) e um *ramo circunflexo*. O **ramo IV anterior da ACE** segue ao longo do sulco IV em direção ao ápice do coração. Nesse local, curva-se em torno da margem inferior do coração e faz anastomose com o ramo IV posterior da ACD. O Ramo IV anterior irriga ambos os ventrículos e o septo IV (ver Figura 4.37C).

Em muitas pessoas, o ramo IV anterior dá origem a um **ramo lateral (diagonal)**, que desce na face anterior do coração. O **ramo circunflexo da ACE**, menor, segue o sulco coronário em torno da margem esquerda do coração até a face posterior. O **ramo marginal esquerdo**, um ramo do ramo circunflexo, segue a margem esquerda do coração e irriga o ventrículo esquerdo. O ramo circunflexo da ACE termina no sulco coronário, na face posterior do coração, antes de alcançar a cruz do coração. Todavia, em cerca de um terço dos indivíduos, ele continua como ramo IV posterior. Normalmente, a ACE irriga:

- O átrio esquerdo
- A maior parte do ventrículo esquerdo
- Parte do ventrículo direito
- A maior parte do septo IV (habitualmente nos dois terços anteriores), incluindo o fascículo AV do complexo estimulante do coração, através de seus ramos IV septais perfurantes
- O nó SA (em aproximadamente 40% dos indivíduos).

DRENAGEM VENOSA DO CORAÇÃO

O coração é drenado principalmente por veias que desembocam no seio coronário e, parcialmente, por pequenas veias que desembocam diretamente nas câmaras do coração. O **seio coronário**, que é a principal veia do coração, é um canal venoso amplo, que segue o seu trajeto da esquerda para a direita na parte posterior do sulco coronário. O seio coronário recebe a **veia cardíaca magna** em sua extremidade esquerda e as **veia interventricular posterior** e **veia cardíaca parva** na sua extremidade direita. A **veia ventricular esquerda posterior** e a **veia marginal esquerda** também se abrem no seio coronário. As pequenas **veias anteriores do ventrículo direito**, provenientes do miocárdio do ventrículo direito, desembocam diretamente no átrio direito (Figura 4.38). As **veias cardíacas mínimas** são vasos minúsculos que começam nos leitos capilares do miocárdio e que se abrem diretamente nas câmaras do coração, principalmente nos átrios. Apesar de serem denominadas veias, são comunicações desprovidas de válvulas com os leitos capilares do miocárdio, que podem conduzir o sangue das câmaras do coração para o miocárdio.

DRENAGEM LINFÁTICA DO CORAÇÃO

Os vasos linfáticos no miocárdio e no tecido conjuntivo subendocárdico passam para o *plexo linfático subepicárdico*. Os vasos provenientes desse plexo passam para o sulco coronário e acompanham as artérias coronárias. Um único vaso linfático, formado pela união de diversos vasos provenientes do coração, ascende entre o tronco pulmonar e o átrio esquerdo e termina nos *linfonodos traqueobronquiais inferiores*, habitualmente do lado direito (ver Figura 4.22C).

COMPLEXO ESTIMULANTE DO CORAÇÃO | SISTEMA DE CONDUÇÃO CARDÍACO

O complexo estimulante do coração, que coordena o **ciclo cardíaco**, consiste em células musculares cardíacas e fibras de condução altamente especializadas para iniciar os impulsos e conduzi-los rapidamente pelo coração (Figura 4.39). O *tecido nodal* inicia o batimento cardíaco e coordena as contrações das quatro câmaras do coração. O **nó SA** inicia e regula os impulsos para a contração, emitindo um impulso aproximadamente 70 vezes por minuto na maioria das pessoas. O nó SA, o *marca-passo do coração*, é de localização anteromedial, imediatamente abaixo do epicárdio, na junção da VCS com o átrio direito, próximo à extremidade superior

Figura 4.38 Veias cardíacas.

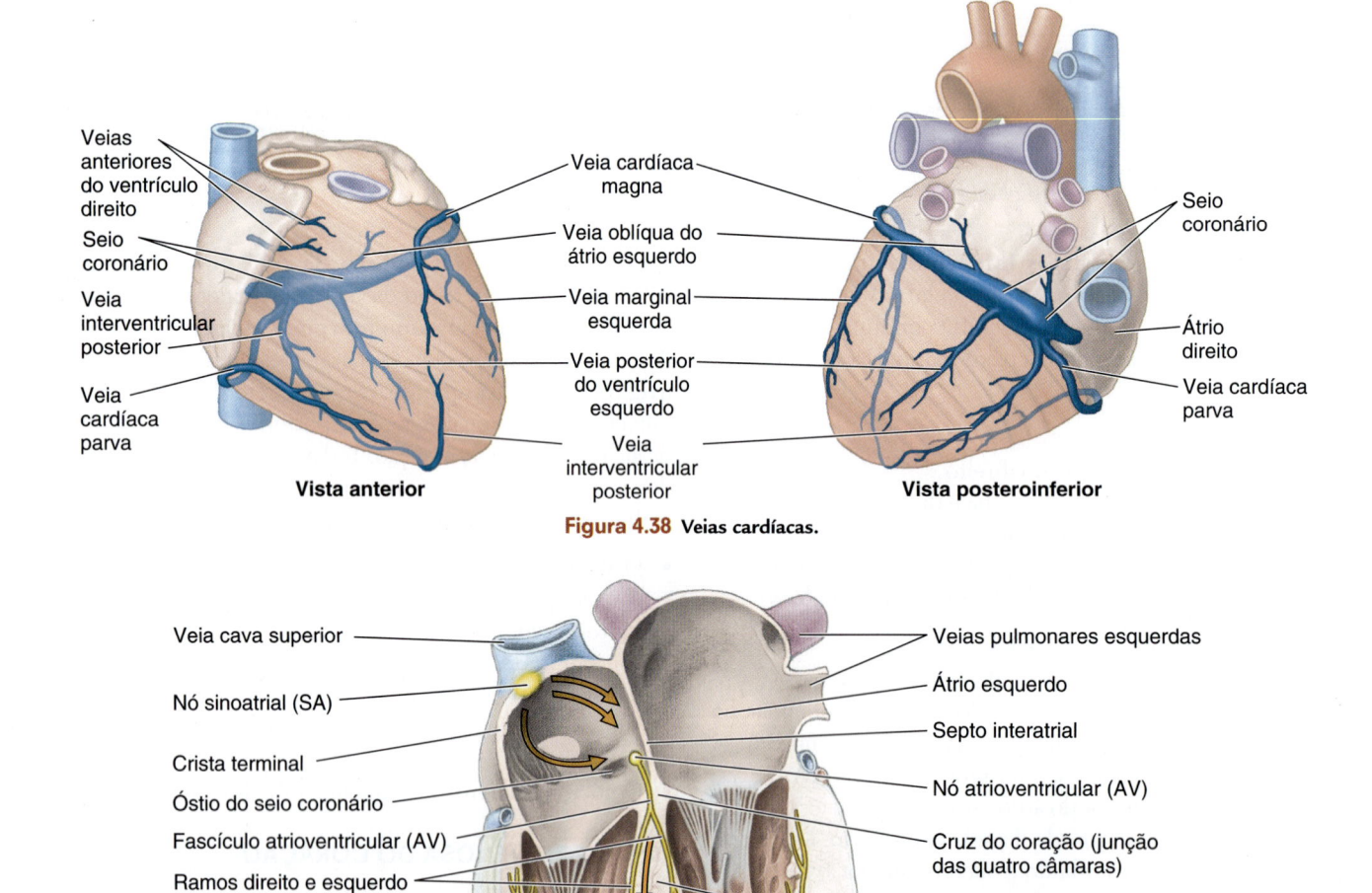

Figura 4.39 Complexo estimulante do coração (sistema de condução cardíaco). Os impulsos (*setas*) iniciados no nó sinoatrial (SA) são propagados através da musculatura atrial até o nó atrioventricular (AV) e, em seguida, através do fascículo AV e seus ramos até o miocárdio.

do sulco terminal. O **nó AV** é uma coleção menor de tecido nodal, que se localiza na região posteroinferior do septo interatrial, próximo ao óstio do seio coronário. O sinal gerado pelo nó SA passa através das paredes do átrio direito, propagado pelo músculo cardíaco (condução miogênica), que transmite o sinal rapidamente do nó SA para o nó AV. Em seguida, o nó AV distribui o sinal para os ventrículos por meio do *fascículo AV*. A estimulação simpática acelera a condução, enquanto a estimulação parassimpática a diminui.

O **fascículo AV (feixe de His)**, que representa a única ponte de condução entre o miocárdio atrial e ventricular, segue a partir do nó AV através do esqueleto fibroso do coração e ao longo da parte membranácea do septo IV. Na junção das partes membranácea e muscular do septo, o fascículo AV divide-se em **ramos direito** e **esquerdo**. Os fascículos prosseguem de cada lado do septo IV muscular, abaixo do endocárdio e, em seguida, ramificam-se em **ramos subendocárdicos** (*fibras de Purkinje*), que se estendem nas paredes dos respectivos ventrículos. Os ramos subendocárdicos do ramo direito estimulam o músculo do septo IV, o músculo papilar anterior (por meio da trabécula septomarginal) e a parede do ventrículo direito. Os ramos subendocárdicos do ramo esquerdo estimulam o septo IV, os músculos papilares anterior e posterior e a parede do ventrículo esquerdo.

Segue-se um breve resumo do complexo estimulante do coração:

- O nó SA inicia um impulso, que é conduzido para as fibras musculares cardíacas nos átrios, causando a sua contração
- O impulso propaga-se por condução miogênica, que transmite o impulso do nó SA para o nó AV
- O sinal é distribuído a partir do nó AV por meio do fascículo AV e dos ramos direito e esquerdo, que seguem de cada lado do septo IV para fornecer ramos subendocárdicos para os músculos papilares e as paredes dos ventrículos.

INERVAÇÃO DO CORAÇÃO

O coração é inervado por fibras nervosas autônomas provenientes dos **plexos cardíacos** superficial e profundo (ver Figura 4.22D). Essas redes nervosas situam-se anteriormente à bifurcação da traqueia e posteriormente à parte ascendente da aorta. O **suprimento simpático do coração** provém das fibras pré-sinápticas com corpos celulares localizados nas colunas intermédias (cornos laterais) dos cinco ou seis segmentos torácicos superiores da medula espinal e das fibras simpáticas pós-sinápticas com corpos celulares nos gânglios paravertebrais cervical e torácico superior dos troncos simpáticos. As fibras pós-sinápticas terminam nos nós SA e AV e, em relação às terminações das fibras parassimpáticas, nas artérias coronárias. A estimulação simpática do tecido nodal aumenta a frequência cardíaca e a força das contrações do coração. A estimulação simpática produz (indiretamente) dilatação das artérias coronárias por meio de inibição de sua constrição. Isso fornece mais oxigênio e nutrientes ao miocárdio durante períodos de atividade aumentada.

O **suprimento parassimpático do coração** provém das fibras pré-sinápticas dos *nervos vagos* (NC X). Os corpos celulares das fibras parassimpáticas pós-sinápticas (gânglios intrínsecos) estão localizados próximos aos nós SA e AV e ao longo das artérias coronárias. A estimulação parassimpática diminui a frequência cardíaca, reduz a força da contração e provoca constrição das artérias coronárias, poupando energia entre períodos de demanda aumentada.

CICLO CARDÍACO

O **ciclo cardíaco** descreve o movimento completo do coração ou batimento cardíaco e inclui o período que se estende do início de um batimento cardíaco até o início do próximo batimento. A ação de bombeamento sincrônico das duas bombas AV do coração (câmaras direita e esquerda) constitui o ciclo cardíaco.

Os átrios (as câmaras de recepção) bombeiam sangue acumulado rapidamente para dentro dos ventrículos (as câmaras de ejeção). O coração direito (*azul*) é a bomba para a circulação pulmonar; o coração esquerdo (*vermelho*) é a bomba para a circulação sistêmica (Figura 4.40). O ciclo começa com um período de alongamento e enchimento ventriculares (**diástole**) e termina com um período de contração e esvaziamento ventriculares (**sístole**). Duas *bulhas cardíacas*, resultantes do fechamento das valvas, podem ser ouvidas com o estetoscópio: um som *tum* quando o sangue é transferido dos átrios para os ventrículos e um som *tá*, quando os ventrículos se contraem e ejetam o sangue do coração (Figura 4.41). As bulhas cardíacas são produzidas pelo estalido do fechamento das valvas unilaterais, que normalmente impedem o fluxo retrógrado do sangue durante as contrações do coração.

Quando os ventrículos se contraem, eles produzem um movimento de torção. Inicialmente, esse movimento ejeta o sangue dos ventrículos, estreitando inicialmente e encurtando em seguida o coração, reduzindo o volume das câmaras ventriculares. A contração sequencial contínua alonga o coração, seguida de alargamento à medida que o miocárdio relaxa rapidamente, aumentando o volume das câmaras para puxar o sangue dos átrios.

ESQUELETO CARDÍACO

As fibras musculares estão fixadas ao **esqueleto fibroso do coração** (ver Figura 4.41). O arcabouço fibroso de colágeno denso forma quatro **anéis fibrosos**, que circundam os óstios das valvas. Os **trígonos fibrosos** direito e esquerdo conectam os anéis e as partes membranáceas dos septos interatrial e IV. O esqueleto fibroso do coração:

- Mantém os óstios das valvas AV e válvulas semilunares abertos e impede que sejam excessivamente distendidos pelo volume de sangue bombeado através deles
- Fornece fixações para as válvulas das valvas
- Fornece inserção para o miocárdio
- Forma um "isolante" elétrico, separando os impulsos conduzidos de forma mioentérica dos átrios e dos ventrículos, de modo que possam se contrair independentemente, e circundando e fornecendo passagem para a parte inicial do fascículo AV.

ANATOMIA CLÍNICA

Doença arterial coronariana ou coronariopatia

A *doença arterial coronariana* (*DAC*) constitui uma das principais causas de morte. Possui muitas causas, todas as quais resultando em redução do suprimento sanguíneo para o tecido miocárdico vital.

Infarto agudo do miocárdio

Com a oclusão súbita de uma grande artéria por um êmbolo, a região do miocárdio irrigada pelo vaso ocluído sofre *infarto* (fica praticamente sem sangue) e *necrose* (morte patológica do tecido). Os três locais mais comuns de oclusão das artérias coronárias são: (1) o ramo IV anterior (DAE) da artéria coronária esquerda (ACE) (40 a 50%), (2) a artéria coronária direita (ACD) (30 a 40%) e (3) o ramo circunflexo da ACE (15 a 20%) (Figura AC4.14).

A área do miocárdio que sofreu necrose constitui um *infarto agudo do miocárdio* (*IAM*). A causa mais comum de *cardiopatia isquêmica* consiste em insuficiência coronariana em consequência de aterosclerose.

Aterosclerose coronariana

O *processo aterosclerótico*, que se caracteriza por depósitos de lipídios na túnica íntima (túnica de revestimento) das artérias coronárias, começa durante o início da vida adulta e leva lentamente à estenose dos lumens das artérias (Figura AC4.15). A insuficiência do suprimento sanguíneo para o coração (*isquemia miocárdica*) pode resultar em IAM.

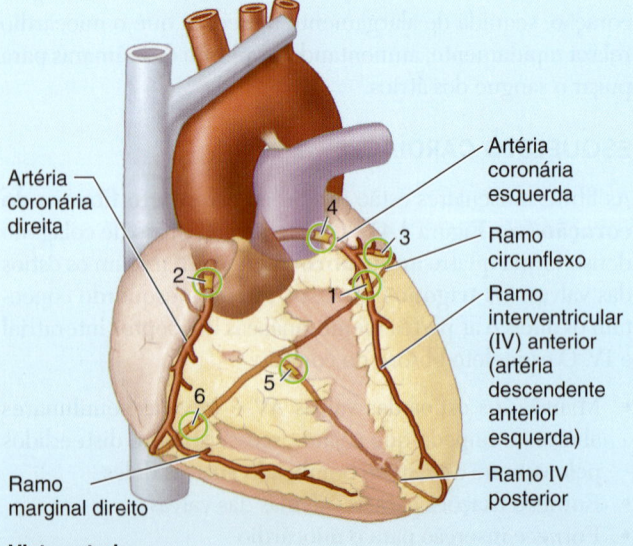

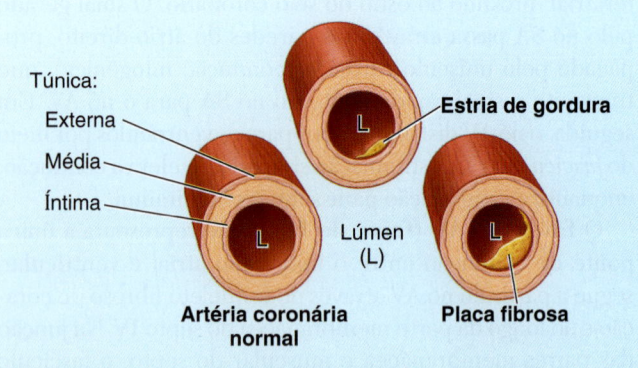

Figura AC4.15 Estágios de desenvolvimento da aterosclerose em uma artéria coronária.

Cirurgia de revascularização do miocárdio

Os pacientes com obstrução da circulação coronariana e *angina de peito* (dor cardíaca) grave podem ser submetidos a uma cirurgia de *revascularização do miocárdio*. Um segmento de uma artéria ou veia é unido à parte ascendente da aorta ou à parte proximal de uma artéria coronária e, em seguida, à artéria coronária distalmente à estenose (Figura AC4.16). A veia safena magna é comumente utilizada para a cirurgia de revascularização do miocárdio, visto que ela (1) apresenta um diâmetro igual ou maior que o das artérias coronárias, (2) pode ser facilmente dissecada do membro inferior, e (3) oferece partes relativamente longas com ocorrência mínima de válvulas e ramificações. A inversão do segmento implantado da veia pode anular o efeito de uma válvula, se houver necessidade de utilizar um segmento com válvula. O uso da artéria radial na cirurgia de revascularização

Vista anterior
Os locais 1 a 3 representam pelo menos 85% de todas as oclusões

Figura AC4.14 Locais de oclusão das artérias coronárias por ordem de frequência (1 a 6).

Vista anterior
Revascularização em três artérias coronárias

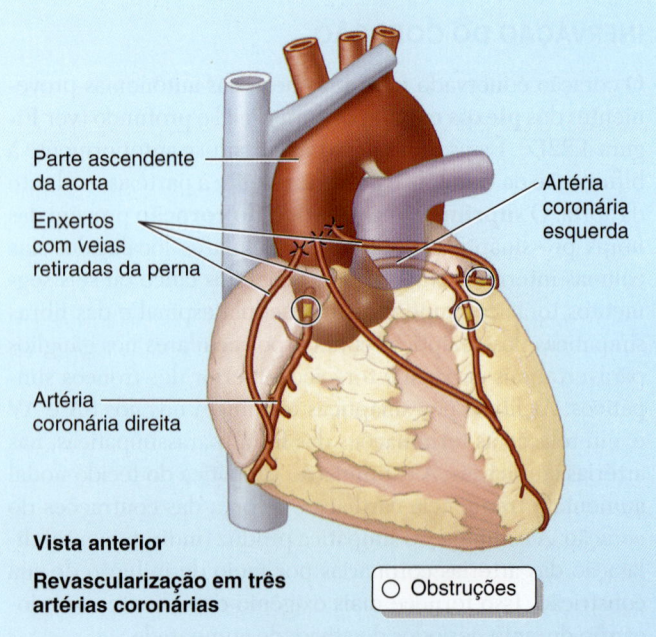

Figura AC4.16 Revascularização do miocárdio em três artérias coronárias.

tornou-se cada vez mais comum. O enxerto desvia o sangue da aorta para uma *artéria coronária estenosada*, de modo a aumentar o fluxo distal à obstrução. A revascularização do miocárdio também pode ser obtida por anastomose cirúrgica de uma artéria torácica interna com uma artéria coronária. No laboratório de anatomia, é comum encontrar corações com revascularização durante as dissecções.

Angioplastia coronariana

Os cardiologistas e radiologistas intervencionistas realizam *angioplastia coronária transluminal percutânea*, que consiste em introduzir na artéria coronária obstruída um cateter com um pequeno balão inflável fixado à sua extremidade (Figura AC4.17). Quando o cateter alcança a obstrução, o balão é inflado, achatando a placa aterosclerótica contra a parede do vaso, o qual é distendido para aumentar o tamanho do lúmen, melhorando, assim, o fluxo sanguíneo. Em outros casos, injeta-se *tromboquinase* pelo cateter; essa enzima dissolve ou reduz o coágulo sanguíneo. Após dilatação do vaso, pode-se introduzir um *stent* (endoprótese) *intravascular* para manter a dilatação. Esses procedimentos estão substituindo com frequência cada vez maior os procedimentos de revascularização miocárdica que exigem cirurgia aberta.

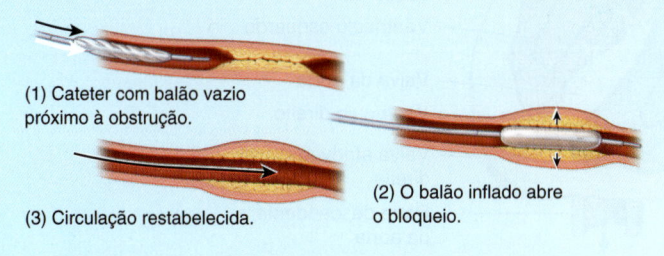

Figura AC4.17 Angioplastia transluminal percutânea.

Variações das artérias coronárias

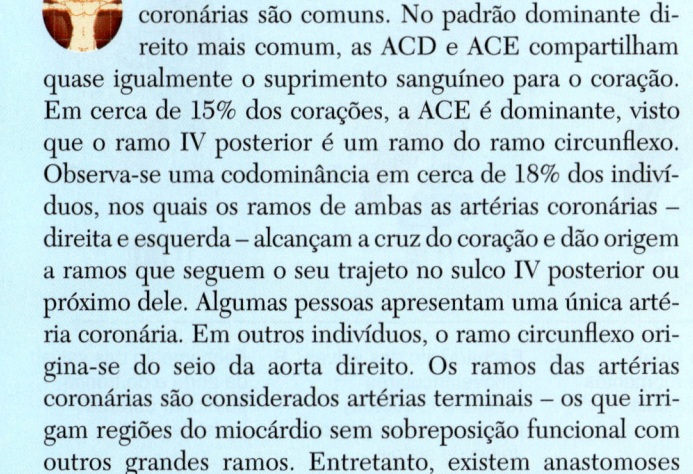

As variações nos padrões de ramificação das artérias coronárias são comuns. No padrão dominante direito mais comum, as ACD e ACE compartilham quase igualmente o suprimento sanguíneo para o coração. Em cerca de 15% dos corações, a ACE é dominante, visto que o ramo IV posterior é um ramo do ramo circunflexo. Observa-se uma codominância em cerca de 18% dos indivíduos, nos quais os ramos de ambas as artérias coronárias – direita e esquerda – alcançam a cruz do coração e dão origem a ramos que seguem o seu trajeto no sulco IV posterior ou próximo dele. Algumas pessoas apresentam uma única artéria coronária. Em outros indivíduos, o ramo circunflexo origina-se do seio da aorta direito. Os ramos das artérias coronárias são considerados artérias terminais – os que irrigam regiões do miocárdio sem sobreposição funcional com outros grandes ramos. Entretanto, existem anastomoses entre pequenos ramos das artérias coronárias. Na maioria dos corações, existe provavelmente o potencial para o desenvolvimento de circulação colateral.

Ecocardiografia

A *ecocardiografia* é um método de registro gráfico da posição e do movimento do coração por meio de eco obtido a partir de feixes de ondas ultrassônicas direcionadas através do tórax (Figura AC4.18). Essa técnica tem a capacidade de detectar uma pequena quantidade de apenas 20 mℓ de líquido na cavidade do pericárdio, como a que ocorre em consequência de derrame pericárdico. A *ecocardiografia com Doppler* é uma técnica que demonstra e registra o fluxo de sangue pelo coração e pelos grandes vasos por US Doppler, tornando-a particularmente útil no diagnóstico e na análise de problemas com o fluxo sanguíneo através do coração, como defeitos dos septos, bem como na detecção de estenose e regurgitação valvares, particularmente do lado esquerdo do coração.

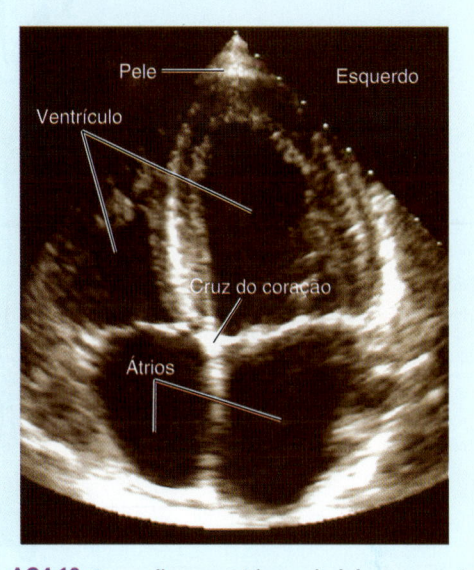

Figura AC4.18 Ecocardiograma. Vista apical das quatro câmaras.

Dor referida cardíaca

O coração é insensível ao toque, corte, frio e calor; entretanto, a isquemia e o acúmulo de produtos metabólicos estimulam as terminações nervosas para dor no miocárdio. As fibras aferentes da dor seguem um trajeto central nos nervos cardíacos cervicais médio e inferior e, em particular, nos ramos cardíacos torácicos do tronco simpático. Os axônios desses neurônios sensitivos primários penetram nos segmentos T1 a T4 ou T5 da medula espinal, particularmente no lado esquerdo. A dor referida cardíaca é um fenômeno pelo qual estímulos nocivos que se originam no coração são percebidos pelo indivíduo como dor que se origina de uma parte superficial do corpo – por exemplo, a pele na face medial do membro superior esquerdo. A dor visceral é transmitida por fibras aferentes viscerais que acompanham as fibras simpáticas e é normalmente referida para estruturas somáticas ou áreas, como o membro superior, que possuem fibras aferentes com corpos celulares no mesmo gânglio espinal e prolongamentos centrais que entram na medula espinal por meio das mesmas raízes posteriores.

Lesão do complexo estimulante do coração

A lesão do complexo estimulante do coração, que frequentemente resulta de isquemia causada por *DAC*, produz distúrbios na contração do músculo cardíaco. Como o ramo IV anterior (DAE) irriga o fascículo AV na maioria das pessoas, e como os ramos da ACD suprem tanto o nó SA quanto o nó AV, partes do complexo estimulante do coração tendem a ser afetadas pela sua oclusão. O dano ao nó AV ou ao fascículo resulta em *bloqueio atrioventricular*, visto que a excitação atrial não alcança os ventrículos. Em consequência, os ventrículos começam a sofrer contração independentemente de sua própria frequência (25 a 30 vezes por minuto), que é menor do que a frequência normal mais baixa de 40 a 45 vezes por minuto. A lesão de um dos ramos provoca *bloqueio de ramo*, em que a excitação passa ao longo do ramo não afetado e produz uma sístole de tempo normal apenas daquele ventrículo. Em seguida, o impulso propaga-se para o outro ventrículo, produzindo uma contração assincrônica tardia.

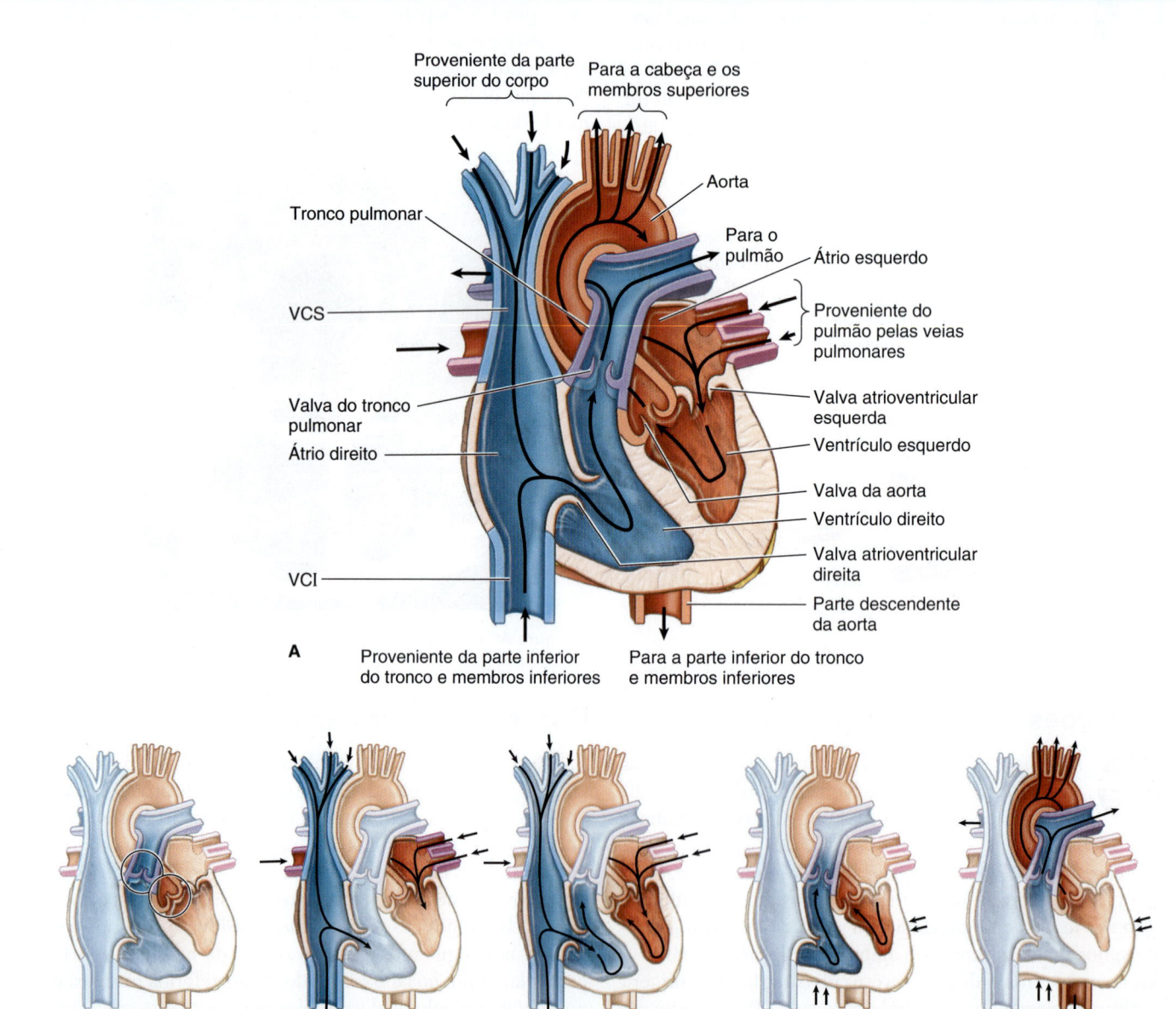

Figura 4.40 Ciclo cardíaco. O lado direito (*lado azul*) é a bomba para a circulação pulmonar; o coração esquerdo (*lado vermelho*) é a bomba para a circulação sistêmica. *VIC*, veia cava inferior; *VCS*, veia cava superior.

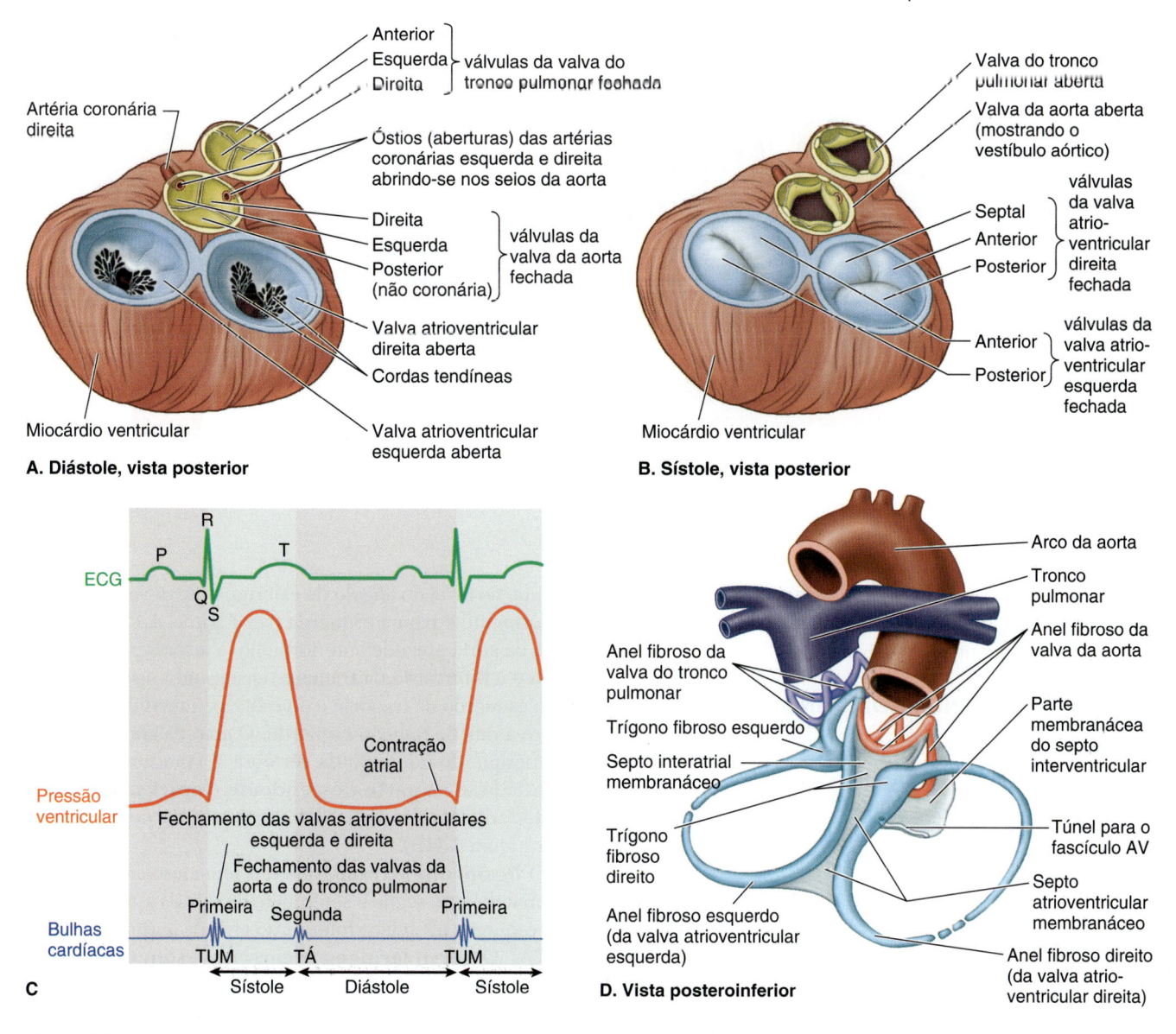

Figura 4.41 Valvas do coração durante a diástole e a sístole e contorno do esqueleto cardíaco. **A.** Diástole ventricular. **B.** Sístole ventricular. **C.** Correlação da pressão ventricular, eletrocardiograma (ECG) e sons cardíacos. **D.** Esqueleto cardíaco. *AV*, atrioventricular; *IV*, interventricular.

Mediastino superior

O *mediastino superior* situa-se acima do plano transverso do tórax, que passa através do ângulo do esterno e da junção (disco IV) das vértebras T IV e T V. Em sentido anterior para posterior, **as principais estruturas do mediastino superior são as seguintes** (Figuras 4.42 e 4.43):

- O timo, um órgão linfoide primário
- Os grandes vasos relacionados com o coração e o pericárdio
  - Veias braquiocefálicas
  - Parte superior da VCS
  - Bifurcação do tronco pulmonar e raízes das artérias pulmonares
  - Arco da aorta e raízes de seus principais ramos
    - Tronco braquiocefálico
    - Artéria carótida comum esquerda
    - Artéria subclávia esquerda
- Nervos vago e frênico
- Plexo cardíaco de nervos
- Nervo laríngeo recorrente esquerdo
- Traqueia
- Esôfago
- Ducto torácico.

TIMO

O **timo**, que é um órgão linfoide, está localizado na parte inferior do pescoço e na parte anterior do mediastino superior. Situa-se posteriormente ao manúbrio do esterno e estende-se para dentro do mediastino anterior, anteriormente ao pericárdio. Depois da puberdade, o timo sofre involução gradual e é substituído, em grande parte, por gordura. O rico *suprimento arterial* provém principalmente dos ramos intercostais anteriores e mediastinais das artérias torácicas internas. As **veias do timo** terminam nas veias braquiocefálica esquerda,

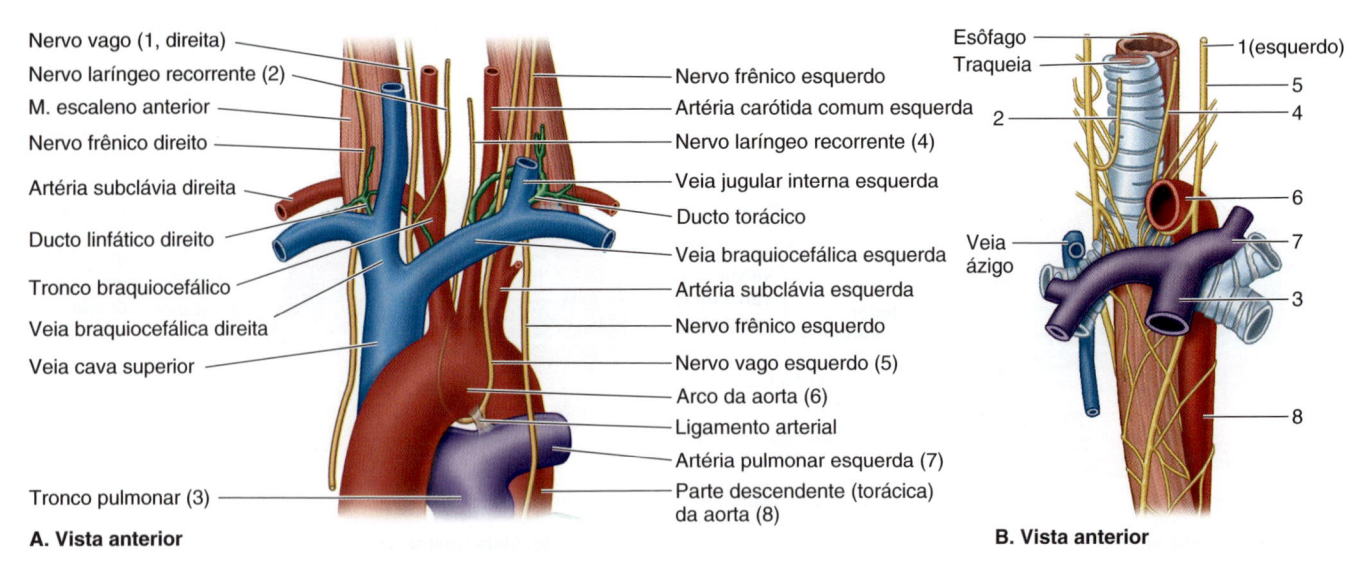

Figura 4.42 Grandes vasos e nervos. **A.** Vasos na parte inferior do pescoço e no mediastino superior. **B.** Relações dos nervos com a traqueia, o esôfago e a veia ázigo.

torácica interna e tireóidea inferior. Os **vasos linfáticos do timo** terminam nos linfonodos paraesternais, braquiocefálicos e traqueobronquiais (ver Figura 4.22C).

GRANDES VASOS NO MEDIASTINO

As *veias braquiocefálicas* formam-se posteriormente às articulações esternoclaviculares pela união das veias jugular interna e subclávia (ver Figuras 4.42 e 4.43). No nível da margem inferior da primeira cartilagem costal direita, as veias braquiocefálicas unem-se para formar a VCS. A **veia braquiocefálica esquerda** tem mais do que o dobro do comprimento da veia braquiocefálica direita, visto que ela segue o seu trajeto do lado esquerdo para o direito, passando anteriormente às raízes dos três principais ramos do arco da aorta. Transporta o sangue da cabeça, do pescoço e do membro superior esquerdo para o átrio direito. A origem da **veia braquiocefálica direita** resulta da união das veias jugular interna e subclávia direitas, formando o **ângulo venoso direito**, que recebe a linfa do ducto linfático direito. De modo semelhante, a origem da veia braquiocefálica esquerda é formada pela união das veias jugular interna e subclávia esquerdas, formando o **ângulo venoso esquerdo**, que recebe a linfa do ducto torácico (ver Figura 4.42A).

A VCS transporta o sangue proveniente de todas as estruturas superiores ao diafragma, exceto dos pulmões e do coração. Segue um trajeto inferior e termina no nível da terceira cartilagem costal, onde entra no átrio direito. A VCS situa-se no lado direito do mediastino superior, anterolateral à traqueia e posterolateral à parte ascendente da aorta (ver Figuras 4.42 e 4.44A). O *nervo frênico direito* situa-se entre a VCS e a parte mediastinal da pleura. A metade terminal da VCS situa-se no mediastino médio, onde é adjacente à parte ascendente da aorta e forma o limite posterior do seio transverso do pericárdio (ver Figura 4.26B). O **arco da aorta**, que é a continuação curva da parte ascendente da aorta, começa posteriormente à segunda articulação esternocostal direita, no nível do ângulo do esterno, e curva-se superoposteriormente e para a esquerda (ver Figuras 4.42 e 4.43). O arco da aorta ascende anteriormente à artéria pulmonar direita e à bifurcação da traqueia, alcançando o seu ápice no lado esquerdo da traqueia e do esôfago, à medida que passa sobre a raiz do pulmão esquerdo. O arco da aorta desce no lado esquerdo do corpo da vértebra T IV e termina transformando-se na **parte descendente (torácica) da aorta**, posteriormente à segunda articulação esternocostal esquerda (ver Figura 4.44B).

O **ligamento arterial**, que é o remanescente do ducto arterial do feto, segue o seu trajeto da raiz da artéria pulmonar esquerda até a face inferior do arco da aorta (ver Figura 4.42A). O **nervo laríngeo recorrente esquerdo** faz uma curva abaixo do arco da aorta, imediatamente lateral ao ligamento arterial e, em seguida, ascende entre a traqueia e o esôfago (ver Figura 4.42 e Tabela 4.5). Os *ramos do arco da aorta* são os seguintes (ver Figuras 4.42 e 4.43):

- Tronco braquiocefálico
- Artéria carótida comum esquerda
- Artéria subclávia esquerda.

O **tronco braquiocefálico**, o primeiro e o maior ramo do arco da aorta, origina-se posteriormente ao manúbrio do esterno, onde se situa anteriormente à traqueia e posteriormente à veia braquiocefálica esquerda. Ascende superolateralmente até alcançar o lado direito da traqueia e a articulação esternoclavicular direita, onde se divide nas artérias carótida comum direita e subclávia direita. A **artéria carótida comum esquerda**, que é o segundo ramo do arco da aorta, origina-se posteriormente ao manúbrio do esterno, ligeiramente posterior e à esquerda do tronco braquiocefálico. Ascende anteriormente à artéria subclávia esquerda e, no início, situa-se anteriormente à traqueia e, em seguida, à sua esquerda. Entra no pescoço passando posteriormente à articulação esternoclavicular. A **artéria subclávia esquerda**, que é o terceiro ramo do arco da aorta, origina-se

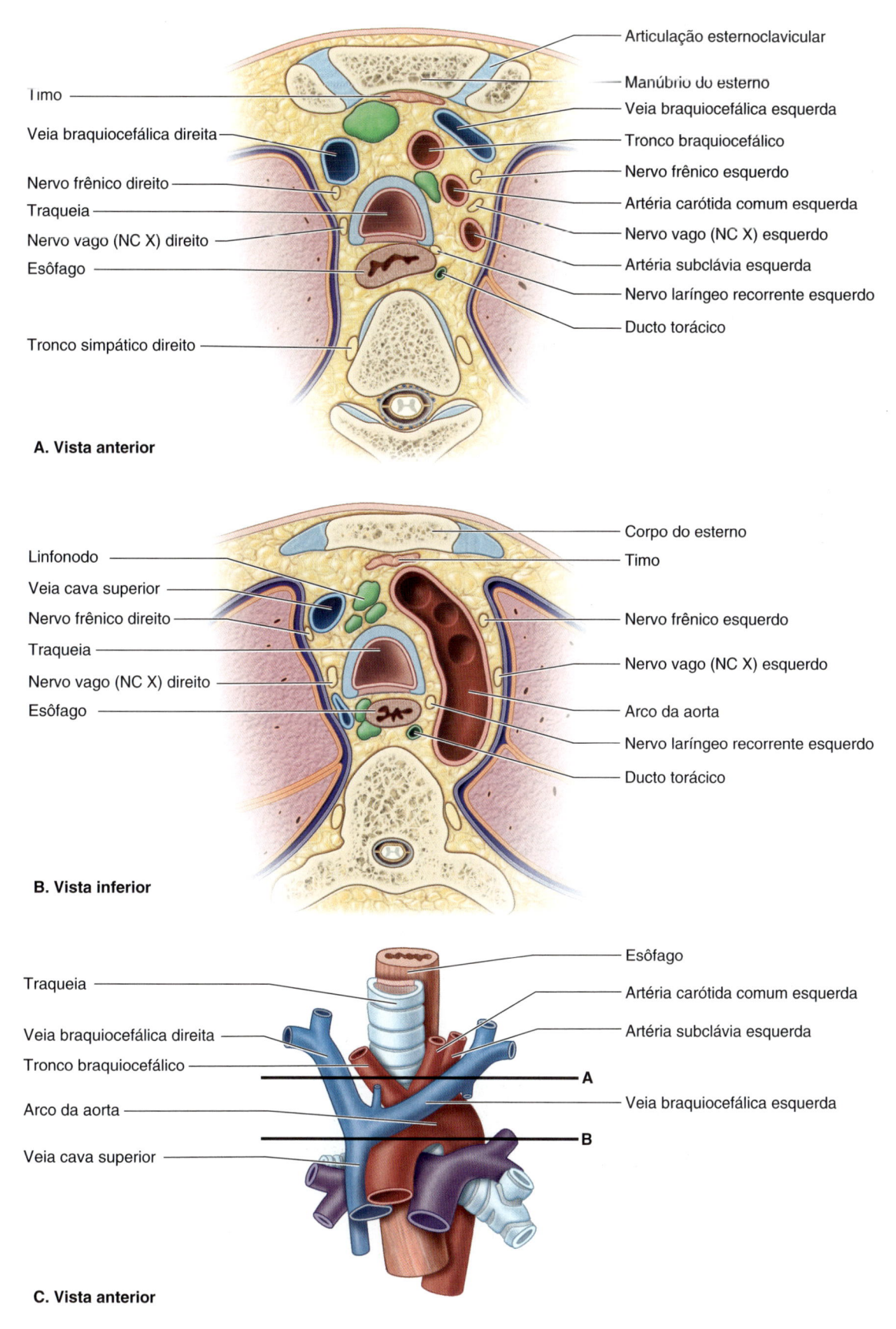

Figura 4.43 Mediastino superior. **A.** Corte transversal superiormente ao arco da aorta. **B.** Corte transversal através do arco da aorta. **C.** Nível dos cortes nas partes A e B.

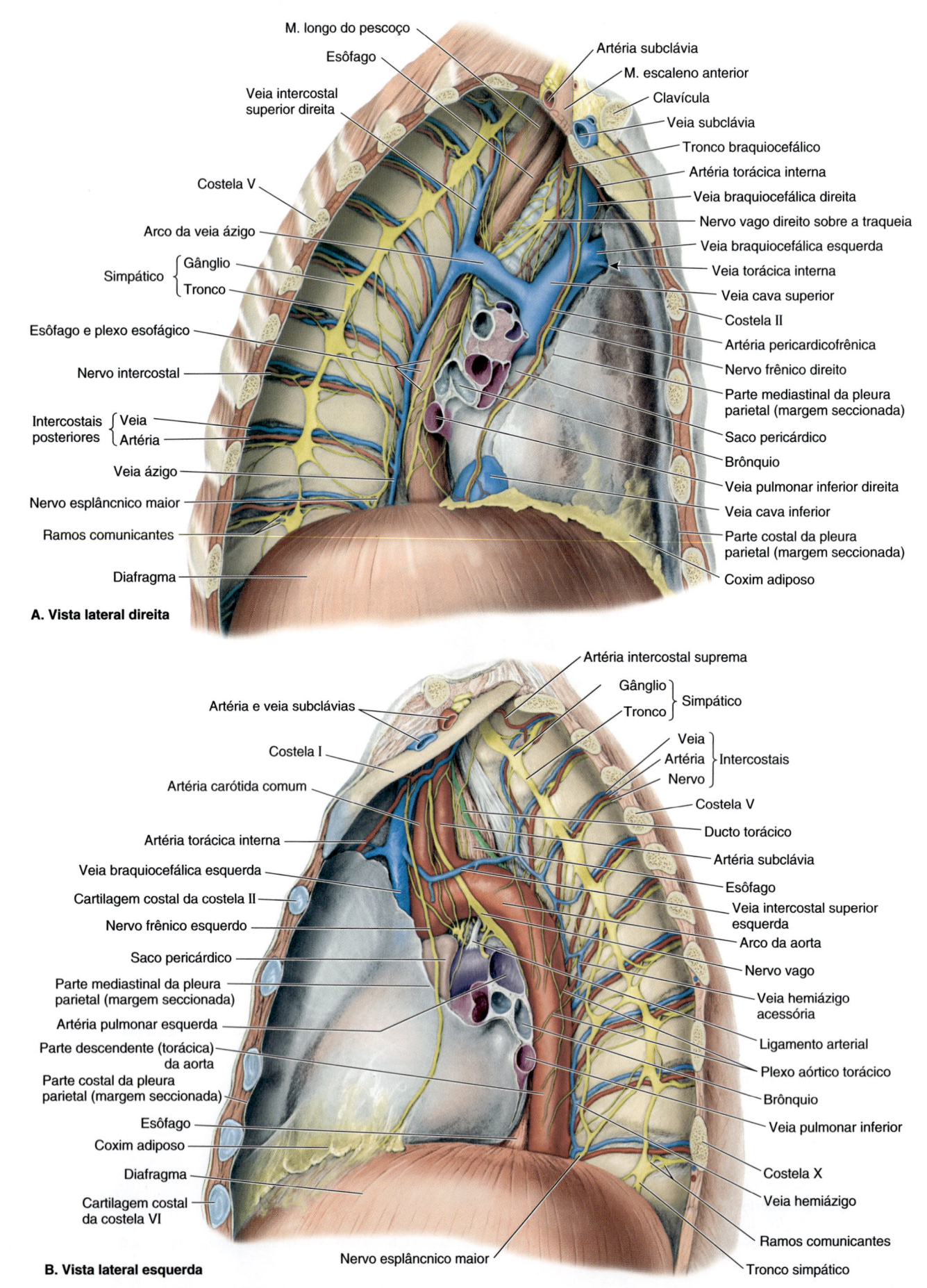

Figura 4.44 Lados direito e esquerdo do mediastino. **A.** Lado direito do mediastino. **B.** Lado esquerdo do mediastino.

Tabela 4.5 Nervos do tórax.

Nervo	Origem	Trajeto	Distribuição
Vago (NC X)	8-10 radículas provenientes do bulbo do tronco encefálico	Entra no mediastino superior, posteriormente à articulação esternoclavicular e à veia braquiocefálica; dá origem ao nervo laríngeo recorrente; continua no abdome	Plexo pulmonar, plexo esofágico e plexo cardíaco
Frênico	Ramos anteriores dos nervos C3-C5	Passa pela abertura superior do tórax e segue o seu trajeto entre a parte mediastinal da pleura parietal e o pericárdio	Parte central do diafragma
Intercostais (1-11)	Ramos anteriores dos nervos T1-T11	Segue nos espaços intercostais, entre as camadas interna e íntima dos músculos intercostais	Músculos no espaço intercostal e pele sobrejacente; os nervos inferiores inervam os músculos e a pele da parede anterolateral do abdome
Subcostal	Ramo anterior do nervo T12	Segue a margem inferior da costela XII e passa para a parede abdominal	Parede abdominal e pele da região glútea
Laríngeo recorrente	Nervo vago	À direita, faz uma curva em torno da artéria subclávia; à esquerda, curva-se em torno do arco da aorta e ascende no sulco traqueoesofágico	Músculos intrínsecos da laringe (exceto o músculo cricotireóideo); sensitivo abaixo do nível das pregas vocais
Plexo cardíaco	Ramos cervicais e cardíacos do nervo vago e tronco simpático	A partir do arco da aorta e face posterior do coração, as fibras estendem-se ao longo das artérias coronárias e para o nó sinoatrial	Os impulsos passam para o nó sinoatrial; as fibras parassimpáticas diminuem a frequência, reduzem a força dos batimentos cardíacos e promovem vasoconstrição das artérias coronárias; as fibras simpáticas possuem o efeito oposto
Plexo pulmonar	Nervo vago e tronco simpático	Forma-se na raiz do pulmão e estende-se ao longo das subdivisões bronquiais	As fibras parassimpáticas causam constrição dos bronquíolos; as fibras simpáticas os dilatam; os aferentes conduzem reflexos
Plexo esofágico	Nervo vago, gânglios simpáticos e nervo esplâncnico maior	Distalmente à bifurcação da traqueia, os nervos vago e simpáticos formam o plexo em torno do esôfago	Fibras vagais e simpáticas para o músculo liso e para as glândulas dos dois terços inferiores do esôfago

da parte posterior do arco, imediatamente posterior à artéria carótida comum esquerda. Ascende lateralmente à traqueia e à artéria carótida comum esquerda através do mediastino superior. A artéria subclávia esquerda não possui ramos no mediastino. Quando deixa o tórax e entra na raiz do pescoço, segue posteriormente à articulação esternoclavicular esquerda e lateralmente à artéria carótida comum esquerda.

NERVOS NO MEDIASTINO SUPERIOR

Os nervos vagos (NC X) originam-se bilateralmente a partir do bulbo, deixam o crânio e descem pelo pescoço, posterolateralmente às artérias carótidas comuns. Cada nervo entra no mediastino superior, posteriormente à respectiva articulação esternoclavicular e veia braquiocefálica (ver Figuras 4.42, 4.43 e 4.45; Tabela 4.5). O **nervo vago direito** entra no tórax anteriormente à artéria subclávia direita, onde dá origem ao **nervo laríngeo recorrente direito**. Esse ramo posterior faz uma curva inferiormente à artéria subclávia direita e ascende entre a traqueia e o esôfago para inervar a laringe. O nervo vago direito segue posterior e inferiormente pelo mediastino superior, no lado direito da traqueia. Em seguida, passa posteriormente à veia braquiocefálica direita, VCS e raiz do pulmão direito. Neste local, dá origem a vários ramos, que contribuem para o plexo pulmonar (ver Figura 4.45C). Em geral, o nervo vago direito deixa o plexo pulmonar como único nervo e segue até o esôfago, onde mais uma vez se divide, contribuindo com fibras para o **plexo esofágico** (ver Figura 4.45A,B). O nervo vago direito também dá origem aos nervos que contribuem para o plexo cardíaco.

O **nervo vago esquerdo** desce no pescoço e entra no tórax e no mediastino entre as artérias carótida comum esquerda e subclávia esquerda, posteriormente à veia braquiocefálica esquerda (ver Figura 4.42). Quando alcança o lado esquerdo do arco da aorta, o nervo vago esquerdo desvia-se posteriormente do nervo frênico esquerdo. É separado lateralmente do nervo frênico pela veia intercostal superior esquerda. Quando o nervo vago esquerdo curva-se medialmente na margem inferior do arco da aorta, ele dá origem ao nervo laríngeo recorrente esquerdo (ver Figura 4.45B). Esse nervo segue inferiormente ao arco da aorta, imediatamente posterior e lateral ao ligamento arterial, e ascende até a laringe, no sulco entre a traqueia e o esôfago (ver Figura 4.42). O nervo vago esquerdo prossegue para passar posteriormente à raiz do pulmão esquerdo, onde ele dá origem a muitos ramos, os quais contribuem para os plexos pulmonar e cardíaco. O nervo continua depois desses plexos na forma de um tronco único e alcança o esôfago, onde se une a fibras do nervo vago direito para formar o plexo esofágico (ver Figura 4.45B).

Os **nervos frênicos** constituem o único suprimento motor para o diafragma (ver Figura 4.44 e Tabela 4.5); cerca de um terço de suas fibras consistem em fibras sensitivas para o diafragma. Cada nervo frênico entra no mediastino superior, entre a artéria subclávia e a origem da veia braquiocefálica. O **nervo frênico direito** segue ao longo do lado direito da veia braquiocefálica direita, da VCS e do pericárdio sobre o átrio direito. Passa também anteriormente à raiz do pulmão direito e desce no lado direito da VCI até o diafragma, no qual penetra ou passa através do forame da veia cava.

244 Fundamentos de Anatomia Clínica

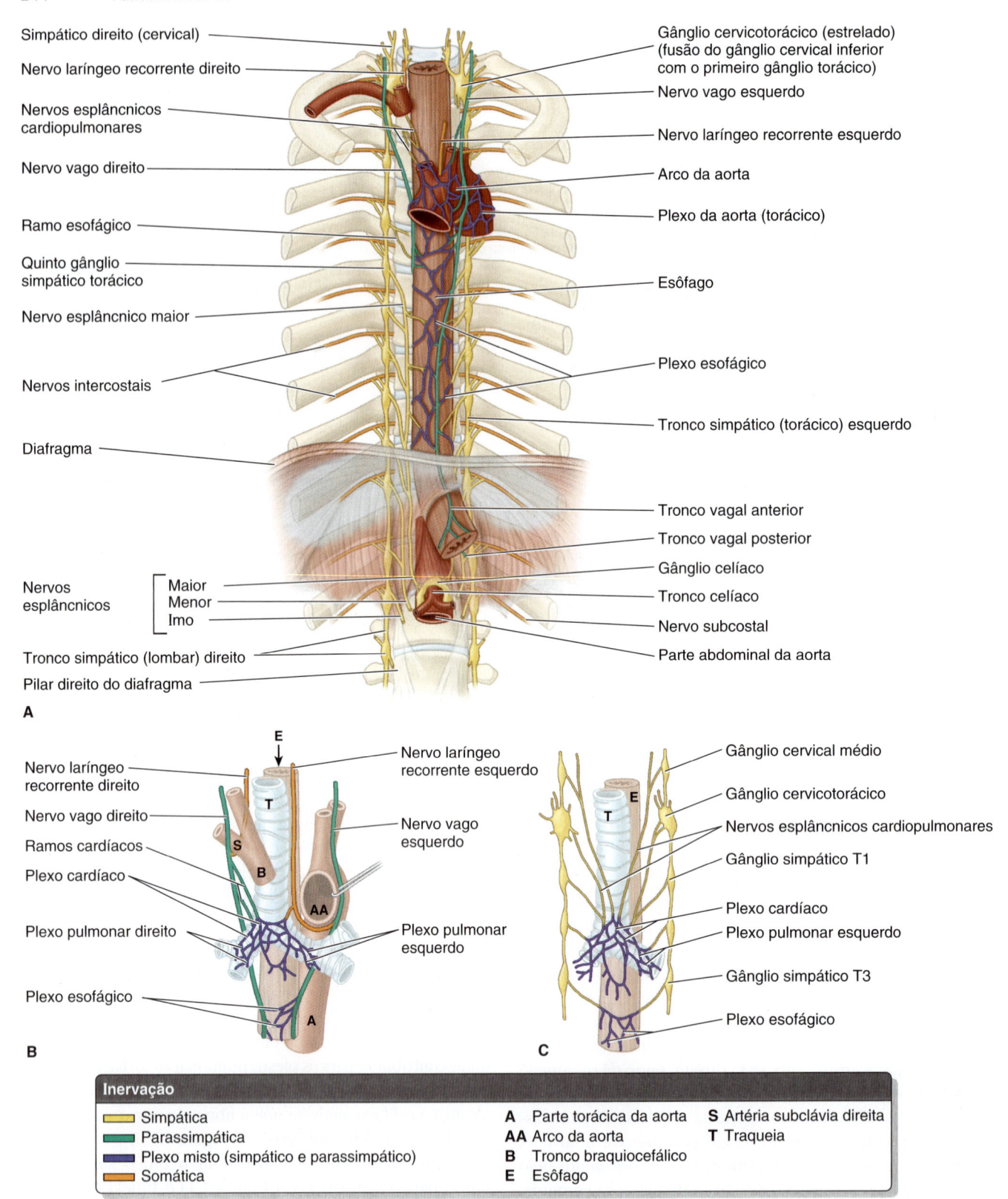

Figura 4.45 Nervos autônomos no mediastino superior e no posterior. **A.** Visão geral. **B.** Nervos parassimpáticos. **C.** Nervos simpáticos.

Legendas da figura:

- Simpático direito (cervical)
- Nervo laríngeo recorrente direito
- Nervos esplâncnicos cardiopulmonares
- Nervo vago direito
- Ramo esofágico
- Quinto gânglio simpático torácico
- Nervo esplâncnico maior
- Nervos intercostais
- Diafragma
- Nervos esplâncnicos: Maior, Menor, Imo
- Tronco simpático (lombar) direito
- Pilar direito do diafragma
- Gânglio cervicotorácico (estrelado) (fusão do gânglio cervical inferior com o primeiro gânglio torácico)
- Nervo vago esquerdo
- Nervo laríngeo recorrente esquerdo
- Arco da aorta
- Plexo da aorta (torácico)
- Esôfago
- Plexo esofágico
- Tronco simpático (torácico) esquerdo
- Tronco vagal anterior
- Tronco vagal posterior
- Gânglio celíaco
- Tronco celíaco
- Nervo subcostal
- Parte abdominal da aorta

B:
- Nervo laríngeo recorrente direito
- Nervo vago direito
- Ramos cardíacos
- Plexo cardíaco
- Plexo pulmonar direito
- Plexo esofágico
- Nervo laríngeo recorrente esquerdo
- Nervo vago esquerdo
- Plexo pulmonar esquerdo

C:
- Gânglio cervical médio
- Gânglio cervicotorácico
- Nervos esplâncnicos cardiopulmonares
- Gânglio simpático T1
- Plexo cardíaco
- Plexo pulmonar esquerdo
- Gânglio simpático T3
- Plexo esofágico

Inervação
- Simpática
- Parassimpática
- Plexo misto (simpático e parassimpático)
- Somática

A Parte torácica da aorta
AA Arco da aorta
B Tronco braquiocefálico
E Esôfago
S Artéria subclávia direita
T Traqueia

O **nervo frênico esquerdo** desce entre as artérias subclávia esquerda e carótida comum esquerda (ver Figura 4.44B). Cruza a face esquerda do arco da aorta, anteriormente ao nervo vago esquerdo e passa lateralmente à veia intercostal esquerda. Em seguida, desce anteriormente à raiz do pulmão esquerdo e segue ao longo do pericárdio, superficialmente ao átrio e ventrículo esquerdos do coração, onde penetra no diafragma à esquerda do pericárdio.

TRAQUEIA

A **traqueia** desce anteriormente ao esôfago e entra no mediastino superior, inclinando-se um pouco para a direita do plano mediano (ver Figura 4.47C,D, mais adiante). A face posterior da traqueia, plana, é onde seus "anéis" cartilagíneos são incompletos e onde ela se relaciona com o esôfago. A traqueia termina no nível do ângulo do esterno, dividindo-se nos brônquios principais direito e esquerdo.

ESÔFAGO

O **esôfago** é um tubo fibromuscular, que se estende da faringe até o estômago. Em geral, é achatado anterior e posteriormente (ver Figuras 4.43 e 4.46). O esôfago entra no mediastino superior entre a traqueia e a coluna vertebral, onde se situa anteriormente aos corpos das vértebras T I a T IV. Inicialmente, o esôfago inclina-se para a esquerda, porém é deslocado pelo arco da aorta para o plano mediano, em frente da raiz do pulmão esquerdo. O ducto torácico situa-se habitualmente no lado esquerdo do esôfago e abaixo do arco da aorta. Inferiormente ao arco, o esôfago inclina-se para a esquerda à medida que se aproxima e passa através do hiato esofágico no diafragma.

Mediastino posterior

O **mediastino posterior** está localizado anteriormente às vértebras T V a T XII, posteriormente ao pericárdio e ao diafragma e entre a pleura parietal dos dois pulmões. O mediastino posterior contém as seguintes estruturas (Figura 4.47):

- A parte torácica da aorta
- O ducto torácico
- Os linfonodos mediastinais posteriores
- As veias ázigo e hemiázigo
- O esôfago
- O plexo esofágico
- Os troncos simpáticos torácicos
- Os nervos esplâncnicos torácicos.

PARTE TORÁCICA DA AORTA

A parte torácica da aorta – a parte torácica da parte descendente da aorta – é a continuação do arco da aorta (ver Figura 4.47 e Tabela 4.6). Começa na margem inferior do corpo da vértebra T IV à esquerda e desce no mediastino posterior pelos lados esquerdos das vértebras T V a T XII. À medida que desce, aproxima-se do plano mediano e desloca o esôfago para a direita. É circundada pelo **plexo aórtico torácico**, uma rede nervosa autônoma (ver Figura 4.45A). A parte torácica da aorta situa-se posteriormente à raiz do pulmão esquerdo, ao pericárdio e ao esôfago. O seu nome passa a ser *parte abdominal da aorta* anteriormente à margem inferior da vértebra T XII e entra no abdome através do **hiato aórtico** no diafragma (ver Figuras 4.46 e 4.47). O ducto torácico e a veia ázigo ascendem pelo lado direito da parte torácica da aorta e a acompanham por meio desse hiato (ver Figura 4.47D).

Os *ramos da parte torácica da aorta* são os ramos bronquiais, pericárdicos, intercostais posteriores, frênicos superiores, esofágicos, mediastinais e subcostais (Figura 4.48 e Tabela 4.6). As artérias bronquiais consistem em um vaso direito e dois pequenos vasos esquerdos. As artérias bronquiais irrigam a traqueia, os brônquios, o tecido pulmonar e os linfonodos. As **artérias pericárdicas** emitem ramos para o pericárdio. As **artérias intercostais posteriores** (nove pares) passam para o terceiro ao décimo primeiro espaços intercostais.

As **artérias frênicas superiores** passam para o lado torácico do diafragma, onde se anastomosam com os ramos musculofrênico e pericardicofrênico da artéria torácica interna. Em geral, duas **artérias esofágicas** irrigam o terço médio do esôfago. As **artérias mediastinais** são pequenas e irrigam os linfonodos e outros tecidos do mediastino posterior. As **artérias subcostais** que seguem o seu trajeto no lado abdominal da origem do diafragma estão em série com as artérias intercostais posteriores.

ESÔFAGO

O esôfago desce no mediastino posterior a partir do mediastino superior, seguindo em direção posterior e para a direita do arco da aorta e posteriormente ao pericárdio e ao átrio esquerdo. O esôfago constitui a principal relação posterior da base do coração. Em seguida, desloca-se para a esquerda e passa através do **hiato esofágico** no diafragma, no nível da vértebra T X, anteriormente à aorta (ver Figuras 4.46 e 4.47). O esôfago pode apresentar três impressões ou "constrições" em sua parte torácica. Essas impressões podem ser observadas como estreitamentos do lúmen em radiografias de tórax oblíquas, que são obtidas após a ingestão de bário.

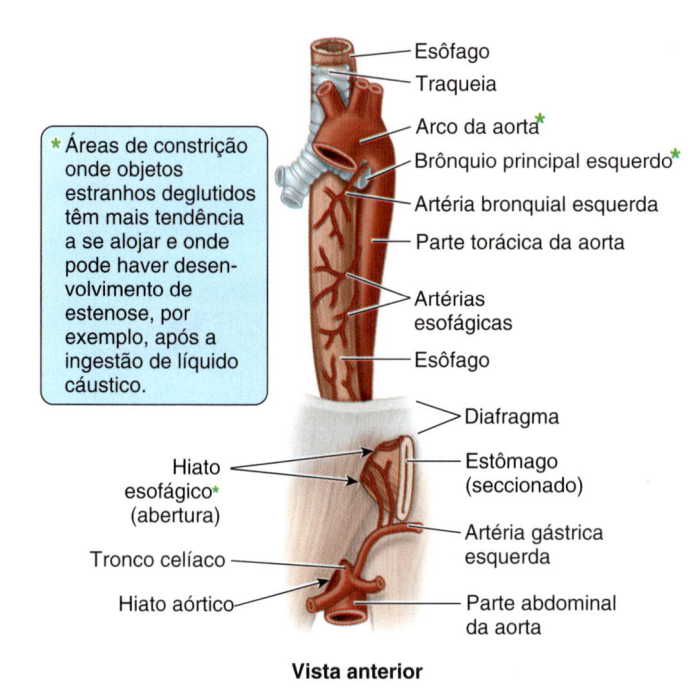

Figura 4.46 Esôfago. Suprimento sanguíneo e relação com as estruturas circundantes.

*Áreas de constrição onde objetos estranhos deglutidos têm mais tendência a se alojar e onde pode haver desenvolvimento de estenose, por exemplo, após a ingestão de líquido cáustico.

Vista anterior

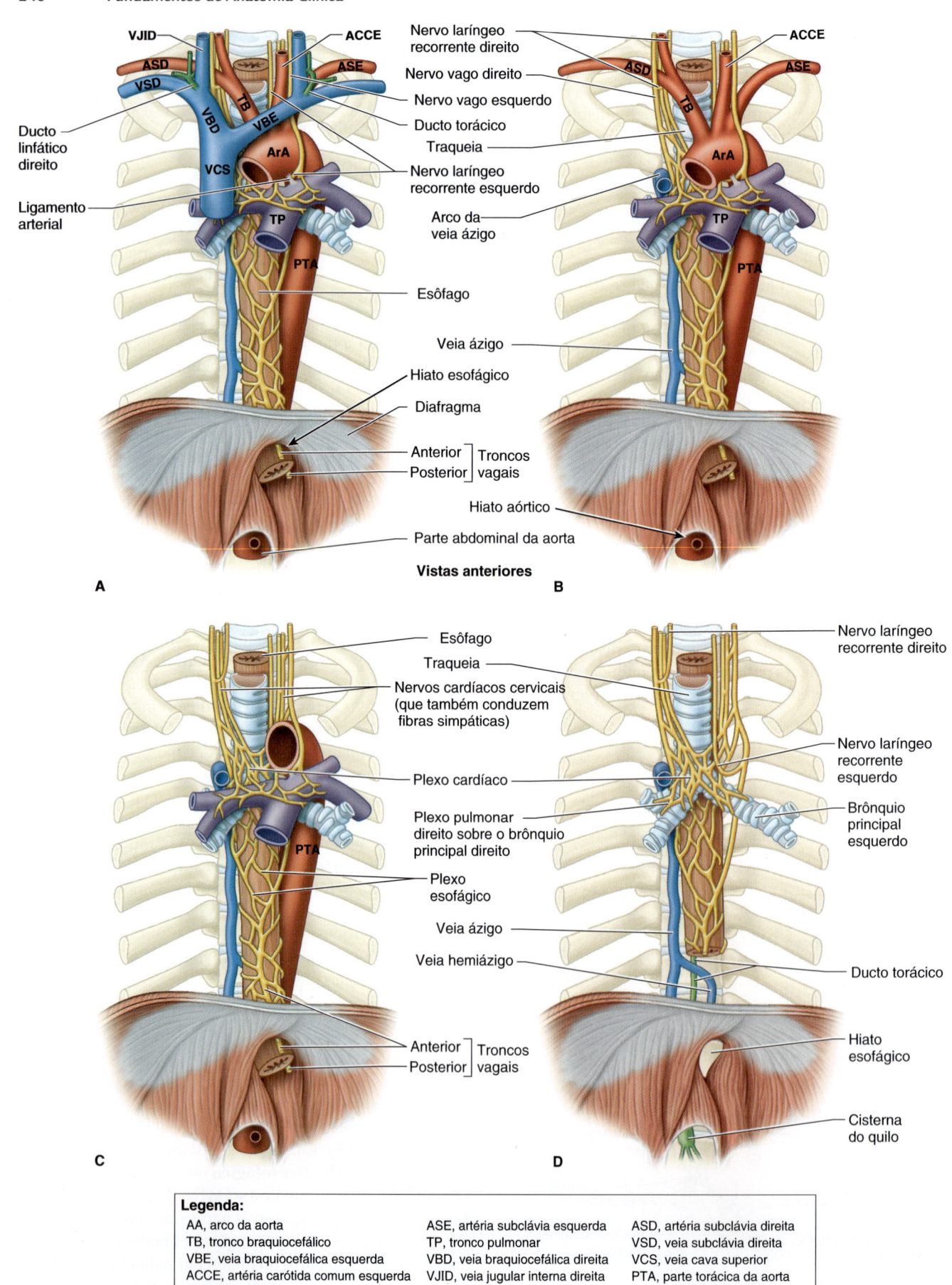

Figura 4.47 Estruturas do mediastino superior e do mediastino posterior. A a D. As estruturas do mediastino são reveladas em diferentes níveis de dissecção, de anterior para posterior.

Legenda:
AA, arco da aorta
TB, tronco braquiocefálico
VBE, veia braquiocefálica esquerda
ACCE, artéria carótida comum esquerda
ASE, artéria subclávia esquerda
TP, tronco pulmonar
VBD, veia braquiocefálica direita
VJID, veia jugular interna direita
ASD, artéria subclávia direita
VSD, veia subclávia direita
VCS, veia cava superior
PTA, parte torácica da aorta

Capítulo 4 • Tórax   247

Tabela 4.6 Aorta e seus ramos no tórax.

Artéria	Origem	Trajeto	Ramos
Parte ascendente da aorta	Óstio da aorta do ventrículo esquerdo	Ascende aproximadamente 5 cm até o ângulo do esterno, onde passa a constituir o arco da aorta	Artérias coronárias direita e esquerda
Arco da aorta	Continuação da parte ascendente da aorta	Curva-se posteriormente do lado esquerdo da traqueia e do esôfago e superiormente ao brônquio principal esquerdo	Tronco braquiocefálico, carótida comum esquerda, subclávia esquerda
Parte torácica da aorta	Continuação do arco da aorta	Desce no mediastino superior, à esquerda da coluna vertebral; gradualmente, desloca-se para a direita para se situar no plano mediano do hiato aórtico	Artérias intercostais posteriores, subcostais, algumas artérias frênicas e ramos viscerais (p. ex., esofágicos)
Intercostais posteriores	Face posterior da parte torácica da aorta	Seguem lateralmente e, em seguida, anteriormente, paralelas às costelas	Ramos cutâneos laterais e anteriores
Bronquial (um ou dois ramos)	Face anterior da aorta ou artéria intercostal posterior	Segue com a árvore traqueobronquial	Tecido bronquial e peribronquial, pleura visceral
Pericárdica		Diretamente para o pericárdio	Para o pericárdio
Esofágica (quatro ou cinco ramos)	Face anterior da parte torácica da aorta	Seguem anteriormente ao esôfago	Para o esôfago
Frênica superior (número variável)		Originam-se no hiato aórtico e seguem para a face superior do diafragma	Para o diafragma

O esôfago é comprimido por três estruturas: o arco da aorta, o brônquio principal esquerdo e o diafragma. Não há constrições visíveis no esôfago vazio; entretanto, à medida que ele se expande durante o enchimento, essas estruturas citadas comprimem as suas paredes.

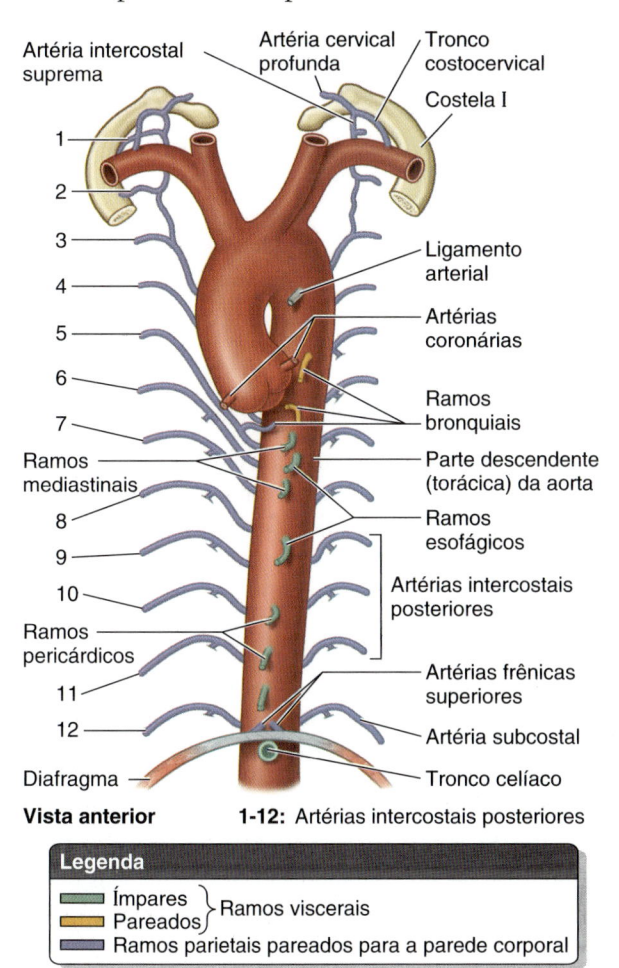

Figura 4.48 Ramos da parte torácica da aorta. Ramos viscerais ímpares (*verde*) e pareados (*amarelo*); ramos parietais pareados para parede corporal (*púrpura*).

DUCTO TORÁCICO E TRONCOS LINFÁTICOS

No mediastino posterior, o **ducto torácico** situa-se nos corpos das sete vértebras torácicas inferiores (Figura 4.49). O ducto torácico conduz a maior parte da linfa do corpo para o sistema venoso (aquela proveniente dos membros inferiores, da cavidade pélvica, da cavidade abdominal, do lado esquerdo do tórax, do lado esquerdo da cabeça, do pescoço e do membro superior esquerdo). O ducto torácico origina-se a partir da **cisterna do quilo** no abdome e ascende através do hiato aórtico no diafragma. Em geral, o ducto torácico possui paredes finas e é branco fosco; com frequência, apresenta a aparência de contas, em virtude de suas numerosas válvulas. Ascende entre a parte torácica da aorta, à sua esquerda, a veia ázigo, à sua direita, o esôfago anteriormente e os corpos vertebrais, posteriormente. No nível das vértebras T IV a T VI, o ducto torácico cruza para a esquerda, posteriormente ao esôfago, e ascende no mediastino superior. O ducto torácico recebe ramos provenientes dos espaços intercostais médio e superior de ambos os lados, por meio de vários troncos coletores. Recebe também ramos das estruturas mediastinais posteriores. Próximo de sua terminação, ele frequentemente recebe os troncos linfáticos jugular, subclávio e broncomediastinal. Em geral, o ducto torácico desemboca no sistema venoso, próximo da união das veias jugular interna esquerda e subclávia esquerda, o *ângulo venoso esquerdo* (ver Figura 4.49).

VASOS E LINFONODOS DO MEDIASTINO POSTERIOR

A parte torácica da aorta e seus ramos foram discutidos anteriormente. O **sistema de veias ázigo**, de cada lado da coluna vertebral, drena o dorso e as paredes toracoabdominais, bem como as vísceras mediastinais (ver Figura 4.49). O sistema ázigo exibe muita variação, não apenas na sua origem, mas também no seu trajeto, tributárias, anastomose e terminação. A *veia ázigo* e a sua principal tributária, a *veia hemiázigo*, originam-se habitualmente de "raízes" que provêm da face posterior da VCI e/ou da veia renal, respectivamente, que se fundem com as veias lombares ascendentes.

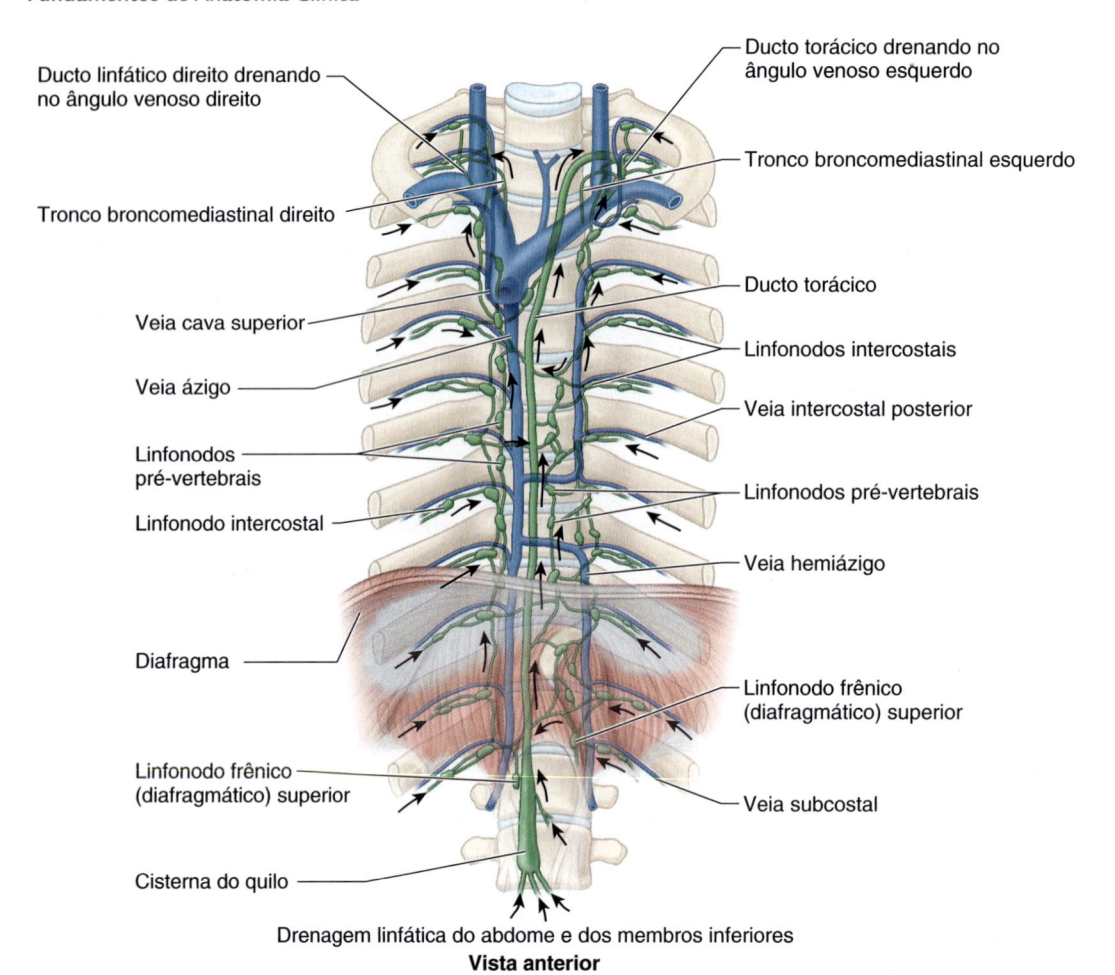

Figura 4.49 Mediastino posterior: drenagem linfática e sistema de veias ázigo.

A **veia ázigo** forma uma via colateral entre as VCS e VCI e drena o sangue proveniente das paredes posteriores do tórax e do abdome. A veia ázigo ascende no mediastino posterior, passando próximo aos lados direitos dos corpos das oito vértebras torácicas inferiores. Curva-se sobre a face superior da raiz do pulmão direito para se unir à VCS (ver Figura 4.44A). Além das veias intercostais posteriores, a veia ázigo comunica-se com os plexos venosos vertebrais que drenam o dorso, as vértebras e as estruturas localizadas no canal vertebral (ver Capítulo 2). A veia ázigo também recebe as veias mediastinais, esofágicas e bronquiais.

A **veia hemiázigo** ascende pelo lado esquerdo da coluna vertebral, posteriormente à parte torácica da aorta, até a vértebra T IX. Neste local, ela cruza para a direita, posteriormente à aorta, ao ducto torácico e esôfago e une-se à veia ázigo.

A **veia hemiázigo acessória** desce pelo lado esquerdo da coluna vertebral, de T V a T VIII, e, em seguida, cruza sobre as vértebras T VII a T VIII, posteriormente à parte torácica da aorta e ao ducto torácico para se unir à veia ázigo (ver Figura 4.44B). Algumas vezes, a veia hemiázigo acessória une-se à veia hemiázigo e drena com ela na veia ázigo.

Os **linfonodos mediastinais posteriores** situam-se posteriormente ao pericárdio, onde se relacionam com o esôfago e com a parte torácica da aorta (ver Figura 4.49). Existem vários linfonodos posteriores à parte inferior do esôfago e mais anterior e lateralmente a ele. Os linfonodos mediastinais posteriores recebem linfa do esôfago, da face posterior do pericárdio e diafragma e dos espaços intercostais posteriores médios.

NERVOS DO MEDIASTINO POSTERIOR

Os troncos simpáticos e seus gânglios associados formam uma importante parte da divisão autônoma do sistema nervoso (ver Figura 4.49 e Tabela 4.5). Os **troncos simpáticos torácicos** estão em continuidade com os troncos simpáticos cervical e lombar. Os troncos simpáticos torácicos situam-se contra as cabeças das costelas, na parte superior do tórax, as articulações costovertebrais, no nível torácico médio, e os lados dos corpos das vértebras na parte inferior do tórax. Os **nervos esplâncnicos torácicos inferiores**, também conhecidos como *nervos esplâncnicos maior, menor* e *imo*, constituem parte dos nervos esplâncnicos abdominopélvicos, visto que eles inervam as vísceras situadas abaixo do diafragma. Consistem em fibras pré-sinápticas provenientes dos quinto ao décimo segundo gânglios simpáticos paravertebrais, que atravessam o diafragma e fazem sinapse nos gânglios pré-vertebrais no abdome. Fornecem uma inervação simpática para a maior parte das vísceras abdominais. Esses nervos esplâncnicos são discutidos de modo mais detalhado no Capítulo 5, Abdome.

ANATOMIA CLÍNICA

Laceração do ducto torácico

Como o ducto torácico possui paredes finas e pode ser incolor, pode não ser fácil identificá-lo. Por conseguinte, é vulnerável à lesão inadvertida durante procedimentos investigativos e/ou cirúrgicos no mediastino posterior. A *laceração do ducto torácico* resulta em extravasamento de quilo na cavidade torácica. O quilo também pode entrar na cavidade pleural, provocando *quilotórax*.

Vias de circulação colateral venosa para o coração

As veias ázigo, hemiázigo e hemiázigo acessória proporcionam meios alternativos de drenagem venosa das regiões torácica, abdominal e dorsal quando ocorre *obstrução da VCI*. Em alguns indivíduos, existe uma veia ázigo acessória paralela à veia ázigo principal no lado direito. Outras pessoas carecem do sistema hemiázigo de veias. Uma variação clinicamente importante, porém incomum, é a situação em que o sistema ázigo recebe todo sangue proveniente da VCI, exceto o sangue oriundo do fígado. Nesses indivíduos, o sistema ázigo drena quase todo o sangue abaixo do diafragma, com exceção do sistema digestório. Quando ocorre *obstrução da VCS* acima da entrada da veia ázigo, o sangue pode drenar inferiormente para as veias da parede abdominal e retornar ao átrio direito por meio da VCI e do sistema de veias ázigo.

Aneurisma da parte ascendente da aorta

A porção distal da parte ascendente da aorta recebe uma forte pressão de sangue quando o ventrículo esquerdo sofre contração. Como a sua parede não é reforçada pelo pericárdio fibroso (o pericárdio fibroso funde-se com a túnica externa da aorta no início do arco da aorta), pode haver desenvolvimento de *aneurisma* (dilatação localizada). O *aneurisma aórtico* é evidente em uma radiografia de tórax ou em uma ângio-RM, aparecendo como uma área aumentada na silhueta da parte ascendente da aorta. Os indivíduos com aneurisma queixam-se habitualmente de dor torácica, que se irradia para o dorso. O aneurisma pode exercer pressão sobre a traqueia, o esôfago e o nervo laríngeo recorrente, causando dificuldade na respiração e na deglutição.

Lesão dos nervos laríngeos recorrentes

Os nervos laríngeos recorrentes inervam todos os músculos intrínsecos da laringe, exceto um. Consequentemente, um procedimento diagnóstico ou processo patológico no mediastino superior pode comprometer esses nervos e afetar a voz. Como o nervo laríngeo recorrente esquerdo faz uma curva em torno do arco da aorta e ascende entre a traqueia e o esôfago, pode ser acometido na presença de carcinoma broncogênico ou esofágico, aumento dos linfonodos mediastinais ou aneurisma do arco da aorta. Nesta última condição, o nervo pode ser distendido pelo arco da aorta dilatado.

Variações das grandes artérias

A parte mais superior do arco da aorta situa-se, em geral, cerca de 2,5 cm inferiormente à margem superior do manúbrio do esterno, embora possa estar mais superior ou inferior. Algumas vezes, o arco da aorta curva-se sobre a raiz do pulmão direito e segue em direção inferior no lado direito, formando o **arco direito da aorta**. Com menos frequência, um **arco da aorta duplo** ou **artéria subclávia direita retroesofágica** forma um anel vascular em torno do esôfago e da traqueia (Figura AC4.19). Se a traqueia for comprimida o suficiente para afetar a respiração, pode ser necessário efetuar uma secção cirúrgica do anel vascular.

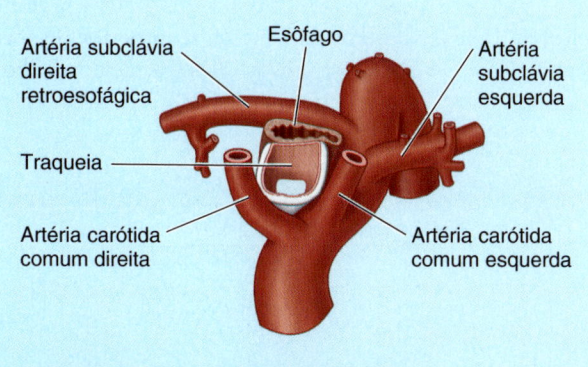

A. Artéria subclávia direita retroesofágica

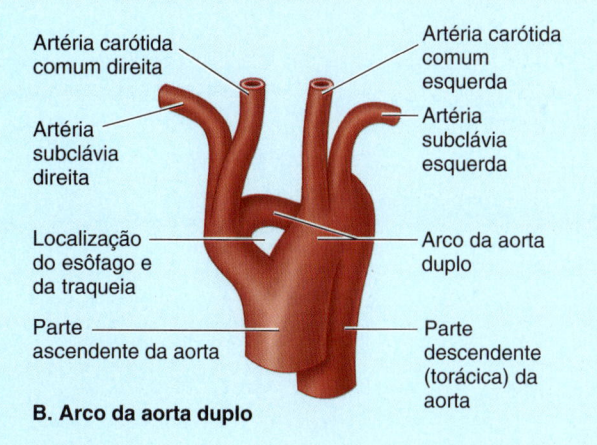

B. Arco da aorta duplo

Figura AC4.19 Anomalias do arco da aorta.

As variações na origem dos ramos do arco da aorta são bastante comuns. O padrão habitual de ramos do arco da aorta é observado em cerca de 65% dos indivíduos. Em aproximadamente 27%, a artéria carótida comum esquerda origina-se do tronco braquiocefálico. O tronco braquiocefálico não se forma em cerca de 25% dos indivíduos; nesses casos, cada uma das quatro artérias (artérias carótidas comuns direita e esquerda e subclávias direita e esquerda) origina-se independentemente do arco da aorta (Tubbs et al., 2016).

Coarctação da aorta

Na *coarctação da aorta*, o arco da aorta ou a parte descendente da aorta apresenta um estreitamento anormal (*estenose*), que diminui o calibre do lúmen da aorta, provocando obstrução do fluxo sanguíneo para a parte inferior do corpo (Figura AC4.20). O local mais comum de coarctação é próximo ao ligamento arterial. Quando a coarctação é inferior a este local (*coarctação pós-ductal*), ocorre habitualmente desenvolvimento de uma boa circulação colateral entre as partes proximal e distal da aorta, por meio das artérias intercostais e torácicas internas.

Alterações do timo relacionadas com a idade

O timo constitui uma característica proeminente do mediastino superior durante a lactância e a infância. Em alguns lactentes, o timo pode comprimir a traqueia. Ele desempenha uma importante função no desenvolvimento e na manutenção do sistema imune. Quando chega a puberdade, o timo começa a diminuir de tamanho. Na idade adulta, ele é habitualmente substituído por tecido adiposo e, com frequência, dificilmente reconhecível; todavia, ele continua produzindo linfócitos T.

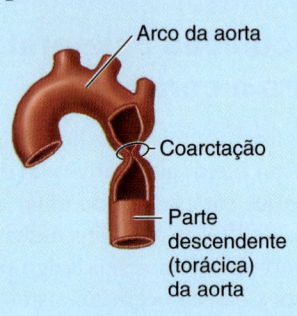

Figura AC4.20 Coarctação da aorta.

TÉCNICAS DE IMAGEM

Tórax

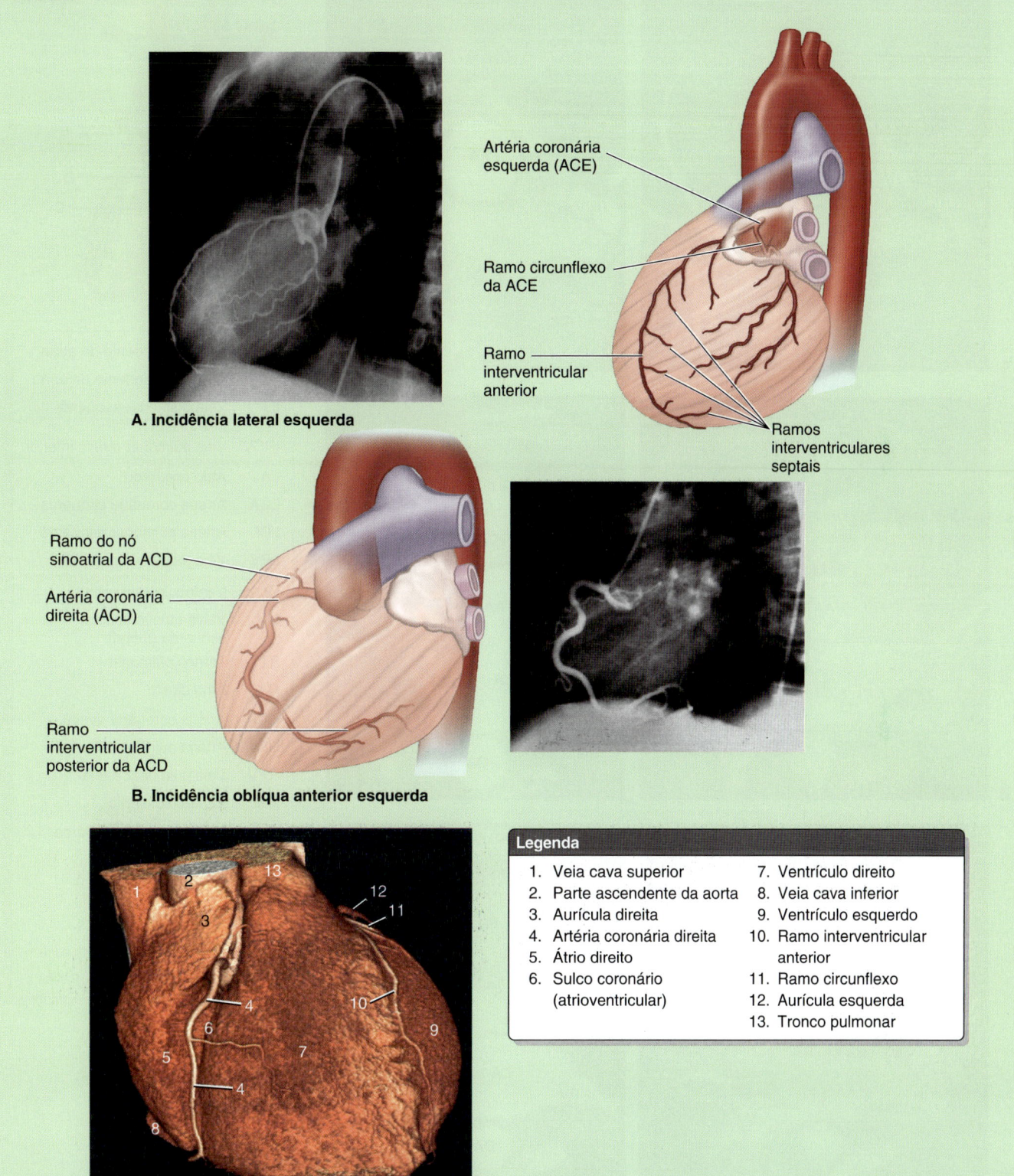

A. Incidência lateral esquerda

- Artéria coronária esquerda (ACE)
- Ramo circunflexo da ACE
- Ramo interventricular anterior
- Ramos interventriculares septais

B. Incidência oblíqua anterior esquerda

- Ramo do nó sinoatrial da ACD
- Artéria coronária direita (ACD)
- Ramo interventricular posterior da ACD

C. Incidência anterior

Legenda

1. Veia cava superior
2. Parte ascendente da aorta
3. Aurícula direita
4. Artéria coronária direita
5. Átrio direito
6. Sulco coronário (atrioventricular)
7. Ventrículo direito
8. Veia cava inferior
9. Ventrículo esquerdo
10. Ramo interventricular anterior
11. Ramo circunflexo
12. Aurícula esquerda
13. Tronco pulmonar

Figura 4.50 Exame de imagem das artérias coronárias. **A** e **B.** Arteriogramas coronários. Foi injetado um corante radiopaco nas artérias coronárias esquerda (**A**) e direita (**B**). **C.** Reconstrução 3D do coração e das artérias coronárias.

252   Fundamentos de Anatomia Clínica

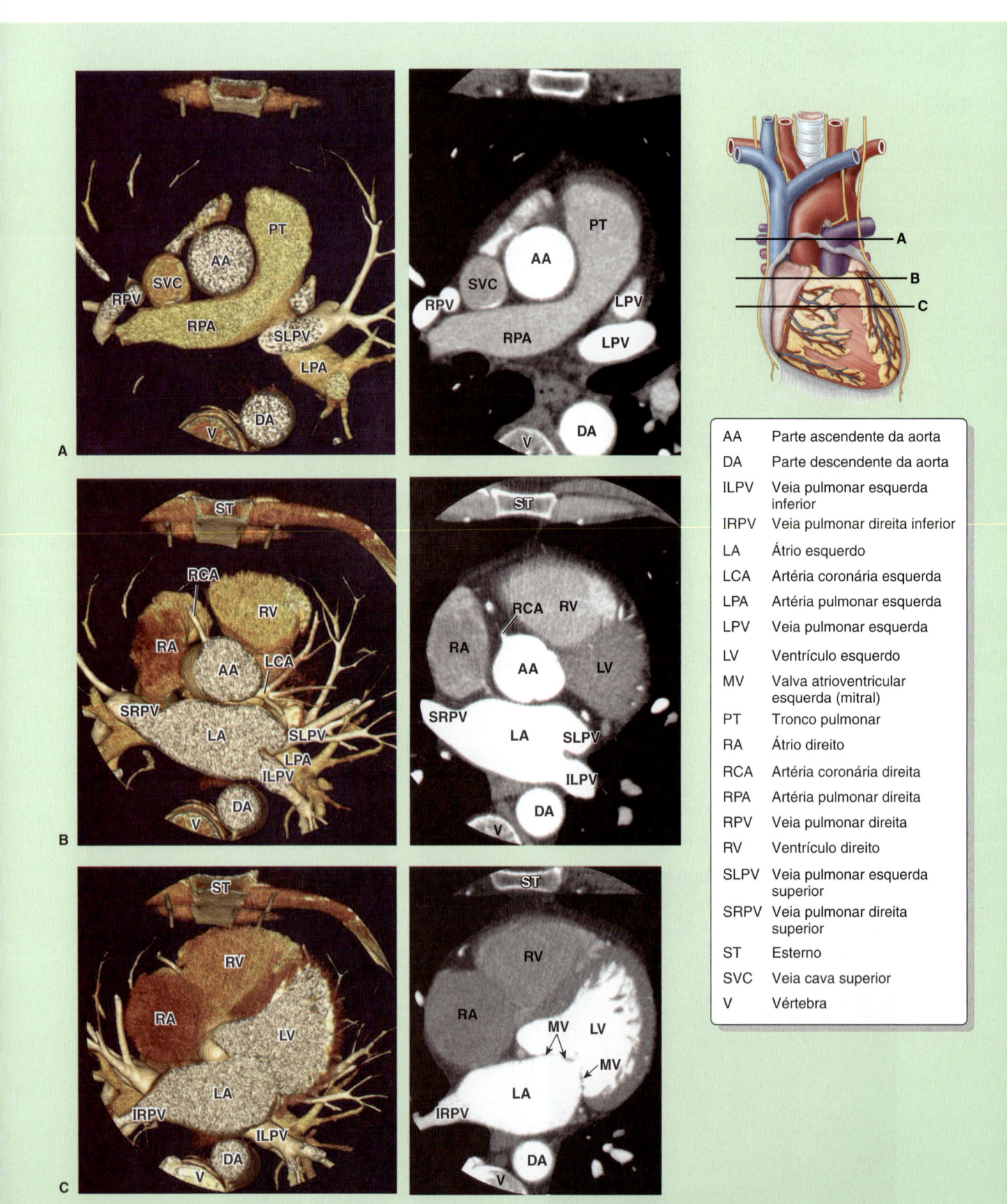

AA	Parte ascendente da aorta
DA	Parte descendente da aorta
ILPV	Veia pulmonar esquerda inferior
IRPV	Veia pulmonar direita inferior
LA	Átrio esquerdo
LCA	Artéria coronária esquerda
LPA	Artéria pulmonar esquerda
LPV	Veia pulmonar esquerda
LV	Ventrículo esquerdo
MV	Valva atrioventricular esquerda (mitral)
PT	Tronco pulmonar
RA	Átrio direito
RCA	Artéria coronária direita
RPA	Artéria pulmonar direita
RPV	Veia pulmonar direita
RV	Ventrículo direito
SLPV	Veia pulmonar esquerda superior
SRPV	Veia pulmonar direita superior
ST	Esterno
SVC	Veia cava superior
V	Vértebra

Figura 4.51 Reconstrução 3D de cortes transversais (axiais) do tórax (*lado esquerdo*) e ângio-TC do tórax (*lado direito*).

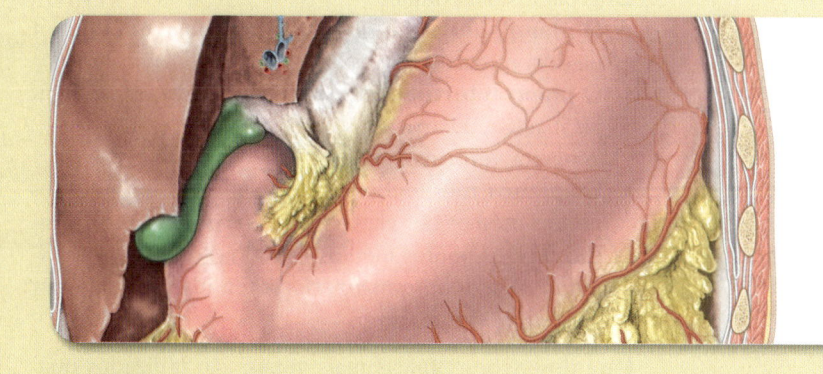

Abdome

CAVIDADE ABDOMINAL, 254
PAREDE ANTEROLATERAL DO ABDOME, 254
Fáscia da parede anterolateral do abdome, 255
Músculos da parede anterolateral do abdome, 255
Face interna da parede anterolateral do abdome, 257
Nervos da parede anterolateral do abdome, 262
Vasos da parede anterolateral do abdome, 262
Região inguinal, 263
PERITÔNIO E CAVIDADE PERITONEAL, 272
Vasos e nervos do peritônio, 273
Formações peritoneais, 273
Subdivisões da cavidade peritoneal, 274
VÍSCERAS ABDOMINAIS, 278
Esôfago, 279
Estômago, 279
Intestino delgado, 282
Intestino grosso, 290

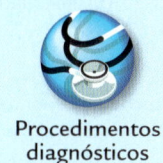

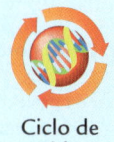

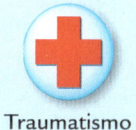

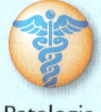

Baço, 296
Pâncreas, 298
Fígado, 300
Ductos biliares e vesícula biliar, 305
Veia porta do fígado e anastomoses portossistêmicas, 308
Rins, ureteres e glândulas suprarrenais, 310
Resumo da inervação das vísceras abdominais, 317
DIAFRAGMA, 323
Aberturas do diafragma, 324
Vascularização e inervação do diafragma, 325
PAREDE POSTERIOR DO ABDOME, 327
Fáscia da parede posterior do abdome, 327
Músculos da parede posterior do abdome, 328
Nervos da parede posterior do abdome, 328
Vascularização da parede posterior do abdome, 330
Vasos linfáticos da parede posterior do abdome, 331

SIGNIFICADO DOS ÍCONES

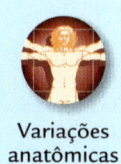

Variações anatômicas | Procedimentos diagnósticos | Ciclo de vida | Procedimentos cirúrgicos | Traumatismo | Patologia

O **abdome** é a parte do tronco situada entre o tórax e a pelve. A parede anterolateral é musculoaponeurótica. Posteriormente, a parede inclui a coluna vertebral lombar e a parte posterior do diafragma que cobre as vértebras torácicas e as costelas inferiores (Figura 5.1A). A parede abdominal envolve a cavidade abdominal, contendo a cavidade peritoneal e alojando a maioria dos órgãos (vísceras) do sistema digestório e parte do sistema urogenital.

CAVIDADE ABDOMINAL

A **cavidade abdominal** é o espaço delimitado pelas paredes abdominais, pelo diafragma e pela pelve. A cavidade abdominal forma a principal parte da **cavidade abdominopélvica** – as cavidades abdominais e pélvica combinadas e contínuas (ver Figura 5.1). A cavidade abdominal é:

- Fechada anterior e lateralmente por paredes abdominais musculoaponeuróticas dinâmicas
- Separada superiormente da cavidade torácica e posteriormente das vértebras torácicas pelo diafragma
- Alcança a caixa torácica superiormente, estendendo-se até o quarto espaço intercostal
- Contínua inferiormente com a cavidade pélvica
- Revestida por peritônio, uma membrana serosa
- Constitui o local da maioria dos órgãos da digestão, do baço, dos rins e dos ureteres na maior parte de seu trajeto.

Do ponto de vista clínico, a cavidade abdominal é dividida em nove regiões para a localização dos órgãos abdominais ou dos sintomas de dor: hipocôndrios direito e esquerdo, laterais (lombares) direita e esquerda, inguinais direita e esquerda, epigástrio, umbilical e hipogástrio (púbica). As nove regiões são delineadas por quatro planos (Figura 5.2A):

- Dois planos horizontais:
  - O **plano subcostal**, que atravessa a margem inferior da décima cartilagem costal de cada lado
  - O **plano intertubercular**, que atravessa os tubérculos ilíacos e o corpo da vértebra L V
- Dois planos verticais:
  - Os **planos medioclaviculares**, que passam entre os pontos médios das clavículas até os **pontos medioinguinais**, os pontos médios das linhas que unem as *espinhas ilíacas anterossuperiores* e a margem superior da *sínfise púbica*.

Para descrições clínicas mais gerais, são utilizados quatro quadrantes da cavidade abdominal: o quadrante superior direito, o quadrante inferior direito, o quadrante superior esquerdo e o quadrante inferior esquerdo. Os quatro quadrantes são definidos por dois planos (ver Figura 5.2B):

- O **plano transumbilical**, que passa através do umbigo e do disco intervertebral (IV) entre as vértebras L III e L IV
- O **plano mediano**, que atravessa longitudinalmente o corpo, dividindo-o em metades direita e esquerda.

PAREDE ANTEROLATERAL DO ABDOME

Apesar de ser contínua, a parede do abdome é subdividida, para fins descritivos, em *parede anterior*, *paredes laterais direita e esquerda* e *parede posterior*. O limite entre as paredes

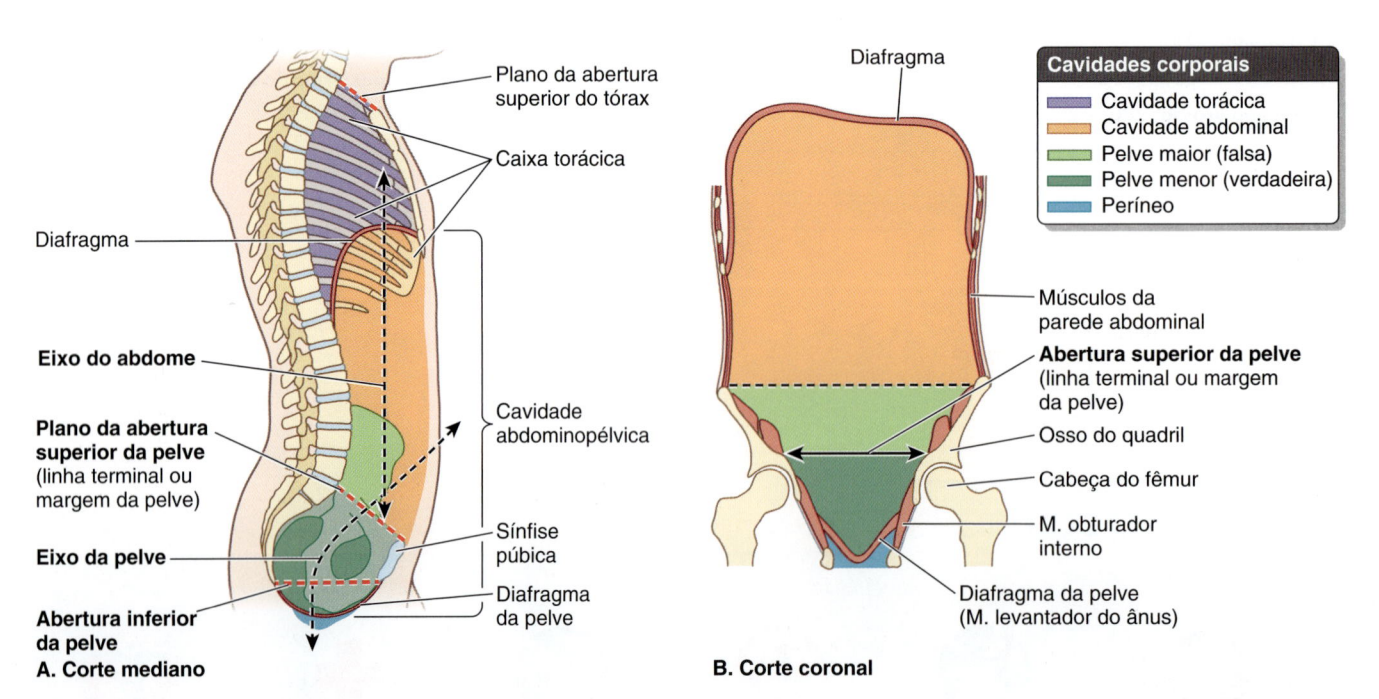

Figura 5.1 Cavidade abdominopélvica. A. A abertura superior da pelve é a entrada da pelve menor. A abertura inferior da pelve é a saída da pelve menor. **B.** O plano da abertura superior da pelve (*seta de ponta dupla*) separa a pelve maior (parte da cavidade abdominal) da pelve menor (cavidade pélvica).

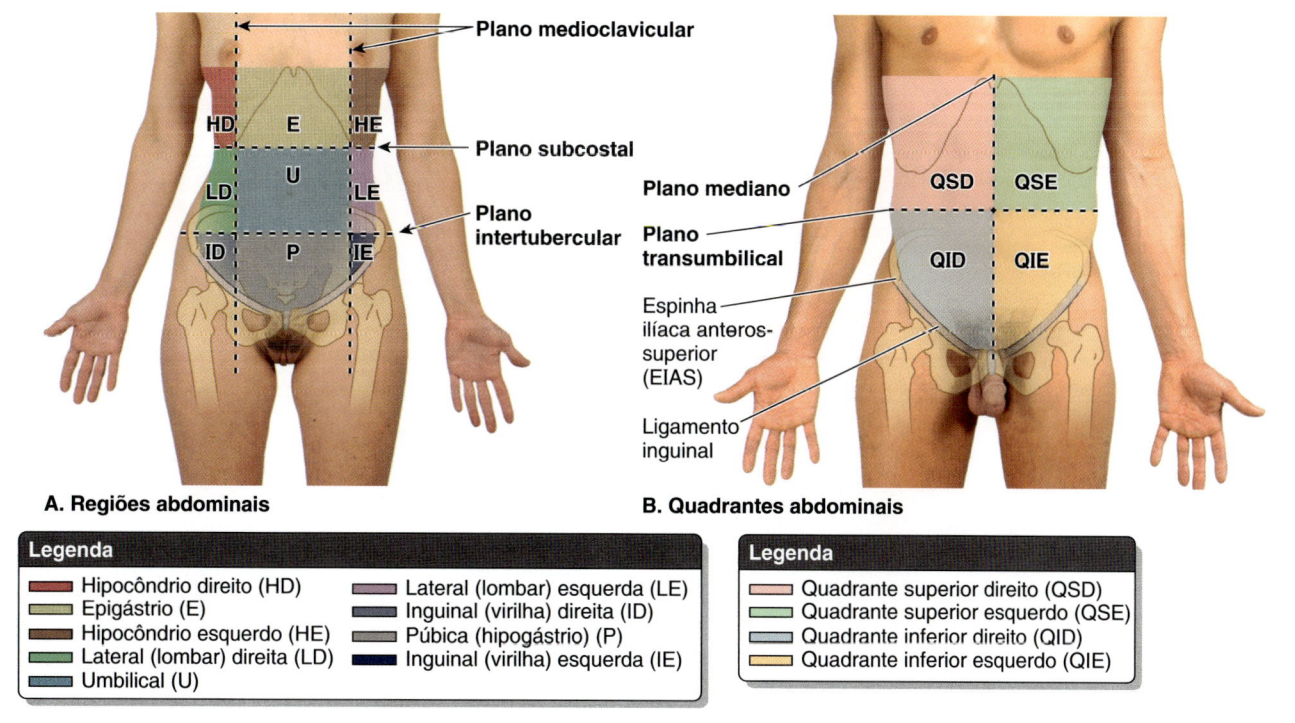

Figura 5.2 Subdivisões do abdome e planos de referência.

A. Regiões abdominais

Legenda:
- Hipocôndrio direito (HD)
- Epigástrio (E)
- Hipocôndrio esquerdo (HE)
- Lateral (lombar) direita (LD)
- Umbilical (U)
- Lateral (lombar) esquerda (LE)
- Inguinal (virilha) direita (ID)
- Púbica (hipogástrio) (P)
- Inguinal (virilha) esquerda (IE)

B. Quadrantes abdominais

Legenda:
- Quadrante superior direito (QSD)
- Quadrante superior esquerdo (QSE)
- Quadrante inferior direito (QID)
- Quadrante inferior esquerdo (QIE)

anterior e lateral é indefinido. Em consequência, utiliza-se com frequência o termo combinado **parede anterolateral do abdome**, que se estende da caixa torácica até a pelve. A parede anterolateral do abdome é limitada, superiormente, pela caixa torácica (cartilagens das costelas VII a X e processo xifoide do esterno) e, inferiormente, pelo ligamento inguinal e ossos do quadril (ver Figura 5.1). A parede consiste em pele, tela subcutânea, músculos e suas aponeuroses, fáscia muscular, gordura extraperitoneal e peritônio parietal (Figura 5.3). A pele está frouxamente fixada à tela subcutânea, exceto no umbigo, onde adere firmemente.

Fáscia da parede anterolateral do abdome

As camadas da fáscia, de superficial para profundo, incluem a **tela subcutânea do abdome**, localizada abaixo da pele, que contém uma quantidade variável de gordura (ver Figura 5.3). Inferiormente ao umbigo, a tela subcutânea do abdome é composta de duas camadas: o **panículo adiposo do abdome** (fáscia de Camper) e o **estrato membranáceo** (fáscia de Scarpa) (ver Figura AC5.1, mais adiante).

A **fáscia de revestimento do abdome** (epimísio) recobre as faces externas das três camadas musculares da parede anterolateral do abdome e suas aponeuroses.

A **fáscia parietal do abdome** (endoabdominal) é uma lâmina membranácea de espessura variável, que reveste a face interna da parede abdominal. Apesar de ser contínua, as diferentes partes dessa fáscia podem ser denominadas de acordo com o músculo ou a aponeurose que ela reveste – por exemplo, a parte que reveste a face profunda do músculo transverso do abdome ou sua aponeurose é a **fáscia transversal**.

O *peritônio parietal* reveste a cavidade abdominal e localiza-se internamente à fáscia transversal. É separado da fáscia transversal por uma quantidade variável de **gordura extraperitoneal**.

Músculos da parede anterolateral do abdome

Existem cinco músculos (pares bilaterais) na parede anterolateral do abdome (Figura 5.4): três músculos planos e dois verticais. Suas inserções, inervação e principais ações estão listadas na Tabela 5.1.

Os três músculos planos são os seguintes:

- **Músculo oblíquo externo do abdome**, o músculo superficial. Suas fibras seguem em direção inferior e medial e se entrecruzam com partes do músculo serrátil anterior.

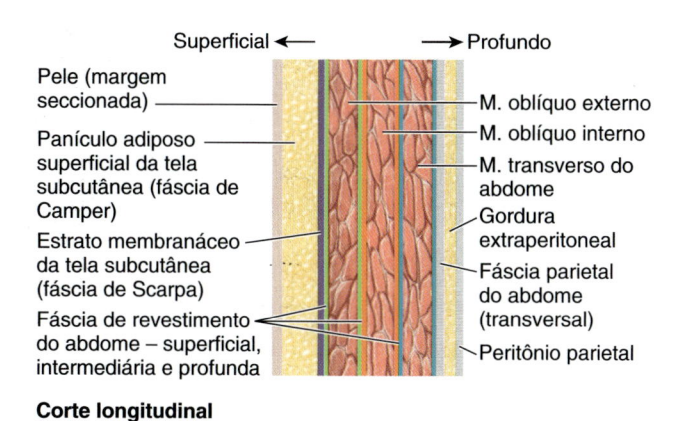

Figura 5.3 Fáscia da parede anterior do abdome.

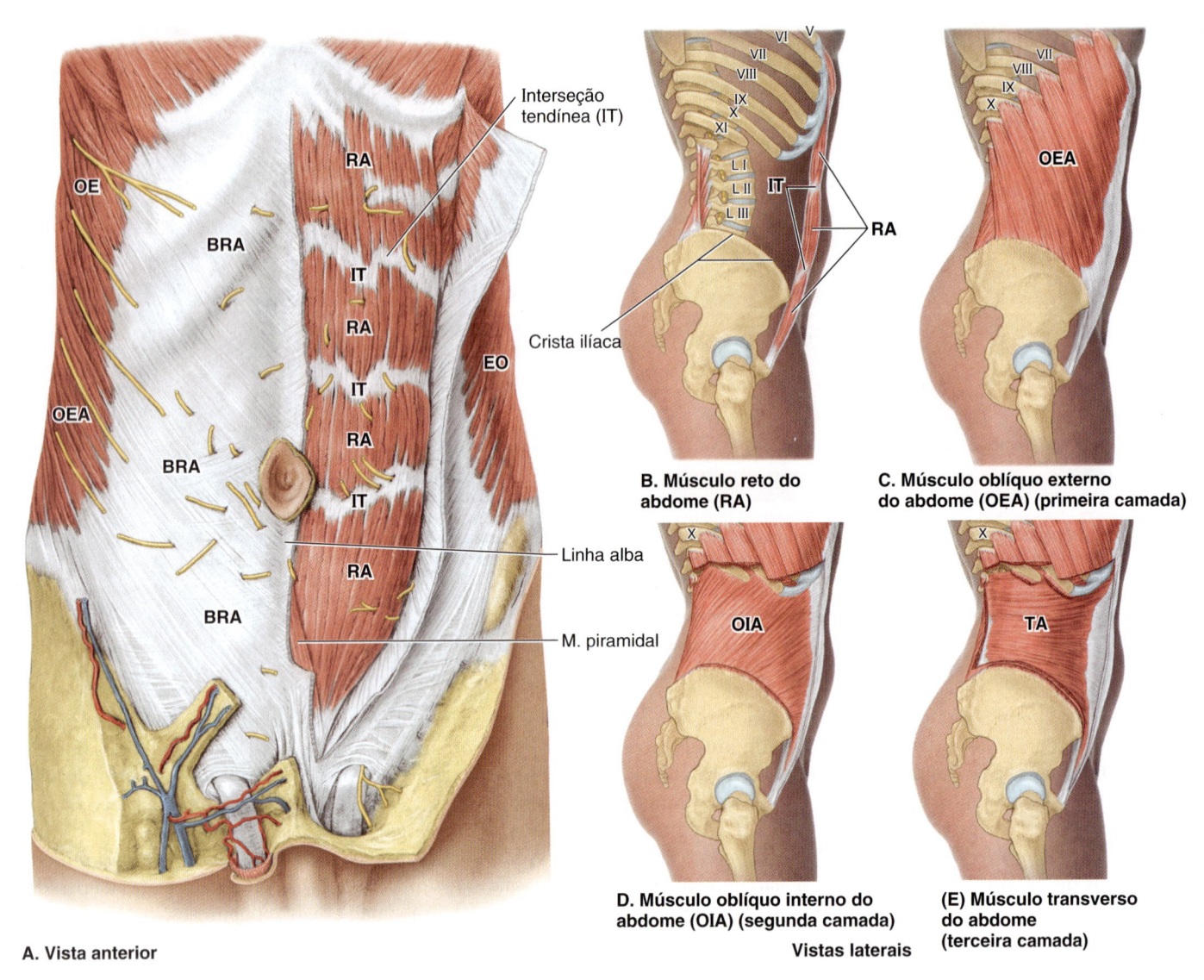

Figura 5.4 Músculos da parede anterolateral do abdome. **A.** Lado direito, M. oblíquo externo (OE) e bainha do músculo reto do abdome (BRA) intacta; lado esquerdo, bainha do músculo reto do abdome aberta, revelando o músculo reto do abdome (RA) e o músculo piramidal. **B.** Músculo reto do abdome. **C.** Músculo oblíquo externo do abdome. **D.** Músculo oblíquo interno do abdome. **E.** Músculo transverso do abdome.

Tabela 5.1 Principais músculos da parede anterolateral do abdome.

Músculos	Origem	Inserção	Inervação	Ação(ões)
Oblíquo externo do abdome	Faces externas das costelas V a XI	Linha alba, tubérculo púbico e metade anterior da crista ilíaca	Nervos toracoabdominais e subcostais (ramos anteriores dos nervos espinais T7-T12)	Compressão e sustentação das vísceras abdominais; flexão e rotação do tronco
Oblíquo interno do abdome	Aponeurose toracolombar, dois terços anteriores da crista ilíaca e tecido conjuntivo (ou conectivo) abaixo do ligamento inguinal	Margens inferiores das costelas X a XII, linha alba e púbis por meio da foice inguinal	Nervos toracoabdominais (ramos anteriores de T7-T11), nervos subcostal e primeiro nervo lombar	
Transverso do abdome	Faces internas das sétima à décima segunda cartilagens costais, aponeurose toracolombar, crista ilíaca e tecido conjuntivo abaixo do ligamento inguinal	Linha alba com aponeurose do músculo oblíquo interno do abdome, crista púbica e púbis por meio da foice inguinal		Compressão e sustentação das vísceras abdominais
Reto do abdome	Sínfise púbica e crista púbica	Processo xifoide e quinta à sétima cartilagens costais	Nervos toracolombares e subcostais (ramos anteriores dos nervos espinais T7-T12)	Flexão do tronco (vértebras lombares) e compressão das vísceras abdominais;[a] estabilização de controle da inclinação da pelve (antilordose)

[a] Ao fazê-lo, esses músculos atuam como antagonistas do diafragma para produzir a expiração.

A margem inferior é espessa e aparece como faixa fibrosa que se curva inferiormente, estendendo-se entre a espinha ilíaca anterossuperior e o tubérculo púbico como **ligamento inguinal**
- **Músculo oblíquo interno do abdome**, o músculo intermediário. Suas fibras abrem-se em leque, de modo que as fibras superiores são perpendiculares, enquanto as inferiores são paralelas às do músculo oblíquo externo
- **Músculo transverso do abdome**, o músculo mais interno. As suas fibras, com exceção das mais inferiores, seguem direção horizontal.

Todos os três músculos planos terminam anteriormente em uma *aponeurose* laminar forte. Entre a linha medioclavicular e a linha mediana, as aponeuroses formam a resistente *bainha do músculo reto do abdome*, que envolve o músculo reto do abdome. As aponeuroses se entrelaçam, formando uma rafe na linha mediana – a **linha alba** – que se estende do processo xifoide até a sínfise púbica. O entrelaçamento não é apenas entre os lados direito e esquerdo, mas também entre as camadas superficial, intermédia e profunda. Por exemplo, as fibras tendíneas do músculo oblíquo externo do abdome que sofrem decussação na linha alba, em grande parte, tornam-se contínuas com as fibras tendíneas do músculo oblíquo interno do abdome contralateral, formando um músculo de dois ventres que compartilha um tendão central. Esses dois músculos atuam juntos para realizar a flexão e a rotação do tronco.

Os dois músculos verticais são os seguintes:

- O **músculo reto do abdome** é um músculo longo, largo e semelhante a uma tira, cuja maior parte está envolvida pela *bainha do músculo reto do abdome* (ver Figuras 5.4 e 5.5). As fibras musculares do músculo reto do abdome não seguem por toda a extensão do músculo; na verdade, elas seguem o seu trajeto entre três ou mais **interseções tendíneas** (ver Figura 5.4A), que estão normalmente localizadas no nível do processo xifoide do esterno, no umbigo e em um nível intermediário entre esses dois pontos. Cada interseção tendínea está firmemente fixada à lâmina anterior da bainha do músculo reto do abdome
- O **músculo piramidal** é um pequeno músculo triangular (ausente em cerca de 20% dos indivíduos), situado na bainha do músculo reto do abdome, anteriormente à parte inferior do músculo reto do abdome (ver Figura 5.4A). Surge a partir da crista púbica e fixa-se ao longo da linha alba, tensionando-a.

FUNÇÕES E AÇÕES DOS MÚSCULOS DA PAREDE ANTEROLATERAL DO ABDOME

Os músculos da parede anterolateral do abdome desempenham as seguintes funções:

- Formam uma sustentação forte e expansível para essa região
- Protegem as vísceras abdominais contra lesões
- Comprimem as vísceras abdominais para manter ou aumentar a pressão intra-abdominal. A compressão das vísceras abdominais e o aumento da pressão intra-abdominal elevam o diafragma relaxado para expelir o ar durante a respiração, a tosse e a eructação voluntária. Quando o diafragma se contrai durante a inspiração, a parede anterolateral do abdome se expande à medida que os músculos relaxam para abrir espaço para as vísceras que são empurradas para baixo
- Produzem a força necessária para a defecação (evacuação de material fecal do reto), micção, vômito e parto
- Produzem flexão anterior e lateral e rotação do tronco e ajudam a manter a postura.

A **bainha do músculo reto do abdome** é formada pelas aponeuroses entrelaçadas dos músculos abdominais planos (ver Figura 5.5). Acima da linha arqueada (aproximadamente um terço da distância do umbigo até a crista púbica), o músculo reto do abdome é envolvido pela lâmina anterior da bainha do músculo reto do abdome, formada pela aponeurose do músculo oblíquo externo do abdome e pela lâmina anterior da aponeurose do músculo oblíquo interno do abdome, e pela lâmina posterior da bainha do músculo reto do abdome, constituída pela lâmina posterior da aponeurose do músculo oblíquo interno do abdome e pela aponeurose do músculo transverso do abdome (ver Figura 5.5A). Abaixo da linha arqueada, as aponeuroses de todos os três músculos – os músculos oblíquos externo e interno do abdome e transverso do abdome – passam anteriormente ao músculo reto do abdome para formar a bainha do músculo reto do abdome, deixando apenas a fáscia transversal para cobrir posteriormente o músculo reto do abdome (ver Figura 5.5B). A **linha arqueada** frequentemente demarca, então, a transição entre a bainha do músculo reto do abdome que cobre os três quartos superiores do músculo reto do abdome, proximalmente, e a fáscia transversal, que recobre o quarto inferior (Figura 5.6).

O *conteúdo da bainha do músculo reto do abdome* consiste nos músculos reto do abdome e piramidal, nas artérias e veias epigástricas superiores e inferiores anastomóticas, nos vasos linfáticos e nos nervos toracoabdominais e subcostais (partes distais dos ramos anteriores dos nervos espinais T7-T12), que inervam os músculos e a pele sobrejacente (ver Figura 5.5C).

Face interna da parede anterolateral do abdome

A face interna da parede anterolateral do abdome é coberta pela fáscia transversal, por uma quantidade variável de gordura extraperitoneal e pelo peritônio parietal (ver Figuras 5.3 e 5.5A,B). A parte infraumbilical dessa face da parede exibe várias pregas peritoneais, algumas das quais contêm remanescentes dos vasos que transportaram sangue para o feto e a partir dele (Moore et al., 2016).

Cinco pregas peritoneais umbilicais – duas de cada lado e uma no plano mediano – passam em direção ao umbigo (ver Figura 5.6):

- A **prega umbilical mediana**, que se estende do ápice da bexiga urinária até o umbigo, cobre o **ligamento**

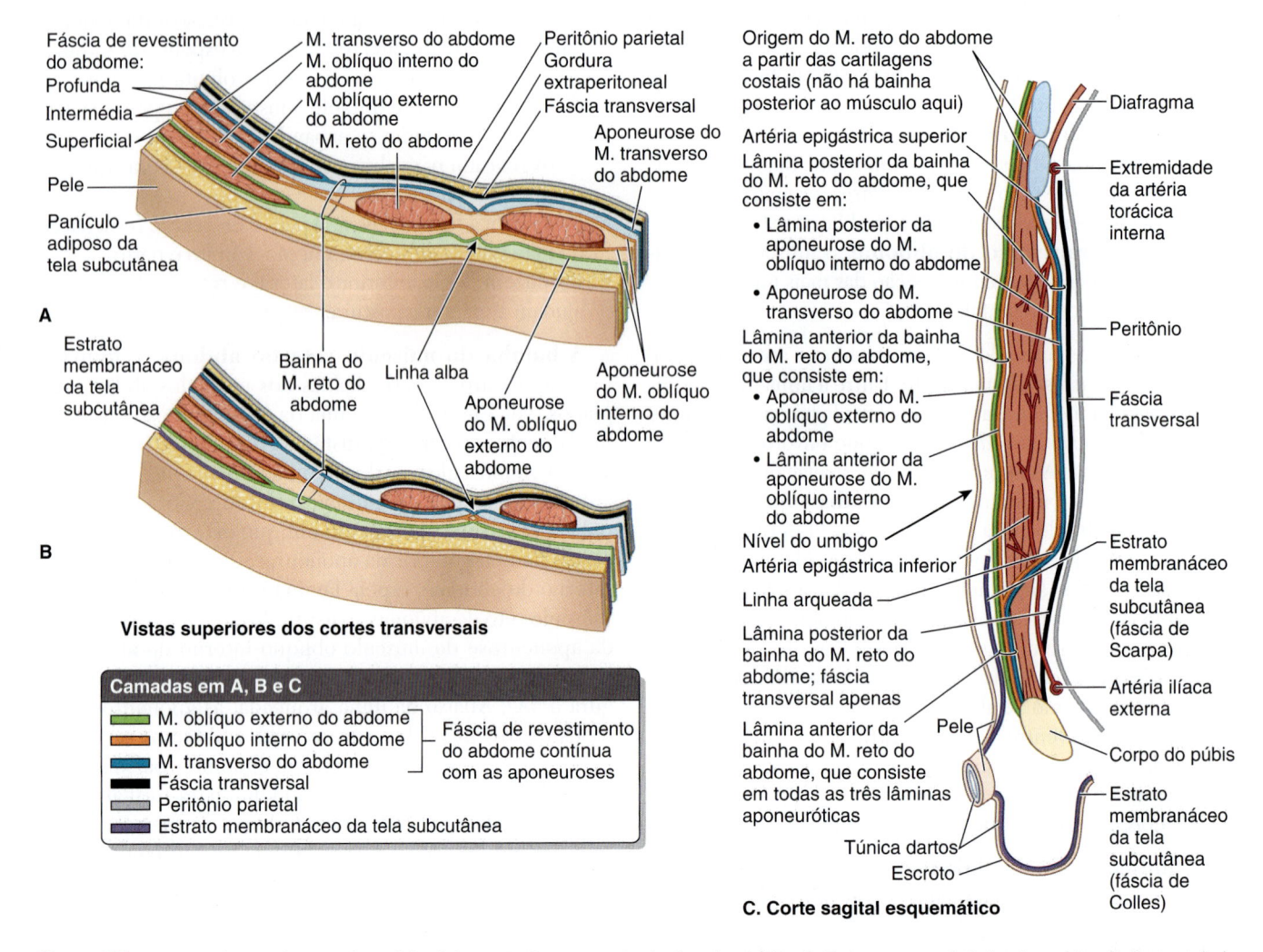

Figura 5.5 Estrutura da parede anterolateral do abdome. **A.** Corte transversal acima do umbigo. **B.** Corte transversal abaixo do umbigo. **C.** Corte sagital da bainha do músculo reto do abdome. Os planos dos cortes **A** e **B** são mostrados na Figura 5.6.

umbilical mediano, o remanescente do úraco, que unia o ápice da bexiga do feto ao umbigo
- Duas **pregas umbilicais mediais**, laterais à prega umbilical mediana, que cobrem os **ligamentos umbilicais mediais**, formados pelas partes ocluídas das artérias umbilicais
- Duas **pregas umbilicais laterais**, situadas lateralmente às pregas umbilicais mediais, que cobrem os *vasos epigástricos inferiores* e que, portanto, sangram se forem seccionadas.

As depressões laterais às pregas umbilicais são as *fossas peritoneais*, algumas das quais representam locais potenciais de hérnia. A localização de uma hérnia em uma dessas fossas determina a sua classificação. As seguintes fossas superficiais estão localizadas entre as pregas umbilicais (ver Figura 5.6):

- As **fossas supravesicais** entre as pregas umbilicais mediana e mediais, formadas quando o peritônio se reflete a partir da parede anterior do abdome sobre a bexiga. O nível dessas fossas supravesicais sobe e desce com o enchimento e o esvaziamento da bexiga urinária
- As **fossas inguinais mediais** entre as pregas umbilicais mediais e laterais, que são áreas também comumente designadas como **trígonos inguinais** (triângulo de Hesselbach). Representam locais potenciais de hérnias inguinais *diretas*
- As **fossas inguinais laterais**, localizadas lateralmente às pregas umbilicais laterais; incluem os anéis inguinais profundos e constituem locais potenciais para o tipo mais comum de hérnia inguinal, a hérnia inguinal *indireta*.

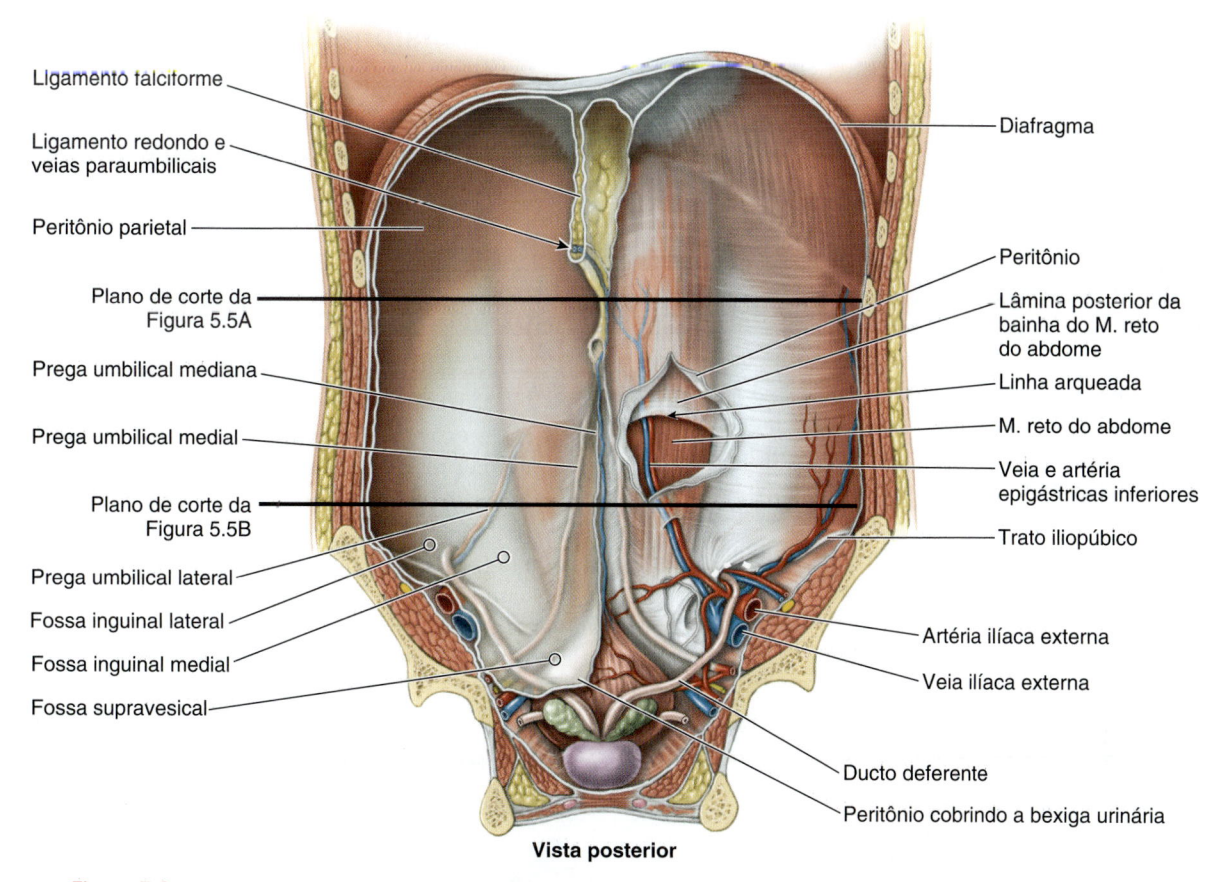

Figura 5.6 Face posterior da parede anterolateral do abdome, mostrando os ligamentos peritoneais, as pregas e as fossas.

ANATOMIA CLÍNICA

Importância clínica da fáscia e dos espaços fasciais da parede do abdome

Quando fecham incisões cutâneas abdominais, os cirurgiões suturam o estrato membranáceo da tela subcutânea como camada separada, devido à sua resistência. Entre o estrato membranáceo e a fáscia muscular que cobre os músculos reto do abdome e oblíquo externo, existe um espaço potencial no qual pode haver acúmulo de líquido (p. ex., urina em consequência de ruptura da uretra). Embora não exista nenhuma barreira (além da gravidade) para impedir que o líquido se espalhe superiormente a partir desse espaço, ele não consegue fazê-lo inferiormente para a coxa, visto que o estrato membranáceo da tela subcutânea do abdome se fixa ao osso do quadril e funde-se com a fáscia muscular da coxa (fáscia lata), ao longo de uma linha inferior e paralela ao ligamento inguinal (Figura AC5.1).

Incisões cirúrgicas abdominais

Os cirurgiões utilizam várias incisões para ter acesso à cavidade abdominal. É escolhida a incisão que possibilite uma exposição adequada e, em segundo lugar, o melhor efeito estético possível. A localização

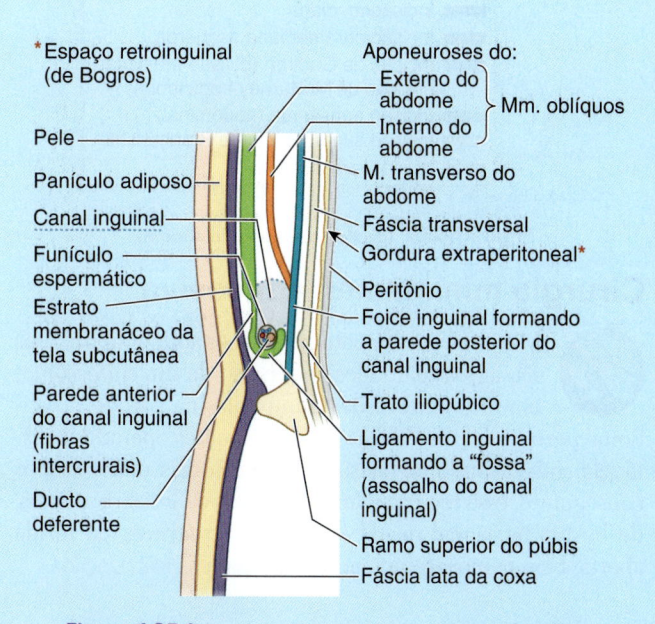

Figura AC5.1 Corte sagital esquemático do canal inguinal.

da incisão também depende do tipo de cirurgia, da localização do órgão ou dos órgãos, dos limites ósseos ou cartilagíneos, de evitar os nervos (particularmente os motores), da manutenção do suprimento sanguíneo e da redução ao máximo de lesão aos músculos e à fáscia da parede, enquanto se procura obter uma cicatrização favorável. Em vez de proceder à transecção dos músculos, causando **necrose** (morte) irreversível das fibras musculares, o cirurgião separa os músculos entre suas fibras. O músculo reto do abdome é uma exceção, e é possível efetuar a sua transecção, visto que suas fibras são curtas e seus nervos entram na parte lateral da bainha do músculo reto do abdome e podem ser localizadas e preservadas. A secção de um nervo motor paralisa as fibras musculares inervadas por ele, enfraquecendo, desse modo, a parede anterolateral do abdome. Entretanto, devido às áreas de sobreposição da inervação entre os nervos da parede abdominal, um ou dois ramos pequenos de nervos podem ser seccionados, sem que ocorra perda perceptível do suprimento motor para os músculos ou perda da sensibilidade da pele. Algumas das incisões cirúrgicas mais comuns do abdome estão ilustradas na Figura AC5.2.

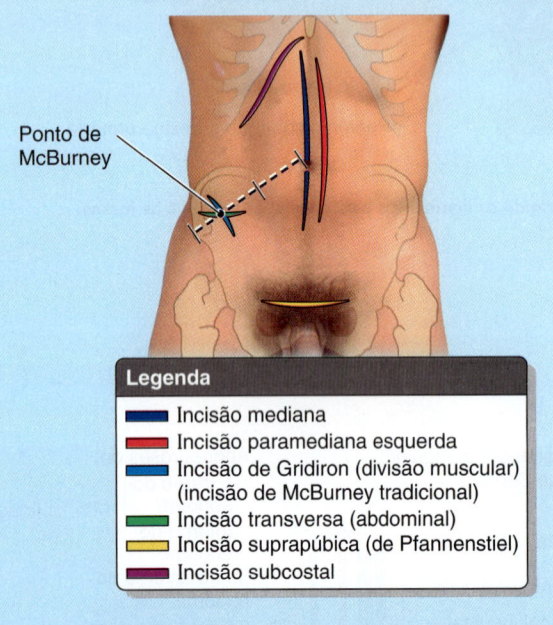

Legenda
- Incisão mediana
- Incisão paramediana esquerda
- Incisão de Gridiron (divisão muscular) (incisão de McBurney tradicional)
- Incisão transversa (abdominal)
- Incisão suprapúbica (de Pfannenstiel)
- Incisão subcostal

Figura AC5.2 Incisões cirúrgicas do abdome.

Cirurgia minimamente invasiva

Muitos procedimentos cirúrgicos abdominopélvicos são agora realizados com o uso de um *endoscópio*, em que perfurações minúsculas na parede do abdome permitem a introdução de instrumentos operados à distância, substituindo as incisões convencionais maiores. Por conseguinte, essa técnica minimiza o risco de lesão de nervos, de hérnia incisional ou de contaminação através da ferida aberta, bem como o tempo necessário para a cicatrização.

Hérnia incisional

Se não houver cicatrização adequada das camadas musculares e lâminas aponeuróticas do abdome, pode ocorrer hérnia através do defeito. A *hérnia incisional* é uma protrusão do omento (prega de peritônio) ou de um órgão por meio de uma incisão ou cicatriz cirúrgica.

Protuberância do abdome

As seis causas comuns de protrusão do abdome são: alimento, líquido, gordura, fezes, gases e feto. A eversão do umbigo pode constituir um sinal de aumento da pressão intra-abdominal, habitualmente resultante de *ascite* (acúmulo anormal de líquido seroso na cavidade peritoneal) ou de uma massa volumosa (p. ex., tumor, feto ou órgão aumentado, como o fígado).

O acúmulo excessivo de gordura em consequência de alimentação excessiva envolve mais comumente o panículo adiposo subcutâneo; entretanto, pode ocorrer também deposição excessiva de gordura extraperitoneal.

Palpação da parede anterolateral do abdome

O aquecimento das mãos é importante quando se palpa a parede abdominal, visto que as mãos frias provocam tensão dos músculos da parede anterolateral do abdome, provocando espasmos involuntários, conhecidos como *defesa*. Ocorre defesa intensa – ou seja, rigidez muscular reflexa, semelhante a uma tábua, que não pode ser suprimida voluntariamente – durante a palpação, quando um órgão (como o apêndice vermiforme) está inflamado e constitui, por si só, um sinal clinicamente significativo de *abdome agudo*. Os espasmos musculares involuntários procuram proteger as vísceras inflamadas contra a pressão. A inervação segmentar compartilhada do órgão, da pele e dos músculos da parede explica a ocorrência desses espasmos.

A *palpação das vísceras abdominais* é realizada com o paciente em decúbito dorsal, com as coxas e os joelhos semifletidos para possibilitar o relaxamento adequado da parede anterolateral do abdome. Caso contrário, a fáscia muscular das coxas traciona o estrato membranáceo da tela subcutânea do abdome, tensionando a parede abdominal. Algumas pessoas tendem a colocar as mãos atrás da cabeça quando estão em decúbito dorsal, o que também tensiona os músculos e dificulta o exame. A colocação dos membros superiores ao lado do corpo e a colocação de um travesseiro sob os joelhos tendem a relaxar os músculos anterolaterais do abdome.

ANATOMIA DE SUPERFÍCIE

Parede anterolateral do abdome

O **umbigo** é o local onde o cordão umbilical da placenta entra no feto e constitui o ponto de referência para o plano transumbilical (Figura AS5.1A,B). Ele indica o nível do dermátomo T10 e normalmente localiza-se no nível do disco intervertebral (IV) entre as vértebras L III e L IX; entretanto, a sua posição varia de acordo com a quantidade de gordura existente na tela subcutânea. A linha alba é uma faixa fibrosa subcutânea, que se estende do **processo xifoide** até a **sínfise púbica**, que é demarcada por um sulco cutâneo vertical na linha mediana que se estende inferiormente até o umbigo (ver Figura AS5.1A,B). A sínfise púbica pode ser palpada no plano mediano, na extremidade inferior da linha alba. A **crista ilíaca óssea**, situada no nível da vértebra L IV, pode ser facilmente palpada no ponto em que se estende posteriormente a partir da **espinha ilíaca anterossuperior**.

Em um indivíduo com boa definição muscular, sulcos cutâneos curvos, as **linhas semilunares** demarcam as margens laterais do músculo reto do abdome e de sua bainha. As linhas semilunares estendem-se da margem costal inferior, próximo das nonas cartilagens costais, até os **tubérculos púbicos**. Três sulcos cutâneos transversos podem recobrir as **interseções tendíneas** do músculo reto do abdome (ver Figura AS5.1B). Os ventres entrelaçados dos **músculos serrátil anterior** e **oblíquo externo do abdome** também são visíveis. Uma prega cutânea, o **sulco inguinal**, indica o local do ligamento inguinal. O sulco está localizado imediatamente inferior e paralelo ao ligamento, assinalando a divisão entre a parede anterolateral do abdome e a coxa.

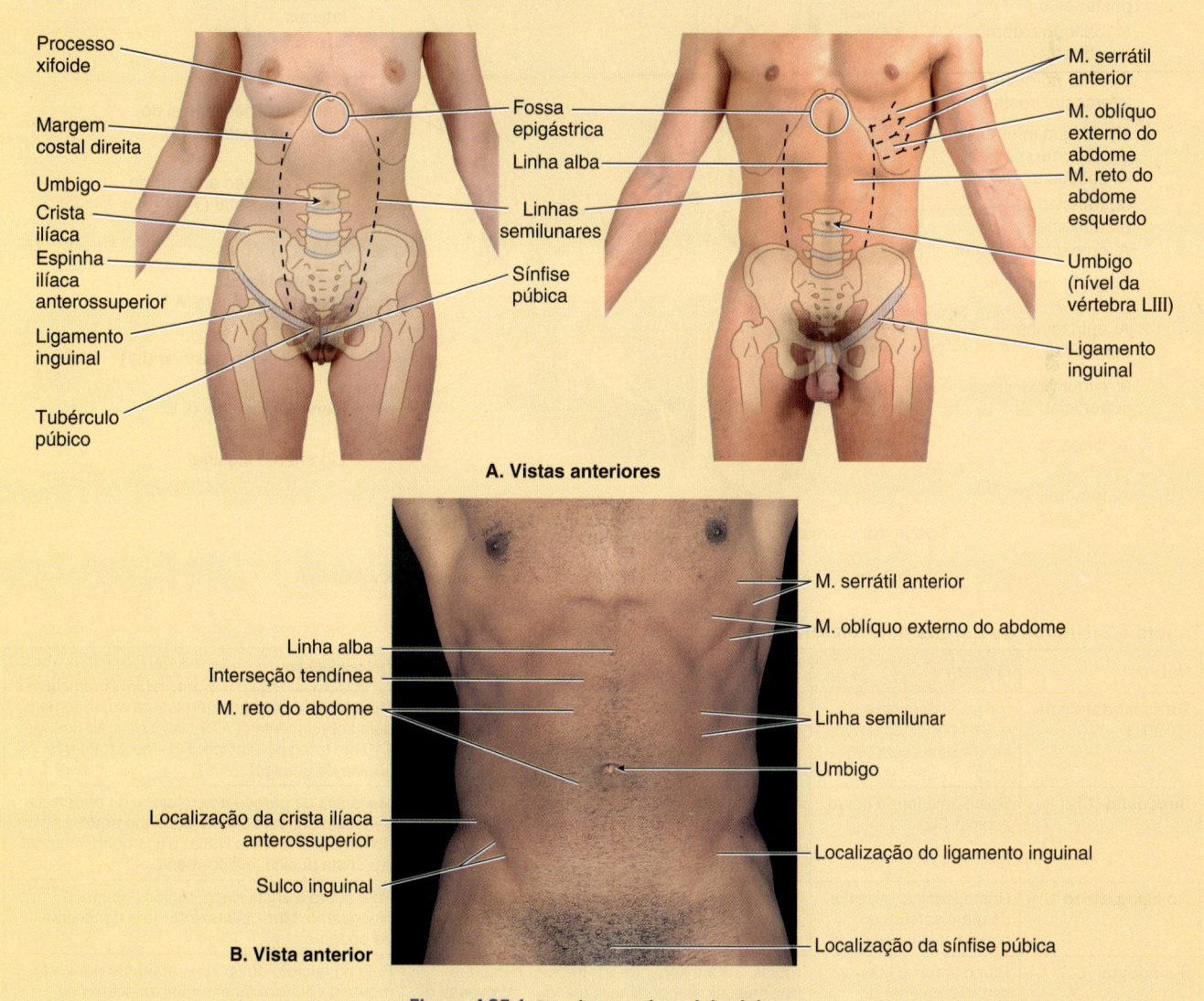

A. Vistas anteriores

B. Vista anterior

Figura AS5.1 Parede anterolateral do abdome.

Nervos da parede anterolateral do abdome

A pele e os músculos da parede anterolateral do abdome são supridos principalmente pelos nervos ilustrados no lado esquerdo da Figura 5.7 e listados e descritos na Tabela 5.2.

Vasos da parede anterolateral do abdome

Os vasos sanguíneos da parede anterolateral do abdome estão ilustrados no lado direito da Figura 5.7 e listados e descritos na Tabela 5.3.

A **artéria epigástrica superior**, que é a continuação direta da artéria torácica interna, entra na bainha do músculo reto do abdome superiormente, através de sua camada posterior (ver Figura 5.5C), irriga a parte superior do músculo reto do abdome e anastomosa-se com a artéria epigástrica inferior; a **artéria epigástrica inferior** origina-se da artéria ilíaca externa, abaixo do ligamento inguinal. Segue o seu trajeto em direção superior na fáscia transversal e penetra na bainha do músculo reto do abdome abaixo da linha arqueada. Seus ramos entram na parte inferior do músculo reto do abdome e anastomosam-se com os ramos da artéria epigástrica superior.

Uma anastomose venosa entre a *veia epigástrica superficial* e as *veias torácicas laterais* – a **veia toracoepigástrica**

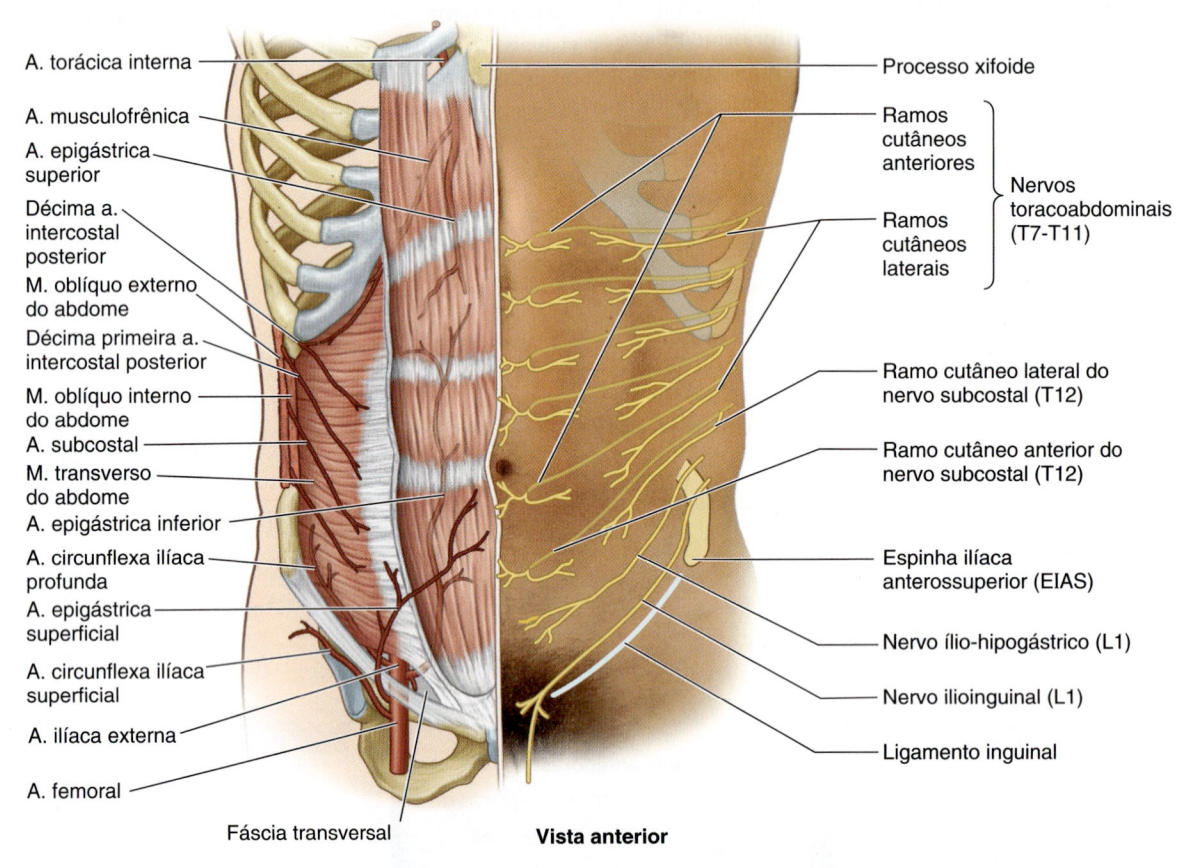

Figura 5.7 Artérias e nervos da parede anterolateral do abdome. *a.*, artéria.

Tabela 5.2 Nervos da parede anterolateral do abdome.

Nervo	Origem	Trajeto	Distribuição
Toracoabdominais (T7-T11)	Partes abdominais distais dos cinco nervos intercostais inferiores	Seguem o seu trajeto entre a segunda e a terceira camadas dos músculos abdominais; os ramos cutâneos anteriores e laterais entram na tela subcutânea do abdome	Músculos da parede anterolateral do abdome e pele sobrejacente (T7-T9 superiores ao umbigo; T10 em torno do umbigo; T11 imediatamente abaixo do umbigo)
Subcostal (T12)	Ramo anterior do nervo espinal T12	Segue seu trajeto ao longo da margem inferior da costela XII; em seguida, na parte subumbilical da parede abdominal	Músculos da parede anterolateral do abdome e pele sobrejacente a meio caminho entre o nível do umbigo e a crista ilíaca, o ligamento inguinal e a crista púbica, inferiormente
Ílio-hipogástrico (L1)	Ramo terminal superior do ramo anterior do nervo espinal L1	Perfura o M. transverso do abdome; os ramos perfuram a aponeurose do M. oblíquo externo do abdome da parte inferior da parede do abdome	Pele sobre a crista ilíaca, região inguinal e hipogástrio; Mm. oblíquo interno e transverso do abdome
Ilioinguinal (L1)	Ramo terminal inferior do ramo anterior do nervo espinal L1	Passa entre a segunda e a terceira camadas dos músculos abdominais; a seguir, atravessa o canal inguinal	Pele do escroto ou do lábio maior do pudendo, monte do púbis e face medial adjacente da coxa; parte mais inferior do M. oblíquo interno do abdome e M. transverso do abdome

Tabela 5.3 Principais artérias da parede anterolateral do abdome.

Artéria	Origem	Trajeto	Distribuição
Musculofrênica	Artéria torácica interna	Desce ao longo da margem costal	Parede abdominal do hipocôndrio, parte anterolateral do diafragma
Epigástrica superior		Desce na bainha do músculo reto do abdome, profundamente ao músculo reto do abdome	Parte superior do músculo reto do abdome e parte superior da parede anterolateral do abdome
Décima e décima primeira artérias intercostais posteriores	Parte abdominal da aorta	As artérias continuam além das costelas para descer na parede abdominal entre os músculos oblíquo interno do abdome e transverso do abdome	Parede abdominal, região lateral
Subcostal			
Epigástrica inferior	Artéria ilíaca externa	Segue superiormente e entra na bainha do músculo reto do abdome; segue profundamente ao músculo reto do abdome	Parte inferior do músculo reto do abdome e parte medial da parede anterolateral do abdome
Circunflexa ilíaca profunda		Segue na face profunda da parede anterior do abdome, paralela ao ligamento inguinal	Músculo ilíaco e parte inferior da parede anterolateral do abdome
Circunflexa ilíaca superficial	Artéria femoral	Segue na tela subcutânea ao longo do ligamento inguinal	Parede abdominal superficial da região inguinal e parte anterior adjacente da coxa
Epigástrica superficial		Segue na tela subcutânea em direção ao umbigo	Tela subcutânea e pele sobre a região púbica e a região umbilical inferior

– fornece uma via colateral potencial para o sangue que normalmente drena pela veia cava inferior (VCI) para retornar ao coração por meio da veia cava superior (VCS) quando a VCI está obstruída.

Os **vasos linfáticos superficiais** da parede abdominal acompanham as veias subcutâneas; os vasos acima do umbigo drenam principalmente para os **linfonodos axilares**, enquanto aqueles abaixo drenam para os **linfonodos inguinais superficiais** (Figura 5.8). Os **vasos linfáticos profundos** acompanham as veias profundas e drenam para os linfonodos ilíacos externos, ilíacos comuns e lombares (cavais e aórticos).

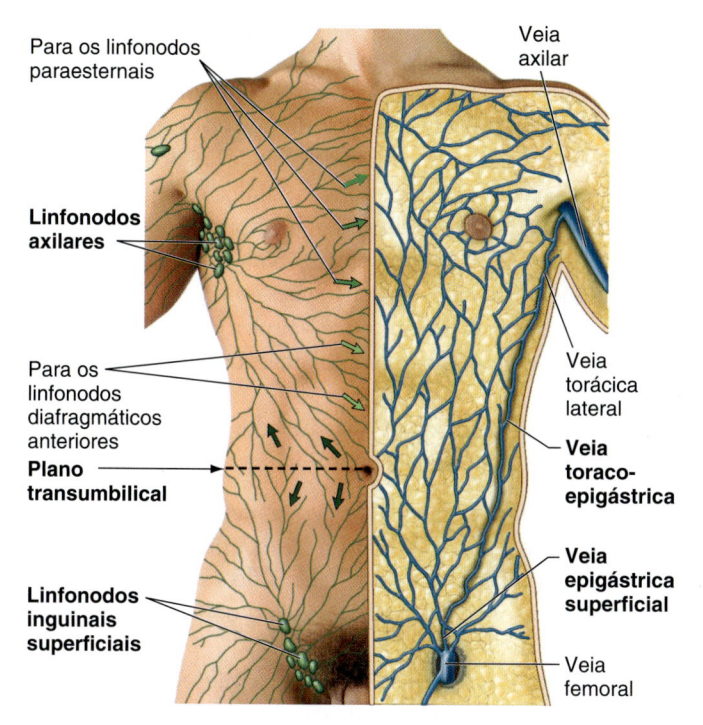

Vista anterior

Figura 5.8 Vasos linfáticos e veias superficiais da parede anterolateral do abdome.

Região inguinal

A **região inguinal** estende-se entre a espinha ilíaca anterossuperior e o tubérculo púbico (Figura 5.9). Do ponto de vista anatômico, trata-se de uma região através da qual as estruturas entram e saem da cavidade abdominal, de modo que ela é clinicamente importante, visto que esses locais de entrada e saída são pontos potenciais de herniação. As hérnias inguinais ocorrem em ambos os sexos, porém são mais frequentes nos indivíduos do sexo masculino (cerca de 86%), devido à passagem do funículo espermático pelo canal inguinal. A migração dos testículos do abdome para o períneo é responsável por muitas das características estruturais da região (ver Figura AC5.5, mais adiante). Por conseguinte, o testículo e o escroto são habitualmente estudados no contexto da parede anterior do abdome e região inguinal.

LIGAMENTO INGUINAL E TRATO ILIOPÚBICO

O ligamento inguinal, que é a parte mais inferior da aponeurose do músculo oblíquo externo do abdome, e o *trato iliopúbico*, a margem inferior espessa da fáscia transversal, estendem-se da espinha ilíaca anterossuperior até o tubérculo púbico. A maior parte das fibras do ligamento inguinal insere-se no tubérculo púbico, porém algumas fibras (ver Figura 5.9):

1. Fixam-se ao ramo superior do púbis, lateralmente ao tubérculo púbico, como **ligamento lacunar**, e, em seguida, continuam seguindo o seu trajeto ao longo da linha pectínea do púbis, como **ligamento pectíneo** (de Copper)
2. Curvam-se superiormente para se fundir com a aponeurose do músculo oblíquo externo do abdome contralateral, como **ligamento reflexo**.

O **trato iliopúbico** é uma faixa fibrosa que segue um trajeto paralelo e posterior (profundo) ao ligamento inguinal. O trato é observado no lugar do ligamento inguinal quando a região inguinal é vista a partir de sua face interna (posterior),

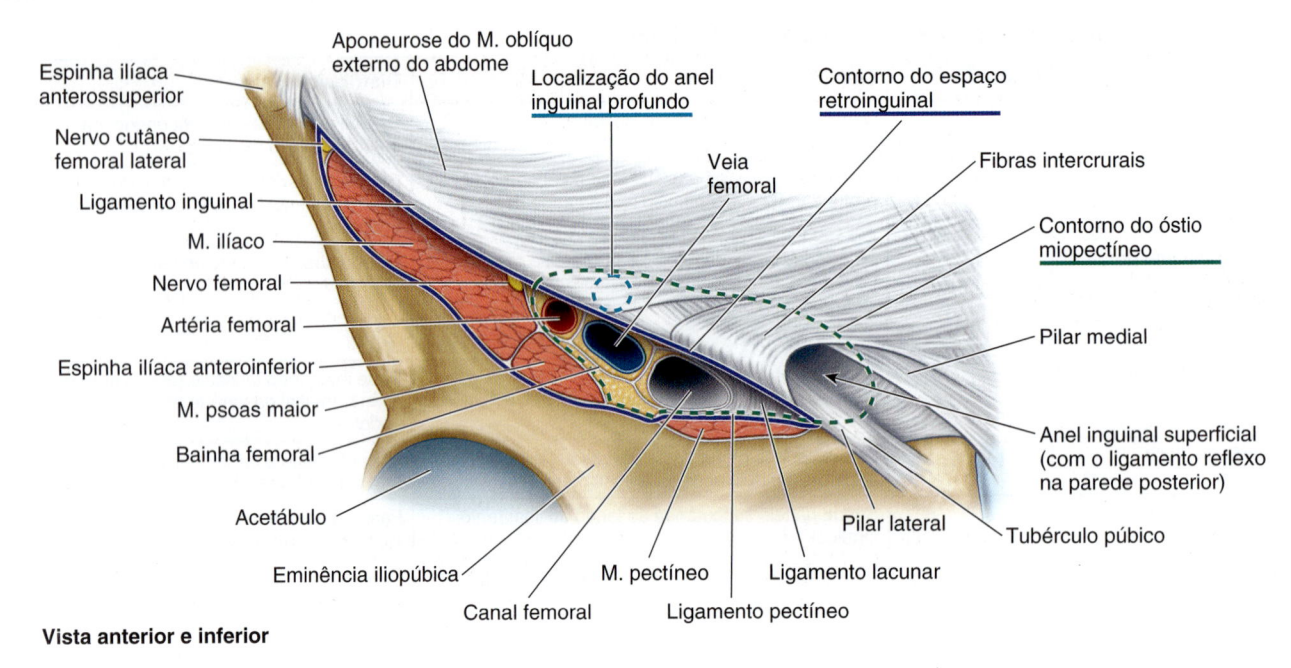

Figura 5.9 Ligamento inguinal e anel inguinal superficial. Observar os ligamentos lacunar e pectíneo.

como através de um endoscópio (ver Figuras 5.6 e 5.10B). O trato iliopúbico reforça a parede posterior e o assoalho do canal inguinal enquanto une as estruturas (músculos flexores do quadril e grande parte do suprimento neurovascular do membro inferior) que atravessam o **espaço retroinguinal** (ver Figura 5.9).

CANAL INGUINAL

O **canal inguinal** é formado em relação à descida das gônadas (testículos ou ovários) durante o desenvolvimento fetal (ver boxe Anatomia Clínica, "Descida dos Testículos e dos Ovários"). Nos adultos, o canal inguinal é uma passagem oblíqua direcionada inferior e medialmente, com cerca de 4 cm de comprimento (entre os anéis inguinais superficial e profundo), que segue pela parte inferior da parede anterior do abdome (ver Figura 5.10). O canal inguinal situa-se paralelo e imediatamente acima da metade medial do ligamento inguinal. A principal estrutura encontrada no canal inguinal é o *funículo espermático*, que conduz o ducto deferente nos homens, e o vestigial *ligamento redondo do útero* nas mulheres. O canal inguinal também contém vasos sanguíneos e linfáticos e o nervo ilioinguinal em ambos os sexos. Possui uma abertura em cada extremidade (ver Figura 5.10):

- O **anel inguinal profundo (interno)**, a entrada interna para o canal inguinal, é uma evaginação da fáscia transversal acima da metade do ligamento inguinal e lateralmente aos vasos epigástricos inferiores
- O **anel inguinal superficial (externo)**, a saída do canal inguinal, é uma abertura semelhante a uma fenda na aponeurose do músculo oblíquo externo do abdome, superolateralmente ao tubérculo púbico. As margens lateral e medial do anel superficial, formadas pela divisão na aponeurose, são os **pilares lateral** e **medial**. As **fibras intercrurais** formam a margem superolateral do anel (ver Figura 5.9).

Os anéis inguinais profundo e superficial não se sobrepõem, visto que o canal inguinal segue um trajeto oblíquo através das aponeuroses dos músculos abdominais. Em consequência, aumentos na pressão intra-abdominal forçam a parede posterior do canal contra a parede anterior, fechando essa passagem e reforçando esse defeito potencial da parede do abdome. A contração simultânea do músculo oblíquo externo do abdome também aproxima a parede anterior do canal da parede posterior e aumenta a tensão sobre os pilares, resistindo à dilatação do anel inguinal superficial. A contração dos músculos oblíquo interno do abdome e transverso do abdome determina a descida do teto do canal, provocando constrição do canal. Todos esses eventos são observados durante ações como espirro, tosse e "esforço expulsivo" (manobra de Valsalva) que aumentam a pressão intra-abdominal para eliminação (p. ex., evacuação de fezes).

O canal inguinal possui duas paredes (anterior e posterior), um teto e um assoalho (ver Figuras 5.10A e AC5.1):

- *Parede anterior*: formada pela aponeurose do músculo oblíquo externo do abdome em toda a extensão do canal; a parede anterior da parte lateral do canal é reforçada pelas fibras mais baixas do músculo oblíquo interno do abdome
- *Parede posterior*: formada pela fáscia transversal; a parede posterior da parte medial do canal é reforçada pela fusão das inserções púbicas das aponeuroses dos músculos oblíquo interno do abdome e transverso do abdome em um tendão comum – a **foice inguinal**

- *Teto*: formado lateralmente pela fáscia transversal, centralmente pelos arcos musculoaponeuróticos dos músculos oblíquo interno do abdome e transverso do abdome, e medialmente pelo pilar medial e fibras intercrurais
- *Assoalho*: formado, lateralmente, pelo trato iliopúbico (ver Figura 5.6), centralmente pela face superior do ligamento inguinal "semelhante a um sulco" e, medialmente, pelo ligamento lacunar (ver Figura 5.9).

FUNÍCULO ESPERMÁTICO

O funículo espermático contém estruturas que entram e saem do testículo e sustenta o testículo no escroto. O funículo espermático começa no anel inguinal profundo, lateralmente aos vasos epigástricos inferiores, segue pelo canal inguinal, sai no anel inguinal superficial e termina no escroto, no testículo (ver Figura 5.10 e Tabela 5.4). Os revestimentos fasciais derivados da parede anterolateral do abdome durante a descida pré-natal do testículo incluem os seguintes:

- **Fáscia espermática interna**: derivada da fáscia transversal, no anel inguinal profundo
- **Fáscia cremastérica**: derivada da fáscia das faces tanto superficial quanto profunda do músculo oblíquo interno do abdome
- **Fáscia espermática externa**: derivada da aponeurose do músculo oblíquo externo do abdome e sua fáscia de revestimento.

A fáscia cremastérica contém alças do **músculo cremáster**, que se estende como continuação dos fascículos mais inferiores do músculo oblíquo interno do abdome que se originam do ligamento inguinal. A contração do músculo cremáster traciona de modo reflexo o testículo para cima no escroto, particularmente quando está frio; em um ambiente quente, o músculo cremáster relaxa, e o testículo desce no escroto. Ambas as respostas ocorrem na tentativa de manter a temperatura do testículo para a *espermatogênese* (formação de espermatozoides), que exige uma temperatura constante de aproximadamente um grau abaixo da temperatura central do corpo. O músculo cremáster atua com o **músculo dartos**, um músculo liso da tela subcutânea sem gordura do escroto (túnica dartos), que se insere na pele. O músculo dartos ajuda na elevação do testículo, visto que provoca contração da pele do escroto. O músculo cremáster é inervado pelo **ramo genital do nervo genitofemoral** (L1, L2), um derivado do plexo lombar, enquanto o músculo dartos recebe inervação autônoma.

O ligamento redondo do útero na mulher recebe contribuições semelhantes das camadas da parede do abdome no local onde atravessa o canal inguinal. É bem menos desenvolvido e consiste habitualmente em um agregado de faixas fibrosas indistintas.

Os *constituintes do funículo espermático* são os seguintes (Figura 5.11):

- O **ducto deferente**, um tubo muscular que conduz os espermatozoides do epidídimo até o ducto ejaculatório.

Figura 5.10 Camadas da parede anterior do abdome na região inguinal.
A. Camadas da parede do abdome e revestimentos do funículo espermático e do testículo derivados delas. **B.** Anel inguinal profundo.

*Arcadas musculoaponeuróticas dos músculos oblíquo interno do abdome e transverso do abdome

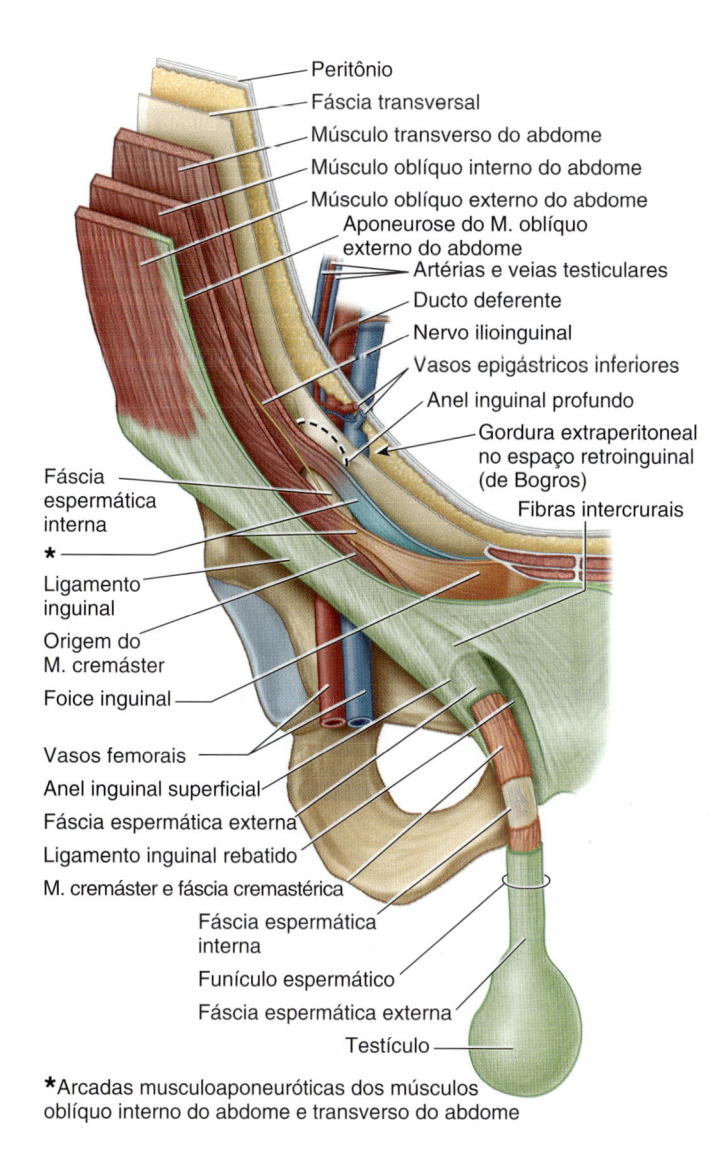

A. Vista anterior

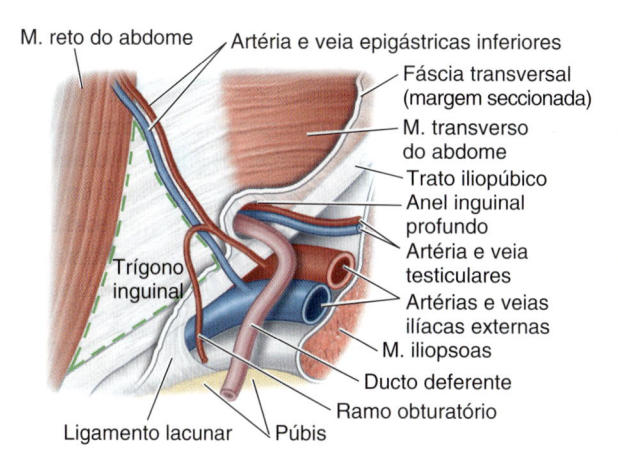

B. Vista posterior da parede anterior direita do abdome

Tabela 5.4 Camadas correspondentes da parede anterior do abdome, do funículo espermático e do escroto.

Camadas da parede anterior do abdome
Pele
Tela subcutânea (adiposa/membranácea)
Músculo oblíquo externo do abdome e fáscia
Músculo oblíquo interno do abdome
Fáscia das faces superficial e profunda do músculo oblíquo interno do abdome
Músculo transverso do abdome
Fáscia transversal
Peritônio

Escroto e revestimentos do testículo
Pele
Tela subcutânea (túnica dartos) e músculo dartos
Fáscia espermática externa
Músculo cremáster
Fáscia cremastérica
Fáscia espermática interna
Túnica vaginal — Lâmina visceral (que reveste o testículo e o epidídimo)
Lâmina parietal

Outras estruturas rotuladas: Prega umbilical medial; Gordura extraperitoneal; Vasos epigástricos inferiores; Artéria e veia testiculares e ducto deferente; Artéria umbilical obliterada; Bexiga urinária; Foice inguinal; Fibras intercrurais; Anel inguinal superficial; Plexo pampiniforme de veias; Artéria testicular; Ducto deferente; Estrato membranáceo (fáscia de Scarpa); Panículo adiposo (fáscia de Camper) — Tela subcutânea; Anel inguinal profundo formado pela fáscia transversal; Vasos cremastéricos.

Revestimentos do funículo espermático: Músculo/túnica dartos (incluindo o septo do escroto); Fáscia espermática externa; Músculo cremáster; Fáscia cremastérica; Fáscia espermática interna; Vestígio do processo vaginal.

Este último segue o seu percurso através da próstata para se abrir na parte prostática da uretra
- A **artéria testicular**, que se origina da aorta (nível vertebral L II) e que irriga o testículo e o epidídimo
- A **artéria do ducto deferente**, que se origina da artéria vesical inferior
- A **artéria cremastérica**, que se origina da artéria epigástrica inferior
- O **plexo pampiniforme**, uma rede formada por até 12 veias que convergem superiormente como veias testiculares direitas ou esquerdas
- As **fibras nervosas simpáticas** nas artérias no ducto deferente
- O **ramo genital do nervo genitofemoral**, que inerva o músculo cremáster
- Os **vasos linfáticos**, que drenam o testículo e estruturas estreitamente associadas para os linfonodos lombares (Figura 5.12)
- O **vestígio do processo vaginal**, que pode ser visto como filamento fibroso na parte anterior do funículo espermático, que se estende entre o peritônio abdominal e a túnica vaginal; pode não ser detectável.

TESTÍCULOS

Os testículos ovoides ficam suspensos no escroto pelos funículos espermáticos (ver Tabela 5.4). Os testículos produzem espermatozoides e hormônios, principalmente a testosterona. Os espermatozoides são formados nos **túbulos seminíferos** contorcidos, que são unidos pelos **túbulos seminíferos** retos à **rede do testículo**. Os testículos

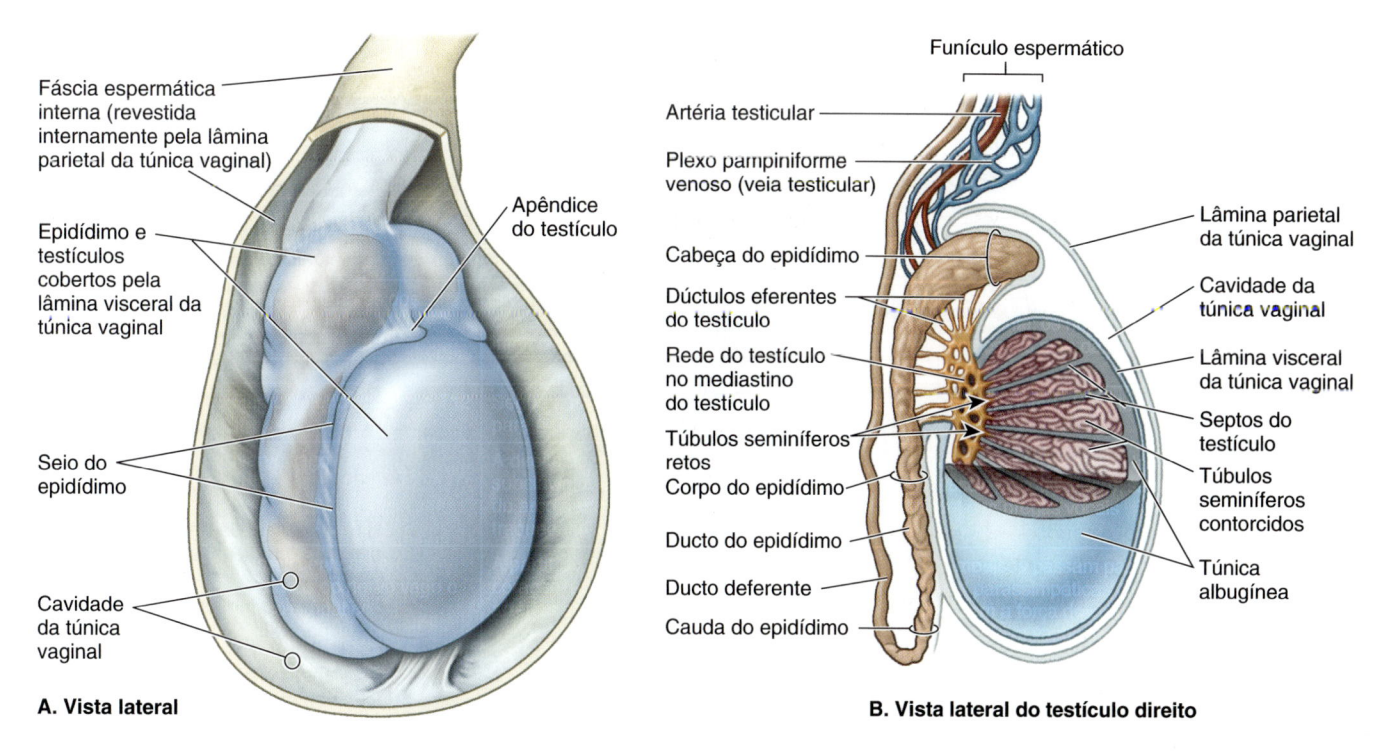

Figura 5.11 Estrutura do testículo e do epidídimo. **A.** Túnica vaginal aberta. **B.** Conteúdo da parte distal do funículo espermático, elementos do epidídimo e estrutura interna do testículo.

possuem uma face externa resistente, a **túnica albugínea**, que forma uma crista na face posterior interna, na forma do **mediastino do testículo**. A **túnica vaginal** é um saco peritoneal fechado, que envolve o testículo (ver Figura 5.11).

A superfície de cada testículo é recoberta pela **lâmina visceral da túnica vaginal**, exceto onde o testículo se fixa ao epidídimo e ao funículo espermático. A lâmina visceral da túnica vaginal – uma membrana serosa transparente e brilhante – está estreitamente aderida ao testículo, ao epidídimo e à parte inferior do ducto deferente.

A **lâmina parietal da túnica vaginal** é adjacente à faixa espermática interna. A pequena quantidade de líquido presente na cavidade da túnica vaginal separa as lâminas visceral e parietal, permitindo o movimento livre do testículo no escroto.

As **artérias testiculares** originam-se da parte abdominal da aorta (no nível da formação da gônada fetal, nível vertebral L II), imediatamente abaixo das artérias renais (ver Figura 5.12). As longas artérias testiculares finas indicam a descida pré-natal do testículo à medida que passam retroperitonealmente (posteriormente ao peritônio) em direção oblíqua, cruzando sobre os ureteres e as partes inferiores das artérias ilíacas externas. As artérias testiculares atravessam os canais inguinais, tornando-se parte dos funículos espermáticos para irrigar os testículos.

As **veias testiculares**, que emergem do testículo e do epidídimo, formam o plexo pampiniforme, que consiste em 8 a 12 veias anastomóticas, situadas anteriormente ao ducto deferente e circundando a artéria testicular no funículo espermático (ver Figura 5.11A). O plexo pampiniforme faz parte do sistema termorregulador do testículo, ajudando a manter essa glândula em uma temperatura constante. A veia testicular esquerda origina-se à medida que as veias do plexo pampiniforme coalescem e drena para a veia renal esquerda. A **veia testicular direita** tem origem e trajeto semelhantes, porém drena para a veia cava inferior (VCI).

A *drenagem linfática do testículo* acompanha a artéria e a veia testiculares até os **linfonodos lombares direitos e esquerdos (cavais/aórticos)** e **pré-aórticos** (Figura 5.13). Os *nervos autônomos do testículo* surgem como **plexo nervoso testicular** na artéria testicular, que contém fibras simpáticas e aferentes viscerais provenientes do segmento T10 (T11) da medula espinal.

EPIDÍDIMO

O epidídimo é uma estrutura alongada na face posterior do testículo, formado por minúsculas circunvoluções do ducto do epidídimo, tão densamente compactadas que parecem sólidas (ver Figura 5.12). Os **dúctulos eferentes do testículo** transportam os espermatozoides recém-formados da rede do testículo para o epidídimo, onde são armazenados até a sua maturação. A rede do testículo é uma rede de canais na terminação dos túbulos seminíferos.

O epidídimo é constituído pelas seguintes partes:

- **Cabeça do epidídimo**: a parte superior expandida, que é composta de lóbulos formados pelas extremidades espiraladas de 12 a 14 dúctulos eferentes

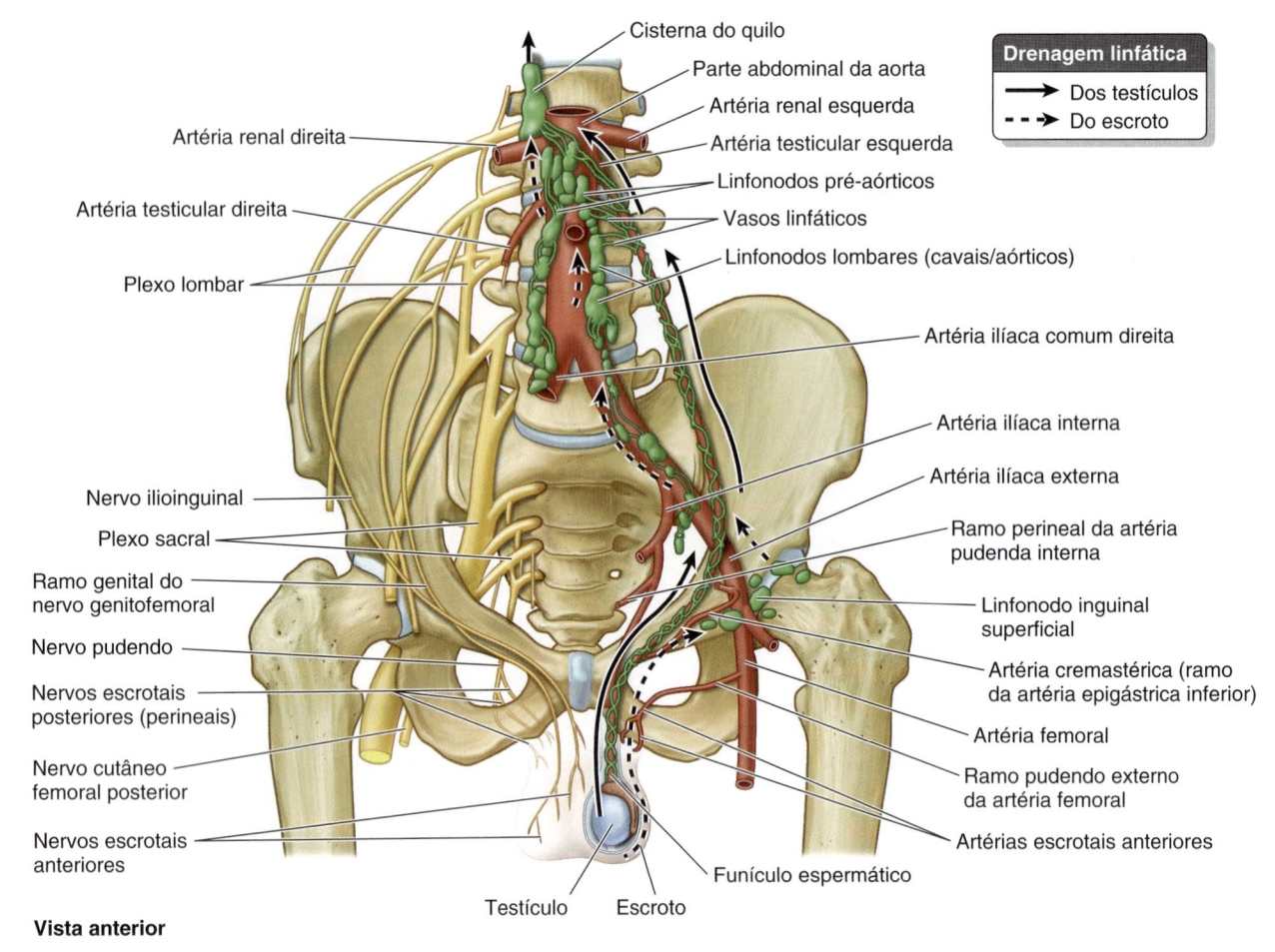

Figura 5.12 Inervação, vascularização e drenagem linfática do escroto, do testículo e do funículo espermático. *Setas*, direção do fluxo linfático para os linfonodos.

- **Corpo de epidídimo**: o ducto contorcido do epidídimo
- **Cauda do epidídimo**: contínua com o ducto deferente, o ducto que transporta os espermatozoides do epidídimo para o ducto ejaculatório, para a sua expulsão na parte prostática da uretra (ver Capítulo 6).

ESCROTO

O escroto é um saco cutâneo, que consiste em duas camadas: a pele intensamente pigmentada e a **túnica dartos** estreitamente relacionadas e uma lâmina fascial sem gordura, incluindo fibras musculares lisas (músculo dartos), responsáveis pela aparência rugosa (enrugada) do escroto (ver Tabela 5.4). Como o *músculo dartos* fixa à pele, a sua contração causa enrugamento do escroto quando está fria, produzindo espessamento da camada tegumentar, enquanto reduz a área de superfície do escroto. Isso ajuda o músculo cremáster a manter os testículos mais próximos do corpo, reduzindo, dessa maneira, a perda de calor. As *veias do escroto* acompanham as artérias. Os *vasos linfáticos* drenam para os linfonodos inguinais superficiais.

O *suprimento arterial do escroto* é proveniente (ver Figura 5.12):

- **Dos ramos escrotais posteriores da artéria perineal**, um ramo da artéria pudenda interna
- **Dos ramos escrotais anteriores da artéria pudenda externa profunda**, um ramo da artéria femoral
- Da *artéria cremastérica*, um ramo da artéria epigástrica inferior.

Os *nervos do escroto* incluem os seguintes (ver Figura 5.12):

- O *ramo genital do nervo genitofemoral* (L1, L2), que supre a face anterolateral
- Os **nervos escrotais anteriores**, ramos do nervo ilioinguinal (L1), que inervam a face anterior
- Os **nervos escrotais posteriores**, ramos do ramo perineal do **nervo pudendo** (S2, S4), que inervam a face posterior
- Os **ramos perineais do nervo cutâneo femoral posterior** (S2, S3), que suprem a face inferior.

ANATOMIA CLÍNICA

Hidrocele e Hematocele

A presença de líquido em excesso em um processo vaginal persistente é denominada *hidrocele do testículo* (Figura AC5.3A). Determinadas condições patológicas, como lesão ou inflamação do epidídimo, também podem provocar *hidrocele do funículo espermático* (ver Figura AC5.3B). A *hematocele do testículo* é um acúmulo de sangue na cavidade da túnica vaginal (ver Figura AC5.3C).

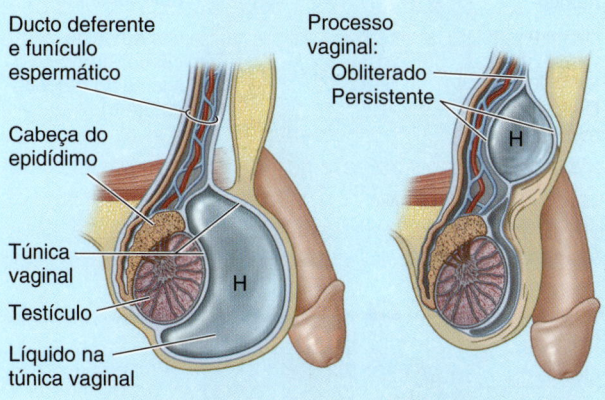

A. Hidrocele (H) do testículo
B. Hidrocele (H) do funículo espermático
C. Hematocele (He) do testículo

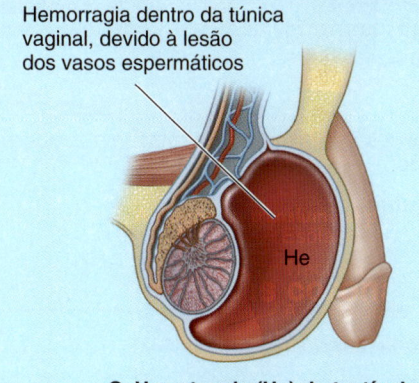

Figura AC5.3 Hidrocele e hematocele.

Vasectomia

Na esterilização masculina (*vasectomia*), procede-se à ligadura bilateral do *ducto deferente*. Para realizar uma vasectomia, o ducto é isolado de cada lado e transeccionado, ou uma pequena secção do ducto é removida. Os espermatozoides não conseguem mais alcançar a uretra; sofrem degeneração no epidídimo e na extremidade proximal do ducto deferente. Entretanto, as secreções das *glândulas anexas do sistema genital masculino* (glândulas seminais, glândulas bulbouretrais e próstata) podem ser ainda ejaculadas. O testículo continua funcionando como glândula endócrina para a produção de testosterona.

Palpação do anel inguinal superficial

O anel inguinal superficial (Figura AC5.4A) é palpável superolateralmente ao tubérculo púbico por meio de invaginação da pele da parte superior do escroto com o dedo indicador. O dedo do examinador acompanha o funículo espermático superolateralmente até o anel inguinal superficial (ver Figura AC5.4B). Se o anel estiver dilatado, ele pode ser alcançado com a ponta do dedo sem provocar dor. Com a face palmar do dedo contra a parede anterior do abdome, o anel inguinal profundo pode ser palpado como uma depressão cutânea superior ao ligamento inguinal, a uma distância de 2 a 4 cm superior e lateral ao tubérculo púbico. A detecção de um impulso contra o dedo do examinador no anel inguinal superficial, quando a pessoa tosse, e de uma massa no local do anel profundo sugere *hérnia indireta*. A palpação de uma *hérnia inguinal direta* é realizada colocando-se o dedo indicador e/ou dedo médio sobre o trígono inguinal (lateralmente ao anel superficial) e pedindo-se à pessoa para tossir ou fazer força. Na presença de hérnia, percebe-se um impulso vigoroso contra a polpa do dedo.

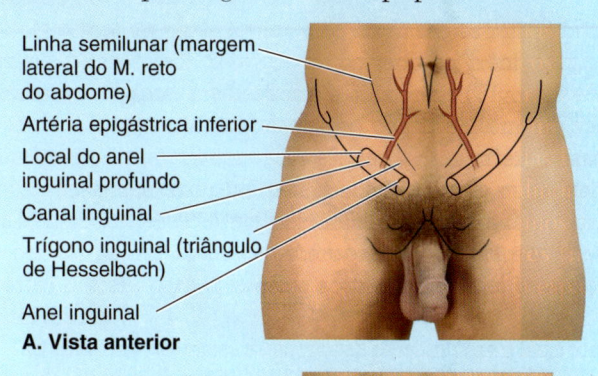

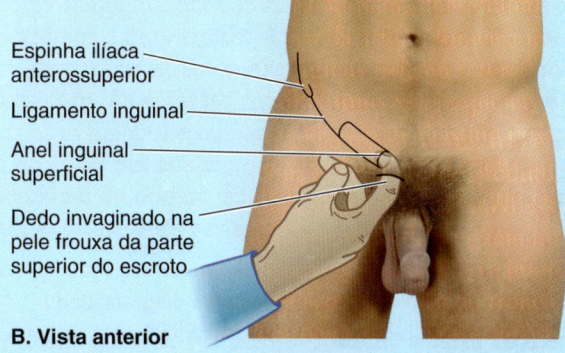

A. Vista anterior
B. Vista anterior

Figura AC5.4 Detecção de hérnias. **A.** Localização dos anéis inguinais superficial e profundo. **B.** Palpação do anel inguinal superficial.

Varicocele

O plexo pampiniforme de veias pode se tornar *varicoso* (dilatado) e tortuoso. Esses vasos varicosos, que são habitualmente visíveis apenas quando o indivíduo está na posição ortostática, resultam, com frequência, de válvulas defeituosas na veia testicular. O aumento palpável, que tem a aparência de um saco de vermes, desaparece habitualmente quando o indivíduo deita.

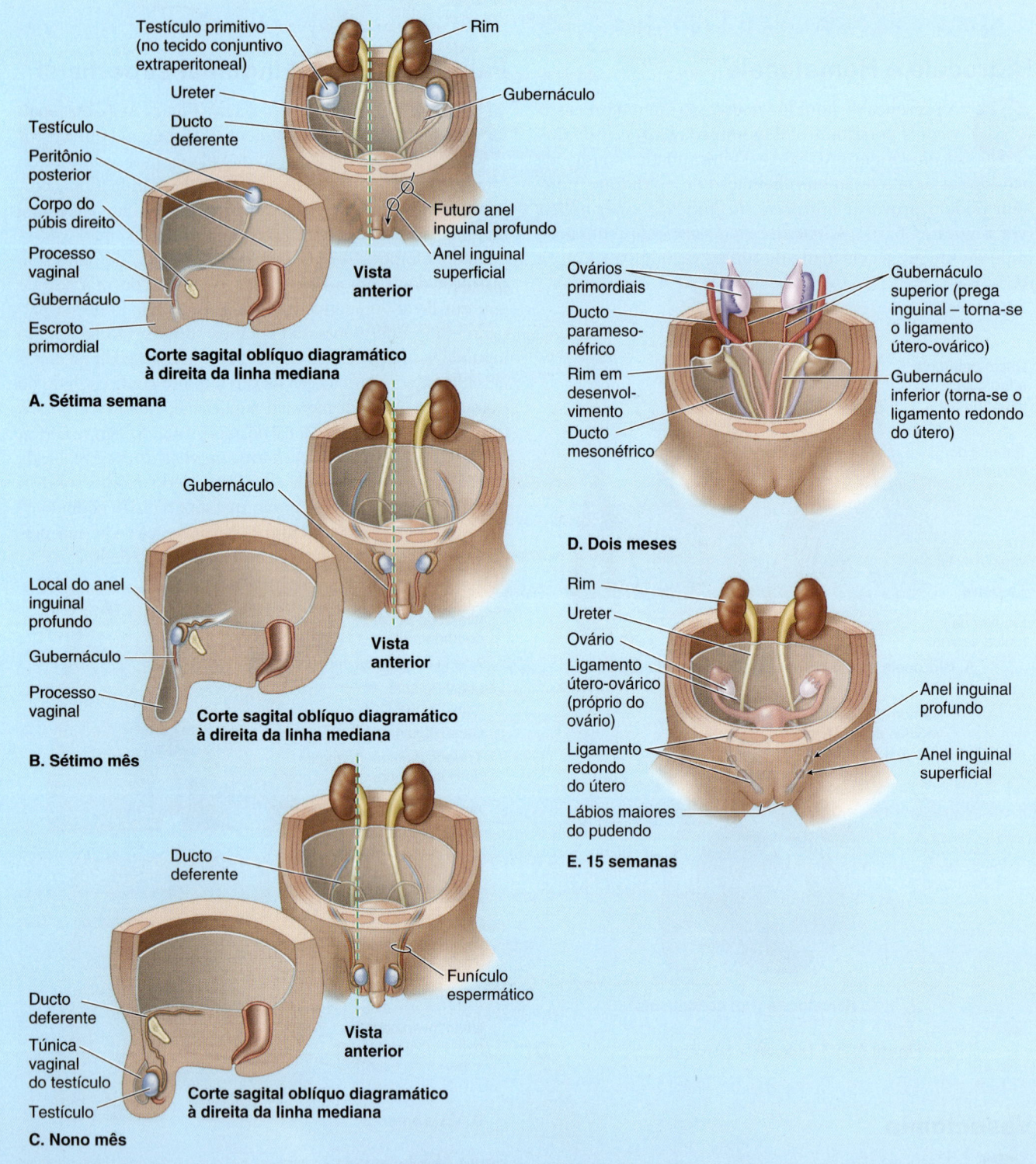

Figura AC5.5 Descida dos testículos e dos ovários.

Descida dos testículos e dos ovários

Os **testículos do feto** descem da parede dorsal do abdome, na região lombar superior, para os anéis inguinais profundos durante as semanas 9 a 12 do desenvolvimento fetal (Figura AC5.5A-C). Esse reposicionamento provavelmente resulta do crescimento da coluna vertebral e da pelve. O *gubernáculo* masculino, fixado ao polo inferior do testículo e acompanhado por uma evaginação do peritônio, o *processo vaginal*, projeta-se para dentro do escroto. O testículo desce posteriormente ao processo vaginal. O remanescente inferior do processo vaginal forma a *túnica vaginal*, que recobre o testículo. O ducto deferente, os vasos sanguíneos, os nervos e os vasos linfáticos testiculares acompanham o testículo. A localização final do testículo no escroto ocorre habitualmente antes ou logo depois do nascimento.

Os **ovários do feto** também descem da parede posterior do abdome, na região lombar superior, com 12 semanas e passam para a pelve menor (ver Figura AC5.5D,E). O gubernáculo feminino também se fixa ao polo caudal do ovário e projeta-se dentro dos lábios maiores do pudendo, fixando-se no trajeto ao útero; a parte que passa do útero para o ovário forma o *ligamento útero-ovário*, enquanto o restante torna-se o *ligamento redondo do útero*. Para uma descrição completa da embriologia da região inguinal, ver Moore et al. (2016).

Hérnias inguinais

A *hérnia inguinal* é uma protrusão do peritônio parietal e das vísceras, como, por exemplo, intestino delgado, através de uma abertura normal ou anormal da cavidade abdominal. Existem duas categorias principais de hérnias inguinais: a indireta e a direta. Mais de dois terços consistem em hérnias indiretas. Pode ocorrer também hérnia inguinal indireta em mulheres, porém ela é aproximadamente 20 vezes mais comum nos homens de todas as idades (Figura AC5.6 e Tabela AC5.1).

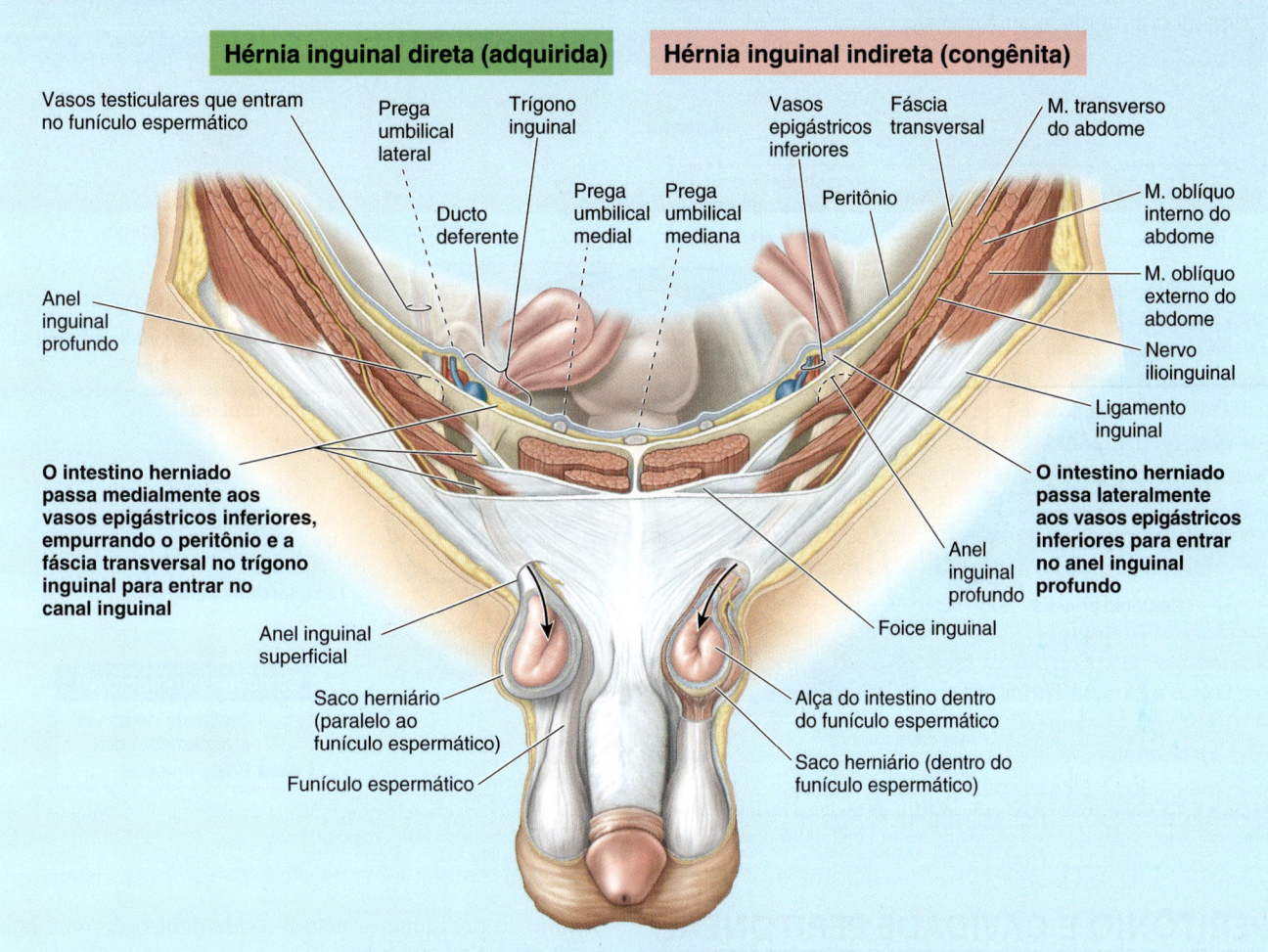

Figura AC5.6 Trajeto das hérnias inguinais diretas e indiretas.

Tabela AC5.1 Características das hérnias inguinais.

Características	Direta (adquirida)	Indireta (congênita)
Fatores predisponentes	Fraqueza da parede anterior do abdome no trígono inguinal (p. ex., devido a distensão do anel inguinal superficial, estreitamento da foice inguinal ou enfraquecimento da aponeurose em homens com mais de 40 anos de idade)	Perviedade do processo vaginal (completa ou pelo menos da parte superior) em indivíduos mais jovens, em sua grande maioria homens
Frequência	Menos comum (um terço a um quarto das hérnias inguinais)	Mais comum (dois terços a três quartos das hérnias inguinais)
Revestimento na saída da cavidade abdominal	Peritônio mais fáscia transversal (situa-se fora de um ou dois revestimentos fasciais mais internos do funículo espermático)	Peritônio do processo vaginal persistente, mais os três revestimentos fasciais do funículo espermático/ligamento redondo
Trajeto	Em geral, atravessa apenas o terço medial do canal inguinal, externa e paralelamente ao vestígio do processo vaginal	Atravessa o canal inguinal (todo o canal se for de tamanho suficiente) dentro do processo vaginal
Saída da parede anterior do abdome	Através do anel superficial, lateralmente ao funículo espermático; raramente entra no escroto	Através do anel superficial dentro do funículo espermático, passando comumente para dentro do escroto/lábio maior do pudendo

Câncer de testículo

Devido à descida dos testículos da parede posterior do abdome para dentro do escroto durante o desenvolvimento do feto, a sua drenagem linfática difere daquela do escroto, que é uma evaginação da pele da parte anterolateral do abdome (ver Figura 5.12). Essa disposição afeta o modo pelo qual o câncer metastatiza nessa região:

- O *câncer de testículo* envia metástases inicialmente para os linfonodos lombares
- O *câncer do escroto* envia metástases inicialmente para os linfonodos inguinais superficiais.

Reflexo cremastérico

O *reflexo cremastérico* refere-se à rápida elevação do testículo do mesmo lado; esse reflexo é extremamente ativo em crianças. A contração do músculo cremáster – que produz o reflexo – pode ser induzida por meio de leve estimulação da pele na face medial da parte superior da coxa com um abaixador de língua. Essa área da pele é inervada pelo nervo ilioinguinal.

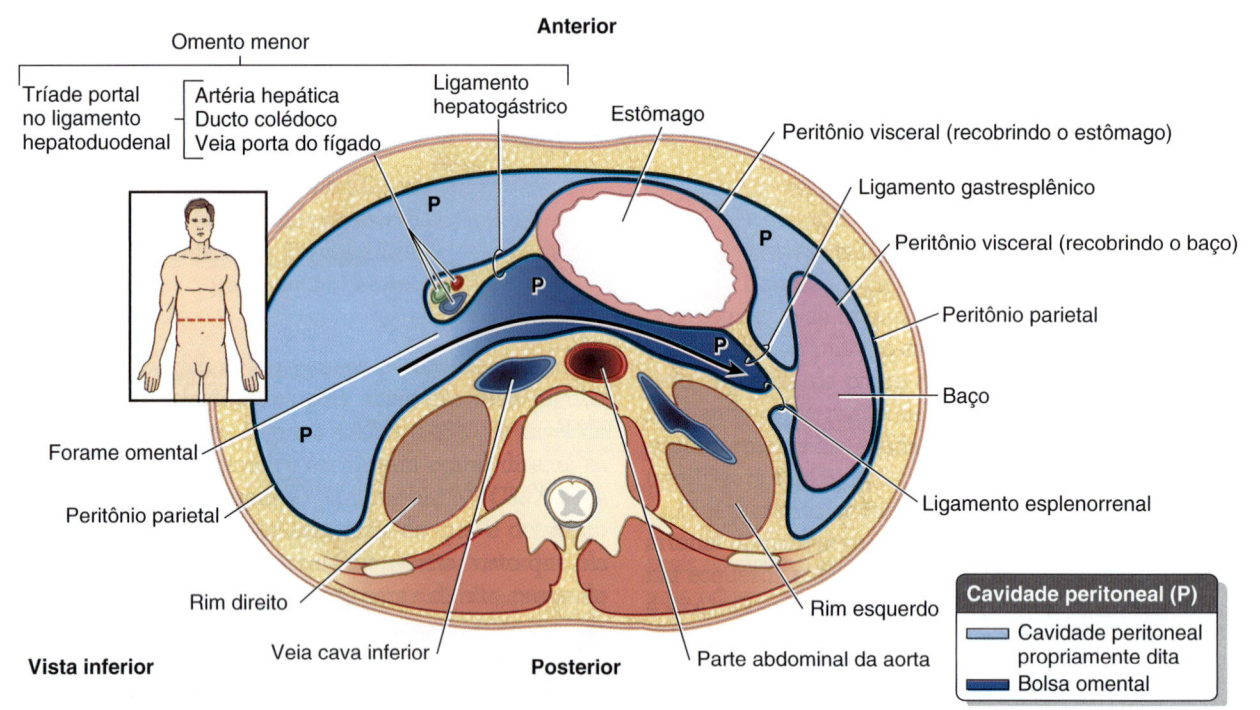

Figura 5.13 Corte transversal esquemático do abdome no nível da bolsa omental. A figura mostra o forame omental e a extensão horizontal da bolsa omental. A *seta* passa da cavidade maior, através do forame omental, e segue por toda a extensão da bolsa omental.

PERITÔNIO E CAVIDADE PERITONEAL

O **peritônio** é uma membrana serosa transparente e brilhante, que consiste em duas lâminas contínuas (ver Figura 5.13):

- O **peritônio parietal**, que reveste a face interna da parede abdominopélvica
- O **peritônio visceral**, que reveste as vísceras (órgãos), como o baço e o estômago.

O peritônio e as vísceras encontram-se na cavidade abdominopélvica. A relação das vísceras com o peritônio é a seguinte:

- Os **órgãos intraperitoneais** são quase totalmente cobertos com peritônio visceral (p. ex., o baço e o estômago); os órgãos intraperitoneais sofreram invaginação conceitualmente, senão de modo literal, para um saco fechado, como ao pressionar a mão fechada dentro de uma bola inflada
- Os **órgãos extraperitoneais, retroperitoneais e subperitoneais** encontram-se fora da cavidade peritoneal – externa ou posteriormente ao peritônio parietal – e são apenas parcialmente recobertos pelo peritônio (habitualmente em apenas uma face). Órgãos como os rins estão situados entre o peritônio parietal e a parede posterior do abdome e só possuem peritônio parietal em suas faces anteriores, frequentemente com uma quantidade considerável de tecido adiposo interposto (ver Figura 5.13)

A **cavidade peritoneal** está dentro da cavidade abdominal e continua-se na cavidade pélvica. Trata-se de um espaço virtual da espessura de um capilar entre as lâminas parietal e visceral do peritônio. A cavidade peritoneal contém uma fina película de **líquido peritoneal**, que mantém as faces peritoneais úmidas. *Não existem órgãos na cavidade peritoneal.* O líquido peritoneal lubrifica as faces peritoneais, possibilitando o movimento das vísceras umas sobre as outras sem nenhum atrito e permitindo os movimentos da digestão. Além disso, o líquido contém leucócitos e anticorpos que resistem à infecção. A cavidade peritoneal é totalmente fechada nos homens; entretanto, nas mulheres, existe uma via de comunicação com o exterior do corpo por meio das tubas uterinas, cavidade do útero e vagina (ver Capítulo 6). Essa comunicação oferece uma via potencial de infecção proveniente do exterior.

Vasos e nervos do peritônio

O *peritônio parietal* é:

- Suprido pelos mesmos vasos sanguíneos e linfáticos e pela mesma inervação somática da região da parede abdominopélvica que ele reveste
- Sensível à pressão, à dor, ao calor e ao frio; a dor proveniente do peritônio parietal é, em geral, bem localizada.

O *peritônio visceral* é:

- Suprido pelos mesmos vasos sanguíneos e linfáticos e pela mesma inervação visceral do órgão que ele recobre
- Insensível ao toque, ao calor, ao frio e à laceração; é estimulado principalmente por distensão e irritação química.

A dor proveniente do peritônio visceral é mal localizada e é referida aos dermátomos dos gânglios sensitivos espinais que fornecem as fibras sensitivas. A dor proveniente dos derivados do intestino anterior (p. ex., faringe, esôfago e estômago) é habitualmente sentida no epigástrio; aquela proveniente dos derivados do intestino médio (p. ex., intestino delgado, ceco, apêndice e colo ascendente) é sentida na região umbilical; e a que se origina dos derivados do intestino posterior (p. ex., colo descendente e colo sigmoide), na região púbica (ver boxe Anatomia Clínica, "Dor visceral referida").

Formações peritoneais

São empregados vários termos para descrever as partes do peritônio que ligam órgãos com outros órgãos ou com a parede do abdome e para descrever os compartimentos e os recessos que são consequentemente formados (Figura 5.14). A disposição do peritônio nos adultos é mais fácil de visualizar quando se conhece a embriologia da cavidade peritoneal e das vísceras (Moore et al., 2016).

O **mesentério** é uma dupla lâmina de peritônio, que ocorre em consequência da invaginação do peritônio por

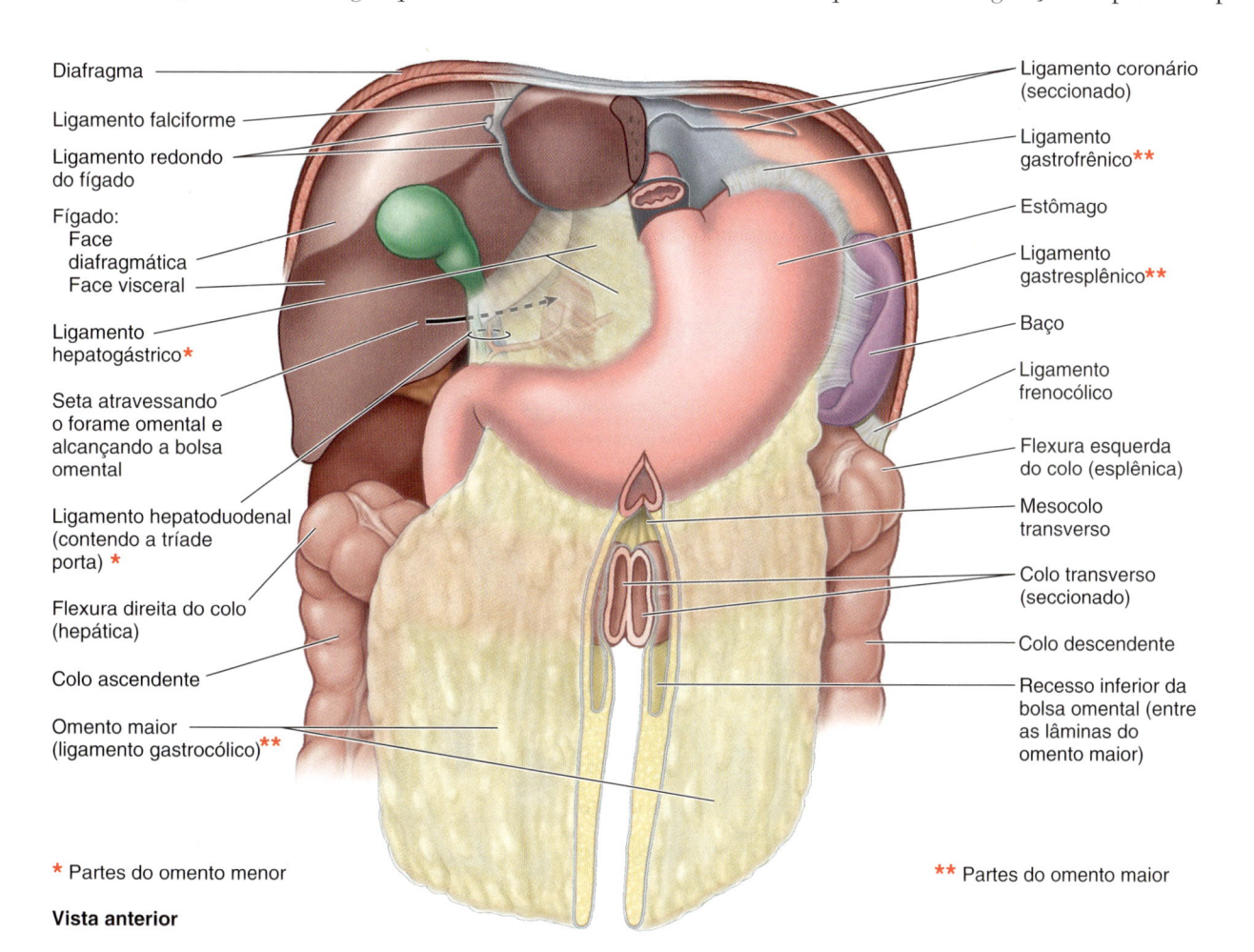

Figura 5.14 Partes do omento maior e do omento menor. O fígado e a vesícula biliar foram rebatidos superiormente. A parte central do omento maior foi seccionada para mostrar sua relação com o colo transverso e o mesocolo transverso. *Seta*, local do forame omental.

um órgão e representa uma continuidade do peritônio parietal e visceral (p. ex., *mesentério do intestino delgado* e *mesocolo transverso*) (Figuras 5.15 e 5.16). O mesentério fornece um meio de comunicação neurovascular entre o órgão e a parede do corpo e, portanto, possui um cerne de tecido conjuntivo contendo vasos sanguíneos e linfáticos, nervos, gordura e linfonodos. As vísceras com mesentério são móveis, e o grau de mobilidade depende do comprimento do mesentério.

Um **ligamento peritoneal** consiste em uma dupla lâmina de peritônio, que liga um órgão com outro órgão ou com a parede do abdome. Por exemplo, o fígado está ligado à parede anterior do abdome pelo *ligamento falciforme* (ver Figura 5.14).

O **omento** é uma extensão de peritônio de duas lâminas, que se estende do estômago e da parte proximal do duodeno até os órgãos adjacentes. O **omento maior** estende-se superiormente, para a esquerda lateralmente e para baixo a partir da curvatura maior do estômago e da parte proximal do duodeno (ver Figura 5.14). O omento maior possui três partes:

1. O **ligamento gastrofrênico**, entre a curvatura maior do estômago e o diafragma
2. O **ligamento gastresplênico**, entre a curvatura maior do estômago e o baço
3. O **ligamento gastrocólico**, proveniente da parte inferior da curvatura maior do estômago. Esse ligamento constitui a maior parte, desce anterior e inferiormente até o colo transverso e, em seguida, ascende mais uma vez posteriormente, fundindo-se com o peritônio visceral do colo transverso e a lâmina superior de seu mesentério. As partes ascendente e descendente da parte gastrocólica do omento maior fundem-se habitualmente, formando um "avental omental" adiposo de quatro camadas.

O **omento menor** (ligamentos hepatogástrico e hepatoduodenal) liga a curvatura menor do estômago e a parte proximal do duodeno ao fígado (ver Figura 5.14). Esses ligamentos são partes contínuas do omento menor e são separadas apenas para conveniência descritiva. O estômago está conectado ao fígado pelo **ligamento hepatogástrico**, a parte membranácea do omento menor. O **ligamento hepatoduodenal**, a margem livre espessa do omento menor, conduz a *tríade porta*: a veia porta do fígado, a artéria hepática e o ducto colédoco.

Cada órgão precisa ter uma área que não seja recoberta por peritônio visceral, de modo a permitir a entrada e a saída das estruturas neurovasculares. Essas áreas, que são denominadas **áreas nuas**, são formadas em relação às fixações dos mesentérios, dos omentos e dos ligamentos.

Uma **prega peritoneal** é uma reflexão do peritônio, que é levantada da parede do corpo por vasos sanguíneos, ductos ou vasos ou ductos fetais obliterados (p. ex., *pregas umbilicais medial e lateral*) subjacentes (ver Figura 5.6).

Um **recesso peritoneal**, ou fossa peritoneal, é uma bolsa ou concavidade formada por uma prega peritoneal (p. ex., *recesso inferior da bolsa omental*, entre as lâminas do omento maior [ver Figura 5.14] e as *fossas supravesical* e *umbilical*, entre as pregas umbilicais [ver Figura 5.6]).

Subdivisões da cavidade peritoneal

A cavidade peritoneal é dividida em cavidade peritoneal propriamente dita (saco peritoneal maior) e bolsa omental (ver Figuras 5.16 e 5.17).

A **cavidade peritoneal** propriamente dita constitui a parte principal e maior da cavidade peritoneal. Uma incisão cirúrgica realizada através da parede anterolateral do

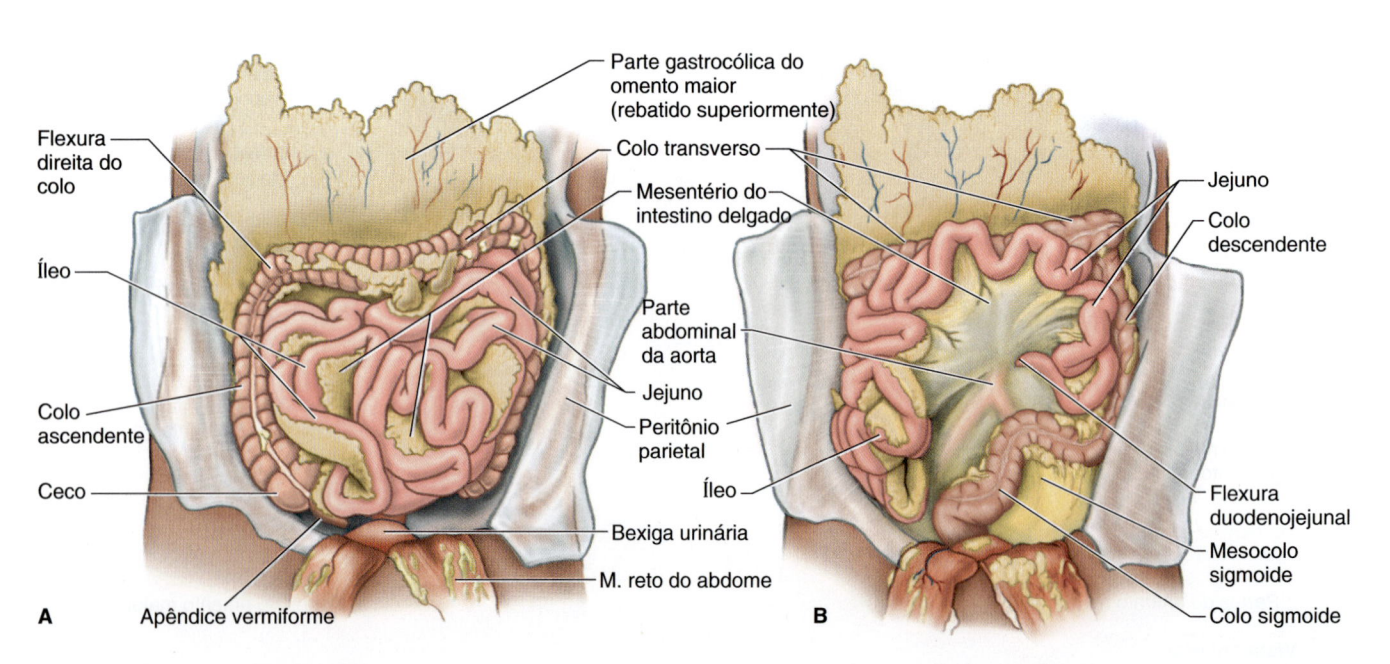

Figura 5.15 Omento maior e mesentério do intestino delgado. **A.** A parte gastrocólica do omento maior foi levantada para revelar o intestino delgado e os colos ascendente e transverso. **B.** O intestino delgado foi levantado para revelar o mesentério, a flexura duodenojejunal, o colo sigmoide e o mesocolo sigmoide.

Capítulo 5 • Abdome 275

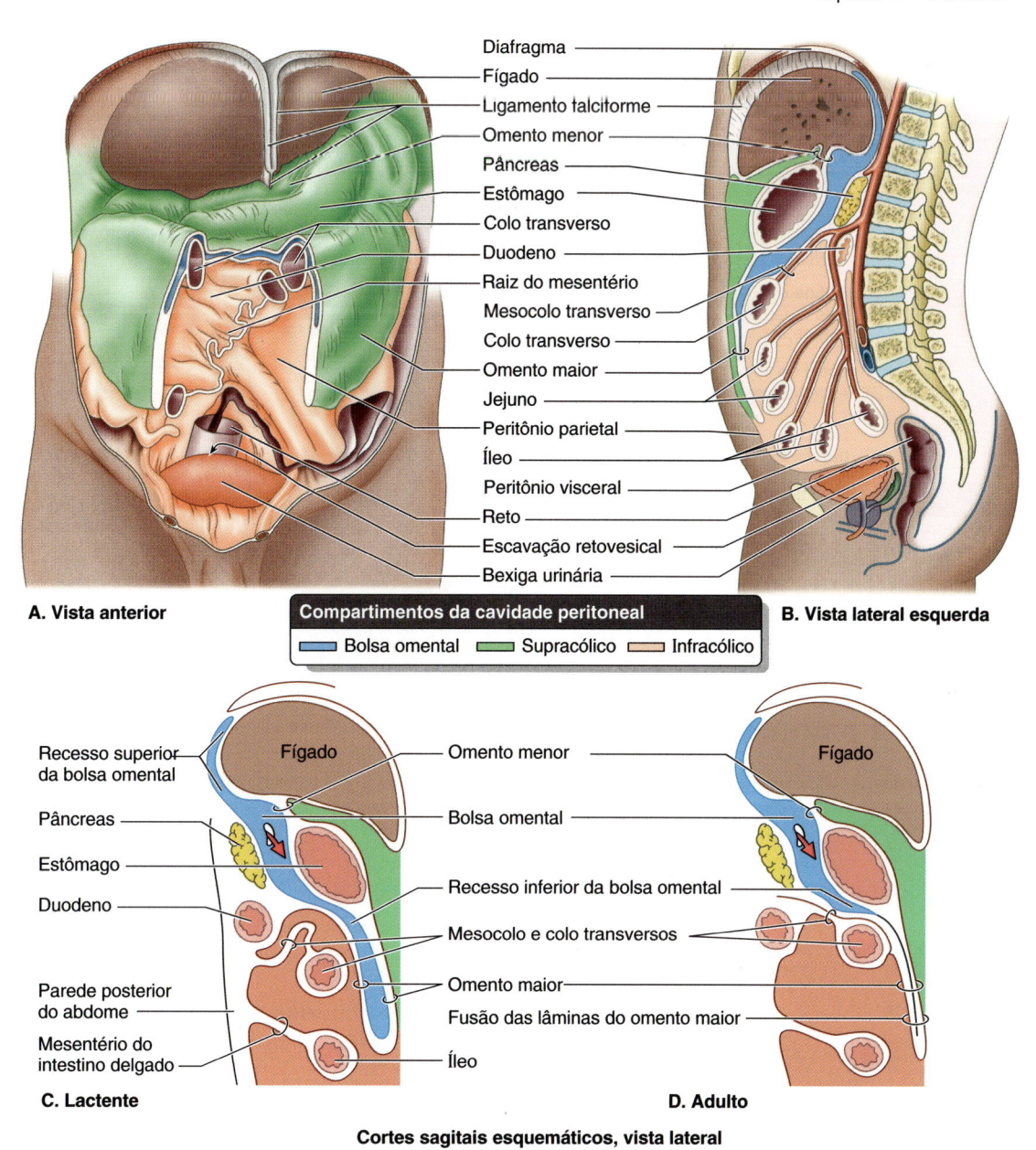

Figura 5.16 Principais formações peritoneais. A. Nessa cavidade peritoneal aberta, partes do omento maior, do colo transverso e do intestino delgado e seu mesentério foram removidas para mostrar as estruturas mais profundas e as lâminas das estruturas mesentéricas. **B.** Corte mediano da cavidade abdominopélvica, mostrando as relações das inserções peritoneais. **C** e **D.** Cortes sagitais através do recesso inferior da bolsa omental, mostrando a formação do mesocolo transverso e a fusão das lâminas do omento maior em um lactente (**C**) e no adulto (**D**). A *seta vermelha* atravessa o forame omental, unindo a bolsa omental com a cavidade peritoneal maior.

abdome penetra nessa cavidade. O **mesocolo transverso** (mesentério do colo transverso) e o ligamento gastrocólico do omento maior dividem a cavidade peritoneal nos seguintes compartimentos (ver Figuras 5.16 a 5.18):

- O **compartimento supracólico**, que contém o estômago, o fígado e o baço
- O **compartimento infracólico**, que contém o intestino delgado e os colos ascendente e descendente. Esse compartimento situa-se posteriormente ao omento maior e é dividido em *espaços infracólicos direito* e *esquerdo* pelo mesentério do intestino delgado.

Existe uma comunicação livre entre os compartimentos supracólico e infracólico por meio dos **sulcos paracólicos**, os sulcos situados entre a face lateral do colo ascendente ou descendente e a parede posterolateral do abdome, sendo o fluxo mais livre do lado direito.

A **bolsa omental**, a menor parte da cavidade peritoneal, situa-se posteriormente ao estômago, ao omento menor e às estruturas adjacentes. Essa bolsa possibilita o movimento livre do estômago sobre as estruturas adjacentes, visto que as suas paredes anterior e posterior deslizam suavemente uma sobre a outra. A bolsa omental possui dois recessos (ver Figura 5.16):

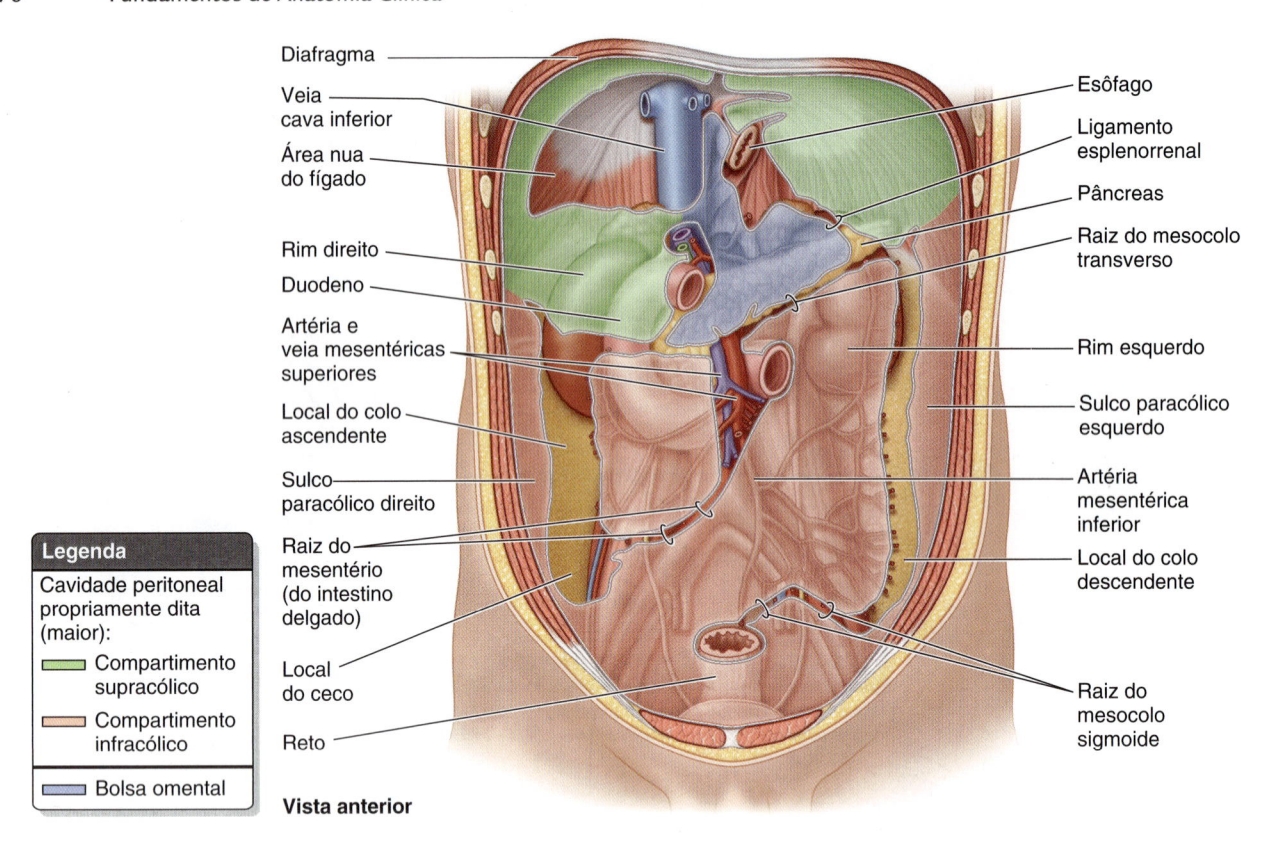

Figura 5.17 Parede posterior da cavidade peritoneal e raízes das reflexões peritoneais. O fígado e os colos ascendente e descendente foram mobilizados e removidos, e os mesocolos sigmoide e transverso e o mesentério do intestino delgado foram seccionados em suas raízes.

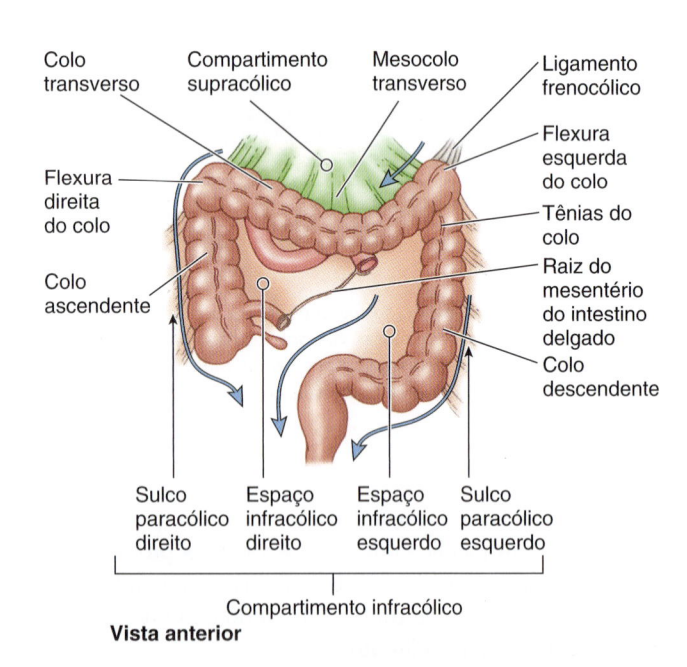

Figura 5.18 Compartimentos supracólico e infracólico da cavidade peritoneal. O omento maior foi removido. Os espaços infracólicos e os sulcos paracólicos determinam o fluxo de líquido ascítico (*setas*) quando o indivíduo está em posição inclinada ou ortostática.

- O **recesso superior**, que é limitado, superiormente, pelo diafragma e pelas lâminas posteriores do ligamento coronário do fígado
- O **recesso inferior**, situado entre a parte superior das lâminas do omento maior.

A maior parte do recesso inferior da bolsa omental é um espaço virtual isolado da parte principal da bolsa omental, posteriormente ao estômago, após a aderência das lâminas anterior e posterior do omento maior (ver Figura 5.16). A bolsa omental comunica-se com a cavidade peritoneal principal por meio do **forame omental**, uma abertura situada posteriormente à margem livre do omento menor, formando o ligamento hepatoduodenal (ver Figuras 5.4 e 5.14). Os limites do forame omental são os seguintes:

- *Anteriormente*: o ligamento hepatoduodenal (margem livre do omento menor), contendo a veia porta do fígado, a artéria hepática e o ducto colédoco
- *Posteriormente*: a VCI e o pilar direito do diafragma, cobertos com peritônio parietal (são retroperitoneais)
- *Superiormente*: o fígado, que é coberto pelo peritônio visceral
- *Inferiormente*: a parte superior ou primeira parte do duodeno.

ANATOMIA CLÍNICA

Peritônio e procedimentos cirúrgicos

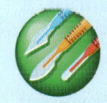

Como o peritônio é bem inervado, os pacientes submetidos a cirurgia de abdome sentem mais dor nas incisões abertas, grandes e invasivas do peritônio (*laparotomia*) do que nas pequenas incisões laparoscópicas ou cirurgias transvaginais. Em virtude da elevada incidência de infecções como peritonite e de aderências peritoneais, após cirurgias nas quais a cavidade peritoneal é aberta, são feitos esforços para permanecer fora da cavidade peritoneal, sempre que possível (p. ex., acesso translombar dos rins). Quando há necessidade de abertura da cavidade peritoneal, deve-se realizar um grande esforço para evitar a contaminação da cavidade.

Peritonite e ascite

Quando ocorre contaminação bacteriana durante uma laparotomia, ou quando há perfuração traumática ou ruptura do intestino, em consequência de infecção e inflamação (p. ex., apendicite), possibilitando a entrada de gás, material fecal e bactérias na cavidade peritoneal, o resultado consiste em infecção e inflamação do peritônio – *peritonite*. Ocorre exsudação de soro, fibrina, célula e pus na cavidade peritoneal, acompanhada de dor na pele sobrejacente e de aumento do tônus dos músculos anterolaterais do abdome. Tendo em vista a extensão das superfícies peritoneais e a rápida absorção de material, incluindo toxinas bacterianas, provenientes da cavidade peritoneal, quando a peritonite torna-se *generalizada* (disseminada na cavidade peritoneal), a condição é perigosa e, algumas vezes, letal. Além da dor abdominal intensa, observa-se a presença de hipersensibilidade à palpação, náuseas e/ou vômitos, febre e constipação intestinal.

O excesso de líquido na cavidade peritoneal é denominado *líquido ascítico*, clinicamente conhecido como *ascite*. A ascite também pode ocorrer em consequência de lesão mecânica (que também pode provocar hemorragia interna) e de outras condições patológicas, como hipertensão portal (congestão venosa) e metástases disseminadas de células cancerosas para as vísceras abdominais. Em todos esses casos, a cavidade peritoneal pode ficar distendida por vários litros de líquido anormal, interferindo nos movimentos das vísceras.

Os movimentos rítmicos da parede anterolateral do abdome normalmente acompanham as respirações. Se o abdome se retrair enquanto o tórax se expandir (*ritmo abdominotorácico paradoxal*) e for constatada a presença de rigidez muscular, pode haver peritonite ou pneumonite (inflamação dos pulmões). Como a dor intensa se agrava com o movimento, os indivíduos com peritonite comumente deitam com os joelhos fletidos para relaxar os músculos anterolaterais do abdome. Eles também apresentam respiração superficial (e, portanto, mais rápida), reduzindo a pressão intra-abdominal e a dor.

Aderências peritoneais e adesiólise (adesiotomia)

Se o peritônio for danificado por ferimento perfurocortante, por exemplo, ou for infectado, as superfícies peritoneais tornam-se inflamadas, tornando-as viscosas com *fibrina*. À medida que ocorre cicatrização, a fibrina pode ser substituída por tecido fibroso, formando fixações anormais entre o peritônio visceral das vísceras adjacentes ou entre o peritônio visceral de uma víscera e o peritônio parietal da parede abdominal adjacente. Observa-se também a formação de *aderências* (tecido cicatricial) após cirurgia de abdome (p. ex., para ruptura de apêndice vermiforme), limitando os movimentos normais das vísceras. Essa fixação pode provocar dor crônica ou complicações e emergência, como obstrução intestinal quando o intestino é torcido em torno de uma aderência (*vólvulo*).

A *adesiólise* (*adesiotomia*) refere-se à separação cirúrgica das aderências. As aderências são frequentemente encontradas durante a dissecção de cadáveres (p. ex., aderência entre o baço e o diafragma).

Paracentese abdominal

O tratamento da peritonite generalizada inclui a retirada do líquido ascítico e, na presença de infecção, a administração de antibióticos em altas doses. A punção cirúrgica da cavidade peritoneal para aspiração ou drenagem de líquido é denominada *paracentese*. Após a injeção de um agente anestésico local, uma agulha ou trocarte ou uma cânula são introduzidos através da parede anterolateral do abdome até a cavidade peritoneal por meio da linha alba, por exemplo. A agulha é inserida acima da bexiga urinária vazia e em um local que evite a artéria epigástrica inferior.

Funções do omento maior

O omento maior, que é grande e repleto de gordura, impede a aderência do peritônio visceral ao peritônio parietal. Possui considerável mobilidade e move-se em torno da cavidade peritoneal com os movimentos peristálticos das vísceras. Com frequência, forma aderências adjacentes a um órgão inflamado, como o apêndice vermiforme, isolando-o algumas vezes por completo e, assim, protegendo outras vísceras.

Disseminação de líquidos patológicos

Os recessos peritoneais possuem importância clínica, devido à disseminação de líquidos patológicos, como o pus, um produto da inflamação. Os recessos determinam a extensão e a direção da disseminação dos líquidos que podem entrar na cavidade peritoneal, quando um órgão está doente ou lesionado.

VÍSCERAS ABDOMINAIS

As principais vísceras do abdome são o esôfago (a parte terminal), o estômago, os intestinos, o baço, o pâncreas, o fígado, a vesícula biliar, os rins e as glândulas suprarrenais. O esôfago, o estômago e o intestino formam o **sistema digestório**. O alimento segue da *boca* e da *faringe* pelo *esôfago* até alcançar o *estômago*. A digestão ocorre, em sua maior parte, no estômago e no duodeno. A **peristalse**, que consiste em uma série de ondas de contrações anulares, começando aproximadamente no meio do estômago e deslocando-se lentamente em direção ao piloro, é responsável pela mistura do alimento mastigado com os sucos gástricos e pelo esvaziamento do conteúdo do estômago no duodeno.

A absorção de compostos químicos ocorre principalmente no *intestino delgado*, que é formado pelo *duodeno*, *jejuno* e *íleo* (Figura 5.19A). O estômago é contínuo com o duodeno, que recebe as aberturas dos ductos provenientes do *pâncreas* e do *fígado* (as principais glândulas do sistema digestório). A peristalse também ocorre no jejuno e no íleo, embora não seja vigorosa, a não ser que exista obstrução. O *intestino grosso* é constituído pelo *ceco*, que recebe a parte terminal do íleo, pelo *apêndice vermiforme*, pelo *colo* (*ascendente*, *transverso*, *descendente* e *sigmoide*), pelo *reto* e pelo *canal anal* (que termina no *ânus*). A maior parte da reabsorção de água ocorre no colo ascendente. As fezes são formadas nos colos descendente e sigmoide e acumulam-se no reto antes da defecação.

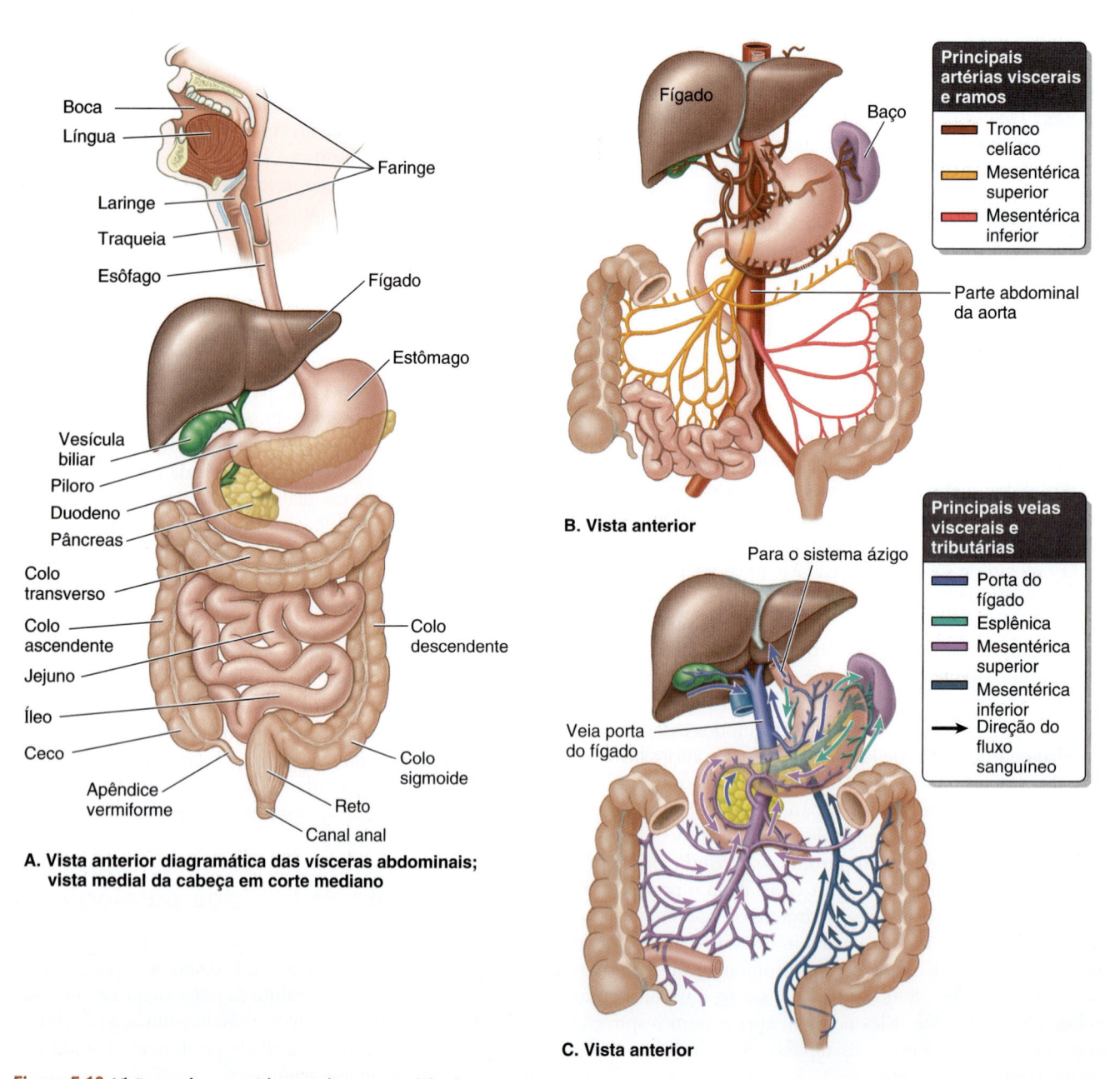

Figura 5.19 Visão geral esquemática, suprimento arterial e drenagem venosa do sistema digestório. **A.** Visão geral do sistema digestório. **B.** Visão geral do suprimento arterial. **C.** Visão geral da drenagem venosa portal.

O suprimento arterial para o sistema digestório, o baço, o pâncreas, a vesícula biliar e o fígado provém da *parte abdominal da aorta* (ver Figura 5.19B). Os três principais ramos da parte abdominal da aorta são o *tronco celíaco* e as *artérias mesentéricas superior e inferior*.

A *veia porta do fígado*, que é formada pela união das veias mesentéricas superior e esplênica (ver Figura 5.19C), constitui o principal canal do *sistema venoso porta*, que recebe o sangue proveniente da parte abdominal do sistema digestório, do pâncreas, do baço e da maior parte da vesícula biliar, transportando-o para o fígado.

Esôfago

O **esôfago** é um tubo muscular, com cerca de 25 cm de comprimento e diâmetro médio de 2 cm, que se estende da faringe até o estômago (ver Figuras 5.19A e 5.20). O esôfago:

- Segue a concavidade da coluna vertebral (cifose torácica)
- Passa através do *hiato esofágico* elíptico, no pilar direito muscular do diafragma, imediatamente à esquerda do plano mediano, no nível da vértebra T X (ver Figura 5.20)
- Termina na **junção esofagogástrica**, onde as substâncias ingeridas entram no óstio cárdico do estômago (Figura 5.21B). Localiza-se à esquerda da linha mediana, no nível da sétima cartilagem costal esquerda e vértebra T XI. O esôfago é retroperitoneal durante o seu curto trajeto abdominal

- Apresenta camadas de músculo circular e longitudinal externo. No seu terço superior, a camada externa consiste em músculo estriado voluntário, enquanto o terço inferior é composto de músculo liso, e o terço médio apresenta ambos os tipos de músculo.

A junção esofagogástrica é marcada internamente pela transição abrupta da túnica mucosa do esôfago para a túnica mucosa do estômago, designada clinicamente como **linha Z** (ver Figura 5.21D). Imediatamente superior a essa junção, a musculatura do diafragma, que forma o hiato esofágico, atua como um **esfíncter esofágico inferior** fisiológico, que se contrai e relaxa. Estudos radiológicos mostram que o alimento ou o líquido podem ter o seu trajeto interrompido aqui momentaneamente, e que o mecanismo do esfíncter é normalmente eficiente para evitar o refluxo do conteúdo gástrico para o esôfago.

A parte abdominal do esôfago apresenta:

- O seu *suprimento arterial* proveniente dos **ramos esofágicos da artéria gástrica esquerda** (ver Figura 5.20B), que é um ramo do *tronco celíaco* e de um ramo da *artéria frênica inferior*
- Sua *drenagem venosa* principalmente para o sistema venoso porta por meio da *veia gástrica esquerda* (Figura 5.22B), enquanto a sua parte torácica drena principalmente para o sistema venoso sistêmico por meio das **veias esofágicas** que entram na *veia ázigo* (ver Capítulo 4). Entretanto, as veias das duas partes do esôfago comunicam-se e fornecem uma anastomose portossistêmica clinicamente importante
- Sua *drenagem linfática* seguindo em direção aos *linfonodos gástricos esquerdos*, os quais, por sua vez, drenam principalmente para os linfonodos celíacos (ver Figura 5.20A)
- Sua *inervação* proveniente dos *troncos vagais* (que se tornam os ramos gástricos anterior e posterior), dos *troncos simpáticos torácicos* por meio dos *nervos esplâncnicos maiores* (abdominopélvicos) e do *plexo periarterial* em torno da artéria gástrica esquerda e artéria frênica inferior esquerda (Figura 5.23B).

Estômago

O **estômago** atua como um misturador e reservatório de alimento; a sua principal função é a digestão ácida e mecânica. O *suco gástrico* converte gradualmente a massa de alimento em uma mistura semilíquida, o *quimo*, que passa para o duodeno.

PARTES E CURVATURA DO ESTÔMAGO

O formato do estômago é dinâmico (ele muda de forma à medida que funciona) e altamente variável de uma pessoa para outra (ver Figura AS5.2B). O estômago apresenta quatro partes e duas curvaturas (ver Figura 5.21):

- A **cárdia** é a parte curta que circunda o **óstio cárdico**, a abertura em forma de trompete do esôfago para o estômago

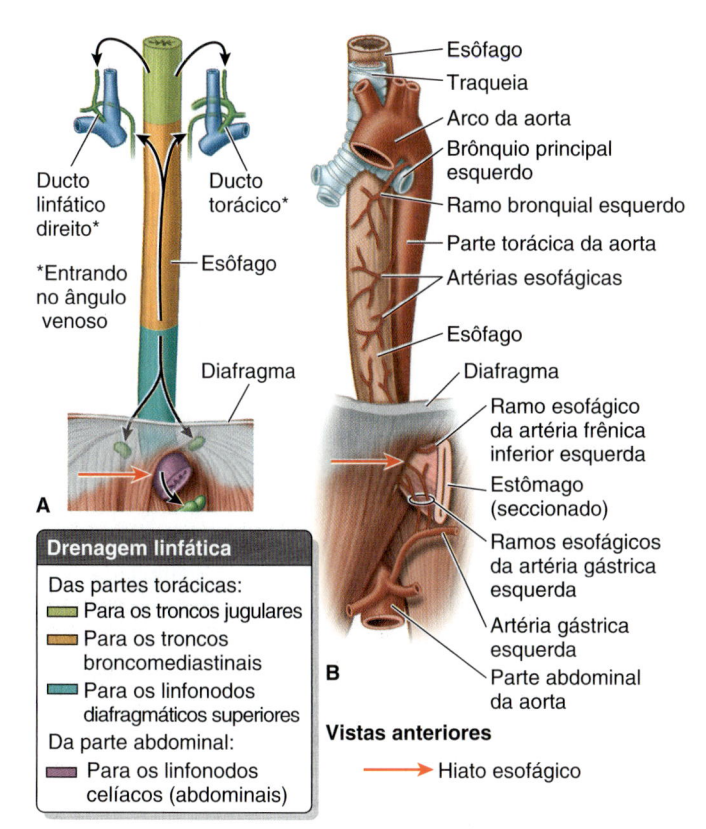

Figura 5.20 Esôfago. **A.** Drenagem linfática. **B.** Suprimento arterial.

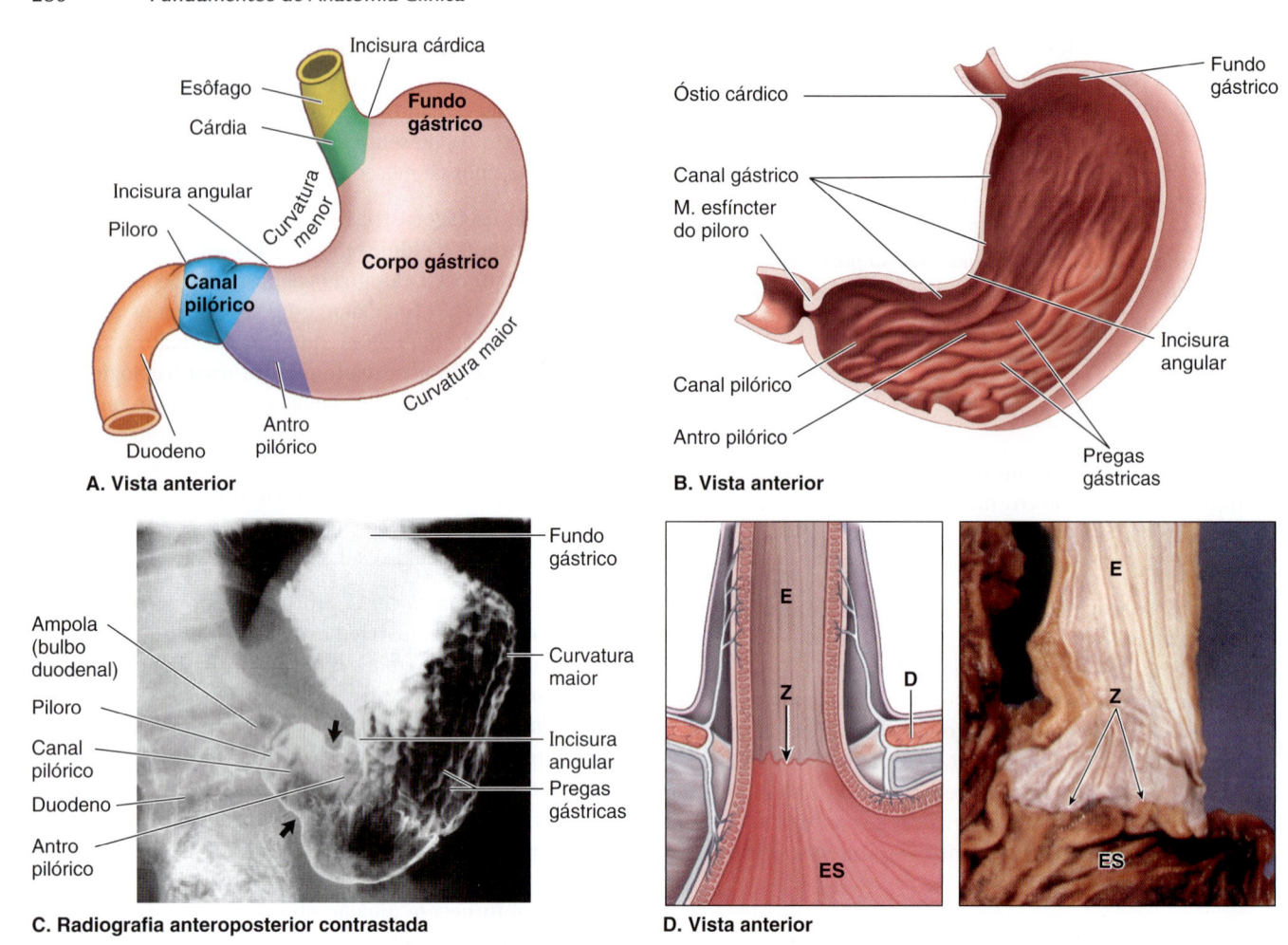

Figura 5.21 Esôfago (parte terminal), estômago e parte proximal do duodeno. **A.** Partes do estômago. **B.** Face interna do estômago. **C.** Radiografia do estômago e do duodeno após a ingestão de bário. *Setas*, onda peristáltica. **D.** Ilustração e fotografia de corte coronal da região da junção esofagogástrica. *D*, diafragma; *E*, esôfago; *ES*, estômago; *Z*, junção esofagogástrica (linha Z).

- O **fundo gástrico** é a parte superior dilatada do estômago, que está relacionada com a cúpula esquerda do diafragma e é limitada, inferiormente, pelo plano horizontal do óstio cárdico. A parte superior do fundo alcança habitualmente o nível do quinto espaço intercostal. A **incisura cárdica** situa-se entre o esôfago e o fundo gástrico. O fundo gástrico pode estar dilatado por gases (particularmente na posição ortostática), líquido, alimento ou nenhuma combinação deles
- O **corpo gástrico**, que é a principal parte do estômago, situa-se entre o fundo gástrico e o antro pilórico. (Os histologistas/patologistas frequentemente tratam o fundo e o corpo gástricos como sinônimos; por conseguinte, a túnica mucosa do fundo e do corpo gástricos é composta de "glândulas fúndicas")
- A **parte pilórica do estômago** é a região afunilada e distal; a sua parte mais larga, o **antro pilórico**, leva ao **canal pilórico**, que é a sua parte estreita. O **piloro**, a região esfinctérica distal, consiste em um espessamento da camada circular de músculo liso, que controla a saída do conteúdo gástrico através do **óstio pilórico** para o duodeno
- A **curvatura menor** forma a margem côncava mais curta do estômago; a **incisura angular** é a indentação acentuada a aproximadamente dois terços da distância ao longo da curvatura menor, que aproxima a junção do corpo gástrico com a parte pilórica do estômago
- A **curvatura maior** forma a margem convexa mais longa do estômago.

INTERIOR DO ESTÔMAGO

Quando contraída, a túnica mucosa do estômago passa a exibir **pregas gástricas** principalmente longitudinais (ver Figura 5.21B,C). Essas pregas são mais pronunciadas em direção à parte pilórica e ao longo da curvatura maior. Durante a deglutição, observa-se a formação temporária de um **canal gástrico** entre as pregas gástricas longitudinais, ao longo da curvatura menor. A saliva e pequenas quantidades de alimento mastigado e outros líquidos passam através do canal gástrico para o canal pilórico quando o estômago está, em grande parte, vazio.

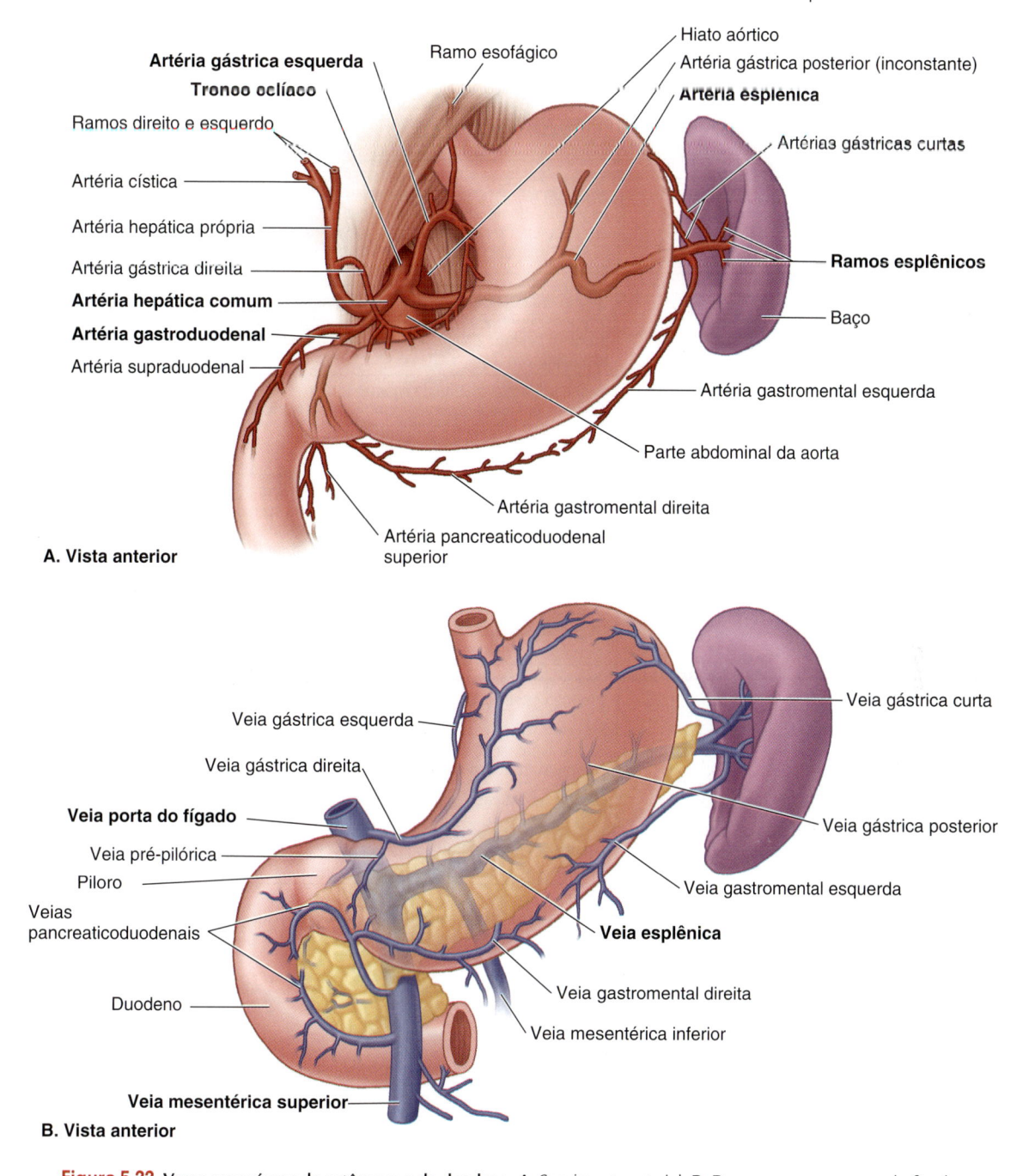

Figura 5.22 Vasos sanguíneos do estômago e do duodeno. **A.** Suprimento arterial. **B.** Drenagem venosa porta do fígado.

VASCULARIZAÇÃO E INERVAÇÃO DO ESTÔMAGO

O estômago apresenta:

- Um rico *suprimento arterial*, que se origina do tronco celíaco e de seus ramos (ver Figura 5.22A e Tabela 5.5). A maior parte do sangue é fornecida por anastomoses formadas ao longo da curvatura menor pelas **artérias gástricas direita** e **esquerda** e, ao longo da curvatura maior, pelas **artérias gastromentais direita** e **esquerda**. O fundo gástrico e a parte superior do corpo gástrico recebem sangue das artérias gástricas curtas e posteriores, ramos da artéria esplênica
- As **veias gástricas direita** e **esquerda**, que seguem paralelamente às artérias e drenam direta ou indiretamente para o sistema venoso porta hepático (ver Figura 5.22B)
- Os **vasos linfáticos gástricos**, que drenam a linfa das faces anterior e posterior do estômago para os **linfonodos gástricos** e **gastromentais**, localizados ao longo das curvaturas menor e maior (ver Figura 5.23A). Os vasos eferentes provenientes desses linfonodos, por meio dos **linfonodos pancreaticoesplênicos** e **pancreaticoduodenais**, acompanham as grandes artérias até os **linfonodos celíacos**

Tabela 5.5 Suprimento arterial de esôfago, estômago, duodeno, fígado, vesícula biliar, pâncreas e baço.

Artéria[a]	Origem	Trajeto	Distribuição
Tronco celíaco	Parte abdominal da aorta (T XII), imediatamente distal ao hiato aórtico do diafragma	Depois de um curto trajeto anterior e inferior, bifurca-se nas artérias esplênica e hepática comum	Esôfago, estômago, duodeno (proximal ao ducto colédoco), fígado e vias biliares e pâncreas
Gástrica esquerda	Tronco celíaco	Ascende em direção retroperitoneal até o hiato esofágico, dando origem a um ramo esofágico; em seguida, desce ao longo da curvatura menor para se anastomosar com a artéria gástrica direita	Parte distal do esôfago e parte esquerda da curvatura menor do estômago
Esplênica	Tronco celíaco	Segue um trajeto retroperitoneal ao longo da margem superior do pâncreas; em seguida, passa entre as lâminas do ligamento esplenorrenal até o hilo esplênico	Corpo do pâncreas, baço e curvatura maior do estômago; o ramo gástrico posterior irriga a parede posterior e o fundo gástrico
Gastromental esquerda	Artéria esplênica no hilo esplênico	Passa entre as lâminas do ligamento gastresplênico até a curvatura maior do estômago	Parte esquerda da curvatura maior do estômago
Gástricas curtas (4 ou 5 ramos)	Artéria esplênica no hilo esplênico	Seguem entre as lâminas do ligamento gastresplênico até o fundo gástrico	Fundo gástrico
Hepática comum[b]	Tronco celíaco	Segue em direção retroperitoneal para alcançar o ligamento hepatoduodenal e passa entre as suas lâminas até a porta do fígado; já como hepática própria divide-se nas artérias hepáticas direita e esquerda	Fígado, vesícula biliar, estômago, pâncreas, duodeno e respectivos lobos do fígado
Cística	Artéria hepática direita	Origina-se no ligamento hepatoduodenal	Vesícula biliar e ducto cístico
Gástrica direita[c]	Artéria hepática comum	Segue ao longo da curvatura menor do estômago	Parte direita da curvatura menor do estômago
Gastroduodenal	Artéria hepática comum	Desce em direção retroperitoneal, posteriormente à junção gastroduodenal	Estômago, pâncreas, primeira parte do duodeno e parte distal do ducto colédoco
Gastromental direita[c]	Artéria gastroduodenal	Segue entre as lâminas do omento maior até a curvatura maior do estômago	Parte direita da curvatura maior do estômago
Pancreaticoduodenais superiores anterior e posterior	Artéria gastroduodenal	Descem até a cabeça do pâncreas	Parte proximal do duodeno e cabeça do pâncreas
Pancreaticoduodenais inferiores anterior e posterior	Artéria mesentérica superior	Ascendem até a cabeça do pâncreas	Parte distal do duodeno e cabeça do pâncreas

[a]Para anastomoses, ver a Figura 5.22A.
[b]Para fins descritivos, a artéria hepática é frequentemente dividida em artéria hepática comum a partir de sua origem até a origem da artéria gastroduodenal, e o restante do vaso é denominado artéria hepática própria.
[c]As origens são altamente variáveis.

- *Inervação parassimpática e simpática*. A *inervação parassimpática* provém do *tronco vagal anterior* (principalmente do nervo vago esquerdo) e do *tronco vagal posterior maior* (principalmente do nervo vago direito) e de seus ramos, que entram no abdome através do hiato esofágico (ver Figura 5.23B). A *inervação simpática* provém dos segmentos T VI a T IX da medula espinal, que passa para o *plexo celíaco* por meio dos nervos esplâncnicos maiores e é distribuída como plexos em torno das artérias gástricas e gastromentais. (Ver Tabela 1.4 para os efeitos do SNA sobre o sistema digestório.)

RELAÇÕES DO ESTÔMAGO

O estômago é coberto pelo peritônio, exceto onde os vasos sanguíneos seguem o seu trajeto ao longo de suas curvaturas e em uma pequena área posterior ao óstio cárdico. As duas lâminas do omento menor separam-se para se estender em torno do estômago e unem-se novamente para deixar a curvatura maior do estômago como omento maior.

- *Anteriormente*, o estômago está relacionado com o diafragma, o lobo esquerdo do fígado e a parede anterior do abdome (ver Figura AS5.2A)
- *Posteriormente*, o estômago está relacionado com a bolsa omental e o pâncreas; a face posterior do estômago forma a maior parte da parede anterior da bolsa omental (Figuras 5.24 e 5.25).

O **leito do estômago**, sobre o qual repousa o estômago quando o indivíduo está em decúbito dorsal, é formado pelas estruturas que constituem a parede posterior da bolsa omental. Da região superior para a inferior, essas estruturas incluem a cúpula esquerda do diafragma, o baço, o rim e a glândula suprarrenal esquerdos, a artéria esplênica, o pâncreas, o mesocolo transverso e o colo transverso (ver Figura 5.24).

Intestino delgado

O **intestino delgado**, que é formado pelo duodeno, jejuno e íleo, estende-se do piloro do estômago até a junção ileocecal, onde o íleo une-se ao ceco, a primeira parte do intestino grosso.

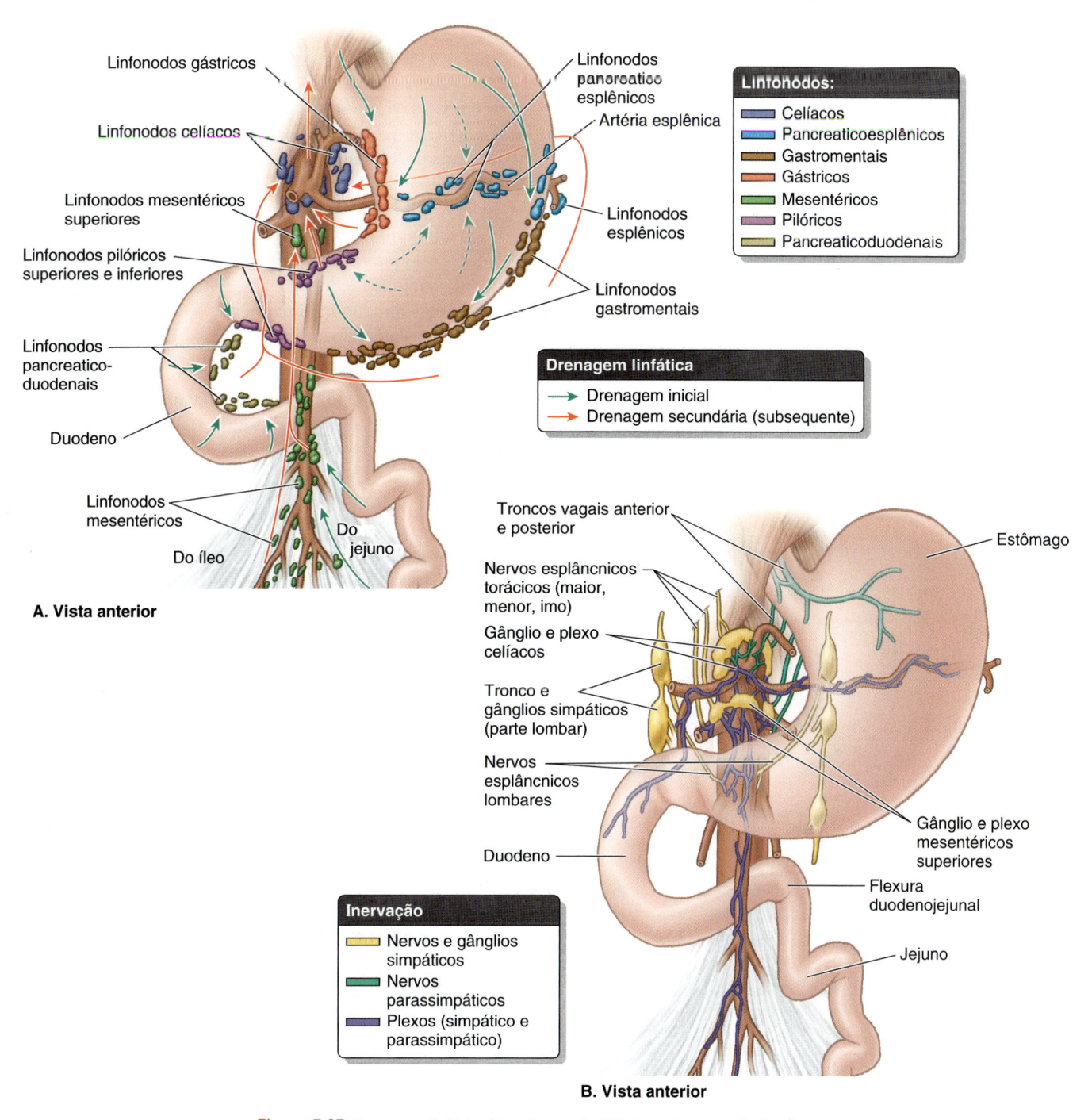

Figura 5.23 Drenagem linfática (A) e inervação (B) do estômago e do duodeno.

DUODENO

O duodeno, que é a primeira parte do intestino delgado e a mais curta (25 cm), também é a parte mais larga e fixa. O duodeno começa no piloro e termina na **flexura duodenojejunal**. Enquanto o duodeno se estende até a direita e, em seguida, para a esquerda, o piloro e a flexura duodenojejunal estão ambos muito próximos da linha mediana. O duodeno é dividido em quatro partes (ver Figura 2.24A):

- **Parte superior (primeira)** – curta (cerca de 5 cm), em sua maior parte horizontal e situada anterolateralmente ao corpo da vértebra L I
- **Parte descendente (segunda)** – mais longa (7 a 10 cm); segue em direção vertical ao longo dos lados direitos das vértebras L II e L III, curvando-se em torno da cabeça do pâncreas; inicialmente, situa-se à direita e paralelamente à VCI. O *ducto colédoco* e o *ducto pancreático* entram na sua parede posteromedial por meio da ampola hepatopancreática

ANATOMIA DE SUPERFÍCIE

Estômago

Os pontos de referência para a anatomia de superfície do estômago variam devido às mudanças de tamanho e posição em diversas circunstâncias. Em decúbito dorsal, os pontos de referência para a anatomia de superfície incluem os seguintes (Figura AS5.2A):

- O **óstio cárdico** – situado habitualmente posterior à *sexta cartilagem costal esquerda*, 2 a 4 cm do plano mediano, no nível das vértebras T X ou T XI
- O **fundo gástrico** – situado habitualmente posterior à *costela V esquerda* no plano da linha medioclavicular
- A **curvatura maior** – segue inferiormente para a esquerda até a *décima cartilagem costal esquerda*, antes de fazer uma curva medialmente para alcançar o antro pilórico
- A **curvatura menor** – passa do lado direito da cárdia para o antro pilórico. A parte mais inferior da curvatura é marcada pela incisura angular (ver Figura 5.21A), situada imediatamente à esquerda da linha mediana
- A **parte pilórica do estômago** – situada habitualmente no nível da nona cartilagem costal, no nível da vértebra L I. O óstio pilórico está aproximadamente 1,25 cm à esquerda da linha mediana
- O **piloro** – situado habitualmente no lado direito. A sua localização varia da vértebra L II até a L IV.

No indivíduo hiperestênico corpulento, com tórax curto e abdome longo, o estômago tende a assumir uma posição alta e mais transversal. Nos indivíduos com constituição física astênica e magra, o estômago é baixo e vertical (ver Figura AS5.2B).

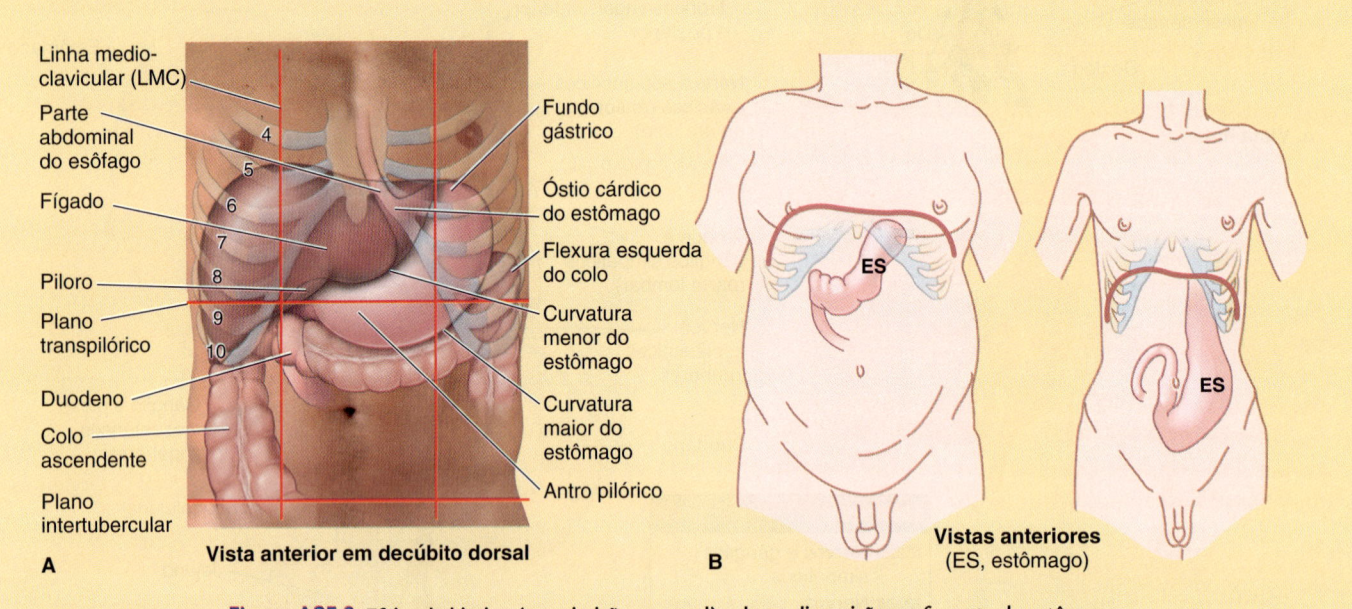

Figura AS5.2 Efeito do biotipo (constituição corporal) sobre a disposição e o formato do estômago.

- **Parte inferior (horizontal ou terceira)** – 6 a 8 cm de comprimento; cruza anteriormente à VCI e aorta e posteriormente à artéria e veia mesentéricas superiores, no nível da vértebra L III
- **Parte ascendente (quarta)** – mais curta (aproximadamente 5 cm), começa à esquerda da vértebra L III e segue superiormente até a margem superior da vértebra L II, 2 a 3 cm à esquerda da linha mediana. Passa no lado esquerdo da aorta para alcançar a margem inferior do corpo do pâncreas. Nesta região, curva-se anteriormente para se unir ao jejuno na junção duodenojejunal, que assume a forma de um ângulo agudo, a **flexura duodenojejunal**. A flexura é sustentada pela fixação do **músculo suspensor do duodeno** (ligamento de Treitz).

O músculo suspensor do duodeno é comumente composto de uma alça de músculo esquelético proveniente do diafragma e de uma faixa fibromuscular de músculo liso, proveniente da terceira e da quarta partes do duodeno. O músculo suspensor passa posteriormente ao pâncreas e à veia esplênica e anteriormente à veia renal esquerda. A sua função não é conhecida.

Os primeiros 2 cm da parte superior do duodeno apresentam mesentério e são móveis. Essa parte livre – que é relativamente dilatada e de parede lisa – é denominada **ampola** ou bulbo duodenal (ver Figuras 5.21C e 5.24C). Os 3 cm distais da parte superior e as outras três partes do duodeno são desprovidas de mesentério e são imóveis, visto que são retroperitoneais (ver Figura 5.25).

Capítulo 5 • Abdome 285

Partes do duodeno:
- A Intraperitoneal*
- B Retroperitoneal*
- C Descendente
- D Horizontal
- E Ascendente

*Porções da parte superior

A. Vista anterior

B. Vista anterior

Partes do duodeno:
1. Superior
2. Descendente
3. Horizontal
4. Ascendente

C. Vista anterior

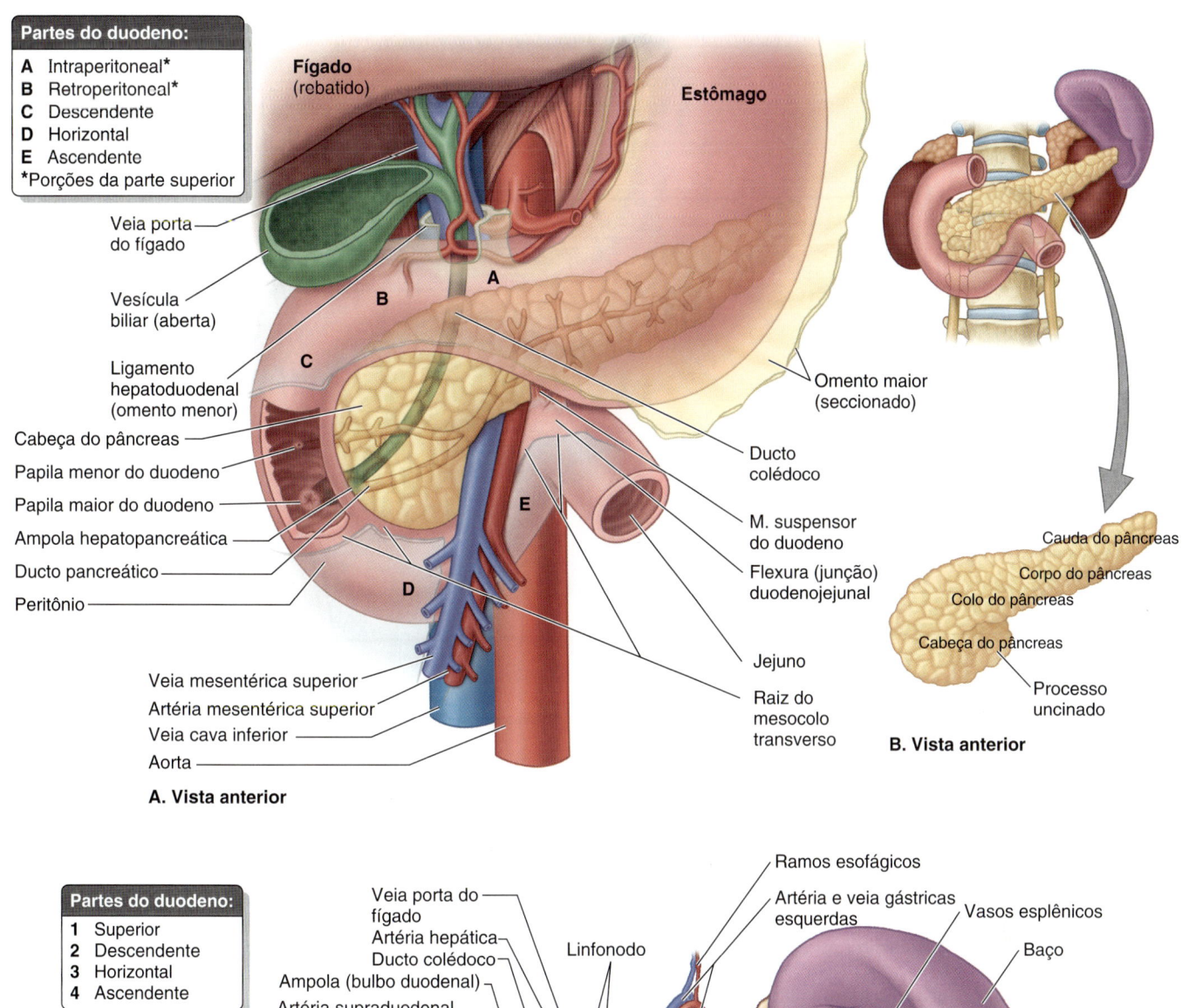

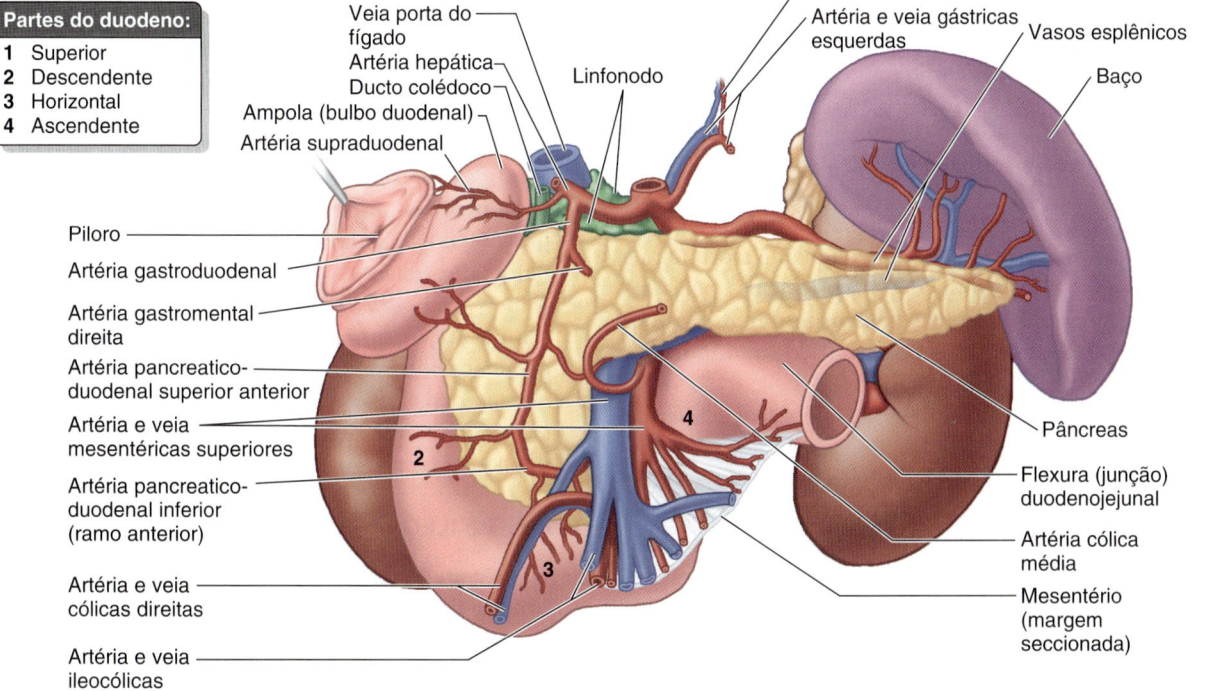

Figura 5.24 Duodeno, baço e pâncreas. **A.** Relações do duodeno. **B.** Pâncreas – relações e partes. **C.** Vascularização do duodeno e do pâncreas.

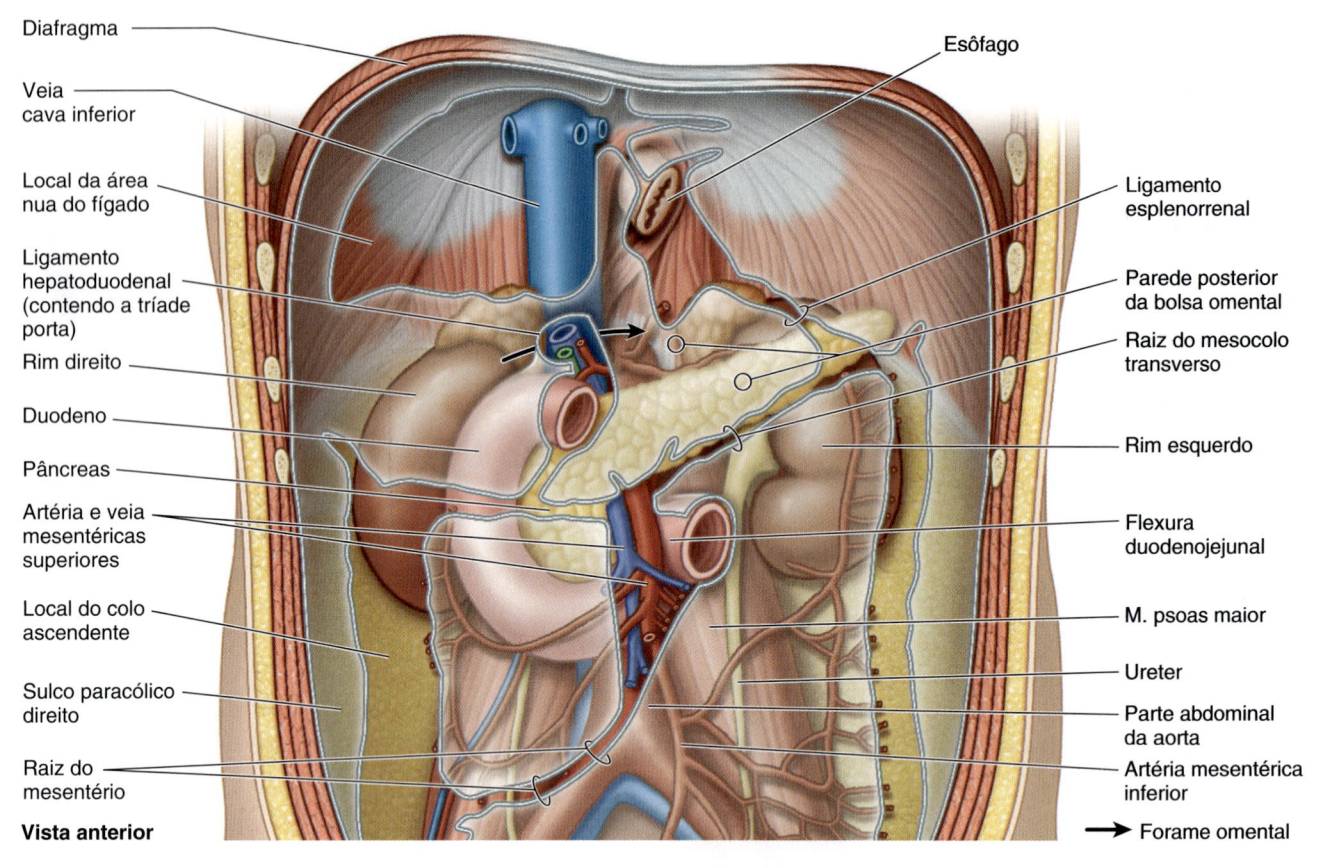

Figura 5.25 Relações peritoneais do duodeno e do pâncreas.

O duodeno apresenta:

- *Um suprimento arterial* proveniente de dois vasos diferentes. Ocorre uma importante transição no suprimento sanguíneo do trato digestório durante o trajeto da parte descendente (segunda) do duodeno, aproximadamente no local onde entra o ducto colédoco. A base dessa transição é embriológica, visto que este é o local da junção do intestino anterior com o intestino médio. Em consequência, as **artérias duodenais** originam-se de duas fontes diferentes (ver Figuras 5.24C e 5.26 e Tabela 5.6):
  - Proximalmente, a parte abdominal do trato digestório é suprida pelo **tronco celíaco**, enquanto a primeira e a segunda partes do duodeno são irrigadas pelas **artérias supraduodenal** e **gastroduodenal** e ramos desta última, as **artérias pancreaticoduodenais superiores** (ver Figuras 5.22A e 5.24C)
  - Distalmente, uma grande parte do canal alimentar (que se estende até a flexura esquerda do colo) é irrigada pela **artéria mesentérica superior (AMS)**, enquanto a terceira e a quarta partes do duodeno são irrigadas pelo seu ramo, a **artéria pancreaticoduodenal inferior**. As artérias pancreaticoduodenais superior e inferior formam uma alça anastomótica entre o tronco celíaco e a AMS; em consequência, existe neste local o potencial de circulação colateral
- As **veias duodenais**, que acompanham as artérias e drenam para a *veia porta do fígado* (ver Figuras 5.19C, 5.22B e 5.27); algumas veias drenam diretamente e outras indiretamente por meio das veias mesentéricas superior e esplênica
- Os *vasos linfáticos*, que acompanham as artérias em direção retrógrada. Os *vasos linfáticos anteriores* drenam para os linfonodos pancreaticoduodenais, que estão localizados ao longo das artérias pancreaticoduodenais superior e inferior, e para os **linfonodos pilóricos**, que estão situados ao longo da artéria gastroduodenal (ver Figura 5.23A). Os *vasos linfáticos posteriores* seguem posteriormente à cabeça do pâncreas e drenam para os **linfonodos mesentéricos superiores**. Os vasos linfáticos eferentes provenientes dos linfonodos duodenais drenam para os linfonodos celíacos
- A *inervação parassimpática*, proveniente do nervo vago, e a inervação simpática, que se origina dos nervos esplâncnicos maior e menor por meio dos *plexos celíaco* e *mesentérico superior* e, em seguida, por meio dos plexos periarteriais, que se estendem até as artérias pancreaticoduodenais (ver Figura 5.23B).

JEJUNO E ÍLEO

O jejuno começa na flexura duodenojejunal, e o íleo termina na **junção ileocecal**, a união da parte terminal do íleo com o ceco (Figura 5.28A,B). Juntos o jejuno e o íleo medem 6 a 7 m de comprimento em cadáveres; todavia, nos indivíduos vivos, a contração tônica os torna substancialmente mais curtos. O jejuno representa aproximadamente dois quintos do comprimento, e o íleo, o restante. Em geral, a parte terminal

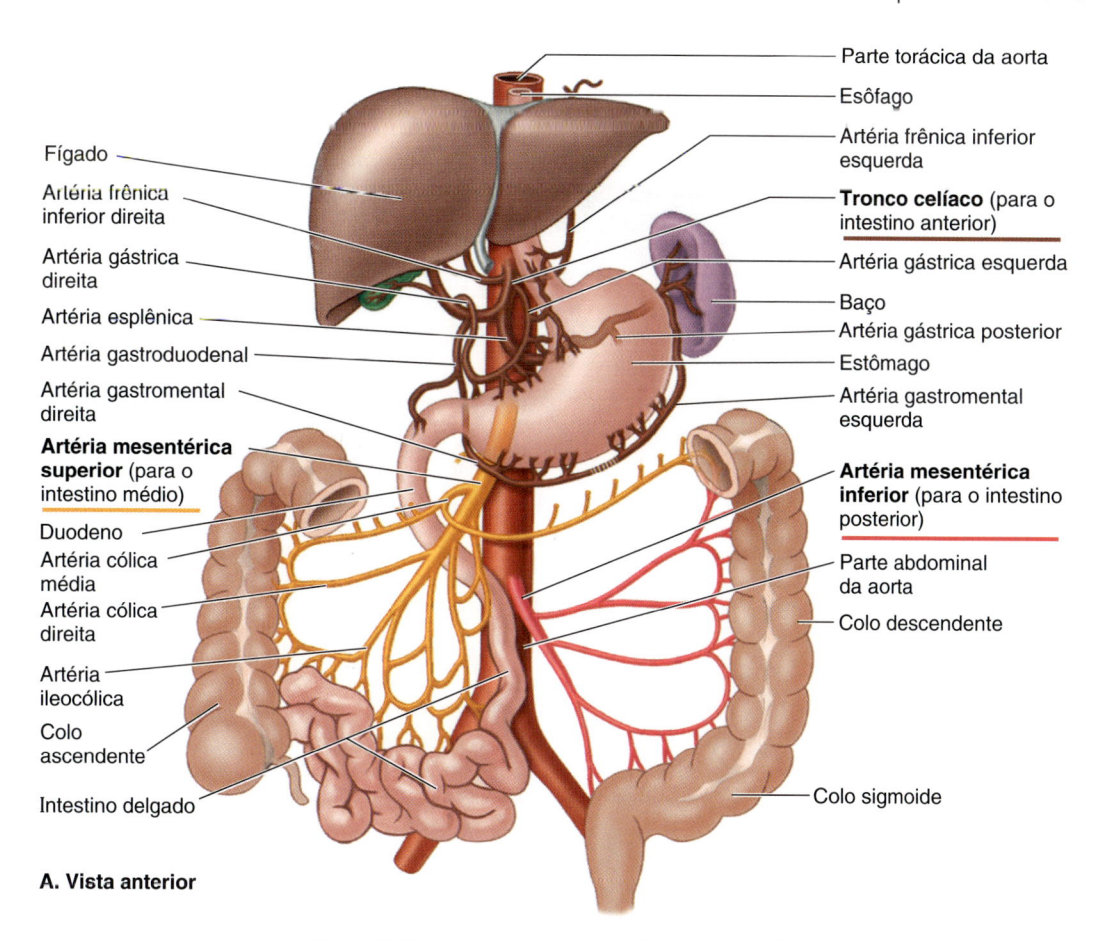

Figura 5.26 Suprimento arterial do sistema digestório.

Tabela 5.6 Suprimento arterial dos intestinos.

Artéria	Origem	Trajeto	Distribuição
Mesentérica superior	Parte abdominal da aorta (L I)	Segue o seu trajeto na raiz do mesentério até a junção ileocecal	Parte do sistema digestório derivado do intestino médio
Jejunais e ileais (*n* = 15-18)	Artéria mesentérica superior	Seguem entre as duas camadas do mesentério	Jejuno e íleo
Cólica média		Ascende retroperitonealmente e passa entre as camadas do mesocolo transverso	Colo transverso
Cólica direita		Segue retroperitonealmente para alcançar o colo ascendente	Colo ascendente
Ileocólica	Ramo terminal da artéria mesentérica superior	Segue ao longo da raiz do mesentério e divide-se em ramos ileal e cólico	Íleo, ceco e colo ascendente
Apendicular	Artéria ileocólica	Passa entre as camadas do mesoapêndice	Apêndice vermiforme
Mesentérica inferior	Parte abdominal da aorta (L III)	Desce retroperitonealmente à esquerda da parte abdominal da aorta	Colo descendente
Cólica esquerda	Artéria mesentérica inferior	Passa retroperitonealmente para a esquerda do colo descendente	
Sigmóideas (*n* = 3 ou 4 ramos)		Seguem retroperitonealmente para a esquerda do colo sigmoide	Colo descendente e sigmoide
Retal superior	Ramo terminal da artéria mesentérica inferior	Desce retroperitonealmente até o reto	Parte proximal do reto
Retal média	Artéria ilíaca interna	Passa retroperitonealmente até o reto	Parte média do reto
Retal inferior	Artéria pudenda interna	Cruza a fossa isquioanal para alcançar o reto	Parte distal do reto e canal anal

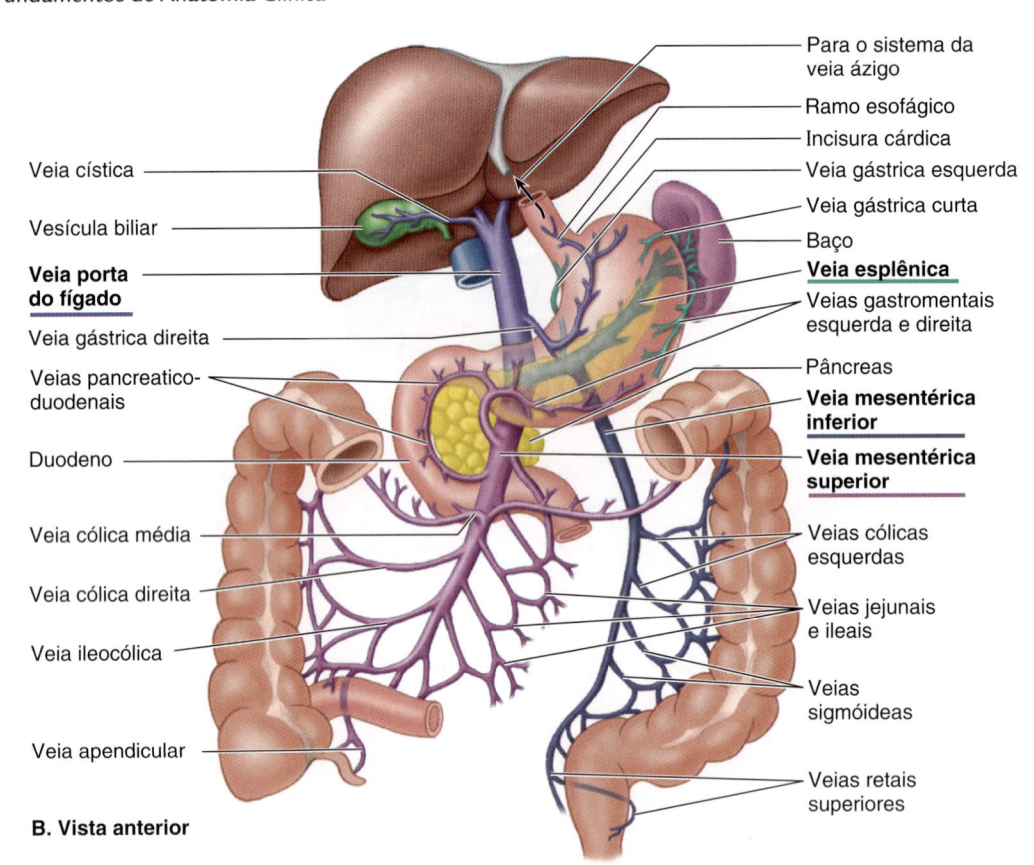

Figura 5.27 Drenagem venosa da parte abdominal do sistema digestório. A veia porta do fígado drena o sangue rico em nutrientes, porém com teor reduzido de oxigênio, do estômago, dos intestinos, do baço, do pâncreas e da vesícula biliar para o fígado.

do íleo localiza-se na pelve, a partir da qual ascende para terminar na face medial do ceco. Embora não exista nenhuma linha bem definida de demarcação entre o jejuno e o íleo, eles possuem características distintas na maior parte de sua extensão (ver Figura 5.28C-G e Tabela 5.7).

O mesentério, uma prega de peritônio em forma de leque, fixa o jejuno e o íleo à parede posterior do abdome. A **raiz (origem) do mesentério** (com cerca de 15 cm de comprimento) apresenta uma direção oblíqua, inferior e para a direita (ver Figura 5.25). Estende-se da flexura duodenojejunal, no lado esquerdo da vértebra L II, até a junção ileocólica e a articulação sacroilíaca direita. A raiz do mesentério cruza (sucessivamente) as partes ascendente e horizontal do duodeno, a parte abdominal da aorta, a VCI, o ureter direito, o músculo psoas maior direito e os vasos testiculares ou ováricos direitos.

O jejuno e o íleo apresentam:

- Um *suprimento arterial* proveniente da AMS (ver Figuras 5.19B e 5.26). A AMS segue o seu trajeto entre as lâminas do mesentério e emite muitos ramos para o jejuno e o íleo. As artérias unem-se para formar alças ou arcos – **arcos arteriais** –, que dão origem a artérias retas, os **vasos retos** (ver Figura 5.28C,D)
- A *drenagem venosa* para a **veia mesentérica superior (VMS)** (ver Figura 2.27). A VMS situa-se anteriormente e à direita da AMS, na raiz do mesentério. A VMS termina posteriormente ao colo do pâncreas, onde se une com a veia esplênica para formar a veia porta do fígado

- Os *vasos linfáticos* especializados, denominados **lactíferos**, nas vilosidades intestinais, que absorvem a gordura e drenam para os plexos linfáticos nas paredes do duodeno e do íleo. Os plexos linfáticos drenam para os vasos linfáticos entre as camadas do mesentério e, em seguida, de modo sequencial por meio de três grupos de linfonodos (ver Figura 5.23A): os **linfonodos justaintestinais** (de localização próxima à parede intestinal), os **linfonodos mesentéricos** (dispersos entre os arcos arteriais) e os **linfonodos centrais superiores** (ao longo da parte proximal da AMS). Vasos linfáticos eferentes provenientes desses linfonodos drenam para os linfonodos mesentéricos superiores. Os vasos linfáticos provenientes da parte terminal do íleo acompanham o ramo ileal da artéria ileocólica até os linfonodos ileocólicos
- *Inervação simpática e parassimpática*:
  - Em geral, a estimulação simpática reduz a secreção e a motilidade do intestino e atua como vasoconstritor, reduzindo ou interrompendo a digestão e disponibilizando o sangue (e a energia) para a reação de "fuga ou luta". A estimulação parassimpática aumenta a secreção e a motilidade do intestino, restaurando a atividade digestiva depois de uma reação simpática. A AMS e seus ramos são circundados por um denso *plexo nervoso periarterial*, por meio do qual as fibras nervosas são conduzidas até as partes do intestino irrigadas pela AMS. As *fibras simpáticas* pré-sinápticas originam-se

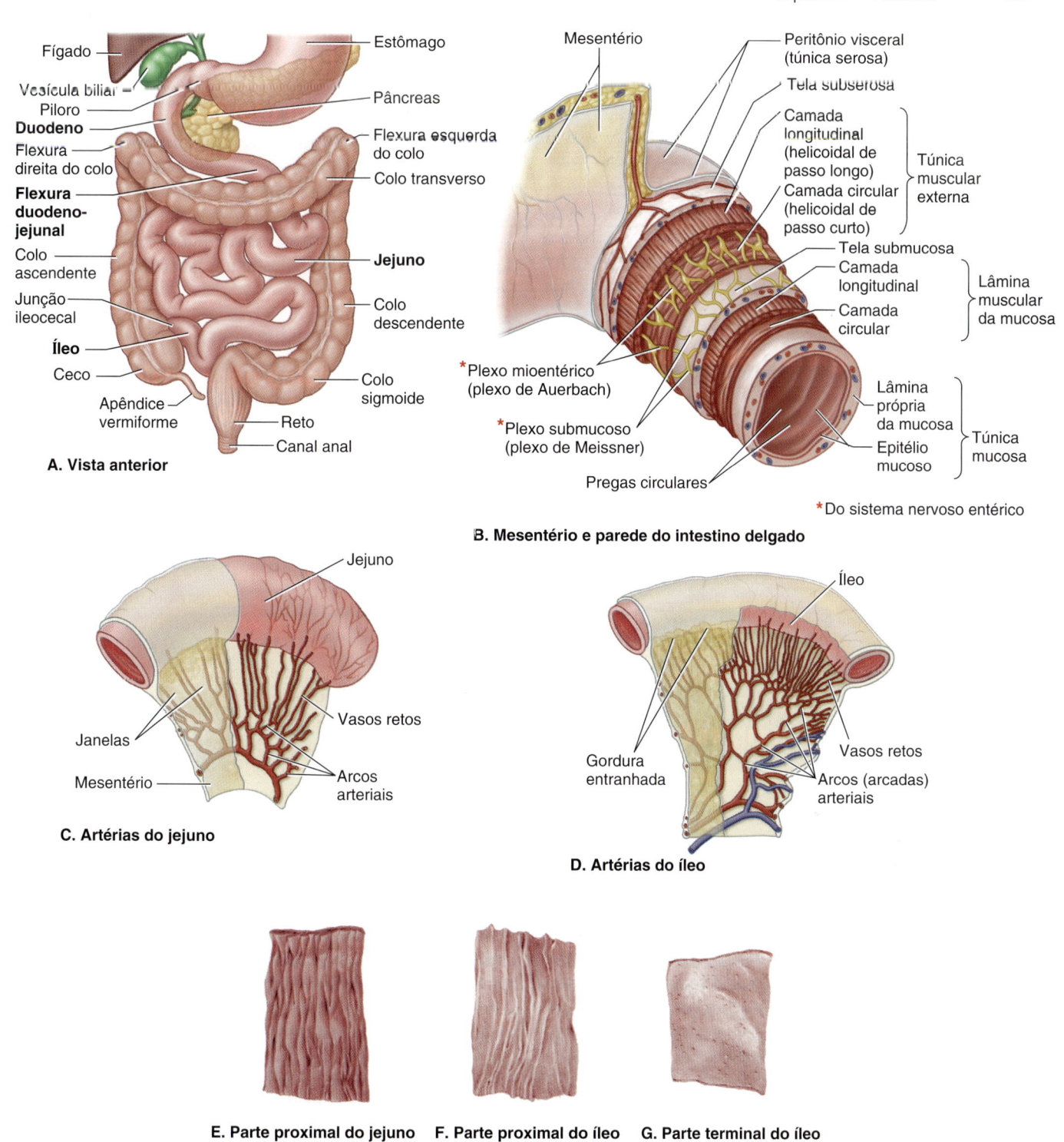

Figura 5.28 Intestino delgado. **A.** Intestinos delgado e grosso *in situ*. **B.** Camadas da parede do intestino delgado. **C.** Artérias do jejuno. **D.** Artérias do íleo. **E.** Características da parte proximal do jejuno. **F.** Características da parte proximal do íleo. **G.** Características da parte terminal do íleo.

nos segmentos T8-T10 da medula espinal e passam por intermédio dos *troncos simpáticos* e *nervos esplâncnicos (maior, menor e imo) torácicos abdominopélvicos* (ver Figuras 5.23B e 5.29). Fazem sinapse nos corpos celulares dos neurônios simpáticos pós-sinápticos, nos gânglios *celíaco* e *mesentérico superior (pré-vertebral)*

- As *fibras parassimpáticas* originam-se do tronco vagal posterior. As fibras parassimpáticas pré-sinápticas fazem sinapse com os neurônios parassimpáticos pós-sinápticos nos *plexos mioentérico* e *submucoso* na parede intestinal (ver Figura 5.28D). O intestino delgado também apresenta *fibras sensitivas (aferentes viscerais)* (ver Figura 5.29). O intestino é insensível à maioria dos estímulos dolorosos, incluindo incisão e queimaduras; entretanto, é sensível à distensão súbita ("dor de gases") e à isquemia transitória em consequência de contrações anormalmente longas, que são percebidas como **cólica** (dor abdominal espasmódica).

Tabela 5.7 Características diferenciais do jejuno e do íleo em indivíduos vivos.

Característica	Jejuno	Íleo
Cor	Vermelho mais intenso	Rosa mais claro
Calibre	2 a 4 cm	2 a 3 cm
Parede	Espessa e pesada	Fina e leve
Vascularização	Maior	Menor
Vasos retos	Longos	Curtos
Arcos	Algumas alças grandes	Muitas alças curtas
Gordura no mesentério	Menor quantidade	Maior quantidade
Pregas circulares	Grandes, altas e densamente agrupadas	Baixas e esparsas; ausentes na parte distal

Intestino grosso

O **intestino grosso** é formado pelo *apêndice vermiforme, ceco, colo* (*ascendente, transverso, descendente* e *sigmoide*), *reto* e *canal anal* (ver Figura 5.28A). O intestino grosso pode ser distinguido do intestino delgado pelas seguintes estruturas (Figura 5.30):

- **Tênias do colo**: três faixas espessas de fibras musculares lisas longitudinais
- **Saculações do colo**: saculações ou bolsas do colo entre as tênias do colo
- **Apêndices omentais do colo**: pequenos apêndices (projeções) adiposos do colo
- **Calibre**: o diâmetro interno é muito maior.

As três tênias do colo constituem a maior parte do músculo longitudinal do intestino grosso, exceto no reto. Como as tênias são mais curtas do que o intestino grosso, as paredes do colo apresentam formações típicas denominadas saculações (ver Figura 5.30A). As tênias começam na base do apêndice e seguem o seu trajeto pela extensão do intestino grosso, unindo-se na junção retossigmoide em uma camada contínua em torno do reto.

CECO E APÊNDICE VERMIFORME

O **ceco**, que é a primeira parte do intestino grosso, é contínuo com o colo ascendente. Trata-se de uma bolsa intestinal cega no quadrante inferior direito, onde se localiza na fossa ilíaca, inferiormente à junção da parte terminal do íleo e ceco. Em geral, o ceco é quase totalmente envolvido pelo peritônio e pode ser levantado livremente; entretanto, o ceco é desprovido de mesentério. O íleo entra no ceco obliquamente e, em parte, invagina-se no seu interior, formando o **óstio ileal** (ver Figura 5.30B).

O **apêndice vermiforme**, que consiste em um divertículo intestinal cego, estende-se da face posteromedial do ceco, inferiormente à junção ileocecal. O apêndice vermiforme varia quanto ao seu comprimento e possui mesentério triangular curto, o **mesoapêndice**, que provém da face posterior do mesentério da parte terminal do íleo (ver Figura 5.30B). O mesoapêndice fixa-se ao ceco e à parte proximal do apêndice vermiforme. A posição do apêndice vermiforme é variável, porém é habitualmente retrocecal (posterior ao ceco). Com

Figura 5.29 Inervação do intestino delgado.

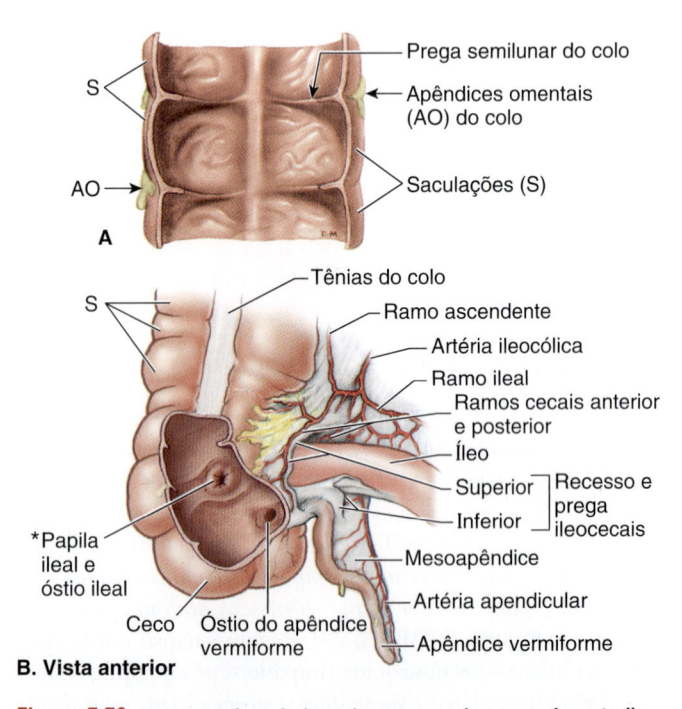

Figura 5.30 Características do intestino grosso, do ceco e do apêndice vermiforme. **A.** Características do intestino grosso. **B.** Suprimento sanguíneo do ceco e do apêndice vermiforme. Foi aberta uma janela na parede do ceco para expor o óstio ileal e o óstio do apêndice vermiforme.

mais frequência, a base do apêndice situa-se abaixo de um ponto que corresponde a um terço do trajeto ao longo da linha oblíqua que une a espinha ilíaca anterossuperior direita ao umbigo (*ponto espinoumbilical* ou de *McBurney*).

O ceco é irrigado pela **artéria ileocólica**, o ramo terminal da AMS. O apêndice vermiforme é irrigado pela **artéria apendicular**, um ramo da artéria ileocólica (ver Figuras 5.30B e 5.31A e Tabela 5.6). Uma tributária da VMS, a **veia ileocólica**, drena o sangue do ceco e do apêndice vermiforme (ver Figura 5.27). Os vasos linfáticos provenientes do ceco e do apêndice vermiforme passam para os linfonodos, no mesoapêndice, e para os linfonodos ileocólicos situados ao longo da artéria ileocólica (Figura 5.31C). Os vasos linfáticos eferentes passam para os linfonodos mesentéricos superiores. A inervação para o ceco e para o apêndice vermiforme provém dos nervos simpáticos e parassimpáticos que se originam do plexo mesentérico superior (ver Figura 5.31D). As fibras nervosas simpáticas originam-se na parte torácica inferior da medula espinal (T10-T12), enquanto as fibras nervosas parassimpáticas provêm dos nervos vagos. As fibras nervosas aferentes provenientes do apêndice vermiforme acompanham os nervos simpáticos até o segmento T10 da medula espinal.

COLO

O colo apresenta quatro partes – as partes ascendente, transversa, descendente e sigmoide –, que se sucedem, formando um arco (ver Figura 5.31A).

O **colo ascendente** passa superiormente no lado direito da cavidade abdominal a partir do ceco, normalmente na fossa ilíaca (pelve maior) para o lobo direito do fígado, onde se curva para a esquerda, formando a **flexura direita do colo** (flexura hepática). O colo ascendente, que é mais estreito do que o ceco, possui uma localização retroperitoneal ao longo do lado direito da parede posterior do abdome. O colo ascendente é recoberto por peritônio anteriormente e em seus lados; todavia, em cerca de 25% dos indivíduos, apresenta um mesentério curto. O colo ascendente é separado da parede anterolateral do abdome pelo omento maior. Um sulco vertical, revestido por peritônio parietal (o **sulco paracólico direito**), situa-se lateralmente ao colo ascendente (ver Figuras 5.18 e 5.25).

A irrigação arterial do colo ascendente e da flexura direita do colo provém de ramos da AMS – as artérias ileocólicas e cólica direita (ver Figura 5.31A e Tabela 5.6). As tributárias da VMS, as **veias ileocólica** e **cólica direita**, drenam sangue do colo ascendente (ver Figura 5.31B). Os vasos linfáticos passam inicialmente para os **linfonodos epicólicos** e **paracólicos**, em seguida para os **linfonodos ileocólicos** e **cólicos direitos** intermediários e, em seguida, para os linfonodos mesentéricos superiores (ver Figura 5.31C). Os *nervos para o colo ascendente* originam-se do plexo mesentérico superior (ver Figura 5.31D).

O **colo transverso**, a parte mais larga e mais móvel do intestino grosso, cruza o abdome da flexura direita do colo até a **flexura esquerda do colo** (flexura esplênica), onde se curva inferiormente, passando a constituir o colo descendente (ver Figura 5.31A). A flexura esquerda do colo – habitualmente superior, mais aguda e menos móvel do que a flexura direita – situa-se anteriormente à parte inferior do rim esquerdo e fixa-se ao diafragma pelo **ligamento frenocólico** (ver Figura 5.14). O mesentério do colo transverso, o *mesocolo transverso*, forma uma alça para baixo, de modo que a parte central do colo transverso é inferior ao nível das cristas ilíacas e é aderente à parede posterior da bolsa omental. A **raiz do mesocolo transverso** situa-se ao longo da margem inferior do pâncreas e é contínua com o peritônio parietal, posteriormente (ver Figura 5.25).

A *irrigação arterial do colo transverso* provém principalmente da **artéria cólica média** (ver Figura 5.31A e Tabela 5.6), um ramo da AMS; entretanto, pode ser também irrigado, em graus variáveis, pelas artérias cólicas direita e esquerda, por meio de anastomoses. A *drenagem venosa do colo transverso* é feita por meio da *VMS* (ver Figura 5.31B). A drenagem linfática ocorre para os **linfonodos cólicos médios**, os quais, por sua vez, drenam para os linfonodos mesentéricos superiores (ver Figura 5.31C). Os *nervos do colo transverso* originam-se do plexo mesentérico superior e acompanham as artérias cólicas direita e média (ver Figura 5.31D). Esses nervos conduzem fibras nervosas simpáticas e parassimpáticas (vagais). Alguns nervos provenientes do *plexo mesentérico inferior* podem acompanhar anastomoses da artéria cólica esquerda.

O **colo descendente** segue retroperitonealmente, a partir da flexura esquerda do colo, para a fossa ilíaca esquerda, onde é contínuo com o colo sigmoide. O peritônio cobre o colo anterior e lateralmente, fixando-o à parede posterior do abdome. Embora seja retroperitoneal, a parte inferior do colo descendente, particularmente na fossa ilíaca, apresenta um

ANATOMIA CLÍNICA

Visão geral da rotação embriológica do intestino médio

O intestino primitivo é constituído pelo **intestino anterior** (esôfago, estômago, pâncreas, duodeno, fígado e ductos biliares), pelo **intestino médio** (intestino delgado distal ao ducto colédoco, ceco, apêndice vermiforme, colo ascendente e a maior parte do colo transverso) e pelo **intestino posterior** (parte distal do colo transverso, colo descendente, colo sigmoide e reto). Durante 4 semanas, o intestino médio em rápido crescimento, irrigado pela AMS sofre herniação para a parte proximal do cordão umbilical (Figura AC5.7A). Está fixado à vesícula umbilical (saco vitelino) pelo ducto onfaloentérico ou onfalomesentérico (pedículo vitelino). À medida que retorna para a cavidade abdominal, o intestino médio sofre rotação de 270° em torno do eixo da AMS (ver Figura AC5.7B,C). À medida que as partes do intestino alcançam suas posições definitivas, suas fixações mesentéricas sofrem modificações. Alguns mesentérios tornam-se mais curtos, enquanto outros desaparecem (ver Figura AC5.7D,E). A *má rotação do intestino médio* resulta em diversas anomalias congênitas, como *vólvulo* (torção) do intestino (Moore et al., 2016).

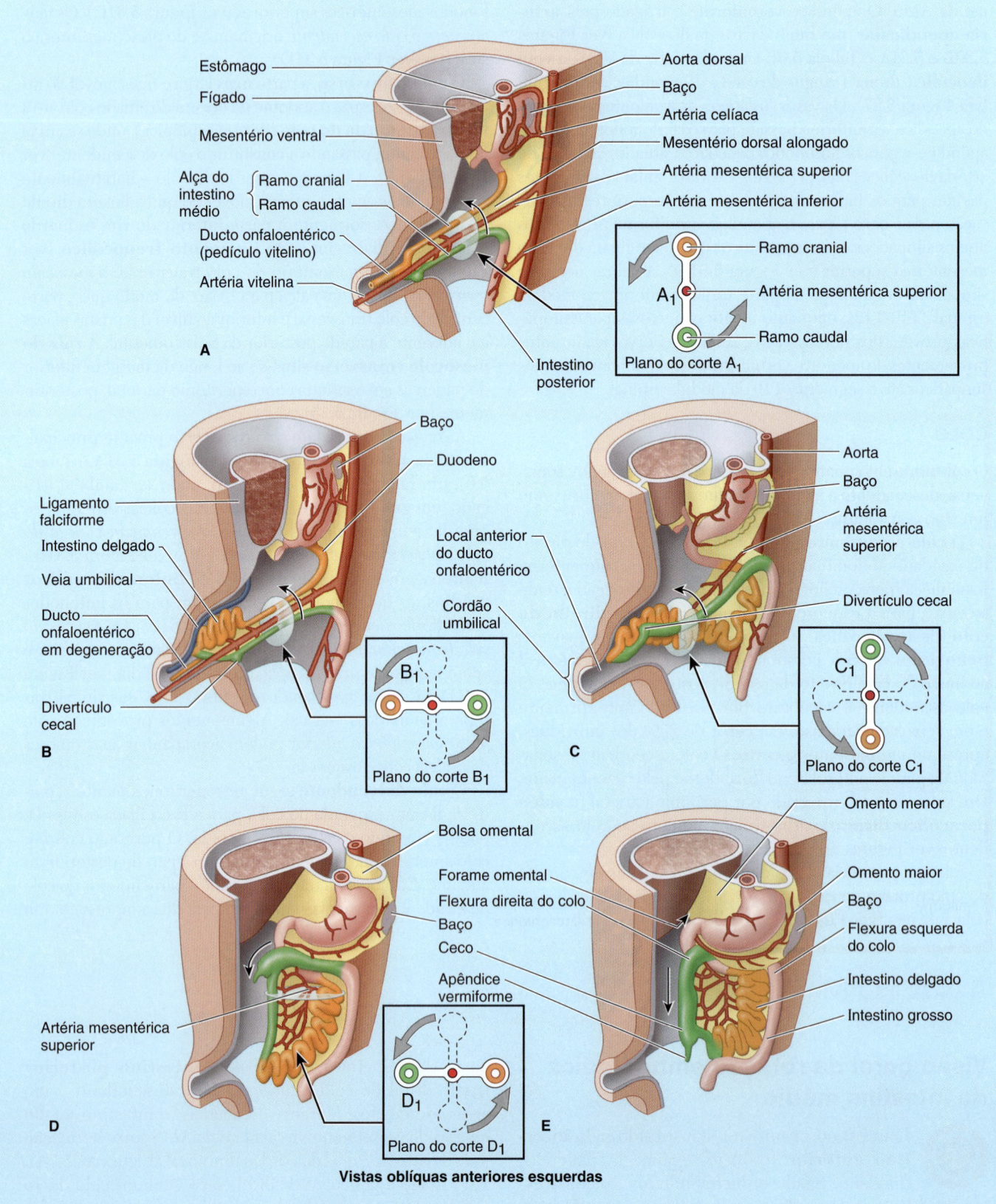

Vistas oblíquas anteriores esquerdas

Figura AC5.7 Rotação embriológica do intestino médio.

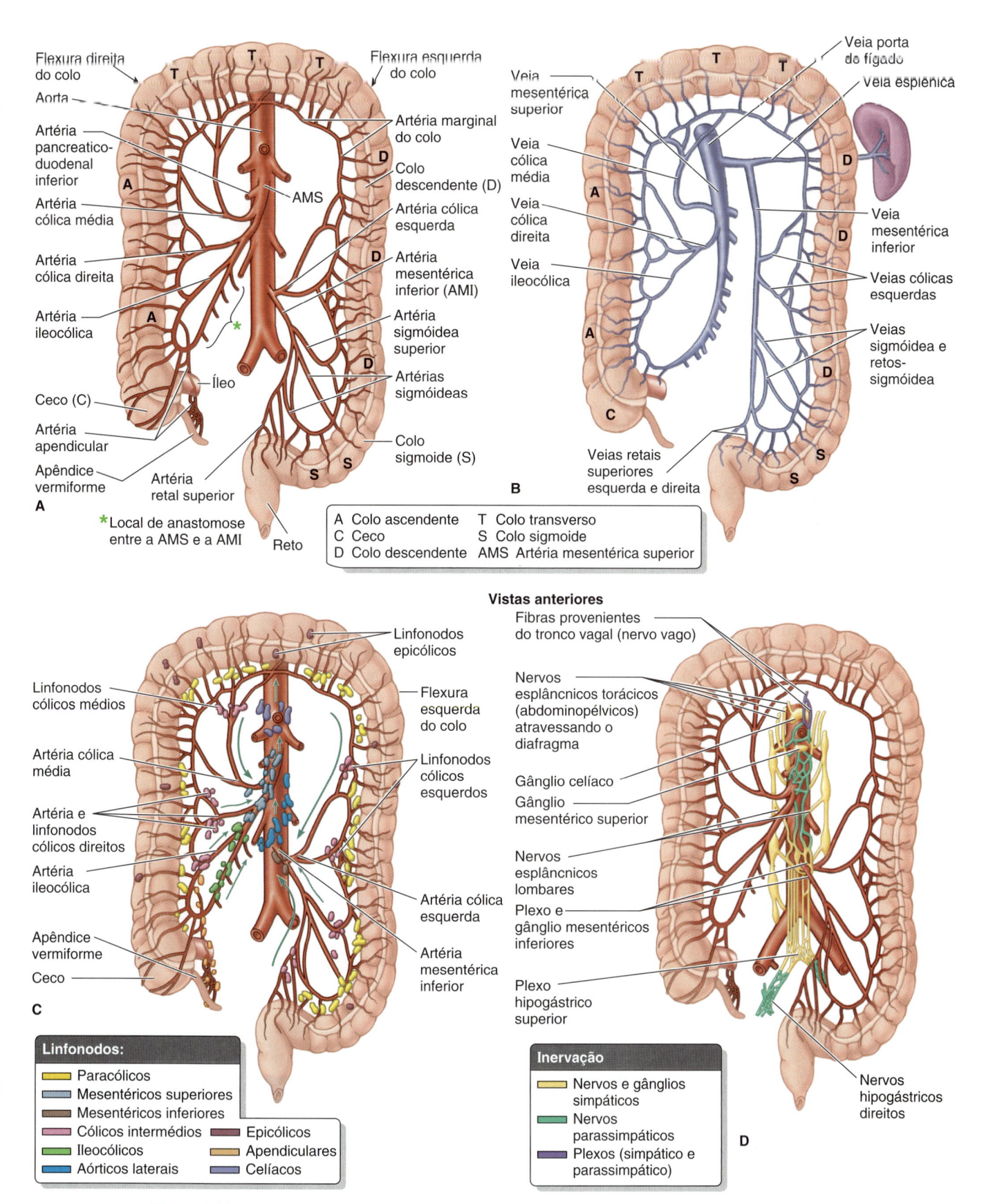

Figura 5.31 Intestino grosso. **A.** Suprimento arterial. **B.** Drenagem venosa. **C.** Drenagem linfática. **D.** Inervação.

mesentério curto em cerca de 33% dos indivíduos. À medida que desce, o colo passa anteriormente à margem lateral do rim esquerdo (ver Figura 5.25). À semelhança do colo ascendente, um **sulco paracólico esquerdo** situa-se na face lateral do colo descendente (ver Figuras 5.18 e 5.25).

O **colo sigmoide**, caracterizado pela sua alça em forma de S de comprimento variável, une o colo descendente ao reto (ver Figura 5.31A). O colo sigmoide estende-se da fossa ilíaca até o terceiro segmento sacral, onde se une ao reto. A terminação das tênias do colo indica a junção retossigmoide. Em geral, o colo sigmoide possui um mesentério relativamente longo (*mesocolo sigmoide*) e, portanto, apresenta uma considerável liberdade de movimento, particularmente em sua parte média. A **raiz do mesocolo sigmoide** tem uma fixação em forma de V invertido (ver Figura 5.25), que se estende, no início, medial e superiormente ao longo dos vasos ilíacos externos e, em seguida, medial e inferiormente a partir da bifurcação dos vasos ilíacos comuns até a face anterior do sacro. O ureter esquerdo e a divisão da artéria ilíaca comum esquerda situam-se retroperitonealmente, posteriores ao ápice da raiz do mesocolo sigmoide.

A segunda transição importante na irrigação sanguínea para a parte abdominal do trato digestório ocorre aproximadamente na flexura esquerda do colo. Proximal a esse ponto (que se estende atrás da parte média do duodeno), o sangue é fornecido ao sistema digestório pela **AMS** (intestino médio embrionário); distal a esse ponto, o sangue é fornecido pela **artéria mesentérica inferior** (AMI) (intestino posterior embrionário). O *suprimento arterial dos colos descendente e sigmoide* provém das **artérias cólica esquerda e sigmóideas**, que são ramos da AMI (ver Figura 5.31A e Tabela 5.6). As artérias cólica esquerda e sigmóideas passam para a esquerda, onde se dividem em ramos ascendente e descendente. Em geral, todos ou a maior parte dos ramos das artérias que fornecem sangue ao colo (artérias ileocólica, cólicas direita, média e esquerda e sigmóideas) se anastomosam entre si à medida que se aproximam do colo, formando, dessa maneira, um canal anastomótico contínuo, o **arco justacólico (artéria marginal)**, que pode proporcionar uma importante circulação colateral (ver Figura 5.31A).

A **veia mesentérica inferior (VMI)** drena o sangue proveniente do colo descendente e colo sigmoide, fluindo

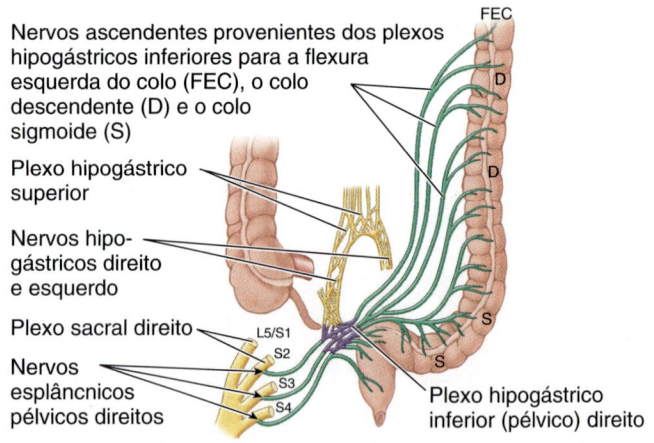

Figura 5.32 Nervos parassimpáticos para os colos descendente e sigmoide.

habitualmente para a veia esplênica e, em seguida, para a veia porta do fígado em seu trajeto para o fígado (ver Figura 5.31B). Os vasos linfáticos provenientes dos colos descendentes e sigmoide passam para os **linfonodos epicólicos** e **paracólicos** e, em seguida, pelos **linfonodos cólicos intermediários** ao longo da artéria cólica esquerda (ver Figura 5.31C). A linfa proveniente desses linfonodos passa para os linfonodos mesentéricos inferiores, que estão situados em torno da AMI; entretanto, a linfa proveniente da flexura esquerda do colo também drena nos *linfonodos mesentéricos superiores*.

A inervação simpática dos colos descendente e sigmoide provém da parte lombar do tronco simpático por meio dos *nervos esplâncnicos lombares* (*abdominopélvicos*), do *gânglio mesentérico inferior* e dos *plexos periarteriais na AMI* e seus ramos (ver Figura 5.31B). A inervação parassimpática provém dos *nervos esplâncnicos pélvicos* por meio do plexo e nervos hipogástricos (pélvicos) inferiores, que ascendem retroperitonealmente a partir do plexo, independentemente do suprimento arterial (Figura 5.32). Proximalmente à parte média do colo sigmoide, as fibras aferentes viscerais que conduzem a dor passam de modo retrógrado com as fibras simpáticas para os gânglios sensitivos toracolombares, enquanto as que conduzem a informação reflexa seguem com as fibras parassimpáticas até os gânglios sensitivos vagais. Distalmente à porção média do colo sigmoide, as fibras

ANATOMIA CLÍNICA

Hérnia de hiato

A *hérnia de hiato* é uma protrusão de parte do estômago para dentro do mediastino através do hiato esofágico do diafragma. As hérnias ocorrem com mais frequência depois da meia-idade, possivelmente devido ao enfraquecimento da parte muscular do diafragma e ao alargamento do hiato esofágico. Embora clinicamente sejam identificados vários tipos de hérnias de hiato, os dois principais são a hérnia de hiato paraesofágica e a hérnia de hiato por deslizamento (Skandalakis et al., 1996).

Na *hérnia de hiato paraesofágica*, que é menos comum, a cárdia permanece em sua posição normal (Figura AC5.8A). Entretanto, uma bolsa de peritônio, que frequentemente contém parte do fundo gástrico, estende-se pelo hiato esofágico, anteriormente ao esôfago. Nesses casos, não há habitualmente nenhuma regurgitação do conteúdo gástrico, visto que o óstio cárdico encontra-se em sua posição normal.

Na *hérnia de hiato por deslizamento*, de ocorrência mais comum, a parte abdominal do esôfago, a cárdia e partes do fundo gástrico deslizam superiormente através do hiato esofágico para dentro do tórax, particularmente quando o indivíduo está em decúbito dorsal ou se curva para a frente (ver Figura AC5.8). É possível a ocorrência de alguma regurgitação do conteúdo gástrico para o esôfago, visto que a ação de clampeamento do pilar direito do diafragma, na extremidade inferior do esôfago, está fraca.

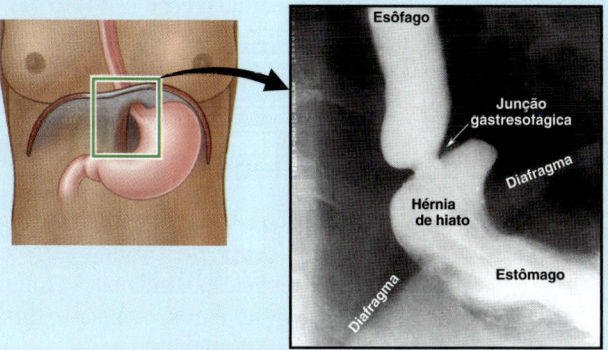

Radiografia com ingestão de bário, mostrando uma hérnia de hiato por deslizamento

Figura AC5.8 Diagrama esquemático de hérnia de hiato por deslizamento.

Carcinoma de estômago e gastrectomia

Quando o corpo gástrico ou a parte pilórica do estômago contém um tumor maligno, a massa pode ser palpável. Com o uso de *gastroscopia*, os médicos conseguem inspecionar o revestimento do estômago insuflado com ar, possibilitando a observação de lesões gástricas e a obtenção de biopsias. A *gastrectomia parcial* (retirada de parte do estômago) pode ser realizada para remover a região do estômago afetada pelo carcinoma. Como as anastomoses das artérias que irrigam o estômago fornecem uma boa circulação colateral, é possível proceder à ligadura de uma ou mais artérias durante esse procedimento, sem comprometer seriamente o suprimento sanguíneo da parte restante do estômago.

A gastrectomia parcial para remover um carcinoma também exige habitualmente a retirada de todos os linfonodos regionais envolvidos. Como o câncer ocorre, com frequência, na região pilórica, é particularmente importante proceder à retirada dos *linfonodos pilóricos*, bem como dos *linfonodos gastromentais* direitos, que também recebem drenagem linfática dessa região. À medida que o câncer de estômago torna-se mais avançado, a disseminação linfogênica das células malignas acomete os *linfonodos celíacos* para os quais drenam todos os linfonodos gástricos.

Úlceras gástricas, úlceras pépticas, Helicobacter pylori e vagotomia

As *úlceras gástricas* consistem em lesões abertas da túnica mucosa do estômago, enquanto as *úlceras pépticas* são lesões da túnica mucosa do canal pilórico ou, com mais frequência, do duodeno. As úlceras de estômago e de duodeno estão, em sua maioria, associadas a uma infecção por uma bactéria específica, *Helicobacter pylori*. Acredita-se que o elevado nível de ácido no estômago e no duodeno supere o bicarbonato normalmente produzido pelo duodeno e reduza a efetividade do revestimento mucoso, deixando-o vulnerável ao *H. pylori*. As bactérias causam erosão do revestimento mucoso protetor do estômago, inflamando a túnica mucosa e tornando-a vulnerável aos efeitos do ácido gástrico e das enzimas digestivas (pepsina) produzidos pelo estômago.

Se a úlcera causar erosão das artérias gástricas, pode ocorrer hemorragia potencialmente fatal. Como a secreção de ácido pelas células parietais do estômago é controlada, em grande parte, pelos nervos vagos, realiza-se uma vagotomia (secção cirúrgica dos nervos vagos) em algumas pessoas que apresentam úlceras crônicas ou recorrentes, de modo a reduzir a produção de ácido.

Uma *úlcera gástrica posterior* pode causar erosão da parede do estômago até alcançar o pâncreas, resultando em dor referida no dorso. Nesses casos, a *erosão da artéria esplênica* resulta em hemorragia grave dentro da cavidade peritoneal.

Úlceras duodenais (pépticas)

As erosões inflamatórias da parede duodenal, conhecidas como úlceras duodenais, ocorrem, em sua maioria, na parede posterior da parte superior do duodeno, a uma distância de 3 cm do piloro (Figura AC5.9). Em certas ocasiões, uma úlcera perfura a parede do duodeno, permitindo a entrada de seu conteúdo na cavidade peritoneal e produzindo *peritonite*. Como a parte superior do duodeno está estreitamente relacionada com o fígado e a vesícula biliar, qualquer um deles pode aderir a uma úlcera duodenal ou ser ulcerado por ela. A erosão da artéria gastroduodenal, uma relação posterior da parte superior do duodeno, por uma úlcera duodenal resulta em hemorragia grave dentro da cavidade peritoneal.

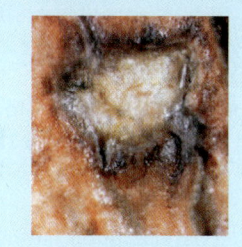

Figura AC5.9 Úlcera duodenal.

Divertículo ileal

O *divertículo ileal* (de Meckel) é uma anomalia congênita, que ocorre em 1 a 2% dos indivíduos. O divertículo, que é um remanescente da parte proximal do ducto onfaloentérico (pedículo vitelino) embrionário, aparece habitualmente como uma bolsa digitiforme, de 3 a 6 cm de comprimento. Situa-se sempre na margem antimesentérica do íleo – a margem do intestino oposta à fixação do mesentério (Figura AC5.10). Um divertículo ileal pode se

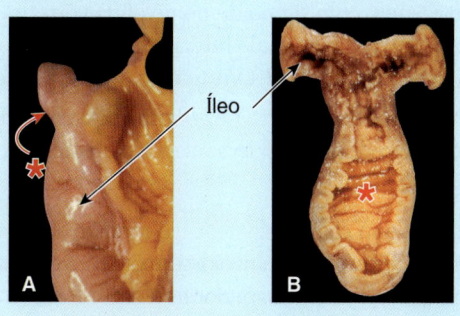

Figura AC5.10 Divertículo ileal (*).

tornar inflamado, provocando dor semelhante àquela causada por apendicite.

Diverticulose

A *diverticulose* é um distúrbio caracterizado pelo desenvolvimento de múltiplos *divertículos* falsos (evaginações externas da túnica mucosa do colo) ao longo do intestino. Afeta principalmente indivíduos de meia-idade e idosos. A diverticulose é comumente encontrada no colo sigmoide. Os divertículos são propensos à infecção e ruptura, resultando em diverticulite.

Apendicite

A inflamação aguda do apêndice vermiforme constitui uma causa comum de *abdome agudo* (dor abdominal intensa que surge repentinamente). A pressão digital sobre o ponto de McBurney provoca hipersensibilidade abdominal máxima. Em geral, a dor da apendicite começa como dor vaga na região periumbilical, devido à entrada das fibras aferentes de dor na medula espinal, no nível de T10. Posteriormente, a dor intensa no quadrante inferior direito resulta da irritação do peritônio parietal que reveste a parede posterior do abdome.

Apendicectomia

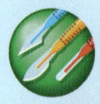

A *apendicectomia laparoscópica* (videolaparoscópica) tornou-se um procedimento padrão, utilizado para a retirada do apêndice vermiforme por meio de pequenas incisões. Em primeiro lugar, a cavidade peritoneal é insuflada com gás dióxido de carbono, distendendo a parede abdominal de modo a possibilitar a visão e o espaço para trabalhar. O laparoscópio é introduzido através da incisão na parede anterolateral do abdome (p. ex., perto do umbigo ou através dele). São necessárias uma ou duas incisões pequenas para possibilitar o acesso cirúrgico (instrumental) ao apêndice vermiforme e vasos relacionados. A apendicectomia pode ser realizada através de uma incisão transversa ou de Gridiron (divisão do músculo) centrada no ponto de McBurney, no quadrante inferior direito, quando indicada.

Em casos raros de *má rotação do intestino* ou ausência de descida do ceco, o apêndice vermiforme não está no quadrante inferior direito (QID). Quando o ceco está alto (*ceco sub-hepático*), o apêndice vermiforme encontra-se no hipocôndrio direito, e a dor se localiza no mesmo lugar, e não no QID (ver Figura AC5.10).

Colite, colectomia e ileostomia

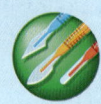

A inflamação crônica do colo (*retocolite ulcerativa*, *doença de Crohn*) caracteriza-se por ulceração e inflamação intensas do colo e do reto. Em alguns casos, realiza-se uma *colectomia*, durante a qual a parte terminal do íleo e o colo, bem como o reto e o canal anal, são removidos. Em seguida, uma *ileostomia* é criada para estabelecer uma abertura cutânea artificial entre o íleo e a pele da parede anterolateral do abdome. Após a colectomia parcial, uma *colostomia* ou *sigmoidostomia* é realizada, de modo a criar uma abertura cutânea artificial para a parte terminal do colo.

Colonoscopia

A superfície interna do colo pode ser observada e fotografada em um procedimento denominado *colonoscopia*, que utiliza um endoscópio de fibra óptica longo (colonoscópio), inserido no colo pelo ânus e reto. Pequenos instrumentos podem ser introduzidos através do colonoscópio, de modo a realizar procedimentos cirúrgicos pequenos, como biopsias ou retirada de pólipos. A maioria dos tumores do intestino grosso ocorre no reto; aproximadamente 12% aparecem próximo à junção retossigmóidea. O interior do colo sigmoide é observado com um *sigmoidoscópio*, um endoscópio mais curto, em um procedimento denominado *sigmoidoscopia*.

---

aferentes viscerais acompanham as fibras parassimpáticas de modo retrógrado até os gânglios sensitivos dos nervos espinais S2-S4.

RETO E CANAL ANAL

O reto, que forma a parte terminal fixa do intestino grosso, é contínuo com o colo sigmoide no nível da vértebra S III. A junção ocorre na extremidade inferior do mesentério do colo sigmoide (ver Figura 5.25). O reto é contínuo inferiormente com o canal anal. Essas partes do intestino grosso são descritas com a pelve no Capítulo 6.

Baço

O baço é um órgão linfático ovoide e móvel, situado intraperitonealmente no quadrante superior esquerdo. É totalmente circundado por peritônio, exceto no **hilo esplênico** (Figura 5.33), por onde entram e saem os ramos esplênicos da artéria e veia esplênicas. O baço está associado, posteriormente, às **costelas esquerdas IX a XI** e separado delas pelo diafragma e pelo **recesso costodiafragmático**, a extensão da cavidade pleural semelhante a uma fenda, entre o diafragma e a parte interior da caixa torácica (ver Figura AS5.3B). O baço normalmente não desce abaixo da região costal e repousa sobre a flexura esquerda do colo. Varia consideravelmente quanto ao tamanho, peso e forma; entretanto, mede habitualmente cerca de 12 cm de comprimento e 7 cm de largura, ou seja, aproximadamente o tamanho e a forma da mão fechada.

A **face diafragmática do baço** faz uma curva convexa para se ajustar à concavidade do diafragma (ver Figuras AS5.3 e 5.33). As margens anterior e superior do baço são agudas e, com frequência, entalhadas, enquanto as suas margens posterior e inferior são arredondadas. O baço entra em

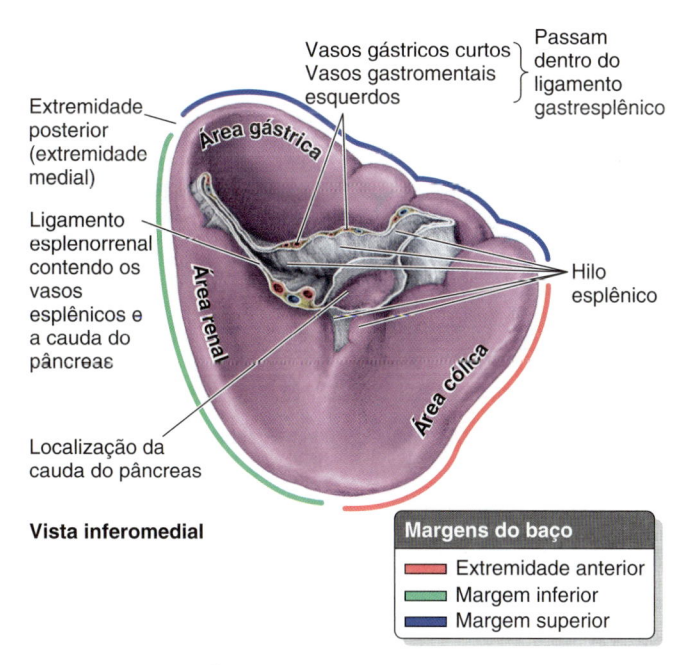

Figura 5.33 Baço. Face visceral.

Esses ligamentos, que contêm os vasos esplênicos, estão fixados ao hilo esplênico em sua face medial. Com exceção do hilo esplênico, onde ocorrem essas reflexões peritoneais, o baço está intimamente recoberto com peritônio. Com frequência, o **hilo esplênico** está em contato com a cauda do pâncreas e constitui o limite esquerdo da bolsa omental.

A **artéria esplênica**, que é o maior ramo do tronco celíaco, segue um trajeto tortuoso, posterior à bolsa omental, anterior ao rim esquerdo e ao longo da margem superior do pâncreas (Figura 5.34A). Entre as camadas do ligamento esplenorrenal, a artéria esplênica divide-se em cinco ou mais ramos, que entram no hilo esplênico, dividindo-o em dois ou três segmentos vasculares. A **veia esplênica** é formada por várias tributárias que emergem do hilo esplênico (ver Figura 5.34B). Recebe a VMI e segue posterior ao corpo e à cauda do pâncreas na maior parte de seu trajeto. A veia esplênica une-se com a VMS, posteriormente ao colo do pâncreas, para formar a *veia porta do fígado*.

Os *vasos linfáticos esplênicos* saem dos linfonodos no hilo esplênico e seguem o seu trajeto ao longo dos vasos esplênicos até os *linfonodos pancreaticoesplênicos* (ver Figura 5.34C). Esses linfonodos estão relacionados com a face posterior e a margem superior do pâncreas. Os *nervos esplênicos* originam-se do plexo celíaco (ver Figura 5.34D). Distribuem-se principalmente ao longo dos ramos da artéria esplênica e desempenham uma função vasomotora.

contato com a parede posterior do estômago e está ligado à sua curvatura maior pelo ligamento gastresplênico e ao rim esquerdo, pelo **ligamento esplenorrenal** (ver Figura 5.13).

ANATOMIA DE SUPERFÍCIE

Baço e pâncreas

O **baço** situa-se superficialmente no quadrante superior esquerdo do abdome, entre as costelas IX e XI (Figura AS5.3). A sua face costal convexa ajusta-se à face inferior do diafragma e aos corpos curvos das costelas. Na posição de decúbito dorsal, o eixo longitudinal do baço é aproximadamente paralelo ao eixo longitudinal da costela X. O baço raramente é palpável pela parede anterolateral do abdome, a menos que esteja aumentado (ver boxe Anatomia Clínica, "Ruptura do baço e esplenomegalia"). O **colo do pâncreas** estende-se sobre as vértebras L I e L II no plano transpilórico. A **cabeça do pâncreas** está à direita e abaixo desse plano, enquanto o **corpo** e a **cauda do pâncreas** situam-se à esquerda e acima desse nível. Como o pâncreas tem uma localização profunda na cavidade abdominal, posteriormente ao estômago e à bolsa omental, ele não é palpável.

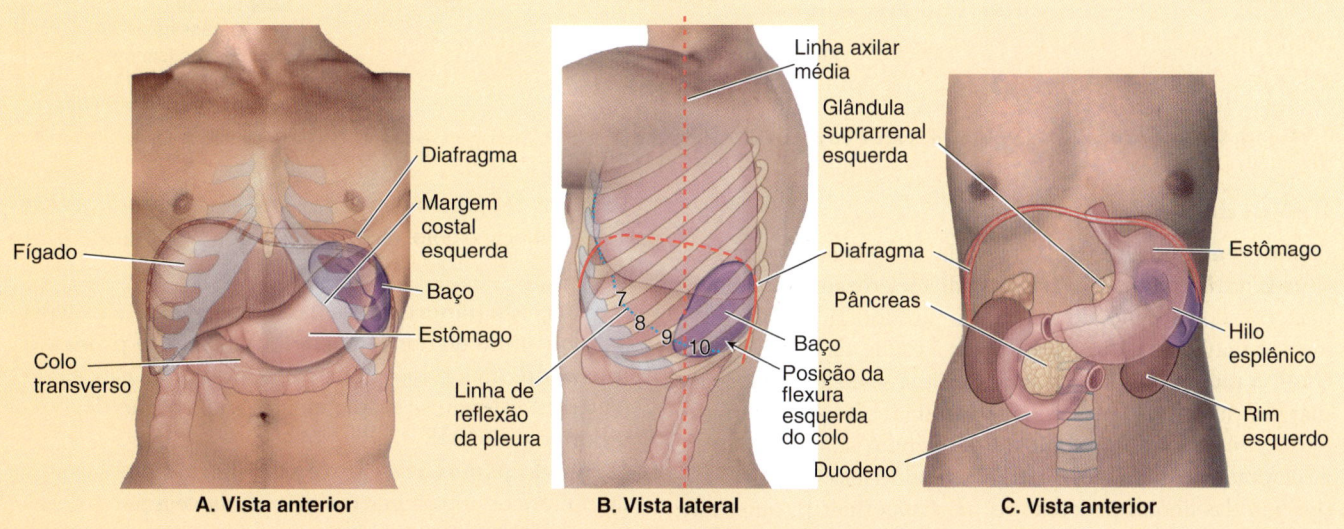

Figura AS5.3 Anatomia de superfície do baço e do pâncreas.

298 Fundamentos de Anatomia Clínica

A. Artérias

- Aorta
- Tronco celíaco
- Artéria hepática comum
- Artéria gastroduodenal
- Artéria gastromental direita
- Artéria pancreática dorsal
- Artéria esplênica
- Baço
- Artéria pancreática magna
- Artéria pancreaticoduodenal inferior (que se divide nos ramos anterior e posterior)
- Artérias pancreaticoduodenais superiores anterior e posterior
- Processo uncinado do pâncreas (posterior à artéria mesentérica superior)
- Artéria mesentérica superior

B. Veias

- Baço
- Veia gástrica curta
- Veia pancreaticoduodenal superior
- Veia porta do fígado
- Veias pancreáticas
- Veia esplênica
- Veia mesentérica inferior
- Processo uncinado do pâncreas
- Veia pancreaticoduodenal inferior
- Veia mesentérica superior

Vistas anteriores

C. Linfonodos

- Baço
- Artéria esplênica
- Pâncreas

Linfonodos:
- Celíacos
- Pancreaticoesplênicos
- Mesentéricos superiores
- Pilóricos
- Hepáticos

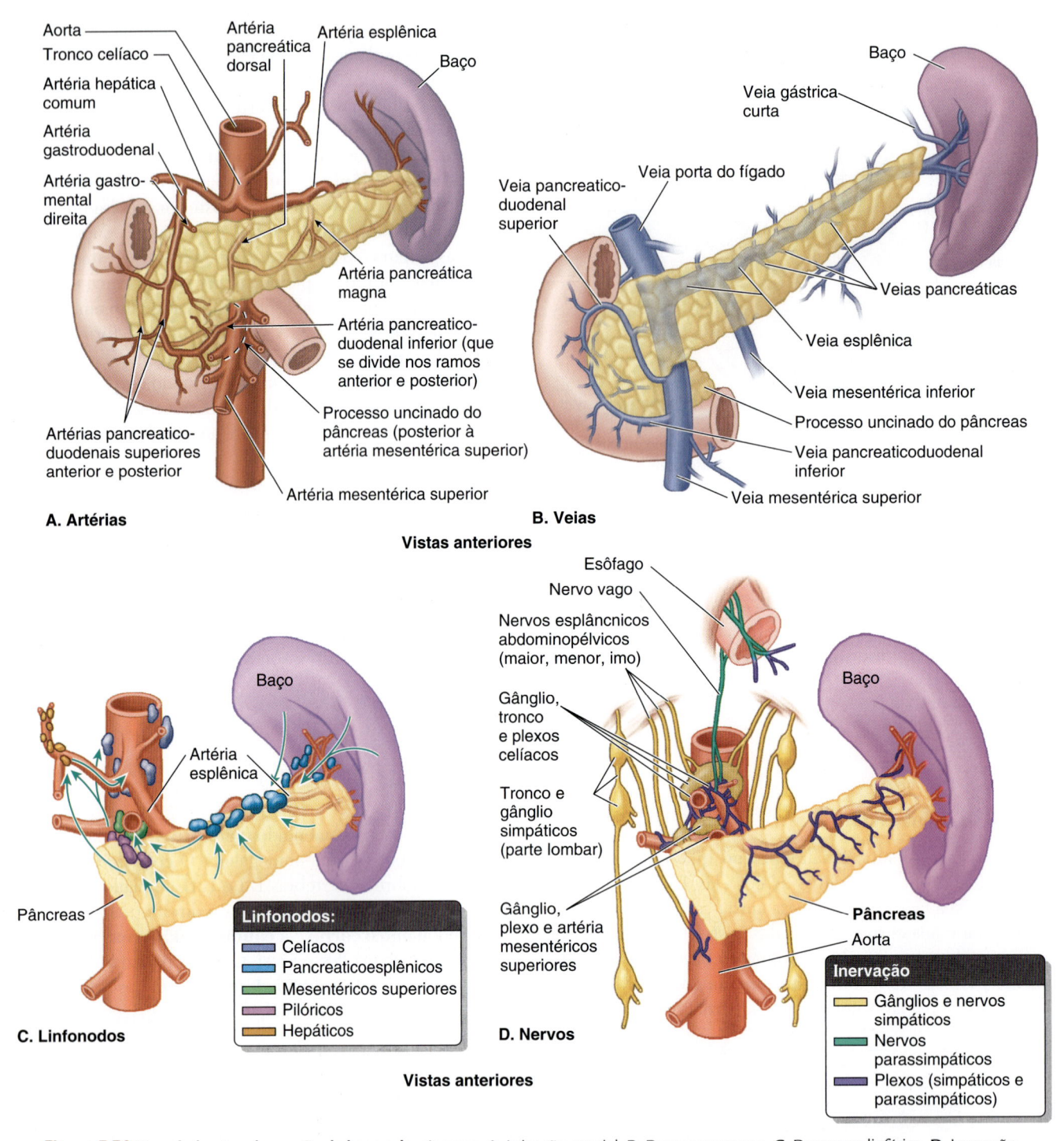

D. Nervos

- Esôfago
- Nervo vago
- Nervos esplâncnicos abdominopélvicos (maior, menor, imo)
- Gânglio, tronco e plexos celíacos
- Tronco e gânglio simpáticos (parte lombar)
- Gânglio, plexo e artéria mesentéricos superiores
- Baço
- Pâncreas
- Aorta

Inervação
- Gânglios e nervos simpáticos
- Nervos parassimpáticos
- Plexos (simpáticos e parassimpáticos)

Vistas anteriores

Figura 5.34 Vascularização e inervação do baço e do pâncreas. **A.** Irrigação arterial. **B.** Drenagem venosa. **C.** Drenagem linfática. **D.** Inervação.

Pâncreas

O **pâncreas** é uma glândula acessória da digestão, alongada, situada retroperitoneal e transversalmente cruzando a parede posterior do abdome, de localização posterior ao estômago, entre o duodeno, à direita, e o baço, à esquerda (ver Figura 5.24). A raiz do mesocolo transverso situa-se ao longo de sua margem anterior. O pâncreas produz uma secreção exócrina (*suco pancreático*, proveniente das células acinares), que é secretada no duodeno, e secreções endócrinas (*glucagon* e *insulina* das ilhotas pancreáticas [de Langerhans]), que são secretadas diretamente no sangue.

Para fins descritivos, o pâncreas é dividido em quatro partes: a cabeça, o colo, o corpo e a cauda (ver Figuras 5.24 e 5.35).

- A **cabeça do pâncreas**, sua parte expandida, é envolvida pela curvatura do duodeno em forma de C. O **processo uncinado**, uma projeção da parte inferior da cabeça do pâncreas, estende-se medialmente para a esquerda, posteriormente à AMS
- O **colo do pâncreas** é curto e está situado sobre os vasos mesentéricos superiores e a origem da veia porta do fígado, que formam um sulco em sua face posterior

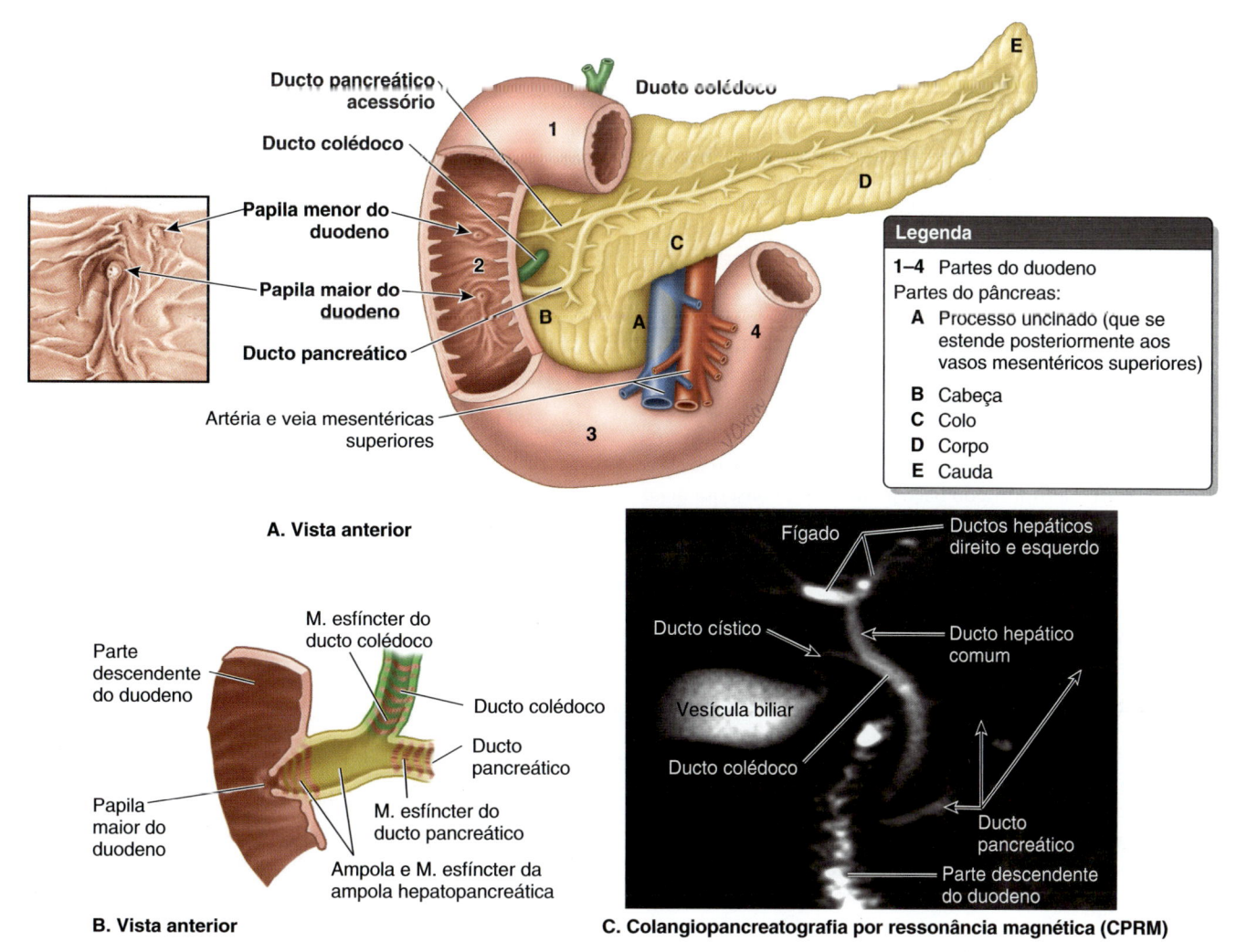

Figura 5.35 Pâncreas e sistema biliar. A. Ductos biliares extra-hepáticos e ductos pancreáticos. **B.** Músculos esfíncteres. **C.** Colangiopancreatografia retrógrada endoscópica (CPRE) mostrando o ducto colédoco e o ducto pancreático. O tubo T libera corante radiopaco nos ductos.

- O **corpo do pâncreas** continua a partir do colo e situa-se à esquerda da AMS e da VMS, anteriormente à veia esplênica
- A **cauda do pâncreas** está estreitamente relacionada com o hilo esplênico e a flexura esquerda do colo. A cauda é relativamente móvel e passa entre as camadas do ligamento esplenorrenal, juntamente com os vasos esplênicos (ver Figura 5.33).

O **ducto pancreático** começa na cauda do pâncreas e segue o seu trajeto pelo parênquima (substância) da glândula até a cabeça do pâncreas, onde faz uma curva inferior e funde-se com o ducto colédoco (ver Figura 5.35).

O **ducto colédoco** cruza as faces posterior e superior da cabeça do pâncreas ou está inserido em sua substância. Os ductos pancreático e colédoco unem-se para formar uma **ampola hepatopancreática** curta e dilatada (ver Figura 5.35B), que se abre na parte descendente do duodeno, no ápice da **papila maior do duodeno**. Existem vários músculos esfíncteres lisos nessa área. O **músculo esfíncter do ducto colédoco**, localizado em torno da parte terminal do ducto colédoco, controla o fluxo de bile. O **músculo esfíncter do ducto pancreático** (em torno da parte terminal do ducto pancreático) impede o refluxo de bile para dentro do ducto, enquanto o **músculo esfíncter da ampola hepatopancreática** (esfíncter de Oddi), em torno da ampola hepatopancreática, impede a entrada do conteúdo duodenal na ampola. O **ducto pancreático acessório** drena o processo uncinado e a parte inferior da cabeça do pâncreas e abre-se no duodeno, na **papila menor do duodeno** (ver Figura 5.35A). Em geral, o ducto pancreático acessório comunica-se com o ducto pancreático; todavia, em alguns indivíduos, trata-se de um ducto separado.

As **artérias pancreáticas** originam-se principalmente dos ramos da artéria esplênica (ver Figura 5.34A e Tabela 5.5). As *artérias pancreaticoduodenais superiores anterior e posterior*, que são ramos da artéria gastroduodenal, e os ramos *anterior e posterior da artéria pancreaticoduodenal inferior*, ramo da AMS, irrigam a cabeça do pâncreas. As **veias pancreáticas** são tributárias das partes esplênica e mesentérica superior da veia porta do fígado; entretanto, a maioria desemboca na veia esplênica (ver Figura 5.34B). Os *vasos linfáticos pancreáticos* acompanham os vasos sanguíneos (ver Figura 5.34C). A maior parte desses vasos

ANATOMIA CLÍNICA

Ruptura do baço e esplenomegalia

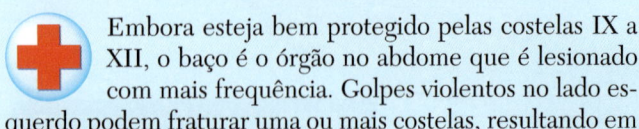

Embora esteja bem protegido pelas costelas IX a XII, o baço é o órgão no abdome que é lesionado com mais frequência. Golpes violentos no lado esquerdo podem fraturar uma ou mais costelas, resultando em fragmentos ósseos cortantes, que podem lacerar o baço. O traumatismo não penetrante em outras regiões do abdome, que provoca aumento súbito e pronunciado da pressão intra-abdominal, também pode provocar ruptura do baço, visto que a sua cápsula é fina, e o seu parênquima (substância fundamental) é macio e de consistência semelhante a polpa. Quando sofre ruptura, o baço sangra profusamente. A *ruptura do baço* causa hemorragia intraperitoneal grave e choque. O reparo da ruptura do baço é difícil; em consequência, efetua-se frequentemente uma *esplenectomia* (retirada do baço) ou uma *esplenectomia subtotal* (*parcial*) (retirada de um ou mais segmentos do baço) para evitar a ocorrência de sangramento até a morte. Até mesmo uma esplenectomia total habitualmente não produz efeitos colaterais graves, particularmente em adultos, visto que a maior parte de suas funções é assumida por outros órgãos reticuloendoteliais (p. ex., o fígado e a medula óssea); entretanto, o indivíduo estará mais suscetível a determinadas infecções bacterianas.

Quando o baço é acometido por doença, em consequência, por exemplo, de leucemia granulocítica (contagem elevada de leucócitos), isso pode resultar em aumento de 10 ou mais vezes o seu tamanho e peso normais (*esplenomegalia*). Algumas vezes, a hipertensão (pressão arterial elevada) é acompanhada de ingurgitamento esplênico. O baço habitualmente não é palpável no adulto.

Ruptura do pâncreas

A lesão do pâncreas pode resultar de súbita compressão intensa e forçada do abdome, como, por exemplo, a força de colisão contra o volante em um acidente de automóvel. Devido à localização transversal do pâncreas, a coluna vertebral atua como uma bigorna, e a força do trauma pode romper o órgão. Com frequência, a ruptura do pâncreas rompe o seu sistema de ductos, permitindo a entrada de suco pancreático no parênquima da glândula e a invasão dos tecidos adjacentes. A digestão do tecido pancreático e de outros tecidos pelo suco pancreático é muito dolorosa.

Câncer de pâncreas

O câncer da cabeça do pâncreas é responsável pela maioria dos casos de obstrução extra-hepática dos ductos bilíferos. Devido às relações posteriores do pâncreas, o câncer da cabeça do pâncreas frequentemente comprime e causa obstrução do ducto colédoco e/ou da ampola hepatopancreática. Isso causa obstrução, resultando em retenção de pigmentos biliares, aumento da vesícula biliar e icterícia (icterícia obstrutiva). A *icterícia* refere-se à pigmentação amarelada da maioria dos tecidos do corpo, da pele, das túnicas mucosas e da conjuntiva pelos pigmentos biliares circulantes.

A maioria dos indivíduos com câncer de pâncreas apresenta *adenocarcinoma ductal*. Com frequência, ocorre dor intensa no dorso. O câncer do colo e do corpo do pâncreas pode provocar obstrução da veia porta do fígado ou da VCI, visto que o pâncreas está localizado sobre essas grandes veias. A extensa drenagem do pâncreas para linfonodos relativamente inacessíveis e o fato de que o câncer de pâncreas normalmente sofre metástase precoce para o fígado por meio da veia porta do fígado tornam a ressecção cirúrgica do pâncreas acometido praticamente inútil.

---

termina nos *linfonodos pancreaticoesplênicos*, situados ao longo da artéria esplênica, porém alguns vasos terminam nos linfonodos pilóricos. Os vasos eferentes provenientes desses linfonodos drenam para os linfonodos mesentéricos superiores ou para os linfonodos celíacos por meio dos *linfonodos hepáticos*.

Os *nervos do pâncreas* são derivados dos *nervos vago e esplâncnico abdominopélvico*, que atravessam o diafragma (ver Figura 5.34D). As fibras nervosas parassimpáticas e simpáticas alcançam o pâncreas passando ao longo das artérias, provenientes do plexo celíaco e do plexo mesentérico superior. Além das fibras simpáticas que seguem para os vasos sanguíneos, fibras simpáticas e parassimpáticas são distribuídas para as células acinares e as ilhotas pancreáticas. As fibras parassimpáticas são secretomotoras, porém a secreção pancreática é mediada principalmente pelos hormônios secretina e colecistocinina, que são sintetizados no duodeno e na parte proximal do intestino. As fibras simpáticas são acompanhadas de fibras aferentes viscerais (de dor).

Fígado

O **fígado**, o maior órgão interno e a maior glândula do corpo, pesa cerca de 1.500 g. O diafragma separa o fígado da pleura, dos pulmões, do pericárdio e do coração. Com exceção dos lipídios, toda substância absorvida pelo sistema digestório é recebida em primeiro lugar pelo fígado. Além de suas numerosas atividades metabólicas, o fígado armazena glicogênio e secreta bile.

FACES DO FÍGADO

O fígado possui uma **face diafragmática** convexa (anterior, superior e parte posterior) e uma **face visceral** relativamente plana e côncava (posterior e inferior), que são separadas, anteriormente, pela **margem inferior** aguda (Figura 5.36).

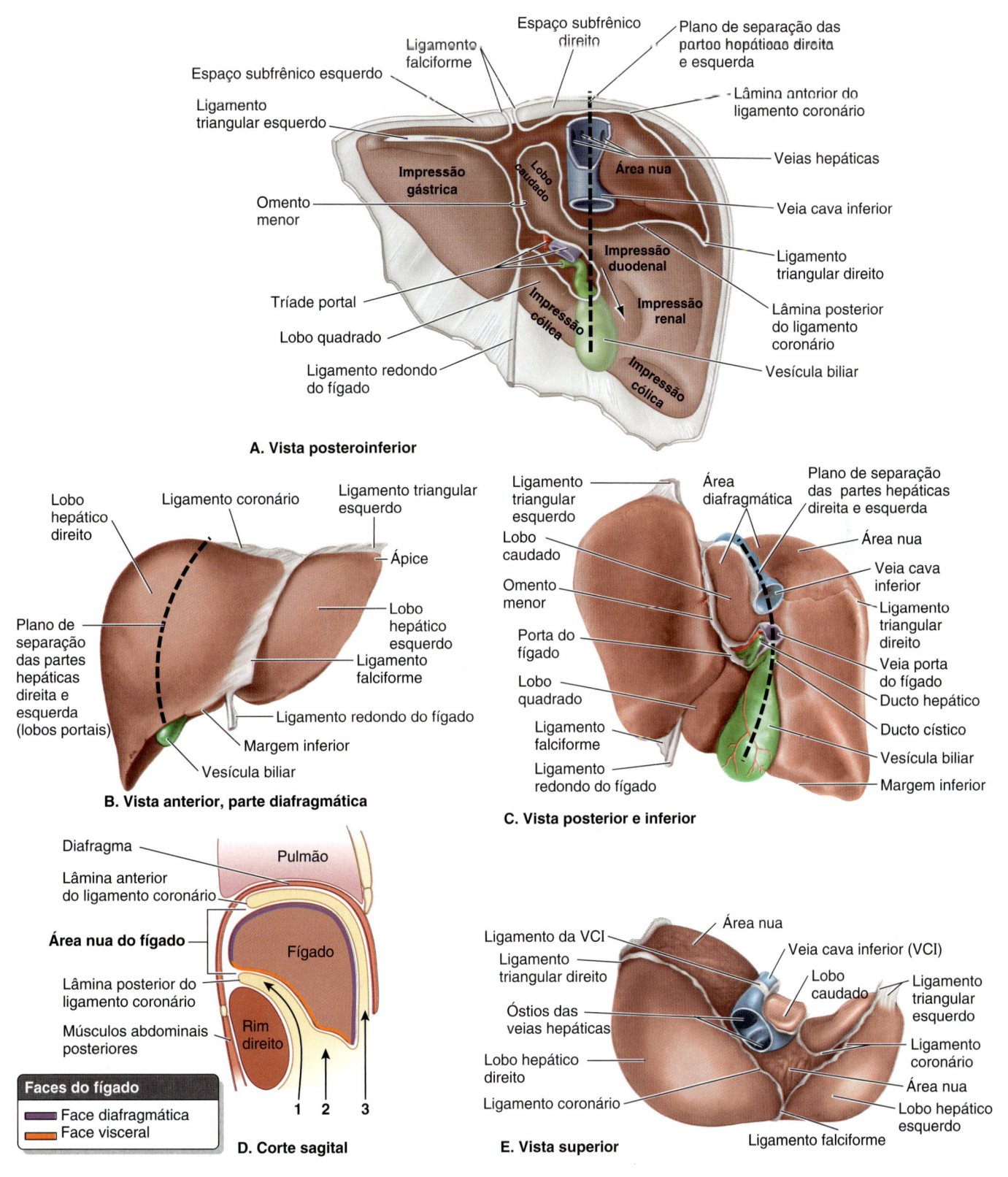

Figura 5.36 Fígado e vesícula biliar. **A.** Face visceral do fígado. A área nua do fígado é demarcada pela reflexão do peritônio a partir do diafragma para o fígado, como as lâminas anterior (superior) e posterior (inferior) do ligamento coronário. Essas lâminas se encontram à direita para formar o ligamento triangular direito e divergem para o lado esquerdo, envolvendo a área nua. A lâmina anterior do ligamento coronário é contínua, à esquerda, com a lâmina direita do ligamento falciforme, enquanto a lâmina posterior é contínua com a lâmina direita do omento menor. As lâminas esquerdas do ligamento falciforme e do omento menor se encontram para formar o ligamento triangular esquerdo. **B.** Face diafragmática do fígado. **C.** Face visceral do fígado, tríade portal. **D.** Faces e recessos. *1*, recesso hepatorrenal; *2*, espaço sub-hepático; *3*, recesso subfrênico. **E.** Face superior do fígado.

ANATOMIA DE SUPERFÍCIE

Fígado

O **fígado** situa-se principalmente no quadrante superior direito, onde está encoberto e protegido pela caixa torácica e pelo diafragma (Figura AS5.4). O fígado normal situa-se abaixo das costelas VII a XI no lado direito e cruza a linha mediana em direção à papila mamária esquerda. O fígado adquire uma localização mais inferior quando o indivíduo está em posição ortostática, devido à gravidade. Sua **margem inferior** aguda acompanha a margem costal direita. Quando se pede ao indivíduo para inspirar profundamente, o fígado pode ser palpado, devido ao movimento do diafragma e do fígado para baixo.

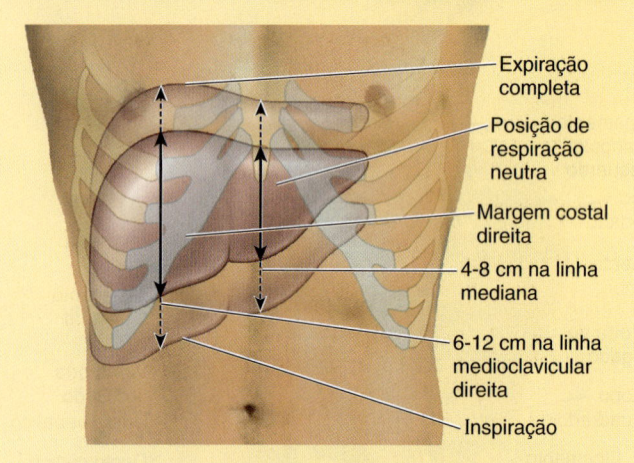

Figura AS5.4 Dimensões verticais e amplitude de movimento do fígado.

A face diafragmática é lisa e tem a forma de cúpula, onde se relaciona com a concavidade da face inferior do diafragma. Os **recessos subfrênicos**, que são extensões superiores da cavidade peritoneal, estão localizados entre as faces anterior e superior do fígado e o diafragma (ver Figura 5.36C). Os recessos subfrênicos são separados pelo **ligamento falciforme**, que se estende entre o fígado e a parede anterior do abdome, em recessos direito e esquerdo. O **recesso hepatorrenal** (bolsa de Morison), do recesso sub-hepático, é um recesso profundo da cavidade peritoneal situado do lado direito, inferior ao fígado e anterior ao rim e à glândula suprarrenal. O *recesso hepatorrenal* é uma parte da cavidade peritoneal dependente da gravidade quando o indivíduo está em decúbito dorsal; o líquido que drena da bolsa omental flui para dentro desse recesso. O recesso hepatorrenal comunica-se anteriormente com o recesso subfrênico direito.

A face diafragmática é recoberta por peritônio, exceto posteriormente na **área nua do fígado**, onde está em contato direto com o diafragma (ver Figura 5.36A,C,E). A face visceral do fígado é coberta por peritônio, exceto na *fossa da vesícula biliar* e na *porta do fígado*. A porta do fígado é uma fissura transversal na parte média da face visceral do fígado,

ANATOMIA CLÍNICA
Abscessos subfrênicos

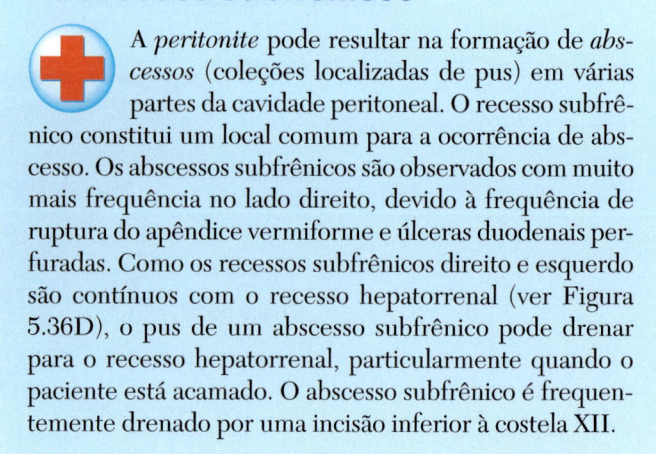

A *peritonite* pode resultar na formação de *abscessos* (coleções localizadas de pus) em várias partes da cavidade peritoneal. O recesso subfrênico constitui um local comum para a ocorrência de abscesso. Os abscessos subfrênicos são observados com muito mais frequência no lado direito, devido à frequência de ruptura do apêndice vermiforme e úlceras duodenais perfuradas. Como os recessos subfrênicos direito e esquerdo são contínuos com o recesso hepatorrenal (ver Figura 5.36D), o pus de um abscesso subfrênico pode drenar para o recesso hepatorrenal, particularmente quando o paciente está acamado. O abscesso subfrênico é frequentemente drenado por uma incisão inferior à costela XII.

que dá passagem para a **veia porta do fígado**, a artéria hepática, o plexo nervoso hepático, os ductos hepáticos e os vasos linfáticos (Figura 5.37). A face visceral do fígado está relacionada com:

- O lado direito da face anterior do estômago: *áreas gástrica* e *pilórica*
- A parte superior do duodeno: *área duodenal*
- O omento menor
- A vesícula biliar: fossa da vesícula biliar
- A flexura direita do colo e o colo transverso direito: *área cólica*
- O rim direito e a glândula suprarrenal: *áreas renal e suprarrenal*.

O omento menor, que envolve a **tríade portal** (veia porta do fígado, artéria hepática e ducto colédoco), segue do fígado para a curvatura menor do estômago e os primeiros 2 cm da parte superior do duodeno (ver Figura 5.37). A margem livre e espessa do omento menor, que se estende entre a porta do fígado e o duodeno, é o ligamento hepatoduodenal; envolve as estruturas que passam pela porta do fígado.

LOBOS E SEGMENTOS DO FÍGADO

Do ponto de vista anatômico, baseando-se apenas em suas características externas, o fígado é descrito como um órgão que apresenta quatro "lobos": os lobos direito, esquerdo, caudado e quadrado. Entretanto, do ponto de vista funcional, em termos de seu suprimento sanguíneo e secreção glandular, o fígado é dividido em partes direita e esquerda independentes – os lobos portais (Figura 5.38A). O **lobo direito** anatômico é separado do **lobo esquerdo**, menor, pelo ligamento falciforme e pela fissura sagital esquerda. Na face visceral, as fissuras sagitais direita e esquerda e a porta do fígado demarcam o **lobo caudado** (posterior e superior) e o **lobo quadrado** (anterior e inferior) – ambos partes do lobo hepático direito. A **fissura portal principal (sagital direita)** é o sulco contínuo formado anteriormente

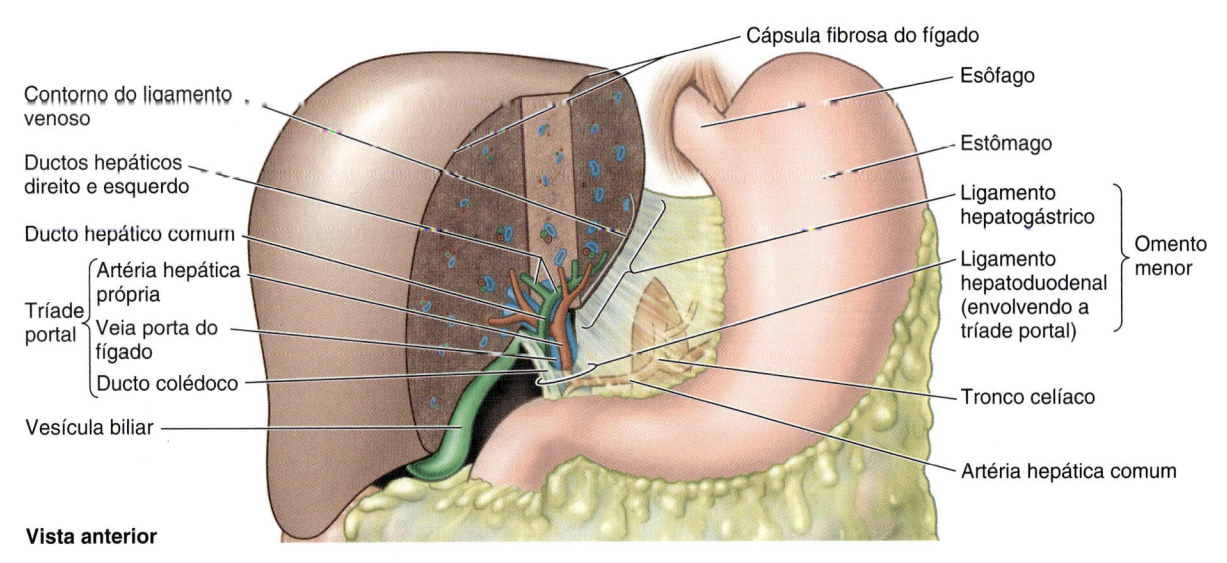

Figura 5.37 Omento menor. São mostrados os ligamentos hepatogástrico e hepatoduodenal. O corte sagital anterior é feito no plano da fossa da vesícula biliar, enquanto o corte sagital posterior é feito no plano da fissura do ligamento venoso. Esses cortes foram unidos por um corte coronal estreito no plano da porta do fígado.

pela fossa da vesícula biliar e o sulco da VCI, posteriormente. A **fissura umbilical (sagital esquerda)** é o sulco contínuo formado, anteriormente, pela **fissura do ligamento redondo** do fígado e, posteriormente, pela **fissura do ligamento venoso** (ver Figura 5.38B). O **ligamento redondo do fígado** é o remanescente obliterado da veia umbilical, que transportava sangue bem oxigenado da placenta para o feto. O **ligamento venoso** é o remanescente fibroso do **ducto venoso** fetal, que desviava sangue da veia umbilical para a VCI, passando ao largo do fígado (Moore et al., 2016).

A divisão entre **parte hepática direita** e **parte hepática esquerda** (partes ou lobos portais) é o plano da veia hepática intermédia (fissura portal principal), demarcada por um plano quase sagital que passa pela **fossa da vesícula biliar** e pelo **sulco da veia cava**, na face visceral do fígado, e por uma linha imaginária sobre a face diafragmática, que se estende do fundo da vesícula biliar até a VCI (ver Figura 5.38). A parte hepática esquerda inclui o lobo caudado anatômico e a maior parte do lobo quadrado. As partes hepáticas direita e esquerda têm aproximadamente a mesma massa que os lobos anatômicos, porém o lobo direito é um pouco maior. Cada lobo portal possui o seu próprio suprimento sanguíneo, que provém da artéria hepática e da veia porta do fígado, e a sua própria drenagem venosa e biliar. Os lobos portais do fígado são ainda subdivididos em oito **segmentos hepáticos** (Figura 5.39). A segmentação hepática baseia-se nos ramos terciários das artérias hepáticas direita e esquerda, veias porta do fígado e ductos hepáticos. Cada segmento é suprido por um ramo terciário da artéria hepática direita ou esquerda e veia porta do fígado e drenado por um ramo terciário do ducto hepático direito ou esquerdo. As veias hepáticas, intersegmentares, passam no meio e, portanto, demarcam ainda mais os segmentos em seu trajeto para a VCI.

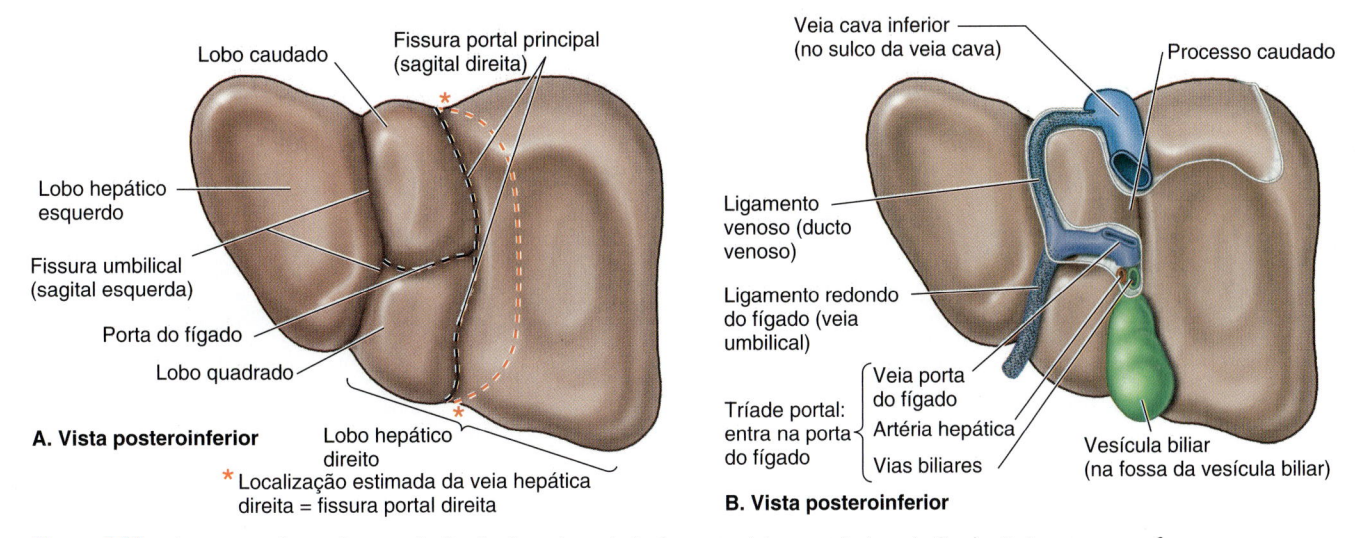

Figura 5.38 Lobos anatômicos e fissuras do fígado, face visceral. A. Os quatro lobos anatômicos do fígado. **B.** Estruturas que formam e ocupam as fissuras.

VASCULARIZAÇÃO E INERVAÇÃO DO FÍGADO

O fígado recebe sangue de duas fontes (ver Figuras 5.26, 5.27 e 5.39A): a veia porta do fígado (75 a 80%) e a artéria hepática (20 a 25%). A veia porta do fígado conduz sangue pobremente oxigenado da parte abdominopélvica do sistema digestório. A **artéria hepática**, um ramo do tronco celíaco, transporta sangue rico em oxigênio proveniente da aorta. Na porta do fígado, ou próximo dela, a artéria hepática e a veia porta do fígado terminam, dividindo-se em **ramos direito** e **esquerdo**, que suprem as partes hepáticas direita e esquerda, respectivamente. Dentro de cada lobo, os ramos secundários e terciários da veia porta do fígado e da artéria hepática são consistentes o suficiente para formar *segmentos hepáticos* (ver Figura 5.39). Entre os segmentos estão as **veias hepáticas direita**, **intermédia** e **esquerda**, que drenam partes de segmentos adjacentes. As veias hepáticas abrem-se na VCI, imediatamente abaixo do diafragma (ver Figura 5.39A). A ligação dessas veias à VCI ajuda a manter o fígado em sua posição.

O fígado é o principal órgão produtor de linfa; entre um quarto e metade da linfa recebida pelo ducto torácico provém do fígado. Os *vasos linfáticos do fígado* ocorrem como *vasos linfáticos superficiais* na **cápsula fibrosa do fígado** (cápsula de Glisson) subperitoneal, que forma a sua face externa, e como *vasos linfáticos profundos* no tecido conjuntivo, que acompanham as ramificações da tríade portal e veias hepáticas. Os vasos linfáticos superficiais provenientes das partes anteriores das faces diafragmática e visceral do fígado e os vasos linfáticos profundos que acompanham as tríades portais interlobulares convergem para a porta do fígado e drenam para os **linfonodos hepáticos** distribuídos ao longo dos vasos hepáticos e ductos no omento menor (Figura 5.40A).

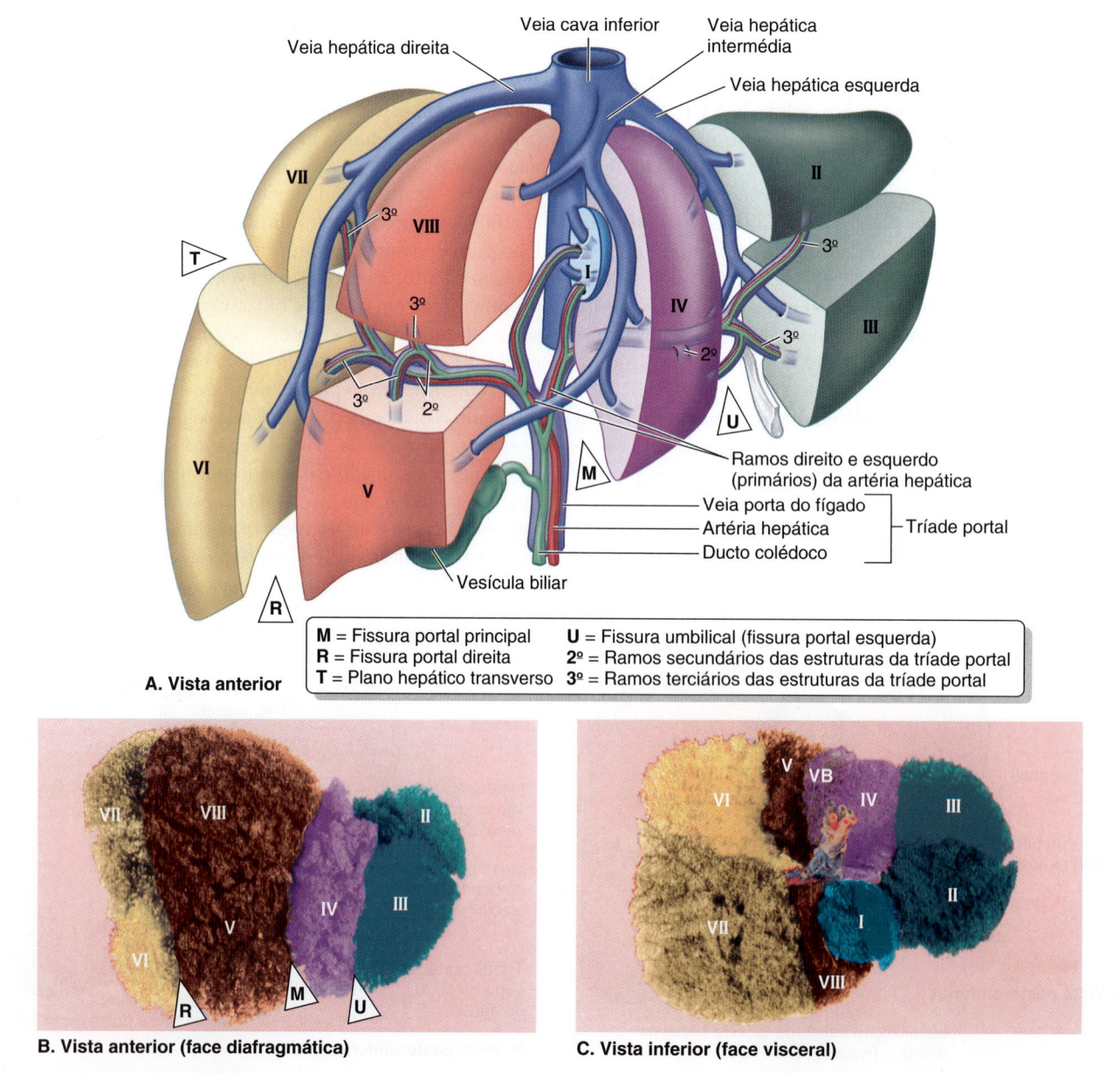

Figura 5.39 Segmentação hepática. **A.** Cada segmento (I a VIII) possui o seu próprio suprimento sanguíneo intrassegmentar e drenagem biliar. **B** e **C.** Injeção de diferentes cores de látex nos ramos da veia porta do fígado para demonstrar os segmentos hepáticos. *VB*, vesícula biliar.

Os vasos linfáticos eferentes provenientes desses linfonodos drenam para os linfonodos celíacos, os quais, por sua vez, drenam para a *cisterna do quilo*, na extremidade inferior do ducto torácico. Os vasos linfáticos superficiais provenientes das partes posteriores das faces diafragmática e visceral do fígado drenam para a área nua do fígado. Neste local, drenam para os **linfonodos frênicos** ou unem-se aos vasos linfáticos profundos que acompanham as veias hepáticas, que convergem para a VCI e, em seguida, seguem com essa grande veia através do diafragma para drenar nos **linfonodos mediastinais posteriores**. Os vasos eferentes desses linfonodos unem-se aos ductos linfático direito e torácico. Alguns vasos linfáticos também drenam para os linfonodos gástricos esquerdos, ao longo do ligamento falciforme, até os linfonodos paraesternais, e ao longo do ligamento redondo do fígado, até os linfáticos da parede anterior do abdome. Os *nervos do fígado* originam-se do **plexo hepático** (ver Figura 5.40B), o maior derivado do plexo celíaco. O plexo hepático acompanha os ramos da artéria hepática e da veia porta do fígado até o fígado. O plexo consiste em *fibras simpáticas* provenientes do plexo celíaco e em *fibras parassimpáticas* que provêm dos troncos vagais anterior e posterior.

Ductos biliares e vesícula biliar

A bile é produzida continuamente no fígado e armazenada na vesícula biliar (Figura 5.41). Além de armazenar a bile, a vesícula biliar a concentra, absorvendo água e sais.

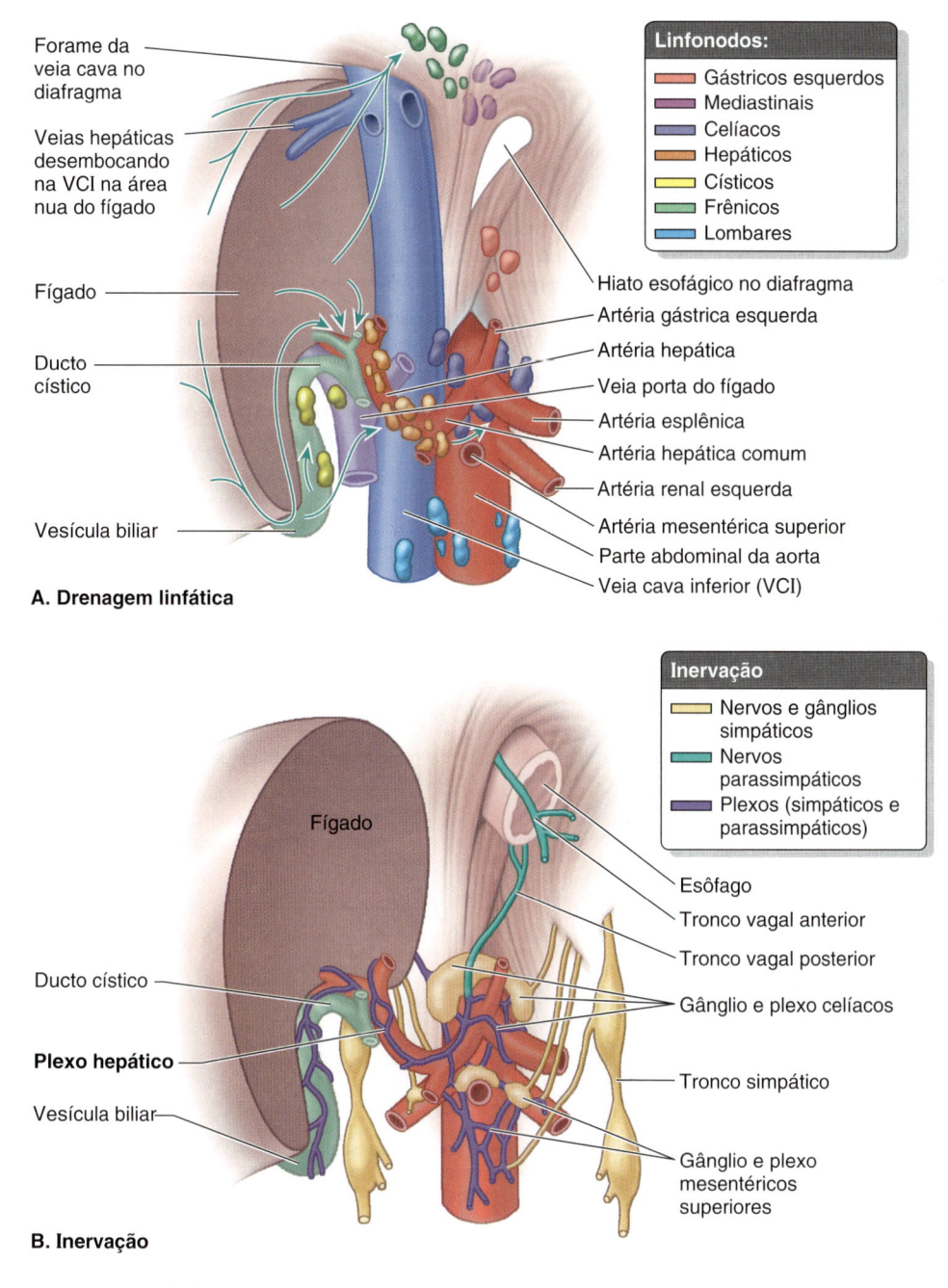

Figura 5.40 Drenagem linfática e inervação do fígado. A. Drenagem linfática. B. Inervação.

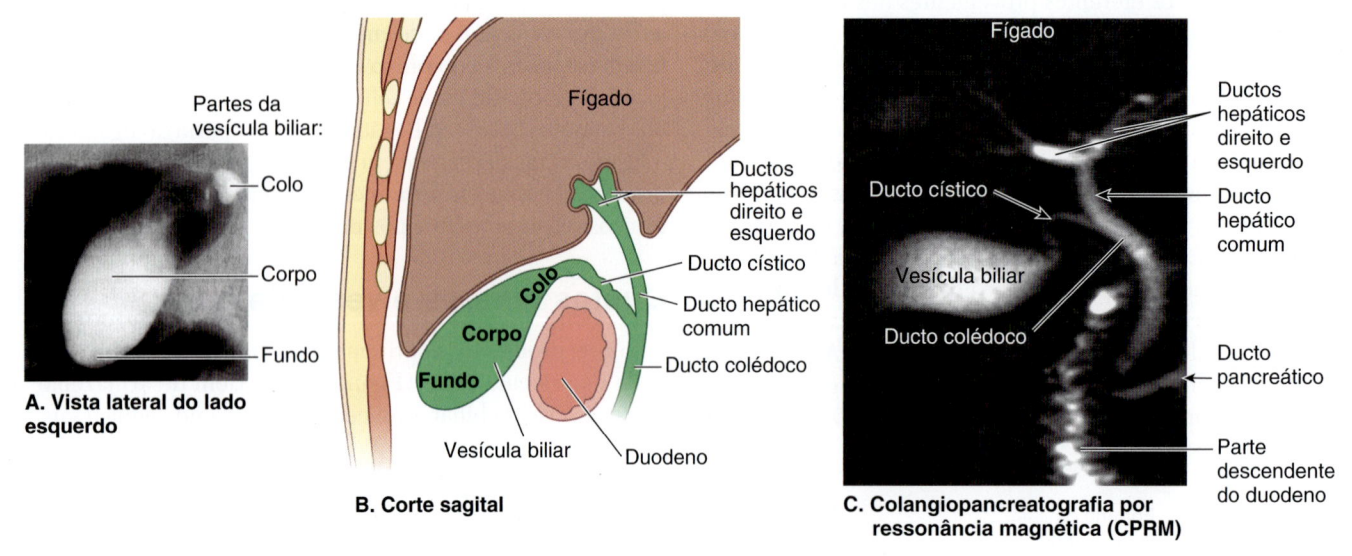

Figura 5.41 Vesícula biliar e ductos biliares extra-hepáticos. **A.** Vesícula biliar demonstrada por colangiografia retrógrada endoscópica. **B.** Corte sagital esquemático, mostrando as relações com a parte superior do duodeno. **C.** Colangiografia retrógrada endoscópica das vias biliares. Com mais frequência, o ducto cístico situa-se anteriormente ao ducto hepático comum.

Quando a gordura entra no duodeno, a vesícula biliar libera bile para o duodeno pelos ductos cístico e colédoco. A bile emulsifica a gordura, de modo que possa ser absorvida na parte distal do intestino. Os **hepatócitos** (células hepáticas) secretam bile nos **canalículos biliares** formados entre eles (Figura 5.42). Os canalículos drenam para os pequenos **ductos bilíferos interlobares** e, em seguida, para os grandes ductos biliares coletores da tríade portal intra-hepática, que se fundem para formar os ductos hepáticos direito e esquerdo. Os **ductos hepáticos direito e esquerdo** drenam as partes hepáticas direita e esquerda (lobos portais), respectivamente. Logo após deixar a porta do fígado, os ductos hepáticos direito e esquerdo unem-se para formar o **ducto hepático comum**, que recebe do lado direito o *ducto cístico* para formar o *ducto colédoco* (ver Figura 5.41).

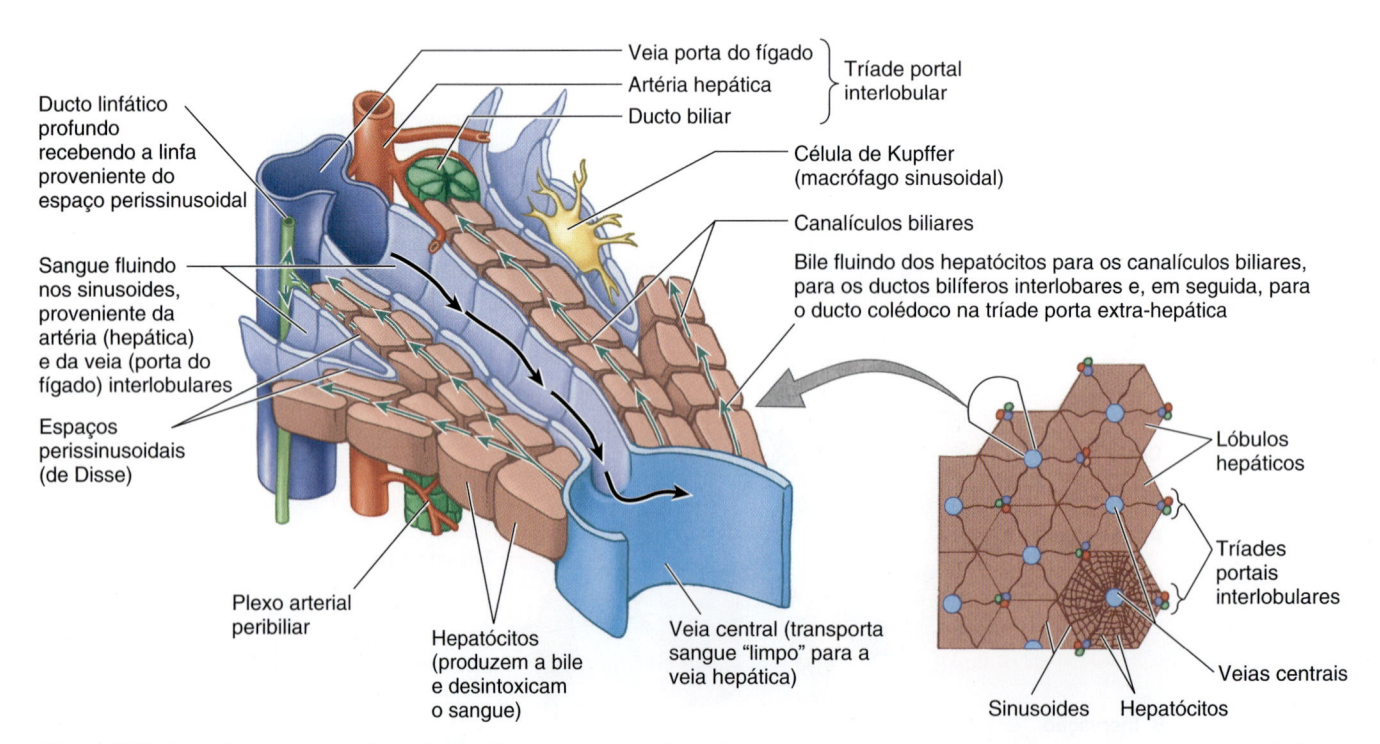

Figura 5.42 Fluxo do sangue e da bile no fígado. Essa pequena parte de um lóbulo hepático mostra os componentes da tríade portal intralobular e o posicionamento dos sinusoides e canalículos biliares. À direita, a superfície cortada do fígado mostra o padrão hexagonal dos lóbulos.

DUCTO COLÉDOCO

O **ducto colédoco** (anteriormente denominado ducto biliar comum) forma-se na margem livre do omento menor pela união do *ducto cístico* com o *ducto hepático comum*. O ducto colédoco desce posteriormente à parte superior do duodeno e situa-se em um sulco na face posterior da cabeça do pâncreas. No lado esquerdo da parte descendente do duodeno, o ducto colédoco entra em contato com o ducto pancreático (ver Figuras 5.35 e 5.43). Os dois ductos seguem um trajeto oblíquo pela parede dessa parte do duodeno, onde se unem para formar a *ampola hepatopancreática* (ampola de Vater). A extremidade distal da ampola abre-se no duodeno por meio da *papila maior do duodeno*. O músculo em torno da extremidade distal do ducto colédoco torna-se espesso para formar o *músculo esfíncter do ducto colédoco*. Quando esse esfíncter sofre contração, a bile não consegue entrar na ampola e/ou no duodeno; em consequência, a bile reflui e segue ao longo do ducto cístico até a *vesícula biliar*, onde é concentrada e armazenada.

As artérias que irrigam o ducto colédoco incluem as seguintes (ver Figuras 5.37 e 5.44):

- A *artéria pancreaticoduodenal superior posterior* e a *artéria gastroduodenal*, que irrigam a parte retroduodenal do ducto
- A *artéria cística*, que irriga a parte proximal do ducto
- A *artéria hepática direita*, que irriga a parte média do ducto.

As veias provenientes da parte proximal do ducto colédoco e ductos hepáticos, em geral, entram diretamente no fígado. A **veia pancreaticoduodenal superior posterior** drena a parte distal do ducto colédoco e desemboca na veia porta do fígado ou em uma de suas tributárias (ver Figura 5.27). Os vasos linfáticos do ducto colédoco seguem até os **linfonodos císticos**, próximo ao colo da vesícula biliar, o **linfonodo do forame omental** e os linfonodos hepáticos (ver Figura 5.40A). Os vasos linfáticos eferentes provenientes do ducto colédoco seguem para os linfonodos celíacos.

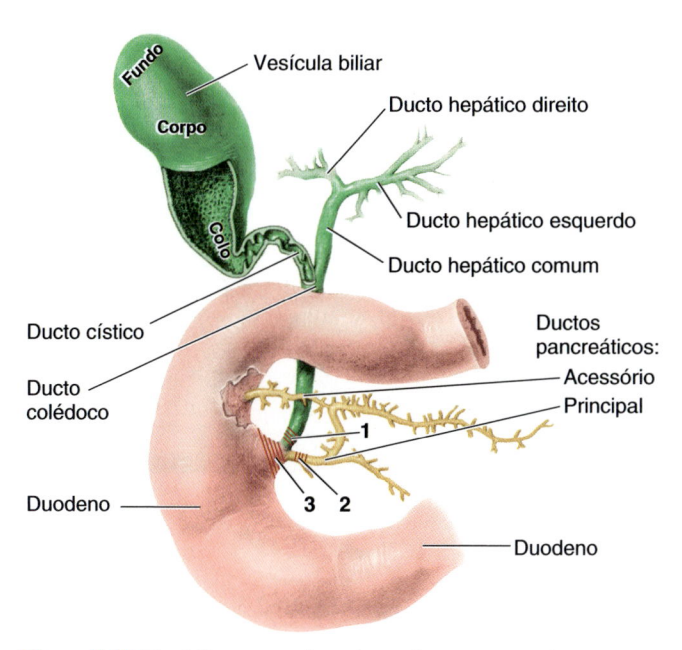

Figura 5.43 Vias biliares extra-hepáticas e ductos pancreáticos. *1*, músculo esfíncter do ducto colédoco; *2*, músculo esfíncter do ducto pancreático; *3*, músculo esfíncter da ampola.

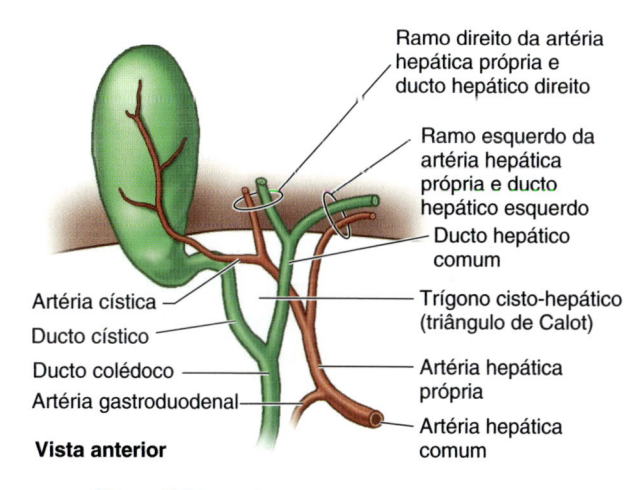

Figura 5.44 Suprimento sanguíneo da vesícula biliar.

VESÍCULA BILIAR

A **vesícula biliar**, piriforme (7 a 10 cm de comprimento), situa-se na *fossa da vesícula biliar*, na face visceral do fígado (ver Figuras 5.38B e 5.41). O peritônio circunda o fundo da vesícula biliar por completo e liga o seu corpo e colo ao fígado. A face hepática da vesícula biliar fixa-se ao fígado por meio de tecido conjuntivo da cápsula fibrosa do fígado. A vesícula biliar é constituída por três partes (ver Figuras 5.41 e 5.43):

- O **fundo da vesícula biliar**, que forma a extremidade larga, projeta-se da margem inferior do fígado e localiza-se habitualmente na extremidade anterior da nona cartilagem costal direita, na linha medioclavicular
- O **corpo da vesícula biliar**, que entra em contato com a face visceral do fígado, o colo transverso e a parte superior do duodeno
- O **colo da vesícula biliar**, estreito, afilado e direcionado para a porta do fígado.

O colo da vesícula biliar faz uma curva em forma de S e une-se ao ducto cístico. Internamente, a túnica mucosa do colo forma uma espiral, a **prega espiral**, que mantém o *ducto cístico aberto*, de modo que a bile possa ser facilmente desviada para dentro da vesícula biliar quando a extremidade distal do ducto colédoco é fechada pelo músculo esfíncter do ducto colédoco e/ou músculo esfíncter da ampola hepatopancreática, ou quando a bile passa para o duodeno à medida que ocorre contração da vesícula biliar. O **ducto cístico** (que mede aproximadamente 4 cm de comprimento) une o *colo da vesícula biliar* ao ducto hepático comum. O ducto cístico passa entre as lâminas do omento menor, habitualmente paralelo ao ducto hepático comum, ao qual se une para formar o ducto colédoco.

A **artéria cística**, que irriga a vesícula biliar e o ducto cístico, origina-se comumente da artéria hepática direita, no ângulo entre o ducto hepático comum e o ducto cístico (ver

Figura 5.44). É comum haver variações na origem e no trajeto da artéria cística. As **veias císticas** que drenam os ductos biliares e o colo da vesícula biliar podem entrar diretamente no fígado ou drenar pela veia porta para o fígado. As veias provenientes do fundo e do corpo da vesícula biliar seguem diretamente para a face visceral do fígado e drenam para os sinusoides hepáticos. A drenagem linfática da vesícula biliar é feita pelos linfonodos hepáticos (ver Figura 5.40A), frequentemente por meio do linfonodo cístico localizado próximo ao colo da vesícula biliar. Os vasos linfáticos eferentes provenientes desses linfonodos passam para os linfonodos celíacos. Os nervos para a vesícula biliar e o ducto cístico passam ao longo da artéria cística, provenientes do *plexo celíaco* (fibras aferentes simpáticas e viscerais), do nervo vago (parassimpático) e do *nervo frênico direito* (fibras aferentes somáticas) (ver Figura 5.40B). A contração da vesícula biliar é estimulada por hormônios.

Veia porta do fígado e anastomoses portossistêmicas

A **veia porta do fígado** constitui o principal canal do **sistema venoso porta** (Figura 5.45). Coleta sangue pobremente oxigenado, porém rico em nutrientes, proveniente da parte abdominal do sistema digestório, incluindo a vesícula biliar, o pâncreas e o baço, e o transporta até o fígado. No interior do fígado, seus ramos são distribuídos de acordo com um padrão segmentar e terminam em capilares não contráteis, os **sinusoides venosos do fígado** (ver Figura 5.42).

As **anastomoses portossistêmicas** comunicam o sistema venoso porta com o sistema venoso sistêmico e são encontradas nos seguintes locais (ver Figura 5.45):

- Entre as veias esofágicas, que drenam para a veia ázigo (sistema sistêmico) ou para a veia gástrica esquerda (sistema porta); quando dilatadas, formam varizes esofágicas
- Entre as **veias retais**, as veias inferior e média que drenam na VCI (sistema sistêmico) e a veia retal superior que continua como VMI (sistema porta); quando anormalmente dilatadas, produzem as hemorroidas
- As **veias paraumbilicais** da parede anterior do abdome (sistema porta), que se anastomosam com as **veias epigástricas superficiais** (sistema sistêmico) periumbilicais; quando dilatadas, essas veias produzem a *cabeça de medusa* – veias varicosas que se irradiam a partir do umbigo. Essas veias dilatadas foram designadas como cabeça de medusa, devido à sua semelhança com as serpentes na cabeça da Medusa, personagem da mitologia grega
- Pequenos ramos das veias cólicas (sistema porta), que se anastomosam com as **veias retroperitoneais** (sistema sistêmico).

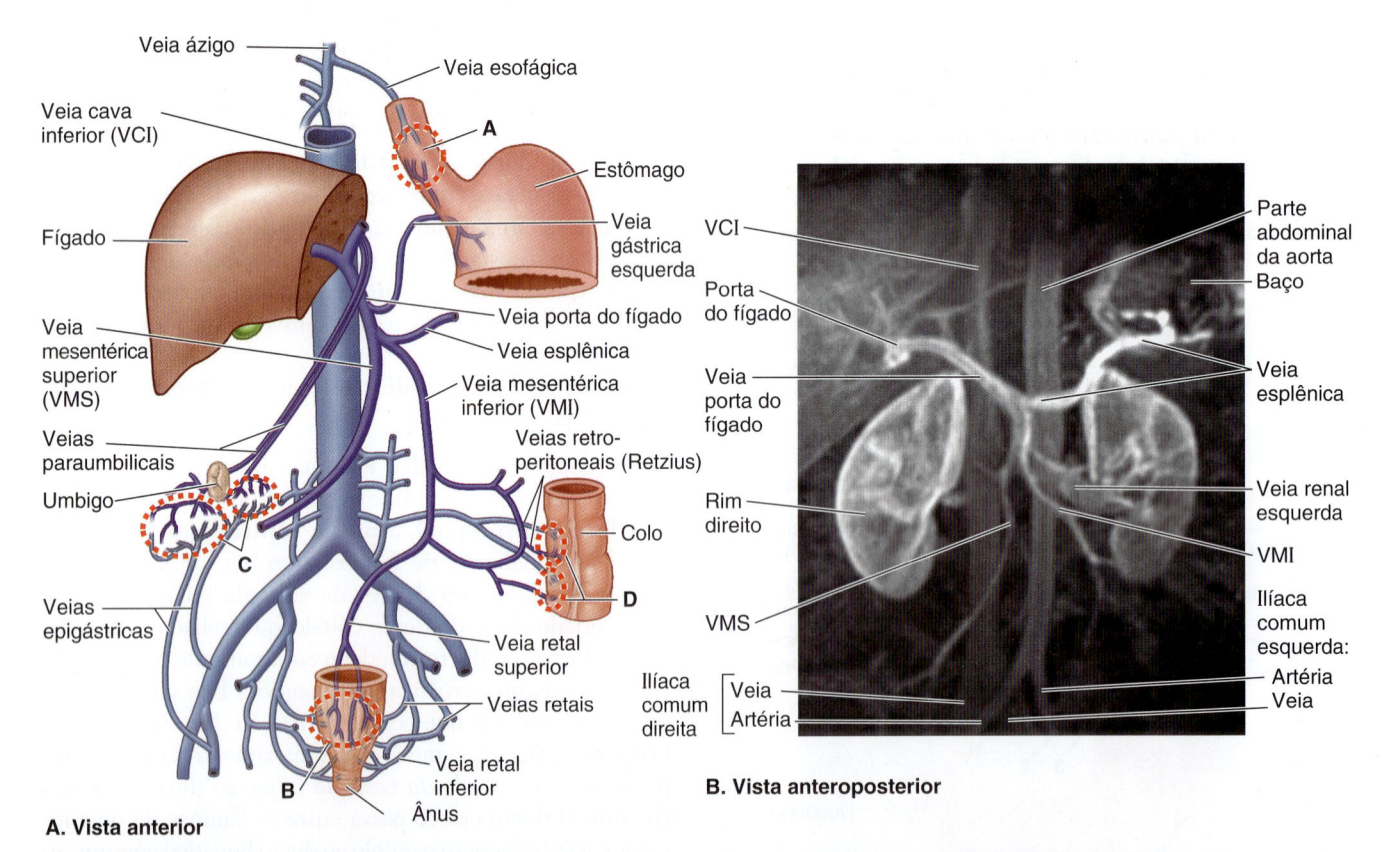

Figura 5.45 Sistema venosa porta hepático. **A.** Anastomoses portossistêmicas. Essas anastomoses fornecem uma circulação colateral em casos de obstrução no fígado ou na veia porta do fígado. *Azul mais escuro*, tributárias portais; *azul claro*, tributárias sistêmicas; *A*, anastomoses entre veias esofágicas; *B*, anastomoses entre veias retais; *C*, anastomoses entre veias paraumbilicais (portais) e pequenas veias epigástricas da parede anterior do abdome; *D*, anastomoses entre os pequenos ramos das veias cólicas (portais) e veias retroperitoneais. **B.** Angiografia (venografia porta) por ressonância magnética (RM), mostrando as tributárias e a formação da veia porta do fígado.

ANATOMIA CLÍNICA

Biopsia hepática

Pode-se obter uma amostra de tecido hepático para fins diagnósticos por meio de *biopsia hepática*. A *punção com agulha* é comumente efetuada através do décimo espaço intercostal direito, na linha axilar média. Antes do médico realizar a biopsia, o indivíduo é instruído a prender a respiração em expiração completa, de modo a reduzir o recesso costodiafragmático e diminuir a possibilidade de lesão do pulmão e contaminação da cavidade pleural.

Ruptura do fígado

Embora menos do que o baço, o fígado também é vulnerável à ruptura, visto que é grande, de posição fixa e friável. Com frequência, o fígado é lacerado por uma costela fraturada que perfura o diafragma. Em virtude da grande vascularização e friabilidade do fígado, as *lacerações hepáticas* costumam causar *hemorragia* considerável e dor no quadrante superior direito.

Cirrose hepática

Na *cirrose hepática*, os hepatócitos são destruídos e substituídos por tecido fibroso. Esse tecido envolve os vasos sanguíneos intra-hepáticos e os ductos biliares, tornando o fígado endurecido e impedindo a circulação de sangue através dele. A cirrose, que é a mais comum das numerosas causas de *hipertensão porta*, desenvolve-se frequentemente em indivíduos com alcoolismo crônico.

Lobectomias e segmentectomia hepáticas

Quando se descobriu que as artérias e ductos hepáticos direitos e esquerdos, bem como os ramos direito e esquerdo da veia porta do fígado, não se comunicam significativamente, tornou-se possível a realização de *lobectomias hepáticas* – que consiste na retirada das partes hepáticas direita ou esquerda –, com sangramento mínimo. Se houver lesão grave ou tumor comprometendo um segmento ou segmentos adjacentes, pode ser possível proceder à ressecção (retirada) apenas do(s) segmento(s) afetado(s): a *segmentectomia*. As veias hepáticas intersegmentares servem como guias para os planos interlobares.

Cálculos biliares

Os *cálculos biliares* consistem em concreções que se formam no ducto cístico da vesícula biliar, nos ductos hepáticos ou no ducto colédoco (Figura AC5.11). A extremidade distal da ampola hepatopancreática é a parte mais estreita das vias biliares e constitui um local comum de impactação de cálculo biliar. Os cálculos biliares podem provocar *cólica biliar* (dor no epigástrio). Quando a vesícula biliar relaxa, o cálculo no ducto cístico pode retornar para dentro da vesícula biliar. Se um cálculo bloquear o ducto cístico, ocorre *colecistite* (inflamação da vesícula biliar), devido ao acúmulo de bile, provocando aumento da vesícula biliar. A dor surge no epigástrio e, em seguida, migra para o hipocôndrio direito, na junção da nona cartilagem costal e margem lateral da bainha do músculo reto do abdome. A inflamação da vesícula biliar pode provocar dor na parede torácica posterior ou no ombro direito, em consequência da irritação do diafragma. Se a bile não conseguir sair da vesícula biliar, ela entra no sangue e provoca *icterícia (obstrutiva)* (ver boxe Anatomia Clínica, "Câncer de pâncreas").

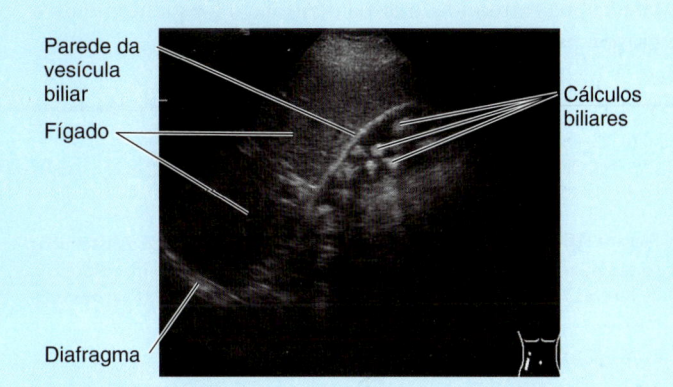

Figura AC5.11 Ultrassonografia longitudinal da vesícula biliar com cálculos biliares.

Colecistectomia

Os indivíduos com *cólica biliar* intensa habitualmente têm a sua vesícula biliar removida. Com frequência, a cirurgia a céu aberto é substituída pela *colecistectomia videolaparoscópica*. A artéria cística origina-se mais comumente a partir da artéria hepática direita, no **trígono cisto-hepático** (triângulo de Calot). No uso clínico atual, o trígono cisto-hepático é definido, inferiormente, pelo ducto cístico, medialmente pelo ducto hepático comum e, superiormente, pela face inferior do fígado (ver Figura 5.43). A dissecção cuidadosa do trígono cisto-hepático precocemente durante a colecistectomia protege essas estruturas importantes caso existam variações anatômicas.

ANATOMIA CLÍNICA

Hipertensão porta

Quando a formação de tecido cicatricial e a fibrose em consequência de cirrose hepática provocam obstrução da veia porta do fígado, ocorre elevação da pressão na veia porta do fígado e em suas tributárias, produzindo *hipertensão porta*. Nos locais de anastomoses entre as veias porta e veias sistêmicas, a hipertensão portal provoca aumento das veias (varizes) e do fluxo sanguíneo do sistema porta para as veias sistêmicas. As veias podem tornar-se tão dilatadas que suas paredes sofrem ruptura, resultando em hemorragia. Um método comum de reduzir a hipertensão portal consiste em desviar o sangue do sistema venoso porta para o sistema venoso sistêmico, criando uma comunicação entre a veia porta do fígado e a VCI ou unindo as veias esplênica e renal esquerda – *anastomose portocava* ou *desvio portossistêmico* (Figura AC5.12A).

O sangramento de *varizes esofágicas* (veias esofágicas dilatadas) na extremidade distal do esôfago frequentemente é grave e pode ser fatal (ver Figura AC5.12B).

Figura AC5.12 Hipertensão porta. **A.** Desvios (*shunts*) portossistêmicos (setas amarelas). **B.** Varizes esofágicas. Esôfago e estômago invertidos. As estruturas venosas azuis longitudinais são características das varizes esofágicas.

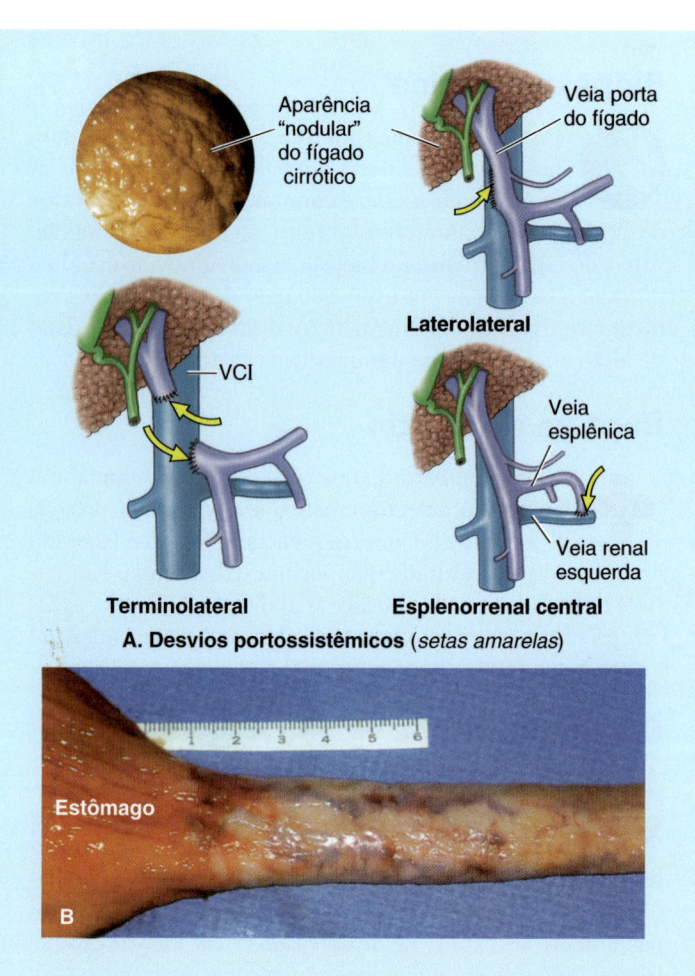

Rins, ureteres e glândulas suprarrenais

Os rins situam-se retroperitonealmente na parede posterior do abdome, um de cada lado da coluna vertebral (ver Figuras 5.44 e 5.46). Esses órgãos urinários removem do sangue o excesso de água, sais e resíduos do metabolismo das proteínas, enquanto devolvem nutrientes e substâncias químicas ao sangue. Os rins transportam os produtos de degradação do sangue para a urina, que drena por meio dos ureteres para a bexiga urinária. Os *ureteres* seguem inferiormente a partir dos rins, passando pela margem da pelve, na bifurcação das artérias ilíacas comuns. Em seguida, seguem o seu trajeto ao longo da parede lateral da pelve e entram na *bexiga urinária*. A face superior medial de cada rim entra normalmente em contato com uma glândula suprarrenal. Essas glândulas são separadas dos rins por um septo fascial fraco. As *glândulas suprarrenais* funcionam como parte do sistema endócrino, com funções totalmente separadas dos rins, de modo que não estão fixados um ao outro. As glândulas secretam corticosteroides e androgênios e produzem os hormônios epinefrina e norepinefrina.

FÁSCIA E GORDURA RENAIS

A **cápsula adiposa (gordura perirrenal)** circunda os rins e as glândulas suprarrenais e é contínua com a gordura do seio renal (ver Figura 5.46). Os rins, as glândulas suprarrenais e a cápsula adiposa que os circundam estão envolvidos (exceto inferiormente) por uma camada membranácea de **fáscia renal**. Inferior e medialmente, a fáscia renal é prolongada ao longo dos ureteres como **fáscia periureteral**. Externamente à fáscia renal, encontra-se o **corpo adiposo pararrenal**, a gordura extraperitoneal da região lombar, que é mais evidente posteriormente ao rim. A fáscia renal envia feixes de colágeno através do corpo adiposo pararrenal. Ocorre movimentação dos rins durante a respiração e na mudança da posição de decúbito para a posição ortostática; a mobilidade renal normal é de cerca de 3 cm. Superiormente, a fáscia renal é contínua com a fáscia diafragmática, na face inferior do diafragma. Inferiormente, as lâminas anterior e posterior do fáscia renal não estão fixadas ou apresentam apenas uma união frouxa.

RINS

Os rins situam-se na parede posterior do abdome, no nível das vértebras T XII-L III. O *rim direito* está localizado em

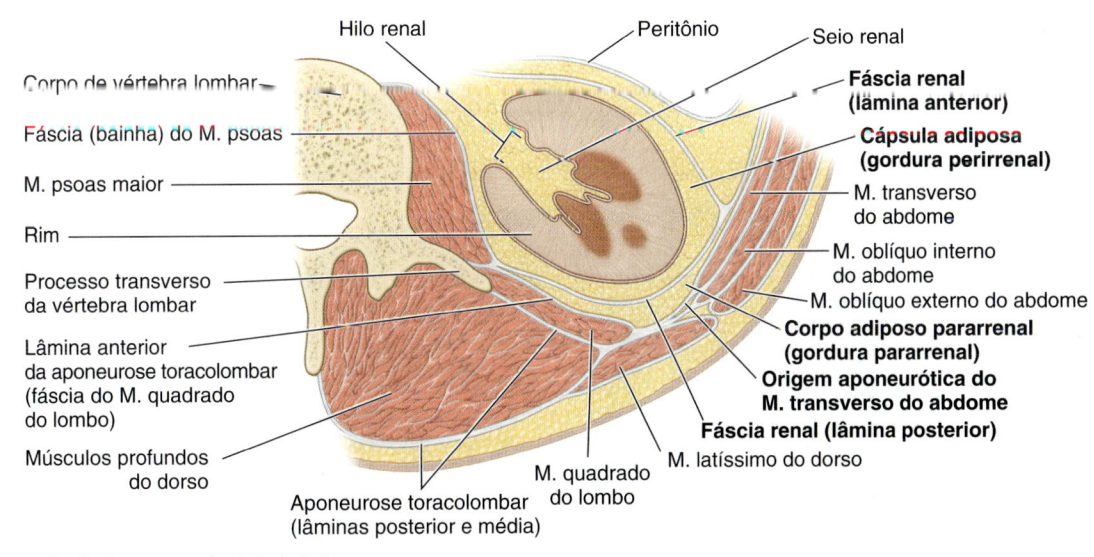

Figura 5.46 Relações musculofasciais dos rins.

um nível ligeiramente mais baixo que o do *rim esquerdo*, provavelmente devido à presença do fígado (Figura 5.47). Cada rim apresenta faces anterior e posterior, margens medial e lateral e polos superior e inferior (Figura 5.48). A margem lateral é convexa, enquanto a margem medial é côncava, e aí estão localizados o seio e a pelve renais, conferindo ao rim uma aparência semelhante a um grão de feijão. Na margem medial côncava de cada rim, existe uma fenda vertical, o **hilo renal**. O hilo renal é a entrada para o espaço existente no interior do rim, o **seio renal**, que é ocupado, em grande parte, por gordura na qual estão inseridos a pelve renal, os cálices, os vasos e os nervos. No hilo renal, a **veia renal** situa-se anteriormente à **artéria renal**, que, por sua vez, é anterior à **pelve renal**.

Superiormente, os rins estão relacionados com o diafragma, que os separa das cavidades pleurais e do décimo segundo par de costelas. Mais inferiormente, a face posterior do rim está relacionada com o músculo quadrado do lombo (ver Figura 5.47). O nervo e os vasos subcostais e os nervos ílio-hipogástrico e ilioinguinal descem em direção diagonal pelas faces posteriores dos rins (ver Figura AS5.3B). O fígado, o duodeno e o colo ascendente são de localização anterior ao rim direito. O rim esquerdo está relacionado com o estômago, o baço, o pâncreas, o jejuno e o colo descendente (ver Figura 5.47B).

URETERES

Os **ureteres** são ductos musculares com lumens estreitos, que conduzem a urina dos rins para a bexiga urinária. A extremidade superior expandida do ureter, a pelve renal, é formada pela fusão de dois ou três **cálices renais maiores**, cada um dos quais é formado pela fusão de dois ou três **cálices renais menores** (Figuras 5.49 e 5.50). Cada cálice menor é entalhado pelo ápice da **pirâmide renal** – a **papila renal**. As porções abdominais dos ureteres aderem estreitamente ao peritônio parietal e são retroperitoneais em todo o seu trajeto. Os ureteres seguem em direção inferior e medial, anteriormente ao músculo psoas maior e extremidades dos processos transversos das vértebras lombares (ver Figura AS5.5A) e cruzam a artéria ilíaca externa, imediatamente depois da bifurcação da artéria ilíaca comum. Em seguida, passam ao longo da parede lateral da pelve para entrar na bexiga urinária (Figura 5.51). Os ureteres normalmente apresentam constrições em graus variáveis em três locais: (1) na junção dos ureteres e das pelves renais, (2) no local onde os ureteres cruzam a margem da abertura superior da pelve e (3) durante a sua passagem através da parede da bexiga urinária. Essas áreas de constrição constituem locais potenciais de obstrução por cálculos ureterais (renais).

GLÂNDULAS SUPRARRENAIS

As **glândulas suprarrenais** estão localizadas entre as faces superomediais dos rins e os pilares do diafragma (ver Figura 5.47), onde são envolvidas por tecido conjuntivo contendo uma quantidade considerável de gordura da cápsula adiposa. As glândulas suprarrenais estão envolvidas por fáscia renal, por meio da qual estão fixadas aos *pilares do diafragma*; entretanto, são separadas dos rins por tecido fibroso. A forma e as relações das glândulas suprarrenais diferem nos dois lados:

- A glândula direita, de forma piramidal, situa-se anteriormente ao diafragma e estabelece contato com a VCI, anterior e medialmente, e com o fígado, anterior e lateralmente
- A glândula esquerda, em forma de crescente, está relacionada com o baço, o estômago, o pâncreas e o pilar esquerdo do diafragma.

Cada glândula suprarrenal possui duas partes: o **córtex** e a **medula suprarrenais** (ver Figura 5.50). Essas partes possuem origens embriológicas diferentes e funções distintas. O córtex da glândula suprarrenal secreta corticosteroides e androgênios, enquanto a medula secreta epinefrina (adrenalina) e norepinefrina (noradrenalina).

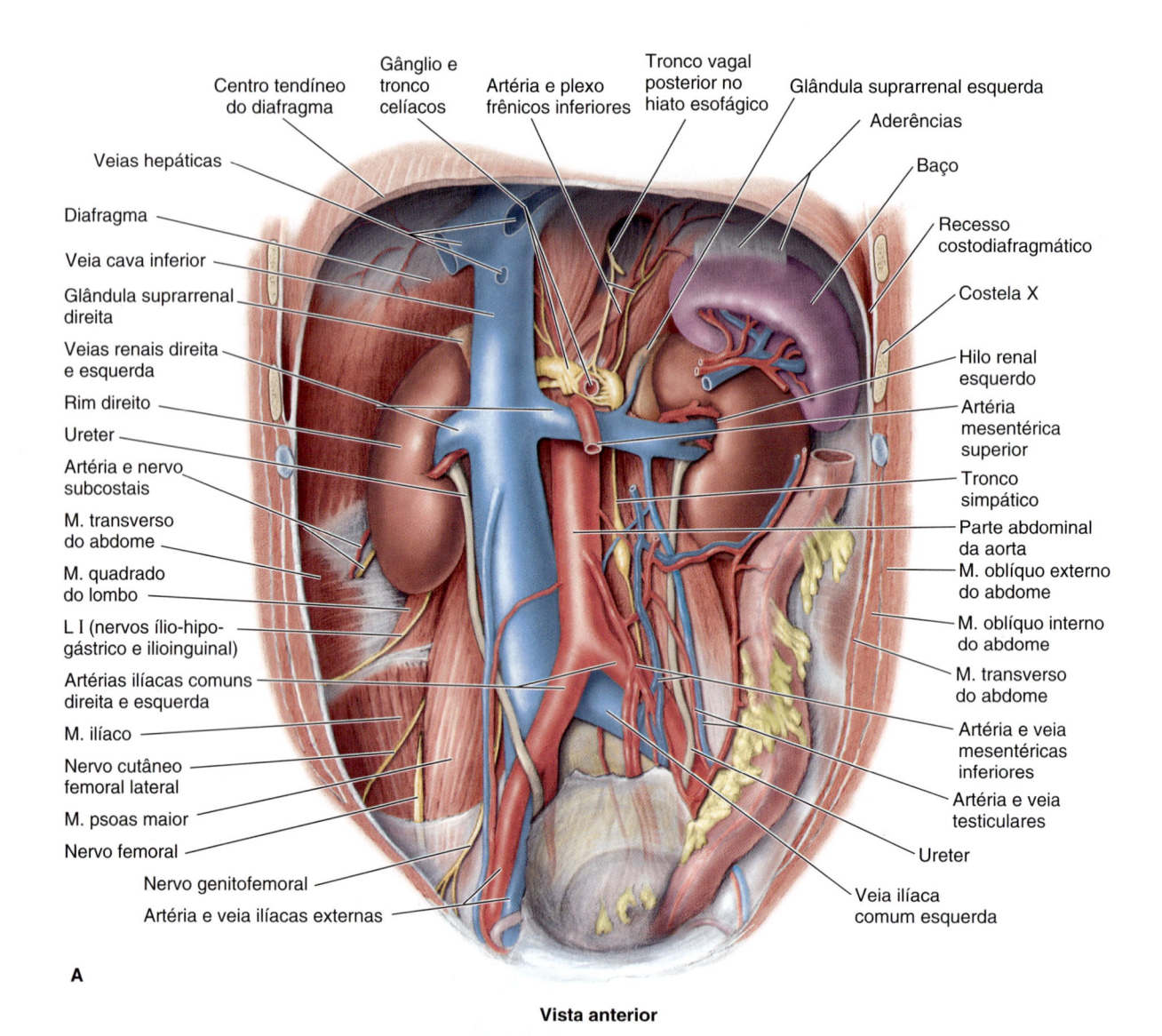

Figura 5.47 Vísceras retroperitoneais e vasos da parede posterior do abdome. A. Parede posterior do abdome, mostrando os grandes vasos, os rins e as glândulas suprarrenais. **B.** Relações dos rins, das glândulas suprarrenais, do pâncreas e do duodeno. A glândula suprarrenal direita está situada no nível do forame omental (*seta preta*).

Capítulo 5 • Abdome 313

VASCULARIZAÇÃO DOS RINS, DOS URETERES E DAS GLÂNDULAS SUPRARRENAIS

As **artérias renais** originam-se no nível do disco IV entre as vértebras L I e L II. A **artéria renal direita**, que é mais longa, passa posteriormente à VCI (ver Figura 5.47A). Normalmente, cada artéria se divide próximo ao hilo em cinco **artérias segmentares**, que são artérias terminais – isto é, artérias que não se anastomosam (ver Figura 5.49).

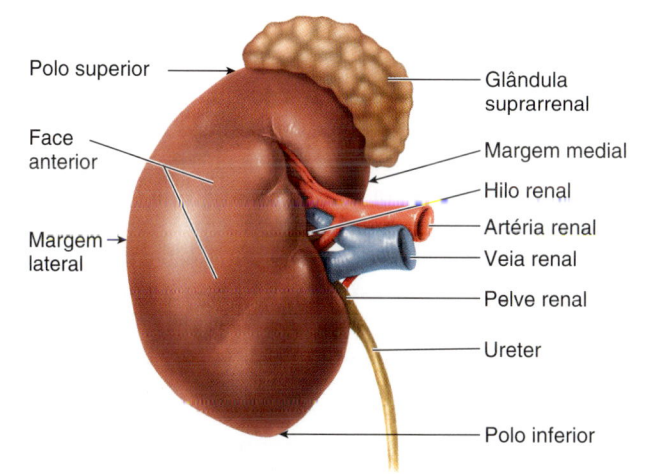

Figura 5.48 Rim e glândula suprarrenal direitos.

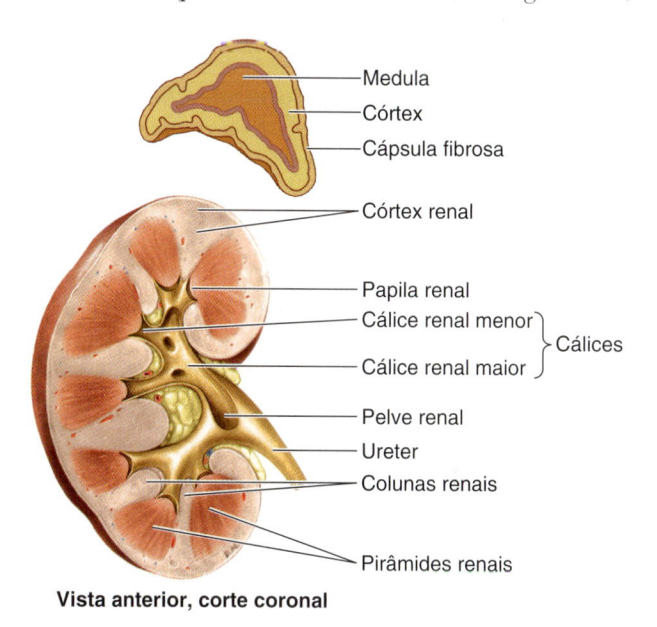

Figura 5.50 Estrutura interna do rim e da glândula suprarrenal.

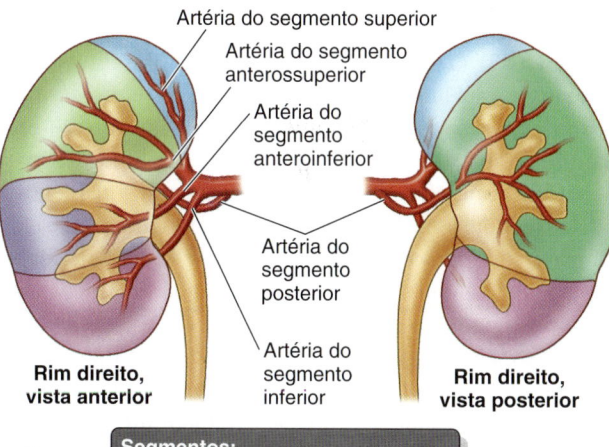

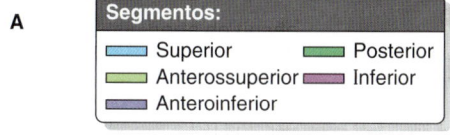

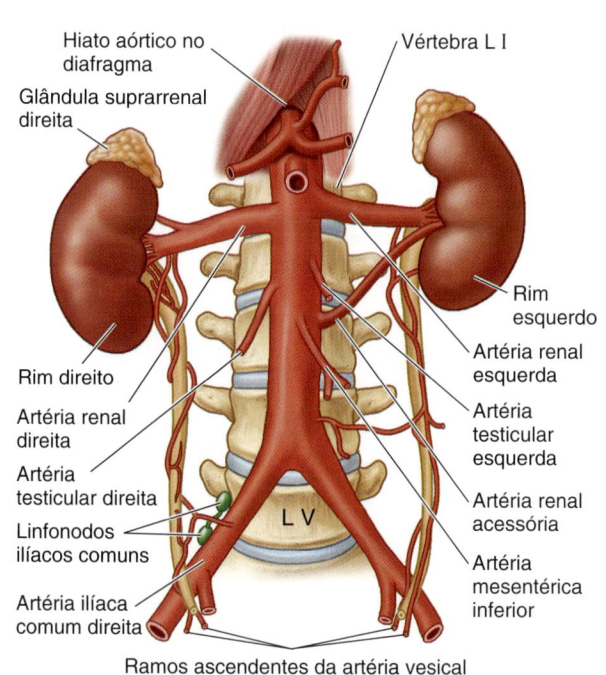

Figura 5.49 Suprimento sanguíneo dos rins e dos ureteres. **A.** Segmentos renais e artérias segmentares. Apenas as artérias dos segmentos superior e inferior irrigam toda a espessura do rim. **B.** Irrigação dos ureteres.

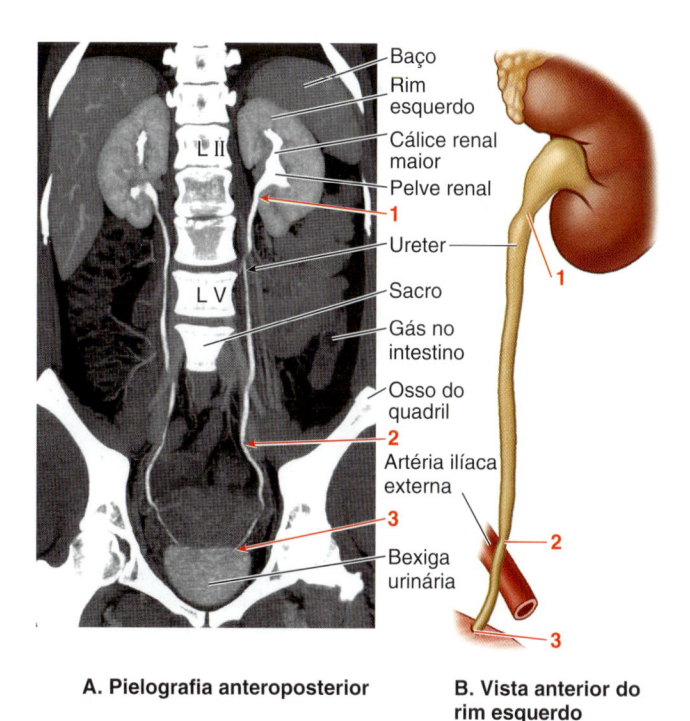

Figura 5.51 Constrições normais dos ureteres, mostradas por pielografia retrógrada. **A.** Foi injetado meio de contraste nos ureteres por meio de endoscópio flexível (uretroscópio) na bexiga urinária. **B.** Locais onde aparecem normalmente constrições relativas nos ureteres: (*1*) junção ureteropélvica, (*2*) cruzamento dos vasos ilíacos externos e/ou margem da pelve e (*3*) quando o ureter atravessa a parede da bexiga.

As artérias segmentares são distribuídas para os **segmentos renais**. Diversas veias drenam o rim e unem-se de maneira variável para formar a veia renal. As veias renais situam-se anteriormente às artérias renais, e a veia renal esquerda mais longa passa anteriormente à aorta (ver Figura 5.47A). Cada veia renal drena para a VCI.

As *artérias para os ureteres* originam-se principalmente de três fontes: da *artéria renal*, das *artérias testiculares* ou *ováricas* e da *parte abdominal da aorta* (ver Figura 5.49A). As *veias dos ureteres* drenam para as veias renal e testicular ou ovárica (ver Figura 5.47A).

A função endócrina das glândulas suprarrenais exige um abundante suprimento sanguíneo. As *artérias suprarrenais* provêm das três fontes seguintes:

- **Artérias suprarrenais superiores** (seis a oito), provenientes da *artéria frênica inferior*
- **Artérias suprarrenais médias** (uma ou mais), provenientes da *parte abdominal da aorta*, próximo à origem da AMS
- **Artérias suprarrenais inferiores** (uma ou mais) a partir da *artéria renal*.

A drenagem venosa da glândula suprarrenal é feita para uma grande **veia suprarrenal** (ver Figura 5.59, mais adiante). A **veia suprarrenal direita,** curta, drena para a VCI, enquanto a **veia suprarrenal esquerda** mais longa, que frequentemente recebe a veia frênica inferior, drena para a veia renal esquerda.

Os **vasos linfáticos renais** acompanham as veias renais e drenam para os linfonodos lombares (Figura 5.52). Os vasos linfáticos provenientes da parte superior do ureter podem unir-se aos provenientes do rim ou seguir diretamente para os linfonodos lombares (cavais e aórticos). Os vasos linfáticos provenientes da parte média do ureter drenam habitualmente para os **linfonodos ilíacos comuns**, enquanto os vasos provenientes de sua parte inferior drenam para os **linfonodos ilíacos** comuns, externos ou internos. Os **vasos linfáticos suprarrenais** originam-se de um plexo situado abaixo da cápsula da glândula e de um plexo localizado em sua medula. A linfa passa para os linfonodos lombares.

NERVOS DOS RINS, DOS URETERES E DAS GLÂNDULAS SUPRARRENAIS

Os nervos para os rins e para os ureteres originam-se do **plexo renal** e consistem em fibras aferentes simpáticas e viscerais (Figura 5.53). O plexo renal é suprido por fibras provenientes dos nervos esplâncnicos abdominopélvicos (particularmente o imo). Os nervos da parte abdominal dos ureteres originam-se dos plexos renal, aórtico abdominal e hipogástrico superior. As fibras aferentes viscerais que conduzem a sensação de dor seguem as fibras simpáticas de modo retrógrado até os gânglios sensitivos espinais e segmentos T11-L5 da medula espinal. As glândulas suprarrenais possuem uma rica inervação proveniente do plexo celíaco e dos *nervos esplâncnicos abdominopélvicos* (maior, menor e imo) (ver Figura 5.53). Os nervos consistem principalmente em fibras simpáticas pré-sinápticas mielínicas, que se originam do corno lateral da medula espinal e atravessam os gânglios paravertebrais e pré-vertebrais, sem fazer sinapse, para serem distribuídos para as células cromafins da medula suprarrenal.

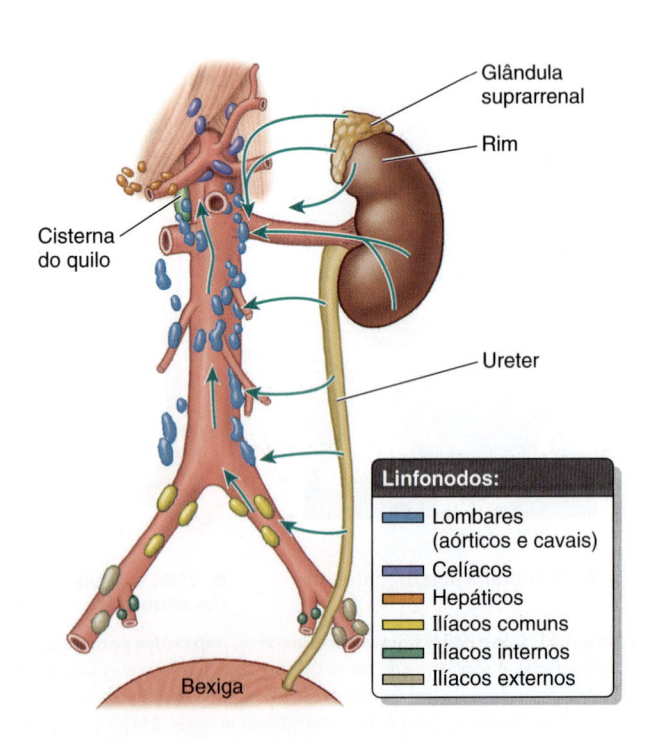

Figura 5.52 Linfáticos dos rins e das glândulas suprarrenais. As *setas* indicam a direção do fluxo linfático para os linfonodos.

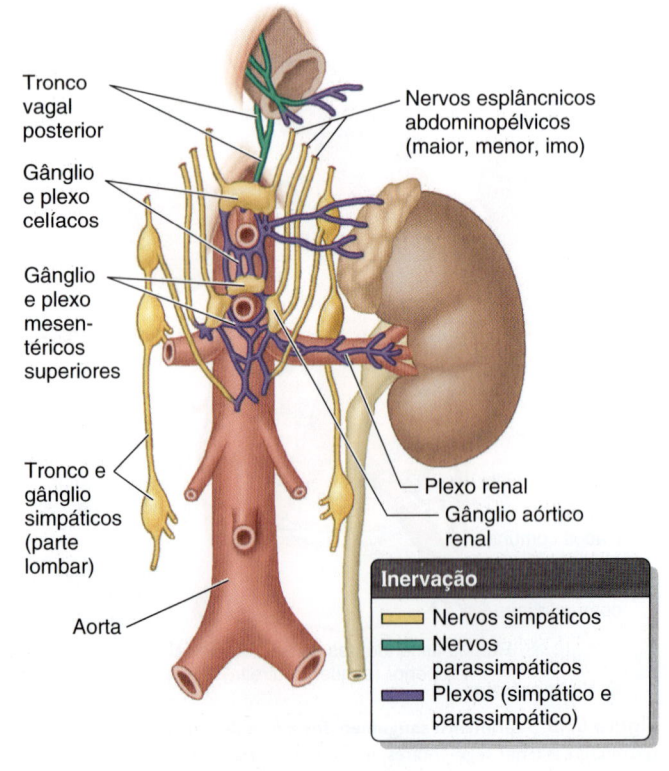

Figura 5.53 Inervação dos rins e das glândulas suprarrenais.

ANATOMIA DE SUPERFÍCIE

Rins e ureteres

O hilo renal esquerdo situa-se próximo ao plano transpilórico, aproximadamente a 5 cm do plano mediano (ver Figura AS5.3). O plano transpilórico passa pelo **polo superior do rim direito**, que é aproximadamente 2,5 cm mais baixo do que o polo esquerdo. Posteriormente, as partes superiores dos rins situam-se abaixo das costelas XI e XII (Figura AS5.5A). Os níveis dos rins modificam-se durante a respiração e com as mudanças de postura, 2 a 3 cm na direção vertical. Em geral, não são palpáveis. Nos adultos magros, o polo inferior do rim direito é palpável por meio de exame bimanual como massa firme, lisa e um tanto arredondada, que desce durante a inspiração. Em geral, o rim esquerdo não é palpável, a menos que esteja aumentado ou deslocado. Os ureteres ocupam um plano sagital, que cruza as extremidades dos processos transversos das vértebras lombares.

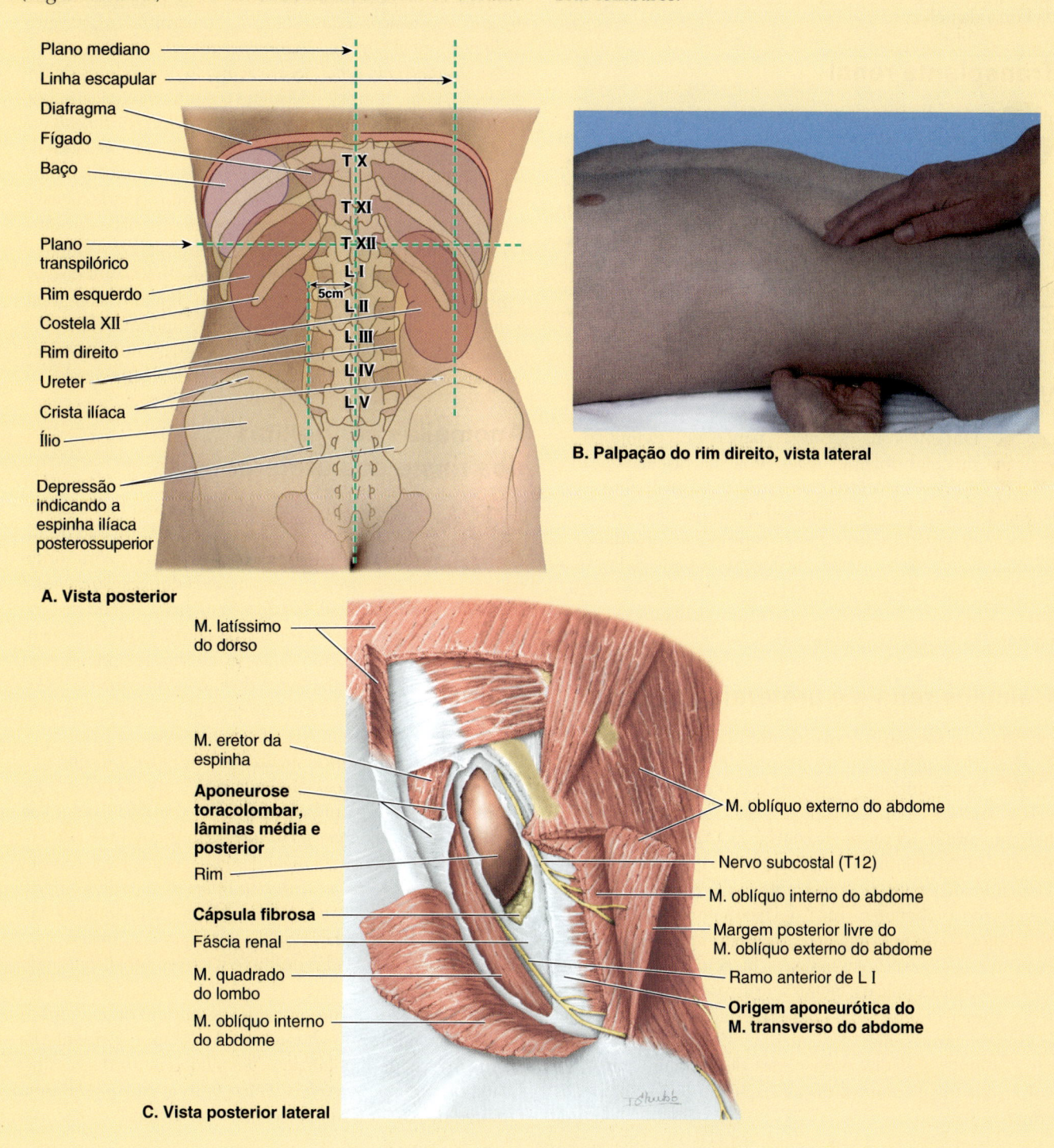

Figura AS5.5 Anatomia de superfície dos rins e dos ureteres.

ANATOMIA CLÍNICA

Abscesso perinéfrico

As fixações da fáscia renal determinam a extensão de um *abscesso perinéfrico*. Por exemplo, a fáscia no hilo renal fixa-se firmemente aos vasos renais e ao ureter, impedindo, em geral, a disseminação de pus para o lado oposto. Entretanto, o pus de um abscesso (ou sangue proveniente de um rim lesionado) pode forçar e entrar na pelve, entre as lâminas anterior e posterior frouxamente inseridas da fáscia da pelve.

Transplante renal

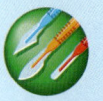

Atualmente, o *transplante renal* constitui uma cirurgia consagrada para o tratamento de casos selecionados de insuficiência renal crônica. O rim transplantado é colocado na fossa ilíaca da pelve maior (ver Capítulo 6), onde está firmemente sustentado, e onde apenas pequenas extensões de vasos renais e ureteres são necessárias para o implante. A artéria e veia renais são unidas à artéria e veia ilíacas externas adjacentes, respectivamente, e o ureter é suturado à bexiga urinária de localização próxima.

Vasos renais acessórios

Durante a sua "ascensão" para o local definitivo, os rins embrionários recebem a sua vascularização e drenagem venosa dos vasos sucessivamente mais superiores. Em geral, os vasos inferiores degeneram à medida que os superiores assumem o suprimento sanguíneo e a drenagem venosa. A ausência de degeneração de alguns desses vasos resulta em *artérias e veias renais acessórias* (ou *polares*). Em cerca de 25% dos indivíduos, ocorrem variações no número e na posição desses vasos.

Cálculos renais e ureterais

A distensão excessiva do ureter em consequência da presença de um cálculo renal provoca dor intermitente intensa, conhecida como *cólica ureteral* (ou *cólica renal*), à medida que ele é forçado gradualmente para baixo do ureter por ondas de contração. O cálculo pode causar obstrução completa ou intermitente do fluxo urinário. Dependendo do nível de obstrução, a dor pode ser referida nas regiões lombar ou inguinal, na face anterior da parte proximal da coxa ou nos órgãos genitais externos e/ou testículo. A dor é referida nas áreas cutâneas inervadas pelos segmentos da medula espinal e gânglios sensitivos que suprem o ureter – principalmente T11-L2. Os cálculos ureterais podem ser observados e removidos com um nefroscópio. Outra técnica, a litotripsia, direciona ondas de choque através do corpo, que fragmentam os cálculos, que são então eliminados com a urina.

Injeção intraperitoneal e diálise peritoneal

O peritônio é uma membrana semipermeável com extensa área de superfície, grande parte da qual (em particular as partes subdiafragmáticas) está situada sobre os leitos dos capilares sanguíneos e linfáticos. Em consequência, o líquido injetado na cavidade peritoneal é rapidamente absorvido. Por essa razão, podem-se injetar agentes anestésicos, como soluções de barbitúricos, na cavidade peritoneal por *injeção intraperitoneal*.

Na *insuficiência renal* ocorre acúmulo de produtos de degradação, como a ureia, no sangue e nos tecidos, alcançando por fim níveis fatais. Pode-se realizar a *diálise peritoneal*, em que substâncias solúveis e o excesso de água são removidos do sistema por meio de transferência através do peritônio, utilizando uma solução estéril diluída que é introduzida na cavidade peritoneal, em um lado, e, em seguida, drenada do outro. Os solutos difusíveis e a água são transferidos entre o sangue e a cavidade peritoneal em consequência dos gradientes de concentração entre os dois compartimentos líquidos. Em geral, a diálise peritoneal é utilizada apenas temporariamente; entretanto, para uso a longo prazo, é preferível utilizar o fluxo sanguíneo direto através de um aparelho de diálise renal.

Anomalias congênitas dos rins e dos ureteres

A *pelve renal* e o *ureter bífidos* são bastante comuns. Essas anomalias resultam da divisão do divertículo metanéfrico (broto ureteral), o primórdio da pelve renal e do ureter. A extensão da duplicação ureteral depende da integralidade da divisão embrionária do divertículo metanéfrico. A pelve renal e/ou o ureter bífidos podem ser uni ou bilaterais; entretanto, as aberturas separadas na bexiga urinária são incomuns. A divisão incompleta do divertículo metanéfrico resulta em ureter bífido, enquanto a divisão completa resulta em *rim supranumerário*.

Os rins estão próximos um do outro na pelve embrionária. Em aproximadamente 1 em cada 600 fetos, os polos inferiores (raramente os polos superiores) dos rins fundem-se para formar um *rim em ferradura*. Em geral, esse rim em formato de U situa-se no nível das vértebras L III-L V, visto que a raiz da *artéria mesentérica inferior* impede a migração normal dos rins. O rim em ferradura habitualmente não provoca sintomas; todavia, pode-se observar a presença de anormalidades associadas do rim e da pelve renal, causando obstrução do ureter.

Algumas vezes, o rim embrionário em um ou em ambos os lados não alcança o abdome e situa-se anteriormente ao sacro. Apesar de incomum, o reconhecimento da possibilidade de um *rim pélvico ectópico* deve evitar que ele seja confundido com um tumor pélvico e removido.

Resumo da inervação das vísceras abdominais

Na inervação autônoma das vísceras abdominais, vários nervos esplâncnicos diferentes e um nervo craniano (o nervo vago, NC X) enviam fibras simpáticas e parassimpáticas pré-sinápticas, respectivamente, para o plexo aórtico abdominal e seus gânglios simpáticos associados (Figuras 5.54 e 5.55 e Tabela 5.8). As extensões periarteriais desses plexos enviam fibras simpáticas pós-sinápticas e as continuações das fibras parassimpáticas para as vísceras abdominais, onde se encontram gânglios parassimpáticos intrínsecos.

INERVAÇÃO SIMPÁTICA

A *parte simpática da inervação autônoma das vísceras abdominais* consiste nas seguintes estruturas:

- Os nervos esplâncnicos abdominopélvicos, provenientes dos troncos simpáticos torácicos e abdominais
- Os gânglios simpáticos pré-vertebrais
- O plexo aórtico abdominal e suas extensões, os plexos periarteriais.

Os plexos nervosos são mistos, compartilhados pela parte simpática do sistema nervoso e por fibras aferentes viscerais.

Os **nervos esplâncnicos abdominopélvicos** transportam fibras simpáticas pré-sinápticas para a cavidade abdominopélvica. As fibras originam-se dos corpos celulares situados nas colunas intermédias (IML) (ou cornos laterais) da substância cinzenta dos segmentos T5-L2 ou L3 da medula espinal. As fibras passam sucessivamente pelas raízes anteriores, ramos anteriores e ramos comunicantes brancos dos nervos espinais torácicos e lombares superiores para alcançar os troncos simpáticos. Passam pelos gânglios paravertebrais dos troncos sem fazer sinapse para entrar nos nervos esplâncnicos abdominopélvicos, que as conduzem até os gânglios pré-vertebrais da cavidade abdominal. Os nervos esplâncnicos abdominopélvicos incluem os seguintes nervos:

- Os *nervos esplâncnicos torácicos inferiores* (maior, menor e imo): provenientes da parte torácica dos troncos simpáticos
- Os *nervos esplâncnicos lombares*: provenientes da parte lombar dos troncos simpáticos.

Os **nervos esplâncnicos torácicos inferiores** constituem a principal fonte de fibras simpáticas pré-sinápticas que servem as vísceras abdominais. O **nervo esplâncnico maior** (proveniente do tronco simpático nos níveis das vértebras T V a T IX ou T X), o **nervo esplâncnico menor** (proveniente dos níveis das vértebras T X e T XI) e **nervo esplâncnico imo** (proveniente do nível da vértebra T XII) constituem os nervos esplâncnicos abdominopélvicos específicos que se originam da parte torácica dos troncos simpáticos. Eles perfuram o pilar correspondente do diafragma para conduzir as fibras simpáticas pré-sinápticas até os gânglios simpáticos celíacos, mesentéricos superiores e aorticorrenais (pré-vertebrais), respectivamente.

Os **nervos esplâncnicos lombares** originam-se da parte abdominal dos troncos simpáticos. Medialmente, os troncos simpáticos lombares emitem três a quatro nervos esplâncnicos lombares, que seguem até os *plexos intermesentérico, mesentérico inferior e hipogástrico superior*, conduzindo fibras simpáticas pré-sinápticas para os gânglios pré-vertebrais associados desses plexos.

Os corpos celulares dos neurônios simpáticos pós-sinápticos constituem os principais **gânglios pré-vertebrais**, que se agrupam em torno das raízes dos principais ramos da parte abdominal da aorta: os **gânglios celíacos, aorticorrenais, mesentéricos superiores e mesentéricos inferiores**. Os gânglios pré-vertebrais menores e sem nome ocorrem nos plexos intermesentérico e hipogástrico superior. Com exceção da inervação da medula da glândula suprarrenal, *a sinapse entre neurônios simpáticos pré-sinápticos e pós-sinápticos ocorre nos gânglios pré-vertebrais* (ver Figura 5.54B). As fibras nervosas simpáticas pós-sinápticas passam dos gânglios pré-vertebrais para as vísceras abdominais por meio dos **plexos periarteriais** associados aos ramos da parte abdominal da aorta. A inervação simpática do abdome, como em outras partes, está principalmente envolvida na produção de *vasoconstrição*. No que concerne ao sistema digestório, ela atua *inibindo* (reduzindo ou interrompendo) a *peristalse*.

INERVAÇÃO PARASSIMPÁTICA

A *parte parassimpática da inervação autônoma das vísceras abdominais* (ver Figuras 5.54 e 5.55) consiste nas seguintes estruturas:

- Troncos vagais anterior e posterior
- Nervos esplâncnicos pélvicos
- Plexos autônomos abdominais (para-aórticos) e suas extensões, os plexos periarteriais
- Gânglios parassimpáticos intrínsecos (entéricos), que são componentes dos plexos entéricos intrínsecos do sistema nervoso entérico.

Os plexos nervosos são mistos, compartilhados com a parte simpática do sistema nervoso e as fibras aferentes viscerais.

Os **troncos vagais anterior** e **posterior** são as continuações dos nervos vagos esquerdo e direito, que emergem do plexo esofágico e atravessam o hiato esofágico, nas faces anterior e posterior do esôfago e estômago (ver Figura 5.55). Os *nervos vagos conduzem fibras parassimpáticas pré-sinápticas e fibras aferentes viscerais* (principalmente para as sensações inconscientes associadas aos reflexos) para os plexos aórticos abdominais e os plexos periarteriais, que se estendem ao longo dos ramos da aorta.

Os **nervos esplâncnicos pélvicos** são distintos dos outros nervos esplâncnicos (ver Tabela 5.8), visto que:

- Eles não têm nenhuma relação com os troncos simpáticos
- Originam-se diretamente dos ramos anteriores dos nervos espinais S2-S4
- Conduzem fibras parassimpáticas pré-sinápticas para o plexo hipogástrico inferior (pélvico).

As fibras pré-sinápticas terminam nos corpos celulares isolados e amplamente espalhados dos *neurônios pós-sinápticos situados sobre as vísceras abdominais* ou no seu interior,

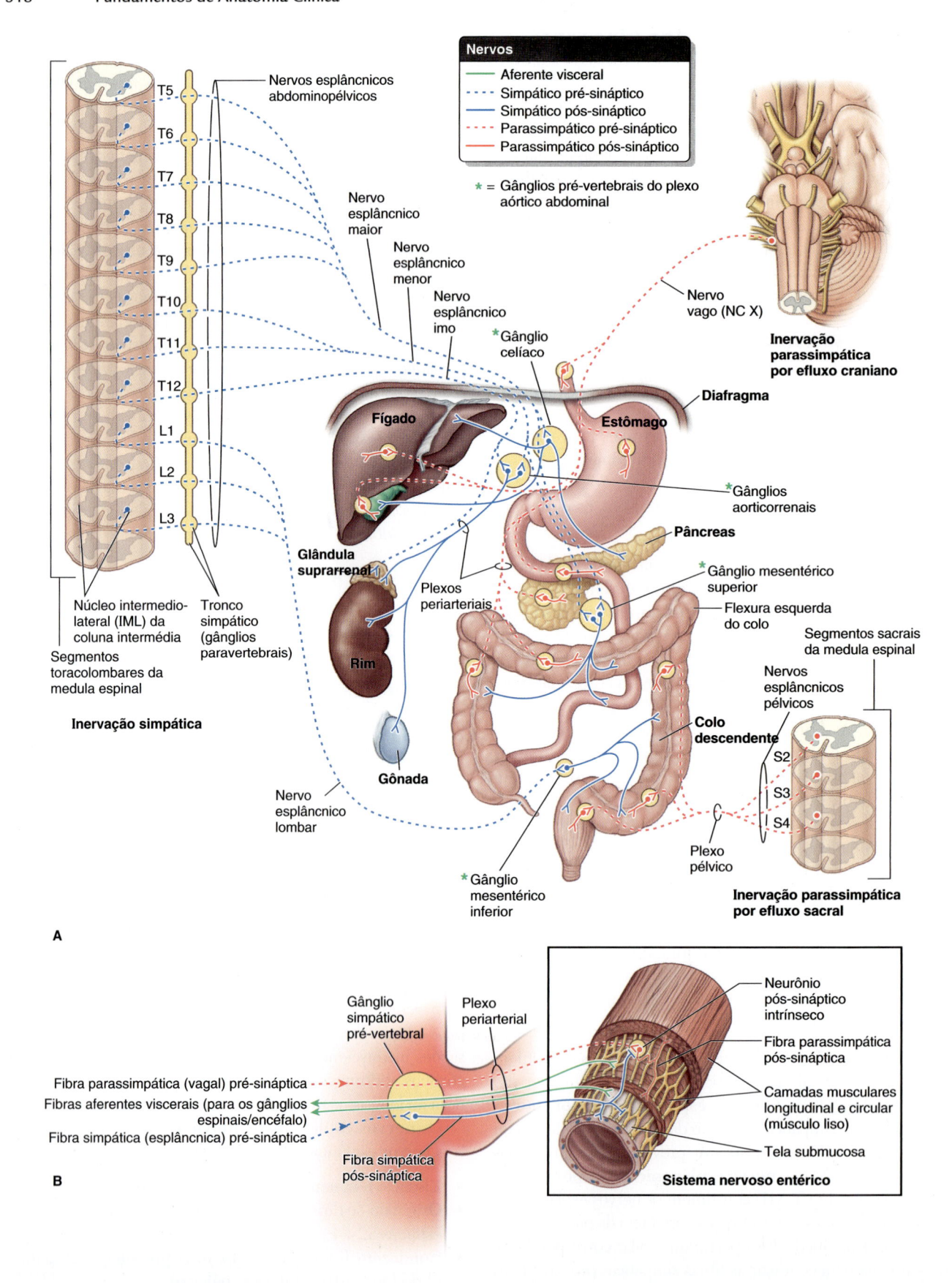

Figura 5.54 Nervos autônomos da parede posterior do abdome. **A.** Origem e distribuição das fibras simpáticas e parassimpáticas pré e pós-sinápticas, e os gânglios envolvidos na inervação das vísceras abdominais. **B.** São mostradas as fibras que suprem os plexos intrínsecos das vísceras abdominais.

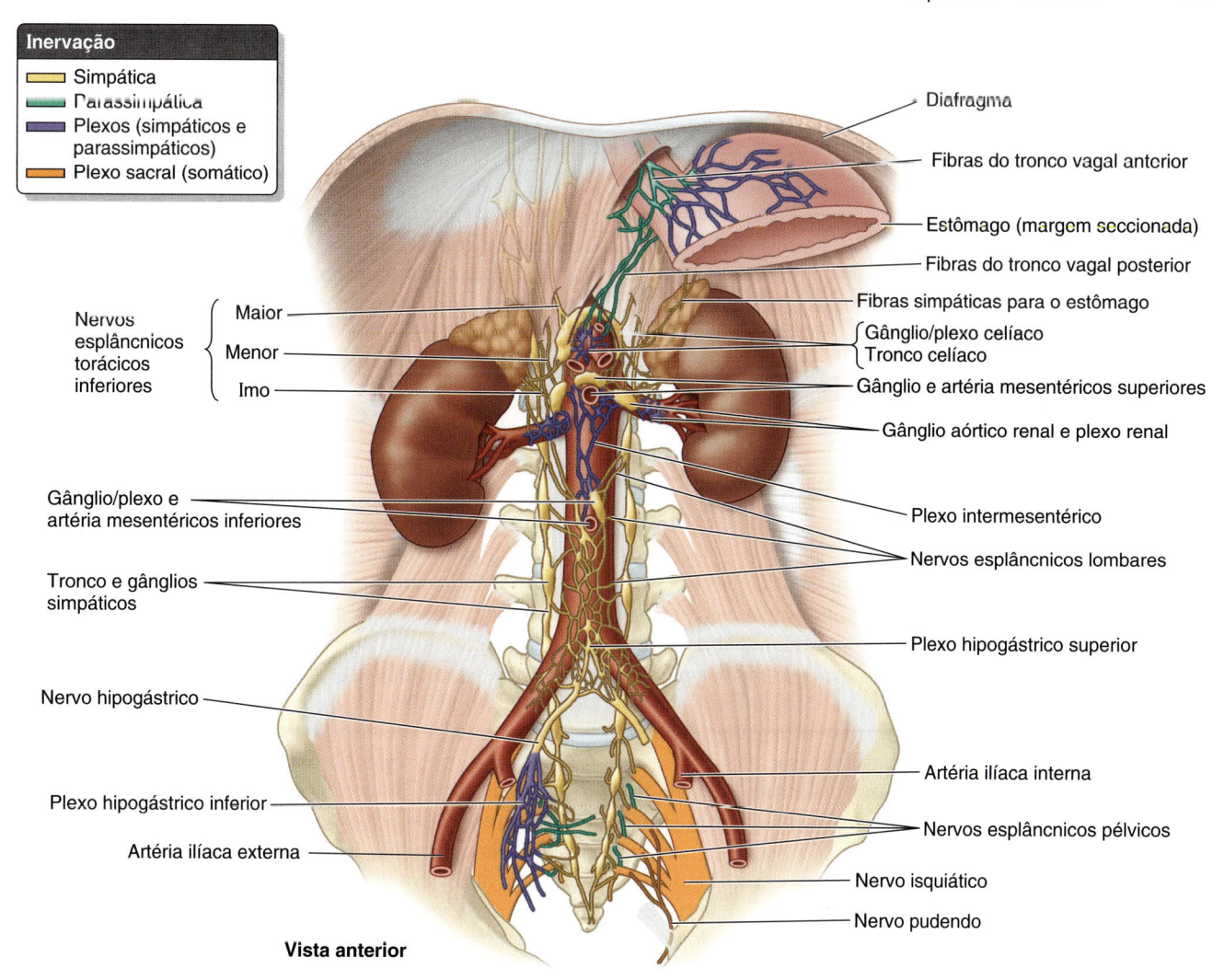

Figura 5.55 Nervos esplâncnicos, plexos nervosos e gânglios simpáticos no abdome.

Tabela 5.8 Inervação autônoma das vísceras abdominais (nervos esplâncnicos).

Nervos esplâncnicos	Tipo de fibra autônoma[a]	Sistema	Origem	Destino
A. Cardiopulmonares (cervical e torácico superior)	Pós-sináptica	Simpático	Tronco simpático cervical e torácico superior	Cavidade torácica (vísceras acima do nível do diafragma)
B. Abdominopélvicos			Tronco simpático torácico inferior e abdominopélvico	Cavidade abdominopélvica (gânglios pré-vertebrais que servem as vísceras e as glândulas suprarrenais abaixo do nível do diafragma

1. Torácicos inferiores
  a. Maior
  b. Menor
  c. Imo
	Pré-sináptica		Tronco simpático torácico:
			a. Nível de T5-T9 ou T10
			b. Nível de T10-T11
			c. Nível de T12
				Gânglios pré-vertebrais abdominais:
				a. Gânglios celíacos
				b. Gânglios aorticorrenais
				c. Além de...

2. Lombares			Tronco simpático abdominal	...outros gânglios pré-vertebrais abdominais (mesentéricos superiores e inferiores e dos plexos intermesentéricos/hipogástricos)
3. Sacrais			Tronco simpático pélvico (sacral)	Gânglios pré-vertebrais pélvicos
C. Pélvico		Parassimpático	Ramos anteriores dos nervos espinais S2-S4	Gânglios intrínsecos dos colos descendente e sigmoide, reto e vísceras pélvicas

[a]Os nervos esplâncnicos também conduzem fibras aferentes viscerais, que não fazem parte da divisão autônoma do sistema nervoso.

formando os gânglios **intrínsecos** (*ou, no caso do sistema digestório*, entéricos) (ver Figura 5.54B).

As fibras parassimpáticas pré-sinápticas e as fibras reflexas aferentes viscerais, que são conduzidas pelos nervos vagos, estendem-se até os gânglios intrínsecos da parte inferior do esôfago, do estômago, do intestino delgado (incluindo o duodeno), do colo ascendente e da maior parte do colo transverso (ver Figura 5.54A). As fibras conduzidas pelos nervos esplâncnicos pélvicos suprem as partes descendente e sigmoide do colo, o reto e os órgãos pélvicos. Por conseguinte, no que diz respeito ao sistema digestório, *os nervos vagos fornecem a inervação parassimpática para o músculo liso e as glândulas do intestino até a flexura esquerda do colo, enquanto os nervos pélvicos são responsáveis pelo restante*. A inervação parassimpática no abdome está envolvida principalmente na promoção da *peristalse* e da *secreção*.

PLEXOS AUTÔNOMOS EXTRÍNSECOS

Os *plexos autônomos abdominais extrínsecos* consistem em redes nervosas formadas por fibras tanto simpáticas quanto parassimpáticas, que circundam a parte abdominal da aorta e seus principais ramos (ver Figuras 5.54 e 5.55). Os plexos celíaco, mesentérico superior e mesentérico inferior estão interligados. Os *gânglios simpáticos pré-vertebrais* estão dispersos entre os plexos celíacos e mesentéricos.

O *plexo celíaco*, que circunda a raiz do tronco celíaco (arterial) contém os *gânglios celíacos direito* e *esquerdo* (com aproximadamente 2 cm de comprimento), que se unem acima e abaixo do tronco celíaco (ver Figuras 5.54A e 5.55). A *raiz parassimpática* do plexo celíaco é um ramo do tronco vagal posterior, que contém fibras provenientes dos nervos vagos direito e esquerdo. As *raízes simpáticas* do plexo são os nervos esplâncnicos maior e menor.

O **plexo mesentérico superior** e seu gânglio ou gânglios circundam a origem da AMS. O plexo apresenta uma raiz mediana e duas laterais. A raiz mediana é um ramo do plexo celíaco, enquanto as raízes laterais originam-se dos nervos esplâncnicos menor e imo, algumas vezes com uma contribuição do primeiro gânglio lombar do tronco simpático.

O **plexo mesentérico inferior** circunda a AMI e emite divisões para seus ramos. Ele recebe uma raiz medial proveniente do plexo intermesentérico e raízes laterais dos gânglios lombares dos troncos simpáticos. Um gânglio mesentérico inferior também pode aparecer imediatamente inferior à raiz da AMI.

O **plexo intermesentérico** constitui parte do plexo aórtico de nervos, entre as artérias mesentéricas superior e inferior. Dá origem aos plexos renal, testicular ou ovárico e uretérico.

O **plexo hipogástrico superior** é contínuo com o plexo intermesentérico e o plexo mesentérico inferior e situa-se anteriormente à porção inferior da parte abdominal da aorta; estende-se inferiormente através de sua bifurcação (ver Tabela 5.8). Os **nervos hipogástricos direito** e **esquerdo** unem o plexo hipogástrico superior ao plexo hipogástrico inferior. O plexo hipogástrico superior supre os *plexos uretérico* e *testicular* e um plexo em cada artéria ilíaca comum.

Os **plexos hipogástricos inferiores** consistem em plexos mistos, simpáticos e parassimpáticos, formados de cada lado à medida que os nervos hipogástricos do plexo hipogástrico superior fundem-se com os nervos esplâncnicos pélvicos. Os plexos direito e esquerdo estão situados nas laterais do reto, colo do útero e bexiga urinária. Os plexos recebem pequenos ramos dos gânglios simpáticos sacrais superiores e do efluxo parassimpático sacral dos nervos espinais sacrais S2 a S4 (*nervos esplâncnicos pélvicos* [*parassimpáticos*]). As extensões do plexo hipogástrico inferior emitem fibras autônomas ao longo dos vasos sanguíneos, que formam plexos viscerais sobre as paredes das vísceras pélvicas (p. ex., *plexos retal e vesical*).

PLEXOS INTRÍNSECOS | SISTEMA NERVOSO ENTÉRICO

Os plexos ganglionares intrínsecos do sistema digestório, que se estendem da parte média do esôfago até o músculo esfíncter interno do ânus e ao longo do sistema de ductos pancreáticos e biliares, constituem o **sistema nervoso entérico (SNE)**. O SNE é constituído por dois plexos interconectados (ver Figura 5.54B): (1) o **plexo mioentérico** (plexo de Auerbach), que está localizado entre as camadas musculares da parede intestinal e que está basicamente envolvido na motilidade e vasomotilidade dessas camadas (embora no estômago esteja também relacionado com a secreção), e (2) o **plexo submucoso** (plexo de Meissner), que está localizado na tela submucosa do intestino (mais proeminente no intestino delgado, relativamente esparso no esôfago e no estômago), relacionado com a secreção exócrina e endócrina, a vasomotilidade, a micromotilidade e a atividade imune (inflamação e imunomodulação) da túnica mucosa. A vasomotilidade (controle do fluxo sanguíneo) nesse nível influencia o movimento da água e dos eletrólitos. Plexos correspondentes, com gânglios menores e mais esparsos, estendem-se até o pâncreas, a vesícula biliar e os ductos císticos e biliares principais.

Os *neurônios motores* desses plexos são gânglios intrínsecos ou entéricos, que servem nominalmente como neurônios pós-sinápticos para o sistema parassimpático, sendo, porém, muito mais do que neurônios de retransmissão, que recebem ou passam meramente impulsos eferentes enviados por neurônios parassimpáticos pré-sinápticos. Eles também recebem impulsos de fibras simpáticas pós-sinápticas (tornando-os neurônios de terceira ordem nesse sistema). Apresentam uma acentuada interconectividade com os neurônios eferentes circundantes, tanto diretamente quanto por meio de *interneurônios*, bem como axônios terminando no músculo liso e nas glândulas (Figura 5.56A). As *fibras aferentes viscerais extrínsecas conduzem reflexos longos* (fome, saciedade e náuseas) e sensação de dor à parte central do sistema nervoso (ou sistema nervoso central [SNC]) por meio dos gânglios sensitivos do nervo vago e gânglios sensitivos espinais torácicos, lombares superiores e sacrais médios (ver Figura 5.56B). Além disso, existem *neurônios aferentes intrínsecos* com corpos celulares nos plexos, que *monitoram as condições mecânicas e químicas no intestino* e comunicam-se com os neurônios eferentes, *proporcionando um circuito reflexo local* (*curto*) além de enviar informações centralmente. Por conseguinte, os feixes nervosos interconectantes dos plexos incluem fibras simpáticas pós-sinápticas, fibras parassimpáticas pré e pós-sinápticas, fibras de interneurônios e fibras aferentes viscerais longas e curtas.

Esses neurônios intrínsecos e os plexos entéricos complexos nos quais estão localizados integram e controlam a função gastrintestinal com notável independência, sustentando atividades viscerais com mecanismos reflexos locais. *O influxo para o SNC por meio da divisão autônoma do sistema nervoso apenas modula a atividade do sistema nervoso entérico (SNE)*, com o sistema parassimpático basicamente promovendo e o sistema simpático basicamente inibindo a sua atividade motora e secretora em resposta às demandas gerais impostas ao corpo por fatores ambientais e circunstanciais. No que concerne aos esfíncteres de músculo liso, as funções dos sistemas simpático e parassimpático se invertem: o sistema simpático mantém o tônus, enquanto o sistema parassimpático o inibe. *O SNE pode funcionar de maneira muito autônoma*, sem o estímulo de ambos os sistemas; o intestino coletado para a realização de transplante não se mostra desnervado no sentido habitual.

Estima-se que o SNE seja constituído por até 500 milhões de neurônios – mais do que o número existente em toda medula espinal – e utilize mais de 40 neurotransmissores e neuromoduladores, incluindo metade da dopamina do corpo e

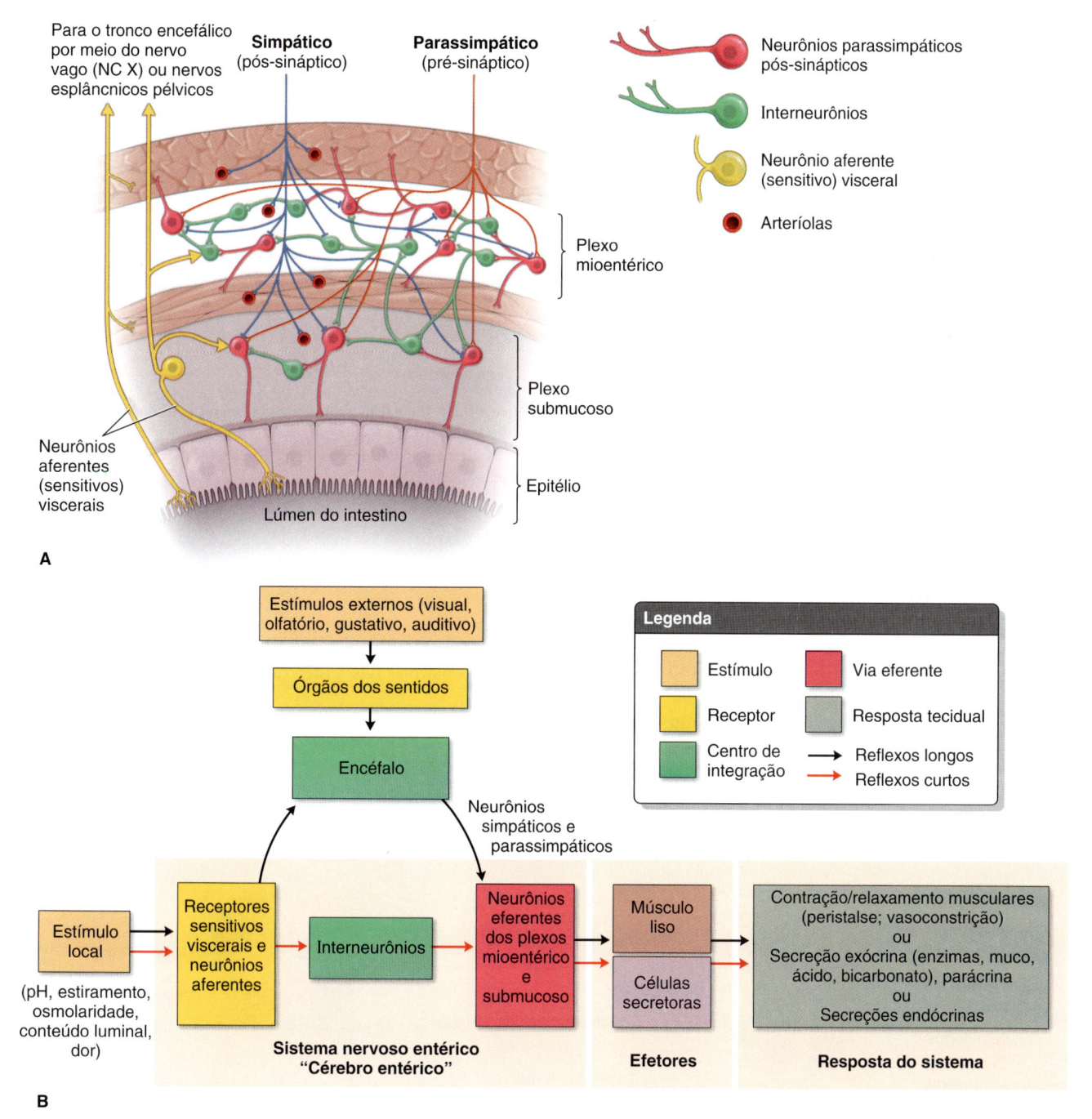

Figura 5.56 Sistema nervoso entérico. **A.** Ilustração esquemática da organização na parede intestinal. **B.** Fluxograma mostrando os reflexos longos (extrínsecos) e curtos (intrínsecos) envolvendo o sistema nervoso entérico.

95% de toda serotonina. As células de sustentação dos neurônios intrínsecos do SNE assemelham-se mais às células da glia (astróglia) do encéfalo do que às células de Schwann da parte periférica do sistema nervoso. Capilares relativamente impermeáveis, associados aos gânglios, proporcionam uma barreira de difusão que se assemelha à barreira hematencefálica dos vasos sanguíneos cerebrais. Esses fatos, somados à complexidade e função autônoma, explicam por que o SNE passou a ser considerado um "segundo cérebro" ou, pelo menos, um terceiro componente da parte visceral do sistema nervoso. Sua integridade e funcionamento apropriado são de importância vital.

INERVAÇÃO SENSITIVA VISCERAL

As fibras aferentes viscerais que conduzem as sensações de dor acompanham as fibras simpáticas (motoras viscerais). Os impulsos de dor seguem de modo retrógrado em relação aos das fibras motoras ao longo dos nervos esplâncnicos até o tronco simpático, por meio de ramos comunicantes brancos até os ramos anteriores dos nervos espinais. Em seguida, passam para a raiz posterior até os gânglios sensitivos dos nervos espinais e a medula espinal. Gânglios sensitivos dos nervos espinais e segmentos da medula espinal progressivamente inferiores estão envolvidos na inervação das vísceras abdominais, à medida que o trato segue em direção caudal. O estômago (intestino anterior) recebe a inervação a partir dos níveis T6 a T9, o intestino delgado até o colo transverso (intestino médio), a partir dos níveis de T8 a T12, e o colo descendente (intestino posterior), a partir dos níveis de T12 a L2 (Figura 5.57). A partir do ponto médio do colo sigmoide, as fibras de dor viscerais seguem com as fibras parassimpáticas, sendo os

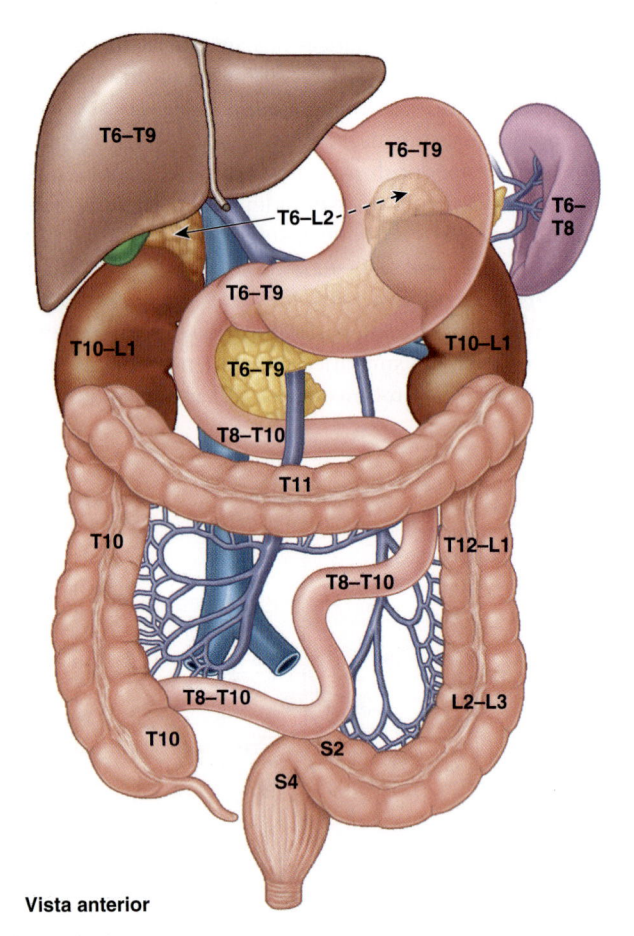

Figura 5.57 Inervação segmentar das vísceras abdominais. São mostrados segmentos da medula espinal aproximados e gânglios sensitivos de nervos espinais envolvidos na inervação simpática e aferente visceral das vísceras abdominais.

ANATOMIA CLÍNICA

Dor visceral referida

A dor que se origina de um órgão, como o estômago, varia de difusa a intensa. A dor é mal localizada e irradia-se para o nível do dermátomo que recebe fibras sensitivas viscerais do órgão relacionado (Figura AC5.13).

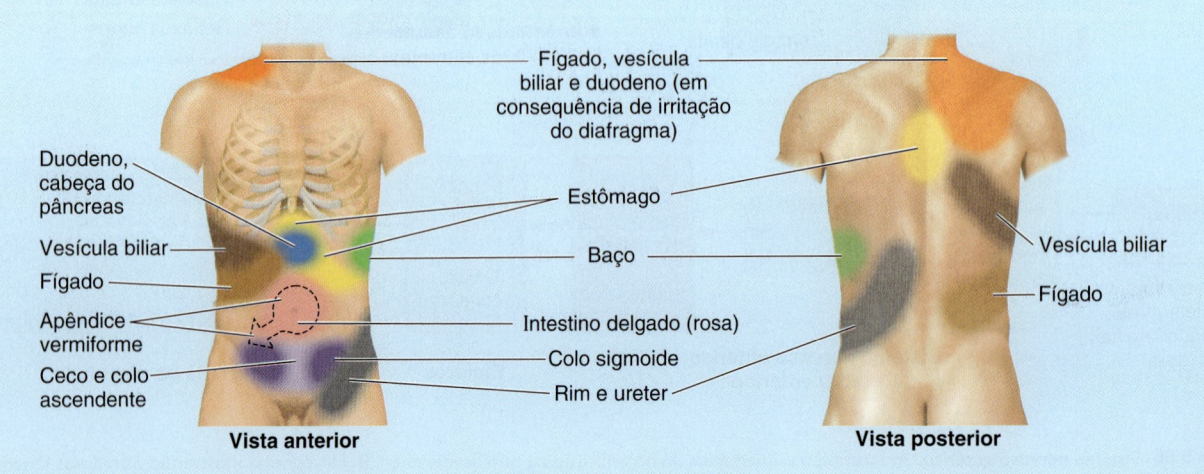

Figura AC5.13 Áreas de dor referida.

impulsos sensitivos conduzidos até os gânglios sensitivos dos nervos S2-S4 e aos mesmos níveis da medula espinal. Estes são os mesmos segmentos da medula espinal envolvidos na inervação simpática dessas partes do trato digestório.

As fibras aferentes viscerais que conduzem as sensações reflexas (que geralmente não alcançam o nível da consciência) acompanham as fibras parassimpáticas (motoras viscerais).

DIAFRAGMA

O **diafragma** é uma divisória musculotendínea em forma de cúpula, que separa as cavidades torácica e abdominal. O diafragma, que é o principal músculo da inspiração, forma o assoalho convexo da cavidade torácica e o teto côncavo da cavidade abdominal (Figuras 5.58 e 5.59). O diafragma desce durante a inspiração; entretanto, apenas a sua parte central se movimenta, visto que a sua periferia, sendo a origem fixa do músculo, está fixada à margem inferior da caixa torácica e às vértebras lombares superiores. O diafragma curva-se superiormente em **cúpulas direita** e **esquerda**; normalmente, a cúpula direita é mais alta do que a esquerda, devido à presença do fígado (ver Figura 5.58). Durante a expiração, a cúpula direita alcança a costela V, enquanto a cúpula esquerda ascende até o quinto espaço intercostal. O nível das cúpulas do diafragma varia de acordo com a fase da respiração

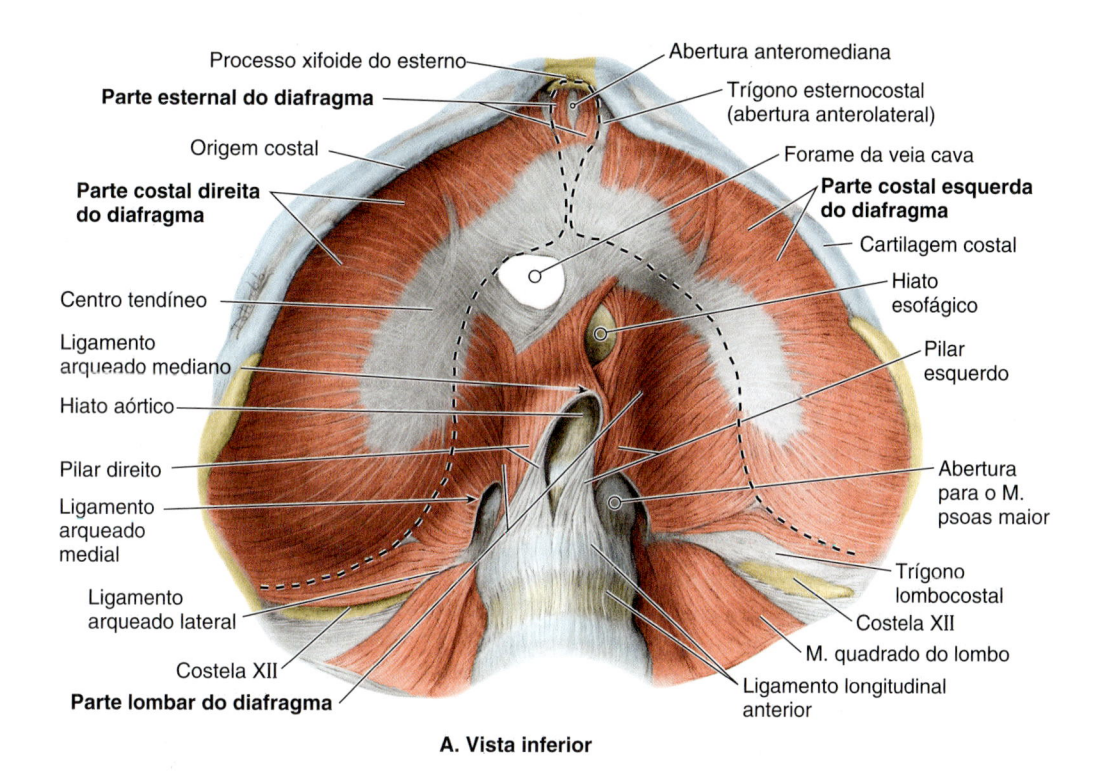

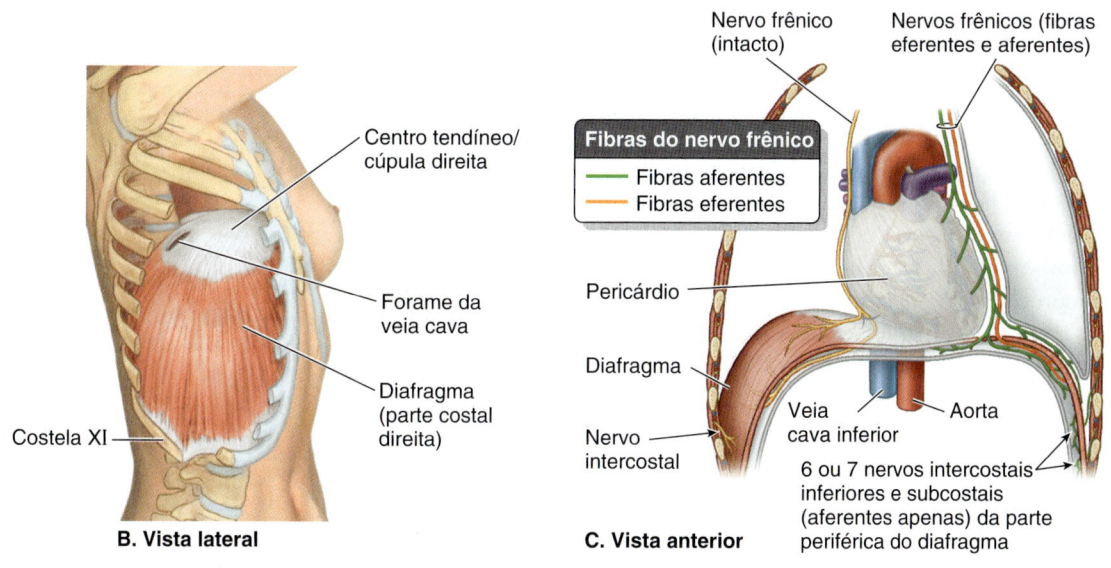

Figura 5.58 Inserções, disposição e características da face abdominal do diafragma. **A.** Partes do diafragma. **B.** Inserção da cúpula direita do diafragma. **C.** Inervação do diafragma.

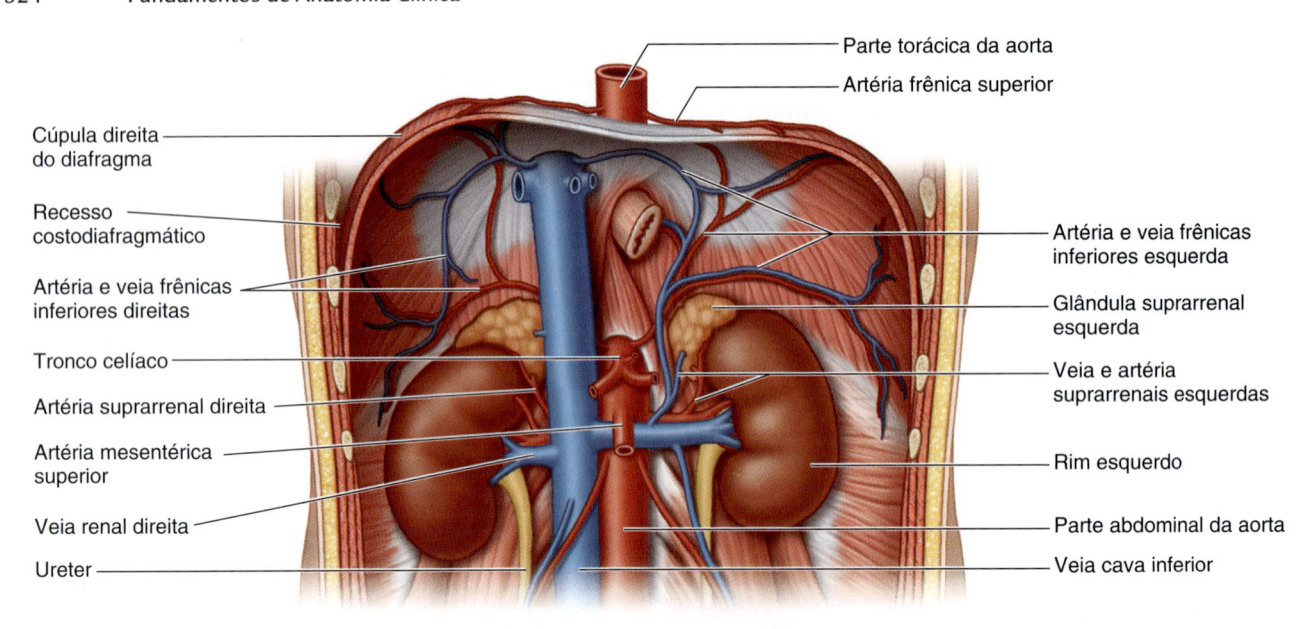

Figura 5.59 Vascularização do diafragma.

(inspiração ou expiração), a postura (p. ex., decúbito dorsal ou posição ortostática) e o tamanho e grau de distensão das vísceras abdominais.

A parte muscular do diafragma situa-se na periferia, com fibras que convergem radialmente na parte aponeurótica central trilaminar, o **centro tendíneo** (ver Figura 5.58A,B). Esse centro tendíneo, que é desprovido de inserções ósseas, é dividido incompletamente em três partes, assemelhando-se a uma folha de trevo larga. Embora esteja situado próximo ao centro do diafragma, o centro tendíneo está mais próximo da parte anterior do tórax. A face superior do centro tendíneo funde-se com a face inferior do pericárdio fibroso (ver Figura 5.58C). A parte muscular circundante do diafragma forma uma lâmina contínua; entretanto, para fins descritivos, é dividida em três partes, com base nas inserções periféricas (ver Figura 5.58A):

- A **parte esternal do diafragma**, que consiste em duas alças musculares que se fixam à face posterior do processo xifoide do esterno; essa parte nem sempre está presente
- A **parte costal do diafragma**, que consiste em alças musculares largas que se fixam às faces internas das seis cartilagens costais inferiores e suas costelas adjacentes, de cada lado; essa parte forma as cúpulas do diafragma
- A **parte lombar do diafragma**, que se origina de dois arcos aponeuróticos, os *ligamentos arqueados medial* e *lateral*, e das três vértebras lombares superiores; essa parte forma os pilares musculares direito e esquerdo que ascendem até o centro tendíneo.

Os **pilares do diafragma** são feixes musculotendíneos que se originam das faces anteriores dos corpos das três vértebras lombares superiores, do ligamento longitudinal anterior e dos discos intervertebrais (IV) (ver Figura 5.58A). O **pilar direito**, que é maior e mais longo do que o esquerdo, origina-se das primeiras três ou quatro vértebras lombares, enquanto o **pilar esquerdo** origina-se apenas das duas ou três primeiras. Os pilares são unidos pelo **ligamento arqueado mediano**, que passa sobre a face anterior da aorta. O diafragma também está fixado, de cada lado, aos ligamentos arqueados medial e lateral, que consistem em espessamentos da fáscia que recobre os músculos psoas e quadrado do lombo, respectivamente.

Aberturas do diafragma

As **aberturas do diafragma** permitem a passagem de estruturas (p. ex., esôfago, vasos, nervos e linfáticos) entre o tórax e o abdome (ver Figuras 5.58 a 5.60). As três grandes aberturas para a VCI, o esôfago e a aorta são o forame da veia cava, o hiato esofágico e o hiato aórtico, respectivamente.

FORAME DA VEIA CAVA

O **forame da veia cava** é uma abertura situada no centro tendíneo, basicamente para a VCI. Ramos terminais do

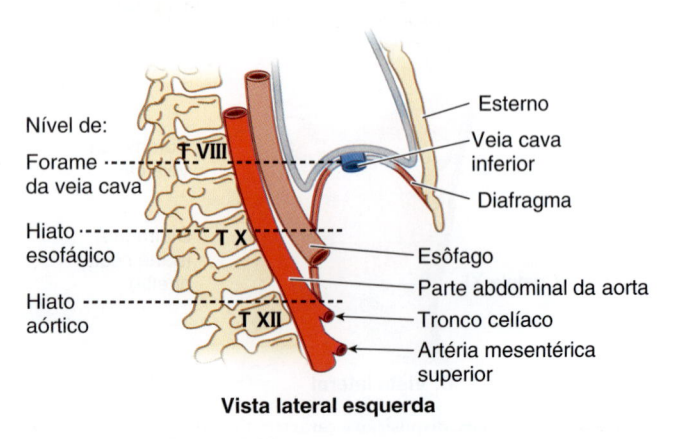

Figura 5.60 Aberturas do diafragma.

nervo frênico direito também atravessam o forame da veia cava, assim como alguns vasos linfáticos em seu trajeto do fígado até os linfonodos frênicos médios e mediastinais. O forame da veia cava está localizado à direita do plano mediano, na junção das lâminas direita e média do centro tendíneo. O forame da veia cava, que é a mais superior das três aberturas do diafragma, situa-se no nível da vértebra T VIII ou do disco IV das vértebras T VIII/T IX. A VCI está aderida à margem do forame; em consequência, quando o diafragma se contrai durante a inspiração, ele alarga o forame e dilata a VCI. Essas mudanças facilitam o fluxo sanguíneo dessa grande veia para o coração.

HIATO ESOFÁGICO

O **hiato esofágico** é uma abertura oval para a passagem do esôfago no músculo do pilar direito do diafragma, no nível da vértebra T X. As fibras do pilar direito sofrem decussação (cruzamento) abaixo do hiato formando um esfíncter muscular para o esôfago, que causa a sua constrição quando o diafragma se contrai. Em 30% dos indivíduos, um feixe muscular superficial, proveniente do pilar esquerdo do diafragma, contribui para a formação da margem direita do hiato. O hiato esofágico também dá passagem para os troncos vagais anterior e posterior, os ramos esofágicos dos vasos gástricos esquerdos e alguns vasos linfáticos.

HIATO AÓRTICO

O **hiato aórtico** é uma abertura posterior ao diafragma. Esse hiato fornece a passagem para a parte descendente da aorta, a veia ázigo e o ducto torácico. Como a aorta não perfura o diafragma, o fluxo sanguíneo através desse vaso não é afetado pelos movimentos do diafragma durante a respiração. A aorta passa entre os pilares do diafragma, posteriormente ao ligamento arqueado mediano, que se encontra no nível da vértebra T XII (ver Figuras 5.58A e 5.60).

OUTRAS ABERTURAS NO DIAFRAGMA

Existe uma pequena abertura, o **trígono** (forame) **esternocostal**, entre as inserções esternal e costal do diafragma. Esse trígono possibilita a passagem dos vasos linfáticos provenientes da face diafragmática do fígado e dos vasos epigástricos superiores. Os troncos simpáticos passam abaixo do ligamento arqueado medial. Os nervos esplâncnicos maior e menor atravessam os pilares do diafragma.

Vascularização e inervação do diafragma

As *artérias do diafragma* formam um padrão ramificado em suas faces tanto superior quanto inferior. As artérias que irrigam a face superior do diafragma são as **artérias pericardicofrênica** e **musculofrênica**, que são ramos da artéria torácica interna, e as **artérias frênicas superiores**, que se originam da parte torácica da aorta (ver Figura 5.59). As artérias que irrigam a face inferior do diafragma são as **artérias frênicas inferiores**, que normalmente representam os primeiros ramos da parte abdominal da aorta; entretanto, podem surgir a partir do tronco celíaco.

As *veias* que drenam a face superior do diafragma são as **veias pericardicofrênica** e **musculofrênica**, que desembocam nas *veias torácicas internas* e, no lado direito, uma *veia frênica superior*, que drena na VCI. Posteriormente, algumas veias drenam para as *veias ázigo* e *hemiázigo*. As veias frênicas inferiores drenam o sangue da face inferior do diafragma (ver Figura 5.59). A **veia frênica inferior direita** abre-se geralmente na VCI, enquanto a **veia frênica inferior esquerda** é habitualmente dupla, com um dos ramos passando anteriormente ao hiato esofágico para terminar na VCI, enquanto o outro ramo, que é mais posterior, une-se geralmente à veia suprarrenal esquerda.

Os *plexos linfáticos* nas faces torácica e abdominal do diafragma comunicam-se livremente (Figura 5.61). Os **linfonodos**

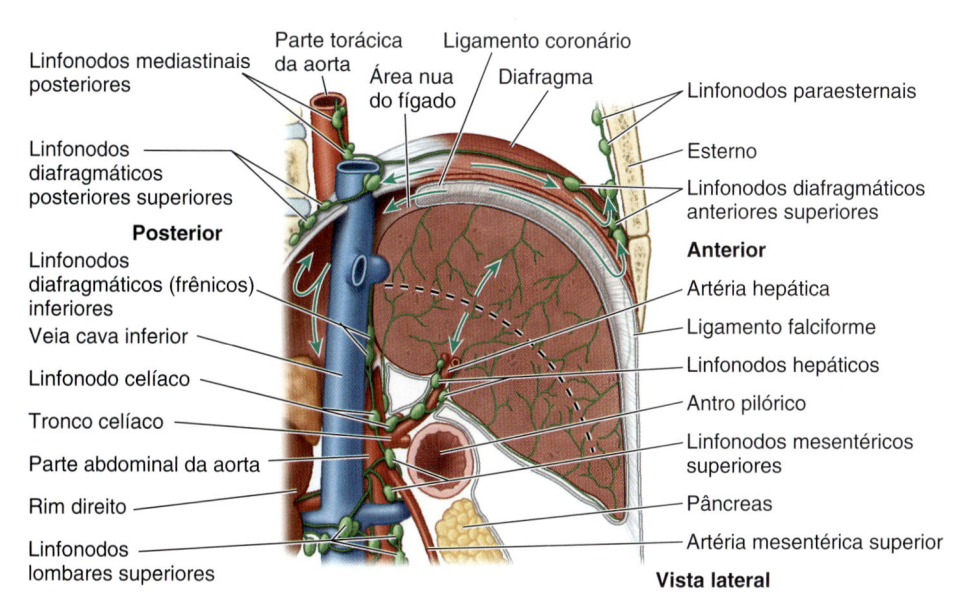

Figura 5.61 Drenagem linfática do diafragma.

diafragmáticos anteriores e posteriores estão situados na face torácica do diafragma. A linfa proveniente desses linfonodos drena para os *linfonodos paraesternais, mediastinais posteriores e frênicos.* Os vasos linfáticos provenientes da face abdominal do diafragma drenam para os *linfonodos* diafragmáticos anteriores, frênicos e *lombares (cavais/aórticos) superiores.* Os vasos linfáticos são densos na face inferior do diafragma, constituindo o principal meio de absorção de líquido peritoneal e de substâncias introduzidas por injeção intraperitoneal.

Toda a inervação motora do diafragma origina-se dos **nervos frênicos direito** e **esquerdo**, que se distribuem, cada um deles, para metade do diafragma e que se originam dos ramos anteriores dos segmentos C3-C5 da medula espinal (ver Figura 5.58C). Os nervos frênicos também fornecem fibras sensitivas (para a dor e a propriocepção) para a maior parte do diafragma. As partes periféricas do diafragma recebem a sua inervação sensitiva a partir dos **nervos intercostais** (seis ou sete inferiores) e dos *nervos subcostais*.

ANATOMIA CLÍNICA

Secção de um nervo frênico

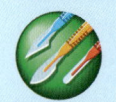

A *secção de um nervo frênico* no pescoço resulta em paralisia completa e consequente atrofia da parte muscular da metade correspondente do diafragma, exceto em indivíduos que apresentam um nervo frênico acessório. A *paralisia de um hemidiafragma* pode ser reconhecida em radiografias pela sua elevação permanente e movimento paradoxal.

Dor referida do diafragma

A dor diafragmática irradia-se para duas áreas diferentes, devido à diferença na sua inervação sensitiva. A dor provocada por irritação da pleura diafragmática ou do peritônio diafragmático é referida na região do ombro, a área da pele suprida pelos segmentos C3-C5 da medula espinal. Esses segmentos também contribuem com ramos anteriores para os nervos frênicos. A irritação das regiões periféricas do diafragma, que são inervadas pelos nervos intercostais inferiores, é mais localizada, sendo referida na pele sobre as margens costais da parede anterolateral do abdome.

Ruptura do diafragma e herniação das vísceras

A *ruptura do diafragma e a herniação das vísceras* podem resultar de um súbito aumento acentuado da pressão intratorácica ou intra-abdominal. A causa comum dessa lesão consiste em traumatismo grave do tórax ou do abdome durante um acidente automobilístico. As rupturas do diafragma ocorrem, em sua maioria, no lado esquerdo (95% dos casos), devido à massa substancial do fígado, estreitamente associada ao diafragma no lado direito, que proporciona uma barreira física.

Em geral, existe uma área não muscular de tamanho variável, denominada *trígono lombocostal*, entre as partes costal e lombar do diafragma. Essa parte do diafragma é normalmente formada apenas pela fusão das fáscias superior e inferior do diafragma. Quando ocorre uma *hérnia traumática do diafragma*, pode haver herniação do estômago, do intestino delgado e mesentério, do colo transverso e do baço através dessa área para dentro do tórax.

A *hérnia de hiato*, que consiste em uma protrusão de parte do estômago para o tórax através do hiato esofágico, já foi discutida neste capítulo. As estruturas que atravessam o hiato esofágico (troncos vagais, vasos frênicos inferiores esquerdos, ramos esofágicos dos vasos gástricos esquerdos) podem ser lesionadas durante procedimentos cirúrgicos no hiato esofágico (p. ex., para reparo de uma hérnia de hiato).

Hérnia diafragmática congênita

Na *hérnia diafragmática congênita* (HDC), parte do estômago e do intestino sofre herniação através de um grande defeito posterolateral (forame de Bochdalek) na região do trígono lombocostal do diafragma. A herniação quase sempre ocorre à esquerda, devido à presença do fígado à direita. Esse tipo de hérnia resulta do desenvolvimento complexo do diafragma.

O *defeito posterolateral do diafragma* constitui a única anomalia congênita relativamente comum do diafragma e acomete cerca de 1 em cada 2.200 recém-nascidos vivos (Moore et al., 2016). Com as vísceras abdominais dentro do espaço limitado da cavidade pulmonar pré-natal, um dos pulmões (habitualmente o pulmão esquerdo) não tem espaço para se desenvolver normalmente ou para ser insuflado depois do nascimento. Devido à consequente *hipoplasia pulmonar* (pulmões de tamanho reduzido), a taxa de mortalidade desses lactentes é alta (aproximadamente 76%).

PAREDE POSTERIOR DO ABDOME

A parede posterior do abdome é composta principalmente – de posterior para anterior – pelas seguintes estruturas:

- Cinco vértebras lombares e discos IV associados
- Músculos da parede posterior do abdome – músculos psoas, quadrado do lombo, ilíaco, transverso do abdome e oblíquos interno e externo do abdome
- Plexo lombar, formado pelos ramos anteriores dos nervos espinais lombares
- Fáscia, incluindo a aponeurose toracolombar
- O diafragma, contribuindo para a parte superior da parede posterior
- Gordura, nervos, vasos e linfonodos.

Fáscia da parede posterior do abdome

A parede posterior do abdome é recoberta por uma camada contínua de fáscia endoabdominal, situada entre o peritônio parietal e os músculos. A fáscia que reveste a parede posterior do abdome é contínua com a fáscia transversal, que reveste o músculo transverso do abdome (Figura 5.62). É comum designar a fáscia de acordo com a estrutura que ela cobre. A **fáscia do músculo psoas**, que recobre o músculo psoas maior, está fixada medialmente às vértebras lombares e à margem da pelve. A fáscia do músculo psoas apresenta-se espessa superiormente para formar o ligamento arqueado medial e funde-se lateralmente com a fáscia do músculo quadrado do lombo e com a aponeurose toracolombar (ver Figura 5.62B). Inferiormente à crista ilíaca, a fáscia do músculo psoas é contínua com a parte da fáscia ilíaca que cobre o músculo ilíaco.

A **aponeurose toracolombar** é um complexo fascial extenso, que apresenta lâminas anterior, média e posterior, com músculos inseridos entre elas. É fina e transparente no local onde cobre as partes torácicas dos músculos profundos, enquanto é espessa e forte na região lombar. As **lâminas posterior e média da aponeurose toracolombar** envolvem os músculos verticais profundos do dorso (músculo eretor da espinha). A parte lombar dessa lâmina posterior, que se estende entre a costela XII e a crista ilíaca, fixa-se lateralmente aos músculos oblíquo interno do abdome e transverso do abdome. A **lâmina anterior da aponeurose toracolombar** (fáscia do músculo quadrado do lombo), que recobre o músculo quadrado do lombo, fixa-se às faces anteriores dos processos transversos das vértebras lombares, à crista ilíaca e à costela XII e é contínua, lateralmente, com a origem aponeurótica do músculo transverso do abdome. A lâmina anterior da aponeurose

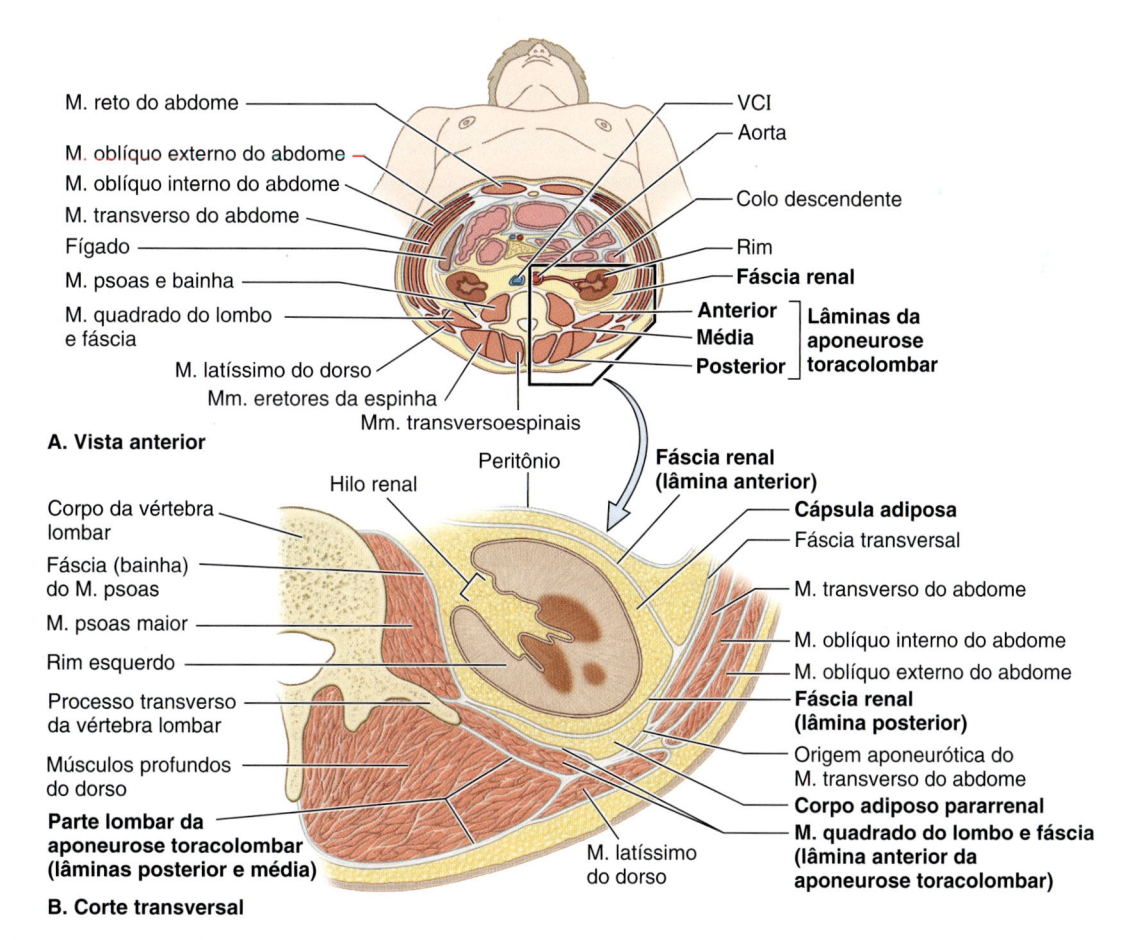

Figura 5.62 Fáscia da parede posterior do abdome. **A.** Relações da fáscia e dos músculos. *VCI*, veia cava inferior. **B.** Lâminas da aponeurose toracolombar.

toracolombar é espessa superiormente para formar os ligamentos arqueados laterais e é aderente, inferiormente, aos ligamentos iliolombares (ver Figuras 5.60 e 5.62).

Músculos da parede posterior do abdome

Os principais músculos pareados encontrados na parede posterior do abdome (Figura 5.63) são os seguintes:

- O **músculo psoas maior**, que segue em sentido inferior e lateral
- O **músculo ilíaco**, situado ao longo das faces laterais da parte inferior do músculo psoas maior; juntos, os músculos psoas e ilíaco formam o **músculo iliopsoas**
- O **músculo quadrado do lombo**, situado adjacente aos processos transversos das vértebras lombares e lateralmente às partes superiores do músculo psoas maior.

As inserções, a inervação e as principais ações desses músculos estão resumidas na Tabela 5.9.

Nervos da parede posterior do abdome

Existem nervos somáticos e autônomos na parede posterior do abdome. Os nervos somáticos serão discutidos aqui.

Os nervos subcostais, que são ramos anteriores de T12, surgem no tórax, passam posteriormente aos ligamentos arqueados laterais até o abdome e seguem em sentido inferior e lateral na face anterior do músculo quadrado do lombo (Figura 5.64) e posteriormente aos rins. Passam através dos músculos transverso do abdome e oblíquo interno do abdome para inervar o músculo oblíquo externo do abdome e a pele da parede anterolateral do abdome.

Os **nervos espinais lombares** saem da medula espinal através dos forames IV, inferiormente às vértebras correspondentes, e imediatamente se dividem em ramos posterior e anterior. Cada ramo contém fibras sensitivas e motoras. Os ramos posteriores seguem posteriormente para inervar os músculos profundos do dorso e a pele sobrejacente, enquanto os ramos anteriores seguem em sentido inferior e

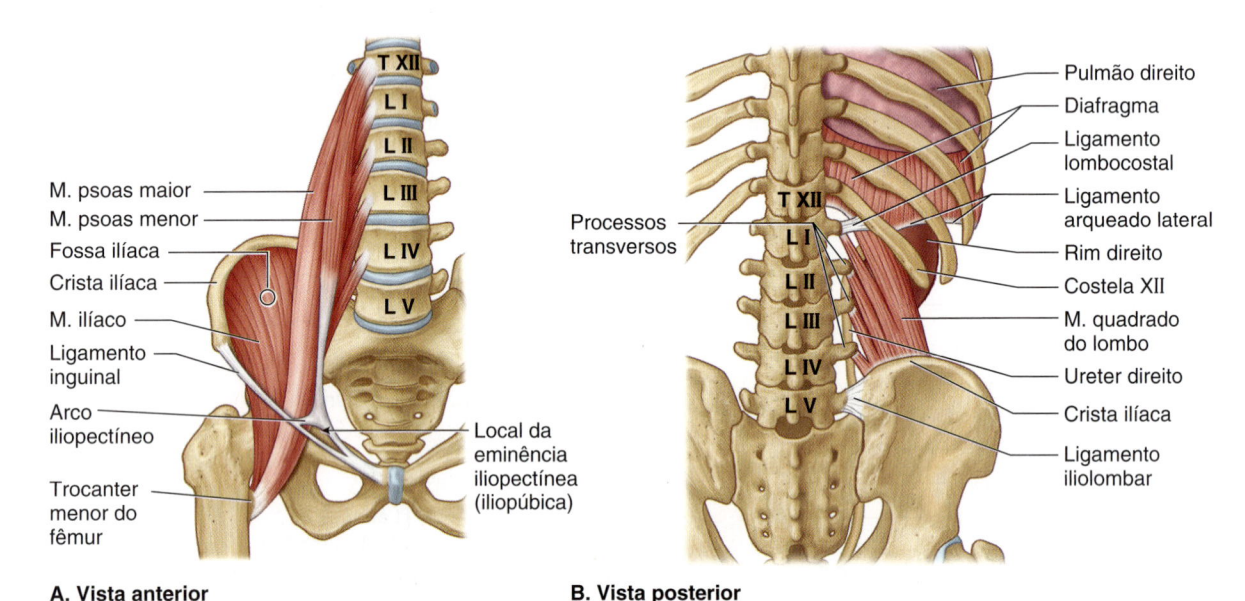

A. Vista anterior **B. Vista posterior**

Figura 5.63 Músculos da parede posterior do abdome. **A.** Músculo iliopsoas. **B.** Músculo quadrado do lombo.

Tabela 5.9 Principais músculos da parede posterior do abdome.

Músculo	Inserção superior	Inserção inferior	Inervação	Ações
Psoas maior[a]	Processos transversos das vértebras lombares; laterais dos corpos das vértebras T XII-S I e discos IV interpostos	Por meio de um tendão forte ao trocanter menor do fêmur	Plexo lombar por meio dos ramos anteriores dos nervos L2-L4	Atuando inferiormente com o M. ilíaco, realiza a flexão da coxa; atuando superiormente, realiza a flexão da coluna vertebral lateralmente para equilibrar o troco; na posição sentada, atua inferiormente com o M. ilíaco para a flexão do tronco
Ilíaco[a]	Dois terços superiores da fossa ilíaca, asa do sacro e ligamentos sacroilíacos anteriores	Trocanter menor do fêmur e corpo inferior a ele e ao tendão do músculo psoas maior	Nervo femoral (L2-L4)	Flexão da coxa e estabilização da articulação do quadril; atua com o músculo psoas maior
Quadrado do lombo	Metade medial da margem inferior da costela XII e extremidades dos processos transversos lombares	Ligamento iliolombar e lábio interno da crista ilíaca	Ramos anteriores dos nervos T12 e L1-L4	Realiza a extensão e a flexão lateral da coluna vertebral; fixa a costela XII durante a inspiração

[a]Os músculos psoas maior e ilíaco são frequentemente descritos juntos como músculo iliopsoas quando a flexão da coxa é discutida (ver Capítulo 7). O músculo iliopsoas é o principal flexor da coxa; quando a coxa está fixa, atua como flexor forte do tronco (p. ex., durante exercícios abdominais).
IV, intervertebral.

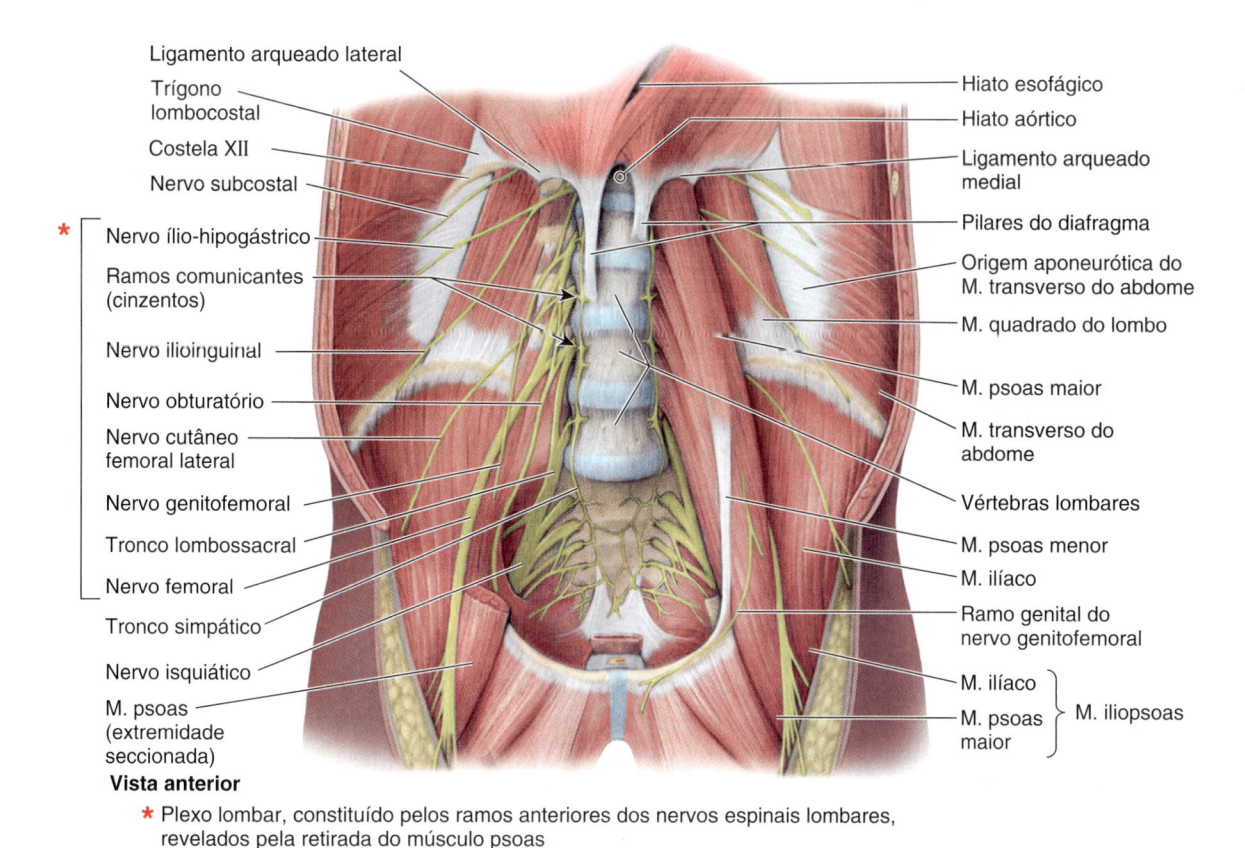

Figura 5.64 Músculos e nervos da parede posterior do abdome, plexo lombossacral.

* Plexo lombar, constituído pelos ramos anteriores dos nervos espinais lombares, revelados pela retirada do músculo psoas

lateral, através do músculo psoas maior, para suprir a pele e os músculos da parte mais inferior do tronco e membros inferiores. As partes proximais dos ramos anteriores dos nervos espinais L1-L2 ou L3 dão origem aos *ramos comunicantes brancos*, que conduzem fibras simpáticas pré-sinápticas para os troncos simpáticos lombares. Os troncos simpáticos lombares descem pelas faces anterolaterais dos corpos das vértebras lombares, em um sulco formado pelo músculo psoas maior (ver Figura 5.64).

Para a inervação da parede abdominal e dos membros inferiores, ocorrem sinapses nos gânglios simpáticos dos troncos simpáticos. Em seguida, as fibras simpáticas pós-sinápticas seguem o seu trajeto por meio dos *ramos comunicantes cinzentos* até os ramos anteriores. Os ramos anteriores tornam-se os nervos toracoabdominais e subcostais, e o plexo lombar (nervos somáticos) e fibras simpáticas pós-sinápticas acompanhantes estimulam a ação vasomotora, sudomotora e pilomotora na distribuição desses nervos. Os *nervos esplâncnicos lombares* que inervam as vísceras pélvicas são descritos no Capítulo 6.

O **plexo lombar de nervos** situa-se na parte posterior do músculo psoas maior, anteriormente aos processos transversos lombares (ver Figura 5.64). Essa rede nervosa é constituída pelos ramos anteriores dos nervos L1 a L4. Todos os ramos recebem *ramos comunicantes cinzentos* provenientes dos troncos simpáticos. Os seguintes nervos são **ramos do plexo lombar**; os três maiores são citados em primeiro lugar:

- O **nervo obturatório** (L2-L4) emerge da margem medial do músculo psoas maior e segue pela pelve até a parte medial da coxa, inervando os músculos adutores
- O **nervo femoral** (L2-L4) emerge da margem lateral do músculo psoas maior e inerva o músculo ilíaco. Passa profundamente ao ligamento inguinal até a parte anterior da coxa, inervando os músculos flexores do quadril e os músculos extensores do joelho
- O **tronco lombossacral** (L4, L5) passa sobre a asa do sacro e desce até a pelve para participar na formação do plexo sacral, juntamente com os ramos anteriores dos nervos S1 a S4
- Os **nervos ilioinguinal e ílio-hipogástrico** (L1) originam-se do ramo anterior de L1 e entram no abdome posteriormente aos ligamentos arqueados mediais; passam inferior e lateralmente, anteriores ao músculo quadrado do lombo. Perfuram os músculos transversos do abdome, próximo às espinhas ilíacas anterossuperiores, e atravessam os músculos oblíquos interno e externo do abdome para inervar os músculos abdominais e a pele das regiões púbica e inguinal
- O **nervo genitofemoral** (L1, L2) perfura a face anterior do músculo psoas maior e segue em sentido inferior sobre ele, abaixo da fáscia do músculo psoas (ver Figura 5.64);

divide-se lateralmente às artérias ilíacas comum e externa em ramos femoral e genital
- O **nervo cutâneo femoral lateral** (L2, L3) segue um trajeto inferior e lateral no músculo ilíaco e entra na coxa, posteriormente ao ligamento inguinal, imediatamente medial à espinha ilíaca anterossuperior; inerva a pele na face anterolateral da coxa.

Vascularização da parede posterior do abdome

As artérias que irrigam a parede posterior do abdome originam-se, em sua maioria, da **parte abdominal da aorta** (Figura 5.65); entretanto, as **artérias subcostais** originam-se da parte torácica da aorta e distribuem-se inferiormente à costela XII. A parte abdominal da aorta, que mede aproximadamente 13 cm de comprimento, começa no hiato aórtico, no diafragma, no nível da vértebra T XII, e termina no nível da vértebra L IV, dividindo-se em duas artérias ilíacas comuns. O **nível da bifurcação da aorta** situa-se 2 a 3 cm abaixo e à esquerda do umbigo, no nível das cristas ilíacas. Quatro ou cinco pares de **artérias lombares** originam-se da parte abdominal da aorta e irrigam as vértebras lombares, os músculos do dorso e a parede posterior do abdome.

As **artérias ilíacas comuns**, que são ramos terminais da parte abdominal da aorta, divergem e seguem em direção inferior e lateral, acompanhando a margem medial dos músculos psoas, até a margem da pelve. Neste local, cada artéria ilíaca comum, divide-se em **artérias ilíacas interna e externa**. A artéria ilíaca interna entra na pelve; seu trajeto e ramos são descritos no Capítulo 6. A artéria ilíaca externa acompanha o músculo iliopsoas. Imediatamente antes de deixar o abdome para se tornar a artéria femoral no ligamento inguinal, a artéria ilíaca externa dá origem a duas artérias, que irrigam a parede anterolateral do abdome: a *artéria epigástrica inferior* e a **artéria circunflexa ilíaca profunda** (ver Figura 5.7).

Os ramos da parte abdominal da aorta podem ser descritos como viscerais ou parietais e pares ou ímpares (ver Figuras 5.65 e 5.66A).

Os **ramos viscerais pares** laterais (nível de origem vertebral) são os seguintes:

- As artérias suprarrenais (L I)
- As artérias renais (L I)
- As artérias gonadais, testiculares ou ováricas (L II).

Os **ramos viscerais ímpares** anteriores (nível de origem vertebral) são os seguintes:

- O tronco celíaco (T XII)
- A AMS (L I)
- A AMI (L III).

Os **ramos parietais pares** posteriores e laterais são os seguintes:

- As artérias frênicas inferiores, que se originam imediatamente inferior ao hiato aórtico e que irrigam a face inferior do diafragma e as glândulas suprarrenais
- As artérias lombares, que passam em torno dos lados das quatro vértebras lombares superiores para irrigar a parede posterior do abdome.

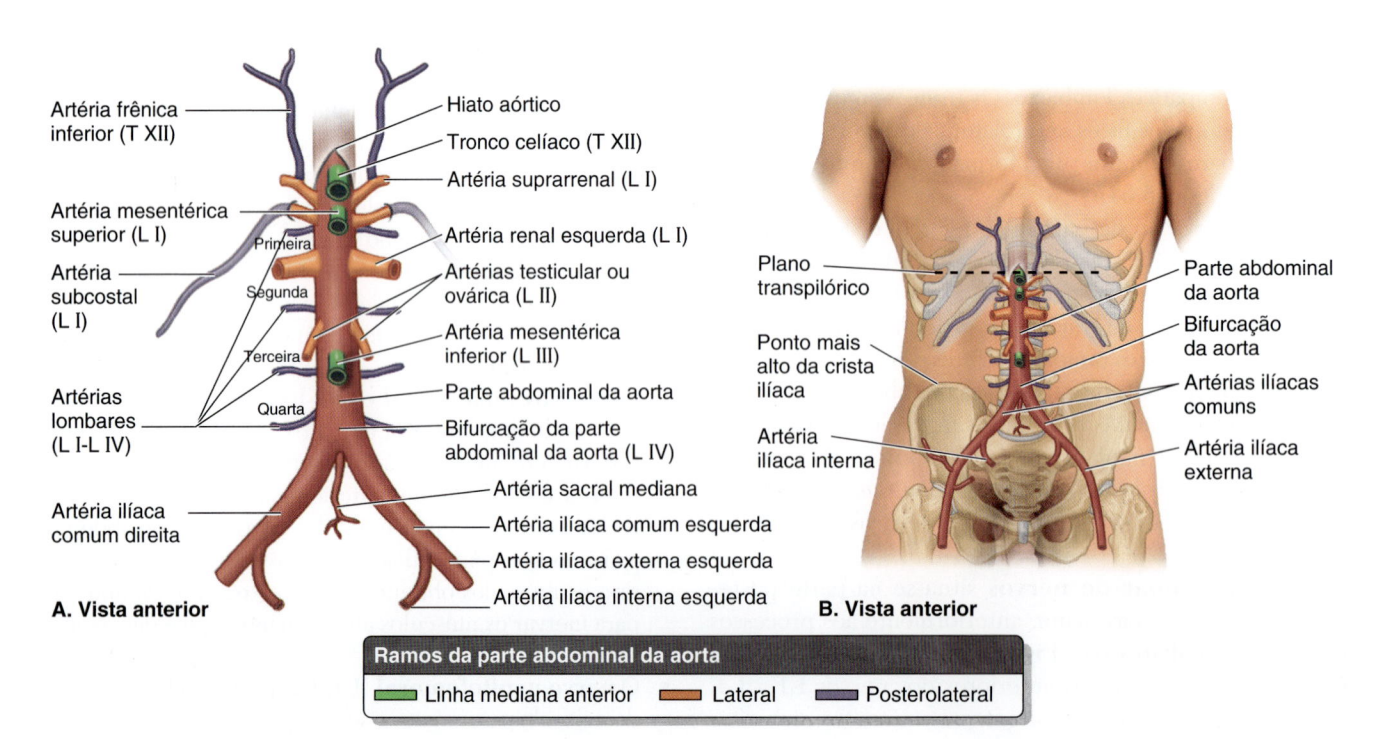

Figura 5.65 Ramos da parte abdominal da aorta. **A.** Visão geral. **B.** Anatomia de superfície.

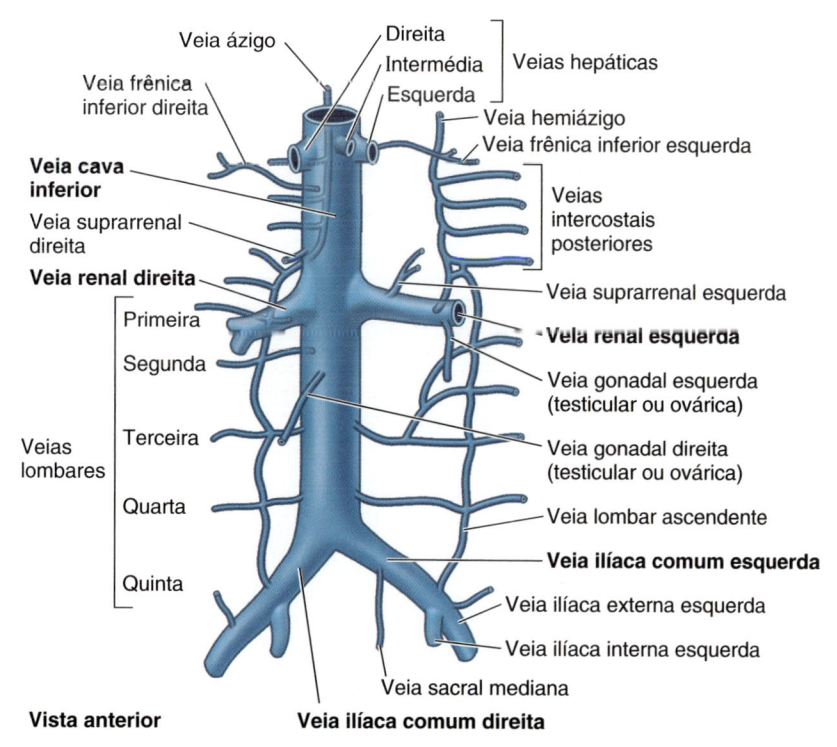

Figura 5.66 Veia cava inferior e tributárias.

O **ramo parietal ímpar** é a **artéria sacral mediana**, que se origina da face posterior da aorta em sua bifurcação e que desce ao longo da linha mediana até a pelve menor.

As *veias da parede posterior do abdome* são tributárias da VCI, exceto a veia testicular esquerda ou a veia ovárica esquerda, que desembocam na veia renal esquerda, em vez de drenar para a VCI (ver Figura 5.66B). A VCI, que é a maior veia do corpo, não possui válvulas, exceto por uma válvula variável e não funcional em seu óstio, no átrio direito do coração. A VCI conduz sangue pobremente oxigenado proveniente dos membros inferiores, da maior parte do dorso, das paredes abdominais e das vísceras abdominopélvicas. O sangue proveniente das vísceras passa para o *sistema venoso porta* e pelo fígado antes de entrar na VCI por meio das veias hepáticas. A VCI começa anteriormente à vértebra L V pela união das veias ilíacas comuns. Essa união ocorre aproximadamente 2,5 cm à direita do plano mediano, abaixo da bifurcação da aorta e, posteriormente, à parte proximal da *artéria ilíaca comum* direita. A VCI ascende do lado direito dos corpos das vértebras L III a L V e sobre o músculo psoas maior até a direita da aorta. A VCI deixa o abdome, atravessa o forame da veia cava, no diafragma, e entra no tórax. As tributárias da VCI correspondem aos ramos da aorta:

- As veias ilíacas comuns, formadas pela união das veias ilíacas externa e interna
- As terceira (L III) e quarta (L IV) veias lombares
- As veias testicular ou ovárica direitas (as veias testicular ou ovárica esquerdas drenam habitualmente para a veia renal esquerda)
- As veias renais direita e esquerda

- As veias lombares ascendentes. As veias ázigo e hemiázigo originam-se, em parte, das veias lombares ascendentes (ver Capítulo 2). As veias ázigo e lombar ascendente conectam, direta ou indiretamente, a VCI à veia cava superior
- A veia suprarrenal direita (a veia suprarrenal esquerda drena habitualmente para a veia renal esquerda)
- As veias frênicas inferiores
- As veias hepáticas.

Vasos linfáticos da parede posterior do abdome

Os vasos linfáticos e os linfonodos situam-se ao longo da aorta, da VCI e dos vasos ilíacos. Os linfonodos ilíacos comuns recebem a linfa proveniente dos linfonodos ilíacos externos e internos. A linfa dos linfonodos ilíacos comuns segue para os linfonodos lombares (Figura 5.67). Esses linfonodos recebem a linfa diretamente da parede anterior do abdome, dos rins, dos ureteres, dos testículos ou dos ovários, do útero e das tubas uterinas. Recebem também a linfa proveniente do colo descendente, da pelve e dos membros inferiores por meio dos linfonodos mesentéricos inferiores e ilíacos comuns. Os vasos linfáticos eferentes dos linfonodos formam os **troncos lombares** direito e esquerdo. Os vasos linfáticos do intestino, do fígado, do baço e do pâncreas seguem ao longo do tronco celíaco e das artérias mesentéricas superior e inferior até os linfonodos pré-aórticos (linfonodos celíacos e mesentéricos superiores e inferiores) dispersos em torno das origens dessas artérias a partir da aorta. Os vasos eferentes provenientes desses linfonodos formam os **troncos**

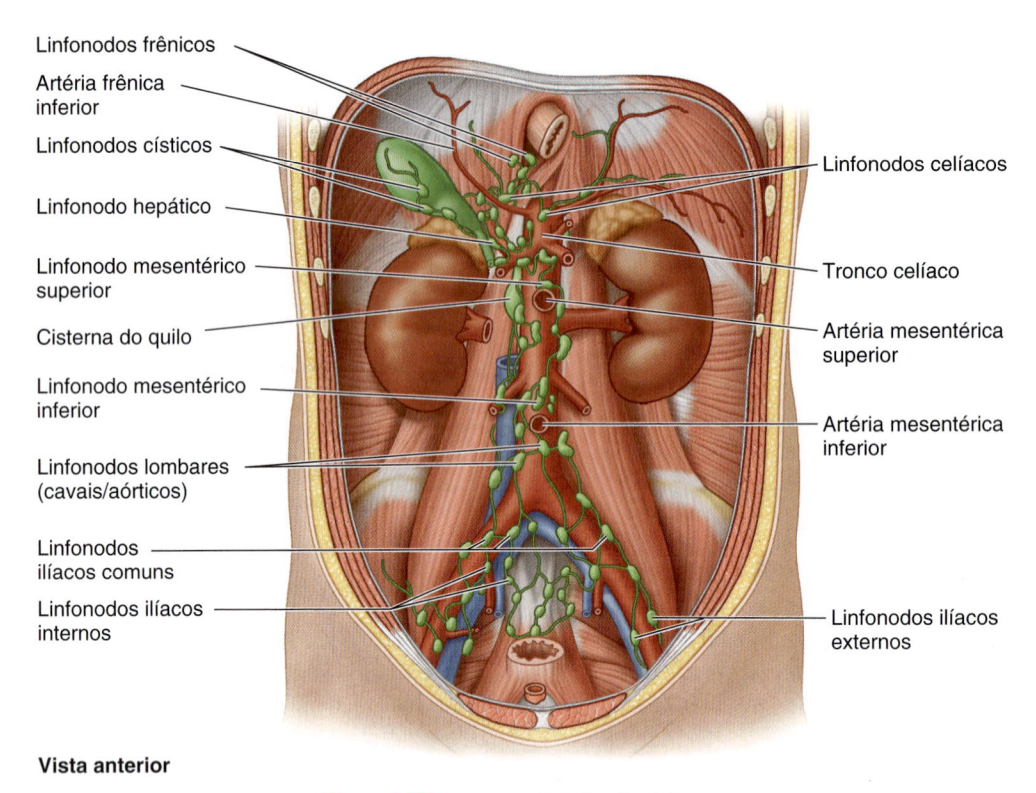

Figura 5.67 Drenagem linfática do abdome.

intestinais, que podem ser únicos ou múltiplos e que participam na confluência dos troncos linfáticos, dando origem ao ducto torácico.

A **cisterna do quilo** é um saco de paredes finas na extremidade inferior do **ducto torácico**, de tamanho e forma variáveis, localizada anteriormente aos corpos das vértebras L I e L II, entre o pilar direito do diafragma e a aorta (Figura 5.68). A linfa dos seis espaços intercostais inferiores de cada lado é transportada por um par de **troncos linfáticos torácicos descendentes**. Com mais frequência, há meramente uma convergência simples ou plexiforme dos troncos lombares direito e esquerdo, do(s) tronco(s) intestinal(is) e um par de troncos linfáticos torácicos descendentes. Em consequência, praticamente toda drenagem linfática proveniente da metade inferior do corpo (drenagem linfática profunda abaixo do nível do diafragma e toda drenagem superficial abaixo do nível do umbigo) converge no abdome para desembocar no início do ducto torácico. O ducto torácico ascende através do hiato aórtico, no diafragma, até o mediastino posterior, onde recebe mais drenagem parietal e visceral, particularmente do quadrante superior esquerdo do corpo, e, por fim, entra no sistema venoso, na *junção das veias subclávia e jugular interna esquerdas* (o *ângulo venoso esquerdo*).

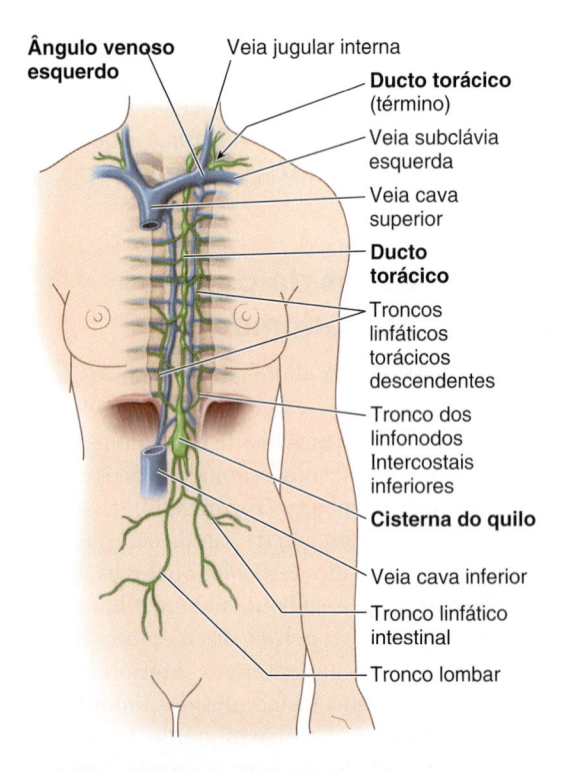

Figura 5.68 Troncos linfáticos do abdome.

ANATOMIA CLÍNICA

Abscesso do músculo psoas

O abscesso que resulta de tuberculose na região lombar tende a se disseminar das vértebras para a fáscia do músculo psoas, onde produz *abscesso do músculo psoas*. Em consequência, a fáscia do músculo psoas torna-se espessa, formando um tubo resistente semelhante a uma meia. O pus do abscesso do músculo psoas segue inferiormente ao longo do músculo, dentro desse tubo fascial, sobre a margem da pelve e abaixo do ligamento inguinal. Em geral, o pus alcança a superfície na parte superior da coxa. O pus também pode alcançar a fáscia do músculo psoas através do mediastino posterior, quando há acometimento das vértebras torácicas.

Dor abdominal posterior

O músculo iliopsoas possui relações extensas e clinicamente importantes com os rins, os ureteres, o ceco, o apêndice vermiforme, o colo sigmoide, o pâncreas, os linfonodos lombares e os nervos da parede posterior do abdome. Quando qualquer uma dessas estruturas fica comprometida por doença, o movimento do músculo iliopsoas geralmente provoca dor. Quando há suspeita de inflamação intra-abdominal, deve-se realizar o teste do iliopsoas. O indivíduo é instruído a deitar sobre o lado não afetado e a estender a coxa no lado afetado contra a resistência da mão do examinador. A ocorrência de dor como resultado dessa manobra constitui um *sinal do psoas positivo*. Por exemplo, a *inflamação aguda do apêndice vermiforme* irá produzir um sinal positivo.

Vias colaterais para o sangue venoso abdominopélvico

Existem três vias colaterais, formadas por veias do tronco sem válvulas, disponíveis para o retorno do sangue venoso ao coração quando a VCI é obstruída ou ligada:

- As *veias epigástricas inferiores*, que são tributárias das veias ilíacas externas do sistema cava inferior, anastomosam-se na bainha do músculo reto do abdome com as *veias epigástricas superiores*, que drenam, em sequência, pelas veias torácicas internas do sistema cava superior

- As *veias epigástricas superficiais* ou *circunflexas ilíacas superficiais*, que normalmente são tributárias da veia safena magna do sistema cava inferior, anastomosam-se na tela subcutânea da parede anterolateral do corpo com uma das tributárias da veia axilar, comumente a *veia torácica lateral*. Quando há obstrução da VCI, essa via colateral subcutânea – denominada *veia toracoepigástrica* – torna-se particularmente notável

- O *plexo venoso epidural* na coluna vertebral (ver Capítulo 2) comunica-se com as veias lombares do sistema cava inferior e com as tributárias do sistema ázigo de veias, que constitui parte do sistema cava superior.

Aneurisma da parte abdominal da aorta

A ruptura de um *aneurisma* (dilatação localizada) *da parte abdominal da aorta* provoca dor intensa no abdome ou no dorso (Figura AC5.14). Se não for diagnosticado, o aneurisma roto apresenta uma taxa de mortalidade de quase 90%, em consequência da perda maciça de sangue. Os cirurgiões conseguem reparar um aneurisma abrindo-o, inserindo um enxerto protético (p. ex., de Dacron) e suturando a parede da aorta aneurismática sobre o enxerto para protegê-lo. Os aneurismas também podem ser tratados por procedimentos de cateterismo endovascular.

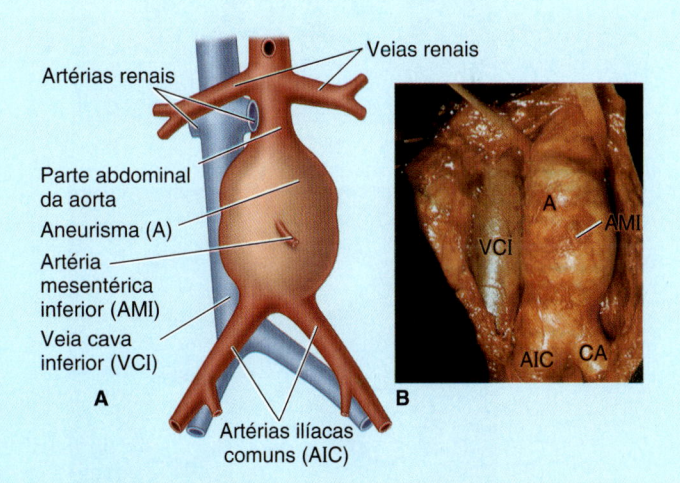

Figura AC5.14 Aneurisma da parte abdominal da aorta.

TÉCNICAS DE IMAGEM

Abdome

Seguem-se exemplos de algumas das modalidades de imagem do abdome. As radiografias do abdome revelam as relações anatômicas normais e anormais, como as que resultam de tumores. A tomografia computadorizada (TC) (Figura 5.69), a ultrassonografia (Figura 5.70) e a ressonância magnética (RM) (Figura 5.71) também são utilizadas para examinar as vísceras abdominais. A RM fornece uma melhor diferenciação entre os tecidos moles do que a TC.

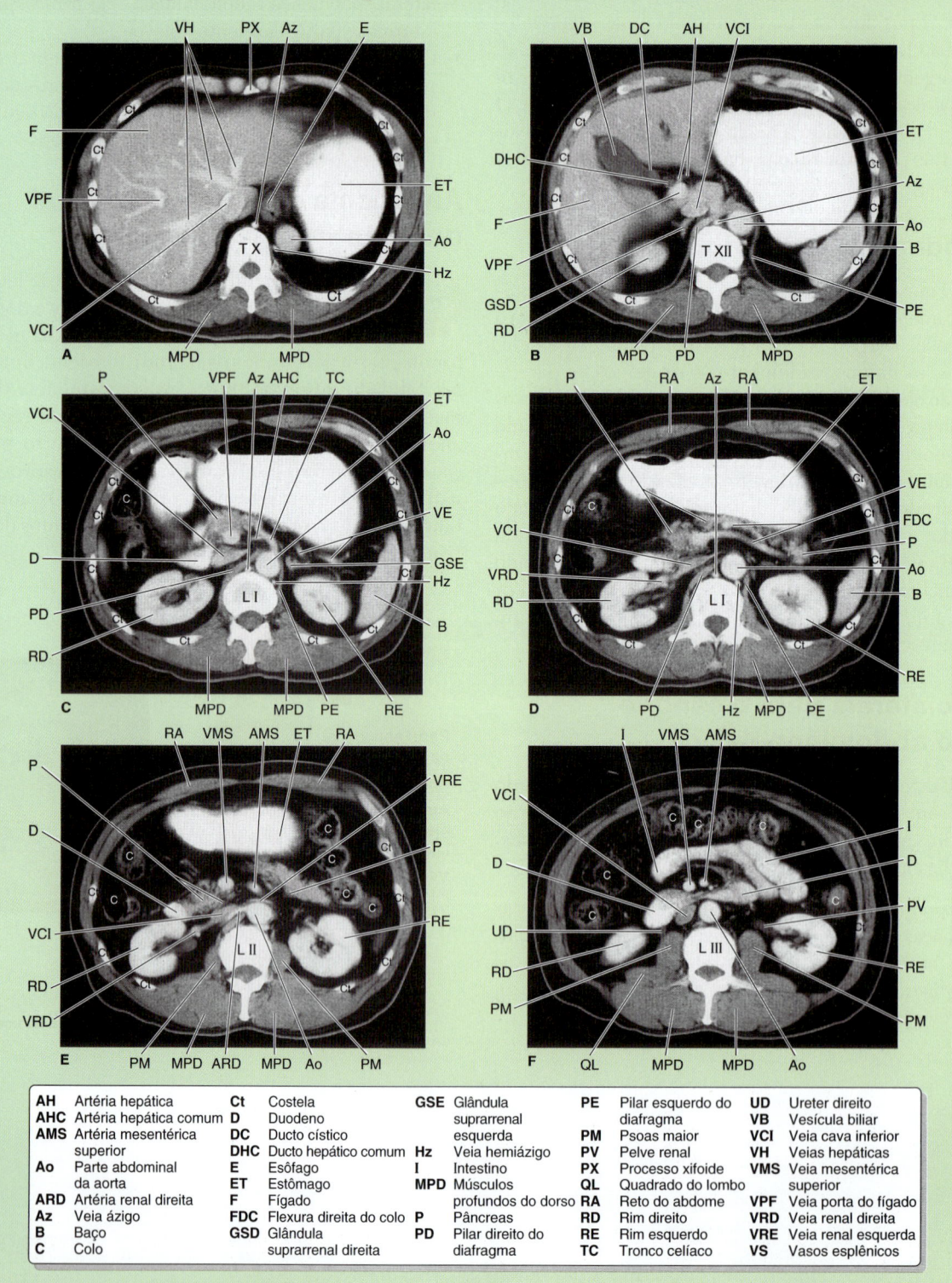

AH	Artéria hepática	**Ct**	Costela	**GSE**	Glândula suprarrenal esquerda	**PE**	Pilar esquerdo do diafragma	**UD**	Ureter direito
AHC	Artéria hepática comum	**D**	Duodeno			**PM**	Psoas maior	**VB**	Vesícula biliar
AMS	Artéria mesentérica superior	**DC**	Ducto cístico	**Hz**	Veia hemiázigo	**PV**	Pelve renal	**VCI**	Veia cava inferior
Ao	Parte abdominal da aorta	**DHC**	Ducto hepático comum	**I**	Intestino	**PX**	Processo xifoide	**VH**	Veias hepáticas
ARD	Artéria renal direita	**E**	Esôfago	**MPD**	Músculos profundos do dorso	**RA**	Reto do abdome	**VMS**	Veia mesentérica superior
Az	Veia ázigo	**ET**	Estômago	**P**	Pâncreas	**RD**	Rim direito	**VPF**	Veia porta do fígado
B	Baço	**F**	Fígado	**PD**	Pilar direito do diafragma	**RE**	Rim esquerdo	**VRD**	Veia renal direita
C	Colo	**FDC**	Flexura direita do colo			**TC**	Tronco celíaco	**VRE**	Veia renal esquerda
		GSD	Glândula suprarrenal direita					**VS**	Vasos esplênicos

Figura 5.69 Imagens de TC transversal (axial) do abdome. Níveis progressivamente inferiores (**A** a **F**) mostrando a parede do corpo, as vísceras e os vasos sanguíneos.

Capítulo 5 • Abdome   335

AC Artéria celíaca	**CVP** Confluência venosa portal	**PD** Pilar do diafragma	**VCI** Veia cava inferior
AE Artéria esplênica	**D** Duodeno	**PU** Processo uncinado do pâncreas	**VE** Veia esplênica
AGD Artéria gastroduodenal	**DC** Ducto colédoco		**VH** Veia hepática
AGE Artéria gástrica esquerda	**EG** Junção esofagogástrica	**TC** Tronco celíaco	**VMS** Veia mesentérica superior
AH Artéria hepática	**F** Fígado	**TP** Tríade portal	**VPF** Veia porta do fígado
AMS Artéria mesentérica superior	**LF** Ligamento falciforme	**V** Vértebra	**VRE** Veia renal esquerda
Ao Aorta abdominal	**P** Pâncreas		

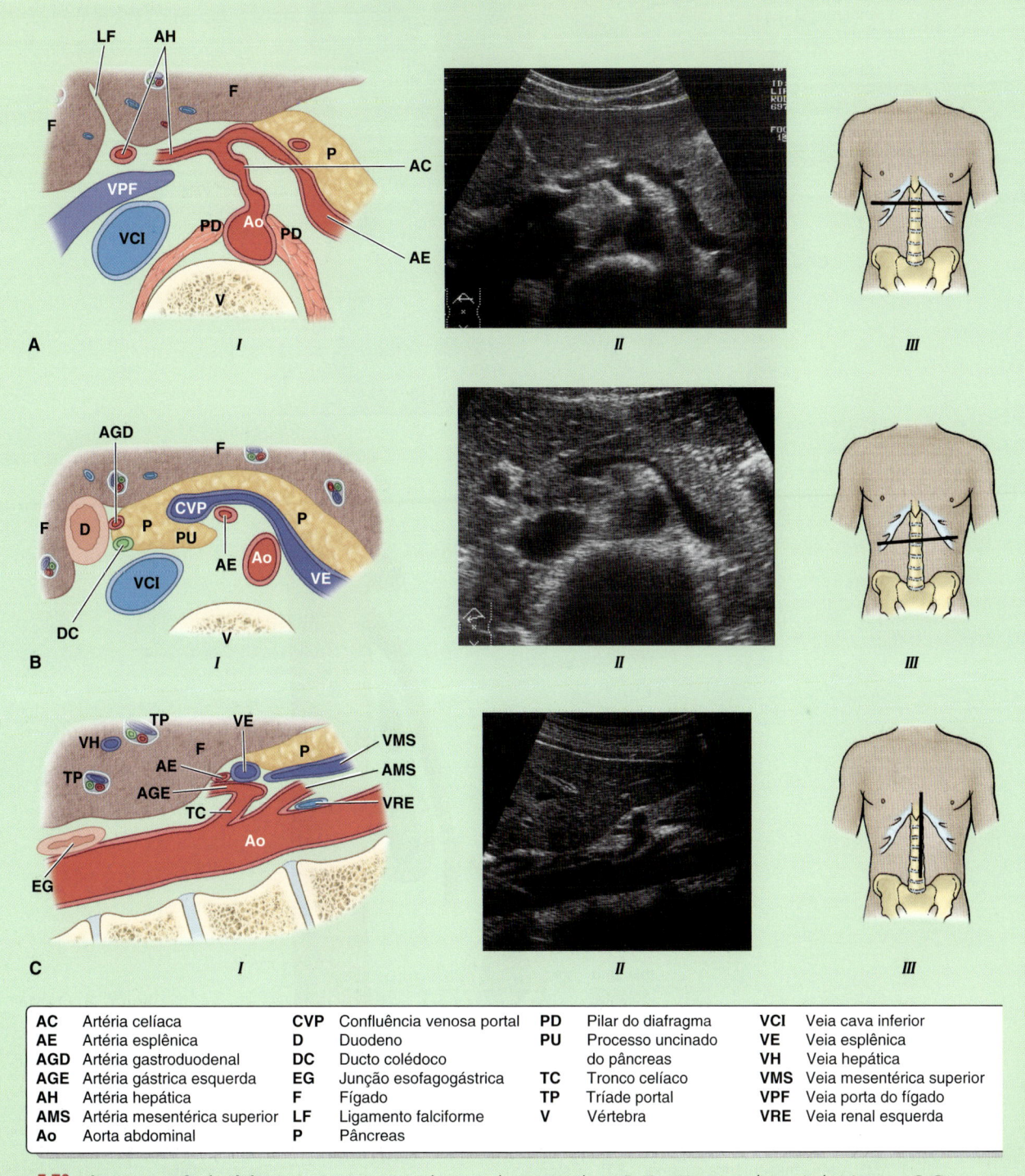

Figura 5.70 Ultrassonografia do abdome. A. Corte transversal através do tronco celíaco. **B.** Corte transversal através do pâncreas. **C.** Corte transversal através da aorta.

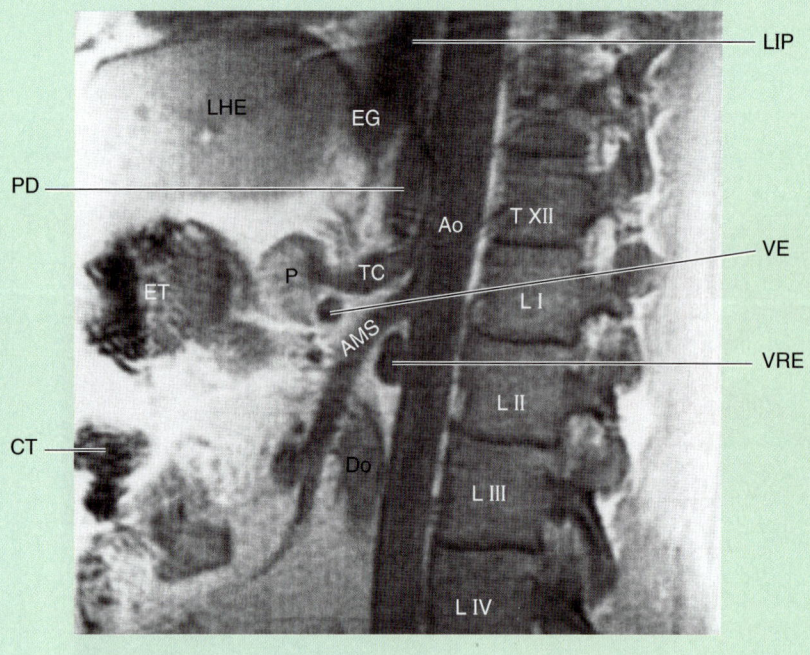

A. RM sagital

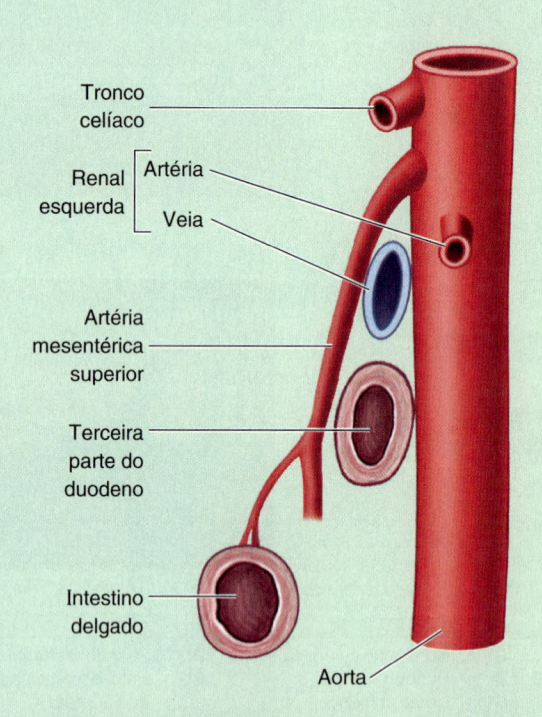

B. Vista lateral (esquerda)

Legenda para A					
AMS	Artéria mesentérica superior	ET	Estômago	TC	Tronco celíaco
Ao	Aorta	LHE	Lobo hepático esquerdo	VE	Veia esplênica
CT	Colo transverso	LIP	Lobo inferior do pulmão esquerdo	VRE	Veia renal esquerda
Do	Duodeno	P	Pâncreas		
EG	Junção esofagogástrica	PD	Pilar direito		

Figura 5.71 RM do abdome. **A.** RM sagital através da aorta. **B.** Ilustração esquemática das relações da artéria mesentérica superior. (*continua*)

Capítulo 5 • Abdome 337

C. RM coronal

D. RM coronal

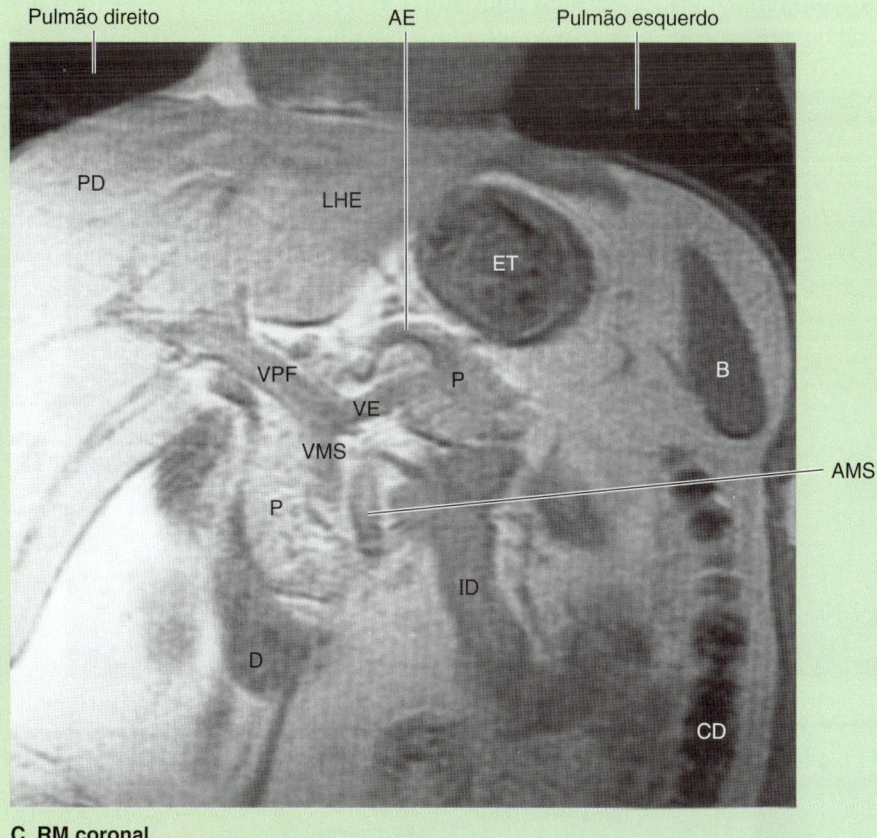

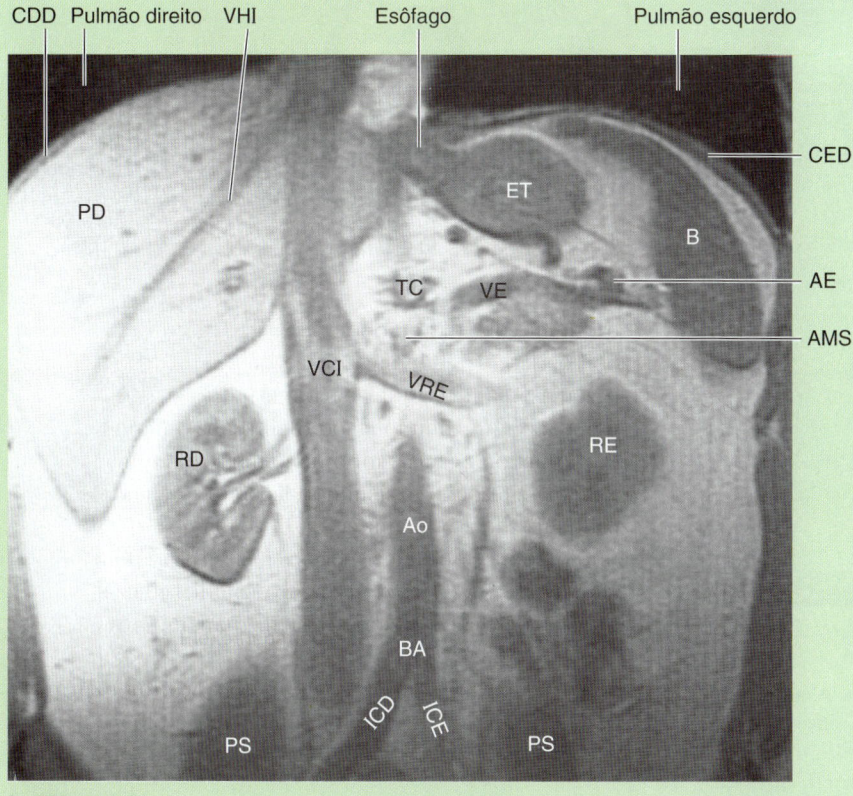

Legenda para C e D	
AE	Artéria esplênica
AMS	Artéria mesentérica superior
Ao	Aorta
B	Baço
BA	Bifurcação da aorta
CD	Colo descendente
CDD	Cúpula direita do diafragma
CED	Cúpula esquerda do diafragma
D	Duodeno
ET	Estômago
ICD	Artéria ilíaca comum direita
ICE	Artéria ilíaca comum esquerda
ID	Intestino delgado
LHD	Lobo hepático direito
LHE	Lobo hepático esquerdo
P	Pâncreas
PS	Músculo psoas
RD	Rim direito
RE	Rim esquerdo
TC	Tronco celíaco
VCI	Veia cava inferior
VE	Veia esplênica
VHI	Veia hepática intermédia
VPF	Veia porta do fígado
VMS	Veia mesentérica superior
VRE	Veia renal esquerda

Figura 5.71 RM do abdome. (*continuação*) **C.** RM coronal através da veia porta do fígado. **D.** RM coronal através da veia cava inferior.

A arteriografia *abdominal*, que consiste em radiografia após a injeção de material radiopaco diretamente na corrente sanguínea, detecta anormalidades das artérias abdominais (Figura 5.72B). A *angiografia* também pode ser realizada utilizando a RM (ver Figura 5.72A). Para examinar o colo, administra-se um enema baritado após a limpeza intestinal do material fecal com enema de limpeza (ver Figura 5.72C.D).

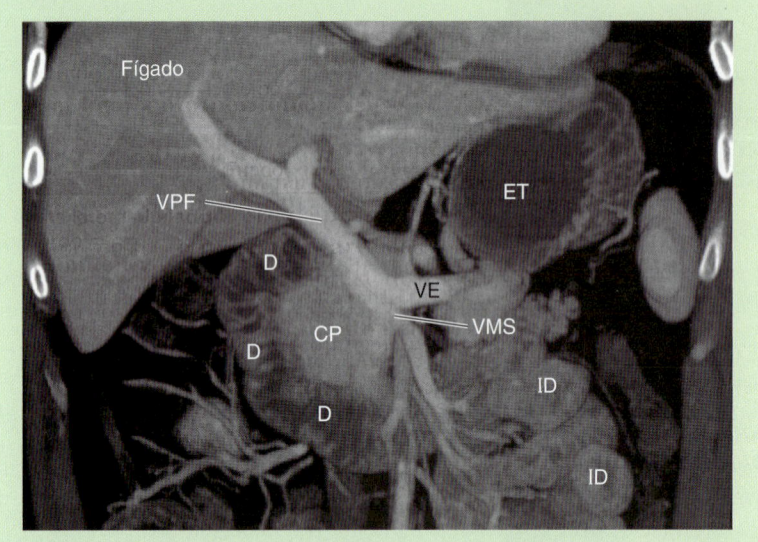

A. Reconstrução 3-D de TC, vista anterior

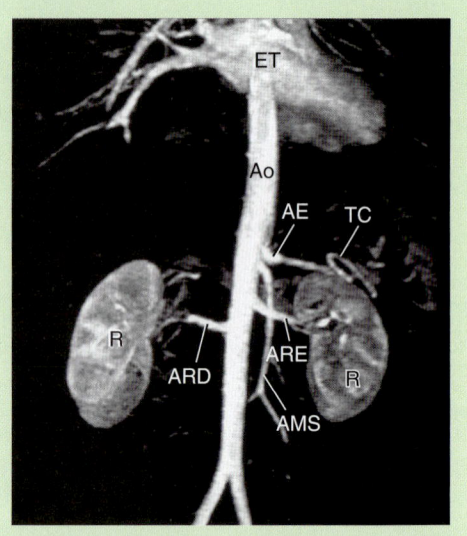

B. Angiorressonância magnética, vista anterior

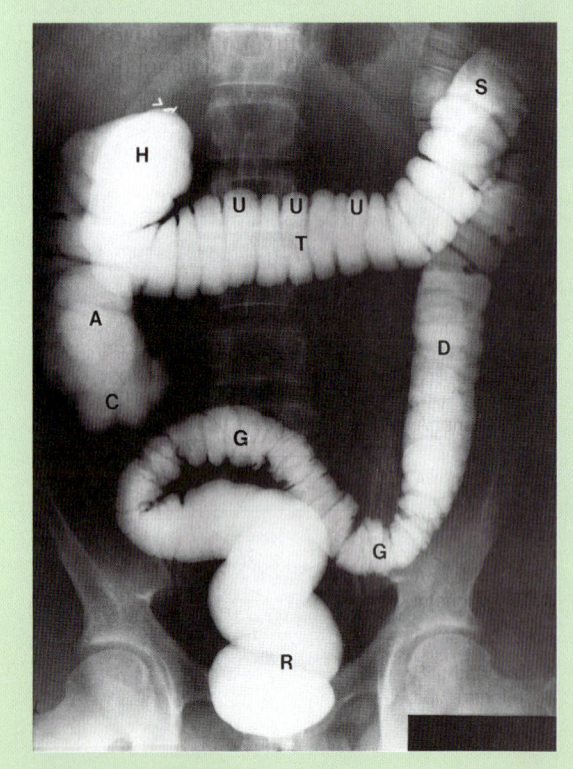

C. Radiografia posteroanterior

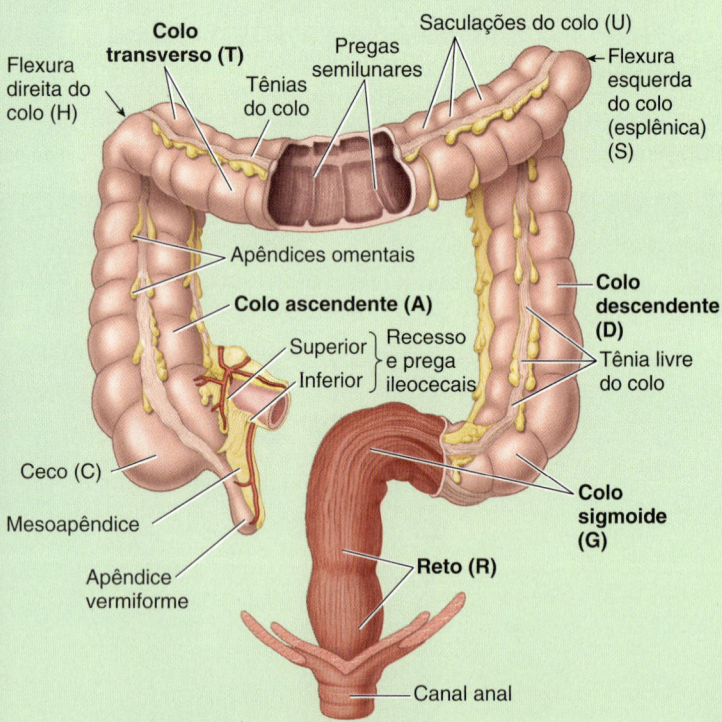

D. Vista anterior

Figura 5.72 Outros exames de imagem do abdome. A. Reconstrução 3-D de TC do abdome. *D*, duodeno; *CP*, cabeça do pâncreas; *VPF*, veia porta do fígado; *ID*, intestino delgado; *VMS*, veia mesentérica superior; *ET*, estômago; *VE*, veia esplênica. **B.** Angiorressonância magnética (ARM). *Ao*, aorta; *TC*, tronco celíaco; *R*, rim; *ARE*, artéria renal esquerda; *ARD*, artéria renal direita; *AE*, artéria esplênica; *AMS*, artéria mesentérica superior; *ET*, estômago. **C.** Radiografia contrastada do colo após enema baritado. As *letras* são identificadas em **D**. **D.** Visão geral das características do intestino grosso.

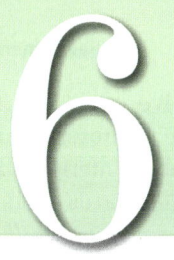

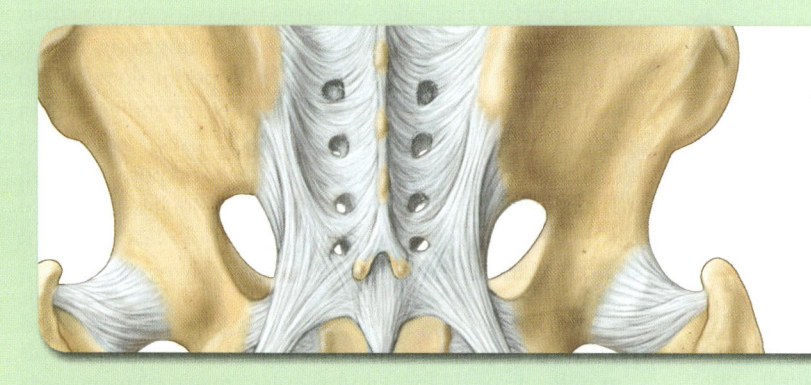

Pelve e Períneo

6

PELVE, 340
Cíngulo dos membros inferiores, 340
Articulações e ligamentos do cíngulo dos membros inferiores, 344
Peritônio e cavidade peritoneal da pelve, 346
Paredes e assoalho da cavidade pélvica, 346
Fáscia da pelve, 350
Nervos da pelve, 350
Artérias e veias da pelve, 355
Linfonodos da pelve, 357

VÍSCERAS PÉLVICAS, 358
Órgãos urinários, 358
Órgãos genitais internos masculinos, 367
Órgãos genitais internos femininos, 371
Reto, 381
PERÍNEO, 384
Fáscias e espaços da região urogenital, 388
Características da região (trígono) anal, 390
Períneo masculino, 395
Períneo feminino, 401

SIGNIFICADO DOS ÍCONES

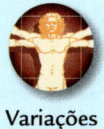

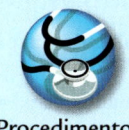

Variações anatômicas · Procedimentos diagnósticos · Ciclo de vida · Procedimentos cirúrgicos · Traumatismo · Patologia

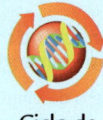

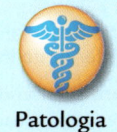

A **pelve**, que é a parte do tronco inferior e posterior ao abdome, representa a área de transição entre o tronco e os membros inferiores (Figura 6.1). A **cavidade pélvica** é uma continuação da cavidade abdominal na pelve através da *abertura superior da pelve*. A *região perineal* refere-se à área do tronco entre as coxas e as nádegas, que se estende do púbis até o cóccix. O *períneo* é um compartimento raso, situado profundamente e abaixo do diafragma da pelve.

PELVE

O limite superior da *cavidade pélvica* é a abertura superior da pelve (ver Figuras 6.1 e 6.2). A pelve é limitada, inferiormente, pela *abertura inferior da pelve*, que é delimitada anteriormente pela *sínfise púbica* e, posteriormente, pelo *cóccix*.

A **abertura superior da pelve** é limitada pela **linha terminal** da pelve, que é formada:

- Pela margem superior da sínfise púbica, anteriormente
- Pela margem posterior da crista púbica
- Pela linha pectínea do púbis, a continuação do ramo superior do púbis, que forma uma crista acentuada
- Pela **linha arqueada** do ílio
- Pela margem anterior da asa do sacro
- Pelo **promontório do sacro**.

A **abertura inferior da pelve** é limitada:

- Pela margem inferior da sínfise púbica, anteriormente
- Pelos ramos inferiores do púbis e túberes isquiáticos, anterior e lateralmente
- Pelos ligamentos sacrotuberais, posterior e lateralmente (Figura 6.3B)
- Pela extremidade do cóccix, posteriormente.

Cíngulo dos membros inferiores

O **cíngulo dos membros inferiores** é um anel de ossos em forma de bacia, que circunda a cavidade pélvica e liga a coluna vertebral aos dois fêmures nas coxas. As principais funções do resistente cíngulo dos membros inferiores consistem em: (1) transferir o peso da parte superior do corpo do esqueleto axial, inferiormente, ao esqueleto apendicular para a posição ortostática e a deambulação, (2) resistir à compressão e a outras forças resultantes do suporte do peso corporal, e (3) alojar e proteger as vísceras pélvicas (incluindo o útero grávido). Nos indivíduos maduros, o cíngulo dos membros inferiores é formado pelos três ossos da pelve óssea (ver Figura 6.2 e Tabela 6.1):

- **Ossos do quadril** direito e esquerdo: trata-se de dois grandes ossos de formato irregular, que se formam, cada um deles, na puberdade por meio da fusão de três ossos – o *ílio*, o *ísquio* e a *púbis*
- **Sacro**: formado pela fusão de cinco vértebras sacrais originalmente separadas.

Os ossos do quadril são unidos, anteriormente, na *sínfise púbica*, e, posteriormente, ao sacro por meio das **articulações sacroilíacas**, formando um anel ósseo, o *cíngulo dos membros inferiores*.

O **ílio** é a parte superior, achatada e em forma de leque do osso do quadril (ver Figura 6.2). A **asa do ílio** corresponde ao leque aberto, e o **corpo do ílio**, ao cabo do leque. O corpo do ílio forma a parte superior do **acetábulo**, a depressão caliciforme presente na face externa do osso do quadril, com a qual se articula a cabeça do fêmur. A **crista ilíaca**, que é margem do ílio, possui uma curva que acompanha o contorno da asa, entre as **espinhas ilíacas anterossuperior** e **posterossuperior**. A parte côncava anterior da asa forma a **fossa ilíaca**.

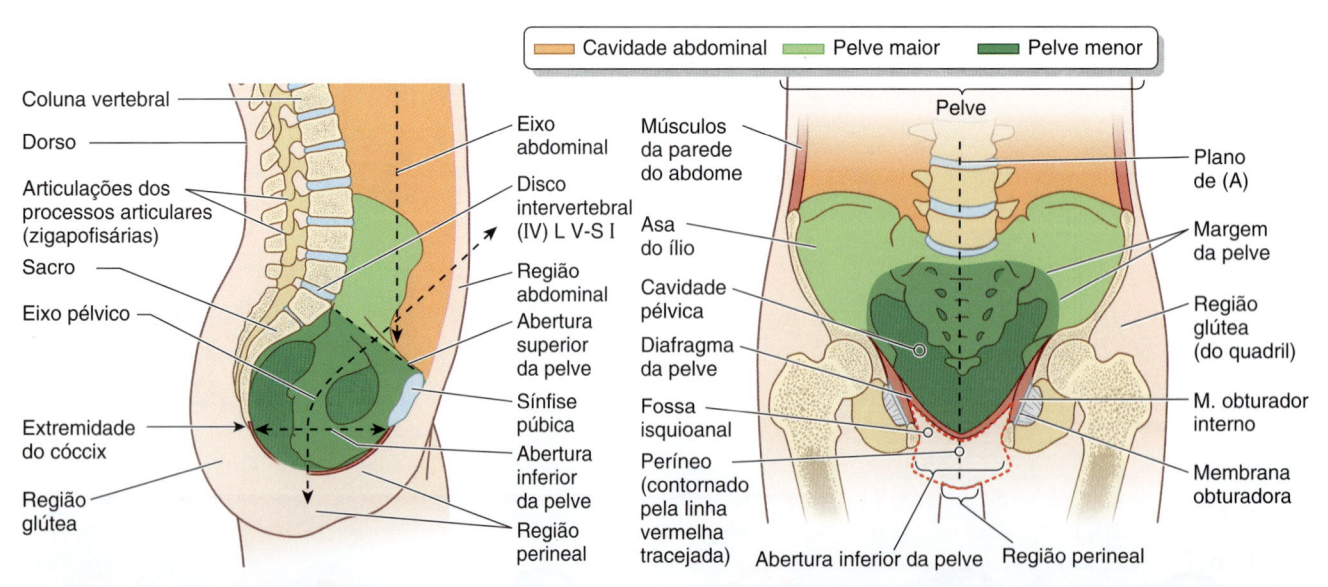

A. Vista medial da metade esquerda da parte inferior do tronco dividido ao meio

B. Vista anterior da metade posterior da parte inferior do tronco em corte coronal

Figura 6.1 Cavidades torácica e abdominopélvica. A e B. A pelve é o espaço dentro do cíngulo dos membros inferiores, sobreposto externamente pelas regiões abdominal e glútea (membro inferior) e pelo períneo. Em consequência, a pelve não apresenta nenhuma área de superfície externa única.

Capítulo 6 • Pelve e Períneo   341

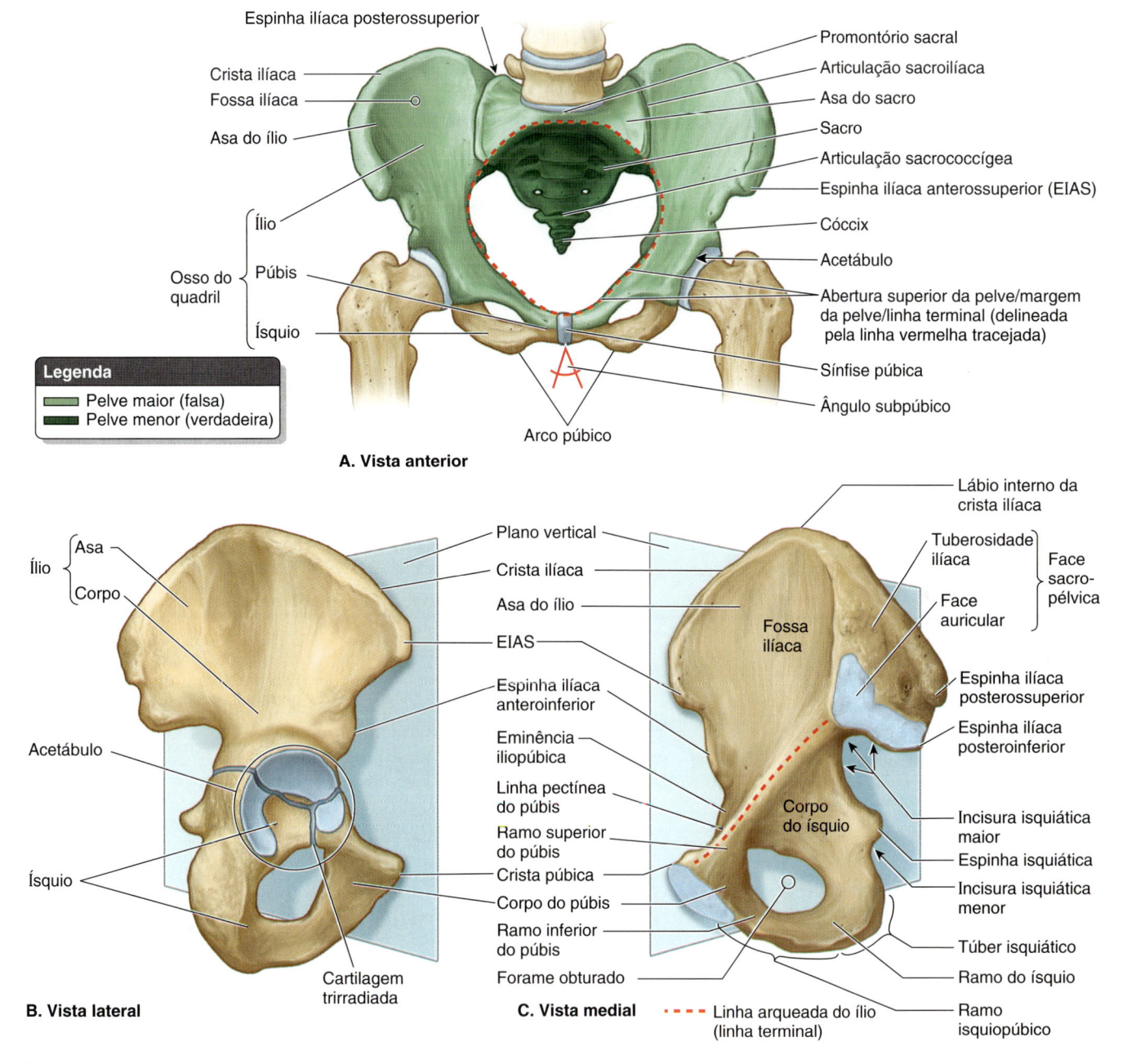

Figura 6.2 Pelve óssea. **A.** Pelve articulada. **B.** Osso do quadril direito de uma criança. **C.** Osso do quadril direito de um adulto. Na posição anatômica, a espinha ilíaca anterossuperior e a face anterior do púbis situam-se no mesmo plano vertical.

O **ísquio** é formado por um corpo e por um ramo. O **corpo do ísquio** constitui a parte posterior do acetábulo, enquanto o **ramo** do ísquio forma a parte posterior do limite inferior do **forame obturado**. A grande protuberância posterior e inferior do ísquio é o **túber isquiático** (ver Figura 6.2). A pequena projeção pontiaguda posterior, situada próximo à junção do ramo com o corpo do ísquio, é a **espinha isquiática**.

O **púbis** é um osso angulado, que possui um **ramo superior do púbis**, que forma a parte anterior do acetábulo, e um **ramo inferior do púbis**, que forma a parte anterior do limite inferior do *forame obturado*. O ramo superior do púbis apresenta uma crista oblíqua, a linha **pectínea do púbis**, em sua face superior. A **crista púbica** é um espessamento na parte **anterior do corpo do púbis**, que termina lateralmente com uma proeminência – o **tubérculo púbico** (ver Figura 6.3A).

O **arco púbico** é formado pelos **ramos isquiopúbicos** (ramos inferiores do púbis e do ísquio) dos dois lados. Esses ramos encontram-se na sínfise púbica, e suas margens inferiores definem o **ângulo subpúbico** (a distância entre os túberes isquiáticos direito e esquerdo), que pode ser calculado pelo ângulo entre o indicador e o dedo médio abduzidos para o homem e pelo ângulo entre o dedo indicador e o polegar estendido, para a mulher (Figura 6.4).

A. Vista anterior

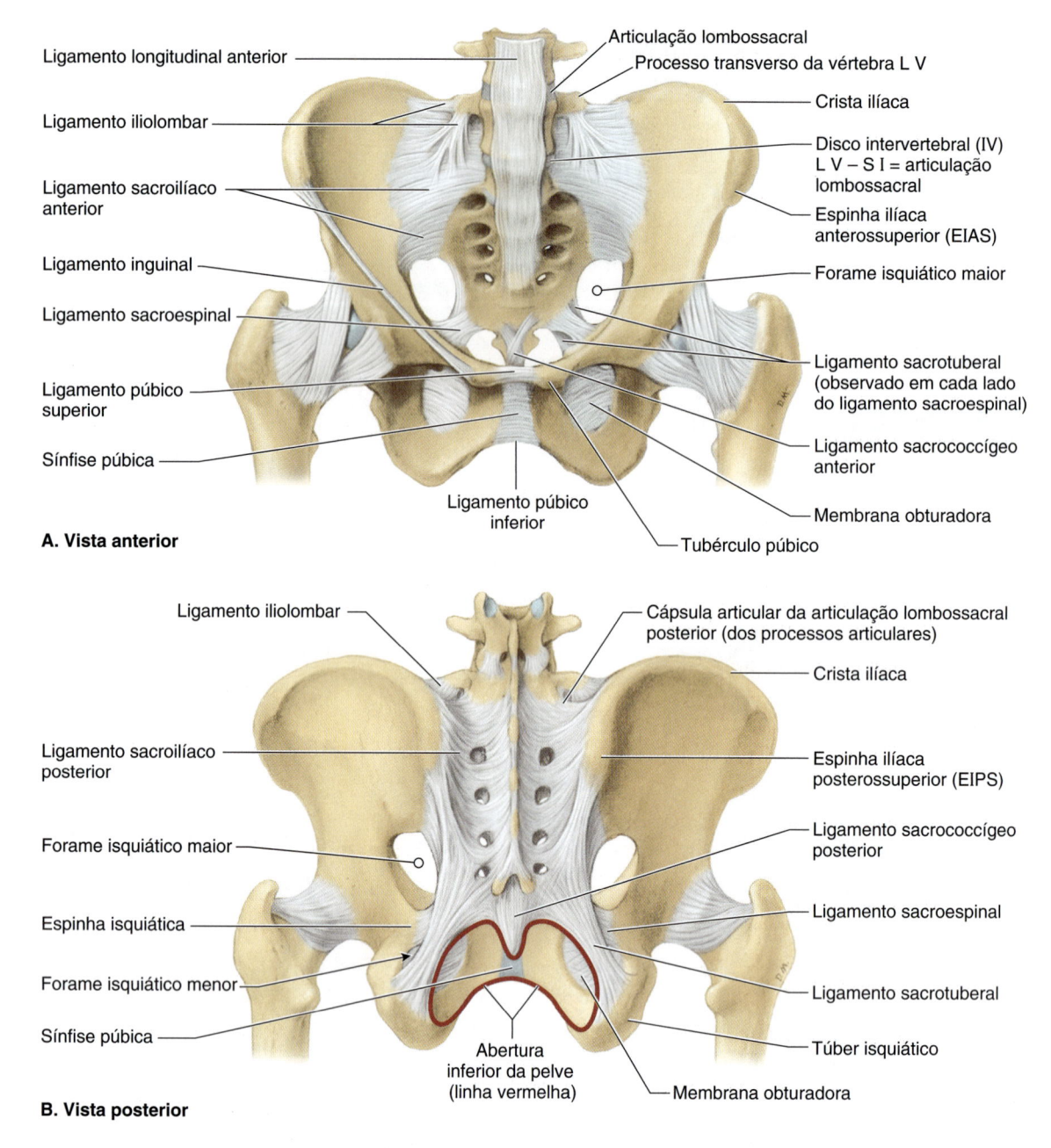

B. Vista posterior

Figura 6.3 Ligamentos do cíngulo dos membros inferiores.

Tabela 6.1 Comparação das pelves ósseas masculina e feminina.

Pelve óssea	Masculina (♂)	Feminina (♀)
Estrutura geral	Espessa e pesada	Fina e leve
Pelve maior	Profunda	Rasa
Pelve menor	Estreita e profunda	Larga e rasa
Abertura superior da pelve	Em forma de coração	Oval ou arredondada
Abertura inferior da pelve	Comparativamente pequena	Comparativamente grande
Arco púbico e ângulo subpúbico (grau)	Estreitos (< 70°)	Largos (> 80°)
Forame obturado	Redondo	Oval
Acetábulo	Grande	Pequeno

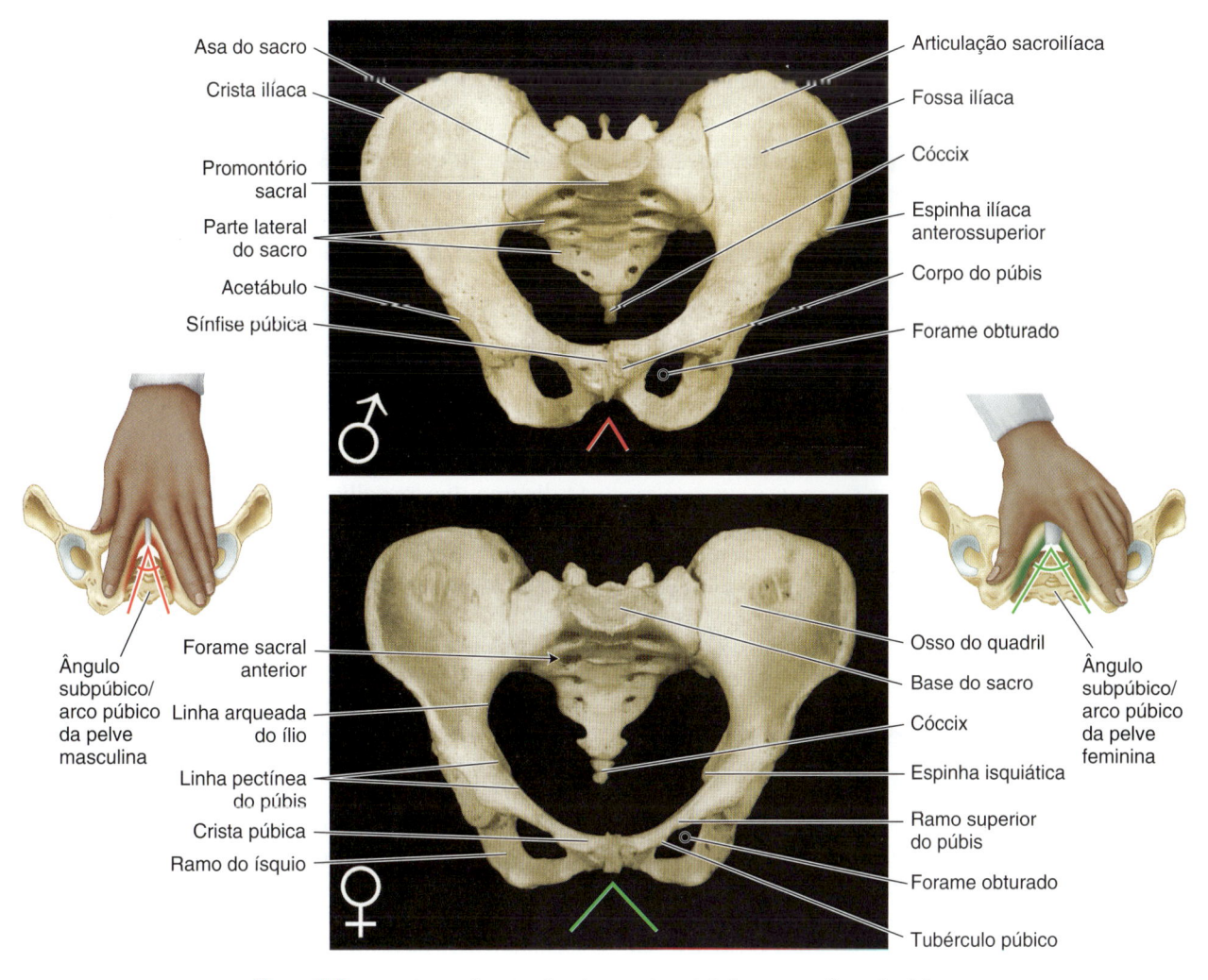

Figura 6.4 Comparação dos cíngulos dos membros inferiores masculino e feminino.

ANATOMIA CLÍNICA

Diferenças sexuais nas pelves ósseas

As pelves ósseas masculina e feminina diferem em vários aspectos (ver Figura 6.4 e Tabela 6.1). Essas diferenças sexuais estão relacionadas, em grande parte, com a constituição mais pesada e com os músculos maiores dos homens e com a adaptação da pelve, em particular da pelve menor, nas mulheres para o parto. Por essa razão, a **pelve masculina** é mais pesada e mais espessa do que a pelve feminina e, em geral, apresenta acidentes ósseos mais proeminentes. Por outro lado, a **pelve feminina** é mais larga e mais rasa e apresenta aberturas superior e inferior da pelve maiores. O formato e o tamanho da abertura superior da pelve são importantes, visto que é por meio dessa abertura que a cabeça do feto entra na pelve menor durante o trabalho de parto. Para determinar a capacidade da pelve para o parto, são observados os diâmetros da pelve menor durante o exame pélvico ou por meio de exame de imagem. O diâmetro anteroposterior mínimo da pelve menor, o *diâmetro verdadeiro* (obstétrico) do meio do promontório da base do sacro até a margem posterossuperior da sínfise púbica, é a menor distância fixa através da qual a cabeça do feto precisa passar no parto vaginal. Entretanto, essa distância não pode ser medida diretamente durante um exame pélvico. Em consequência, mede-se o *diâmetro diagonal* pela palpação do promontório da base do sacro com a ponta do *dedo médio*, utilizando a outra mão para marcar o nível da margem inferior da sínfise púbica na mão do examinador. Após a retirada da mão do examinador, mede-se a distância entre a extremidade do *dedo indicador* (1,5 cm mais curto do que o dedo médio) e o nível marcado pela sínfise púbica, de modo a estimar o diâmetro verdadeiro, que deve ser de 11 cm ou mais.

Fraturas da pelve

As *fraturas da pelve* podem resultar de traumatismo direto dos ossos da pelve, como os que ocorrem durante acidentes de automóvel, ou de forças transmitidas para esses ossos a partir dos membros inferiores durante quedas sobre os pés. As fraturas da pelve podem provocar lesão dos tecidos moles, dos vasos sanguíneos, dos nervos e dos órgãos da pelve.

A pelve é dividida em pelve *maior* (*falsa*) e pelve *menor* (*verdadeira*) pelo plano oblíquo da abertura *superior da pelve* (ver Figuras 6.1 e 6.2).

A **pelve maior** (L. *pelvis major*):

- É superior à abertura superior da pelve
- É limitada pela parede abdominal, anteriormente, pelas asas dos ílios, lateralmente, e pelas vértebras L V e S I, posteriormente
- Constitui o local de algumas vísceras abdominais, como o colo sigmoide e algumas alças do íleo.

A **pelve menor** (L. *pelvis minor*):

- Está situada entre as *aberturas superior* e *inferior da pelve* (ver Figura 6.3B)
- Constitui o local das vísceras pélvicas – bexiga urinária e órgãos genitais internos, como o útero e os ovários
- É delimitada pelas faces pélvicas dos ossos do quadril, sacro e cóccix
- É limitada, inferiormente, pelo diafragma da pelve músculo membranáceo (músculo levantador do ânus) (ver Tabela 6.2 e Figura 6.1B).

Articulações e ligamentos do cíngulo dos membros inferiores

As principais articulações da pelve são as *articulações sacroilíacas* e a *sínfise púbica*, que ligam o esqueleto do tronco com o membro inferior (ver Figura 6.2A). As articulações *lombossacrais* e *sacrococcígea* estão diretamente relacionadas com o cíngulo dos membros inferiores. Essas articulações são sustentadas e reforçadas por ligamentos fortes (ver Figura 6.3).

ARTICULAÇÕES SACROILÍACAS

As **articulações sacroilíacas** são articulações compostas e resistentes, de sustentação do peso, formadas por uma articulação sinovial anterior (entre as *faces auriculares* em forma de orelha do sacro e ílio cobertas com cartilagem articular) e por uma sindesmose posterior (entre as tuberosidades dos mesmos ossos) (ver Figuras 6.2C e 6.5). As faces articulares (auriculares) da articulação sinovial apresentam elevações e depressões irregulares, porém congruentes, que se encaixam. As articulações sacroilíacas diferem da maioria das articulações sinoviais, visto que possuem mobilidade limitada, uma consequência de sua função na transmissão do peso da maior parte do corpo para os ossos do quadril.

O sacro está suspenso entre os ílios e firmemente fixado a eles pelos ligamentos sacroilíacos posterior e interósseo. Os **ligamentos sacroilíacos anteriores**, que são delgados, formam a parte anterior da membrana fibrosa da articulação sinovial. Os **ligamentos sacroilíacos interósseos** ocupam, cada um deles, uma área de cerca de 10 cm² e constituem as principais estruturas envolvidas na transferência do peso da parte superior do corpo, proveniente do esqueleto axial, para os dois ílios e, em seguida, para os fêmures durante a posição ortostática, e para os túberes isquiáticos na posição sentada. Os **ligamentos sacroilíacos posteriores** constituem uma continuação externa posterior dos ligamentos sacroilíacos interósseos.

Em geral, o movimento limita-se a movimentos leves de deslizamento e rotação, exceto quando submetido a uma força considerável, como a que ocorre após um salto alto (ou durante o final da gestação – ver boxe Anatomia Clínica). Em seguida, o peso do corpo é transmitido por meio do sacro, anteriormente ao eixo de rotação, que tende a empurrar a parte superior do sacro para baixo, produzindo, assim, uma rotação

Tabela 6.2 Reflexões peritoneais na pelve.

Femininas (partes A e B)[a]	Masculina (parte C)[a]
1 Desce na parede anterior do abdome (a fixação frouxa possibilita a inserção da bexiga urinária à medida que ela se enche)	1 Desce na parede anterior do abdome (a fixação frouxa possibilita a inserção da bexiga urinária à medida que ela se enche)
2 Reflete-se na face superior da bexiga urinária, criando a **fossa supravesical**	2 Reflete-se na face superior da bexiga urinária, criando a **fossa supravesical**
3 Cobre a face superior convexa da bexiga urinária; inclina-se pelos lados da bexiga urinária para ascender pela parede lateral da pelve, criando uma **fossa paravesical** de cada lado	3 Cobre a face superior convexa (teto) da bexiga urinária; inclinando-se pelos lados do teto para ascender pela parede lateral da pelve, criando uma **fossa paravesical** de cada lado
4 Reflete-se a partir da bexiga urinária para o corpo do útero, formando a **escavação retouterina**	4 Desce na face posterior da bexiga urinária por até 2 cm
5 Recobre o corpo e o fundo do útero, bem como a parte posterior do fórnice da vagina; estende-se lateralmente do útero na forma de uma dupla prega de mesentério, o **ligamento largo** do útero, que envolve as tubas uterinas e os ligamentos redondos do útero, além de sustentar os ovários	5 Lateralmente, forma uma prega sobre os ureteres (**prega interuretérica**), o ducto deferente e as extremidades superiores das glândulas seminais
6 Reflete-se a partir da vagina sobre o reto, formando a **escavação retouterina**[b] (fundo de saco de Douglas)	6 Reflete-se da bexiga urinária e das glândulas seminais sobre o reto, formando a **escavação retovesical**
7 A escavação retouterina estende-se lateral e posteriormente para formar uma **fossa pararretal** em cada lado do reto	7 A escavação retovesical estende-se lateral e posteriormente para formar uma **fossa pararretal** de cada lado do reto
8 Ascende pelo reto; em sentido inferior para superior, o reto é subperitoneal e, em seguida, retroperitoneal	8 Ascende pelo reto; de inferior para superior, o reto é subperitoneal e, em seguida, retroperitoneal
9 Envolve o colo sigmoide, começando na junção retossigmóidea	9 Envolve o colo sigmoide, começando na junção retossigmóidea

[a]Os números referem-se à Figura 6.6.
[b]Ponto inferior da cavidade peritoneal na posição ortostática.

Capítulo 6 • Pelve e Períneo 345

A. Vista anterior de corte coronal

B. Vista medial / Vista lateral

C. Vista medial da hemipelve esquerda

D. Vista anterior e inferior / Vista anterior e posterior

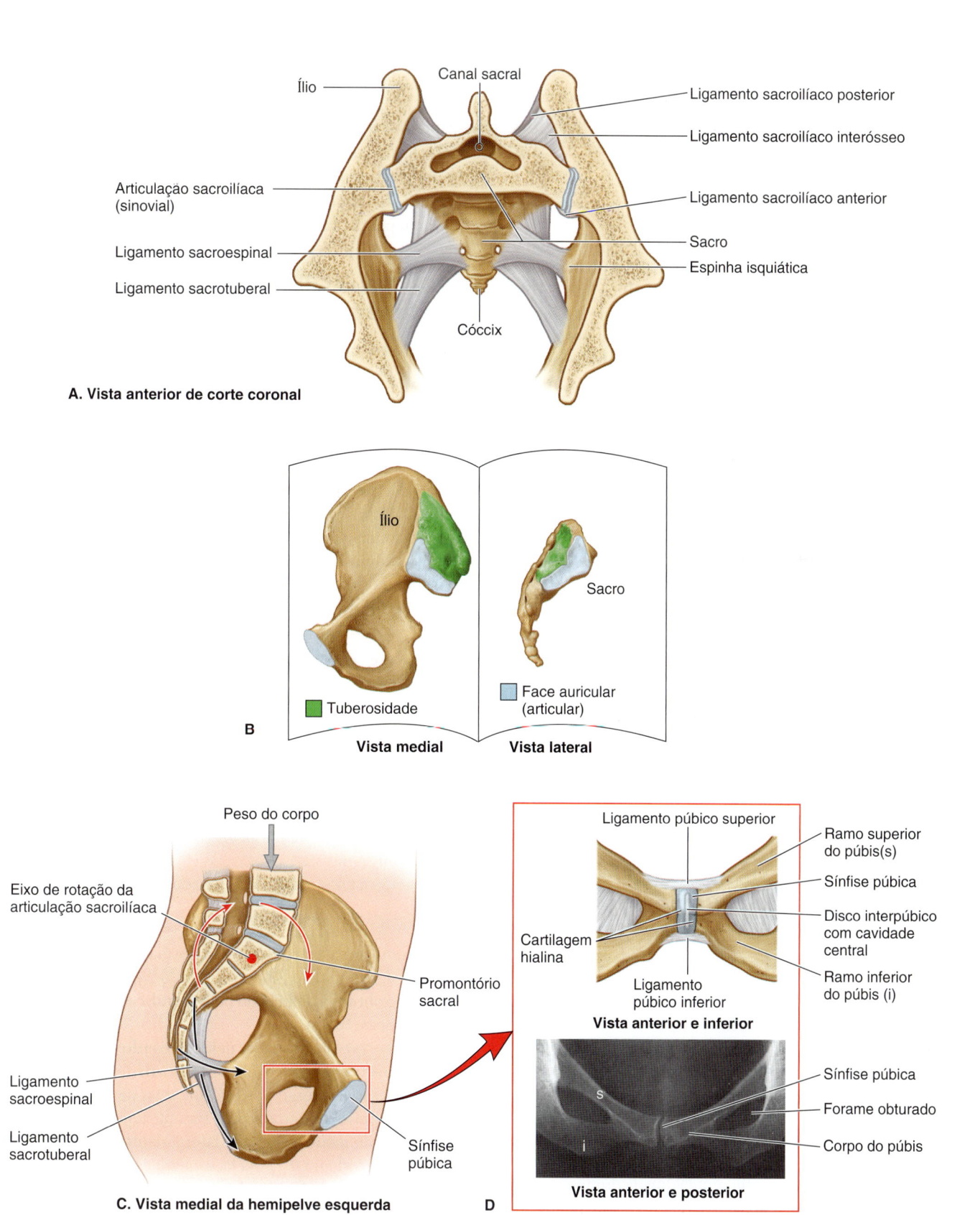

Figura 6.5 Articulações sacroilíacas e ligamentos. **A.** Metade posterior de corte coronal. **B.** Faces articulares da articulação sacroilíaca. **C.** Papel dos ligamentos sacrotuberais e sacroespinais na resistência à rotação anterior da pelve. **D.** Sínfise púbica.

superior da parte inferior do sacro. Essa tendência é impedida pelos fortes **ligamentos sacrotuberais** e **sacroespinais** (ver Figura 6.3). Esses ligamentos possibilitam apenas um movimento ascendente limitado da extremidade inferior do sacro, fornecendo, assim, resiliência à região sacroilíaca quando a coluna vertebral sustenta um aumento súbito de peso (ver Figura 6.5C).

SÍNFISE PÚBICA

A **sínfise púbica** é uma articulação cartilagínea secundária, formada pela união dos corpos do púbis no plano mediano (ver Figuras 6.3 e 6.5D). O **disco interpúbico** fibrocartilagíneo é, em geral, mais largo nas mulheres do que nos homens. Os ligamentos que unem os púbis são espessos superior e inferiormente para formar o **ligamento púbico superior** e o **ligamento púbico inferior,** respectivamente. As fibras de decussação das inserções tendíneas dos músculos reto do abdome e oblíquo externo do abdome também fortalecem anteriormente a sínfise púbica.

ARTICULAÇÕES LOMBOSSACRAIS

A vértebra L V e o sacro articulam-se anteriormente na **sínfise intervertebral (IV)**, formada pelo disco intervertebral L V-S I entre os corpos, posteriormente, e (ver Figura 6.3A) nas duas articulações dos processos articulares (zigapofisárias) entre os processos articulares dessas vértebras (ver Figura 6.3B). Os processos articulares superiores do sacro estão voltados posteromedialmente, encaixando-se com os processos articulares inferiores da vértebra L V, voltados anterolateralmente, impedindo, assim, o deslizamento anterior de L V. Os **ligamentos iliolombares** unem os processos transversos de L V aos ílios.

ANATOMIA CLÍNICA

Relaxamento dos ligamentos da pelve e aumento da mobilidade articular durante a gravidez

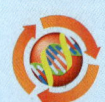

Durante a gravidez, as articulações e ligamentos pélvicos relaxam, e os movimentos da pelve aumentam. Esse relaxamento durante a segunda metade da gestação é produzido pelo aumento dos níveis dos hormônios sexuais e pela presença do hormônio *relaxina*. O mecanismo de encaixe da articulação sacroilíaca é menos efetivo, visto que o relaxamento possibilita uma maior rotação da pelve e contribui para a postura lordótica frequentemente adotada durante a gravidez, com a mudança no centro de gravidade. O relaxamento das articulações sacroilíacas e da sínfise púbica permite um aumento de 10 a 15% nos diâmetros (principalmente transverso), facilitando, assim, a passagem do feto pelo canal da pelve. Possibilita também o movimento posterior do cóccix.

ARTICULAÇÃO SACROCOCCÍGEA

A **articulação sacrococcígea** é uma articulação cartilagínea secundária com um disco intervertebral (IV). A fibrocartilagem e os ligamentos unem o ápice do sacro com a base do cóccix (ver Figura 6.3A).

Os ligamentos **sacrococcígeos anterior** e **posterior** são filamentos longos que reforçam a articulação, de modo muito semelhante ao que os ligamentos longitudinais posteriores realizam para as vértebras superiores.

Peritônio e cavidade peritoneal da pelve

O **peritônio** que reveste a cavidade peritoneal continua na cavidade pélvica, refletindo-se nas faces superiores da maioria das vísceras pélvicas (ver Figura 6.6 e Tabela 6.2). Apenas as tubas uterinas – com exceção de seus óstios, que estão abertos – são intraperitoneais e estão suspensas por um mesentério. Os ovários, embora estejam suspensos na cavidade peritoneal por um mesentério, não são recobertos com peritônio. O peritônio cria diversas pregas e fossas, à medida que se reflete na maioria das vísceras pélvicas.

O peritônio não está firmemente ligado à crista púbica, possibilitando a expansão da bexiga urinária entre ele e a parede anterior do abdome, à medida que ela se enche.

Paredes e assoalho da cavidade pélvica

A cavidade pélvica possui uma *parede anterior e inferior*, duas *paredes laterais* e uma *parede posterior*. Os músculos das paredes da pelve estão resumidos na Figura 6.7A e na Tabela 6.3. A *parede anterior e inferior da pelve*:

- É formada basicamente pelos corpos e ramos dos púbis e pela sínfise púbica
- Participa na sustentação do peso da bexiga urinária.

As *paredes laterais da pelve*:

- Possuem uma estrutura óssea formada pelos ossos do quadril, incluindo o forame obturado (ver Figura 6.2C); o forame obturado é fechado pela **membrana obturadora** (ver Figura 6.3)
- São cobertas e acolchoadas pelos **músculos obturadores internos** (ver Figura 6.7A, B, D). Cada músculo obturador interno converge posteriormente a partir de sua origem na pelve menor, sai pelo forame isquiático menor e curva-se de modo acentuado lateralmente para se fixar ao fêmur (ver Figura 6.7). As faces mediais desses músculos são cobertas pela **fáscia obturatória,** que é espessa centralmente como um arco tendíneo, que fornece inserção para o músculo levantador do ânus (diafragma da pelve) (ver Figura 6.7B, E).
- Apresentam os nervos e vasos obturatórios e outros ramos dos vasos ilíacos internos, localizados em suas faces mediais (medialmente aos músculos obturadores internos).

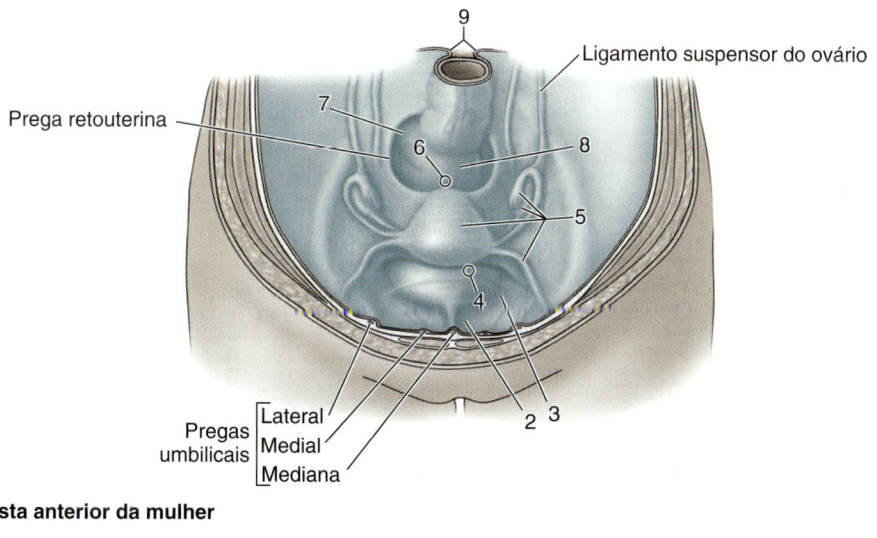

Ligamento suspensor do ovário
Prega retouterina
Pregas umbilicais
Lateral
Medial
Mediana

A. Vista anterior da mulher

Linha de dor pélvica

Linha de dor pélvica

B. Vista lateral direita da mulher **C. Vista lateral direito do homem**

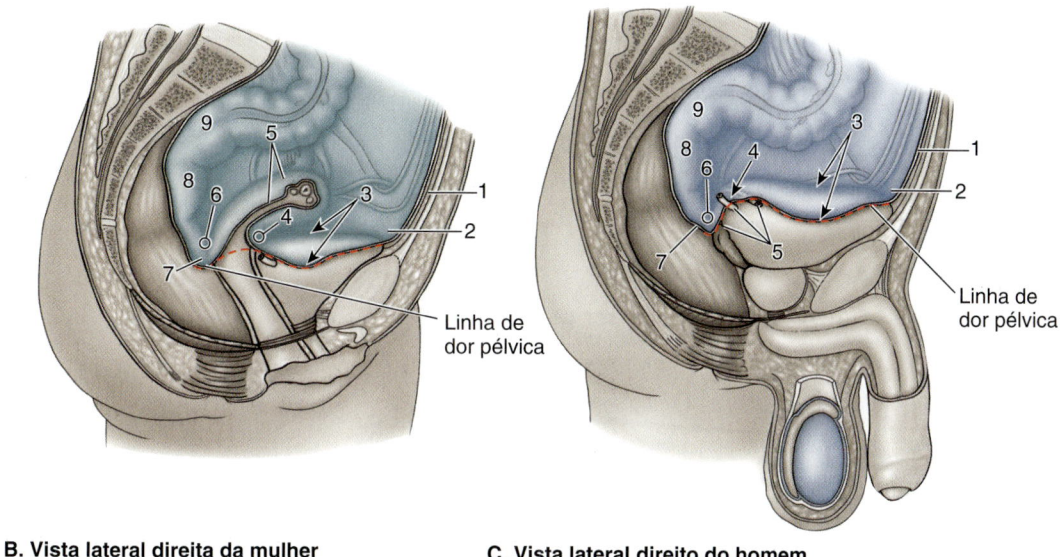

Figura 6.6 Peritônio da pelve.

A *parede posterior da pelve*:

- Consiste em uma parede e teto ósseos na linha mediana (formados pelo sacro e pelo cóccix) e em paredes posteriores e laterais musculoligamentares (formados pelas articulações sacroilíacas e seus ligamentos associados e músculos piriformes). Cada **músculo piriforme** deixa a pelve menor por meio do *forame isquiático maior* para se fixar ao fêmur (ver Figura 6.7A)
- Constitui o local dos nervos que formam o **plexo sacral**; os músculos piriformes formam um "leito muscular" para essa rede nervosa (ver Figura 6.7D, E).

O **assoalho da pelve** é formado pelo **diafragma da pelve** em formato de funil ou tigela, que consiste nos músculos *levantador do ânus* e *coccígeo* e nas fáscias que recobrem as faces superior e inferior desses músculos (ver Figura 6.7A). Os **músculos isquiococcígeos** (coccígeos) estendem-se das espinhas isquiáticas até os ossos púbicos, anteriormente, até as espinhas isquiáticas, posteriormente,

e até um espessamento na fáscia obturatória (**arco tendíneo do músculo levantador do ânus**), de cada lado (ver Figura 6,7A,C, E). O músculo **levantador do ânus** é constituído de três partes, cada uma delas denominada de acordo com a inserção de suas fibras (ver Figura 6.7A, C, E e Tabela 6.3). As três partes do músculo levantador do ânus são as seguintes:

- O músculo **puborretal**, que consiste na parte medial mais espessa e mais estreita do músculo levantador do ânus, é contínuo entre as faces posteriores dos púbis direito e esquerdo. O músculo forma uma alça muscular em forma de U (alça puborretal), que passa posteriormente à junção anorretal. Essa parte desempenha um importante papel na manutenção da continência fecal
- O músculo **pubococcígeo**, que é a parte intermediária mais larga, porém mais fina, do músculo levantador do ânus, origina-se da face posterior do corpo do púbis e da parte anterior do arco tendíneo. Segue posteriormente em um plano quase horizontal. As suas fibras laterais fixam-se

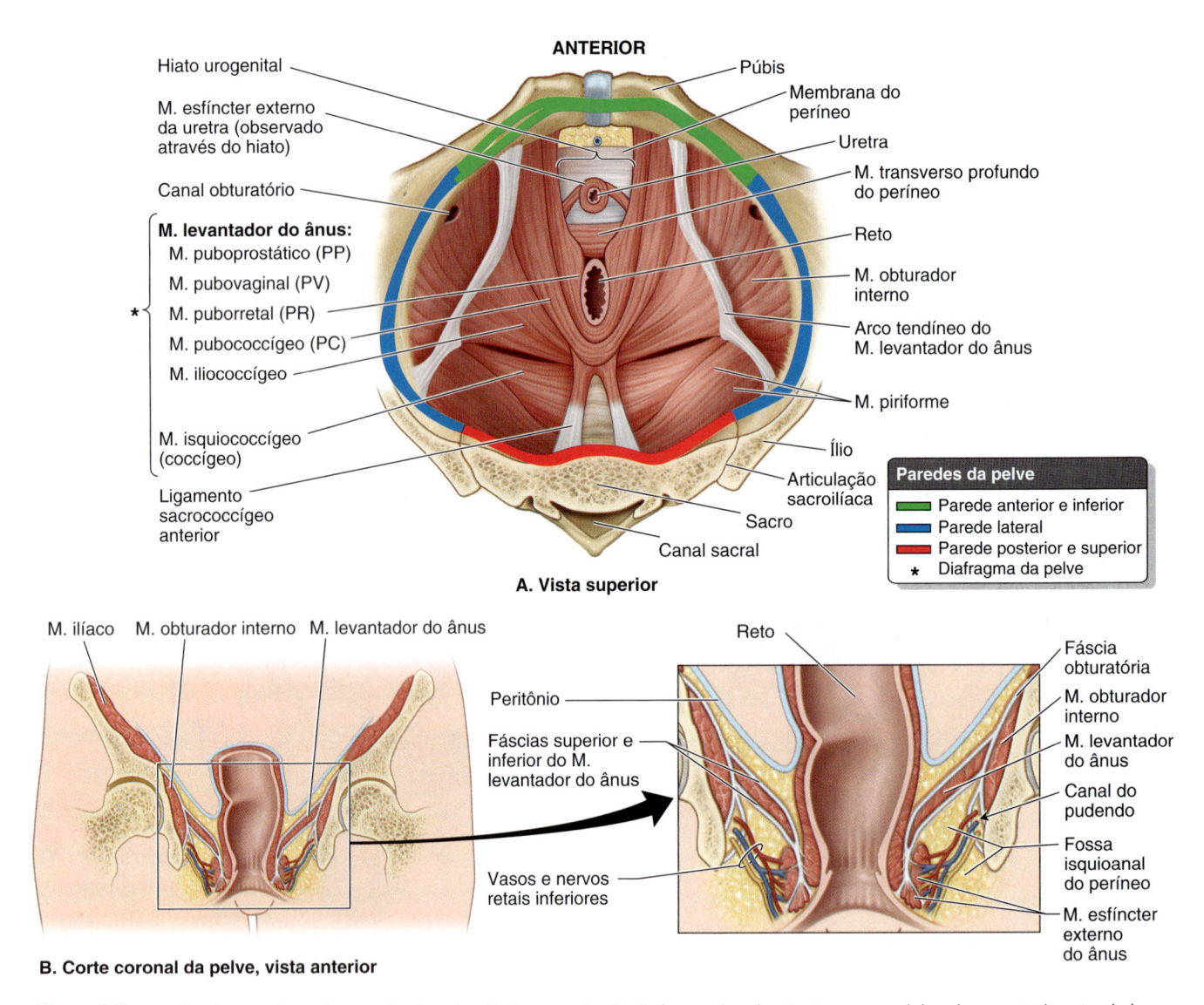

Figura 6.7 Músculos das paredes e do assoalho da pelve. **A.** Face superior do diafragma da pelve. **B.** Corte coronal da pelve através do músculo levantador do ânus e do reto. (*continua*)

Tabela 6.3 Músculos das paredes e do assoalho da pelve.

Músculo	Inserção proximal	Inserção distal	Inervação	Ação principal
Levantador do ânus (pubococcígeo e iliococcígeo)	Corpo do púbis, arco tendíneo do M. levantador do ânus, espinha isquiática	Corpo do períneo, cóccix, corpo anococcígeo, paredes da próstata ou da vagina, reto, canal anal	Nervo para o M. levantador do ânus (ramos de S4), nervo retal (anal) inferior, plexo coccígeo	Ajuda a sustentar as vísceras pélvicas; resiste a aumentos da pressão intra-abdominal
Isquiococcígeo (coccígeo)	Espinha isquiática	Extremidade inferior do sacro e cóccix	Ramos dos nervos espinais S4 e S5	Forma uma pequena parte do diafragma da pelve que sustenta as vísceras pélvicas; realiza a flexão do cóccix
Obturador interno	Face pélvica do ílio e ísquio; membrana obturadora	Trocanter maior do fêmur	Nervo para o M. obturador interno (L5, S1, S2)	Rotação lateral da articulação do quadril; auxilia na manutenção da cabeça do fêmur no acetábulo
Piriforme	Face pélvica do segundo ao quarto segmentos sacrais; margem superior da incisura isquiática maior e ligamento sacrotuberal		Ramos anteriores dos nervos espinais S1 e S2	Rotação lateral da articulação do quadril; abdução da articulação do quadril, ajuda a manter a cabeça do fêmur no acetábulo

C. Vista inferior

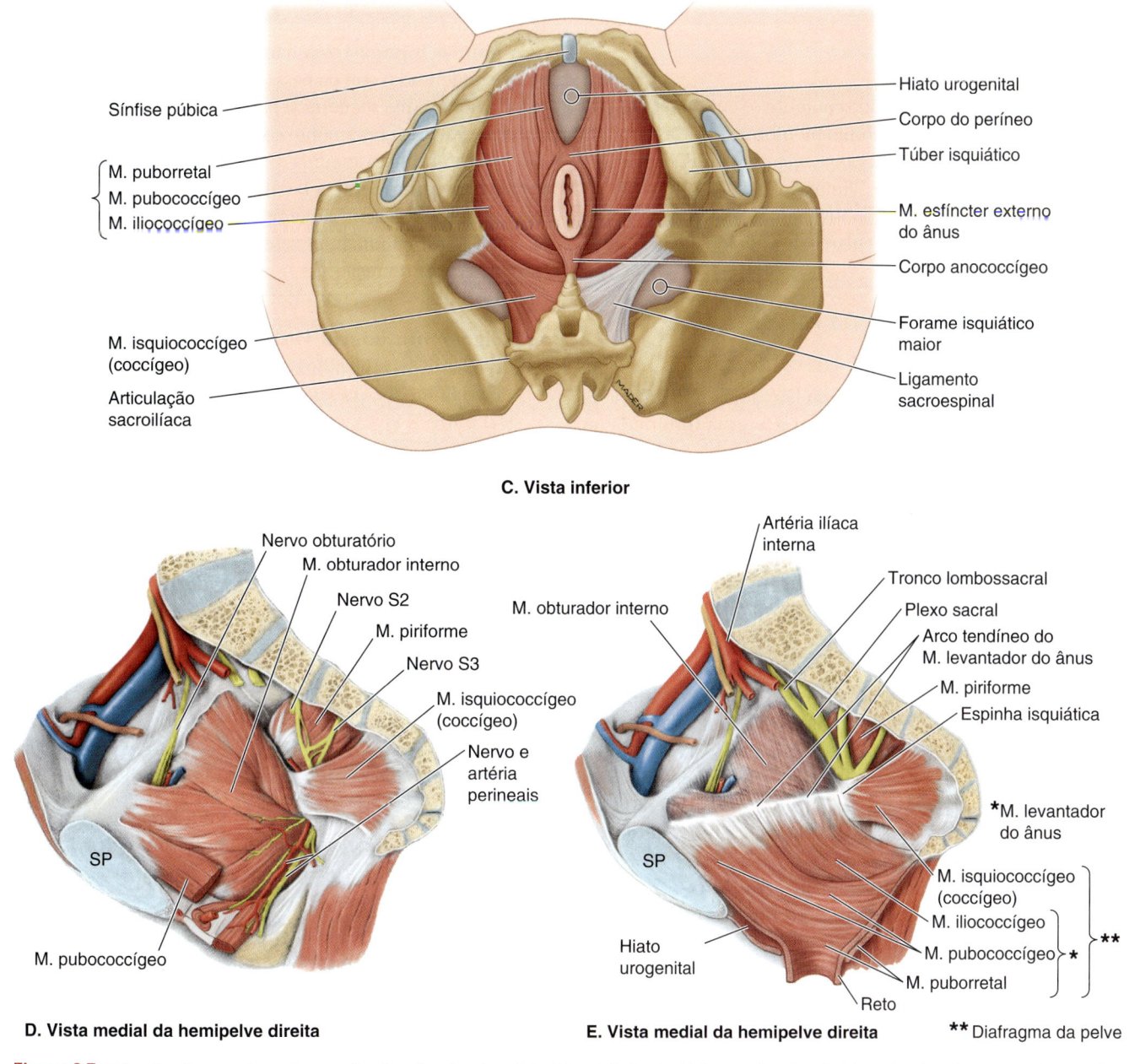

D. Vista medial da hemipelve direita

E. Vista medial da hemipelve direita   ** Diafragma da pelve

Figura 6.7 Músculos das paredes e do assoalho da pelve. (*continuação*) **C.** Face inferior do diafragma da pelve. **D.** Músculos da pelve menor. **E.** Músculo levantador do ânus acrescentado a **D**. *SP*, sínfise púbica.

posteriormente ao cóccix, enquanto as fibras mediais fundem-se com as do músculo contralateral para formar parte do **corpo** (ou **ligamento**) **anococcígeo**
- O músculo **iliococcígeo**, que é a parte posterolateral do músculo levantador do ânus, origina-se da parte posterior do arco tendíneo e da espinha isquiática; é delgado e, com frequência, pouco desenvolvido e une-se com o corpo anococcígeo, posteriormente.

O músculo levantador do ânus forma um assoalho dinâmico para a sustentação das vísceras abdominopélvicas. Atuando juntas, as partes do músculo levantador do ânus elevam o assoalho da pelve, acompanhando a sua descida quando relaxado para possibilitar a defecação e a micção, restaurando a sua posição normal. Ocorrem mais contrações quando o diafragma torácico e os músculos da parede anterolateral do abdome se contraem para comprimir os conteúdos do abdome e da pelve. Por conseguinte, pode resistir à pressão intra-abdominal aumentada, que de outro modo forçaria os conteúdos abdominopélvicos (gases, sólidos e resíduos líquidos e as vísceras) através da abertura inferior da pelve. Essa ação ocorre de modo reflexo durante a expiração forçada, a tosse, o espirro, os vômitos e a fixação do tronco durante movimentos intensos dos membros superiores, como os que ocorrem quando se levanta um objeto pesado. O músculo levantador do ânus também desempenha funções importantes no controle voluntário da micção, da continência fecal (por meio do músculo puborretal) e no suporte do útero.

Fáscia da pelve

A **fáscia da pelve** é um tecido conjuntivo (ou conectivo) que ocupa o espaço entre o peritônio membranáceo e as paredes e o assoalho musculares da pelve não ocupados por órgãos pélvicos (Figura 6.8). Essa "lâmina" é uma continuação da fáscia endoabdominal comparativamente delgada, que se localiza entre as paredes musculares do abdome e o peritônio, superiormente.

FÁSCIA MEMBRANÁCEA DA PELVE: PARIETAL E VISCERAL

A **fáscia parietal da pelve** é uma lâmina membranácea de espessura variável, que reveste a face interna (profunda ou pélvica) dos músculos que formam as paredes e o assoalho da pelve. A fáscia parietal da pelve reveste as faces pélvicas dos músculos obturador interno, piriforme, isquiococcígeo (coccígeo), levantador do ânus e parte dos músculos esfíncteres da uretra (ver Figura 6.8A-D). O nome dado à fáscia provém do músculo que ela envolve (p. ex., fáscia obturatória). Essa lâmina é contínua superiormente com as fáscias transversal e do iliopsoas.

A **fáscia visceral da pelve** inclui a fáscia membranácea, que envolve diretamente os órgãos pélvicos, formando a túnica adventícia de cada um deles. As lâminas parietal e visceral membranáceas tornam-se contínuas no local onde os órgãos penetram no assoalho da pelve (ver Figura 6.7A, C, E). Neste local, a fáscia parietal sofre espessamento, formando o **arco tendíneo da fáscia da pelve**, uma fáscia bilateral contínua que se estende do púbis até o sacro, ao longo do assoalho da pelve adjacente às vísceras.

A parte mais anterior desse arco tendíneo (**ligamento puboprostático** nos homens; **ligamento pubovesical** nas mulheres) liga a próstata ao púbis no homem ou o fundo (base) da bexiga ao púbis, na mulher. A parte mais posterior da fáscia segue na forma dos ligamentos sacrogenitais do sacro em torno das partes laterais do reto até se fixar à próstata, no homem, ou à vagina, na mulher.

FÁSCIA ENDOPÉLVICA: FROUXA E CONDENSADA

O tecido conjuntivo abundante que permanece entre as lâminas parietal e visceral membranáceas e é contínuo com elas é extraperitoneal ou **fáscia endopélvica subperitoneal** (ver Figura 6.8A-D).

Parte dessa fáscia consiste em *tecido areolar (adiposo)* extremamente *frouxo*, que é relativamente desprovido de vasos linfáticos e nutrícios, com exceção dos pequenos. Os espaços **retropúbico** (ou *pré-vesical*, que se estende em direção posterolateral como *paravesical*) e **retrorretal** (ou *pré-sacral*) são *espaços potenciais* no tecido adiposo frouxo, que acomodam a expansão da bexiga urinária e da ampola do reto, à medida que elas se enchem (ver Figura 6.8B, D). Outras partes da fáscia endopélvica possuem consistência fibrosa, constituindo a *fáscia ligamentar*. Essas partes são frequentemente descritas como "condensações fasciais" ou "ligamentos" pélvicos.

A **bainha hipogástrica** é uma faixa espessa de fáscia da pelve condensada, que dá passagem a praticamente todos os vasos e nervos que seguem da parede lateral da pelve para as vísceras pélvicas, juntamente com os ureteres e, no homem, o ducto deferente. À medida que se estende medialmente, a partir da parede lateral, a bainha hipogástrica divide-se em três lâminas ("camadas") que passam para os órgãos pélvicos ou entre eles, conduzindo as estruturas neurovasculares e fornecendo sustentação. As três lâminas da bainha hipogástrica, de anterior para posterior, são as seguintes:

- O **ligamento lateral vesical**, que segue até a bexiga, conduzindo as artérias e as veias vesicais superiores
- A lâmina média que, no homem, forma o **septo** retovesical entre a face posterior da bexiga urinária e a próstata, anteriormente, e o reto, posteriormente (ver Figura 6.8D). Na mulher, a lâmina média é substancial e segue em direção medial até o colo do útero e a vagina, como **ligamento transverso do colo do útero** (*cardinal*), também conhecido clinicamente como *ligamento cervical lateral* ou de *Mackenrodt* (ver Figura 6.8B, E). Em sua parte mais superior, na base do ligamento largo, a artéria uterina segue um trajeto transversal em direção ao colo do útero, enquanto os ureteres seguem um trajeto imediatamente inferior a eles, à medida que passam de cada lado do colo do útero, em direção à bexiga urinária
- A lâmina mais posterior segue até o reto, conduzindo a artéria e a veia retais médias (ver Figura 6.8D).

O ligamento transverso do colo do útero e a maneira pela qual o útero normalmente "repousa" no topo da bexiga urinária fornecem a principal sustentação passiva do útero. Por sua vez, a bexiga urinária repousa sobre os púbis e a sínfise, anteriormente, e sobre a parede anterior da vagina, posteriormente (ver Figura 6.8E). Por sua vez, a vagina está suspensa entre os arcos tendíneos da fáscia da pelve pelo **paracolpo** (ver Figura 6.8A, E). Além dessa *sustentação passiva*, os músculos do períneo fornecem uma sustentação dinâmica para o útero, para a bexiga urinária e para o reto, contraindo-se durante os momentos de aumento da pressão intra-abdominal.

Existem **espaços pelvirretais** potenciais, cirurgicamente importantes, no tecido conjuntivo extraperitoneal frouxo, acima do diafragma da pelve. Os espaços são divididos em regiões anterior e posterior pelos **ligamentos laterais do reto**, que consistem nas lâminas posteriores das bainhas hipogástricas. Esses ligamentos conectam o reto à fáscia parietal da pelve nos níveis S II-S IV (ver Figura 6.8B, D).

Nervos da pelve

As estruturas da pelve são inervadas principalmente pelos **nervos espinais sacrais** (S1-S4) e **coccígeos** e pela *parte pélvica da divisão autônoma do sistema nervoso* (Figura 6.9). Os músculos piriforme e coccígeo formam um leito para os

Capítulo 6 • Pelve e Períneo 351

A. Vista anterior de corte coronal

- Artéria uterina
- Ligamento transverso do colo (cardinal)
- Paracolpo
- Vagina
- Vestíbulo da vagina
- Colo do útero
- Peritônio
- M. obturador interno
- Fáscia obturatória
- Plano de corte para B e D
- Fáscia visceral
- Arco tendíneo do M. levantador do ânus
- Fáscias superior e inferior do diafragma da pelve
- M. levantador do ânus
- Arco tendíneo da fáscia da pelve
- M. esfíncter externo da uretra
- Músculos profundos do períneo

C. Vista anterior de corte coronal

- Bexiga urinária
- Próstata
- Parte prostática da uretra

Fáscia da pelve
- ☐ Fáscia areolar frouxa ⎱ Fáscia
- ☐ Fáscia ligamentar ⎰ endopélvica
- — Fáscia visceral ⎱ Fáscia
- — Fáscia parietal ⎰ membranácea
- — Peritônio

B. Vista superior de corte transverso

- Espaço retropúbico (pré-vesical)
- Púbis
- Bexiga urinária
- Fáscia visceral da bexiga urinária
- Espaço paravesical
- M. obturador interno
- Fáscia obturatória
- Plano de A
- Colo do útero
- Escavação retouterina
- Reto
- Espaço retrorretal (pré-sacral)
- Membrana obturadora
- Ligamento lateral vesical
- Septo retovesical
- Ureter
- Espaço paravesical
- Ligamento transverso do colo (cardinal)
- Bainha hipogástrica
- Ligamento lateral do reto
- Fáscia visceral do reto
- M. piriforme
- Sacro

D. Vista superior de corte transverso

- Plano de C
- Glândula seminal
- Ampola do ducto deferente
- Ligamento lateral vesical
- Espaço pelvirretal

E. Vista anterolateral esquerda

- *Localização da espinha isquiática
- Ligamento reto uterino
- Colo do útero
- Arco tendíneo do M. levantador do ânus
- M. levantador do ânus
- Púbis
- Reto
- Útero
- Ligamento transverso do colo (cardinal)
- Leito da bexiga urinária (delineado)
- Paracolpo
- Colo da bexiga urinária
- M. obturador interno
- Sínfise púbica
- Arco tendíneo da fáscia da pelve

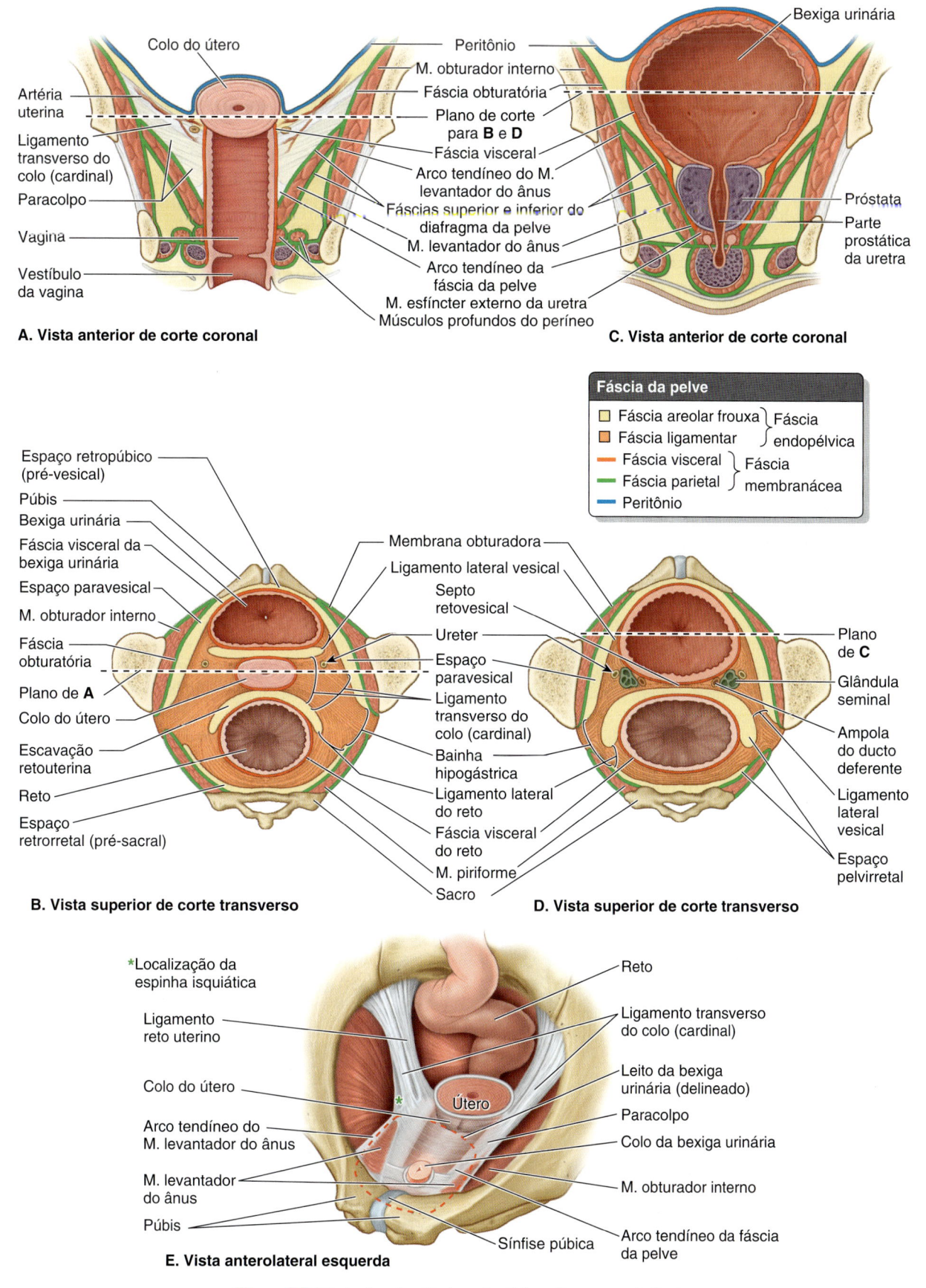

Figura 6.8 Fáscia da pelve: fáscia endopélvica e ligamentos da fáscia.

plexos nervosos sacral e coccígeo. Os ramos anteriores dos nervos espinais S2 e S3 emergem entre as digitações desses músculos (ver Figura 6.9C). A parte descendente do ramo anterior do nervo L4 une-se com o ramo anterior do nervo L5 para formar o **tronco lombossacral** espesso e semelhante a um cordão. O tronco segue inferiormente, anterior à asa do sacro, para se unir ao plexo sacral.

PLEXO SACRAL

O plexo sacral está localizado na parede posterolateral da pelve menor, onde está estreitamente relacionado com a face anterior do músculo piriforme. Os dois nervos principais formados pelo plexo sacral são os *nervos isquiático e pudendo*. A maioria dos ramos do plexo sacral sai da pelve através do *forame isquiático maior* (ver Figura 6.9).

O **nervo isquiático**, o maior nervo do corpo, é formado pelos ramos anteriores dos nervos espinais L4-S3 (ver Figura 6.9 e Tabela 6.4). Os ramos anteriores convergem na face anterior do músculo piriforme. Com mais frequência, o nervo isquiático passa através do *forame isquiático maior*, inferiormente ao músculo piriforme, para entrar na região glútea.

O **nervo pudendo** é o principal nervo do períneo e também o principal nervo sensitivo dos órgãos genitais externos. Origina-se dos ramos anteriores dos nervos espinais S2-S4. Acompanha a artéria pudenda interna e deixa a pelve através do forame isquiático maior, entre os músculos piriforme e isquiococcígeo. O nervo pudendo faz uma curva em torno da espinha isquiática e do ligamento sacroespinal e entra no períneo por meio do forame isquiático menor. Inerva a pele e os músculos do períneo, incluindo as partes terminais dos sistemas genital, urinário e digestório.

O **nervo glúteo superior** origina-se dos ramos anteriores dos nervos espinais L4-S1 e deixa a pelve através do forame isquiático maior com os vasos glúteos superiores, acima do músculo piriforme. Inerva três músculos na região glútea: os músculos glúteo médio, glúteo mínimo e tensor da fáscia lata (ver Capítulo 7).

O **nervo glúteo inferior** origina-se dos ramos anteriores dos nervos espinais L5-S2 e deixa a pelve através do forame isquiático maior com os vasos glúteos inferiores, abaixo do músculo piriforme e superficialmente ao nervo isquiático. Divide-se em vários ramos que inervam o músculo glúteo máximo sobrejacente (ver Capítulo 7).

PLEXO COCCÍGEO

O **plexo coccígeo** consiste em uma pequena rede de fibras nervosas, formadas pelos ramos anteriores dos nervos espinais S4 e S5 e pelos **nervos coccígeos** (ver Figura 6.9B). Situa-se na face pélvica do músculo isquiococcígeo e o inerva, além de parte do músculo levantador do ânus e a articulação sacrococcígea. Os **nervos anococcígeos**, que se originam desse plexo, perfuram o ligamento sacrotuberal e inervam uma pequena área da pele entre a extremidade do cóccix e o ânus (ver Figura 6.9C).

NERVO OBTURATÓRIO

Embora passe pela pelve, o **nervo obturatório** não é um "nervo pélvico", sendo o principal nervo para a parte medial da coxa. Origina-se do plexo lombar (ramos anteriores dos nervos espinais L2-L4) no abdome (pelve maior) e entra na pelve menor (ver Figura 6.9C). Segue o seu trajeto no tecido

---

ANATOMIA CLÍNICA

Lesão do assoalho da pelve

Durante o parto, o assoalho da pelve sustenta a cabeça do feto, enquanto o colo do útero se dilata para permitir a passagem do feto. O períneo, o músculo levantador do ânus e a fáscia da pelve podem ser lesionados durante o parto. É o músculo pubococcígeo, a parte intermediária principal do músculo levantador do ânus, que habitualmente se rompe (Figura AC6.1). Essa parte do músculo é importante, visto que circunda e sustenta a uretra, a vagina e o canal anal. O enfraquecimento do músculo levantador do ânus e da fáscia da pelve, em consequência de distensão ou ruptura durante o parto, pode alterar a posição do colo da bexiga urinária e da uretra. Essas alterações podem provocar *incontinência urinária de esforço*, que se caracteriza por gotejamento de urina quando ocorre elevação da pressão intra-abdominal durante a tosse e o levantamento de um objeto, por exemplo.

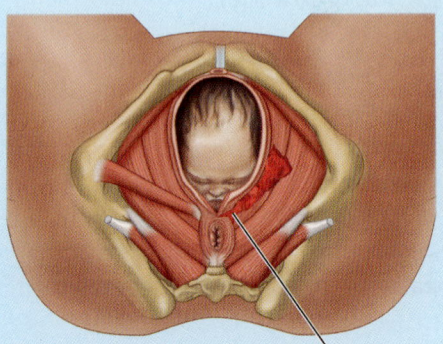

Laceração do M. pubococcígeo

Figura AC6.1 Lesão obstétrica.

ANATOMIA CLÍNICA

Lesão dos nervos pélvicos

Durante o parto, a cabeça do feto pode comprimir o plexo sacral da mãe, provocando dor nos membros inferiores. O nervo obturatório é vulnerável à lesão durante a cirurgia (p. ex., durante a retirada de linfonodos cancerosos da parede lateral da pelve). A *lesão do nervo obturatório* pode provocar espasmos dolorosos dos músculos abdutores da coxa e déficits sensitivos na região medial da coxa (ver Capítulo 7).

Capítulo 6 • Pelve e Períneo   353

A. Vista anterior

- Tronco lombossacral
- L4
- L5
- Sacro
- S1, S2, S3, S4
- Forame isquiático maior
- Espinha isquiática
- Ligamento sacroespinal

B. Vista anterior

- L4, L5, S1, S2, S3, S4, S5, Co1
- Plexo sacral
- Plexo coccígeo

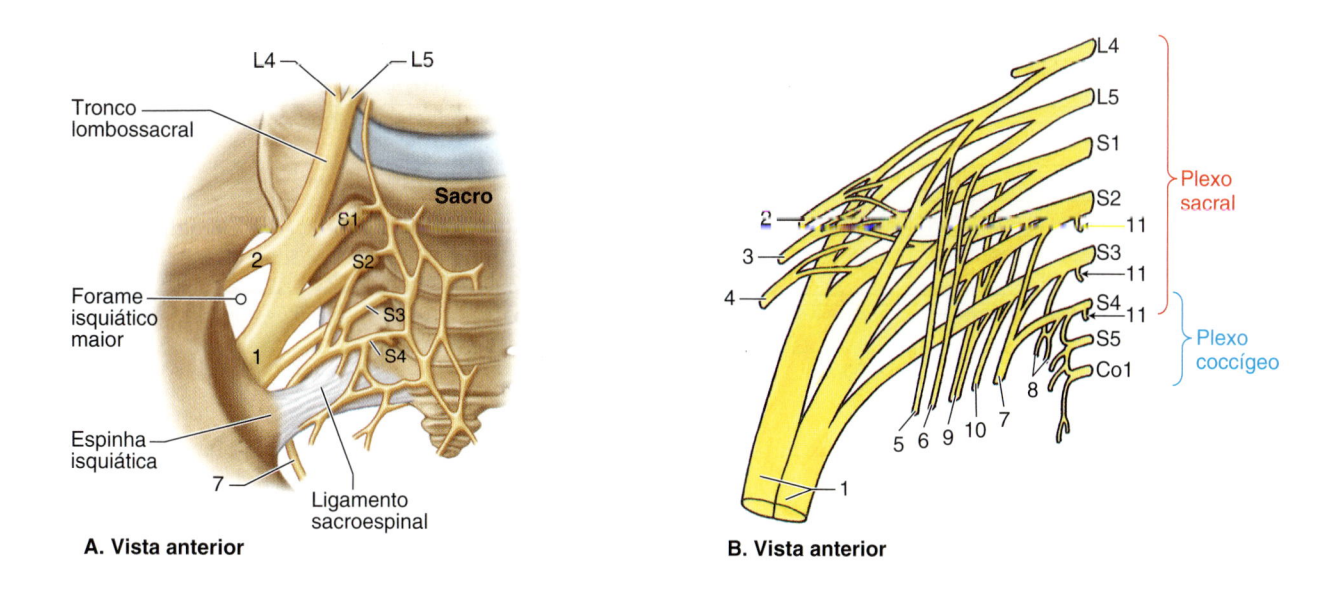

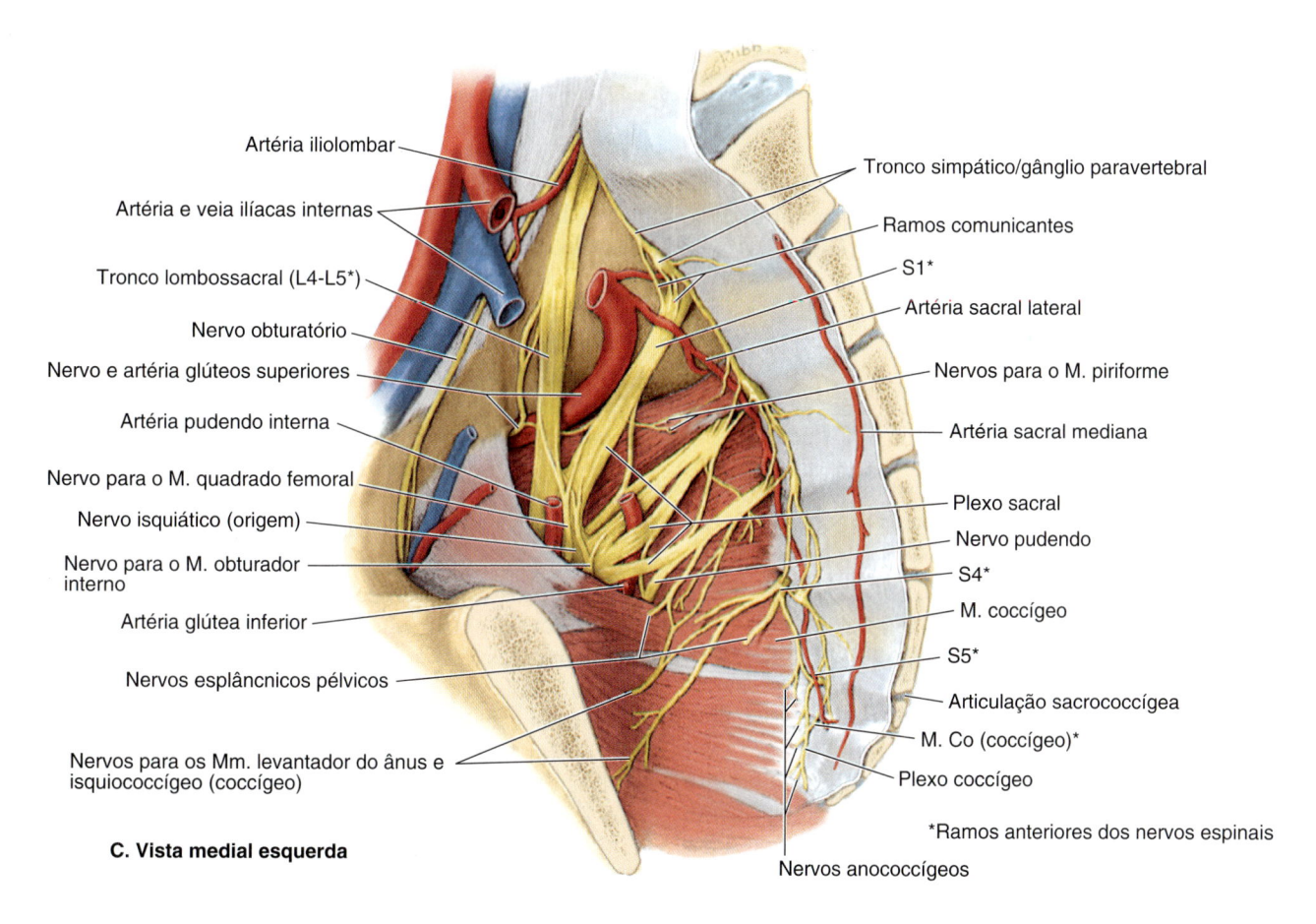

C. Vista medial esquerda

- Artéria iliolombar
- Artéria e veia ilíacas internas
- Tronco lombossacral (L4-L5*)
- Nervo obturatório
- Nervo e artéria glúteos superiores
- Artéria pudendo interna
- Nervo para o M. quadrado femoral
- Nervo isquiático (origem)
- Nervo para o M. obturador interno
- Artéria glútea inferior
- Nervos esplâncnicos pélvicos
- Nervos para os Mm. levantador do ânus e isquiococcígeo (coccígeo)
- Tronco simpático/gânglio paravertebral
- Ramos comunicantes
- S1*
- Artéria sacral lateral
- Nervos para o M. piriforme
- Artéria sacral mediana
- Plexo sacral
- Nervo pudendo
- S4*
- M. coccígeo
- S5*
- Articulação sacrococcígea
- M. Co (coccígeo)*
- Plexo coccígeo
- *Ramos anteriores dos nervos espinais
- Nervos anococcígeos

Figura 6.9 Nervos dos plexos sacral e coccígeo. A e B. Visão geral esquemática dos nervos. C. Dissecção dos plexos nervosos.

Tabela 6.4 Nervos dos plexos sacral e coccígeo.

Nervo[a]	Origem segmentar (ramos anteriores)	Distribuição
1 Isquiático	L4, L5, S1, S2, S3	Ramos articulares para a articulação do quadril e ramos musculares para os músculos flexores do joelho (músculos posteriores da coxa) e todos os músculos na perna e no pé
2 Glúteo superior	L4, L5, S1	Músculos glúteo médio, glúteo mínimo e tensor da fáscia lata
3 Glúteo inferior	L5, S1, S2	Músculo glúteo máximo
4 Nervo para o M. piriforme	S1, S2	Músculo piriforme
5 Nervo para os MM. quadrado femoral e gêmeo inferior	L4, L5, S1	Músculos quadrado femoral e gêmeo inferior
6 Nervo para os MM. obturador interno e gêmeo superior	L5, S1, S2	Músculos obturador interno e gêmeo superior
7 Pudendo	S2, S3, S4	Estruturas no períneo: sensitivo para os órgãos genitais, ramos musculares para os músculos do períneo, o músculo esfíncter da uretra e o músculo esfíncter externo do ânus
8 Nervos para os MM. levantador do ânus e isquiococcígeo	S3, S4	Músculos levantador do ânus e isquiococcígeo
9 Cutâneo femoral posterior	S2, S3	Ramos cutâneos para as nádegas e as faces medial e posterior da coxa
10 Cutâneo perfurante	S2, S3	Ramos cutâneos para a parte medial das nádegas
11 Esplâncnico pélvico	S2, S3, S4	Vísceras pélvicas por meio do plexo hipogástrico inferior e plexo pélvico

[a]Os números referem-se à Figura 6.9.

adiposo extraperitoneal, ao longo da parede lateral da pelve, até o canal obturatório, a abertura na membrana obturadora, onde sai da pelve e entra na parte medial da coxa.

NERVOS AUTÔNOMOS DA PELVE

A inervação autônoma da cavidade pélvica ocorre por meio de quatro vias: os *troncos simpáticos sacrais*, os *plexos hipogástricos*, os *nevos esplâncnicos pélvicos* e os *plexos periarteriais*.

Os **troncos simpáticos sacrais** constituem a continuação inferior dos troncos simpáticos lombares (Figura 6.10). Em geral, cada tronco sacral apresenta quatro gânglios simpáticos. Os troncos sacrais descem na parte pélvica do sacro, imediatamente mediais aos forames sacrais anteriores e, em geral, convergem para formar o pequeno **gânglio ímpar** mediano, anterior ao cóccix (ver Figura 6.10). Os troncos simpáticos descem posteriormente ao reto, no tecido conjuntivo extraperitoneal, e emitem ramos comunicantes, os ramos comunicantes cinzentos, para cada um dos ramos anteriores dos nervos sacrais e coccígeos. Eles também emitem ramos para a artéria sacral mediana e para o plexo hipogástrico inferior. A principal função dos troncos simpáticos sacrais consiste em fornecer fibras pós-sinápticas para o plexo sacral para a inervação simpática do membro inferior.

Os **plexos hipogástricos** (superior e inferior) consistem em redes de fibras nervosas simpáticas e aferentes viscerais. A principal parte do **plexo hipogástrico superior** situa-se imediatamente abaixo da bifurcação da aorta e desce para a pelve. Esse plexo é o prolongamento inferior do **plexo intermesentérico** (ver Capítulo 5), que também recebe os nervos esplâncnicos L3 e L4. O plexo hipogástrico superior entra na pelve, dividindo-se em **nervos hipogástricos direito** e **esquerdo**, que descem anteriormente ao sacro. Esses nervos descem lateralmente ao reto, dentro das *bainhas hipogástricas*, e, em seguida, espalham-se à medida que se fundem com os nervos esplâncnicos (parassimpáticos), para formar os **plexos hipogástricos inferiores direito** e **esquerdo**. Subplexos dos plexos hipogástricos inferiores, os **plexos pélvicos**, em ambos os sexos, passam para as faces laterais do reto e para as faces inferiores e laterais da bexiga urinária e, nos homens, para a próstata e as glândulas seminais; nas mulheres, passam para o colo do útero e para as partes laterais do fórnice da vagina.

Os **nervos esplâncnicos pélvicos** contêm fibras parassimpáticas pré-sinápticas e aferentes viscerais, que provêm dos segmentos S2-S4 da medula espinal, bem como fibras aferentes viscerais, provenientes dos corpos celulares localizados nos gânglios espinais dos nervos espinais correspondentes (ver Figuras 6.9B, C e 6.10 e Tabela 6.4). Os nervos esplâncnicos pélvicos fundem-se com os nervos hipogástricos para formar os plexos hipogástricos (e pélvicos) inferiores.

O **sistema de plexos hipogástrico/pélvico**, que recebe fibras simpáticas por meio dos nervos esplâncnicos lombares e fibras parassimpáticas por meio dos nervos esplâncnicos pélvicos, inerva as vísceras pélvicas. As **fibras simpáticas** produzem vasomotricidade, inibem a contração peristáltica do reto e estimulam a contração dos órgãos genitais durante o orgasmo (produzindo ejaculação no homem). As fibras parassimpáticas estimulam a contração do reto e da bexiga urinária para a defecação e a micção, respectivamente. As **fibras parassimpáticas** no plexo prostático penetram no assoalho

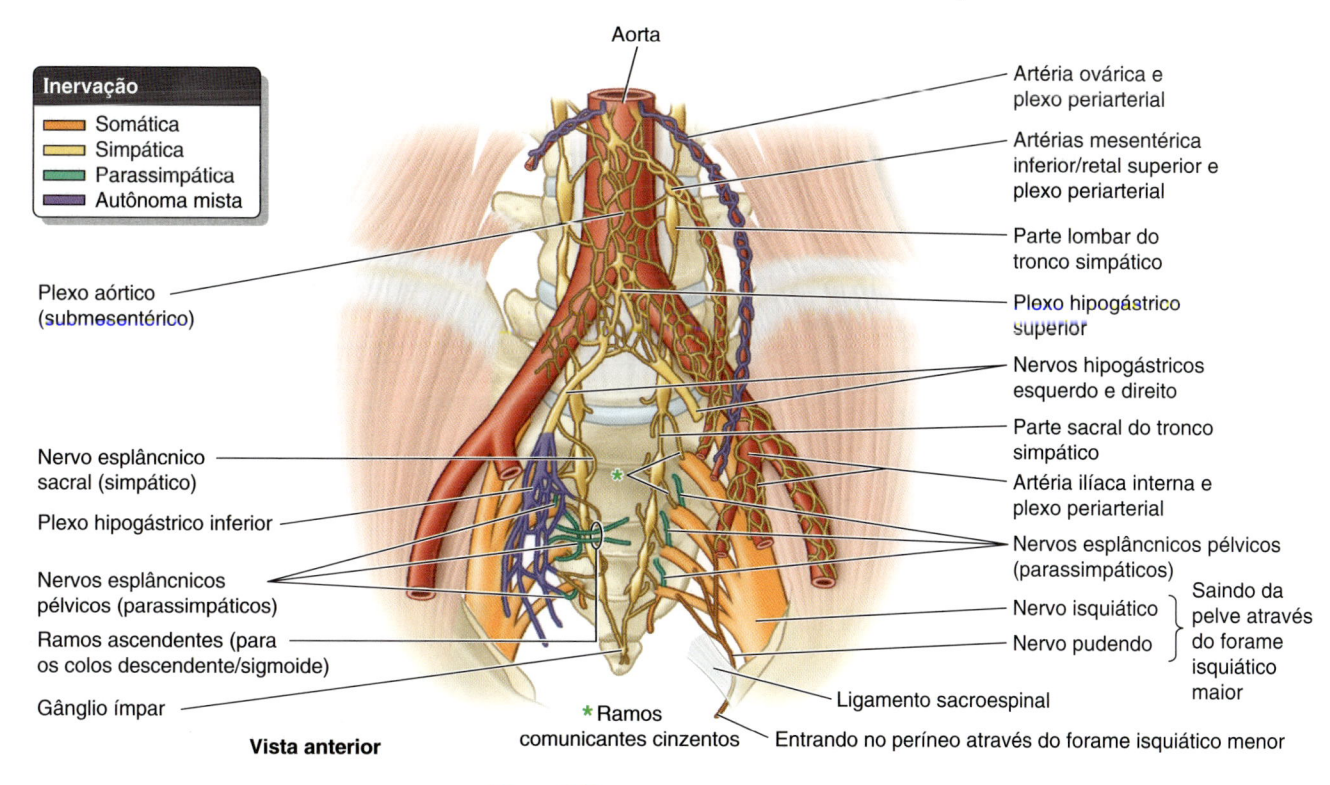

Figura 6.10 Nervos autônomos da pelve.

da pelve para inervar os corpos eréteis dos órgãos genitais externos, produzindo ereção.

Os **plexos periarteriais** das artérias retais superiores, ováricas e ilíacas internas fornecem fibras vasomotoras simpáticas pós-sinápticas para cada uma das artérias e seus ramos derivados.

INERVAÇÃO AFERENTE VISCERAL NA PELVE

As **fibras aferentes viscerais** seguem com as fibras nervosas autônomas, embora os impulsos sensitivos sejam conduzidos centralmente, em direção retrógrada aos impulsos eferentes. Na pelve, as fibras aferentes viscerais que conduzem a *sensibilidade reflexa* (informação que não chega à consciência) seguem o seu trajeto com as fibras parassimpáticas para os gânglios sensitivos dos nervos espinais S2-S4. O trajeto seguido pelas fibras aferentes viscerais que conduzem a *sensação de dor* difere em relação a uma linha imaginária, a **linha de dor pélvica**, que corresponde ao limite inferior do peritônio (ver Figura 6.6B, C), exceto no caso do intestino grosso, onde a linha de dor passa a meio caminho ao longo da extensão do colo sigmoide. As fibras aferentes viscerais que transmitem sensações de **dor das vísceras inferiores à linha de dor pélvica** (estruturas que não possuem contato com o peritônio e a parte distal do colo sigmoide e reto) também seguem o seu trajeto com as fibras parassimpáticas para os gânglios dos nervos espinais S2-S4. Entretanto, as fibras aferentes viscerais que conduzem a dor das vísceras *superiores à linha de dor pélvica* (estruturas que possuem contato com o peritônio, exceto a parte distal do colo sigmoide e reto) seguem o seu trajeto com as fibras simpáticas de modo retrógrado até os gânglios espinais dos nervos espinais torácicos inferiores e lombares superiores.

Artérias e veias da pelve

Quatro artérias principais entram na pelve menor nas mulheres e três nos homens (Figura 6.11A, D):

- As **artérias ilíacas internas** pares conduzem a maior parte do sangue para a pelve menor. Bifurcam-se em divisões anterior e posterior, dando origem aos ramos viscerais e parietais, respectivamente
- As *artérias ováricas* pares (nas mulheres)
- A **artéria sacral mediana**
- A *artéria retal superior*.

A origem, o trajeto e a distribuição dessas artérias e seus ramos estão resumidos na Tabela 6.5.

A pelve é drenada:

- Principalmente pelas **veias ilíacas internas** e suas tributárias
- Pelas veias retais superiores (ver sistema venoso porta, no Capítulo 5, Abdome)
- Pela veia sacral mediana
- Pelas veias ováricas (nas mulheres)
- Pelo plexo venoso vertebral interno (ver Capítulo 2).

Os **plexos venosos pélvicos** são formados pela anastomose das veias na pelve (ver Figura 6.11B, C). Os diversos plexos (retal, vesical, prostático, uterino e vaginal) unem-se e drenam principalmente para a veia ilíaca interna; entretanto,

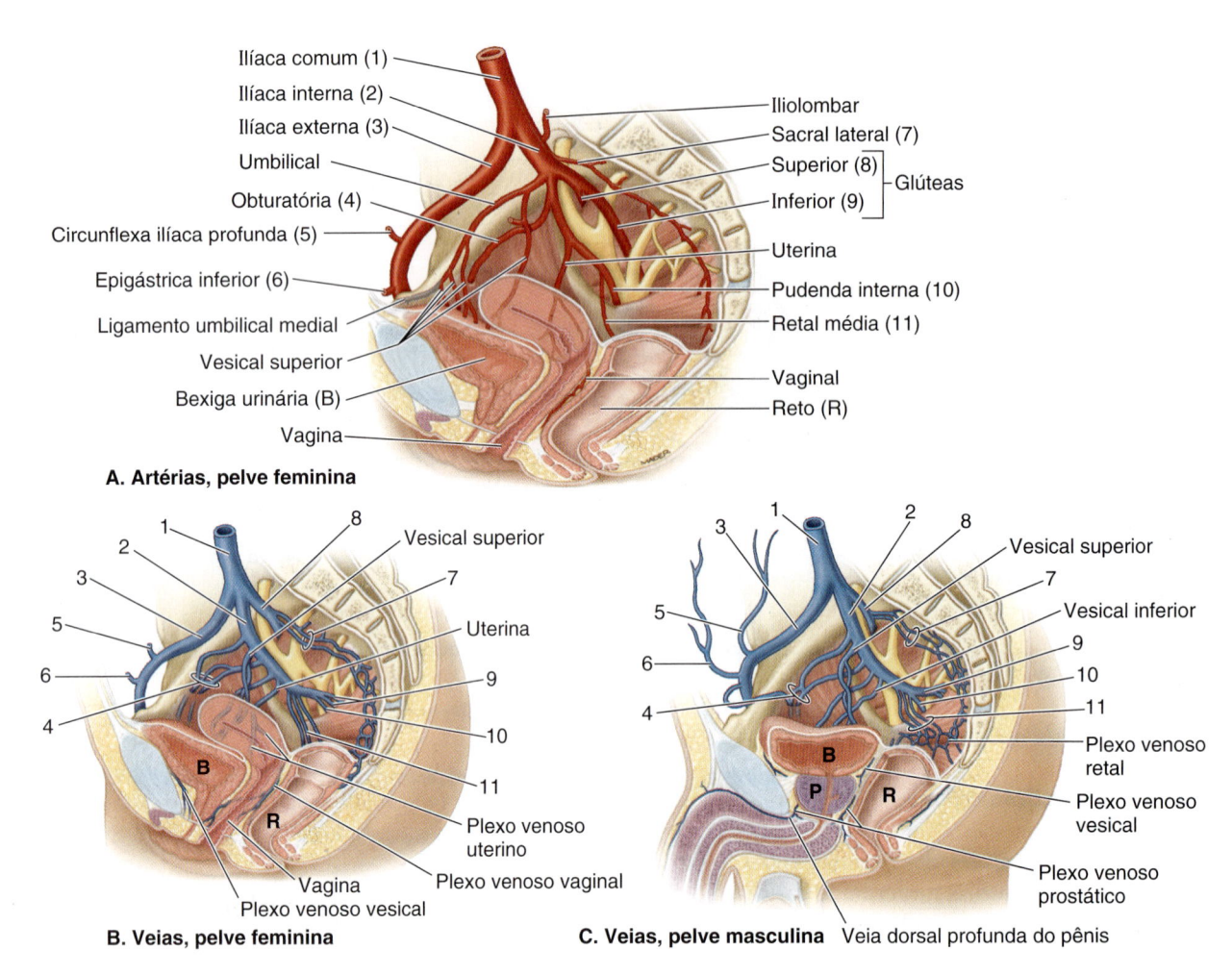

356 Fundamentos de Anatomia Clínica

- Ilíaca comum (1)
- Ilíaca interna (2)
- Ilíaca externa (3)
- Umbilical
- Obturatória (4)
- Circunflexa ilíaca profunda (5)
- Epigástrica inferior (6)
- Ligamento umbilical medial
- Vesical superior
- Bexiga urinária (B)
- Vagina
- Iliolombar
- Sacral lateral (7)
- Superior (8) ⎤ Glúteas
- Inferior (9) ⎦
- Uterina
- Pudenda interna (10)
- Retal média (11)
- Vaginal
- Reto (R)

A. Artérias, pelve feminina

- Vesical superior
- Uterina
- Plexo venoso uterino
- Plexo venoso vaginal
- Vagina
- Plexo venoso vesical

B. Veias, pelve feminina

- Vesical superior
- Vesical inferior
- Plexo venoso retal
- Plexo venoso vesical
- Plexo venoso prostático
- Veia dorsal profunda do pênis

C. Veias, pelve masculina

As veias compartilham seus nomes com as artérias mostradas em A e D.

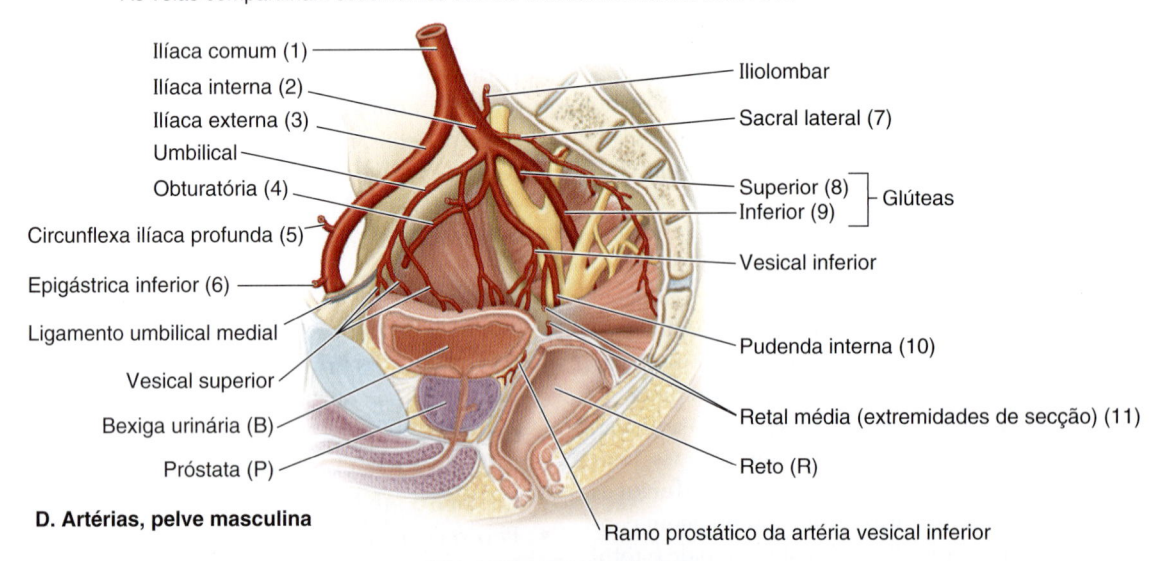

- Ilíaca comum (1)
- Ilíaca interna (2)
- Ilíaca externa (3)
- Umbilical
- Obturatória (4)
- Circunflexa ilíaca profunda (5)
- Epigástrica inferior (6)
- Ligamento umbilical medial
- Vesical superior
- Bexiga urinária (B)
- Próstata (P)
- Iliolombar
- Sacral lateral (7)
- Superior (8) ⎤ Glúteas
- Inferior (9) ⎦
- Vesical inferior
- Pudenda interna (10)
- Retal média (extremidades de secção) (11)
- Reto (R)
- Ramo prostático da artéria vesical inferior

D. Artérias, pelve masculina

Vistas mediais de hemipelves direitas

Figura 6.11 Artérias e veias da pelve.

Tabela 6.5 Artérias da pelve menor.[a]

Artéria	Origem	Trajeto	Distribuição
Ilíaca interna (2)	Artéria ilíaca comum	Passa sobre a margem da pelve para alcançar a cavidade pélvica	Principal suprimento sanguíneo para os órgãos pélvicos, os músculos glúteos e o períneo
Divisão anterior da artéria ilíaca interna	Artéria ilíaca interna	Passa anteriormente e divide-se em ramos viscerais e artéria obturatória	Vísceras pélvicas e músculos no compartimento medial da coxa
Umbilical	Divisão anterior da artéria ilíaca interna	Segue um trajeto pélvico curto; oblitera-se após a origem da artéria vesical superior	Pela artéria vesical superior
Obturatória (4)		Segue em direção anterior e inferior na parede lateral da pelve	Músculos pélvicos, artéria nutrícia para o ílio e cabeça do fêmur
Artéria vesical superior	Parte pérvia da artéria umbilical	Passa para a face superior da bexiga urinária	Face superior da bexiga urinária; com frequência, o ducto deferente nos homens
Artéria para o ducto deferente	Artéria vesical superior ou inferior	Segue um trajeto subperitoneal até o ducto deferente	Ducto deferente
Vesical inferior[b]	Divisão anterior da artéria ilíaca interna	Passa subperitonealmente para a face inferior da bexiga urinária masculina	Bexiga urinária e parte pélvica do ureter, glândula seminal e próstata nos homens
Retal média (11)		Desce na pelve para o reto	Glândula seminal, próstata e reto
Pudenda interna (10)		Sai da pelve através do forame isquiático maior e entra no períneo (fossa isquioanal), passando através do forame isquiático menor	Principal artéria do períneo, incluindo os músculos do canal anal e períneo; pele e trígono urogenital; corpos eréteis
Glútea inferior[c] (9)		Sai da pelve através do forame isquiático maior, inferiormente ao músculo piriforme	Músculos piriforme, isquiococcígeo, levantador do ânus e glúteos
Uterina		Segue um trajeto medial no músculo levantador do ânus; cruza o ureter para alcançar a base do ligamento largo do útero	Parte pélvica do ureter, útero, ligamento do útero, tuba uterina e vagina
Vaginal	Divisão anterior da artéria ilíaca interna (artéria uterina)	Na junção do corpo e do colo do útero, desce até a vagina	Vagina e ramos para parte inferior da bexiga urinária
Gonadal (testicular ou ovárica)	Parte abdominal da aorta	Desce retroperitonealmente; a artéria testicular passa no anel inguinal profundo; a artéria ovárica cruza a margem da pelve e segue um trajeto medial no ligamento suspensor do ovário	Testículo e ovário, respectivamente
Divisão posterior da artéria ilíaca interna	Artéria ilíaca interna	Passa posteriormente e dá origem a ramos parietais	Parede da pelve e região glútea
Iliolombar	Divisão posterior da artéria ilíaca interna	Ascende anteriormente à articulação sacroilíaca e, posteriormente, aos vasos ilíacos comuns e músculo psoas maior	Músculos ilíaco, psoas maior, quadrado do lombo e cauda equina no canal vertebral
Sacral lateral (7)		Segue na face superficial do músculo piriforme	Músculo piriforme e canal vertebral
Glútea superior (8)		Sai da pelve através do forame isquiático maior, superiormente ao músculo piriforme	Músculos glúteos e tensor da fáscia lata

[a]Os números entre parênteses referem-se à Figura 6.11A e D.
[b]Surge geralmente a partir da artéria uterina em mulheres.
[c]Surge geralmente a partir da divisão posterior da artéria ilíaca interna.

alguns drenam por meio da veia retal superior para a veia mesentérica inferior ou por meio das veias sacrais laterais para o plexo venoso vertebral interno.

Linfonodos da pelve

Os linfonodos que drenam os órgãos pélvicos variam quanto ao número, ao tamanho e à localização. São divididos um tanto arbitrariamente em quatro grupos principais de linfonodos, designados de acordo com os vasos sanguíneos aos quais estão associados (Figura 6.12):

- Os **linfonodos ilíacos externos** recebem linfa principalmente dos linfonodos inguinais; entretanto, eles também recebem linfa proveniente das vísceras pélvicas, particularmente das partes superiores dos órgãos pélvicos anteriores.

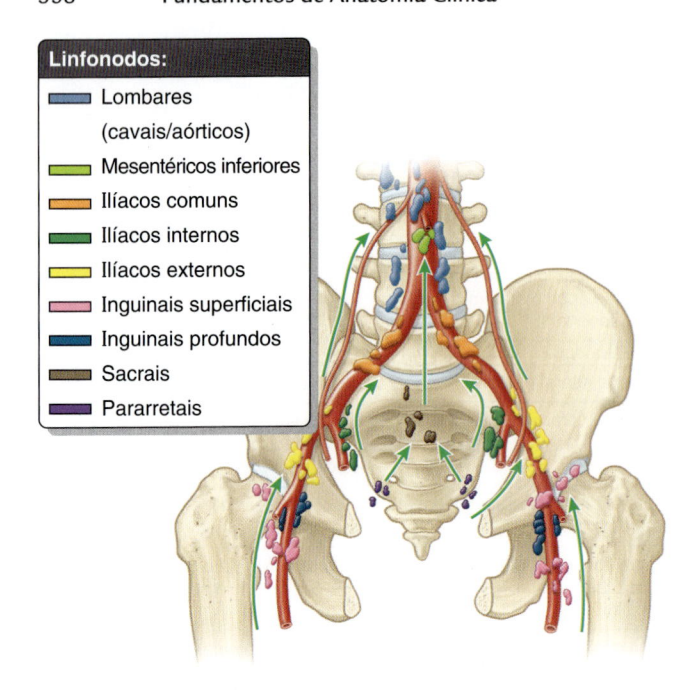

Figura 6.12 Linfonodos da pelve.

Linfonodos:
- Lombares (cavais/aórticos)
- Mesentéricos inferiores
- Ilíacos comuns
- Ilíacos internos
- Ilíacos externos
- Inguinais superficiais
- Inguinais profundos
- Sacrais
- Pararretais

Enquanto a maior parte da drenagem linfática da pelve tende a acompanhar o trajeto da drenagem venosa, isso não ocorre com a drenagem linfática para os linfonodos ilíacos externos. Esses linfonodos drenam para os linfonodos ilíacos comuns.

- Os **linfonodos ilíacos internos** recebem a drenagem das vísceras pélvicas inferiores, da parte profunda do períneo e da região glútea e drenam para os linfonodos ilíacos comuns
- Os **linfonodos sacrais**, localizados na concavidade do sacro, recebem linfa das vísceras pélvicas posteriores e inferiores e drenam para os linfonodos ilíacos internos ou ilíacos comuns
- Os **linfonodos ilíacos comuns** recebem a drenagem dos três principais grupos listados anteriormente. Esses linfonodos começam uma complexa via de drenagem da pelve, que passa próximo aos linfonodos lombares (cavais/aórticos).

Um grupo menor de linfonodos, os **linfonodos pararretais**, drenam principalmente para aos linfonodos mesentéricos inferiores.

Tanto o grupo principal quanto o grupo menor de linfonodos da pelve estão altamente interconectados, de modo que é possível remover muitos linfonodos sem comprometer a drenagem. Isso também possibilita a disseminação do câncer em praticamente qualquer direção para qualquer víscera pélvica ou abdominal. O padrão de drenagem não é previsível o suficiente para permitir o estadiamento seguro da progressão das metástases cancerígenas a partir dos órgãos pélvicos, de modo comparável ao do câncer de mama.

VÍSCERAS PÉLVICAS

As **vísceras pélvicas** incluem as partes distais dos sistemas digestório (reto) e urinário e o sistema genital (Figuras 6.13 a 6.15).

Embora o colo sigmoide e partes do intestino delgado se estendam até a cavidade pélvica, eles são móveis nos locais de suas fixações no abdome; por conseguinte, são vísceras mais abdominais do que pélvicas.

Órgãos urinários

Os *órgãos urinários da pelve* incluem os seguintes (ver Figura 6.13):

- Os *ureteres*, que transportam a urina dos rins
- A *bexiga urinária*, que armazena temporariamente a urina
- A *uretra*, que transporta a urina da bexiga urinária para o exterior.

URETERES

Os **ureteres** são tubos musculares retroperitoneais, que conectam os rins à bexiga urinária. A urina é transportada ao longo dos ureteres por contrações peristálticas. Os ureteres seguem inferiormente a partir dos rins, passando sobre a margem da pelve, na bifurcação das artérias ilíacas comuns (ver Figuras 6.14 e 6.15). Em seguida, seguem posterior e inferiormente nas paredes laterais da pelve e anterior e paralelamente às artérias ilíacas internas. Na altura da espinha isquiática, fazem uma curva anterior e medial, superiormente ao músculo levantador do ânus, para entrar na bexiga urinária. Os ureteres seguem em direção inferior e medial através da parede muscular da bexiga urinária. Essa passagem oblíqua pela parede da bexiga urinária forma uma "válvula" unidirecional; a pressão interna produzida pelo enchimento da bexiga urinária provoca o colapso da passagem intramural. Nos homens, a única estrutura que passa entre o ureter e o peritônio é o ducto deferente.

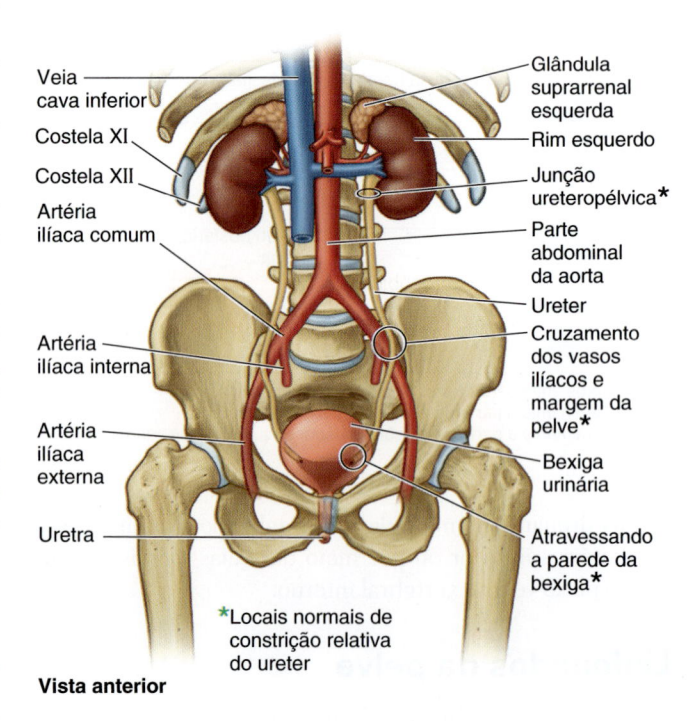

Figura 6.13 Órgãos urinários.

Capítulo 6 • Pelve e Períneo 359

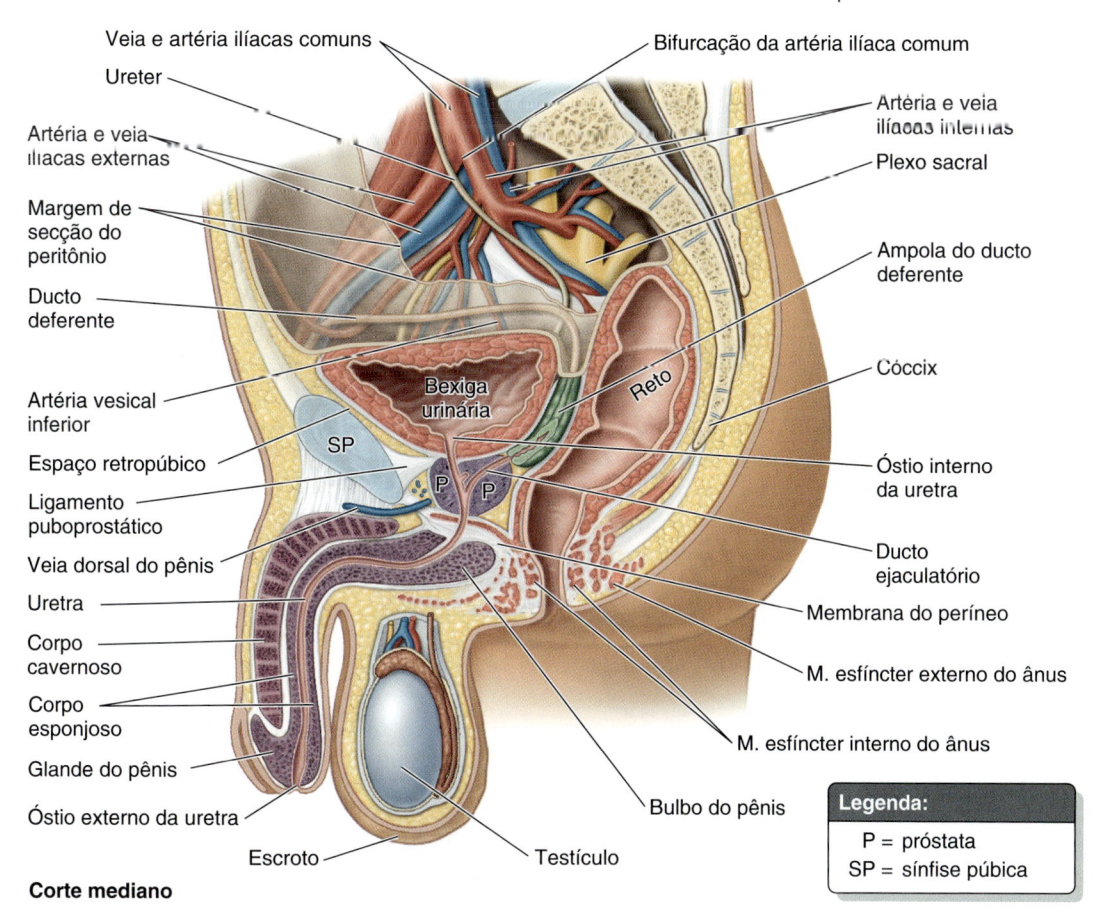

Corte mediano

Figura 6.14 **Vísceras na pelve masculina hemisseccionada.** A bexiga está distendida, como quando está cheia.

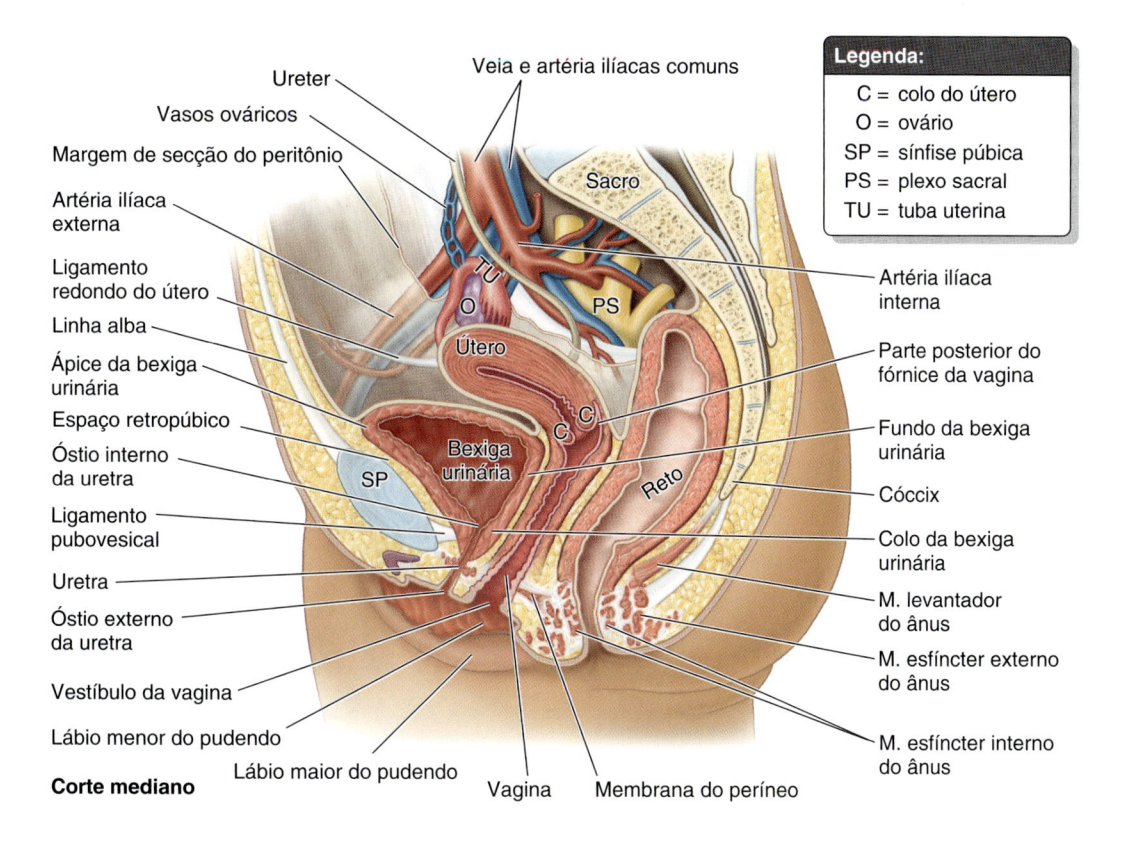

Corte mediano

Figura 6.15 **Vísceras na pelve feminina hemisseccionada.**

O ureter situa-se posterior e lateralmente ao ducto deferente e entra no ângulo posterior superior da bexiga urinária (ver Figura 6.14; ver também Figura 6.18, mais adiante). Nas mulheres, o ureter passa medialmente à origem da artéria uterina e continua até o nível da espinha isquiática, onde é cruzado superiormente pela artéria uterina (ver Figura 6.15). Em seguida, o ureter passa próximo da parte lateral do fórnice da vagina e entra no ângulo posterior superior da bexiga urinária.

VASCULARIZAÇÃO DOS URETERES

A parte pélvica dos ureteres é irrigada por ramos das artérias ilíacas comum e interna (Figura 6.16). As artérias mais constantes que irrigam essa parte dos ureteres nas mulheres são ramos das *artérias uterinas*. As fontes de ramos semelhantes nos homens são constituídas pelas *artérias vesicais inferiores*. Veias provenientes dos ureteres acompanham as artérias e apresentam nomes correspondentes. À medida que essas veias seguem o seu trajeto inferiormente, a linfa drena de modo sequencial para os linfonodos lombares (cavais/aórticos), ilíacos comuns, ilíacos externos e, em seguida, ilíacos internos (ver Figura 6.12).

INERVAÇÃO DOS URETERES

Os *nervos para os ureteres* originam-se dos plexos autônomos adjacentes (renal, aórtico e hipogástricos superior e inferior). Os ureteres estão localizados acima da linha de dor pélvica (ver Figuras 6.6 e 6.24, mais adiante); em consequência, as fibras aferentes (de dor) provenientes dos ureteres acompanham as fibras simpáticas em direção retrógrada para alcançar os gânglios sensitivos espinais dos segmentos T11-L1 ou L2 da medula espinal (Figura 6.17).

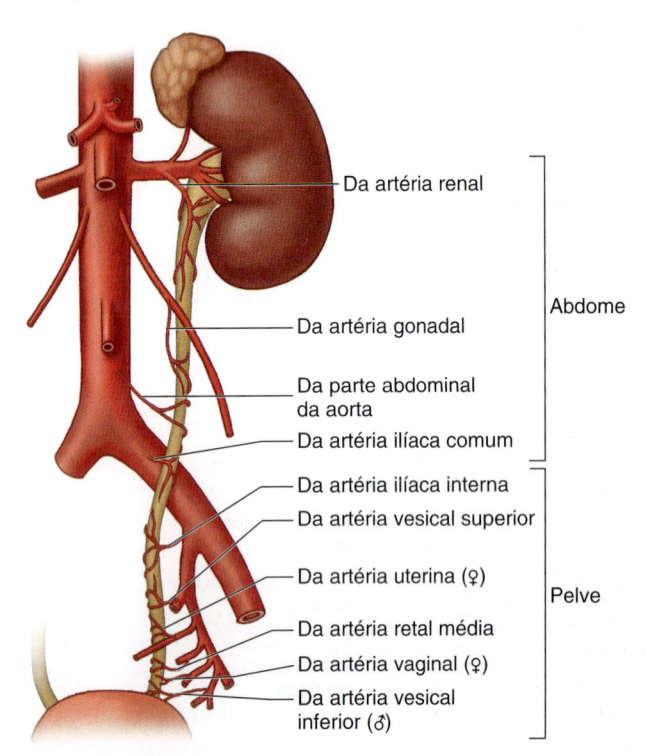

ANATOMIA CLÍNICA

Cálculos ureterais

Os *cálculos ureterais* podem causar *obstrução* completa ou intermitente do *fluxo urinário*. O cálculo causador de obstrução pode se alojar em qualquer ponto ao longo do ureter; entretanto, ele se aloja com mais frequência onde os ureteres apresentam uma constrição relativa: (1) na junção dos ureteres com a pelve renal, (2) onde os ureteres cruzam a artéria ilíaca externa e a margem da pelve e (3) durante a sua passagem através da parede da bexiga urinária. A intensidade da dor associada a cálculos pode ser extrema; depende da localização, do tipo, do tamanho e da textura do cálculo. Os cálculos ureterais podem ser removidos por meio de cirurgia aberta, endoscopia ou *litotripsia* (ondas de choque para fragmentar os cálculos em pequenos fragmentos, que podem ser então eliminados na urina).

Figura 6.16 Vascularização dos ureteres.

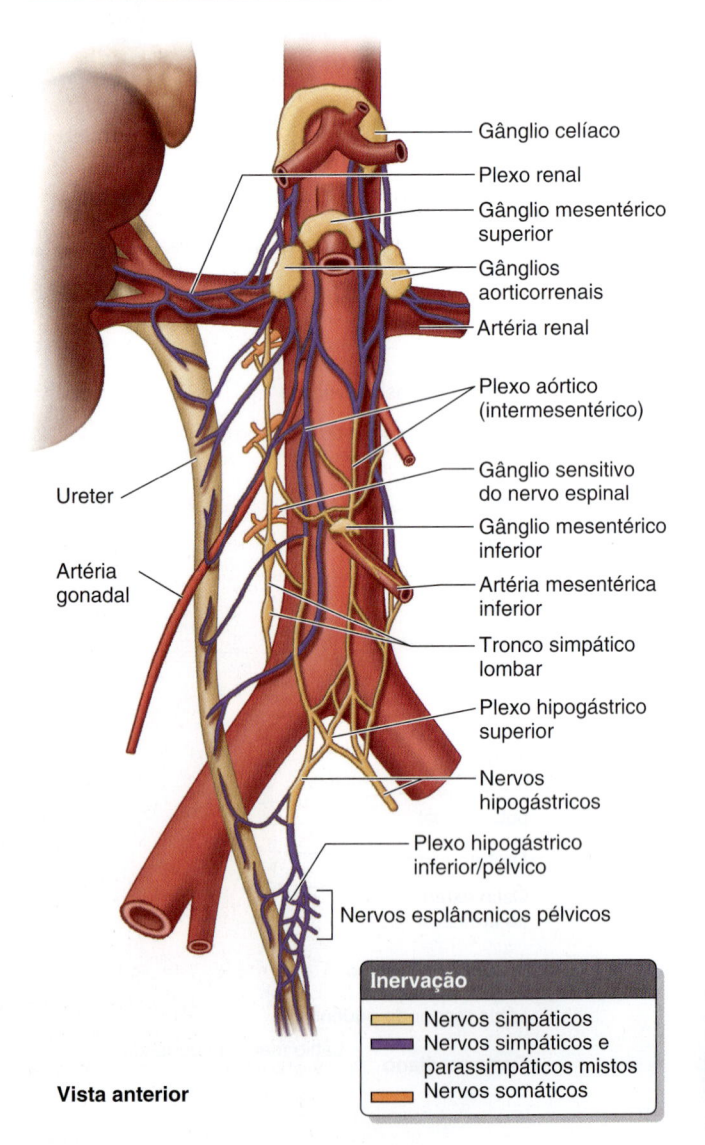

Figura 6.17 Inervação dos ureteres.

BEXIGA URINÁRIA

A **bexiga urinária**, uma víscera oca com paredes musculares fortes, está localizada na pelve menor quando está vazia, estando a sua parte anterior imediatamente superior ao púbis. É separada desses ossos pelo *espaço retropúbico* potencial e situa-se inferiormente ao peritônio, onde repousa sobre o assoalho da pelve (Figuras 6.18 a 6.20). A bexiga urinária é relativamente livre dentro do tecido adiposo extraperitoneal, exceto pelo seu colo, que é mantido firmemente pelos ligamentos laterais vesicais e pelo arco tendíneo da fáscia da pelve, particularmente o *ligamento puboprostático* nos homens e o *ligamento pubovesical* nas mulheres. À medida que a bexiga urinária se enche, ela ascende em direção ao tecido adiposo extraperitoneal da parede anterior do abdome e entra na pelve maior. A bexiga urinária cheia pode ascender até o nível do umbigo.

Quando vazia, a bexiga urinária é ligeiramente tetraédrica e, externamente, apresenta ápice, corpo, fundo e colo. As quatro faces são uma face superior, duas faces inferiores e laterais e uma posterior (ver Figura 6.19). O **ápice da bexiga** (extremidade anterior) aponta em direção à margem superior da sínfise púbica. O **fundo da bexiga (base)** é oposto ao ápice, formado pela parede posterior ligeiramente convexa. O **corpo da bexiga** é a parte situada entre o ápice e o fundo. Nas *mulheres*, o fundo da bexiga está estreitamente relacionado com a parede anterior da vagina; nos *homens*, está relacionado com o reto. O **colo da bexiga** é o local onde o fundo e as faces inferiores e laterais convergem inferiormente.

O **leito da bexiga** é formado, de cada lado, pelo púbis e pela fáscia que recobre os músculos obturador interno e levantador do ânus e, posteriormente, pelo reto ou pela vagina (ver Figuras 6.18 e 6.20). A bexiga urinária é envolvida por tecido conjuntivo frouxo, a fáscia vesical. Apenas a face superior é recoberta pelo peritônio.

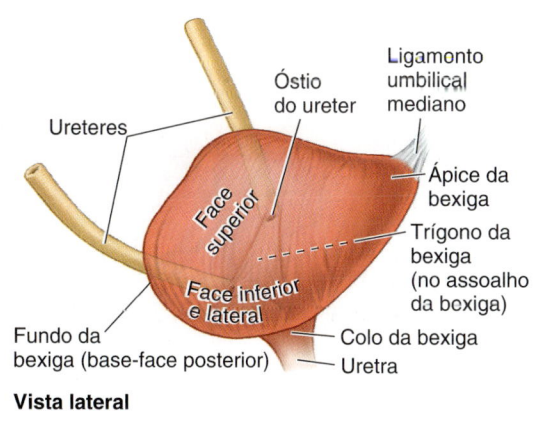

Figura 6.19 Faces da bexiga urinária.

As paredes da bexiga urinária são compostas principalmente pelo **músculo detrusor** (ver Figura 6.20A). Em direção ao colo da bexiga urinária no homem, suas fibras musculares formam o músculo **esfíncter interno da uretra,** que é um músculo involuntário (ver Figura 6.18). Esse músculo se contrai durante a ejaculação para impedir a ejaculação retrógrada de sêmen para a cavidade da bexiga urinária. Algumas fibras seguem um trajeto radial e ajudam na abertura do **óstio interno da uretra**. Nos homens, as fibras musculares no colo da bexiga são contínuas com o tecido fibromuscular da próstata, ao passo que, nas mulheres, essas fibras são contínuas com as fibras musculares da parede da uretra.

Os **óstios dos ureteres** e o óstio interno da uretra estão nos ângulos do **trígono da bexiga** (ver Figura 6.20). Os óstios dos ureteres são circundados por alças do músculo detrusor, que se contraem quando a bexiga urinária se contrai, ajudando a impedir o refluxo de urina nos ureteres. A **úvula da bexiga** é uma pequena elevação do trígono no óstio interno da uretra.

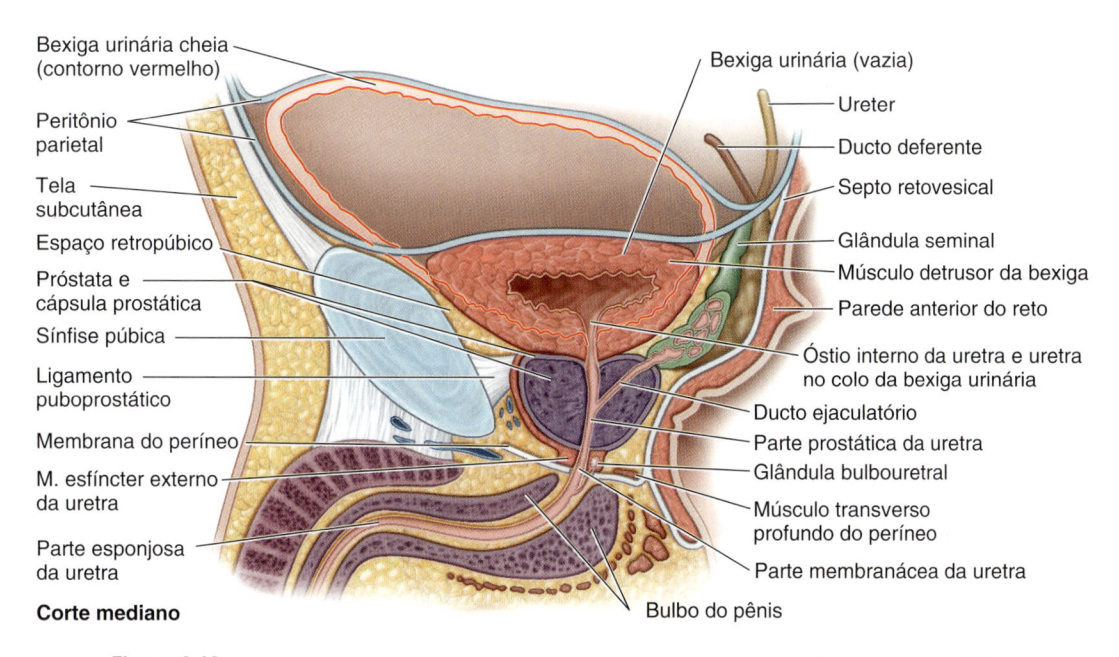

Figura 6.18 Pelve masculina, mostrando o leito da bexiga urinária e a posição da víscera vazia e cheia.

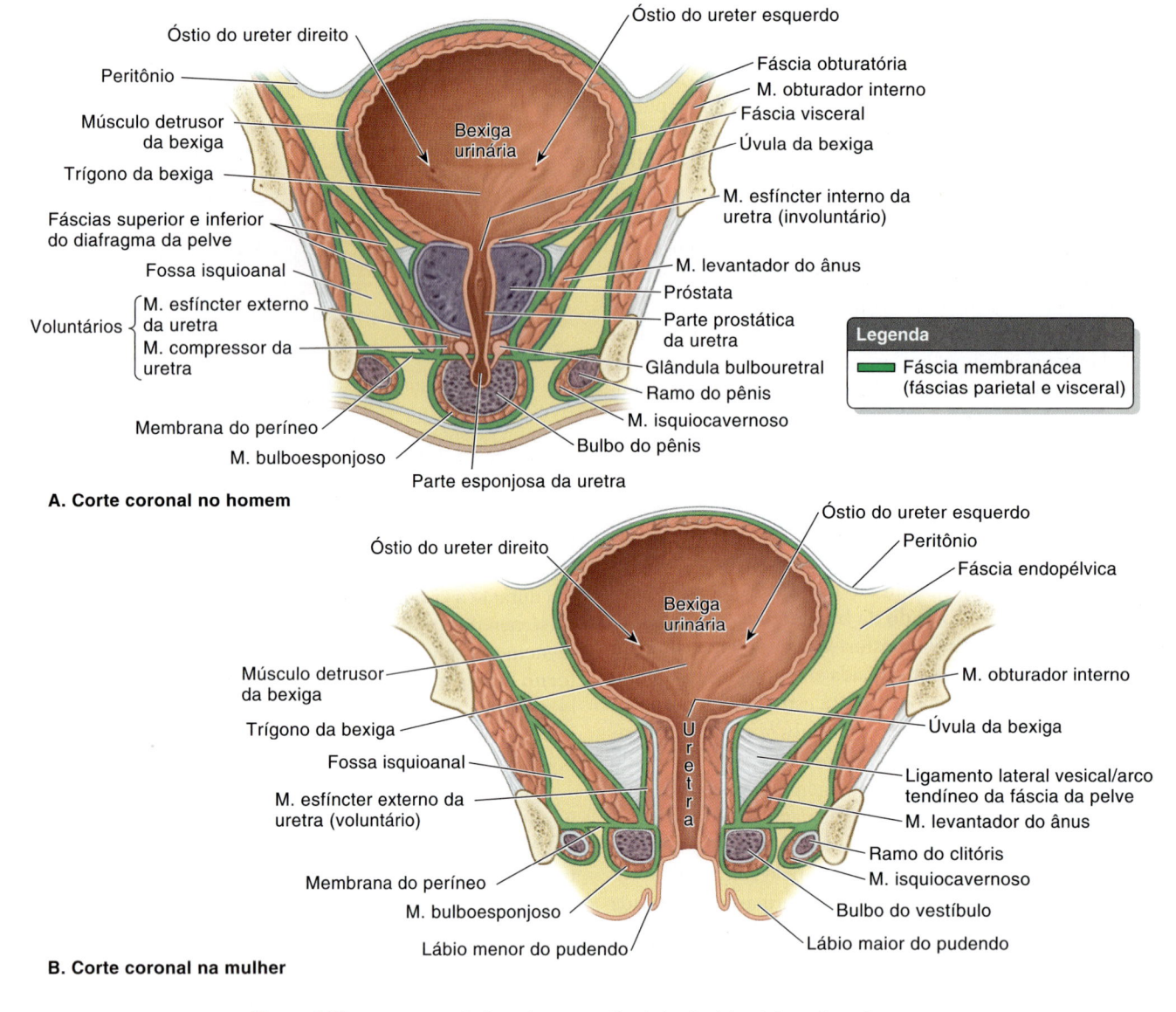

Figura 6.20 Cortes coronais das pelves masculina (A) e feminina (B) no plano da uretra.

VASCULARIZAÇÃO DA BEXIGA URINÁRIA

As principais *artérias que irrigam a bexiga urinária* são ramos das *artérias ilíacas internas* (ver Figura 6.11A,D e Tabela 6.5). As **artérias vesicais superiores** irrigam as partes anteriores e superiores da bexiga urinária. Nos homens, o fundo e o colo da bexiga são irrigados pelas **artérias vesicais inferiores** (Figura 6.21). Nas mulheres, as artérias vesicais inferiores são substituídas pelas *artérias vaginais*, que emitem pequenos ramos para as partes posteriores e inferiores da bexiga urinária. As artérias obturatória e glútea inferior também fornecem pequenos ramos para a bexiga urinária.

Os nomes das *veias que drenam a bexiga urinária* correspondem aos das artérias e são tributárias das veias ilíacas internas. Nos homens, o **plexo venoso vesical** é contínuo com o *plexo venoso prostático* (ver Figura 6.21; ver também Figura 6.60C, mais adiante), e os plexos combinados envolvem o fundo da bexiga e a próstata, as glândulas seminais, os ductos deferentes e as extremidades inferiores dos ureteres. O plexo venoso prostático também recebe sangue proveniente da *veia dorsal profunda do pênis*. O *plexo venoso vesical* drena principalmente, por meio das veias vesicais inferiores, para as veias ilíacas internas (ver Figura 6.11B, C); entretanto, pode drenar por meio das veias sacrais para os plexos venosos vertebrais internos (ver Capítulo 2).

Nas mulheres, o plexo venoso vesical envolve a parte pélvica da uretra e o colo da bexiga urinária. Além disso, recebe sangue da *veia dorsal do clitóris* e comunica-se com o plexo *venoso vaginal* ou *uterovaginal* (ver Figura 6.11B).

Em ambos os sexos, os *vasos linfáticos* saem da face superior da bexiga urinária e passam para os *linfonodos ilíacos externos* (Figuras 6.22 e 6.23 e Tabelas 6.6 e 6.7), enquanto os do fundo da bexiga passam para os linfonodos ilíacos internos. Alguns vasos provenientes do colo da bexiga drenam para os linfonodos sacrais ou ilíacos comuns.

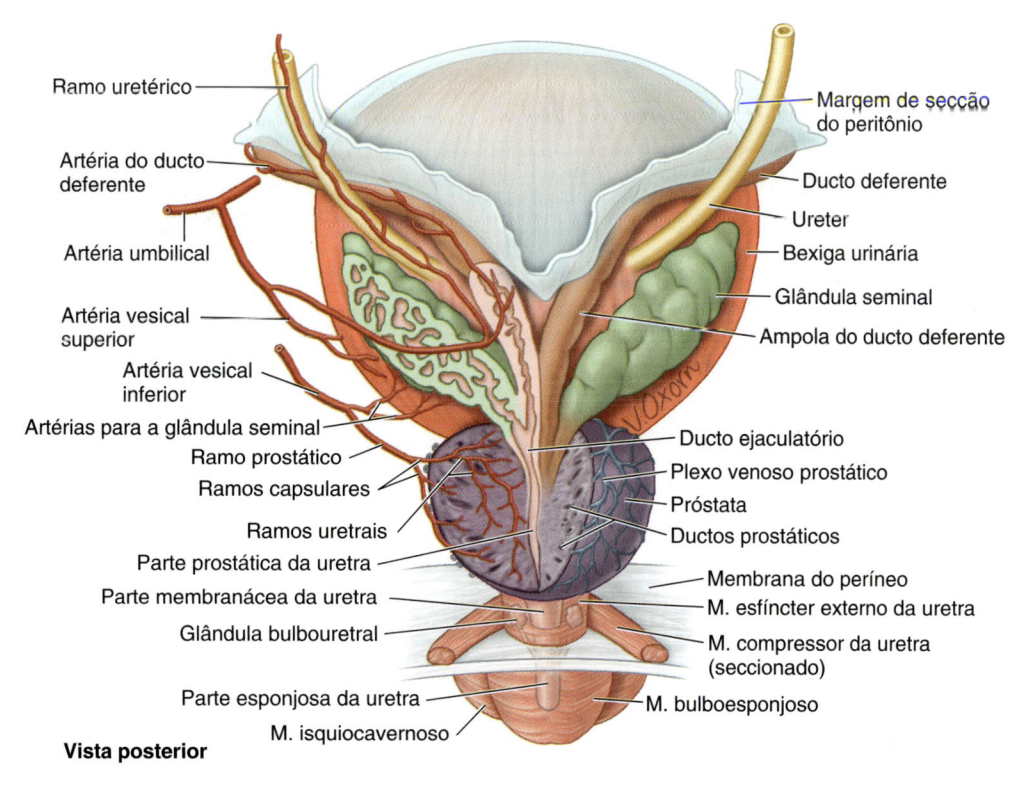

Figura 6.21 Órgãos geniturinários da pelve masculina. No lado esquerdo, a ampola do ducto deferente, a glândula seminal e a próstata foram seccionadas na linha mediana, em um plano coronal, e mostra-se o suprimento arterial para essas estruturas e para a bexiga urinária.

Vista posterior

Rótulos: Ramo uretérico; Artéria do ducto deferente; Artéria umbilical; Artéria vesical superior; Artéria vesical inferior; Artérias para a glândula seminal; Ramo prostático; Ramos capsulares; Ramos uretrais; Parte prostática da uretra; Parte membranácea da uretra; Glândula bulbouretral; Parte esponjosa da uretra; M. isquiocavernoso; Margem de secção do peritônio; Ducto deferente; Ureter; Bexiga urinária; Glândula seminal; Ampola do ducto deferente; Ducto ejaculatório; Plexo venoso prostático; Próstata; Ductos prostáticos; Membrana do períneo; M. esfíncter externo da uretra; M. compressor da uretra (seccionado); M. bulboesponjoso.

ANATOMIA CLÍNICA

Cistostomia suprapúbica

À medida que se enche, a bexiga urinária se expande superiormente no tecido adiposo extraperitoneal da parede anterior do abdome (ver Figura 6.18). A bexiga urinária situa-se, então, adjacente a essa parede, sem a intervenção do peritônio. Em consequência, a bexiga urinária distendida pode ser puncionada (*cistostomia suprapúbica*) ou abordada cirurgicamente para a introdução de cateteres de demora ou instrumentos, sem atravessar o peritônio e entrar na cavidade peritoneal.

Ruptura da bexiga urinária

Devido à sua posição superior, a bexiga urinária, quando distendida, pode ser rompida por lesões da parte inferior da parede anterior do abdome ou por fraturas da pelve. A ruptura da parte superior da bexiga urinária frequentemente lacera o peritônio, resultando na passagem de urina para dentro da cavidade peritoneal. A ruptura posterior da bexiga urinária resulta habitualmente em extravasamento de urina subperitonealmente para o períneo.

Cistoscopia

O interior da bexiga urinária e seus três óstios podem ser examinados com um *cistoscópio*, um endoscópio tubular iluminado, que é inserido pela uretra até a bexiga urinária. O cistoscópio consiste em uma luz, uma lente de observação e vários acessórios para segurar, retirar, cortar e cauterizar (Figura AC6.2).

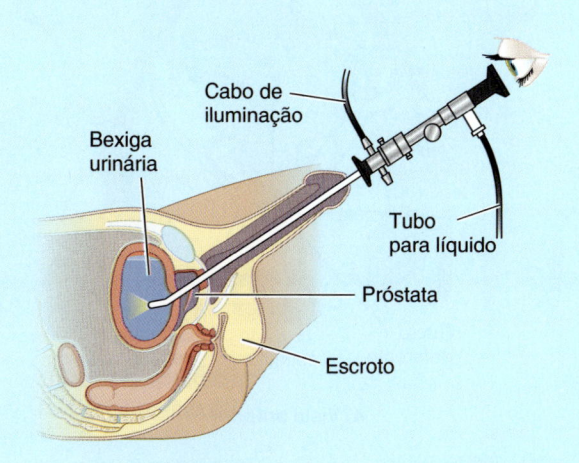

Figura AC6.2 Cistoscopia.

364 Fundamentos de Anatomia Clínica

Linfonodos:
- Lombares (cavais/aórticos)
- Mesentéricos inferiores
- Ilíacos comuns
- Ilíacos internos
- Ilíacos externos
- Inguinais superficiais
- Inguinais profundos
- Sacrais
- Pararretais
- → Direção do fluxo

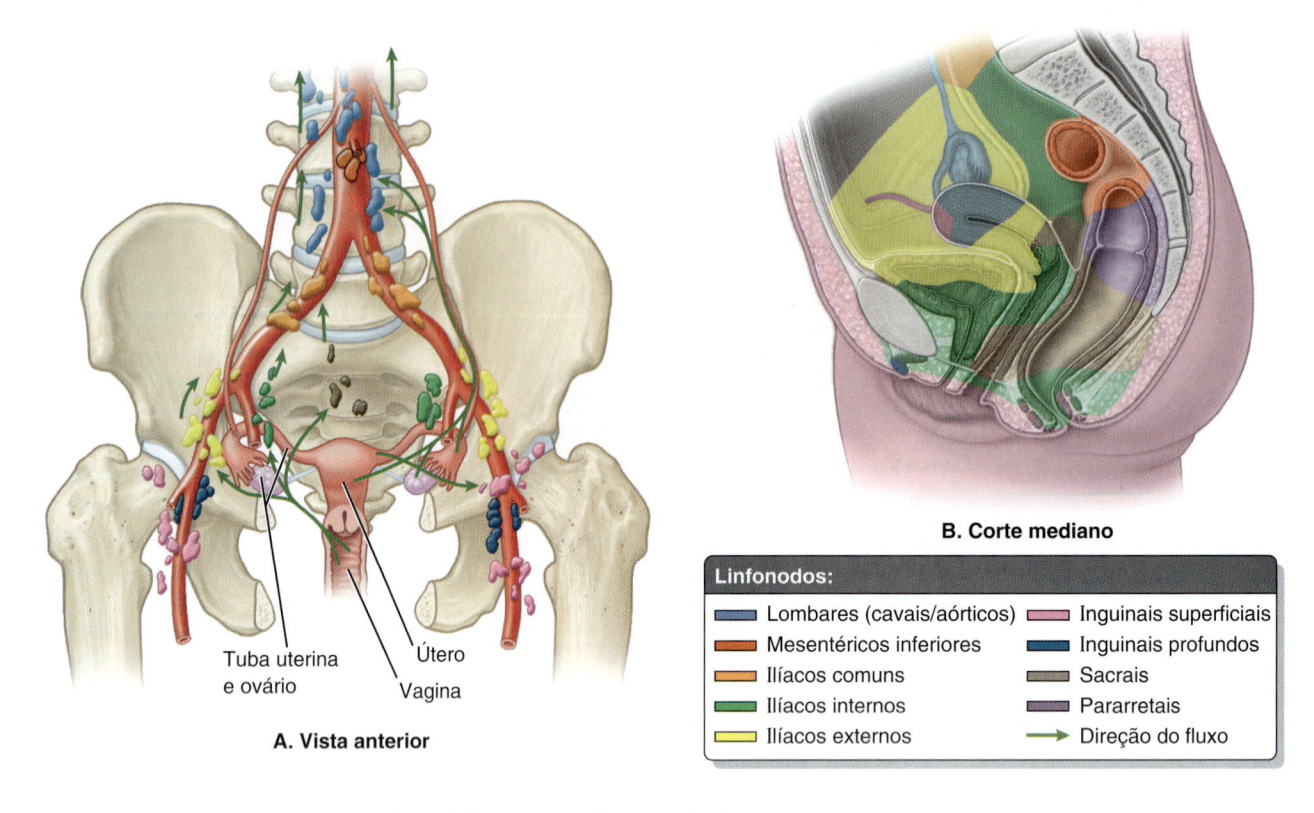

A. Vista anterior — Tuba uterina e ovário, Útero, Vagina

B. Corte mediano

Figura 6.22 Drenagem linfática da pelve e períneo femininos.

A. Vista anterior — Próstata, Ducto deferente, Testículo, Glândula seminal

B. Corte mediano

Linfonodos:
- Lombares (cavais/aórticos)
- Mesentéricos inferiores
- Ilíacos comuns
- Ilíacos internos
- Ilíacos externos
- Inguinais superficiais
- Inguinais profundos
- Sacrais
- Pararretais
- → Direção do fluxo

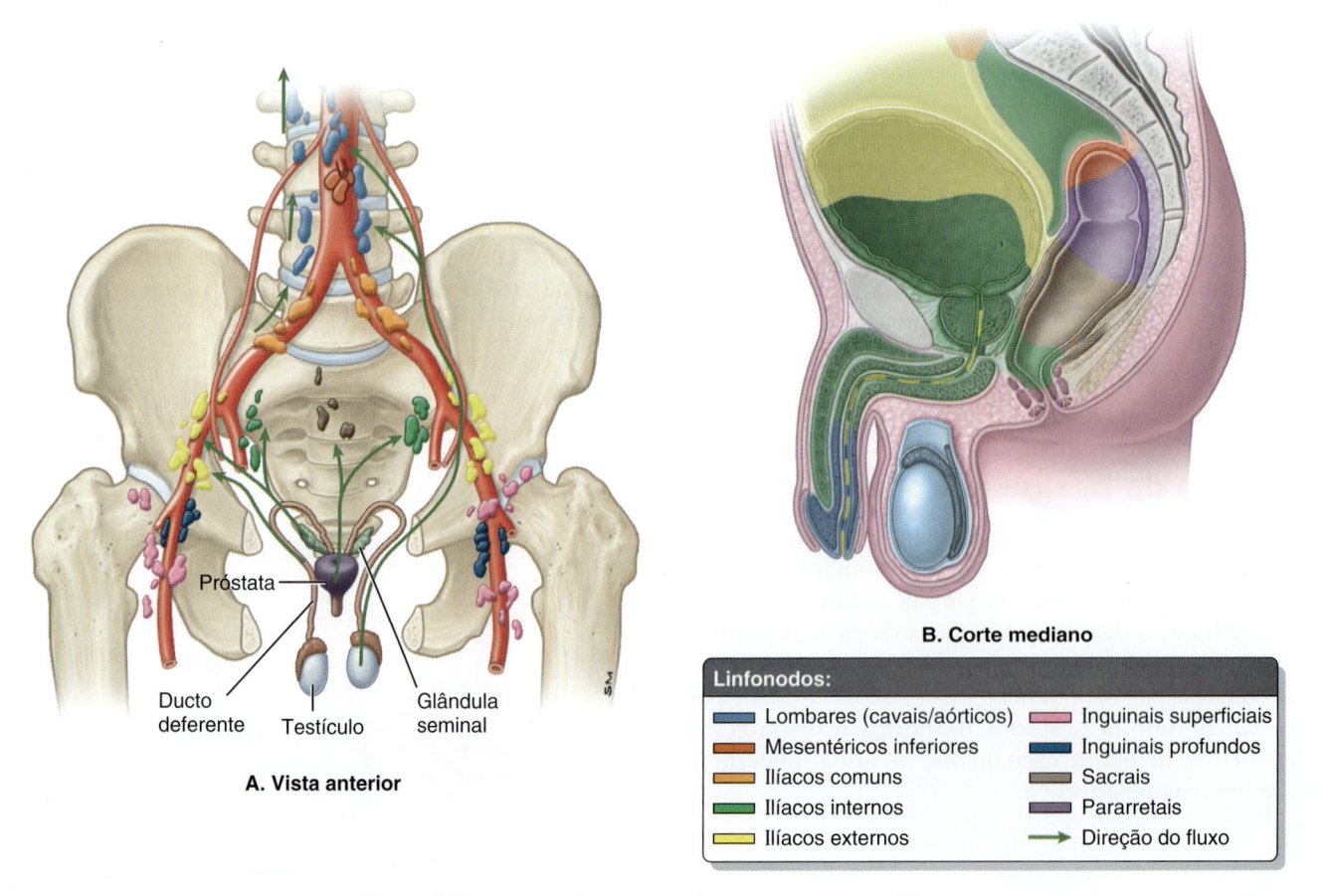

Figura 6.23 Drenagem linfática da pelve e do períneo masculinos.

Capítulo 6 • Pelve e Períneo 365

Tabela 6.6 Drenagem linfática da pelve e do períneo femininos.

Grupo de linfonodos	Drenam normalmente
Lombares (ao longo dos vasos ováricos)	Gônadas e estruturas associadas, linfonodos ilíacos comuns (ovário, tuba uterina, exceto o istmo e partes intrauterinas, fundo do útero)
Mesentéricos inferiores	Parte mais superior do reto, colo sigmoide, colo descendente, linfonodos pararretais
Ilíacos internos	Estruturas pélvicas inferiores, estruturas profundas do períneo, linfonodos sacrais (base da bexiga urinária, porção inferior da parte pélvica do ureter, canal anal acima da linha pectinada, parte inferior do reto, partes média e superior da vagina, colo do útero, corpo do útero)
Ilíacos externos	Estruturas anteriores e superiores da pelve, linfonodos inguinais profundos (parte superior da bexiga urinária, porção superior da parte pélvica do ureter, parte superior da vagina, colo do útero, parte inferior do corpo do útero)
Inguinais superficiais	Membro inferior; drenagem superficial do quadrante inferior e lateral do tronco, incluindo a parede anterior do abdome abaixo do umbigo, região glútea, estruturas superficiais do períneo (parte superior e lateral do útero, próximo da inserção do ligamento redondo do útero, pele do períneo, incluindo o pudendo feminino, óstio da vagina abaixo do hímen, prepúcio do clitóris, pele perianal, canal anal abaixo da linha pectinada)
Inguinais profundos	Glande do clitóris, linfonodos inguinais superficiais
Sacrais	Estruturas posteriores e inferiores da pelve, parte inferior do reto, parte inferior da vagina
Pararretais	Parte superior do reto

Tabela 6.7 Drenagem linfática da pelve e do períneo masculinos.

Grupo de linfonodos	Drenam normalmente
Lombares (próximo dos vasos testiculares)	Uretra, testículo, epidídimo
Mesentéricos inferiores	Parte mais superior do reto, colo sigmoide, colo descendente, linfonodos pararretais
Ilíacos internos	Linfonodos ilíacos externos e internos
Ilíacos externos	Estruturas inferiores da pelve, estruturas profundas do períneo, linfonodos sacrais (parte prostática da uretra, próstata, base da bexiga urinária, porção inferior da parte pélvica do ureter, parte inferior das glândulas seminais, corpos cavernosos, canal anal acima da linha pectinada, parte inferior do reto)
Inguinais superficiais	Membro inferior; drenagem superficial do quadrante inferior e lateral do tronco, incluindo a parede anterior do abdome abaixo do umbigo, região glútea, estruturas superficiais do períneo (pele do períneo, incluindo a pele e o prepúcio do pênis, escroto, pele perianal, canal anal abaixo da linha pectinada)
Inguinais profundos	Glande do pênis, linfonodos inguinais superficiais, porção distal da parte esponjosa da uretra
Sacrais	Estruturas posteriores e inferiores da pelve, parte inferior do reto
Pararretais	Parte superior do reto

INERVAÇÃO DA BEXIGA URINÁRIA

As *fibras simpáticas* para a bexiga urinária são conduzidas a partir dos níveis T11-L2 ou L3 da medula espinal para os plexos vesicais (pélvicos), principalmente por meio dos plexos e nervos hipogástricos/pélvicos, enquanto as fibras parassimpáticas provenientes dos níveis sacrais da medula espinal são conduzidas pelos nervos esplâncnicos pélvicos e plexos hipogástricos inferiores (Figura 6.24). As *fibras parassimpáticas* são motoras para o músculo detrusor da bexiga e inibidores para o músculo esfíncter interno nos homens. Por conseguinte, quando as fibras aferentes viscerais são estimuladas por estiramento, ocorre contração do músculo detrusor da bexiga, o músculo esfíncter interno relaxa nos homens, e a urina flui para a uretra. O treinamento para controlar o fluxo de urina suprime esse reflexo até que seja conveniente urinar. A inervação simpática que estimula a ejaculação causa simultaneamente contração do músculo esfíncter interno da uretra, impedindo o refluxo de sêmen para dentro da bexiga urinária.

As *fibras sensitivas provenientes da bexiga urinária* são viscerais; as fibras aferentes reflexas e de dor (p. ex., em consequência de hiperdistensão) provenientes da parte inferior da bexiga urinária acompanham o trajeto das fibras parassimpáticas. A face superior da bexiga urinária é coberta com peritônio e, portanto, está acima da linha de dor; por conseguinte, as fibras de dor provenientes da parte superior da bexiga urinária acompanham as fibras simpáticas de modo retrógrado.

URETRA FEMININA

A curta **uretra feminina** segue anterior e inferiormente a partir do seu *óstio interno* na bexiga urinária, posterior e, em seguida, inferiormente à sínfise púbica até o seu *óstio externo*, no vestíbulo da vagina (ver Figura 6.20B). A uretra situa-se anteriormente à vagina; o seu eixo é paralelo ao da vagina. A uretra passa com a vagina através do diafragma da pelve, do músculo esfíncter externo da uretra e da membrana do períneo. As glândulas uretrais são encontradas particularmente em sua parte superior; as **glândulas uretrais** são homólogas à próstata. Essas glândulas possuem um **ducto parauretral** comum, que se abre (um de cada lado) próximo ao óstio externo da uretra. A metade inferior da uretra encontra-se no períneo e é discutida na seção correspondente.

VASCULARIZAÇÃO DA URETRA FEMININA

O sangue é fornecido pelas *artérias pudenda interna* e *vaginal* (ver Figura 6.11A e Tabela 6.5). As veias acompanham as artérias e possuem nomes semelhantes. A maioria dos vasos

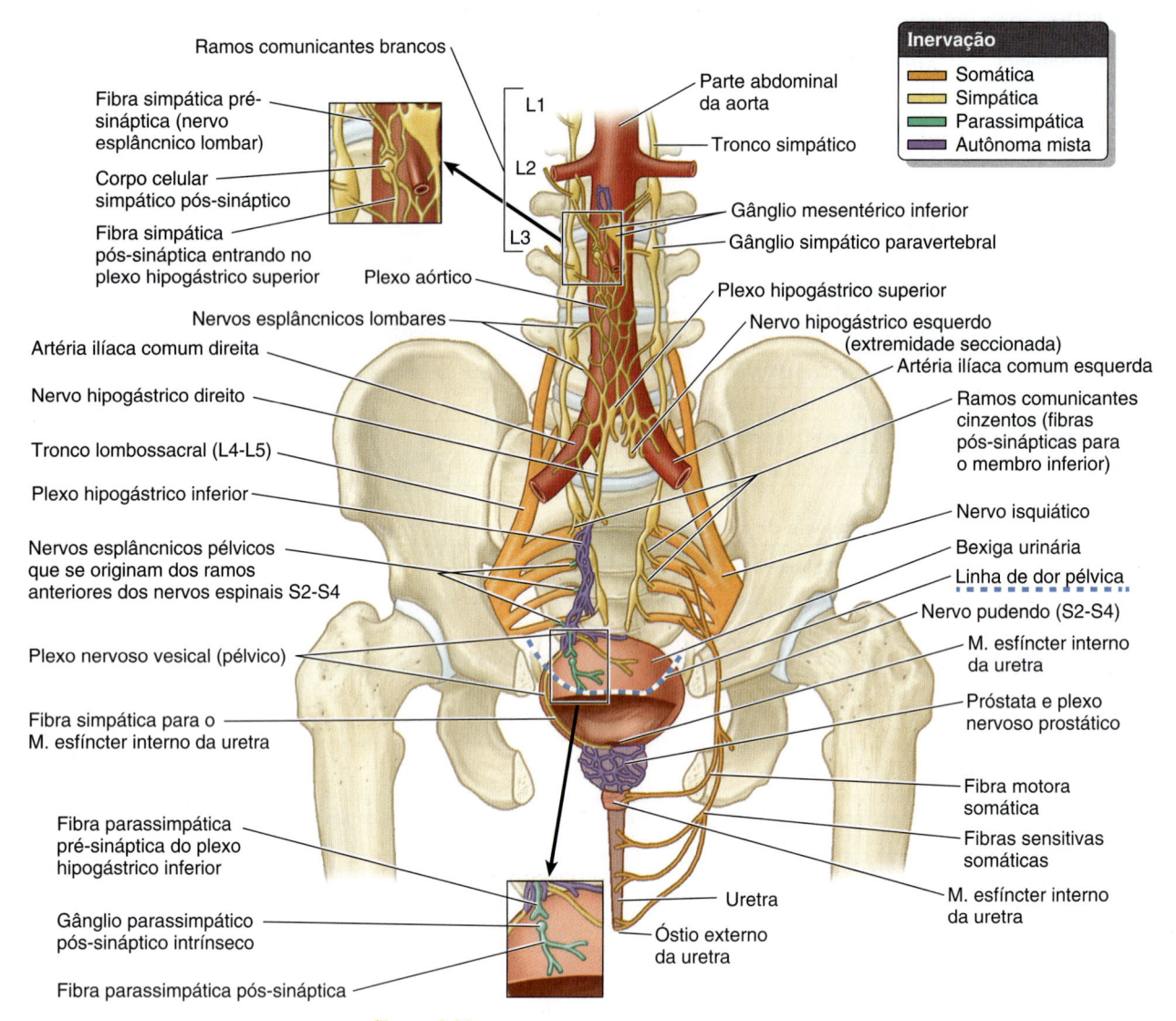

Figura 6.24 Inervação da bexiga urinária e da uretra.

linfáticos provenientes da uretra passa para os *linfonodos sacrais e ilíacos internos* (ver Figura 6.22 e Tabela 6.6). Alguns vasos drenam para os *linfonodos inguinais*.

INERVAÇÃO DA URETRA FEMININA

Os nervos para a uretra originam-se do *plexo (nervo) vesical* e do *nervo pudendo* (ver Figura 6.24). O padrão assemelha-se ao do homem, considerando a ausência de um plexo prostático e de um músculo esfíncter interno da uretra. As fibras aferentes viscerais da maior parte da uretra seguem nos *nervos esplâncnicos pélvicos*, porém sua porção final recebe fibras aferentes somáticas do nervo pudendo.

URETRA MASCULINA

A **uretra masculina** é um tubo muscular que conduz a urina do *óstio interno*, na bexiga urinária até o exterior através do óstio externo da uretra situado na extremidade da glande do pênis (ver Figura 6.24). A uretra também fornece uma via de saída para o sêmen (espermatozoides e secreções glandulares). Para fins descritivos, a uretra é dividida em quatro partes: as partes intramural (pré-prostática), prostática, membranácea (intermediária) e esponjosa (peniana) (ver Figuras 6.20A e 6.25; ver também Tabela 6.8).

A *parte intramural* da uretra é circundada por um músculo esfíncter interno da uretra, composto de músculo liso inervado por fibras simpáticas (Figura 6.26). Esse músculo esfíncter impede a entrada do sêmen na bexiga urinária durante a ejaculação (ejaculação retrógrada). A próstata circunda a parte prostática da uretra. A *parte membranácea* é circundada pelo músculo esfíncter externo da uretra, composto de músculo voluntário inervado por fibras somáticas. As contrações tônica e básica desse músculo controlam principalmente a continência urinária, porém vários outros músculos também podem contribuir por meio de compressão da uretra (ver Figura 6.26). A estimulação de ambos os músculos esfíncteres precisa ser inibida para possibilitar a micção.

VASCULARIZAÇÃO DA URETRA MASCULINA

A parte intramural e a parte prostática da uretra são irrigadas pelos *ramos prostáticos das artérias vesical inferior* e *retal*

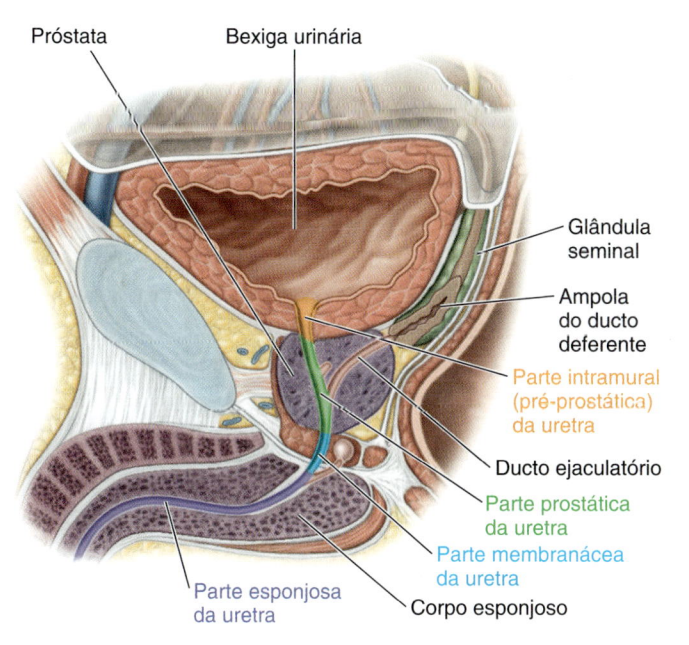

Figura 6.25 Partes da uretra masculina.

média (ver Figura 6.11D e Tabela 6.5). As partes membranácea e esponjosa da uretra são irrigadas pela *artéria pudenda interna*. As veias acompanham as artérias e possuem nomes similares. Os vasos linfáticos drenam principalmente para os *linfonodos ilíacos internos* (ver Figura 6.23 e Tabela 6.7); entretanto, alguma linfa passa para os linfonodos ilíacos externos. Os vasos linfáticos da parte esponjosa da uretra passam para os linfonodos inguinais profundos.

INERVAÇÃO DA URETRA MASCULINA

Os nervos da uretra masculina originam-se do *plexo nervoso prostático* (mistura de fibras simpáticas, parassimpáticas e aferentes viscerais (ver Figura 6.24). Esse plexo é um dos plexos pélvicos (uma extensão inferior do plexo visceral) que se origina como uma extensão específica do plexo hipogástrico inferior para um órgão.

Órgãos genitais internos masculinos

Os órgãos genitais internos masculinos incluem os testículos, os epidídimos, os ductos deferentes, as glândulas seminais, os

Tabela 6.8 Partes da uretra masculina.

Parte	Comprimento (cm)	Localização/disposição	Características
Parte intramural (pré-prostática)	0,5 a 1,5	Estende-se quase verticalmente pelo colo da bexiga urinária	Circundada pelo M. esfíncter interno da uretra; o diâmetro e o comprimento variam, dependendo de a bexiga urinária estar se enchendo ou esvaziando
Parte prostática	3,0 a 4,0	Desce pela parte anterior da próstata, formando uma curva suave e anteriormente côncava; é limitada anteriormente pela parte vertical deprimida (rabdoesfíncter) do M. esfíncter externo da uretra	Parte mais larga e mais dilatável; apresenta uma crista uretral com o colículo seminal, ladeada por seios prostáticos, nos quais se abrem os dúctulos prostáticos; os ductos ejaculatórios abrem-se no colículo; assim, as vias urinárias e genitais fundem-se nessa parte
Parte membranácea (intermédia)	1,0 a 1,5	Atravessa o espaço profundo do períneo, circundada por fibras circulares do M. esfíncter externo da uretra; penetra na membrana do períneo	Parte mais estreita e menos distensível (exceto pelo óstio externo da uretra)
Parte esponjosa	Cerca de 15	Segue o seu trajeto pelo corpo esponjoso; ocorre alargamento inicial no bulbo do pênis; alarga-se de novo distalmente como fossa navicular (na glande do pênis)	Parte mais longa e mais móvel; as glândulas bulbouretrais abrem-se na parte bulbar; distalmente, as glândulas uretrais abrem-se em pequenas lacunas uretrais que entram no lúmen dessa parte

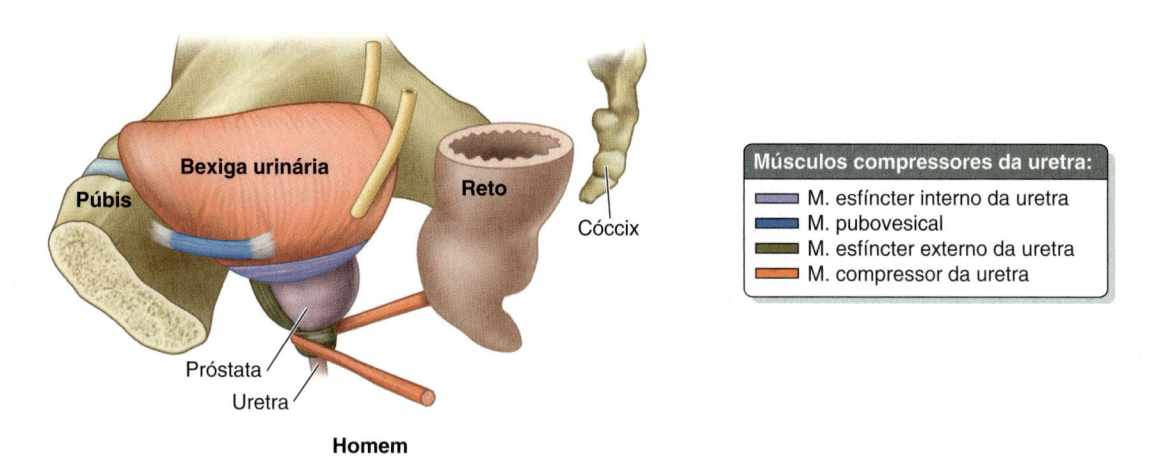

Figura 6.26 Músculos compressores da uretra masculina.

ductos ejaculatórios, a próstata e as glândulas bulbouretrais (ver Figura 6.14). Os testículos e epidídimos são descritos no Capítulo 5, Abdome.

DUCTO DEFERENTE

O **ducto deferente** é a continuação do ducto do epidídimo (ver Capítulo 5). O ducto deferente (ver Figuras 6.14 e 6.21):

- Começa na cauda do epidídimo, no polo inferior do testículo
- Ascende no funículo espermático
- Passa pelo canal inguinal
- Cruza sobre os vasos ilíacos externos e entra na pelve
- Segue ao longo da parede lateral da pelve, onde se situa externamente ao peritônio parietal
- Termina unindo-se ao ducto da glândula seminal para formar o *ducto ejaculatório*.

Durante o trajeto do ducto deferente, nenhuma outra estrutura se interpõe entre ele e o peritônio. O ducto cruza superiormente ao ureter, próximo ao ângulo posterior e lateral da bexiga urinária, seguindo o seu trajeto entre o ureter e o peritônio para alcançar o fundo da bexiga urinária. Posteriormente à bexiga urinária, o ducto deferente situa-se, inicialmente, acima da glândula seminal; em seguida, desce medialmente ao ureter e à glândula. Neste local, o ducto deferente se dilata para formar a **ampola do ducto deferente** antes de seu término. Em seguida, o ducto torna-se estreito e une-se ao ducto da glândula seminal para formar o **ducto ejaculatório**.

VASCULARIZAÇÃO DO DUCTO DEFERENTE

A minúscula **artéria do ducto deferente** origina-se habitualmente de uma artéria vesical superior (algumas vezes inferior) e acompanha o ducto deferente até o testículo (ver Tabela 6.5). A artéria termina fazendo anastomose com a artéria testicular, posteriormente ao testículo. As veias acompanham as artérias e possuem nomes semelhantes. Os vasos linfáticos do ducto deferente drenam para os *linfonodos ilíacos externos* (ver Figura 6.23 e Tabela 6.7).

GLÂNDULAS SEMINAIS

Cada **glândula seminal** consiste em uma estrutura alongada situada entre o fundo da bexiga urinária e o reto (ver Figura 6.25). As glândulas seminais encontram-se em uma posição oblíqua, superiormente à próstata, e não armazenam espermatozoides. Elas secretam um líquido alcalino espesso, que se mistura com os espermatozoides à medida que eles entram nos ductos ejaculatórios e na uretra; representa o principal constituinte (65 a 75%) do sêmen (uma mistura de secreções). As extremidades superiores das glândulas seminais são recobertas por peritônio e situam-se posteriormente aos ureteres, onde são separadas do reto pelo peritônio da *escavação retovesical* (ver Figura 6.6 e Tabela 6.2). As extremidades inferiores das glândulas seminais estão estreitamente relacionadas com o reto e são separadas dele apenas pelo septo retovesical.

ANATOMIA CLÍNICA

Esterilização masculina

O método comum de esterilização masculina é a **deferentectomia**, habitualmente denominada *vasectomia*. Durante esse procedimento, parte do ducto deferente é ligada e/ou excisada por meio de uma incisão na parte superior do escroto. Em consequência, o líquido ejaculado proveniente das glândulas seminais, da próstata e das glândulas bulbouretrais não contém espermatozoides. Os espermatozoides não expelidos degeneram no epidídimo e na parte proximal do ducto deferente.

VASCULARIZAÇÃO DAS GLÂNDULAS SEMINAIS

As artérias para as glândulas seminais originam-se das *artérias vesical inferior* e *retal média* (ver Tabela 6.5). As veias acompanham as artérias e apresentam nomes semelhantes. Os linfonodos ilíacos recebem linfa das glândulas seminais: os *linfonodos ilíacos externos*, da parte superior, e os *linfonodos ilíacos internos*, da parte inferior (ver Tabela 6.7).

DUCTOS EJACULATÓRIOS

Cada **ducto ejaculatório** é um tubo fino que se origina da união do ducto de uma glândula seminal com o ducto deferente (ver Figuras 6.21 e 6.25). Os ductos ejaculatórios surgem próximo ao colo da bexiga urinária e seguem juntos à medida que passam em direção anterior e inferior pela parte posterior da próstata. Os ductos ejaculatórios convergem e abrem-se por meio de estruturas semelhantes a fendas adjacentes a abertura do utrículo prostático ou logo dentro de sua abertura (Figuras 6.27 e 6.28). As secreções prostáticas unem-se ao líquido seminal na parte prostática da uretra após o término dos ductos ejaculatórios.

VASCULARIZAÇÃO DOS DUCTOS EJACULATÓRIOS

A *artéria do ducto deferente* surge habitualmente da artéria vesical superior (frequentemente da inferior) para irrigar o ducto ejaculatório (ver Tabela 6.5). As veias unem-se aos *plexos venosos prostático* e *vesical*. Os vasos linfáticos drenam para os *linfonodos ilíacos externos* (ver Tabela 6.7).

PRÓSTATA

A **próstata**, do tamanho de uma noz, circunda a *parte prostática da uretra* (ver Figuras 6.25 e 6.27). A parte glandular representa aproximadamente dois terços da próstata, enquanto o outro terço é fibromuscular. A estrutura possui uma **cápsula prostática fibrosa** e densa, que incorpora os plexos prostáticos de nervos e veias. A cápsula é circundada pela fáscia visceral da pelve, formando uma *bainha prostática* fibrosa, que é fina anteriormente, contínua anterior e lateralmente com os *ligamentos puboprostáticos* e densa posteriormente, contínua com o *septo retovesical*.

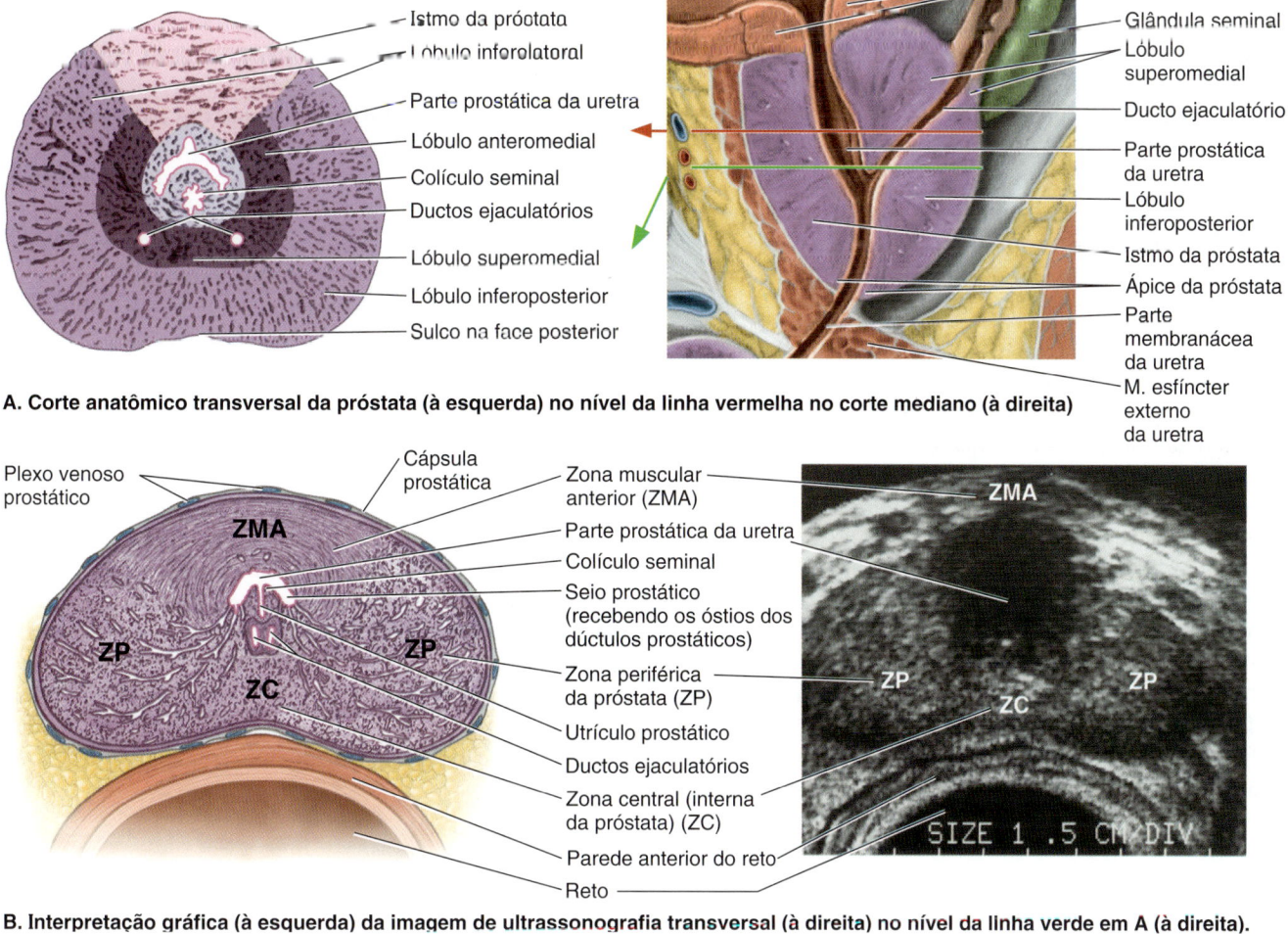

Capítulo 6 • Pelve e Períneo   369

A. Corte anatômico transversal da próstata (à esquerda) no nível da linha vermelha no corte mediano (à direita)

B. Interpretação gráfica (à esquerda) da imagem de ultrassonografia transversal (à direita) no nível da linha verde em A (à direita).

Figura 6.27 Lóbulos e zonas da próstata, mostrados em corte anatômico e por ultrassonografia.

A próstata apresenta (ver Figura 6.27B):

- Uma **base** (face superior), que está estreitamente relacionada com o colo da bexiga urinária
- Um **ápice** (face inferior), que está em contato com a fáscia na face superior dos músculos esfíncter da uretra e transverso profundo do períneo
- Uma *face anterior* muscular, que se caracteriza principalmente por fibras musculares de orientação transversal, formando um hemiesfíncter vertical semelhante a uma depressão (rabdoesfíncter), que constitui parte do músculo esfíncter da uretra, separada da sínfise púbica por gordura extraperitoneal no **espaço retropúbico** (ver Figura 6.18)
- Uma *face posterior*, que está relacionada com a ampola do reto
- *Faces inferiores e laterais*, que estão relacionadas com o músculo levantador do ânus.

Embora não sejam claramente distintos do ponto de vista anatômico, são descritos os seguintes *lobos e lóbulos da próstata* (ver Figura 6.27A):

- O **istmo da próstata** (zona muscular anterior; historicamente, o lobo anterior) situa-se anteriormente à uretra. É basicamente muscular e representa a continuação superior do músculo esfíncter da uretra
- **Lobos direito** e **esquerdo** (zonas periféricas), cada um dividido, por sua vez, em quatro *lóbulos* indistintos, em

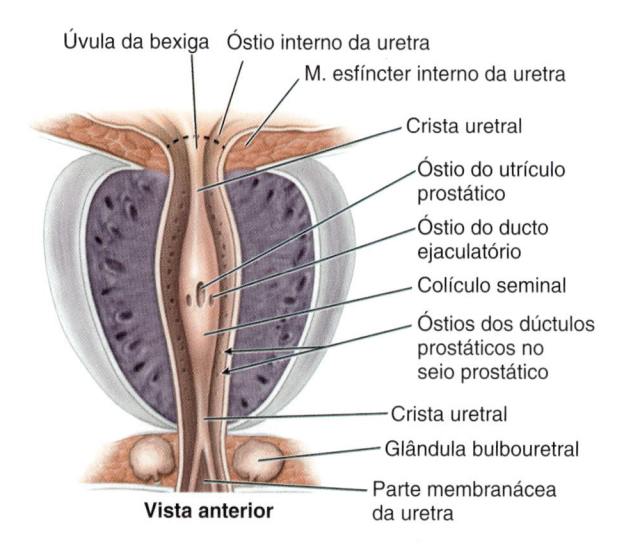

Figura 6.28 Parede posterior da parte prostática da uretra.

duas faixas concêntricas, definidas pela sua relação com a uretra e os ductos ejaculatórios:

- Um **lóbulo inferoposterior** superficial, posteriormente à uretra e inferior aos ductos ejaculatórios, facilmente palpável por meio de exame retal
- Um **lóbulo inferolateral** superficial, situado lateral à uretra, formando a maior parte da próstata
- Um **lóbulo superomedial** circundando o ducto ejaculatório, abaixo do lóbulo inferoposterior
- Um **lóbulo anteromedial**, abaixo do lóbulo inferolateral, situando-se diretamente lateral à porção proximal da parte prostática da uretra.

Um lobo médio (mediano) embrionário dá origem aos lóbulos superomedial e anteromedial. Essa região tende a sofrer hipertrofia induzida por hormônios na idade avançada, formando um **lobo médio** (zona central, que se acredita seja parcialmente responsável pela formação da *úvula*, que pode se projetar para dentro do óstio interno da uretra (ver Figura 6.28).

Os urologistas e ultrassonografistas dividem habitualmente a próstata em zonas periférica e central (interna) (ver Figura 6.27C,D).

Os **dúctulos prostáticos** (em número de 20 a 30) abrem-se principalmente nos **seios prostáticos**, que estão localizados em ambos os lados do **colículo seminal**, na parede posterior da parte prostática da uretra (ver Figura 6.28). O líquido prostático fornece aproximadamente 15 a 30% do volume do sêmen.

VASCULARIZAÇÃO DA PRÓSTATA

As *artérias prostáticas* são principalmente ramos da *artéria ilíaca interna* (ver Tabela 6.5), particularmente as *artérias vesicais inferiores*, bem como as *artérias pudenda interna* e *retal média*. As veias prostáticas unem-se para formar o **plexo venoso prostático** em torno dos lados e da base da próstata (ver Figuras 6.21 e 6.27B). Esse plexo, situado entre a membrana fibrosa da próstata e a bainha prostática, drena para as veias ilíacas internas. O plexo continua-se superiormente com o *plexo venoso vesical* e comunica-se, posteriormente, com o *plexo venoso vertebral interno* (ver Capítulo 2). Os vasos linfáticos drenam principalmente para os *linfonodos ilíacos internos*, porém alguns seguem para os *linfonodos sacrais* (ver Tabela 6.7).

GLÂNDULAS BULBOURETRAIS

As duas **glândulas bulbouretrais** (glândulas de Cowper), do tamanho de uma ervilha, situam-se posterior e lateralmente à parte membranácea da uretra, inseridas, em grande parte, no músculo esfíncter externo da uretra (ver Figuras 6.20A, 6.21 e 6.28). Os **ductos das glândulas bulbouretrais** atravessam a membrana do períneo adjacente à parte membranácea da uretra e abrem-se por meio de pequenas aberturas na porção proximal da parte esponjosa da uretra, no bulbo do pênis. A sua secreção mucosa entra na uretra durante a excitação sexual, contribuindo com menos de 1% do sêmen.

ANATOMIA CLÍNICA

Hipertrofia da próstata, câncer de próstata e prostatectomia

A próstata é de interesse médico, devido à ocorrência comum de aumento benigno ou *hipertrofia prostática benigna* (HPB) após a meia-idade. A próstata aumentada projeta-se para a bexiga urinária e dificulta a micção, comprimindo a parte prostática da uretra. O lobo médio é o que habitualmente aumenta mais, causando obstrução do óstio interno da uretra.

O *câncer de próstata* é comum em homens com mais de 55 anos de idade. Na maioria dos casos, o câncer desenvolve-se na região posterolateral e pode ser palpado durante o toque retal (Figura AC6.3). Uma neoplasia maligna da próstata tem consistência dura e, com frequência, é irregular. Em estágios avançados, as células cancerosas enviam metástases para os linfonodos ilíacos e sacrais e, mais tarde, para linfonodos distantes e os ossos. O plexo prostático, que está estreitamente associado à bainha prostática, dá passagem a fibras parassimpáticas, que dão origem aos nervos cavernosos que conduzem as fibras responsáveis pela ereção do pênis. A preocupação maior com relação à *prostatectomia* é que uma das consequências possíveis é a ocorrência de impotência.

No tratamento cirúrgico, toda a próstata, ou apenas a parte hipertrofiada é removida (*ressecção transuretral da próstata* [RTUP]).

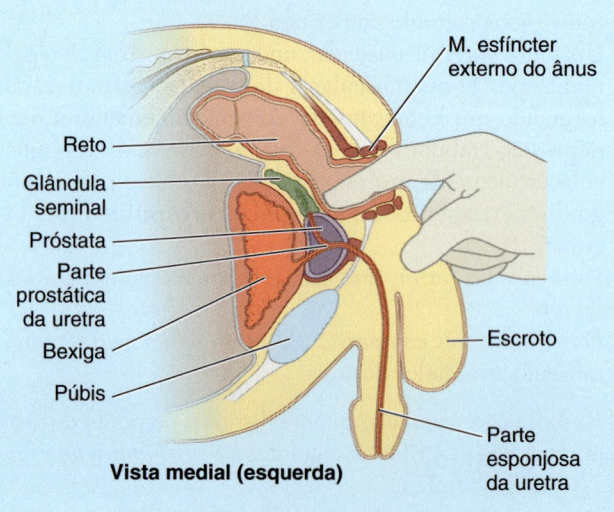

Vista medial (esquerda)

Figura AC6.3 Palpação retal da próstata.

INERVAÇÃO DOS ÓRGÃOS GENITAIS INTERNOS DA PELVE MASCULINA

Os ductos deferentes, as glândulas seminais, os ductos ejaculatórios e a próstata são ricamente inervados por *fibras nervosas simpáticas*, que se originam dos corpos celulares do núcleo intermédio lateral. Atravessam os gânglios paravertebrais do tronco simpático, passando a constituir componentes dos nervos esplâncnicos lombares (abdominopélvicos) e dos plexos hipogástrico e pélvico (Figura 6.29). As *fibras parassimpáticas pré-sinápticas* provenientes dos segmentos S2-S4 da medula espinal atravessam os nervos esplâncnicos pélvicos, que também se unem aos plexos hipogástrico-pélvico. Ocorrem sinapses com neurônios simpáticos e parassimpáticos pós-sinápticos dentro dos plexos, no trajeto para as vísceras pélvicas ou próximo delas. Durante o orgasmo, o sistema simpático estimula contrações do ducto deferente, e a contração e secreção combinadas das glândulas seminais e da próstata fornecem o veículo (sêmen) e a força de expulsão para liberar os espermatozoides durante a ejaculação. A função da inervação parassimpática da pelve não está bem esclarecida. Entretanto, as fibras parassimpáticas no **plexo prostático** formam os nervos cavernosos que seguem até os corpos eréteis do pênis, que são responsáveis pela ereção peniana.

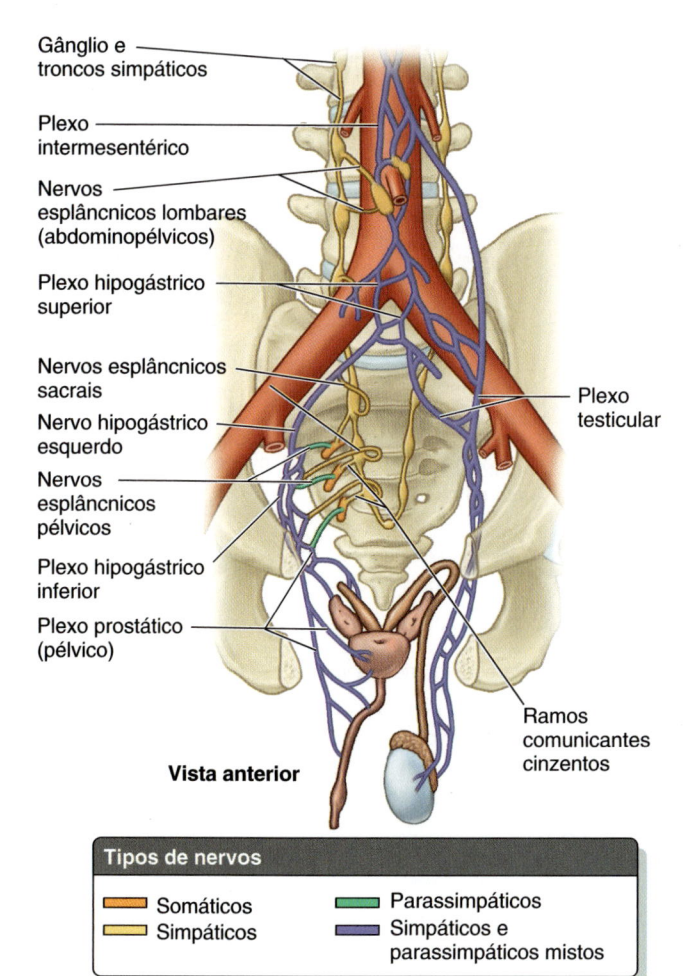

Figura 6.29 Inervação autônoma do testículo, do ducto deferente, da próstata e das glândulas seminais.

Órgãos genitais internos femininos

Os órgãos genitais internos femininos incluem o útero, as tubas uterinas, os ovários e a vagina.

ÚTERO

O **útero** é um órgão muscular oco, piriforme e com paredes espessas. O útero não grávido está habitualmente localizado na pelve menor, com o seu corpo situado sobre a bexiga urinária e o colo entre a bexiga urinária e o reto (ver Figura 6.15). Em geral, o útero na mulher adulta é *antevertido* (com inclinação anterior e superior em relação ao eixo da vagina) e *antefletido* (com o corpo do útero fletido ou curvado anteriormente em relação ao colo do útero), de modo que a sua massa fica sobre a bexiga urinária. A posição do útero modifica-se com o grau de enchimento da bexiga urinária e do reto. O útero pode ser dividido em duas partes principais (Figura 6.30):

- O **corpo do útero**, que forma os dois terços superiores do órgão e inclui o **fundo do útero**, isto é, a parte arredondada do corpo situada acima dos óstios das tubas uterinas, e o **istmo do útero**, a região relativamente espessada do corpo (com cerca de 1 cm de comprimento), exatamente acima do colo do útero. Os cornos do útero são as regiões superiores e laterais onde entram as tubas uterinas. O corpo do útero situa-se entre as lâminas dos ligamentos largos do útero e é livremente móvel

- O **colo do útero**, que é a parte inferior cilíndrica e estreita do útero, apresenta uma *porção supravaginal* do colo, entre o istmo do útero e a vagina, e uma *porção vaginal*, que faz protrusão na vagina e circunda o **óstio do útero**. A *porção supravaginal do colo* é separada da bexiga urinária anteriormente apenas por tecido conjuntivo frouxo e, posteriormente, do reto pela escavação retouterina. O colo do útero é, em grande parte, fibroso, com uma pequena quantidade de músculo liso e elastina.

A *parede do corpo do útero* é formada por três camadas (ver Figura 6.30B):

- **Perimétrio**: a túnica serosa externa, que consiste em peritônio sustentado por uma fina camada de tecido conjuntivo
- **Miométrio**: a túnica muscular média de músculo liso, que sofre acentuada distensão durante a gravidez; os principais ramos dos vasos sanguíneos e nervos do útero estão localizados nessa camada
- **Endométrio**: a túnica mucosa interna, que adere firmemente ao miométrio e está ativamente envolvida no ciclo menstrual e cuja estrutura difere em cada estágio. Caso ocorra concepção, o blastocisto implanta-se nessa camada; se não houver concepção, a face interna da túnica se desprende durante a menstruação.

LIGAMENTOS DO ÚTERO

Externamente, o **ligamento útero-ovárico** fixa-se ao útero, posterior e inferiormente à junção uterotubária (Figura 6.31). O **ligamento redondo do útero** fixa-se anterior e

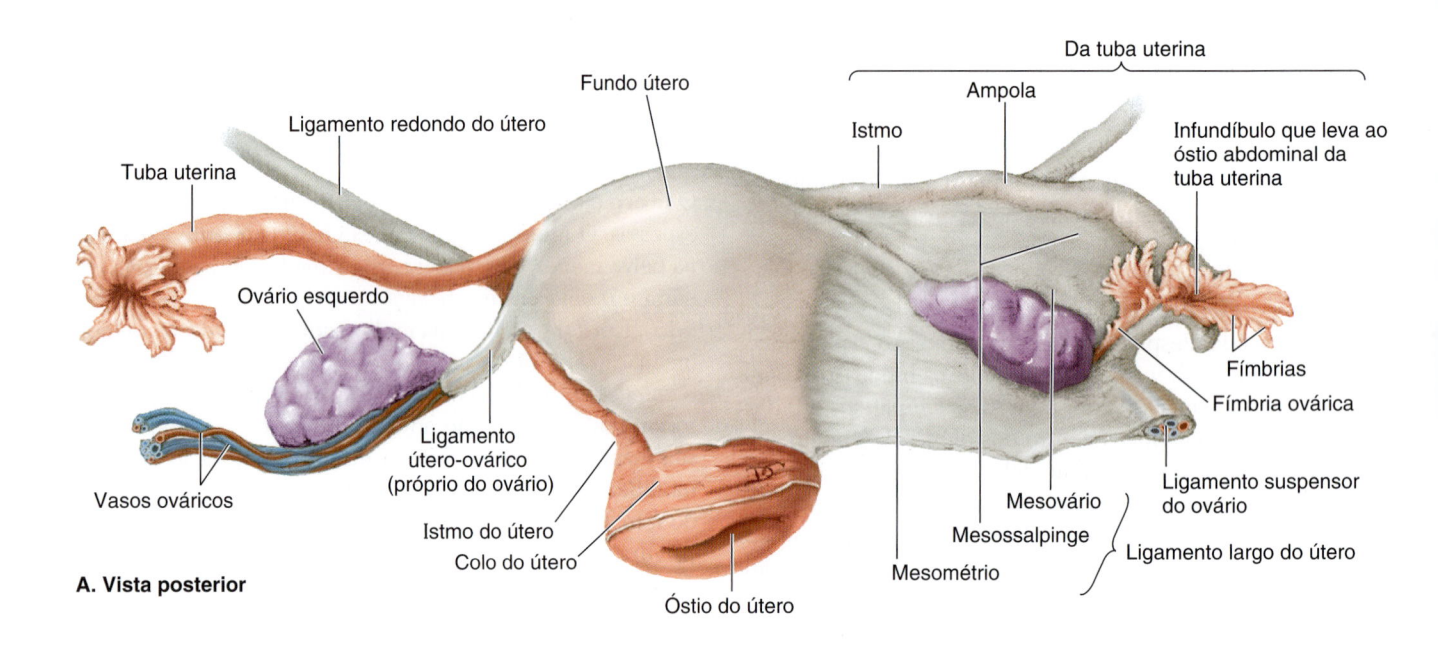

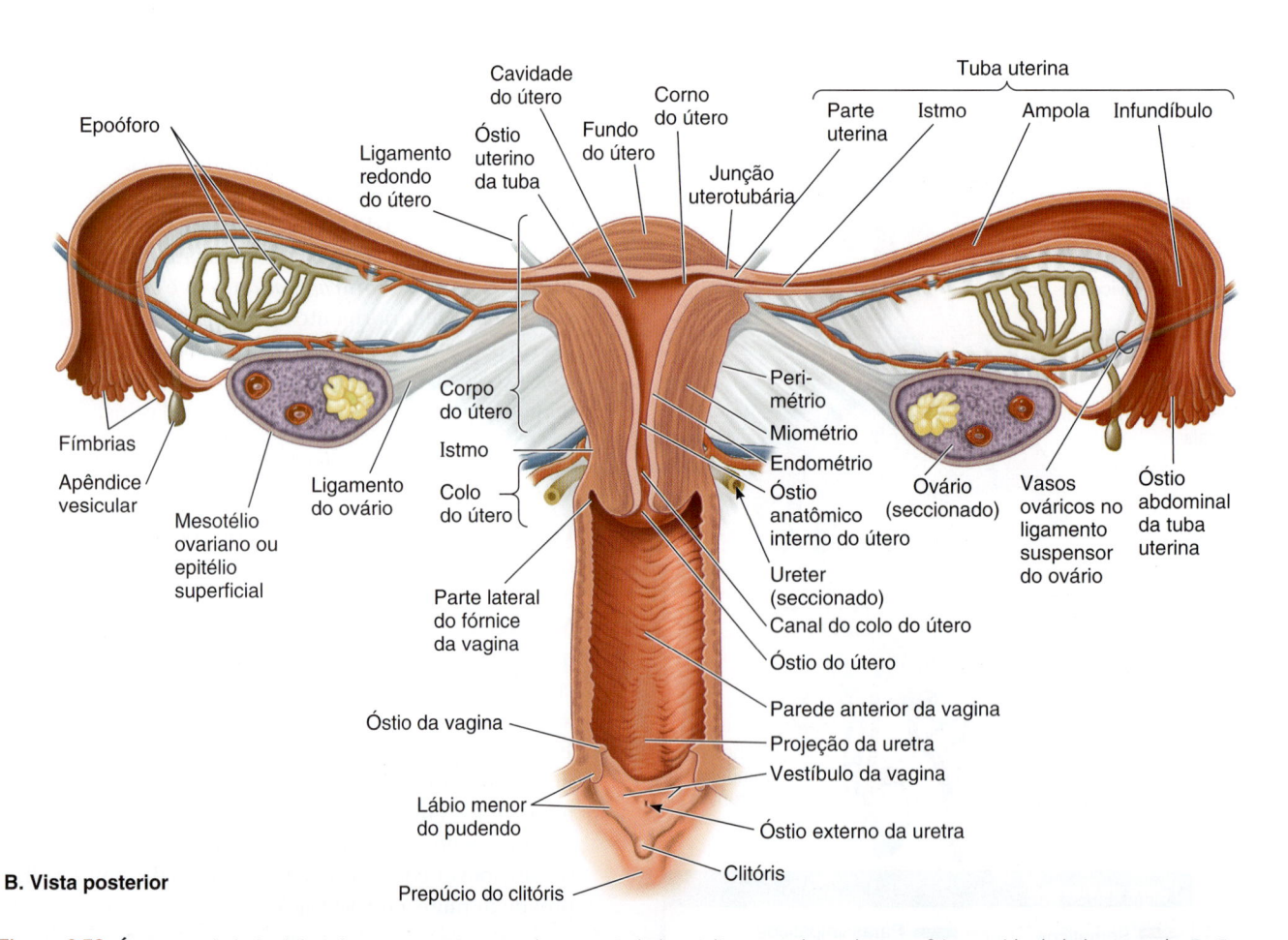

Figura 6.30 Órgãos genitais femininos internos. A. Dissecção de órgãos isolados. O ligamento largo do útero foi removido do lado esquerdo. **B.** Corte coronal mostrando a estrutura interna dos órgãos genitais femininos.

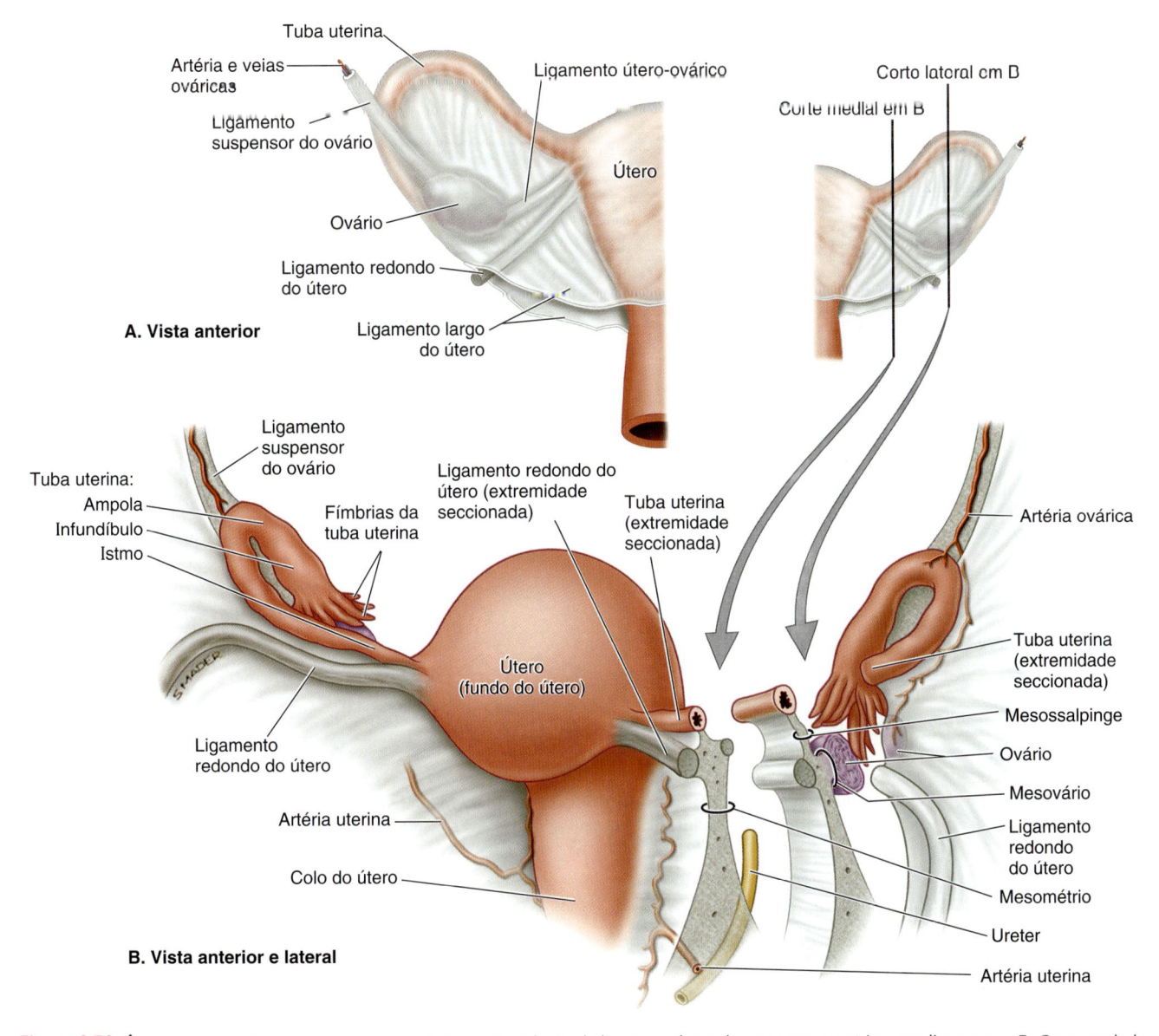

Figura 6.31 Útero, tubas uterinas e ligamento largo do útero. A. Relação do ligamento largo do útero com o ovário e seus ligamentos. **B.** Cortes sagitais, mostrando o mesentério do útero (mesométrio), do ovário (mesovário) e da tuba uterina (mesossalpinge).

inferiormente a essa junção. Esses dois ligamentos representam vestígios do *gubernáculo ovárico*, relacionado com a descida do ovário a partir de sua posição embrionária na parede posterior do abdome (ver Capítulo 5).

O **ligamento largo do útero** consiste em uma dupla lâmina do peritônio (mesentério), que se estende a partir das laterais do útero até as paredes laterais e o assoalho da pelve. Esse ligamento ajuda a manter o útero relativamente centralizado na pelve, porém mantém principalmente os ovários, as tubas uterinas e estruturas relacionadas, bem como os vasos que os suprem. As duas lâminas do ligamento são contínuas entre si em uma margem livre, que circunda a tuba uterina. Lateralmente, o ligamento prolonga-se superiormente sobre os vasos ováricos, na forma do **ligamento suspensor do ovário** (ver Figura 6.31B). Entre as lâminas do ligamento largo do útero, em ambos os lados do útero, o *ligamento útero-ovárico* situa-se posterior e superiormente, enquanto o *ligamento redondo do útero* é de localização anterior e inferior. A parte do ligamento largo do útero por meio da qual o ovário é suspenso é denominada **mesovário** (ver Figura 6.31B). A parte do ligamento largo que forma o mesentério da tuba uterina constitui a **mesossalpinge**. A principal parte do ligamento largo do útero atua como mesentério para o útero e constitui o **mesométrio**, que está localizado abaixo da mesossalpinge e do mesovário.

As principais sustentações do útero são tanto dinâmicas quanto passivas. O colo do útero é a parte menos móvel do órgão, devido à sustentação passiva proporcionada pelas condensações da fáscia endopélvica (ligamentos), que também pode conter músculo liso (ver Figuras 6.8A,B,E e 6.32):

- Os *ligamentos transversos* do colo (cardinais) estendem-se do colo do útero e das partes laterais do fórnice da vagina até as paredes laterais da pelve

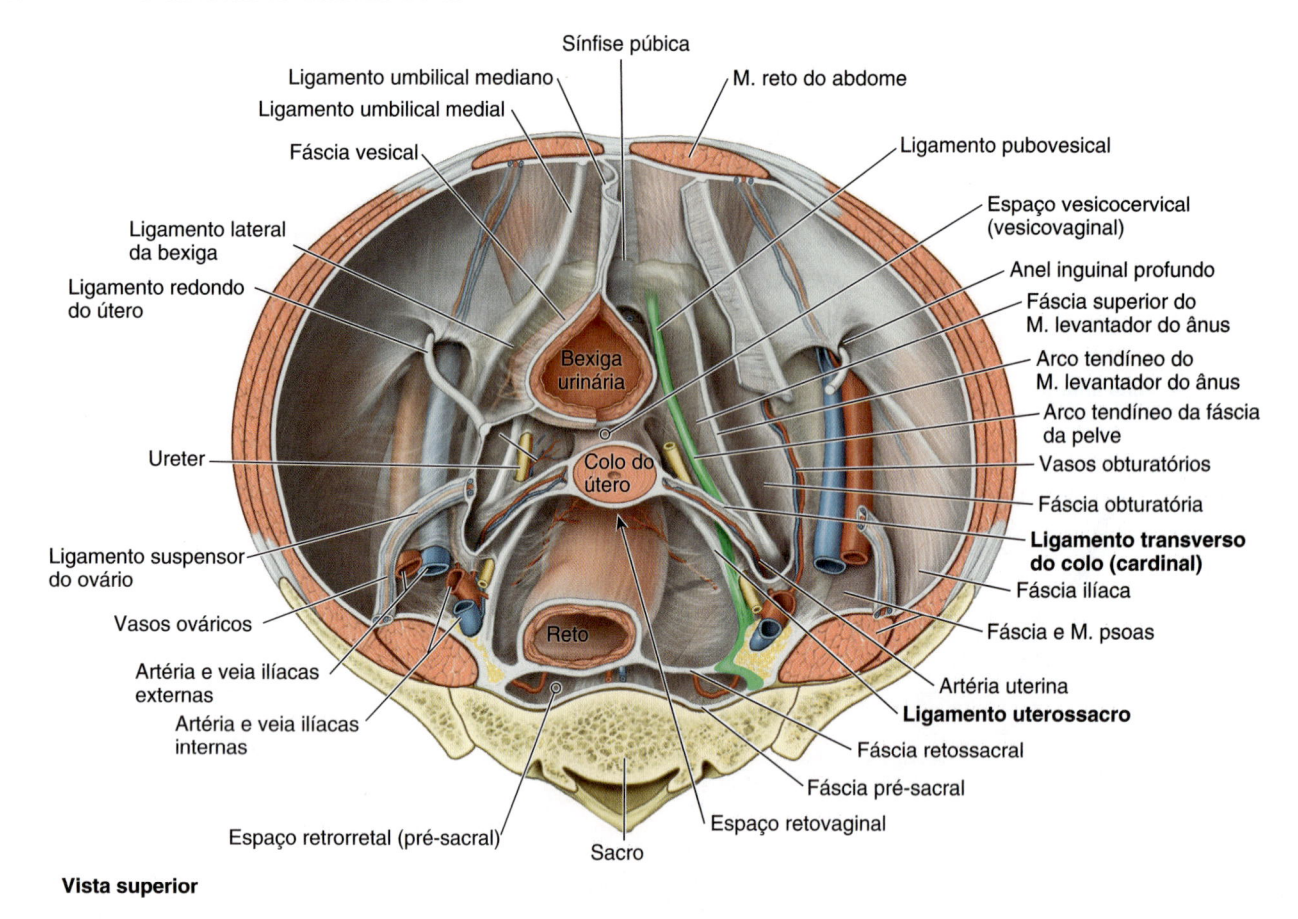

Figura 6.32 Ligamentos fasciais pélvicos. O peritônio e a fáscia endopélvica areolar frouxa foram removidos para mostrar os ligamentos da fáscia da pelve localizados inferior ao peritônio, porém acima do assoalho da pelve (diafragma da pelve).

- Os *ligamentos uterossacros*° seguem um trajeto superior e ligeiramente posterior a partir das laterais do colo do útero até a parte média do sacro (ver Figura 6.8E); são palpáveis durante o exame retal.

A sustentação passiva também é fornecida pelo modo com que o útero normalmente repousa no topo da bexiga urinária (Figura 6.33). A sustentação dinâmica é fornecida pelos músculos do assoalho da pelve (músculos perineais) e pela musculatura de sustentação/compressora (Figura 6.34).

RELAÇÕES DO ÚTERO

O peritônio recobre o corpo e o fundo do útero, anterior e superiormente, mas não o colo do útero (ver Figuras 6.6A, C e 6.31 e Tabela 6.3). O peritônio é refletido anteriormente a partir do útero sobre a bexiga urinária e, posteriormente, sobre a parte posterior do fórnice da vagina até o reto. Anteriormente, o corpo do útero é separado da bexiga urinária pela **escavação vesicouterina**, onde o peritônio é refletido do útero sobre a margem posterior da face superior da bexiga urinária (ver Figura 6.33); a parte inferior do corpo (istmo) do útero e o colo do útero estão em contato direto com a bexiga urinária, sem peritônio interposto. Isso possibilita a invasão da bexiga urinária por câncer de útero/colo do útero. Posteriormente, o corpo do útero e a porção supravaginal do colo são separados do colo sigmoide por uma lâmina de peritônio e da cavidade peritoneal e do reto pela *escavação retouterina*. Lateralmente, a artéria uterina cruza o ureter superiormente, próximo ao colo do útero, na raiz do ligamento largo do útero (ver Figura 6.31).

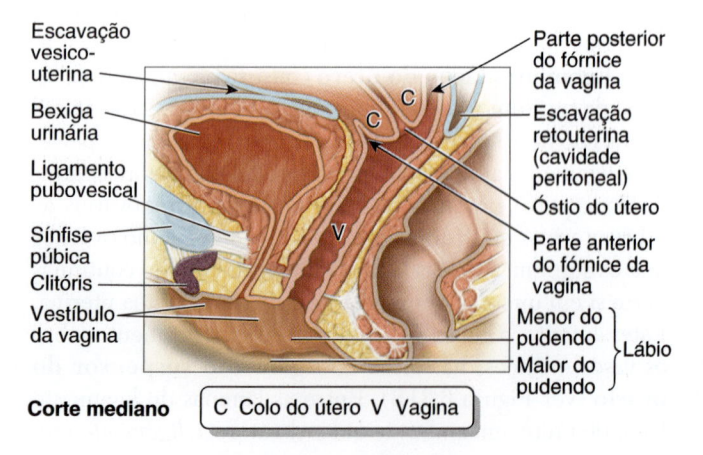

Figura 6.33 Partes do útero e relação da vagina e do útero.

°N.R.T: O revisor técnico prefere utilizar a denominação "ligamento uterossacro", amplamente empregada no meio médico e entre anatomistas, embora não reconhecida pela T.A., a qual reconhece o termo "ligamento retouterino", que se mistura anteriormente com o uterossacro.

Capítulo 6 • Pelve e Períneo 375

VASCULARIZAÇÃO DO ÚTERO

As *artérias* provêm principalmente das *artérias uterinas*, com um suprimento colateral potencial proveniente das artérias ováricas (ver Figuras 6.11A e 6.35 e Tabela 6.5). As *veias uterinas* seguem o seu trajeto no ligamento largo do útero, drenando para o **plexo venoso uterino**, formado de cada lado do útero e da vagina (ver Figura 6.35). As veias desse plexo drenam para as veias ilíacas internas.

Os *vasos linfáticos do útero* seguem três trajetos principais (ver Figura 6.22 e Tabela 6.6):

- A maioria dos vasos do fundo do útero e da parte superior do corpo do útero segue o seu trajeto ao longo dos vasos ováricos até os linfonodos lombares (cavais/aórticos), porém alguns vasos seguem ao longo do ligamento redondo do útero até os *linfonodos inguinais superficiais*
- Os vasos da maior parte do corpo do útero seguem dentro do ligamento largo do útero até os *linfonodos ilíacos externos*
- Os vasos do colo do útero seguem ao longo dos vasos uterinos, dentro dos ligamentos transversos do colo, até os *linfonodos ilíacos internos*, e ao longo dos ligamentos uterossacros até os *linfonodos sacrais*.

INERVAÇÃO DA VAGINA E DO ÚTERO

A inervação da parte inferior da vagina é somática, proveniente do *nervo perineal profundo*, um ramo do *nervo pudendo*.

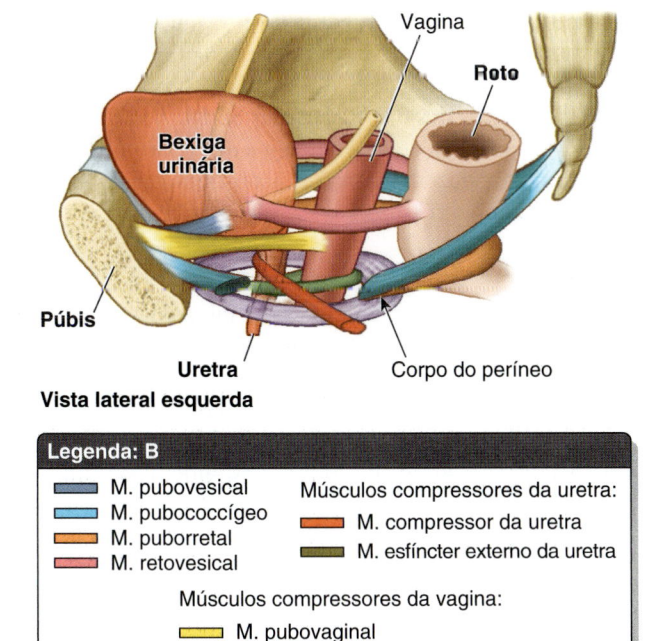

Figura 6.34 Músculos de sustentação e de compressão da pelve feminina.

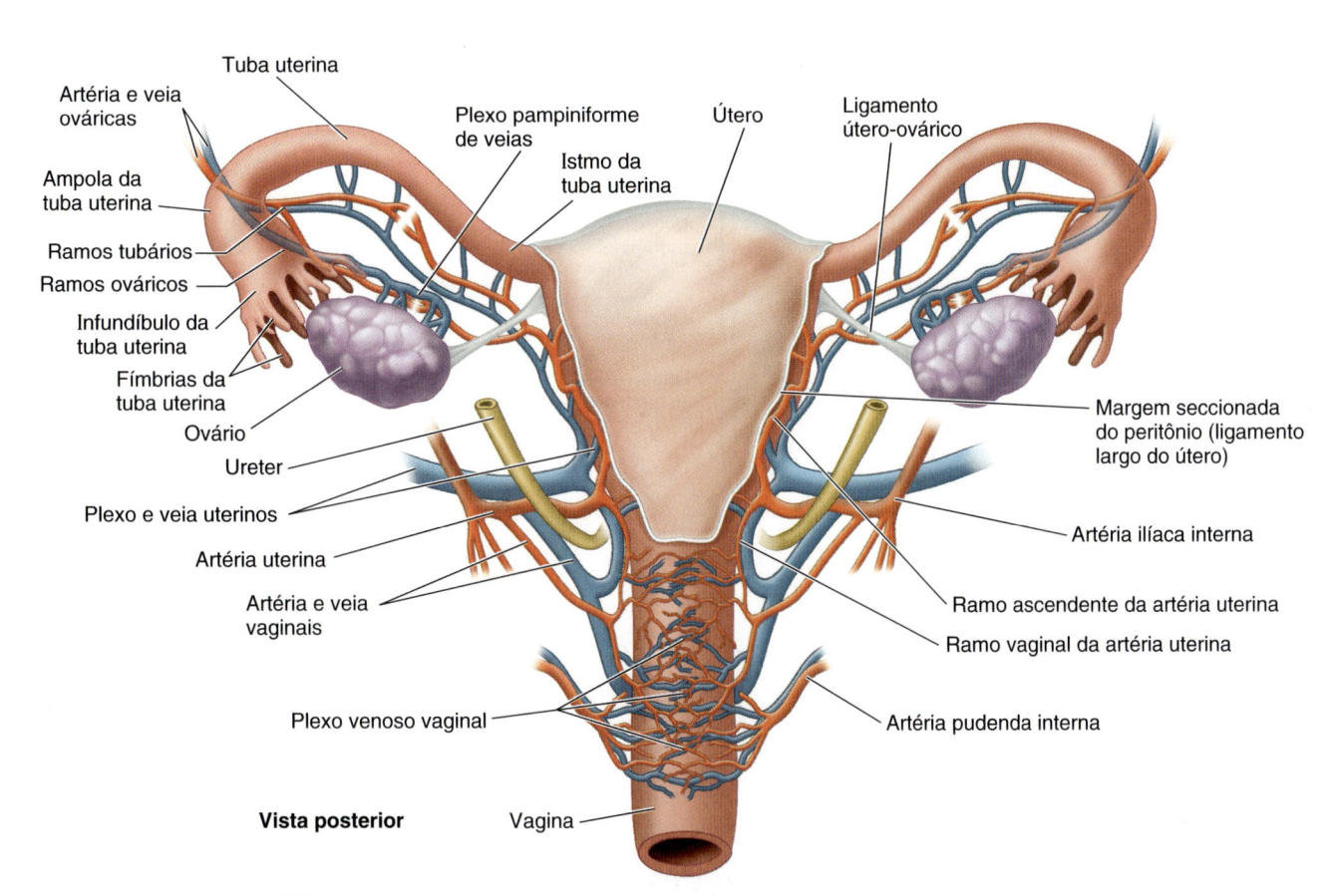

Figura 6.35 Vascularização arterial e drenagem venosa da vagina, do útero, da tuba uterina e dos ovários.

Entretanto, a inervação da maior parte da vagina e de todo o útero é visceral. Os nervos surgem do **plexo nervoso uterovaginal**, que segue o seu trajeto com a artéria uterina, na junção da base do ligamento largo com a parte superior do ligamento transverso do colo (Figura 6.36). O plexo uterovaginal é um dos plexos pélvicos que se estendem do plexo hipogástrico inferior até as vísceras pélvicas. Através desse plexo, passam fibras simpáticas, parassimpáticas e aferentes viscerais. A inervação simpática origina-se dos segmentos torácicos inferiores da medula espinal e passa pelos *nervos esplâncnicos lombares* e pela série de plexos intermesentérico-hipogástrico-pélvicos. A inervação parassimpática origina-se nos segmentos S2-S4 da medula espinal e passa pelos *nervos esplâncnicos pélvicos* até o plexo hipogástrico inferior-uterovaginal. As fibras aferentes viscerais, que conduzem a sensação de dor proveniente do fundo e do corpo do útero, seguem um trajeto retrógrado com as fibras simpáticas dos gânglios lombares superiores para os gânglios torácicos inferiores; aquelas provenientes da parte subperitoneal do colo do útero e da vagina (abaixo da linha de dor pélvica) seguem com as fibras parassimpáticas até os gânglios sensitivos dos nervos espinais S2-S4. Todas as fibras aferentes viscerais do útero e da vagina não relacionadas com a dor (as que conduzem sensações inconscientes) também seguem este último trajeto.

TUBAS UTERINAS

As **tubas uterinas** (comumente denominadas trompas de Falópio) estendem-se lateralmente a partir dos cornos do útero e abrem-se na cavidade peritoneal, próximo aos ovários (ver Figuras 6.30 e 6.31). As tubas uterinas estão localizadas no *mesossalpinge*, nas margens livres do ligamento largo do útero. Na disposição "ideal", as tubas estendem-se posterior

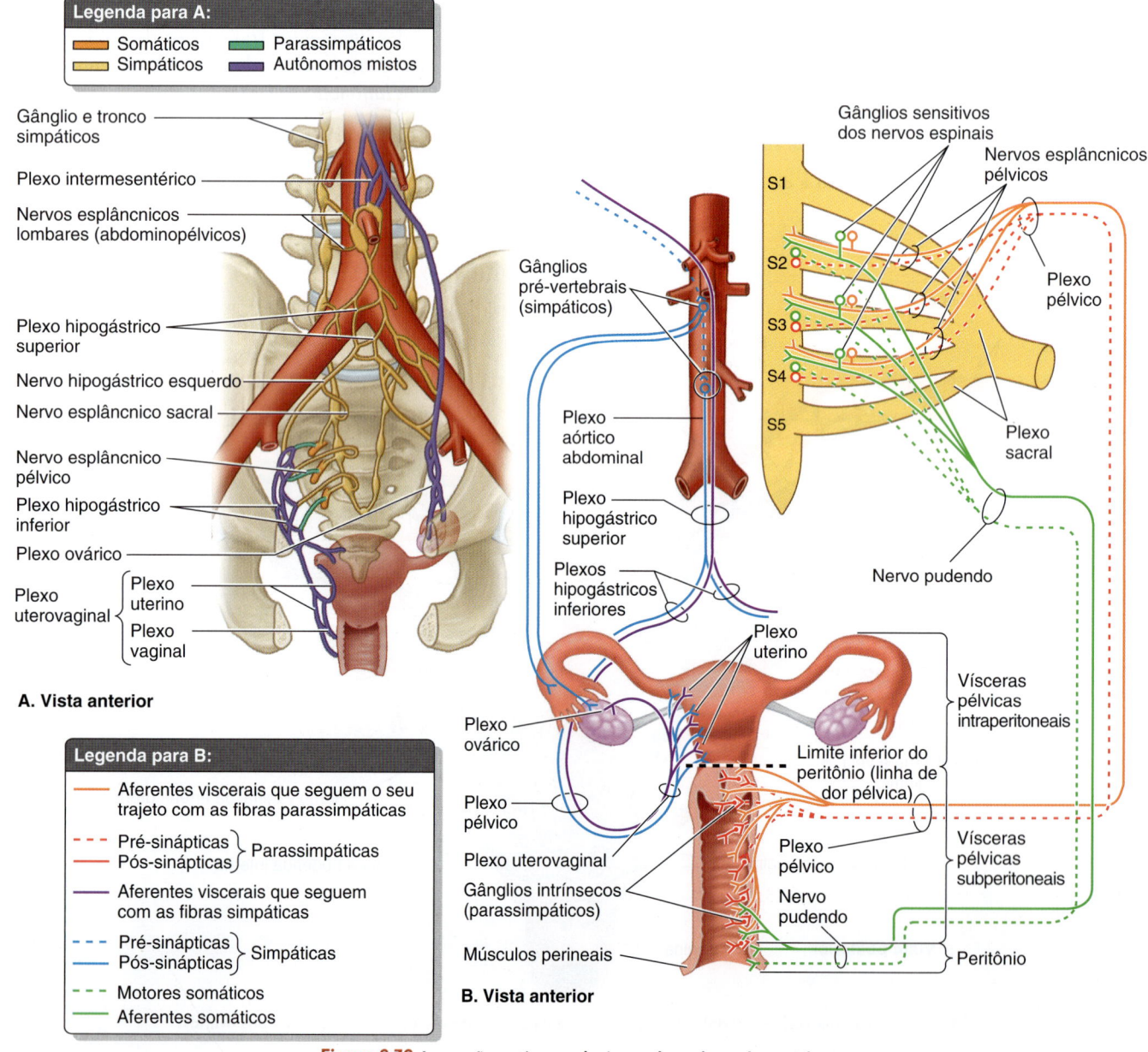

Figura 6.36 Inervação autônoma do útero, da vagina e dos ovários.

e lateralmente até as paredes laterais da pelve, onde ascendem e fazem uma curva sobre os ovários; entretanto, estudos com ultrassom demonstraram que a posição das tubas uterinas e dos ovários é variável (dinâmica) durante a vida, e os lados direito e esquerdo são, com frequência, assimétricos.

Cada tuba uterina pode ser dividida em quatro partes (ver Figura 6.31B):

- O **infundíbulo** é a extremidade distal afunilada, que se abre na cavidade peritoneal por meio do **óstio abdominal** da tuba uterina. Os processos digitiformes do infundíbulo, as **fímbrias**, distribuem-se sobre a face medial do ovário; uma grande **fímbria ovárica** está fixada ao polo superior do ovário
- A **ampola**, que é a parte mais larga e mais longa, começa na extremidade medial do infundíbulo
- O **istmo**, a parte com parede espessa, entra no corno do útero
- A **parte uterina** é o segmento intramural curto que atravessa a parede do útero e abre-se pelo **óstio uterino** da tuba na cavidade uterina, no corno do útero.

OVÁRIOS

Os **ovários**, em forma de amêndoa, estão normalmente localizados próximo à fixação do ligamento largo do útero às paredes laterais da pelve, suspenso por meio de pregas peritoneais, o *mesovário*, proveniente da face posterior e superior do ligamento largo, e o *ligamento suspensor do ovário*, proveniente da parede da pelve (ver Figuras 6.30 e 6.31). O ligamento suspensor do ovário conduz os vasos ováricos, os vasos linfáticos e os nervos para o ovário e a partir dele e constitui a parte lateral do mesovário. O ovário também se fixa ao útero pelo *ligamento útero-ovárico*, que segue o seu trajeto no interior do mesovário. Esse ligamento representa um remanescente da parte superior do gubernáculo do ovário do feto e conecta a extremidade proximal (uterina) do ovário ao ângulo lateral do útero, imediatamente inferior à entrada da tuba uterina. Como o ovário está suspenso na cavidade peritoneal, e a sua superfície não é recoberta por peritônio, o ovócito expelido na ovulação passa para dentro da cavidade peritoneal, porém é habitualmente retido pelas fímbrias da tuba uterina e transportado até a ampola.

VASCULARIZAÇÃO DOS OVÁRIOS E DAS TUBAS UTERINAS

As **artérias ováricas** originam-se da parte abdominal da aorta e descem ao longo da parede posterior do abdome. Na margem da pelve, elas cruzam sobre os vasos ilíacos externos e entram nos ligamentos suspensores (ver Figura 6.35). A artéria ovárica emite ramos através do mesovário até o ovário e através da mesossalpinge para a tuba uterina. Os **ramos ascendentes das artérias uterinas** (ramos das artérias ilíacas internas) seguem o seu trajeto ao longo das faces laterais do útero e aproximam-se das faces mediais dos ovários e das tubas uterinas. Tanto a artéria ovárica quanto a artéria uterina ascendente terminam bifurcando-se em ramos ováricos e tubários e anastomosam-se entre si, fornecendo uma circulação colateral de origem abdominal e pélvica.

As veias ováricas que drenam o ovário formam um **plexo pampiniforme de veias** no ligamento largo do útero, próximo ao ovário e à tuba uterina (ver Figura 6.35). As veias do plexo fundem-se para formar uma **veia ovárica** singular, que deixa a pelve menor com a artéria ovárica. A *veia ovárica direita* ascende para entrar na *veia cava inferior*, enquanto a *veia ovárica esquerda* drena para a *veia renal esquerda*. As veias tubárias drenam para as *veias ováricas* e o *plexo uterovaginal (uterino) de veias*. Os vasos linfáticos que provêm do ovário unem-se aos das tubas uterinas e do fundo do útero à medida que ascendem para os *linfonodos lombares* (cavais/aórticos) *direito* e *esquerdo* (ver Figura 6.22 e Tabela 6.6).

INERVAÇÃO DOS OVÁRIOS E DAS TUBAS UTERINAS

Os nervos descem ao longo dos vasos ováricos a partir do *plexo ovárico* e do *plexo uterovaginal* (ver Figura 6.36). Como os ovários e as tubas uterinas estão localizados acima da *linha de dor pélvica*, as fibras de dor aferentes viscerais ascendem de modo retrógrado com as fibras simpáticas do plexo ovárico e os nervos esplâncnicos lombares até os corpos celulares nos gânglios sensitivos dos nervos espinais T11-L1. As fibras reflexas aferentes viscerais acompanham as fibras parassimpáticas de modo retrógrado por meio dos plexos uterovaginal e hipogástrico inferior e nervos esplâncnicos pélvicos até os corpos celulares nos gânglios sensitivos dos nervos espinais S2-S4.

VAGINA

A **vagina**, um tubo musculomembranáceo em sua maior parte subperitoneal, estende-se da parte posterior do fórnice da vagina até o **vestíbulo da vagina**, a fenda entre os lábios menores do pudendo, onde se abrem a vagina e a uretra (ver Figura 6.30B). O vestíbulo da vagina contém os óstios externo da uretra e da vagina e os óstios das duas glândulas vestibulares maiores. A extremidade superior da vagina envolve o *colo* do útero. A vagina:

- Atua como canal para o líquido menstrual
- Forma a parte inferior do canal do parto
- Recebe o pênis e o ejaculado durante a relação sexual
- Comunica-se, anterior e superiormente, com o **canal do colo do útero** e, inferiormente, com o vestíbulo da vagina. O canal do colo do útero estende-se do istmo do útero até o óstio do útero.

A vagina habitualmente encontra-se colapsada, de modo que suas paredes anterior e posterior estão em contato. O **fórnice da vagina**, o recesso em torno do colo do útero que faz protrusão, é habitualmente descrito em três partes: as *partes anterior, posterior* e *laterais*. A parte **posterior do fórnice da vagina** é a mais profunda e está estreitamente relacionada com a escavação retouterina (ver Figura 6.33).

Quatro músculos comprimem a vagina e atuam como esfíncteres: o músculo **pubovaginal**, o músculo *esfíncter externo da uretra*, o músculo **esfíncter uretrovaginal** e o músculo *bulboesponjoso* (ver Figura 6.34). As relações da vagina são as seguintes:

- Anteriormente: com o fundo da bexiga urinária e a uretra
- Lateralmente: com o músculo levantador do ânus, a fáscia visceral da pelve e os ureteres

- Posteriormente (de inferior para superior): com o canal anal, o reto e a escavação retouterina (ver Figura 6.4A).

VASCULARIZAÇÃO DA VAGINA

As *artérias* que irrigam a parte superior da vagina originam-se das *artérias uterinas*. As artérias que suprem as partes média e inferior da vagina derivam das *artérias vaginais* e das *artérias pudendas internas* (ver Figura 6.35 e Tabela 6.5). As *veias* formam **plexos vaginais** ao longo das laterais da vagina e na túnica mucosa. Essas veias comunicam-se com o **plexo uterovaginal** e drenam para as veias ilíacas internas por meio da veia uterina.

Os vasos linfáticos drenam a partir da vagina da seguinte maneira (ver Figura 6.22 e Tabela 6.6):

- Parte superior: para os linfonodos ilíacos internos e externos
- Parte média: para os linfonodos ilíacos internos
- Parte inferior: para os linfonodos sacrais e ilíacos comuns
- Óstio externo: para os linfonodos inguinais superficiais.

ANATOMIA CLÍNICA

Distensão e exame da vagina

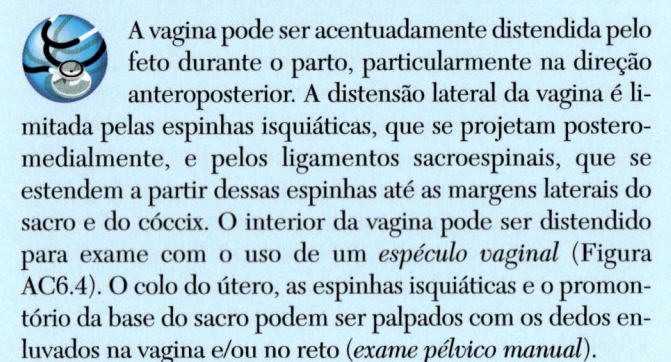

A vagina pode ser acentuadamente distendida pelo feto durante o parto, particularmente na direção anteroposterior. A distensão lateral da vagina é limitada pelas espinhas isquiáticas, que se projetam posteromedialmente, e pelos ligamentos sacroespinais, que se estendem a partir dessas espinhas até as margens laterais do sacro e do cóccix. O interior da vagina pode ser distendido para exame com o uso de um *espéculo vaginal* (Figura AC6.4). O colo do útero, as espinhas isquiáticas e o promontório da base do sacro podem ser palpados com os dedos enluvados na vagina e/ou no reto (*exame pélvico manual*).

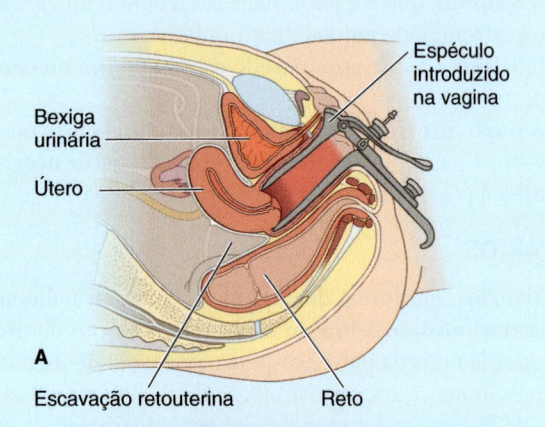

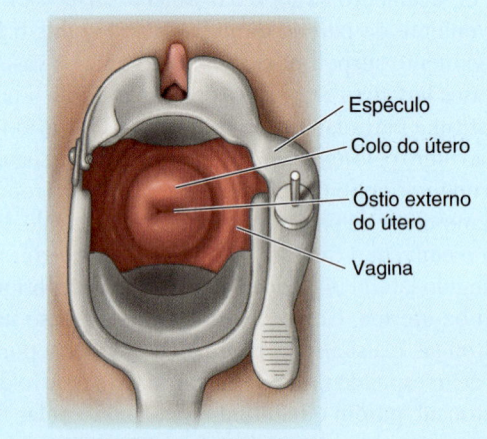

Culdocentese

Um instrumento endoscópico (*culdoscópio*) pode ser introduzido, por meio de uma incisão realizada na parte posterior do fórnice da vagina, dentro da cavidade peritoneal para drenagem de um abscesso pélvico (coleção de pus) na escavação retouterina (*culdocentese*). De modo semelhante, o líquido nessa parte da cavidade peritoneal (p. ex., sangue) pode ser aspirado nesse local.

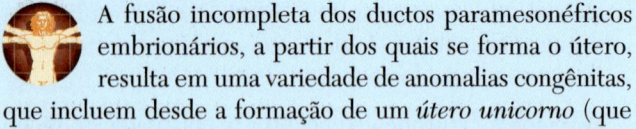

Útero bicorno

A fusão incompleta dos ductos paramesonéfricos embrionários, a partir dos quais se forma o útero, resulta em uma variedade de anomalias congênitas, que incluem desde a formação de um *útero unicorno* (que recebe um ducto uterino apenas do lado direito ou esquerdo) até uma duplicação na forma de *útero bicorno*, cavidades uterinas ou útero totalmente duplo (*útero didelfo*).

Histerectomia

A *histerectomia* (excisão do útero) é realizada através da parte inferior da parede anterior do abdome ou através da vagina (Figura AC6.5). Como a artéria uterina cruza anteriormente ao ureter próximo à parte lateral do fórnice da vagina, o ureter corre o risco de ser clampeado ou seccionado de modo inadvertido quando a artéria uterina é ligada durante a histerectomia. O ponto de cruzamento da artéria e do ureter situa-se aproximadamente 2 cm acima da espinha isquiática.

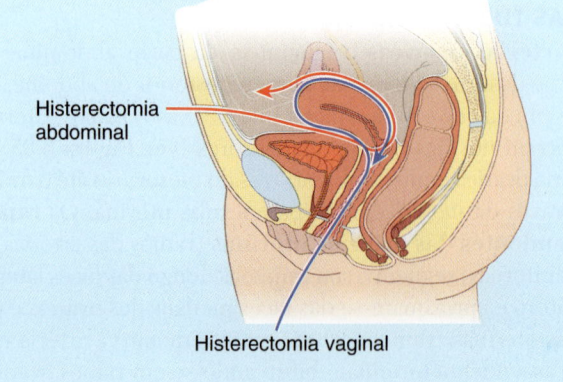

Figura AC6.4 Exame pélvico.

Figura AC6.5 Abordagens para a histerectomia.

Exame do colo do útero e citologia (esfregaço de Papanicolaou)

A vagina pode ser distendida com um espéculo vaginal, de modo a possibilitar a inspeção do colo do útero e a obtenção de uma amostra de células cervicais para citologia do colo do útero. Uma espátula é colocada no óstio do útero (Figura AC6.6) e girada para raspar o material celular da face vaginal do colo do útero. Isso é seguido da inserção de uma escova citológica no canal do colo do útero, que é utilizada para coletar material celular da túnica mucosa da porção supravaginal do colo. O material celular é colocado em lâminas de vidro para exame microscópico.

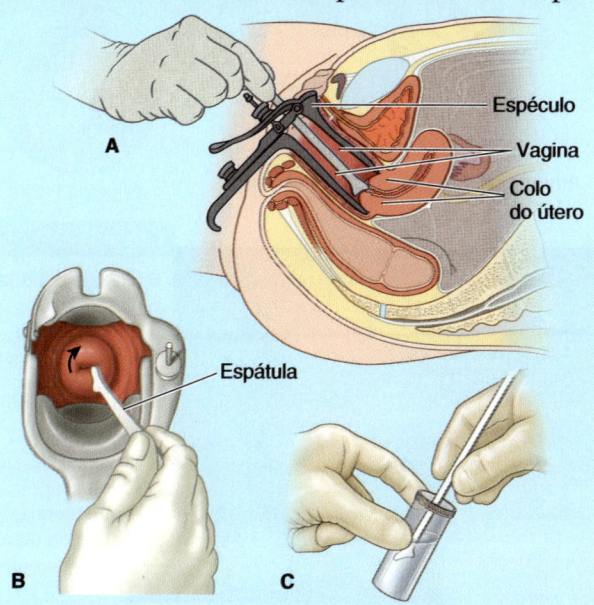

Figura AC6.6 Obtenção de uma amostra de células cervicais.

Anestesia regional para o parto

São utilizados vários tipos de anestesia regional para reduzir a dor durante o parto. Os bloqueios *peridural (epidural) lombar* e *espinal inferior* anestesiam as fibras aferentes viscerais e somáticas distribuídas abaixo do nível da cintura, anestesiando não apenas o útero, todo o canal do parto e o períneo, mas também os membros inferiores (Figura AC6.7A). O *bloqueio peridural caudal* constitui uma opção popular para o parto participativo (ver Figura AC6.7B). É administrado antes do parto, o que não é possível com o parto precipitado. Administra-se o agente anestésico por meio de cateter de demora no canal sacral (ver Capítulo 2), o que possibilita a administração de mais agente anestésico para uma anestesia mais profunda ou mais prolongada, se houver necessidade. Dentro do canal sacral, o anestésico banha as raízes dos nervos espinais S2-S4, incluindo as fibras viscerais de dor do colo do útero e da parte superior da vagina, bem como fibras somáticas de dor do nervo pudendo. Dessa maneira, o canal do parto é anestesiado, enquanto os membros inferiores habitualmente não são afetados. Como as fibras viscerais de dor para o fundo do útero ascendem até os níveis espinais torácico inferior e lombar superior, elas também não são afetadas, e as sensações de contrações do útero ainda são percebidas. Os *bloqueios do nervo pudendo* (ver Figura AC6.7C) e a infiltração local do períneo proporcionam apenas anestesia somática do períneo.

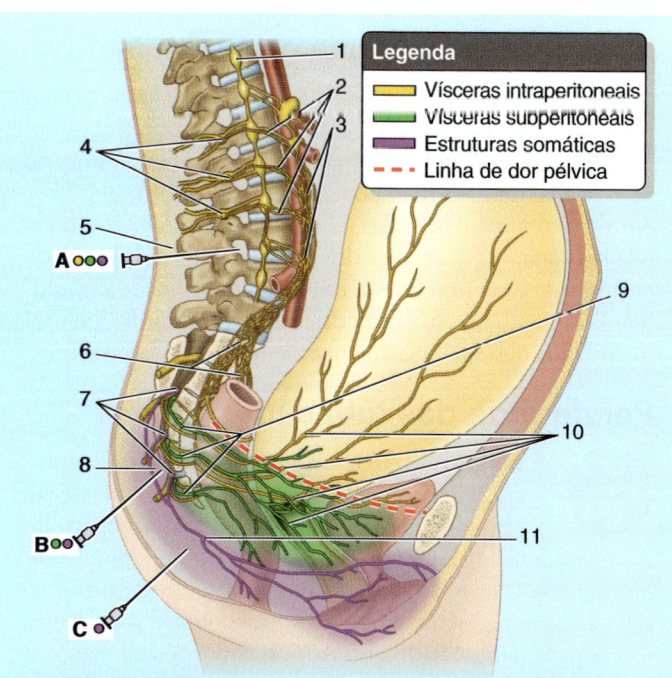

Anestesia regional para o parto: locais de injeção; (A) bloqueio raquidiano via punção lombar, (B) bloqueio peridural caudal, (C) bloqueio do nervo pudendo, (1) tronco simpático, (2) nervos esplâncnicos lombares, (3) plexo aórtico lombar, (4) gânglios sensitivos dos nervos espinais T12-L2(3), (5) nível L3-L4, (6) plexos hipogástricos superior e inferior, (7) gânglios espinais S2-S4, (8) ponta da agulha entrando no canal sacral, (9) nervos esplâncnicos pélvicos, (10) plexo uterovaginal, (11) nervo pudendo

Figura AC6.7 Anestesia regional para o parto.

Exame manual do útero

O tamanho e a disposição do útero podem ser examinados por *palpação bimanual* (Figura AC6.8).
Dois dedos enluvados da mão dominante do examinador são introduzidos superiormente na vagina, enquanto a outra mão exerce pressão em direção inferior e posterior sobre a região púbica da parede anterior do abdome. O tamanho e outras características do útero podem ser determinados dessa maneira (p. ex., se o útero antefletido encontra-se em sua posição antevertida normal).

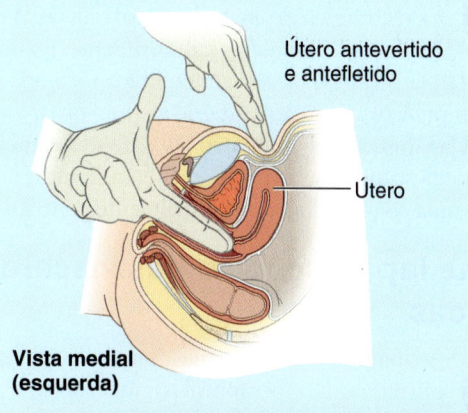

Figura AC6.8 Palpação bimanual do útero.

Infecções do sistema genital feminino

Como o sistema genital feminino se comunica com a cavidade peritoneal por meio dos óstios abdominais das tubas uterinas, as infecções da vagina, do útero e das tubas uterinas podem resultar em *peritonite*. Por outro lado, a inflamação das tubas uterinas (*salpingite*) pode resultar de infecções que se disseminam a partir da cavidade peritoneal. Uma importante causa de infertilidade em mulheres consiste na obstrução das tubas uterinas, frequentemente em consequência de infecção que causa salpingite.

Perviedade das tubas uterinas

A perviedade das tubas uterinas pode ser determinada por meio de um procedimento radiológico, envolvendo a injeção de um material radiopaco hidrossolúvel ou de gás dióxido de carbono no útero – *histerossalpingografia*. O meio de contraste entra nas tubas uterinas e, se estas estiverem pérvias, passa do óstio abdominal para dentro da cavidade peritoneal (Figura AC6.9). A perviedade também pode ser determinada por *histeroscopia*, que consiste no exame do interior das tubas uterinas utilizando um instrumento endoscópico (*histeroscópio*) introduzido pela vagina e útero.

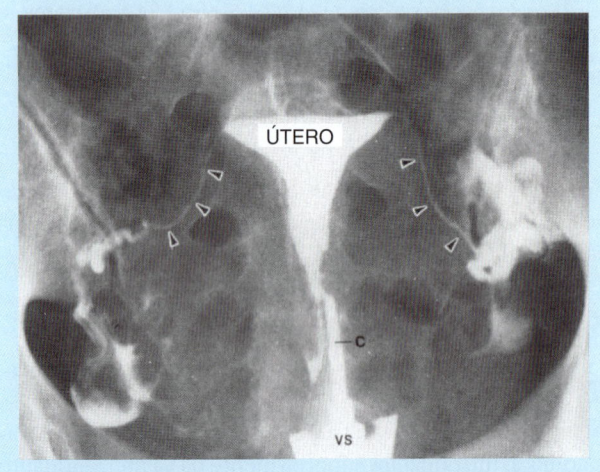

Histerossalpingografia. *Pontas de setas*, tubas uterinas; *c*, cateter no canal do colo do útero; *vs*, espéculo vaginal

Figura AC6.9 Histerossalpingografia.

Ligadura das tubas uterinas

A ligadura ou laqueadura das tubas uterinas é um método cirúrgico de controle da natalidade. A *ligadura tubária abdominal* é habitualmente realizada por meio de uma pequena incisão suprapúbica realizada na linha dos pelos púbicos. A *ligadura tubária laparoscópica* é realizada com um laparoscópio (Figura AC6.10), que se assemelha a um pequeno telescópio com iluminação intensa. É introduzido por meio de uma pequena incisão, habitualmente perto do umbigo.

Exame laparoscópico das vísceras pélvicas

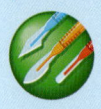

A laparoscopia consiste na inserção de um *laparoscópio* na cavidade peritoneal por meio de uma pequena incisão feita abaixo do umbigo (ver Figura AC6.10). A insuflação de gás inerte cria um pneumoperitônio, que fornece um espaço para a visualização dos órgãos pélvicos. Podem ser feitas aberturas adicionais para a introdução de outros instrumentos para manipulação ou para permitir procedimentos terapêuticos (p. ex., ligadura das tubas uterinas).

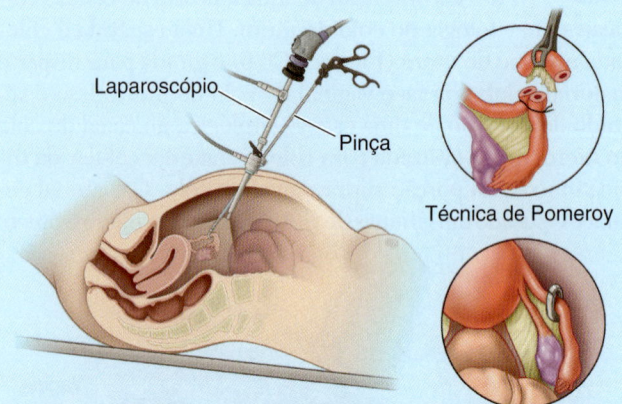

Laqueadura tubária por laparoscopia

Técnica de Pomeroy

Clipe de Hulka

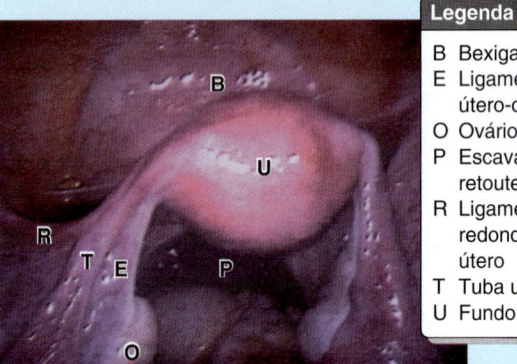

Exame laparoscópico da pelve normal

Legenda
- B Bexiga urinária
- E Ligamento útero-ovárico
- O Ovário
- P Escavação retouterina
- R Ligamento redondo do útero
- T Tuba uterina
- U Fundo do útero

Figura AC6.10 Laparoscopia da pelve.

Gravidez ectópica tubária

Em certas ocasiões, um blastocisto não alcança o útero e pode se implantar na túnica mucosa das tubas uterinas (mais comumente na ampola), resultando em *gravidez ectópica tubária* (Figura AC6.11). No lado direito, o apêndice vermiforme frequentemente situa-se próximo ao ovário e à tuba uterina. Essa estreita relação explica por que uma *gravidez tubária rota* e consequente peritonite podem ser diagnosticadas incorretamente como apendicite aguda. Em ambos os casos, ocorre inflamação do peritônio parietal na mesma área geral, e a dor é referida no quadrante inferior direito do abdome. A ruptura tubária e a hemorragia grave constituem uma ameaça à vida da mãe e resultam em morte do embrião. A gravidez ectópica tubária não é viável e precisa ser removida cirurgicamente ou com o uso de medicamentos (metotrexato).

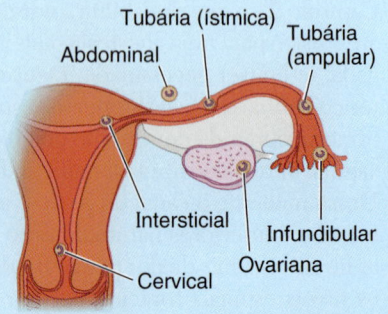

Tubária (ístmica)
Tubária (ampular)
Abdominal
Intersticial
Infundibular
Ovariana
Cervical

Figura AC6.11 Gravidez ectópica.

Reto

O reto é a parte pélvica do sistema digestório, que mantém continuidade proximal com o colo sigmoide e distal com o canal anal (Figura 6.37A). A **junção retossigmóidea** situa-se ao nível da vértebra S III. O reto acompanha a curva do sacro e do cóccix, formando a **flexura sacral do reto**. O reto termina anterior e inferiormente na extremidade do cóccix, onde ele faz uma curva posterior e inferior e torna-se o **canal anal**. A parte terminal dilatada, a **ampola do reto**, recebe e retém a massa fecal antes de ser expelida durante a defecação. O reto, que apresenta a forma de um S em vista lateral, possui três flexuras que podem ser observadas em vista anterior, à medida que acompanha a curva sacrococcígea (ver Figura 6.37B). Sua parte terminal curva-se acentuadamente na direção posterior, constituindo a **flexura anorretal**, à medida que perfura o diafragma da pelve para se tornar o canal anal (ver Figura 6.37A).

A flexura (ângulo) anorretal de aproximadamente 80° constitui um importante mecanismo para a continência fecal e é mantida durante o estado de repouso pelo tônus do músculo puborretal e pela sua contração ativa durante as contrações peristálticas se a defecção não pode ocorrer (ver Figura 6.37B). O relaxamento do músculo puborretal durante a defecação resulta em retificação da junção anorretal. Três **flexuras laterais do reto** (**superolateral direita, intermediolateral esquerda e inferolateral direita**) tornam-se aparentes quando o reto é visto anteriormente (Figura 6.38A). As flexuras são formadas em relação a três invaginações internas (**pregas transversas do reto**): duas no lado esquerdo e uma no lado direito (ver Figura 6.38B).

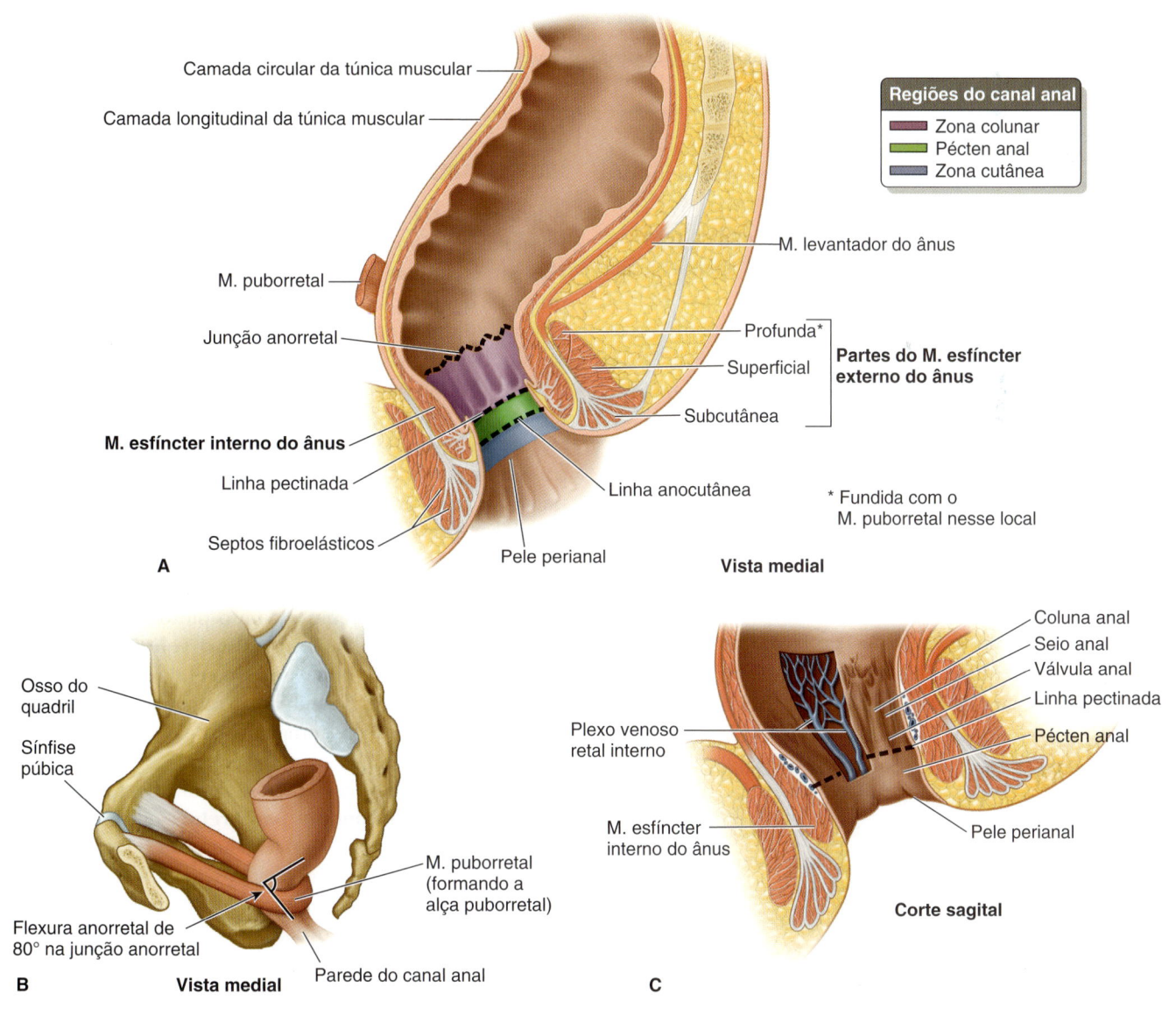

Figura 6.37 Reto e canal anal. **A.** Musculatura e regiões anorretais. **B.** Músculo puborretal. **C.** Canal anal.

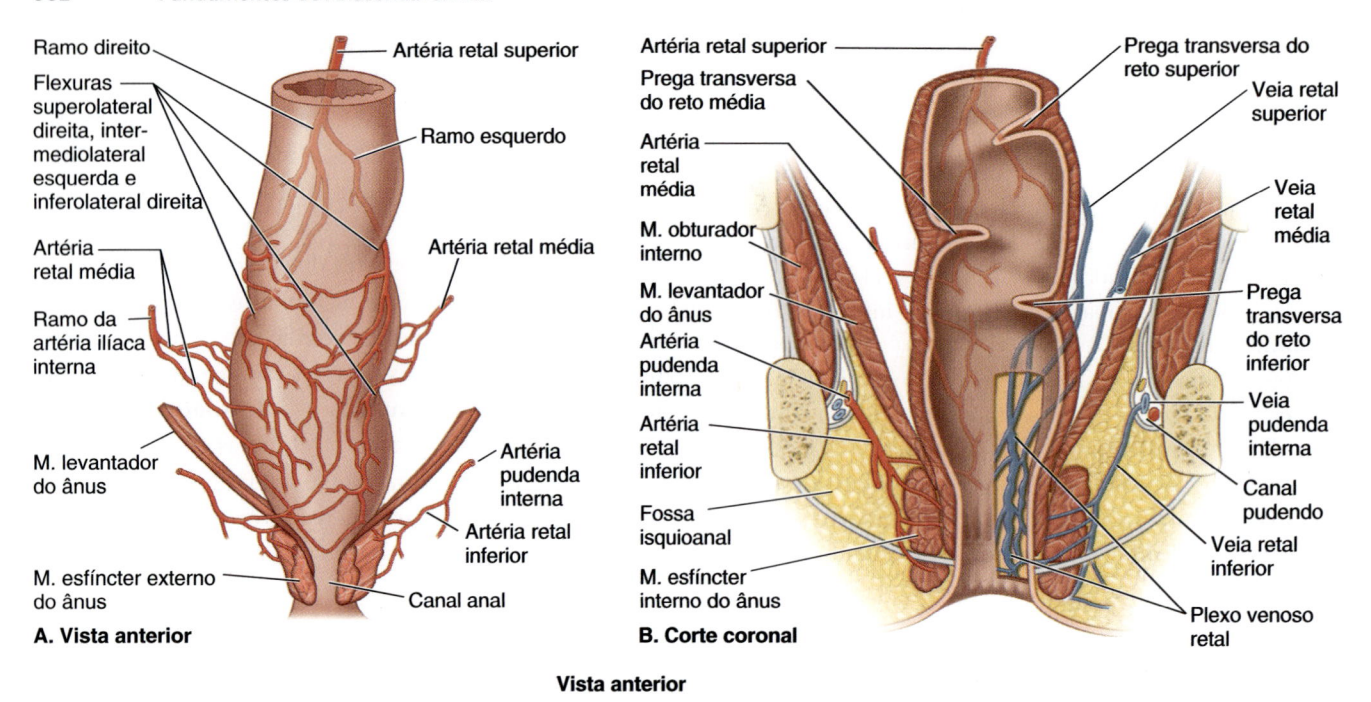

Figura 6.38 Vascularização do reto. **A.** Visão geral do suprimento arterial. **B.** Suprimento arterial (lado direito) e drenagem venosa (lado esquerdo) do reto em corte coronal.

As pregas estão situadas sobre as partes espessas da camada circular da parede do reto.

O peritônio cobre as faces anterior e lateral do terço superior do reto (ver Figura 6.6 e Tabela 6.2), apenas na face anterior do terço médio e nenhuma face do terço inferior, visto que ele é subperitoneal. Nos homens, o peritônio reflete-se a partir do reto para a parede posterior da bexiga urinária, onde forma o assoalho da *escavação retovesical*. Nas mulheres, o peritônio reflete-se a partir do reto para a parte posterior do fórnice da vagina, onde forma o assoalho da *escavação retouterina*. Em ambos os sexos, as reflexões laterais do peritônio do terço superior do reto formam as fossas pararretais, que permitem a distensão do reto à medida que ele se enche com fezes.

O reto repousa posteriormente nas três vértebras sacrais inferiores e no cóccix, corpo anococcígeo, vasos sacrais medianos e extremidades inferiores dos troncos simpáticos e plexos sacrais. Nos homens, o reto está relacionado anteriormente com o fundo da bexiga urinária, com as partes terminais dos ureteres, os ductos deferentes, as glândulas seminais e a próstata (ver Figuras 6.14 e 6.18). O *septo retovesical* situa-se entre o fundo da bexiga urinária e a ampola do reto e está estreitamente associado às glândulas seminais e à próstata. Nas mulheres, o reto está relacionado anteriormente com a vagina e é separado da parte posterior do fórnice da vagina e do colo do útero pela *escavação retouterina* (ver Figuras 6.15 e 6.33). Inferiormente a essa escavação, o fraco septo retovaginal separa a metade superior da parede posterior da vagina do reto.

VASCULARIZAÇÃO DO RETO

A **artéria retal superior**, que é a continuação da artéria mesentérica inferior, irriga a parte proximal do reto. As **artérias retais médias** direita e esquerda, que habitualmente se originam das artérias vesicais inferiores (no homem) ou das artérias uterinas (nas mulheres), irrigam as partes média e inferior do reto. As **artérias retais inferiores**, que se originam das artérias pudendas internas, irrigam a junção anorretal e o canal anal (ver Figura 6.38). O sangue proveniente do reto drena pelas veias retais superior, média e inferior. Como a veia retal superior drena para o sistema venoso porta, enquanto as veias retais média e inferior drenam para o sistema sistêmico, essa comunicação representa uma importante área de *anastomose portocava* (ver Capítulo 5). O plexo venoso retal submucoso circunda o reto e comunica-se com o plexo venoso vesical nos homens e com o plexo venoso uterino (uterovaginal) nas mulheres. O **plexo venoso retal** consiste em duas partes: o **plexo venoso retal interno**, situado imediatamente abaixo do epitélio do reto, e o **plexo venoso retal externo**, situado externamente à parede muscular do reto (ver Figura 6.38B).

Os vasos linfáticos da metade superior do reto seguem o seu trajeto até os **linfonodos pararretais**, que estão localizados diretamente sobre a camada muscular do reto (Figura 6.39), e, em seguida, ascendem até os *linfonodos mesentéricos inferiores* por meio dos *linfonodos sacrais*, ou passando pelos linfonodos ao longo dos vasos retais superiores. Os vasos linfáticos da metade inferior do reto drenam para os *linfonodos sacrais* ou, particularmente a partir da parte distal da ampola, acompanham os vasos retais para drenar nos *linfonodos ilíacos internos*.

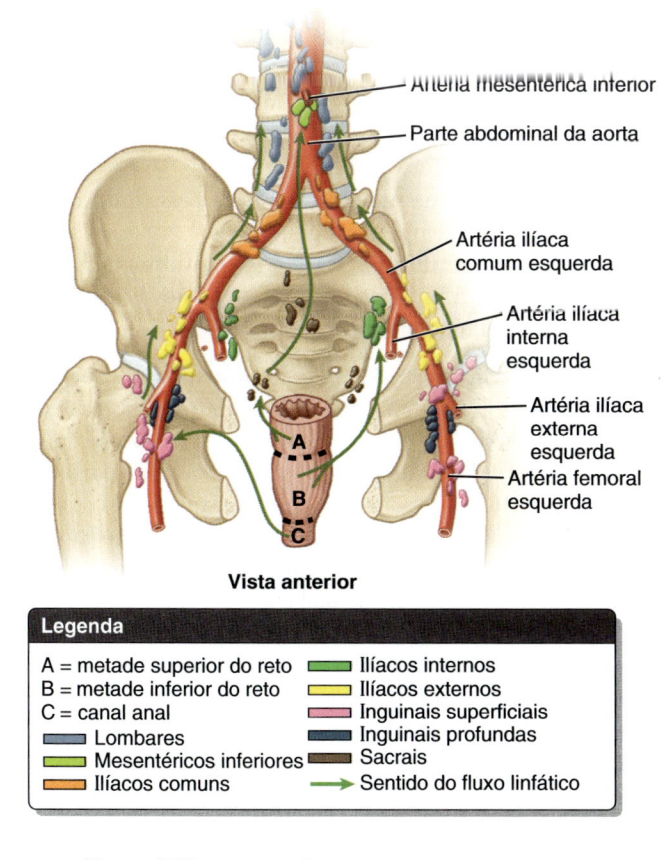

Figura 6.39 Drenagem linfática do reto e do canal anal.

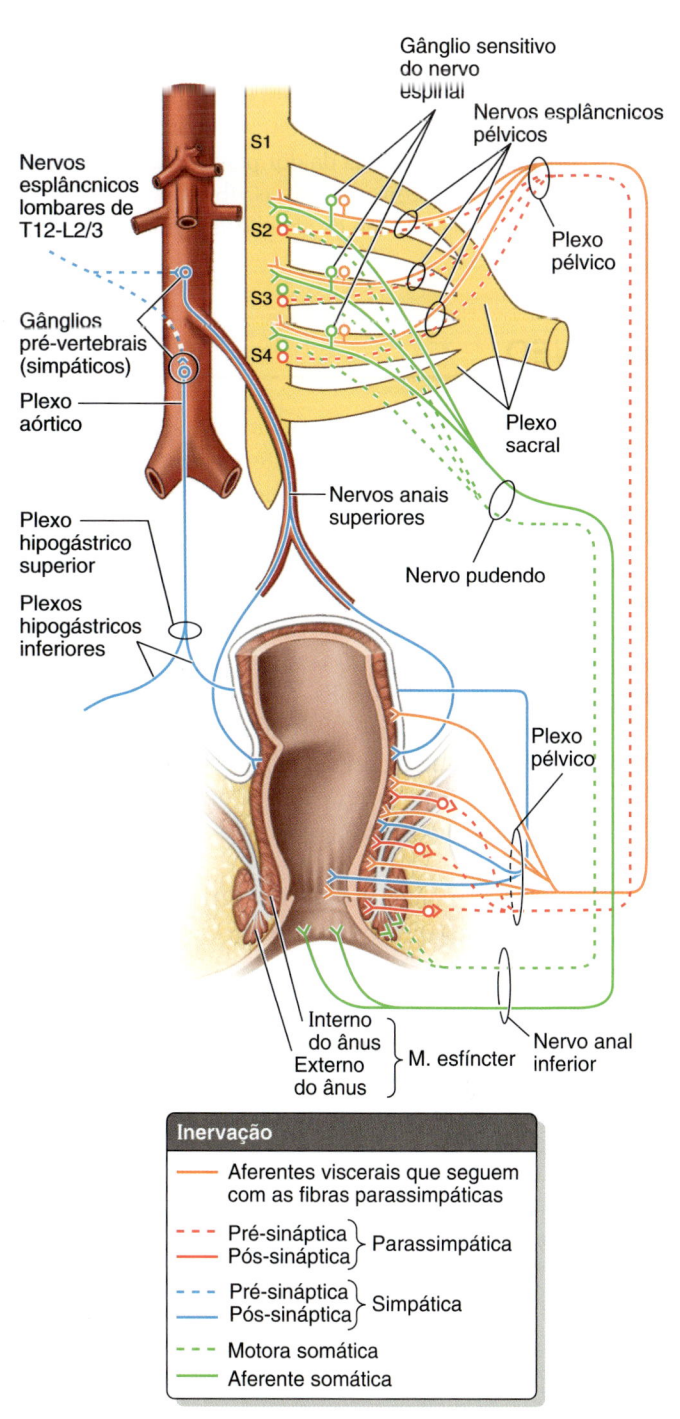

Figura 6.40 Inervação do reto e do canal anal. Os nervos espinais lombares e pélvicos e os plexos hipogástricos foram afastados lateralmente para maior clareza.

ANATOMIA CLÍNICA

Exame (toque) retal

Muitas estruturas relacionadas com a parte anterior e inferior do reto podem ser palpadas através de suas paredes (p. ex., a próstata e as glândulas seminais nos homens e o colo do útero nas mulheres). Em ambos os sexos, as faces pélvicas do sacro e do cóccix podem ser palpadas. É possível palpar também as espinhas isquiáticas e os túberes isquiáticos. Os linfonodos ilíacos internos aumentados, o espessamento patológico dos ureteres e a tumefação nas fossas isquioanais (p. ex., *abscessos isquioanais* e conteúdo anormal na escavação retovesical no homem ou na escavação retouterina na mulher) também podem ser palpados. A hipersensibilidade de um *apêndice vermiforme* inflamado também pode ser detectada por exame retal se descer para dentro da pelve menor (fossa pararretal).

Ressecção do reto

Durante a ressecção do reto em homens (p. ex., para tratamento de câncer), deve-se localizar o plano do septo retovesical (um septo fascial que se estende superiormente a partir do corpo do períneo), de modo que a próstata e a uretra possam ser separadas do reto. Dessa maneira, esses órgãos não são frequentemente lesionados durante a cirurgia.

INERVAÇÃO DO RETO

A inervação do reto provém dos sistemas simpático e parassimpático (Figura 6.40). A *inervação simpática* é proveniente do segmento lombar da medula espinal e é conduzida por meio dos nervos esplâncnicos lombares e dos plexos hipogástricos e através dos plexos periarteriais nos ramos da artéria mesentérica inferior e artérias retais superiores. A *inervação parassimpática* provém do nível S2-S4 da medula espinal e segue o seu trajeto por meio dos nervos esplâncnicos pélvicos (S2-S4) e plexos hipogástricos inferiores até o plexo retal (pélvico). Como o reto situa-se abaixo (distalmente) da linha de dor pélvica, todas as fibras aferentes viscerais acompanham as fibras parassimpáticas de modo retrógrado até os gânglios sensitivos dos nervos espinais S2-S4.

PERÍNEO

O termo períneo é frequentemente utilizado para referir-se tanto a uma área de superfície externa (região perineal) quanto a um "compartimento" pouco profundo do corpo (Figura 6.41). O **períneo** (*compartimento do períneo*) situa-se abaixo da abertura inferior da pelve e é separado da cavidade pélvica pelo diafragma da pelve (Figura 6.42). Na posição anatômica, a *superfície do períneo* (**região perineal**) é a estreita região entre as partes proximais das coxas. Entretanto, quando os membros inferiores estão abduzidos, a região perineal é uma área em forma de losango, que se estende a partir do monte do púbis, anteriormente, das faces mediais das coxas, lateralmente, e das pregas glúteas e extremidade superior da fenda interglútea, posteriormente (Figura 6.43).

As estruturas osteofibrosas que marcam os limites do períneo (compartimento do períneo) são as seguintes (ver Figuras 6.42 e 6.44):

- A *sínfise púbica*, anteriormente
- Os *ramos inferior do púbis e do ísquio* (isquiopúbicos), anterior e lateralmente
- Os *túberes isquiáticos*, lateralmente
- Os *ligamentos sacrotuberais*, posterior e lateralmente

- As partes mais inferiores do *sacro* e *cóccix*, posteriormente.

Uma linha transversal, que une as extremidades anteriores dos túberes isquiáticos, divide o períneo em dois triângulos (ver Figuras 6.42 e 6.44):

- A **região anal** situa-se posteriormente a essa linha e contém o canal anal e o seu orifício, o ânus
- A **região urogenital (UG)** situada anteriormente a essa linha, contém a raiz do escroto e pênis nos homens e o pudendo feminino nas mulheres.

A região UG é "fechada" pela **membrana do períneo** (Figura 6.45), uma lâmina fina e resistente de fáscia muscular, que se estende entre os lados direito e esquerdo do arco do púbis. A membrana do períneo recobre a parte anterior da abertura inferior da pelve e é perfurada pela uretra em ambos os sexos e pela vagina na mulher. O **corpo do períneo** é uma massa fibromuscular irregular, localizada no plano mediano entre o canal anal e a membrana do períneo (ver Figura 6.45E). Situa-se abaixo da pele, com relativamente pouca quantidade de tela subcutânea sobrejacente, posteriormente ao vestíbulo da vagina ou ao bulbo do pênis e anteriormente ao ânus e canal anal. Anteriormente, o corpo do períneo funde-se com a margem posterior da membrana do períneo e, superiormente, com o septo retovesical ou retovaginal. Contém fibras colágenas e elásticas e músculo tanto esquelético quanto liso.

O corpo do períneo constitui o local de convergência de vários músculos (ver Figura 6.45 e Tabela 6.9):

- O músculo bulboesponjoso
- O músculo esfíncter externo do ânus
- Músculos transversos superficial e profundo do períneo
- Alças de músculo liso e voluntário provenientes do músculo esfíncter externo da uretra, músculo levantador do ânus e túnicas musculares do reto.

Figura 6.41 Períneo e região perineal.

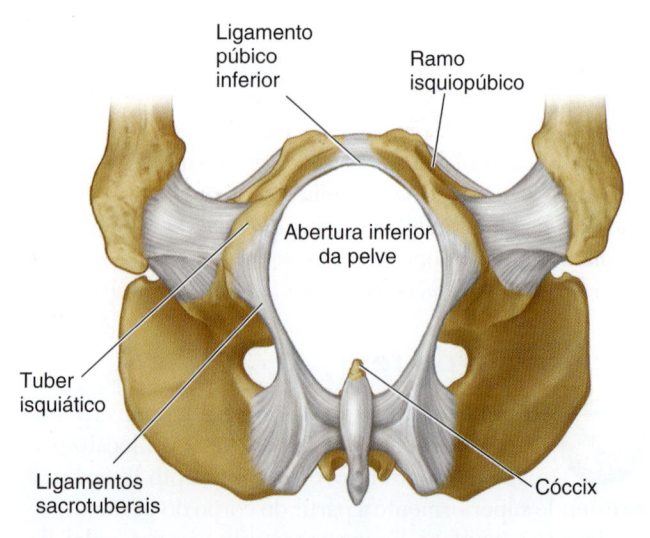

Figura 6.42 Limites osteoligamentares do períneo. (Com base em Clemente CD. *Anatomy: A Regional Atlas of the Human Body.* 5th ed. Philadelphia, PA: Lippincott Williams & Wilkins; 2006: Fig. 272.1.).

Capítulo 6 • Pelve e Períneo 385

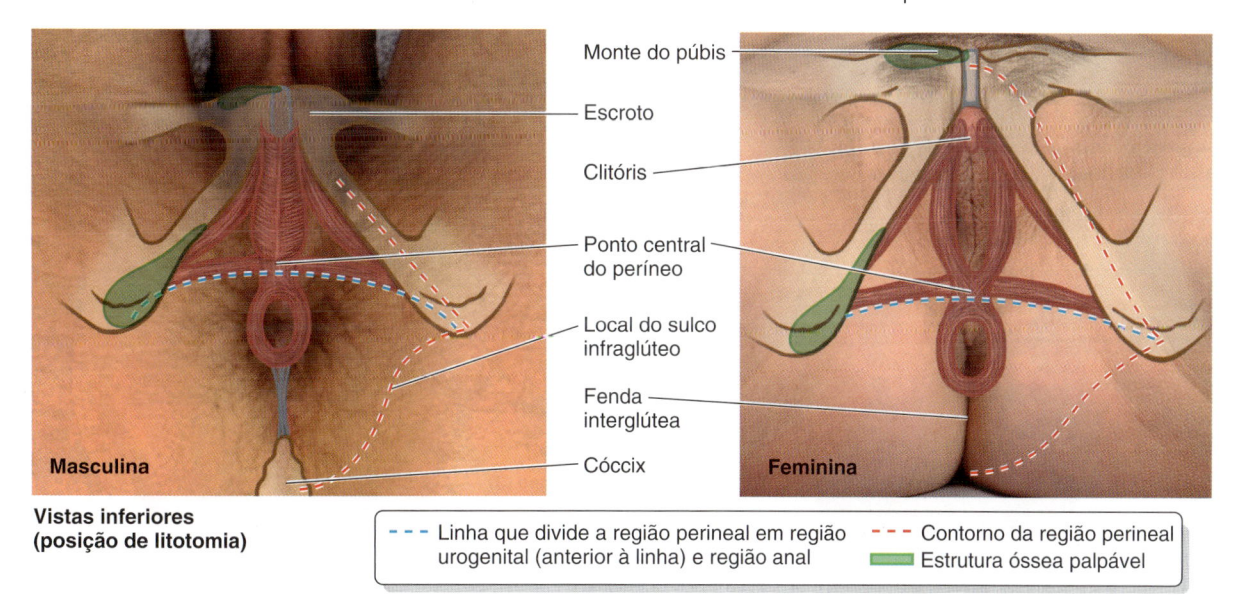

Figura 6.43 Regiões perineais masculina e feminina. Limites e pontos de referência superficiais da região perineal, com projeções dos limites ósseos e dos músculos superficiais do períneo. O pênis e parte do escroto foram rebatidos anteriormente.

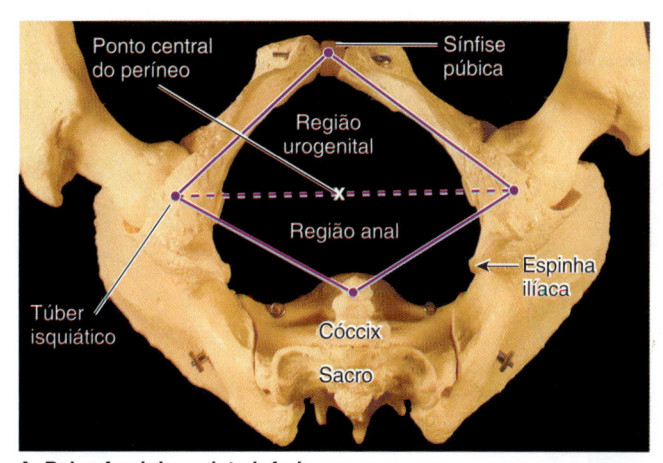

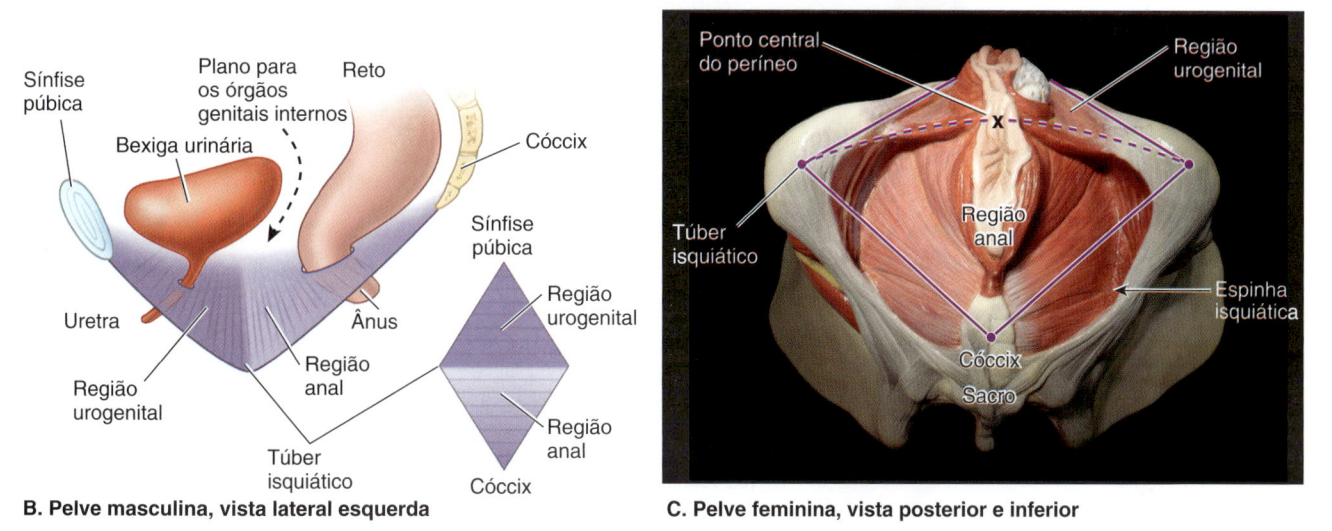

Figura 6.44 Limites e disposição do períneo. A. Cíngulo dos membros inferiores, mostrando os pontos de referência ósseos que limitam o períneo. Os dois triângulos que formam o períneo em formato de losango são superpostos. **B.** Ilustração esquemática das regiões anal e urogenital. Observe que os dois triângulos não ocupam o mesmo plano. **C.** Modelo musculoesquelético do períneo.

386 Fundamentos de Anatomia Clínica

A. Vista inferior — Homem / Mulher

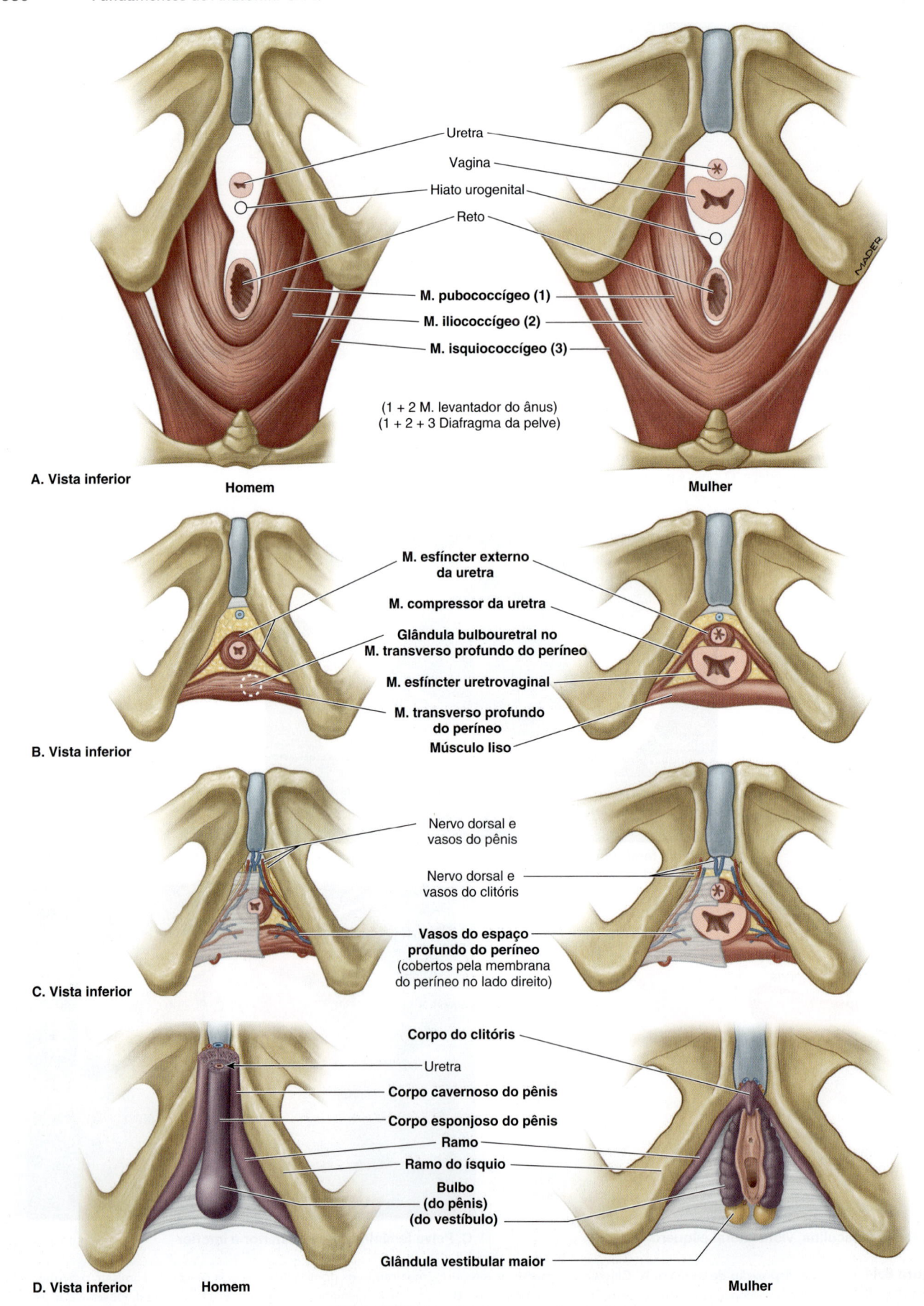

- Uretra
- Vagina
- Hiato urogenital
- Reto
- M. pubococcígeo (1)
- M. iliococcígeo (2)
- M. isquiococcígeo (3)

(1 + 2 M. levantador do ânus)
(1 + 2 + 3 Diafragma da pelve)

B. Vista inferior

- M. esfíncter externo da uretra
- M. compressor da uretra
- Glândula bulbouretral no M. transverso profundo do períneo
- M. esfíncter uretrovaginal
- M. transverso profundo do períneo
- Músculo liso

C. Vista inferior

- Nervo dorsal e vasos do pênis
- Nervo dorsal e vasos do clitóris
- Vasos do espaço profundo do períneo (cobertos pela membrana do períneo no lado direito)

D. Vista inferior — Homem / Mulher

- Corpo do clitóris
- Uretra
- Corpo cavernoso do pênis
- Corpo esponjoso do pênis
- Ramo
- Ramo do ísquio
- Bulbo (do pênis) (do vestíbulo)
- Glândula vestibular maior

Figura 6.45 Músculos do períneo. (*continua*)

E. Vista inferior

- Uretra
- Óstio externo da uretra
- M. isquiocavernoso
- Óstio da vagina
- Rafe do M. bulboesponjoso
- M. bulboesponjoso
- M. transverso superficial do períneo
- Corpo do períneo
- Ânus
- M. esfíncter externo do ânus

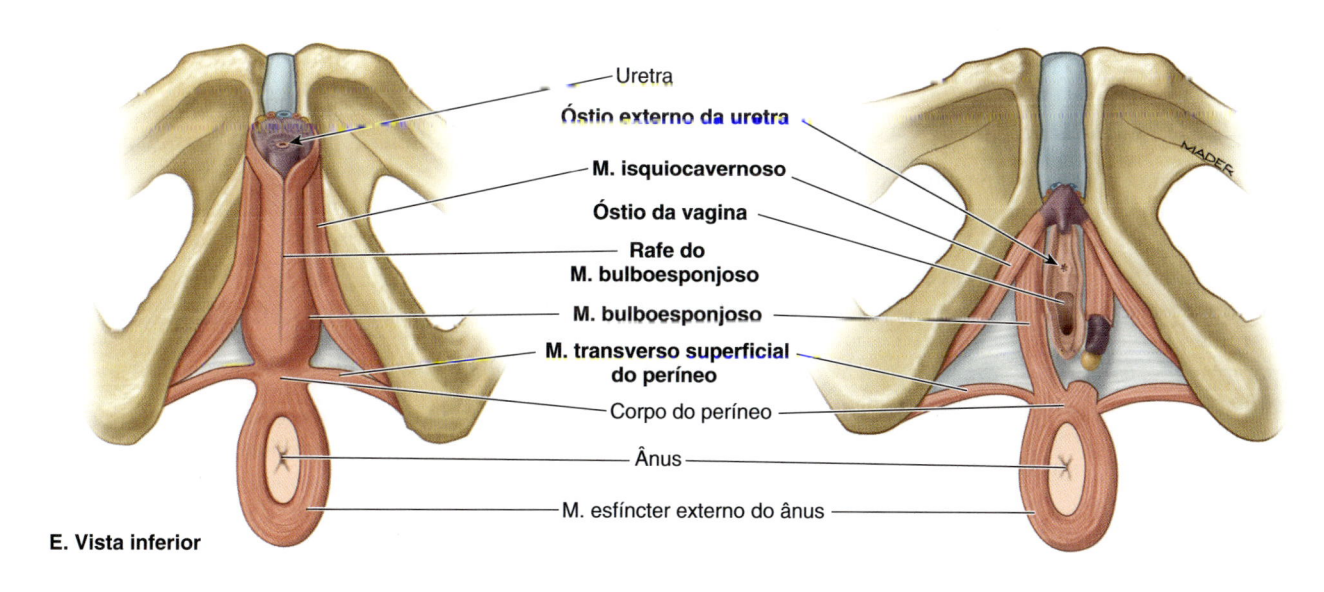

Figura 6.45 Músculos do períneo. (*continuação*)

Tabela 6.9 Músculos do períneo.

Músculo	Origem	Trajeto e inserção	Inervação	Ação(ões) principal(is)
Esfíncter externo do ânus	Pele e fáscia que circundam o ânus e o cóccix através do corpo anococcígeo	Passa em torno das faces laterais do canal anal, inserindo-se no corpo do períneo	Nervo anal inferior, ramo do nervo pudendo (S2-S4)	Produz contração do canal anal durante a peristalse, resistindo à defecção; sustenta e fixa o corpo do períneo/assoalho da pelve
Bulbo esponjoso	*Homem*: rafe mediana na face anterior do bulbo do pênis e corpo do períneo *Mulher*: corpo do períneo	*Homem*: circunda as faces laterais do bulbo do pênis e a parte mais proximal do corpo do pênis, inserindo-se na membrana do períneo, face dorsal dos corpos esponjoso e cavernoso e fáscia do bulbo do pênis *Mulher*: passa de cada lado da parte inferior da vagina, envolvendo o bulbo e a glândula vestibular maior; insere-se no arco púbico e na fáscia dos corpos cavernosos do clitóris	Ramo muscular (profundo) do nervo perineal, ramo do nervo pudendo (S2-S4)	Sustenta e fixa o corpo do períneo/assoalho da pelve. *Homem*: comprime o bulbo do pênis para expelir as últimas gotas de urina/sêmen; auxilia na ereção, comprimindo o fluxo pela veia perineal profunda e inserindo o sangue do bulbo para o corpo do pênis *Mulher*: "esfíncter" da vagina; ajuda na ereção do clitóris (e do bulbo do vestíbulo); comprime a glândula vestibular maior
Isquiocavernoso	Face interna do ramo isquiopúbico e túber isquiático	Envolve o ramo do pênis ou do clitóris, inserindo-se nas faces inferior e medial do ramo e na membrana do períneo, medialmente ao ramo		Mantém a ereção do pênis ou do clitóris por meio de compressão das veias e impulso do sangue da raiz do pênis ou do clitóris para o corpo do pênis ou do clitóris
Transverso superficial do períneo		Segue o seu trajeto ao longo da margem posterior e superior da membrana do períneo até o corpo do períneo		Sustenta e fixa o corpo do períneo (assoalho da pelve) para sustentar as vísceras abdominopélvicas e resistir ao aumento da pressão intra-abdominal
Transverso profundo do períneo	Face interna do ramo isquiopúbico e túber isquiático; apenas parte do músculo compressor da uretra	Segue ao longo da face posterior e superior da membrana do períneo até o corpo do períneo e músculo esfíncter externo do ânus	Ramo muscular (profundo) do nervo perineal, ramo do nervo pudendo (S2-S4); nervo dorsal do pênis ou do clitóris, ramo terminal do nervo pudendo (S2-S4)	Comprime a uretra para manter a continência urinária *Mulher*: parte do músculo esfíncter uretrovaginal também comprime a vagina
Esfíncter externo da uretra		Circunda a uretra superiormente à membrana do períneo *Homem*: ascende também pela face anterior da próstata *Mulher*: algumas fibras também envolvem a vagina (músculo esfíncter uretrovaginal)		

Fáscias e espaços da região urogenital

FÁSCIAS DO PERÍNEO

A *fáscia do períneo* consiste em camadas superficial e profunda (Figura 6.46). A **tela subcutânea do períneo** consiste em um panículo adiposo superficial e uma camada membranácea profunda. Nas mulheres, o **panículo adiposo da tela subcutânea do períneo** forma a substância dos lábios maiores do pudendo e do monte do púbis e é contínuo, anterior e superiormente, com o *panículo adiposo da tela subcutânea do abdome (fáscia de Camper)* (ver Figura 6.46A,C). Nos homens, o panículo adiposo está acentuadamente diminuído na região UG e é substituído no pênis e no escroto por músculo liso (dartos). É contínuo, entre o pênis ou o escroto e as coxas, com o panículo adiposo da tela subcutânea do abdome (ver Figura 6.46B,F). Em ambos os sexos, é contínuo posteriormente com o corpo adiposo isquioanal na região anal (ver Figura 6.46E).

A **camada membranácea da tela subcutânea do períneo** (fáscia de Colles) está fixada posteriormente à margem posterior da membrana do períneo e ao corpo do períneo (ver Figura 6.46A,B). Lateralmente, está fixada à fáscia lata (fáscia muscular) da face medial mais superior da coxa. Anteriormente, no homem, a camada membranácea da tela subcutânea é contínua com a túnica dartos do pênis e do escroto; entretanto, de cada lado do escroto e anteriormente a ele, a camada membranácea torna-se contínua com a *camada membranácea da tela subcutânea do abdome (fáscia de Scarpa)* (ver Figura 6.46B,F). Nas mulheres, a camada membranácea passa superiormente ao panículo adiposo, formando os lábios maiores do pudendo, e torna-se contínua com a camada membranácea da tela subcutânea do abdome (ver Figura 6.46A,C).

A fáscia de revestimento ou fáscia de Gallaudet reveste intimamente os músculos isquiocavernoso, bulboesponjoso e transverso superficial do períneo (ver Figura 6.46C,D). Além disso, fixa-se lateralmente aos ramos isquiopúbicos. Anteriormente, funde-se com o ligamento suspensor do pênis ou do clitóris e é contínua com a fáscia muscular que recobre o músculo oblíquo externo do abdome e a bainha do músculo reto do abdome.

ESPAÇO SUPERFICIAL DO PERÍNEO

O **espaço superficial do períneo** é um espaço virtual entre a camada membranácea da tela subcutânea e a membrana do períneo, limitado, lateralmente, pelos ramos isquiopúbicos (ver Figura 6.46A-D).

Nos homens, o espaço superficial do períneo contém as seguintes estruturas (ver Figura 6.46B,D):

- A *raiz* (bulbo e ramos) do *pênis* e músculos associados (*isquiocavernoso e bulboesponjoso*)
- A porção proximal bulbar da parte *esponjosa da uretra*
- Os *músculos transversos superficiais do períneo*
- Os *ramos perineais profundos* dos vasos pudendos internos e nervos pudendos.

Nas mulheres, o espaço superficial do períneo contém as seguintes estruturas (ver Figura 6.46A,C):

- O *clitóris* e músculo associado (isquiocavernoso)
- Os *bulbos do vestíbulo* e o músculo circundante (bulbo esponjoso)
- As *glândulas vestibulares maiores*
- Os *ramos perineais profundos* dos vasos pudendos internos e nervos pudendos
- Os *músculos transversos superficiais do períneo*.

ESPAÇO PROFUNDO DO PERÍNEO

O **espaço profundo do períneo** é limitado, inferiormente, pela membrana do períneo, superiormente, pela fáscia inferior do diafragma da pelve e, lateralmente, pela parte inferior da fáscia obturatória (que recobre o músculo obturador interno). Inclui os recessos anteriores cheios de gordura da fossa isquioanal (ver Figura 6.46C,D). Em ambos os sexos, o espaço profundo do períneo contém parte da uretra centralmente, a parte inferior do músculo esfíncter externo da uretra e as extensões anteriores dos corpos adiposos isquioanais. Nos homens, o espaço profundo do períneo contém a *parte membranácea da uretra*, os *músculos transversos profundos do períneo*, as *glândulas bulbouretrais* e as estruturas neurovasculares dorsais do pênis (ver Figura 6.46D). Nas mulheres, contém a parte proximal da *uretra*, a massa de músculo liso no lugar dos músculos transversos profundos do períneo e a rede neurovascular dorsal do clitóris (ver Figura 6.46C).

Na mulher, os músculos transversos profundos do períneo compõem-se principalmente de músculo liso. Imediatamente acima da metade posterior da membrana do períneo, o músculo transverso profundo do períneo, semelhante a uma lâmina plana, quando desenvolvido (normalmente apenas nos homens), oferece uma sustentação dinâmica para as vísceras pélvicas. A membrana do períneo forte constitui o limite inferior (assoalho) do espaço profundo do períneo. A membrana do períneo, juntamente com o corpo do períneo, fornece a sustentação passiva final das vísceras pélvicas.

O *músculo esfíncter externo da uretra* assemelha-se mais a um tubo e a um canal do que a um disco, e nos homens, apenas uma parte do músculo forma um revestimento circular (um esfíncter verdadeiro) para a parte membranácea da uretra, inferiormente à próstata (Figura 6.47). Sua parte maior, semelhante a um canal, estende-se verticalmente até o colo da bexiga urinária, deslocando a próstata e revestindo a parte prostática da uretra apenas anterior e lateralmente. À medida que a próstata se desenvolve a partir das glândulas uretrais, o músculo posterior e lateralmente sofre atrofia ou é deslocado pela próstata. Há alguma controvérsia quanto ao fato dessa parte do músculo comprimir ou dilatar a parte prostática da uretra.

Nas mulheres, o músculo esfíncter externo da uretra é mais propriamente um "esfíncter UG", de acordo com Oelrich (1983). Aqui, também, ele descreveu uma parte que forma um verdadeiro esfíncter anular em torno da uretra, a partir da qual se estendem várias partes adicionais (ver Figura 6.47): uma parte superior, que se estende até o colo da bexiga

Capítulo 6 • Pelve e Períneo   389

A. Corte mediano da mulher

- Fáscia uterovaginal
- Colo do útero
- Útero
- Peritônio
- Fáscia vesical*
- Fáscia retal
- Reto
- Vagina
- Fáscia intermédia de revestimento (fáscia de Camper)*
- Septo retovaginal
- Camada membranácea (fáscia de Scarpa)*
- Corpo anococcígeo
- Espaço pós-anal profundo
- Bexiga
- Espaço profundo do períneo com fáscia endopélvica
- Corpo do períneo
- Espaço superficial do períneo
- M. esfíncter externo da uretra
- Camada membranácea da tela subcutânea do períneo (fáscia de Colles)*
- Membrana do períneo*

B. Corte mediano do homem

- Bexiga urinária
- Peritônio
- Reto
- Espaço retropúbico
- Septo retovesical
- Ligamento suspensor do pênis*
- M. esfíncter externo da uretra
- Panículo adiposo*
- Corpo anococcígeo
- Camada membranácea*
- Espaço pós-anal profundo
- Membrana do períneo
- Corpo do períneo*
- Fáscia do pênis (de Buck)*
- Espaço superficial do períneo
- Túnica dartos*
- Camada membranácea da tela subcutânea do períneo (fáscia de Colles)*
- Túnica dartos*

Fáscia
- Tela subcutânea*
- Fáscia de revestimento (do períneo)*

C. Vista anterior de corte coronal no plano indicado em A

- Base do ligamento largo
- Plano de A
- Colo do útero
- Peritônio
- M. obturador interno
- Ligamento transverso do colo (cardinal)
- Fáscia obturatória*
- Arco tendíneo do M. levantador do ânus
- Paracolpo
- M. levantador do ânus
- Vagina
- Fáscia inferior do diafragma da pelve*
- M. compressor da uretra
- Fossa isquioanal
- Vestíbulo da vagina
- M. esfíncter anal da uretra
- Membrana do períneo*
- M. isquiocavernoso
- Fáscia de revestimento do períneo*
- Espaço superficial do períneo
- Fáscia do períneo*
- Bulbo do vestíbulo
- M. bulboesponjoso
- Pele

D. Vista anterior de corte coronal no plano indicado em B

- Bexiga urinária
- Plano de B
- Fáscia visceral
- Próstata
- Glândula bulbouretral
- Ramo do pênis
- M. isquiocavernoso
- Espaço superficial do períneo
- M. bulbocavernoso
- Bulbo do pênis
- Parte esponjosa da uretra

E. Vista anterior de corte coronal no plano indicado em A e B

- Peritônio
- Ísquio
- M. obturador interno
- Fáscia superior do diafragma da pelve*
- Fáscia obturatória*
- Fáscia inferior do diafragma da pelve*
- Canal do pudendo
- Corpo adiposo isquioanal
- Diafragma da pelve
- Ânus
- M. esfíncter externo do ânus

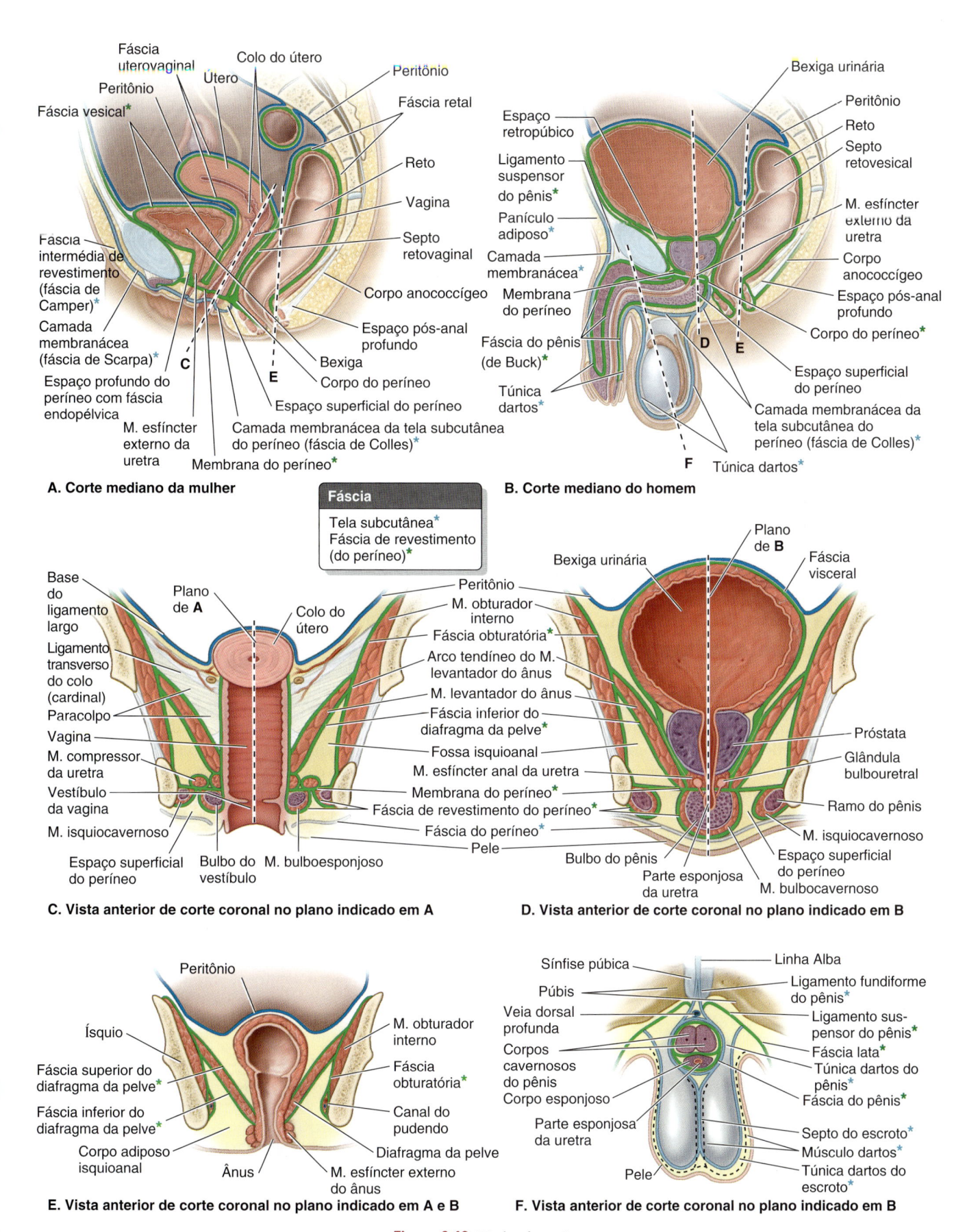

F. Vista anterior de corte coronal no plano indicado em B

- Sínfise púbica
- Linha Alba
- Púbis
- Ligamento fundiforme do pênis*
- Veia dorsal profunda
- Ligamento suspensor do pênis*
- Corpos cavernosos do pênis
- Fáscia lata*
- Corpo esponjoso
- Túnica dartos do pênis*
- Parte esponjosa da uretra
- Fáscia do pênis*
- Septo do escroto*
- Músculo dartos*
- Túnica dartos do escroto*
- Pele

Figura 6.46 Fáscias do períneo.

A. Mulher, vista lateral

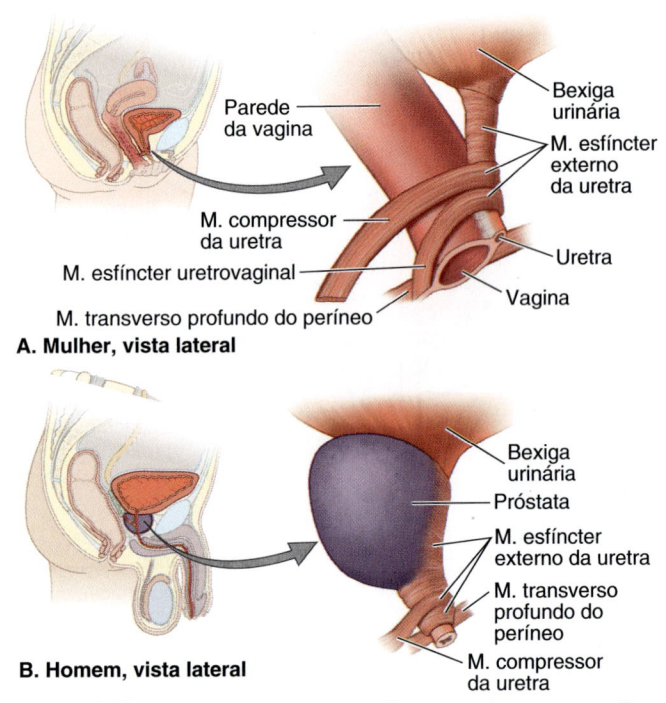

B. Homem, vista lateral

Figura 6.47 Músculos esfíncteres externo da uretra no homem e na mulher.

urinária, uma divisão que se estende inferior e lateralmente até o ramo do ísquio de cada lado (o **músculo compressor da uretra**); e outra parte semelhante a uma faixa, que circunda tanto a vagina quanto a uretra (esfíncter ureterovaginal). Em ambos os sexos, a musculatura descrita é perpendicularmente orientada à membrana do períneo, e não em um plano paralelo a ela. Alguns contestam o envolvimento da uretra na mulher, afirmando que o músculo não é capaz de exercer uma ação esfincteriana.

Características da região (trígono) anal

FOSSAS ISQUIOANAIS

As **fossas isquioanais** (fossas isquiorretais), em torno da parede do canal anal, consistem em grandes espaços cuneiformes revestidos por fáscia, entre a pele da região anal e o diafragma da pelve (Figura 6.48). O ápice de cada fossa situa-se superiormente onde o músculo levantador do ânus se origina da fáscia obturatória. As fossas isquioanais, que são largas em sua parte inferior e estreitas superiormente,

ANATOMIA CLÍNICA

Ruptura da uretra nos homens e extravasamento de urina

As fraturas do cíngulo dos membros inferiores frequentemente causam *ruptura da parte membranácea da uretra*. Essa ruptura resulta em extravasamento de urina e de sangue dentro do espaço profundo do períneo (Figura AC6.12A). O líquido pode passar superiormente através do hiato UG e pode se distribuir extraperitonealmente em torno da próstata e da bexiga urinária.

A *ruptura da parte esponjosa da uretra* no bulbo do pênis resulta em extravasamento da urina para o espaço superficial do períneo (ver Figura AC6.12B). As fixações da fáscia do períneo determinam a direção do fluxo da urina extravasada. A urina e o sangue podem penetrar no tecido conjuntivo frouxo existente no escroto, em torno do pênis e, superiormente, abaixo da camada membranácea da tela subcutânea da parede anterior e inferior do abdome. A urina não pode alcançar as coxas, visto que a camada membranácea da fáscia superficial do períneo funde-se com a fáscia lata (fáscia muscular) que envolve os músculos da coxa, imediatamente distal ao ligamento inguinal. Além disso, a urina não pode passar posteriormente para dentro da região anal, visto que as lâminas superficial e profunda da fáscia do períneo são contínuas entre si em torno dos músculos superficiais do períneo e com a margem posterior da membrana do períneo situada entre elas.

Vistas mediais (esquerdas)

Extravasamento de urina

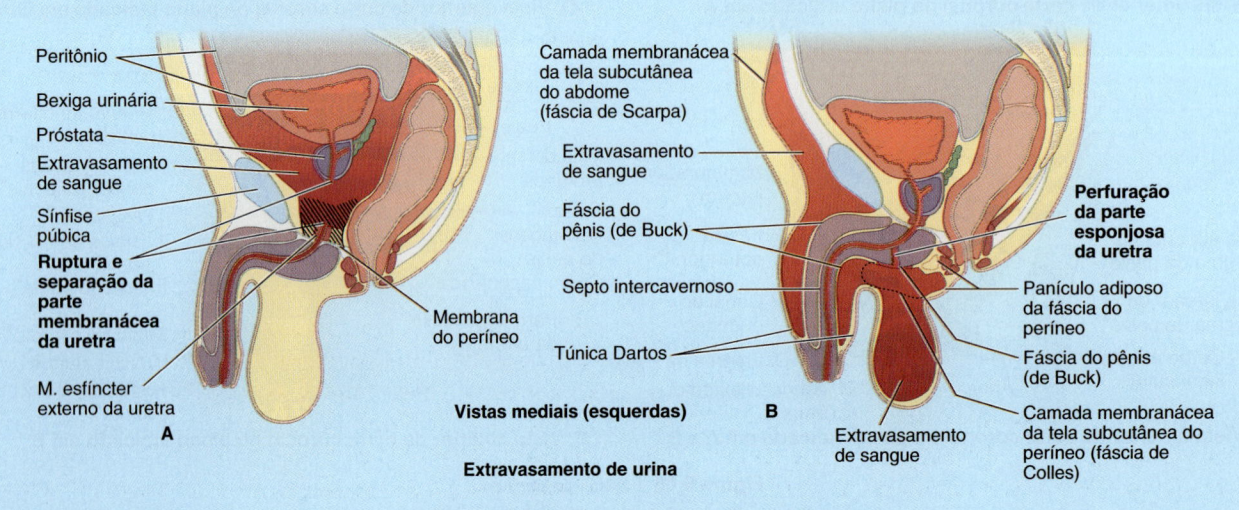

Figura AC6.12 Extravasamento de urina.

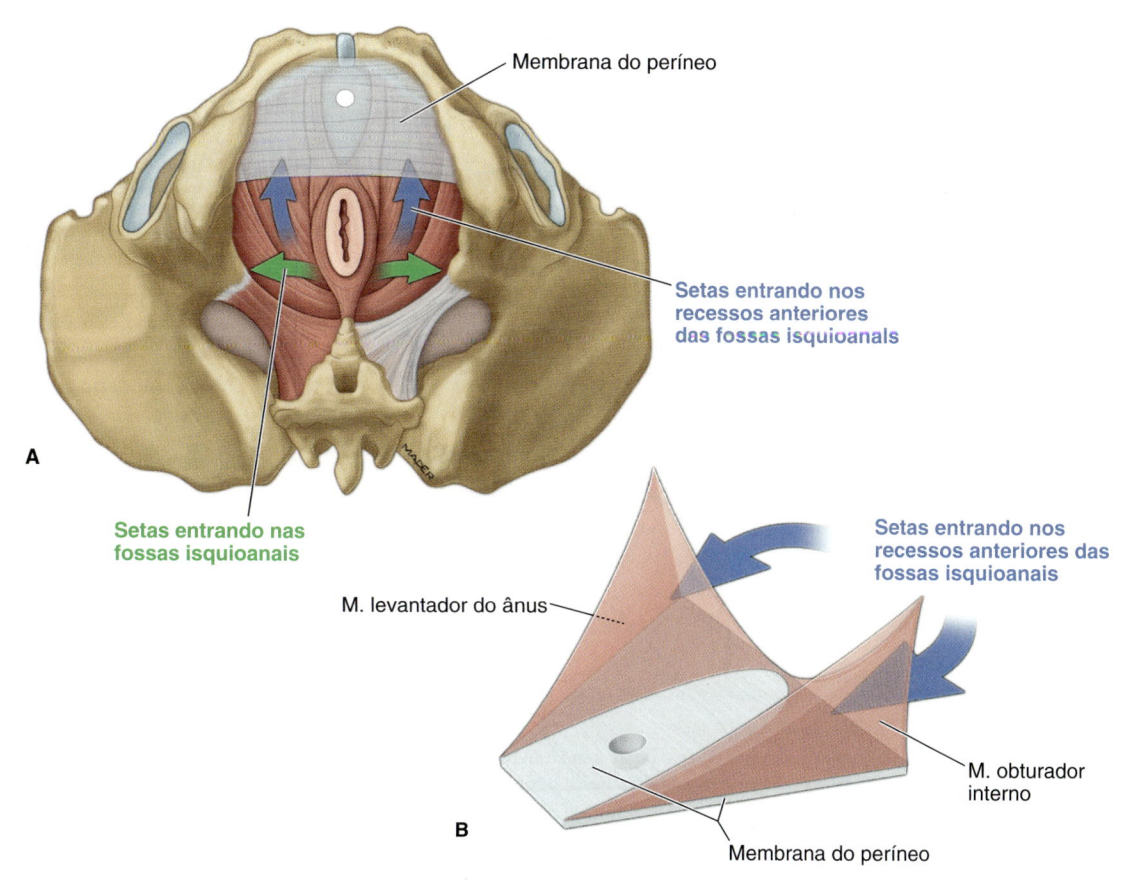

Figura 6.48 Diafragma da pelve e fossas isquioanais. A. Relações do diafragma da pelve, membrana do períneo e fossas isquioanais. **B.** Ilustração esquemática dos recessos anteriores das fossas isquioanais.

são preenchidas por gordura e tecido conjuntivo frouxo. As fossas isquioanais comunicam-se por meio do *espaço pós-anal profundo*, sobre o *corpo anococcígeo*, uma massa fibrosa localizada entre o canal anal e a extremidade do cóccix.

Cada fossa isquioanal é delimitada pelas seguintes estruturas (ver Figura 6.48):

- Lateralmente, pelo ísquio e pela parte inferior do músculo obturador interno, coberto com a fáscia obturatória
- Medialmente, pelo músculo esfíncter externo do ânus, com uma parede medial superior inclinada ou teto, formada pelo músculo levantador do ânus à medida que desce para se fundir com o músculo esfíncter, ambas as estruturas circundam o canal anal
- Posteriormente, pelo ligamento sacrotuberal e pelo músculo glúteo máximo
- Anteriormente, pelos corpos dos púbis, inferiormente à origem do músculo puborretal; essas partes da fossa, que se estendem até a região UG superiormente à membrana do períneo são conhecidas como **recessos anteriores das fossas isquioanais**.

As fossas isquioanais são atravessadas por faixas fibrosas resistentes e reenchidas por gordura, formando os **corpos adiposos das fossas isquioanais**. Esses corpos adiposos sustentam o canal anal, porém são facilmente deslocados para possibilitar a expansão do canal anal durante a passagem das fezes. Os corpos adiposos são atravessados por diversas estruturas neurovasculares, incluindo os vasos e nervos anais/retais inferiores e dois outros nervos cutâneos: o ramo perfurante dos nervos S2 e S3 e o ramo perineal do nervo S4.

CANAL DO PUDENDO

O **canal do pudendo** (canal de Alcock) é essencialmente uma via de passagem horizontal dentro da fáscia obturatória (ver Figuras 6.48 e 6.49), que cobre a face medial do músculo obturador interno e reveste a parede lateral da fossa isquioanal. O canal do pudendo começa na margem posterior da fossa isquioanal e segue o seu trajeto a partir da *incisura isquiática menor*, adjacente à espinha isquiática, até a margem posterior da membrana do períneo. A artéria e a veia pudendas internas, o nervo pudendo e o nervo para o músculo obturador interno entram nesse canal, na incisura isquiática menor, inferiormente à espinha isquiática. Os vasos pudendos internos irrigam e drenam o sangue do períneo, e o nervo pudendo inerva a maior parte da mesma área.

À medida que a artéria e o nervo entram no canal, eles dão origem à **artéria retal inferior** e aos **nervos** mais inferiores, que seguem um trajeto medial para suprir o músculo esfíncter externo do ânus e a pele perianal (ver Figura 6.49). Próximo à extremidade distal (anterior) do canal do pudendo, a artéria e o nervo bifurcam-se, dando origem à **artéria** e ao **nervo perineais**, que se distribuem, em sua maior parte, para o espaço superficial (inferior à membrana do períneo), e à **artéria** e **nervo dorsais do pênis** ou do

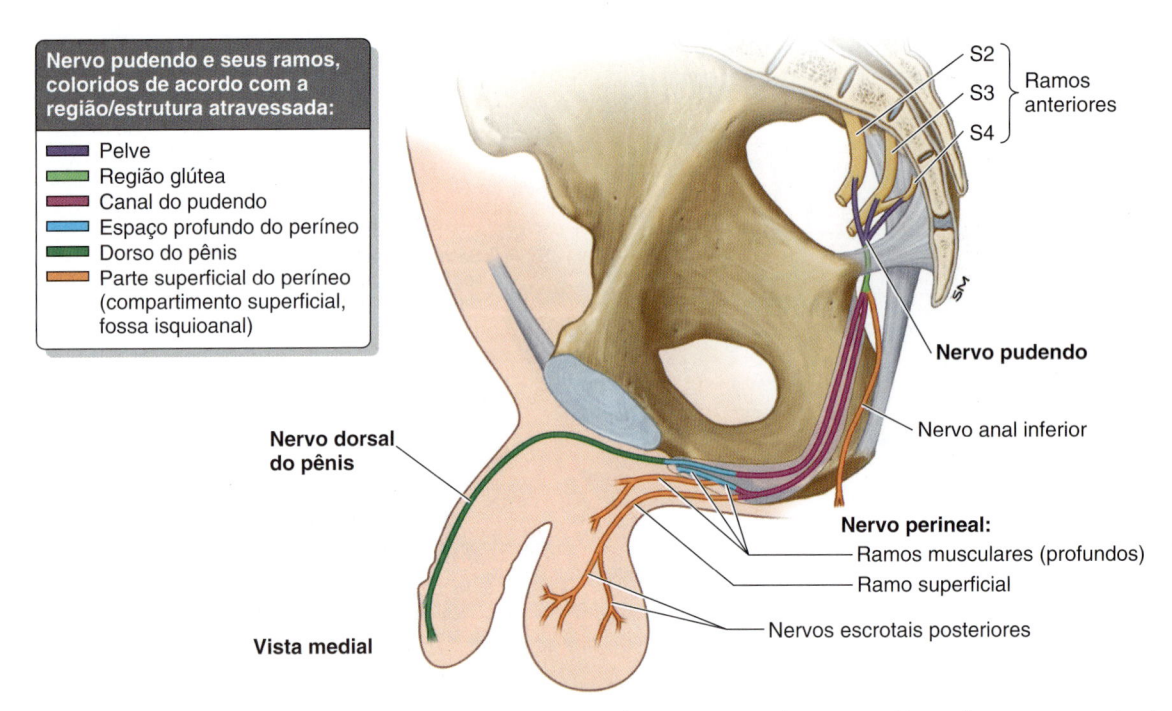

Figura 6.49 Nervo pudendo. As cinco regiões pelas quais o nervo segue o seu trajeto são apresentadas em cores. Nas mulheres, o nervo perineal superficial dá origem aos nervos labiais posteriores, enquanto o ramo terminal do nervo pudendo é o nervo dorsal do clitóris.

clitóris, que seguem o seu trajeto no espaço profundo (superior à membrana) (ver Figura 6.45C).

O nervo perineal possui dois ramos: o **ramo perineal superficial**, que dá origem aos *nervos escrotais* ou *labiais posteriores*, e o **ramo perineal profundo**, que supre os músculos dos espaços profundo e superficial do períneo, a pele do vestíbulo da vagina e a túnica mucosa da parte mais inferior da vagina. O *nervo dorsal do pênis* ou do *clitóris* constitui o principal nervo sensitivo, que inerva o órgão masculino ou feminino, particularmente a glande.

CANAL ANAL

O canal anal é a parte terminal do intestino grosso, que se estende da face superior do diafragma da pelve até o **ânus**. O canal começa no local onde a ampola do reto apresenta um estreitamento abrupto, no nível da alça em formato de U, constituído pelo músculo puborretal (ver Figura 6.37A,B). O canal anal termina no ânus, a abertura externa do sistema digestório. O canal anal, que é circundado pelos músculos esfíncteres interno e externo do ânus, desce em direção posterior e inferior entre o **corpo anococcígeo** e o corpo do períneo. O canal anal normalmente está colapsado, exceto durante a passagem das fezes. Ambos os músculos esfíncteres precisam relaxar para que possa ocorrer a defecação.

O **músculo esfíncter externo do ânus** é um grande músculo esfíncter voluntário, que forma uma ampla faixa de cada lado dos dois terços inferiores do canal anal (Figura 6.50). Esse músculo esfíncter funde-se superiormente com o músculo puborretal e é descrito como apresentando partes subcutânea, superficial e profunda. O músculo esfíncter externo do ânus é inervado principalmente pelo nervo S4 por meio do nervo anal inferior (ver Figura 6.40).

O músculo **esfíncter interno do ânus** é um músculo esfíncter involuntário, que circunda os dois terços superiores do canal anal (ver Figura 6.50). Trata-se de um espessamento da túnica muscular circular. Sua contração (tônus) é estimulada e mantida por fibras simpáticas provenientes dos plexos retal superior (periarterial) e hipogástrico. É inibida (perde a contração tônica e pode sofrer expansão passiva) pelas fibras parassimpáticas. Na maior parte do tempo, ocorre contração tônica do músculo esfíncter para evitar a defecação ou a flatulência; entretanto, ele relaxa temporariamente em resposta à distensão da ampola do reto por fezes ou gases, exigindo a contração voluntária dos músculos puborretal e esfíncter externo do ânus para que não haja defecação nem flatulência.

INTERIOR DO CANAL ANAL

A metade superior da túnica mucosa do canal anal caracteriza-se pela presença de uma série de cristas longitudinais, denominadas **colunas anais** (ver Figuras 6.37A,C e 6.50). Essas colunas contêm os ramos terminais da artéria e veia retais superiores. A **junção anorretal**, indicada pelas extremidades superiores das colunas anais, é o local onde o reto se une ao canal anal. As extremidades inferiores dessas colunas são unidas pelas **válvulas anais**. Superiormente a essas válvulas, existem pequenos recessos denominados **seios anais** (ver Figura 6.37C). Quando comprimidos pelas fezes, os seios anais liberam muco que auxilia na evacuação das fezes do canal anal. O limite inferior das válvulas anais, que se assemelha a um pente, forma uma linha irregular, a **linha pectinada** (ver Figuras 6.37A,C e 6.51), que indica a junção da parte superior do canal anal (visceral; derivada do intestino posterior) e da parte inferior (somática; derivada

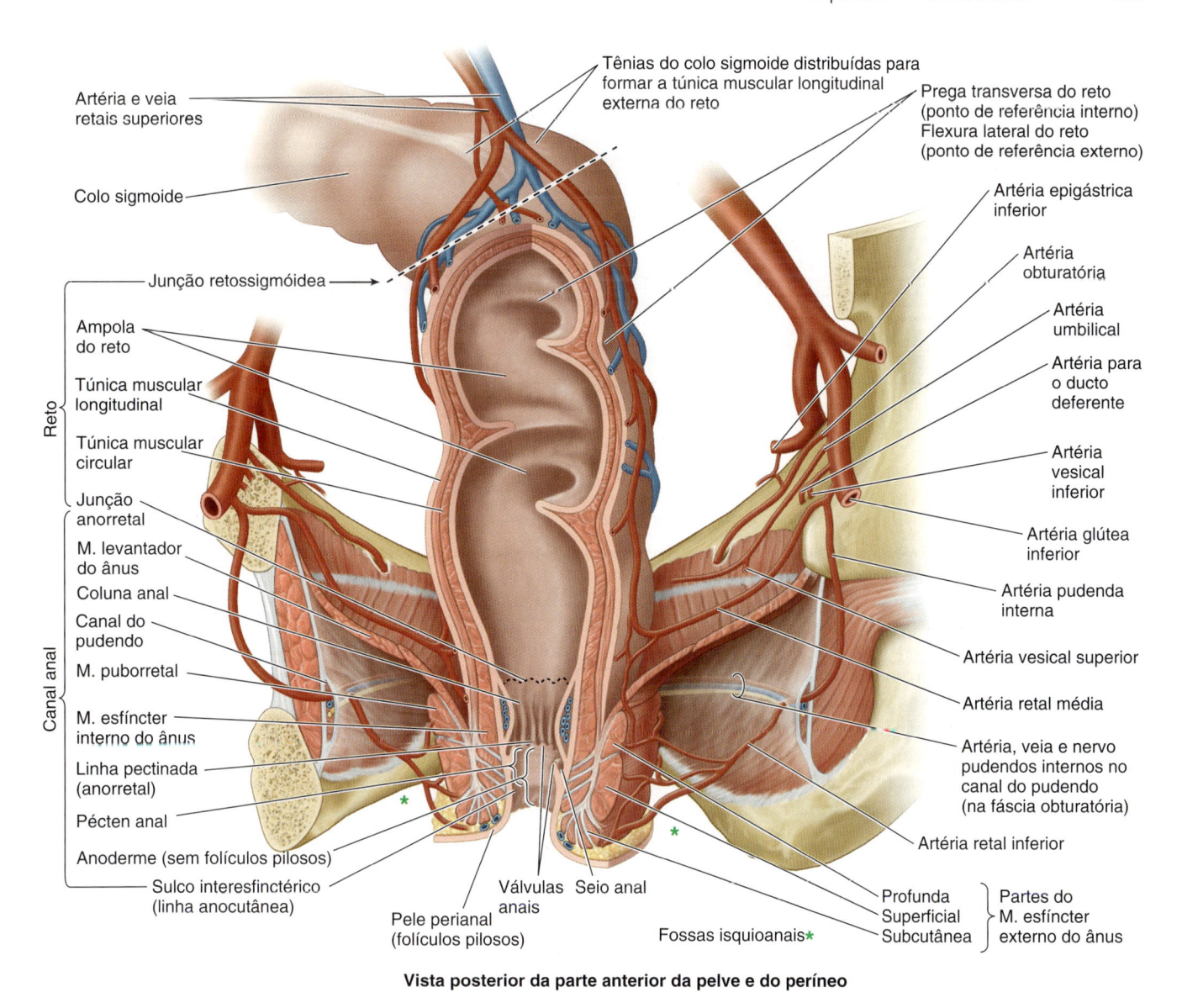

Vista posterior da parte anterior da pelve e do períneo

Figura 6.50 Reto e canal anal, músculo levantador do ânus e fossa isquioanal.

do proctodeu embrionário). As partes do canal anal acima e abaixo da linha pectinada diferem quanto a seu suprimento arterial, inervação e drenagem venosa e linfática. Essas diferenças resultam de suas origens embriológicas distintas (Moore et al., 2012).

VASCULARIZAÇÃO E DRENAGEM LINFÁTICA DO CANAL ANAL

A *artéria retal superior* irriga o canal anal acima da linha pectinada (ver Figuras 6.38 e 6.50). As duas *artérias retais inferiores* irrigam a parte inferior do canal anal, bem como os músculos adjacentes e a pele perianal. As *artérias retais médias* auxiliam com o suprimento sanguíneo para o canal anal, formando anastomoses com as artérias retais superiores e inferiores.

O *plexo venoso retal interno* drena em ambas as direções a partir da linha pectinada. Superiormente à linha pectinada, o plexo venoso retal interno drena principalmente para a *veia retal superior* (uma tributária da veia mesentérica inferior) e para o sistema porta. Inferiormente à linha pectinada, o plexo venoso retal interno drena para as *veias retais inferiores* (tributárias do sistema venoso cava), em torno da margem do músculo esfíncter externo do ânus (ver Figura 6.38B). As *veias retais médias* (tributárias das veias ilíacas internas) drenam principalmente a túnica muscular externa da ampola do reto e formam anastomoses com as veias retais superiores e inferiores. Os plexos venosos retais recebem múltiplas anastomoses arteriovenosas a partir das artérias retais superiores e médias.

Acima da linha pectinada, os vasos linfáticos drenam para os *linfonodos ilíacos internos* e, por meio deles, para os linfonodos ilíacos comuns e lombares (ver Figuras 6.39 e 6.51). Inferiormente à linha pectinada, os vasos linfáticos drenam para os *linfonodos inguinais superficiais*.

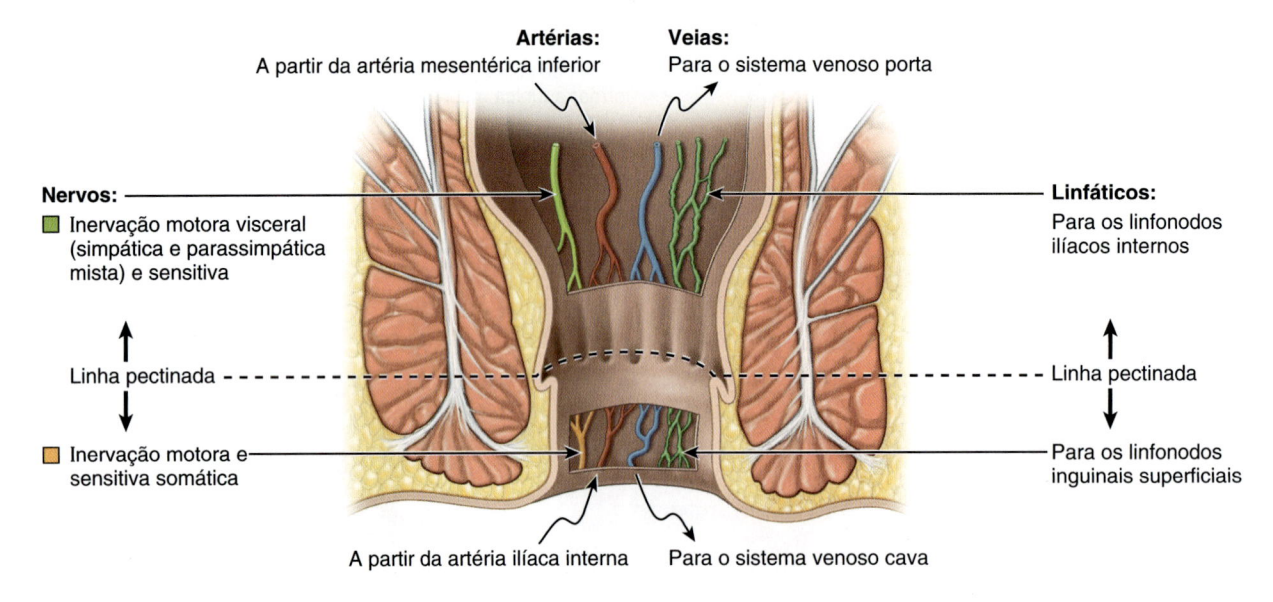

Figura 6.51 Inervação e suprimento vascular do canal anal, acima e abaixo da linha pectinada. Os vasos e os nervos acima da linha pectinada são viscerais; aqueles abaixo da linha pectinada são somáticos.

INERVAÇÃO DO CANAL ANAL

A inervação do canal anal acima da linha pectinada é uma inervação visceral proveniente do *plexo hipogástrico inferior* (fibras aferentes simpáticas, parassimpáticas e viscerais) (ver Figuras 6.40 e 6.51). A parte superior do canal anal situa-se abaixo da linha de dor pélvica; todas as fibras aferentes viscerais seguem o seu trajeto com as fibras parassimpáticas até os gânglios sensitivos dos nervos espinais S2-S4. Superiormente à linha pectinada, o canal anal é sensível apenas à distensão. A inervação do canal anal abaixo da linha pectinada é somática, proveniente dos *nervos anais inferiores*, ramos do nervo pudendo. Por conseguinte, essa parte do canal anal é sensível à dor, ao toque e à temperatura. As fibras eferentes somáticas estimulam a contração do músculo esfíncter externo do ânus, que é voluntário.

ANATOMIA CLÍNICA

Abscessos isquioanais

Em certas ocasiões, as fossas isquioanais constituem um local de infecção, podendo levar à formação de *abscessos isquioanais* (Figura AC6.13). Essas coleções de pus são dolorosas. Os sinais diagnósticos de abscesso isquioanal consistem em sensação de plenitude e hipersensibilidade à palpação entre o ânus e o túber isquiático. Um abscesso perianal pode sofrer ruptura espontânea, abrindo-se no canal anal, no reto ou na pele perianal.

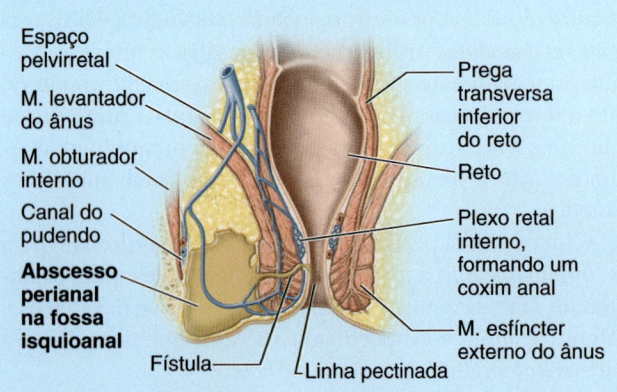

Figura AC6.13 Abscesso isquioanal.

Hemorroidas

As **hemorroidas internas** consistem em prolapsos da túnica mucosa do reto, contendo as veias normalmente dilatadas do *plexo venoso retal interno* (Figura AC6.14). Acredita-se que elas resultem de ruptura da lâmina muscular da mucosa, uma camada de músculo liso situada abaixo da túnica mucosa. As hemorroidas internas que sofrem prolapso através do canal anal são frequentemente comprimidas pelos músculos esfíncteres contraídos, impedindo o fluxo sanguíneo. Em consequência, tendem a estrangular e ulcerar. Devido à presença de anastomoses arteriovenosas abundantes, o sangramento das hemorroidas internas é habitualmente vermelho vivo.

As **hemorroidas externas** consistem em trombos (coágulos de sangue) nas veias do *plexo venoso retal externo* e são cobertas por pele (ver Figura AC6.14). Os fatores que predispõem à formação de hemorroidas incluem gravidez, constipação intestinal crônica e qualquer distúrbio que impeça o retorno venoso, incluindo aumento da pressão intra-abdominal.

As anastomoses entre as veias retais superiores, médias e inferiores formam comunicações clinicamente importantes entre os sistemas venosos porta e sistêmico (ver Figura 6.51).

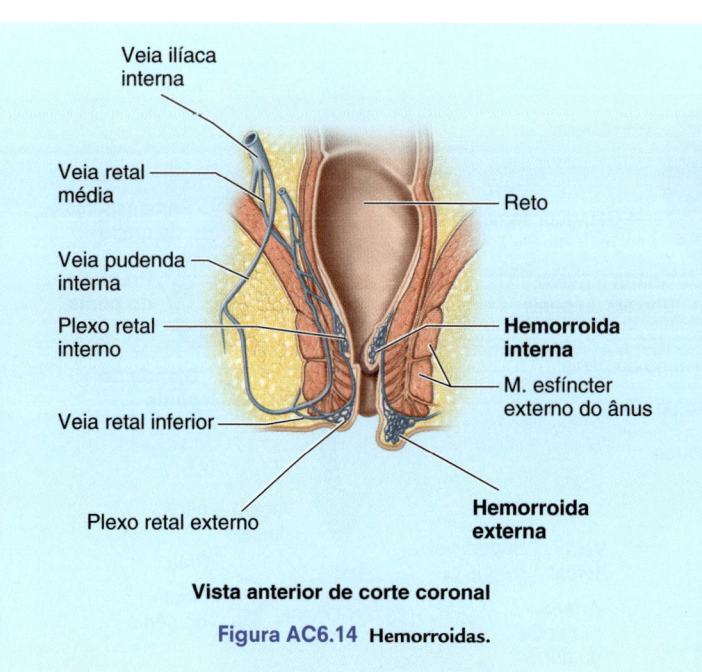

Figura AC6.14 Hemorroidas.
Vista anterior de corte coronal. Estruturas rotuladas: Veia ilíaca interna, Veia retal média, Veia pudenda interna, Plexo retal interno, Veia retal inferior, Plexo retal externo, Reto, Hemorroida interna, M. esfíncter externo do ânus, Hemorroida externa.

A veia retal superior drena para a veia mesentérica inferior, enquanto as veias retais médias e inferiores drenam, por meio do sistema sistêmico, para a veia cava inferior. Qualquer aumento anormal de pressão no sistema porta desprovido de válvulas ou nas veias do tronco pode provocar dilatação das veias retais superiores, resultando em aumento do fluxo sanguíneo ou estase no plexo venoso retal interno. Na *hipertensão porta*, a anastomose portocava entre as veias retais superiores, médias e inferiores, juntamente com as anastomoses portocavas em outras partes, pode tornar-se varicosa. É importante assinalar que as veias dos plexos retais *normalmente* parecem varicosas (dilatadas e tortuosas), e que as hemorroidas internas ocorrem mais comumente na ausência de hipertensão porta.

Como os nervos aferentes viscerais inervam o canal anal superiormente à linha pectinada, a incisão ou inserção de agulha nessa região é indolor. Entretanto, o canal anal inferior à linha pectinada é muito sensível (p. ex., à picada de uma agulha hipodérmica), visto que é inervado pelos *nervos anais inferiores*, que contêm fibras sensitivas somáticas.

Períneo masculino

O períneo masculino inclui os órgãos genitais externos (uretra, escroto e pênis), os músculos perineais e o canal anal.

PARTE DISTAL DA URETRA MASCULINA

A uretra no colo da bexiga (parte intramural) e a parte prostática da uretra – as primeiras duas partes da uretra masculina – são descritas com a pelve (ver Figura 6.25 e Tabela 6.8). A **parte membranácea da uretra** começa no ápice da próstata e atravessa o espaço profundo do períneo, circundada pelo músculo esfíncter externo da uretra. Em seguida, penetra na membrana do períneo, terminando quando a uretra entra no bulbo do pênis (ver Figura 6.18). Posterior e lateralmente a essa parte da uretra, encontram-se as pequenas *glândulas bulbouretrais* (ver Figuras 6.20A e 6.21) e seus ductos finos, que se abrem na porção proximal da parte esponjosa da uretra.

A parte **esponjosa da uretra** começa na extremidade distal da parte membranácea da uretra e termina no **óstio externo da uretra** (ver Figuras 6.18 e 6.52B,D). O lúmen da parte esponjosa da uretra é expandido no bulbo do pênis para formar uma **dilatação intrabulbar** e, na glande do pênis, para formar a **fossa navicular** da uretra. De cada lado, os ductos das glândulas bulbouretrais abrem-se na porção proximal da parte esponjosa da uretra. Existem também muitas aberturas minúsculas dos ductos das **glândulas uretrais** (glândulas de Littré) secretoras de muco na parte esponjosa da uretra.

A irrigação arterial das partes membranácea e esponjosa da uretra provém da *artéria dorsal do pênis* (Figura 6.53B). As artérias são acompanhadas das veias, que possuem nomes semelhantes. Os vasos linfáticos provenientes da parte membranácea da uretra drenam principalmente para os *linfonodos ilíacos internos* (Figura 6.54), enquanto a maioria dos vasos da parte esponjosa da uretra segue o seu trajeto até os linfonodos inguinais profundos; entretanto, alguns vasos seguem até os linfonodos ilíacos externos. A inervação da parte membranácea da uretra é a mesma que a da parte prostática (Figura 6.55). O nervo dorsal do pênis, um ramo do nervo pudendo, fornece a inervação somática da parte esponjosa da uretra.

ANATOMIA CLÍNICA

Cateterização uretral

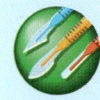

A cateterização uretral é realizada para remover a urina de um indivíduo que é incapaz de urinar. É também realizada para irrigar a bexiga urinária e obter uma amostra de urina não contaminada. Quando são inseridos cateteres e sondas uretrais (instrumentos ligeiramente cônicos para exploração e dilatação de uma uretra estreitada), é necessário considerar as curvaturas da uretra masculina.

ESCROTO

O **escroto** é um saco fibromuscular cutâneo para os testículos e estruturas associadas. Está situado posterior e inferiormente ao pênis e inferiormente à sínfise púbica (ver Figura 6.52). A formação embrionária bilateral do escroto é indicada pela **rafe do escroto** na linha mediana (ver Figura 6.52C), que é contínua na face ventral do pênis com a **rafe do pênis** e, posteriormente, ao longo

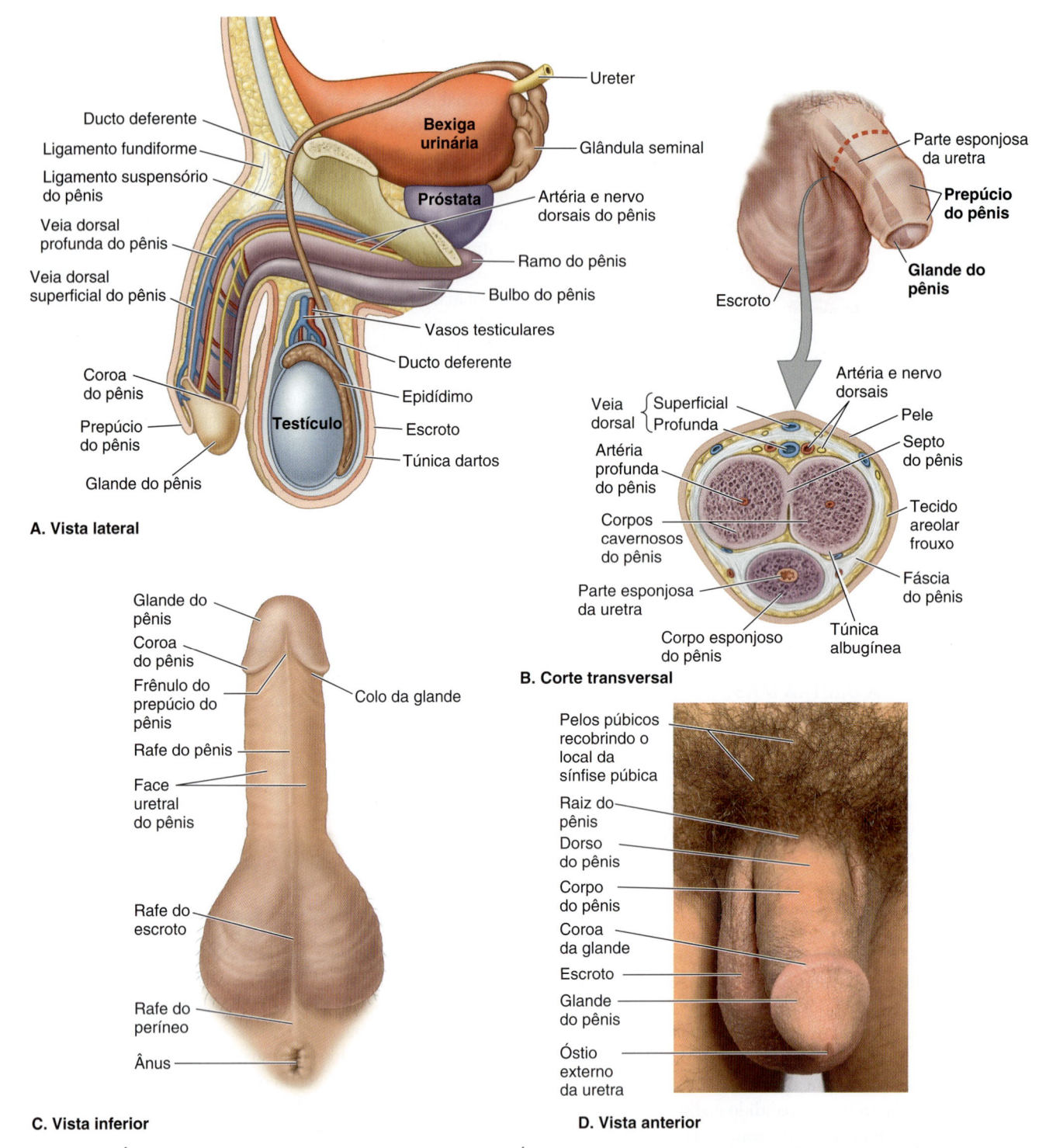

Figura 6.52 Órgãos urogenitais masculinos. A. Estruturas internas. **B.** Órgãos genitais masculinos externos: pênis sem postectomia, escroto e corte através do corpo do pênis. **C** e **D.** Anatomia de superfície dos órgãos genitais masculinos externos; pênis com postectomia.

da linha mediana do períneo, como a **rafe do períneo**. Na parte interna, abaixo da rafe, o escroto é dividido em dois compartimentos, um para cada testículo, por um prolongamento da túnica dartos, o **septo do escroto**. O conteúdo do escroto (testículos e epidídimos) é descrito com o abdome (ver Capítulo 5).

VASCULARIZAÇÃO DO ESCROTO

A face anterior do escroto é irrigada pelos **ramos escrotais anteriores**, que são ramos terminais das **artérias pudendas externas** (ver Figura 6.55B e Tabela 6.10), enquanto a face posterior é irrigada pelos **ramos escrotais posteriores**, que são ramos terminais das *artérias pudendas internas*. O escroto

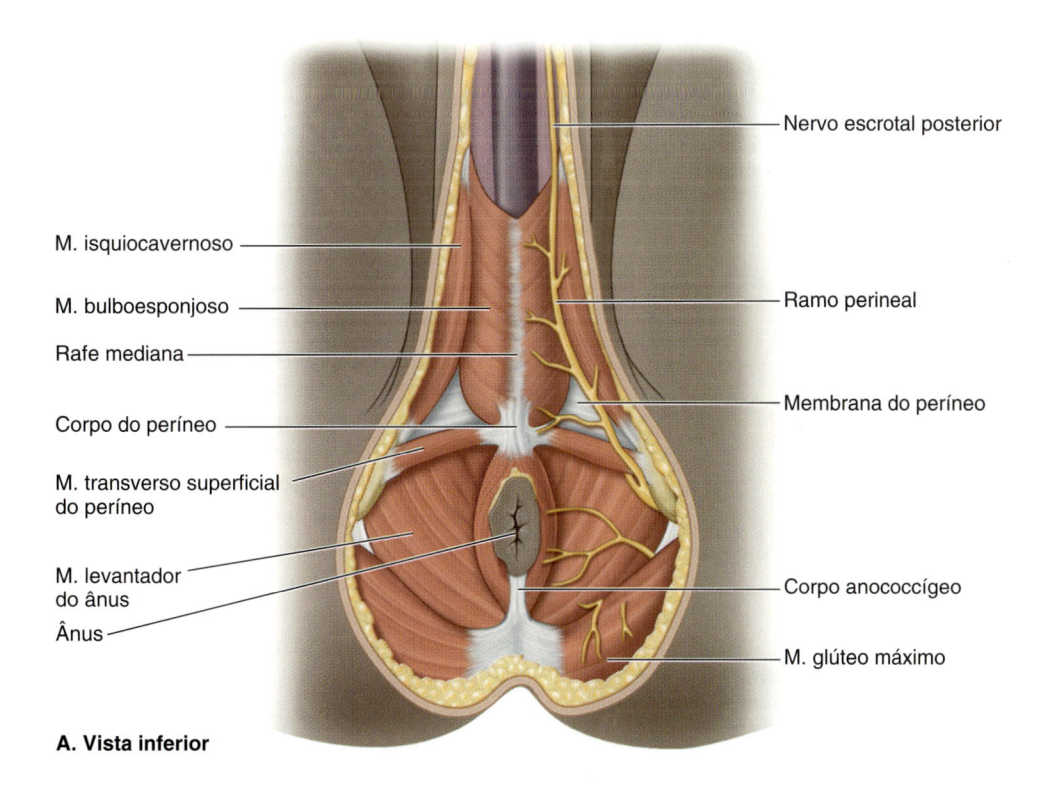

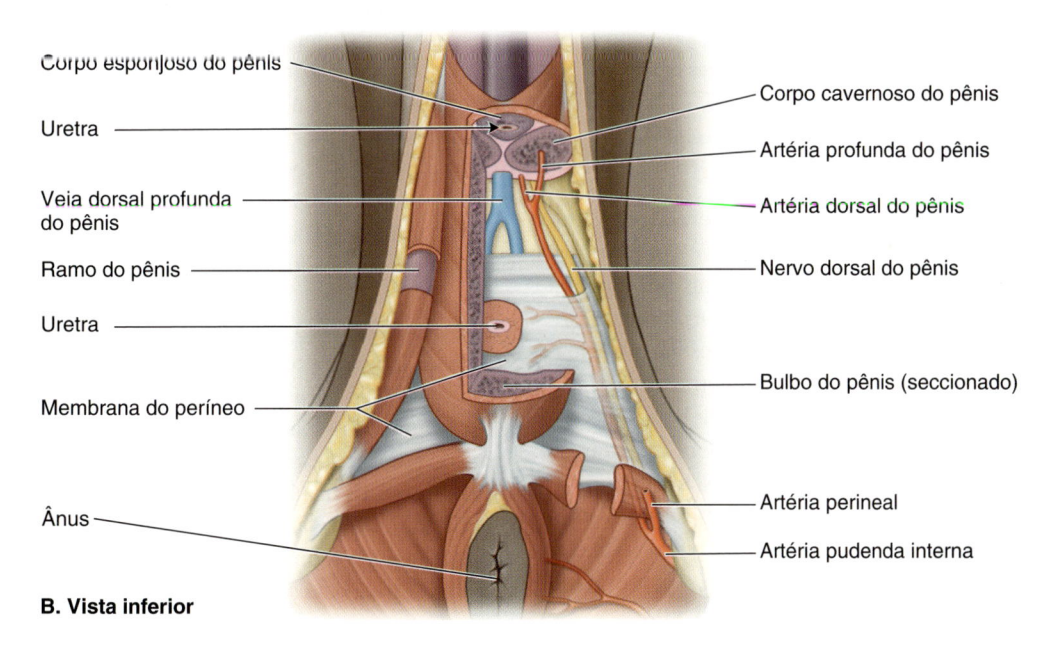

Figura 6.53 Dissecções superficial e profunda do períneo masculino.

também recebe ramos das artérias cremastéricas, ramos das artérias epigástricas inferiores. As *veias escrotais* acompanham as artérias e drenam principalmente para as *veias pudendas externas*. Os vasos linfáticos do escroto drenam para os *linfonodos inguinais superficiais* (ver Figura 6.54).

INERVAÇÃO DO ESCROTO

A face anterior do escroto é inervada pelos **nervos escrotais anteriores**, derivados do *nervo ilioinguinal*, e pelo *ramo genital do nervo genitofemoral*. A face posterior do escroto é inervada pelos **nervos escrotais posteriores**, que são ramos dos ramos perineais superficiais do nervo pudendo (Figura 6.56), e pelo *ramo perineal do nervo cutâneo femoral posterior*.

PÊNIS

O pênis é o órgão masculino da cópula e a saída para a urina e o sêmen (ejaculado, espermatozoides e uma mistura de secreções glandulares). O pênis consiste em *raiz, corpo* e *glande do pênis* (ver Figura 6.52D). É formado por três corpos cilíndricos

Trajeto do fluxo linfático proveniente de
• Glande do pênis (A)
• Parte esponjosa da uretra (B)
• Pele do corpo do pênis/escroto (C)
• Testículo (D)

Linfonodos:
- Lombares
- Ilíacos comuns
- Ilíacos internos
- Ilíacos externos
- Inguinais superficiais
- Inguinais profundos

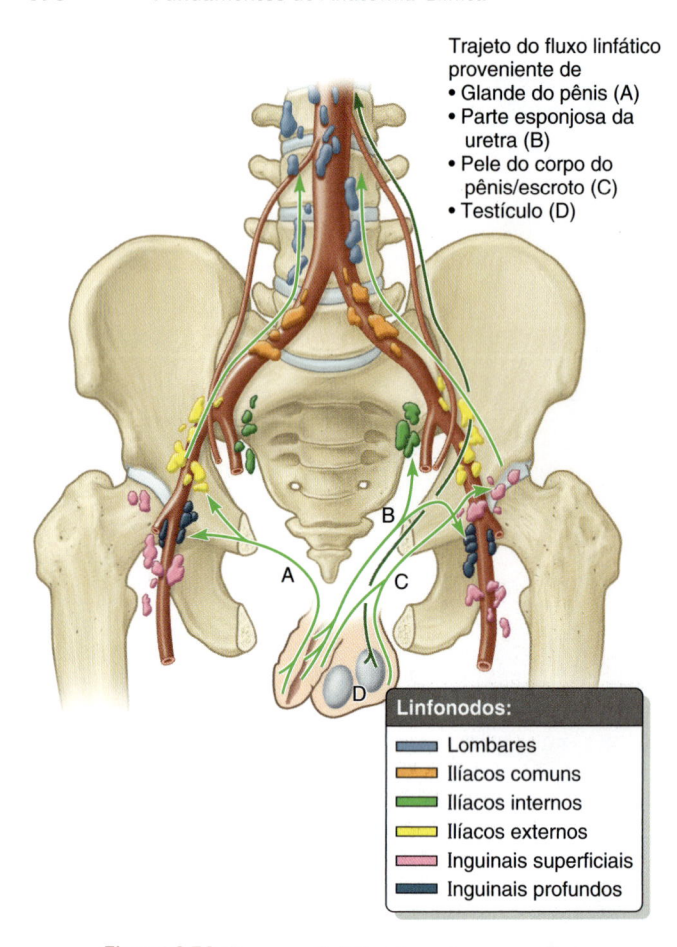

Figura 6.54 Drenagem linfática do períneo masculino.

de tecido cavernoso erétil: dois **corpos cavernosos** e um único **corpo esponjoso**, ventralmente. (Observe que, na posição anatômica, o pênis está ereto; quando o pênis está flácido, seu dorso está voltado anteriormente.) Cada *corpo cavernoso* possui um revestimento fibroso externo ou cápsula, a **túnica albugínea** (ver Figura 6.42B). Superficialmente ao revestimento externo, está a **fáscia do pênis** (fáscia de Buck), a continuação da fáscia de revestimento do períneo, que forma um revestimento membranáceo para os corpos, mantendo-os juntos. O corpo esponjoso contém a parte esponjosa da uretra. Os corpos cavernosos estão fundidos um com o outro no plano mediano, exceto posteriormente, onde eles se separam para formar os *ramos do pênis* (ver Figuras 6.52A e 6.53).

A **raiz do pênis**, a parte fixa, consiste em ramos e bulbo do pênis, circundada pelos *músculos isquiocavernoso e bulboesponjoso* (ver Figura 6.56 e Tabela 6.9). A raiz do pênis está localizada no espaço superficial do períneo (ver Figura 6.46B,D). Os **ramos** e o **bulbo do pênis** constituem as partes proximais dos corpos eréteis. Cada ramo está fixado à parte inferior da face interna do ramo do ísquio correspondente, anteriormente ao túber isquiático. O bulbo do pênis é perfurado pela uretra, continuando a partir de sua parte membranácea.

O **corpo do pênis** (habitualmente pendular) é a parte livre suspensa a partir da sínfise púbica. Com exceção de algumas fibras do músculo bulboesponjoso próximo à raiz do pênis e do músculo isquiocavernoso que circundam os ramos do pênis, o pênis não tem músculos. Distalmente, o corpo esponjoso do pênis se expande para formar a **glande do pênis** (ver Figura 6.52). A margem da glande projeta-se além das extremidades dos corpos cavernosos para formar a **coroa da glande**. A coroa pende sobre o colo da glande. O **colo da glande** separa a glande do corpo pênis. A abertura em fenda da parte esponjosa da uretra, o óstio externo da uretra, está localizada na extremidade da glande do pênis (ver Figura 6.52). A pele fina e a fáscia do pênis prolongam-se na forma de uma dupla camada de pele, o **prepúcio** do pênis, que, nos homens que não realizaram postectomia, cobre a glande de modo variável (ver Figura 6.52A,B). O **frênulo do prepúcio** é uma prega mediana que se estende do prepúcio do pênis até a face uretral da glande do pênis (ver Figura 6.52C).

O **ligamento suspensor do pênis** é uma condensação da fáscia de revestimento que se origina da face anterior da sínfise púbica e divide-se para formar uma alça que está fixada à fáscia do pênis, na junção de sua raiz com o corpo (ver Figura 6.52A). As fibras do ligamento suspensor são curtas e tensas. O **ligamento fundiforme do pênis** é uma faixa de tela subcutânea, que desce na linha mediana, a partir da linha alba, superiormente à sínfise púbica. Segue inferiormente e divide-se para circundar o pênis; em seguida, une-se e funde-se com a túnica dartos, formando o septo do escroto.

Os **músculos superficiais do períneo** são os músculos transversos superficial do períneo, bulboesponjoso e isquiocavernoso (ver Figuras 6.45E e 6.53 e Tabela 6.9). Esses músculos encontram-se no espaço superficial do períneo e são inervados pelos nervos perineais. Em virtude de sua função durante a ereção e da atividade do músculo bulboesponjoso após a micção e a ejaculação, para expelir as últimas gotas de urina e de sêmen, os músculos do períneo geralmente são mais desenvolvidos nos homens do que nas mulheres.

VASCULARIZAÇÃO DO PÊNIS

O pênis é irrigado por *ramos das artérias pudendas internas* (ver Figura 6.55 e Tabela 6.10).

O sangue dos espaços cavernosos dos corpos cavernosos é drenado por um plexo venoso, que se torna a **veia dorsal profunda do pênis** na fáscia do pênis (ver Figura 6.52A,B). Essa veia passa entre as lâminas do ligamento suspensor do pênis, anteriormente à membrana do períneo, para entrar no plexo venoso prostático. O sangue dos revestimentos superficiais do pênis drena para a(s) **veia(s) dorsal(is) superficial(is)**, que drena(m) para a *veia pudenda externa superficial*. Parte do sangue também segue para a veia pudenda interna.

A linfa proveniente da pele do pênis drena inicialmente para os *linfonodos inguinais superficiais*, enquanto a linfa proveniente da glande e da porção distal da parte esponjosa da uretra drena para os *linfonodos inguinais profundos e ilíacos externos*. Os corpos cavernosos e a porção proximal da parte esponjosa da uretra drenam para os linfonodos ilíacos internos (ver Figura 6.54).

INERVAÇÃO DO PÊNIS

Os nervos derivam dos segmentos S2-S4 da medula espinal. A inervação sensitiva e simpática é derivada principalmente do

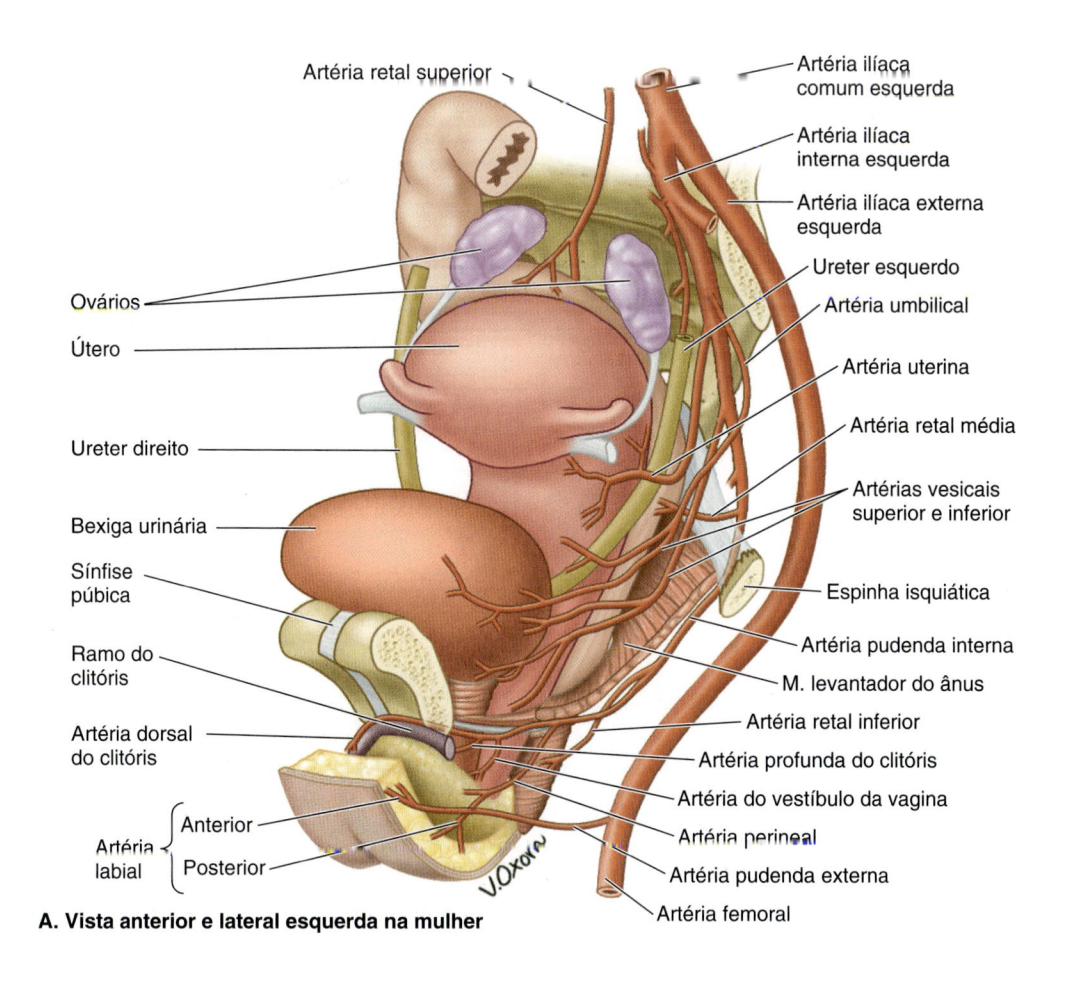

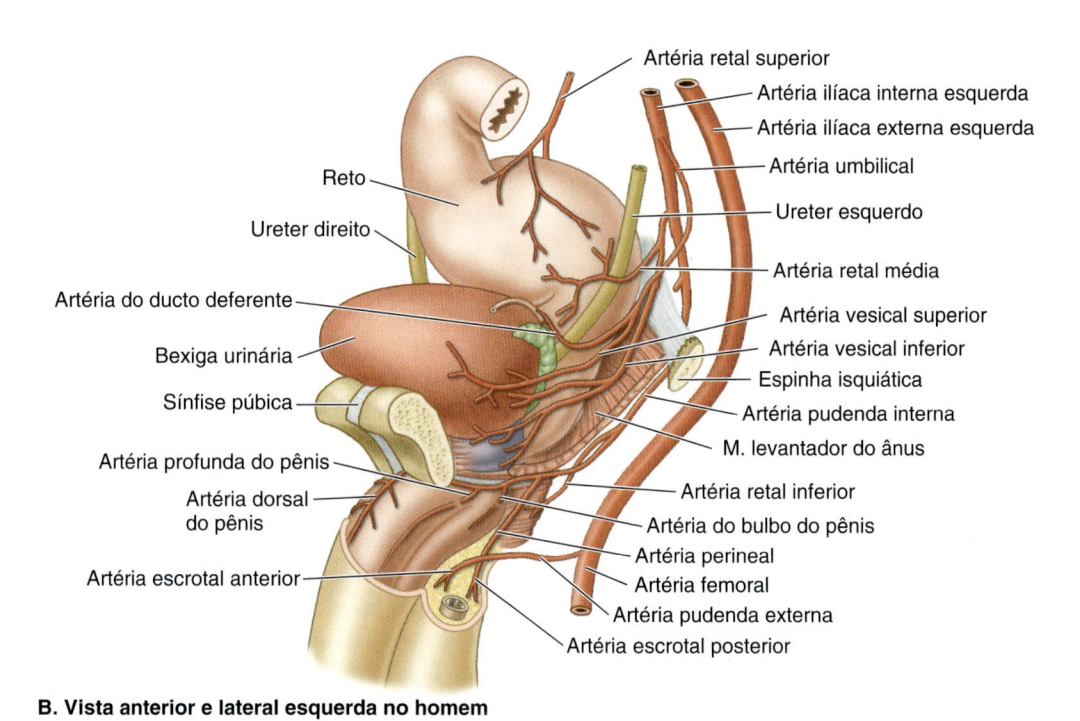

Figura 6.55 Suprimento arterial do períneo. Dissecções superficial e profunda da pelve e do períneo. **A.** Mulher. **B.** Homem.

Tabela 6.10 Suprimento arterial do períneo.

Artéria	Origem	Trajeto	Distribuição
Pudenda interna	Artéria ilíaca interna	Deixa a pelve através do forame isquiático maior; curva-se em torno da espinha isquiática para entrar no períneo pelo forame isquiático menor; entra no canal do pudendo	Principal artéria do períneo e dos órgãos genitais externos
Retal inferior	Artéria pudenda interna	Origina-se na entrada do canal do pudendo; cruza a fossa isquioanal até o canal anal	Canal anal inferiormente à linha pectinada; músculos esfíncteres do ânus; pele perianal
Perineal		Origina-se no interior canal do pudendo; segue até o espaço superficial do períneo na saída	Irriga os músculos superficiais do períneo e o escroto no homem; o vestíbulo da vagina na mulher
Escrotal ou labial posterior		Segue na tela subcutânea da parte posterior do escroto ou lábios maiores do pudendo	Pele do escroto ou lábios maiores e menores do pudendo
Artéria do bulbo do pênis ou do vestíbulo	Ramo terminal da artéria perineal	Perfura a membrana do períneo para alcançar o bulbo do pênis ou o vestíbulo da vagina	Irriga o bulbo do pênis e a glândula bulbouretral no homem; bulbo do vestíbulo e glândula vestibular maior na mulher
Artéria profunda do pênis ou do clitóris		Perfura a membrana do períneo para seguir centralmente nos corpos cavernosos do pênis ou do clitóris	Irriga a maior parte do tecido erétil do pênis ou do clitóris por meio das artérias helicinais
Artéria dorsal pênis ou do clitóris	Ramo terminal da artéria pudenda interna	Perfura a membrana do períneo e atravessa o ligamento suspensor do pênis ou do clitóris para seguir no dorso do pênis ou do clitóris, ladeada pelas veias dorsais profundas	Espaço profundo do períneo; pele do pênis; tecido conjuntivo do tecido erétil do pênis ou do clitóris; parte distal do corpo esponjoso do pênis; incluindo a parte esponjosa da uretra
Pudenda externa, ramos superficial e profundo	Artéria femoral	Segue medialmente pela coxa até alcançar o escroto ou os lábios maiores do pudendo (face anterior da região urogenital)	Face anterior do escroto e pele da raiz do pênis no homem; monte do púbis e face anterior dos lábios do pudendo na mulher

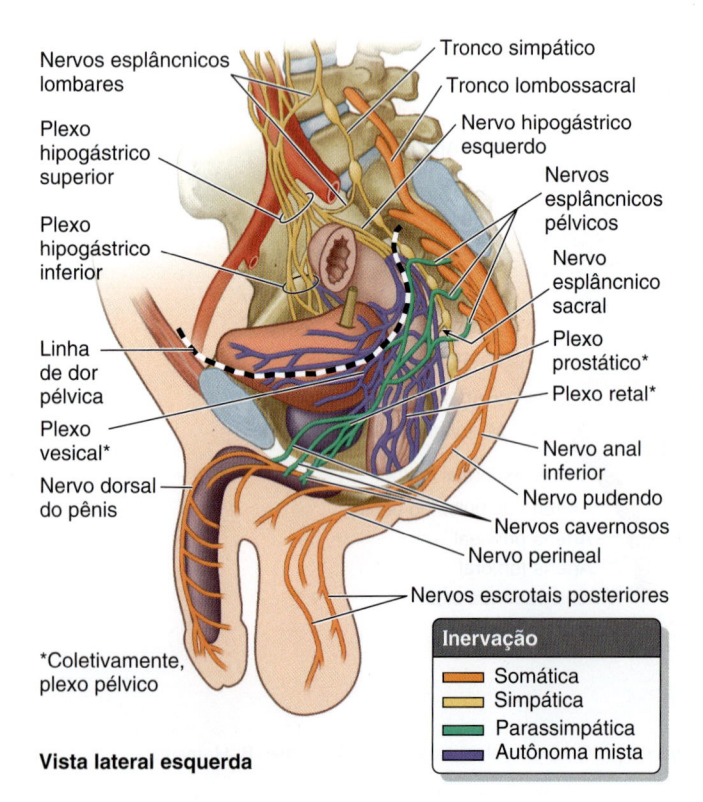

Figura 6.56 Inervação do períneo masculino.

nervo dorsal do pênis, um ramo terminal do nervo pudendo (ver Figura 6.56), que surge no canal do pudendo e segue um trajeto anterior até o espaço profundo do períneo. Em seguida, segue ao longo do dorso do pênis, lateralmente à artéria dorsal, e inerva a pele e a glande do pênis. O pênis é suprido por uma variedade de terminações nervosas sensitivas, particularmente na glande do pênis. Os ramos do *nervo ilioinguinal* inervam a pele na raiz do pênis. Os **nervos cavernosos**, que conduzem fibras parassimpáticas independentemente do plexo nervoso prostático, inervam as *artérias helicinais*.

EREÇÃO, EMISSÃO, EJACULAÇÃO E REMISSÃO

Na maior parte do tempo, o pênis está flácido. Nesse estado, a maior parte do sangue arterial desvia-se dos espaços virtuais "vazios" ou seios dos **corpos cavernosos por meio de anastomoses arteriovenosas**. Apenas uma quantidade suficiente de sangue para levar oxigênio e nutrição aos tecidos circula pelos seios. Quando um homem é estimulado eroticamente, a estimulação parassimpática pelos *nervos cavernosos* (que conduzem fibras dos níveis S2-S4 da medula espinal por meio do plexo nervoso prostático) fecha as anastomoses arteriovenosas.

Simultaneamente, a contração tônica do músculo liso nas trabéculas fibrosas e **artérias helicinais** espiraladas (ramos terminais das artérias que irrigam o tecido erétil) é inibida. Em consequência, as artérias são retificadas, com aumento de seu lúmen. O fluxo sanguíneo, que não é mais desviado dos espaços cavernosos, aumenta de volume, preenchendo os seios dos corpos do pênis. Ocorre contração reflexa dos músculos bulboesponjoso e isquiocavernoso, comprimindo as veias dos corpos cavernosos e impedindo o retorno do sangue venoso. Ocorre **ereção** à medida que os corpos cavernosos e o corpo esponjoso tornam-se ingurgitados por sangue com pressão arterial, causando turgor (aumento e rigidez) dos corpos eréteis, elevando o pênis.

Durante a **emissão**, o sêmen é levado até a parte prostática da uretra por meio dos ductos ejaculatórios após peristalse do ducto deferente e das glândulas seminais. O líquido prostático é adicionado ao líquido seminal com a contração do músculo liso da próstata. A emissão é uma resposta simpática (nervos L1-L2).

Durante a **ejaculação**, o sêmen é expelido da uretra através do seu óstio externo. A ejaculação resulta:

- Do fechamento do músculo esfíncter interno da uretra no colo da bexiga vesical, uma resposta simpática (nervos L1-L2) que impede a ejaculação retrógrada para dentro da bexiga urinária
- Da contração da musculatura uretral, uma resposta parassimpática (nervos S2-S4)
- Da contração dos músculos bulboesponjosos pelos nervos pudendos.

Após a ejaculação, o pênis retorna gradualmente ao estado flácido (**remissão**), resultante do estímulo simpático que abre as anastomoses arteriovenosas e provoca contração do músculo liso das artérias helicinais, tornando-as espiraladas. Isso reduz o influxo de sangue enquanto os músculos bulboesponjoso e isquiocavernoso relaxam, permitindo a drenagem de mais sangue dos espaços cavernosos para a veia dorsal profunda do pênis.

MÚSCULOS DO PERÍNEO MASCULINO

Os *músculos superficiais do períneo* incluem os músculos **transverso superficial do períneo**, **isquiocavernoso** e **bulboesponjoso** (ver Figura 6.53). Os detalhes de suas inserções, inervação e ações são fornecidos na Tabela 6.9. Os músculos isquiocavernoso e bulboesponjoso causam constrição do fluxo venoso dos corpos eréteis para auxiliar a ereção, impelindo simultaneamente o sangue da raiz do pênis para o corpo do pênis. O músculo bulboesponjoso se contrai em torno do bulbo do pênis para eliminar as últimas gotas de urina ou de sêmen.

Períneo feminino

O períneo feminino inclui os órgãos genitais femininos externos, os músculos do períneo e o canal anal.

ÓRGÃOS GENITAIS FEMININOS EXTERNOS

Os **órgãos genitais femininos externos** incluem o monte do púbis, os lábios maiores do pudendo (que circundam a rima do pudendo), os lábios menores do pudendo (que circundam o vestíbulo da vagina), o clitóris, os bulbos do vestíbulo e as glândulas vestibulares maiores e menores. Os termos sinônimos **pudendo** feminino e **vulva** englobam todas essas partes. O termo *pudendo* é comumente utilizado na clínica (Figura 6.57). O pudendo feminino serve como tecido sensitivo e erétil para a excitação e a relação sexual, para direcionar o fluxo de urina e impedir a entrada de material estranho no trato UG.

ANATOMIA CLÍNICA

Disfunção erétil

A incapacidade de obter ou de manter uma ereção (*disfunção erétil* [DE]) pode resultar de diversas causas. Quando uma lesão do plexo prostático ou dos nervos cavernosos resulta em incapacidade de alcançar a ereção, uma prótese peniana semirrígida ou inflável, implantada cirurgicamente, pode assumir a função dos corpos eréteis, proporcionando a rigidez necessária para inserir e movimentar o pênis dentro da vagina durante a relação sexual.

Pode ocorrer DE na ausência de lesão nervosa. Distúrbios da parte central do sistema nervoso (hipotalâmicos) e endócrinos (hipofisários ou testiculares) podem resultar em redução da secreção de testosterona (hormônio masculino). As fibras nervosas autônomas podem não estimular os tecidos eréteis, ou os vasos sanguíneos podem não responder de modo suficiente à estimulação. Em muitos desses casos, a ereção pode ser obtida com o auxílio de medicamentos orais ou injeções, que aumentam o fluxo sanguíneo nos sinusoides cavernosos, produzindo relaxamento do músculo liso.

Fimose, parafimose e postectomia (circuncisão)

No pênis que não sofreu postectomia, o prepúcio cobre toda ou a maior parte da glande do pênis (ver Figura 6.52B). Em geral, o prepúcio é elástico o suficiente para ser retraído sobre a glande. Em alguns homens, o prepúcio é muito apertado e a sua retração é difícil ou impossível (*fimose*). Pode haver acúmulo de secreções (*esmegma*) na bolsa do prepúcio, localizada entre a glande e o prepúcio do pênis, causando irritação.

Em alguns casos, a retração do prepúcio constringe o colo da glande, interferindo na drenagem do sangue e do líquido tecidual (*parafimose*). A glande pode aumentar de tal maneira que o prepúcio não pode ser puxado. É necessário proceder à postectomia, a excisão cirúrgica do prepúcio.

A postectomia expõe grande parte da glande do pênis ou toda ela (ver Figura 6.52C,D) e constitui a cirurgia de pequeno porte mais comumente realizada em lactentes do sexo masculino. Embora seja uma prática religiosa do islamismo e judaísmo, ela é frequentemente realizada de modo rotineiro por motivos não religiosos.

MONTE DO PÚBIS

O **monte do púbis** é a proeminência adiposa arredondada anterior à sínfise púbica, ao tubérculo púbico e aos ramos superiores do púbis. A quantidade de tecido adiposo no monte do púbis aumenta na puberdade e diminui depois da menopausa. Após a puberdade, o monte do púbis é coberto por espessos pelos públicos (ver Figura 6.57A).

LÁBIOS MAIORES DO PUDENDO

Os **lábios maiores do pudendo** são pregas cutâneas proeminentes, que limitam a **rima do pudendo**, a fenda entre os lábios maiores do pudendo, e que indiretamente fornecem proteção para os óstios da uretra e da vagina. Cada lábio maior do pudendo – preenchido, em grande parte, por gordura subcutânea contendo músculo liso e a terminação do ligamento redondo do útero – segue inferior e posteriormente do monte do púbis até o ânus. As faces externas dos lábios maiores do pudendo na mulher adulta são cobertas por pele pigmentada contendo muitas glândulas sebáceas e são cobertas por pelo púbico encrespado. As faces internas dos lábios maiores do pudendo são lisas, rosadas e sem pelos. Os lábios maiores são mais espessos anteriormente, onde se unem para formar a **comissura anterior**. Posteriormente, fundem-se para formar a **comissura posterior**, que habitualmente desaparece após o primeiro parto vaginal.

LÁBIOS MENORES DO PUDENDO

Os **lábios menores do pudendo** são pregas de pele sem tecido adiposo e sem pelos. Um centro de tecido conjuntivo esponjoso, contendo tecido erétil e numerosos vasos sanguíneos pequenos. Embora a face interna de cada lábio menor do pudendo seja formada por pele fina e úmida, ela apresenta a cor rosada típica de uma túnica mucosa e contém muitas terminações nervosas sensitivas. Os lábios menores do pudendo estão incluídos na rima do pudendo, dentro dos lábios maiores do pudendo, e circundam o vestíbulo da vagina no qual se abrem os óstios externos da uretra e da vagina. Anteriormente, os lábios menores do pudendo formam duas lâminas: as lâminas mediais unem-se para formar o **frênulo do clitóris**, enquanto as lâminas laterais unem-se para formar o **prepúcio do clitóris** (ver Figura 6.57). Em mulheres jovens, particularmente nas virgens, os lábios menores do pudendo estão unidos posteriormente por uma pequena prega transversal, o **frênulo dos lábios menores do pudendo**.

CLITÓRIS

O **clitóris** é um órgão erétil localizado no ponto em que os lábios menores do pudendo se unem anteriormente. O clitóris é formado por uma **raiz** e por um **corpo**, que são compostos de dois ramos, dois corpos cavernosos e a **glande do clitóris**. A glande do clitóris é coberta pelo prepúcio do clitóris (ver Figuras 6.57A e 6.58A). O clitóris é altamente sensível e aumenta de tamanho com a estimulação tátil. A glande do clitóris é a parte mais inervada do clitóris.

VESTÍBULO DA VAGINA

O **vestíbulo da vagina** é o espaço circundado pelos lábios menores do pudendo, que contém os óstios da uretra, da vagina e dos ductos das glândulas vestibulares maiores e menores. O *óstio externo da uretra* está localizado posterior e inferiormente à glande do clitóris e anteriormente ao óstio da vagina. De cada lado do óstio externo da uretra, encontram-se as aberturas dos ductos das glândulas uretrais. O tamanho e a aparência do **óstio da vagina** variam com a condição do **hímen**, uma prega fina de túnica mucosa no interior do óstio da vagina, circundando o lúmen. Após a sua ruptura, apenas remanescentes do hímen, as **carúnculas himenais**, são visíveis (ver Figura 6.57A).

BULBOS DO VESTÍBULO

Os **bulbos do vestíbulo** são massas pareadas de tecido erétil alongado, localizadas lateralmente ao óstio da vagina, cobertos

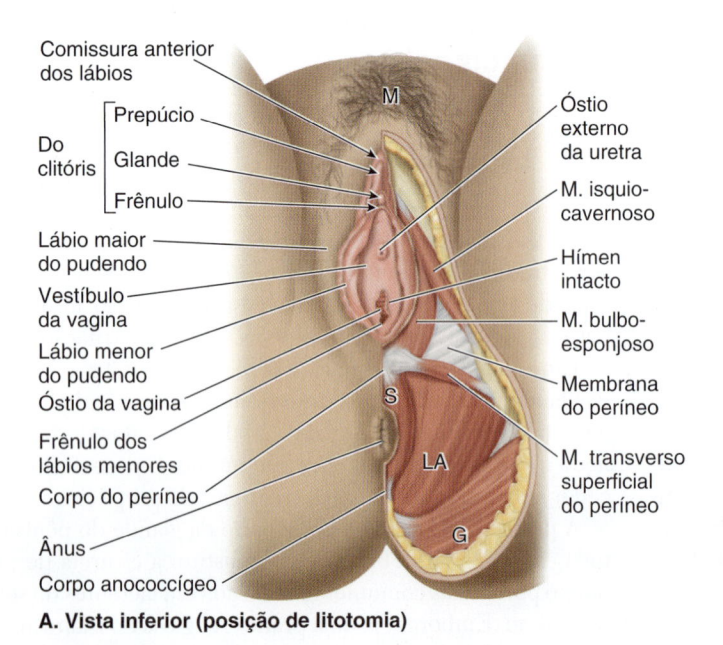

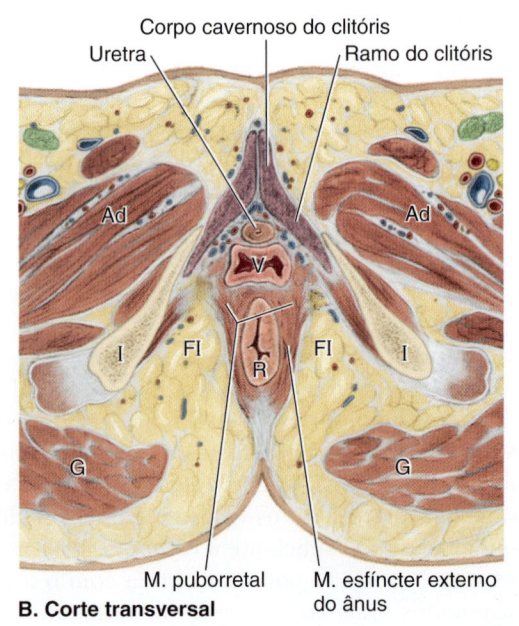

A. Vista inferior (posição de litotomia)

B. Corte transversal

Figura 6.57 Períneo feminino. **A.** Anatomia de superfície e músculos do períneo. **B.** Estruturas no corte. *Ad*, músculos adutores da coxa; *G*, músculo glúteo máximo; *I*, ísquio; *FI*, fossa isquioanal; *LA*, músculo levantador do ânus; *M*, monte do púbis; *R*, reto; *S*, músculo esfíncter externo do ânus; *V*, vagina.

pelos músculos bulboesponjosos (ver Figura 6.58A). Os bulbos do vestíbulo são homólogos ao bulbo do pênis e corpo esponjoso.

GLÂNDULAS VESTIBULARES

As **glândulas vestibulares maiores** (glândulas de Bartholin) estão localizadas de cada lado do vestíbulo da vagina, posterior e lateralmente ao óstio da vagina. Essas glândulas são arredondadas ou ovais, parcialmente sobrepostas pelos bulbos do vestíbulo, posteriormente, e parcialmente circundadas pelos músculos bulboesponjosos. Os ductos finos dessas glândulas seguem abaixo dos bulbos do vestíbulo e abrem-se no vestíbulo, de cada lado do óstio da vagina. Elas secretam muco dentro do vestíbulo durante a excitação sexual. As **glândulas vestibulares menores** são pequenas glândulas, de cada lado do vestíbulo da vagina, que se abrem nele, entre os óstios da uretra e da vagina. Essas glândulas secretam muco no vestíbulo da vagina, que umedece os lábios do pudendo e o vestíbulo da vagina (ver Figura 6.57A).

VASCULARIZAÇÃO DO PUDENDO FEMININO

O *suprimento arterial para o pudendo feminino* origina-se das *artérias pudendas externa e interna* (ver Figura 6.55A e Tabela 6.10). A *artéria pudenda interna* irriga a maior parte da pele, dos órgãos genitais externos e dos músculos

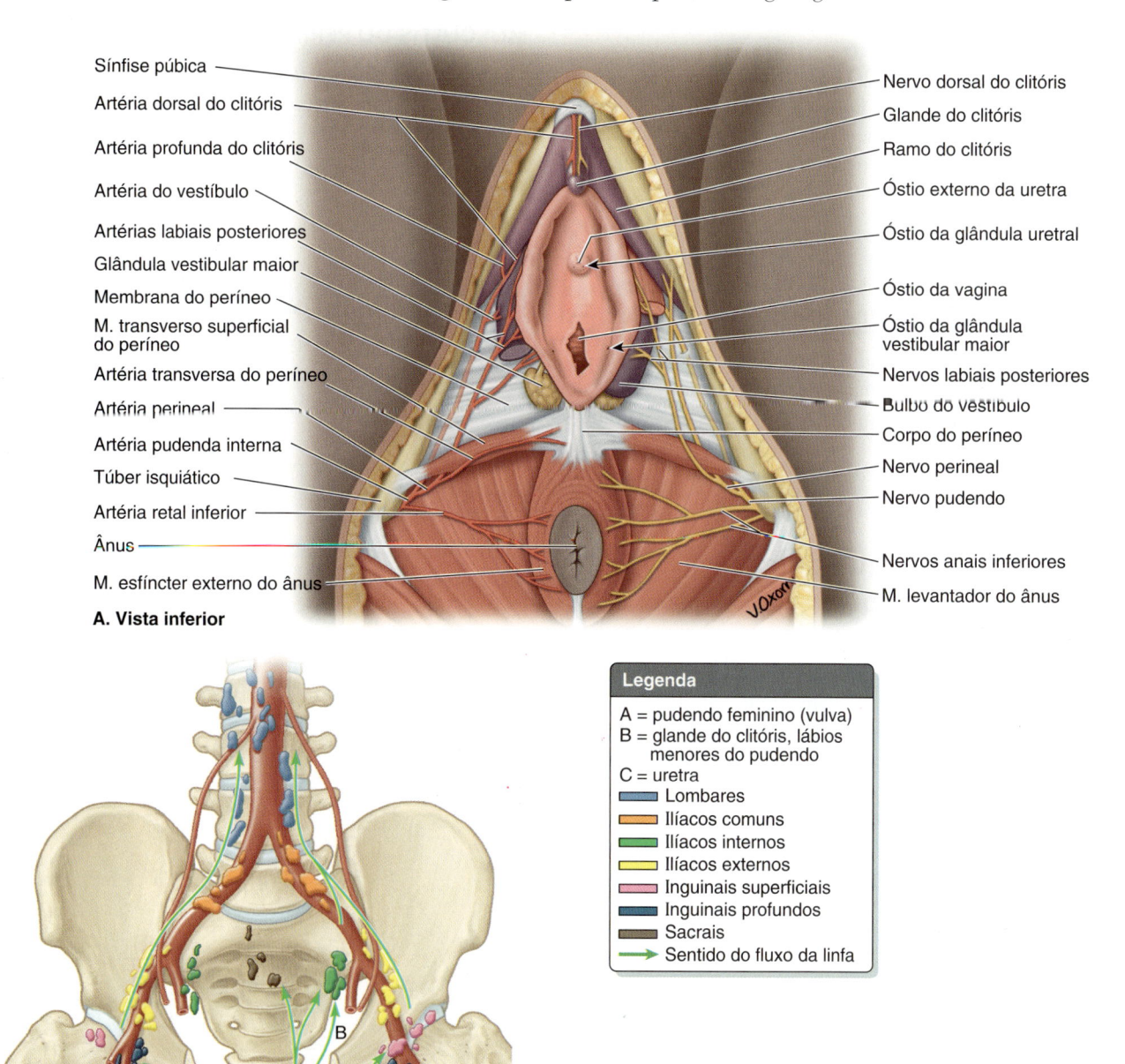

Figura 6.58 Suprimento sanguíneo, inervação e drenagem linfática do pudendo feminino/vulva. **A.** Suprimento sanguíneo e inervação. **B.** Drenagem linfática.

do períneo. As artérias labiais são ramos da artéria pudenda interna, assim como as do clitóris (ver Figura 6.58A). As *veias labiais* são tributárias das *veias pudendas internas* e veias acompanhantes. O ingurgitamento venoso durante a fase de excitação da resposta sexual provoca aumento de tamanho e consistência do clitóris e dos bulbos do vestíbulo. Em consequência, o clitóris torna-se túrgido.

O pudendo feminino contém uma rica rede de *vasos linfáticos*, que seguem um trajeto lateral até os *linfonodos inguinais superficiais* (ver Figura 6.58B). A glande do clitóris e a parte anterior dos lábios menores do pudendo também podem drenar para os linfonodos inguinais profundos ou para os linfonodos ilíacos internos.

INERVAÇÃO DO PUDENDO FEMININO

A face anterior do pudendo feminino é inervada pelos **nervos labiais anteriores**, provenientes do *nervo ilioinguinal* e *ramo genital do nervo genitofemoral*. A face posterior é inervada pelo *ramo perineal do nervo cutâneo femoral posterior*, lateralmente, e pelo *nervo pudendo*, centralmente. O nervo pudendo é o principal nervo do períneo. Seus **nervos labiais posteriores** inervam os lábios do pudendo; os *ramos profundo* e *muscular* inervam o óstio da vagina e os músculos superficiais do períneo; e o *nervo dorsal do clitóris* inerva os músculos profundos do períneo e fornecem a sensibilidade ao clitóris (ver Figura 6.58A). O bulbo do vestíbulo e os corpos eréteis do clitóris recebem fibras parassimpáticas por meio dos nervos cavernosos do plexo uterovaginal. A estimulação parassimpática produz aumento da secreção vaginal, ereção do clitóris e ingurgitamento do tecido erétil nos bulbos do vestíbulo.

MÚSCULOS DO PERÍNEO FEMININO

Os *músculos superficiais do períneo* incluem os *músculos transverso superficial do períneo*, *isquiocavernoso* e *bulboesponjoso* (ver Figura 6.57A). Os detalhes das inserções, da inervação e das ações desses músculos são fornecidos na Tabela 6.9.

ANATOMIA CLÍNICA

Dilatação da uretra feminina

A uretra feminina é distensível, visto que ela contém uma quantidade considerável de tecido elástico, bem como músculo liso. Pode ser facilmente dilatada sem causar lesão. Em consequência, a passagem de cateteres ou cistoscópios nas mulheres é muito mais fácil do que nos homens.

Inflamação das glândulas vestibulares maiores

As glândulas vestibulares maiores (glândulas de Bartholin) habitualmente não são palpáveis, exceto quando infectadas. A *bartolinite*, a inflamação das glândulas vestibulares maiores, pode ser causada por diversos microrganismos patogênicos. As glândulas infectadas podem aumentar e alcançar um diâmetro de 4 a 5 cm, projetando-se na parede do reto.

Bloqueios dos nervos pudendo e ilioinguinal

Para aliviar a dor durante o parto, pode-se proceder à *anestesia por bloqueio do nervo pudendo*, injetando-se um agente anestésico local nos tecidos adjacentes ao nervo pudendo. A injeção pode ser aplicada no local onde o nervo pudendo cruza a face lateral do ligamento sacroespinal, próximo à sua fixação à espinha isquiática. Embora o bloqueio do nervo pudendo possa anestesiar a maior parte do períneo, ele não anula a sensibilidade da parte anterior do períneo, que é inervada pelo nervo ilioinguinal. Para eliminar a dor na parte anterior do períneo, efetua-se um *bloqueio do nervo ilioinguinal* (Figura AC6.15).

Ruptura do corpo do períneo

O corpo do períneo é uma estrutura particularmente importante nas mulheres, visto que constitui a sustentação final das vísceras pélvicas. Podem ocorrer estiramento ou a ruptura da inserção dos músculos do períneo no corpo do períneo durante o parto, eliminando a sustentação proporcionada pelo assoalho da pelve. Em consequência, pode ocorrer *prolapso das vísceras pélvicas*, incluindo prolapso da bexiga urinária (através da uretra) e prolapso do útero e/ou vagina (através do óstio da vagina).

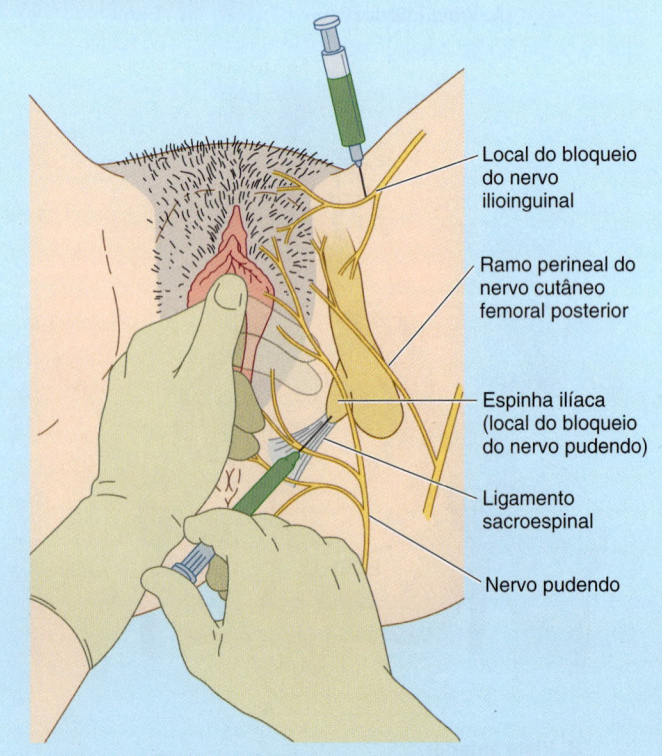

Figura AC6.15 Bloqueios dos nervos pudendo/ilioinguinal.

Episiotomia

Durante a cirurgia vaginal e o trabalho de parto, pode-se efetuar uma episiotomia (incisão cirúrgica do períneo e da parede inferior e posterior da vagina) para aumentar o óstio da vagina, com a intenção de diminuir a laceração excessiva do períneo e de seus músculos. A realização de episiotomia profilática de rotina durante o parto vaginal não é mais recomendada. Estratégias alternativas para a prevenção de laceração incluem massagem do períneo e compressas mornas aplicadas durante o segundo estágio do trabalho de parto. Há um consenso geral de que a episiotomia está indicada quando a descida do feto é interrompida ou atrasada, ou quando houver necessidade de instrumentação (p. ex., fórceps obstétrico).

TÉCNICAS DE IMAGEM

Pelve e períneo

A ressonância magnética (RM) proporciona uma excelente avaliação das estruturas pélvicas masculina e feminina (Figuras 6.59 e 6.60). Possibilita também a identificação de tumores e anomalias congênitas.

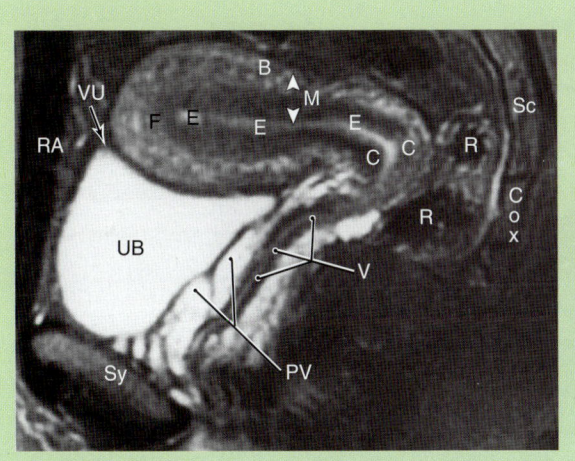

A. Corte mediano

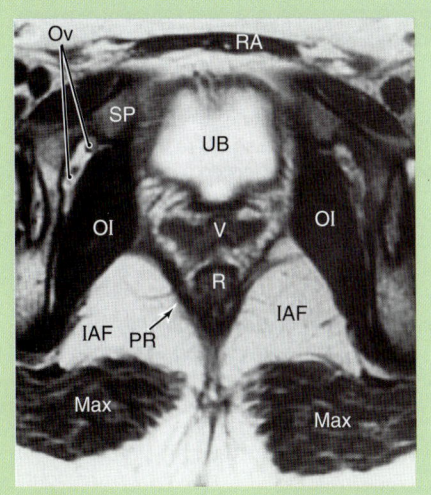

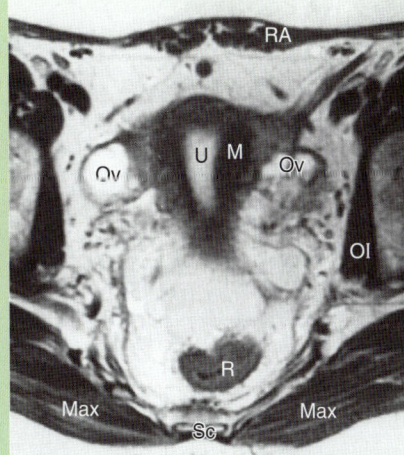

B. Corte transversal

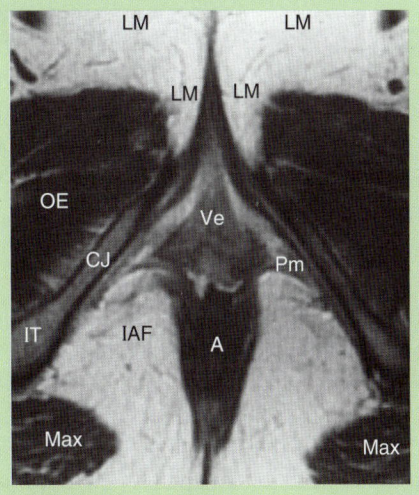

C. Corte transversal

D. Corte transversal

Legenda	
A	Ânus
B	Corpo do útero
C	Colo do útero
CJ	Ramo isquiopúbico
Cox	Cóccix
E	Endométrio
F	Fundo do útero
IAF	Fossa isquioanal
IT	Túber isquiático
LM	Lábio maior do pudendo
M	Miométrio
Max	M. glúteo máximo
OE	M. obturador externo
OI	M. obturador interno
Ov	Ovário
Pm	Membrana do períneo
PR	M. puborretal
PV	Veias perivaginais
R	Reto (gás)
RA	M. reto do abdome
Sc	Sacro
SP	Ramo superior do púbis
Sy	Sínfise púbica
U	Útero
UB	Bexiga urinária
V	Vagina
Ve	Vestíbulo da vagina
VU	Escavação vesicouterina

Figura 6.59 Ressonância magnética (RM) da pelve e do períneo femininos.

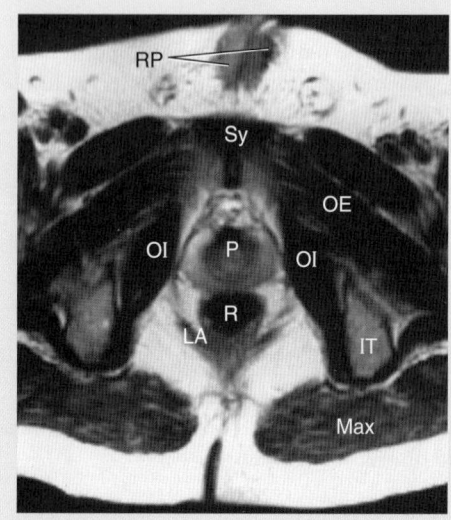

A. Corte transversal

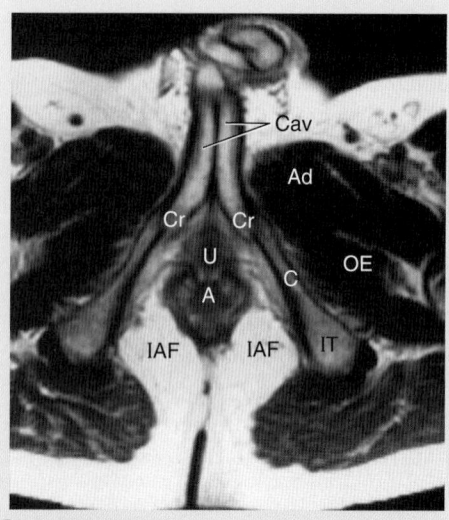

B. Corte transversal

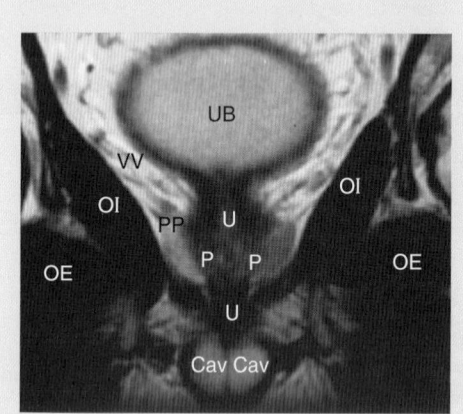

C. Corte coronal – plano da uretra

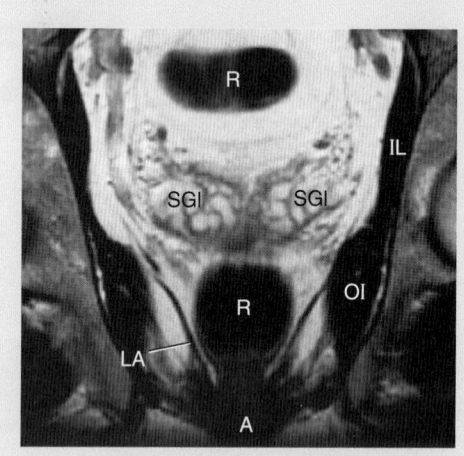

D. Corte coronal – plano do canal anal

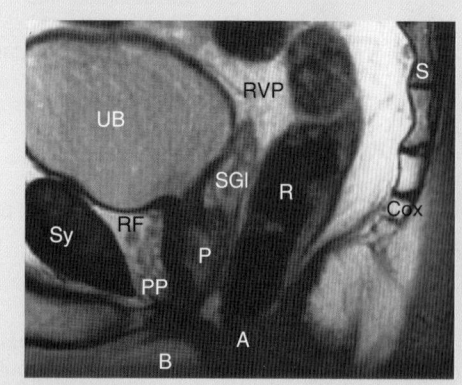

E. Corte mediano

Legenda			
A	Ânus	P	Próstata
Ad	Mm. adutores	PP	Plexo venoso prostático
B	Bulbo do pênis	R	Reto
C	Ramo isquiopúbico	RF	Espaço retropúbico
Cav	Corpo cavernoso do pênis	RP	Raiz do pênis
Cox	Cóccix	RVP	Escavação retovesical
Cr	Ramo do pênis	S	Sacro
IAF	Fossa isquioanal	SGI	Glândula seminal
IL	M. ilíaco	Sy	Sínfise púbica
IT	Túber isquiático	U	Uretra
LA	M. levantador do ânus	UB	Bexiga urinária
Max	M. glúteo máximo	VV	Plexo venoso vesical
OE	M. obturador externo		
OI	M. obturador interno		

Figura 6.60 Ressonância magnética (RM) da pelve e períneo masculinos.

A pelve feminina é comumente examinada por meio de ultrassonografia. As vísceras podem ser examinadas colocando-se um transdutor na parte inferior do abdome, imediatamente acima da sínfise púbica (*1* na Figura 6.61A). Para o útero não grávido, a bexiga urinária cheia serve como "janela" acústica, conduzindo as ondas sonoras transmitidas e refletidas para as vísceras e a partir delas, o útero retrovertido pela bexiga cheia (ver Figura 6.61B,E). Hoje, as vísceras são examinadas mais frequentemente por meio de um transdutor delgado transvaginal (*2* na Figura 6.61A e Figura 6.61D). A ultrassonografia constitui o procedimento de escolha para examinar o embrião e o feto em desenvolvimento (ver Figura 6.61E, F).

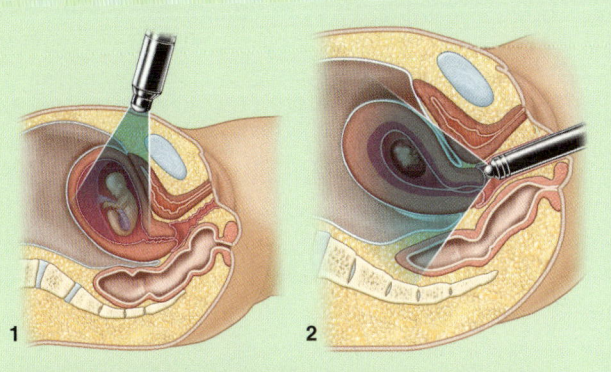

A. Ultrassonografia: (1) transabdominal; (2) transvaginal

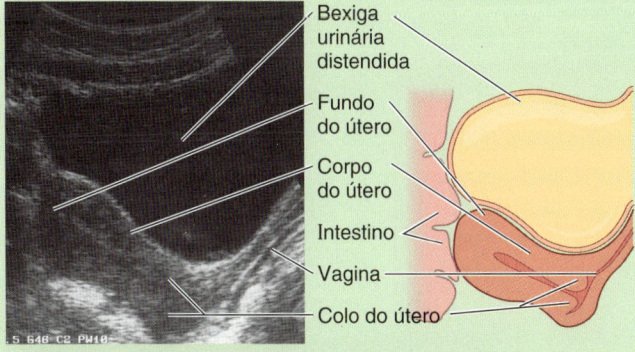

B. Ultrassonografia longitudinal (mediana)

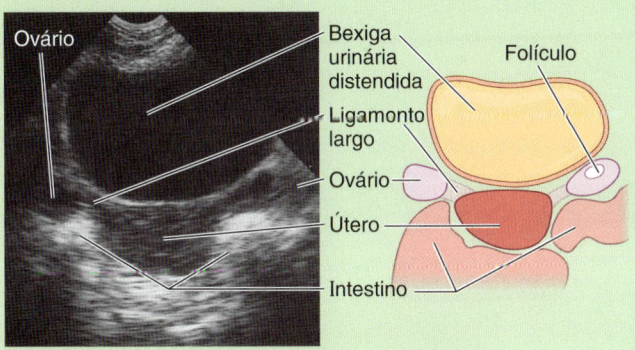

C. Ultrassonografia (US) transabdominal transversa

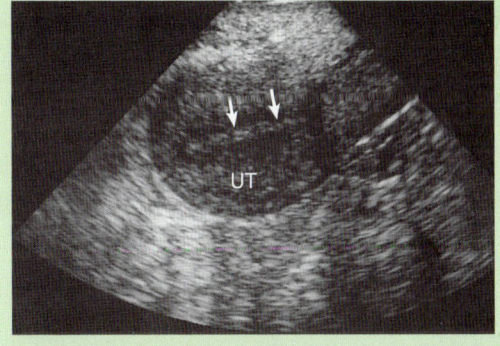

D. US transvaginal longitudinal do útero não grávido

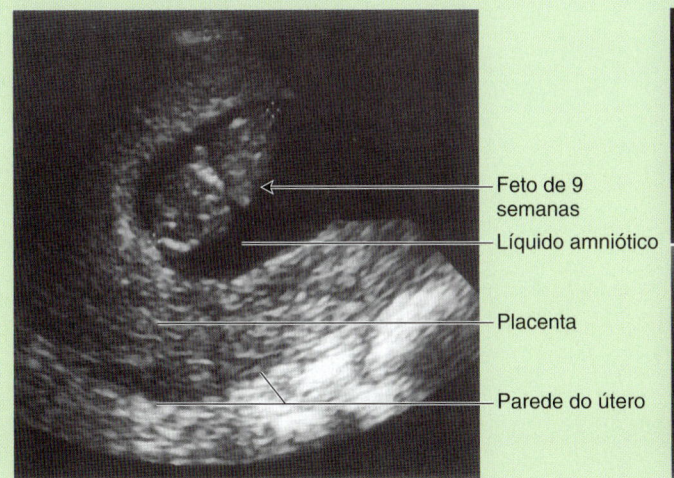

E. US transvaginal longitudinal de útero grávido inicial

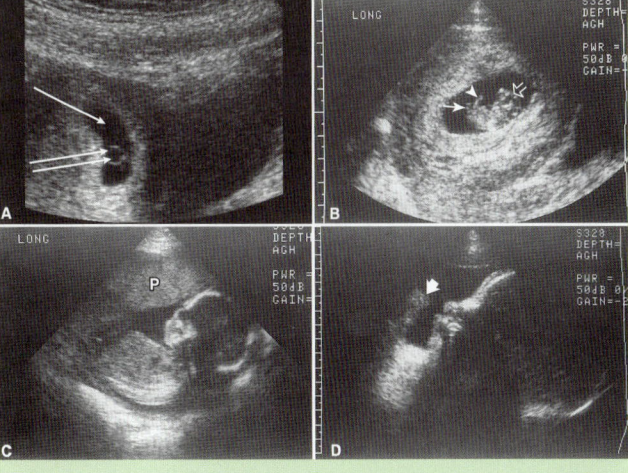

F. Crescimento e desenvolvimento progressivos do embrião/feto

Figura 6.61 Ultrassonografia (US) da pelve. **A.** Colocação do transdutor para US da pelve. **B** e **C.** Aparência normal das vísceras pélvicas nas imagens transabdominais. **D.** US transvaginal do útero não grávido; *setas*, endométrio e canal do colo do útero; *UT*, útero. **E.** Saco gestacional no útero grávido. **F.** US do crescimento e desenvolvimento do embrião/feto. *A*, saco gestacional (*seta única*), embrião (*seta dupla*); *B*, os membros (*setas sólidas*) e a cabeça (*seta delineada*) são visíveis; *C*, corte sagital da cabeça, pescoço e tórax do feto (*P*, placenta); *D*, perfil da face e do membro superior (*seta*).

7

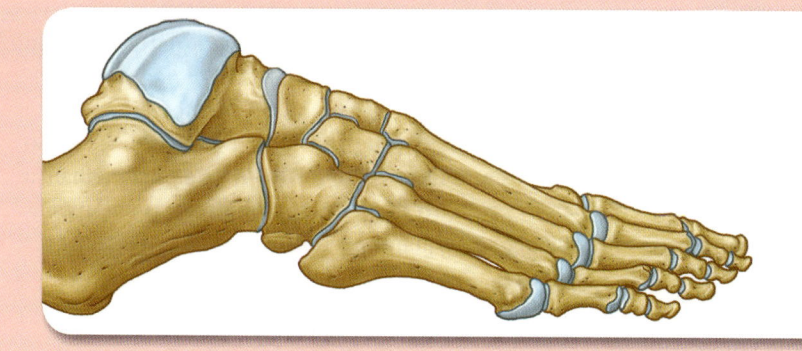

Membro Inferior

OSSOS DO MEMBRO INFERIOR, 410
Osso do quadril, 411
Fêmur, 411
Patela, 415
Tíbia, 415
Fíbula, 415
Ossos do pé, 415
FÁSCIA, VASOS E NERVOS DO MEMBRO INFERIOR, 422
Tela subcutânea e fáscia, 422
Drenagem venosa do membro inferior, 424
Suprimento arterial do membro inferior, 426
Drenagem linfática do membro inferior, 426
Inervação do membro inferior, 427
COMPARTIMENTOS ANTERIOR E MEDIAL DA COXA, 433
Músculos do compartimento anterior da coxa, 433
Músculos mediais da coxa, 434
Trígono femoral e canal dos adutores, 435
Nervo femoral, 439
Bainha femoral, 439
Artéria femoral, 440
Veia femoral, 441
Artéria obturatória e nervo obturatório, 441
REGIÃO GLÚTEA E COMPARTIMENTO POSTERIOR DA COXA, 441

Músculos da região glútea, 443
Bolsas da região glútea, 443
Músculos posteriores da coxa, 443
Inervação das regiões glútea e femoral posterior, 446
Vascularização das regiões glútea e femoral posterior, 446
FOSSA POPLÍTEA, 450
Fáscia da fossa poplítea, 450
Estruturas neurovasculares da fossa poplítea, 450
PERNA, 452
Compartimento anterior da perna, 452
Compartimento lateral da perna, 455
Compartimento posterior da perna, 457
PÉ, 465
Fáscia muscular do pé, 465
Músculos do pé, 466
Estruturas neurovasculares do pé, 468
CICLO DA MARCHA, 470
ARTICULAÇÕES DO MEMBRO INFERIOR, 472
Articulação do quadril, 472
Articulação do joelho, 477
Articulações tibiofibulares, 482
Articulação talocrural, 488
Articulações do Pé, 491
Arcos do pé, 494

SIGNIFICADO DOS ÍCONES

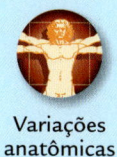

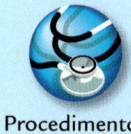

Variações anatômicas
Procedimentos diagnósticos
Ciclo de vida
Procedimentos cirúrgicos
Traumatismo
Patologia

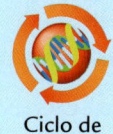

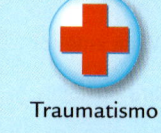

Os membros inferiores são especializados para a locomoção, a sustentação do peso do corpo e a manutenção do equilíbrio. Estão ligados ao tronco pelo **cíngulo dos membros inferiores**, um anel ósseo formado pelo sacro e pelos ossos do quadril direito e esquerdo, unidos anteriormente na **sínfise púbica**. O membro inferior apresenta seis regiões principais (Figura 7.1):

1. A **região glútea**, que é a zona de transição entre o tronco e as partes livres dos membros inferiores. Inclui as **nádegas** e a **região do quadril**, que se superpõe à articulação do quadril e ao trocanter maior do fêmur.
2. A **região da coxa**, que inclui a maior parte do *fêmur*, que liga as articulações do quadril e do joelho.
3. A **região do joelho**, que inclui a parte distal do fêmur, a parte proximal da tíbia e da fíbula e a *patela*, bem como as articulações entre essas estruturas ósseas; a cavidade preenchida por gordura posterior ao joelho é denominada *fossa poplítea*.
4. A **região crural** une as articulações do joelho e talocrural e contém a *tíbia* e a *fíbula*; a **região sural** da perna é proeminência posterior. Com frequência, as pessoas leigas referem-se incorretamente a todo o membro inferior como "a perna".
5. O **tarso** ou **região talocrural** inclui a parte distal estreita da perna e a articulação talocrural.
6. O *pé* ou **região do pé**, que se refere à parte distal do membro inferior, contém o *tarso*, o *metatarso* e as *falanges*. A face superior é o dorso do pé, enquanto a parte inferior, em contato com o solo, é a **planta** ou **região plantar**. Os **artelhos** são os **dedos do pé**. À semelhança da mão, o primeiro dedo do pé, o **hálux**, possui apenas duas falanges, enquanto os outros dedos do pé têm três falanges.

OSSOS DO MEMBRO INFERIOR

O peso do corpo é transferido da coluna vertebral para o cíngulo dos membros inferiores pelas *articulações sacroilíacas*, e do cíngulo dos membros inferiores para os fêmures pelas

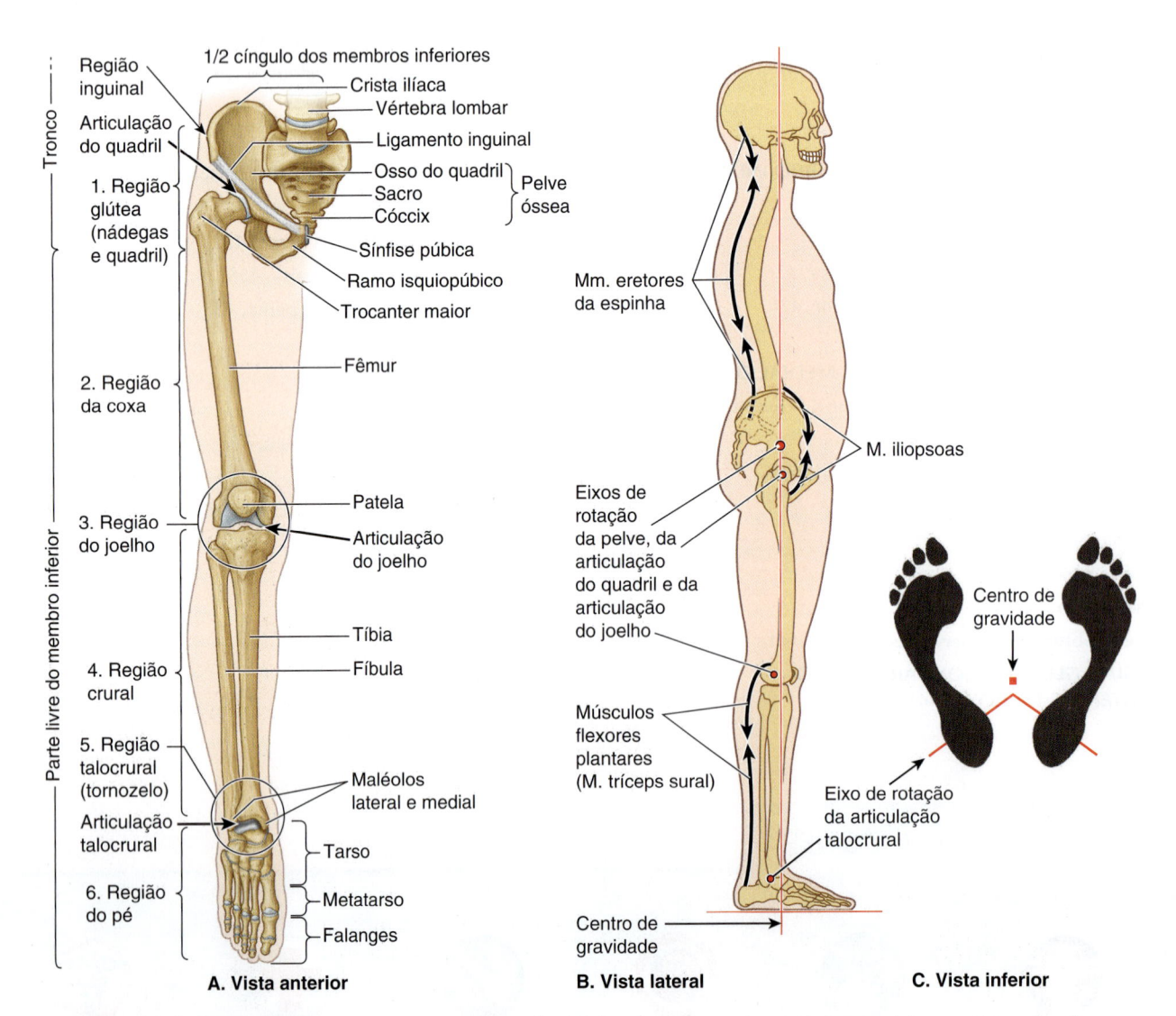

Figura 7.1 Membro inferior. **A.** Regiões e ossos do membro inferior. **B** e **C.** Centro de gravidade na posição ortostática relaxada.

articulações do quadril e, em seguida, dos fêmures para as articulações do joelho. O peso é então transferido da articulação do joelho para a articulação talocrural pela tíbia. A fíbula não se articula com o fêmur e não sustenta peso. No tornozelo, o peso é transferido para o tálus. O tálus constitui o elemento fundamental de um arco longitudinal formado pelos ossos tarsais e metatarsais de cada pé, e distribuem o peso uniformemente entre o calcanhar e a parte anterior do pé na posição ortostática. Para sustentar melhor a postura bípede ereta, os fêmures são oblíquos (direcionados inferior e medialmente) dentro das coxas, de modo que, na posição ortostática, os joelhos são adjacentes e diretamente inferiores ao tronco, possibilitando o retorno do centro de gravidade para as linhas verticais de sustentação das pernas e dos pés (ver Figura 7.1 e 7.2A,E). Os fêmures das mulheres são ligeiramente mais oblíquos do que os dos homens, refletindo a maior largura de suas pelves.

Osso do quadril

Cada **osso do quadril** maduro é formado pela fusão de três ossos primários: o *ílio*, o *ísquio* e o *púbis* (Figura 7.3A). Na puberdade, esses ossos ainda estão separados por uma **cartilagem trirradiada**. A cartilagem desaparece e os ossos começam a se fundir entre 15 e 17 anos de idade; a fusão é completa entre 20 e 25 anos.

O **ílio**, que é a parte superior e mais larga do osso do quadril, contribui para a parte superior do **acetábulo** (ver Figura 7.3), a cavidade caliciforme na face lateral do osso do quadril para articulação com a cabeça do fêmur. O ílio é constituído por um **corpo**, que se une ao púbis e ao ísquio no acetábulo, e por uma **asa**, que é limitada, superiormente, pela **crista ilíaca**.

O **ísquio** forma a parte posterior e inferior do acetábulo e do osso do quadril. O ísquio consiste em um corpo, que se une ao ílio e ao ramo superior do púbis para formar o acetábulo. O **ramo do ísquio** une-se ao ramo inferior do púbis para formar o **ramo isquiopúbico** (ver Figura 7.3C).

O **púbis** forma a parte anterior do acetábulo e a parte anterior e medial do osso do quadril. O púbis direito tem um corpo que se articula com o esquerdo na *sínfise púbica*. Possui também dois **ramos**, o superior e o inferior.

Para colocar o osso do quadril ou a pelve óssea na posição anatômica (ver Figura 7.3B,C), deve-se situá-lo de modo que:

- A *espinha ilíaca anterossuperior* (EIAS) e as faces anterior e superior do púbis estejam situadas no mesmo plano coronal (frontal)
- A *face sinfisial do púbis* esteja vertical, paralela ao plano mediano
- A *face interna do corpo do púbis* esteja voltada em sentido quase diretamente superior
- O *acetábulo* esteja voltado em sentido inferior e lateral, com a incisura do acetábulo dirigida inferiormente
- O forame obturado esteja situado inferior e medialmente ao acetábulo.

ANATOMIA CLÍNICA

Fraturas do osso do quadril

As fraturas do osso do quadril são denominadas *"fraturas pélvicas"*. Com bastante frequência, o termo *fratura de quadril* também é aplicado, infelizmente, a fraturas da cabeça, do colo ou dos trocanteres do fêmur.

As fraturas por avulsão do osso do quadril podem ocorrer durante a prática de esportes e exigem uma súbita aceleração ou desaceleração. Ocorre *avulsão* de uma pequena parte do osso com um fragmento de tendão ou ligamento fixado – por exemplo, a EIAS. Em pacientes idosos, as fraturas pélvicas frequentemente incluem pelo menos duas fraturas do anel ósseo formado pelo púbis, ramos púbicos e acetábulo. Não é possível apenas fraturar um lado de um anel rígido.

Fêmur

O **fêmur** é o osso mais longo e mais pesado do corpo. O fêmur consiste em um **corpo** (diáfise) e duas extremidades, superior ou proximal e inferior ou distal (ver Figura 7.2). A maior parte do corpo é levemente arredondada, com exceção de uma crista proeminente de dupla margem em sua face posterior, a **linha áspera**, que se separa inferiormente. A extremidade proximal do fêmur consiste em uma cabeça, colo e trocanteres maior e menor. A **cabeça do fêmur** é coberta por cartilagem articular, com exceção de uma depressão ou fóvea de localização medial, a **fóvea da cabeça do fêmur**. O **colo do fêmur** é trapezoide; a extremidade estreita sustenta a cabeça e a sua base mais larga é contínua com o corpo do fêmur.

No local onde o colo do fêmur se une com a diáfise, existem duas grandes elevações arredondadas – os trocanteres. O **trocanter menor**, que é cônico com a sua ponta arredondada, estende-se medialmente da parte posterior e medial da junção do colo e do corpo do fêmur (ver Figura 7.2A). O **trocanter maior** consiste em uma grande massa óssea de localização lateral, que se projeta superior e medialmente onde o colo do fêmur se une ao corpo. A **linha intertrocantérica** é uma crista rugosa, que segue o seu trajeto do trocanter maior para o menor. Uma crista semelhante, porém mais lisa, a **crista intertrocantérica**, une os trocanteres posteriormente (ver Figura 7.2B).

A extremidade distal do fêmur termina em dois **côndilos curvados em espiral**: os **côndilos medial** e **lateral**. Os côndilos do fêmur articulam-se com os côndilos da tíbia para formar a articulação do joelho.

A parte proximal do fêmur é curva, fazendo com que o osso tenha uma forma de L, de modo que o eixo longitudinal da cabeça e do colo se projete superior e medialmente,

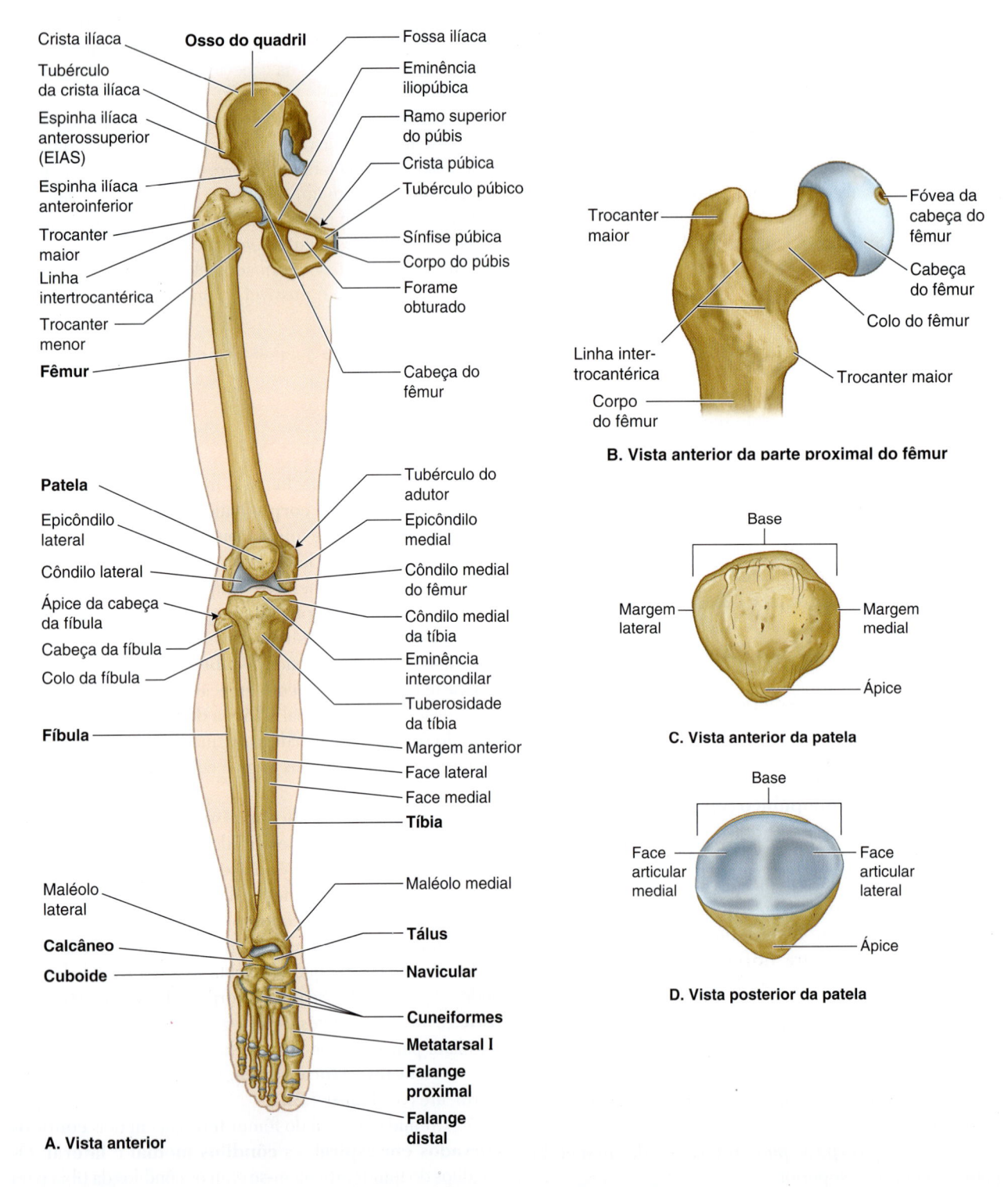

Figura 7.2 Ossos do membro inferior. *(continua)*

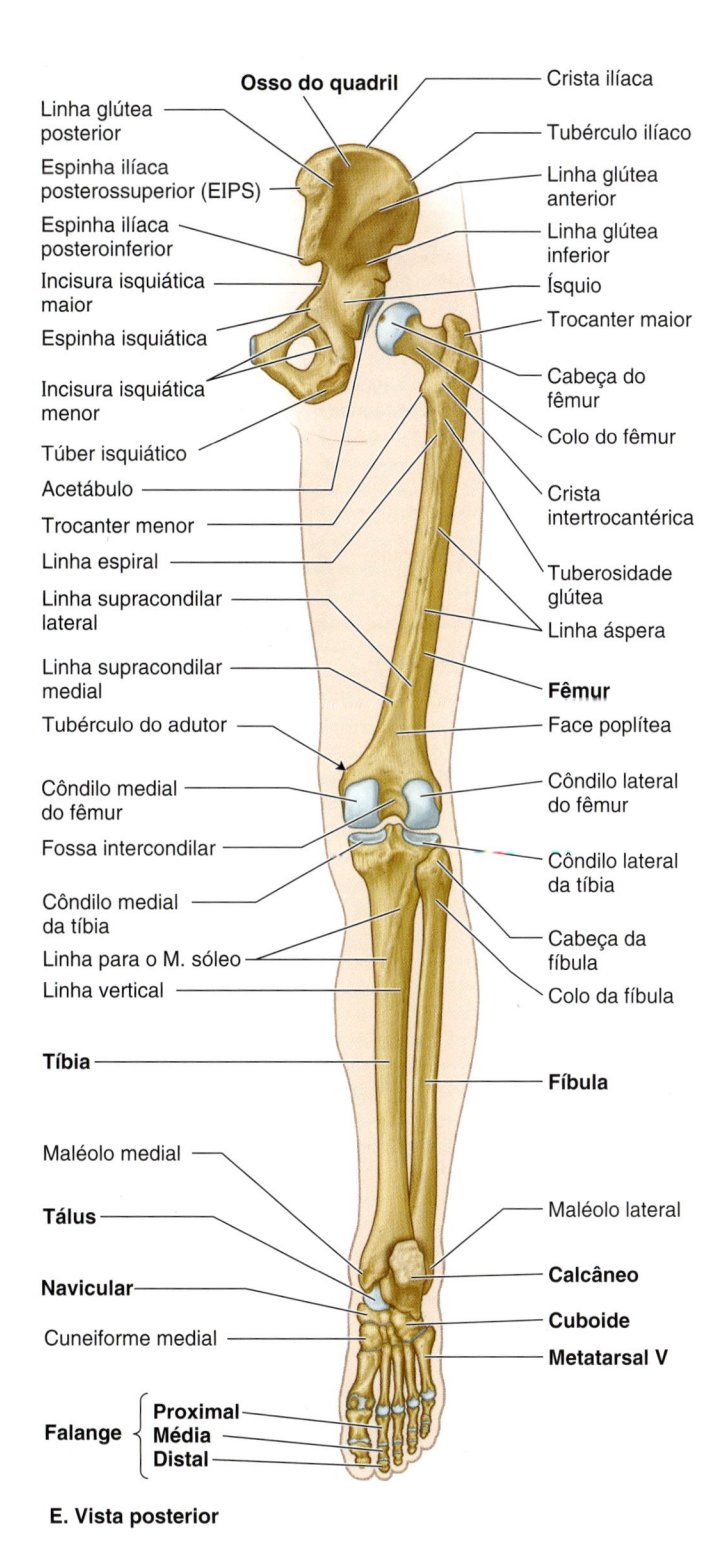

Figura 7.2 Ossos do membro inferior. (*continuação*)

E. Vista posterior

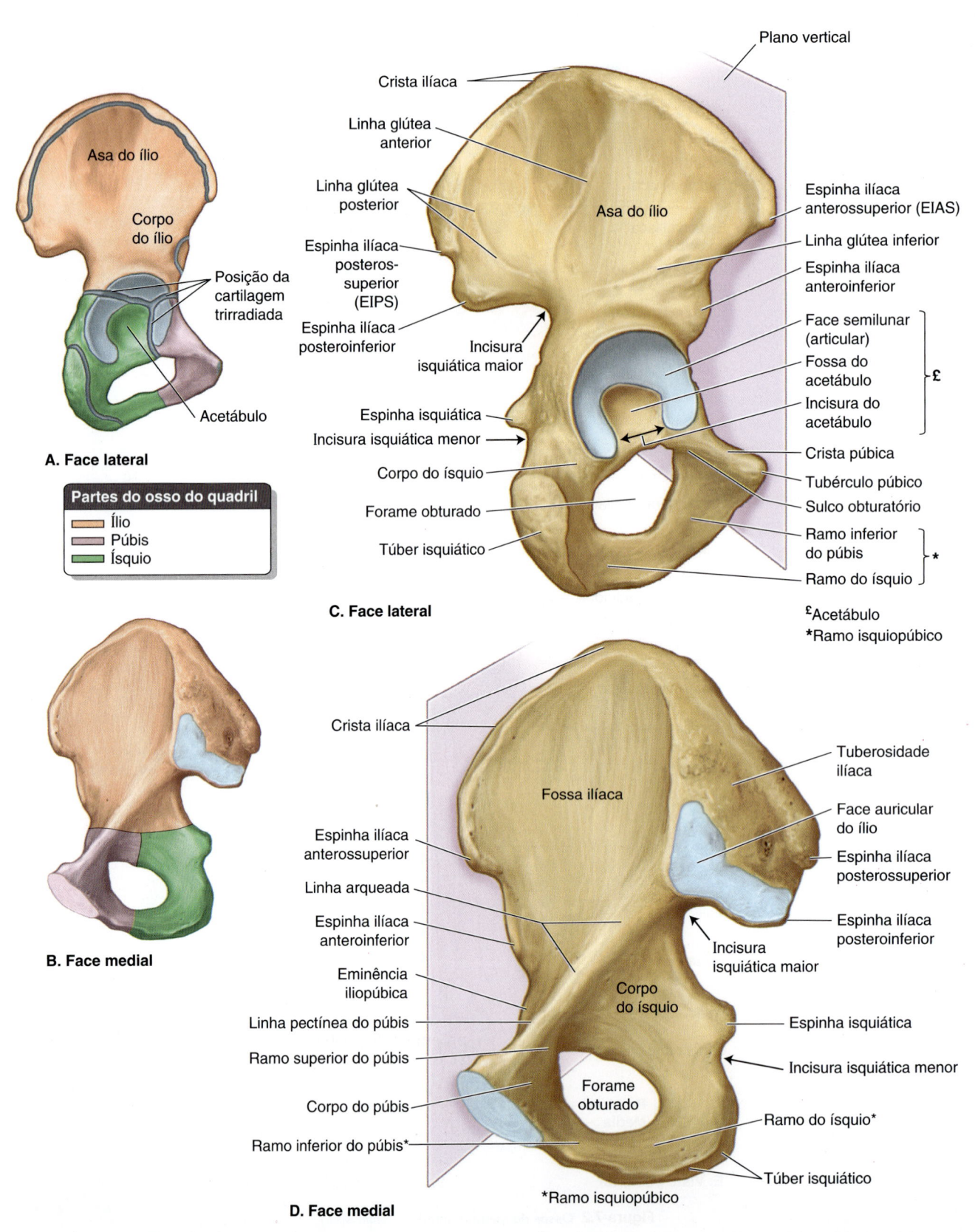

Figura 7.3 Osso do quadril. **A** e **B.** Partes do osso do quadril de uma criança de 13 anos de idade. **C** e **D.** Osso do quadril direito de um adulto na posição anatômica. Nesta posição, a espinha ilíaca anterossuperior (EIAS) e a face anterior do púbis situam-se no mesmo plano vertical (indicado em *roxo*).

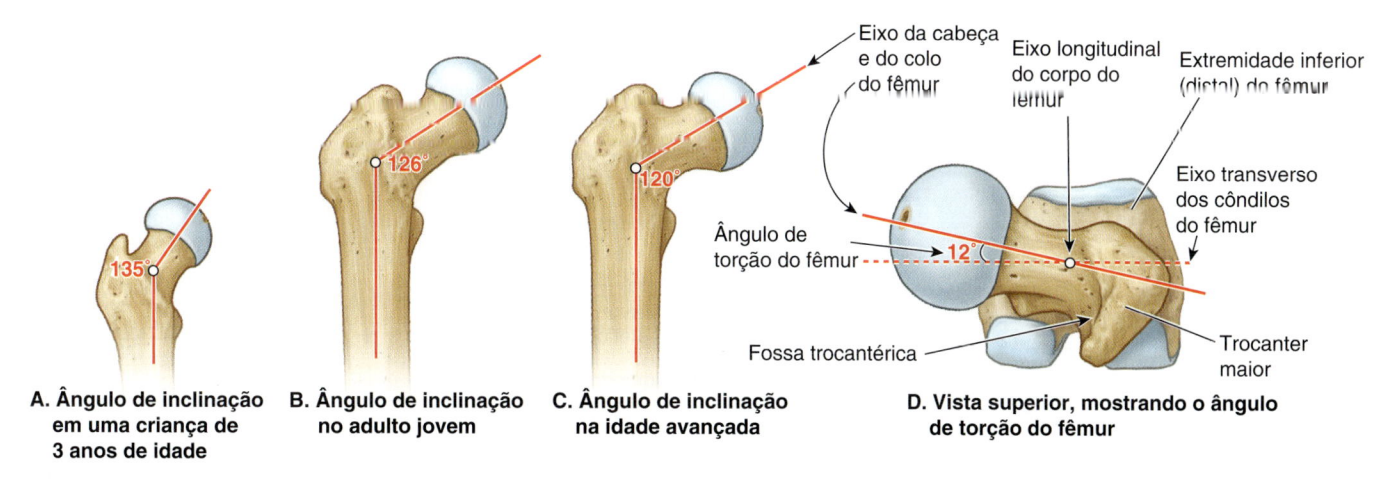

Figura 7.4 Ângulo de inclinação e ângulo de torção do fêmur.

A. Ângulo de inclinação em uma criança de 3 anos de idade
B. Ângulo de inclinação no adulto jovem
C. Ângulo de inclinação na idade avançada
D. Vista superior, mostrando o ângulo de torção do fêmur

formando um ângulo com aquele do corpo, de orientação oblíqua (Figura 7.4). Esse **ângulo de inclinação** obtuso mede, no adulto, 115 a 140°, com média de 126°. O ângulo de inclinação é menor nas mulheres, devido à maior largura entre os acetábulos e à maior obliquidade do corpo do fêmur. O ângulo de inclinação possibilita ao fêmur uma maior mobilidade na articulação do quadril, visto que posiciona a cabeça e o colo mais perpendicularmente ao acetábulo. Essa posição é vantajosa para a marcha bípede; entretanto, impõe uma tensão considerável sobre o colo do fêmur. Podem ocorrer fraturas do colo do fêmur em indivíduos idosos, em consequência de um pequeno tropeço, se o colo estiver enfraquecido por osteoporose.

Quando o fêmur é visto superiormente, de modo que a extremidade proximal esteja sobreposta à extremidade distal (ver Figura 7.4D), pode-se observar que o eixo da cabeça e do colo do fêmur e o eixo transverso dos côndilos se cruzam no eixo longitudinal do corpo do fêmur, formando o **ângulo de torção** ou **ângulo de declinação**. O ângulo de torção é, em média, de 7° nos homens e de 12° nas mulheres. O ângulo de torção, combinado com o ângulo de inclinação, permite que movimentos de rotação da cabeça do fêmur dentro do acetábulo obliquamente posicionado sejam convertidos em flexão e extensão, abdução e adução e movimentos rotacionais da coxa.

Patela

A **patela** é um grande osso sesamoide, cuja formação é intratendínea depois do nascimento. Esse osso triangular, localizado anteriormente aos côndilos do fêmur, articula-se com a *face patelar do fêmur* (ver Figura 7.2A,C). A **face anterior** subcutânea **da patela** é convexa; a espessa **base da patela** (margem superior) inclina-se anterior e inferiormente; as *margens lateral* e *medial* convergem inferiormente para formar o pontiagudo **ápice da patela**; e a **face articular** (posterior) é lisa, coberta com uma camada espessa de cartilagem articular e dividida em faces articulares medial e lateral por uma crista vertical (ver Figura 7.2C,D).

Tíbia

A grande **tíbia** (osso da canela), que sustenta o peso, articula-se com os côndilos do fêmur, superiormente, com o tálus, inferiormente, e com a fíbula, lateralmente em suas extremidades proximal e distal (ver Figura 7.2). A extremidade distal da tíbia é menor do que a proximal e apresenta faces para a articulação com a fíbula e o tálus. O **maléolo medial** é uma projeção direcionada inferiormente a partir do lado medial da extremidade distal da tíbia (Figura 7.5A). O grande **forame nutrício** da tíbia está localizado na face posterior do terço proximal do osso (ver Figura 7.5B). A partir dele, o **canal nutrício** segue em direção inferior na tíbia antes de se abrir na cavidade medular. Outras características da tíbia são mostradas na Figura 7.5.

Fíbula

A **fíbula** é um osso fino situado posterior e lateralmente à tíbia, que serve principalmente para a inserção de músculos (ver Figuras 7.2 e 7.5). Em sua extremidade proximal, a **fíbula** consiste em uma **cabeça** expandida acima de um colo estreito (**colo da fíbula**). Em sua extremidade distal, a fíbula aumenta para formar o maléolo lateral, que é mais proeminente e situado mais posteriormente do que o maléolo medial, e que se estende cerca de 1 cm mais distalmente. A fíbula não está diretamente envolvida com a sustentação do peso; entretanto, o seu maléolo lateral forma a parte lateral da cavidade para a tróclea do tálus. O corpo da tíbia e o corpo da fíbula estão unidos pela **membrana interóssea da perna** na maior parte de sua extensão.

Ossos do pé

Os **ossos do pé** são os ossos tarsais, os ossos metatarsais e as falanges (ver Figuras 7.1A e 7.6).

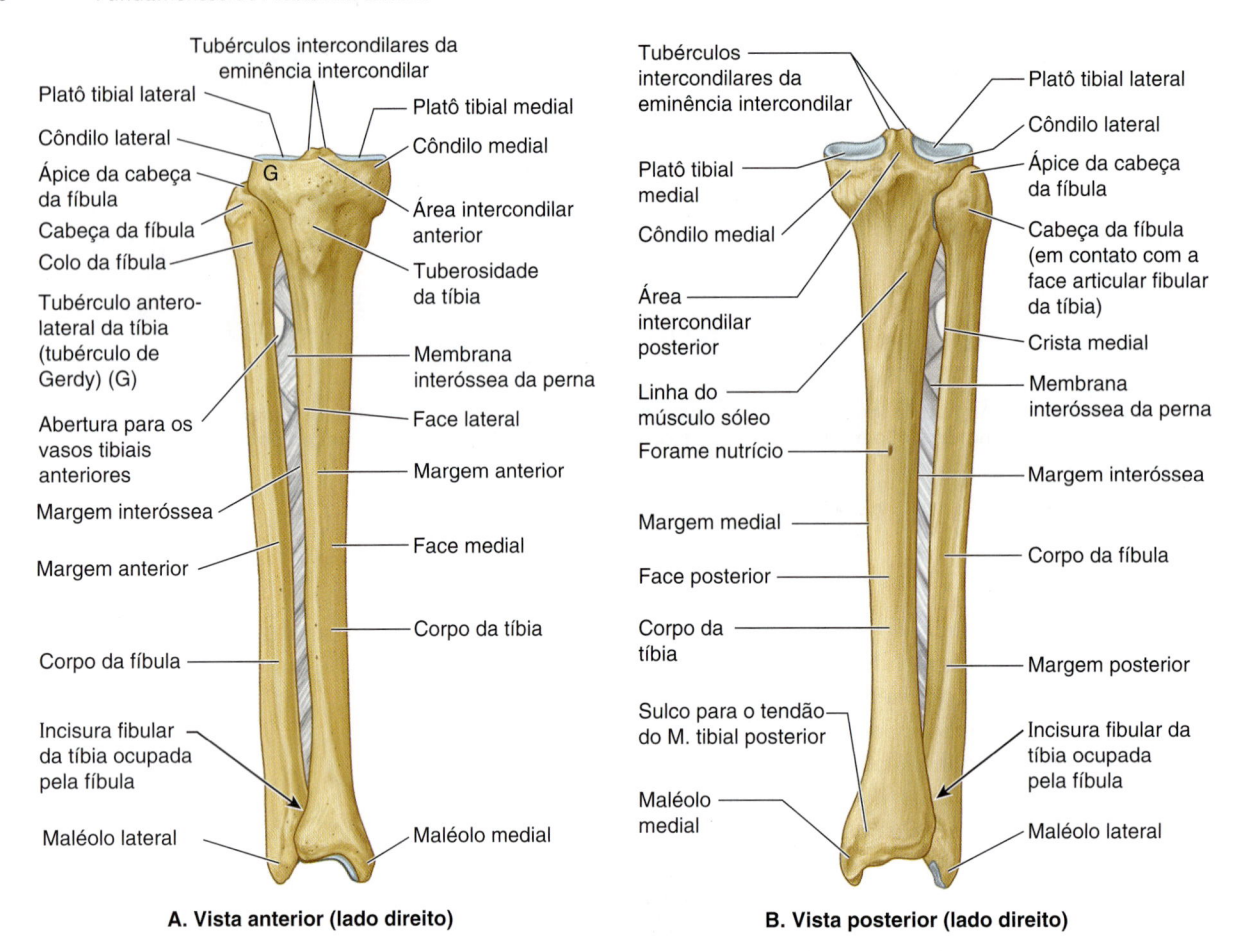

Figura 7.5 Tíbia e fíbula direitas. Os corpos da tíbia e da fíbula estão unidos pela membrana interóssea da perna, composta por fibras fortes de orientação oblíqua.

TARSO

O **tarso** consiste em sete ossos tarsais: o tálus, o calcâneo, o cuboide, o navicular e três cuneiformes. Apenas o tálus articula-se com os ossos da perna. O **tálus** é constituído pela cabeça, **colo** e corpo do **tálus** (ver Figura 7.6C). A face superior do **corpo do tálus**, a **tróclea do tálus**, sustenta o peso do corpo transmitido pela tíbia e articula-se com os dois maléolos (ver Figura 7.6A). A maior parte da superfície do tálus é coberta por cartilagem articular, de modo que não há inserção de nenhum músculo ou tendão. O tálus repousa sobre os dois terços anteriores do calcâneo. A **cabeça do tálus** arredondada repousa parcialmente sobre o sustentáculo do tálus do calcâneo e articula-se, anteriormente, com o navicular (ver Figura 7.6B,F).

O **calcâneo** é o maior e o mais forte osso do pé. Articula-se com o tálus, superiormente, e com o cuboide, anteriormente (ver Figura 7.6A). O calcâneo transmite para o solo a maior parte do peso do corpo proveniente do tálus. O **sustentáculo do tálus**, que se projeta a partir da margem superior da face medial do calcâneo, sustenta a cabeça do tálus (ver Figura 7.6B,D). A parte posterior do calcâneo possui uma grande proeminência, a **tuberosidade do calcâneo** que apresenta os *processos medial* e *lateral* em sua face plantar (ver Figura 7.6B). Mais anteriormente, existe uma proeminência menor, o *tubérculo do calcâneo*.

O **navicular** (do L. pequeno navio), é um osso plano em forma de barco, localizado entre a cabeça do tálus e os cuneiformes. A face medial do navicular projeta-se inferiormente para formar a **tuberosidade do navicular**. Se for acentuadamente proeminente, a tuberosidade pode ser pressionada contra a parte medial do calçado, provocando dor no pé.

O **cuboide** é o osso mais lateral na fileira distal do tarso. Anteriormente, a **tuberosidade do cuboide** (ver Figura 7.6B), nas faces lateral e plantar do osso, existe um sulco para o tendão do músculo fibular longo (ver Figura 7.6B,C).

Existem três **cuneiformes**: **medial** (primeiro), **intermédio** (segundo) e **lateral** (terceiro). Cada cuneiforme (em forma de cunha) articula-se com o navicular, posteriormente, e com a base do seu metatarsal correspondente, anteriormente. Além disso, o cuneiforme lateral articula-se com o cuboide.

METATARSO

O **metatarso** consiste em cinco ossos metatarsais longos, que ligam o tarso e as falanges. São numerados a partir do lado medial do pé (ver Figura 7.6B,C). O **metatarsal I** é mais curto e mais robusto do que os outros. O **metatarsal II** é o

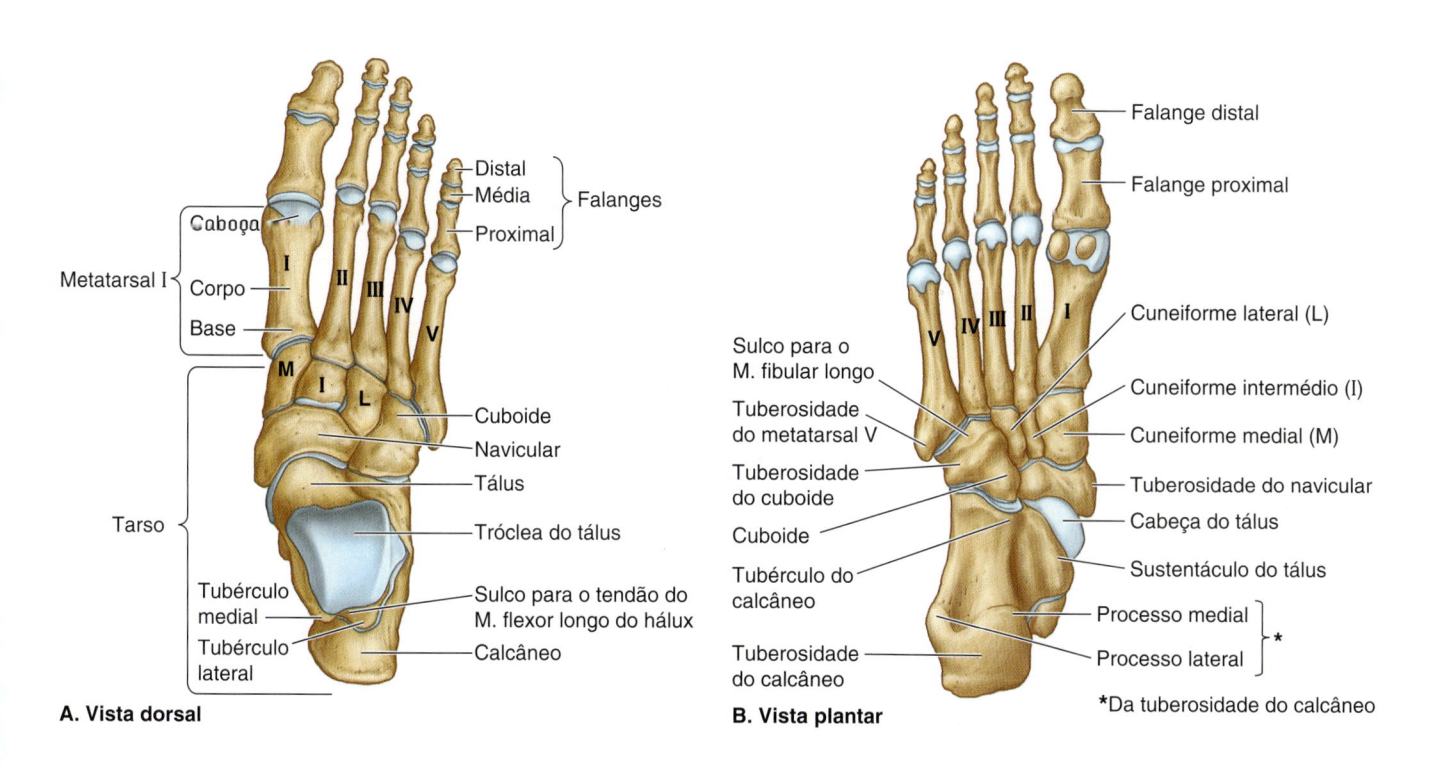

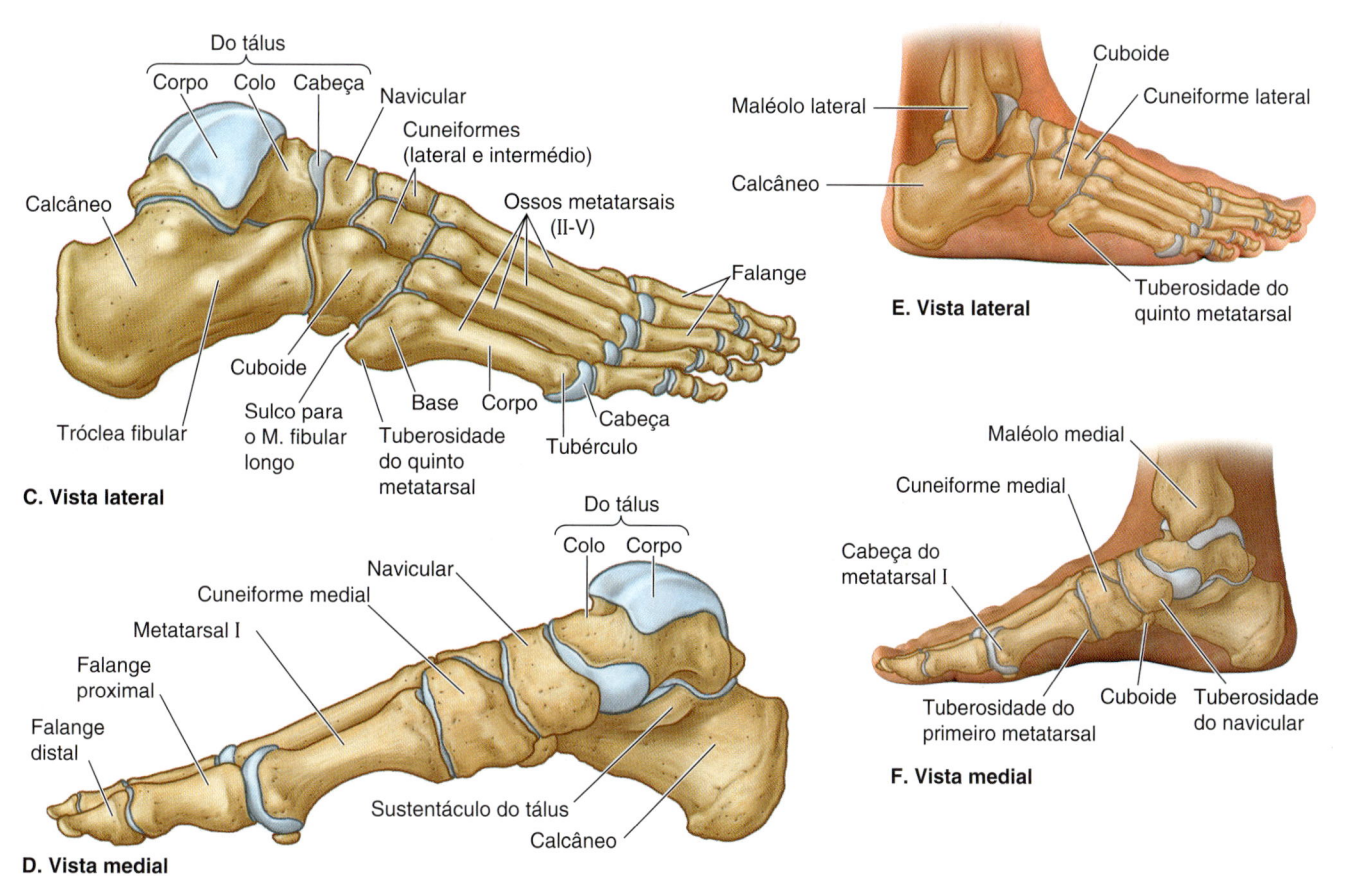

Figura 7.6 Ossos do pé. *Azul*, cartilagem articular.

mais longo. Cada osso metatarsal apresenta uma base (proximal), um corpo e uma cabeça (distal). As bases dos ossos metatarsais articulam-se com os cuneiformes e o cuboide. As bases dos ossos metatarsais I e V apresentam grandes tuberosidades; a **tuberosidade do metatarsal V** projeta-se sobre a margem lateral do cuboide (ver Figura 7.6C,E). As cabeças articulam-se com as falanges proximais.

FALANGES

Existem 14 **falanges**. O hálux (primeiro dedo do pé) possui duas falanges (proximal e distal); os outros quatro dedos têm três falanges (proximal, média e distal) (ver Figura 7.6A,B). Cada *falange* apresenta uma base (proximal), um corpo e uma cabeça (distal).

ANATOMIA CLÍNICA

Fraturas do fêmur

O colo do fêmur é fraturado com mais frequência, particularmente em mulheres, em consequência de osteoporose. As *fraturas da parte proximal do fêmur* podem ocorrer em diversos locais – por exemplo, *transcervical* e *intertrocantérica* (Figura AC7.1A,B). O corpo do fêmur é grande e forte; entretanto, a ocorrência de um traumatismo direto e violento, como aquele que pode ocorrer em um acidente automobilístico, pode fraturá-lo, causando, por exemplo, uma fratura em espiral (ver Figura AC7.1C). As fraturas da parte distal do fêmur podem ser complicadas pela separação dos côndilos, resultando em desalinhamento da articulação do joelho.

Coxa vara e coxa valga

O ângulo de inclinação varia de acordo com a idade, o sexo e o desenvolvimento do fêmur (p. ex., em consequência de um defeito congênito na ossificação do colo do fêmur). Além disso, pode modificar-se com qualquer processo patológico que enfraqueça o colo do fêmur (p. ex., raquitismo). Quando o ângulo de inclinação é diminuído, a condição é denominada *coxa vara* (Figura AC7.2A); quando é aumentado, a condição é denominada *coxa valga* (ver Figura AC7.2B). A coxa vara provoca leve abdução passiva do quadril.

Fraturas da tíbia e da fíbula

O corpo da tíbia é mais estreito na junção de seus terços médio e inferior, que é o local mais comum de fratura. Como a sua face anterior é subcutânea, o corpo da tíbia constitui o local mais frequente de *fratura exposta* – fratura em que a pele é perfurada e ocorre laceração dos vasos sanguíneos (Figura AC7.3A) – ou de fratura diagonal (ver Figura AC7.3C). A fratura da tíbia através do canal nutrício predispõe à não consolidação dos fragmentos ósseos, devido à lesão da artéria nutrícia. As *fraturas da fíbula* costumam ocorrer imediatamente proximal ao maléolo lateral e, com frequência, estão associadas a fraturas-luxações da articulação talocrural (ver Figura AC7.3D). Quando

A. Fratura transcervical do colo do fêmur

B. Fratura intertrocantérica

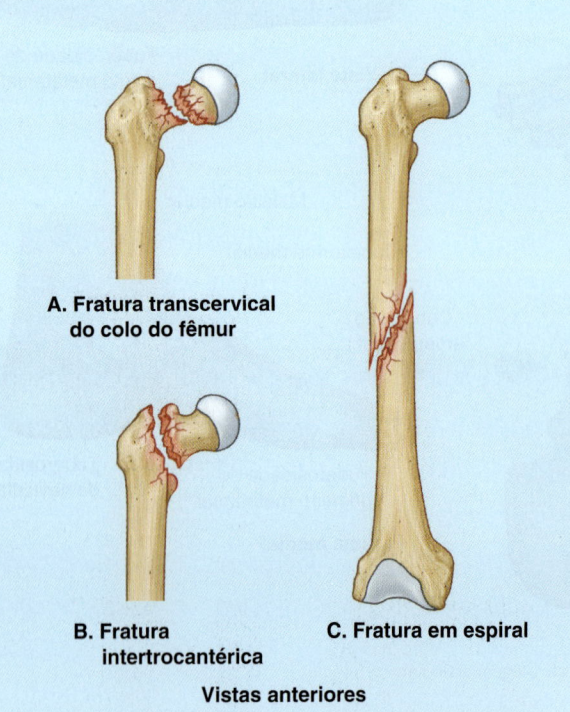

C. Fratura em espiral

Vistas anteriores

Figura AC7.1 Fraturas do fêmur.

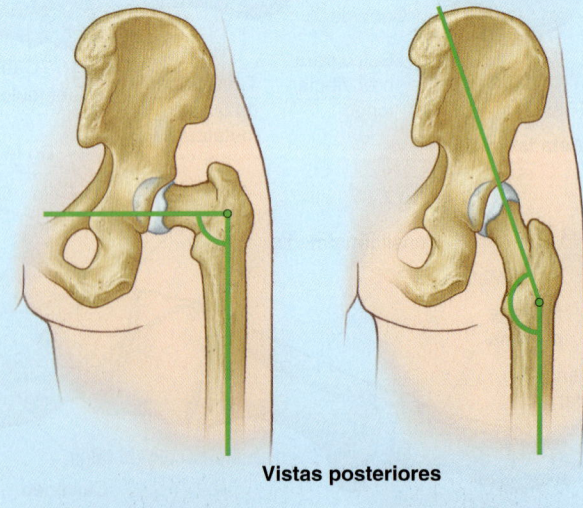

Vistas posteriores

A. Coxa vara (ângulo de inclinação diminuído)

B. Coxa valga (ângulo de inclinação aumentado)

Figura AC7.2 Coxa vara e coxa valga.

uma pessoa escorrega, forçando o pé em posição de inversão excessiva, os ligamentos do tornozelo sofrem ruptura, inclinando vigorosamente o tálus contra o maléolo lateral, rompendo-o.

Enxertos ósseos

A fíbula constitui uma fonte comum de osso para *enxerto*. Mesmo após a retirada de um segmento do corpo da fíbula, a marcha, a corrida e o salto podem ser normais. Retalhos livres vascularizados da tíbia têm sido utilizados para restaurar a integridade esquelética nos membros, quando existem defeitos ósseos congênitos, bem como para substituir segmentos de osso após traumatismo ou excisão de tumor maligno. O periósteo e a artéria nutrícia são geralmente removidos com um pedaço do osso, de modo que o enxerto permaneça vivo e possa crescer quando transplantado para outro local. O segmento da fíbula transplantado, em seu novo local, restaura finalmente o suprimento sanguíneo do osso ao qual foi fixado.

Fraturas envolvendo as lâminas epifisiais

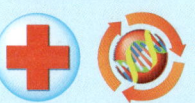

O centro de ossificação primário da extremidade superior da tíbia aparece logo após o nascimento e une-se ao corpo da tíbia durante a adolescência (em geral, aos 16 a 18 anos de idade). As *fraturas da tíbia em crianças* são mais graves quando comprometem as lâminas epifisiais, visto que podem prejudicar o crescimento normal contínuo do osso. Todas essas fraturas do esqueleto imaturo são rotineiramente caracterizadas pela *classificação de Salter-Harris*, que descreve o padrão de comprometimento. A tuberosidade da tíbia forma-se habitualmente por crescimento ósseo inferior a partir do centro epifisial superior, aproximadamente aos 10 anos de idade, porém pode aparecer um centro separado para a tuberosidade da tíbia aproximadamente aos 12 anos de idade. A ruptura da lâmina epifisial na tuberosidade da tíbia pode causar inflamação da tuberosidade e dor crônica recorrente na adolescência (*doença de Osgood-Schlatter*), particularmente em atletas jovens (Figura AC7.4).

Fraturas dos ossos do pé

Ocorrem *fraturas do calcâneo* em indivíduos que caem sobre o calcanhar (p. ex., de uma escada). Em geral, o osso é fraturado em vários fragmentos (*fratura cominutiva*), que rompem a articulação talocalcânea, no local onde o tálus se articula com o calcâneo (Figura AC7.5A). As *fraturas do colo do tálus* podem ocorrer durante uma flexão dorsal acentuada do tornozelo, por exemplo, quando uma pessoa pisa com excessiva força no pedal do freio de um veículo durante uma colisão frontal (ver Figura AC7.5B). As *fraturas dos ossos metatarsais e das falanges* constituem uma lesão comum em atletas de

A. Fratura exposta, com sangramento externo

B. Fratura transversa baixa, com encurtamento causado por cavalgamento dos fragmentos de fratura

C. Fratura diagonal com encurtamento

A-C. Vistas anteriores

Fíbula (F)
Tíbia (T)
Tálus (A)
Inversão

D. Fratura da fíbula com inversão excessiva do pé
Vista posterior

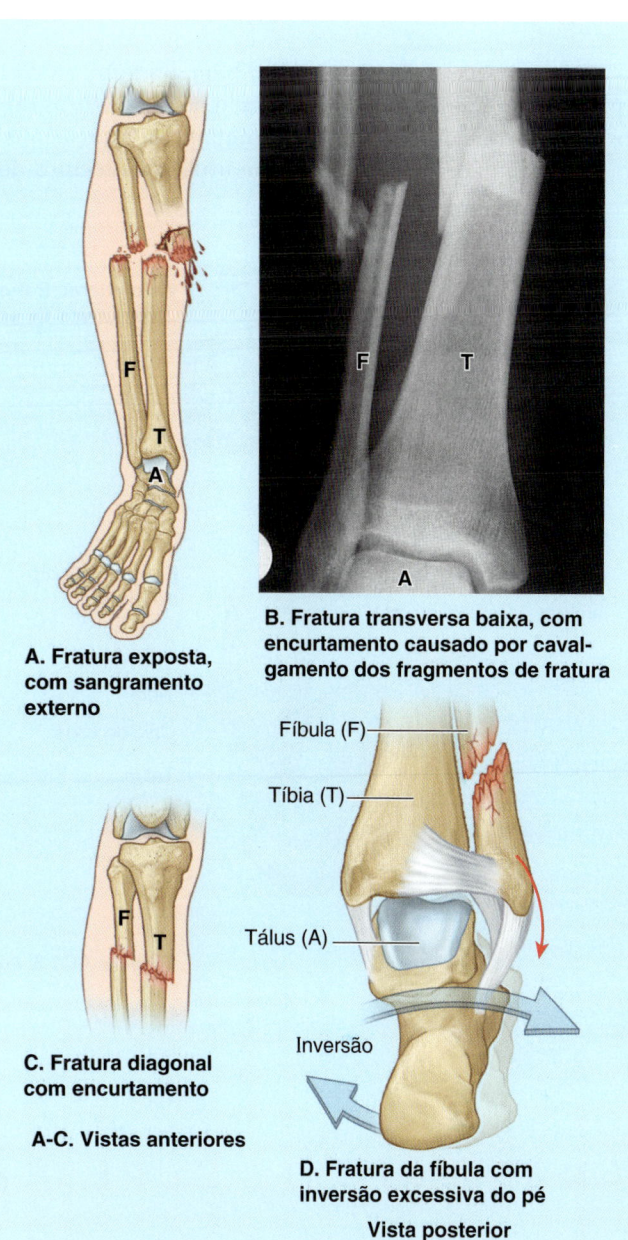

Figura AC7.3 Fraturas da tíbia e da fíbula.

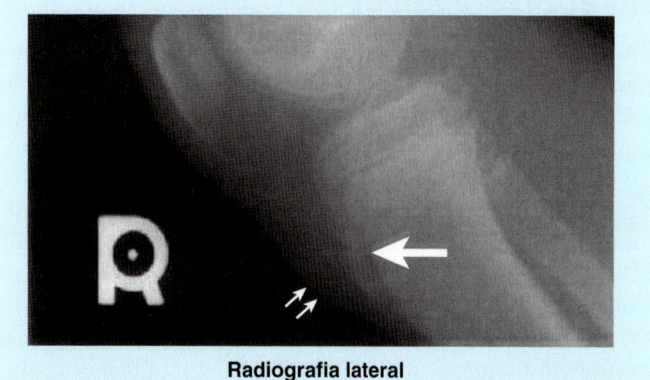

Radiografia lateral

Figura AC7.4 Doença de Osgood-Schlatter. Tuberosidade da tíbia (centro de ossificação, *seta grande*) alongada e fragmentada com edema do tecido mole sobrejacente (*setas pequenas*).

corrida de longa duração e também podem ocorrer quando um objeto pesado cai sobre o pé. As fraturas dos ossos metatarsais também são comuns em dançarinos, particularmente nas bailarinas que utilizam a técnica de *demi-pointe*. A "fratura do dançarino" ocorre habitualmente quando o dançarino perde o equilíbrio, colocando todo o peso do corpo sobre o metatarso, fraturando o osso (ver Figura AC7.5C).

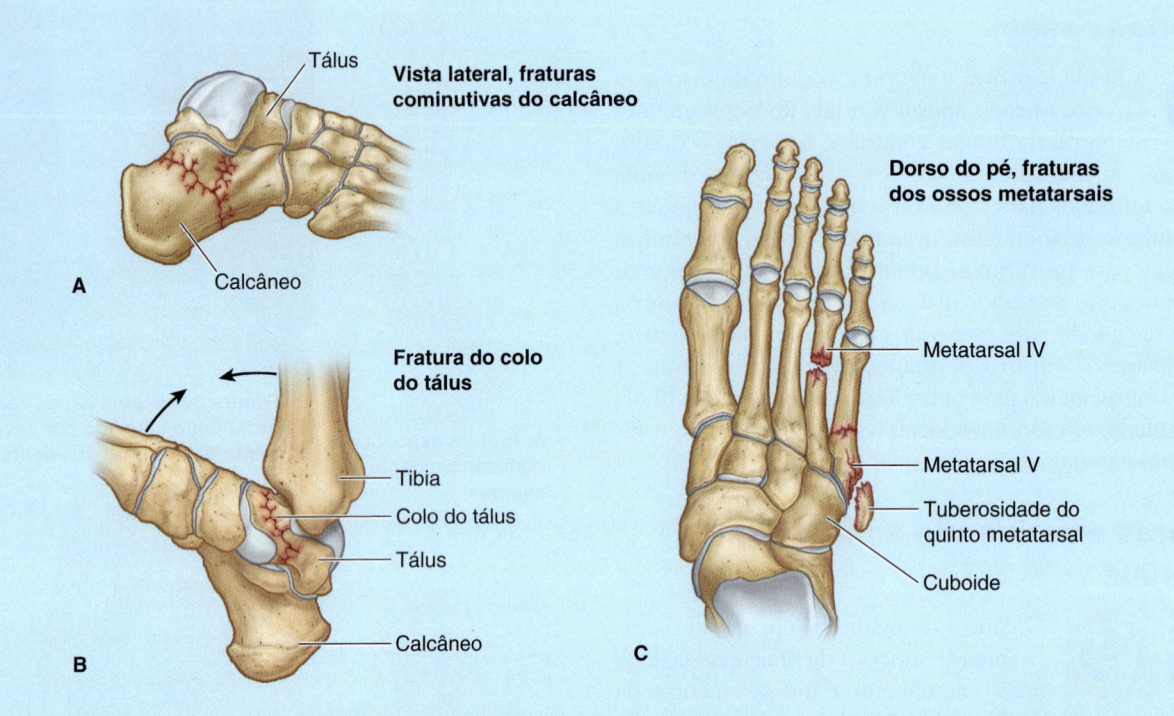

Figura AC7.5 Fraturas dos ossos do pé.

ANATOMIA DE SUPERFÍCIE

OSSOS DO MEMBRO INFERIOR

Cíngulo dos membros inferiores e fêmur

Ao colocar as mãos nos quadris, elas se apoiam nas **cristas ilíacas**, as margens superiores curvadas das asas do ílio (Figura AS7.1). O terço anterior da crista é facilmente palpável, visto que é subcutâneo. O ponto mais alto da crista encontra-se no nível do disco intervertebral (IV), entre as vértebras L IV e L V. A crista ilíaca termina anteriormente na **espinha ilíaca anterossuperior** (EIAS) pontuda, que é facilmente palpável, particularmente em indivíduos magros, visto que ela é subcutânea e frequentemente visível (ver Figura AS7.1A,B). A EIAS é utilizada como ponto proximal para medir o comprimento da perna até o maléolo medial da tíbia. A crista ilíaca termina posteriormente na **espinha ilíaca posterossuperior** (EIPS), cuja palpação pode ser difícil (ver Figura AS7.1C). É fácil localizar a sua posição, visto que ela se situa

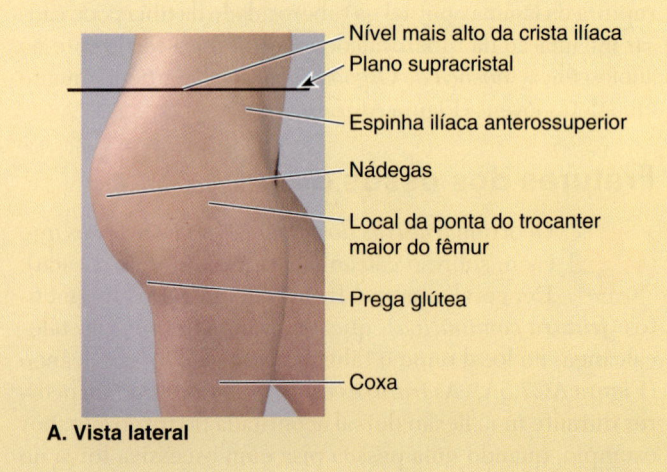

A. Vista lateral

Figura AS7.1 Projeção na superfície e pontos de referência palpáveis dos ossos do membro inferior. (*continua*)

no fundo de uma depressão cutânea, cerca de 4 cm lateralmente à linha mediana, demarcando, posteriormente, a localização da articulação sacroilíaca. A depressão existe devido à fixação da pele e da fáscia à EIPS.

O **túber isquiático** é facilmente palpado na parte inferior das nádegas, quando a articulação do quadril é fletida. Ele sustenta o peso do corpo na posição sentada. O músculo glúteo máximo espesso e a gordura encobrem o túber quando a articulação do quadril está estendida. O **sulco infraglúteo**, uma prega cutânea proeminente que contém gordura, coincide com a margem inferior do músculo glúteo máximo.

O **trocanter maior do fêmur** é facilmente palpável na face lateral do quadril aproximadamente 10 cm abaixo da crista ilíaca (ver Figura AS7.1B,C). Por estar situado próximo da pele, o trocanter maior causa desconforto na posição de decúbito lateral sobre uma superfície dura. Na posição anatômica, uma linha que une as extremidades dos trocanteres maiores normalmente passa através dos centros das cabeças dos fêmures e tubérculos púbicos. Em geral, o corpo do fêmur não é palpável, visto que é recoberto por grandes músculos. Os **côndilos medial e lateral do fêmur** são subcutâneos e facilmente palpáveis quando o joelho é fletido ou estendido. A face patelar do fêmur é o local onde a **patela** desliza durante a flexão e a extensão da articulação do joelho. As **margens lateral e medial da patela** podem ser palpadas quando a articulação do joelho é fletida. O **tubérculo do adutor**, uma pequena proeminência óssea, pode ser palpado na parte superior do côndilo medial do fêmur.

Tíbia e fíbula

A **tuberosidade da tíbia**, uma elevação oval na face anterior da tíbia, é palpável cerca de 5 cm distalmente (inferior) ao ápice da patela, à qual está conectada pelo ligamento da patela palpável (ver Figura AS7.1B). A **margem anterior e a face medial** subcutâneas **da tíbia** também são fáceis de

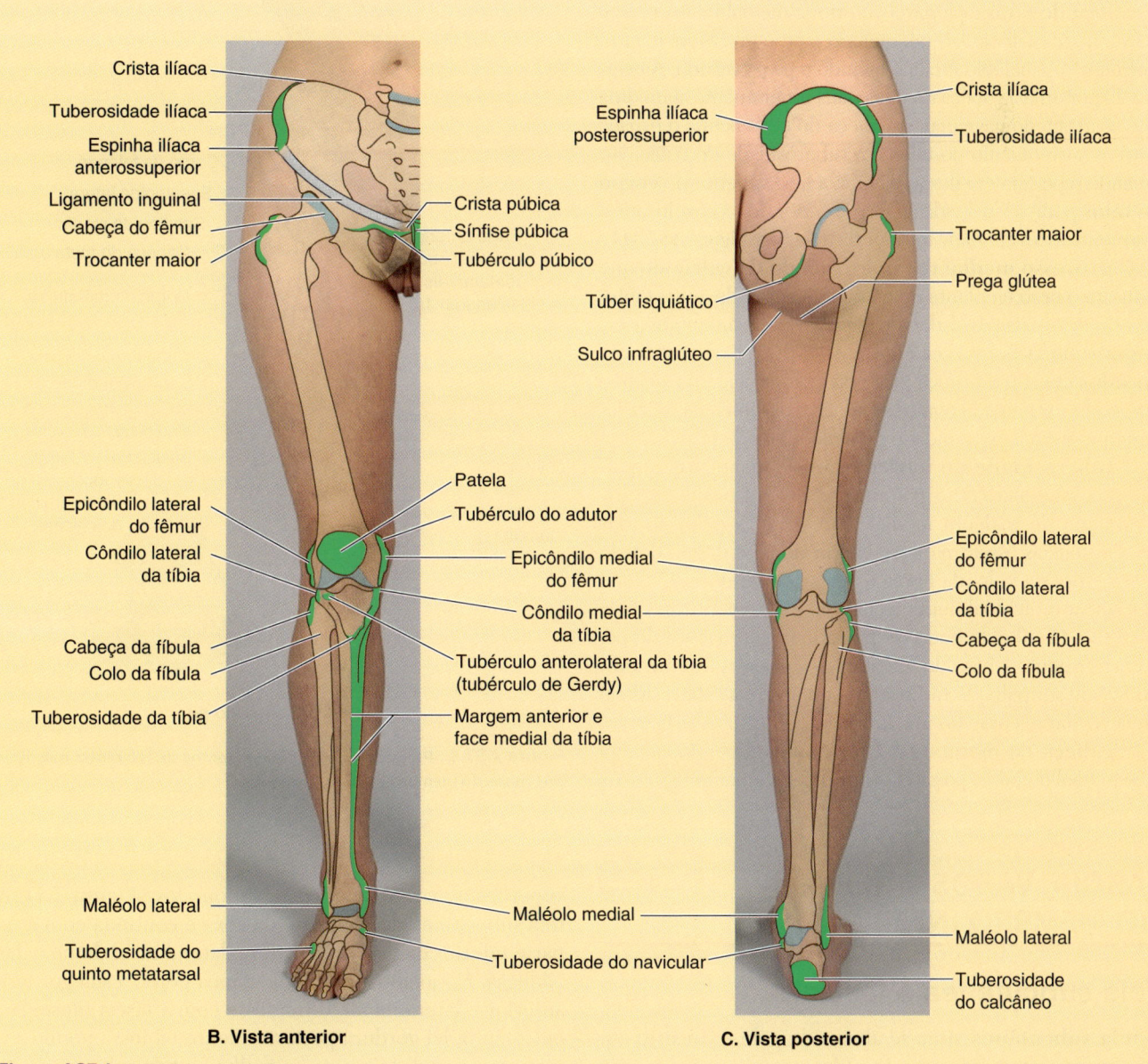

B. Vista anterior

C. Vista posterior

Figura AS7.1 Projeção na superfície e pontos de referência palpáveis dos ossos do membro inferior. *Verde*, pontos de referência palpáveis dos ossos do membro inferior. (*continua*)

palpar. A pele sobrejacente é livremente móvel. A proeminência no tornozelo, o **maléolo medial**, é subcutânea, e a sua extremidade inferior é arredondada. Os **côndilos medial** e **lateral da tíbia** podem ser palpados anteriormente, nos lados do ligamento da patela, particularmente quando o joelho é fletido. A **cabeça da fíbula** pode ser palpada no nível da parte superior da tuberosidade da tíbia, visto que a sua cabeça arredondada é subcutânea nas faces posterior e lateral do joelho. O **colo da fíbula** pode ser palpado imediatamente distal à cabeça da fíbula. Apenas o quarto distal do **corpo da fíbula** é palpável. Palpe o **maléolo lateral**, observando que ele é subcutâneo, e que a sua extremidade inferior é pontiaguda. Observe que a extremidade do maléolo lateral estende-se mais distal e mais posteriormente do que a extremidade do maléolo medial.

Ossos do pé

A **cabeça do tálus** é palpável anterior e medialmente à parte proximal do maléolo lateral, quando o pé é invertido, e anteriormente ao maléolo medial, quando o pé é evertido. A eversão do pé torna a cabeça do tálus mais proeminente, à medida que se afasta do navicular. A cabeça do tálus ocupa o espaço entre o sustentáculo do tálus e a tuberosidade do navicular. Quando o pé está em flexão plantar, a face superior do **corpo do tálus** pode ser palpada na face anterior do tornozelo, anteriormente à extremidade inferior da tíbia (ver Figura AS7.1D).

O **processo medial da tuberosidade do calcâneo** que sustenta o peso na planta do pé é largo e grande; entretanto, pode não ser palpável devido à pele e tela subcutânea espessas sobrejacentes (ver Figura AS7.1E). O **sustentáculo do tálus** constitui a única parte da face medial do calcâneo que pode ser palpada como pequena proeminência, imediatamente distal à extremidade do maléolo medial.

A **tuberosidade do navicular** é facilmente vista e palpada na face medial do pé, inferior e anteriormente à extremidade do maléolo medial. Em geral, a palpação das proeminências ósseas na face plantar do pé é difícil, devido à espessura da pele, da fáscia e coxins de gordura. É difícil identificar individualmente o cuboide e os cuneiformes pela palpação. O cuboide pode ser palpado na face lateral do pé, posteriormente à base do metatarsal V. O **cuneiforme medial** pode ser palpado indistintamente entre a tuberosidade do navicular e a base do metatarsal I.

A **cabeça do metatarsal I** forma uma proeminência na face medial do pé. É possível sentir o deslizamento dos **ossos sesamoides medial** e **lateral**, localizados abaixo da cabeça desse osso metatarsal, quando ocorre a movimentação passiva do hálux. A tuberosidade do metatarsal V forma um ponto de referência proeminente na face lateral do pé e pode ser palpada facilmente no ponto médio da margem lateral do pé. Os **corpos dos ossos metatarsais e das falanges** podem ser palpados no dorso do pé, entre os tendões extensores.

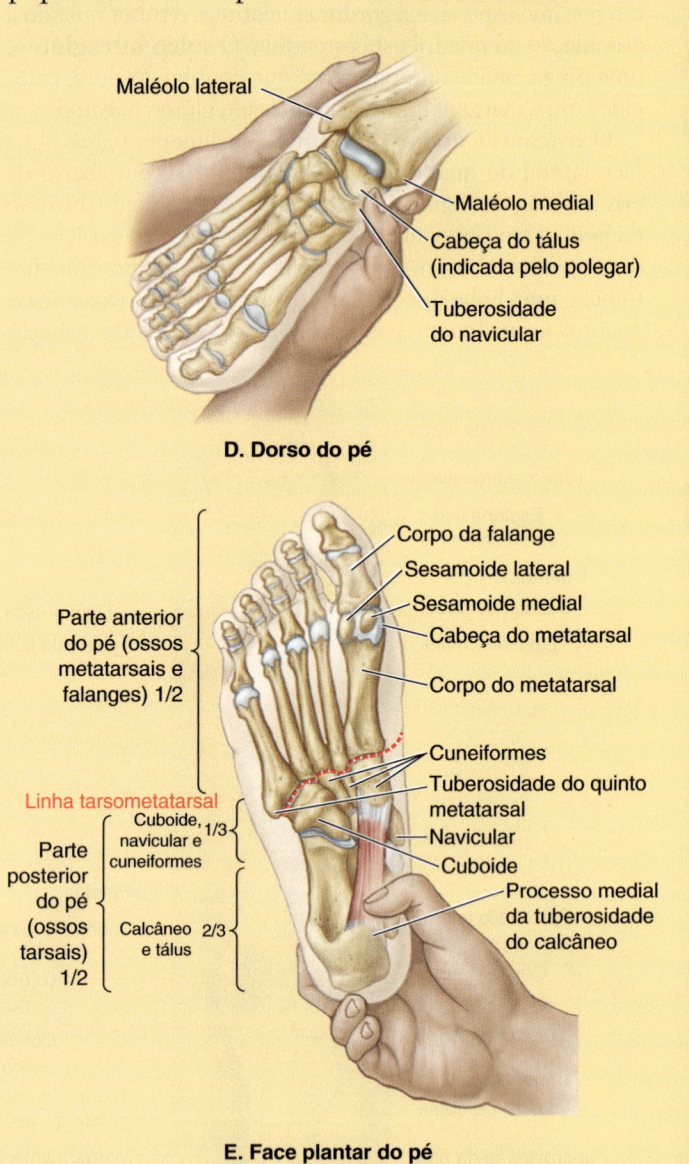

D. Dorso do pé

E. Face plantar do pé

Figura AS7.1 Projeção na superfície e pontos de referência palpáveis dos ossos do membro inferior. (*continuação*)

FÁSCIA, VASOS E NERVOS DO MEMBRO INFERIOR

Tela subcutânea e fáscia

A **tela subcutânea** situa-se abaixo da pele e consiste em tecido conjuntivo (ou conectivo) frouxo, que contém uma quantidade variável de gordura, nervos cutâneos, veias superficiais, vasos linfáticos e linfonodos (Figura 7.7). A tela subcutânea do quadril e da coxa é contínua com a da parte inferior da parede anterior e lateral do abdome e das nádegas. No joelho, a tela subcutânea perde a sua gordura anterior e lateralmente e funde-se com a fáscia muscular; entretanto, há gordura posteriormente na fossa poplítea e mais uma vez distalmente ao joelho na tela subcutânea da perna.

A **fáscia muscular** é particularmente forte e reveste o membro como uma meia elástica (ver Figura 7.7A). Essa fáscia limita a expansão externa dos músculos em contração, tornando a contração muscular mais eficiente na compressão das veias para empurrar o sangue em direção ao coração. A *fáscia muscular da coxa* é denominada **fáscia lata** (larga). A fáscia lata fixa-se às seguintes estruturas, com as quais é contínua:

- O ligamento inguinal, o arco púbico, o corpo do púbis e o tubérculo púbico, superiormente. O estrato membranáceo da tela subcutânea (fáscia de Scarpa) da parede inferior do abdome também se fixa à fáscia lata, imediatamente inferior ao ligamento inguinal
- A crista ilíaca, lateral e posteriormente
- O sacro, o cóccix, o ligamento sacrotuberal e o túber isquiático, posteriormente
- As partes superficiais dos ossos em torno do joelho e a fáscia da perna, distalmente.

A fáscia lata tem grandes dimensões, visto que ela encerra os grandes músculos da coxa, em particular lateralmente, onde torna-se mais espessa para formar o **trato iliotibial** (ver Figura 7.7B). Essa faixa larga de fibras também é a aponeurose dos músculos *tensor da fáscia lata* e *glúteo máximo*. O trato iliotibial estende-se do **tubérculo ilíaco** até o **tubérculo anterolateral da tíbia** (tubérculo de Gerdy), no côndilo lateral da tíbia (ver Figura AS7.1).

Os músculos da coxa são separados em três **compartimentos**: *anterior*, *medial* e *posterior* da coxa. As paredes desses compartimentos são formadas pela fáscia lata e por três septos intermusculares, fasciais, que se originam da face profunda da fáscia lata e se fixam à linha áspera na face posterior do fêmur (ver Figuras 7.2A,E e 7.8A). O **septo intermuscular lateral da coxa** é forte, enquanto os outros dois septos são relativamente fracos. O trato iliotibial é contínuo com o septo intermuscular lateral da coxa.

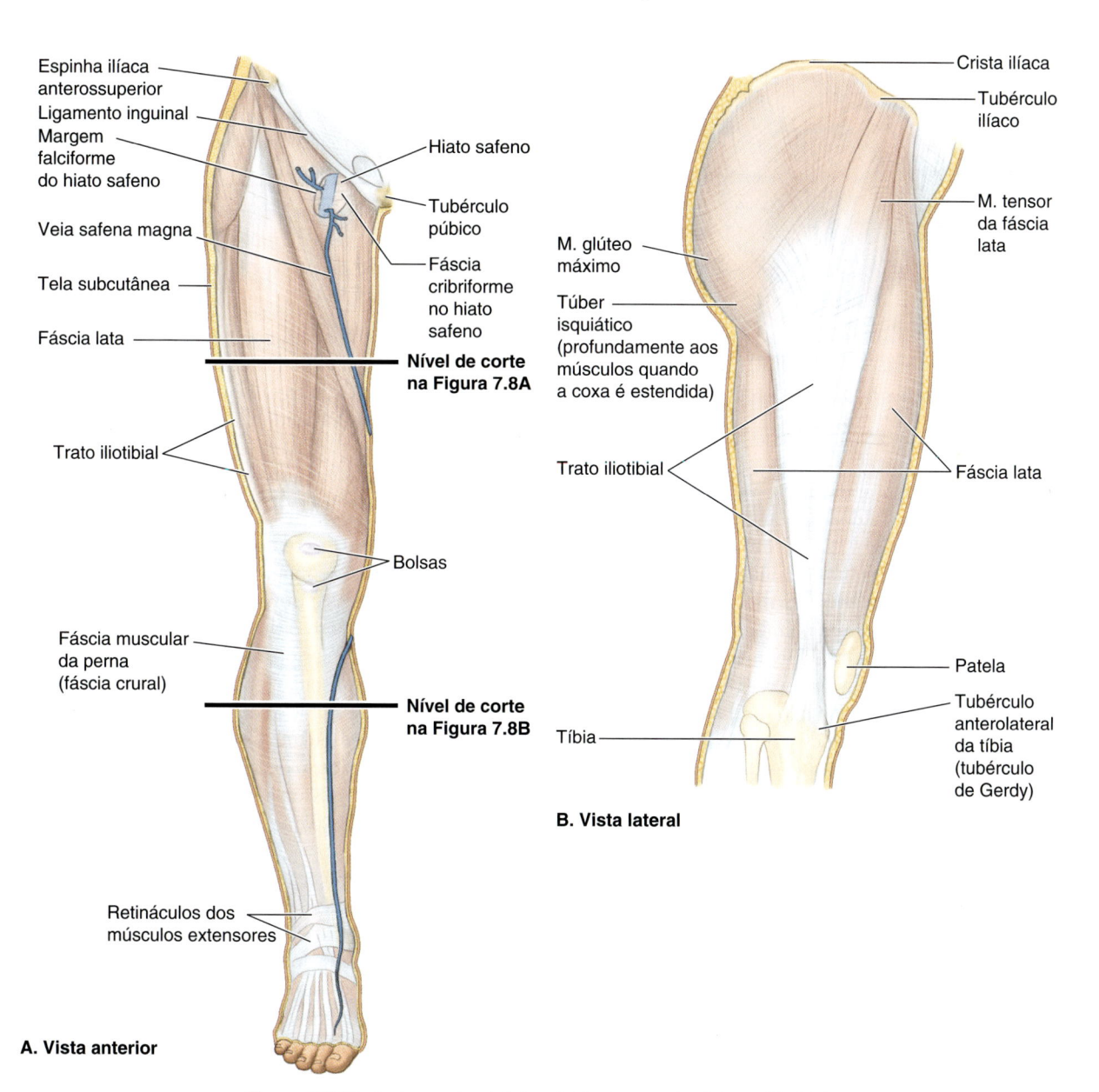

Figura 7.7 **Fáscia do membro inferior. A.** Fáscia muscular. **B.** Trato iliotibial.

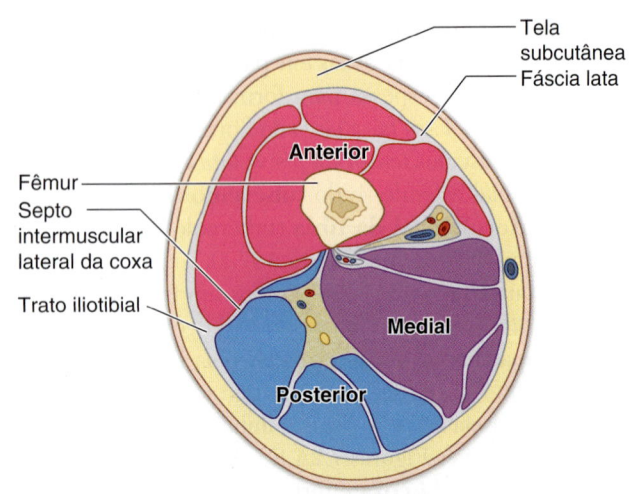

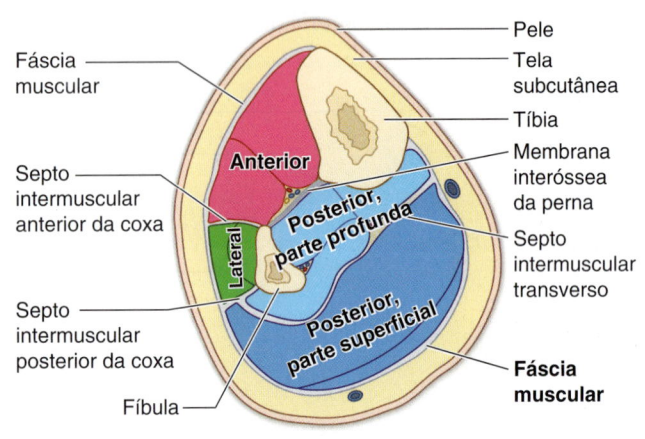

Figura 7.8 Compartimentos fasciais. A. Coxa. **B.** Perna. Ver Figura 7.7 para o nível dos cortes.

O **hiato safeno** é uma abertura ou hiato na fáscia lata, inferiormente à parte medial do ligamento inguinal (ver Figura 7.7A). Sua margem medial é lisa, porém suas margens superior, lateral e inferior formam uma margem aguda, a **margem falciforme**. A **fáscia cribriforme**, que se assemelha a um crivo (peneira), é um estrato membranáceo localizado na tela subcutânea sobre o hiato safeno, fechando-o. A veia safena magna e alguns vasos linfáticos passam através do hiato safeno e da fáscia cribriforme para entrar na veia femoral e nos linfonodos inguinais profundos, respectivamente.

A **fáscia muscular da perna (fáscia crural)** é contínua com a fáscia lata e fixa-se às margens anterior e medial da tíbia onde é contínua com o seu periósteo (ver Figura 7.7A). A fáscia da perna é espessa na parte proximal da face anterior da perna, onde forma parte das inserções proximais dos músculos subjacentes. Apesar de ser fina na parte distal da perna, a fáscia da perna torna-se espessa no local onde forma os **retináculos dos músculos extensores**. Os **septos intermusculares anterior** e **posterior** da perna partem da face profunda da fáscia da perna e fixam-se às margens correspondentes da fíbula. A *membrana interóssea da perna* e os *septos intermusculares* dividem a perna em três compartimentos (ver Figura 7.8B): o compartimento anterior (flexor dorsal), o compartimento lateral (fibular) e o compartimento posterior (flexor plantar). O **septo intermuscular transverso** divide os músculos flexores plantares no compartimento posterior em partes superficial e profunda.

Drenagem venosa do membro inferior

O membro inferior apresenta veias superficiais e profundas. As **veias superficiais** encontram-se na tela subcutânea, enquanto as **veias profundas** situam-se abaixo da fáscia muscular e acompanham as principais artérias. As veias superficiais e profundas possuem válvulas; entretanto, elas são mais numerosas nas veias profundas.

As duas *veias superficiais* principais são as veias safenas magna e parva (Figura 7.9). A **veia safena magna** é formada pela união da **veia digital dorsal** do hálux e do **arco venoso dorsal** do pé. A veia safena magna (ver Figura 7.9A,B):

- Ascende anteriormente até o maléolo medial
- Segue posteriormente ao côndilo medial do fêmur (aproximadamente a largura de uma mão posteriormente à margem medial da patela)
- Anastomosa-se livremente com a veia safena parva
- Atravessa o hiato safeno na fáscia lata (ver Figura 7.7A)
- Desemboca na veia femoral.

A **veia safena parva** origina-se na face lateral do pé, a partir da união da veia digital dorsal do quinto dedo com o arco venoso dorsal do pé (ver Figura 7.9A,B). A veia safena parva (ver Figura 7.9D):

- Ascende posteriormente ao maléolo lateral, como continuação da veia marginal lateral
- Segue ao longo da margem lateral do tendão do calcâneo
- Inclina-se para a linha mediana da fíbula e penetra na fáscia muscular
- Ascende entre as cabeças do músculo gastrocnêmio
- Desemboca na veia poplítea, na fossa poplítea.

Veias perfurantes abundantes penetram na fáscia muscular à medida que seguem o seu trajeto entre as veias superficiais e profundas (ver Figura 7.9C). Essas veias contêm *válvulas* que permitem o fluxo de sangue apenas das veias superficiais para as veias profundas. As veias perfurantes penetram na fáscia muscular em ângulos oblíquos, de modo que, quando os músculos se contraem, e a pressão aumenta dentro da fáscia muscular, as veias perfurantes são comprimidas, impedindo o fluxo de sangue das veias profundas para as veias superficiais. Esse padrão de fluxo sanguíneo venoso, das veias superficiais para as profundas, é importante para o retorno venoso apropriado do membro inferior, visto que permite que as contrações musculares impulsionem o sangue em direção ao coração contra a força da gravidade (*bomba musculovenosa*; ver Figura 1.17A no Capítulo 1).

As *veias profundas* no membro inferior acompanham as principais veias e seus ramos (Figura 7.10). Em vez de ocorrerem como uma única veia nos membros, as veias profundas são habitualmente pares, interconectadas às **veias acompanhantes**, e seguem o seu trajeto ao lado da artéria. Estão contidas dentro de uma bainha vascular com a artéria, cujas pulsações

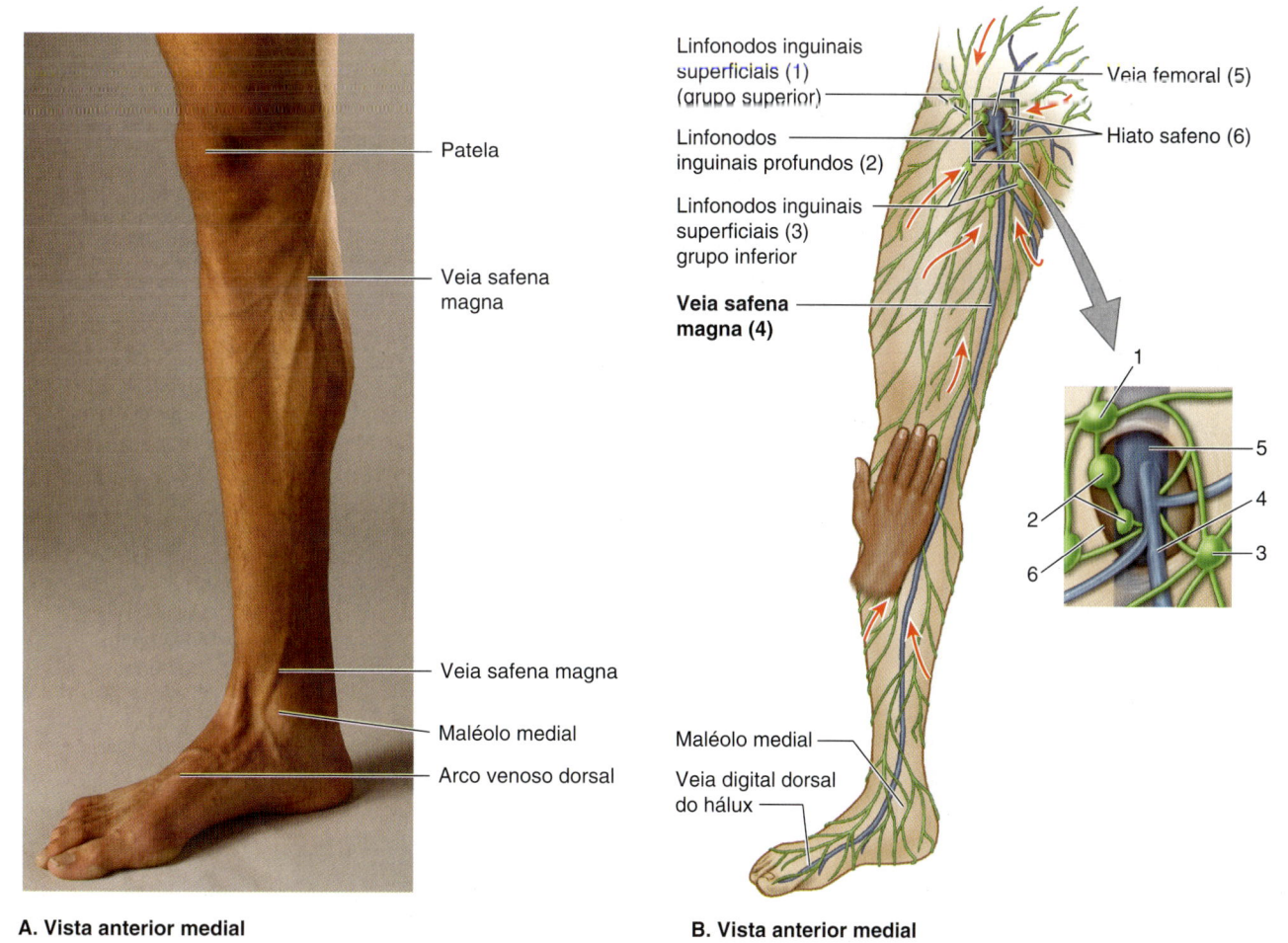

A. Vista anterior medial
- Patela
- Veia safena magna
- Veia safena magna
- Maléolo medial
- Arco venoso dorsal

B. Vista anterior medial
- Linfonodos inguinais superficiais (1) (grupo superior)
- Linfonodos inguinais profundos (2)
- Linfonodos inguinais superficiais (3) grupo inferior
- **Veia safena magna (4)**
- Veia femoral (5)
- Hiato safeno (6)
- Maléolo medial
- Veia digital dorsal do hálux

C. Vista medial
- Patela
- **Veia safena magna** (veia superficial)
- **Veias perfurantes**
- **Veia poplítea**
- Veia tibial posterior
- Veia fibular
- Veias profundas
- Veia safena magna
- Arco venoso dorsal
- Maléolo medial

D. Vista posterior lateral
- Fossa poplítea
- Linfonodos poplíteos
- Veia poplítea
- **Veia safena parva**
- Veias perfurantes
- Maléolo lateral
- **Veia safena parva**

Figura 7.9 Drenagem venosa e linfática superficial do membro inferior. **A.** Veias superficiais normais distendidas após o exercício. **B.** Veia safena magna e drenagem linfática superficial, com detalhe do hiato safeno. *Setas*, drenagem linfática superficial para os linfonodos inguinais. **C.** Veias perfurantes. **D.** Veia safena parva e drenagem linfática superficial (*seta*) para os linfonodos poplíteos.

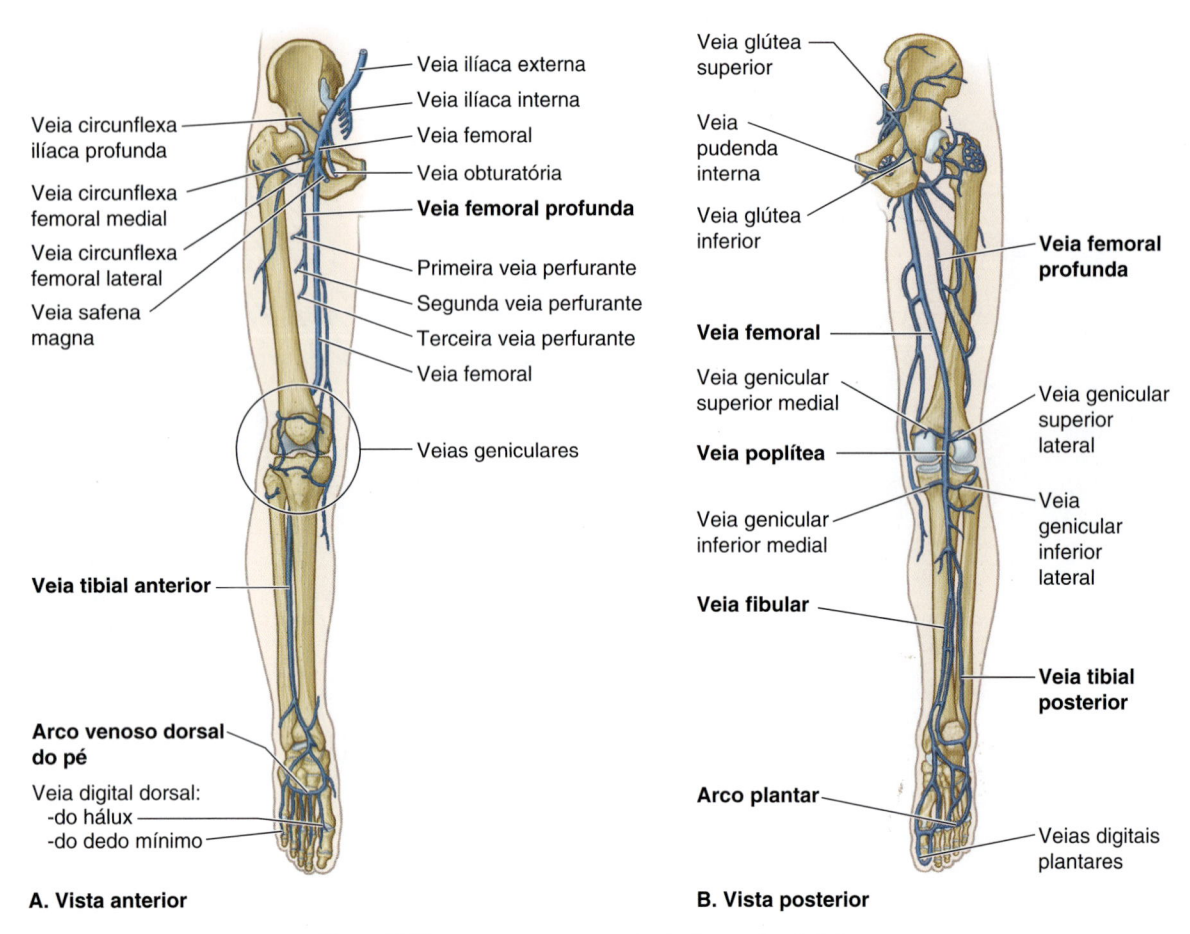

Figura 7.10 Drenagem venosa profunda do membro inferior.

também ajudam a comprimir e a mover o sangue nas veias. As veias profundas da perna desembocam na veia poplítea posterior ao joelho, passando a constituir a veia femoral na coxa. A veia femoral profunda une-se à parte terminal da veia femoral. A veia femoral segue abaixo do ligamento inguinal para se tornar a veia ilíaca externa na pelve (ver Figura 7.10A).

Suprimento arterial do membro inferior

A *artéria femoral* fornece o principal suprimento sanguíneo para o membro inferior (Figura 7.11). A artéria femoral é a continuação da artéria ilíaca externa, distalmente ao ligamento inguinal. As pulsações da artéria femoral podem ser palpadas abaixo do ponto médio do ligamento inguinal (ver Figura 7.11C). Um importante ramo, a *artéria femoral profunda*, irriga as faces posterior e lateral da coxa. A artéria femoral continua no compartimento anterior da coxa, passando através do hiato dos adutores para a região poplítea, posteriormente ao joelho. A artéria femoral torna-se a *artéria poplítea* no hiato dos adutores. As pulsações da artéria poplítea podem ser palpadas inferiormente na fossa poplítea, quando o joelho está em posição semifletida (ver Figura 7.11E). A artéria poplítea segue através da fossa poplítea e divide-se em artérias tibiais anterior e posterior. A *artéria tibial anterior* segue o seu trajeto pelo compartimento anterior da perna, terminando a meio caminho entre os maléolos do tornozelo,

onde se torna a *artéria dorsal do pé*. As pulsações da artéria dorsal do pé são palpadas sobre o navicular e o cuneiforme medial, lateralmente ao tendão do músculo extensor longo do hálux (ver Figura 7.11D). A *artéria tibial posterior* segue o seu trajeto pela parte profunda do compartimento posterior da perna e, em seguida, posteriormente ao maléolo medial, dividindo-se nas artérias plantares medial e lateral da planta do pé. Suas pulsações podem ser palpadas posteriormente ao maléolo medial (ver Figura 7.11F). A *artéria obturatória*, habitualmente um ramo da artéria ilíaca interna, irriga o compartimento medial da coxa.

Drenagem linfática do membro inferior

O membro inferior apresenta vasos linfáticos superficiais e profundos. Os *vasos linfáticos superficiais* convergem e acompanham as veias safenas e suas tributárias. Os vasos linfáticos que acompanham a veia safena magna terminam nos **linfonodos inguinais superficiais** (ver Figura 7.9B). A maior parte da linfa proveniente desses linfonodos segue para os **linfonodos ilíacos externos**, que estão localizados ao longo da veia ilíaca externa; entretanto, uma certa quantidade de linfa também pode seguir para os **linfonodos inguinais profundos**, que estão localizados na face medial da veia femoral. Os vasos linfáticos que acompanham a veia safena parva entram nos **linfonodos poplíteos**, que circundam a

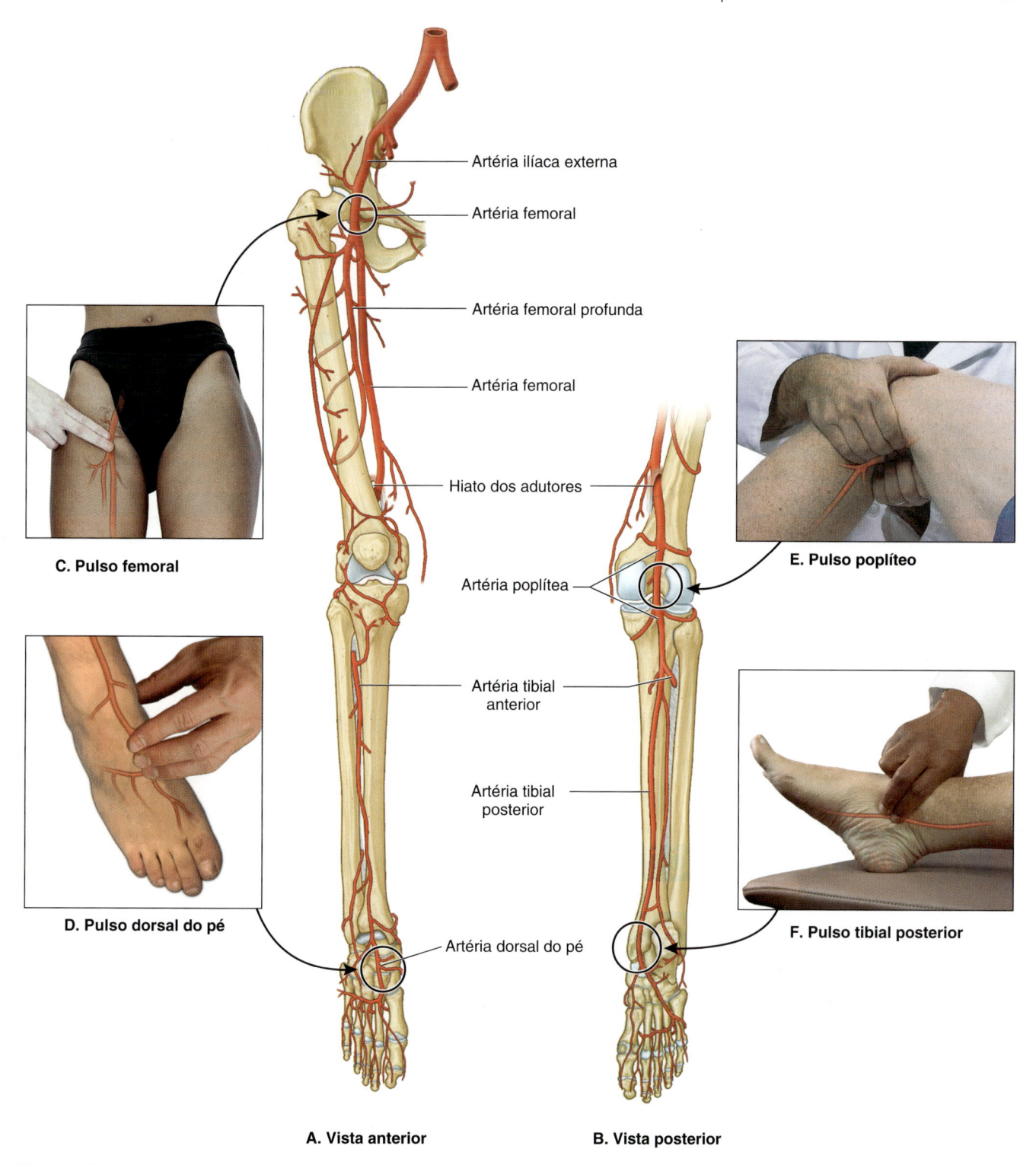

Figura 7.11 Irrigação arterial e pulsos do membro inferior. **A** e **B**. Visão geral da irrigação arterial. **C-F**. Local de palpação dos pulsos do membro inferior.

veia poplítea na gordura da fossa poplítea (ver Figura 7.9D). Os *vasos linfáticos profundos* da perna acompanham as veias profundas e entram nos linfonodos poplíteos. A maior parte da linfa proveniente desses linfonodos ascende por meio dos vasos linfáticos profundos até os linfonodos inguinais profundos. A linfa proveniente dos linfonodos profundos segue para os linfonodos ilíacos externos.

Inervação do membro inferior

INERVAÇÃO CUTÂNEA

Os nervos cutâneos na tela subcutânea inervam a pele do membro inferior (Figura 7.12A,B). Esses nervos, com exceção de alguns deles na parte proximal do membro, são ramos dos plexos lombar e sacral (ver Capítulos 2 e 6).

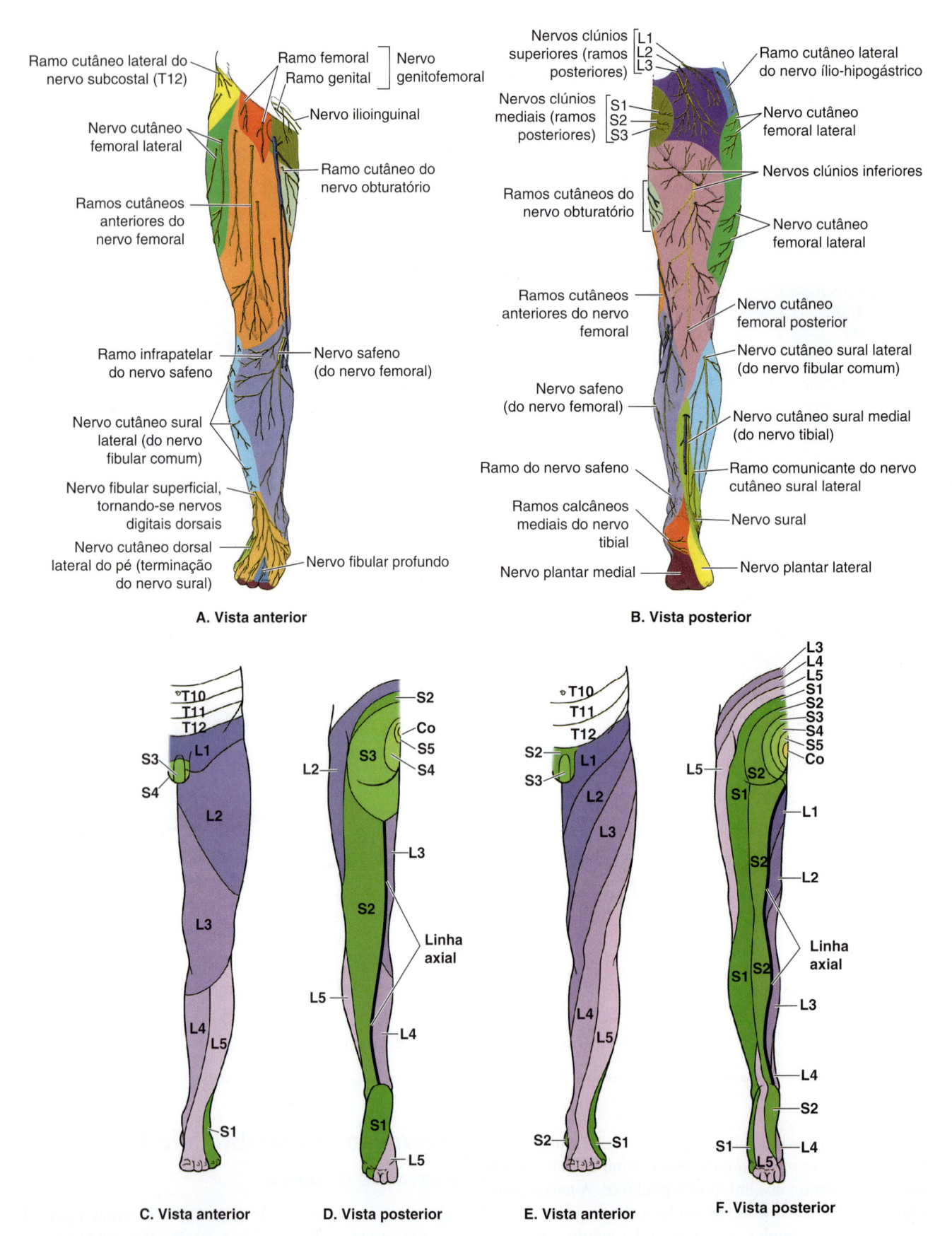

A. Vista anterior
- Ramo cutâneo lateral do nervo subcostal (T12)
- Ramo femoral / Ramo genital — Nervo genitofemoral
- Nervo ilioinguinal
- Nervo cutâneo femoral lateral
- Ramo cutâneo do nervo obturatório
- Ramos cutâneos anteriores do nervo femoral
- Ramo infrapatelar do nervo safeno
- Nervo safeno (do nervo femoral)
- Nervo cutâneo sural lateral (do nervo fibular comum)
- Nervo fibular superficial, tornando-se nervos digitais dorsais
- Nervo cutâneo dorsal lateral do pé (terminação do nervo sural)
- Nervo fibular profundo

B. Vista posterior
- Nervos clúnios superiores (ramos posteriores) L1, L2, L3
- Nervos clúnios mediais (ramos posteriores) S1, S2, S3
- Ramo cutâneo lateral do nervo ílio-hipogástrico
- Nervo cutâneo femoral lateral
- Nervos clúnios inferiores
- Nervo cutâneo femoral lateral
- Ramos cutâneos do nervo obturatório
- Ramos cutâneos anteriores do nervo femoral
- Nervo cutâneo femoral posterior
- Nervo cutâneo sural lateral (do nervo fibular comum)
- Nervo safeno (do nervo femoral)
- Nervo cutâneo sural medial (do nervo tibial)
- Ramo do nervo safeno
- Ramo comunicante do nervo cutâneo sural lateral
- Ramos calcâneos mediais do nervo tibial
- Nervo sural
- Nervo plantar medial
- Nervo plantar lateral

C. Vista anterior — **D. Vista posterior** — **E. Vista anterior** — **F. Vista posterior**

Figura 7.12 Inervação cutânea do membro inferior. **A** e **B**. Distribuição dos nervos cutâneos periféricos. **C-F**. Dermátomos. Com frequência, são utilizados dois mapas de dermátomos diferentes: **C** e **D**, de acordo com Foerster (1933); **E** e **F**, de acordo com Keegan e Garrett (1948).

A área da pele inervada pelos ramos cutâneos provenientes de um único nervo espinal é denominada *dermátomo* (ver Figura 7.12C-F). Os dermátomos L1-L5 estendem-se, como uma série de faixas, a partir da linha média posterior do tronco até os membros, seguindo um trajeto lateral e inferior em torno do membro até as faces anterior e medial, refletindo a rotação medial que ocorre embriologicamente. Os dermátomos S1 e S2 seguem inferiormente ao longo da face posterior do membro, separando-se próximo ao tornozelo para seguir pelas margens lateral e medial do pé (ver Figura 7.12F).

Embora sejam simplificados em zonas distintas no mapa de dermátomos, os dermátomos adjacentes se sobrepõem, exceto na **linha axial**, a linha de junção dos dermátomos supridos a partir de níveis espinais descontínuos.

Em geral, são utilizados dois mapas diferentes de dermátomos. O padrão de acordo com Foerster (1933) é preferido por muitos, devido à sua correlação com os achados clínicos (ver Figura 7.12C,D), enquanto aquele de Keegan e Garrett (1948) é preferido por outros, em virtude de sua correlação com o desenvolvimento dos membros (ver Figura 7.12E,F).

INERVAÇÃO MOTORA

A massa muscular embriológica unilateral que recebe a inervação de um único segmento da medula espinal ou nervo espinal constitui um *miótomo*. Em geral, os músculos dos membros inferiores recebem fibras motoras provenientes de vários segmentos ou nervos da medula espinal. Por conseguinte, a maioria dos músculos inclui mais de um miótomo, e, com mais frequência, múltiplos segmentos da medula espinal estão envolvidos na produção dos movimentos. Os miótomos dos músculos são agrupados de acordo com o movimento articular para facilitar a avaliação clínica (Figura 7.13 e Tabela 7.1).

As fibras motoras somáticas (eferentes somáticas gerais) encontradas nos mesmos nervos periféricos mistos que conduzem fibras sensitivas para os nervos cutâneos transmitem os impulsos para os músculos do membro inferior. As inervações motora somática e sensitiva somática do membro inferior estão resumidas na Figura 7.14.

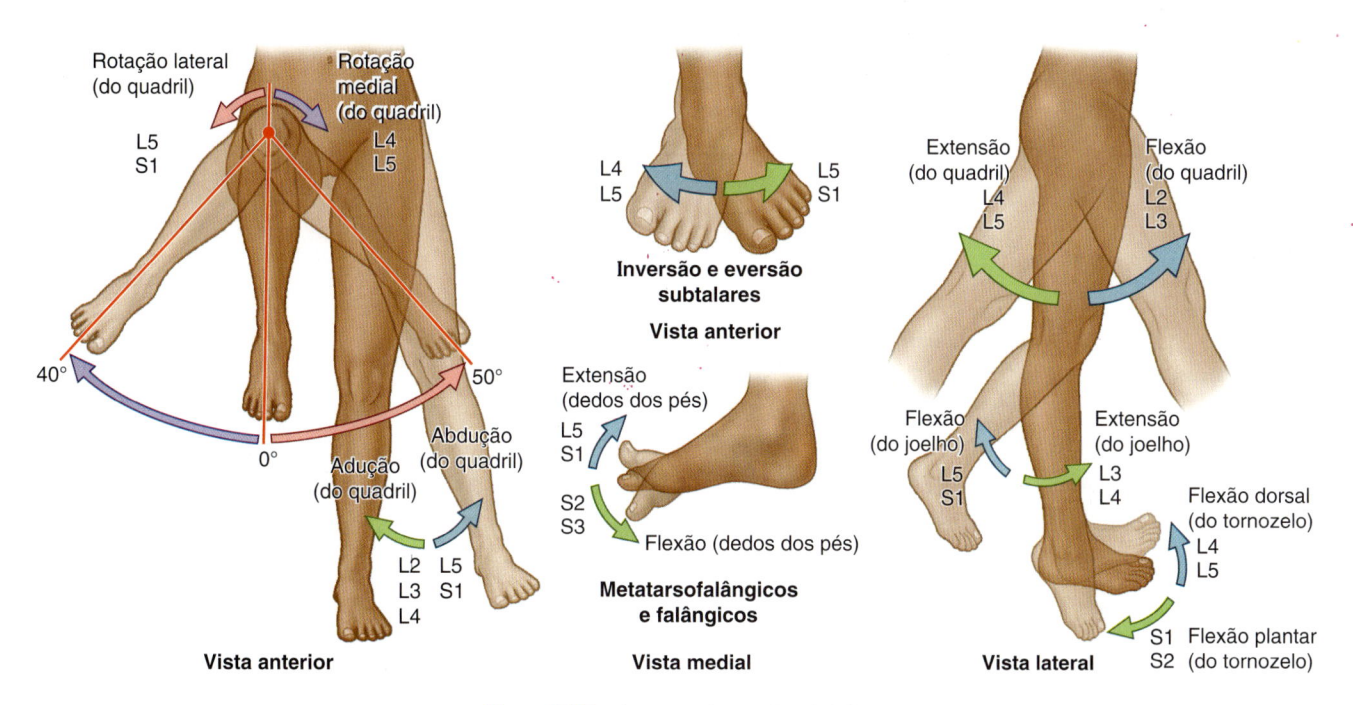

Figura 7.13 Miótomos do membro inferior.

Tabela 7.1 Miótomos do membro inferior.

Nervo espinal	Miótomos (exemplo)	Nervo espinal	Miótomo (exemplo)
L2	Flexores do quadril (M. iliopsoas)	L5	Extensores longos dos dedos (Mm. extensores longos do hálux e dos dedos)
L3	Extensores do joelho (M. quadríceps femoral)	S1	Flexores plantares do tornozelo (Mm. gastrocnêmio/sóleo)
L4	Flexores dorsais do tornozelo (M. tibial anterior)	S2	Abdutores dos dedos (Mm. abdutor do polegar/interósseos plantares)

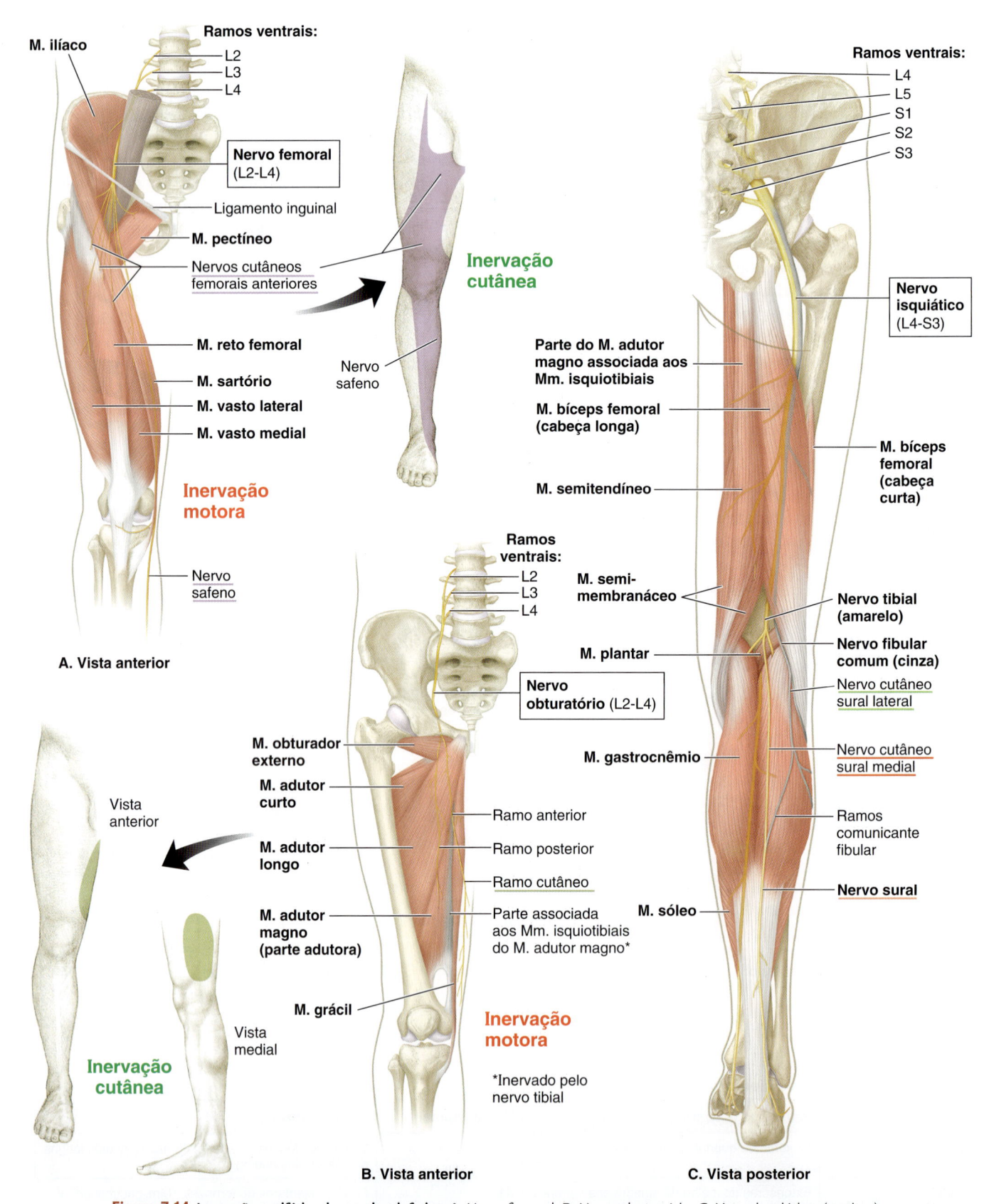

Figura 7.14 Inervação periférica do membro inferior. **A.** Nervo femoral. **B.** Nervo obturatório. **C.** Nervo isquiático. (*continua*)

Capítulo 7 • Membro Inferior 431

Nervo tibial L4-S3
- Nervo sural medial
- M. plantar
- M. poplíteo
- M. sóleo
- M. flexor longo dos dedos
- Nervo sural
- M. flexor longo do hálux

Inervação cutânea

Inervação motora

D. Vista posterior

Nervo fibular comum L4-S2
- Nervo fibular superficial
- Nervo fibular profundo
- M. fibular longo
- M. tibial posterior
- M. tibial anterior
- M. fibular curto
- M. fibular terceiro
- M. extensor longo dos dedos
- M. extensor longo do hálux
- M. extensor curto do hálux
- M. extensor curto dos dedos
- Nervo sural lateral

Inervação cutânea

Inervação motora

E. Vista anterior

Músculos inervados pelo nervo plantar *lateral* S1-S2:
- M. adutor do polegar
- Todos os músculos interósseos
- Três Mm. lumbricais laterais
- M. flexor curto do dedo mínimo
- Nervo abdutor do dedo mínimo
- M. quadrado plantar
- Nervo plantar lateral
- Ramo calcâneo

Nervos plantares L4-S2

Músculos inervados pelo nervo plantar *medial* L4-L5:
- M. lumbrical medial
- M. flexor curto do hálux
- M. abdutor do hálux
- Nervo plantar medial
- M. flexor curto dos dedos
- Nervo tibial

Inervação motora

Inervação cutânea

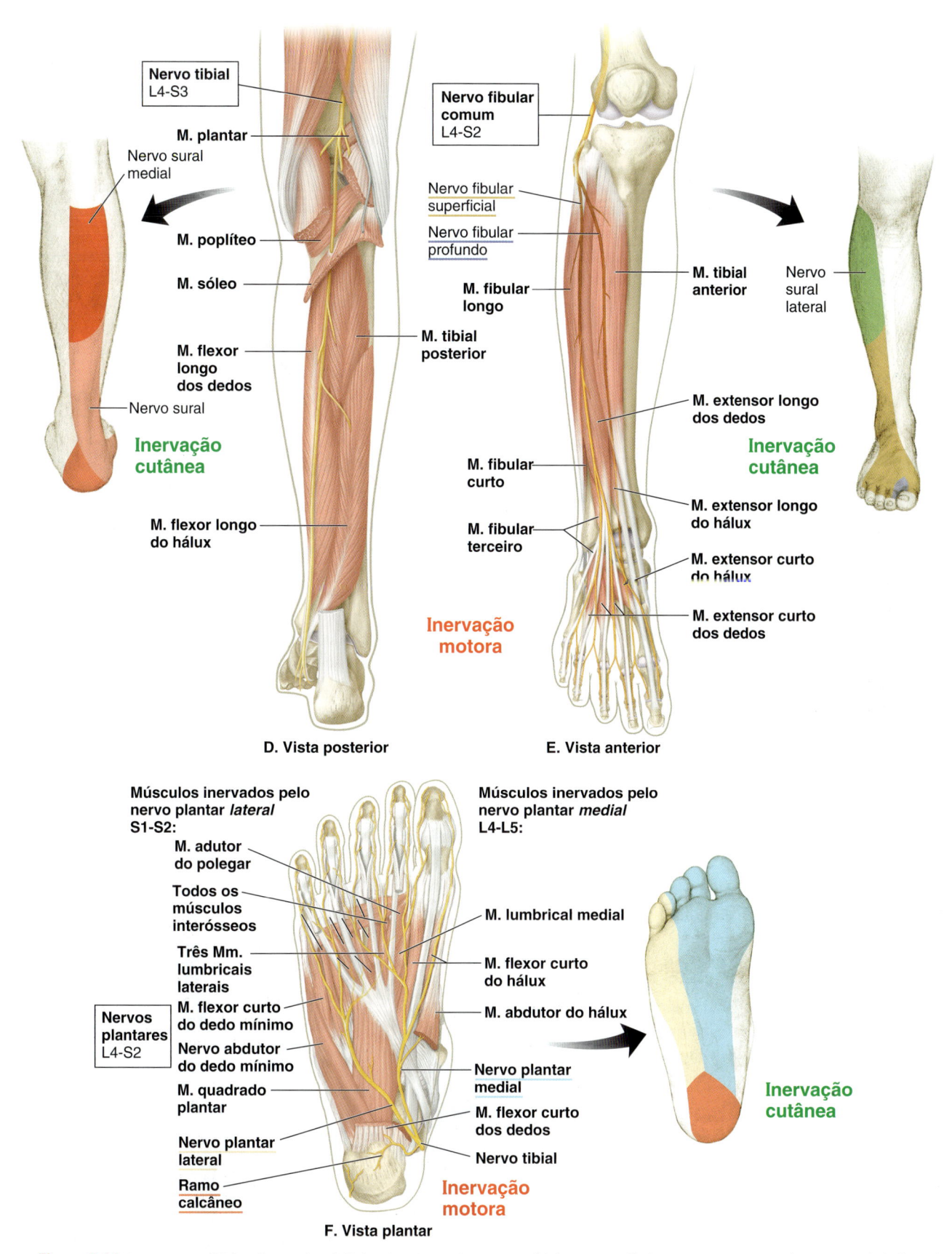

F. Vista plantar

Figura 7.14 **Inervação periférica do membro inferior.** (*continuação*) **D.** Nervo tibial. **E.** Nervo fibular comum. **F.** Nervos plantares medial e lateral.

ANATOMIA CLÍNICA

Anormalidades da função sensitiva

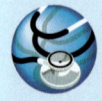

Nos membros, os nervos cutâneos são, em sua maioria, fibras de condução multissegmentares, provenientes de mais de um segmento da medula espinal. Utilizando um objeto pontiagudo (p. ex., um alfinete), as áreas que carecem de sensibilidade são delineadas para determinar se a área de dormência corresponde ao padrão de dermátomos (ver Figura 7.12C-F), indicando uma lesão segmentar (nervo espinal), ou o padrão multissegmentar de distribuição dos nervos cutâneos periféricos (ver Figura 7.12A,B). Como há sobreposição de dermátomos adjacentes, a área de dormência resultante de uma lesão de um único nervo espinal será muito menor do que aquela indicada pelo mapa de dermátomos.

Síndromes compartimentais na perna e fasciotomia

O aumento de pressão em um espaço anatômico confinado afeta de maneira adversa a circulação e ameaça a função e a viabilidade do tecido dentro do espaço ou distalmente a ele (*síndrome compartimental*). Os compartimentos fasciais dos membros inferiores são, em geral, espaços fechados, que terminam proximal e distalmente nas articulações. O traumatismo dos músculos e/ou dos vasos nos compartimentos, em consequência de queimaduras, uso intenso e prolongado dos músculos ou traumatismo não penetrante, pode provocar hemorragia, edema e inflamação dos músculos no compartimento. Como os septos e a fáscia muscular da perna, que formam os limites dos compartimentos da perna são fortes, o aumento de volume em consequência de qualquer um desses processos produz elevação da pressão no interior do compartimento. Os pequenos vasos dos músculos e dos nervos (vasos dos nervos) são particularmente vulneráveis à compressão. As estruturas localizadas distalmente à área comprimida podem tornar-se isquêmicas e sofrer lesão permanente (p. ex., os músculos com comprometimento da vascularização e/ou da inervação não irão funcionar). O desaparecimento dos pulsos distais da perna constitui um sinal óbvio de compressão arterial, bem como a redução da temperatura dos tecidos distais à compressão. Pode-se realizar uma *fasciotomia* (incisão da fáscia sobrejacente ou de um septo) para aliviar a pressão no(s) compartimento(s) acometido(s).

Lesão do nervo safeno

O nervo safeno acompanha a veia safena magna na perna. Se esse nervo sofrer lesão ou ficar preso por uma sutura durante o fechamento de uma incisão cirúrgica, o paciente pode se queixar de dor, formigamento ou dormência (parestesia) ao longo da margem medial do pé.

Varizes, trombose e tromboflebite

Com frequência, a veia safena magna e suas tributárias tornam-se *varicosas* (dilatadas e/ou tortuosas, de modo que as válvulas não conseguem se fechar). As varizes são comuns nas partes posteriores e mediais do membro inferior e podem causar desconforto (Figura AC7.6A). Na veia saudável, as válvulas possibilitam o fluxo de sangue em direção ao coração, enquanto impedem o seu fluxo retrógrado (ver Figura AC7.6B,C). As válvulas também sustentam o peso de colunas curtas de sangue entre duas válvulas. Nas varizes, as válvulas são incompetentes, devido à dilatação ou rotação e não funcionam mais adequadamente. O consequente fluxo reverso e o peso de longas colunas ininterruptas de sangue provocam varizes (ver Figura AC7.6D).

A *trombose venosa profunda* (*TVP*) de uma ou mais veias profundas do membro inferior caracteriza-se por edema, calor e *eritema* (inflamação) e infecção. A *estase venosa* (estagnação) constitui uma causa importante de formação de trombos. A estase venosa pode ser causada por:

- Fáscia frouxa e incompetente, que não resiste à expansão dos músculos, diminuindo a eficiência da bomba musculovenosa
- Pressão externa sobre as veias em consequência de período prolongado de imobilização em hospitais ou uso de aparelho gessado, bandagens ou ataduras apertados
- Inatividade muscular (p. ex., durante voos transoceânicos).

Pode haver desenvolvimento de TVP com inflamação em torno das veias acometidas (*tromboflebite*). Um trombo grande que se desprende de uma veia do membro inferior pode seguir o seu trajeto até um pulmão, provocando *tromboembolismo pulmonar* (obstrução de uma artéria pulmonar). Um grande êmbolo pode causar obstrução de uma artéria principal e levar à morte.

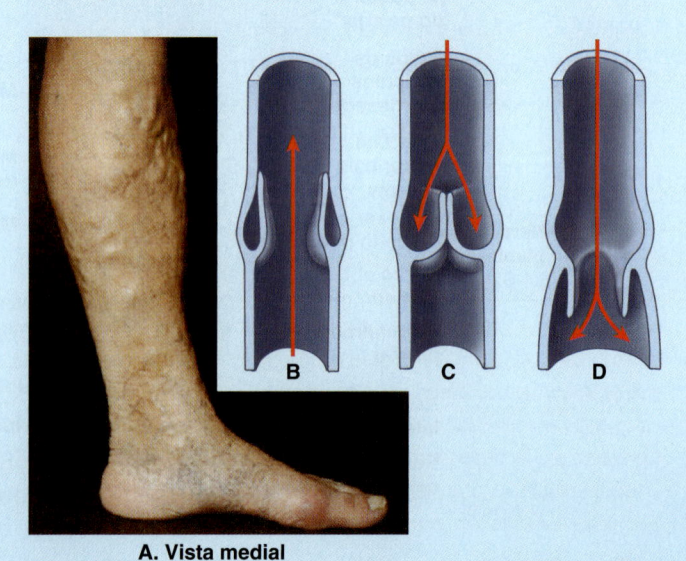

A. Vista medial

Figura AC7.6 **Varizes. A.** Fotografia de varizes. **B** e **C.** Normal. **D.** Veia varicosa, válvula incompetente.

Aumento dos linfonodos inguinais

Os linfonodos aumentam em caso de doença. As *escoriações* com sepse leve, causadas por microrganismos patogênicos ou suas toxinas no sangue ou em outros tecidos, podem provocar aumento moderado dos linfonodos inguinais superficiais (*linfadenopatia*) em indivíduos saudáveis nos demais aspectos. Como esses linfonodos aumentados estão localizados na tela subcutânea, é geralmente fácil palpá-los.

Quando os linfonodos inguinais estão aumentados, é necessário examinar todo o seu campo de drenagem – desde a parte inferior do tronco até o umbigo, incluindo o períneo, bem como todo o membro inferior – para determinar a causa do aumento. Nas mulheres, deve-se considerar também a possibilidade relativamente remota de metástases de câncer de útero, visto que parte da drenagem linfática proveniente do fundo do útero pode fluir ao longo dos linfáticos que acompanham o ligamento redondo do útero através do canal inguinal até alcançar os linfonodos inguinais superficiais.

Bloqueios nervosos regionais dos membros inferiores

A interrupção da condução de impulsos nos nervos periféricos (*bloqueio nervoso*) pode ser obtida por meio de *injeções perineurais* de anestésicos próximo aos nervos cuja condutividade deve ser bloqueada. Por exemplo, o nervo femoral (L2-L4) pode ser bloqueado 2 cm abaixo do ligamento inguinal, aproximadamente um dedo lateralmente à artéria femoral.

COMPARTIMENTOS ANTERIOR E MEDIAL DA COXA

Os músculos da coxa são organizados em três compartimentos – os compartimentos *anterior*, *medial* e *posterior* – por septos intermusculares (ver Figura 7.8A). Em geral, o grupo anterior é inervado pelo nervo femoral, o grupo medial, pelo nervo obturatório, e o grupo posterior, pela parte tibial do nervo isquiático.

Músculos do compartimento anterior da coxa

O grande **compartimento anterior da coxa** contém os **músculos anteriores da coxa**, os *flexores do quadril* e os *extensores do joelho*. As inserções, a inervação e as principais ações desses músculos estão resumidas nas Figuras 7.14A e 7.15 e na Tabela 7.2. Os músculos anteriores da coxa são os seguintes:

- **Músculo pectíneo**, um músculo quadrangular plano, localizado na parte anterior da face superior e medial da coxa
- **Músculo iliopsoas** (o principal flexor da coxa), formado pela fusão de dois músculos, os músculos psoas maior e ilíaco. As partes carnosas dos dois músculos situam-se na parede posterior do abdome e na pelve maior, fundindo-se à medida que entram na coxa, passando abaixo do ligamento inguinal e inserindo-se ao trocanter menor do fêmur. Esse músculo também é um músculo postural, ativo durante a posição ortostática, na manutenção da lordose lombar normal e, indiretamente, da cifose torácica compensatória (curvatura da coluna vertebral)
- **Músculo sartório**, o músculo do costureiro (L. *sart*, alfaiate), um longo músculo semelhante a uma fita, que é o músculo mais superficial do compartimento anterior da coxa. Segue um trajeto oblíquo (de lateral para medial) através da parte superior e anterior da coxa. Atua nas articulações do quadril e do joelho e, quando atua bilateralmente, os músculos levam os membros inferiores na posição sentada de pernas cruzadas. Nenhuma dessas ações é forte; por conseguinte, trata-se principalmente de um sinergista, que atua com outros músculos da coxa que produzem esses movimentos
- **Músculo quadríceps femoral**, o grande extensor da articulação do joelho, que forma a massa principal dos músculos anteriores da coxa. O músculo cobre quase toda a face anterior e as laterais do fêmur. Esse músculo possui quatro partes:
  - O **músculo reto femoral**, o "músculo do chute", que cruza a articulação do quadril e ajuda o músculo iliopsoas a fletir essa articulação. A sua capacidade de estender o joelho é comprometida durante a flexão do quadril
  - O **músculo vasto lateral**, o maior componente do músculo quadríceps femoral, localizado na face lateral da coxa, em todo o seu comprimento
  - O **músculo vasto intermédio**, situado abaixo do músculo reto femoral, entre os músculos vasto medial e vasto lateral
  - O **músculo vasto medial**, que cobre a face medial dos dois terços distais da coxa.

O pequeno músculo **articular do joelho**, plano, um derivado do músculo vasto intermédio (ver Figura 7.15), fixa-se superiormente à parte inferior da face anterior do fêmur e, inferiormente, à membrana sinovial da articulação do joelho e à parede da *bolsa suprapatelar*. O músculo traciona a membrana sinovial, superiormente, durante a extensão do joelho, evitando, assim, que as pregas da membrana sejam comprimidas entre o fêmur e a patela na articulação do joelho.

Os tendões das quatro partes do músculo quadríceps femoral unem-se na parte distal da coxa para formar o **tendão do músculo quadríceps femoral** (ver Figura 7.15B). O ligamento da patela, que é a continuação do tendão do

434 Fundamentos de Anatomia Clínica

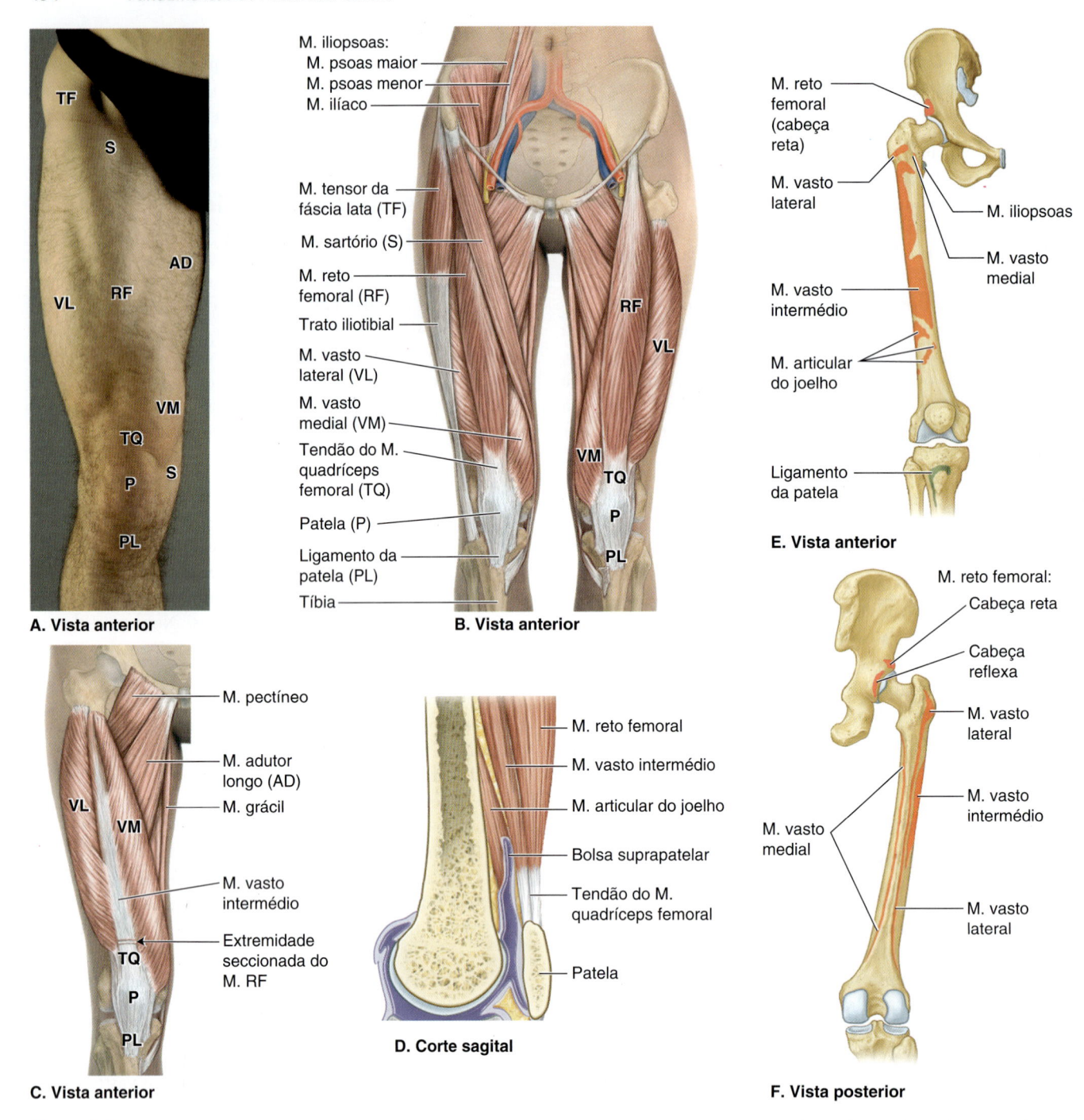

Figura 7.15 Músculos anteriores e mediais da coxa. **A.** Anatomia de superfície da coxa. **B.** Músculos. **C.** Músculo quadríceps femoral. **D.** Músculo articular do joelho. **E** e **F.** Locais de inserção dos músculos.

músculo quadríceps femoral no qual a patela está inserida, estão fixado à tuberosidade tibial. Os músculos vasto medial e vasto lateral também se fixam independentemente à patela e formam aponeuroses, os **retináculos medial** e **lateral da patela**. Esses retináculos reforçam a cápsula articular do joelho, de cada lado da patela, no trajeto até a sua fixação no *platô tibial*. A patela fornece uma alavanca adicional para o músculo quadríceps femoral, posicionando o tendão mais anteriormente, mais distante do eixo da articulação, fazendo com que se aproxime da tíbia com uma posição de maior vantagem mecânica.

Músculos mediais da coxa

Os músculos mediais da coxa – coletivamente denominados **grupo adutor** –, encontram-se no compartimento medial da coxa e são inervados principalmente pelo nervo obturatório (ver Figuras 7.14B, 7.15 e 7.16 e Tabela 7.3). O grupo adutor é constituído pelos seguintes músculos:

- **Músculo adutor longo:** o mais anterior dos músculos do grupo
- **Músculo adutor curto:** abaixo (posteriormente) dos músculos pectíneo e adutor longo

Tabela 7.2 Músculos anteriores da coxa.

Músculo	Inserção proximal	Inserção distal	Inervação[a]	Ação(ões) principal(is)
Pectíneo	Ramo superior do púbis	Linha pectínea do fêmur, imediatamente abaixo do trocanter menor	Nervo femoral (**L2**, **L3**), pode receber também ramo do nervo obturatório	Adução e flexão da articulação do quadril; auxilia na rotação medial da articulação do quadril
Sartório	Espinha ilíaca anterossuperior e parte superior da incisura inferior a ela	Parte superior da face medial da tíbia	Nervo femoral (L2, L3)	Flexão, abdução e rotação lateral da articulação do quadril; flexão da articulação do joelho
Iliopsoas				
Psoas maior[b]	Laterais das vértebras T XII-L V e discos entre elas; processos transversos de todas as vértebras lombares	Trocanter menor do fêmur	Ramos anteriores dos nervos lombares (**L1**, **L2**, L3)	Atuam em conjunto na flexão da articulação do quadril e na estabilização dessa articulação; o músculo psoas maior também é um músculo postural que ajuda controlar o desvio do tronco e é ativo na posição ortostática
Ilíaco	Crista ilíaca, fossa ilíaca, asa do sacro e ligamentos sacroilíacos anteriores	Tendão do músculo psoas maior, trocanter menor e parte do fêmur distal a ele	Nervo femoral (**L2**, L3)	
Quadríceps femoral				
Reto femoral	Espinha ilíaca anteroinferior e parte superior do ílio até o acetábulo	Por meio de inserções tendíneas comuns (tendão do músculo quadríceps femoral) e independentes à base da patela; indiretamente por meio do ligamento da patela à tuberosidade da tíbia; os músculos vastos medial e lateral também se fixam à tíbia e à patela por aponeuroses (retináculos medial e lateral da patela)	Nervo femoral (L2, **L3**, **L4**)	Extensão da articulação do joelho; o músculo reto femoral também estabiliza (ajuda a fixar na posição) a articulação do quadril e ajuda o músculo iliopsoas a fletir a articulação do quadril
Vasto lateral	Trocanter maior e lábio lateral da linha áspera do fêmur			
Vasto medial	Linha intertrocantérica e lábio medial da linha áspera do fêmur			
Vasto intermédio	Faces anterior e lateral do corpo do fêmur			

[a]A inervação segmentar da medula espinal está indicada (p. ex., "L1, L2, L3" significa que os nervos que inervam o músculo psoas maior são derivados dos três primeiros segmentos lombares da medula espinal). Os números em negrito (**L1**, **L2**) indicam a inervação segmentar principal. A lesão de um ou mais dos segmentos da medula espinal listados ou das raízes nervosas motoras que se originam deles resultam em paralisia dos músculos envolvidos.
[b]O músculo psoas menor é um músculo pequeno, que se fixa proximalmente às vértebras T XII-L I e discos IV e distalmente na linha pectínea e na eminência iliopúbica.

- **Músculo adutor magno:** o maior músculo adutor, composto das partes adutora e isquiotibial; as partes diferem nas suas inserções, inervação e ações principais
- **Músculo grácil:** músculo longo, semelhante a uma correia, situado ao longo da face medial da coxa e do joelho; é o único músculo adutor que cruza e atua na articulação do joelho, bem como na articulação do quadril
- **Músculo obturador externo:** músculo em forma de leque de localização profunda nas partes superior e medial da coxa.

O **hiato dos adutores** é uma abertura localizada entre a inserção aponeurótica distal da parte adutora do músculo adutor magno e o tendão de sua parte isquiotibial (ver Figura 7.16E). O hiato dos adutores fornece uma passagem para a artéria e a veia femorais provenientes do compartimento anterior da coxa em seu trajeto até a fossa poplítea, posteriormente ao joelho. A principal ação do grupo de músculos adutores consiste na adução da articulação do quadril. São utilizados para estabilizar a fase de apoio na posição ortostática apoiada nos dois pés, para corrigir o balanço lateral do tronco e quando há uma mudança de um lado para o outro. Os músculos adutores contribuem para a flexão da articulação do quadril estendida e para a extensão da articulação do quadril fletida durante a corrida ou contra resistência.

Trígono femoral e canal dos adutores

O trígono femoral é um **espaço subfascial** no terço anterior e superior da coxa (Figura 7.17). O trígono femoral aparece como uma depressão triangular abaixo do ligamento inguinal quando se realiza a flexão, a abdução e a rotação lateral da coxa. O trígono femoral é limitado pelas seguintes estruturas:

- Superiormente, pelo ligamento inguinal, que forma a base do trígono femoral
- Medialmente, pelo músculo adutor longo
- Lateralmente, pelo músculo sartório; o ápice do trígono encontra-se no local onde a margem medial do músculo sartório cruza a margem lateral do músculo adutor longo.

O *assoalho* muscular *do trígono femoral* é formado pelo músculo iliopsoas, lateralmente, e pelo músculo pectíneo, medialmente (ver Figura 7.17C). O *teto do trígono femoral* é formado pela fáscia lata, pela fáscia cribriforme, pela tela subcutânea e pela pele. Abaixo do ligamento inguinal, o **espaço retroinguinal** constitui uma importante via de

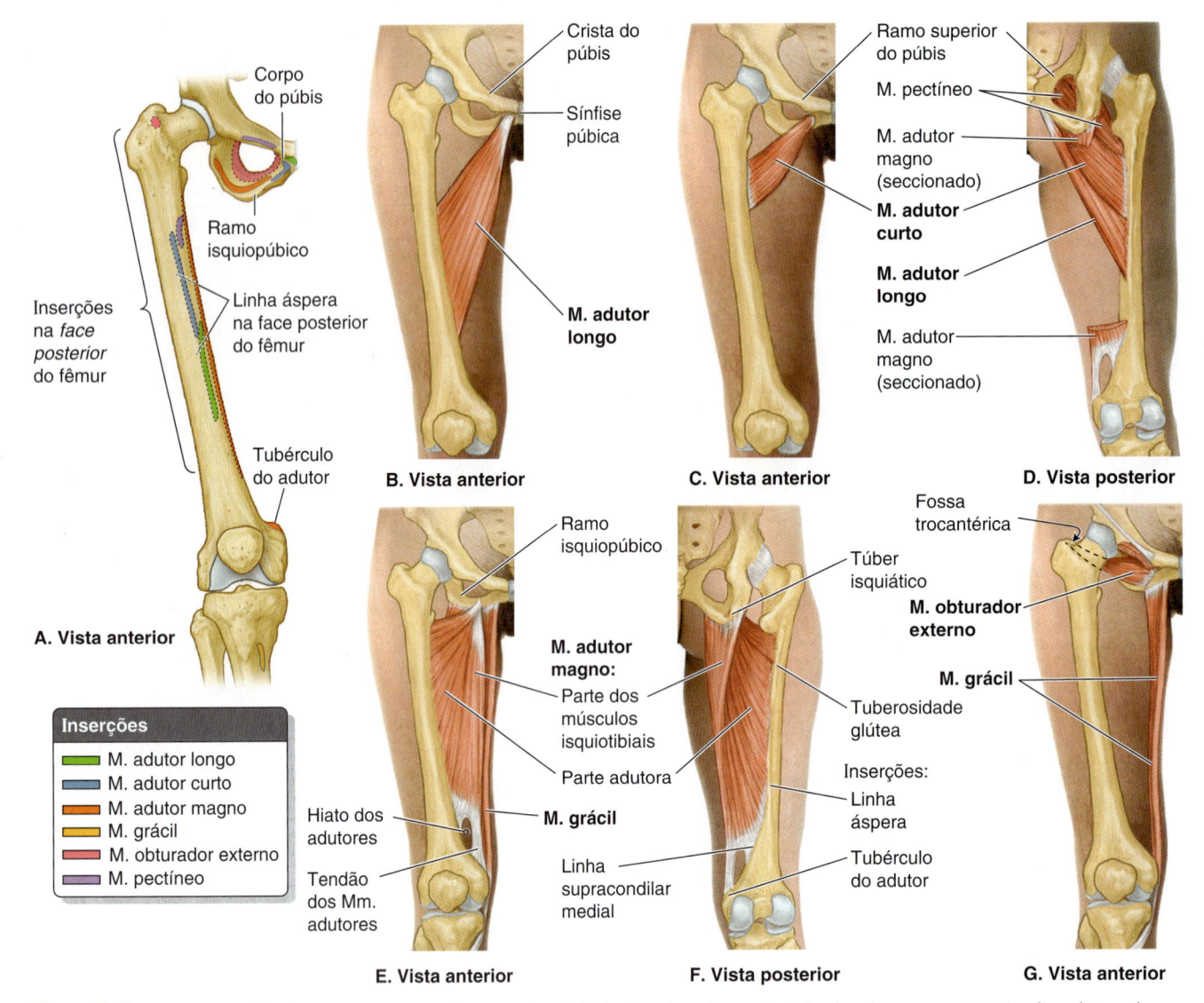

Figura 7.16 Músculos mediais da coxa. **A.** Inserções dos músculos. **B.** Músculo adutor longo. **C.** Músculo adutor curto. **D.** Músculos adutores longo e curto. **E** e **F.** Músculo adutor magno. **G.** Músculo grácil.

Tabela 7.3 Músculos mediais da coxa.

Músculo[a]	Inserção proximal[b]	Inserção distal[b]	Inervação[c]	Ação(ões) principal(is)
Adutor longo	Corpo do púbis inferior à crista púbica	Terço médio da linha áspera do fêmur	Nervo obturatório (L2, **L3**, L4)	Adução da articulação do quadril
Adutor curto	Corpo e ramo inferior do púbis	Linha pectínea e parte proximal da linha áspera do fêmur		Adução da articulação do quadril e, em certo grau, a sua flexão
Adutor magno	*Parte adutora*: ramo inferior do púbis, ramo do ísquio *Parte dos músculos isquiotibiais*: túber isquiático	*Parte adutora*: tuberosidade glútea, linha áspera do fêmur, linha supracondilar medial *Parte dos músculos isquiotibiais*: tubérculo adutor do fêmur	*Parte adutora*: nervo obturatório (L2, **L3**, L4) *Parte dos músculos isquiotibiais*: parte tibial do nervo isquiático (**L4**)	Adução da articulação do quadril; a parte adutora também realiza a flexão da articulação do quadril, enquanto a parte dos músculos isquiotibiais realiza a sua extensão
Grácil	Corpo e ramo inferior do púbis	Parte superior da face medial da tíbia	Nervo obturatório (**L2**, L3)	Adução da articulação do quadril; flexão da articulação do joelho; ajuda a sua rotação medial
Obturador externo	Margens do forame obturado e membrana obturadora	Fossa trocantérica do fêmur	Nervo obturatório (L3, **L4**)	Rotação lateral da articulação do quadril; tração da cabeça do fêmur para dentro do acetábulo, mantendo a pelve estável

[a]Coletivamente, os primeiros quatro músculos listados são os adutores da coxa, porém suas ações são mais complexas (p. ex., atuam como flexores na articulação do quadril durante a flexão da articulação do joelho e são ativos durante a marcha).
[b]Ver Figura 7.16A para as inserções musculares.
[c]A inervação segmentar da medula espinal está indicada (p. ex., "L2, **L3**, **L4**" significa que os nervos que inervam o músculo adutor longo são derivados do segundo ao quarto segmentos lombares da medula espinal). Os números em negrito (**L3**, **L4**) indicam a inervação segmentar principal.

ANATOMIA CLÍNICA

Contusões do quadril e da coxa

Os locutores esportivos e os treinadores referem-se à "lesão do quadril", que consiste em uma *contusão da crista ilíaca*, habitualmente de sua parte anterior. Trata-se de uma das lesões mais comuns na região do quadril, que ocorre habitualmente em associação a determinados esportes, como futebol americano, hóquei no gelo e voleibol.

As *contusões* provocam sangramento em consequência da ruptura dos capilares e infiltração de sangue nos músculos, nos tendões e em outros tecidos moles. O termo *lesão do quadril* também pode se referir à avulsão das inserções musculares ósseas, como, por exemplo, dos músculos sartório ou reto femoral às espinhas ilíacas anterossuperior e anteroinferior, respectivamente. Todavia, essas lesões devem ser denominadas *fraturas por avulsão*.

Outro termo empregado com frequência é "cãibra muscular", que pode se referir à cãibra aguda de um músculo específico da coxa, causada por isquemia, às cãibras de perna noturnas ou à contusão e ruptura de vasos sanguíneos suficientes para formar um *hematoma*.

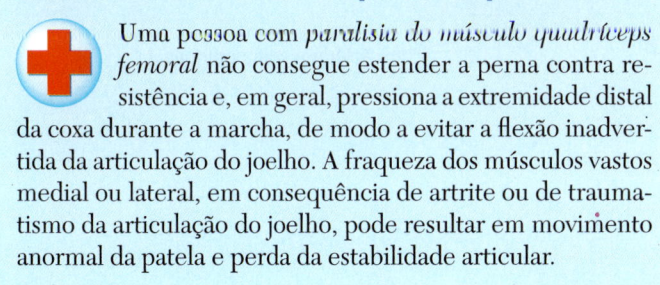

Paralisia do músculo quadríceps femoral

Uma pessoa com *paralisia do músculo quadríceps femoral* não consegue estender a perna contra resistência e, em geral, pressiona a extremidade distal da coxa durante a marcha, de modo a evitar a flexão inadvertida da articulação do joelho. A fraqueza dos músculos vastos medial ou lateral, em consequência de artrite ou de traumatismo da articulação do joelho, pode resultar em movimento anormal da patela e perda da estabilidade articular.

Condromalacia patelar

A *condromalacia patelar* (amolecimento da cartilagem; joelho de corredor) é uma lesão comum do joelho em maratonistas, mas também pode ocorrer em esportes que incluem corrida, como tênis ou basquetebol. A dor em torno da patela ou profundamente a ela resulta do desequilíbrio do músculo *quadríceps femoral*. A condromalacia patelar pode resultar de uma pancada na patela ou de flexão extrema do joelho.

Transplante do músculo grácil

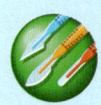

Como o músculo grácil é um membro relativamente fraco do grupo dos músculos adutores, ele pode ser removido sem perda perceptível de suas ações na perna. Os cirurgiões frequentemente transplantam o músculo grácil ou parte dele, com seu nervo e vasos sanguíneos, para substituir um músculo lesionado no antebraço ou para proceder à reposição de um músculo esfíncter externo do ânus não funcional, por exemplo.

Reflexo patelar

A percussão do ligamento da patela com um martelo de reflexo normalmente produz o *reflexo patelar*. Esse reflexo miotático (tendíneo profundo) é avaliado rotineiramente durante o exame físico, com o paciente sentado com as pernas pendentes (Figura AC7.7). Um golpe firme sobre o ligamento com um martelo de reflexo provoca habitualmente a extensão da perna. Se o reflexo for normal, uma mão colocada sobre o músculo quadríceps femoral da pessoa deve perceber a contração do músculo. Esse reflexo tendíneo avalia a integridade do nervo femoral e dos segmentos da medula espinal L2-L4. A *redução ou ausência do reflexo patelar* pode resultar de qualquer lesão que interrompa a inervação do músculo quadríceps femoral (p. ex., doença de nervo periférico).

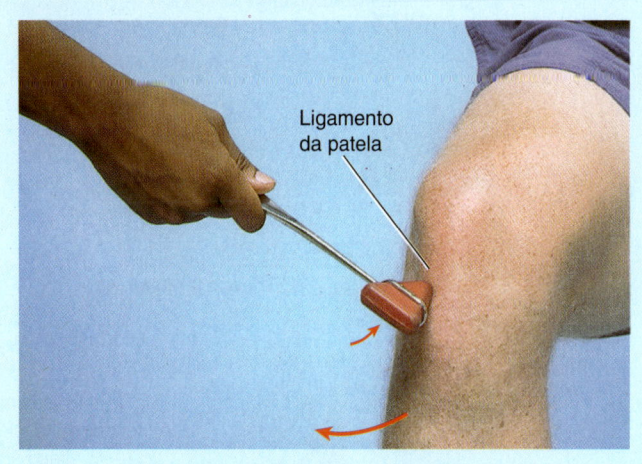

Figura AC7.7 Reflexo patelar.

Distensão da virilha

Os locutores esportivos referem-se a "distensão da virilha" ou *lesão da virilha*. Esses termos referem-se à ocorrência de distensão, estiramento e, provavelmente, alguma ruptura das inserções proximais dos músculos flexores e adutores da coxa. As inserções proximais desses músculos estão na região inguinal (virilha). As lesões da virilha ocorrem habitualmente em esportes que exigem partidas rápidas (p. ex., corrida de curta distância ou futebol) ou alongamento extremo (p. ex., ginástica olímpica).

---

passagem que une o tronco/cavidade abdominopélvica ao membro inferior. É criado à medida que o ligamento inguinal estende-se sobre o espaço entre a EIAS e o tubérculo púbico (Figura 7.18). O espaço retroinguinal é dividido em dois compartimentos pela fáscia do músculo iliopsoas. O compartimento lateral é o compartimento muscular através do qual passam o músculo iliopsoas e o nervo femoral; o compartimento medial possibilita a passagem das veias, artérias e vasos linfáticos entre a pelve maior e o trígono femoral.

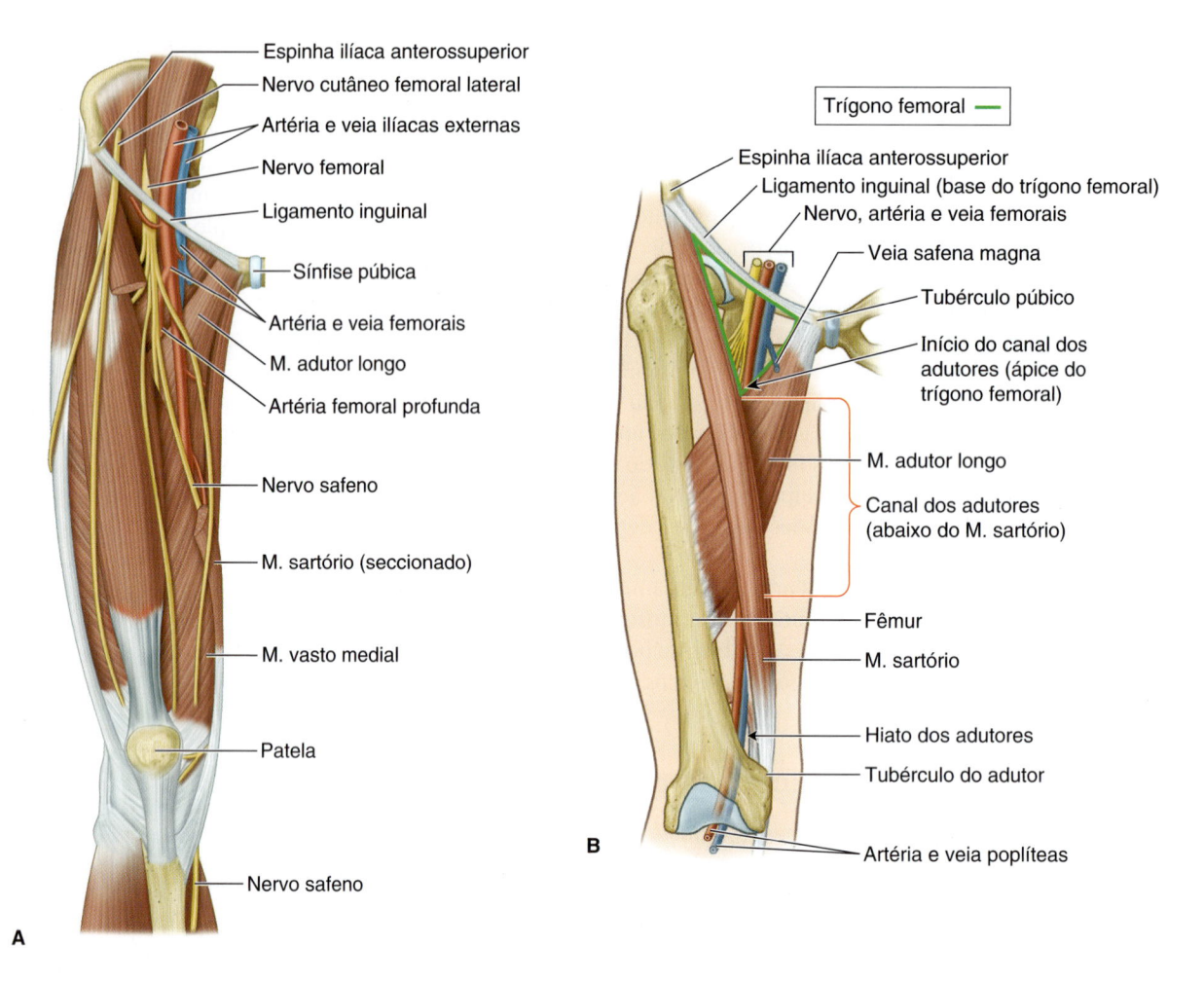

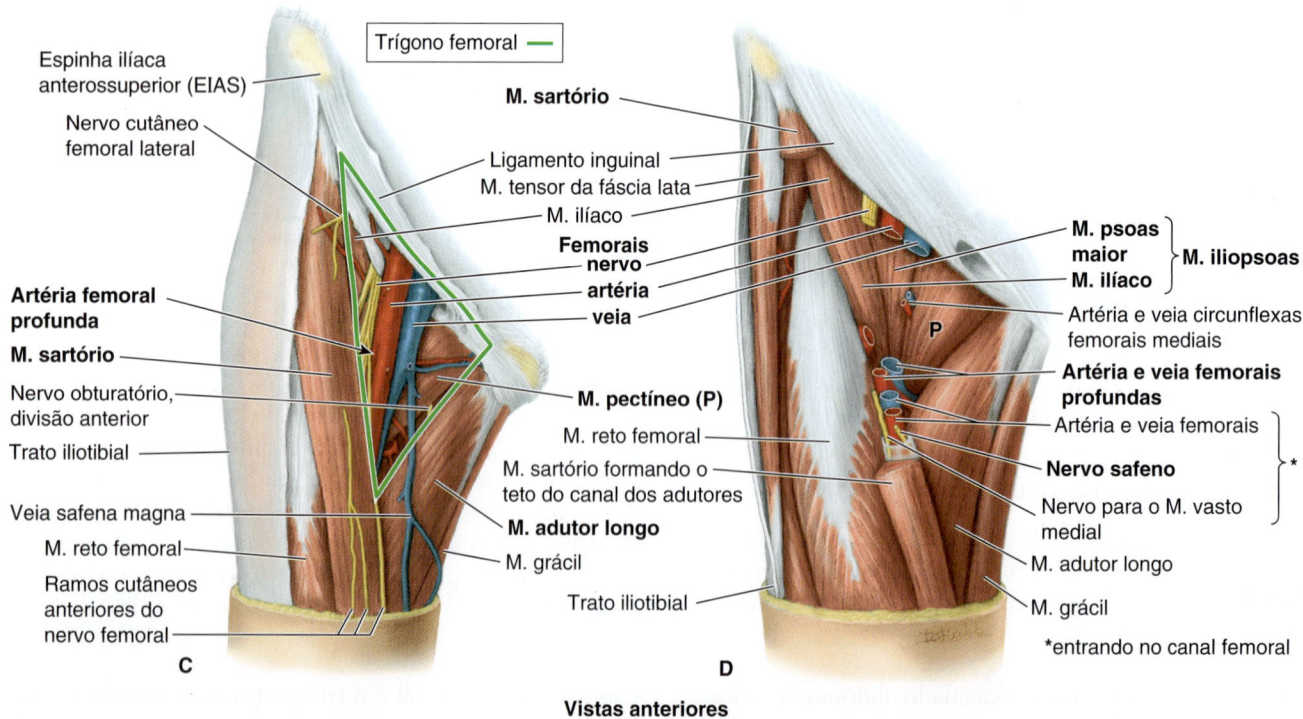

Figura 7.17 Nervos e vasos da parte anterior da coxa. **A.** Visão geral. **B.** Trígono femoral e canal dos adutores. **C.** Limites e conteúdo do trígono femoral. **D.** Assoalho do trígono femoral

O conteúdo do trígono femoral, de lateral para medial, é o seguinte (ver Figura 7.17):

- O nervo femoral e seus ramos (terminais)
- A artéria femoral e vários de seus ramos
- A veia femoral e suas tributárias proximais (p. ex., as veias safena magna e femoral profunda)
- Os linfonodos inguinais profundos e vasos linfáticos associados.

A artéria e a veia femorais dividem ao meio o trígono femoral e entram e saem do canal dos adutores no ápice do trígono (ver Figura 7.17B). O **canal dos adutores** (canal de Hunter) estende-se a partir do ápice do trígono femoral, onde o músculo sartório cruza sobre o músculo adutor longo, até o hiato dos adutores, no músculo adutor magno. O canal fornece uma passagem intermuscular para a artéria e a veia femorais, para o nervo safeno e para o músculo vasto medial, proporcionando o trajeto dos vasos femorais até a fossa poplítea, onde se tornam os vasos poplíteos. O canal dos adutores é limitado, anterior e lateralmente, pelo músculo vasto medial, posteriormente, pelos músculos adutores longo e magno e, medialmente, pelo músculo sartório, que passa sobre o sulco entre os músculos acima, formando o teto do canal.

Nervo femoral

O **nervo femoral** (L2-L4) é o maior ramo do plexo lombar. O nervo origina-se no abdome, dentro do músculo psoas maior, e desce em direção posterior e lateral pela pelve até o ponto médio do ligamento inguinal. Em seguida, segue abaixo desse ligamento (no compartimento muscular do espaço retroinguinal) e entra no trígono femoral, lateralmente aos vasos femorais (ver Figuras 7.17 e 7.18). Após entrar no trígono femoral, o nervo femoral divide-se em vários ramos terminais para os músculos anteriores da coxa (ver Figura 7.14A). Ele também emite ramos articulares para as articulações do quadril e do joelho e fornece ramos cutâneos para as faces anterior e medial da coxa. O ramo cutâneo terminal do nervo femoral, o **nervo safeno**, desce através do trígono femoral, lateralmente à bainha femoral que contém os vasos femorais. O nervo safeno acompanha a artéria e a veia femorais pelo canal dos adutores e torna-se superficial, passando entre os músculos sartório e grácil, quando os vasos femorais atravessam o hiato dos adutores (ver Figura 7.17A). O nervo safeno segue em direção anterior e inferior para inervar a pele e a fáscia nas faces anteriores e mediais do joelho, da perna e do pé.

Bainha femoral

A **bainha femoral** é um tubo fascial afunilado, de comprimento variável (habitualmente 3 a 4 cm), que passa por baixo do ligamento inguinal e envolve as partes proximais dos vasos femorais, criando o canal femoral medialmente a eles (ver Figura 7.18). A bainha é formada por um prolongamento inferior da fáscia transversal e fáscia do músculo iliopsoas do abdome/pelve maior. A bainha femoral não envolve o nervo femoral. Ela termina inferiormente, tornando-se contínua com a túnica adventícia, a cobertura de tecido conjuntivo frouxo dos vasos femorais. Quando existe uma bainha femoral longa, a sua parede medial é perfurada pela veia safena magna e pelos vasos

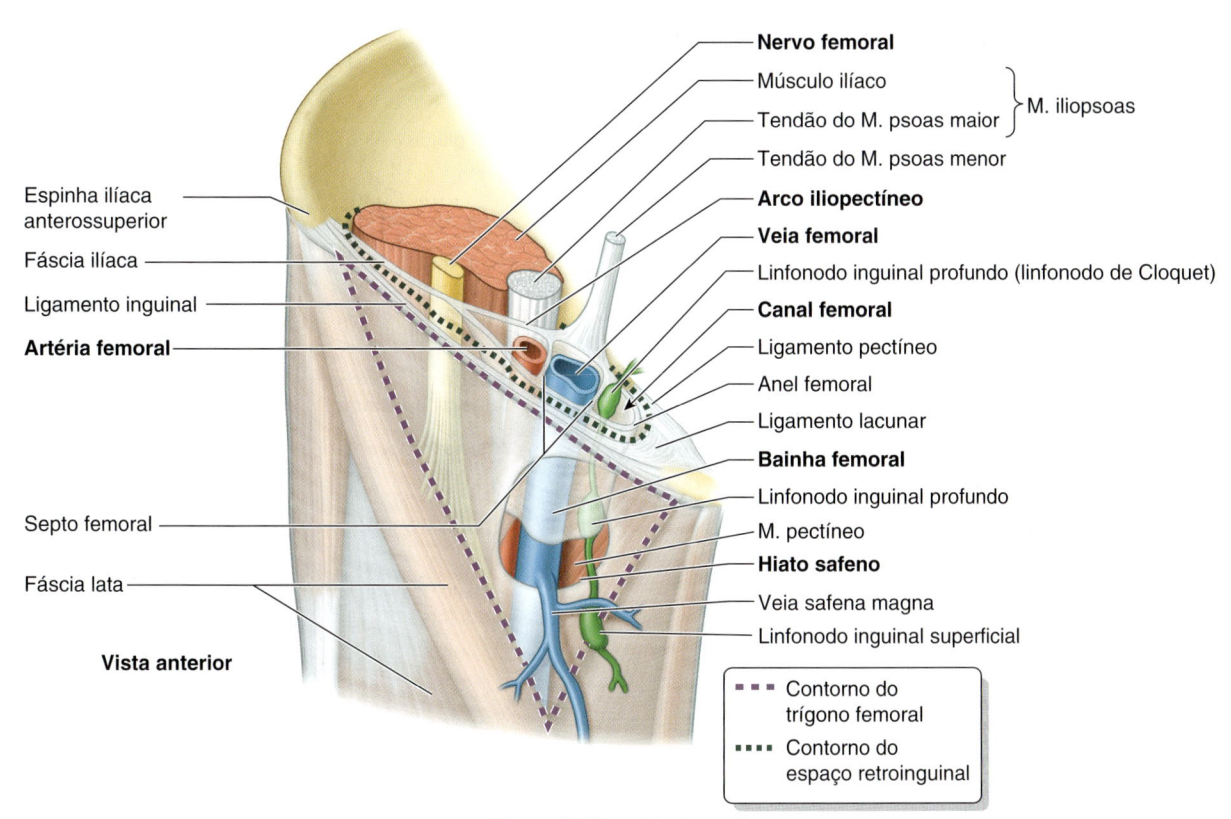

Figura 7.18 Bainha femoral.

linfáticos. A bainha femoral permite o deslizamento da artéria e da veia femorais abaixo do ligamento inguinal durante os movimentos da articulação do quadril. Essa bainha é subdividida em três compartimentos por septos verticais de tecido conjuntivo extraperitoneal, que se estendem a partir do abdome, ao longo dos vasos femorais. Os compartimentos da bainha femoral são o *compartimento lateral* para a artéria femoral; o *compartimento intermédio*, para a veia femoral; e o *compartimento medial*, que forma o canal femoral.

O **canal femoral** é o menor dos três compartimentos. É curto e cônico e situa-se entre a margem medial da bainha femoral e a veia femoral. O canal femoral:

- Estende-se distalmente até o nível da margem proximal do hiato safeno
- Possibilita a expansão da veia femoral quando o retorno venoso a partir do membro inferior aumenta, ou quando a pressão intra-abdominal aumentada provoca estase temporária na veia
- Contém tecido conjuntivo frouxo, gordura, alguns vasos linfáticos e, algumas vezes, um linfonodo inguinal profundo (linfonodo de Cloquet).

A base do canal femoral, formada por uma pequena abertura proximal (cerca de 1 cm de diâmetro) em sua extremidade abdominal, é o **anel femoral**. Os limites do anel femoral são os seguintes: *lateralmente*, um **septo femoral** entre o canal femoral e a veia femoral; *posteriormente*, o ramo superior do púbis coberto pelo ligamento pectíneo; *medialmente*, o ligamento lacunar; e, *anteriormente*, a parte medial do ligamento inguinal.

Artéria femoral

A **artéria femoral**, a principal artéria do membro inferior, é a continuação da artéria ilíaca externa, distal ao ligamento inguinal (ver Figuras 7.17 e 7.19). A artéria femoral:

- Entra no trígono femoral abaixo do ponto médio do ligamento inguinal (a meio caminho entre a EIAS e o tubérculo púbico), lateralmente à veia femoral
- Situa-se abaixo da fáscia lata e desce pelas margens adjacentes dos músculos iliopsoas e pectíneo
- Divide ao meio o trígono femoral e deixa o seu ápice para entrar no canal dos adutores, abaixo do músculo sartório
- Sai do canal dos adutores, atravessa o hiato dos adutores e torna-se a *artéria poplítea*.

A **artéria femoral profunda** é o maior ramo da artéria femoral e a principal artéria da coxa. Origina-se da artéria femoral no trígono femoral (ver Figuras 7.17D e 7.19). No terço médio da coxa, é separada da artéria femoral e da veia pelo músculo adutor longo. Emite três ou quatro **artérias perfurantes**, que passam em torno da face posterior do fêmur e irrigam os músculos adutor magno, isquiotibiais e vasto lateral.

As *artérias circunflexas femorais* são habitualmente ramos da artéria femoral profunda, mas podem originar-se da artéria femoral. As artérias circunflexas femorais circundam a

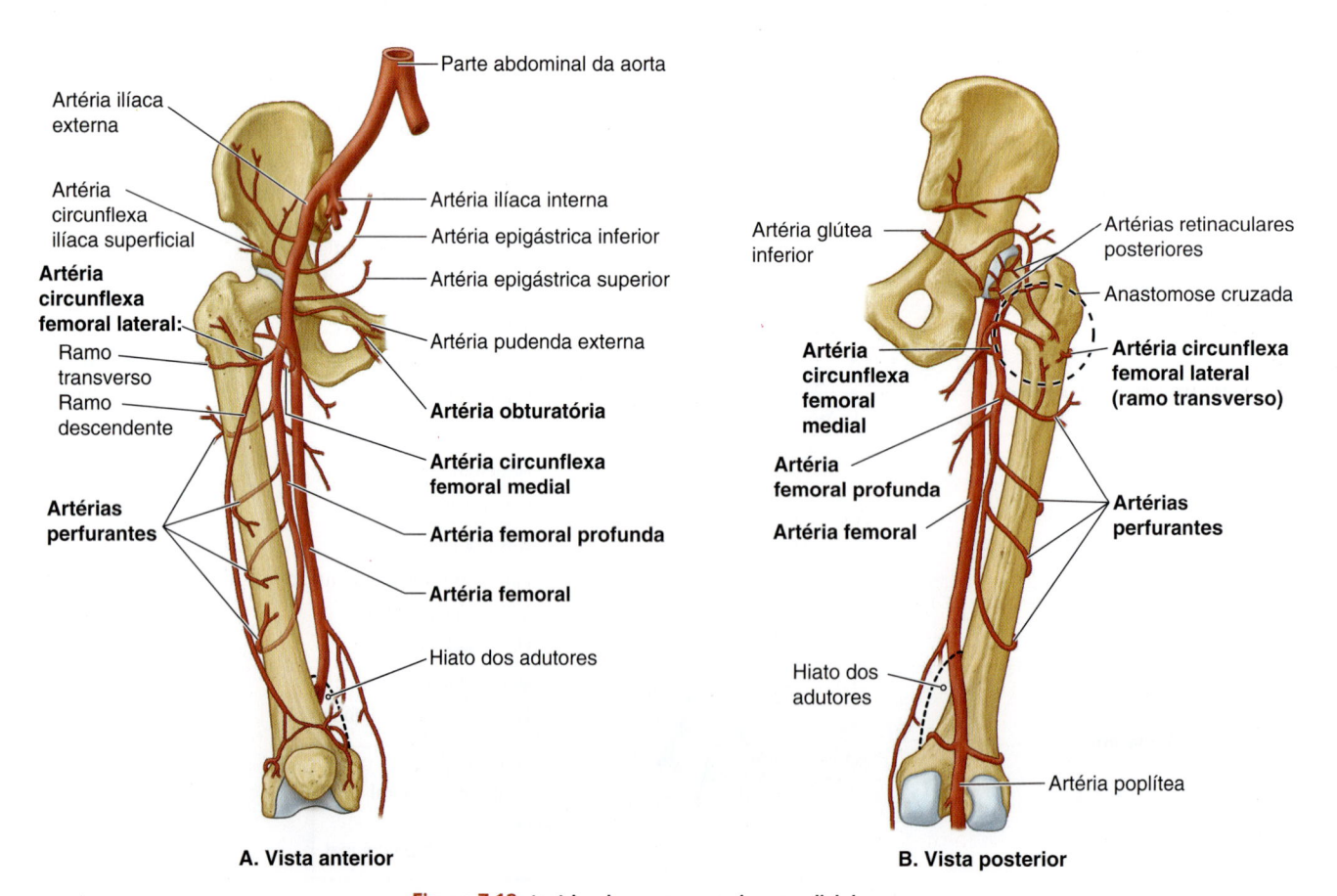

A. Vista anterior

B. Vista posterior

Figura 7.19 Artérias das partes anterior e medial da coxa.

coxa, anastomosam-se entre si e com outras artérias e irrigam os músculos da coxa e a extremidade proximal do fêmur. A **artéria circunflexa femoral medial** fornece a maior parte do sangue para a cabeça e o colo do fêmur por meio de seus ramos, as **artérias retinaculares posteriores**. Ela segue profundamente, entre os músculos iliopsoas e pectíneo, para alcançar a face posterior do colo do fêmur, onde segue o seu trajeto abaixo (anteriormente) do músculo quadrado femoral. A **artéria circunflexa femoral lateral** segue lateralmente através da cápsula articular, irrigando principalmente os músculos na face lateral da coxa (ver Figura 7.19).

Veia femoral

A **veia femoral** é a continuação da veia poplítea, proximal ao hiato dos adutores (ver Figura 7.17A). À medida que ascende pelo canal dos adutores, a veia femoral situa-se posterior e lateralmente e, em seguida, posteriormente à artéria femoral (ver Figura 7.17B). A veia femoral entra na bainha femoral, lateralmente ao canal femoral e torna-se a veia ilíaca externa no local onde passa posteriormente ao ligamento inguinal. Na parte inferior do trígono femoral, a veia femoral recebe a veia femoral profunda, a veia safena magna e outras tributárias. A *veia femoral profunda*, que é formada pela união de três ou quatro veias perfurantes, entra na veia femoral, abaixo do ligamento inguinal, e inferiormente à terminação da veia safena magna.

Artéria obturatória e nervo obturatório

A **artéria obturatória** origina-se habitualmente da artéria ilíaca interna (ver Figura 7.19). Em cerca de 20% dos indivíduos, um ramo púbico aumentado da artéria epigástrica inferior assume o lugar da artéria obturatória (*artéria obturatória substituta*) ou une-se a ela, como *artéria obturatória acessória*. A artéria obturatória atravessa o forame obturado, entra no compartimento medial da coxa e divide-se em ramos anterior e posterior, que se estendem sobre o músculo adutor curto. A artéria obturatória irriga os músculos obturador externo, pectíneo, adutores da coxa e grácil. Seu ramo posterior emite um ramo acetabular, que irriga a cabeça do fêmur.

O **nervo obturatório** (L2-L4) desce ao longo da margem medial do músculo psoas e entra na coxa através do forame obturado, com a artéria e a veia obturatórias (ver Figura 7.14B). Divide-se em ramos anterior e posterior, os quais, à semelhança dos vasos, estendem-se sobre o músculo adutor curto. O ramo anterior inerva os músculos adutor longo, adutor curto, grácil e pectíneo, enquanto o ramo posterior inerva os músculos obturador externo e adutor magno.

REGIÃO GLÚTEA E COMPARTIMENTO POSTERIOR DA COXA

A *região glútea* (quadril e nádegas) é a área proeminente, posterior à pelve. É limitada superiormente pela crista ilíaca, pelo trocanter maior e pela EIAS e, inferiormente, pelo *sulco infraglúteo*. Os sulcos infraglúteos demarcam a margem inferior das nádegas e o limite superior da coxa (Figura 7.20). A *fenda interglútea* separa as nádegas uma da outra.

As partes da pelve óssea – ossos do quadril, sacro e cóccix – estão ligadas entre si pelos *ligamentos glúteos*. Os **ligamentos sacrotuberal** e **sacroespinal** convertem as incisuras isquiáticas, situadas nos ossos do quadril, nos forames isquiáticos maior e menor (Figura 7.21). O **forame isquiático maior** é a via de passagem para as estruturas que entram ou que saem da pelve, enquanto o **forame isquiático menor** é a via de passagem para as estruturas que entram ou que saem do períneo.

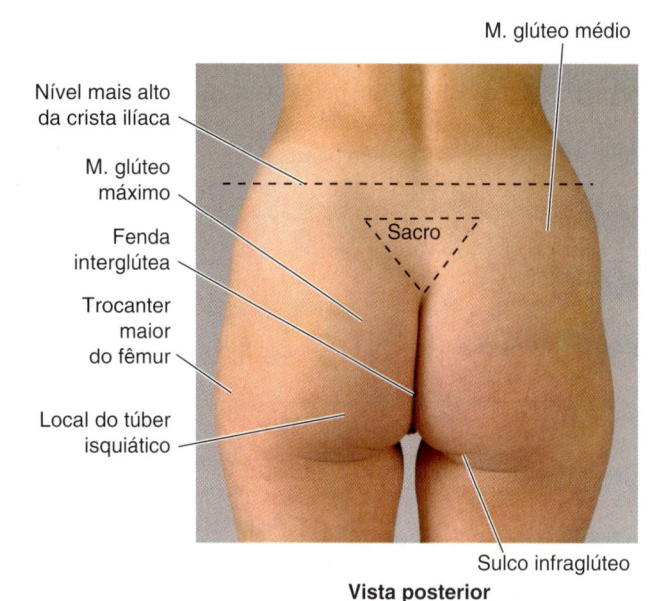

Figura 7.20 Pontos de referência de superfície da região glútea.

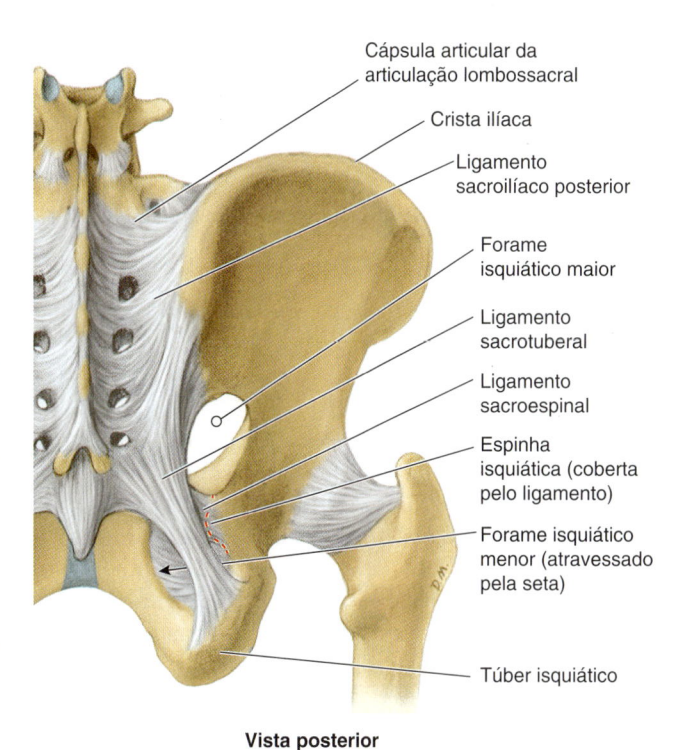

Figura 7.21 Ligamentos sacrotuberal e sacroespinal.

ANATOMIA CLÍNICA

Hérnia femoral

O anel femoral é uma área fraca situada na parte inferior da parede anterior do abdome, que constitui o local de *hérnia femoral*, uma protrusão das vísceras abdominais (frequentemente uma alça do intestino delgado) através do anel femoral para dentro do canal femoral (Figura AC7.8). A hérnia femoral é mais comum nas mulheres do que nos homens (nos quais é mais comum a ocorrência de hérnias inguinais). O saco herniário desloca o conteúdo do canal femoral e distende a sua parede. No início, a hérnia é relativamente pequena, visto que fica contida dentro do canal femoral; entretanto, pode aumentar, passando através do hiato safeno para a tela subcutânea da coxa. Pode ocorrer *estrangulamento de uma hérnia femoral*, interferindo no suprimento sanguíneo para a parte do intestino herniado, e o comprometimento vascular pode resultar em necrose.

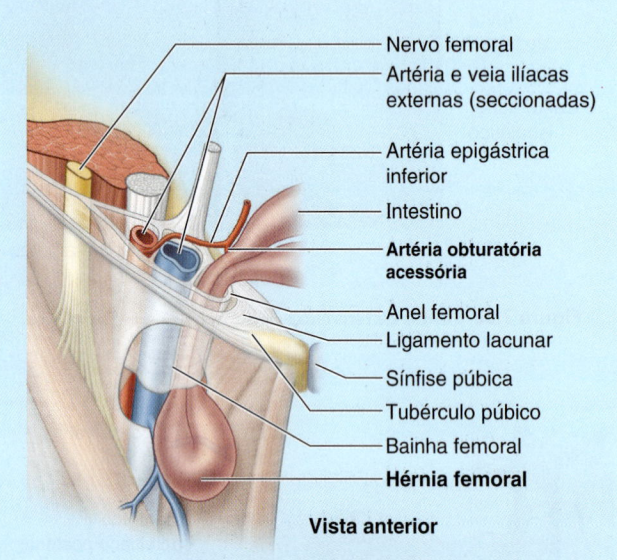

Vista anterior

Estágio avançado da hérnia femoral

Figura AC7.8 Hérnia femoral.

Artéria obturatória substituta ou acessória

Um ramo púbico aumentado da artéria epigástrica inferior assume o lugar da artéria obturatória (**artéria obturatória substituta**) ou une-se a ela como **artéria obturatória acessória** em cerca de 20% dos indivíduos (ver Figura AC7.8). Essa artéria segue o seu trajeto próximo ou através do canal femoral para alcançar o forame obturado e pode estar estreitamente relacionada com uma hérnia femoral. Em consequência, essa artéria pode estar envolvida em uma *hérnia femoral estrangulada*. Os cirurgiões que utilizam grampos durante o reparo endoscópico de hérnias tanto inguinais quanto femorais devem estar atentos quanto à possível presença dessa variante arterial comum.

Pulso e canulação da artéria femoral

O pulso da artéria femoral é habitualmente palpável logo abaixo do ponto médio do ligamento inguinal (ver Figura 7.11C). Normalmente, o pulso é forte; entretanto, se houver oclusão parcial das artérias ilíacas comum ou externa, o pulso pode estar diminuído. A artéria femoral pode ser comprimida manualmente no ponto médio do ligamento inguinal para controlar o sangramento arterial após traumatismo no membro inferior (Figura AC7.9).

A artéria femoral pode ser canulada imediatamente abaixo do ponto médio do canal inguinal (p. ex., para angiografia cardíaca – radiografia do coração e dos grandes vasos após a introdução de material de contraste). Na *angiografia cardíaca esquerda*, um cateter longo e fino é inserido por via percutânea na artéria femoral e passado superiormente na aorta até as aberturas das artérias coronárias (ver Capítulo 4, Tórax).

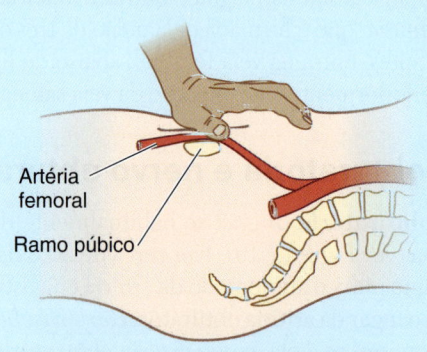

Compressão da artéria femoral direita
Vista medial (lado direito)

Figura AC7.9 Compressão da artéria femoral.

Canulação da veia femoral

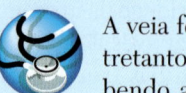

A veia femoral habitualmente não é palpável; entretanto, a sua posição pode ser localizada percebendo as pulsações da artéria femoral, que está localizada imediatamente lateral a ela. Nos indivíduos magros, a veia femoral pode estar próxima da superfície e pode ser confundida com a veia safena magna. Por conseguinte, é importante saber que a veia femoral não possui tributárias neste nível, exceto a veia safena magna, que se une a ela aproximadamente 3 cm abaixo do ligamento inguinal. Para obter amostras de sangue e obter registros da pressão das câmaras do lado direito do coração e/ou da artéria pulmonar e para realizar uma *angiografia cardíaca direita*, um cateter longo e fino é inserido na veia femoral no ponto de sua passagem através do trígono femoral. Sob controle fluoroscópico, o cateter é avançado superiormente através das veias ilíacas externa e comum até a veia cava inferior e o átrio direito do coração.

Músculos da região glútea

Os músculos da região glútea estão organizados em duas camadas: as camadas superficial e profunda (Figura 7.22 e Tabela 7.4). A camada superficial consiste nos três músculos glúteos (máximo, médio e mínimo) e no músculo tensor da fáscia lata. As principais ações do **músculo glúteo máximo** consistem na extensão e rotação lateral da articulação do quadril. Esse músculo atua principalmente entre a posição fletida e a posição ortostática, como ao se levantar da posição sentada, assumir a postura ortostática a partir de uma posição inclinada, caminhar em aclives, subir escadas e correr. Os **músculos glúteos médio** e **mínimo** são músculos em forma de leque, situados abaixo do músculo glúteo máximo. São abdutores e rotadores mediais da coxa. O **músculo tensor da fáscia lata** situa-se na face lateral do quadril, contido entre duas lâminas da fáscia lata. O músculo tensor da fáscia lata é um abdutor e rotador medial da articulação do quadril; todavia, ele geralmente não atua de maneira independente. Para produzir a flexão, o músculo atua em conjunto com os músculos iliopsoas e reto femoral. O músculo tensor da fáscia lata também tensiona a fáscia lata e o trato iliotibial, ajudando, assim, a estabilizar o fêmur sobre a tíbia na posição ortostática. A camada profunda consiste em músculos menores: os **músculos piriforme**, **obturador interno**, **gêmeos superior** e **inferior** e **quadrado femoral** (Figura 7.23). Esses músculos, que são cobertos pela metade inferior do músculo glúteo máximo, são rotadores laterais da coxa, porém também estabilizam a articulação do quadril, atuando com os ligamentos fortes da articulação do quadril para fixar a cabeça do fêmur no acetábulo.

Bolsas da região glútea

As **bolsas da região glútea**, que consistem em estruturas saculares membranáceas achatadas contendo uma lâmina capilar de líquido sinovial (sinóvia, na Terminologia Anatômica), separam o músculo glúteo máximo das estruturas adjacentes (Figura 7.24). As bolsas estão localizadas em áreas sujeitas a atrito – por exemplo, entre um músculo e uma proeminência óssea – de modo a reduzir o atrito e a permitir o movimento livre. As bolsas associadas ao músculo glúteo máximo são as seguintes:

- A **bolsa trocantérica do músculo glúteo máximo** separa a parte profunda do músculo glúteo máximo do trocanter maior do fêmur
- A **bolsa isquiática do músculo glúteo máximo** separa a margem inferior do músculo glúteo máximo do túber isquiático
- A **bolsa intermuscular dos músculos glúteos** separa o trato iliotibial da parte superior da inserção proximal do músculo vasto medial.

Músculos posteriores da coxa

Três dos quatro músculos na face posterior da coxa são os **músculos isquiotibiais** (Figura 7.25 e Tabela 7.5): os **músculos semitendíneo**, **semimembranáceo** e **bíceps femoral (cabeça longa)**. Os músculos isquiotibiais originam-se do túber isquiático, profundamente ao músculo glúteo máximo, inserem-se nos ossos da perna e são inervados pela divisão tibial do nervo isquiático (ver Figura 7.14C). Estendem-se e atuam sobre duas articulações (extensão na articulação do quadril e flexão na articulação do joelho). Ambas as ações

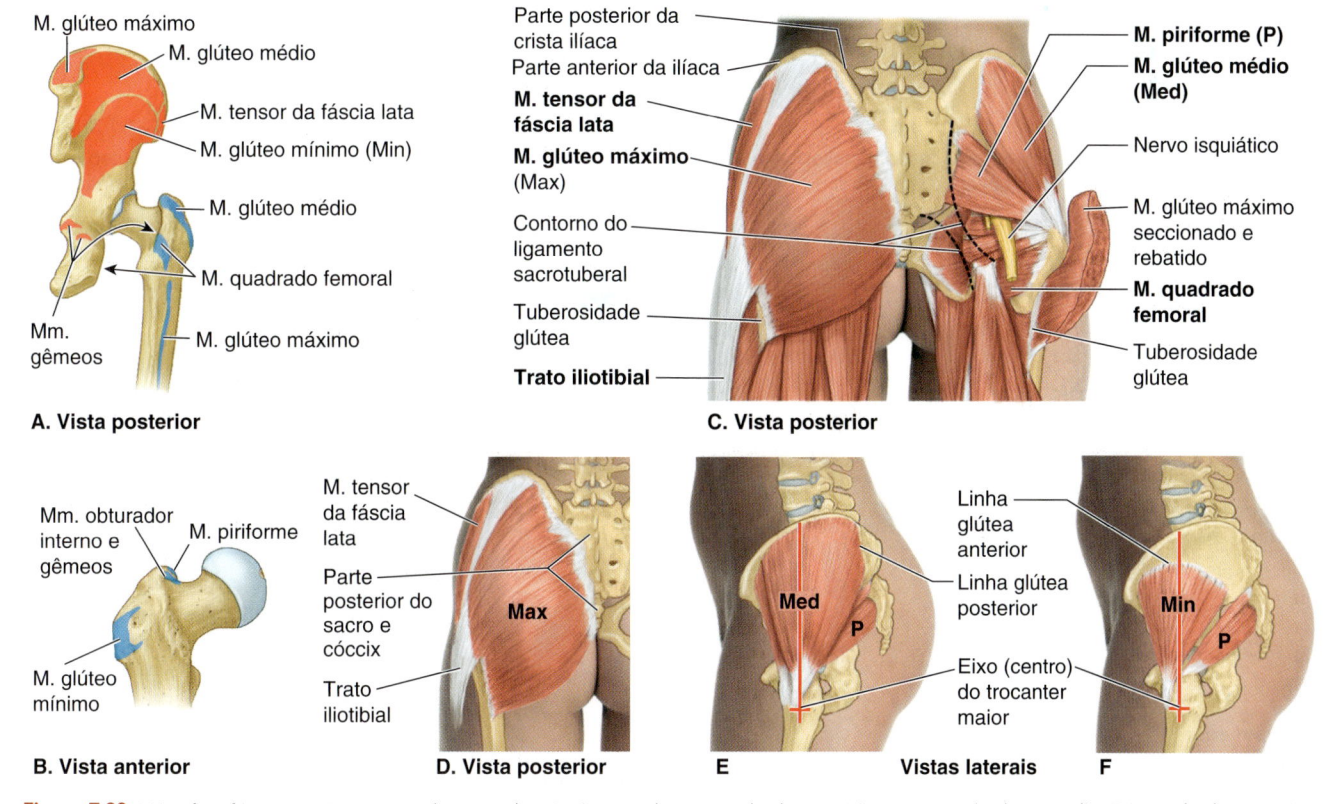

Figura 7.22 Músculos glúteos. **A** e **B**. Inserções dos músculos. **C.** Visão geral. **D.** Músculo glúteo máximo. **E.** Músculo glúteo médio. **F.** Músculo glúteo mínimo.

Tabela 7.4 Músculos da região glútea.

Músculo	Inserção proximal	Inserção distal	Inervação[a]	Ação(ões) principal(is)
Glúteo máximo	Ílio, posteriormente à linha glútea posterior; face posterior do sacro e cóccix; e ligamento sacrotuberal	A maior parte das fibras termina no trato iliotibial, que se insere no côndilo lateral da tíbia; algumas fibras se inserem na tuberosidade glútea do fêmur	Nervo glúteo inferior 9L5, **S1**, **S2**)	Extensão da articulação do quadril entre as posições fletida e ortostática; ajuda na sua rotação lateral; estabiliza a coxa e auxilia na elevação do corpo a partir da posição sentada
Glúteo médio	Face externa do ílio, entre as linhas glúteas anterior e posterior	Face lateral do trocanter maior do fêmur	Nervo glúteo superior (L4, **L5**, S1)	Abdução e parte anterior para a rotação medial da articulação do quadril;[b] mantém a pelve nivelada quando o membro oposto é elevado
Glúteo mínimo	Face externa do ílio, entre as linhas glúteas anterior e inferior	Face anterior do trocanter maior do fêmur		
Tensor da fáscia lata	Espinha ilíaca anterossuperior; parte anterior da crista ilíaca	Trato iliotibial, que se fixa ao côndilo lateral da tíbia (tubérculo de Gerdy)		Flexão da articulação do quadril; atua com o músculo glúteo máximo para estabilizar a articulação do joelho estendida
Piriforme (passa através do forame isquiático maior)	Face anterior do segundo ao quarto segmentos sacrais; margem superior da incisura isquiática maior e ligamento sacrotuberal	Margem superior do trocanter maior do fêmur	Ramos dos ramos anteriores de **S1**, S2	Rotação lateral da articulação do quadril estendida; abdução da articulação do quadril fletida; estabiliza a cabeça do fêmur no acetábulo (estabilizam a articulação do quadril)
Obturador interno (passa através do forame isquiático menor)	Face pélvica do ílio e ísquio; membrana obturadora	Face medial do trocanter maior (Fossa trocantérica) do fêmur[c]	Nervo para o M. obturador interno (L5, **S1**)	
Gêmeos, superior e inferior	*Superior*: espinha isquiática *Inferior*: túber isquiático		*Superior*: igual à do músculo obturador interno *Inferior*: igual à do músculo quadrado femoral	
Quadrado femoral	Margem lateral do túber isquiático	Tubérculo quadrado da crista intertrocantérica do fêmur e área inferior a ela	Nervo para o músculo quadrado femoral (L5, **S1**)	Rotação lateral da articulação do quadril; puxa também a cabeça do fêmur para o acetábulo, de modo a estabilizar a articulação do quadril/pelve

[a] A inervação segmentar da medula espinal está indicada (p. ex., "**S1**, S2" significa que os nervos que inervam o músculo piriforme originam-se dos dois primeiros segmentos sacrais da medula espinal). Os números em negrito (**S1**) indicam a inervação segmentar principal.
[b] As porções posteriores também realizam a rotação lateral da articulação do quadril.
[c] Os músculos gêmeos fundem-se com o tendão do músculo obturador interno quando se insere no trocanter maior do fêmur.

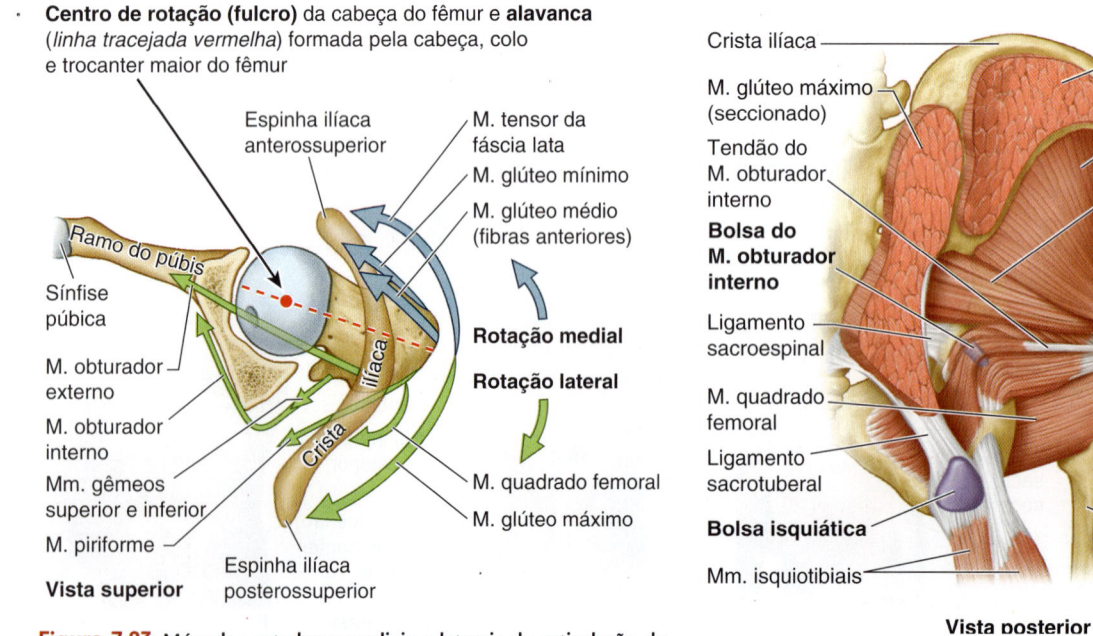

Figura 7.23 Músculos rotadores mediais e laterais da articulação do quadril.

Figura 7.24 Bolsas da região glútea.

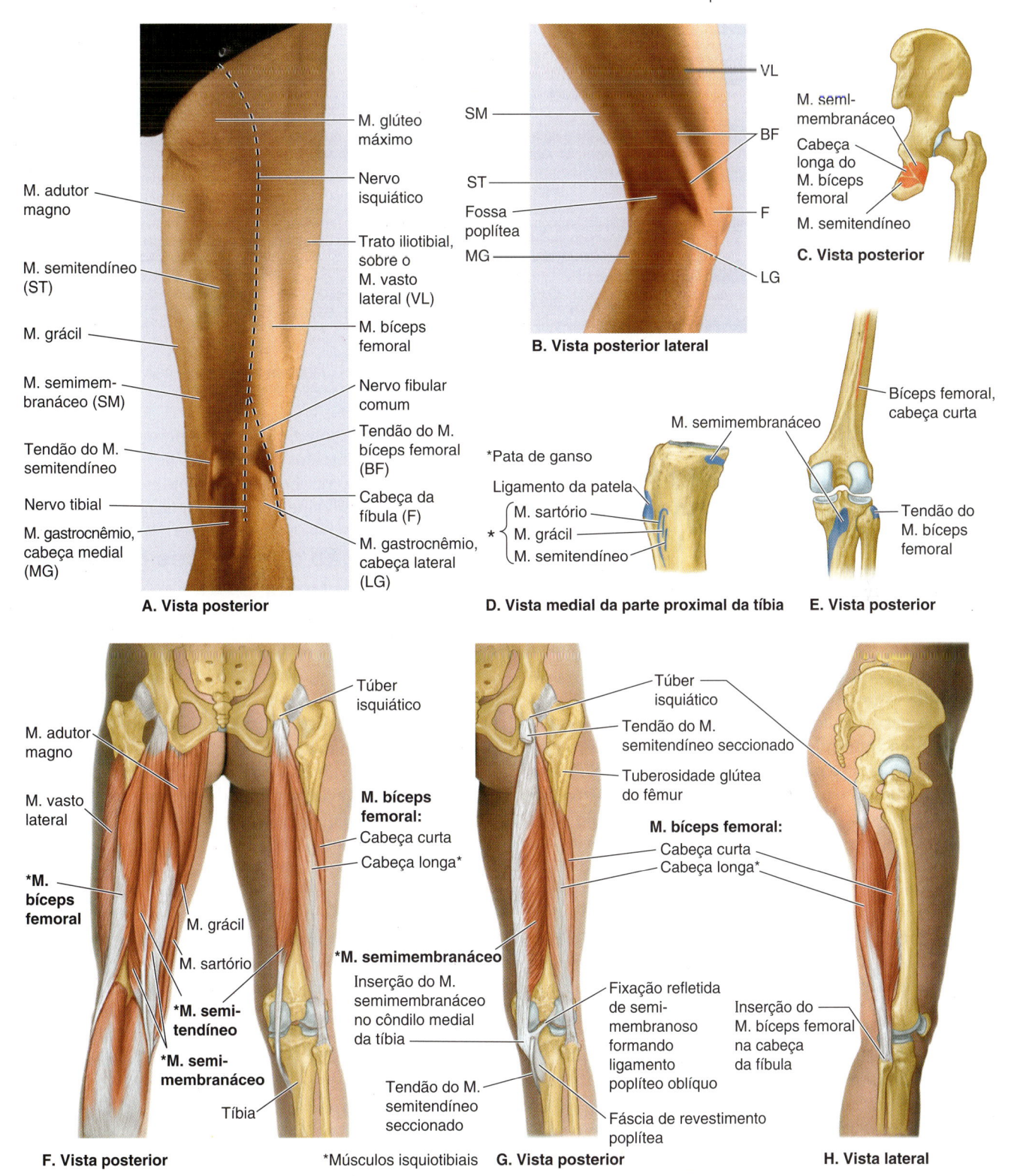

Figura 7.25 Músculos posteriores da coxa. A e **B.** Anatomia de superfície. **C-E.** Inserções musculares. **F.** Visão geral. **G.** Músculos semimembranáceo e bíceps femoral. **H.** músculo bíceps femoral.

não podem ser realizadas ao máximo ao mesmo tempo. A flexão completa do joelho encurta os músculos isquiotibiais, de modo que eles não podem mais se contrair para estender a articulação do quadril. De modo semelhante, a extensão do quadril encurta os músculos isquiotibiais, de forma que eles não podem atuar sobre o joelho. Quando as coxas e as pernas estão fixas, os músculos isquiotibiais podem ajudar a estender o tronco na articulação do quadril. São ativos na extensão do quadril em todas as situações, exceto na flexão completa do joelho, incluindo a manutenção da postura ortostática.

A cabeça curta do músculo bíceps femoral, o quarto músculo do compartimento posterior, não é isquiotibial, visto que

Tabela 7.5 Músculos posteriores da coxa.

Músculo[a]	Inserção proximal[b]	Inserção distal[b]	Inervação[c]	Ação(ões) principal(is)
Semitendíneo	Túber isquiático	Face medial da parte superior da tíbia	Divisão tibial do nervo isquiático (**L5, S1**, S2)	Realizam a extensão da articulação do quadril; a flexão da articulação do joelho e rotação da perna medialmente, quando o joelho está fletido; quando o quadril e o joelho estão fletidos, podem produzir extensão do tronco
Semimembranáceo		Parte posterior do côndilo medial da tíbia; a inserção rebatida forma o ligamento poplíteo oblíquo (para o côndilo lateral do fêmur)		
Bíceps femoral, cabeças longa e curta	*Cabeça longa*: túber isquiático *Cabeça curta*: linha áspera e linha supracondilar lateral do fêmur	Face lateral da cabeça da fíbula; o tendão é dividido neste local pelo ligamento colateral fibular do joelho	*Cabeça longa*: divisão tibial do nervo isquiático (L5, **S1**, S2) *Cabeça curta*: divisão fibular comum do nervo isquiático (L5, **S1**, S2)	Flexão da articulação do joelho e sua rotação lateralmente quando o joelho está fletido; extensão da articulação do quadril (p. ex., ao iniciar a marcha)

[a]Esses três músculos são coletivamente conhecidos como músculos isquiotibiais.
[b]Ver a Figura 7.25C-E para as inserções musculares.
[c]A inervação segmentar da medula espinal é indicada (p. ex., L5, **S1**, S2" significa que os nervos que inervam o M. bíceps femoral originam-se do quinto segmento lombar e dos dois primeiros segmentos sacrais da medula espinal). Os números em negrito (**S1**) indicam a inervação segmentar principal.

cruza apenas a articulação do joelho e é inervado pela divisão fibular do nervo isquiático (ver Figura 7.14C).

Inervação das regiões glútea e femoral posterior

Vários nervos originam-se do plexo sacral e inervam a região glútea (p. ex., os nervos glúteos superior e inferior) ou a atravessam para inervar o períneo (p. ex., nervo pudendo) e a coxa (p. ex., nervo isquiático). A pele da região glútea é ricamente inervada pelos nervos glúteos superficiais: os **nervos clúnios superiores**, **médios** e **inferiores** (ver Figura 7.12B). Os nervos glúteos profundos são os **nervos isquiático**, **cutâneo femoral posterior**, **glúteo superior** e **glúteo inferior**, o **nervo para o músculo quadrado femoral**, o **nervo pudendo** e o **nervo para o músculo obturador interno** (Figura 7.26B,C e Tabela 7.6). Todos esses nervos são ramos do plexo sacral e deixam a pelve através do forame isquiático maior. Com exceção do nervo glúteo superior e, algumas vezes, o nervo fibular comum (raiz do nervo isquiático), todos emergem abaixo do músculo piriforme (ver Figura 7.26B-D). O nervo pudendo não irriga nenhuma estrutura na região glútea; sai da região por meio do forame isquiático menor para inervar estruturas do períneo.

O **nervo isquiático** é o maior nervo do corpo e consiste na continuação da parte principal do plexo sacral (ver Figura 7.26B,C). O nervo isquiático segue um trajeto inferior lateral sob o revestimento do músculo glúteo máximo, a meio caminho entre o trocanter maior e o túber isquiático. Desce a partir da região glútea para a face posterior da coxa, onde se localiza posteriormente ao músculo adutor magno e abaixo (anteriormente) da cabeça longa do músculo bíceps femoral. Na realidade, o nervo isquiático consiste em dois nervos frouxamente ligados na mesma bainha de tecido conjuntivo: o *nervo tibial* e o *nervo fibular comum* (ver Figuras 7.14C e 7.26B). Os dois nervos separam-se no terço inferior da coxa; entretanto, em 12% dos indivíduos, os nervos se separam quando deixam a pelve. Nesses casos, o nervo tibial passa inferiormente ao músculo piriforme, enquanto o nervo fibular comum perfura esse músculo ou passa acima dele (ver Figura 7.26D). O nervo isquiático não inerva nenhuma estrutura na região glútea; ele inerva os músculos posteriores da coxa, todos os músculos da perna e do pé e a pele da maior parte da perna e do pé. Fornece também ramos articulares para as articulações do membro inferior abaixo do quadril.

Vascularização das regiões glútea e femoral posterior

A *artérias da região glútea* originam-se, direta ou indiretamente, das artérias ilíacas internas; entretanto, os padrões de origem são variáveis. Os ramos glúteos principais da *artéria ilíaca interna* são as artérias glúteas superior e inferior e a artéria pudenda interna (ver Figura 7.26A,B). As **artérias glúteas superior** e **inferior** deixam a pelve através do forame isquiático maior e seguem superior e inferiormente ao músculo piriforme, respectivamente. A **artéria pudenda interna** entra na região glútea através do forame isquiático maior, abaixo do músculo piriforme, e entra no períneo através do forame isquiático menor (ver Figura 7.26B). Essa artéria não irriga as nádegas. O compartimento posterior da coxa não apresenta nenhuma artéria principal exclusiva para o compartimento; ele recebe sangue das artérias glútea inferior, circunflexa femoral medial, perfurantes e poplítea. A *artéria femoral profunda* constitui a principal artéria da coxa, dando origem às *artérias perfurantes*, que perfuram o músculo adutor magno para entrar no compartimento posterior e irrigar os músculos isquiotibiais (ver Figura 7.26A,B). Por conseguinte, uma cadeia anastomótica contínua estende-se da região glútea até a região poplítea, dando origem a ramos para os músculos e para o nervo isquiático.

As *veias da região glútea* são tributárias das veias ilíacas internas que drenam o sangue proveniente da região glútea (Figura 7.27). As **veias glúteas superiores** e **inferiores** acompanham as artérias correspondentes através do forame isquiático maior, superior e inferiormente ao músculo piriforme, respectivamente. Comunicam-se com as tributárias da veia femoral, oferecendo, dessa maneira, uma via alternativa para o retorno do sangue proveniente do membro inferior se houver oclusão ou necessidade de ligadura da veia femoral. As **veias pudendas internas** acompanham as artérias pudendas internas e unem-se para entrar na veia ilíaca interna. As veias pudendas drenam sangue proveniente do

Capítulo 7 • Membro Inferior 447

A. Vista posterior

- Artéria glútea superior
- Artéria glútea inferior
- **Artéria circunflexa femoral medial**
- **Artéria femoral profunda**
- **Artéria femoral**
- Hiato dos adutores
- Artérias retinaculares posteriores
- Anastomose cruzada
- **Artéria circunflexa femoral lateral**
- Artérias perfurantes
- Artéria poplítea

B. Vista posterior

- Nervo glúteo superior
- Artéria glútea superior
- Nervo glúteo inferior
- Artéria glútea inferior
- Nervo pudendo
- Artéria pudenda interna
- Nervo para o M. obturador interno
- Ligamento sacrotuberal
- M. adutor magno
- M. glúteo médio
- M. piriforme
- M. gêmeo superior
- M. obturador interno
- M. gêmeo inferior
- M. quadrado femoral
- Nervo isquiático
- Artéria femoral profunda
- Nervo cutâneo femoral posterior
- Artérias perfurantes: Primeira, Segunda, Terceira, Quarta
- M. semimembranáceo
- M. bíceps femoral: Cabeça curta, Cabeça longa
- Veia poplítea
- Nervo fibular comum (C)
- Artéria poplítea
- Nervo tibial (T)

C. Vista anterior medial

- Tronco lombossacral
- Nervo glúteo superior
- Forame isquiático maior
- M. piriforme
- Nervo glúteo inferior
- Nervo isquiático
- Ligamento sacroespinal
- Nervo para o M. quadrado femoral
- Nervo pudendo
- L4, L5, S1, S2, S3, S4, Sacro

D. Vista posterior

- M. piriforme
- C
- T
- 12%
- 0,5%

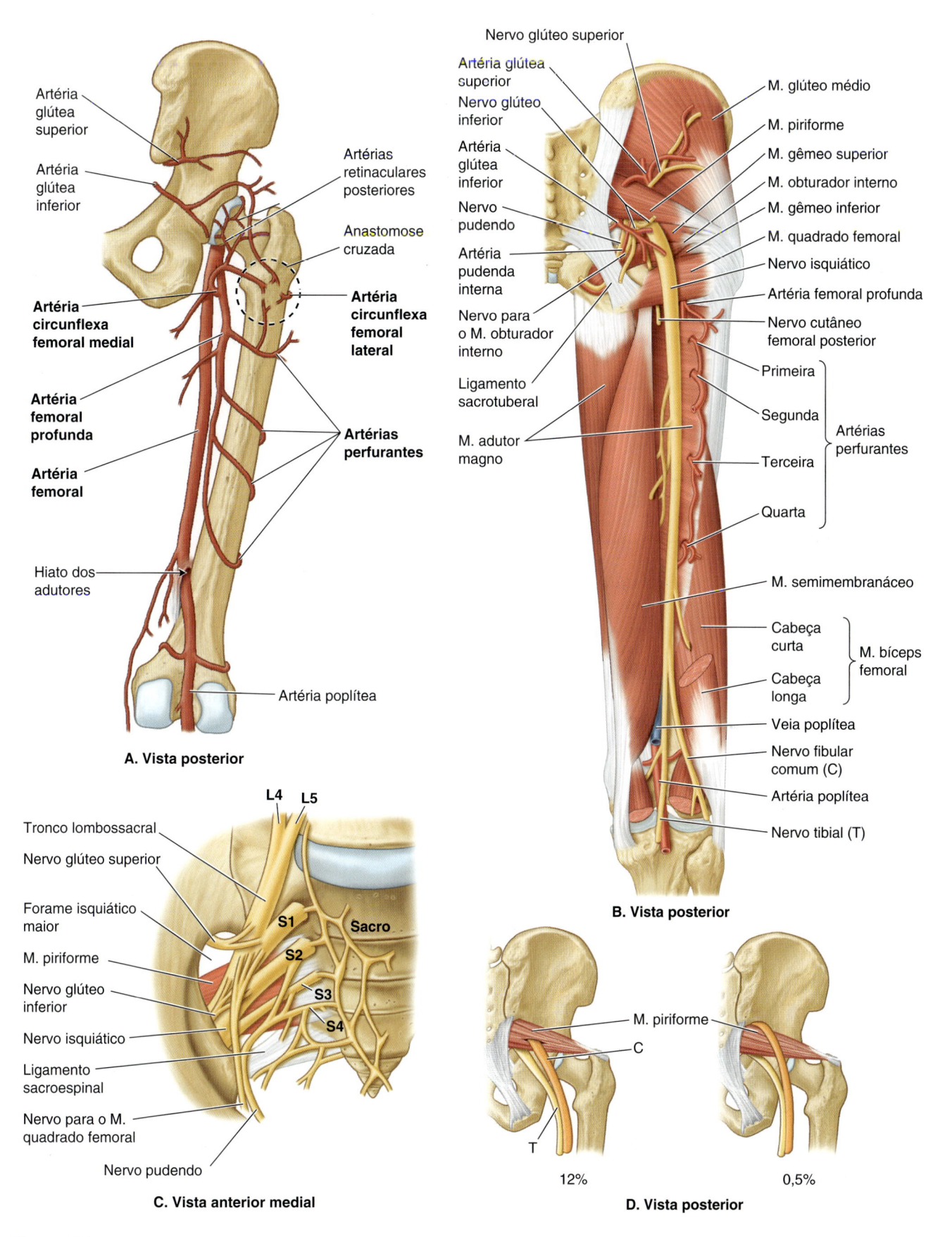

Figura 7.26 Nervos e vasos das regiões glútea e femoral posterior. **A.** Artérias. **B.** Trajeto das artérias e dos nervos na região femoral posterior. **C.** Formação do nervo isquiático na pelve. **D.** Relações anômalas do nervo isquiático com o músculo piriforme.

Tabela 7.6 Nervos das regiões glútea e femoral posterior.

Nervo	Origem	Trajeto	Distribuição[a]
Clúnios: superiores, médios e inferiores	*Superiores*: ramos posteriores dos nervos L1-L3 *Médios*: ramos posteriores dos nervos S1-S3 *Inferiores*: nervo cutâneo femoral posterior	*Superiores*: cruzam a crista ilíaca *Médios*: saem através dos forames sacrais posteriores e entram na região glútea *Inferiores*: curvam-se em torno da margem inferior do M. glúteo máximo	Inervam a pele da região glútea (nádegas) até o trocanter maior
Isquiático	Plexo sacral (L4-S3)	Deixa a pelve através do forame isquiático maior, inferiormente ao M. piriforme; entra na região glútea; desce profundamente ao M. bíceps femoral; bifurca-se nos nervos tibial e fibular comum, no ápice da fossa poplítea	Não inerva nenhum músculo na região glútea; inerva todos os músculos no compartimento posterior da coxa
Cutâneo femoral posterior	Plexo sacral (S1-S3)	Deixa a pelve através do forame isquiático maior, inferiormente ao M. piriforme; segue profundamente ao M. glúteo máximo; emerge a partir de sua margem inferior; desce na parte posterior da coxa, abaixo da fáscia lata, dando origem a ramos cutâneos	Inerva a pele das nádegas por meio dos ramos clúnios inferiores e a pele sobre a face posterior da coxa e panturrilha; parte lateral do períneo, parte medial superior da coxa por meio do ramo perineal
Glúteo superior	Plexo sacral (L4-S1)	Deixa a pelve através do forame isquiático maior, superiormente ao M. piriforme; segue entre os Mm. glúteos médio e mínimo	Inerva os Mm. glúteos médio e mínimo e tensor da fáscia lata
Glúteo inferior	Plexo sacral (L5-S2)	Deixa a pelve através do forame isquiático maior, inferiormente ao M. piriforme; divide-se em vários ramos	Inerva o M. glúteo máximo
Nervo para o M. quadrado femoral	Plexo sacral (L4, L5-S1)	Deixa a pelve através do forame isquiático maior, profundamente ao nervo isquiático	Inerva a articulação do quadril, os Mm. gêmeo inferior e quadrado femoral
Pudendo	Plexo sacral (S2-S4)	Entra na região glútea através do forame isquiático maior, inferiormente ao M. piriforme; desce posteriormente ao ligamento sacroespinal; entra no períneo através do forame isquiático menor	Fornece a maior parte da inervação para o períneo; não inerva nenhuma estrutura na região glútea
Nervo para o M. obturador interno	Plexo sacral (L5-S2)	Entra na região glútea através do forame isquiático maior, inferiormente ao M. piriforme; desce posteriormente à espinha ilíaca; entra no forame isquiático menor; passa para o M. obturador interno	Inerva os Mm. gêmeo superior e obturador interno

[a]Ver a Figura 7.12 para inervação cutânea dos membros inferiores.

períneo. As *veias perfurantes* acompanham as artérias do mesmo nome para drenar o sangue proveniente do compartimento posterior da coxa para a *veia femoral profunda*. Além disso, comunicam-se inferiormente com a veia poplítea e, superiormente, com a veia glútea inferior.

A *linfa proveniente dos tecidos profundos* da região glútea segue os vasos glúteos até os **linfonodos glúteos** e destes para os **linfonodos ilíacos** internos, externos e comuns e, em seguida, para os **linfonodos lombares (cavais e aórticos)** (ver Figura 7.27). A *linfa proveniente dos tecidos superficiais* da região glútea entra nos linfonodos inguinais superficiais. Os linfonodos inguinais superficiais emitem vasos linfáticos eferentes para os **linfonodos ilíacos externos**.

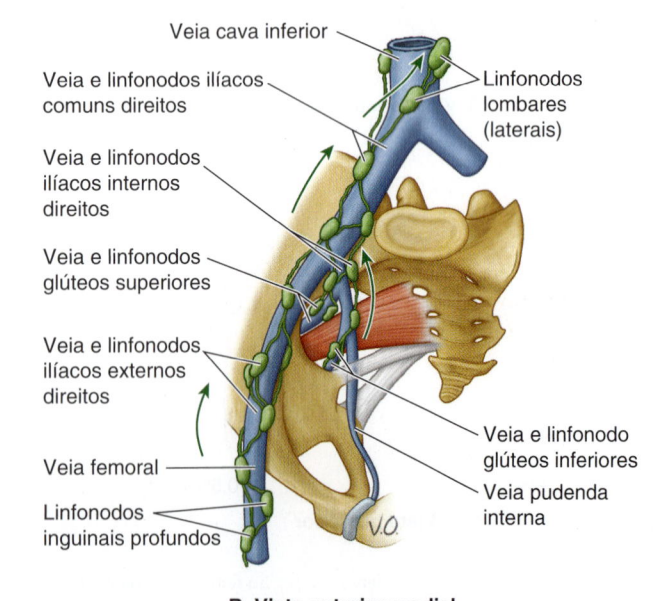

Figura 7.27 Veias e linfáticos das regiões glútea e femoral posterior.
B. Vista anterior medial

ANATOMIA CLÍNICA

Bursites trocantérica e isquiática

A dor difusa profunda na região lateral da coxa, particularmente ao subir escadas ou ao levantar da posição sentada, pode ser causada por *bursite trocantérica*. A bursite trocantérica caracteriza-se por hipersensibilidade à palpação pontual sobre o trocanter maior; entretanto, a dor frequentemente se irradia ao longo do trato iliotibial. Um diagnóstico comumente despercebido, que simula clinicamente a bursite trocantérica, é a ruptura da inserção do tendão do músculo glúteo médio sobre o trocanter. A *bursite isquiática* resulta de atrito excessivo entre as bolsas isquiáticas e os túberes isquiáticos (p. ex., no ciclismo). Como os túberes isquiáticos sustentam o peso do corpo na posição sentada, esses pontos de pressão podem levar a úlceras de pressão em indivíduos debilitados, particularmente paraplégicos.

Lesão do nervo glúteo superior

A *lesão do nervo glúteo superior*, como, por exemplo, durante uma cirurgia de substituição de quadril, dependendo da abordagem cirúrgica, resulta em claudicação do *músculo glúteo médio incapacitante*, para compensar o enfraquecimento da abdução da coxa pelos músculos glúteos médio e mínimo. Além disso, pode-se observar uma *marcha glútea*, uma inclinação compensatória do corpo para o lado enfraquecido. A rotação medial da coxa também pode estar gravemente comprometida.

Quando uma pessoa é solicitada a ficar de pé sobre uma das pernas, os músculos glúteos médio e mínimo normalmente se contraem, tão logo o pé contralateral deixa o solo, impedindo a inclinação da pelve para o lado sem apoio (Figura AC7.10A). Quando uma pessoa com lesão do nervo glúteo superior é instruída a ficar de pé sobre uma das pernas, a pelve desce no lado sem apoio (ver Figura AC7.10B), indicando que o músculo glúteo médio no lado contralateral está fraco ou não funcional. Na clínica, esse sinal é denominado *teste de Trendelenburg positivo*.

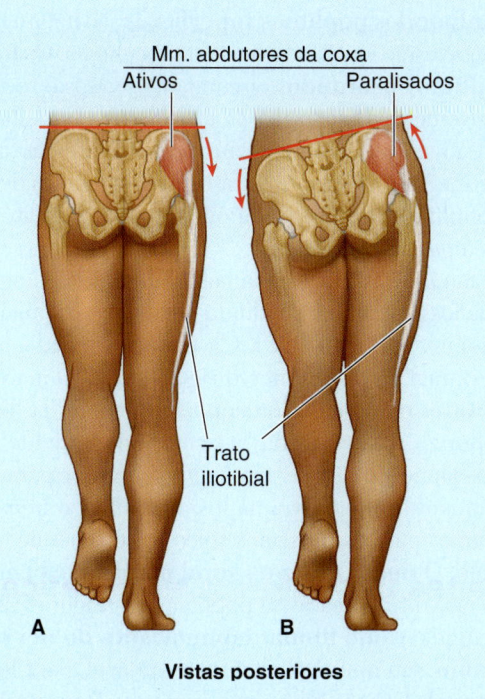

Figura AC7.10 Teste de Trendelenburg.

Quando a pelve desce no lado sem apoio, o membro inferior torna-se, na verdade, muito longo e não sai do solo quando o pé é avançado na fase de balanço da marcha. Para compensar, o indivíduo inclina-se para o lado com apoio, elevando a pelve para dar um espaço adequado para que o pé saia do solo durante a fase de balanço. Isso resulta em marcha anserina característica ou marcha glútea. Outras maneiras de compensar consistem em elevar o pé mais alto durante o avanço ou balançar o pé lateralmente.

Lesões dos músculos isquiotibiais

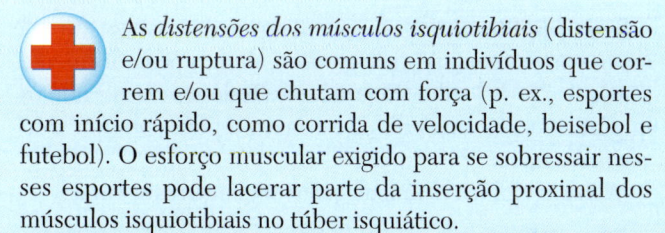

As *distensões dos músculos isquiotibiais* (distensão e/ou ruptura) são comuns em indivíduos que correm e/ou que chutam com força (p. ex., esportes com início rápido, como corrida de velocidade, beisebol e futebol). O esforço muscular exigido para se sobressair nesses esportes pode lacerar parte da inserção proximal dos músculos isquiotibiais no túber isquiático.

Lesão do nervo isquiático

A *secção incompleta do nervo isquiático* (p. ex., em consequência de ferimento perfurocortante) pode acometer os nervos glúteo inferior e/ou cutâneo femoral posterior. A recuperação de uma lesão do nervo isquiático é lenta e habitualmente incompleta. No que concerne ao nervo isquiático, as nádegas possuem um lado de segurança (o lado lateral) e um lado de risco (lado medial). A ocorrência de ferimentos ou a realização de cirurgia na região medial da nádega podem lesionar o nervo isquiático e seus ramos para os músculos isquiotibiais. A paralisia desses músculos resulta em comprometimento da extensão da coxa e da flexão da perna. A ocorrência de dor nas nádegas pode resultar, possivelmente, de compressão do nervo isquiático pelo músculo piriforme (*síndrome do piriforme*).

Injeções intraglúteas

A região glútea constitui um local comum para a *injeção intramuscular* de medicamentos, visto que os músculos glúteos são espessos e volumosos, proporcionando uma grande área para a absorção venosa de fármacos. As injeções nas nádegas são seguras apenas no quadrante superolateral da nádega (Figura AC7.11). As complicações de uma técnica incorreta incluem lesão de nervo, hematoma e formação de abscesso.

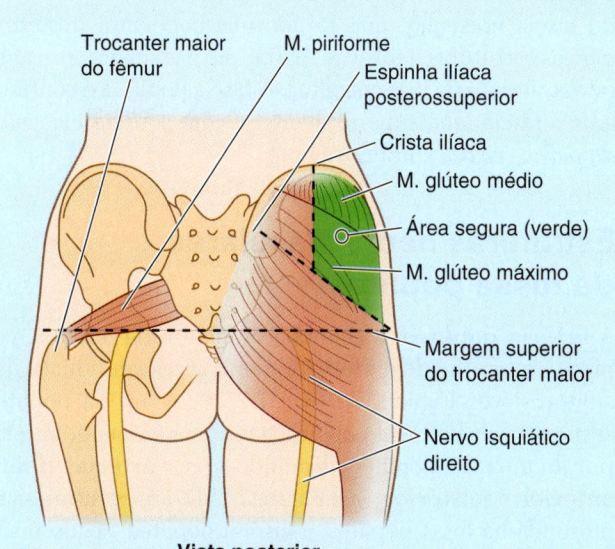

Figura AC7.11 Injeções intraglúteas.

FOSSA POPLÍTEA

A **fossa poplítea** é um espaço em forma de losango, em sua maior parte preenchido por gordura, situada posteriormente à articulação do joelho (Figura 7.28). Todos os vasos e nervos importantes provenientes da coxa para a perna passam através dessa fossa.

A fossa poplítea é limitada pelas seguintes estruturas:

- Músculo bíceps femoral, superior e lateralmente
- Músculo semimembranáceo, superior e medialmente, com o tendão do músculo semitendíneo medialmente ao semimembranáceo
- Cabeças lateral e medial do músculo gastrocnêmio, inferior e lateralmente e inferior e medialmente, respectivamente
- Pele e fáscia poplítea, posteriormente (teto)
- Face poplítea do fêmur, cápsula posterior da articulação do joelho e fáscia poplítea cobrindo o músculo poplíteo (assoalho).

O conteúdo da fossa poplítea inclui (ver Figura 7.28B):

- A terminação da veia safena parva
- A artéria e a veia poplíteas, seus ramos e tributárias
- Os nevos tibial e fibular comum
- O nervo cutâneo femoral posterior
- Os linfonodos poplíteos e vasos linfáticos
- Gordura.

Fáscia da fossa poplítea

A *tela subcutânea* que cobre a fossa poplítea contém gordura, a veia safena parva (a não ser que tenha penetrado na fáscia muscular, em um nível mais inferior) e três nervos cutâneos: os ramos terminais do *nervo cutâneo femoral posterior e os nervos cutâneos surais medial e lateral* (ver Figura 7.28A). A **fáscia poplítea** é uma lâmina resistente de fáscia muscular, que forma uma cobertura protetora para as estruturas neurovasculares que passam da coxa até a perna, através da fossa poplítea. A fáscia poplítea é contínua com a *fáscia lata*, superiormente, e com a *fáscia muscular da perna (crural)*, inferiormente.

Estruturas neurovasculares da fossa poplítea

A **artéria poplítea**, a continuação da artéria femoral, começa no local onde a artéria femoral atravessa o hiato dos adutores (ver Figuras 7.19B e 7.28B). A artéria poplítea segue através da fossa poplítea e termina na margem inferior do músculo poplíteo, dividindo-se nas **artérias tibiais anterior e posterior** (ver Figura 7.28D). A estrutura mais profunda na fossa poplítea, a artéria poplítea, segue o seu trajeto próximo da cápsula articular da articulação do joelho. Cinco ramos geniculares da artéria poplítea irrigam a cápsula articular e os ligamentos da articulação do joelho. As artérias do joelho são as **artérias superior lateral, superior medial, média, inferior lateral** e **inferior medial do joelho** (ver Figura 7.28D). Essas artérias participam na formação da **rede articular do joelho**, uma anastomose arterial periarticular em torno do joelho, que fornece uma circulação colateral capaz de manter o suprimento sanguíneo para a perna durante a flexão total do joelho. Outros vasos que contribuem para a anastomose são mostrados na Figura 7.28D. Os ramos musculares da artéria poplítea irrigam os músculos isquiotibiais, gastrocnêmio, sóleo e plantar. Os ramos musculares superiores da artéria poplítea possuem anastomoses clinicamente importantes com a parte terminal da artéria femoral profunda e artérias glúteas.

A **veia poplítea** é formada na margem inferior do músculo poplíteo, como uma continuação das *veias tibiais posteriores*. Ao longo de todo seu trajeto, a veia poplítea segue superficialmente à artéria poplítea e na mesma bainha fibrosa do que ela (ver Figura 7.28B). Superiormente, a veia poplítea torna-se a *veia femoral* no local onde atravessa o hiato dos adutores. A veia safena parva segue o seu trajeto da face posterior do maléolo lateral até a fossa poplítea, onde perfura a fáscia poplítea e desemboca na veia poplítea (ver Figura 7.28A).

Os **linfonodos poplíteos superficiais** são habitualmente pequenos e estão localizados na tela subcutânea. Os **linfonodos poplíteos profundos** circundam os vasos e recebem a linfa proveniente da cápsula da articulação do joelho e dos vasos linfáticos que acompanham as veias profundas da perna (ver Figura 7.9D). Os vasos linfáticos provenientes dos linfonodos poplíteos acompanham os vasos femorais até os *linfonodos inguinais profundos*.

O *nervo isquiático* termina habitualmente no ângulo superior da fossa poplítea, dividindo-se nos nervos tibial e fibular comum (ver Figura 7.28A-C). O **nervo tibial** – o maior ramo terminal medial do nervo isquiático – é o mais superficial dos três componentes centrais principais da fossa poplítea (nervo, veia e artéria). O nervo tibial divide a fossa ao meio quando passa de seu ângulo superior para o inferior. Enquanto se encontra na fossa poplítea, o nervo tibial emite ramos para os músculos sóleo, gastrocnêmio, plantar e poplíteo. O **nervo cutâneo sural medial** também se origina do nervo tibial na fossa poplítea (ver Figura 7.28A-C). A ele se une o **ramo fibular comunicante do nervo fibular comum**, em um nível altamente variável, para formar o **nervo sural**. Esse nervo supre a pele nas faces posterior e lateral da perna e na face lateral do pé. O **nervo cutâneo sural lateral** é um ramo do nervo fibular comum, que inerva a pele da face lateral da perna.

O **nervo fibular comum** (ver Figura 7.28A-C) – o menor ramo terminal lateral do nervo isquiático – começa habitualmente no ângulo superior da fossa poplítea e acompanha de perto a margem medial do músculo bíceps femoral e seu tendão, ao longo do limite superior lateral da fossa poplítea. O nervo fibular comum deixa a fossa poplítea, seguindo superficialmente à cabeça lateral do músculo gastrocnêmio e curvando-se em torno do colo da fíbula, onde é vulnerável à lesão. Neste local, divide-se nos seus ramos terminais, os

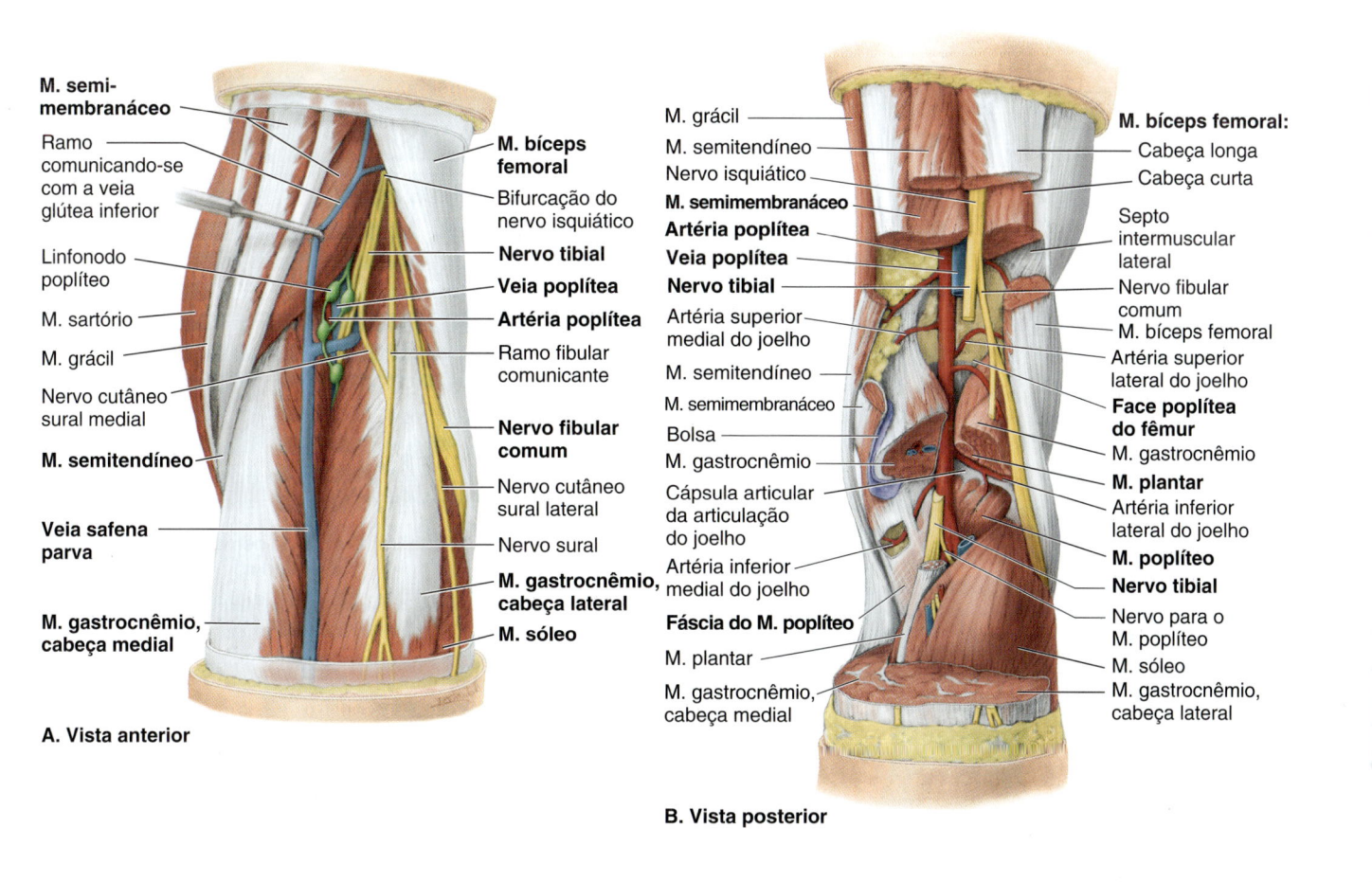

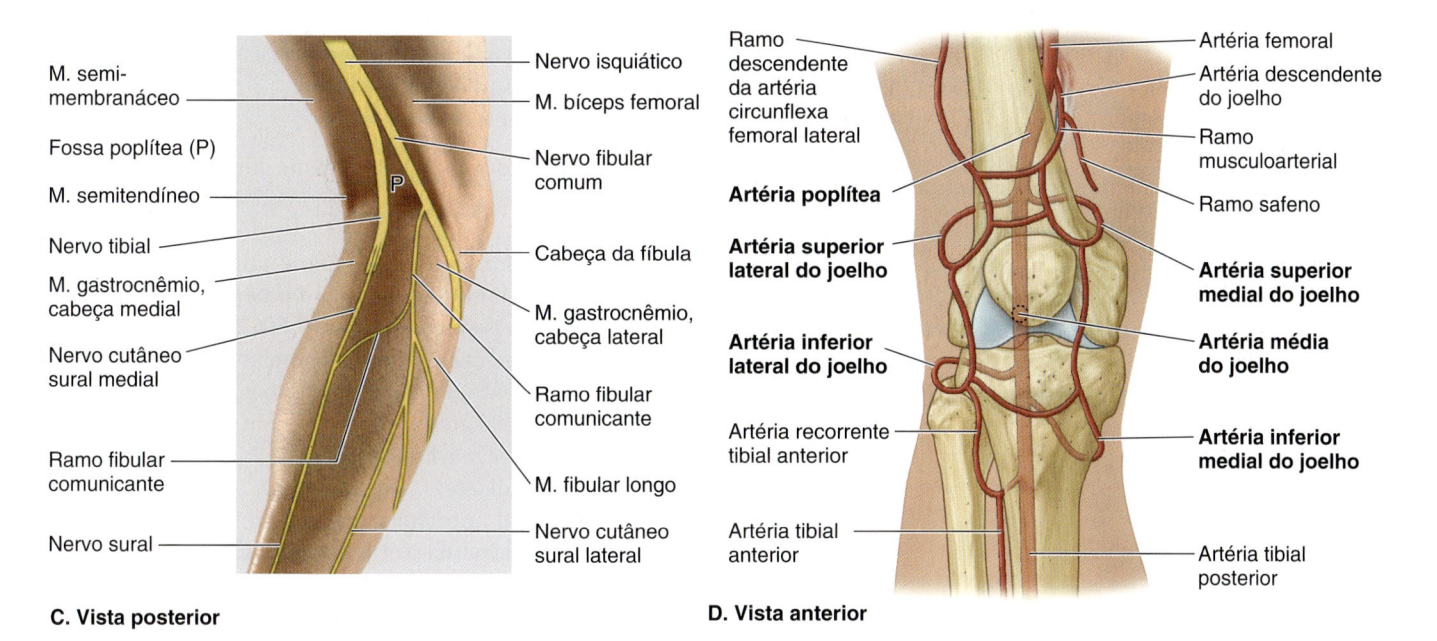

Figura 7.28 Fossa poplítea. A. Dissecção superficial. **B.** Dissecção profunda. **C.** Anatomia de superfície dos principais nervos periféricos e cutâneos. **D.** Rede articular do joelho.

nervos fibulares superficial e profundo. Os ramos mais inferiores do *nervo cutâneo femoral posterior* suprem a pele que recobre a fossa poplítea.

ANATOMIA CLÍNICA

Pulso poplíteo

Como a artéria poplítea é de localização profunda na fossa poplítea, pode ser difícil perceber o *pulso poplíteo*. Para a palpação desse pulso, a pessoa é colocada em decúbito ventral com o joelho fletido para relaxar a fáscia poplítea e os músculos isquiotibiais (ver Figura 7.11E). As pulsações são mais bem percebidas na parte inferior da fossa. O enfraquecimento ou o desaparecimento do pulso poplíteo constituem um sinal de obstrução da artéria femoral. A artéria poplítea é vulnerável na luxação do joelho; os pulsos distais devem ser palpados caso tenha ocorrido luxação.

Aneurisma poplíteo

O *aneurisma poplíteo* (dilatação anormal de toda a artéria poplítea ou de parte dela) provoca habitualmente edema e dor na fossa poplítea. Se houver necessidade de proceder à ligadura da artéria femoral, o sangue habitualmente pode ser desviado da oclusão por meio da rede articular do joelho e alcançar a artéria poplítea distalmente à ligadura. Pode ser necessária uma ligadura gradual.

Compartimento anterior:
Território do nervo fibular profundo; flexores dorsais do tornozelo e extensores dos dedos do pé
Septo intermuscular anterior da perna

Compartimento lateral:
Território do nervo fibular superficial; eversores do pé
Septo intermuscular posterior da perna

Compartimento posterior:
nervo tibial; flexores plantares do tornozelo e flexores dos dedos dos pés
Septo intermuscular transverso

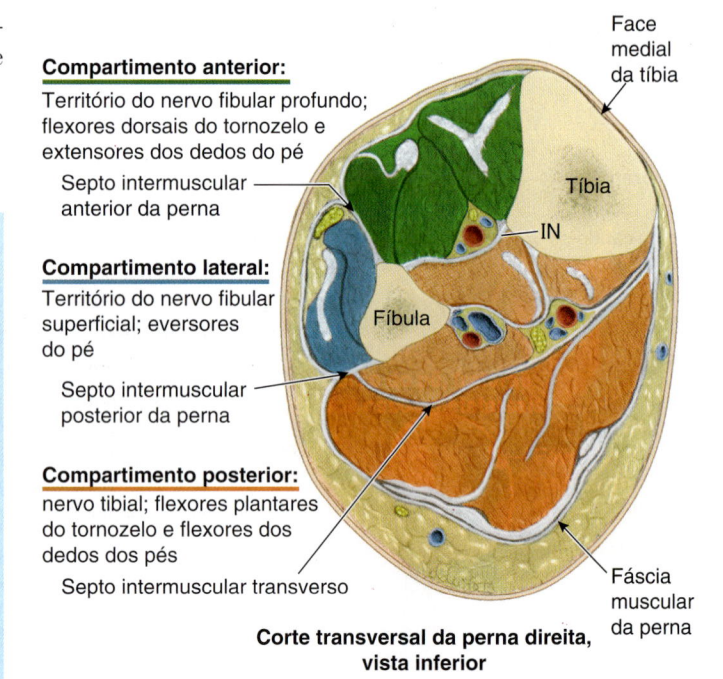

Corte transversal da perna direita, vista inferior

Figura 7.29 Compartimentos da perna. *IN*, membrana interóssea da perna.

PERNA

A *perna* contém a *tíbia* e a *fíbula*, os ossos que conectam o joelho e o tornozelo. A tíbia, o osso que sustenta o peso, é maior e mais forte do que a fíbula que não sustenta peso. Os ossos da perna estão unidos pela *membrana interóssea da perna*. A perna é dividida em três compartimentos – anterior, lateral e posterior – que são formados pelos septos intermusculares anterior e posterior da perna, pela membrana interóssea da perna e pelos dois ossos da perna (Figura 7.29).

Compartimento anterior da perna

O **compartimento anterior da perna** ou *compartimento flexor dorsal* (*extensor dos dedos*) está localizado anteriormente à membrana interóssea da perna, entre a face lateral do corpo da tíbia e a face medial do corpo da fíbula (ver Figuras 7.29 a 7.31 e Tabela 7.7). O compartimento anterior é limitado, anteriormente, pela fáscia da perna e pela pele. Inferiormente, dois espessamentos da fáscia, semelhantes a faixas, formam os retináculos, que ligam os tendões dos músculos do compartimento anterior, impedindo o seu estrangulamento anterior durante a flexão dorsal da articulação talocrural. O **retináculo superior dos músculos extensores** é uma faixa forte e larga de fáscia muscular (ver Figura 7.30B), que segue da fíbula até a tíbia, proximal aos maléolos. O **retináculo inferior dos músculos extensores**, que consiste em uma faixa de fáscia muscular em forma de Y, fixa-se lateralmente à face anterior e superior do calcâneo e, medialmente, ao maléolo medial e cuneiforme medial. Forma uma alça forte em torno dos tendões dos músculos fibular terceiro e extensor longo dos dedos. Os quatro músculos localizados no compartimento anterior são os seguintes (ver Figura 7.27):

- Músculo tibial anterior
- Músculo extensor longo dos dedos
- Músculo extensor longo do hálux
- Músculo fibular terceiro.

Esses músculos são principalmente flexores dorsais da articulação talocrural e extensores dos dedos dos pés (ver Tabela 7.7).

O **nervo fibular profundo**, que é um dos dois ramos terminais do nervo fibular comum, é o nervo do compartimento anterior da perna (ver Figura 7.30C). O nervo fibular profundo origina-se entre o músculo fibular longo e o colo da tíbia. Após a sua entrada no compartimento, o nervo acompanha a artéria tibial anterior. Ver também a Visão Geral da Inervação da Perna (ver Figuras 7.14E e 7.36A; ver também Tabela 7.9, mais adiante).

A **artéria tibial anterior** irriga as estruturas do compartimento anterior da perna (ver Figura 7.30C). O ramo terminal menor da artéria poplítea, a artéria tibial anterior, começa na margem inferior do músculo poplíteo (ver Figura 7.28D). Segue anteriormente através de uma abertura na porção superior da membrana interóssea da perna e desce pela face anterior dessa membrana, entre os músculos tibial anterior e extensor longo dos dedos. Termina na articulação talocrural, a meio caminho entre os maléolos (ver Figura 7.30), onde se torna a *artéria dorsal do pé*. Ver também a visão geral da

Capítulo 7 • Membro Inferior   453

A. Vista anterior

- 13 Patela
- 12 Ligamento da patela
- 11 Cabeça da fíbula
- 10 M. fibular longo
- 9 M. tibial anterior
- 1 Tuberosidade da tíbia
- 2
- 4 Face medial da tíbia
- 3 M. sóleo
- 5 Maléolo medial
- 6
- 8 Maléolo lateral
- 7 Tendões do M. extensor longo dos dedos

B. Vista anterior

- Trato tibial
- Patela (13)
- Ligamento da patela (12)
- Cabeça da fíbula (11)
- *M. fibular longo (10)
- M. tibial anterior (9)
- M. extensor longo dos dedos
- M. fibular curto
- M. extensor longo dos dedos
- M. extensor longo do hálux
- Retináculo superior dos Mm. extensores
- M. extensor longo dos dedos
- Maléolo lateral (8)
- Tendão do M. fibular terceiro
- Tendão do M. fibular curto
- Tendões do M. extensor longo dos dedos (7)
- M. extensor curto dos dedos
- Tuberosidade da tíbia (1)
- M. gastrocnêmio, cabeça medial (2)
- M. sóleo (3)
- Face medial da tíbia (4)
- Tendão do M. tibial anterior (5)
- Maléolo medial (6)
- Retináculo inferior dos Mm. extensores
- M. extensor curto do hálux
- Tendão do M. extensor longo do hálux

*Músculos do compartimento lateral da perna

C. Vista oblíqua anterior

- Nervo fibular comum
- Nervo fibular superficial (seccionado)
- **Nervo fibular profundo**
- (10)
- **M. extensor longo dos dedos**
- **M. extensor longo do hálux**
- Ligamento da patela
- **Artéria tibial anterior**
- **M. tibial anterior**
- **Nervo fibular profundo**
- Artéria tibial anterior
- Artéria dorsal do pé

D
- M. fibular longo*
- **M. tibial anterior**
- Tíbia
- M. extensor longo dos dedos
- **Tendão do M. tibial anterior**
- **M. extensor longo do hálux**

E
- **M. extensor longo dos dedos**
- M. extensor longo do hálux
- Tendão do M. tibial anterior (seccionado)
- **Tendões do M. extensor longo dos dedos**

F
- M. fibular longo*
- Membrana interóssea da perna
- M. fibular curto*
- **M. extensor longo do hálux**
- Tendão do M. tibial anterior (seccionado)
- Tendões do M. extensor longo dos dedos (seccionados)

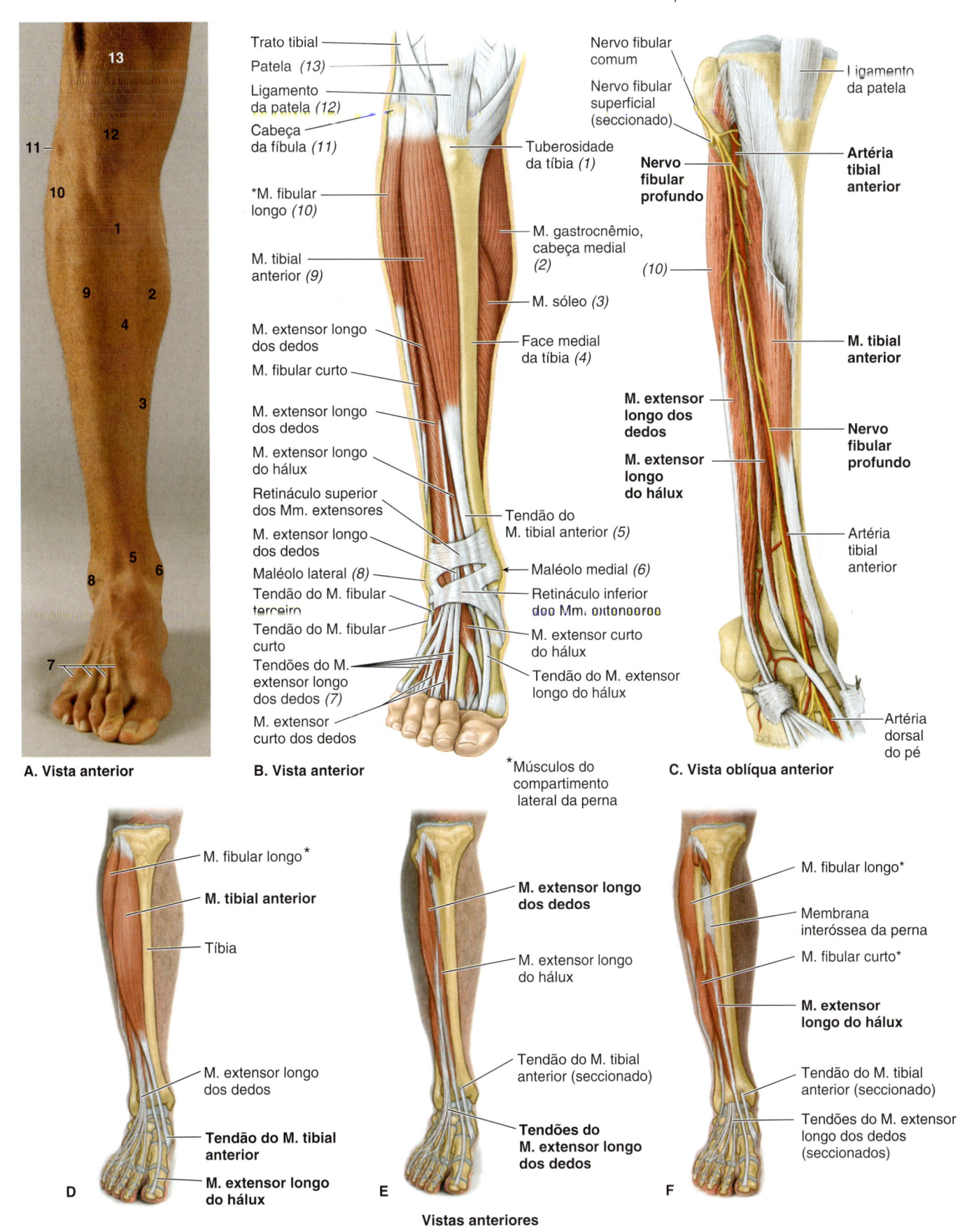

Vistas anteriores

Figura 7.30 Compartimento anterior da perna e dorso do pé. **A.** Anatomia de superfície. Os *números* são definidos na parte **B**. **B.** Visão geral. **C.** Nervos e vasos. Os músculos foram separados para mostrar essas estruturas. **D.** Músculo tibial anterior. **E.** Músculo extensor longo dos dedos. **F.** Músculo extensor longo do hálux e músculo fibular terceiro.

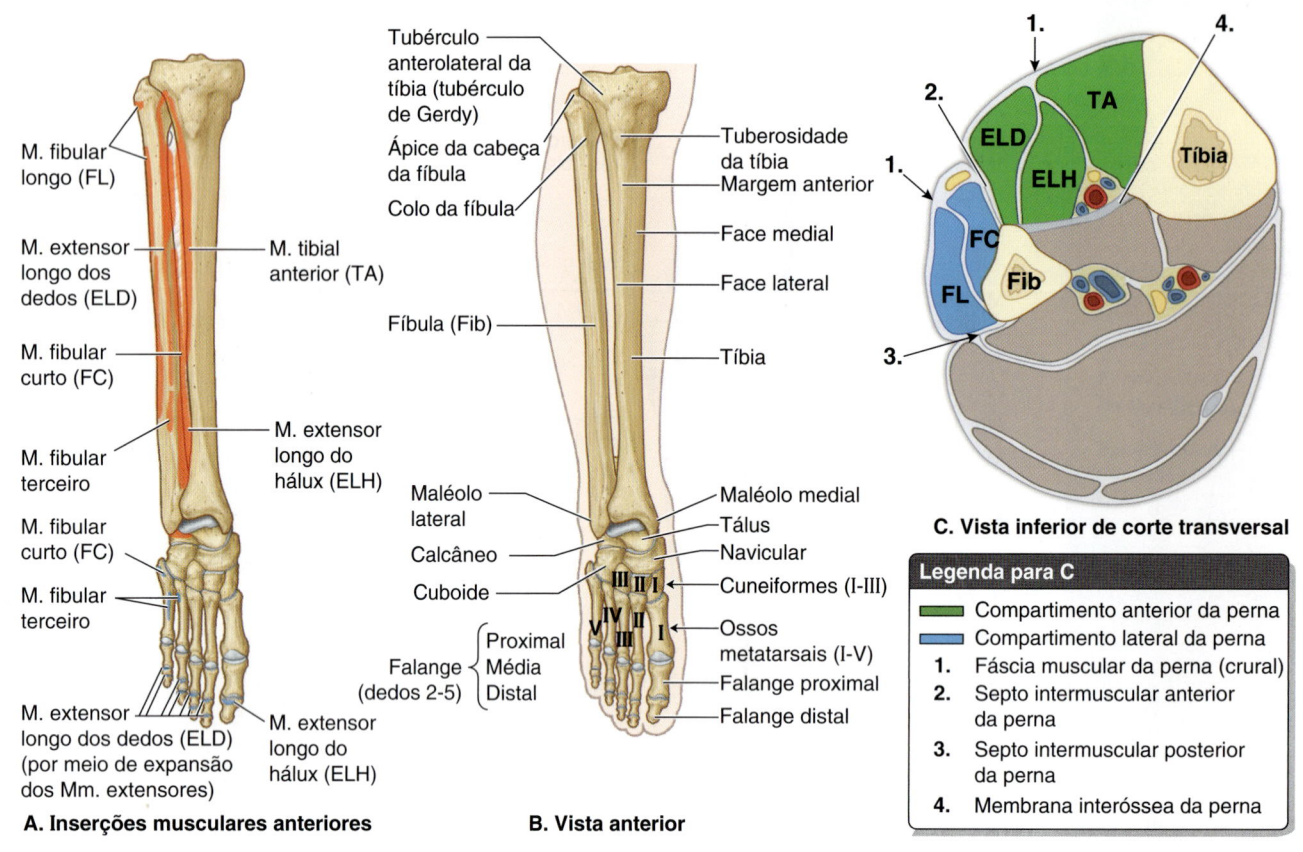

Figura 7.31 Compartimentos anterior e lateral da perna. A. Inserções musculares. **B.** Ossos. **C.** Conteúdo, corte transversal.

A. Inserções musculares anteriores
- M. fibular longo (FL)
- M. extensor longo dos dedos (ELD)
- M. fibular curto (FC)
- M. fibular terceiro
- M. fibular curto (FC)
- M. fibular terceiro
- M. extensor longo dos dedos (ELD) (por meio de expansão dos Mm. extensores)
- M. tibial anterior (TA)
- M. extensor longo do hálux (ELH)
- M. extensor longo do hálux (ELH)

B. Vista anterior
- Tubérculo anterolateral da tíbia (tubérculo de Gerdy)
- Ápice da cabeça da fíbula
- Colo da fíbula
- Fíbula (Fib)
- Maléolo lateral
- Calcâneo
- Cuboide
- Falange (dedos 2-5): Proximal, Média, Distal
- Tuberosidade da tíbia
- Margem anterior
- Face medial
- Face lateral
- Tíbia
- Maléolo medial
- Tálus
- Navicular
- Cuneiformes (I-III)
- Ossos metatarsais (I-V)
- Falange proximal
- Falange distal

C. Vista inferior de corte transversal

Legenda para C
- Compartimento anterior da perna
- Compartimento lateral da perna
1. Fáscia muscular da perna (crural)
2. Septo intermuscular anterior da perna
3. Septo intermuscular posterior da perna
4. Membrana interóssea da perna

Tabela 7.7 Músculos dos compartimentos anterior e lateral da perna.

Músculo	Inserção proximal	Inserção distal	Inervação[a]	Ação(ões) principal(is)
Compartimentos da perna				
Tibial anterior (TA)	Côndilo lateral e dois terços superiores da face lateral da tíbia e membrana interóssea da perna	Faces medial e inferior do cuneiforme medial e base do metatarsal I	Nervo fibular profundo (**L4**, L5)	Flexão dorsal do tornozelo; inversão do pé; sustentação do arco longitudinal medial do pé
Extensor longo do hálux (ELH)	Parte média da face anterior da fíbula e membrana interóssea da perna	Face dorsal da base da falange distal do hálux	Nervo fibular profundo (L5, S1)	Extensão do hálux; flexão dorsal do tornozelo
Extensor longo dos dedos (ELD)	Côndilo lateral da tíbia e dois terços superiores da face anterior da fíbula e membrana interóssea da perna	Falanges média e distal dos quatro dedos laterais		Extensão dos quatro dedos laterais; flexão dorsal do tornozelo
Fibular terceiro	Terço inferior da face anterior da fíbula e membrana interóssea da perna	Dorso da base do metatarsal V		Flexão dorsal do tornozelo; auxilia na eversão do pé
Compartimento lateral da perna				
Fibular longo (FL)	Cabeça e dois terços superiores da face lateral da fíbula	Base do metatarsal I e cuneiforme medial	Nervo fibular superficial (**L5, S1**, S2)	Eversão do pé; flexão plantar fraca do tornozelo. O FL sustenta o arco transverso do pé
Fibular curto (FC)	Parte média da face lateral da fíbula	Face dorsal da tuberosidade da base do quinto metatarsal		

[a]A inervação segmentar da medula espinal é indicada (p. ex., "**L4**, L5" significa que os nervos que irrigam o M. tibial anterior originam-se dos quarto e quinto segmentos lombares da medula espinal). Os números em negrito (**L4**) indicam a inervação segmentar principal. A lesão de um ou mais dos segmentos listados da medula espinal ou das raízes nervosas motoras que se originam deles resulta em paralisia dos músculos envolvidos.

vascularização da perna (ver Figura 7.11; ver também Figura 7.37 e Tabela 7.10, mais adiante).

Compartimento lateral da perna

O **compartimento lateral da perna** ou *compartimento eversor* é limitado pela face lateral da fíbula, pelos septos intermusculares anterior e posterior da perna e pela fáscia muscular da perna (ver Figuras 7.31C e 7.32 e Tabela 7.7).

O compartimento lateral da perna contém dois músculos – os **músculos fibular longo** e **curto** –, que seguem posteriormente ao maléolo lateral (ver Figura 7.32).

O **nervo fibular superficial**, localizado no compartimento lateral da perna, é um ramo terminal do nervo fibular comum. Após inervar os dois músculos, continua como nervo cutâneo, suprindo a pele na parte distal na face anterior da perna e quase todo o dorso do pé (ver Figura 7.14E; ver também Figuras 7.37A e 7.44A, mais adiante).

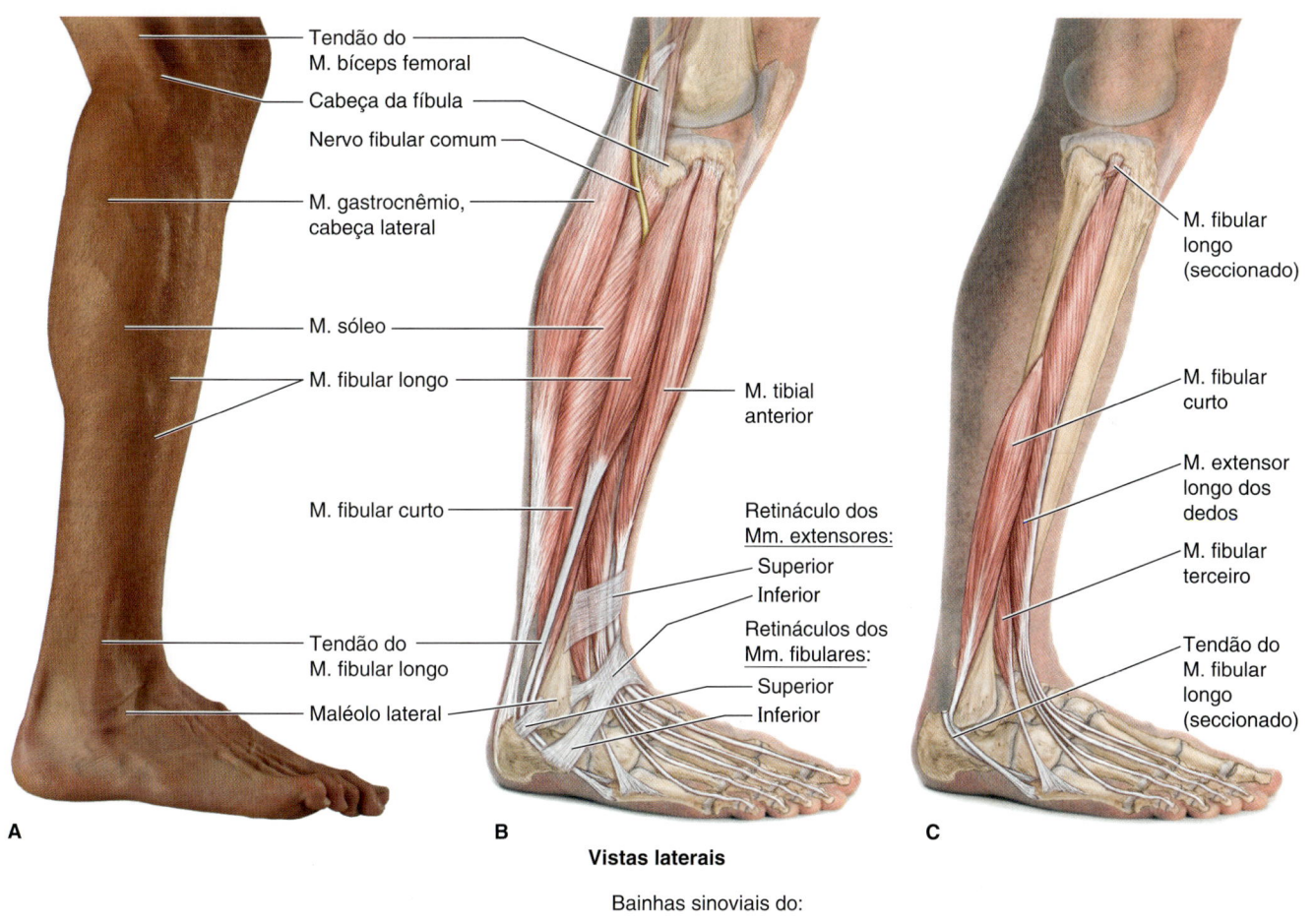

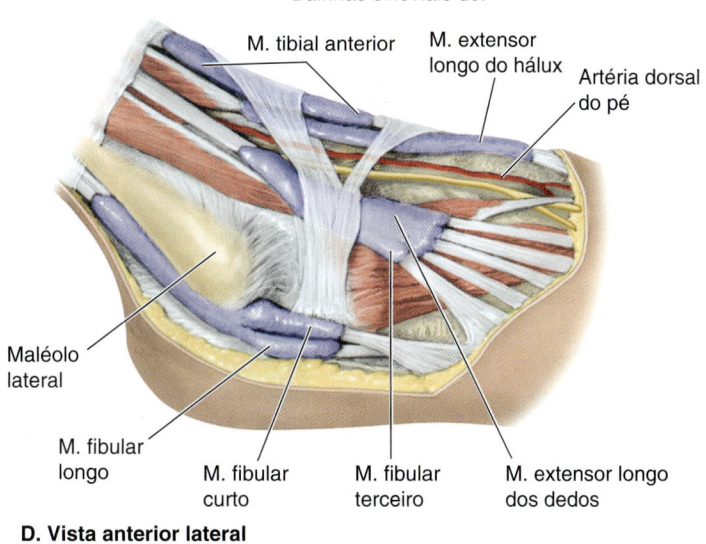

Figura 7.32 Compartimento lateral da perna e face lateral do pé. **A.** Anatomia de superfície. **B.** Visão geral. **C.** Músculos fibulares longo e curto. **D.** Retináculos e bainhas sinoviais dos tendões (*cor púrpura*).

ANATOMIA CLÍNICA

Síndrome do estresse tibial medial

A *síndrome do estresse tibial medial* – que consiste em edema e dor na área dos dois terços distais da tíbia – é causada por microtraumas repetidos do músculo tibial anterior, que provocam pequenas rupturas no periósteo que recobre o corpo da tíbia e/ou nas inserções carnosas à fáscia da perna sobrejacente. A síndrome do estresse tibial medial (também chamada de canelite) constitui uma forma leve da *síndrome compartimental anterior*.

A síndrome do estresse tibial medial ocorre comumente durante a lesão traumática ou esforços atléticos excessivos dos músculos do compartimento anterior, particularmente do músculo tibial anterior. Os músculos no compartimento anterior da perna apresentam edema em consequência do uso excessivo e súbito, e o edema e a inflamação do músculo e do tendão reduzem o fluxo sanguíneo para os músculos. Os músculos edemaciados são dolorosos e hipersensíveis à pressão.

Contenção e disseminação de infecções dos compartimentos da perna

Os compartimentos fasciais dos membros inferiores geralmente são espaços fechados, que terminam proximal e distalmente nas articulações. Como os septos e a fáscia muscular da perna que formam os limites dos compartimentos são fortes, o aumento de volume em consequência de infecção com *supuração* (formação de pus) aumenta a pressão intracompartimental. A inflamação no interior dos compartimentos anterior e posterior da perna dissemina-se principalmente em sentido distal; entretanto, a ocorrência de *infecção purulenta* (formadora de pus) no compartimento lateral da perna pode ascender em sentido proximal até a fossa poplítea, presumivelmente ao longo do trajeto do nervo fibular comum. Pode ser necessário realizar uma *fasciotomia* para aliviar a pressão no compartimento, e *desbridar* (remover por meio de raspagem) as bolsas de infecção.

Lesão do nervo fibular comum e pé caído

Em virtude de sua posição superficial e lateral, o *nervo fibular comum é o mais frequentemente lesionado no membro inferior*. Curva-se subcutaneamente em torno do colo da fíbula, tornando-o vulnerável ao traumatismo direto. Esse nervo também pode ser seccionado durante uma fratura do colo da fíbula ou gravemente estirado quando há lesão ou luxação da articulação do joelho.

A *secção do nervo fibular comum* resulta em paralisia flácida de todos os músculos localizados nos compartimentos anterior e lateral da perna (flexores dorsais do tornozelo e eversores do pé). A perda da flexão dorsal do tornozelo provoca *pé caído*, que é exacerbado pela inversão do pé sem oposição. Isso tem o efeito de tornar o membro "excessivamente longo": os dedos dos pés não saem do solo durante a fase de balanço da marcha (Figura AC7.12A).

Existem várias outras condições que podem resultar em um membro inferior "demasiado longo" funcionalmente – por exemplo, a inclinação pélvica e a paralisia espástica ou contração do músculo sóleo. Existem pelo menos três meios de compensar esse problema:

1. A *marcha anserina*, em que o indivíduo inclina-se para o lado oposto ao membro longo, fazendo o quadril "subir" (ver Figura AC7.12B)
2. A *marcha com balanço lateral*, em que o membro longo balança lateralmente (é abduzido) para permitir que os dedos do pé possam sair do solo (ver Figura AC7.12C)

Pé caído **Compensação para o pé caído**

A. Os dedos do pé não saem do solo durante a fase de balanço
B. Marcha anserina
C. Marcha com balanço lateral
D. Marcha escarvante
E. Pé caído

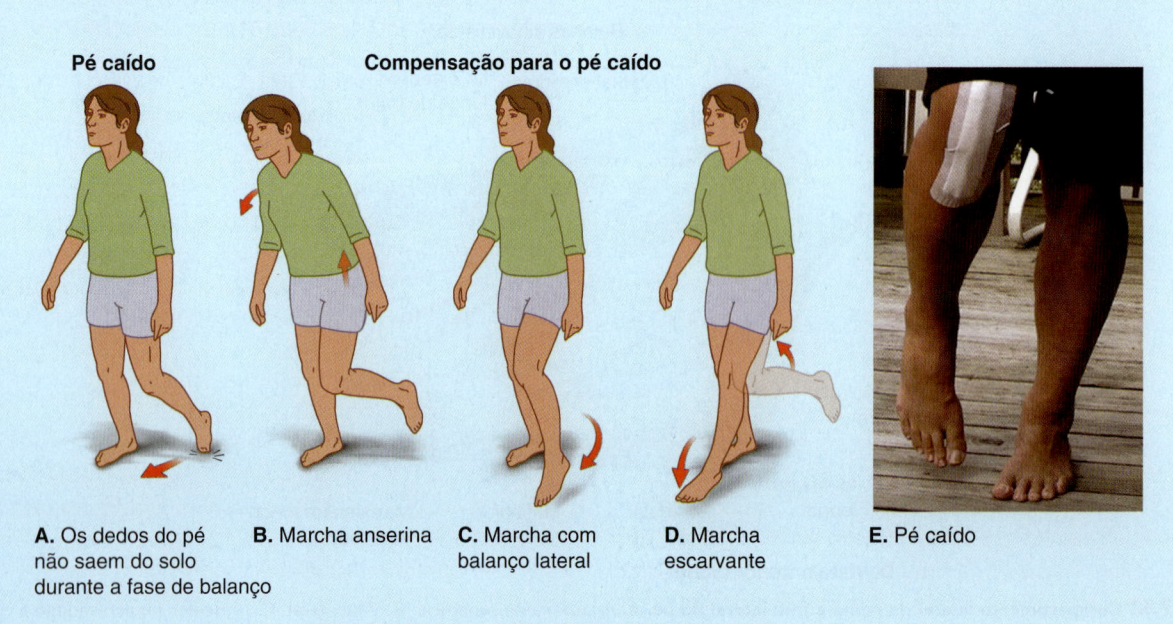

Figura AC7.12 Pé caído e padrões de marcha compensatórios.

3. A *marcha escarvante*, em que é utilizada uma flexão extra no quadril e no joelho para elevar o pé o necessário para que os dedos dos pés não toquem o solo (ver Figura AC7.12D).

Como o pé caído dificulta tocar primeiro com o calcanhar no solo, como na marcha normal, uma marcha escarvante é comumente observada no caso de paralisia flácida (ver Figura AC7.12E). Algumas vezes, um "chute" extra é acrescentado à medida que o membro livre avança para a frente, na tentativa de levantar a parte anterior do pé imediatamente antes de abaixar o pé.

No pé caído da paralisia flácida, há também perda da ação de frenagem normalmente produzida pela contração excêntrica dos flexores dorsais. Em consequência, o pé não é abaixado até tocar o solo de maneira controlada após o toque do calcâneo; em vez disso, o pé bate subitamente no solo, produzindo um som característico e aumentando acentuadamente o choque recebido pela parte anterior do pé e transmitido pela tíbia até o joelho. Os indivíduos com lesão do nervo fibular comum também podem apresentar perda variável da sensibilidade na face anterior lateral da perna e dorso do pé.

Compressão do nervo fibular profundo

O uso excessivo dos músculos inervados pelo nervo fibular profundo (p. ex., na prática de esqui, corrida e dança) pode resultar em lesão muscular e edema no compartimento anterior. Isso pode causar compressão do nervo fibular profundo ou dos vasos do nervo, resultando em dor no compartimento anterior.

A compressão do nervo por botas de esqui apertadas, por exemplo, pode ocorrer no local onde o nervo passa abaixo do retináculo inferior dos músculos extensores e músculo extensor curto do hálux. Ocorre dor no dorso do pé, que se irradia habitualmente para o espaço interdigital entre o primeiro e o segundo dedos. Como as botas de esqui constituem uma causa comum desse tipo de compressão do nervo, essa condição foi denominada "síndrome da bota de esqui"; todavia, a síndrome também ocorre em jogadores de futebol e corredores, e também pode resultar do uso de calçados apertados.

Compressão do nervo fibular superficial

As *entorses crônicas do tornozelo* podem provocar estiramento recorrente do nervo fibular superficial, que provoca dor ao longo da face lateral da perna e dorso do tornozelo e do pé. Podem ocorrer dormência e parestesia (dor, dormência ou formigamento), que aumentam com a atividade.

Palpação da artéria dorsal do pé

O *pulso da artéria dorsal do pé* é avaliado durante o exame físico do sistema vascular periférico. Os pulsos da artéria dorsal do pé podem ser palpados com os pés em ligeira flexão dorsal. Em geral, é fácil palpar os pulsos, visto que as artérias dorsais do pé são subcutâneas e seguem o seu trajeto ao longo de uma linha que se estende do retináculo dos músculos extensores até um ponto imediatamente lateral aos tendões do músculo extensor longo do hálux (Figura AC7.13; ver também Figura 7.11D). Uma diminuição ou ausência do pulso da artéria dorsal do pé habitualmente sugerem insuficiência vascular em consequência de doença arterial. Os cinco sinais de oclusão arterial aguda são: *dor, palidez, parestesia, paralisia* e *pulso ausente*. Alguns adultos sadios (e até mesmo crianças) apresentam *pulsos da artéria dorsal do pé impalpáveis congênitos*; em geral, a variação é bilateral. Nesses casos, a artéria dorsal do pé é substituída por uma artéria fibular perfurante de menor calibre do que a artéria dorsal do pé típica, mas que segue um trajeto na mesma localização.

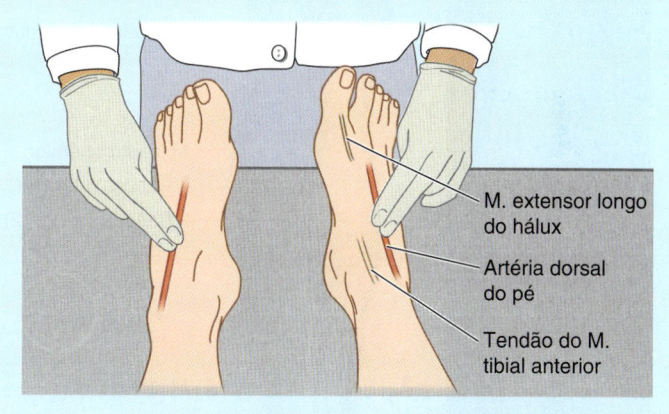

Figura AC7.13 Pulso da artéria dorsal do pé.

O compartimento lateral da perna não possui uma artéria que tenha o seu trajeto por ele. Os músculos são irrigados proximalmente pelos ramos perfurantes da artéria tibial anterior e, distalmente, pelos ramos perfurantes da **artéria fibular** (ver Figura 7.38, mais adiante). Essas artérias perfurantes possuem veias acompanhantes.

Compartimento posterior da perna

O **compartimento posterior** ou compartimento flexor plantar da perna é o maior dos três compartimentos da perna. O compartimento posterior da perna e os *músculos da panturrilha* localizados nele são divididos em partes/grupos musculares superficial e profundo pelo *septo intermuscular transverso* (ver Figura 7.29). O nervo tibial e os vasos tibiais posteriores e fibulares suprem ambas as partes do compartimento posterior, porém seguem o seu trajeto na parte profunda, imediatamente abaixo (anteriormente) do septo intermuscular transverso.

GRUPO DE MÚSCULOS SUPERFICIAIS

O grupo de músculos flexores plantares superficiais, incluindo os músculos gastrocnêmio, sóleo e plantar, forma uma massa muscular poderosa na panturrilha (Figuras 7.33, 7.34 e Tabela 7.8). O músculo gastrocnêmio de duas cabeças e o músculo sóleo compartilham um tendão comum, o **tendão do calcâneo** (tendão de Aquiles), que se fixa ao calcâneo. Em seu conjunto, esses dois músculos formam o **músculo tríceps sural** (panturrilha) que possui três cabeças. O músculo tríceps sural eleva o calcanhar e, portanto, abaixa a parte anterior do pé, gerando uma força de flexão plantar de até 93%.

Normalmente, o tendão do calcâneo forma uma espiral de um quarto de volta (90°) durante a sua descida, de modo que as fibras do músculo gastrocnêmio se fixam lateralmente, enquanto as do músculo sóleo se fixam medialmente. Acredita-se que essa disposição seja importante para a capacidade elástica do tendão em absorver energia (choque) e se retrair, liberando a energia como parte da força de propulsão que ele exerce. Embora compartilhem um tendão comum, os dois músculos que compõem o tríceps sural são capazes de atuar isoladamente e, com frequência, o fazem: "você passeia com o músculo sóleo, porém vence o salto em distância com o gastrocnêmio".

Para testar o músculo tríceps sural, realiza-se a flexão plantar do pé contra resistência (p. ex., "ficando na ponta dos dedos", quando o peso do corpo [gravidade] fornece a resistência). Se estiverem normais, o tendão do calcâneo e o músculo tríceps sural podem ser vistos e palpados.

A *bolsa subcutânea calcânea*, que está localizada entre a pele e o tendão do calcâneo, possibilita o movimento da pele sobre o tendão tensionado. A *bolsa tendínea calcânea* (retrocalcânea), localizada entre o tendão e a tuberosidade do calcâneo, possibilita o deslizamento do tendão sobre o osso.

O **músculo gastrocnêmio** é o mais superficial no compartimento posterior da perna e forma a parte proximal e mais proeminente da *panturrilha* (ver Figura 7.33A,B e Tabela 7.8). Trata-se de um músculo fusiforme, com duas cabeças e biarticular, cuja cabeça medial é ligeiramente maior e se estende mais distalmente do que a cabeça lateral. As cabeças formam os limites inferiores lateral e medial da fossa poplítea e, em seguida, fundem-se no ângulo inferior da fossa.

O músculo gastrocnêmio cruza as articulações do joelho e talocrural e é capaz de atuar sobre ambas; todavia, ele não pode exercer toda a sua força sobre as duas articulações ao mesmo tempo. Atua de modo mais eficiente quando o joelho é estendido e é ativado ao máximo quando a extensão do joelho

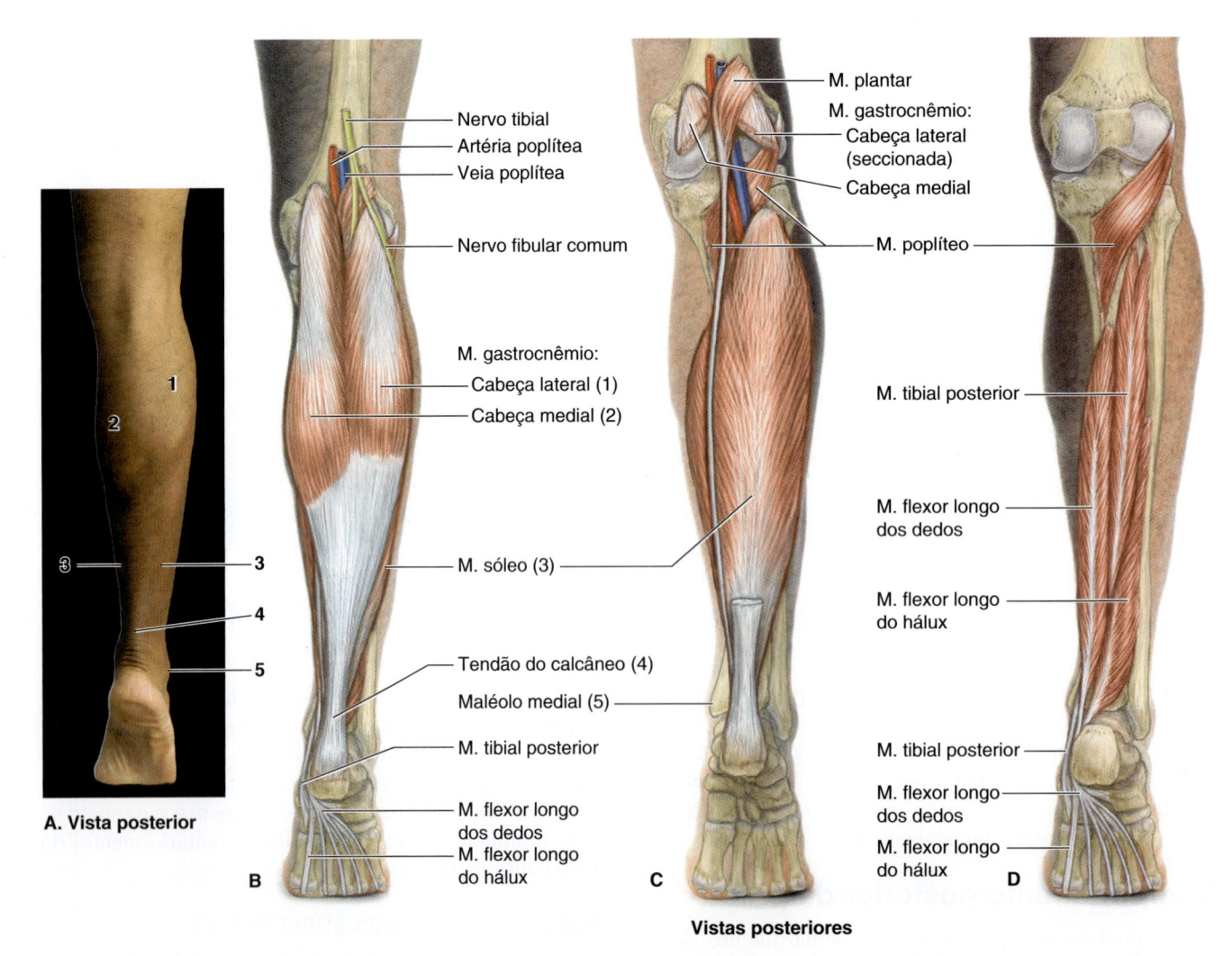

Vistas posteriores

Figura 7.33 Músculos do compartimento posterior da perna. A. Anatomia de superfície. Os *números* são identificados na parte **B**. **B.** Músculo gastrocnêmio. **C.** Músculos sóleo e plantar. **D.** Músculos da parte profunda do compartimento posterior da perna.

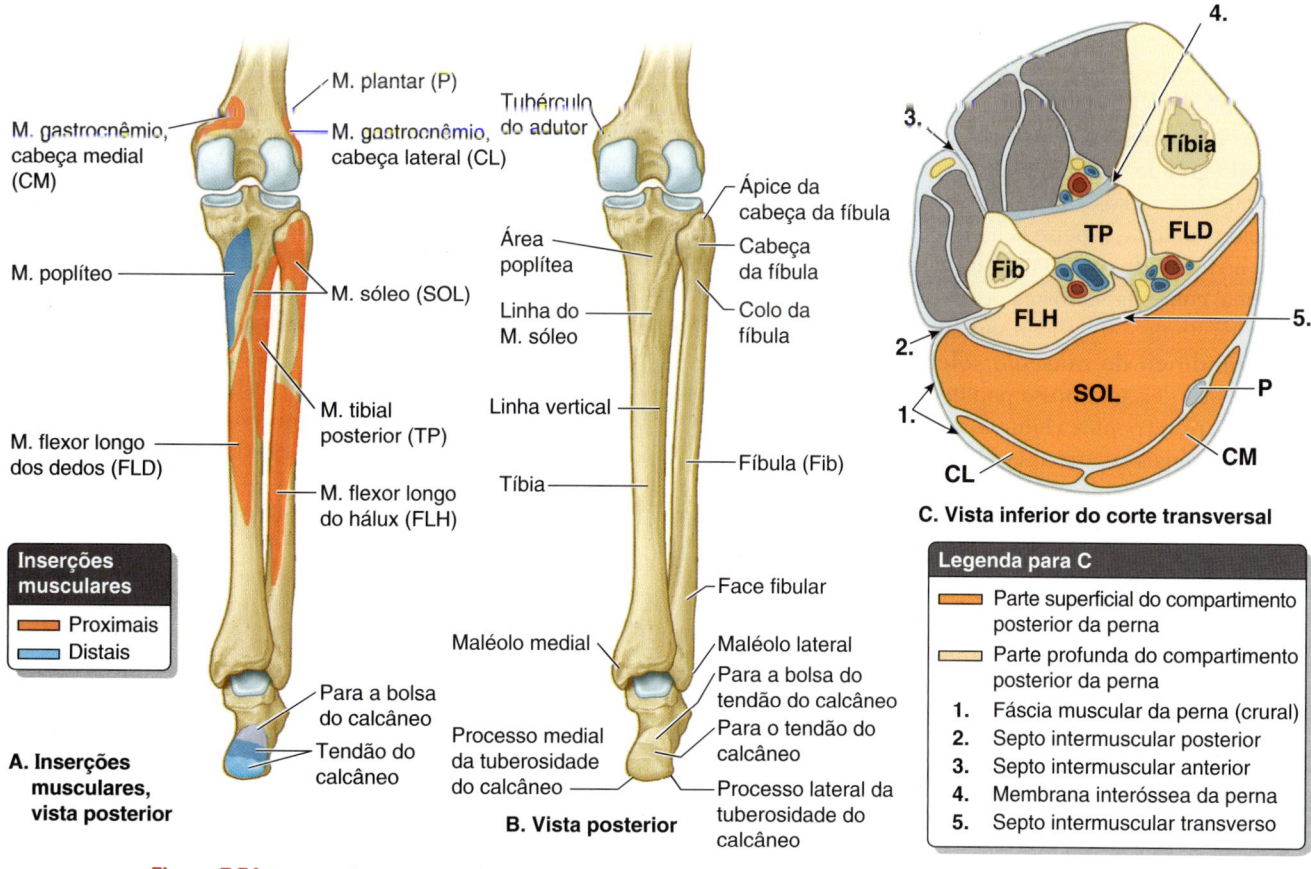

Figura 7.34 Compartimento posterior da perna. **A.** Inserções musculares. **B.** Ossos. **C.** Conteúdo, corte transversal.

Legenda para C
- Parte superficial do compartimento posterior da perna
- Parte profunda do compartimento posterior da perna
1. Fáscia muscular da perna (crural)
2. Septo intermuscular posterior
3. Septo intermuscular anterior
4. Membrana interóssea da perna
5. Septo intermuscular transverso

Tabela 7.8 Músculos do compartimento posterior da perna.

Músculo	Inserção proximal	Inserção distal	Inervação[a]	Ação(ões) principal(is)
Grupo de músculos da parte superficial				
Gastrocnêmio: **Cabeça lateral** **Cabeça medial**	*Cabeça lateral*: face lateral do côndilo lateral do fêmur *Cabeça medial*: face poplítea do fêmur, superior ao côndilo medial	Face posterior do calcâneo por meio do tendão do calcâneo	Nervo tibial (**S1, S2**)	Realiza a flexão plantar do tornozelo quando o joelho é estendido, elevação do calcanhar durante a marcha e flexão da articulação do joelho
Sóleo	Face posterior da cabeça da fíbula, quarto superior da face posterior da fíbula, linha para o músculo sóleo e margem medial da tíbia			Flexão plantar do tornozelo; estabiliza a perna sobre o pé
Plantar	Extremidade inferior da linha supracondilar lateral do fêmur e ligamento poplíteo oblíquo			Auxilia fracamente o músculo gastrocnêmio na flexão plantar do tornozelo; a função é, provavelmente, em grande parte proprioceptiva
Grupo de músculos da parte profunda				
Poplíteo	Face lateral do côndilo lateral do fêmur e menisco lateral (intra-articular); dentro da cavidade da articulação do joelho	Face posterior da tíbia, superior à linha para o músculo sóleo	Nervo tibial (L4, L5, S1)	Flete fracamente o joelho e o destrava por meio de rotação lateral do fêmur sobre a tíbia fixa, podendo também realizar a rotação medial da tíbia do membro não apoiado
Flexor longo do hálux	Dois terços inferiores da face posterior da fíbula e parte inferior da membrana interóssea da perna	Base da falange distal do hálux	Nervo tibial (**S2**, S3)	Flexão do hálux em todas as articulações; flexão plantar fraca do tornozelo; sustentação do arco longitudinal medial do pé
Flexor longo dos dedos	Parte medial da face posterior da tíbia, inferiormente à linha para o músculo sóleo e por um tendão largo à fíbula	Bases das falanges distais dos quatro dedos laterais		Flexão dos quatro dedos laterais; flexão plantar do tornozelo; sustentação dos arcos longitudinais do pé
Tibial posterior	Membrana interóssea da perna, face posterior da tíbia, inferior à linha para o músculo sóleo, e face posterior da fíbula	Principalmente para a tuberosidade do navicular; também para os cuneiformes, cuboide e bases dos metatarsais II-IV	Nervo tibial (L4, L5)	Flexão plantar do tornozelo; inversão do pé; sustentação do arco longitudinal medial do pé

[a]A inervação segmentar da medula espinal é indicada (p. ex., "**S2**, S3" significa que os nervos que inervam o músculo flexor longo do hálux são derivados dos segundo e terceiro segmentos sacrais da medula espinal). Os números em negrito (**S2**) indicam a inervação segmentar principal.

é combinada com a flexão dorsal. O músculo é incapaz de produzir flexão plantar quando o joelho está totalmente fletido.

O **músculo sóleo** está localizado abaixo do músculo gastrocnêmio e é considerado o "burro de carga" da flexão plantar (ver Figura 7.33A-C e Tabela 7.8). Trata-se de um músculo grande, mais plano do que o músculo gastrocnêmio, que recebeu esse nome devido à sua semelhança com o linguado (solha) – o peixe achatado que deita sobre um dos lados no fundo do mar. O músculo sóleo possui uma inserção proximal contínua na forma de U invertido nas faces posteriores da fíbula e da tíbia e um arco tendíneo entre elas, o **arco tendíneo do músculo sóleo**. A artéria poplítea e o nervo tibial deixam a fossa poplítea passando através desse arco, e a artéria poplítea bifurca-se simultaneamente em seus ramos terminais: as artérias tibiais anterior e posterior.

O músculo sóleo pode ser palpado de cada lado do músculo gastrocnêmio quando o indivíduo está na posição ortostática, na ponta dos pés (ver Figura 7.33A). O músculo sóleo pode atuar com o músculo gastrocnêmio na flexão plantar da articulação talocrural; não pode atuar sobre a articulação do joelho e atua isoladamente quando o joelho é fletido. O músculo sóleo apresenta muitas partes, e cada uma delas apresenta feixes de fibras em diferentes direções.

Quando o pé está apoiado no solo, o músculo sóleo traciona os ossos da perna posteriormente. Isso é importante para a posição ortostática, visto que a linha de gravidade passa anteriormente ao eixo ósseo da perna. Por conseguinte, o músculo sóleo tem ação antigravitacional (é o flexor plantar predominante para a posição ortostática e para caminhar), que se contrai de modo antagonista, porém cooperativo (alternadamente) com os músculos flexores dorsais localizados da perna, de modo a manter o equilíbrio.

O **músculo plantar** é um pequeno músculo com um ventre curto (do tamanho do dedo mínimo), um tendão longo e uma alta densidade de fusos musculares (ver Figura 7.33C e Tabela 7.8). Esse músculo vestigial está ausente em 5 a 10% dos indivíduos. Em virtude de seu papel motor menor, o tendão do músculo plantar pode ser removido para enxerto (p. ex., durante uma cirurgia de reconstrução dos tendões da mão) sem causar incapacidade.

GRUPO DOS MÚSCULOS PROFUNDOS

Quatro músculos formam o grupo profundo do compartimento posterior da perna (ver Figuras 7.33D, 7.34 e Tabela 7.8):

- Músculo poplíteo
- Músculo flexor longo dos dedos
- Músculo flexor longo do hálux
- Músculo tibial posterior.

O **músculo poplíteo** é fino e triangular e encontra-se no assoalho da fossa poplítea (ver Figura 7.33C,D). O músculo poplíteo atua para desbloquear a articulação do joelho completamente distendida, enquanto os outros músculos atuam sobre as articulações talocrural e do pé. O **músculo flexor longo do hálux** é o poderoso flexor de todas as articulações do hálux. O **músculo flexor longo dos dedos** é menor do que o músculo flexor longo do hálux, embora atue no movimento de quatro dedos. Segue um trajeto diagonal até a planta do pé, superficialmente ao tendão do músculo flexor longo do hálux e divide-se em quatro tendões, que passam para as falanges distais dos quatro dedos laterais do pé (ver Figuras 7.33D, 7.34 e 7.35). O **músculo tibial posterior**, o mais profundo do grupo, está localizado entre os músculos flexores longos dos dedos e do hálux, no mesmo plano da tíbia e da fíbula, na parte profunda do compartimento posterior da perna (ver Figuras 7.33D, 7.34 e 7.35). Quando o pé está fora do solo, ele pode exercer uma ação sinérgica com o músculo tibial anterior para inverter o pé, com anulação mútua das funções antagônicas. Entretanto, a principal função do músculo tibial consiste em sustentar ou manter (fixar) o arco longitudinal medial durante a sustentação do peso; em consequência, ocorre contração estática do músculo durante toda fase de apoio da marcha.

O **nervo tibial** (L4, L5 e S1-S3) é o maior dos dois ramos terminais do nervo isquiático (ver Figuras 7.35A e 7.36B; ver também a Figura 7.14C). Segue o seu trajeto através da fossa poplítea com a artéria e a veia poplíteas, passando entre as cabeças do músculo gastrocnêmio. Essas estruturas passam abaixo do arco tendíneo do músculo sóleo. O nervo tibial inerva todos os músculos do compartimento posterior da perna (ver Figura 7.14C, Tabelas 7.8 e 7.9). No tornozelo, o nervo situa-se entre os músculos flexores longos do hálux e dos dedos. Posterior e inferiormente ao maléolo medial, o nervo tibial divide-se nos nervos plantares, medial e lateral. Um ramo do nervo tibial, o *nervo cutâneo sural medial*, une-se habitualmente com o *ramo fibular comunicante do nervo fibular comum* para formar o *nervo sural* (ver Figuras 7.14C, 7.28A,C e Tabela 7.9). O nervo sural supre a pele das partes lateral e posterior do terço inferior da perna e face lateral do pé. Os ramos articulares do nervo tibial inervam a articulação do joelho, enquanto os ramos calcâneos mediais suprem a pele do calcanhar.

A **artéria tibial posterior** (ver Figuras 7.35A, 7.37A e Tabela 7.10), o maior ramo terminal da artéria poplítea, fornece o suprimento sanguíneo para o compartimento posterior da perna e o pé. A artéria começa na margem distal do músculo poplíteo e segue o seu trajeto abaixo do arco tendíneo do músculo sóleo. Após dar origem à artéria fibular, seu ramo maior, a artéria tibial posterior segue em direção inferior e medial na face posterior do músculo tibial posterior. Durante a sua descida, é acompanhada pelo nervo e pelas veias tibiais. A artéria tibial posterior segue em sentido posterior até o maléolo medial (ver Figura 7.37A). Abaixo do retináculo dos músculos flexores e na origem do músculo abdutor do hálux, a artéria tibial posterior divide-se em *artérias plantares medial* e *lateral*, as artérias da planta do pé.

A *artéria fibular* origina-se inferiormente à margem distal do músculo poplíteo e arco tendíneo do músculo sóleo (ver Figuras 7.35A e 7.37A). Desce obliquamente em direção à fíbula e, em seguida, passa ao longo de sua face medial, habitualmente dentro do músculo flexor longo do hálux. A artéria fibular emite ramos musculares para os músculos nos compartimentos posterior e lateral da perna. Além disso, dá origem à *artéria nutrícia da fíbula*. O *ramo perfurante da artéria fibular* atravessa a membrana interóssea da perna e passa para o dorso do pé.

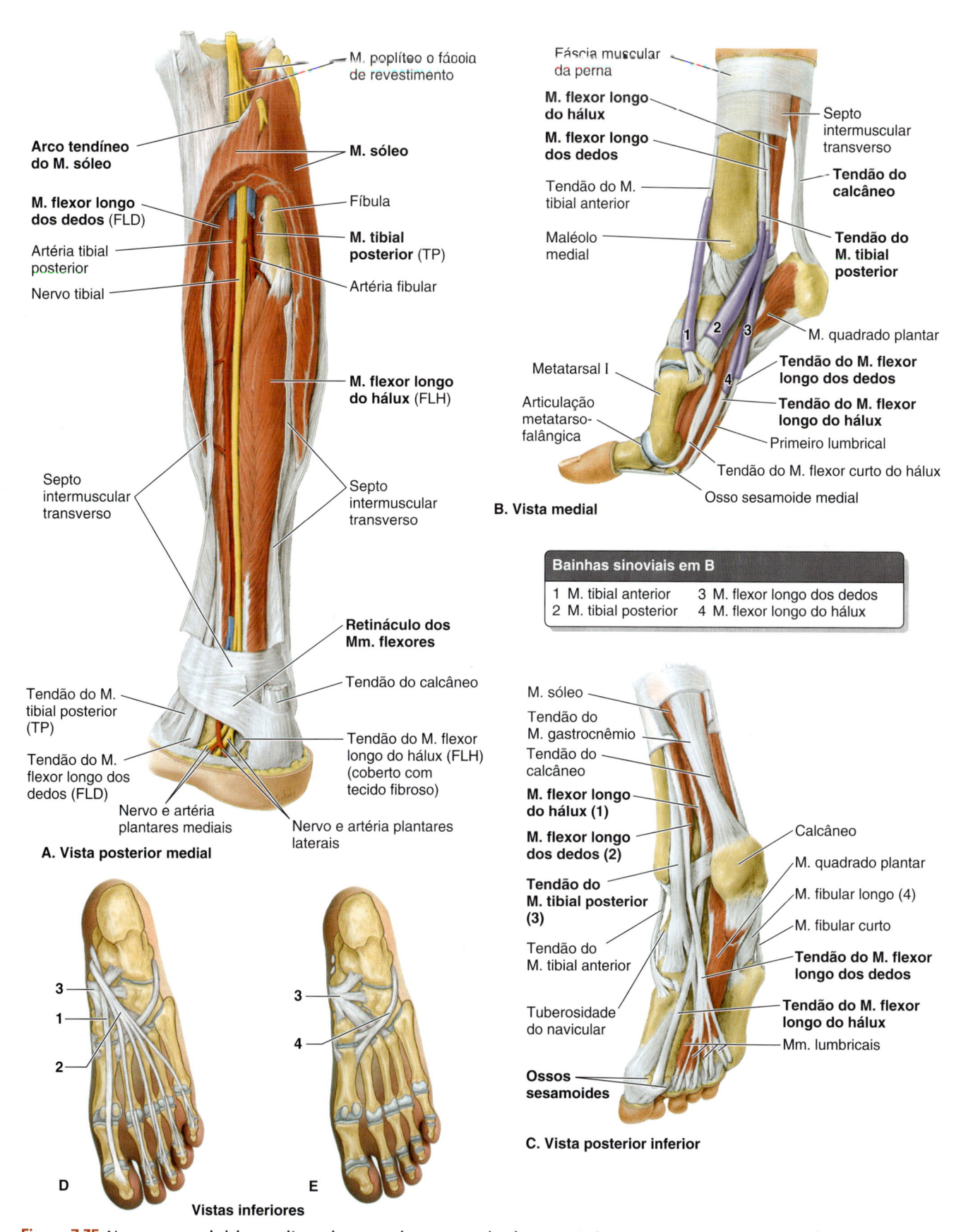

Figura 7.35 Nervos, vasos e bainhas tendíneas do compartimento posterior da perna. A. Os vasos e os nervos são expostos pela remoção da maior parte do músculo sóleo. **B.** Estruturas que passam posteriormente ao maléolo medial. As bainhas sinoviais dos tendões estão em *púrpura*; cada uma tem o seu nome indicado na legenda. **C.** Relações dos tendões dos músculos da parte profunda do compartimento posterior da perna, posteriormente ao maléolo medial e na planta do pé. **D** e **E.** Inserções musculares na planta do pé. Os números nas partes D e E estão relacionados com os números na parte C.

Bainhas sinoviais em B
1. M. tibial anterior
2. M. tibial posterior
3. M. flexor longo dos dedos
4. M. flexor longo do hálux

A. Vista posterior medial
B. Vista medial
C. Vista posterior inferior
D, E. Vistas inferiores

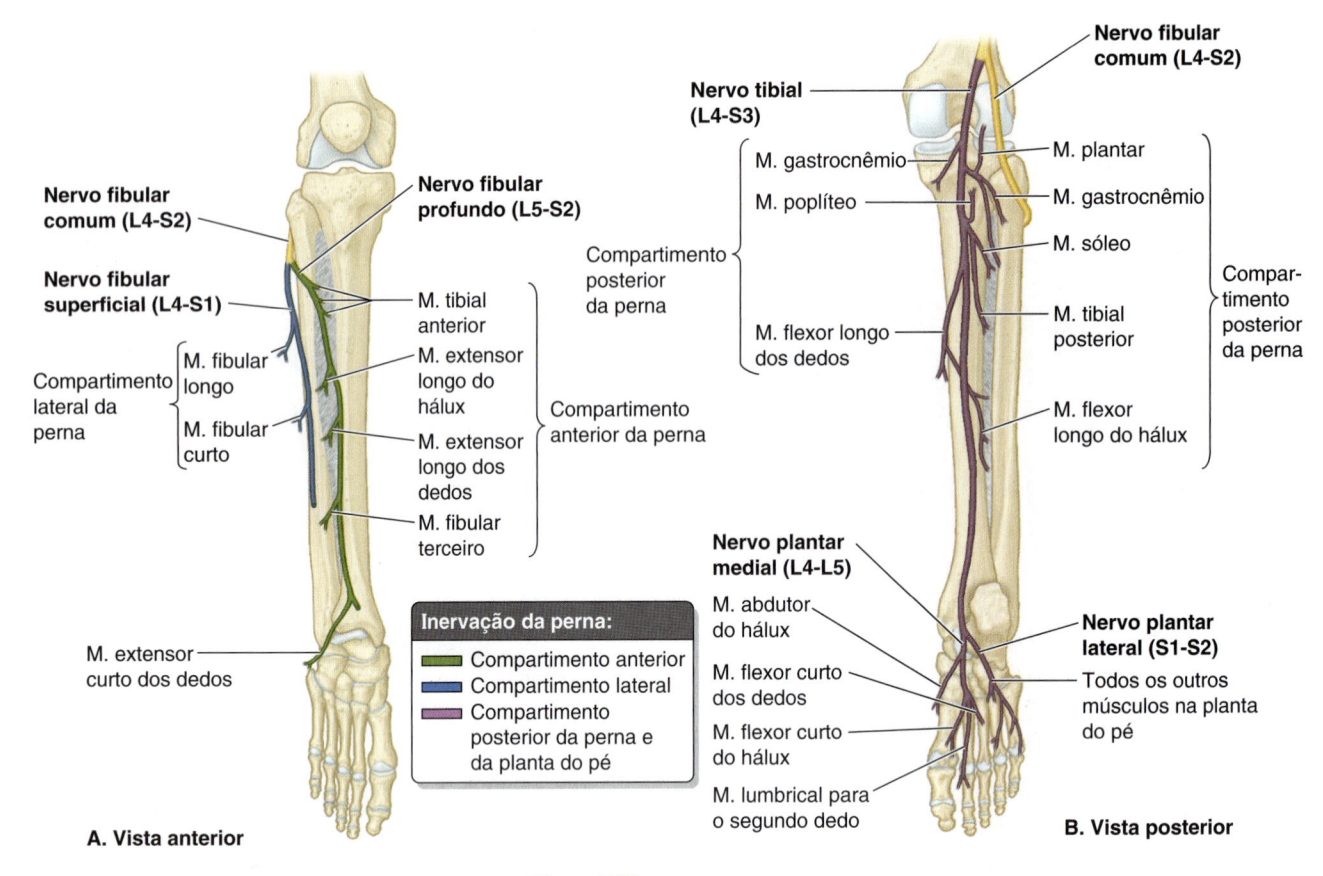

Figura 7.36 Nervos da perna.

Tabela 7.9 Nervos da perna.

Nervo	Origem	Trajeto	Distribuição
Safeno	Nervo femoral	Desce com os vasos femorais pelo trígono femoral e canal dos adutores; em seguida, desce com a veia safena magna	Inerva a pele na face medial da perna e do pé
Sural	Formado pela união dos ramos cutâneos dos nervos tibial e fibular comum	Desce entre as cabeças do M. gastrocnêmio; torna-se superficial no meio da perna; desce com a veia safena parva; segue inferiormente ao maléolo lateral para a face lateral do pé	Inerva a pele nas faces posterior e lateral da perna e a face lateral do pé
Tibial	Nervo isquiático	Forma-se quando o nervo isquiático se bifurca no ápice da fossa poplítea; desce pela fossa poplítea e situa-se sobre o músculo poplíteo; segue em direção inferior sobre o músculo tibial posterior com os vasos tibiais posteriores; termina abaixo do retináculo dos músculos flexores, dividindo-se nos nervos plantares medial e lateral	Inerva os músculos flexores plantares do compartimento posterior da perna e a articulação do joelho
Fibular comum		Forma-se quando o nervo isquiático bifurca-se no ápice da fossa poplítea e segue na margem medial do músculo bíceps femoral e seu tendão; passa sobre a face posterior da cabeça da fíbula; em seguida, curva-se em torno do colo da fíbula, abaixo do músculo fibular longo, onde se divide nos nervos fibulares superficial e profundo	Inerva a pele na parte lateral da face posterior da perna por meio de seu ramo, o nervo cutâneo sural lateral; inerva também a articulação do joelho por meio de seu ramo articular
Fibular superficial	Nervo fibular comum	Origina-se entre o músculo fibular longo e o colo da fíbula; desce no compartimento lateral da perna; perfura a fáscia muscular no terço distal da perna, tornando-se cutâneo.	Inerva os músculos fibulares do compartimento lateral da perna e a pele no terço distal da face anterior da perna e o dorso do pé, exceto a pele do primeiro espaço interdigital
Fibular profundo		Origina-se entre o músculo fibular longo e o colo da fíbula; passa através do músculo extensor longo dos dedos e desce na membrana interóssea da perna; cruza a extremidade distal da tíbia e entra no dorso do pé	Inerva os músculos flexores dorsais do compartimento anterior da perna, músculos extensores do dorso do pé e pele do primeiro espaço interdigital; emite ramos articulares para as articulações que cruza

Capítulo 7 • Membro Inferior

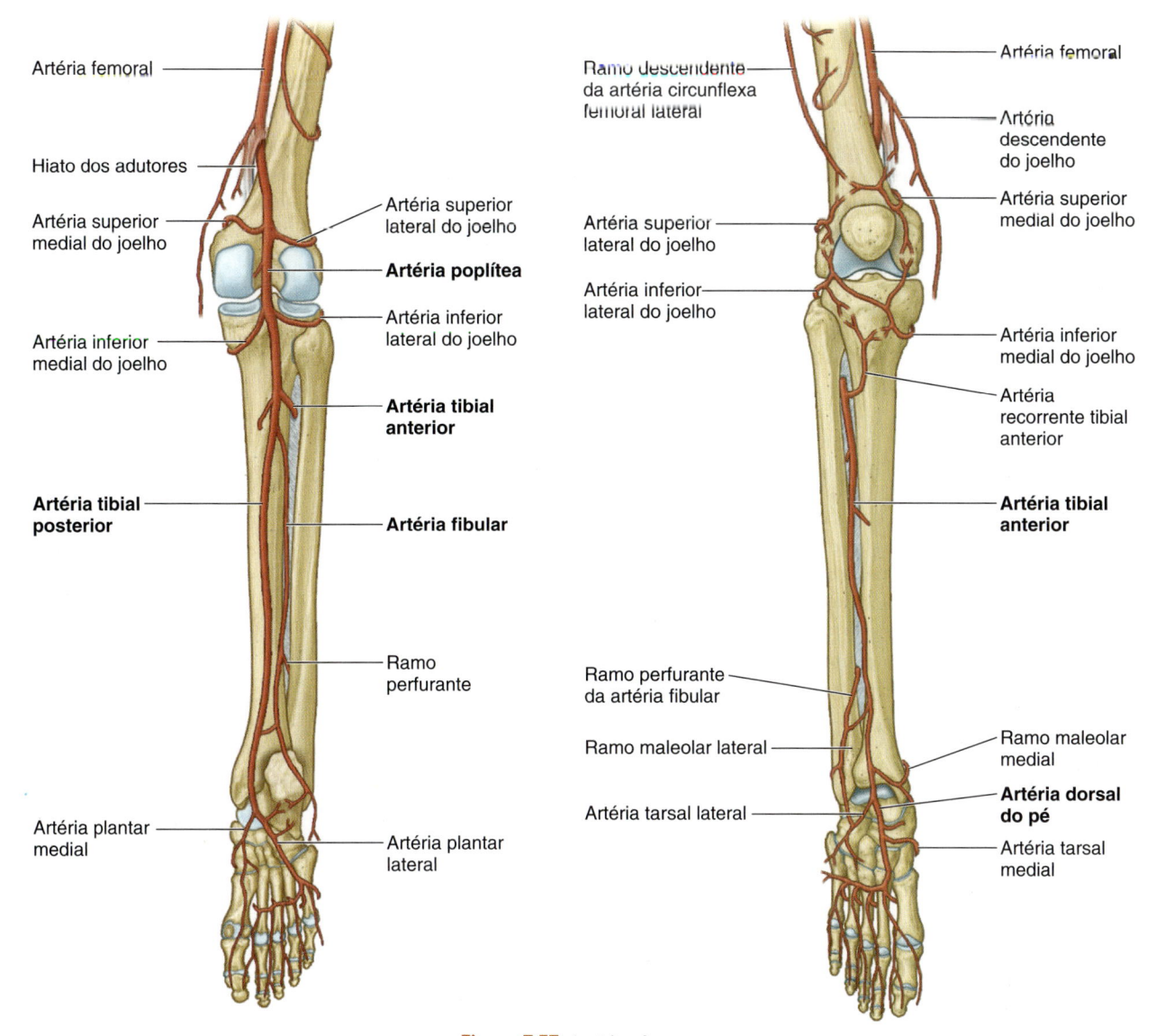

Figura 7.37 Artérias da perna.

Tabela 7.10 Artérias da perna.

Artéria	Origem	Trajeto	Distribuição
Poplítea	Continuação da artéria femoral no hiato dos adutores no M. adutor magno	Atravessa a fossa poplítea para a perna; termina na margem inferior do músculo poplíteo, dividindo-se nas artérias tibiais anterior e posterior	Artérias superiores, mediais e inferiores do joelho; ramos musculares para os músculos isquiotibiais e para os músculos da parte superficial do compartimento posterior da perna
Tibial anterior	Artéria poplítea	Passa para o compartimento anterior da perna através da abertura na parte superior da membrana interóssea da perna; desce por essa membrana, entre os músculos tibial anterior e extensor longo dos dedos	Compartimento anterior da perna
Dorsal do pé	Continuação da artéria tibial anterior, distalmente ao retináculo inferior dos músculos extensores	Desce em sentido anterior e medial até o primeiro espaço interósseo; divide-se nas artérias plantar profunda e primeira metatarsal dorsal	Músculos no dorso do pé; perfura o primeiro músculo interósseo dorsal como artéria plantar profunda, contribuindo para a formação do arco plantar
Tibial posterior	Artéria poplítea	Passa para o compartimento posterior da perna; termina distalmente ao retináculo dos músculos flexores, dividindo-se nas artérias plantares medial e lateral	Compartimentos posterior e lateral da perna; o ramo circunflexo fibular une-se às anastomoses em torno do joelho; a artéria nutrícia segue até a tíbia
Fibular	Artéria tibial posterior	Desce no compartimento posterior adjacente ao septo intermuscular posterior	Compartimento posterior da perna; os ramos perfurantes irrigam o compartimento lateral da perna

ANATOMIA CLÍNICA

Distensão do músculo gastrocnêmio

A *distensão do músculo gastrocnêmio* (perna do tenista) é uma lesão dolorosa da panturrilha, que ocorre em consequência de ruptura parcial do ventre medial do músculo gastrocnêmio, em sua junção musculotendínea ou próximo dela. É causada por estiramento excessivo do músculo por extensão completa concomitante do joelho e flexão dorsal da articulação talocrural.

Pulso tibial posterior

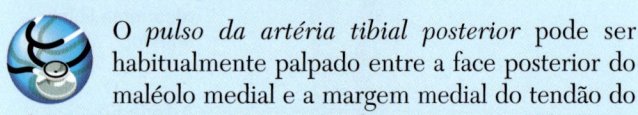

O *pulso da artéria tibial posterior* pode ser habitualmente palpado entre a face posterior do maléolo medial e a margem medial do tendão do calcâneo (Figura AC7.14; ver também Figura 7.11F). Como a artéria tibial posterior segue o seu trajeto abaixo do retináculo dos músculos flexores, é importante, quando se palpa esse pulso, solicitar que a pessoa inverta o pé para relaxar o retináculo. Quando esse cuidado não é observado, pode haver conclusão errônea de que o pulso está ausente.

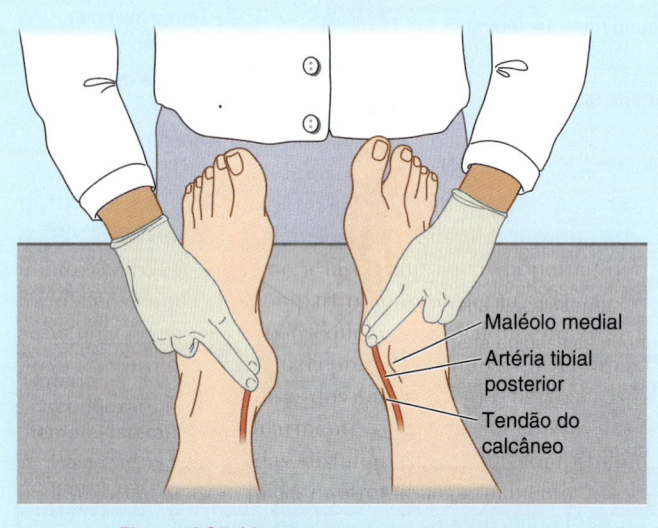

Figura AC7.14 Pulso da artéria tibial posterior.

Ambas as artérias tibiais posteriores são examinadas simultaneamente quanto à igualdade de intensidade dos pulsos. A palpação dos pulsos tibiais posteriores é essencial no exame de pacientes com *doença arterial periférica oclusiva*. Embora os pulsos tibiais posteriores estejam ausentes em cerca de 15% dos indivíduos jovens normais, a ausência de pulsos tibiais posteriores constitui um sinal de doença arterial periférica oclusiva em indivíduos com mais de 60 anos de idade. Por exemplo, a *claudicação intermitente*, que se caracteriza por dor e cãibras nas pernas, desenvolve-se durante a marcha e desaparece após o repouso. Essas condições resultam de isquemia dos músculos da perna provocada por estenose ou oclusão das artérias da perna.

Lesão do nervo tibial

A *lesão do nervo tibial* é rara, devido à sua posição profunda na fossa poplítea; entretanto, pode ocorrer lesão do nervo em lacerações profundas da fossa poplítea. A *luxação posterior da articulação do joelho* também pode causar lesão do nervo tibial. A *secção do nervo tibial* provoca paralisia dos músculos flexores da perna e dos músculos intrínsecos na planta do pé. Os indivíduos com lesão do nervo tibial são incapazes de realizar a flexão plantar do tornozelo ou a flexão dos dedos dos pés. Ocorre também perda da sensibilidade na planta do pé.

Ausência de flexão plantar

Se houver paralisia dos músculos da panturrilha ou ruptura do tendão do calcâneo, ou se o impulso normal for doloroso, o indivíduo ainda consegue impulsionar o pé (a partir da parte média) de modo muito menos efetivo e eficiente por meio das ações do músculo glúteo máximo e dos músculos isquiotibiais na extensão da coxa, na articulação do quadril, e músculo quadríceps femoral na extensão do joelho. Como a propulsão da parte anterior do pé não é possível (de fato, ocorre flexão dorsal passiva do tornozelo enquanto o peso do corpo se move anteriormente ao pé), as pessoas que tentam caminhar na ausência de flexão plantar frequentemente rodam o pé o mais lateralmente possível durante a fase de apoio, de modo a evitar a flexão dorsal passiva e permitir um impulso mais efetivo por meio de extensão do quadril e do joelho exercida na parte média do pé.

Reflexo aquileu

O *reflexo aquileu* é induzido golpeando rapidamente o tendão do calcâneo com um martelo de reflexo, enquanto as pernas do indivíduo estão pendentes na lateral da mesa exame (Figura AC7.15). Esse reflexo tendíneo avalia as raízes dos nervos S1 e S2. Se a raiz do nervo S1 estiver seccionada ou comprimida, o reflexo aquileu está praticamente ausente.

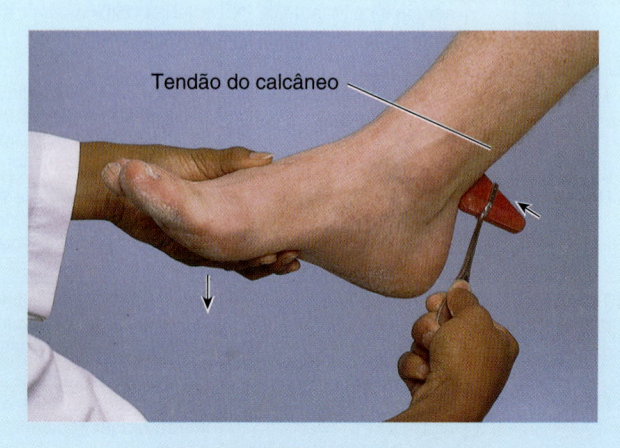

Figura AC7.15 Reflexo aquileu.

Inflamação e ruptura do tendão do calcâneo

A *inflamação do tendão do calcâneo* constitui 9 a 18% das lesões que ocorrem em corridas. Rupturas microscópicas das fibras colágenas no tendão, particularmente logo acima de sua inserção no calcâneo, resultam em *tendinite*, que provoca dor durante a deambulação.

A *ruptura do tendão do calcâneo* ocorre frequentemente em indivíduos com história de tendinite do calcâneo. Após ruptura completa do tendão, a flexão dorsal passiva é excessiva, e o indivíduo não consegue realizar a flexão plantar contra resistência.

Bursite do calcâneo

A *bursite do calcâneo* resulta da inflamação da bolsa do tendão do calcâneo, localizada entre o tendão do calcâneo e a parte superior da face posterior da tuberosidade do calcâneo. A bursite do calcâneo provoca dor posterior ao calcanhar e ocorre comumente durante a corrida de longa distância, no basquetebol e no tênis.

PÉ

O **pé**, distal ao tornozelo, fornece uma plataforma para sustentação do peso do corpo na posição ortostática e desempenha um importante papel na locomoção. O esqueleto do pé é formado por sete ossos tarsais, cinco ossos metatarsais e 14 falanges (Figura 7.38). O pé e seus ossos podem ser estudados divididos em três partes anatômicas ou funcionais:

- A **parte posterior do pé ou retropé**: tálus e calcâneo
- A **parte média do pé ou mediopé**: navicular, cuboide e cuneiformes
- A **parte anterior do pé ou antepé**: ossos metatarsais e falanges.

As regiões do pé incluem as seguintes:

- A *região plantar* (planta do pé): a parte que entra em contato com o solo
- A *região dorsal do pé* (dorso do pé): a parte direcionada superiormente
- A **região calcânea** (calcanhar): a planta do pé subjacente ao calcâneo
- A **bola do pé**: a planta do pé subjacente aos ossos sesamoides e às cabeças dos dois metatarsais mediais.

O hálux é também denominado **primeiro dedo**; o **dedo mínimo** é também denominado **quinto dedo**.

Fáscia muscular do pé

Nas faces lateral e posterior, a fáscia muscular do pé é contínua com a **fáscia plantar**, a fáscia muscular da planta do pé, que apresenta uma parte central espessa, a **aponeurose plantar**, e partes medial e laterais mais fracas (Figuras 7.39 e 7.40).

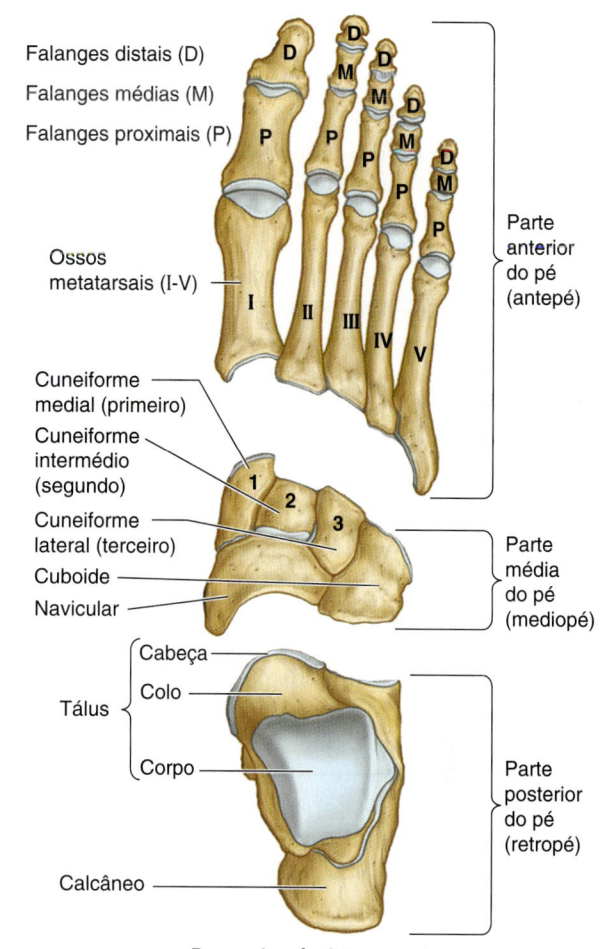

Figura 7.38 Partes do pé.

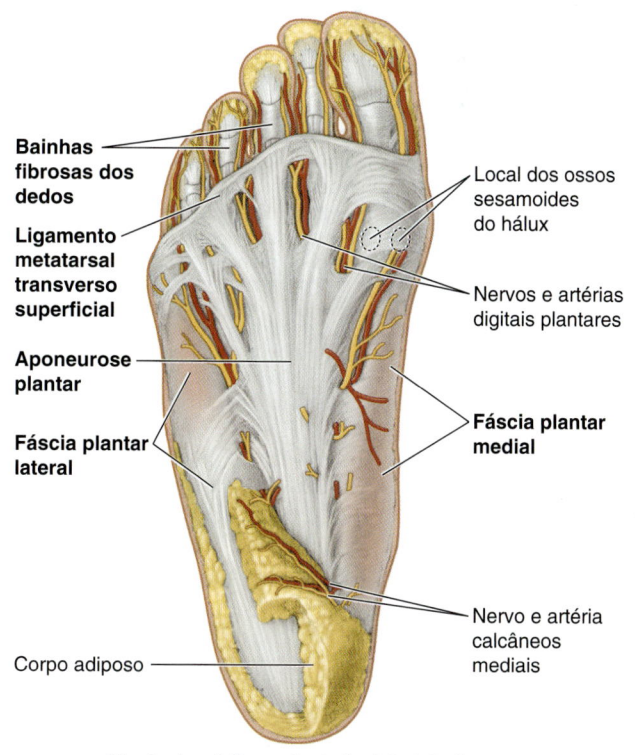

Figura 7.39 Aponeurose plantar.

A aponeurose plantar mantém unidas as partes do pé, ajuda a proteger a planta do pé de lesões e sustenta passivamente os arcos longitudinais do pé. A aponeurose plantar origina-se posteriormente a partir do calcâneo e, distalmente, divide-se em cinco faixas, que se tornam contínuas com as bainhas fibrosas dos dedos, que envolvem os tendões dos flexores que seguem até os dedos. Inferiormente às cabeças dos ossos metatarsais, a aponeurose é reforçada por fibras transversais que formam o *ligamento metatarsal transverso superficial*. A fáscia muscular é fina na região dorsal do pé, onde é contínua com o retináculo inferior dos músculos extensores (ver Figura 7.40). Nas partes anterior e média do pé, existem septos intermusculares verticais, que se estendem superiormente a partir das margens da aponeurose plantar em direção aos ossos metatarsais I e V, formando três *compartimentos da planta do pé*:

- O **compartimento medial da planta do pé**, coberto superficialmente pela *fáscia plantar medial*, contém os músculos abdutor do hálux e flexor curto do hálux, o tendão do músculo flexor longo do hálux e o nervo e vasos plantares mediais
- O **compartimento central da planta do pé**, coberto pela *aponeurose plantar*, contém os músculos flexor curto dos dedos, flexor longo dos dedos, quadrado plantar, lumbricais e adutor do hálux, a parte distal do tendão do músculo flexor longo do hálux e o nervo e vasos plantares laterais
- O **compartimento lateral da planta do pé**, coberto pela *fáscia plantar lateral* mais fina, contém os músculos abdutor do dedo mínimo e flexor curto do dedo mínimo.

Apenas na parte anterior do pé, encontra-se um quarto compartimento, denominado **compartimento interósseo do pé**, que contém os ossos metatarsais, os músculos interósseos dorsais e plantares e os vasos plantares profundos e metatarsais.

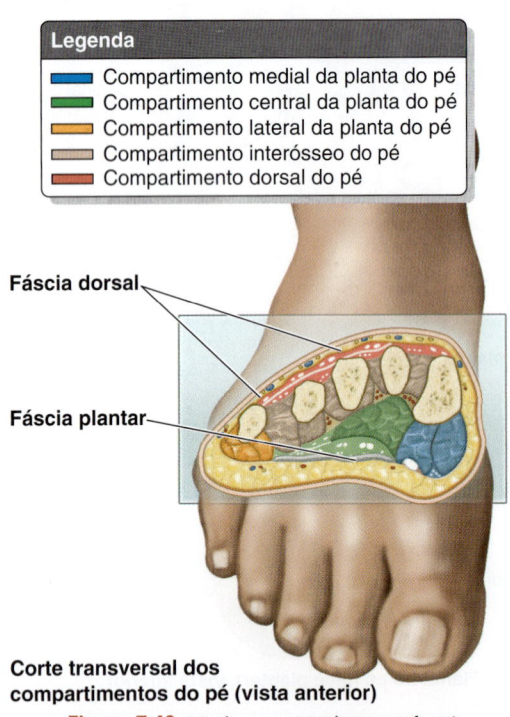

Figura 7.40 Fáscia e compartimentos do pé.

Músculos do pé

Dos 20 músculos individuais do pé, 14 estão localizados na face plantar, dois na face dorsal, e quatro encontram-se em posição intermediária (Figuras 7.41 e 7.42).

A partir da face plantar, os músculos da planta do pé estão dispostos em quatro camadas dentro de quatro compartimentos. Os músculos plantares estão ilustrados na Figura 7.42, e suas inserções, inervação e ações estão descritas na Tabela 7.11. Apesar de sua organização em compartimentos e camadas, os **músculos plantares** atuam principalmente como um grupo durante a fase de apoio da marcha, de modo a manter os arcos do pé.

Os músculos tornam-se mais ativos na parte final do movimento para estabilizar o pé para a propulsão (impulso), um momento em que as forças também tendem a achatar o arco transverso do pé. Ao mesmo tempo, eles também são capazes de refinar ainda mais os esforços dos músculos longos, produzindo supinação e pronação para permitir que o pé se adapte ao solo irregular.

Os músculos do pé têm pouca importância individualmente, visto que o controle fino de cada dedo do pé não é importante para a maioria das pessoas. Em vez de produzir um movimento efetivo, eles são mais ativos na fixação do pé ou no aumento da pressão aplicada contra o solo por várias áreas da planta ou dos dedos, de modo a manter o equilíbrio.

Apesar de seu nome, o músculo adutor do hálux é provavelmente mais ativo durante a fase de saída do apoio, ao tracionar os quatro ossos metatarsais laterais em direção ao hálux, fixando o arco transverso do pé e resistindo às forças que separariam as cabeças dos ossos metatarsais quando o peso e a força são aplicados à parte anterior do pé (ver Tabela 7.13, mais adiante).

Na Tabela 7.11, observe o seguinte:

- Os músculos interósseos **p**lantares **ad**uzem (**PAD**) e originam-se de um único metatarsal, como músculos semipeniformes
- Os músculos interósseos **d**orsais **ab**duzem (**DAB**) e originam-se de dois metatarsais como músculos peniformes.

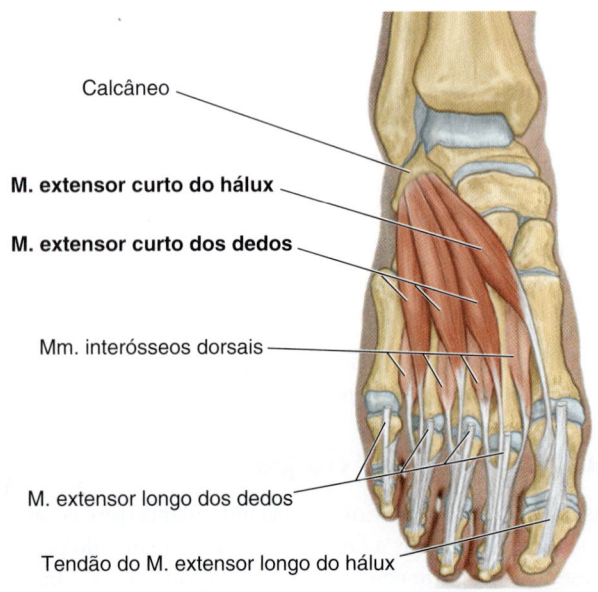

Figura 7.41 Músculos extensores curtos dos dedos e do hálux.

Capítulo 7 • Membro Inferior   467

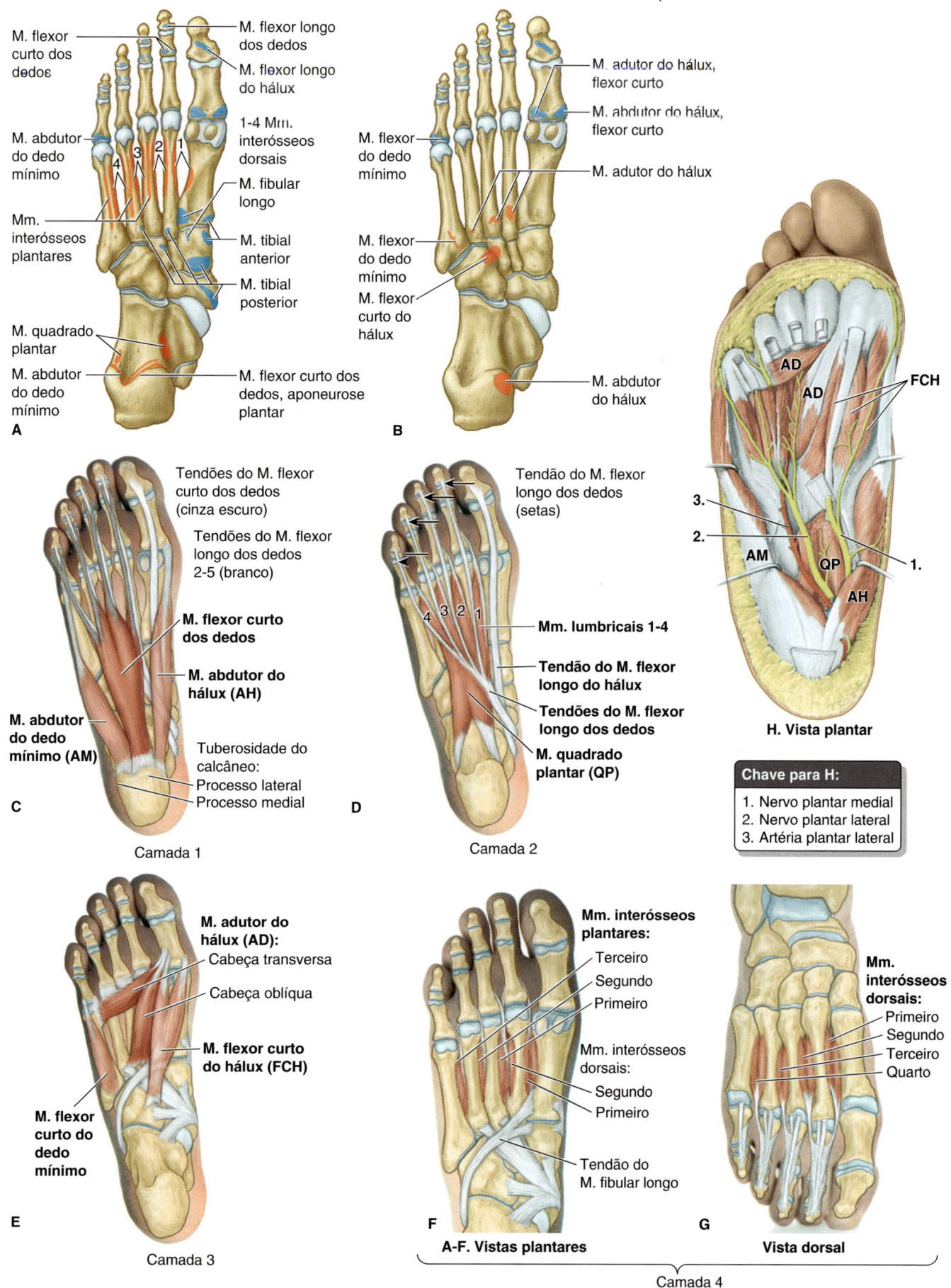

Figura 7.42 **Músculos da planta do pé. A** e **B.** Inserções musculares. **C.** Primeira camada. **D.** Segunda camada. **E.** Terceira camada. **F** e **G.** Quarta camada. **H.** Nervos plantares medial e lateral.

Tabela 7.11 Músculos da planta do pé.

Músculo	Inserção proximal	Inserção distal	Inervação[a]	Ação(ões) principal(is)
Primeira camada				
Abdutor do hálux	Processo medial da tuberosidade do calcâneo, retináculo dos músculos flexores e aponeurose plantar	Face medial da base da falange proximal do hálux	Nervo plantar medial (S2, **S3**)	Abdução e flexão do hálux
Flexor curto dos dedos	Processo medial da tuberosidade do calcâneo, aponeurose plantar e septos intermusculares	Ambos os lados das falanges médias dos quatro dedos laterais		Flexão dos quatro dedos laterais
Abdutor do dedo mínimo	Processos medial e lateral da tuberosidade do calcâneo, aponeurose plantar e septos intermusculares	Face lateral da base da falange proximal do dedo mínimo	Nervo plantar lateral (S2, **S3**)	Abdução e flexão do dedo mínimo
Segunda camada				
Quadrado plantar	Face medial da margem lateral da face plantar do calcâneo	Margem posterior lateral do tendão do músculo flexor longo dos dedos	Nervo plantar lateral (S2, **S3**)	Auxilia o músculo flexor longo dos dedos na flexão dos quatro dedos laterais
Lumbricais	Tendões do músculo flexor longo dos dedos	Face medial da expansão sobre os quatro dedos laterais	*Lumbrical medial*: nervo plantar medial (S2, **S3**) *Três lumbricais laterais*: nervo plantar lateral (S2, **S3**)	Flexão das falanges proximais; extensão das falanges médias e distais dos quatro dedos laterais
Terceira camada				
Flexor curto do hálux	Faces plantares do cuboide e do cuneiforme lateral	Ambos os lados da base da falange proximal do hálux	Nervo plantar medial (S2, **S3**)	Flexão da falange proximal do hálux
Adutor do hálux	*Cabeça oblíqua*: base dos ossos metatarsais II-IV *Cabeça transversa*: ligamentos plantares das terceira-quinta articulações metatarsofalângicas	Os tendões de ambas as cabeças inserem-se na face lateral da base da falange proximal do hálux	Ramo profundo do nervo plantar lateral (S2, **S3**)	Adução do hálux; auxilia na manutenção do arco transverso do pé
Flexor curto do dedo mínimo	Base do metatarsal V	Base da falange proximal do dedo mínimo	Ramo superficial do nervo plantar lateral (S2, **S3**)	Flexão da falange proximal do dedo mínimo, auxiliando, assim, na sua flexão
Quarta camada				
Interósseos plantares (três músculos)	Base e faces mediais dos metatarsais III-V	Faces mediais das bases das falanges proximais do terceiro ao quinto dedos	Nervo plantar lateral (S2, **S3**)	Adução dos dedos (III-V) e flexão das articulações metatarsofalângicas
Interósseos dorsais (quatro músculos)	Faces adjacentes dos metatarsais I-V	*Primeiro*: face medial da falange proximal do segundo dedo *Segundo a quarto*: faces laterais do segundo ao quarto dedos		Abdução dos dedos (II-IV) e flexão das articulações metatarsofalângicas

[a]A inervação segmentar da medula espinal é indicada (p. ex., "S2, **S3**" significa que os nervos que inervam o músculo abdutor do hálux originam-se dos segundo e terceiro segmentos sacrais da medula espinal). Os números em negrito (**S3**) indicam a inervação segmentar principal.

Dois músculos estreitamente conectados no dorso do pé são os **músculos extensor curto dos dedos (ECD)** e **extensor curto do hálux (ECH)** (ver Figura 7.41). Na verdade, o ECH faz parte do ECD. Esses músculos formam uma massa carnosa na parte lateral do dorso do pé, anteriormente ao maléolo lateral, e auxiliam os músculos extensor dos dedos e extensor longo do hálux a estender os dedos do um ao quatro.

Estruturas neurovasculares do pé

NERVOS DO PÉ

Os nervos do pé estão ilustrados nas Figuras 7.14F e 7.43 e descritos na Tabela 7.12. O *nervo tibial* divide-se posteriormente ao maléolo medial nos **nervos plantares medial** e **lateral**. Esses nervos inervam os músculos intrínsecos do pé, com exceção dos músculos ECD e ECH no dorso, que são supridos pelo *nervo fibular profundo*. O nervo plantar medial segue o seu trajeto no compartimento medial da planta do pé, entre a primeira e a segunda camadas musculares. Inicialmente, o nervo plantar medial segue lateralmente entre os músculos da primeira e da segunda camadas de músculos plantares. Em seguida, seus ramos profundos seguem medialmente entre os músculos da terceira e da quarta camadas. Os nervos plantares medial e lateral são acompanhados pelas artérias e veias plantares medial e lateral.

ARTÉRIAS DO PÉ

As artérias do pé são ramos terminais das *artérias tibiais anterior e posterior*, as artérias dorsal do pé e plantar, respectivamente (Figura 7.44A,B). A *artéria dorsal do pé*, que frequentemente constitui uma importante fonte de suprimento sanguíneo para a parte anterior do pé, é a continuação

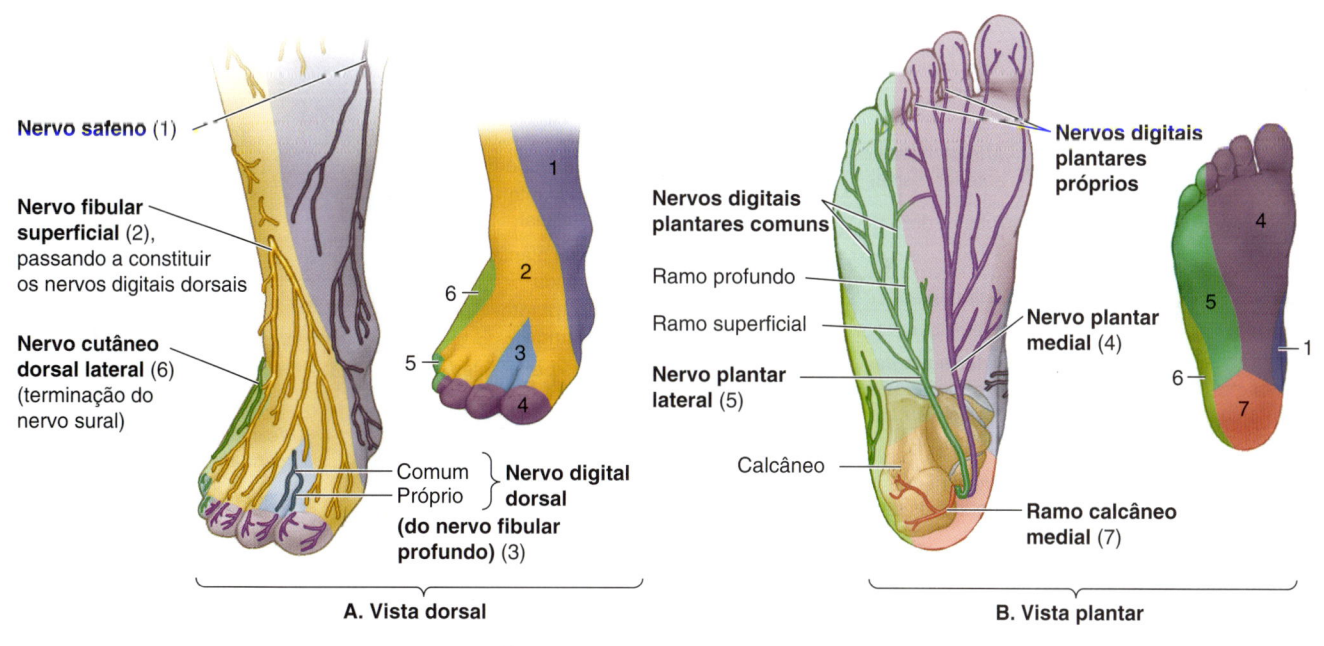

Figura 7.43 Inervação cutânea do pé.

Tabela 7.12 Nervos do pé.

Nervo[a]	Origem	Trajeto	Distribuição[a]
Safeno (1)	Nervo femoral (no trígono femoral)	Desce pela coxa e pela perna; acompanha a veia safena magna, anteriormente ao maléolo medial; termina na face medial do pé	Inerva a pele na face medial do pé anteriormente até a cabeça do metatarsal I
Fibular superficial (2)	Nervo fibular comum (no colo da fíbula)	Perfura a fáscia muscular no terço distal da perna, tornando-se cutâneo; em seguida, emite ramos para o pé e os dedos	Inerva a pele no dorso do pé e nas faces dorsais proximais de todos os dedos, com exceção da face lateral do dedo mínimo e do primeiro espaço interdigital
Fibular profundo (3)		Segue abaixo do retináculo dos músculos extensores para entrar no dorso do pé	Inerva os músculos extensor dos dedos/extensor curto do hálux e a pele do primeiro espaço interdigital
Plantar medial (4)	Nervo tibial (posteriormente ao maléolo medial, como ramo terminal maior)	Segue distalmente no pé, entre os músculos abdutor do hálux e flexor curto dos dedos; divide-se em ramos musculares e cutâneos	Inerva a face plantar da parte medial do pé e 3½ dedos, além dos lados e faces dorsais distais desses dedos; inerva também os músculos abdutor do hálux, flexor curto dos dedos, flexor curto do hálux e primeiro músculo lumbrical
Plantar lateral (5)	Nervo tibial (posteriormente ao maléolo medial, como ramo terminal menor)	Segue lateralmente no pé, entre os músculos quadrado plantar e flexor curto dos dedos; divide-se em ramos superficial e profundo	Inerva os músculos quadrado plantar, abdutor do dedo mínimo e flexor curto do dedo mínimo; o ramo profundo inerva os músculos plantares e interósseos dorsais, os três músculos lumbricais laterais e o músculo adutor do hálux; supre a pele na planta do pé, lateralmente a uma linha que divide o quarto dedo, bem como a face dorsal distal de 1½ dedos laterais
Sural (6)	Formado na fossa poplítea pela união dos ramos cutâneos dos nervos tibial e fibular comum	Segue posterior e inferiormente ao maléolo lateral para a face lateral do pé	Face lateral das partes posterior e média do pé e dedo mínimo
Ramos calcâneos (7)	Nervos tibial e sural (posteriormente aos maléolos)	Segue da parte distal da face posterior da perna até a pele no calcanhar	Pele do calcanhar

[a]Os números se referem à Figura 7.43.

direta da artéria tibial anterior. A artéria dorsal do pé começa a meio caminho entre os maléolos (na articulação talocrural) e segue em direção anterior e medial, abaixo do retináculo inferior dos músculos extensores, entre os tendões dos músculos extensor longo do hálux e extensor longo dos dedos, no dorso do pé. A artéria dorsal do pé emite a **artéria tarsal lateral**, passa distalmente para o primeiro espaço interósseo, onde emite a artéria arqueada e, em seguida, divide-se na **primeira artéria metatarsal dorsal** e em uma **artéria plantar profunda** (ver Figura 7.44A). A artéria plantar profunda segue profundamente, entre as cabeças do primeiro músculo interósseo dorsal para entrar na planta do pé, onde se une à artéria plantar lateral para formar o **arco plantar profundo** (ver Figura 7.44B). A artéria arqueada emite a **segunda**, a **terceira** e a **quarta artérias metatarsais dorsais**, que seguem o seu trajeto até os espaços interdigitais, onde cada uma delas se divide em duas **artérias digitais dorsais** (ver Figura 7.44A).

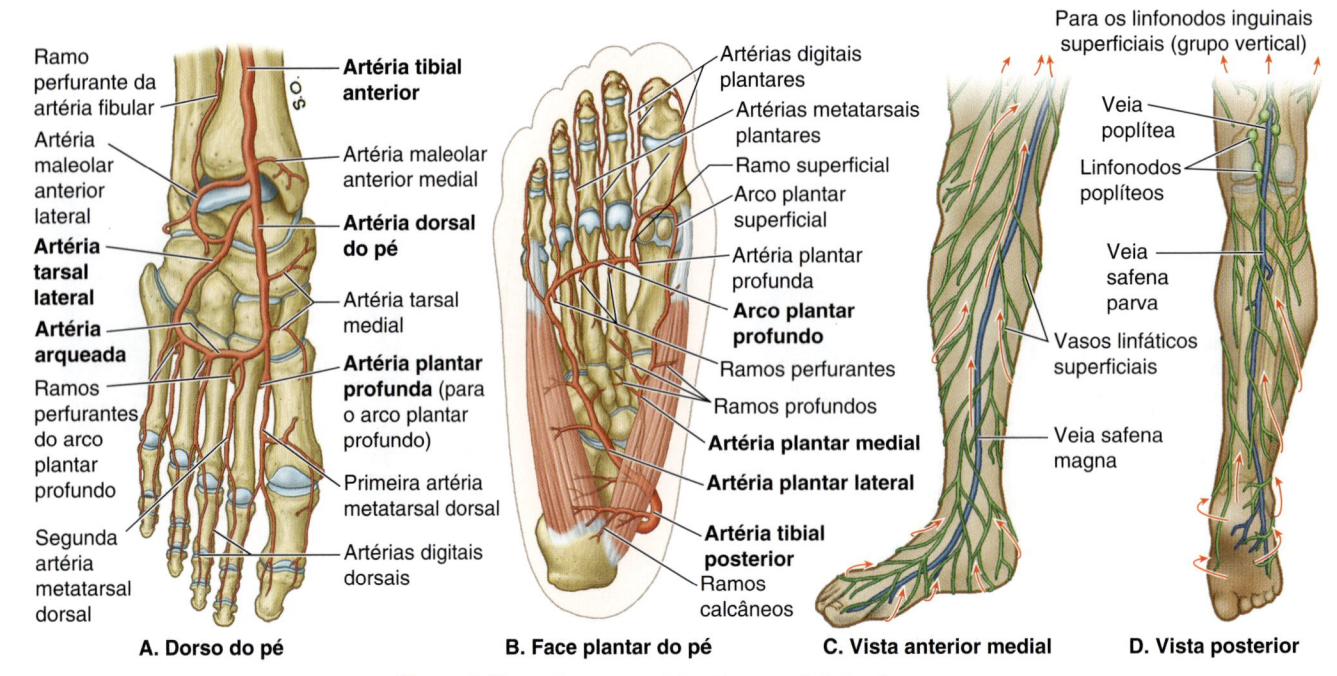

Figura 7.44 Suprimento arterial e drenagem linfática do pé.

A. Dorso do pé — B. Face plantar do pé — C. Vista anterior medial — D. Vista posterior

A planta do pé apresenta um suprimento sanguíneo abundante, proveniente da artéria tibial posterior, que se divide abaixo do retináculo dos músculos flexores. Os ramos terminais seguem abaixo do músculo abdutor do hálux, como *artérias plantares medial* e *lateral*, que acompanham os nervos de nomes semelhantes. A **artéria plantar medial** irriga os músculos do hálux e a pele na face medial da planta do pé e apresenta ramos digitais, que acompanham os ramos digitais do nervo plantar medial.

Inicialmente, a **artéria plantar lateral** e o nervo seguem um trajeto lateral entre os músculos da primeira e da segunda camadas de músculos plantares. O arco plantar profundo começa oposto à base do metatarsal V, como continuação da *artéria plantar lateral*, seguindo um trajeto entre a terceira e a quarta camadas musculares (ver Figura 7.44B). O arco é completado medialmente pela união com a *artéria plantar profunda*, um ramo da artéria dorsal do pé. No local onde cruza o pé, o arco plantar profundo emite quatro **artérias metatarsais plantares**; três **ramos perfurantes**; e muitos ramos para a pele, a fáscia e os músculos da planta. As artérias digitais plantares originam-se das artérias metatarsais plantares, próximo da base da falange proximal, irrigando os dedos adjacentes.

DRENAGEM VENOSA DO PÉ

O pé possui veias tanto superficiais quanto profundas. As *veias profundas* consistem em pares de veias que se anastomosam entre si e que acompanham todas as artérias internas à fáscia muscular. As *veias superficiais* são subcutâneas, não são acompanhadas por artérias e drenam a maior parte do sangue proveniente do pé. As veias digitais dorsais seguem proximalmente como **veias metatarsais dorsais**, que se unem para formar o arco venoso dorsal do pé, proximal ao qual existe uma **rede venosa dorsal** que cobre o restante do dorso do pé. As veias superficiais provenientes da **rede venosa plantar** drenam em torno da margem medial ou lateral do pé e convergem com o arco e a rede venosos dorsais para formar as veias marginais medial e lateral, que se tornam as veias safena magna e safena parva, respectivamente (ver Figura 7.44C,D).

DRENAGEM LINFÁTICA DO PÉ

Os vasos linfáticos do pé começam nos plexos subcutâneos. Os vasos coletores consistem em vasos linfáticos superficiais e profundos, que acompanham as veias superficiais e os principais feixes vasculares, respectivamente. Os vasos linfáticos superficiais são mais numerosos na planta do pé. Os *vasos linfáticos superficiais mediais* deixam o pé medialmente, ao longo da veia safena magna e a acompanham até os *linfonodos inguinais superficiais* (ver Figura 7.44C), que estão localizados ao longo da terminação da veia, e, em seguida, até os linfonodos inguinais profundos. Os *vasos linfáticos superficiais laterais* drenam a face lateral do pé e acompanham a veia safena parva até a fossa poplítea, onde entram nos linfonodos poplíteos (ver Figura 7.44D). Os *vasos linfáticos profundos do pé* também drenam para os linfonodos poplíteos. Os vasos linfáticos provenientes deles acompanham os vasos femorais até os linfonodos inguinais profundos. Toda linfa proveniente do membro inferior passa, então, para os linfonodos ilíacos.

CICLO DA MARCHA

A **locomoção** é uma função complexa. Os movimentos dos membros inferiores durante a marcha em superfície plana podem ser divididos em fases alternadas de balanço e de apoio. O **ciclo da marcha** consiste em um ciclo de balanço e apoio por um membro. A **fase de apoio** começa com o **toque do calcanhar**, quando o calcâneo toca o solo e começa a assumir todo peso do corpo, e termina com a **propulsão** da parte anterior do pé. A **fase de balanço** começa depois da propulsão, quando os dedos saem do solo, e termina quando o calcanhar toca o solo. A fase de balanço ocupa cerca de 40% do ciclo da marcha e a fase de apoio, 60%. A marcha é uma atividade notavelmente eficiente, que se aproveita da gravidade e do impulso, de modo que é necessário um mínimo de esforço físico. As ações musculares durante o ciclo da marcha estão resumidas na Figura 7.45 e Tabela 7.13.

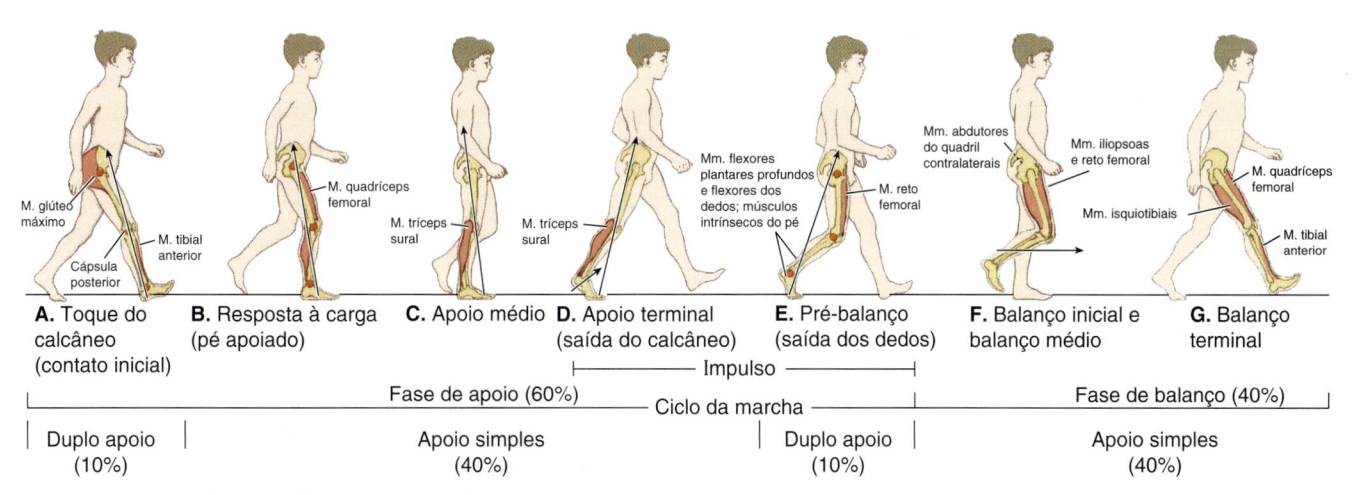

Figura 7.45 Ciclo da marcha. Normalmente, são descritas oito fases, duas das quais foram combinadas em **F**.

Tabela 7.13 Ação muscular durante o ciclo da marcha.

Fase da marcha		Objetivos mecânicos	Grupos musculares ativos
FASE DE APOIO	Toque do calcâneo (contato inicial)	Tocar o solo com a parte anterior do pé	Flexores dorsais do tornozelo (contração excêntrica)
		Desaceleração contínua (reverter o balanço para frente)	Extensores do quadril
		Preservar o arco longitudinal do pé	Músculos intrínsecos do pé
			Tendões longos do pé
	Resposta à carga (pé apoiado)	Aceitar o peso	Extensores do joelho
		Desacelerar a massa	Flexores plantares do tornozelo
		Estabilizar a pelve	Abdutores do quadril
		Preservar o arco longitudinal do pé	Músculos intrínsecos do pé
			Tendões longos do pé
	Apoio médio	Estabilizar o joelho	Extensores do joelho
		Controlar a flexão dorsal (preservar o impulso)	Flexores plantares do tornozelo (contração excêntrica)
		Estabilizar a pelve	Abdutores do quadril
		Preservar o arco longitudinal do pé	Músculos intrínsecos do pé
	Apoio terminal (saída do calcâneo)	Acelerar a massa	Flexores plantares do tornozelo (contração concêntrica)
		Estabilizar a pelve	Abdutores do quadril
		Preservar os arcos do pé; fixar a parte anterior do pé	Músculos intrínsecos do pé
	Pré-balanço (saída dos dedos)	Acelerar a massa	Flexores longos dos dedos
		Preservar os arcos do pé; fixar a parte anterior do pé	Músculos intrínsecos do pé
			Tendões longos do pé
		Desacelerar a coxa; preparar para o balanço	Flexor do quadril (contração extrínseca)
FASE DE BALANÇO	Balanço inicial	Acelerar a coxa, variar a cadência	Flexor do quadril (contração concêntrica)
		Elevar o pé	Flexores dorsais do tornozelo
	Balanço médio	Elevar o pé	Flexores dorsais do tornozelo
	Balanço terminal	Desacelerar a coxa	Extensores do quadril (contração excêntrica)
		Desacelerar a perna	Flexores do joelho (contração excêntrica)
		Posicionar o pé	Flexores dorsais do tornozelo
		Estender o joelho para posicionar o pé (controlar a passada); preparar para o contato	Extensores do joelho

Modificada de Rose J, Gamble JG. *Human Walking*. 2nd ed. Baltimore, MD: Lippincott Williams & Wilkins; 1994.

ANATOMIA CLÍNICA

Fasciite plantar

A lesão por esforço e a inflamação da aponeurose plantar, uma condição denominada *fasciite plantar*, pode resultar de corrida ou de exercício aeróbico de alto impacto, particularmente quando são utilizados calçados inadequados. Provoca dor na face plantar do calcanhar e na face medial do pé. O ponto de hipersensibilidade está localizado na fixação proximal da aponeurose plantar ao processo medial do calcâneo e face medial desse osso. A dor aumenta com a extensão passiva do hálux e pode ser ainda mais exacerbada pela flexão dorsal do tornozelo e/ou sustentação do peso. Um *esporão do calcâneo* (processo ósseo anormal), que faz protrusão a partir do processo medial do calcâneo, tem sido associado à fasciite plantar e dor na face medial do pé durante a marcha; entretanto, esses esporões são observados em muitos pacientes assintomáticos.

Enxertos do nervo sural

Com frequência, segmentos do *nervo sural* são utilizados para enxertos de nervos em determinados procedimentos, como reparo de defeitos de nervos em consequência de ferimentos. O cirurgião é habitualmente capaz de localizar esse nervo em relação à veia safena parva.

Compressão do nervo plantar medial

A *irritação do nervo plantar medial por compressão* no local onde segue abaixo do retináculo dos músculos flexores ou curva-se abaixo do músculo abdutor do hálux pode causar dor, queimação, dormência e formigamento (parestesia) na face medial da planta do pé e na região da tuberosidade do navicular. Pode ocorrer compressão do nervo plantar medial durante a eversão repetitiva do pé (p. ex., durante a ginástica e a corrida). Devido à sua frequência nos corredores, esses sintomas foram denominados "pé do corredor".

Reflexo plantar

O *reflexo plantar* (raízes dos nervos L4, L5, S1 e S2) é um reflexo miotático (tendíneo profundo). A face lateral da planta do pé é estimulada com um objeto rombo, como um abaixador de língua, começando no calcanhar e cruzando até a base do hálux. A flexão dos dedos constitui uma resposta normal (Figura AC7.16). O leve afastamento dos quatro dedos laterais em leque e a flexão dorsal do hálux constituem uma resposta anormal (*sinal de Babinski*), indicando lesão encefálica ou doença cerebral, exceto nos lactentes. Como os tratos corticospinais (função motora) não estão totalmente desenvolvidos nos recém-nascidos, um sinal de Babinski é habitualmente observado e pode estar presente em crianças de até 4 anos de idade.

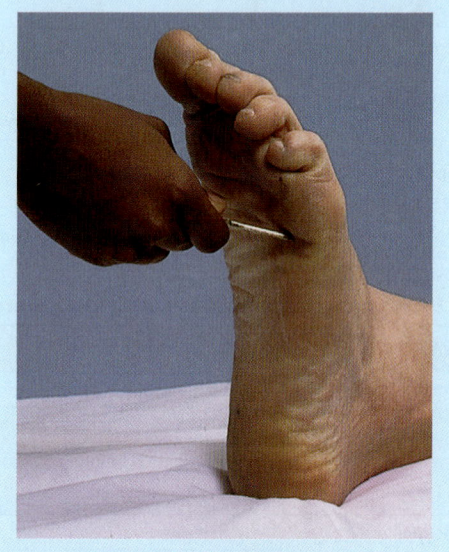

Figura AC7.16 Reflexo plantar.

Contusão do músculo extensor curto dos dedos

Clinicamente, é importante conhecer a localização do ventre do músculo ECD para distingui-lo da presença de edema anormal. A contusão e a ruptura das fibras do músculo e dos vasos sanguíneos associados resultam em *hematoma*, que produz edema anterior e medial ao maléolo lateral. A maioria das pessoas que não tiveram esse músculo inflamado acredita que tenham sofrido grave entorse do tornozelo.

ARTICULAÇÕES DO MEMBRO INFERIOR

As articulações do membro inferior incluem as articulações do cíngulo dos membros inferiores (lombossacrais, sacroilíacas e sínfise púbica), que são discutidas no Capítulo 6. As outras articulações do membro inferior são a articulação do quadril, a articulação do joelho, as articulações tibiofibulares, a articulação talocrural e as articulações do pé.

Articulação do quadril

A **articulação do quadril** forma a conexão entre o membro inferior e o cíngulo dos membros inferiores. Trata-se de uma forte articulação sinovial esferóidea multiaxial e estável. A cabeça do fêmur é a esfera, e o acetábulo, a cavidade (Figura 7.46). Essa articulação é projetada para proporcionar estabilidade em uma grande amplitude de movimentos. Na posição ortostática, o peso da parte superior do corpo é transferido pelos ossos do quadril para as cabeças dos fêmures.

Articulações:
- Lombossacral
- Sacroilíaca
- Articulação do quadril
- Sínfise púbica

Ossos:
- Vértebra lombar
- Ílio
- Sacro
- Púbis
- Fêmur

A. Vista anterior

B. Radiografia anteroposterior (AP)

- Ligamento iliofemoral
- Face semilunar
- Membrana sinovial cobrindo a fossa do acetábulo
- Ligamento da cabeça do fêmur
- Ligamento transverso do acetábulo
- Membrana obturadora
- Túber isquiático
- M. glúteo máximo
- Espinha ilíaca anteroinferior
- M. reto femoral
- Lábio do acetábulo
- Artéria obturatória
- Crista obturatória
- Ramo púbico superior

C. Vista anterior lateral

- Fóvea da cabeça do fêmur
- Ligamento iliofemoral
- Sulco para o M. obturador externo
- Posição da margem livre da cápsula articular

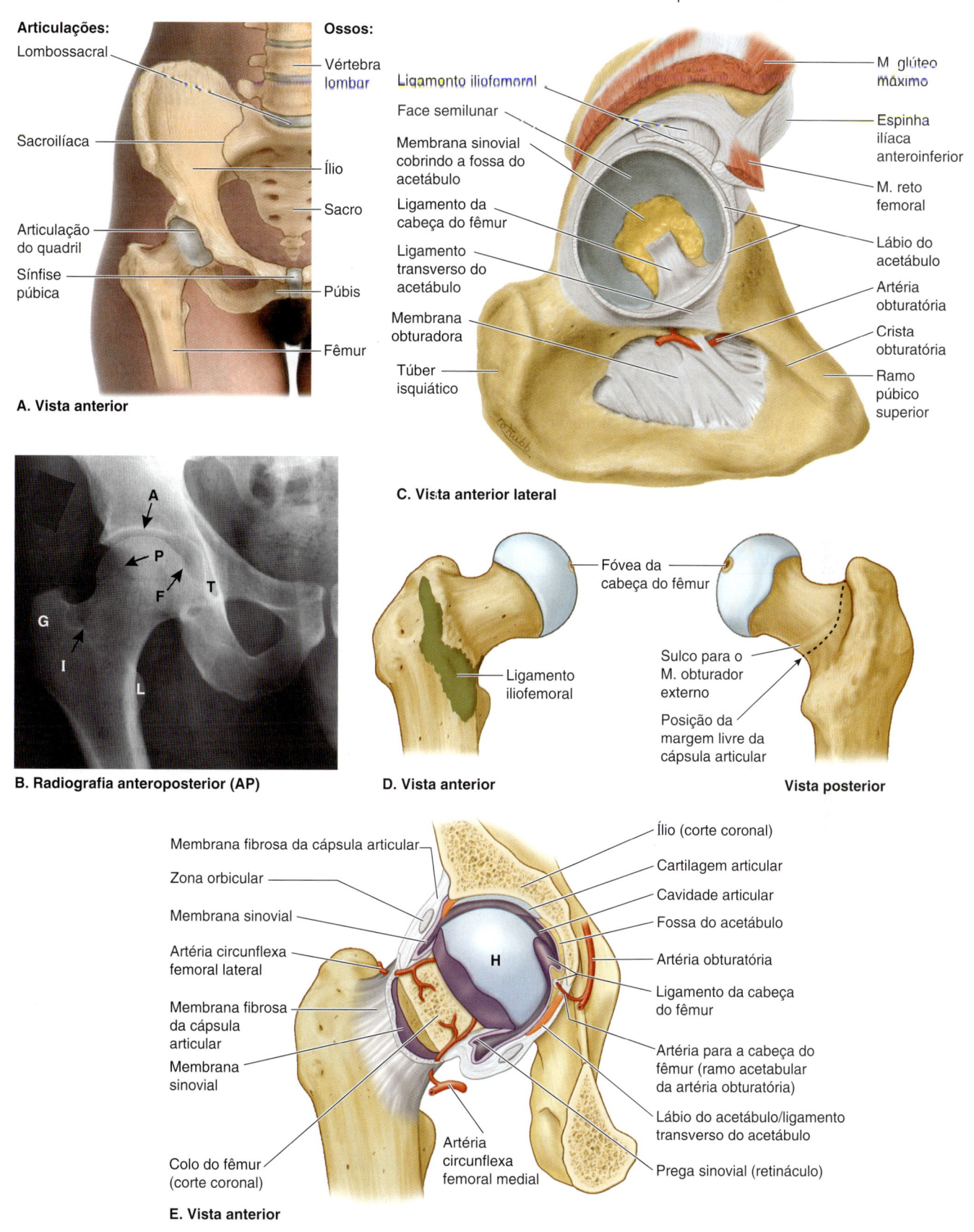

D. Vista anterior — **Vista posterior**

- Membrana fibrosa da cápsula articular
- Zona orbicular
- Membrana sinovial
- Artéria circunflexa femoral lateral
- Membrana fibrosa da cápsula articular
- Membrana sinovial
- Colo do fêmur (corte coronal)
- Artéria circunflexa femoral medial
- Ílio (corte coronal)
- Cartilagem articular
- Cavidade articular
- Fossa do acetábulo
- Artéria obturatória
- Ligamento da cabeça do fêmur
- Artéria para a cabeça do fêmur (ramo acetabular da artéria obturatória)
- Lábio do acetábulo/ligamento transverso do acetábulo
- Prega sinovial (retináculo)

E. Vista anterior

Figura 7.46 Faces articulares e suprimento sanguíneo da articulação do quadril. **A.** Articulações e ossos do cíngulo dos membros inferiores e do quadril. **B.** Radiografia da articulação do quadril. *A*, teto do acetábulo; *F*, fóvea da cabeça do fêmur; *G*, trocanter maior; *I*, crista intertrocantérica; *L*, trocanter menor; *P*, limbo do acetábulo; *T*, aparência em "lágrima" causada pela superposição (H) das estruturas na margem inferior do acetábulo. **C.** Região acetabular do osso do quadril. **D.** Características ósseas da parte proximal do fêmur. **E.** Suprimento sanguíneo da cabeça e do colo do fêmur. Foi removida uma parte do osso do colo do fêmur.

FACES ARTICULARES

A cabeça redonda do fêmur articula-se com o acetábulo caliciforme do osso do quadril. A cabeça do fêmur é coberta por **cartilagem articular**, exceto na *fóvea da cabeça do fêmur* (ver Figura 7.46D). O limbo do acetábulo consiste em uma parte articular semilunar coberta por cartilagem articular, a **face semilunar do acetábulo**. Como a profundidade do acetábulo é aumentada pelo **lábio do acetábulo** fibrocartilagíneo e pelo **ligamento transverso do acetábulo** (que transpõe a incisura do acetábulo), mais da metade da cabeça do fêmur encaixa-se no acetábulo (ver Figura 7.46A-C). No centro, uma parte não articular profunda, denominada **fossa do acetábulo**, é formada principalmente pelo ísquio.

CÁPSULA ARTICULAR

A **membrana fibrosa externa da cápsula articular** fixa-se proximalmente ao osso do quadril, no limbo do acetábulo e ligamento transverso do acetábulo. Distalmente, fixa-se ao colo do fêmur apenas anteriormente, na linha intertrocantérica, e na raiz do trocanter maior (ver Figura 7.46E). Posteriormente, a membrana fibrosa apresenta uma margem arqueada que cruza o colo do fêmur, proximal à crista intertrocantérica, porém sem se fixar nela. A cápsula articular cobre aproximadamente os dois terços proximais do colo do fêmur, posteriormente. Uma protrusão da **membrana sinovial**, abaixo e além da margem posterior livre da cápsula articular até o colo do fêmur, forma uma bolsa para o tendão do músculo obturador externo (Figura 7.47B).

As fibras da membrana fibrosa seguem, em sua maioria, um trajeto espiralado, desde o osso do quadril até a linha intertrocantérica; algumas fibras profundas, mais acentuadas na parte posterior da cápsula, envolvem circularmente o colo do fêmur, formando uma **zona orbicular** (ver Figura 7.47B). As partes espessas da membrana fibrosa formam os ligamentos da articulação do quadril, que seguem de maneira espiralada da pelve até o fêmur. O movimento de extensão espirala ainda mais estreitamente os ligamentos e as fibras, constringindo a cápsula e mantendo a cabeça do fêmur firmemente dentro do acetábulo, com aumento da estabilidade.

A articulação do quadril é reforçada (ver Figura 7.47) pelas seguintes estruturas:

- *Anterior e superiormente* pelo **ligamento iliofemoral** (ligamento de Bigelow) forte e em forma de Y, que se fixa à espinha ilíaca anteroinferior e ao limbo do acetábulo, proximalmente, e à linha intertrocantérica, distalmente. O ligamento iliofemoral impede a hiperextensão da articulação do quadril durante a posição de decúbito, "atarraxando" a cabeça do fêmur dentro do acetábulo
- *Anterior e inferiormente* pelo **ligamento pubofemoral**, que se origina a partir da crista obturatória do púbis e segue um trajeto lateral e inferior para se fundir com a membrana fibrosa da cápsula articular. Esse ligamento funde-se com a parte medial do ligamento iliofemoral e é tensionado durante a extensão e a abdução da articulação do quadril. O ligamento pubofemoral impede a abdução excessiva da articulação do quadril
- *Posteriormente* pelo **ligamento isquiofemoral**, fraco, que se origina a partir da parte isquiática do limbo do acetábulo e que se espirala superior e lateralmente até o colo do fêmur, medialmente à base do trocanter maior.

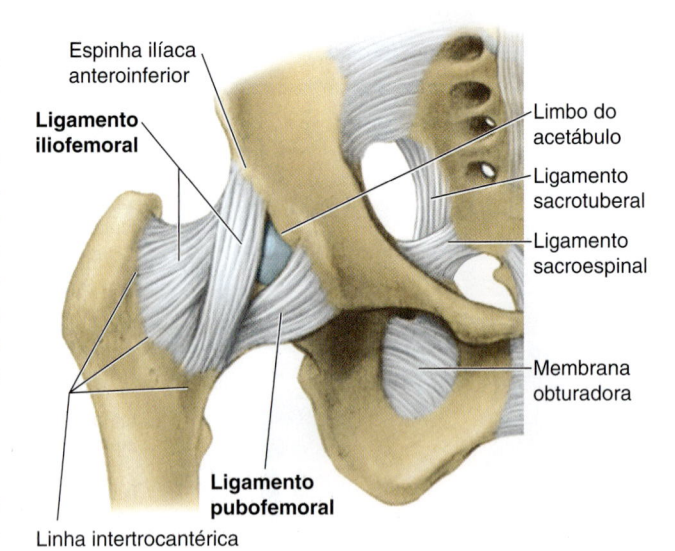

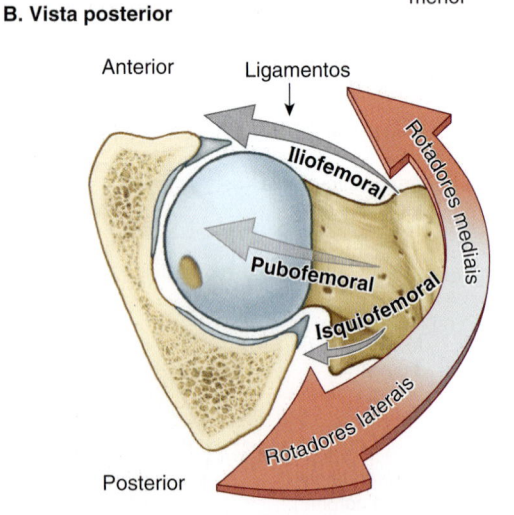

Figura 7.47 Ligamentos da articulação do quadril. **A.** Ligamentos iliofemoral e pubofemoral. **B.** Ligamento isquiofemoral. **C.** Corte transversal através da articulação do quadril direito, mostrando a tração recíproca dos rotadores mediais (*Med*) e laterais (*setas marrom avermelhadas*) e dos ligamentos intrínsecos da articulação do quadril. As forças relativas estão indicadas pela largura das setas.

Ambos os conjuntos musculares (rotadores mediais e laterais da coxa) e os ligamentos tracionam a cabeça do fêmur medialmente para dentro do acetábulo, aumentando a estabilidade. Esses músculos ficam em equilíbrio recíproco quando atuam dessa maneira (ver Figura 7.47C).

A **membrana sinovial da articulação do quadril** reveste a membrana fibrosa, bem como qualquer face óssea intracapsular não revestida por cartilagem articular (ver Figura 7.46E). Por conseguinte, no local onde a membrana fibrosa se fixa ao fêmur, a membrana sinovial reflete-se proximalmente ao longo do colo do fêmur até a margem da cabeça do fêmur. As **pregas sinoviais** (retináculos), que se refletem superiormente ao longo do colo do fêmur na forma de faixas longitudinais, contêm as **artérias retinaculares** subsinoviais (ramos da artéria circunflexa femoral medial e alguns da artéria circunflexa femoral lateral), que irrigam a cabeça e o colo do fêmur.

O **ligamento da cabeça do fêmur**, que consiste principalmente em uma prega sinovial que conduz um vaso sanguíneo, é fraco e tem pouca importância no fortalecimento da articulação do quadril (ver Figura 7.46C,E). Sua extremidade larga fixa-se às margens da incisura do acetábulo e ao ligamento transverso do acetábulo; a sua extremidade estreita fixa-se ao fêmur, na fóvea da cabeça do fêmur. Em geral, o ligamento contém uma pequena artéria para a cabeça do fêmur. Um corpo adiposo na fossa do acetábulo preenche a parte da fossa que não é ocupada pelo ligamento da cabeça do fêmur. Tanto o ligamento quanto o corpo adiposo são cobertos por membrana sinovial.

MOVIMENTOS DO QUADRIL

Os movimentos do quadril consistem em flexão-extensão, abdução-adução, rotação medial-lateral e circundução (Figura 7.48 e Tabela 7.14). Os movimentos do tronco nas articulações do quadril também são importantes, como os que ocorrem quando um indivíduo ergue o tronco a partir da posição

Grupos funcionais de músculos que atuam na articulação do quadril

Flexores
M. iliopsoas
M. sartório
M. tensor da fáscia lata
Tendão do M. reto femoral
M. pectíneo
M. adutor longo
M. adutor curto
M. adutor magno – parte anterior
M. grácil

Adutores
M. pectíneo
M. adutor longo
M. adutor curto
M. adutor magno
M. obturador externo
M. grácil

Rotadores laterais
Mm. obturadores externo e interno
M. piriforme
Mm. gêmeos
M. quadrado femoral
M. glúteo máximo
(Mm. glúteos médio e mínimo)

Extensores
M. glúteo máximo
Músculos isquiotibiais:
M. semitendíneo
M. semimembranáceo
Cabeça longa do M. bíceps femoral
M. adutor magno – parte posterior

Abdutores
M. glúteo médio
M. glúteo mínimo
M. tensor da fáscia lata

Rotadores mediais
M. glúteo médio ⎱ Partes anteriores
M. glúteo mínimo ⎰
M. tensor da fáscia lata

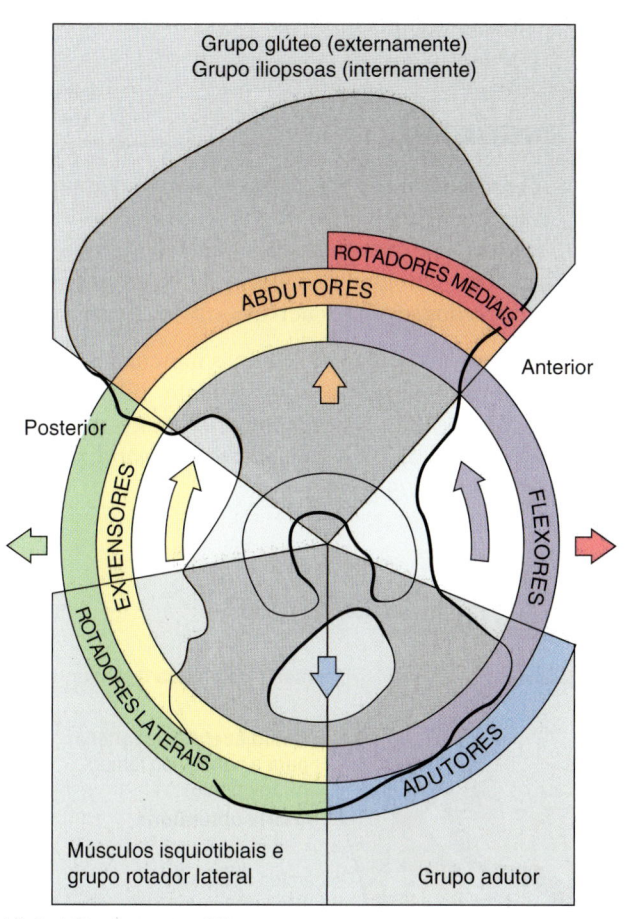

Vista lateral esquemática

Zonas circulares:
As zonas representam a posição de origem dos grupos funcionais em relação ao centro da cabeça do fêmur no acetábulo (ponto de rotação). Há uma tração aplicada sobre o fêmur (trocanteres ou corpo do fêmur) a partir dessas posições.

Setas coloridas:
As setas curvas mostram a direção da rotação da cabeça e do colo do fêmur causada pela atividade dos músculos extensores e flexores. As setas curtas indicam a direção do movimento do colo do fêmur e do trocanter maior causado pela atividade dos músculos rotadores laterais/mediais e abdutores/adutores.

Figura 7.48 Posições relativas dos músculos que produzem movimentos na articulação do quadril.

Tabela 7.14 Estruturas que limitam os movimentos da articulação do quadril.

Movimento	Estruturas limitantes
Flexão	Aposição de tecido mole
	Tensão da cápsula articular posteriormente
	Tensão do músculo glúteo máximo
Extensão	*Ligamentos*: iliofemoral, isquiofemoral e pubofemoral
	Tensão do músculo iliopsoas
Abdução	*Ligamentos*: pubofemoral, isquiofemoral e faixa inferior do iliofemoral
	Tensão dos músculos adutores do quadril
Adução	Aposição de tecido mole (coxas)
	Tensão do trato iliotibial, parte superior da cápsula articular, faixa superior do ligamento iliofemoral e músculos abdutores do quadril (particularmente quando há abdução e flexão da articulação do quadril contralateral)
Rotação medial	*Ligamentos*: isquiofemoral e parte posterior da cápsula articular
	Tensão dos músculos rotadores laterais da articulação do quadril
Rotação lateral	*Ligamentos*: iliofemoral, pubofemoral e parte anterior da cápsula articular

Modificada de Clarkson HM. *Musculoskeletal Assessment. Joint Range of Motion and Manual of Muscle Strength*. 2nd ed. Baltimore, MD: Lippincott Williams & Wilkins; 2000.

de decúbito dorsal durante exercícios abdominais ou quando mantém a pelve nivelada com um pé fora do solo. O grau de flexão e extensão possível na articulação do quadril depende da posição do joelho. Se o joelho estiver fletido, relaxando os músculos isquiotibiais, a coxa pode ser ativamente fletida até quase alcançar a parede anterior do abdome. Nem todos esses movimentos ocorrem na articulação do quadril; alguns resultam da flexão da coluna vertebral. Durante a extensão da articulação do quadril, a membrana fibrosa da cápsula articular, particularmente o ligamento iliofemoral, é tensionado; por conseguinte, o quadril habitualmente só pode ser estendido ligeiramente além do eixo vertical, exceto pelo movimento da pelve óssea (flexão das vértebras lombares). A abdução da articulação do quadril habitualmente é um pouco maior do que a adução. A rotação lateral é muito mais forte do que a rotação medial.

VASCULARIZAÇÃO

As artérias que irrigam a articulação do quadril são as seguintes (Figura 7.49):

- As *artérias circunflexas femorais medial e lateral*, que habitualmente são ramos da *artéria femoral profunda*, mas que, em certas ocasiões, são ramos da artéria femoral. O principal suprimento sanguíneo provém das artérias retinaculares, que surgem como ramos das artérias circunflexas femorais (particularmente da *artéria circunflexa femoral medial*)
- A *artéria para a cabeça do fêmur*, que é um ramo da artéria obturatória que atravessa o ligamento da cabeça do fêmur.

INERVAÇÃO

A *lei de Hilton* estabelece que os nervos que suprem os músculos que se estendem diretamente através de determinada articulação e que atuam nela também inervam essa articulação. Por conseguinte, a inervação da articulação do quadril provém dos seguintes nervos:

- *Nervo femoral* ou seus ramos musculares, anteriormente
- *Nervo obturatório*, inferiormente
- *Nervo glúteo superior*, superiormente
- *Nervo para o músculo quadrado femoral*, posteriormente.

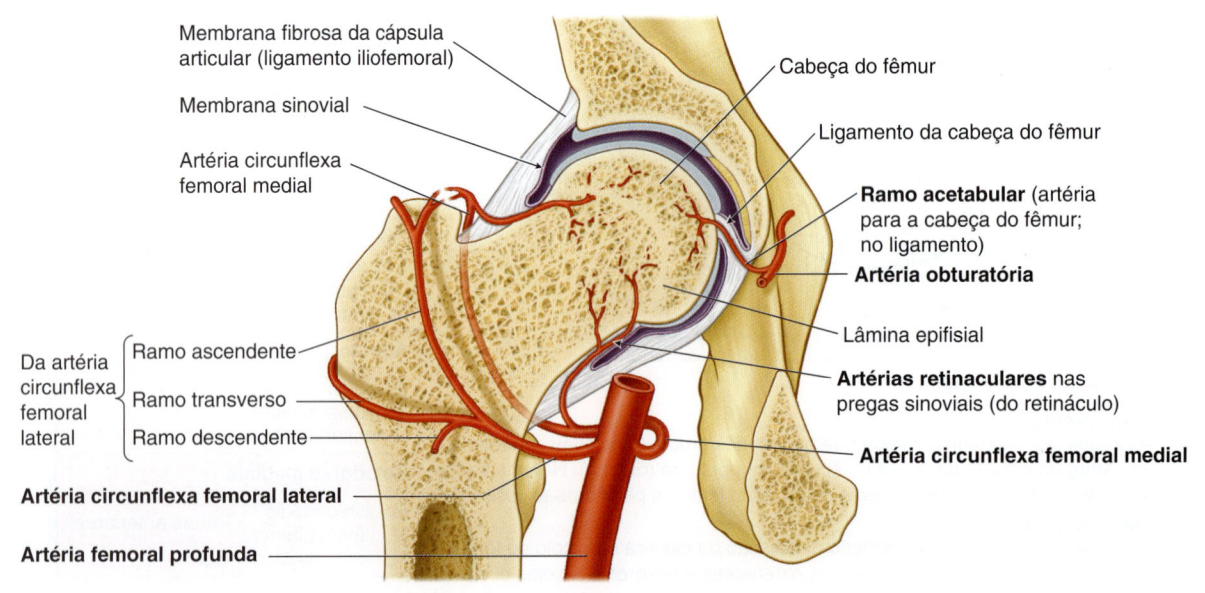

Figura 7.49 Vascularização da articulação do quadril.

ANATOMIA CLÍNICA

Fraturas do colo do fêmur | Fraturas do quadril

A *fratura do colo do fêmur* frequentemente interrompe o suprimento sanguíneo para a cabeça do fêmur. A artéria circunflexa femoral medial fornece a maior parte do sangue para a cabeça e o colo do fêmur. As artérias do retináculo que se originam dessa artéria frequentemente sofrem ruptura quando o colo do fêmur é fraturado, ou quando ocorre luxação da articulação do quadril. Em alguns casos, o sangue suprido para a cabeça do fêmur por meio da artéria para o ligamento da cabeça do fêmur constitui a única fonte remanescente de sangue para o fragmento proximal. Com frequência, essa artéria é inadequada para manter a cabeça do fêmur; em consequência, o fragmento pode sofrer *necrose avascular* (NAV – também denominada osteonecrose), que é o resultado do suprimento deficiente de sangue. Essas fraturas são particularmente comuns em indivíduos com mais de 60 anos de idade, sobretudo em mulheres, cujos colos dos fêmures frequentemente estão fracos e quebradiços em virtude da *osteoporose*.

Artroplastia do quadril

A articulação do quadril está sujeita a lesão traumática grave e doença degenerativa. A *osteoartrite da articulação do quadril*, que se caracteriza por dor, edema, limitação do movimento e erosão da cartilagem articular, constitui uma causa comum de incapacidade. Durante a *artroplastia do quadril*, uma prótese de metal fixada ao fêmur do paciente substitui a cabeça e o colo do fêmur, e o acetábulo é frequentemente revestido com um suporte de metal/plástico (Figura AC7.17).

Luxação da articulação do quadril

A *luxação congênita da articulação do quadril* é comum e ocorre em cerca de 1,5 por 1.000 nascimentos vivos; afeta mais as meninas e é bilateral em aproximadamente metade dos casos. Ocorre luxação quando a cabeça do fêmur não está adequadamente localizada no acetábulo. O membro afetado parece (e atua como se fosse) mais curto, visto que a cabeça do fêmur luxada está mais alta em comparação com o lado normal, resultando em *sinal de Trendelenburg* positivo (o quadril parece cair para um lado durante a marcha). A incapacidade de abduzir a coxa é característica da luxação congênita.

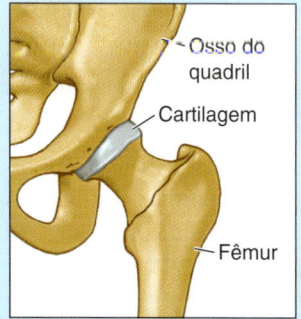

A *luxação adquirida da articulação do quadril* é rara, visto que essa articulação é muito forte e estável. Entretanto, pode ocorrer luxação durante um acidente de automóvel, quando o quadril está em posição de flexão, adução e rotação medial, que é a posição habitual do membro inferior quando a pessoa está dirigindo um veículo. As luxações posteriores são mais comuns. A membrana fibrosa da cápsula articular sofre ruptura inferior e posteriormente, permitindo a passagem da cabeça do fêmur através da ruptura na cápsula e sobre a margem posterior do acetábulo até a face lateral do ílio, com encurtamento e rotação medial do membro afetado. Em virtude da estreita relação do nervo isquiático com a articulação do quadril, esse nervo pode ser lesionado (pode sofrer estiramento e/ou compressão) durante a luxação posterior ou a fratura-luxação da articulação do quadril.

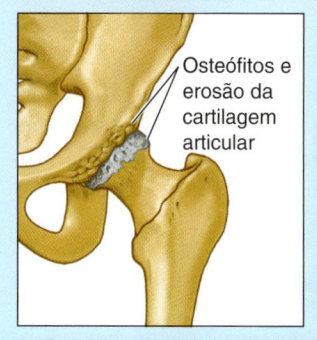

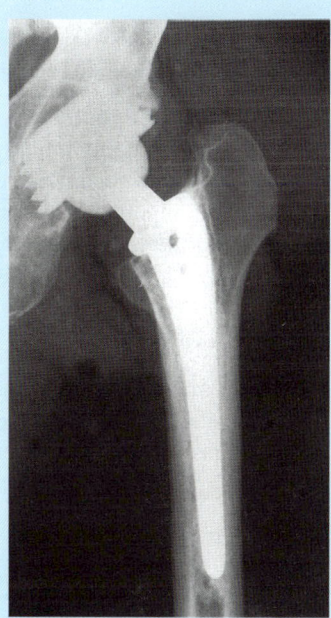

A. Quadril com artrite moderada **B.** Prótese do quadril

Figura AC7.17 Artroplastia do quadril.

Articulação do joelho

O joelho é basicamente uma articulação sinovial do tipo gínglimo, que possibilita a flexão e a extensão; todavia, os movimentos em dobradiça são combinados com o deslizamento e rolamento e com a rotação em torno de um eixo vertical. Embora a articulação do joelho seja bem construída, sua função é comumente prejudicada quando é hiperestendida (p. ex., em esportes de contato físico, como o hóquei).

FACES ARTICULARES

As **faces articulares da articulação do joelho** caracterizam-se pelo seu grande tamanho e pelas suas formas incongruentes (Figura 7.50). A articulação do joelho consiste em três articulações:

- Duas **articulações femorotibiais** (**lateral** e **medial**) entre os côndilos laterais e entre os côndilos mediais do fêmur e da tíbia

- Uma **articulação femoropatelar intermédia** entre a patela e o fêmur.

A fíbula não está envolvida na articulação do joelho. A estabilidade da articulação do joelho depende:

- Da força e das ações dos músculos adjacentes e seus tendões
- Dos ligamentos que unem o fêmur e a tíbia.

Entre essas sustentações, os músculos são as mais importantes; por conseguinte, muitas lesões esportivas são evitadas por meio de condicionamento e treinamento apropriados. O músculo mais importante na estabilização da articulação do joelho é o grande *músculo quadríceps femoral*, particularmente as fibras inferiores dos músculos vasto medial e vasto lateral.

CÁPSULA ARTICULAR

A **cápsula articular** consiste em uma *membrana fibrosa* externa (cápsula fibrosa) e uma *membrana sinovial* interna, que reveste todas as superfícies internas da cavidade articular não cobertas por cartilagem articular.

A membrana fibrosa possui algumas partes espessas, que formam ligamentos intrínsecos; todavia, em sua maior parte, ela é fina, posterior e lateralmente. A membrana fibrosa fixa-se ao fêmur superiormente (ver Figura 7.50), imediatamente proximal às margens articulares dos côndilos. Posteriormente, a membrana fibrosa envolve os côndilos e a *fossa intercondilar* (Figura 7.51A). A membrana fibrosa possui uma abertura posterior ao côndilo lateral da tíbia para permitir a passagem do tendão poplíteo para fora da cápsula articular para se fixar à tíbia (ver Figura 7.33D). Inferiormente, a membrana fibrosa fixa-se à margem da face articular da tíbia (platô tibial), exceto no local onde o tendão do músculo poplíteo cruza o osso. O tendão do músculo quadríceps femoral, a patela e o ligamento da patela servem como cápsula anteriormente – isto é, a membrana fibrosa é contínua com as margens lateral e medial dessas estruturas (ver Figura 7.51).

A extensa *membrana sinovial* reveste a face interna da cápsula fibrosa e fixa-se na periferia da patela e nas margens dos *meniscos*. Reveste a membrana fibrosa lateral e medialmente; todavia, na parte central, separa-se da membrana

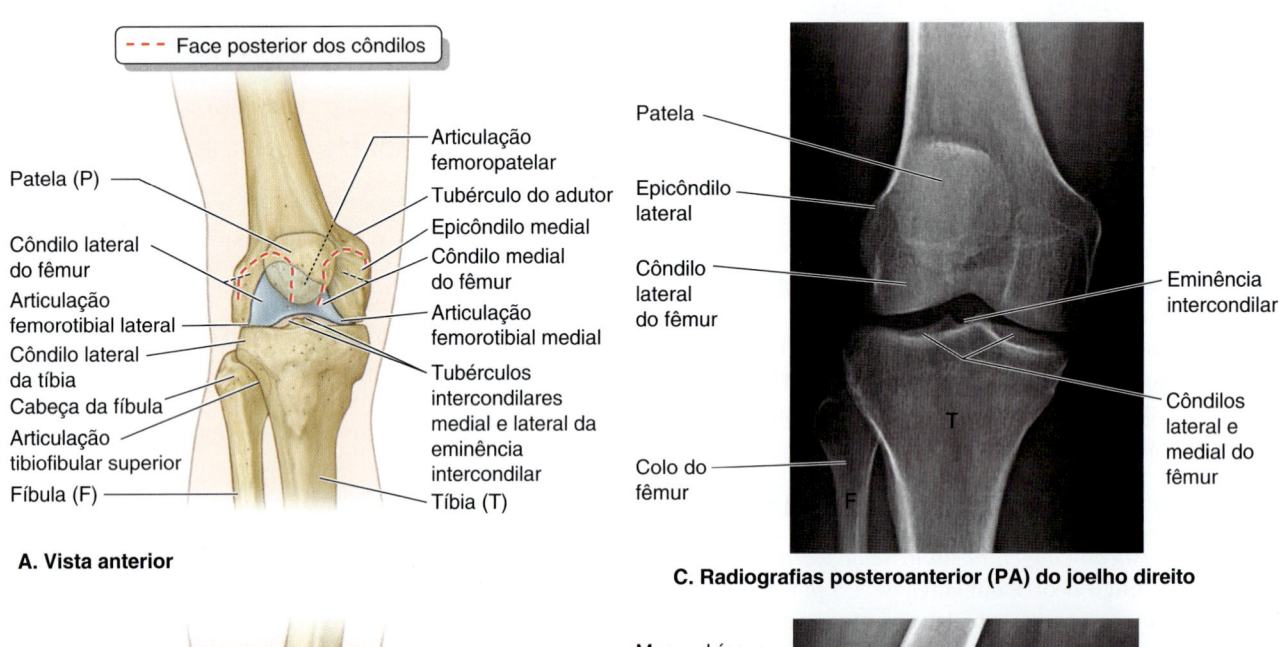

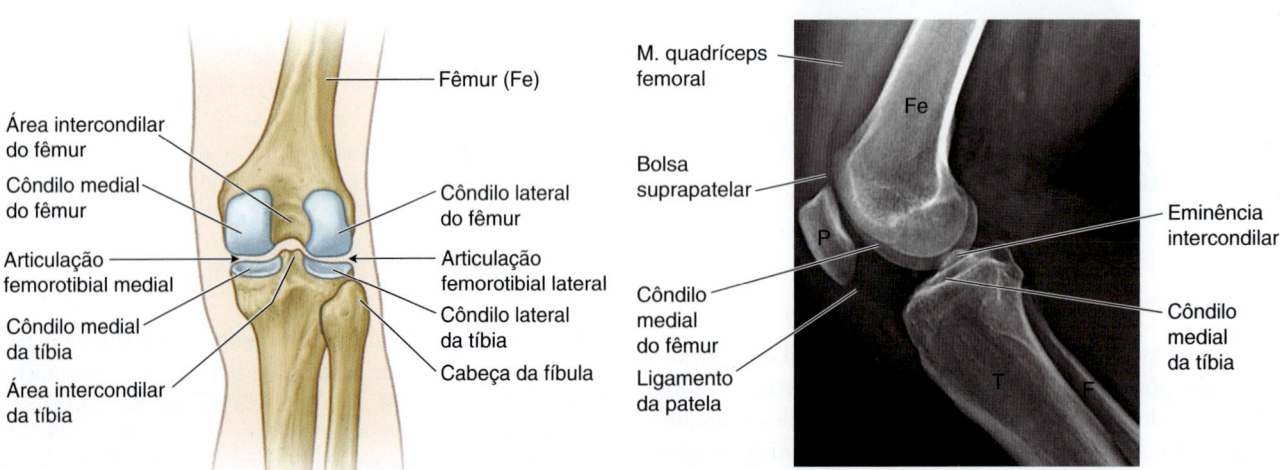

Figura 7.50 Ossos da articulação do joelho direito. **A** e **B**. Acidentes ósseos. **C** e **D**. Radiografias. As *letras* são definidas em **A** e **B**.

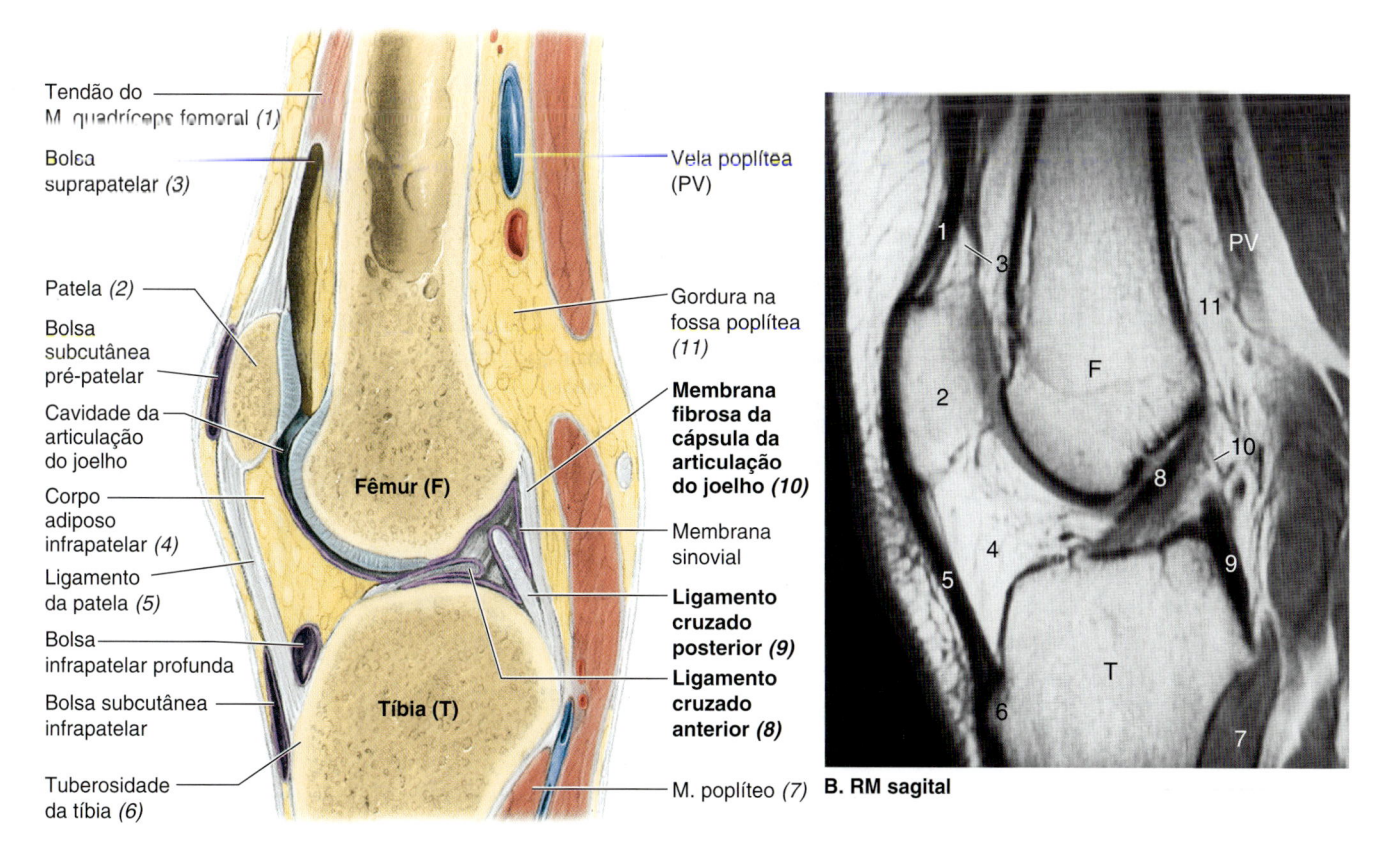

Figura 7.51 Cápsula articular e bolsas em torno da articulação do joelho. **A.** Corte sagital. **B.** Ressonância magnética (RM) sagital. Os *números* são definidos na parte **A**.

fibrosa. A membrana sinovial reflete-se da face posterior da articulação, anteriormente, na região intercondilar, cobrindo os ligamentos cruzados e o **corpo adiposo infrapatelar**, de modo que são excluídos da cavidade articular (ver Figura 7.51). Isso cria uma prega sinovial infrapatelar mediana, uma prega vertical de membrana sinovial que se aproxima da face posterior da patela. Por conseguinte, quase subdivide a cavidade articular em cavidades articulares femorotibiais direita e esquerda. Pregas alares laterais e mediais da membrana sinovial, preenchidas por gordura, estendem-se dentro da articulação a partir da prega infrapatelar. Foram identificadas mais reflexões ou pregas por meio de artroscopia. Se essas pregas se tornarem inflamadas, elas podem provocar dor ao movimento e podem ser removidas por artroscopia.

Superiormente à patela, a cavidade da articulação do joelho estende-se abaixo do músculo vasto intermédio, como *bolsa suprapatelar*. A membrana sinovial da cápsula articular é contínua com o revestimento sinovial dessa bolsa (ver Figura 7.51). Alças musculares abaixo do músculo vasto intermédio formam o *músculo articular do joelho*, que se fixa à membrana sinovial e retrai a bolsa suprapatelar durante a extensão do joelho.

LIGAMENTOS

A cápsula articular é reforçada por quatro ligamentos capsulares (intrínsecos): o ligamento da patela, o ligamento colateral tibial, o ligamento poplíteo oblíquo e o ligamento poplíteo arqueado, e por um ligamento extracapsular, o ligamento colateral fibular (Figura 7.52).

O ligamento da patela, que é a parte distal do tendão do músculo quadríceps femoral, é uma faixa fibrosa espessa e forte, que segue do ápice e das margens adjacentes da patela até a tuberosidade da tíbia. Lateralmente, recebe os *retináculos medial* e *lateral da patela*, expansões aponeuróticas dos músculos vasto medial e vasto lateral e fáscia muscular sobrejacente. Os retináculos desempenham um importante papel na manutenção do alinhamento da patela em relação à face articular patelar do fêmur.

Os *ligamentos colaterais do joelho* são tensionados quando o joelho está em extensão completa; todavia, à medida que a flexão prossegue, esses ligamentos tornam-se cada vez mais frouxos, possibilitando a rotação do joelho.

O **ligamento colateral fibular (LCF) (lateral)**, arredondado e semelhante a um cordão, é forte. Estende-se inferiormente a partir do epicôndilo lateral do fêmur até a face lateral da cabeça da fíbula (ver Figura 7.52). O tendão do músculo poplíteo passa profundamente ao LCF, separando-o do menisco lateral. O tendão do músculo bíceps femoral é dividido em duas partes por esse ligamento.

O **ligamento colateral tibial (LCT) (medial)** é uma faixa forte e plana, que se estende do epicôndilo medial do fêmur até o côndilo medial e a parte superior da face medial da tíbia. Em seu ponto médio, as fibras profundas do LCF estão firmemente fixadas ao menisco medial (ver Figura 7.52).

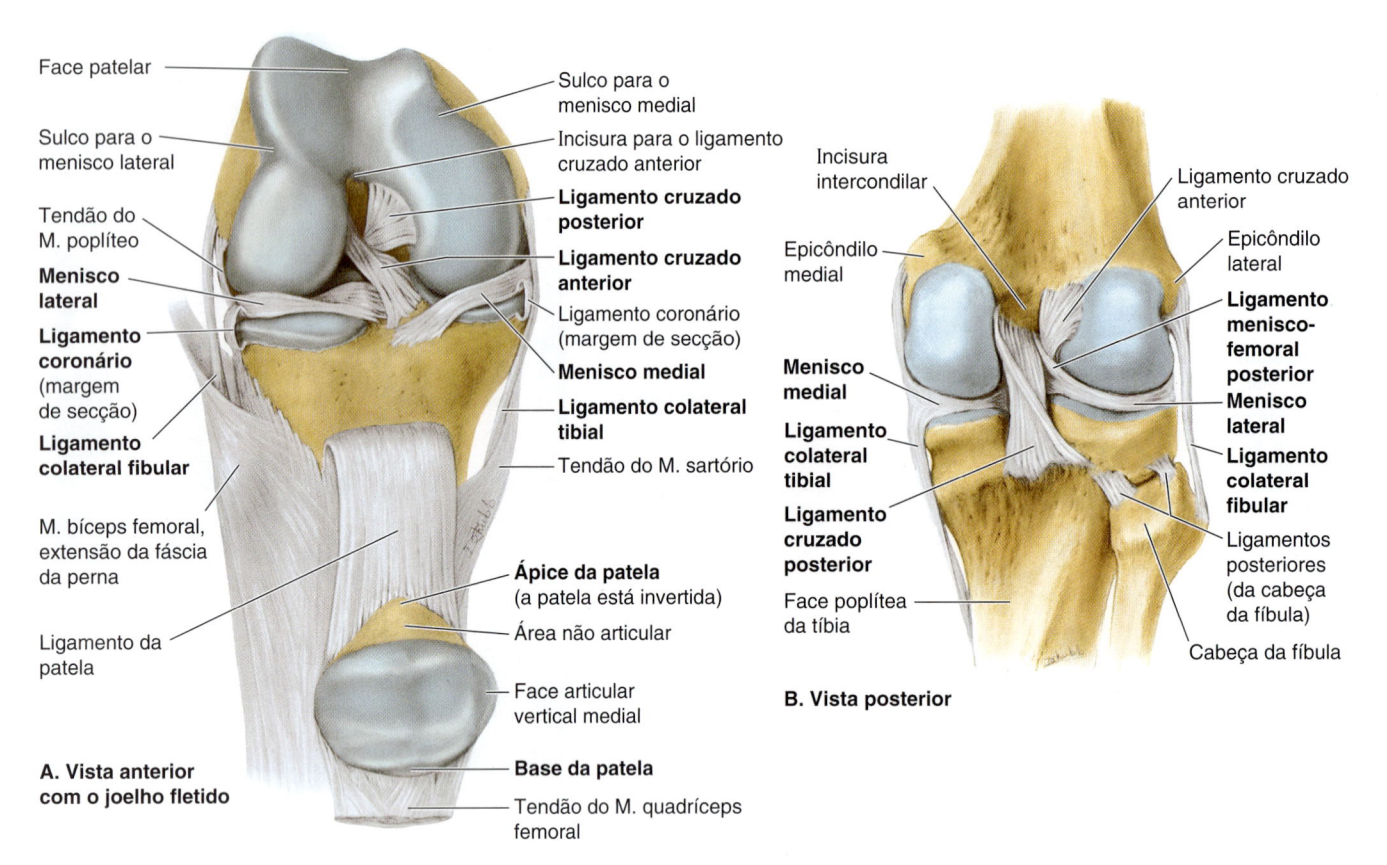

Figura 7.52 Relações e ligamentos da articulação do joelho. **A.** Vista anterior do joelho fletido, com o tendão do músculo quadríceps femoral seccionado e rebatido inferiormente. **B.** Vista posterior.

O **ligamento poplíteo oblíquo** é uma expansão refletida do tendão do músculo semimembranáceo, que reforça a cápsula articular posteriormente. Esse ligamento surge posterior ao côndilo medial da tíbia e segue um trajeto superior lateral para se fixar à parte central da face posterior da cápsula articular.

O **ligamento poplíteo arqueado** origina-se da face posterior da cabeça da fíbula, segue um trajeto superior e medial sobre o tendão do músculo poplíteo e estende-se sobre a face posterior da articulação do joelho.

As *estruturas intra-articulares* na articulação do joelho consistem nos ligamentos cruzados e meniscos. O tendão do músculo poplíteo também é intra-articular durante parte de seu trajeto.

Os **ligamentos cruzados** unem o fêmur e a tíbia, cruzando-se dentro da cápsula articular, porém isolados da cavidade articular (ver Figuras 7.52 e 7.53). Os ligamentos cruzados cruzam-se obliquamente, à semelhança da letra *X*. Durante a rotação medial da tíbia sobre o fêmur, os ligamentos cruzados espiralam-se um em torno do outro, de modo que a quantidade de rotação medial possível é consequentemente limitada a cerca de 10°. Como eles se desenrolam durante a rotação lateral, é possível a realização de uma rotação lateral de quase 60° quando o joelho é fletido a mais de 90°. O ponto de cruzamento dos ligamentos cruzados serve como pivô para os movimentos rotatórios no joelho. Em virtude de sua orientação oblíqua, em todas as posições, um ligamento cruzado ou partes de um ou de ambos os ligamentos estão tensionados.

O **ligamento cruzado anterior (LCA)**, que é o mais fraco dos dois ligamentos cruzados, origina-se na área intercondilar anterior da tíbia, imediatamente posterior à fixação do menisco medial (ver Figura 7.53). O LCA estende-se superior, posterior e lateralmente para se fixar à parte posterior da face medial do côndilo lateral do fêmur. O LCA limita o rolamento posterior dos côndilos do fêmur sobre o platô tibial durante a flexão, convertendo-o em rotação. Impede também o deslocamento posterior do fêmur sobre a tíbia e a hiperextensão da articulação do joelho. Quando a articulação do joelho é fletida em ângulo reto, a tíbia não pode ser tracionada anteriormente, visto que é mantida pelo LCA. O LCA apresenta um suprimento sanguíneo relativamente pobre.

O **ligamento cruzado posterior (LCP)**, que é o mais forte dos dois ligamentos cruzados, origina-se da área intercondilar posterior da tíbia (ver Figura 7.53). O LCP segue um trajeto superior e anterior na face medial do LCA para se fixar à parte anterior da face lateral do côndilo medial do fêmur. O LCP limita o rolamento anterior do fêmur sobre o platô tibial durante a extensão, convertendo-o em rotação. Impede também o deslocamento anterior do fêmur sobre a tíbia ou o deslocamento posterior da tíbia sobre o fêmur e ajuda a evitar a hiperflexão da articulação do joelho. No joelho fletido com sustentação de peso, o LCP constitui o principal fator de estabilização para o fêmur (p. ex., quando se caminha em declive).

Os **meniscos da articulação do joelho** são lâminas de fibrocartilagem em forma de meia-lua, situadas na face articular da tíbia, que aprofundam a superfície e que

A. Vista lateral

B. Vista lateral

C. Vista superior do platô tibial com os meniscos

D. RM coronal da articulação do joelho direita

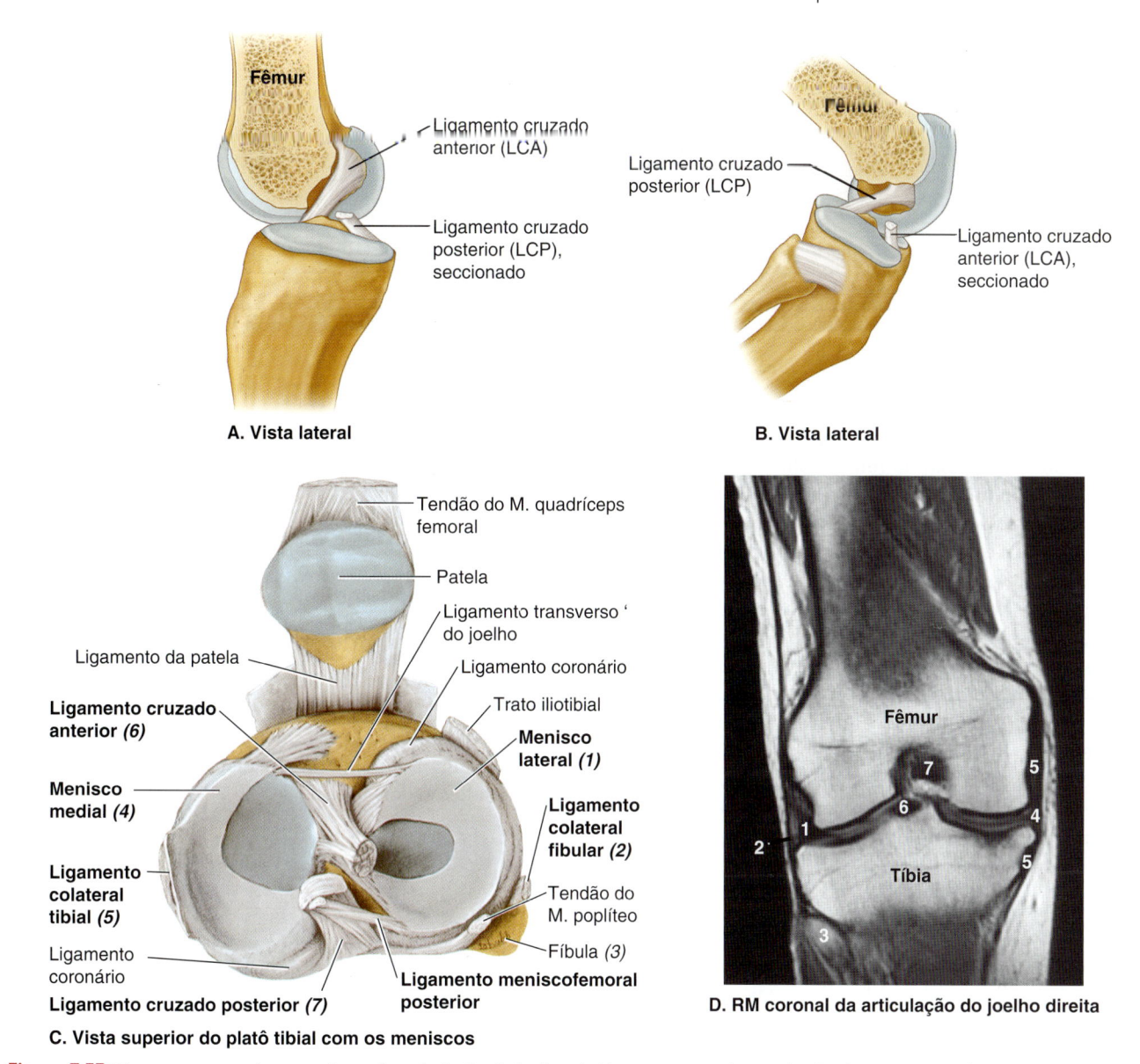

Figura 7.53 Ligamentos cruzados e meniscos da articulação do joelho. **A.** Ligamento cruzado anterior. **B.** Ligamento cruzado posterior. Em **A** e **B**, o fêmur foi seccionado longitudinalmente, e quase metade foi removida com a parte proximal do ligamento cruzado correspondente. **C.** Fixações no platô tibial. O músculo quadríceps femoral foi seccionado, e a patela rebatida anteriormente. **D.** Os números na RM do joelho direito são definidos na parte **C**.

desempenham um papel na absorção de choque (ver Figura 7.53C,D). Os meniscos são mais espessos em suas margens externas e afilam-se até formar as margens finas e não fixadas no interior da articulação. Os meniscos, que são cuneiformes em corte transversal, estão firmemente fixados pelas suas extremidades à *área intercondilar da tíbia*. Suas margens externas fixam-se à membrana fibrosa da cápsula da articulação do joelho.

Os **ligamentos coronários** são fibras capsulares, que fixam as margens dos meniscos aos côndilos da tíbia. Uma faixa fibrosa delgada, o **ligamento transverso do joelho**, une as margens anteriores dos meniscos (ver Figura 7.53C), permitindo que se movam juntos durante os movimentos do joelho. O **menisco medial**, que tem uma forma em C, é mais largo em sua parte posterior do que anterior. Sua extremidade (corno) anterior fixa-se à área intercondilar anterior da tíbia, anteriormente à fixação do LCA. Sua extremidade posterior fixa-se à área intercondilar posterior, anteriormente à fixação do LCP. O menisco medial adere firmemente à face profunda do ligamento colateral tibial. O **menisco lateral** é quase circular e é menor e mais livremente móvel do que o menisco medial. O tendão do músculo poplíteo separa o menisco lateral do ligamento colateral fibular. Uma alça tendínea forte, o **ligamento meniscofemoral posterior**, une o menisco lateral ao LCP e ao côndilo medial do fêmur (ver Figura 7.52B).

MOVIMENTOS DA ARTICULAÇÃO DO JOELHO

A flexão e a extensão constituem os principais movimentos do joelho; ocorre alguma rotação quando o joelho é fletido (Tabela 7.15). Quando a perna está em extensão completa,

Tabela 7.15 Estruturas que limitam os movimentos da articulação do joelho.

Movimento	Estruturas limitantes
Flexão (femoropatelar e femorotibial)	Aposição de tecido mole posteriormente Tensão dos músculos vasto lateral, vasto medial e vasto intermédio Tensão do músculo reto femoral (particularmente com a articulação do quadril estendida)
Extensão (femoropatelar e femorotibial)	*Ligamentos*: cruzados anterior e posterior, colaterais, fibular e laterais, parte posterior da cápsula articular e ligamento poplíteo oblíquo
Rotação medial (femorotibial com o joelho fletido)	*Ligamentos*: cruzados anterior e posterior
Rotação lateral (femorotibial com o joelho fletido)	*Ligamentos*: colaterais fibular e tibial

Modificada de Clarkson HM. *Musculoskeletal Assessment. Joint Range of Motion and Manual of Muscle Strength*. 2nd ed. Baltimore, MD: Lippincott Williams & Wilkins; 2000.

com o pé apoiado no solo, o joelho "trava" passivamente, devido à rotação medial do fêmur sobre a tíbia. Essa posição torna o membro inferior uma coluna sólida, mais adaptada para a sustentação do peso. Quando o joelho está "travado", os músculos da coxa e da perna podem relaxar brevemente, sem tornar a articulação do joelho muito instável. Para "destravar" o joelho, o músculo poplíteo se contrai, produzindo rotação lateral do fêmur, cerca de 5° sobre o platô tibial, de modo que possa ocorrer flexão do joelho. Os meniscos devem ser capazes de se mover sobre o platô tibial, à medida que os pontos de contato entre o fêmur e a tíbia mudam.

Três faces articulares pares (superior, média e inferior) na face posterior da patela articulam-se com a face patelar do fêmur sucessivamente durante a flexão e a extensão do joelho (Figura 7.54).

BOLSAS EM TORNO DO JOELHO

Existem pelo menos 12 bolsas em torno da articulação do joelho, visto que a maioria dos tendões segue paralelamente aos ossos e traciona a articulação de modo longitudinal durante os movimentos do joelho (Figura 7.55 e Tabela 7.16). As **bolsas subcutâneas pré-patelar** e **infrapatelar** estão localizadas na face convexa da articulação, permitindo que a pele seja capaz de se mover livremente durante os movimentos do joelho. Quatro bolsas comunicam-se com a cavidade articular da articulação do joelho: a **bolsa suprapatelar** (abaixo da parte distal do músculo quadríceps femoral), o *recesso poplíteo*, a *bolsa anserina* e a *bolsa do músculo gastrocnêmio*.

ARTÉRIAS E NERVOS DA ARTICULAÇÃO DO JOELHO

Os ramos geniculares que formam a rede articular em torno do joelho originam-se dos ramos femoral, poplíteo e recorrentes anterior e posterior das artérias tibial anterior e circunflexa fibular (ver Figura 7.28D). As artérias médias do joelho, ramos da artéria poplítea, penetram na membrana fibrosa da cápsula articular e irrigam os ligamentos cruzados, a membrana sinovial e as margens periféricas dos meniscos.

Os *nervos da articulação do joelho* são ramos articulares dos nervos femoral, tibial e fibular comum e nervos obturatório e safeno.

Articulações tibiofibulares

A tíbia e a fíbula estão unidas por duas articulações: a *articulação tibiofibular* (articulação superior) e a *sindesmose tibiofibular* (articulação inferior). Além disso, os corpos dos dois ossos são unidos pela *membrana interóssea da perna* (Figura 7.56). O movimento na articulação proximal é impossível sem o movimento na sindesmose. As fibras da membrana interóssea da perna e todos os ligamentos das articulações tibiofibulares seguem em direção inferior da tíbia para a fíbula, resistindo contra a tração inferior exercida sobre a fíbula pela maioria dos músculos que estão inseridos nela. Entretanto, eles possibilitam um ligeiro movimento para cima da fíbula durante a flexão dorsal do tornozelo.

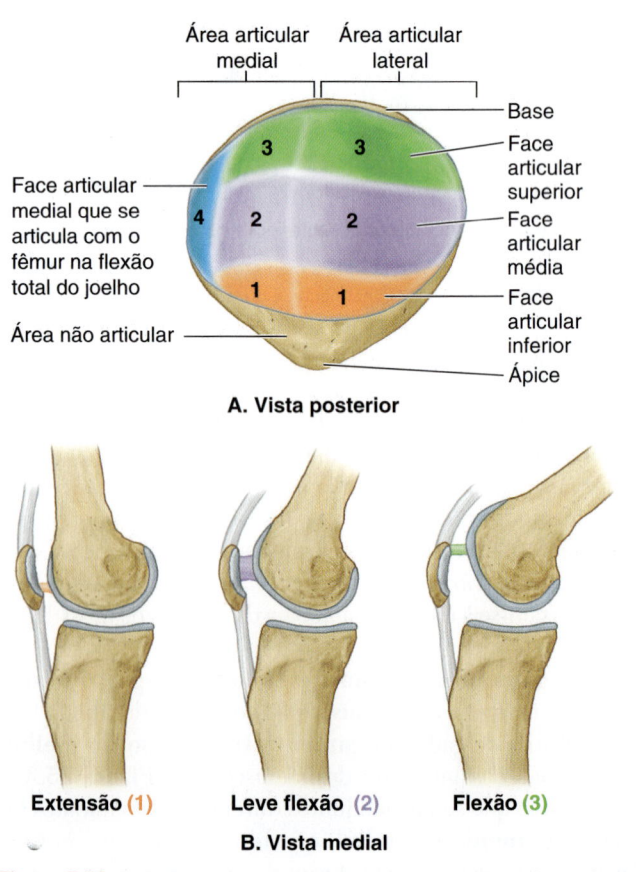

Figura 7.54 Articulação femoropatelar. **A.** Faces articulares da patela. **B.** Articulação da patela com o fêmur durante a flexão e a extensão do joelho.

A. Vista lateral

- M. quadríceps femoral
- Membrana sinovial
- Ligamento colateral fibular
- Tendão e M. poplíteo
- Fêmur
- Tíbia
- Bolsa suprapatelar
- Tendão do M. quadríceps femoral
- Bolsa subtendínea pré-patelar
- Bolsa subcutânea pré-patelar
- Ligamento da patela
- Bolsa infrapatelar profunda
- Bolsa subcutânea infrapatelar

B. Vista posterior

- Bolsa subtendínea medial do M. gastrocnêmio
- Fêmur
- Bolsa do M. semimembranáceo
- Bolsa anserina
- Bolsa subtendínea lateral do M. gastrocnêmio
- Recesso poplíteo

C. Incidência lateral. Bursite suprapatelar (excesso de líquido na bolsa suprapatelar e cavidade sinovial da articulação do joelho)

- Bolsa suprapatelar
- Fêmur
- Cavidade articular
- Cápsula articular
- Tíbia
- Patela

D. Vista medial

- Tíbia
- Bolsa anserina
- Pata de ganso: M. sartório, M. grácil, M. semitendíneo
- Ligamento colateral tibial

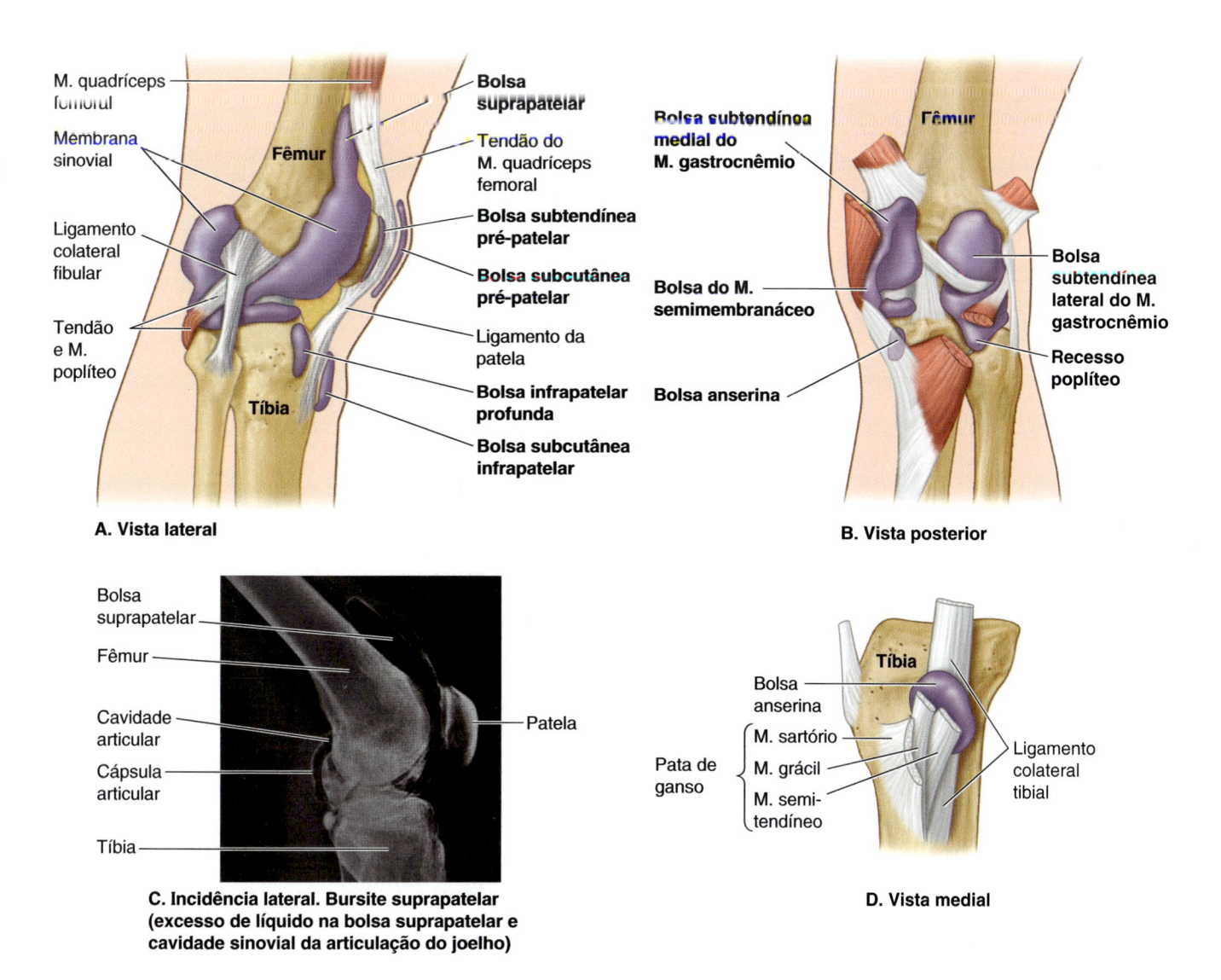

Figura 7.55 Bolsas em torno da articulação do joelho e da parte proximal da perna.

Tabela 7.16 Bolsas em torno da articulação do joelho.

Bolsas	Localizações	Comentários
Suprapatelar	Entre o fêmur e o tendão do músculo quadríceps femoral	Mantida em posição pelo músculo articular do joelho; comunica-se livremente com a cavidade sinovial da articulação do joelho
Recesso poplíteo	Entre o tendão do músculo poplíteo e o côndilo lateral da tíbia	Abre-se na cavidade sinovial da articulação do joelho, inferiormente ao menisco lateral
Anserina	Separa os tendões dos músculos sartório, grácil e semitendíneo da tíbia e do ligamento colateral tibial	Área onde os tendões desses músculos se fixam à tíbia; assemelha-se à pata de um ganso
Subtendínea do músculo gastrocnêmio	Situa-se abaixo da inserção proximal do tendão das cabeças medial e lateral do músculo gastrocnêmio	Extensões da cavidade sinovial da articulação do joelho
Do músculo semimembranáceo	Entre a cabeça medial do músculo gastrocnêmio e o tendão do músculo semimembranáceo	Relacionada com a inserção distal do músculo semimembranáceo
Subcutânea pré-patelar	Entre a pele e a face anterior da patela	Possibilita o movimento livre da pele sobre a patela durante os movimentos da perna
Subcutânea infrapatelar	Entre a pele e a tuberosidade da tíbia	Ajuda o joelho a sustentar a pressão quando se ajoelha
Infrapatelar profunda	Entre o ligamento da patela e a face anterior da tíbia	Separada da articulação do joelho pelo corpo adiposo infrapatelar

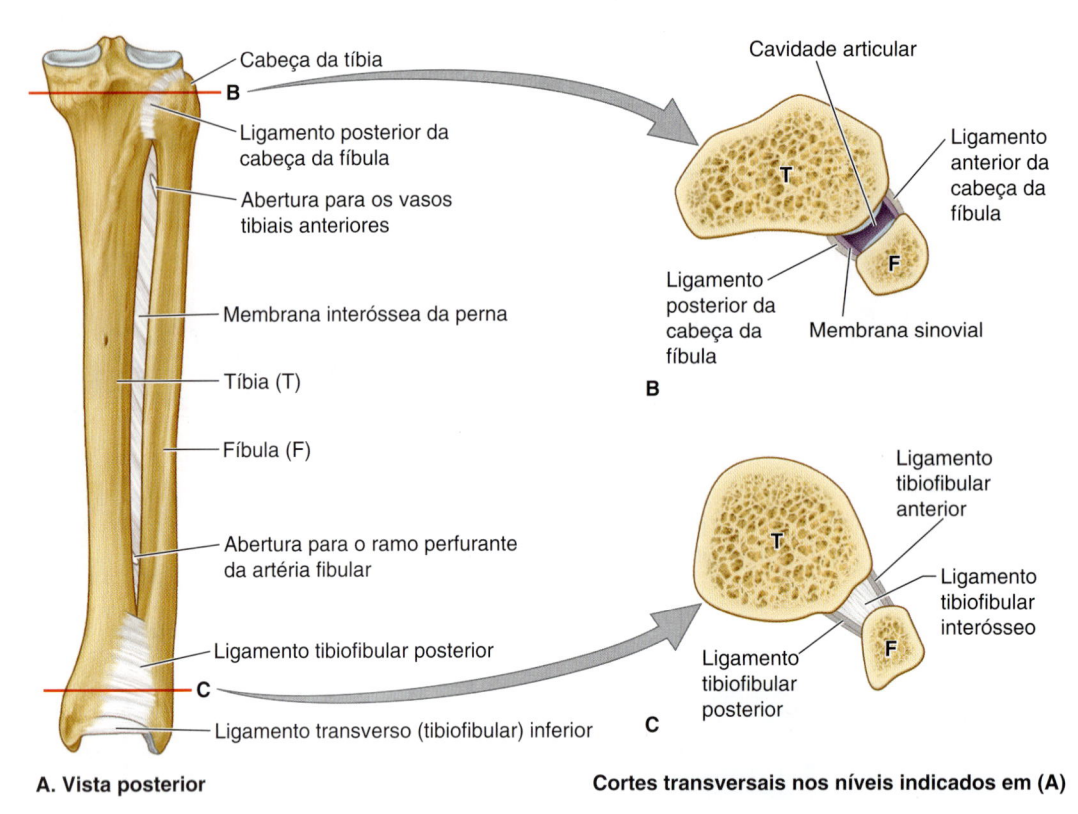

Figura 7.56 Articulações tibiofibulares. **A.** Articulação tibiofibular e sindesmose tibiofibular, vista posterior. Os níveis dos cortes transversais mostrados nas partes **B** e **C** são identificados. **B.** Corte transversal através da articulação tibiofibular. **C.** Corte transversal através da sindesmose tibiofibular.

A **articulação tibiofibular** é uma articulação sinovial do tipo plana entre a face articular plana da cabeça da fíbula e uma face articular semelhante, localizada posterior e lateralmente no côndilo lateral da tíbia. A cápsula articular densa circunda a articulação e fixa-se nas margens das faces articulares da fíbula e da tíbia. A cápsula articular é reforçada pelos **ligamentos anterior** e **posterior da cabeça da fíbula** (ver Figura 7.56B). A membrana sinovial reveste a cápsula fibrosa. Ocorrem pequenos movimentos de deslizamento durante a flexão dorsal do tornozelo.

A **sindesmose tibiofibular** é uma articulação fibrosa composta (ver Figura 7.56C). A integridade dessa articulação é essencial para a estabilidade da articulação talocrural, visto que ela mantém firmemente o maléolo lateral contra a face lateral do tálus. O forte **ligamento tibiofibular interósseo** é contínuo superiormente com a membrana

ANATOMIA CLÍNICA

Joelho varo e joelho valgo

A posição do fêmur na coxa é diagonal, enquanto a da tíbia na perna é quase vertical, criando um **ângulo Q** no joelho entre os eixos longitudinais dos ossos. O ângulo Q é avaliado traçando-se uma linha que se estende da EIAS até o meio da patela e uma segunda linha (vertical), passando pelo meio da patela e da tuberosidade da tíbia (Figura AC7.18A). Normalmente, o ângulo Q é maior em mulheres adultas, devido à pelve maior. O desvio medial da perna em relação à coxa, tornando o fêmur anormalmente vertical, diminui o ângulo Q e ocasiona uma deformidade denominada *joelho varo* (pernas arqueadas), levando a uma distribuição desigual do peso (ver Figura AC7.18B). Há uma pressão excessiva exercida sobre a face medial da articulação do joelho, resultando em *artrose* (destruição da cartilagem do joelho). O desvio lateral da perna (ver Figura AC7.18C) em relação à coxa (aumentando o ângulo do joelho [Q]) dá origem ao *joelho valgo*. Em consequência, há uma tensão excessiva exercida sobre as estruturas laterais do joelho. A patela, que normalmente é tracionada lateralmente pelo tendão do músculo vasto lateral, é tracionada ainda mais lateralmente quando a perna é estendida na presença de joelho valgo, de modo que a sua articulação com o fêmur torna-se anormal.

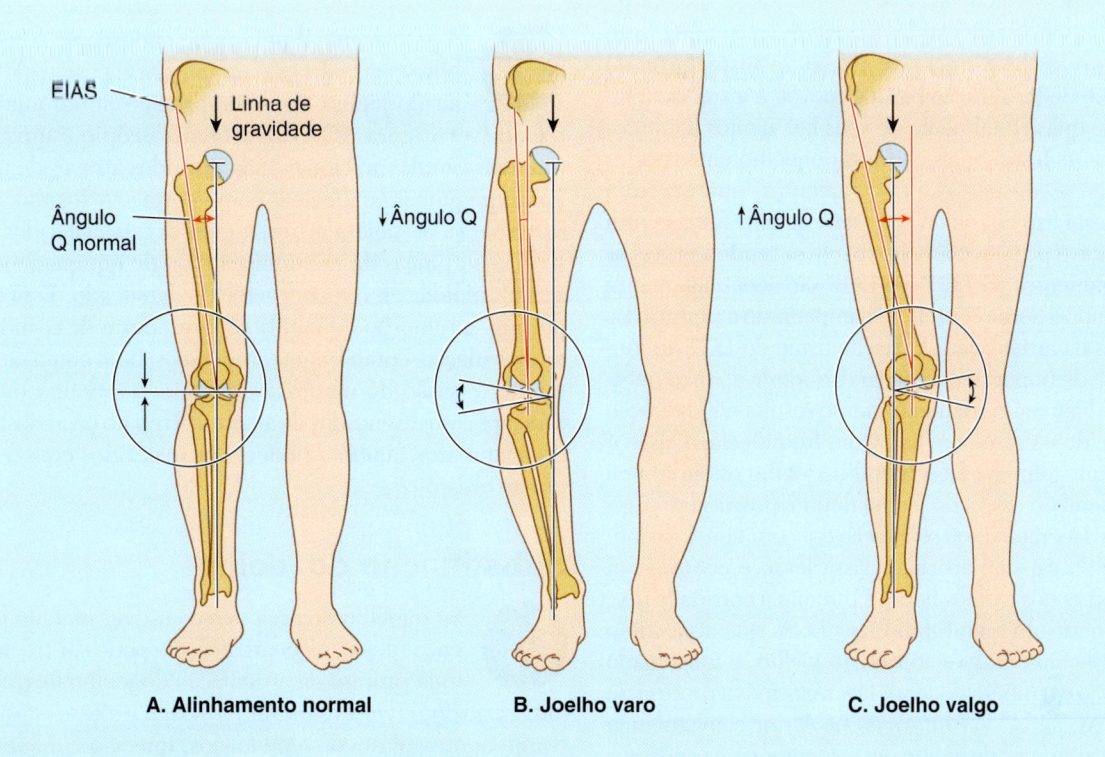

Figura AC7.18 Alinhamento dos ossos do membro inferior. Alinhamento normal (**A**), joelho varo (**B**) e joelho valgo (**C**). *EIAS*, espinha ilíaca anterossuperior.

Síndrome patelofemoral

A dor sentida abaixo da patela frequentemente é causada por corrida excessiva, particularmente em declive; por essa razão, esse tipo de dor costuma ser denominado "joelho do corredor". A dor resulta de microtraumas repetitivos, causados pelo trajeto anormal da patela em relação à face patelar do fêmur, uma condição conhecida como *síndrome patelofemoral*. Essa síndrome também pode resultar de um golpe direto sobre a patela e de *osteoartrite do compartimento patelofemoral* (uso e desgaste degenerativo das cartilagens articulares). Em alguns casos, o fortalecimento do músculo vasto medial corrige a *disfunção patelofemoral*. Esse músculo tende a impedir a luxação lateral da patela em consequência do ângulo Q, visto que o músculo vasto lateral se fixa na margem medial da patela, tracionando-a. Por conseguinte, a fraqueza do músculo vasto medial predispõe o indivíduo à disfunção patelofemoral e luxação da patela.

Luxação da patela

Quando ocorre, a luxação da patela é quase sempre lateral. A luxação da patela é mais comum nas mulheres, presumivelmente devido ao ângulo Q maior, que, além de representar o posicionamento oblíquo do fêmur em relação à tíbia, constitui o ângulo de tração do músculo quadríceps femoral em relação ao eixo da patela e da tíbia. (O termo *ângulo Q* foi, na realidade, criado em referência ao ângulo de tração do músculo quadríceps femoral.) A tendência à luxação lateral é normalmente contrabalançada pela tração medial e mais horizontal do poderoso músculo vasto medial. Além disso, a projeção mais anterior do côndilo lateral do fêmur e a inclinação mais acentuada para a face articular lateral da patela constituem um impedimento mecânico para a ocorrência de luxação lateral. Um desequilíbrio da tração lateral e dos mecanismos que resistem a ela resulta em trajeto anormal da patela no sulco patelar e em dor crônica da patela, mesmo se não houver uma luxação real.

Cistos poplíteos

Os *cistos poplíteos* (cistos de Baker) são sacos anormais, cheios de líquido, da membrana sinovial na região da fossa poplítea. O cisto poplíteo quase sempre representa uma complicação de derrame crônico da articulação do joelho. O cisto pode consistir em uma herniação da bolsa dos músculos gastrocnêmio ou semimembranáceo através da membrana fibrosa da cápsula articular na fossa poplítea, comunicando-se com a cavidade sinovial da articulação do joelho por meio de um pedículo estreito. O líquido sinovial também pode escapar da articulação do joelho (*derrame sinovial*) ou de uma bolsa em torno do joelho, acumulando-se na fossa poplítea. Neste local, forma um novo saco revestido por membrana sinovial ou cisto poplíteo. Nos adultos, os cistos poplíteos podem ser grandes, estendendo-se até o meio da panturrilha, e podem interferir nos movimentos do joelho.

Lesões das articulações do joelho

As lesões da articulação do joelho são comuns, visto que o joelho é uma articulação de sustentação do peso, de localização baixa e móvel, e a sua estabilidade depende quase totalmente de seus ligamentos e músculos associados. As lesões mais comuns do joelho em esportes de contato são as distensões dos ligamentos, que ocorrem quando o pé está fixo no solo. A aplicação de uma força contra o joelho quando o pé não consegue se mover tende a provocar lesões dos ligamentos. O LCT e o LCF são acentuadamente estirados quando a perna é estendida, impedindo a ruptura das partes laterais da articulação. A fixação firme do LCT ao menisco medial é de importância clínica considerável, visto que a ruptura desse ligamento frequentemente resulta em laceração concomitante do menisco medial. Com frequência, a lesão é causada por um golpe na face lateral do joelho estendido ou por torção lateral excessiva do joelho fletido, provocando ruptura do LCT e laceração e/ou separação concomitantes do menisco medial da cápsula articular. Essa lesão é comum em atletas que torcem os joelhos fletidos durante a corrida (p. ex., no futebol americano e no futebol). O LCA, que atua como pivô para os movimentos rotatórios do joelho, é tensionado durante a flexão e também pode ser lacerado após a ruptura do LCT (Figura AC7.19A). A *ruptura do LCA*, que constitui uma das lesões mais comuns do joelho em acidentes com esqui, por exemplo, provoca deslizamento anterior da tíbia livre sob o fêmur, um sinal conhecido como *sinal da gaveta anterior* (ver Figura 7.19B). Apesar do ligamento ser forte, pode ocorrer ruptura do LCP quando uma pessoa cai sobre a tuberosidade da tíbia com o joelho fletido. Em geral, a ruptura do LCP ocorre juntamente com ruptura dos ligamentos tibial ou fibular. O *sinal da gaveta posterior*, em que ocorre deslizamento posterior da tíbia livre sob o fêmur fixo ocorre em consequência de ruptura do LCP (ver Figura AC7.19C).

Artroscopia da articulação do joelho

A *artroscopia* é um exame endoscópico que possibilita a visualização do interior da cavidade articular do joelho, com comprometimento mínimo do tecido (ver Figura AC7.19D). O artroscópio e uma cânula (ou mais cânulas adicionais) são inseridos através de incisões muito pequenas conhecidas como portais. A segunda cânula serve para a passagem de instrumentos especializados (p. ex., sondas ou pinças de manipulação) ou de equipamento para aparar, moldar ou remover o tecido danificado. Essa técnica permite a remoção de meniscos lacerados e de corpos livres na articulação, como fragmentos ósseos, bem como desbridamento (excisão de material cartilagíneo articular desvitalizado nos casos avançados de artrite). O reparo ou a substituição de ligamentos também podem ser realizados com o uso de um artroscópio.

Substituição do joelho

Se o joelho de uma pessoa estiver afetado por doença (p. ex., osteoartrite), ele pode ser trocado por uma prótese da articulação do joelho (*artroplastia total do joelho*) (ver Figura AC7.19D). A prótese consiste em componentes plásticos e metálicos, que são cimentados às extremidades do fêmur e da tíbia após a remoção das áreas defeituosas.

Bursite na região do joelho

A *bursite pré-patelar* é habitualmente uma bursite por atrito, causada pelo atrito entre a pele e a patela. Se a inflamação for crônica, a bolsa torna-se distendida com líquido e forma um edema anterior ao joelho

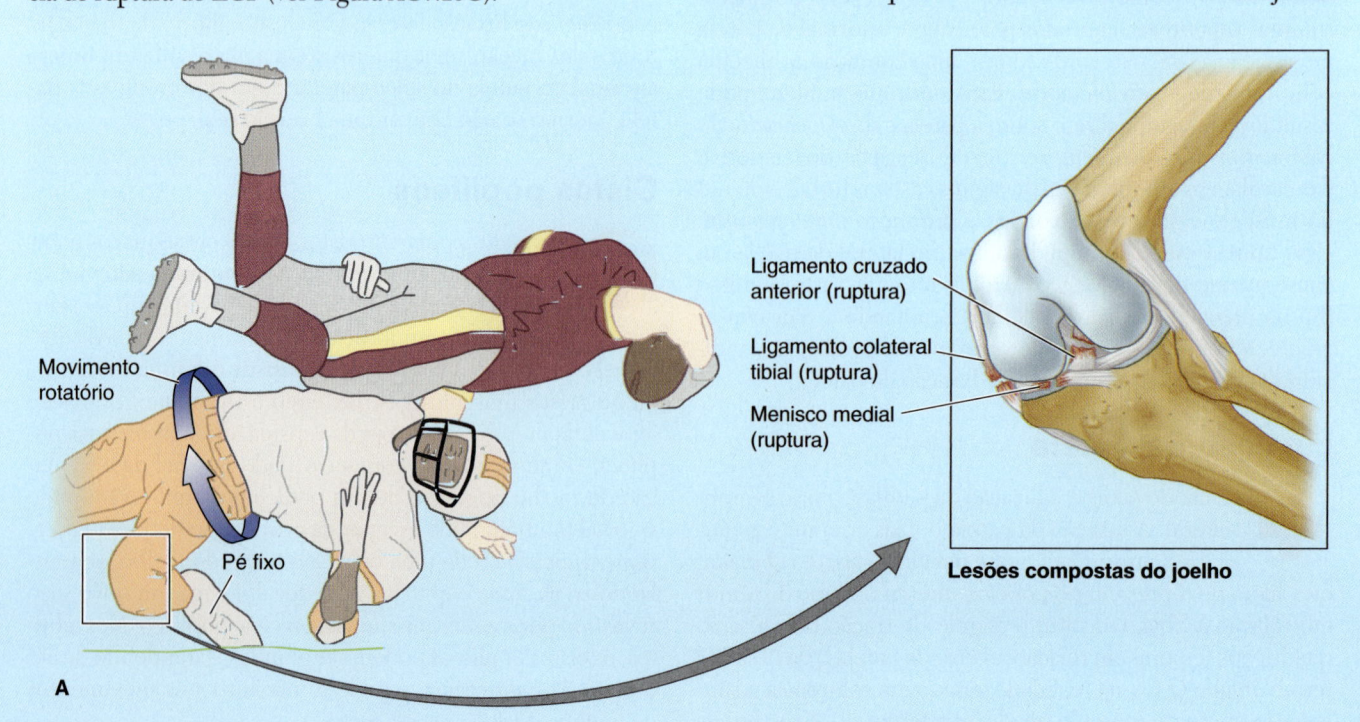

Figura AC7.19 Lesões do joelho, artroscopia e artroplastia do joelho. (*continua*)

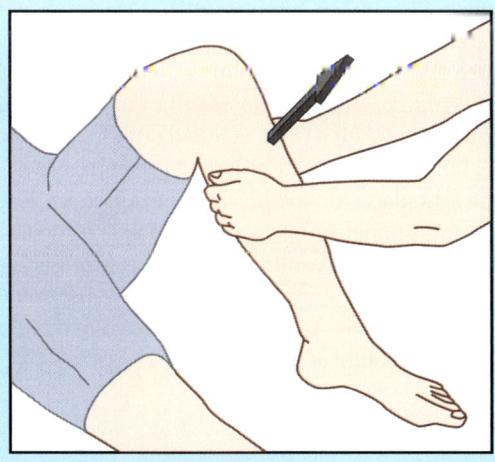

Capítulo 7 • Membro Inferior 487

B. Sinal da gaveta anterior (LCA)

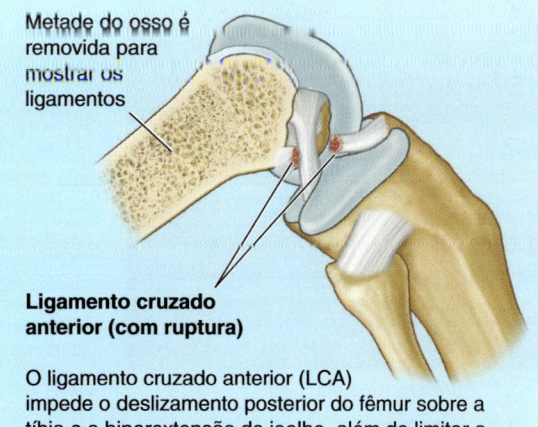

Metade do osso é removida para mostrar os ligamentos

Ligamento cruzado anterior (com ruptura)

O ligamento cruzado anterior (LCA) impede o deslizamento posterior do fêmur sobre a tíbia e a hiperextensão do joelho, além de limitar a rotação medial do fêmur quando o pé está no solo, e a perna está fletida.

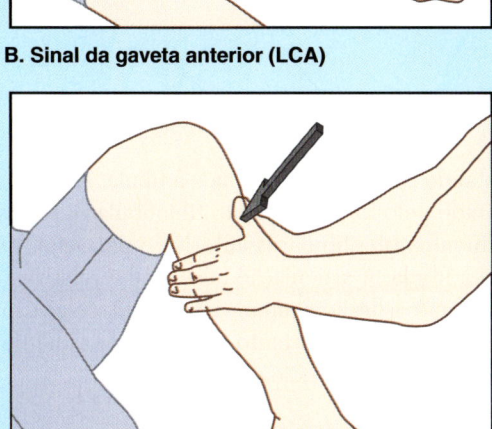

C. Sinal da gaveta posterior (LCP)

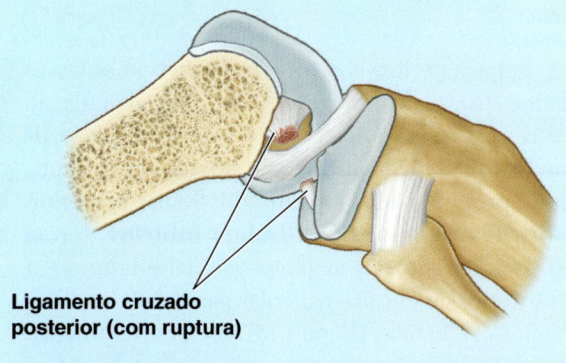

Ligamento cruzado posterior (com ruptura)

O ligamento cruzado posterior (LCP) impede o deslizamento anterior do fêmur sobre a tíbia, particularmente quando o joelho está fletido.

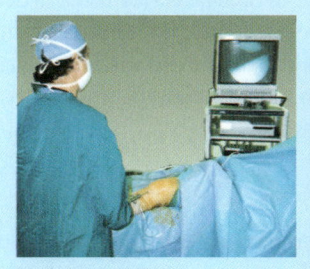

D. Artroscopia

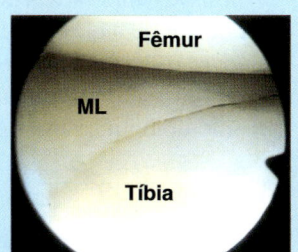

Menisco lateral normal do joelho (Fêmur, ML, Tíbia)

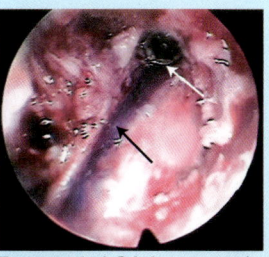

Enxerto do LCA (*seta preta*) com parafuso de ancoramento do fêmur visível (*seta branca*)

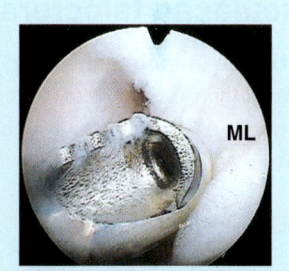

Desbridamento de lesões em um menisco lateral *(ML)*

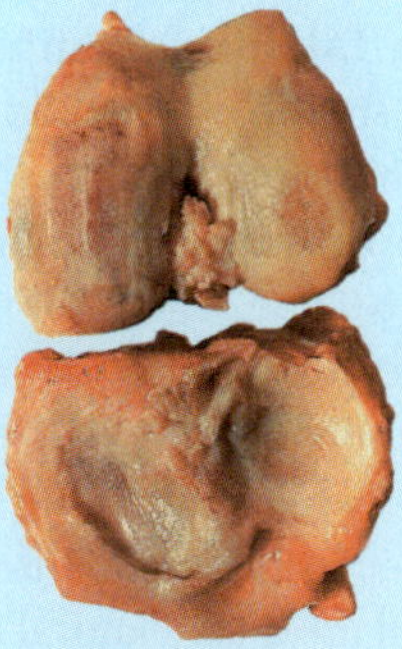

E. Osteoartrite

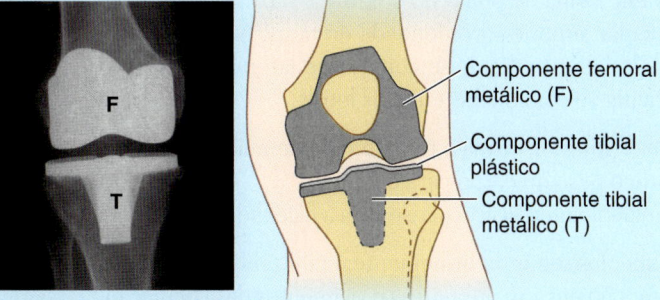

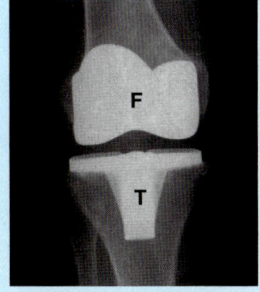

F. Artroplastia total do joelho

- Componente femoral metálico (F)
- Componente tibial plástico
- Componente tibial metálico (T)

Figura AC7.19 (*continuação*)

(Figura AC7.20). A *bursite subcutânea infrapatelar* resulta do atrito excessivo entre a pele e a tuberosidade da tíbia; ocorre edema sobre a extremidade proximal da tíbia. A *bursite infrapatelar profunda* resulta em edema entre o ligamento da patela e a tíbia, acima da tuberosidade da tíbia.

A bolsa suprapatelar comunica-se com a cavidade articular da articulação do joelho; em consequência, escoriações ou ferimentos penetrantes (p. ex., ferida perfurocortante) acima da patela podem resultar em bursite suprapatelar, causada por bactérias que entram na bolsa através de solução de continuidade da pele. A infecção pode se disseminar para a articulação do joelho.

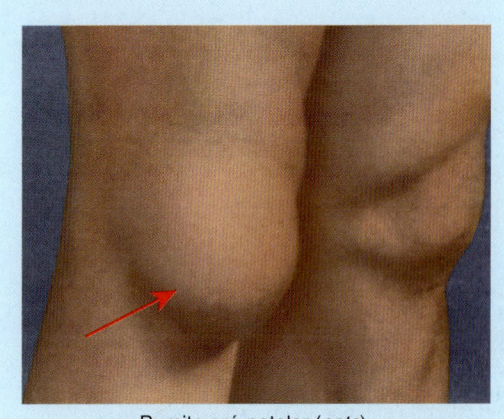

Bursite pré-patelar (*seta*)

Figura AC7.20 Bursite pré-patelar.

interóssea da perna e forma a principal conexão entre as extremidades distais da tíbia e da fíbula. A articulação também é reforçada, anterior e posteriormente, pelos **ligamentos tibiofibulares anterior** e **posterior**. A continuação distal profunda do ligamento tibiofibular posterior, o **ligamento transverso (tibiofibular) inferior**, forma uma forte conexão entre os maléolos medial e lateral e a "parede" posterior do encaixe maleolar para a tróclea (face articular superior) do tálus (Figura 7.57B). Ocorre um leve movimento da articulação para acomodar o tálus durante a flexão dorsal do tornozelo.

Articulação talocrural

A **articulação talocrural (articulação do tornozelo)** é uma articulação sinovial do tipo gínglimo, localizada entre as extremidades distais da tíbia e da fíbula e a parte superior do tálus (ver Figura 7.57).

FACES ARTICULARES

As extremidades distais da tíbia e da fíbula (juntamente com a parte transversa inferior do ligamento tibiofibular posterior) formam um *encaixe maleolar*, no qual se encaixa a *tróclea do tálus* em forma de polia (ver Figura 7.57B). A tróclea é a face articular superior arredondada do tálus. A face medial do maléolo lateral articula-se com a face lateral do tálus. A tíbia articula-se com o tálus em dois locais:

- Sua face inferior forma o teto do encaixe maleolar, transferindo o peso do corpo para o tálus
- Seu maléolo medial articula-se com a face medial do tálus.

Os maléolos seguram firmemente o tálus enquanto ele se movimenta no encaixe durante os movimentos da articulação talocrural. A preensão dos maléolos na tróclea é mais forte durante a flexão dorsal do tornozelo, visto que esse movimento força a parte anterior mais larga da tróclea posteriormente, afastando ligeiramente a tíbia e a fíbula. Esse afastamento é limitado pelo forte ligamento tibiofibular interósseo e pelos ligamentos tibiofibulares anterior e posterior, que unem a tíbia à fíbula. A articulação talocrural é relativamente instável durante a flexão plantar, visto que a tróclea é mais estreita posteriormente e, portanto, situa-se frouxamente dentro do encaixe durante a flexão plantar.

CÁPSULA ARTICULAR

A cápsula articular é fina anterior e posteriormente, porém é sustentada, de cada lado, por ligamentos colaterais fortes (Figura 7.58). A membrana fibrosa da cápsula articular está fixada superiormente às margens das faces articulares da tíbia e maléolos e, inferiormente, ao tálus. A membrana sinovial que reveste a membrana fibrosa da cápsula articular estende-se superiormente, entre a tíbia e a fíbula, até o ligamento tibiofibular interósseo.

LIGAMENTOS

A articulação talocrural é reforçada, lateralmente, pelo **ligamento colateral lateral**, que consiste em três ligamentos separados (ver Figura 7.58A,C):

- O **ligamento talofibular anterior**, uma faixa plana e fraca, que se estende em direção anterior e medial do maléolo lateral até o colo do tálus
- O **ligamento talofibular posterior**, uma faixa espessa e bastante forte, que segue um trajeto horizontal, medial e ligeiramente posterior a partir da fossa do maléolo da fíbula até o tubérculo lateral do tálus
- O **ligamento calcaneofibular**, um cordão redondo que segue em direção posterior inferior, da extremidade do maléolo lateral até a face lateral do calcâneo.

A cápsula articular da articulação talocrural é reforçada, medialmente, pelo **ligamento colateral medial** (ligamento deltóideo) largo e forte, que se fixa proximalmente

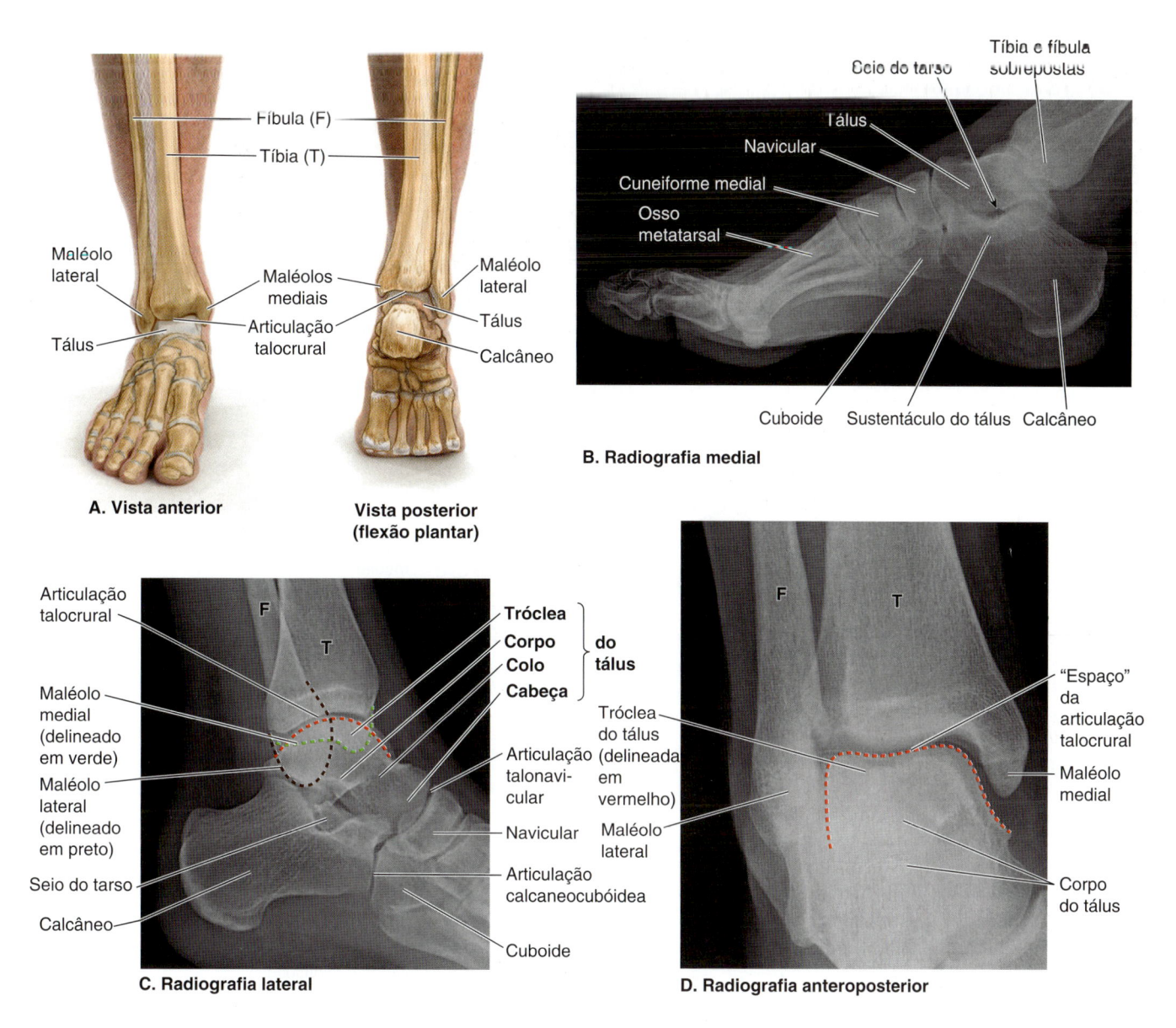

Figura 7.57 Ossos da perna e da articulação talocrural. **A.** Ossos *in situ*. **B.** Radiografia medial. **C.** Radiografia lateral. **D.** Radiografia anteroposterior.

ao maléolo medial e que se abre como um leque a partir dele para se fixar distalmente ao tálus, calcâneo e navicular por meio de quatro partes adjacentes e contínuas (ver Figura 7.58B): a **parte tibionavicular**, a **parte tibiocalcânea** e as **partes tibiotalares anterior** e **posterior**. O ligamento colateral medial estabiliza a articulação talocrural durante a eversão do pé e impede a subluxação (luxação parcial) da articulação talocrural.

MOVIMENTOS

Os principais movimentos da articulação talocrural consistem em **flexão dorsal** (com elevação da parte anterior do pé e dedos) e **flexão plantar** (com apoio da parte anterior do pé e dedos). Quando a articulação talocrural está em flexão plantar, é possível haver alguma "oscilação" (pequenos graus de abdução, adução, inversão e eversão) nessa posição instável. As estruturas que limitam os movimentos da articulação talocrural estão delineadas na Tabela 7.17.

- A *flexão dorsal do tornozelo* é produzida pelos músculos situados no compartimento anterior da perna. Em geral, a flexão dorsal é limitada pela resistência passiva do músculo tríceps sural ao estiramento e pela tensão nos ligamentos colaterais medial e lateral
- A *flexão plantar do tornozelo* é produzida pelos músculos situados nos compartimentos posterior e lateral da perna.

VASCULARIZAÇÃO E INERVAÇÃO

As artérias originam-se de ramos maleolares das artérias fibular e tibiais anterior e posterior. Os nervos provêm do nervo tibial e do nervo fibular profundo.

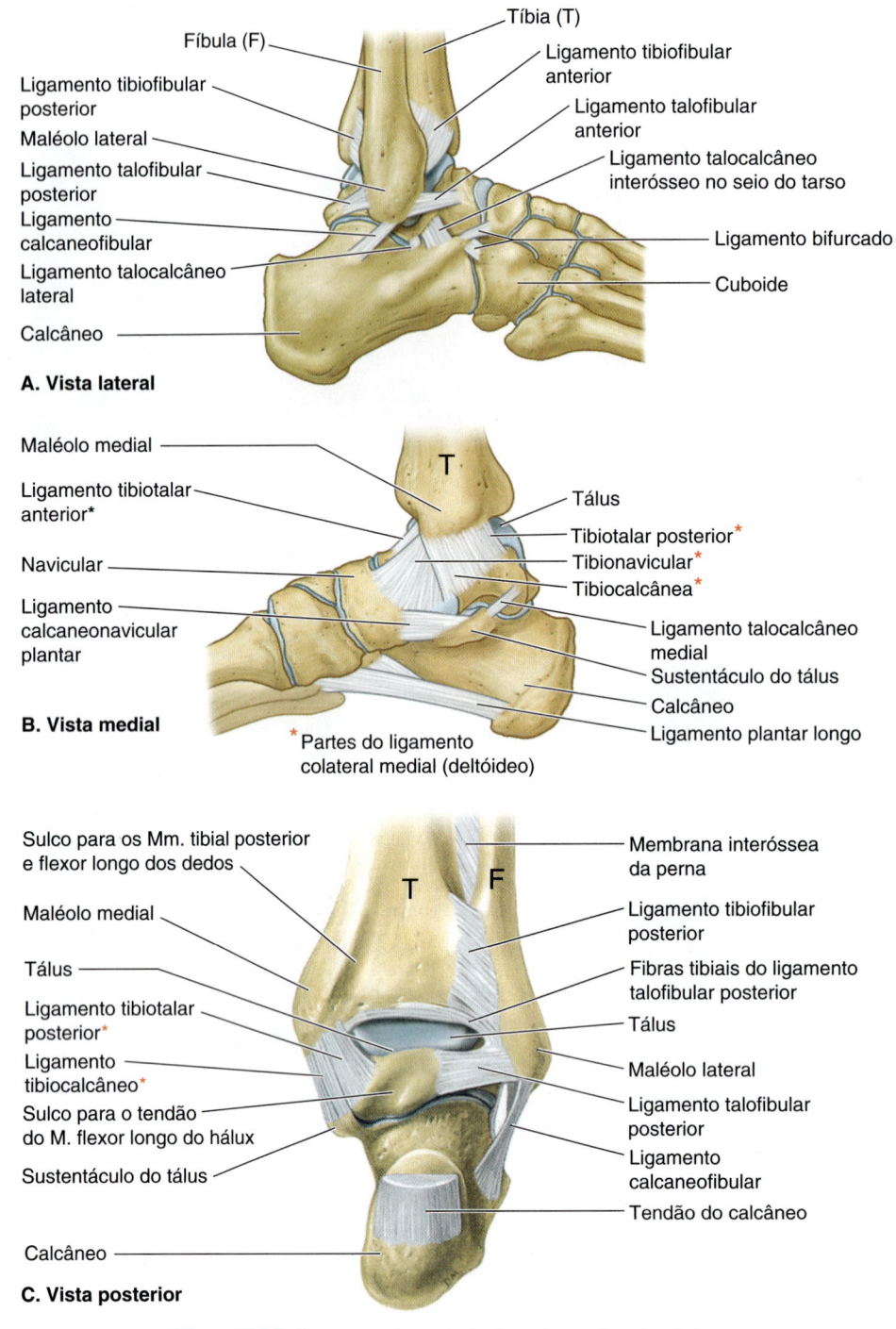

Figura 7.58 Ligamentos das articulações talocrural e talocalcânea.

Tabela 7.17 Estruturas que limitam os movimentos da articulação talocrural.

Movimento	Estruturas limitantes
Flexão plantar	*Ligamentos*: talofibular anterior, parte anterior do ligamento colateral medial, parte anterior da cápsula articular Contato do tálus com a tíbia Tensão dos flexores dorsais do tornozelo
Flexão dorsal	*Ligamentos*: Ligamento colateral medial, calcaneofibular, talofibular posterior, parte posterior da cápsula articular Contato do tálus com a tíbia Tensão dos flexores plantares do tornozelo

Modificada de Clarkson HM. *Musculoskeletal Assessment. Joint Range of Motion and Manual of Muscle Strength*. 2nd ed. Baltimore, MD: Lippincott Williams & Wilkins; 2000.

ANATOMIA CLÍNICA

Compressão do nervo tibial

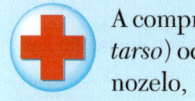

A compressão do nervo tibial (*síndrome do túnel do tarso*) ocorre quando há edema e constrição no tornozelo, envolvendo as bainhas sinoviais dos tendões dos músculos no compartimento posterior da perna. A área acometida estende-se do maléolo medial até o calcâneo. A dor no calcanhar resulta da compressão do nervo tibial pelo retináculo dos músculos flexores.

Entorses do tornozelo

A articulação talocrural constitui a articulação do corpo lesionada com mais frequência. As *entorses do tornozelo* (ruptura de fibras dos ligamentos) são as mais comuns. A entorse do tornozelo é quase sempre uma *lesão por inversão*, que envolve a torção do pé em flexão plantar com sustentação do peso. O ligamento talofibular anterior (parte do ligamento colateral lateral) sofre ruptura mais comumente nas entorses do tornozelo, que pode ser parcial ou completa, resultando em instabilidade da articulação talocrural. Pode haver também ruptura do ligamento calcaneofibular.

Fratura-luxação do tornozelo de Pott

Ocorre *fratura-luxação do tornozelo de Pott* quando o pé sofre eversão à força. Essa ação traciona o ligamento colateral medial extremamente forte, com ruptura frequente do maléolo medial (Figura AC7.21). O tálus desloca-se então lateralmente, arrancando o maléolo lateral ou, mais comumente, fraturando a fíbula superiormente à sindesmose tibiofibular. Se a fíbula for deslocada anteriormente, a margem posterior de sua extremidade distal também é arrancada pelo tálus.

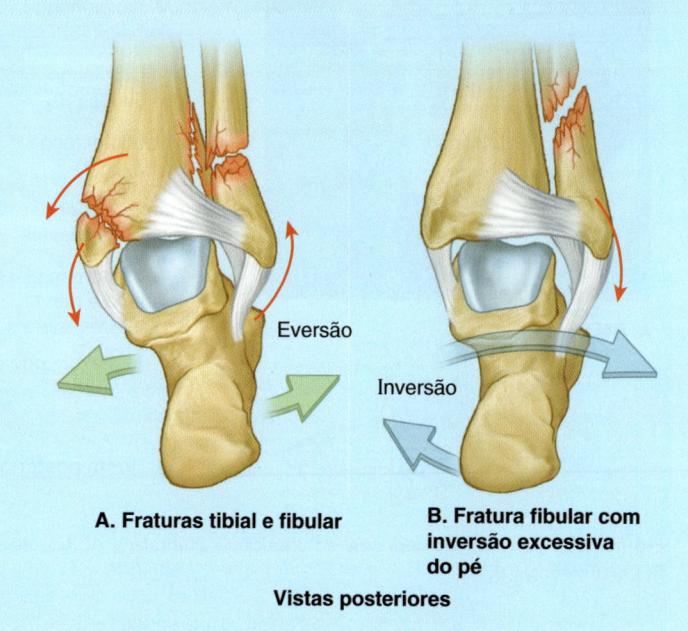

A. Fraturas tibial e fibular

B. Fratura fibular com inversão excessiva do pé

Vistas posteriores

Figura AC7.21 Fratura-luxação da articulação talocrural.

Articulações do pé

As *articulações do pé* envolvem os ossos tarsais, os ossos metatarsais e as falanges (Figuras 7.59 a 7.61, ver também Tabela 7.19, mais adiante). As articulações intertarsais importantes são a *articulação talocalcânea (subtalar)* e a *articulação transversa do tarso (articulações calcaneocubóidea e talocalcaneonavicular)*. A inversão e a eversão do pé são os principais movimentos realizados com essas articulações. As outras articulações intertarsais e as *articulações tarsometatarsais* e *intermetatarsais* são relativamente pequenas e são unidas tão firmemente por ligamentos que permitem apenas um leve movimento entre elas. No pé, ocorrem flexão e extensão na parte anterior do pé nas articulações metatarsofalângicas e interfalângicas. Todos os ossos do pé proximais às articulações metatarsofalângicas são unidos por ligamentos dorsais e plantares.

A **articulação talocalcânea (subtalar)** situa-se no local onde o tálus se apoia sobre o calcâneo e articula-se com ele (ver Figura 7.59). Trata-se de uma articulação sinovial, que é circundada por uma cápsula articular fraca, sustentada pelos *ligamentos talocalcâneos* medial, lateral, posterior e interósseo. O **ligamento talocalcâneo interósseo** situa-se dentro do *seio do tarso*, que separa as articulações talocalcânea e talocalcaneonavicular e é particularmente forte.

A **articulação transversa do tarso** é uma articulação composta, formada pela **parte talonavicular da articulação talocalcaneonavicular** e **articulação calcaneocubóidea** – duas articulações separadas e alinhadas transversalmente (ver Figura 7.61). A transecção da articulação transversa do tarso constitui um método padrão para a *amputação cirúrgica do pé*.

Os principais ligamentos da face plantar (ver Figura 7.60) são os seguintes:

- O **ligamento calcaneonavicular plantar**, que atravessa e preenche um espaço cuneiforme existente entre o sustentáculo do tálus e a margem inferior da face articular posterior do navicular. Esse ligamento sustenta a cabeça do tálus e desempenha uma importante função na transferência do peso do tálus e na manutenção do arco longitudinal do pé
- O **ligamento plantar longo**, que se estende da face plantar do calcâneo até o sulco no cuboide. Algumas de suas fibras estendem-se até as bases dos ossos metatarsais,

492 Fundamentos de Anatomia Clínica

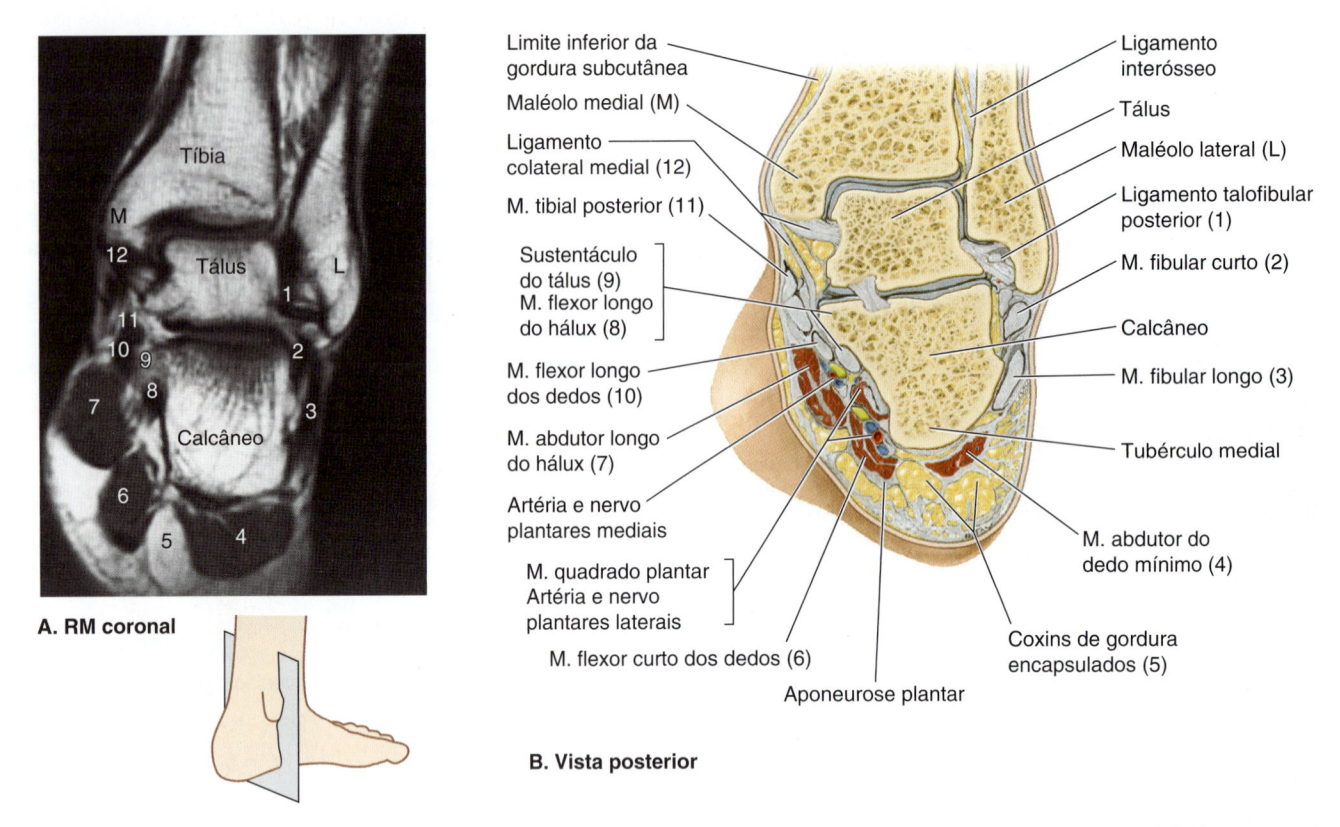

Figura 7.59 Articulações talocrural e talocalcânea (subtalar). A. Ressonância magnética (RM), corte coronal. Os *números* são definidos na parte **B**. **B.** Corte coronal.

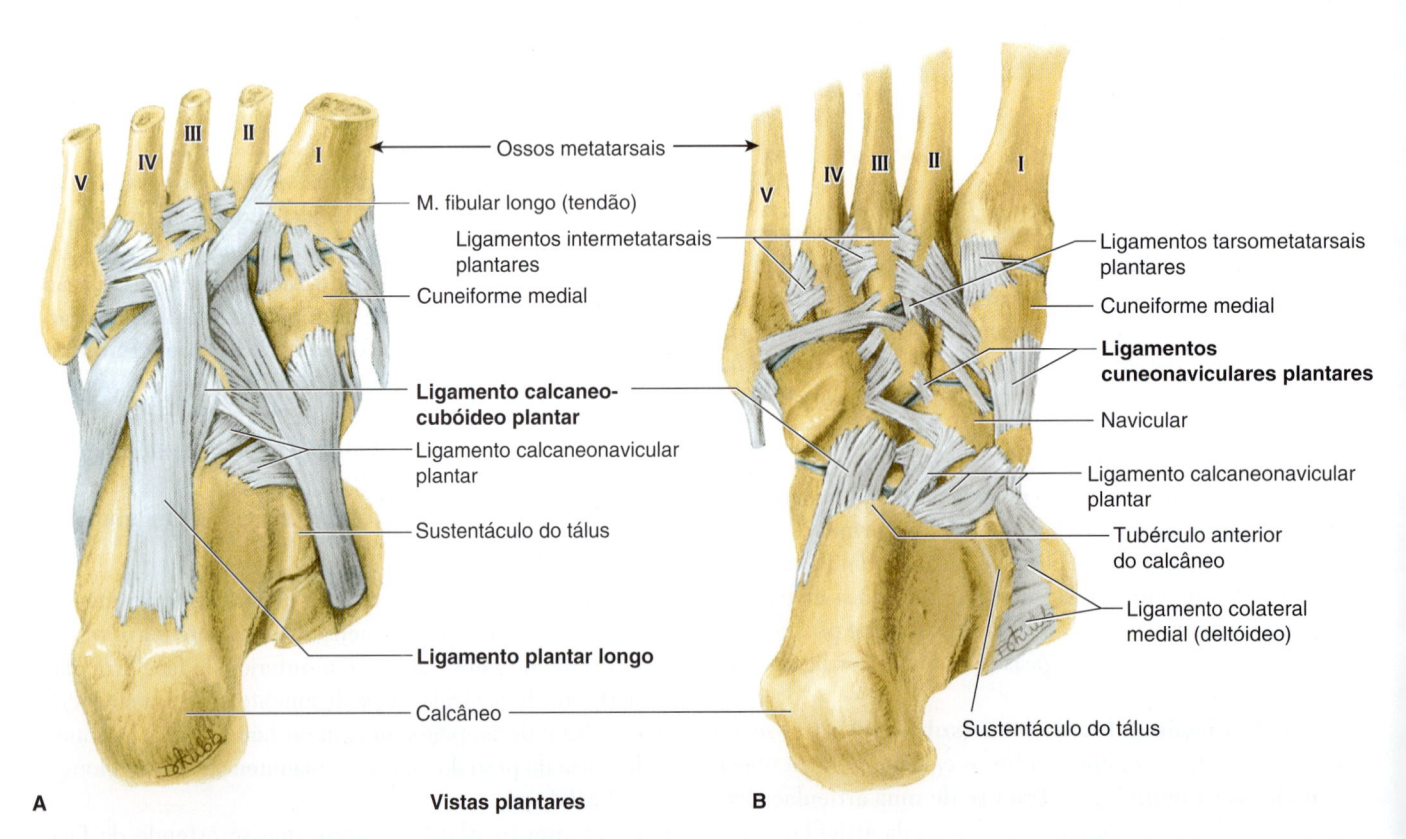

Figura 7.60 Ligamentos plantares. A e **B**. Estágios sequenciais da dissecção da planta do pé direito, mostrando as inserções dos ligamentos e tendões dos músculos eversores e inversores longos.

formando, assim, um túnel para o tendão do músculo fibular longo. O ligamento plantar longo é importante na manutenção do arco longitudinal do pé
- O **ligamento calcaneocubóideo plantar (plantar curto)**, que está localizado profundamente ao ligamento plantar longo. Estende-se da parte anterior da face inferior do calcâneo até a face inferior do cuboide. Participa também na manutenção do arco longitudinal do pé.

A Tabela 7.18 fornece um resumo das estruturas que limitam os movimentos dos pés e dos dedos.

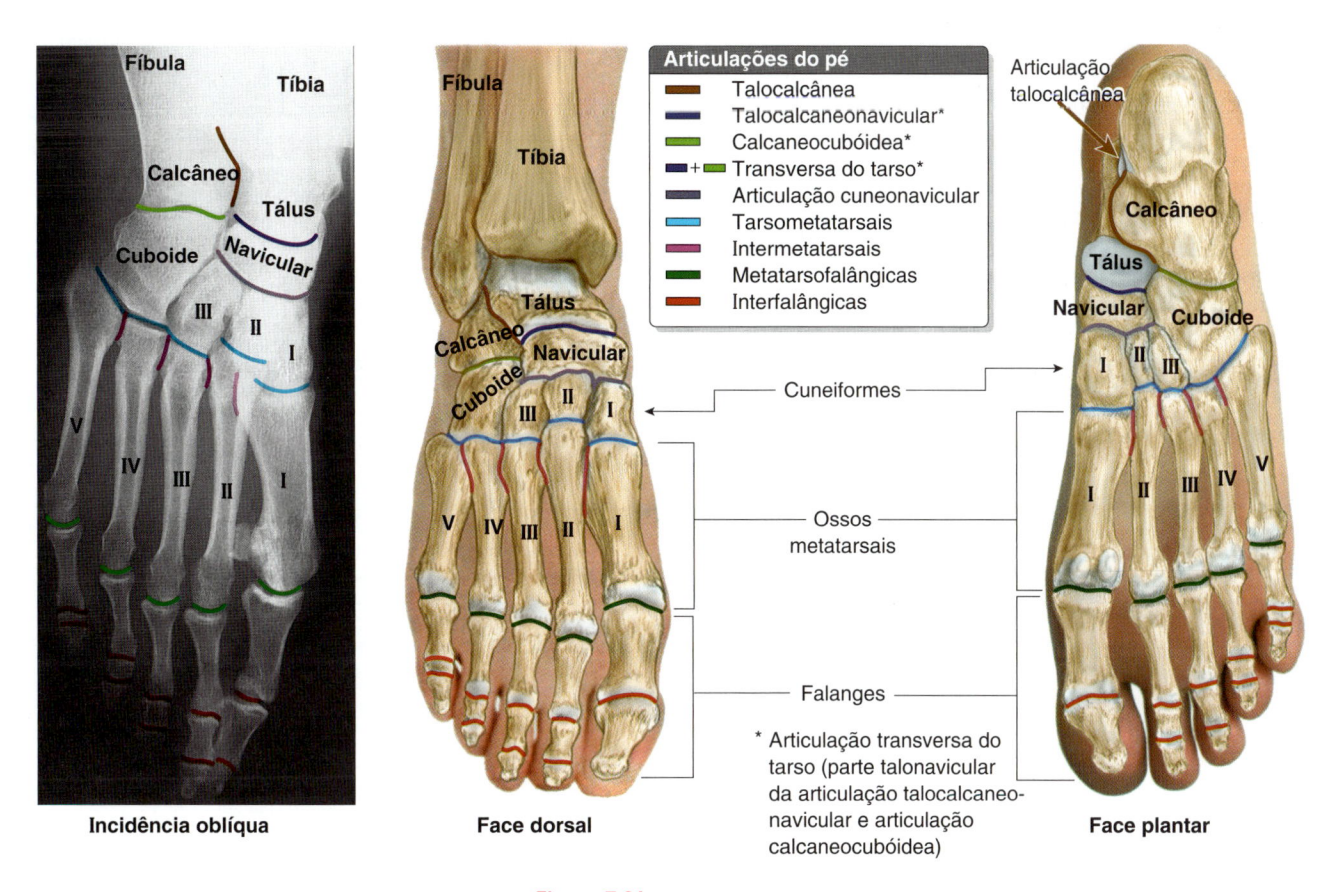

Figura 7.61 Articulações do pé.

Tabela 7.18 Estruturas que limitam os movimentos do pé e dos dedos do pé.

Movimento	Articulação	Estruturas limitantes
Inversão	Talocalcânea, transversa do tarso	*Ligamentos*: ligamento colateral lateral do tornozelo, ligamento talocalcâneo, parte lateral da cápsula articular Tensão dos músculos eversores do tornozelo
Eversão	Talocalcânea, transversa do tarso	*Ligamentos*: ligamento colateral medial do tornozelo, ligamento talocalcâneo medial, parte medial da cápsula articular Tensão dos músculos tibial posterior, flexor longo do hálux, flexor longo dos dedos Contato do tálus com o calcâneo
Flexão	MTF, IFP, IFD	*MTF*: tensão da parte posterior da cápsula articular, músculos extensores e ligamentos colaterais Tensão dos músculos tibial posterior, flexor longo do hálux, flexor longo dos dedos Contato do tálus com o calcâneo
Extensão	MTF, IFP, IFD	*MTF*: tensão da parte plantar da cápsula articular, ligamentos plantares e músculos flexores *IFP*: tensão na parte plantar da cápsula articular *IFD*: ligamentos e parte plantar da cápsula articular
Abdução	MTF	*Ligamentos*: colaterais, parte medial da cápsula articular Tensão dos músculos adutores Pele entre os espaços interdigitais
Adução	MTF	Aposição dos dedos do pé

IFD, articulações interfalângicas distais (dedos II a V); *MTF*, articulações metatarsofalângicas; *IFP*, articulações interfalângicas proximais.
Modificada de Clarkson HM. *Musculoskeletal Assessment. Joint Range of Motion and Manual of Muscle Strength*. 2nd ed. Baltimore, MD: Lippincott Williams & Wilkins; 2000.

Tabela 7.19 Articulações do pé.

Articulações	Faces articulares	Cápsula Articular	Ligamentos	Vascularização	Inervação
Talocalcânea *Tipo*: articulação sinovial plana *Movimentos*: inversão e eversão do pé	A face inferior do corpo do tálus articula-se com a face superior do calcâneo	Fixada às margens das faces articulares	Ligamentos talocalcâneos medial, lateral e posterior e ligamento talocalcâneo interósseo	Artérias tibial posterior e fibular	*Face plantar*: nervo plantar medial ou lateral *Face dorsal*: nervo fibular profundo
Talocalcaneonavicular *Tipo*: articulação sinovial; a parte talonavicular é do tipo esferóidea *Movimentos*: deslizamento e rotação	A cabeça do tálus articula-se com o calcâneo e o navicular	Envolve incompletamente a articulação	O ligamento calcaneonavicular plantar sustenta a cabeça do tálus	Artéria tibial anterior por meio da artéria tarsal lateral, um ramo da artéria dorsal do pé	
Calcaneocubóidea *Tipo*: articulação sinovial plana *Movimentos*: inversão e eversão do pé; circundução	A extremidade anterior do calcâneo articula-se com a face posterior do cuboide	Envolve a articulação	Ligamentos calcaneocubóideos dorsal e plantar e ligamento plantar longo		
Articulação cuneonavicular *Tipo*: articulação sinovial plana *Movimentos*: pequenos	A extremidade anterior do navicular articula-se com as bases dos cuneiformes	A cápsula comum envolve as articulações	Ligamentos cuneonaviculares dorsal e plantar		
Tarsometatarsal *Tipo*: articulação sinovial plana *Movimentos*: deslizamento	As extremidades anteriores dos ossos tarsais articulam-se com as bases dos ossos metatarsais	As cápsulas articulares separadas envolvem cada articulação	Ligamentos tarsometatarsais dorsais, plantares e interósseos		Nervo fibular profundo; nervos plantares medial e lateral; nervo sural
Intermetatarsal *Tipo*: articulação sinovial plana *Movimentos*: pequenos	As bases dos ossos metatarsais articulam-se entre si	As cápsulas articulares separadas envolvem cada articulação	Ligamentos tarsometatarsais dorsais, plantares e interósseos	Artéria metatarsal lateral (um ramo da artéria dorsal do pé)	
Metatarsofalângica *Tipo*: articulação sinovial elipsóidea *Movimentos*: Flexão, extensão e alguma abdução, adução e circundução	As cabeças dos ossos metatarsais articulam-se com as bases das falanges proximais		Ligamentos colaterais e plantares		Nervos digitais
Interfalângica *Tipo*: Articulação sinovial do tipo gínglimo *Movimentos*: Flexão e extensão	A cabeça de uma falange articula-se com a base de uma falange distal a ela		Ligamentos colaterais e plantares	Ramos digitais do arco plantar	

Arcos do pé

O pé é composto de numerosos ossos unidos por ligamentos que proporcionam uma considerável flexibilidade, permitindo a sua deformação a cada contato com o solo e consequente absorção de grande parte do choque. Além disso, os ossos tarsais e metatarsais estão dispostos em arcos longitudinais e transversos, que são sustentados passivamente e contidos ativamente por tendões flexíveis, que contribuem para a capacidade de sustentação do peso e a resiliência do pé (Figura 7.62). Os arcos distribuem o peso sobre o pé (*plataforma podal*), atuando não apenas na absorção do choque, mas também como trampolins para impulsioná-lo durante a marcha, a corrida e o salto. Os arcos resilientes do pé contribuem para a capacidade de adaptação do pé aos contornos da superfície. O peso do corpo é transmitido da tíbia para o tálus. Em seguida, é transmitido posteriormente para o calcâneo e, anteriormente, para a "bola do pé" (os ossos sesamoides do metatarsal I e a cabeça do metatarsal II), e o peso/pressão são compartilhados lateralmente com as cabeças dos metatarsais III a V, conforme necessário para o equilíbrio e o conforto (ver Figura 7.62A). Entre esses pontos de sustentação do peso, encontram-se os arcos relativamente elásticos do pé, que se tornam ligeiramente achatados pelo peso do corpo na posição ortostática, mas que normalmente readquirem a sua curvatura (retração) quando o peso do corpo é removido.

O **arco longitudinal do pé** é constituído pelas partes medial e lateral (ver Figura 7.62B). Do ponto de vista funcional, ambas as partes atuam como uma unidade, com o arco transverso distribuindo peso em todas as direções. A **parte medial do arco longitudinal do pé** é mais alta e mais importante do que a parte lateral. A parte medial do arco longitudinal do pé é composta pelo calcâneo, tálus, navicular, três cuneiformes e três ossos metatarsais. *A cabeça do tálus constitui o elemento chave da parte medial do arco longitudinal do pé.* Os músculos tibiais anterior e posterior, por meio de suas inserções tendíneas, ajudam a sustentar a parte medial do arco longitudinal do pé (ver Figura 7.62C). O tendão do músculo fibular longo, que segue o seu trajeto da região lateral para a medial, também ajuda a sustentar esse arco. A **parte lateral do arco longitudinal do pé** é muito mais plana do que a parte medial do arco e repousa sobre o solo na posição ortostática. É composto pelo calcâneo, cuboide e dois ossos metatarsais laterais.

O **arco transverso do pé** estende-se de um lado ao outro. É formado pelo cuboide, cuneiformes e bases dos ossos metatarsais. As partes medial e lateral do arco longitudinal do pé atuam como pilares para o arco transverso do pé. Os tendões dos músculos fibular longo e tibial posterior, que cruzam a planta do pé obliquamente, ajudam a manter a curvatura do arco transverso do pé.

A integridade dos arcos ósseos do pé é mantida tanto por fatores passivos quanto por suportes dinâmicos (ver Figura 7.62C). Os fatores passivos incluem o formato dos ossos unidos e as quatro camadas sucessivas de tecido fibroso: a aponeurose plantar, o ligamento plantar longo, o ligamento calcaneocubóideo plantar (plantar curto) e o ligamento calcaneonavicular. Os suportes dinâmicos incluem a ação de sustentação ativa (reflexa) dos músculos intrínsecos do pé e a contração ativa e tônica dos músculos com tendões longos, que se estendem até o pé (músculos flexor longo do hálux e flexor longo dos dedos para o arco longitudinal do pé e músculos fibular longo e tibial anterior para o arco transverso do pé). Desses fatores, os ligamentos plantares e a aponeurose plantar suportam a maior tensão e são mais importantes na manutenção dos arcos do pé.

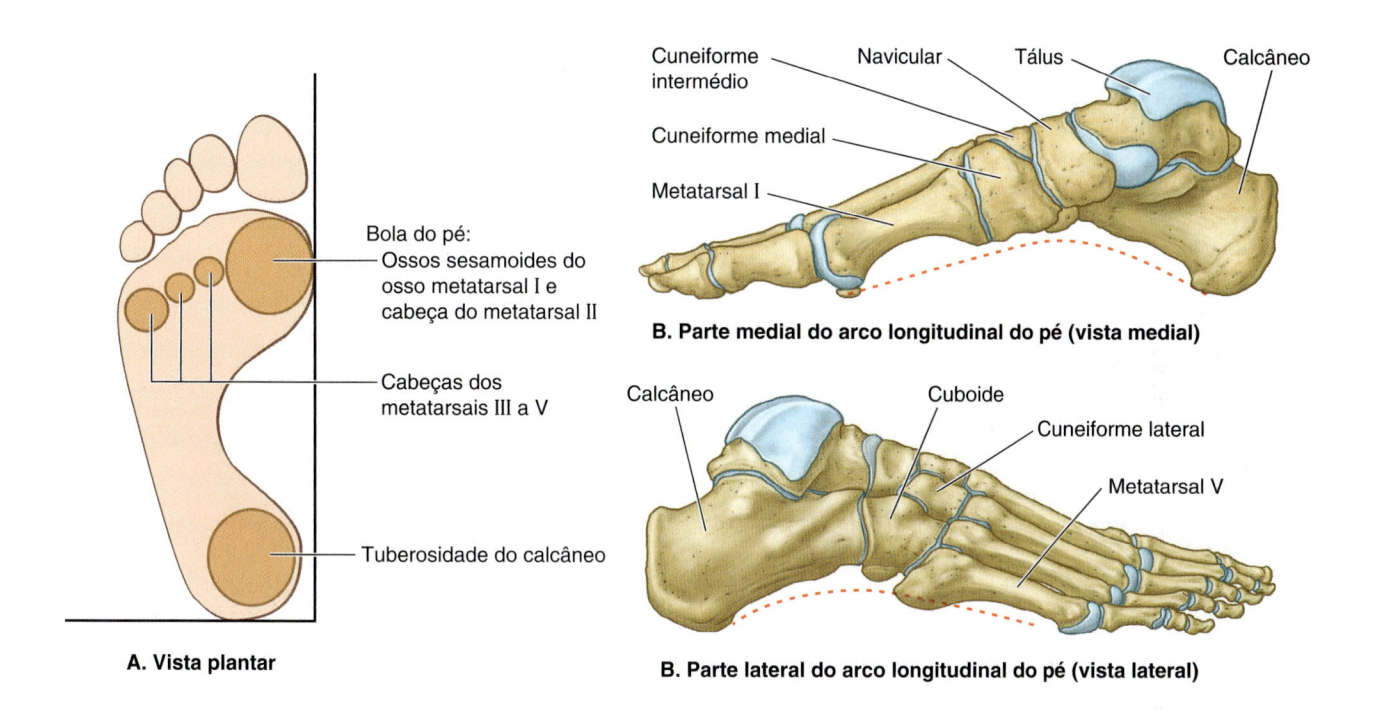

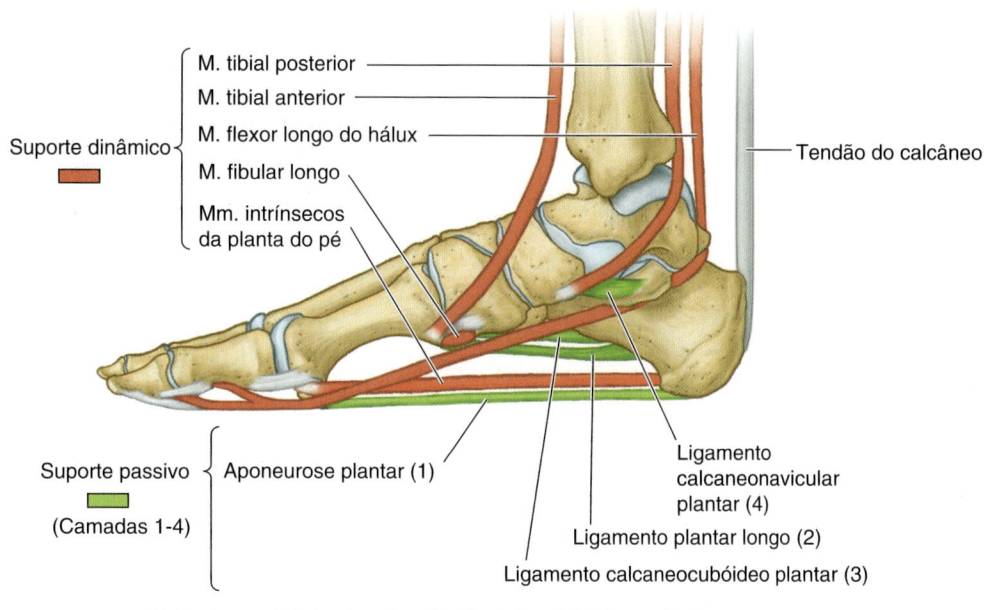

Figura 7.62 Arcos do pé. **A.** Áreas de sustentação de peso do pé. **B.** Partes medial e lateral do arco longitudinal do pé. **C.** Suportes passivos e dinâmicos do pé. Existem quatro camadas de sustentação passiva (1-4).

ANATOMIA CLÍNICA

Hálux valgo

O *hálux valgo* é uma deformidade do pé causada por doença articular degenerativa; caracteriza-se por desvio lateral do hálux. Em alguns indivíduos, o desvio é tão pronunciado que o hálux se sobrepõe ao segundo dedo. Esses indivíduos são incapazes de afastar o hálux do segundo dedo, visto que os ossos sesamoides sob a cabeça do primeiro metatarsal estão deslocados e situam-se no espaço entre as cabeças do primeiro e do segundo metatarsais. Além disso, pode haver formação de uma bolsa subcutânea, em consequência da pressão e do atrito contra o calçado. A bolsa espessa (frequentemente inflamada e hipersensível) e/ou a *hiperostose reativa* da cabeça do primeiro metatarsal resultam em uma protuberância denominada *joanete* (Figura AC7.22).

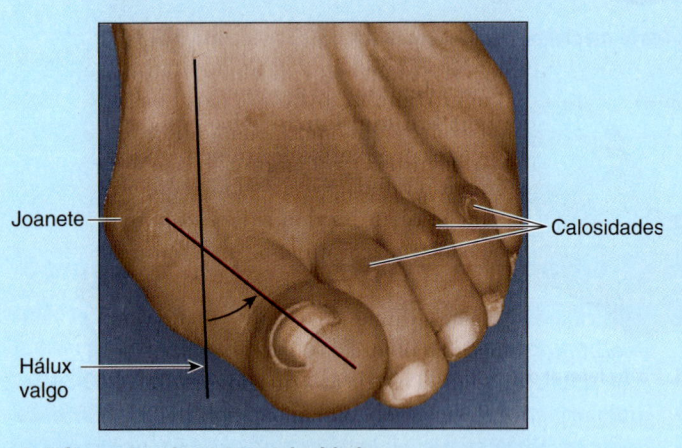

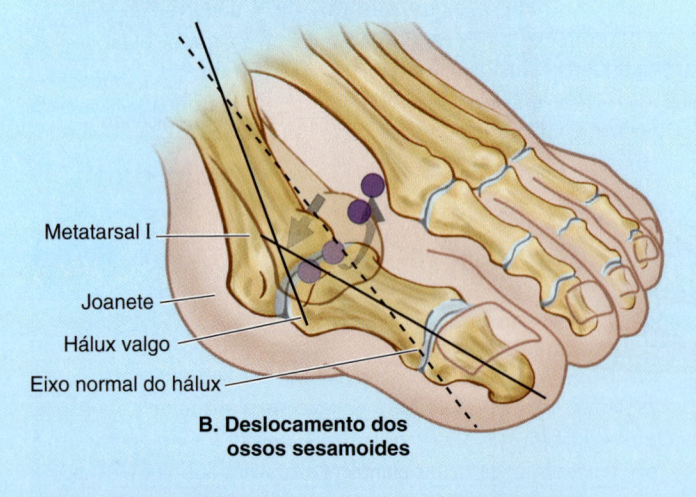

Pé plano

Os *pés planos adquiridos* tendem a ser secundários a uma disfunção do músculo tibial posterior, devido a traumatismo, degeneração com a idade ou desnervação. Na ausência do suporte passivo ou dinâmico normal, o ligamento calcaneonavicular plantar não consegue sustentar a cabeça do tálus. Em consequência, a cabeça do tálus desloca-se inferior e medialmente e torna-se proeminente. Como resultado, ocorre um certo achatamento da parte medial do arco longitudinal do pé, juntamente com desvio lateral da parte anterior do pé (Figura AC7.23). Os pés planos são comuns em indivíduos idosos, particularmente quando ficam de pé por muito tempo sem que estejam acostumados ou quando ganham peso rapidamente, aumentando o estresse sobre os músculos e a tensão sobre os ligamentos que sustentam os arcos do pé.

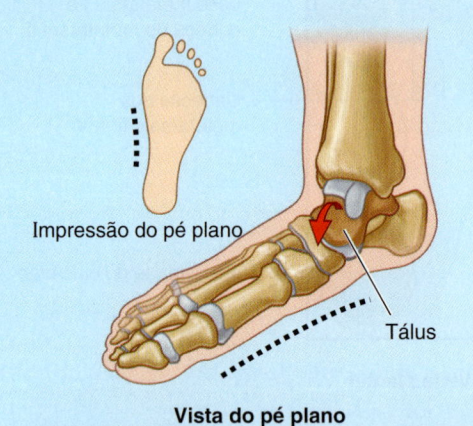

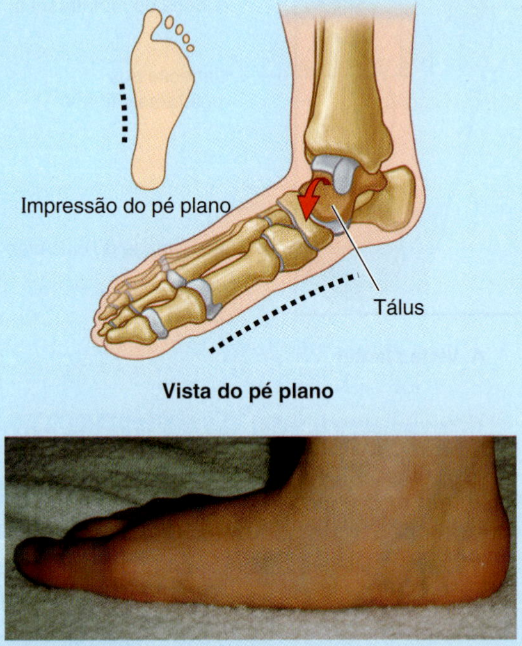

A. Hálux valgo, joanete e calosidades

B. Deslocamento dos ossos sesamoides

Figura AC7.22 Hálux valgo, joanetes e calosidades.

Vista do pé plano

Figura AC7.23 Pé plano.

Capítulo 7 • Membro Inferior   497

TÉCNICAS DE IMAGEM
Membro inferior

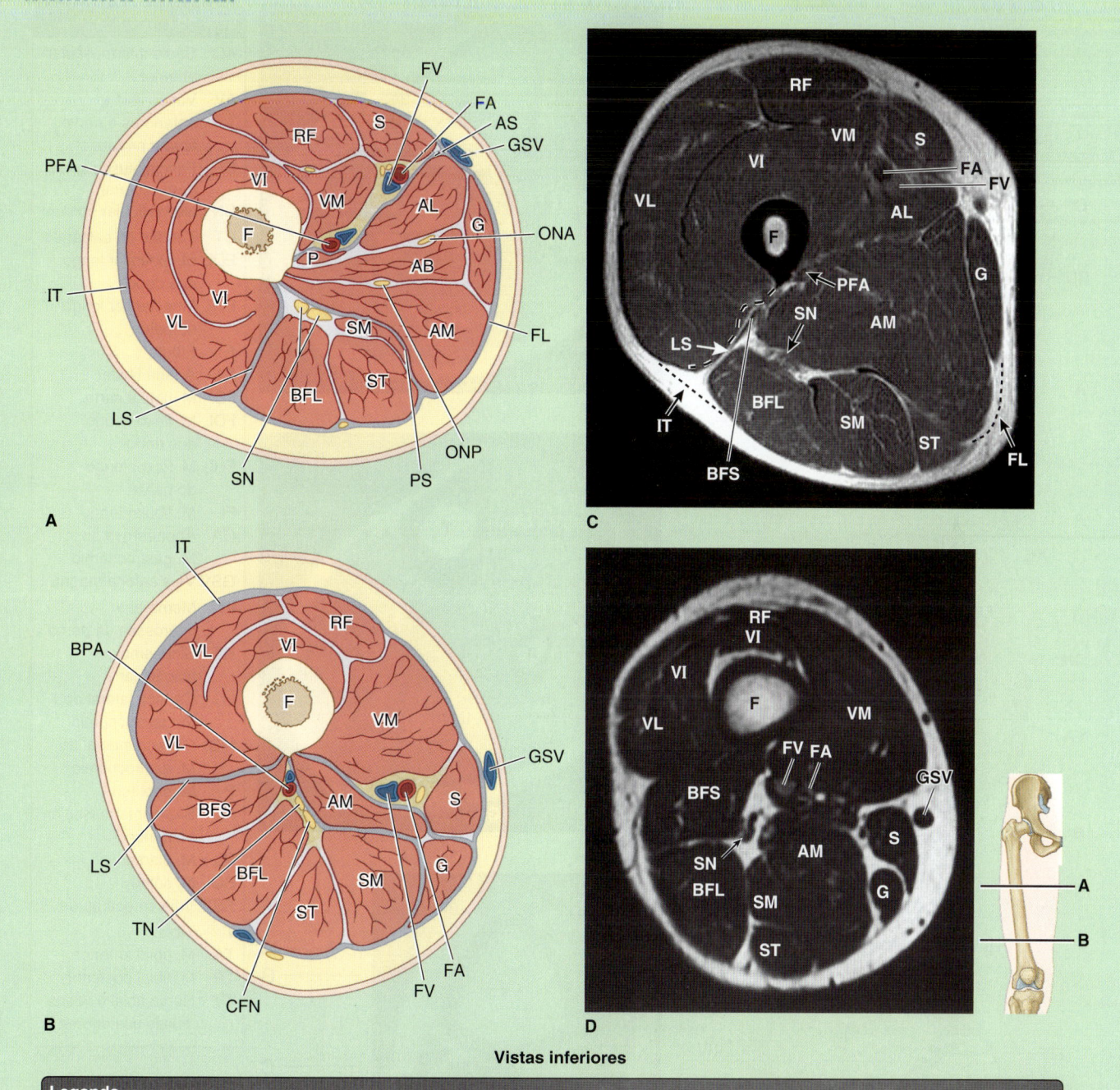

Vistas inferiores

Legenda					
AB	M. adutor curto	FL	Fáscia lata	RF	M. reto femoral
AL	M. adutor longo	FV	Veia femoral	S	M. sartório
AM	M. adutor magno	G	M. grácil	SM	M. semimembranáceo
AS	Septo intermuscular anteromedial	GSV	Veia safena magna	SN	Nervo isquiático
		IT	Trato iliotibial	ST	M. semitendíneo
BFL	Cabeça longa do M. bíceps femoral	LS	Septo intermuscular lateral	TN	Nervo tibial
BFS	Cabeça curta do M. bíceps femoral	ONA	Ramo anterior do nervo obturatório	VI	M. vasto intermédio
BPA	Ramo da artéria femoral profunda	ONP	Ramo posterior do nervo obturatório	VL	M. vasto lateral
CFN	Nervo fibular comum	P	M. pectíneo	VM	M. vasto medial
F	Fêmur	PFA	Artéria femoral profunda		
FA	Artéria femoral	PS	Septo intermuscular posteromedial		

Figura 7.63 Cortes transversais (A e B) e ressonância magnética (RM) (C e D) da coxa.

498 Fundamentos de Anatomia Clínica

Legenda

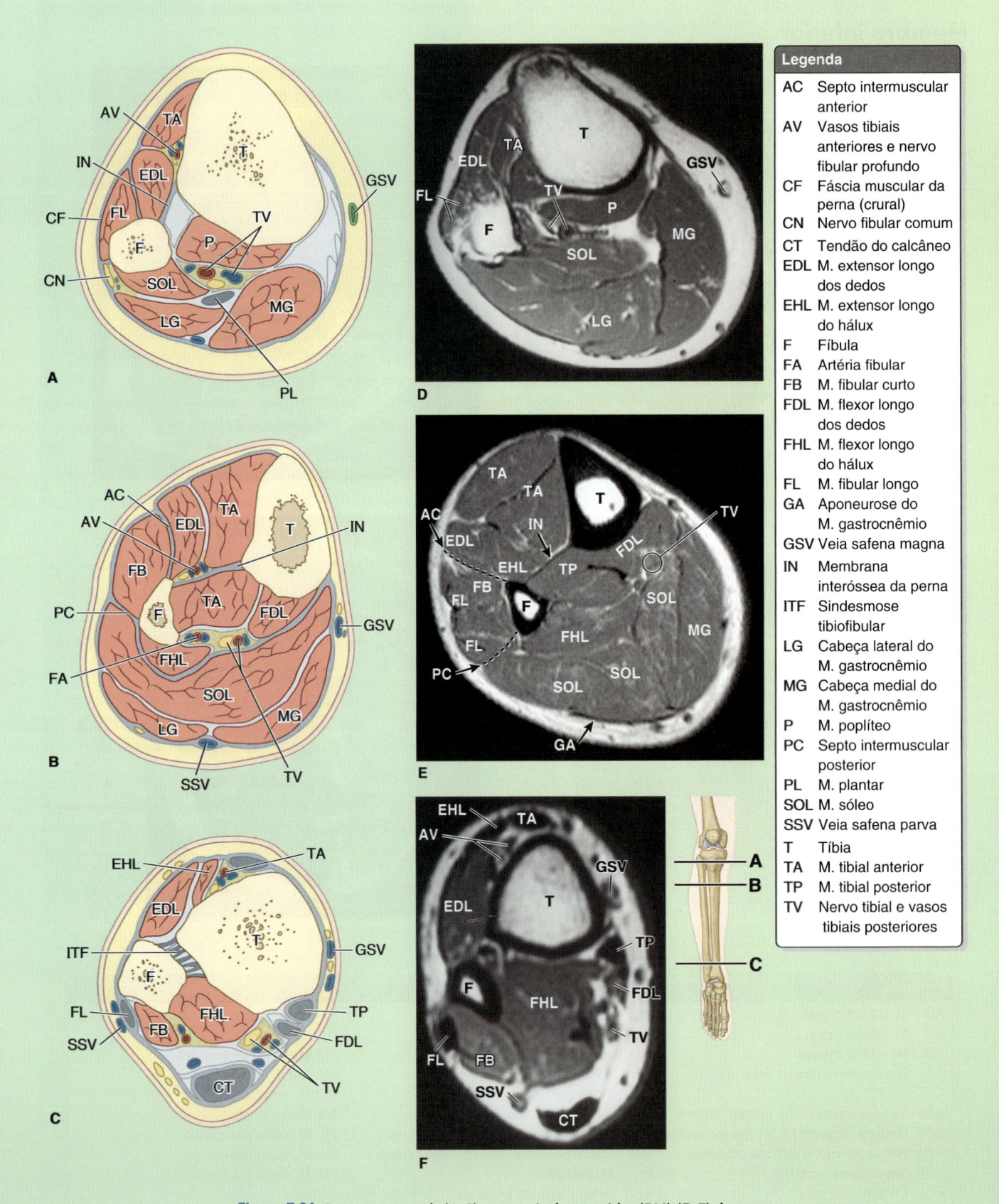

AC	Septo intermuscular anterior
AV	Vasos tibiais anteriores e nervo fibular profundo
CF	Fáscia muscular da perna (crural)
CN	Nervo fibular comum
CT	Tendão do calcâneo
EDL	M. extensor longo dos dedos
EHL	M. extensor longo do hálux
F	Fíbula
FA	Artéria fibular
FB	M. fibular curto
FDL	M. flexor longo dos dedos
FHL	M. flexor longo do hálux
FL	M. fibular longo
GA	Aponeurose do M. gastrocnêmio
GSV	Veia safena magna
IN	Membrana interóssea da perna
ITF	Sindesmose tibiofibular
LG	Cabeça lateral do M. gastrocnêmio
MG	Cabeça medial do M. gastrocnêmio
P	M. poplíteo
PC	Septo intermuscular posterior
PL	M. plantar
SOL	M. sóleo
SSV	Veia safena parva
T	Tíbia
TA	M. tibial anterior
TP	M. tibial posterior
TV	Nervo tibial e vasos tibiais posteriores

Figura 7.64 Cortes transversais (A-C) e ressonância magnética (RM) (D-F) da perna.

8 Cabeça

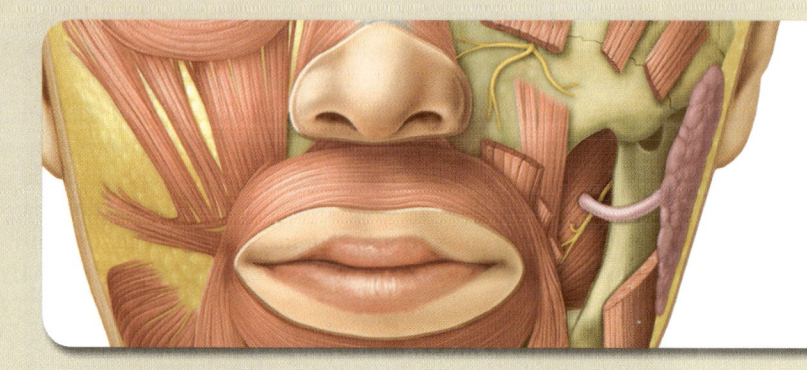

CRÂNIO, 500
Vista frontal do crânio, 500
Vista lateral do crânio, 500
Vista occipital do crânio, 502
Vista superior (vertical) do crânio, 502
Vista inferior da base do crânio, 503
Vista interna da base do crânio, 503
COURO CABELUDO, 506
MENINGES CRANIANAS (ENCEFÁLICAS), 507
Dura-máter, 508
Aracnoide-máter e pia-máter, 513
Espaços meníngeos, 514
ENCÉFALO, 515
Partes do encéfalo, 515
Sistema ventricular do encéfalo, 516
Vascularização do encéfalo, 518
FACE, 521
Músculos da face, 521
Nervos da face, 521
Vascularização superficial da face e do couro cabeludo, 524
Glândula parótida, 528
ÓRBITAS, 531
Pálpebras e aparelho lacrimal, 531
Bulbo do olho, 535
Músculos extrínsecos do bulbo do olho, 542
Nervos da órbita, 546
Vascularização da órbita, 549
REGIÃO TEMPORAL, 551
Fossa temporal, 551
Fossa infratemporal, 552
ARTICULAÇÃO TEMPOROMANDIBULAR, 557
REGIÃO ORAL, 559
Cavidade oral, 559
Vestíbulo da boca, 559
Dentes e gengivas, 560
Palato, 562
Língua, 565
Glândulas salivares, 569
FOSSA PTERIGOPALATINA, 572
NARIZ, 575
Parte externa do nariz, 575
Cavidades nasais, 575
Seios paranasais, 578
ORELHA, 580
Orelha externa, 580
Orelha média, 582
Orelha interna, 584

SIGNIFICADO DOS ÍCONES

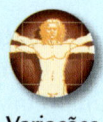

Variações anatômicas
Procedimentos diagnósticos
Ciclo de vida
Procedimentos cirúrgicos
Traumatismo
Patologia

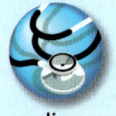

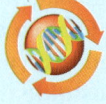

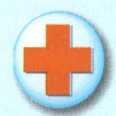

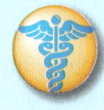

A **cabeça** é formada pelo *encéfalo*, seus revestimentos protetores, as *orelhas* e a *face*. O **crânio** é o esqueleto da cabeça (Figura 8.1). É importante aprender as características do crânio, como uma base essencial para facilitar a compreensão da região da cabeça.

Na *posição anatômica*, o crânio está orientado de modo que a margem inferior da órbita (cavidade orbital) e a margem superior do meato acústico externo, em ambos os lados, estejam situados no mesmo plano horizontal (ver Figura 8.1B). Essa referência craniométrica padrão é o **plano orbitomeatal** (plano horizontal de Frankfort).

CRÂNIO

O *crânio* consiste em duas partes do ponto de vista tanto estrutural quanto funcional: o neurocrânio e o viscerocrânio (ver Figura 8.1). O **neurocrânio** (abóboda craniana) é a caixa óssea do encéfalo e das membranas que o revestem, as meninges do crânio. Além disso, contém as partes proximais dos nervos cranianos (NC) e a vascularização do encéfalo. O neurocrânio possui um teto semelhante a uma cúpula, a **calvária** e um assoalho ou **base do crânio**. O neurocrânio é formado por oito ossos: quatro ossos ímpares, centralizados na linha mediana (*frontal, etmoide, esfenoide* e *occipital*) e dois pares de ossos bilaterais (*temporal* e *parietal*). Os ossos da calvária são, em sua maioria, unidos por *suturas* fibrosas interligadas; entretanto, durante a infância, alguns ossos (esfenoide e occipital) são unidos por cartilagem hialina (*sincondroses*).

O **viscerocrânio** (esqueleto da face) é constituído pelos ossos da face, que se desenvolvem principalmente no mesênquima dos arcos faríngeos embrionários (Moore et al., 2016). O viscerocrânio forma a parte anterior do crânio e consiste em ossos que circundam a boca, o nariz e a maior parte das órbitas (ver Figura 8.1A). A base do crânio é formada por 15 ossos irregulares: três ossos ímpares, situados na linha mediana (*mandíbula, etmoide* e *vômer*) e seis pares de ossos bilaterais (*maxilas, conchas nasais inferiores, zigomáticos, palatinos, ossos nasais* e *lacrimais*).

Vista frontal do crânio

As características observadas na vista **frontal (vista anterior) do crânio** consistem nos ossos frontal e zigomático, órbitas, região nasal, maxilas e mandíbula (ver Figura 8.1A).

O **frontal** forma o esqueleto da fronte e articula-se, inferiormente, com os ossos nasais e os zigomáticos. Articula-se também com os lacrimais, o etmoide e o esfenoide e forma o teto da órbita e parte do assoalho da fossa anterior da cavidade do crânio. A interseção do frontal com os ossos nasais forma o **násio**. A **margem supraorbital** do frontal, o limite angular entre a escama (plana) e a parte orbital, apresenta um **forame** ou **incisura supraorbital**. Imediatamente superior à margem supraorbital, encontra-se uma crista, o **arco superciliar**. Em alguns crânios de adultos, um remanescente da sutura frontal embrionária, a **sutura metópica**, é visível na linha mediana da **glabela**, a área lisa situada entre os arcos superciliares.

Os **zigomáticos**, que formam as proeminências das bochechas, situam-se nos lados inferiores laterais das órbitas e apoiam-se nas maxilas (ver Figura 8.1A,B). Um pequeno **forame zigomaticofacial** perfura a face lateral de cada osso. Abaixo dos ossos nasais, encontra-se a **abertura piriforme** (em forma de pera), a abertura nasal anterior do crânio. Pode-se observar o **septo nasal** ósseo, que divide a cavidade nasal em partes direita e esquerda. Na parede lateral de cada cavidade nasal, encontram-se lâminas ósseas curvas, as **conchas nasais** (as conchas média e inferior são mostradas na Figura 8.1A).

As **maxilas** são unidas pela **sutura intermaxilar**, no plano mediano. Seus **processos alveolares** incluem os alvéolos dentais e constituem o osso de sustentação para os **dentes maxilares**. As maxilas circundam a maior parte da abertura piriforme e formam as partes mediais das margens infraorbitais. Apresentam uma ampla conexão com os zigomáticos, lateralmente, e possuem um **forame infraorbital**, abaixo de cada órbita.

A **mandíbula** é o osso em formato de U, que possui uma **parte alveolar**, que sustenta os **dentes mandibulares**. A mandíbula consiste em uma parte horizontal, o **corpo**, e em duas partes verticais, os **ramos**. Abaixo dos segundos dentes pré-molares, encontram-se os **forames mentuais** (ver Figura 8.1B). A proeminência do mento é formada pela **protuberância mental**, uma elevação triangular de osso, inferiormente à **sínfise da mandíbula**, a região onde as metades da mandíbula do lactente se fundem (ver Figura 8.1A,B).

Os ossos da órbita são ilustrados e descritos posteriormente (ver Figura 8.22, mais adiante). As aberturas dentro das órbitas incluem as **fissuras orbitais superior** e **inferior** e os **canais ópticos**.

Vista lateral do crânio

A **vista lateral do crânio** é composta por ossos do neurocrânio e do viscerocrânio (ver Figura 8.1B). As principais características do neurocrânio são a *fossa temporal*, que é limitada, superior e posteriormente, pelas **linhas temporais superior** e **inferior**, anteriormente pelo frontal e zigomático e, inferiormente, pelo **arco zigomático**, formado pela união do **processo temporal do zigomático** com o **processo zigomático do temporal**. A *fossa infratemporal* é um espaço irregular, situado inferior e profundamente ao arco zigomático e à mandíbula e, posteriormente, à maxila.

Na parte anterior da fossa temporal, superiormente ao ponto médio do arco zigomático, encontra-se o **ptério**. Em geral, o ptério está indicado por uma formação aproximadamente em H das suturas que unem o frontal, o parietal, o esfenoide (asa maior) e o temporal.

O **poro acústico externo** é a abertura do **meato acústico externo**, que leva à membrana timpânica. O **processo mastoide** do temporal situa-se posterior e inferiormente ao

Capítulo 8 • Cabeça 501

Ossos:
- Etmoide
- Frontal
- Conchas nasais inferiores
- Lacrimal
- Mandíbula
- Maxila
- Nasal
- Parietal
- Esfenoide
- Temporal
- Vômer
- Zigomático

Násio — Calvária
Arco superciliar
Incisura supraorbital — Glabela
Fissura orbital superior — Margem supraorbital
Fissura orbital inferior — Canal óptico
Forame zigomaticofacial — Concha nasal média
Abertura piriforme — Forame infraorbital
Concha nasal inferior — Lâmina perpendicular do etmoide } Septo nasal
Sutura intermaxilar — Vômer
Processo alveolar — Dente mandibular
Ângulo da mandíbula — Sínfise da mandíbula
Forame mentual — Protuberância mentual
Tubérculo mentual

A. Vista anterior

Ossos:
- Etmoide
- Frontal
- Lacrimal
- Mandíbula
- Maxila
- Nasal
- Occipital
- Parietal
- Esfenoide
- Sutural
- Temporal
- Vômer
- Zigomático

Sutura coronal — Linhas temporais superior e inferior
Fossa temporal
Parte escamosa do temporal
Ptério
Sutura lambdóidea
Násio
Arco zigomático
Crista lacrimal — Protuberância occipital externa
Abertura piriforme — Plano orbitomeatal
Espinha nasal anterior — Meato acústico externo
Processo coronoide — Processo mastoide
Processo alveolar da mandíbula — Cabeça — Processo estiloide
Ramo
Ângulo } Da mandíbula
Protuberância mentual — Corpo
Forame mentual

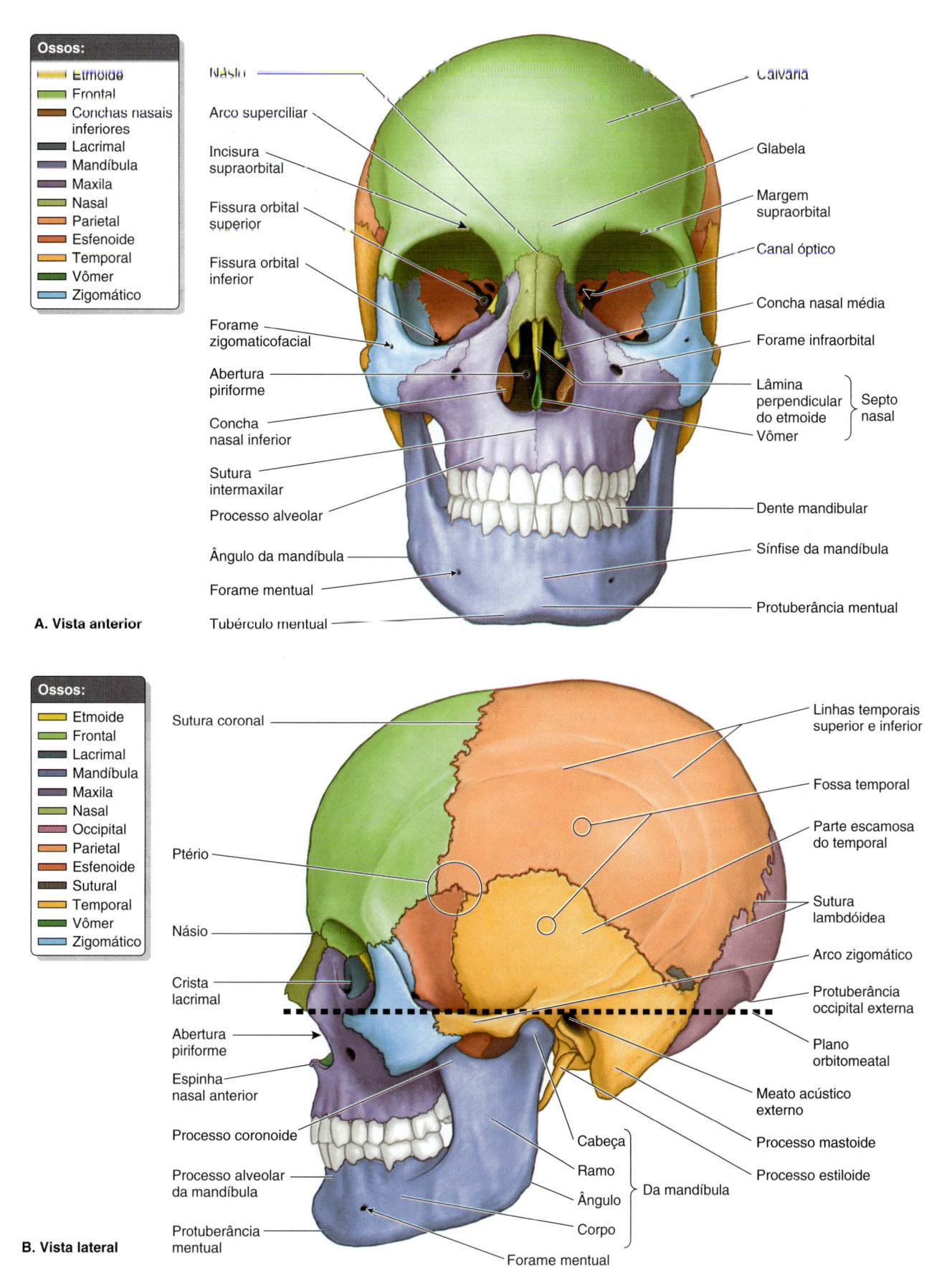

B. Vista lateral

Figura 8.1 A e B. Crânio de adulto. Em **B**, o ptério é a área de junção de quatro ossos dentro da fossa temporal.

meato acústico externo (ver Figura 8.1B). Anterior e medialmente ao processo mastoide, encontra-se o fino **processo estiloide** do temporal.

Vista occipital do crânio

A **vista occipital** (posterior) **do crânio** é formada pela parte posterior arredondada da cabeça ou **occipício** (Figura 8.2A). Essa parte do crânio é formada pelo occipital, por partes dos parietais e partes mastóideas dos temporais. A **protuberância occipital externa** é, em geral, facilmente palpável no plano mediano. A **linha nucal superior**, que marca o limite superior do pescoço, estende-se lateralmente a partir de cada lado dessa protuberância; a **linha nucal inferior** é menos distinta. No centro do occipício, o **lambda** indica a junção das suturas sagital e lambdóidea. Algumas vezes, o lambda pode ser palpado como uma depressão.

Vista superior (vertical) do crânio

A **vista superior do crânio**, que habitualmente apresenta uma forma um pouco oval, alarga-se posterior e lateralmente nos **túberes parietais** (ver Figura 8.2B). Os quatro ossos que formam a *calvária*, o teto do neurocrânio semelhante

ANATOMIA CLÍNICA

Fraturas do crânio

A convexidade da calvária distribui e, consequentemente, minimiza os efeitos de uma pancada sobre a cabeça. Entretanto, golpes fortes em áreas finas da cabeça tendem a provocar *fraturas com afundamento*, em que um fragmento de osso é deslocado para dentro, comprimindo e/ou lesionando o encéfalo (Figura AC8.1A). Nas *fraturas cominutivas*, o osso é partido em vários pedaços. As *fraturas lineares da calvária*, que constituem o tipo mais frequente, ocorrem habitualmente no ponto de impacto, porém as linhas de fratura irradiam-se geralmente para longe desse ponto, em duas ou mais direções. Se a área da calvária for espessa no local do impacto, o osso habitualmente é deprimido, sem sofrer fratura; entretanto, pode ocorrer uma fratura a alguma distância do local do traumatismo direto, onde a calvária é mais fina. Na *fratura por contragolpe*, a fratura ocorre no lado oposto do crânio, e não no ponto de impacto.

As *fraturas basilares* envolvem os ossos que formam a base do crânio (p. ex., o occipital em torno do forame magno, o temporal e/ou o esfenoide e o teto da órbita). Em consequência da fratura, pode ocorrer extravasamento do líquido cerebrospinal (LCS) para o nariz (rinorreia cerebrospinal) e para a orelha (otorreia cerebrospinal), e pode haver lesão de NC ou vaso sanguíneo, dependendo do local da fratura.

A *fratura do ptério* pode ser potencialmente fatal, visto que ocorre sobre os ramos frontais (anteriores) dos vasos meníngeos médios, que estão situados em sulcos da face interna da parede lateral da calvária (ver Figura AC8.1B). Um golpe forte na parte lateral da cabeça pode fraturar os ossos finos que formam o ptério, com consequente ruptura dos ramos frontais profundos ao ptério. O *hematoma epidural* resultante exerce pressão sobre o córtex cerebral subjacente. A *hemorragia da artéria meníngea média* não tratada pode causar morte dentro de poucas horas.

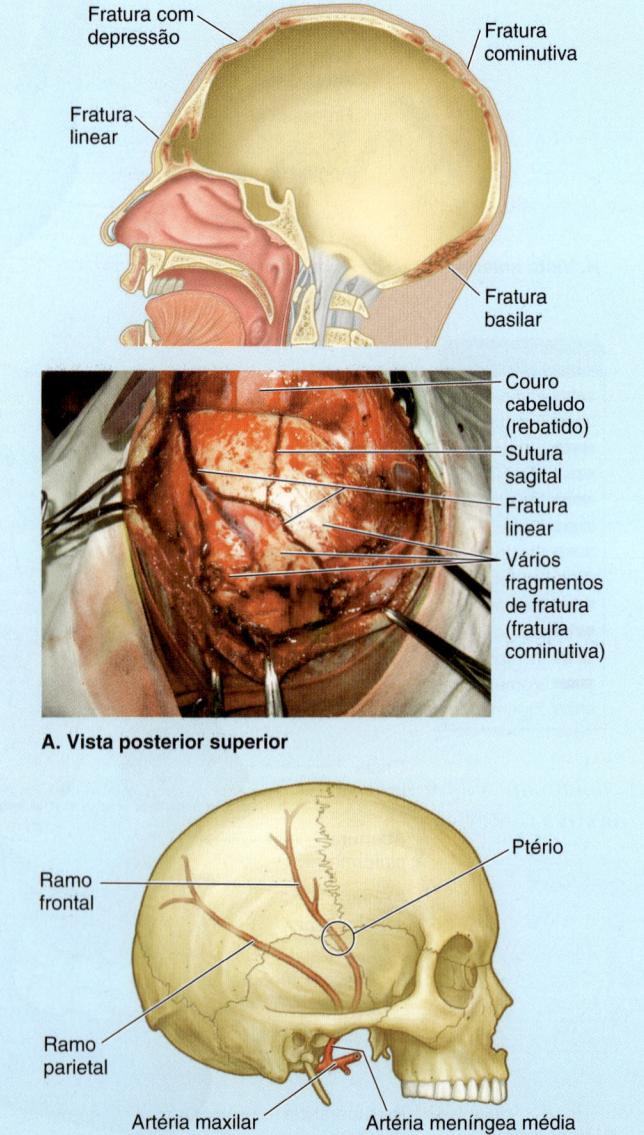

A. Vista posterior superior

B. Vista lateral

Figura AC8.1 Fraturas do crânio.

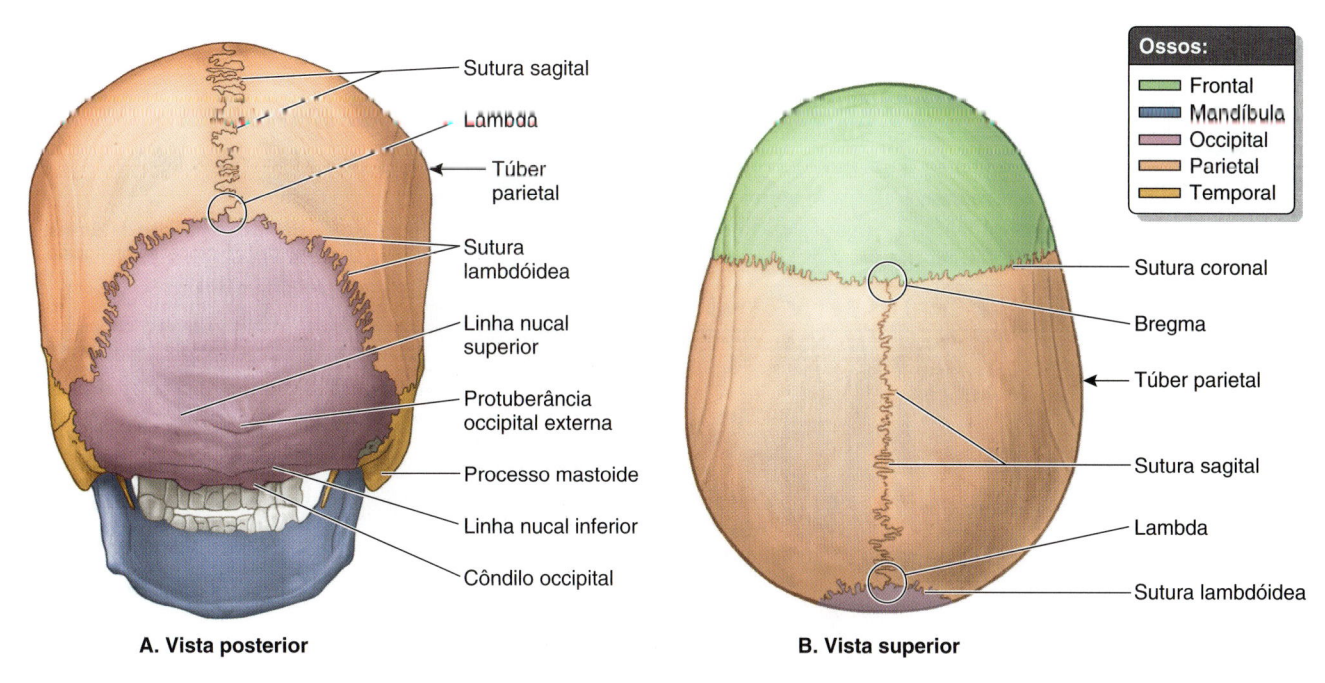

Figura 8.2 Crânio de adulto. **A.** Occipício. **B.** Características da calvária.

a cúpula, são visíveis a partir dessa vista: o frontal anteriormente, os parietais direito e esquerdo lateralmente, e o occipital posteriormente. A **sutura coronal** une o frontal e os parietais, enquanto a **sutura sagital** une os parietais direito e esquerdo, e a **sutura lambdóidea** une o occipital aos parietais e temporais direitos e esquerdos. O **bregma** é o ponto de referência formado pela interseção das suturas sagital e coronal. O **vértice**, que é o ponto mais alto do crânio, encontra-se próximo ao ponto médio da sutura sagital (ver Figura 8.2A).

Vista inferior da base do crânio

A **vista inferior da base do crânio** é constituída pelo **arco alveolar da maxila** (a margem livre dos processos alveolares que circundam e sustentam os dentes maxilares); pelos **processos palatinos** das maxilas; e pelo palatino, esfenoide, vômer, temporal e occipital (Figura 8.3A). O *palato duro* é formado pelos **processos palatinos das maxilas**, anteriormente, e pelas **lâminas horizontais dos palatinos**, posteriormente. A *fossa incisiva* situa-se posteriormente aos dentes incisivos centrais. Posterior e lateralmente, são encontrados os **forames palatinos maior** e **menor**. A margem posterior do palato forma o limite inferior dos **cóanos** (aberturas nasais posteriores), que são separados um do outro pelo **vômer**. O vômer é um osso fino e plano, que constitui parte do septo nasal ósseo (ver Figura 8.1A). Encaixado entre o frontal, o temporal e o occipital, está o **esfenoide**, que consiste em um corpo e três pares de processos: as **asas maiores** e **menores** e os processos pterigoides (ver Figura 8.3A,D). Os **processos pterigoides**, constituídos pelas **lâminas**

lateral e **medial**, estendem-se inferiormente em cada lado do esfenoide, a partir da junção do corpo com as asas maiores (ver Figura 8.3A). A abertura da parte óssea da tuba auditiva e o *sulco para a parte cartilagínea da tuba auditiva* situam-se medialmente à **espinha do esfenoide**, abaixo da junção da asa maior do esfenoide com a parte **petrosa** do temporal. As depressões na **parte escamosa do temporal**, denominadas **fossas mandibulares**, acomodam as cabeças da mandíbula quando a boca está fechada.

A base do crânio é formada, posteriormente, pelo **occipital**, que se articula com o esfenoide anteriormente. As partes do occipital envolvem o grande **forame magno**. Em cada lado do forame existem duas grandes protuberâncias, os **côndilos occipitais**, por meio dos quais o crânio se articula com a coluna vertebral (ver Figura 8.3A). A grande abertura existente entre o occipital e a parte petrosa do temporal é o **forame jugular**. A artéria carótida interna entra no canal carótico, na **abertura externa do canal carótico**, imediatamente anterior ao forame jugular. Os **processos mastoides** palpáveis são áreas de inserções musculares. O **forame estilomastóideo** situa-se entre os processos mastoide e estiloide.

Vista interna da base do crânio

A **vista interna da base do crânio** possui três depressões situadas em diferentes níveis: as *fossas anterior*, *média* e *posterior do crânio*, que formam o assoalho da cavidade do crânio em forma de tigela (ver Figura 8.3B e Tabela 8.1). A fossa anterior do crânio está no nível mais alto, e a face posterior do crânio, no nível mais baixo.

A. Vista inferior, base externa do crânio

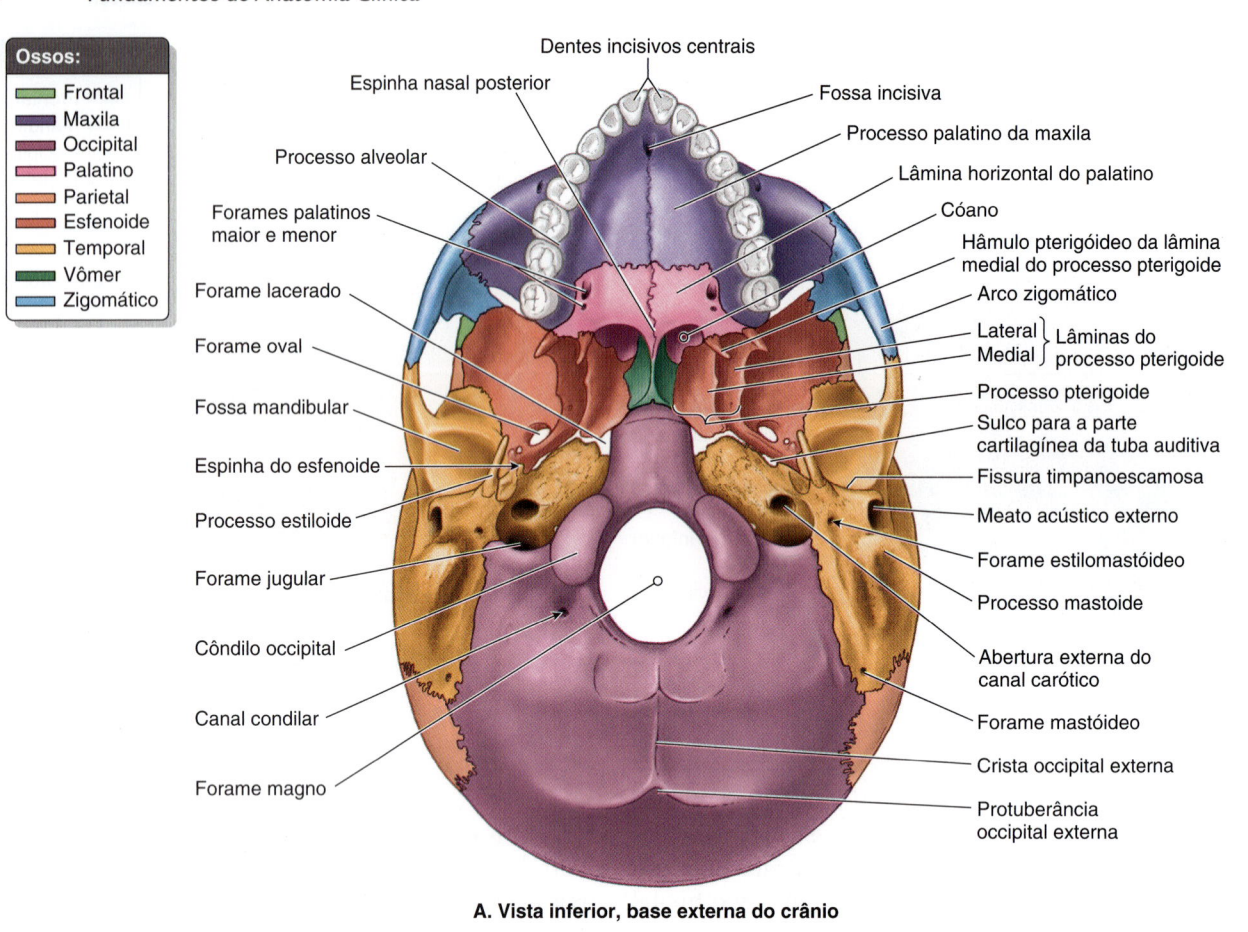

Figura 8.3 Base do crânio. **A.** Características da superfície externa. (*continua*)

Ossos:
- Frontal
- Maxila
- Occipital
- Palatino
- Parietal
- Esfenoide
- Temporal
- Vômer
- Zigomático

Tabela 8.1 Forames/aberturas das fossas e conteúdo do crânio.

Forames/aberturas	Conteúdo
Fossa anterior do crânio	
Forame cego	Veia emissária nasal (1% da população; perigo de lesão durante a cirurgia)
Forames cribriformes na lâmina cribriforme	Axônios das células olfatórias no epitélio olfatório que formam os nervos olfatórios (NC I)
Forames etmoidais anterior e posterior	Vasos e nervos com os mesmos nomes dos forames
Fossa média do crânio	
Canais ópticos	Nervos ópticos (NC II) e artérias oftálmicas
Fissura orbital superior	Veias oftálmicas, nervo oftálmico (NC V_1); NC III, IV e VI; e fibras simpáticas
Forame redondo	Nervo maxilar (NC V_2)
Forame oval	Nervo mandibular (NC V_3) e artéria meníngea acessória
Forame espinhoso	Artéria e veia meníngeas médias e ramo meníngeo do NC V_3
Forame lacerado[a]	Artéria carótida interna e seus plexos simpático e venoso acompanhantes
Sulco ou hiato do nervo petroso maior	Nervo petroso maior e ramo petroso da artéria meníngea média
Fossa posterior do crânio	
Forame magno	Bulbo e meninges, artérias vertebrais, NC XI, veias durais, artérias espinais anterior e posterior
Forame jugular	NC IX, X e XI; bulbo superior da veia jugular interna; seios petroso inferior e sigmóideo; e ramos meníngeos das artérias faríngea ascendente e occipital
Canal do nervo hipoglosso	Nervo hipoglosso (NC XII)
Canal condilar	Veia emissária que segue o seu trajeto do seio sigmóideo até as veias vertebrais no pescoço
Forame mastóideo	Veia emissária mastóidea do seio mastóideo e ramo meníngeo da artéria occipital

[a]Estruturas que, na realidade, seguem horizontalmente (e não verticalmente) através da área do forame lacerado, um artefato de crânios secos, que é fechado por cartilagem em vida.

Capítulo 8 • Cabeça   505

B. Vista superior, fossas do crânio

- Fossa anterior do crânio (Ocupa a fossa anterior do crânio)
- Fossa média do crânio (Ocupa a fossa média do crânio)
- Fossa posterior do crânio (Ocupa a fossa posterior do crânio)

C. Vista inferior do encéfalo

- Lobo frontal
- Lobo temporal
- Cerebelo

D. Vista superior, base interna do crânio

- Crista frontal
- Forame etmoidal anterior
- Parte orbital do frontal (lâmina orbital)
- Asa menor do esfenoide
- Crista esfenoidal
- Fissura orbital superior
- Asa maior do esfenoide
- Forame redondo
- Forame oval
- Sulco para a artéria meníngea média
- Dorso da sela turca*
- Margem superior da parte petrosa
- Forame jugular
- Canal do nervo hipoglosso
- Forame magno
- Sulco do seio transverso
- Forame cego
- Crista etmoidal
- Lâmina cribriforme
- Forame etmoidal posterior
- Tubérculo da sela turca*
- Sulco pré-quiasmático
- Canal óptico
- Processo clinoide anterior
- Fossa hipofisial*
- Processo clinoide posterior
- Forame espinhoso
- Forame lacerado
- Meato acústico interno
- Clivo
- Sulco do seio sigmóideo
- Fossa cerebelar
- Protuberância occipital interna

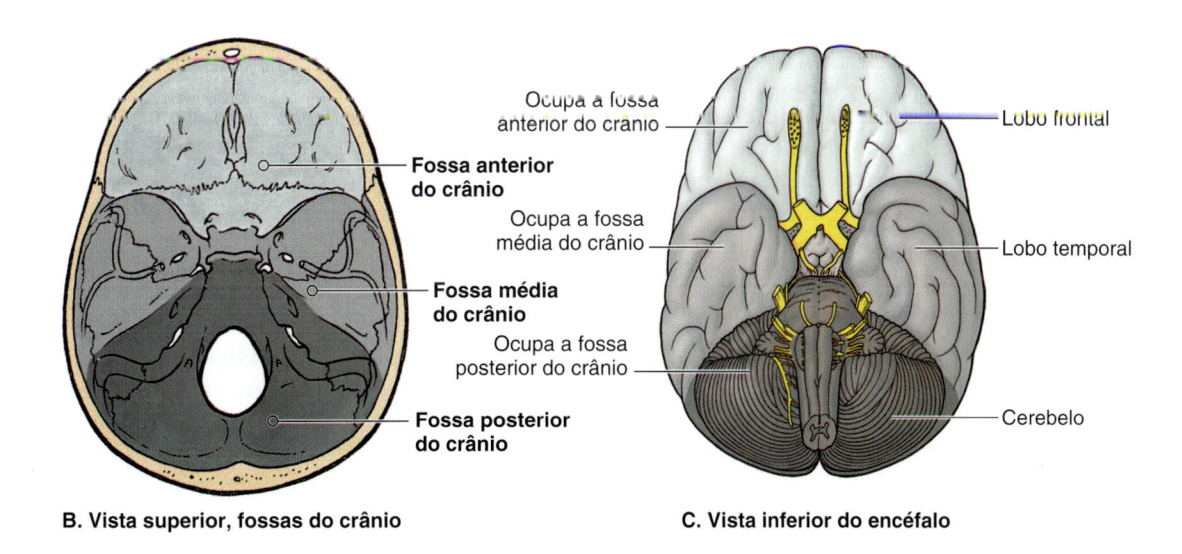

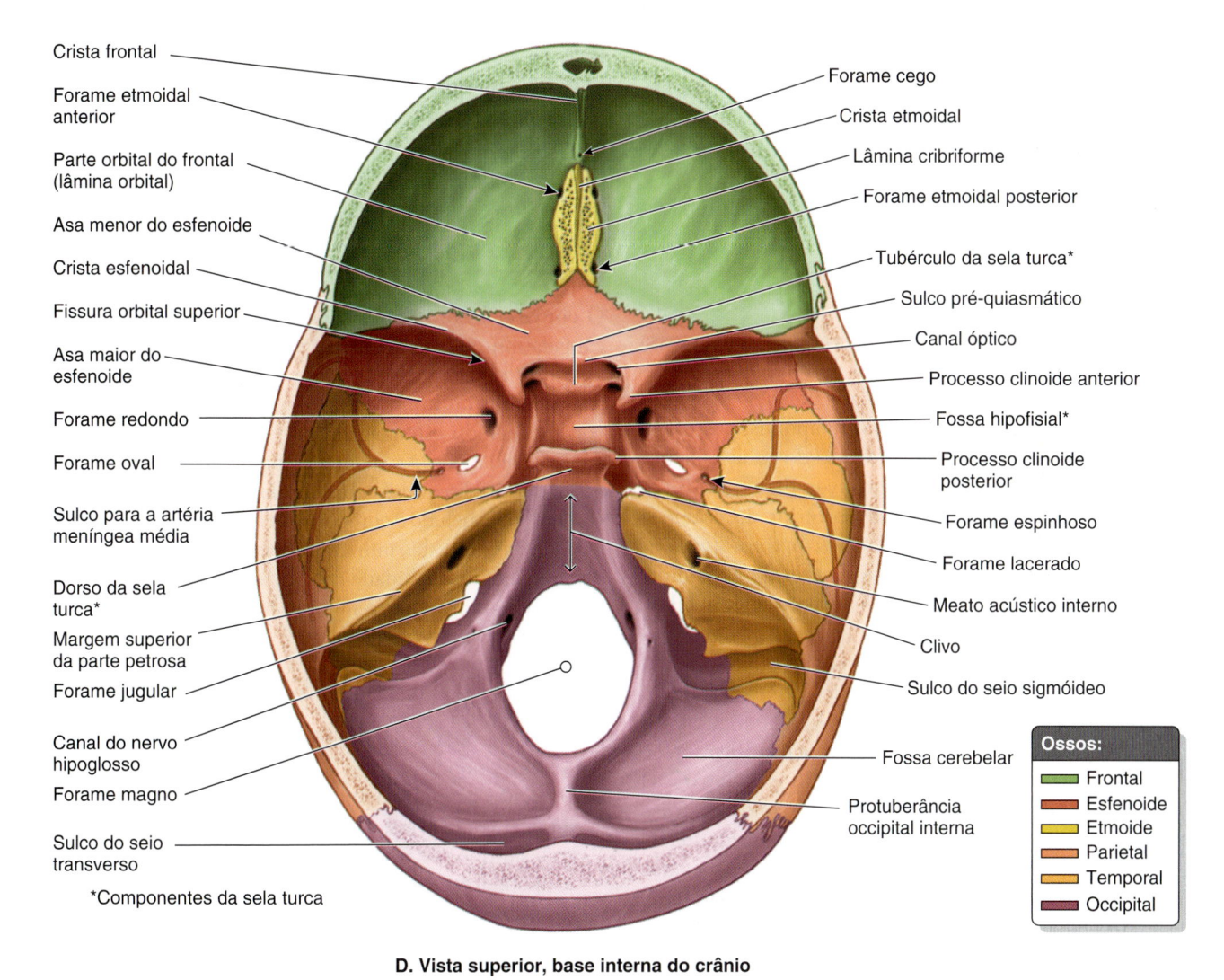

*Componentes da sela turca

Ossos:
- Frontal
- Esfenoide
- Etmoide
- Parietal
- Temporal
- Occipital

Figura 8.3 Base do crânio. (*continuação*) **B.** Fossas do crânio na sua base interna. **C.** Lobos do cérebro e cerebelo relacionados com as fossas do crânio. **D.** Características da face interna.

A **fossa anterior do crânio** é formada pelo frontal, anteriormente, pelo etmoide, centralmente, e pelo corpo e asas menores do esfenoide, posteriormente (ver Figura 8.3D). A maior parte da fossa anterior do crânio é formada pelas **partes orbitais do frontal**, que sustentam os lobos frontais do cérebro e formam os tetos das órbitas (ver Figura 8.3B,C). A **crista frontal** é uma extensão óssea mediana do frontal (ver Figura 8.3D). Em sua base, encontra-se o **forame cego do frontal**, que proporciona a passagem para os vasos durante o desenvolvimento fetal. A **crista etmoidal** é uma crista óssea mediana, que se projeta superiormente a partir do etmoide. De cada lado da crista etmoidal, encontra-se a **lâmina cribriforme do etmoide**, semelhante a uma peneira.

A **fossa média do crânio**, em forma de borboleta, apresenta uma *parte central* composta pela *sela turca*, localizada no corpo do esfenoide, e *partes laterais* grandes e deprimidas, de cada lado. A **sela turca** é circundada pelos **processos clinoides anteriores** e **posteriores**. A sela turca é constituída de três partes:

- O **tubérculo da sela**, que é a pequena elevação anteriormente ao corpo do esfenoide
- A **fossa hipofisial**, uma depressão mediana em forma de sela para a hipófise
- O **dorso da sela** posteriormente, formado por uma lâmina quadrada de osso no corpo do esfenoide. Seus ângulos superiores laterais proeminentes são os *processos clinoides posteriores*.

Os ossos que formam as partes laterais maiores da fossa média do crânio são as asas maiores do esfenoide, as partes escamosas (planas) do temporal, lateralmente, e as partes petrosas (semelhantes a rochas) dos temporais, posteriormente. As partes laterais da fossa média do crânio sustentam os lobos temporais do cérebro (ver Figura 8.3B,C). O limite entre as fossas média e posterior do crânio é formado pela *margem superior da parte petrosa dos temporais*, lateralmente, e pelo dorso da sela do esfenoide, medialmente (ver Figura 8.3D). As **cristas esfenoidais** são as margens posteriores agudas das *asas menores dos esfenoides*, que se projetam sobre as partes laterais das fossas, anteriormente. As *cristas esfenoidais* terminam medialmente em duas projeções ósseas acentuadas: os *processos clinoides anteriores*. O **sulco pré-quiasmático** estende-se entre os canais ópticos direito e esquerdo. O **forame lacerado** situa-se posterior e lateralmente à fossa hipofisial. Em vida, o forame é fechado por uma lâmina de cartilagem. De cada lado do corpo do esfenoide, quatro forames perfuram as raízes das asas maiores do esfenoide (ver Figura 8.3D):

- **A fissura orbital superior**: uma abertura em forma de lágrima entre as asas maior e menor, que se comunica com a órbita
- **O forame redondo**: um forame circular localizado posteriormente à extremidade medial maior da fissura orbital superior
- **O forame oval**: um forame oval localizado posterior e lateralmente ao forame redondo
- **O forame espinhoso**: localizado posterior e lateralmente ao forame oval, com abertura anterior à espinha do esfenoide, na face externa (ver Figura 8.3A).

A **fossa posterior do crânio**, a maior e mais profunda das fossas do crânio, aloja o cerebelo, a ponte e o bulbo (ver Figura 8.3B,C). Essa fossa é constituída principalmente pelo occipital e temporais, porém partes do esfenoide e dos parietais fazem uma menor contribuição (ver Figura 8.3D). A partir do dorso da sela, existe uma inclinação acentuada, o **clivo**, que leva ao forame magno. Posteriormente a esse grande forame, a **crista occipital interna** constitui um ponto de referência, que divide a parte posterior das fossas em duas **fossas cerebelares**; a crista termina superiormente na **protuberância occipital interna**. Grandes sulcos nessa fossa são formados pelos *seios transversos* e *sigmóideos*. Na base das cristas petrosas dos temporais, encontram-se os **forames jugulares**. Anterior e superiormente ao forame jugular, está o **meato acústico interno**. Os **canais do nervo hipoglosso** situam-se superiormente à margem anterior lateral do forame magno, passando através das bases dos côndilos occipitais.

COURO CABELUDO

O **couro cabeludo** é formado por pele, tela subcutânea e camada musculoaponeurótica, que cobrem o neurocrânio, as linhas nucais superiores, no occipital, até as margens supraorbitais do frontal (ver Figura 8.1A). Lateralmente, o couro cabeludo estende-se sobre a fáscia temporal até os arcos zigomáticos. As estruturas neurovasculares do couro cabeludo são discutidas com as da face.

O couro cabeludo é composto de cinco camadas, das quais as três primeiras estão intimamente conectadas, movendo-se, assim, como uma unidade (p. ex., ao enrugar a fronte). As cinco camadas que cobrem o neurocrânio são as seguintes (Figura 8.4A):

- A pele, que é fina, exceto na região occipital, contém muitas glândulas sudoríferas e sebáceas e folículos pilosos; possui um abundante suprimento arterial e boa drenagem venosa e linfática
- O tecido conjuntivo (ou conectivo), que forma a tela subcutânea espessa, densa e ricamente vascularizada, é bem suprido por nervos cutâneos
- A aponeurose (**aponeurose epicrânica**), uma lâmina tendínea resistente que cobre a calvária, proporciona o amplo tendão intermediário dos ventres frontal e occipital do músculo occipitofrontal e músculo auricular superior (ver Figura 8.4B); em seu conjunto, essas estruturas formam o epicrânio musculoaponeurótico
- O tecido conjuntivo frouxo, que é uma camada esponjosa, apresenta espaços virtuais que podem ser distendidos com líquido em consequência de lesão ou inflamação (ver

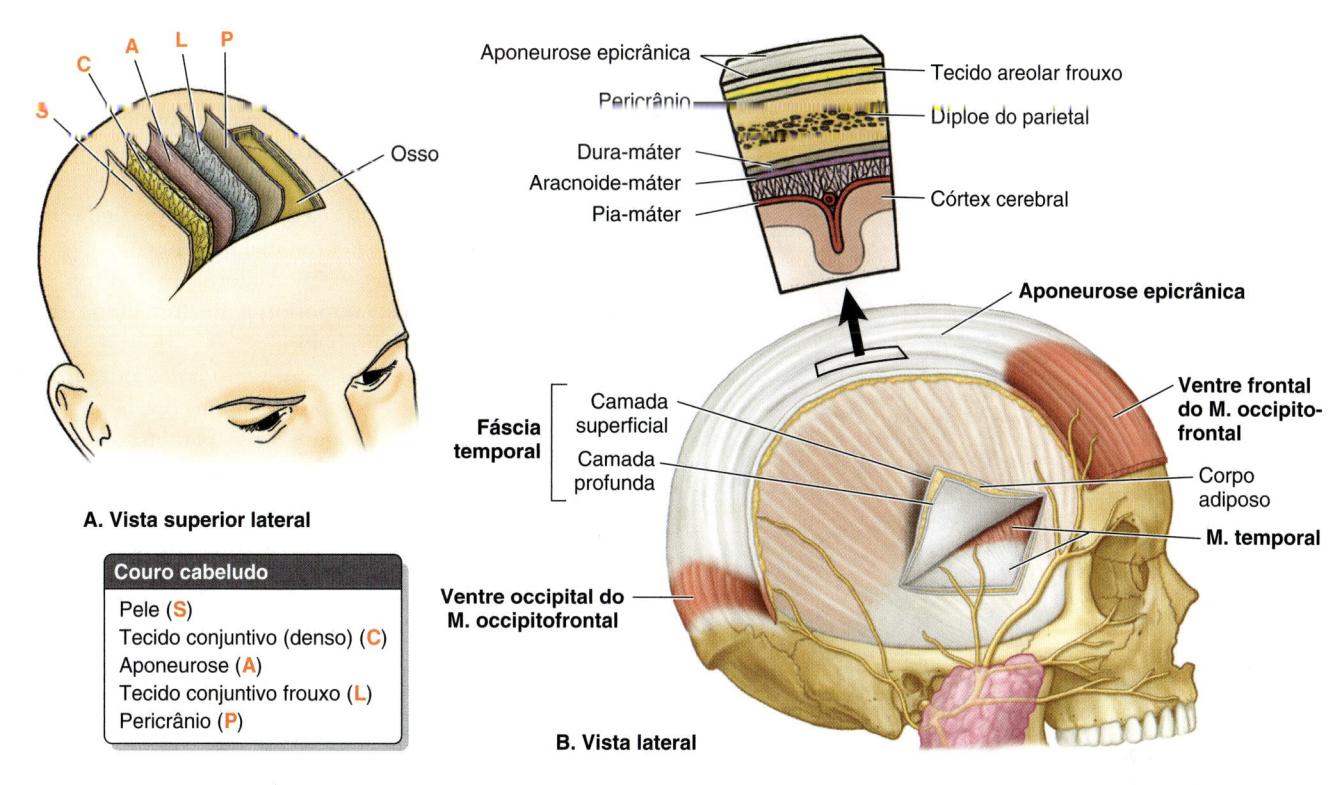

Figura 8.4 Couro cabeludo. **A.** Camadas do couro cabeludo. **B.** Aponeurose epicrânica e camadas do couro cabeludo, crânio e meninges.

Figura 8.4A). Essa camada possibilita o movimento livre do **couro cabeludo propriamente dito** (as primeiras três camadas) sobre a calvária subjacente

- O pericrânio, uma densa camada de tecido conjuntivo, forma o periósteo externo do neurocrânio; está firmemente fixado, mas pode ser arrancado com bastante facilidade da calvária de pessoas vivas, exceto onde o pericrânio é contínuo com o tecido fibroso unindo as suturas do crânio.

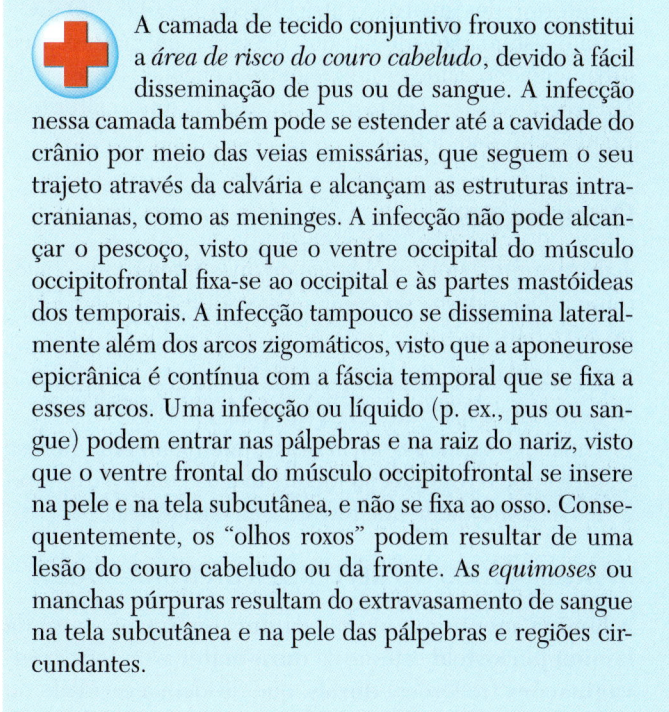

MENINGES CRANIANAS (ENCEFÁLICAS)

As **meninges cranianas** são revestimentos do encéfalo, situadas imediatamente internas ao crânio. As meninges protegem o encéfalo e o encerram em uma cavidade preenchida de líquido, o espaço subaracnóideo. Elas também formam o arcabouço de sustentação para artérias, veias e seios venosos. As meninges cranianas são compostas de três camadas de tecido conjuntivo membranáceo (Figura 8.5):

- *Dura-máter*: camada fibrosa externa, resistente e espessa
- *Aracnoide-máter*: camada intermediária fina
- *Pia-máter*: camada vascular interna delicada.

A aracnoide-máter e a pia-máter são membranas contínuas, que formam a **leptomeninge**. A aracnoide-máter é separada da pia-máter pelo espaço subaracnóideo, que contém o **líquido cerebrospinal (LCS)**. Trata-se de um

ANATOMIA CLÍNICA

Lesões e infecções do couro cabeludo

A camada de tecido conjuntivo frouxo constitui a *área de risco do couro cabeludo*, devido à fácil disseminação de pus ou de sangue. A infecção nessa camada também pode se estender até a cavidade do crânio por meio das veias emissárias, que seguem o seu trajeto através da calvária e alcançam as estruturas intracranianas, como as meninges. A infecção não pode alcançar o pescoço, visto que o ventre occipital do músculo occipitofrontal fixa-se ao occipital e às partes mastóideas dos temporais. A infecção tampouco se dissemina lateralmente além dos arcos zigomáticos, visto que a aponeurose epicrânica é contínua com a fáscia temporal que se fixa a esses arcos. Uma infecção ou líquido (p. ex., pus ou sangue) podem entrar nas pálpebras e na raiz do nariz, visto que o ventre frontal do músculo occipitofrontal se insere na pele e na tela subcutânea, e não se fixa ao osso. Consequentemente, os "olhos roxos" podem resultar de uma lesão do couro cabeludo ou da fronte. As *equimoses* ou manchas púrpuras resultam do extravasamento de sangue na tela subcutânea e na pele das pálpebras e regiões circundantes.

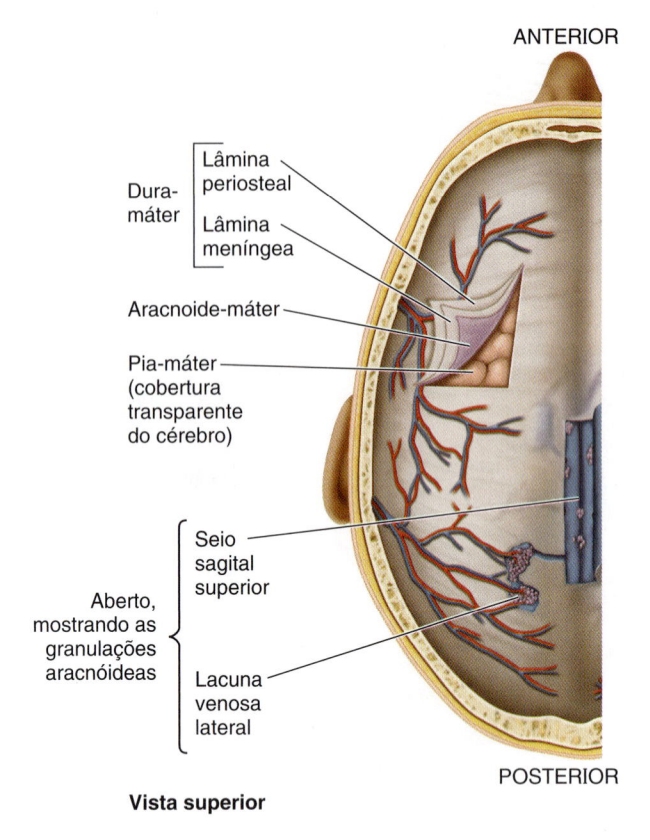

Figura 8.5 Meninges cranianas (encefálicas).

líquido claro, cuja constituição se assemelha à do sangue; fornece nutrientes, porém possui menor quantidade de proteínas e uma concentração diferente de íons. O LCS é produzido predominantemente pelos *plexos corióideos* no interior dos quatro ventrículos do encéfalo. O LCS deixa o sistema ventricular do encéfalo e entra no espaço subaracnóideo, onde protege e nutre o encéfalo e pressiona a aracnoide-máter contra a face interna da dura-máter (ver Figura 8.12, mais adiante).

Dura-máter

A **dura-máter**, uma membrana de duas lâminas que é aderente à face interna do crânio, é constituída de (ver Figuras 8.5 e 8.6):

- Uma *lâmina periosteal* externa, formada pelo periósteo que cobre a face interna da calvária
- Uma *lâmina meníngea* interna, uma membrana fibrosa forte, que é contínua no forame magno com a parte espinal da dura-máter, que reveste a medula espinal.

INVAGINAÇÕES OU REFLEXÕES DA DURA-MÁTER

A **lâmina meníngea** interna da **dura-máter** afasta-se da **lâmina periosteal** externa da **dura-máter** para formar **invaginações** (reflexões) **durais**, que dividem a cavidade do crânio em compartimentos e que sustentam partes do encéfalo (ver Figura 8.6). As quatro invaginações da dura-máter são a *foice do cérebro*, o *tentório do cerebelo*, a *foice do cerebelo* e o *diafragma da sela*.

A **foice do cérebro**, que é a maior invaginação da parte encefálica da dura-máter, é uma divisão falciforme situada na **fissura longitudinal do cérebro**, que separa os hemisférios cerebrais direito e esquerdo. A foice do cérebro está fixada, no plano mediano, à face interna da calvária, a partir da *crista frontal* do frontal e da crista etmoidal do etmoide, anteriormente, até a protuberância occipital interna, posteriormente. A foice do cérebro termina posteriormente, tornando-se contínua com o tentório do cerebelo.

O **tentório do cerebelo** é um septo largo, em formato de meia-lua, que separa os lobos occipitais dos hemisférios cerebrais do cerebelo (ver Figura 8.6A). O tentório do cerebelo fixa-se, anteriormente, aos processos clinoides do esfenoide, anterior e lateralmente à parte petrosa do temporal, e posterior e lateralmente à face interna do occipital e parte do parietal. A foice do cérebro fixa-se ao tentório do cerebelo, na linha mediana, e o mantém elevado, conferindo-lhe uma aparência semelhante a uma tenda. A margem anterior medial côncava do tentório do cerebelo é livre, deixando um espaço denominado **incisura do tentório**, por meio do qual o tronco encefálico estende-se da fossa posterior até a fossa média do crânio. O tentório do cerebelo divide a cavidade do crânio em *compartimentos supratentorial* e *infratentorial* (Figura 8.7).

A **foice do cerebelo** é uma invaginação vertical da dura-máter, situada inferiormente ao tentório do cerebelo na parte posterior da fossa posterior do crânio (ver Figura 8.7A). Separa parcialmente os hemisférios do cerebelo.

O **diafragma da sela**, a menor invaginação da dura-máter, é uma extensão circular de dura-máter, que fica suspensa entre os processos clinoides, formando um teto parcial sobre a fossa hipofisial. O diafragma da sela cobre a hipófise nessa fossa e apresenta uma abertura para a passagem do infundíbulo da hipófise e veias hipofisárias (ver Figuras 8.7B e 8.8).

SEIOS DA DURA-MÁTER

Os **seios da dura-máter** são espaços revestidos por endotélio entre as lâminas periosteal e meníngea da dura-máter (ver Figura 8.6A). Formam-se, em grande parte, ao longo das fixações das invaginações da dura-máter e centralmente na base do crânio. Grandes veias provenientes da superfície do encéfalo e da díploe desembocam nesses seios, e a maior parte do sangue proveniente do encéfalo e da díploe acaba drenando através deles para as veias jugulares internas (VJI).

O **seio sagital superior** da dura-máter situa-se na margem convexa (superior) fixa da foice do cérebro (ver Figura 8.6A,B). Esse seio começa na crista etmoidal e termina próximo à protuberância occipital interna, na **confluência dos seios**. O seio sagital superior recebe as veias superiores do cérebro e comunica-se, de cada lado, por meio de aberturas semelhantes a fendas com as **lacunas laterais**, que consistem em expansões laterais do seio sagital superior (ver Figura 8.5).

As **granulações aracnóideas** (conjuntos de vilosidades aracnóideas) são prolongamentos em tufos da aracnoide-máter,

Capítulo 8 • Cabeça 509

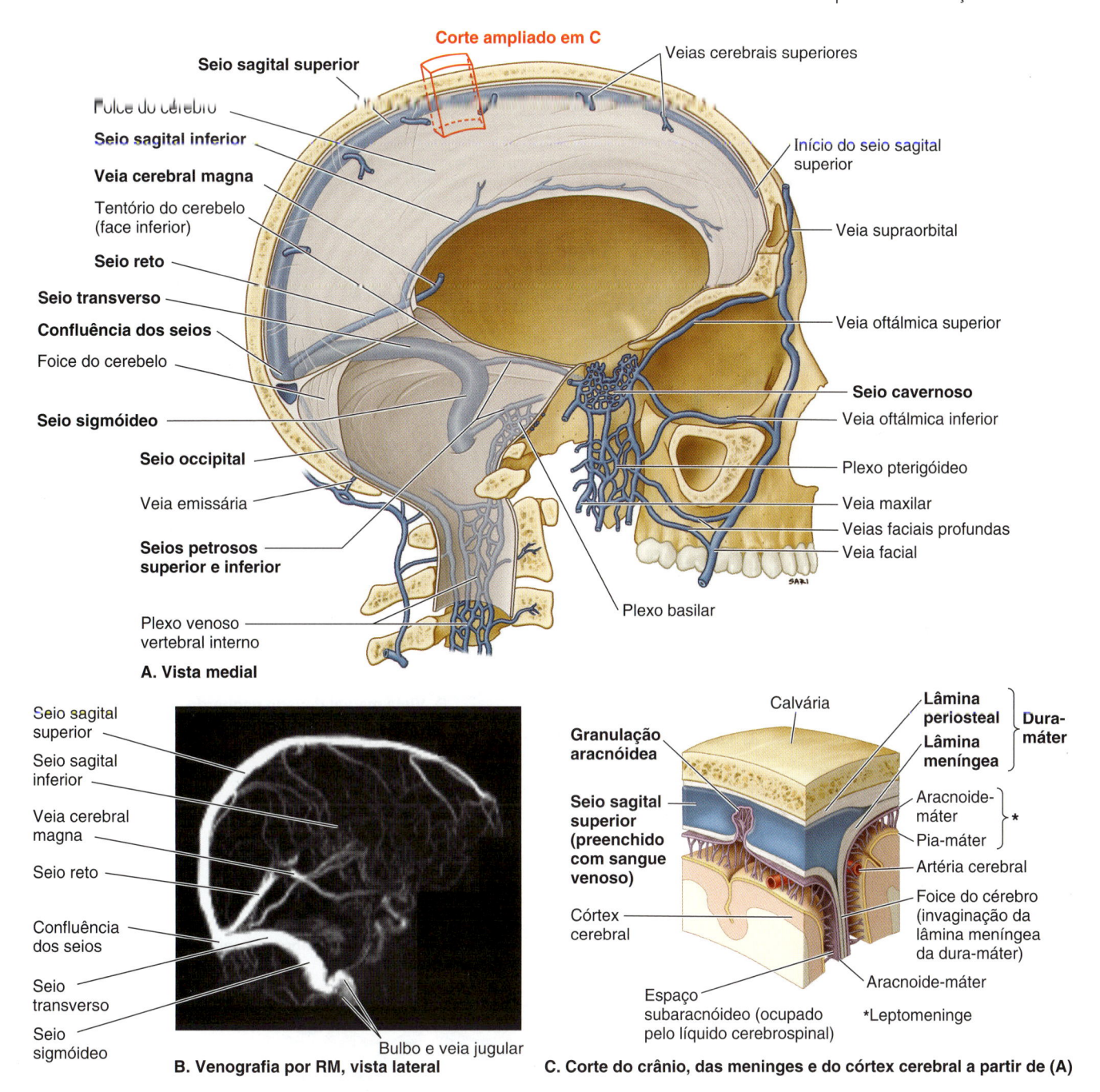

Figura 8.6 Invaginações (reflexões) da dura-máter e seios venosos da dura-máter. **A.** São mostrados os seios venosos da dura-máter e suas comunicações. **B.** A projeção de intensidade máxima (PIM) exibe a venografia por ressonância magnética (RM) dos seios venosos da dura-máter e veias cerebrais. **C.** Relação dos seios venosos da dura-máter e meninges.

que se projetam através da lâmina meníngea da dura-máter para dentro dos seios venosos durais e lacunas laterais. As granulações aracnóideas transferem o LCS para o sistema venoso (ver Figuras 8.5 e 8.6C).

O **seio sagital inferior**, que é muito menor do que o seio sagital superior, segue na margem côncava livre inferior da foice do cérebro e termina no seio reto (ver Figuras 8.6A,B e 8.7B).

O **seio reto** é formado pela união do seio sagital inferior com a veia cerebral magna. Segue em sentido inferior e posterior, ao longo da linha de fixação da foice do cérebro, até o tentório do cerebelo para se unir à *confluência dos seios* (ver Figura 8.7A,B).

Os **seios transversos** seguem lateralmente a partir da *confluência dos seios*, na margem posterior fixa do tentório do cerebelo, formando sulcos no occipital e nos ângulos posteroinferiores dos parietais (ver Figura 8.7A). Os seios transversos deixam o tentório do cerebelo na face posterior da parte petrosa do temporal, passando a constituir os seios sigmóideos.

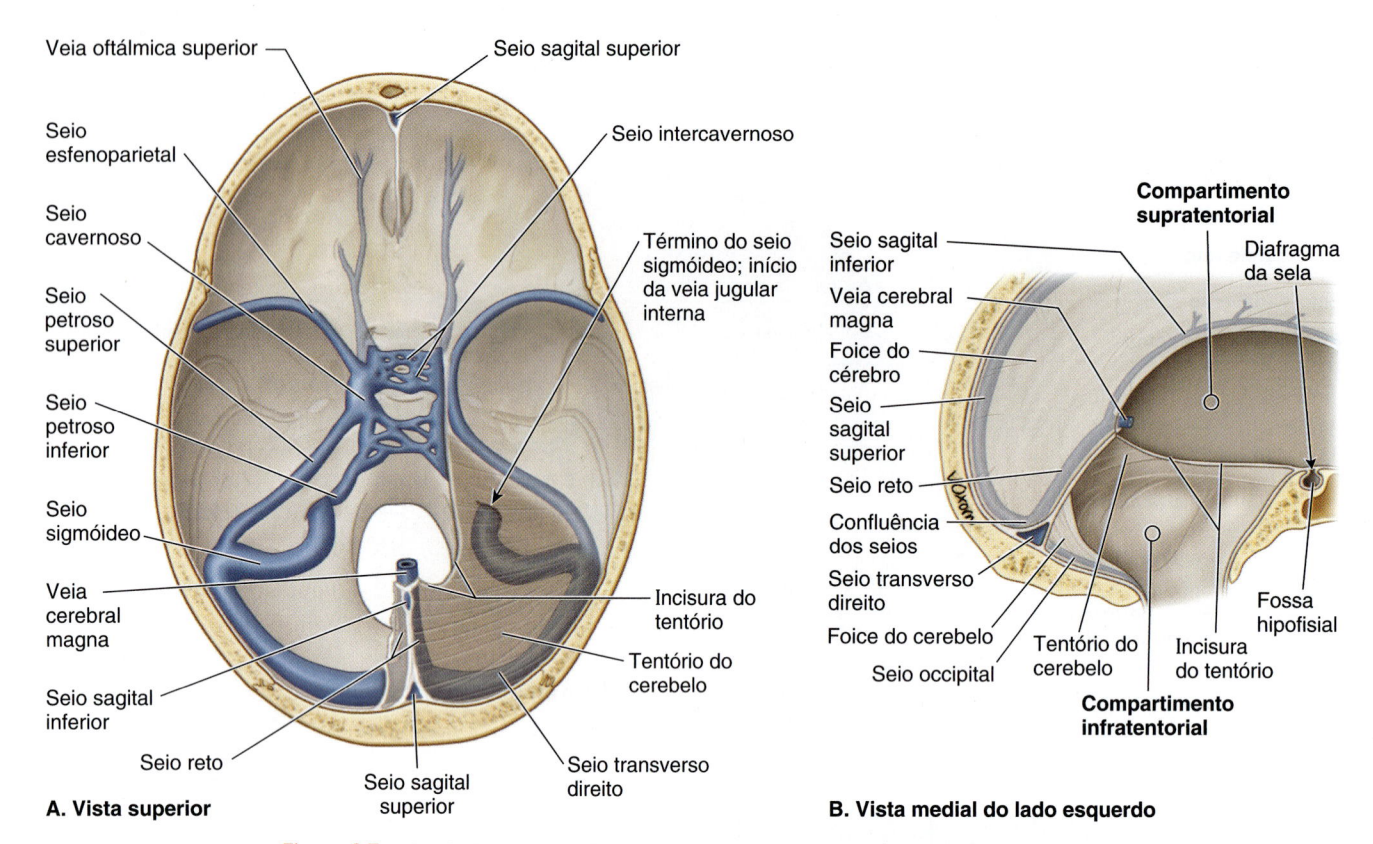

Figura 8.7 Seios da dura-máter. Seios venosos da dura-máter da face interna da base do crânio.

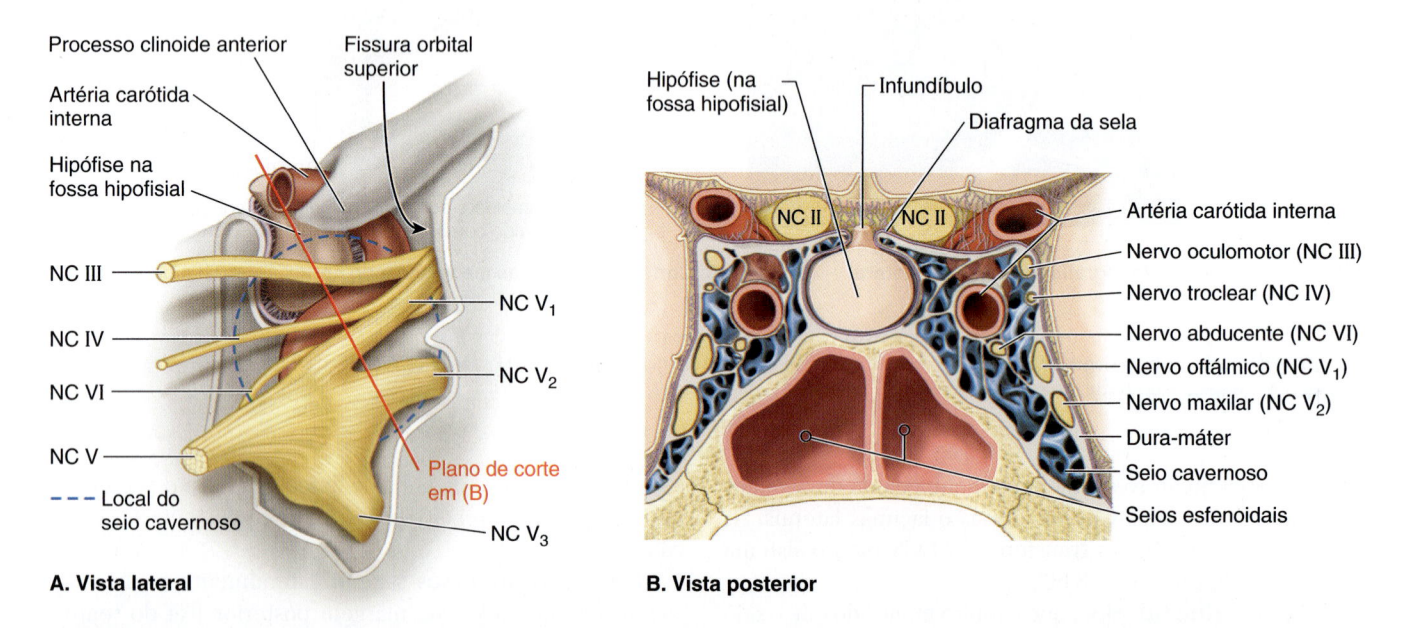

Figura 8.8 Seio cavernoso. A. Relações dos nervos oculomotor, troclear, trigêmeo e abducente com a artéria carótida interna. **B.** Corte coronal do seio cavernoso.

Os **seios sigmóideos** seguem um trajeto em forma de S na fossa posterior do crânio, formando sulcos profundos no temporal e no occipital. Cada seio sigmóideo curva-se anteriormente e, em seguida, continua inferiormente como a VJI, após atravessar o forame jugular.

O **seio occipital** situa-se na margem fixada da foice do cerebelo e termina superiormente, na confluência dos seios (ver Figura 8.7B). O seio occipital comunica-se, inferiormente, com o plexo venoso vertebral interno.

O **seio cavernoso** está localizado de cada lado da sela turca, sobre o corpo do esfenoide (ver Figuras 8.6A e 8.7A). Consiste em um plexo de veias de paredes finas, que se estende da fissura orbital superior, anteriormente, até o ápice da parte petrosa do temporal, posteriormente. O seio cavernoso recebe sangue proveniente das veias oftálmicas superior e inferior, da veia cerebral superficial média e do seio esfenoparietal. Os canais venosos encontrados nos seios cavernosos comunicam-se entre si por meio dos **seios intercavernosos**, anteriores e posteriores ao infundíbulo da hipófise. Os seios cavernosos drenam posterior e inferiormente por meio dos *seios petrosos superior* e *inferior* e por meio das veias emissárias para os *plexos venosos pterigóideos* (ver Figuras 8.6A e 8.7B).

A **artéria carótida interna** (ver Figura 8.8A, B), circundada pelo *plexo carótico de nervos simpáticos*, segue o seu trajeto pelo seio cavernoso e é cruzada pelo *nervo abducente (NC VI)*. De cima para baixo, a parede lateral de cada seio cavernoso contém o *nervo oculomotor (NC III)*, o *nervo troclear (NC IV)* e *NC V_1* e *NC V_2* do *nervo trigêmeo (NC V)*.

Os **seios petrosos superiores** seguem a partir das extremidades posteriores dos seios cavernosos para se unir aos seios transversos, onde esses seios se curvam inferiormente para formar os seios sigmóideos (ver Figura 8.7A). Cada seio petroso superior situa-se na margem anterior lateral fixada do tentório do cerebelo, que está fixada à margem superior da parte petrosa do temporal.

Os **seios petrosos inferiores** começam na extremidade posterior do seio cavernoso e drenam para os seios cavernosos diretamente na origem das VJI. O *plexo basilar* conecta os seios petrosos inferiores e comunica-se, inferiormente, com o plexo venoso vertebral interno (ver Figura 8.6A). As **veias emissárias** unem os seios venosos da dura-máter com as veias fora do crânio (ver Figura 8.6A). O tamanho e o número de veias emissárias variam.

VASCULARIZAÇÃO E INERVAÇÃO DA DURA-MÁTER

As **artérias da dura-máter** fornecem mais sangue para a calvária do que para a dura-máter. O maior desses vasos, a **artéria meníngea média** (Figuras 8.9A e 8.10A), é um ramo

---

ANATOMIA CLÍNICA

Oclusão das veias cerebrais e dos seios venosos da dura-máter

A *oclusão das veias cerebrais* e dos *seios venosos da dura-máter* pode ser causada por trombos (coágulos), tromboflebite (inflamação venosa) ou tumores. As veias faciais estabelecem conexões clinicamente importantes com o seio cavernoso por meio das veias oftálmicas superiores (ver Figura 8.6A). O sangue proveniente do ângulo medial do olho, do nariz e dos lábios habitualmente drena inferiormente para a veia facial. Entretanto, como essa veia não possui válvulas, o sangue pode seguir em direção superior até a veia oftálmica superior e entrar no seio cavernoso. Em indivíduos com *tromboflebite da veia facial*, fragmentos de um trombo infectado podem se estender para dentro do seio cavernoso, produzindo *tromboflebite do seio cavernoso*.

Metástase de células tumorais para os seios da dura-máter

O plexo basilar e o seio occipital da dura-máter comunicam-se através do forame magno com os plexos venosos vertebrais internos (ver Figura 8.6D). Como esses canais venosos não possuem válvulas, o aumento da pressão no tórax, no abdome ou na pelve, como ocorre durante a tosse forte e o esforço, pode forçar o sangue venoso dessas regiões para o sistema venoso vertebral interno e, subsequentemente, para os seios venosos da dura-máter. Em consequência, o pus existente em abscessos e as células tumorais nessas regiões podem se disseminar (*metastatizar*) para as vértebras e para o encéfalo.

Fraturas da base do crânio

Nas fraturas da base do crânio, pode ocorrer ruptura da artéria carótida interna, produzindo *fístula arteriovenosa* no seio cavernoso. O sangue arterial flui para dentro do seio cavernoso, aumentando-o e forçando o fluxo sanguíneo retrógrado para suas tributárias venosas, particularmente as veias oftálmicas. Em consequência, ocorrem protrusão do bulbo do olho (*exoftalmia*) e ingurgitamento da conjuntiva (quemose). O bulbo do olho saliente pulsa em sincronia com o pulso radial, um fenômeno conhecido como *exoftalmia pulsátil*. Como os NC III, IV, V_1, V_2 e VI situam-se na parede lateral do seio cavernoso ou próximo a ela, eles também podem ser afetados quando há lesão do seio (ver Figura 8.8A,B).

Um golpe na cabeça pode separar a lâmina periosteal da dura-máter da calvária, sem causar fratura dos ossos do crânio. Entretanto, na base do crânio, as duas lâminas da dura-máter estão firmemente fixadas, e é difícil separá-las dos ossos. Em consequência, uma fratura na base do crânio habitualmente lacera a dura-máter, resultando em extravasamento do LCS.

Ramo parietal (posterior)
da artéria meníngea média

Foram espinhoso atravessado pela artéria meníngea média (vista através da parede do seio esfenoidal)

Artéria carótida externa

Ramo frontal (anterior)
da artéria meníngea média

Artéria meníngea média

Artéria maxilar

A. Vista medial, metade esquerda do crânio dividido em duas partes

Ramos meníngeos anteriores do nervo etmoidal (NC V$_1$)

Ramo meníngeo do nervo maxilar (NC V$_2$)

Ramos meníngeos do nervo mandibular (NC V$_3$) (incluindo o nervo espinal)

Nervo tentorial (ramo meníngeo recorrente do nervo oftálmico) – NC V$_1$

Nervo etmoidal anterior

Nervo etmoidal posterior

Fibras de C2, C3

Fibras de C2, C3 distribuídas pelo NC XII

Fibras C2 distribuídas pelo NC X

B. Vista superior

Nervos tentoriais (ramos meníngeos do nervo oftálmico) (NC V$_1$)

Área de inervação esparsa

Processo clinoide anterior

Infundíbulo

Artéria carótida interna

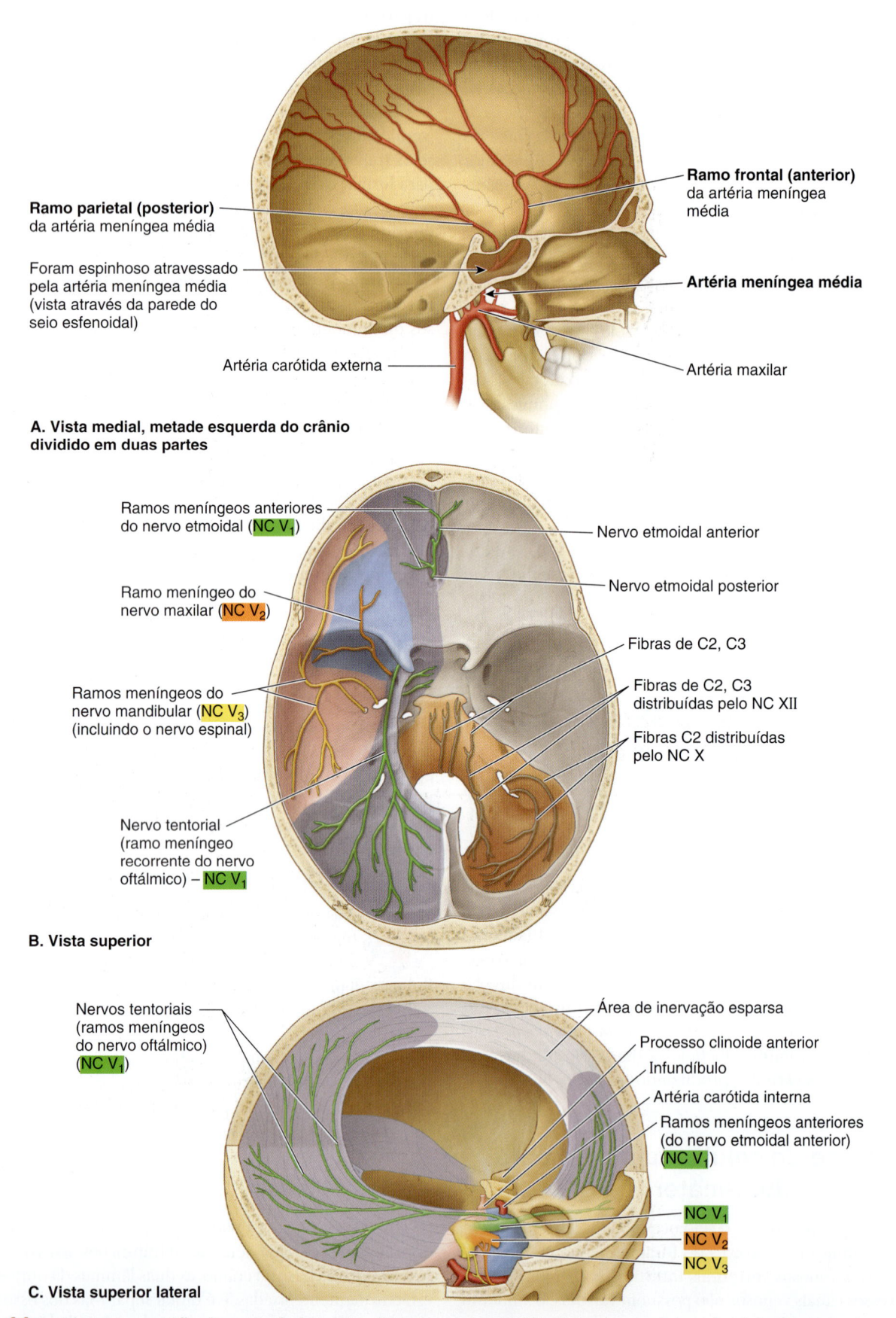

Ramos meníngeos anteriores (do nervo etmoidal anterior) (NC V$_1$)

NC V$_1$
NC V$_2$
NC V$_3$

C. Vista superior lateral

Figura 8.9 Artéria meníngea média e inervação da dura-máter. **A.** Artéria meníngea média. **B.** Face interna da base do crânio, ilustrando a inervação da dura-máter pelos nervos cranianos e espinais. **C.** Inervação. O lado direito da calvária e o encéfalo foram removidos, e o NC V, dissecado.

da artéria maxilar, ramo terminal da artéria carótida externa. A artéria meníngea média entra na fossa média do crânio através do *forame espinhoso*, segue em direção lateral na fossa e curva-se superior e anteriormente sobre a asa maior do esfenoide, onde se divide em ramos frontal e parietal. O **ramo frontal (anterior)** segue superiormente até cruzar o ptério, onde emite ramos para a parte anterior da calvária. O **ramo parietal (posterior)** segue em direção posterior e superior e ramifica-se na face posterior da calvária. As **veias da dura-máter** acompanham as artérias meníngeas (ver Figura 8.10A).

A **inervação da dura-máter** é feita, em grande parte, pelas três divisões do NC V (ver Figura 8.9B,C). Ramos sensitivos também são transmitidos a partir dos nervos vago (NC X) e hipoglosso (NC XII), porém as fibras provavelmente são ramos periféricos provenientes de gânglios sensitivos dos três nervos espinais cervicais superiores. As terminações sensitivas (de dor) são mais numerosas na dura-máter ao longo de cada lado do seio sagital superior e onde as artérias e veias seguem o seu trajeto na dura. São mais numerosas no tentório do cerebelo do que no assoalho do crânio. A dor que se origina na dura-máter é geralmente referida, percebida como cefaleia que surge nas regiões cutânea ou mucosa supridas pelo nervo cervical ou pela divisão do nervo trigêmeo envolvidos.

ANATOMIA CLÍNICA

Origem dural das cefaleias

A dura-máter é sensível à dor, particularmente nos locais onde está relacionada com os seios venosos e as artérias meníngeas. Embora as causas da cefaleia sejam numerosas, acredita-se que a distensão do couro cabeludo ou dos vasos meníngeos (ou de ambos) possa constituir uma causa de cefaleia. Muitas cefaleias parecem ser de origem dural, como a que ocorre após *punção espinal lombar* para a retirada de LCS. Acredita-se que essas cefaleias resultem do estímulo das terminações nervosas sensitivas na dura-máter. Quando o LCS é removido, o encéfalo desce ligeiramente, tracionando a dura-máter; isso pode causar dor e cefaleia. Por essa razão, aconselha-se aos pacientes que permaneçam deitados após uma punção lombar, de modo a minimizar a tração sobre a dura-máter, reduzindo a probabilidade de cefaleia.

Aracnoide-máter e pia-máter

A *aracnoide-máter* e a *pia-máter* (*leptomeninge*) desenvolvem-se a partir de uma única camada de mesênquima que envolve o encéfalo embrionário. Formam-se espaços cheios de LCS, que coalescem para formar o *espaço subaracnóideo*

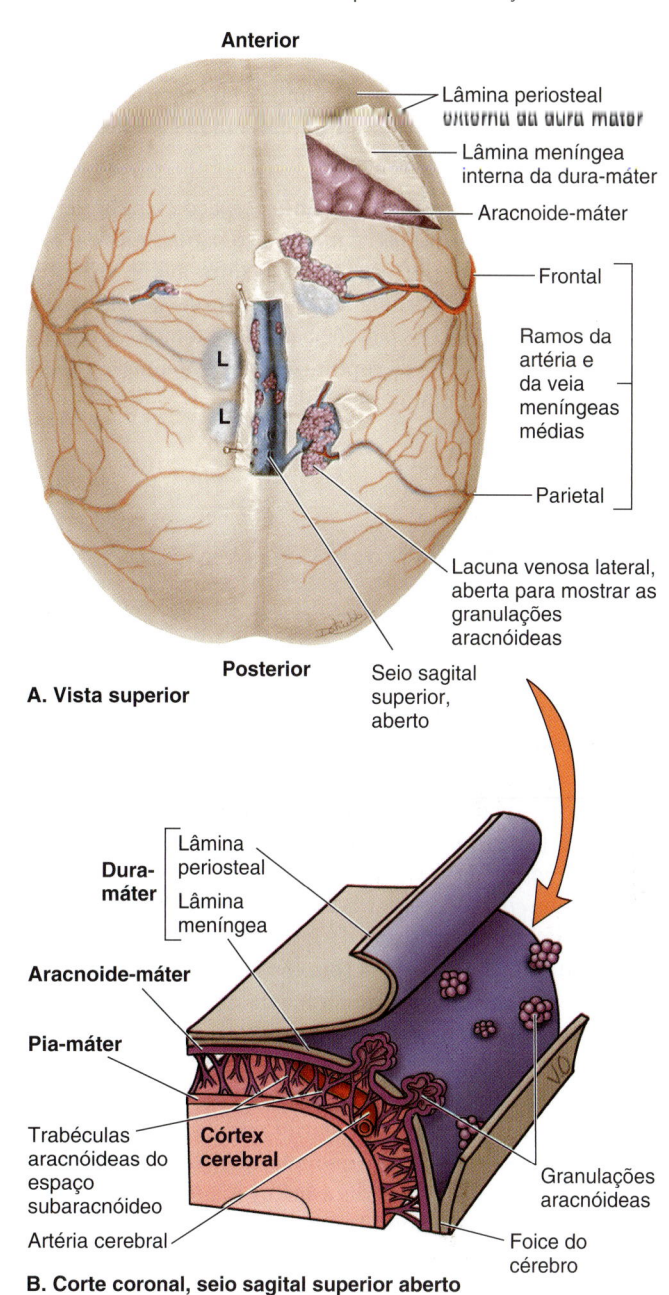

Figura 8.10 Camadas, formações e relações das meninges cranianas. **A.** Camadas meníngeas *in situ* e ramos dos vasos meníngeos médios. **B.** Seio sagital superior aberto para mostrar as granulações aracnóideas.

(ver Figura 8.10A,B). As **trabéculas aracnóideas**, semelhantes a uma teia de aranha, passam entre a aracnoide-máter e a pia-máter. A aracnoide-máter avascular, embora esteja estreitamente aplicada à lâmina meníngea da dura-máter, é mantida contra a face interna da dura-máter pela pressão do LCS. A *pia-máter* é uma membrana fina, que é altamente vascularizada por uma rede de vasos sanguíneos finos, que aderem à superfície do encéfalo e acompanha seus contornos (ver Figuras 8.6B e 8.10). No local onde as artérias cerebrais penetram no córtex cerebral, a pia-máter as acompanha por uma curta distância, formando um revestimento pial e um espaço periarterial.

Espaços meníngeos

Dos três "espaços" meníngeos comumente mencionados em relação às meninges do crânio, apenas um deles existe como espaço na ausência de patologia:

- A **interface dura-máter-crânio** (espaço extradural, peridural ou epidural) não é um espaço natural entre o crânio e a lâmina perióstea externa da dura-máter, visto que a dura-máter está fixada aos ossos. Torna-se um espaço apenas em condições patológicas – por exemplo, quando o sangue proveniente da ruptura dos vasos meníngeos afasta o periósteo do crânio e acumula-se

- A interface ou **junção da dura-máter** com a **aracnoide-máter** (espaço subdural) também não é um espaço natural entre a dura-máter e a aracnoide-máter. Pode surgir um espaço na camada celular da margem dural em consequência de traumatismo, como um golpe na cabeça (Haines, 2013)

- O **espaço subaracnóideo**, entre a aracnoide-máter e a pia-máter, é um espaço real que contém LCS, células trabeculares, artérias cerebrais e veias cerebrais superiores que drenam para o seio sagital superior (ver Figura 8.10B).

ANATOMIA CLÍNICA

Traumatismos cranianos e hemorragia intracraniana

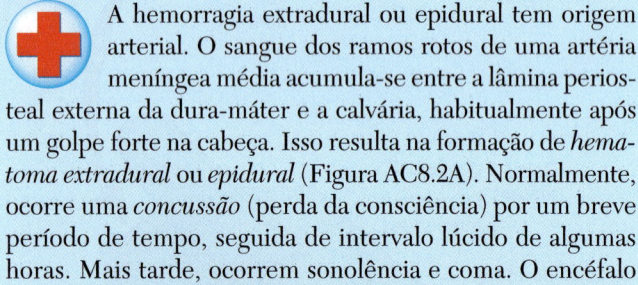

A hemorragia extradural ou epidural tem origem arterial. O sangue dos ramos rotos de uma artéria meníngea média acumula-se entre a lâmina periosteal externa da dura-máter e a calvária, habitualmente após um golpe forte na cabeça. Isso resulta na formação de *hematoma extradural* ou *epidural* (Figura AC8.2A). Normalmente, ocorre uma *concussão* (perda da consciência) por um breve período de tempo, seguida de intervalo lúcido de algumas horas. Mais tarde, ocorrem sonolência e coma. O encéfalo é comprimido à medida que a massa de sangue aumenta, exigindo a drenagem do sangue e a oclusão dos vasos hemorrágicos.

Um *hematoma da margem dural* é classicamente denominado hematoma subdural; entretanto, esse termo é uma designação incorreta, visto que não existe nenhum espaço natural na junção entre a dura-máter e a aracnoide-máter. Os hematomas nessa junção são habitualmente causados por sangue extravasado, que separa a lâmina celular da margem dural (ver Figura AC8.2B). O sangue não se acumula em um espaço preexistente, porém cria um espaço na junção da dura-máter com a aracnoide-máter (Haines, 2013). A hemorragia da margem dural ocorre habitualmente após um golpe na cabeça que desloca o encéfalo dentro do crânio e o lesiona. O traumatismo precipitante pode ser trivial ou esquecido, porém pode haver formação de hematoma ao longo de várias semanas, em consequência de sangramento venoso. A hemorragia da margem dural é normalmente de origem venosa e resulta comumente da ruptura de uma veia cerebral superior quando entra no seio sagital superior.

A *hemorragia subaracnóidea* é um extravasamento (escape) de sangue, habitualmente arterial, para o espaço subaracnóideo (ver Figura AC8.2C). A maioria dos casos de hemorragia subaracnóidea resulta de *ruptura de aneurisma sacular* (dilatação saciforme em uma artéria). Algumas hemorragias subaracnóideas estão associadas a traumatismo craniano envolvendo fraturas do crânio e lacerações do cérebro. A hemorragia no espaço subaracnóideo resulta em irritação meníngea, cefaleia intensa, rigidez do pescoço e, com frequência, perda da consciência.

A. Hematoma extradural ou epidural

B. Hematoma da margem dural (subdural)

C. Hemorragia subaracnóidea

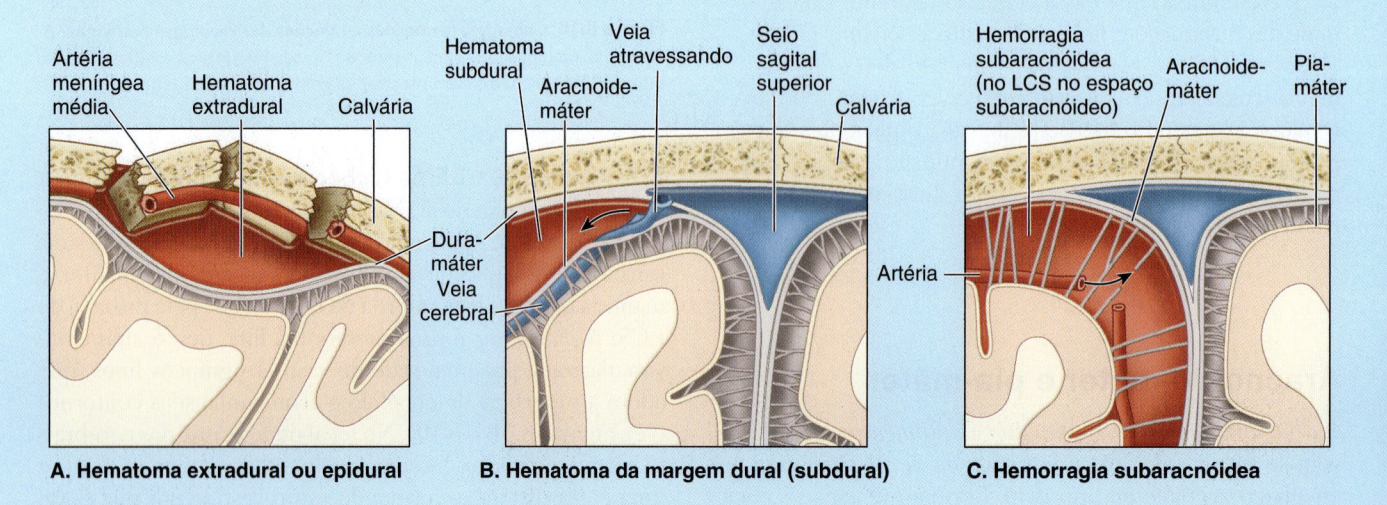

Figura AC8.2 Hemorragia intracraniana. *LCS*, líquido cerebrospinal.

ENCÉFALO

Segue-se uma breve discussão das partes do encéfalo, da vascularização e do sistema ventricular, visto que o encéfalo é habitualmente estudado em cursos de neurociência. O encéfalo é composto pelo *cérebro, cerebelo* e *tronco encefálico* (mesencéfalo, ponte e bulbo) (Figuras 8.11A,B). Dos 12 pares de NC, *11 NC originam-se a partir do encéfalo* (ver Figura 8.11C). Esses nervos desempenham funções motoras, parassimpáticas e/ou sensitivas. Em geral, são envolvidos por uma bainha dural quando deixam o crânio; a bainha dural torna-se contínua com o tecido conjuntivo do epineuro. Para um resumo dos NC, ver Capítulo 10, *Revisão dos Nervos Cranianos*.

Partes do encéfalo

Quando a calvária e a dura-máter são removidas, os **giros**, os **sulcos** e as **fissuras** do córtex cerebral tornam-se visíveis através das delicadas camadas da aracnoide-máter e da pia-máter. As partes do encéfalo são as seguintes (ver Figura 8.11A,B):

- O **telencéfalo** (cérebro) inclui os **hemisférios cerebrais**, que formam a maior parte do encéfalo e são separados por uma fissura longitudinal na qual se estende a foice do cérebro. Cada hemisfério cerebral é dividido em quatro lobos: frontal, parietal, temporal e occipital. Os lobos frontais ocupam a fossa anterior do crânio, os lobos temporais ocupam as partes laterais das fossas médias do crânio, e os lobos occipitais estendem-se posteriormente sobre o tentório do cerebelo (ver Figura 8.3B)
- O **diencéfalo** é constituído pelo epitálamo, tálamo e hipotálamo e forma o núcleo central do encéfalo (ver Figura 8.11B)
- O **mesencéfalo**, que é a parte rostral do tronco encefálico, situa-se na junção das fossas média e posterior do crânio. Os NC III e IV estão associados ao mesencéfalo

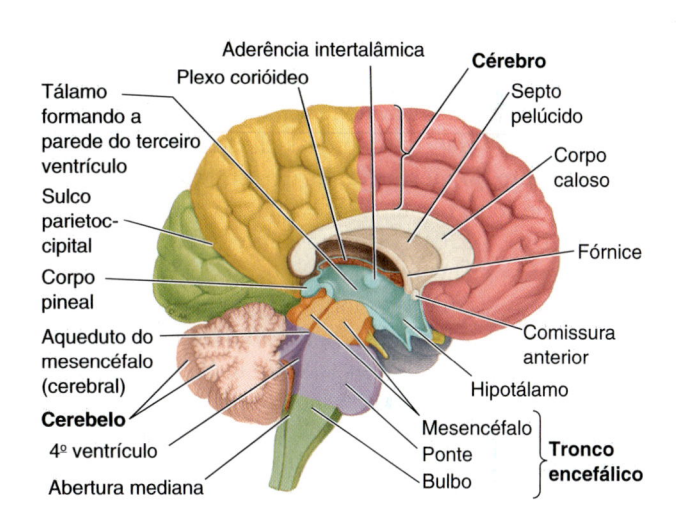

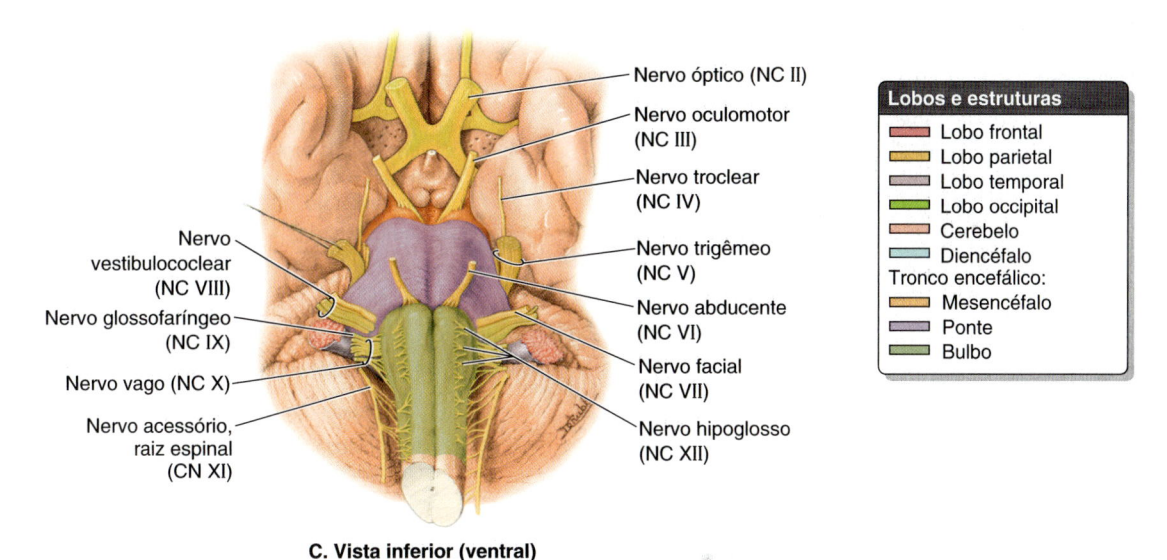

Figura 8.11 Estrutura do encéfalo. **A.** Hemisfério cerebral direito, cerebelo e tronco encefálico. **B.** Partes do encéfalo identificadas em corte mediano. **C.** Tronco encefálico e nervos cranianos.

- A **ponte**, a parte do tronco encefálico situada entre o mesencéfalo, rostralmente, e o bulbo, caudalmente, situa-se na parte anterior da fossa posterior do crânio. O NC V está associado à ponte
- O **bulbo (medula oblonga)**, que é a parte mais caudal do tronco encefálico, é contínuo com a medula espinal e situa-se na fossa posterior do crânio. Os NC IX, X e XII estão associados ao bulbo, enquanto os NC VI a VIII estão localizados na junção da ponte com o bulbo
- O **cerebelo** é a grande massa encefálica situada posteriormente à ponte e ao bulbo e inferiormente à parte posterior do cérebro. Situa-se abaixo do tentório do cerebelo, na fossa posterior do crânio, e consiste em dois hemisférios unidos por uma parte intermediária estreita, o **verme do cerebelo**.

Sistema ventricular do encéfalo

O sistema ventricular do encéfalo consiste em dois ventrículos laterais e o terceiro e quarto ventrículos na linha mediana (Figura 8.12A). Os **ventrículos laterais** (primeiro e segundo ventrículos) abrem-se no terceiro ventrículo, através dos **forames interventriculares** (de Monro). O **terceiro ventrículo**, uma cavidade semelhante a uma fenda entre as metades direita e esquerda do diencéfalo, é contínuo com o **aqueduto do mesencéfalo**, um estreito canal no mesencéfalo, que conecta o terceiro e o quarto ventrículos (ver Figuras 8.11B e 8.12B). O **quarto ventrículo**, situado nas partes posteriores da ponte e do bulbo, estende-se em direção inferior e posterior. Inferiormente, o quarto ventrículo afunila-se para formar um canal estreito que continua dentro da medula espinal, como canal central. O LCS drena do quarto ventrículo para o espaço subaracnóideo por meio de uma única **abertura mediana** (de Magendie) e de um par de **aberturas laterais** (de Luschka). Essas aberturas constituem as únicas passagens pelas quais o LCS entra no espaço subaracnóideo. Se forem bloqueadas, ocorre distensão dos ventrículos, produzindo compressão dos hemisférios cerebrais. Em determinadas áreas, principalmente na base do encéfalo, a aracnoide-máter e a pia-máter estão amplamente separadas por grandes cisternas de LCS (ver Figura 8.12B). As principais **cisternas subaracnóideas** incluem:

- A **cisterna cerebelobulbar**, a maior das cisternas, está localizada entre o cerebelo e o bulbo; recebe LCS a partir das aberturas do quarto ventrículo; divide-se na **cisterna cerebelobulbar posterior** (cisterna magna) e na **cisterna cerebelobulbar lateral**
- A **cisterna pontocerebelar**, um espaço extenso ventral à ponte, que é contínua inferiormente com o espaço subaracnóideo espinal
- A **cisterna interpeduncular**, localizada na fossa interpeduncular, entre os pedúnculos cerebrais do mesencéfalo
- A **cisterna quiasmática**, inferior e anterior ao quiasma óptico
- A **cisterna colicular** (cisterna quadrigeminal ou cisterna da veia cerebral magna), localizada entre a parte posterior do corpo caloso e a face superior do cerebelo.

O LCS é secretado (na taxa de 400 a 500 mℓ/dia) pelas células epiteliais corioidais dos **plexos corióideos**, situados nos ventrículos laterais e no terceiro e quarto ventrículos (ver Figura 8.12A). Esses plexos consistem em franjas vasculares da pia-máter (tela corióidea), cobertas por células epiteliais cúbicas. Parte do LCS deixa o quarto ventrículo para entrar, inferiormente, no espaço subaracnóideo, em torno da medula espinal, e posterior e superiormente, sobre o cerebelo. Entretanto, a maior parte do LCS flui para as cisternas interpeduncular e colicular. O LCS proveniente das várias cisternas flui superiormente através dos sulcos e das fissuras existentes nas faces medial e superior lateral dos hemisférios cerebrais. O LCS também penetra nas extensões do espaço subaracnóideo, em torno dos NC.

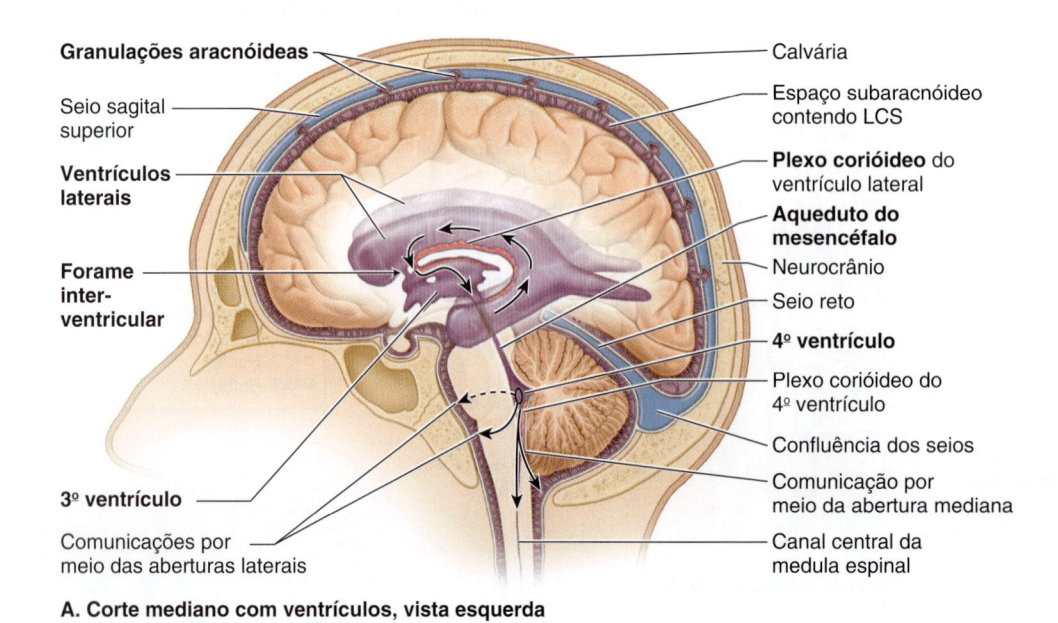

A. Corte mediano com ventrículos, vista esquerda

Figura 8.12 Sistema ventricular do encéfalo. **A.** Ventrículos. *Setas*, direção do fluxo do líquido cerebrospinal (*LCS*). (*continua*)

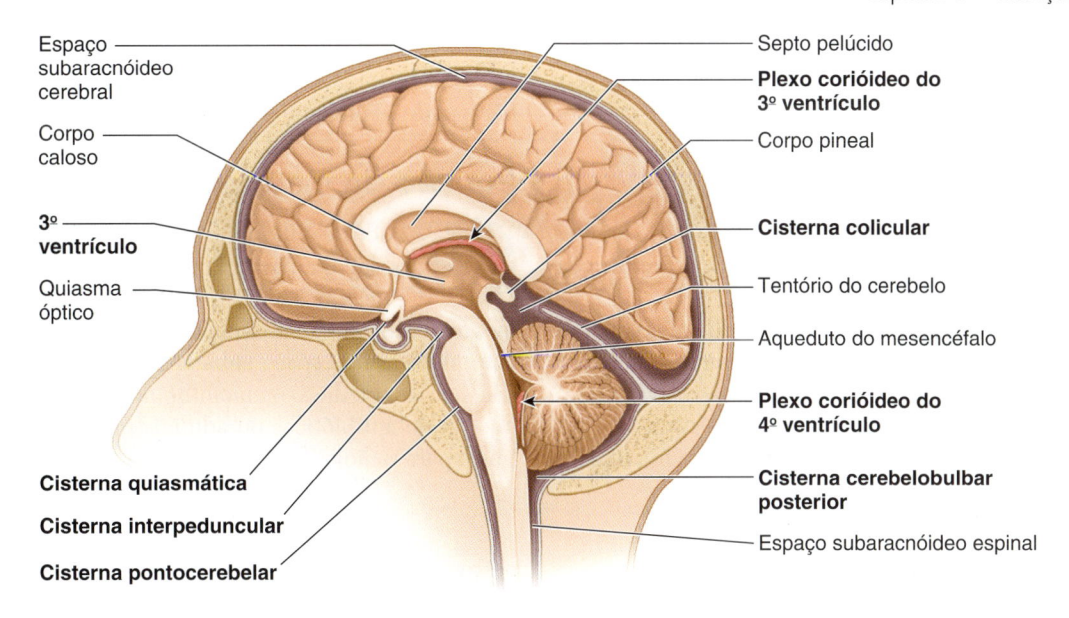

Figura 8.12 Sistema ventricular do encéfalo. (*continuação*) **B.** Cisternas subaracnóideas.

As granulações aracnóideas constituem o principal local de absorção do LCS no sistema venoso; trata-se de protrusões das vilosidades aracnóideas nas paredes dos seios venosos da dura-máter, particularmente o seio sagital superior e suas lacunas venosas laterais (ver Figuras 8.10 e 8.12A). Juntamente com as meninges e a calvária, o LCS protege o encéfalo, proporcionando um amortecimento contra golpes na cabeça. O LCS no espaço subaracnóideo possibilita a flutuação, impedindo que o peso do encéfalo comprima as raízes dos NC e os vasos sanguíneos contra a face interna do crânio.

ANATOMIA CLÍNICA

Lesões cerebrais

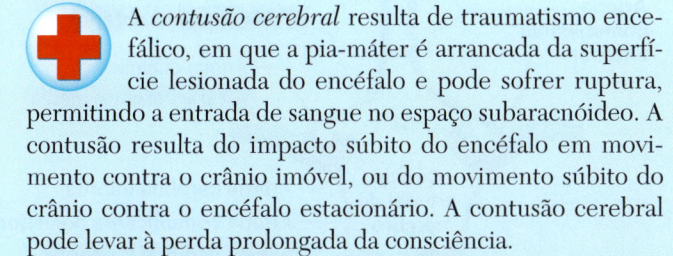

A *contusão cerebral* resulta de traumatismo encefálico, em que a pia-máter é arrancada da superfície lesionada do encéfalo e pode sofrer ruptura, permitindo a entrada de sangue no espaço subaracnóideo. A contusão resulta do impacto súbito do encéfalo em movimento contra o crânio imóvel, ou do movimento súbito do crânio contra o encéfalo estacionário. A contusão cerebral pode levar à perda prolongada da consciência.

As *lacerações cerebrais* estão frequentemente associadas a fraturas do crânio com afundamento ou a feridas por armas de fogo. As lacerações resultam em ruptura dos vasos sanguíneos e hemorragia no encéfalo e no espaço subaracnóideo, causando aumento da pressão intracraniana e compressão cerebral. A *compressão cerebral* pode ser produzida por:

- Acúmulo intracraniano de sangue
- Obstrução da circulação ou da absorção do LCS
- Tumores ou abscessos intracranianos
- Aumento de volume do encéfalo causado por *edema cerebral*, um aumento do volume do encéfalo em consequência de aumento no conteúdo de água e de sódio.

Hidrocefalia

A produção excessiva de LCS, a obstrução ao fluxo do LCS ou a interferência na sua absorção resultam em excesso de LCS nos ventrículos. Quando ocorre em lactentes ou crianças pequenas, a cabeça aumenta, uma condição conhecida como *hidrocefalia*. O excesso de LCS dilata os ventrículos, adelgaça o encéfalo circundante e, nos lactentes, separa os ossos da calvária, visto que as suturas e fontículos ainda estão abertos (Figura AC8.3).

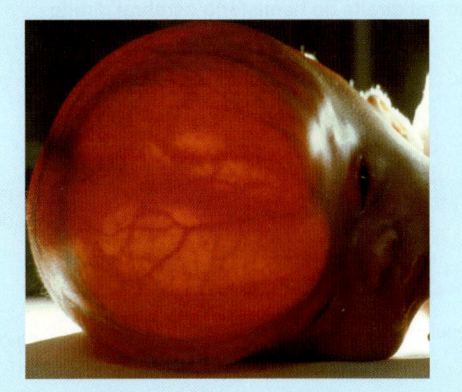

Figura AC8.3 Hidrocefalia.

Extravasamento de líquido cerebrospinal

As fraturas no assoalho da fossa média do crânio podem resultar em extravasamento de LCS pelo meato acústico externo (*otorreia de LCS*) se houver laceração das meninges acima da orelha média e ruptura da membrana timpânica.

As fraturas no assoalho da fossa anterior do crânio podem acometer a lâmina cribriforme do etmoide, com consequente extravasamento de LCS através do nariz (*rinorreia de LCS*).

A otorreia e a rinorreia de LCS podem constituir as principais indicações de fratura da base do crânio e aumentam o risco de *meningite*, visto que uma infecção da orelha ou do nariz pode se disseminar para as meninges.

Punção da cisterna

Pode-se obter uma amostra de LCS para fins diagnósticos a partir da cisterna cerebelobulbar posterior (ver Figura 8.12B), utilizando um procedimento conhecido como *punção da cisterna*. Pode-se penetrar também no espaço subaracnóideo ou no sistema ventricular para medição ou monitoramento da pressão do LCS, injeção de antibióticos ou administração de meios de contraste para radiografia.

Vascularização do encéfalo

Embora represente apenas cerca de 2,5% do peso do corpo, o encéfalo recebe quase um sexto do débito cardíaco e um quarto do oxigênio consumido pelo corpo em repouso. O suprimento de sangue para o encéfalo provém das artérias carótidas internas e vertebrais (Figuras 8.13 e 8.14 e Tabela 8.2).

As **artérias carótidas internas** originam-se no pescoço, a partir das artérias carótidas comuns, e entram na cavidade do crânio com o plexo carótico de nervos simpáticos, através dos canais caróticos. O trajeto intracraniano da artéria carótida interna é mostrado na Figura 8.14. A parte cervical da artéria ascende até a entrada para o canal carótico, na parte petrosa do temporal. A parte petrosa da artéria curva-se horizontal e medialmente no canal carótico para emergir acima do forame lacerado, entrando na cavidade do crânio. A parte cavernosa da artéria segue pela lateral do esfenoide, no sulco carótico, à medida que atravessa os seios cavernosos. Inferiormente ao processo clinoide anterior, a artéria faz uma curva de 180° para unir-se ao círculo arterial do cérebro. As artérias carótidas internas seguem um trajeto anterior através dos seios cavernosos, com os nervos abducentes (NC VI) e em estreita proximidade com os nervos oculomotores (NC III) e trocleares (NC IV). Os ramos terminais das artérias carótidas internas são as **artérias cerebrais anterior** e **média** (ver Figura 8.13C,D e Tabela 8.2).

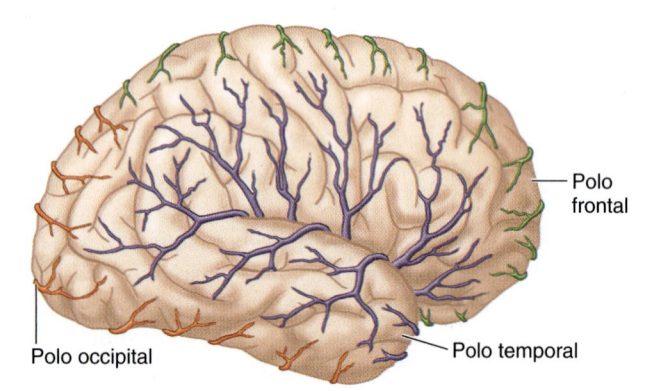

A. Vista lateral direita do hemisfério cerebral direito

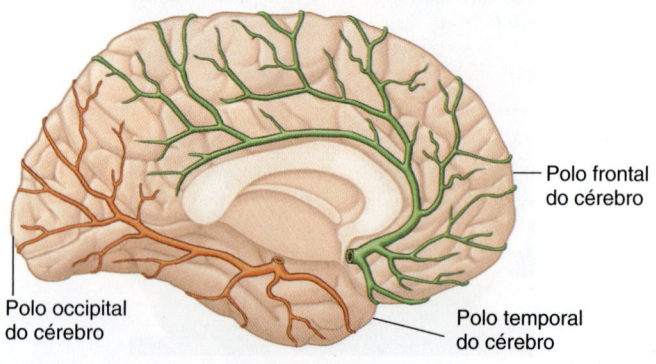

B. Vista medial do hemisfério cerebral esquerdo

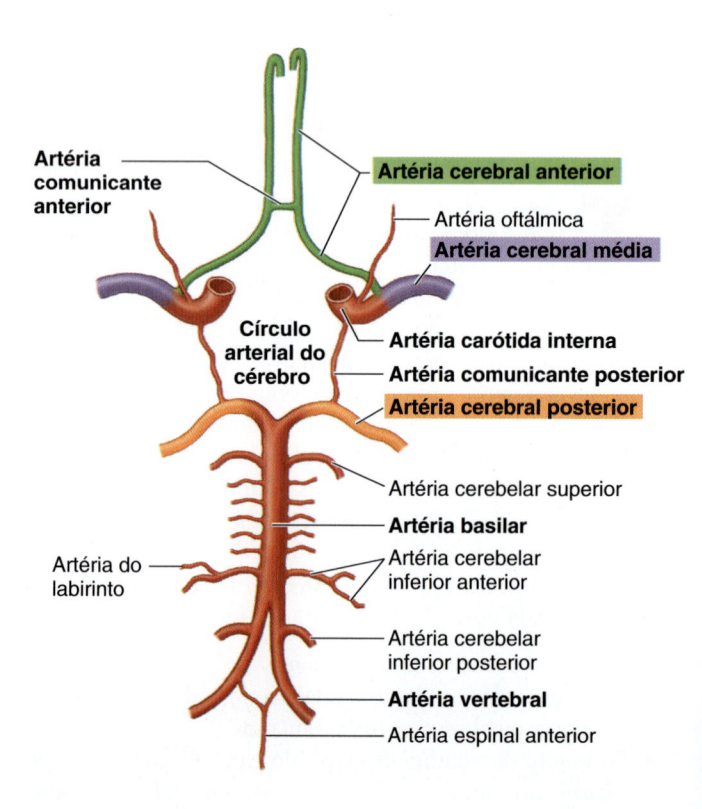

C. Vista inferior

Figura 8.13 Suprimento arterial do cérebro. **A.** Face lateral do cérebro. **B.** Face medial do cérebro. **C.** Visão geral esquemática. (*continua*)

Capítulo 8 • Cabeça 519

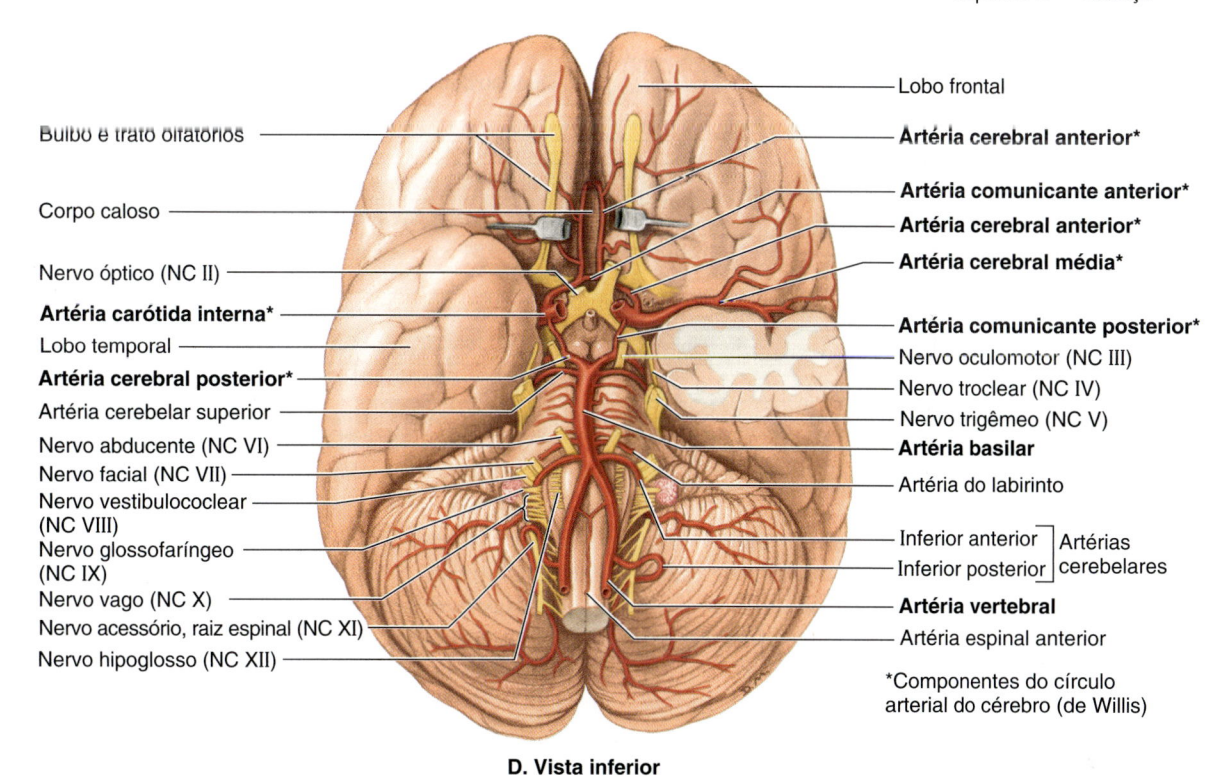

D. Vista inferior

Figura 8.13 Suprimento arterial do cérebro. (*continuação*) **D.** Círculo arterial do cérebro e nervos cranianos.

A. Vista superior lateral direita

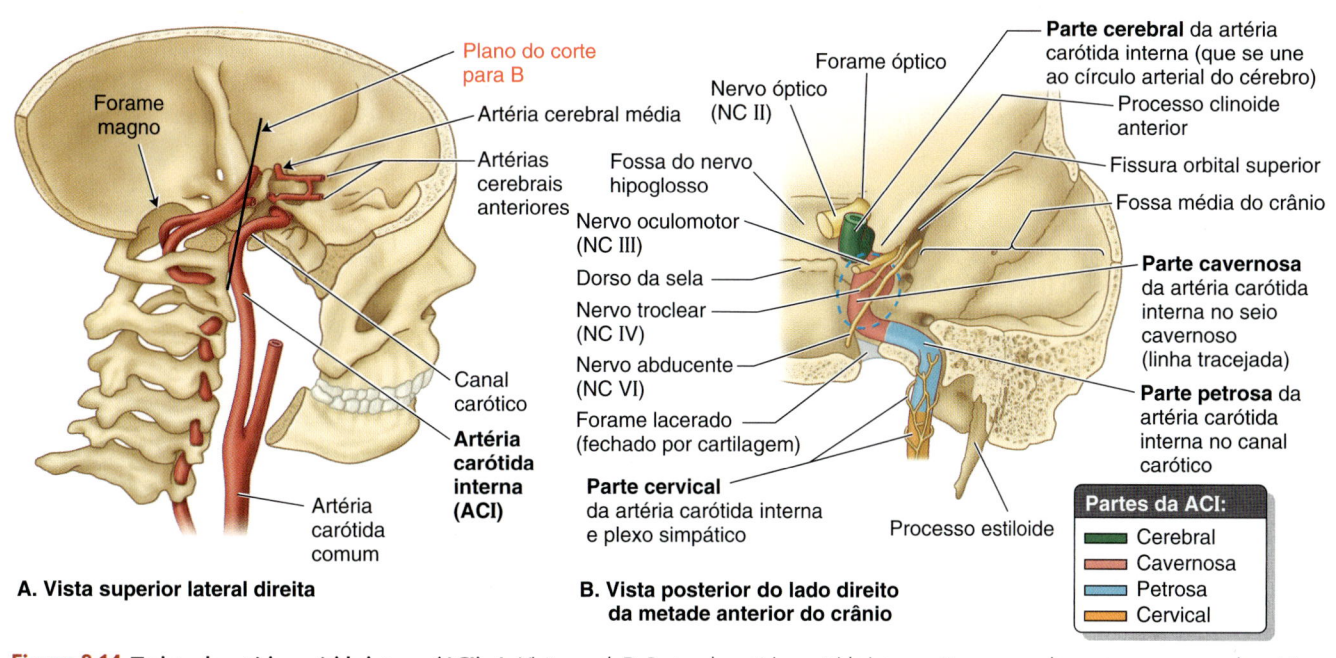

B. Vista posterior do lado direito da metade anterior do crânio

Figura 8.14 Trajeto da artéria carótida interna (ACI). **A.** Visão geral. **B.** Partes da artéria carótida interna. Corte coronal que atravessa o canal carótico.

As **artérias vertebrais** começam na raiz do pescoço, como ramos da primeira parte das artérias subclávias, passam através dos forames transversários das primeiras seis vértebras cervicais e perfuram a dura-máter e a aracnoide-máter para passar pelo forame magno (ver Figura 8.14A). As partes intracranianas das artérias vertebrais unem-se na margem caudal da ponte para formar a **artéria basilar**. A artéria basilar segue pela cisterna pontocerebelar (ver Figura 8.12B) até a margem superior da ponte, onde termina, dividindo-se em duas **artérias cerebrais posteriores**.

Além de fornecer ramos para as partes mais profundas do encéfalo, os ramos corticais de cada artéria cerebral irrigam uma face e um polo do cérebro da seguinte maneira:

- As *artérias cerebrais anteriores* irrigam a maior parte das faces medial e superior e o polo frontal
- As *artérias cerebrais médias* irrigam a face lateral e o polo temporal
- As *artérias cerebrais posteriores* irrigam a face inferior e o polo occipital.

Tabela 8.2 Suprimento arterial dos hemisférios cerebrais.

Artéria	Origem	Distribuição
Carótida interna	Artéria carótida comum na margem superior da cartilagem tireóidea	Emite ramos para as paredes do seio cavernoso, para a hipófise e o gânglio trigeminal; fornece a vascularização primária do encéfalo
Cerebral anterior	Artéria carótida interna	Hemisférios cerebrais, com exceção dos lobos occipitais
Comunicante anterior	Artéria cerebral anterior	Círculo arterial do cérebro (de Willis)
Cerebral média	Continuação da artéria carótida interna distal à artéria cerebral anterior	A maior parte da face lateral dos hemisférios cerebrais
Vertebral	Artéria subclávia	Meninges cranianas e cerebelo
Basilar	Formada pela união das artérias vertebrais	Tronco encefálico, cerebelo e cérebro
Cerebral posterior	Ramo terminal da artéria basilar	Face inferior do hemisfério cerebral e lobo occipital
Comunicante posterior	Artéria cerebral posterior	Trato óptico, pedúnculo cerebral, cápsula interna e tálamo

O **círculo arterial do cérebro** (círculo de Willis), na base do encéfalo, é uma importante anastomose entre as quatro artérias (duas artérias vertebrais e duas artérias carótidas internas), que irrigam o encéfalo (ver Figura 8.13C,D). O círculo arterial é formado pelas *artérias cerebrais posteriores, comunicante posterior, carótidas internas, cerebrais anteriores* e *comunicante anterior*. Os vários componentes do círculo arterial do cérebro emitem numerosos pequenos ramos para o encéfalo. É comum a observação de variações na origem e no tamanho dos vasos que formam o círculo arterial do cérebro (p. ex., as artérias comunicantes posteriores podem estar ausentes, ou pode haver duas artérias comunicantes anteriores). Em aproximadamente uma em cada três pessoas, uma artéria cerebral posterior aparece como ramo principal da artéria carótida interna.

As **veias cerebrais** de paredes finas e sem válvulas, que drenam o encéfalo, perfuram a aracnoide-máter e a lâmina meníngea da dura-máter para terminar nos seios venosos mais próximos da dura-máter. Os seios drenam, em sua maior parte, para as VJI. As veias cerebrais superiores na face superior lateral do encéfalo drenam para o seio sagital superior (ver Figura 8.6A); as veias cerebrais na face posterior inferior drenam para os seios reto, transverso e petroso superior. A **artéria cerebral magna** (de Galeno) é uma veia única na linha mediana, que é formada no encéfalo pela união de duas veias cerebrais internas e que termina fundindo-se com o seio sagital inferior para formar o seio reto (ver Figuras 8.6A e 8.7B).

ANATOMIA CLÍNICA

Acidentes vasculares cerebrais (ou encefálicos)

Um *acidente vascular cerebral isquêmico* refere-se à súbita ocorrência de déficits neurológicos, que estão relacionados com uma redução do fluxo sanguíneo cerebral. As causas mais comuns dos acidentes vasculares cerebrais são os *acidentes vasculares cerebrais espontâneos*, como a *embolia cerebral, trombose cerebral, hemorragia cerebral* e *hemorragia subaracnóidea* (Esenwa et al., 2016). O círculo arterial do cérebro é um importante meio de circulação colateral em caso de obstrução gradual de uma das artérias principais que formam o círculo. A oclusão súbita, mesmo se for apenas parcial, resulta em déficits neurológicos. Nos indivíduos idosos, as anastomoses são, com frequência, inadequadas quando ocorre oclusão de uma grande artéria (p. ex., a artéria carótida interna), mesmo se a oclusão for gradual (nesse caso, ocorre pelo menos algum grau de comprometimento funcional).

O *acidente vascular cerebral hemorrágico* ocorre após ruptura de uma artéria ou de um *aneurisma sacular*, uma dilatação saciforme de uma parte fraca da parede arterial. O tipo mais comum de aneurisma sacular é o *aneurisma sacular* semelhante a uma baga, que ocorre nos vasos do círculo

*Local do aneurisma sacular em (B)

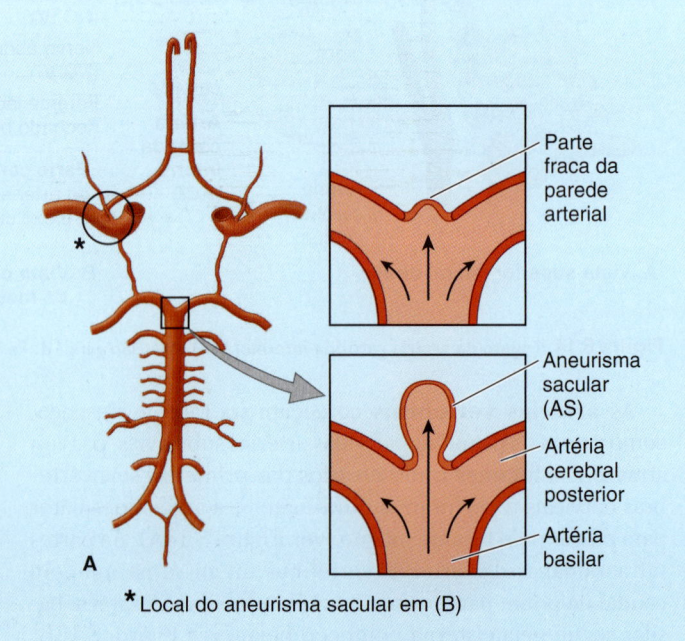

Figura AC8.4 Aneurisma sacular (AS). (*continua*)

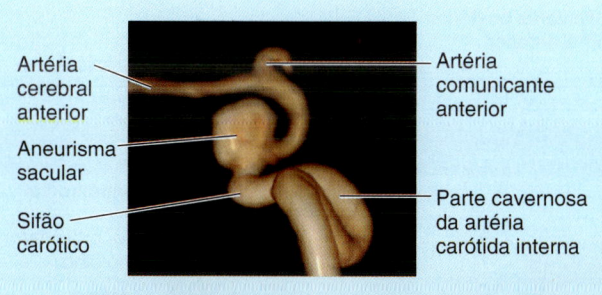

B. Reconstrução de aneurisma sacular por TC 3D

Figura AC8.4 Aneurisma sacular (AS). (*continuação*)

arterial do cérebro ou próximo a ele e nas artérias médias na base do encéfalo (Figura AC8.4). Com o tempo, particularmente nos indivíduos com *hipertensão arterial*, a parte fraca da parede arterial se expande e pode se romper, permitindo a entrada de sangue no espaço subaracnóideo.

Ataque isquêmico transitório

O ataque isquêmico transitório (AIT) refere-se a sintomas neurológicos que resultam de isquemia (suprimento sanguíneo deficiente) do encéfalo. Os sintomas de AIT podem ser ambíguos: marcha cambaleante, tontura, sensação de desmaio, síncope e parestesias (p. ex., formigamento em um membro). Na maioria dos casos, o AIT tem uma duração de poucos minutos; todavia, alguns persistem por até uma hora. Os indivíduos com AIT correm risco aumentado de infarto do miocárdio e acidente vascular cerebral isquêmico (Marshall, 2016). A ressonância magnética (RM) é utilizada para diferenciar um AIT de um *acidente vascular cerebral* completo (infarto do tecido encefálico).

FACE

A **face** é a superfície anterior da cabeça, da fronte até o mento, e de uma orelha à outra. O formato básico da face é determinado pelos ossos subjacentes, pelos músculos da face e pela tela subcutânea. A pele da face é fina, flexível e firmemente fixada às cartilagens subjacentes da orelha externa e do nariz.

ANATOMIA CLÍNICA

Lesões da face

Como a face não possui uma lâmina distinta de fáscia muscular, e a tela subcutânea é frouxa entre as inserções dos músculos da face, as *lacerações da face* tendem a se abrir (a separar-se amplamente). Em consequência, a pele precisa ser cuidadosamente suturada para evitar cicatrizes. A frouxidão da tela subcutânea também permite o acúmulo de líquido e de sangue no tecido conjuntivo frouxo após uma contusão na face. A *inflamação da face* provoca edema considerável.

Músculos da face

Os **músculos da face** (**músculos da expressão facial**) estão localizados na tela subcutânea das partes anterior e posterior do couro cabeludo, da face e do pescoço (Figura 8.15 e Tabela 8.3). Esses músculos se fixam, em sua maioria, ao osso ou a fáscias e produzem seus efeitos por meio de tração da pele. Os músculos movem a pele e modificam as expressões faciais para exprimir o humor. Os *músculos da expressão facial* também circundam os orifícios da boca, dos olhos e do nariz e atuam como músculos esfíncteres e dilatadores, que fecham e abrem os orifícios.

O **músculo orbicular da boca** é o esfíncter da boca e o primeiro de uma série de músculos esfíncteres associados ao sistema digestório. O **músculo bucinador** (L. trompetista), que é ativo no sorriso, também mantém as bochechas esticadas, impedindo que elas produzam pregas e sejam lesionadas durante a mastigação. O músculo orbicular da boca e o músculo bucinador trabalham com a língua para manter o alimento entre os dentes durante a *mastigação*. O músculo bucinador também é ativo durante a sucção, o assobio e o ato de soprar (p. ex., quando se toca um instrumento de sopro).

O **músculo orbicular do olho** fecha as pálpebras e auxilia o fluxo de líquido lacrimal (lágrimas). Possui três partes: a *parte palpebral*, que fecha suavemente as pálpebras; a *parte lacrimal*, que passa posteriormente ao saco lacrimal, ajudando na drenagem das lágrimas; e a *parte orbital*, que fecha firmemente as pálpebras para proteger os bulbos dos olhos da luz e da poeira.

Nervos da face

A inervação cutânea (sensitiva) da face é fornecida principalmente pelo *nervo trigêmeo* (NC V; Figura 8.16), enquanto a inervação motora para os músculos da expressão facial é proporcionada pelo *nervo facial* (NC VII; ver Figura 8.15B), e a inervação motora dos músculos da mastigação, pelo *nervo mandibular*, a raiz motora do nervo trigêmeo.

Os nervos cutâneos do pescoço sobrepõem-se aos da face (ver Figura 8.16B). Os ramos cutâneos dos nervos cervicais provenientes do *plexo cervical* estendem-se sobre a orelha, na face posterior do pescoço e couro cabeludo. O *nervo auricular magno* inerva a face inferior da orelha e grande parte da área suprajacente ao ângulo da mandíbula.

O **nervo trigêmeo** (NC V) é o nervo sensitivo para a face e o nervo motor para os músculos da mastigação e vários músculos pequenos (ver Figura 8.16 e Tabela 8.4). Três grandes grupos de prolongamentos periféricos de corpos celulares do **gânglio trigeminal** – o grande gânglio sensitivo do NC V – formam o *nervo oftálmico* (NC V_1), o *nervo maxilar* (NC V_2) e o componente sensitivo do *nervo mandibular* (NC V_3). Esses nervos são designados de acordo com as principais regiões onde terminam: o olho, a maxila e a mandíbula, respectivamente. As primeiras duas divisões (NC V_1 e NC V_2) são totalmente sensitivas. O NC V_3 é, em grande parte, sensitivo, porém também recebe fibras motoras (axônios) provenientes

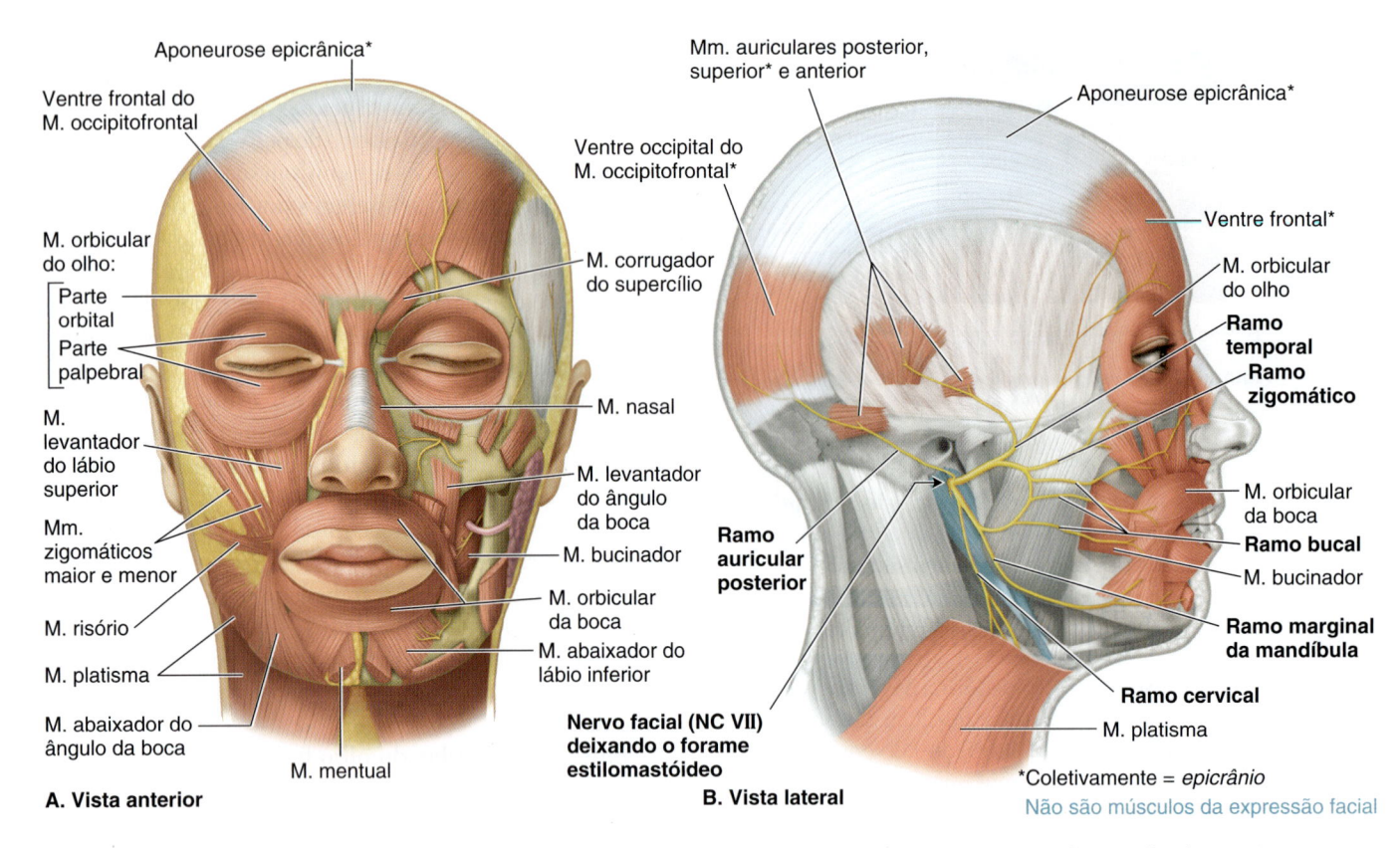

Figura 8.15 Músculos da face e do couro cabeludo. **A.** Músculos da expressão facial. **B.** Inervação, ramos do nervo facial (NC VII).

Tabela 8.3 Principais músculos funcionais da face e do couro cabeludo.

Músculo[a]	Origem	Inserção	Ações principais
Occipitofrontal			
Ventre frontal	Aponeurose epicrânica	Pele e tela subcutânea dos supercílios e da fronte	Elevação dos supercílios e enrugamento da pele da fronte; protração do couro cabeludo (indicando surpresa ou curiosidade)
Ventre occipital	Dois terços laterais da linha nucal superior	Aponeurose epicrânica	Retração do couro cabeludo; aumenta a eficiência do ventre frontal
Orbicular do olho (esfíncter orbital)	Margem orbital medial; ligamento palpebral medial; lacrimal	Pele em torno da margem da órbita; lâminas tarsais superior e inferior	Fechamento das pálpebras: a parte palpebral o faz com suavidade; a parte orbital o faz com firmeza (piscar)
Orbicular da boca (esfíncter oral)	Parte medial da maxila e mandíbula; face profunda da pele perioral; ângulo da boca	Túnica mucosa dos lábios	O tônus fecha a boca; a contração fásica comprime e protrai os lábios (ao beijar) ou resiste à distensão (ao soprar)
Bucinador (músculo da bochecha)	Mandíbula, processos alveolares da maxila e da mandíbula, rafe pterigomandibular	Ângulo da boca (modíolo); orbicular da boca	Pressiona a bochecha contra os dentes molares; trabalha com a língua para manter o alimento entre as superfícies oclusais e fora do vestíbulo da boca; resiste à distensão (ao soprar)
Platisma	Tela subcutânea das regiões infraclavicular e supraclavicular	Base da mandíbula; pele da bochecha e do lábio inferior; ângulo da boca; orbicular da boca	Abaixa a mandíbula (contra resistência); tensiona a pele da região inferior da face e pescoço (exprimindo tensão e estresse)

[a]Todos os músculos da face são inervados pelo nervo facial (NC VII) por meio de seu ramo auricular posterior ou pelos ramos temporal, zigomático, bucal, marginal da mandíbula ou cervical do plexo intraparotídeo.

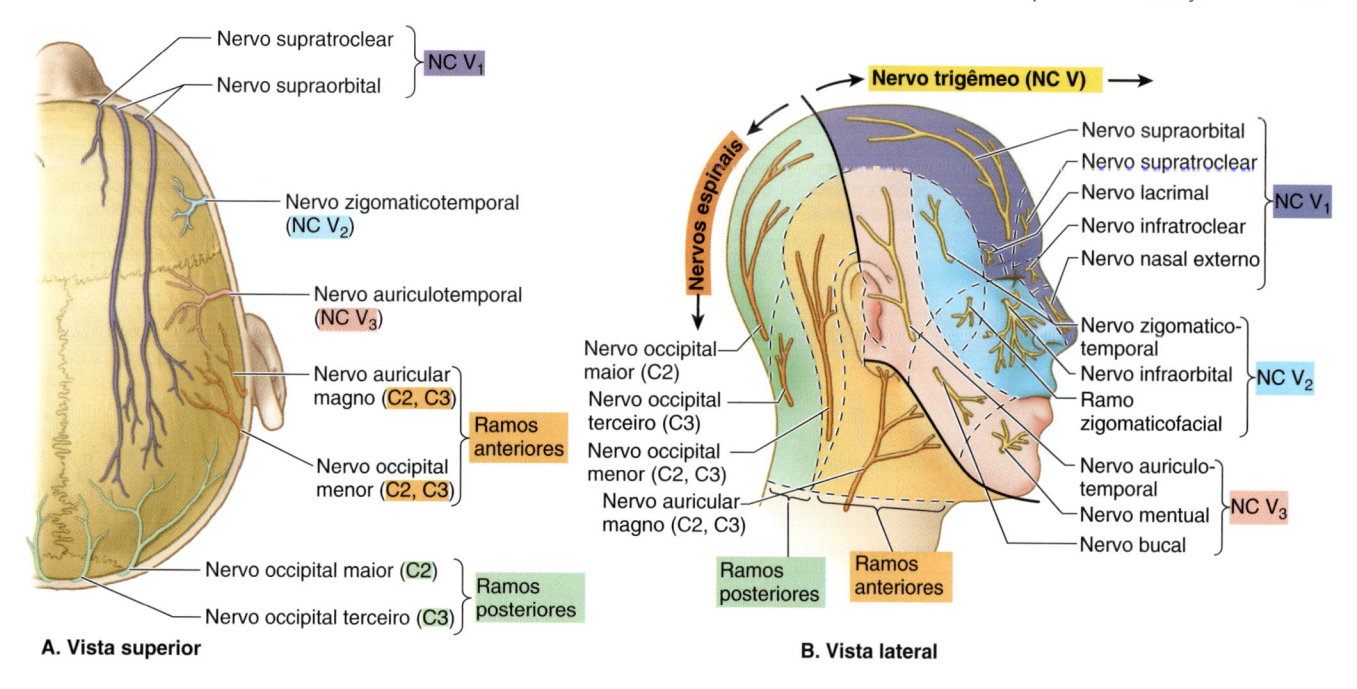

Figura 8.16 Nervos cutâneos da face e do couro cabeludo.

Tabela 8.4 Nervos cutâneos da face e do couro cabeludo.

Nervo	Origem	Trajeto	Distribuição
Nervos cutâneos derivados do nervo oftálmico (NC V₁)			
Supraorbital	Ramo da bifurcação do *nervo frontal*, aproximadamente no meio do teto da órbita	Continua anteriormente ao longo do teto da órbita, emergindo através da incisura ou forame supraorbital; ascende na fronte, dividindo-se em ramos	Túnica mucosa do *seio frontal*; pele e túnica conjuntiva do meio da *pálpebra superior*; pele e pericrânio da região *anterior lateral da fronte* e *couro cabeludo* até o vértice
Supratroclear	Ramo da bifurcação do *nervo frontal*, aproximadamente no meio do teto da órbita	Continua anterior e medialmente ao longo do teto da órbita, passando lateralmente à tróclea e ascendendo na fronte	Pele e túnica conjuntiva da face medial da *pálpebra superior*, pele e pericrânio da região *anterior medial da fronte*
Lacrimal	Ramo do *NC V₁*, proximal à fissura orbital superior	Segue em direção superior lateral pela órbita, recebendo fibras secretomotoras por meio de um ramo comunicante do nervo zigomaticotemporal	*Glândula lacrimal* (fibras secretomotoras); pequena área da pele e da túnica conjuntiva da *parte lateral da pálpebra superior*
Infratroclear	Ramo terminal (com o nervo etmoidal anterior) do *nervo nasociliar*	Acompanha a parede medial da órbita, passando inferiormente à tróclea	Pele lateral à *raiz do nariz*; pele e túnica conjuntiva das *pálpebras adjacentes ao ângulo medial do olho*, *saco lacrimal* e *carúncula lacrimal*
Ramo nasal externo	Ramo terminal do *ramo etmoidal anterior*	Emerge da cavidade nasal passando entre o osso nasal e a cartilagem nasal lateral	Pele da *asa do nariz*, *vestíbulo* e *dorso do nariz*, incluindo o *ápice*
Nervos cutâneos derivados do nervo maxilar (NC V₂)			
Infraorbital	Continuação do *NC V₂* distal à sua entrada na órbita por meio da fissura orbital inferior	Atravessa o sulco e o canal infraorbital no assoalho da órbita, dando origem aos ramos alveolares superiores; em seguida, emerge pelo forame infraorbital, dividindo-se imediatamente em ramos palpebral inferior, nasais interno e externo e labial superior	Túnica mucosa do seio maxilar; *dentes maxilares pré-molares*, *caninos* e *incisivos*; pele e túnica conjuntiva da *pálpebra inferior*; pele da *bochecha*, *parte lateral do nariz* e parte anterior inferior do *septo nasal*; pele e túnica mucosa oral do *lábio superior*
Ramo zigomaticofacial	Ramo terminal menor (com o ramo zigomaticotemporal) do *nervo zigomático*	Atravessa o forame zigomaticofacial no zigomático, no ângulo inferior lateral da órbita	Pele na proeminência da *bochecha*
Ramo zigomaticotemporal	Ramo terminal maior (com o ramo zigomaticofacial) do *nervo zigomático*	Envia um ramo comunicante para o nervo lacrimal na órbita; em seguida, segue para a fossa temporal por meio do forame zigomaticotemporal no zigomático	Pele cobrindo a *parte anterior da fossa temporal*

(continua)

Tabela 8.4 Nervos cutâneos da face e do couro cabeludo. (*continuação*)

Nervo	Origem	Trajeto	Distribuição
Nervos cutâneos derivados do nervo mandibular (NC V_3)			
Auriculotemporal	Na fossa infratemporal por meio de duas raízes do *tronco posterior do NC V_3* que circundam a artéria meníngea média	Segue em direção posterior ao ramo da mandíbula e parte profunda superior da glândula parótida, emergindo posteriormente à articulação temporomandibular	Pele anterior à orelha e dois terços posteriores da *região temporal*; pele do trago e parte adjacente da *hélice da orelha*; pele do teto do *meato acústico externo*; e pele da parte superior da *membrana timpânica*
Bucal	Na fossa infratemporal, como ramo sensitivo do *tronco anterior do NC V_3*	Passa entre as duas partes do músculo pterigóideo lateral, emergindo anteriormente ao revestimento do ramo da mandíbula e músculo masseter, unindo-se com os ramos bucais do nervo facial	Pele e túnica mucosa oral da *bochecha* (sobrejacente e abaixo da parte anterior do músculo bucinador); *gengiva bucal* adjacente aos segundo e terceiro molares
Mentual	Ramo terminal do *nervo alveolar inferior* (ramo do NC V_3)	Emerge do canal da mandíbula por meio do forame mentual, na face anterior lateral do corpo da mandíbula	Pele do *mento*; túnica mucosa oral do *lábio inferior*
Nervos cutâneos derivados dos ramos anteriores dos nervos espinais cervicais			
Auricular magno	Nervos espinais C2 e C3 pelo plexo cervical	Ascende verticalmente através do músculo esternocleidomastóideo, posteriormente à veia jugular externa	Pele sobrejacente ao ângulo da mandíbula e lobo inferior da orelha; fáscia parotídea
Occipital menor		Segue a margem posterior do músculo esternocleidomastóideo; em seguida, ascende posteriormente à orelha	Couro cabeludo posterior à orelha
Nervos cutâneos derivados dos ramos posteriores dos nervos espinais cervicais			
Nervo occipital maior	Como ramo medial do ramo posterior do nervo espinal C2	Emerge entre o áxis e o músculo oblíquo inferior da cabeça; em seguida, perfura o músculo trapézio	Couro cabeludo da região occipital
Nervo occipital terceiro	Como ramo lateral do ramo posterior do nervo espinal C3	Perfura o músculo trapézio	Couro cabeludo das regiões occipital inferior e suboccipital

da raiz motora do NC V. Os principais ramos cutâneos do nervo trigêmeo (ver Tabela 8.4) são os seguintes:

- Nervo oftálmico (NC V_1): nervos lacrimal, supraorbital, supratroclear, infratroclear e ramo nasal externo
- Nervo maxilar (NC V_2): nervo infraorbital, ramos zigomaticotemporal e zigomaticofacial
- Nervo mandibular (NC V_3): nervos auriculotemporal, bucal e mentual.

Os **nervos motores da face** são o *nervo facial* (NC VII), para os músculos da expressão facial, e o nervo mandibular (NC V_3), para os músculos da mastigação (masseter, temporal, pterigóideos medial e lateral). Esses nervos também inervam alguns músculos de localização mais profunda (descritos posteriormente neste capítulo, em relação à boca, à orelha média e ao pescoço). O **nervo facial** (NC VII) emerge do crânio através do *forame estilomastóideo* (ver Figura 8.15B e Tabelas 8.1 e 8.3). Seus ramos extracranianos (ramos temporais, zigomáticos, bucais, marginal da mandíbula, cervical e auricular posterior) inervam os músculos superficiais do pescoço e o mento (músculo platisma), os músculos da expressão facial, os músculos da bochecha (bucinador), os músculos da orelha (auriculares) e os músculos do couro cabeludo (ventres occipital e frontal do músculo occipitofrontal).

A **inervação do couro cabeludo** anterior às orelhas é realizada por ramos de todas as três divisões do nervo trigêmeo (NC V_1, NC V_2 e NC V_3) (ver Figura 8.16B e Tabela 8.4). Na região posterior das orelhas, a inervação do couro cabeludo é realizada por nervos cutâneos espinais (C2 e C3).

Vascularização superficial da face e do couro cabeludo

A face é ricamente irrigada por artérias superficiais e drenada por veias externas, como fica evidente no rubor e na palidez. Os ramos terminais das artérias e das veias anastomosam-se livremente, incluindo anastomoses através da linha mediana com seus pares contralaterais. As artérias que irrigam a face são, em sua maioria, ramos das *artérias carótidas externas* (Figura 8.17 e Tabela 8.5). A maioria das veias externas da face é drenada por veias que acompanham as artérias da face. À semelhança da maioria das veias superficiais, elas estão sujeitas a muitas variações e apresentam anastomoses abundantes, que possibilitam a ocorrência de drenagem por vias alternativas durante períodos de compressão temporária. As vias alternativas incluem tanto vias de passagem superficiais quanto a drenagem profunda.

A **artéria facial** fornece o principal suprimento arterial superficial da face (ver Figuras 8.17B e 8.18 e Tabela 8.5). Origina-se da artéria carótida externa e segue um trajeto sinuoso até a margem inferior da mandíbula, imediatamente

Artéria supratroclear*
Artéria supraorbital*
Artéria temporal superficial
Artéria auricular posterior
Artéria occipital
Artéria carótida interna
Artéria carótida externa

Artéria supraorbital*
Artéria supratroclear*
Artéria angular
Artéria facial transversa
Ramo nasal lateral
Artérias labiais superior e inferior
Artéria maxilar
Ramo mentual
Artéria facial

*Origem = artéria carótida interna; todas as outras artérias identificadas provêm da artéria carótida externa

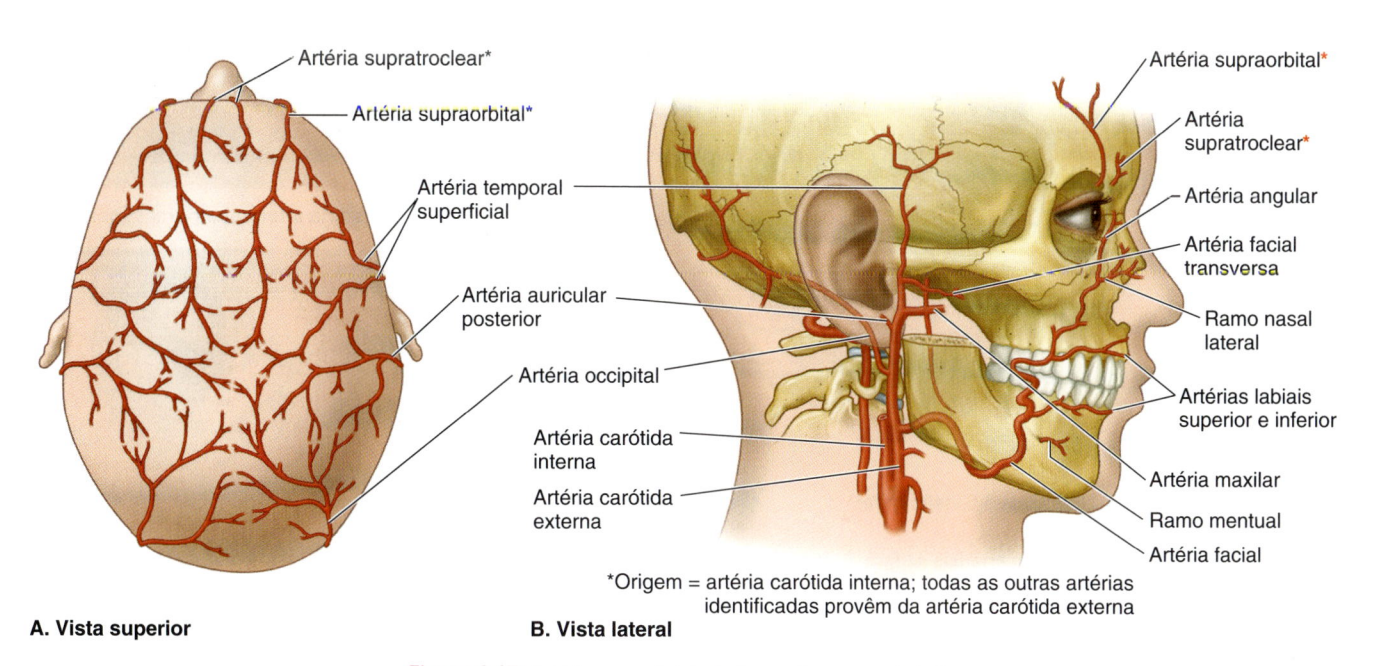

A. Vista superior   B. Vista lateral

Figura 8.17 Artérias superficiais da face e do couro cabeludo.

Tabela 8.5 Artérias superficiais da face do couro cabeludo.

Artéria	Origem	Trajeto	Distribuição
Facial	Artéria carótida externa	Ascende profundamente à glândula submandibular; curva-se em torno da margem inferior da mandíbula e entra na face	Músculos da expressão facial e face
Labial inferior	Artéria facial próximo ao ângulo da boca	Segue medialmente no lábio inferior	Lábio inferior
Labial superior		Segue medialmente no lábio superior	Lábio superior e asa (lateral) do nariz e septo nasal
Ramo nasal lateral	Artéria facial quando ascende ao longo do nariz	Segue até a asa do nariz	Pele na asa e no dorso do nariz
Angular	Ramo terminal da artéria facial	Segue até o ângulo medial do olho	Parte superior da bochecha e pálpebra inferior
Occipital	Artéria carótida externa	Passa medialmente ao ventre posterior do músculo digástrico e processo mastoide; acompanha o nervo occipital na região occipital	Couro cabeludo da parte posterior da cabeça até o vértice
Auricular posterior		Segue em direção posterior, profundamente à glândula parótida, ao longo do processo estiloide, entre o processo mastoide e a orelha	Orelha e couro cabeludo posterior à orelha
Temporal superficial	Ramo terminal menor da artéria carótida externa	Ascende anteriormente à orelha até a região temporal e termina no couro cabeludo	Músculos da face e pele das regiões frontal e temporal
Facial transversa	Artéria temporal superficial dentro da glândula parótida	Atravessa a face superficialmente ao músculo masseter e inferiormente ao arco zigomático	Glândula parótida e ducto parotídeo, músculos e pele da face
Ramo mentual	Ramo terminal da artéria alveolar inferior	Emerge do forame mentual e segue até o mento	Músculos da face e pele do mento
Supraorbital	Ramo terminal da artéria oftálmica, um ramo da artéria carótida interna	Segue superiormente a partir do forame supraorbital	Músculos e pele da fronte e do couro cabeludo
Supratroclear		Segue superiormente a partir da incisura supratroclear	Músculos e pele do couro cabeludo

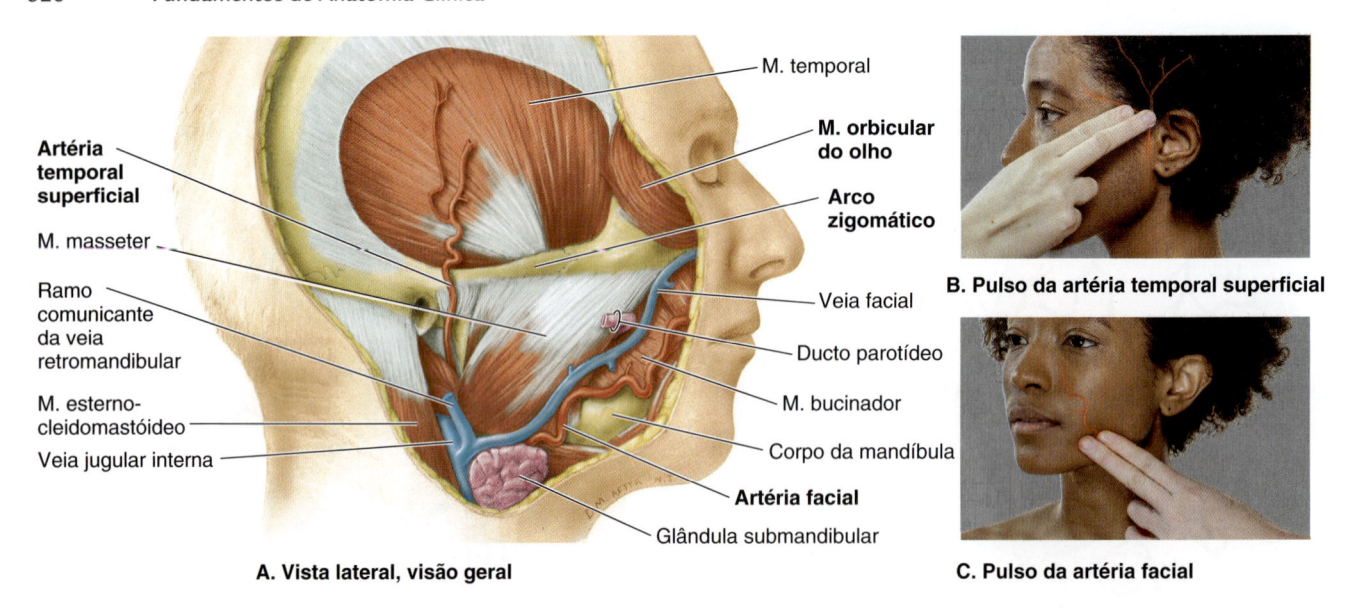

Figura 8.18 Vascularização e pulsos arteriais da face. **A.** Vascularização. A glândula parótida foi removida. **B.** Palpação do pulso da artéria temporal superficial. **C.** Palpação do pulso da artéria facial.

anterior ao músculo masseter. Em seguida, segue sobre a face em direção ao ângulo medial do olho. A artéria facial emite ramos para os lábios superior e inferior (**artérias labiais superior** e **inferior**). A artéria facial também envia ramos para a parte lateral do nariz (**ramo nasal lateral**) e, em seguida, termina como **artéria angular**, que irriga o ângulo medial do olho.

A **artéria temporal superficial** é o menor ramo terminal da artéria carótida externa; o outro ramo é a *artéria maxilar*. A artéria temporal superficial emerge na face entre a articulação temporomandibular (ATM) e a orelha e termina no couro cabeludo, dividindo-se nos **ramos frontal** e **parietal** (ver Figura 8.18). A **artéria facial transversa** origina-se da artéria temporal superficial dentro da glândula parótida e cruza a face superficialmente ao músculo masseter. Divide-se em numerosos ramos, que suprem a glândula parótida e seu ducto, o músculo masseter e a pele da face. Ela se anastomosa com ramos da artéria facial.

As **artérias do couro cabeludo** seguem o seu trajeto dentro da camada de tecido conjuntivo subcutâneo, entre a pele e a aponeurose epicrânica. Essas artérias anastomosam-se livremente entre si. As paredes arteriais estão firmemente fixadas ao tecido conjuntivo denso no qual estão inseridas, limitando a sua capacidade de contração quando cortadas. Em consequência, a hemorragia decorrente de feridas do couro cabeludo é profusa. O suprimento arterial provém das *artérias carótidas externas*, por meio das **artérias occipital**, **auricular posterior** e **temporal superficial**, e das *artérias carótidas internas*, por meio das **artérias supratroclear** e **supraorbital** (ver Figura 8.17A e Tabela 8.5). As artérias do couro cabeludo levam pouco sangue para o crânio, que é irrigado principalmente pela artéria meníngea média.

ANATOMIA CLÍNICA

Pulsos das artérias da face

Os pulsos das artérias temporal superficial e facial podem ser utilizados para verificar o pulso arterial (ver Figura 8.18B). Por exemplo, os anestesiologistas na cabeceira da mesa de cirurgia frequentemente verificam o *pulso da artéria temporal*, anteriormente à orelha, no local onde a artéria cruza o arco zigomático para irrigar o couro cabeludo. O *pulso da artéria facial* pode ser palpado onde ela cruza a margem inferior da mandíbula, imediatamente anterior ao músculo masseter (ver Figura 8.18C).

Compressão da artéria facial

A artéria facial pode ser ocluída por compressão exercida contra a mandíbula, no local onde o vaso a cruza. Devido às numerosas anastomoses entre os ramos da artéria facial e outras artérias da face, a *compressão da artéria facial* em um dos lados não interrompe por completo o sangramento proveniente da artéria facial lacerada ou de um de seus ramos. Nas lacerações do lábio, é preciso aplicar uma pressão em ambos os lados do corte, de modo a interromper o sangramento. Em geral, as feridas da face sangram livremente, porém cicatrizam rapidamente.

A **veia facial** é responsável pela drenagem venosa superficial principal da face (ver Figuras 8.18 e 8.19). Começa no ângulo medial do olho, como **veia angular**. Entre as tributárias da veia facial, estão a **veia facial profunda**, que drena o *plexo pterigóideo venoso* da fossa infratemporal (ver Figura 8.19). Inferiormente à margem da mandíbula, a veia facial une-se ao ramo anterior da veia retromandibular. A veia facial drena direta ou indiretamente na **veia jugular interna** (ver Figura 8.19). No ângulo medial do olho, a veia facial comunica-se com a *veia oftálmica superior,* que drena para o *seio cavernoso.*

A **veia temporal superficial** drena a fronte e o couro cabeludo e recebe tributárias das veias da têmpora e da face. Próximo da orelha, a veia temporal superficial entra na glândula parótida (ver Figura 8.18). A **veia retromandibular**, formada pela união da veia temporal superficial e veia maxilar, é uma veia profunda que desce dentro da glândula parótida, superficialmente à artéria carótida externa e profundamente ao nervo facial (ver Figura 8.19). A veia retromandibular divide-se em um *ramo anterior,* que se une à veia facial, e um *ramo posterior,* que se une à veia auricular posterior para formar a **veia jugular externa** (VJE). A VJE cruza a face superficial do músculo esternocleidomastóideo para entrar na veia subclávia, na raiz do pescoço.

A drenagem venosa das partes superficiais do couro cabeludo é feita pelas veias acompanhantes das artérias do couro cabeludo, as **veias supraorbital** e **supratroclear**, que descem para se unir no ângulo medial do olho, formando a veia angular, que se torna a veia facial na margem inferior da órbita. As veias temporais superficiais e as **veias auriculares posteriores** drenam o couro cabeludo anterior e posteriormente às orelhas, respectivamente. As veias occipitais drenam a região occipital do couro cabeludo. A drenagem venosa das partes profundas do couro cabeludo, na região temporal, é realizada pelas **artérias temporais profundas**, que são tributárias do plexo pterigóideo.

Não existem linfonodos no couro cabeludo ou na face, exceto na região parotídea/bucal. A linfa proveniente do couro cabeludo, da face e do pescoço drena para o *anel superficial* (colar pericervical) de *linfonodos – submentuais, submandibulares, parotídeos, mastóideos* e *occipitais –*, localizados na junção da cabeça com o pescoço (Figura 8.20). A linfa proveniente do anel superficial de linfonodos drena para os **linfonodos cervicais profundos**, ao longo da VJI. A linfa desses linfonodos segue o seu trajeto até o tronco linfático jugular, que se une ao ducto torácico no lado esquerdo, e até a VJI ou veia braquiocefálica,

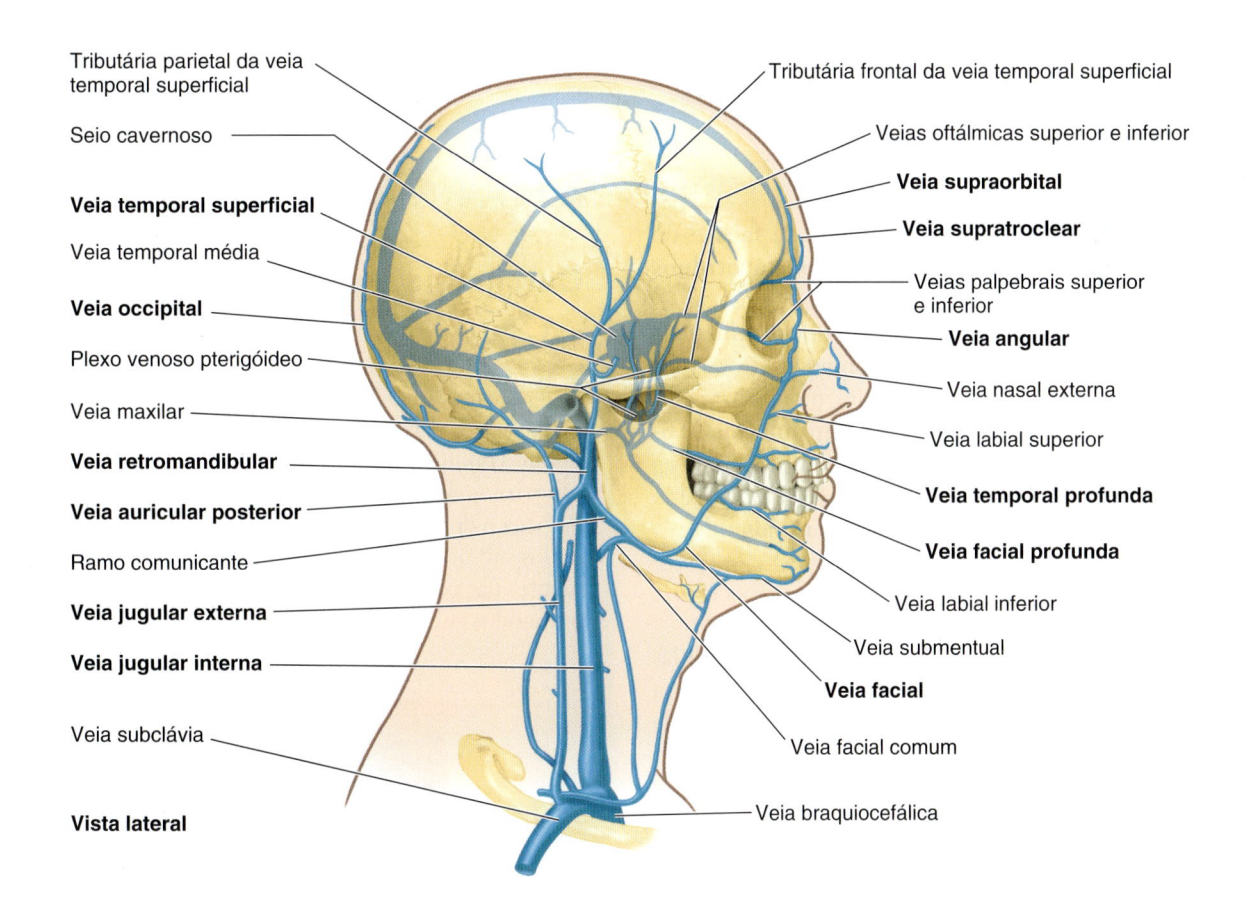

Figura 8.19 Veias da face e do couro cabeludo.

Grupos de linfonodos:
- Occipital
- Mastóideo
- Parotídeo
- Bucal
- Infra-hióideo
- Submandibular
- Submentual
- Cervical superficial
- Cervical profundo
- Retrofaríngeo*
- Jugulodigástrico*
- Júgulo-homo-hióideo*

*Parte do grupo de linfonodos cervicais profundos

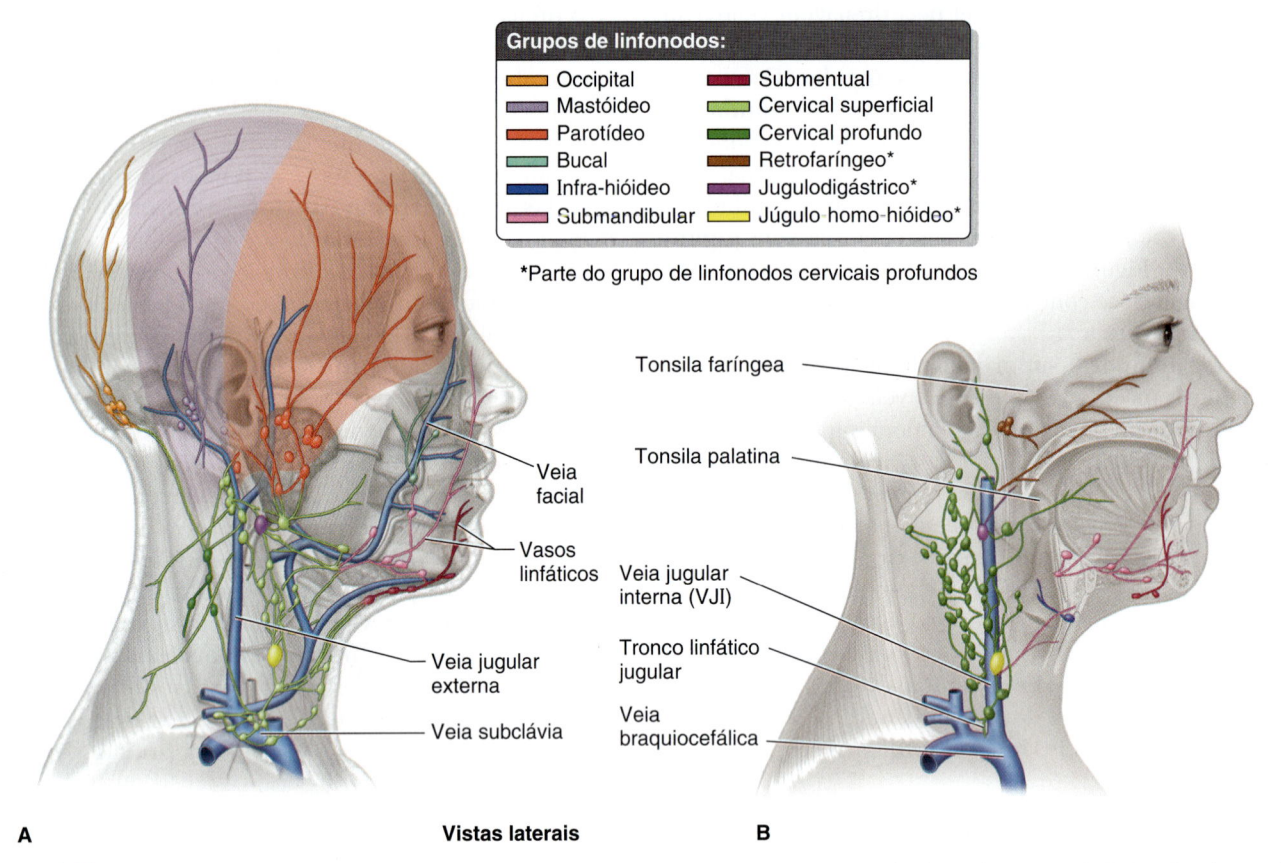

A Vistas laterais **B**

Figura 8.20 Drenagem linfática da face e do couro cabeludo. **A.** Drenagem superficial. **B.** Drenagem profunda. Todos os vasos linfáticos da cabeça e do pescoço drenam finalmente para os linfonodos cervicais profundos, direta ou indiretamente.

no lado direito. Segue-se um resumo da drenagem linfática da face:

- A linfa proveniente das partes laterais da face e do couro cabeludo drena para os **linfonodos parotídeos superficiais**
- A linfa proveniente dos linfonodos parotídeos profundos drena para os linfonodos cervicais profundos
- A linfa proveniente do lábio superior e das partes laterais do lábio inferior drena para os **linfonodos submandibulares**
- A linfa proveniente do mento e da parte central do lábio inferior drena para os **linfonodos submentuais**.

Glândula parótida

A **glândula parótida** é a maior dos três pares de glândulas salivares. É envolvida por uma cápsula fascial resistente, a **fáscia parotídea**, derivada da lâmina superficial da fáscia cervical. A glândula parótida possui uma forma irregular, visto que a área que ela ocupa, o **leito parotídeo**, situa-se anterior e inferiormente ao meato acústico externo, onde a glândula está inserida entre o ramo da mandíbula e o processo mastoide (Figura 8.21). O ápice da glândula parótida dirigido inferiormente, é posterior ao ângulo da mandíbula, e a sua base está relacionada com o arco zigomático. O **ducto parotídeo** segue um trajeto horizontal a partir da margem

ANATOMIA CLÍNICA

Carcinoma espinocelular do lábio

O *carcinoma (câncer) espinocelular do lábio* compromete habitualmente o lábio inferior (Figura AC8.5). A exposição excessiva à luz solar e a irritação em consequência do hábito de fumar cachimbo durante muitos anos constituem fatores de risco. As células cancerosas da parte central do lábio inferior, do assoalho da boca e do ápice da língua disseminam-se para os linfonodos submentuais, enquanto as células cancerosas provenientes das partes laterais do lábio inferior drenam para os linfonodos submandibulares.

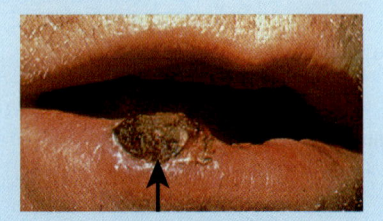

Figura AC8.5 Carcinoma espinocelular do lábio inferior.

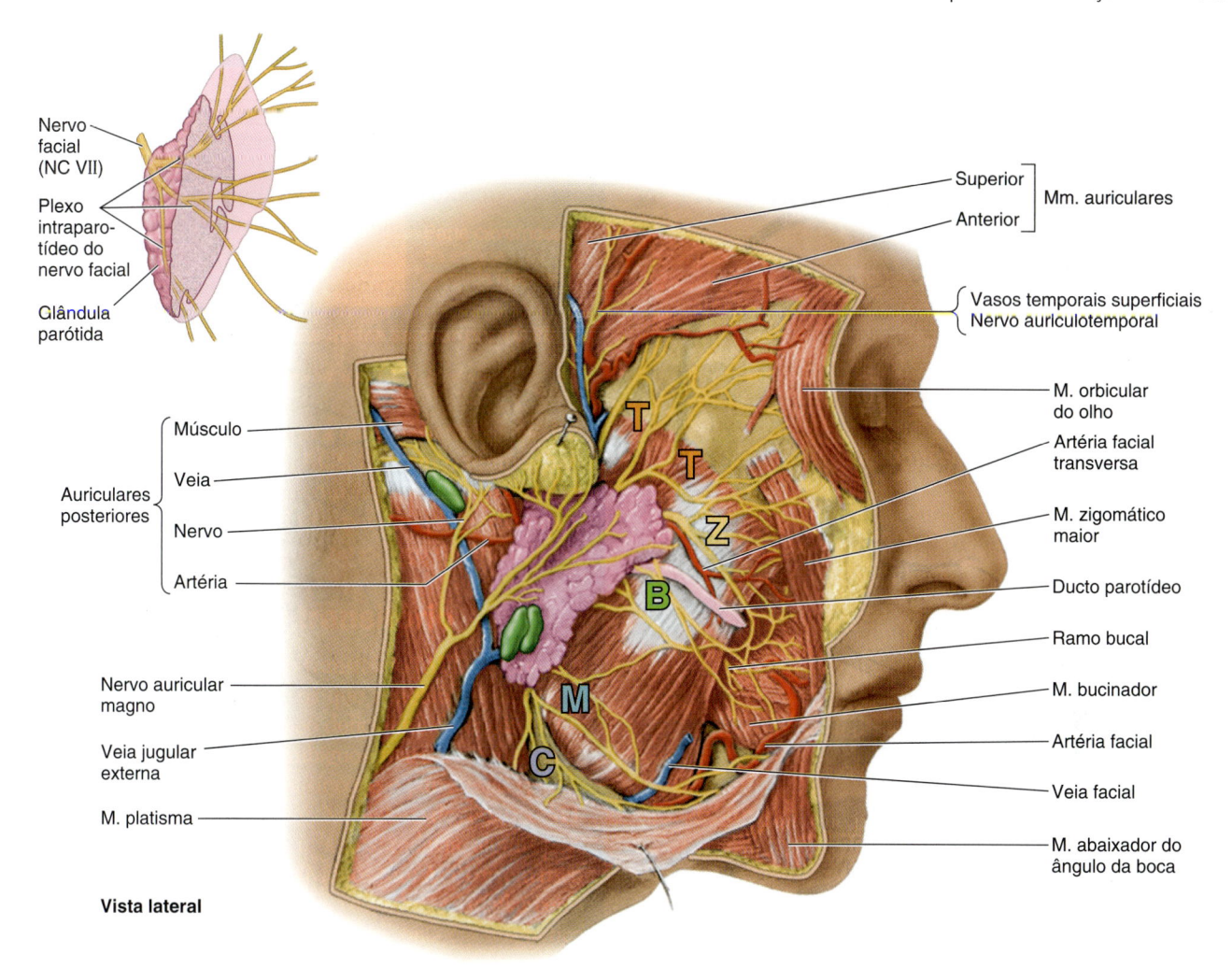

Figura 8.21 Relações da glândula parótida. *Detalhe*, plexo intraparotídeo do nervo facial; a glândula parótida foi seccionada no plano coronal. Ramos do nervo facial: *B*, bucal; *C*, cervical; *M*, marginal da mandíbula; *T*, temporal; *Z*, zigomático.

anterior da glândula. Na margem anterior do músculo masseter, o ducto curva-se medialmente, perfura o músculo bucinador e entra na cavidade oral por meio de um pequeno orifício, em frente ao segundo dente molar maxilar. Dentro da substância da glândula parótida, estão inseridos, de superficial para profundo, o *plexo intraparotídeo do nervo facial* (NC VII) e seus ramos, a *veia retromandibular* e a *artéria carótida externa*. Na fáscia parotídea e dentro da glândula, encontram-se os *linfonodos parotídeos*.

O **nervo auricular magno** (C2 e C3), um ramo do plexo cervical, é responsável pela inervação sensitiva da fáscia parotídea e pele sobrejacente (ver Figura 8.16B e Tabela 8.4) e, em seguida, segue um trajeto superior com os vasos temporais superficiais (ver Figura 8.18). O componente parassimpático do **nervo glossofaríngeo** (NC IX) fornece fibras secretoras pré-sinápticas para o gânglio ótico; as fibras pós-sinápticas são conduzidas do *gânglio ótico* até a glândula pelo **nervo auriculotemporal**. A estimulação das fibras parassimpáticas produz uma saliva fina e aquosa. As fibras simpáticas originam-se dos gânglios cervicais por meio do **plexo carótico externo** sobre a artéria carótida externa. A atividade vasomotora dessas fibras pode reduzir a secreção da glândula parótida. Fibras nervosas sensitivas seguem até a glândula por meio do nervo auriculotemporal.

ANATOMIA CLÍNICA

Neuralgia do trigêmeo

A *neuralgia do trigêmeo* (*tic douloureux*) é um distúrbio sensitivo da raiz sensitiva do NC V, que se caracteriza por crises súbitas de estocadas de dor facial excruciantes e semelhantes a faíscas. Um *paroxismo* (dor súbita e aguda) pode durar 15 minutos ou mais. O nervo maxilar (NC V_2) está envolvido com mais frequência; segue-se o nervo mandibular (NC V_3) e, com menor frequência, o nervo oftálmico (NC V_1). A dor é frequentemente desencadeada ao tocar uma *zona de gatilho* sensível da pele.

A causa da neuralgia do trigêmeo não é conhecida; entretanto, alguns pesquisadores acreditam que a maioria dos indivíduos afetados tenha um vaso sanguíneo anormal que comprime a raiz sensitiva do NC V. Quando a artéria aberrante é afastada da raiz, os sintomas habitualmente desaparecem. Outros pesquisadores acreditam que a condição seja causada por processos patológicos que afetam os neurônios do gânglio trigeminal. Em alguns casos, é necessário proceder à secção da raiz sensitiva para o alívio da neuralgia do trigêmeo.

ANATOMIA CLÍNICA

Infecção da glândula parótida

A glândula parótida pode ser infectada por agentes patológicos que passam pela corrente sanguínea, como ocorre na *caxumba*, uma doença viral aguda contagiosa. A infecção da glândula provoca inflamação (*parotidite*). Ocorre dor intensa, visto que a fáscia parotídea resistente, que é inervada pelo nervo auricular magno (ver Figura 8.21), torna-se acentuadamente distendida pelo edema. A dor pode ser agravada durante a mastigação, visto que a glândula aumentada fica situada em torno da margem posterior do ramo da mandíbula e é comprimida contra o processo mastoide quando a boca é aberta. O vírus da caxumba também pode causar *inflamação do ducto parotídeo*, provocando eritema da *papila parotídea*, onde o ducto parotídeo se abre na boca, em frente do segundo dente molar maxilar. Como a dor causada pela caxumba pode ser confundida com dor de dente, o eritema da papila frequentemente constitui um sinal precoce de que a doença acomete a glândula, e não um dente.

A *doença da glândula parótida* frequentemente causa dor na orelha, no meato acústico externo, na região temporal e na ATM, visto que o nervo auriculotemporal, a partir do qual a glândula parótida recebe fibras sensitivas, também envia fibras sensitivas para a pele sobre a fossa temporal e a orelha.

Lesões do nervo trigêmeo

As *lesões de todo o nervo trigêmeo* causam anestesia disseminada, envolvendo as seguintes áreas:

- Metade anterior correspondente do couro cabeludo
- Face, exceto uma área sobrejacente ao ângulo da mandíbula
- Córnea e túnica conjuntiva
- Túnica mucosa do nariz e dos seios paranasais, da boca e da parte anterior da língua
- Ocorre também paralisia dos músculos da mastigação.

Paralisia de Bell

A *lesão do nervo facial* (NC VII) ou de seus ramos provoca paralisia de alguns músculos da face no lado afetado ou de todos eles (*paralisia de Bell*). Ocorrem flacidez das áreas afetadas e distorção da expressão facial (Figura AC8.6). A perda do tônus do músculo orbicular do olho causa eversão da pálpebra inferior (afastamento da superfície do bulbo do olho). Em consequência, o líquido lacrimal não se espalha pela córnea, impedindo a lubrificação, a hidratação e a lavagem adequadas da córnea. Isso torna a córnea vulnerável à ulceração. Se a lesão causar enfraquecimento ou paralisia dos músculos bucinador e orbicular da boca, o alimento irá se acumular no vestíbulo da boca durante a mastigação, exigindo habitualmente a sua remoção contínua com um dedo. Quando os músculos esfíncteres ou dilatadores da boca são afetados, o deslocamento da boca (queda do ângulo) é produzido pela gravidade e pela contração sem oposição dos músculos faciais contralaterais, resultando em gotejamento de alimento e de saliva pelo canto da boca. O enfraquecimento dos músculos labiais afeta a fala. Os indivíduos afetados não conseguem assobiar nem tocar um instrumento de sopro com eficiência. Secam com frequência os olhos e a boca com um lenço para retirar o líquido (lágrimas e saliva) que escorre da pálpebra e da boca caídas.

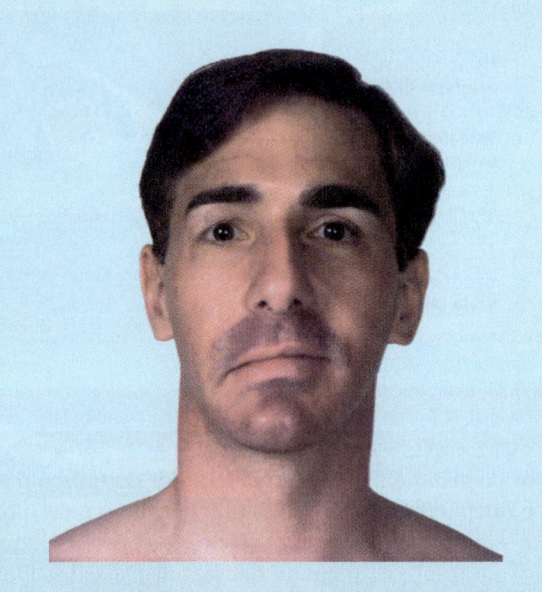

Figura AC8.6 Paralisia de Bell.

Parotidectomia

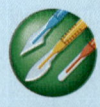

Cerca de 80% dos tumores das glândulas salivares ocorrem nas glândulas parótidas. Com frequência, a excisão cirúrgica da glândula parótida (*parotidectomia*) é realizada como parte do tratamento. Como o plexo intraparotídeo do NC VII está inserido na glândula parótida, o plexo e seus ramos correm risco durante a cirurgia. Uma importante etapa na parotidectomia é a identificação e preservação do nervo facial. A tomografia computadorizada (TC) ou RM são utilizadas no pré-operatório para planejamento da cirurgia, de modo a estabelecer a relação do tumor da glândula parótida com a localização esperada do NC VII (não visível na TC ou RM) adjacente à veia retromandibular (que é visível nas imagens).

ÓRBITAS

As órbitas são cavidades ósseas piramidais no esqueleto da face, com suas bases (*áditos orbitais*) direcionadas anterior e lateralmente e seus ápices, posterior e medialmente (Figura 8.22; ver também Figura 8.33D, mais adiante). As órbitas contêm e protegem os *bulbos dos olhos* e seus músculos, nervos e vasos, juntamente com a maior parte do aparelho lacrimal. Todo o espaço nas órbitas não ocupado por estruturas é preenchido pelo corpo **adiposo da órbita**.

A órbita possui uma base, quatro paredes e um ápice:

- A **parede superior** (teto) é aproximadamente horizontal e formada principalmente pela *parte orbital do frontal*, que separa a cavidade orbital da fossa anterior do crânio. Próximo ao ápice da órbita, a parede superior é formada pela *asa menor do esfenoide*. Anterior e lateralmente, a glândula lacrimal ocupa a **fossa da glândula lacrimal** na parte orbital do frontal
- A **parede medial** é formada pelo **etmoide**, juntamente com contribuições do frontal, lacrimal e esfenoide. Anteriormente, a parede medial é entalhada pelo **sulco lacrimal** e pela **fossa do saco lacrimal**. O osso que forma a parede medial é fino como papel, e as células etmoidais são frequentemente visíveis através do osso de um crânio seco
- A **parede lateral** é formada pelo **processo frontal do zigomático** e pela *asa maior do esfenoide*. Trata-se da parede mais forte e mais espessa, o que é importante por estar mais exposta e mais vulnerável a traumatismo direto. Sua parte posterior separa a órbita dos lobos temporais do encéfalo e da fossa média do crânio
- A **parede inferior** (assoalho) é formada principalmente pela *maxila* e, em parte pelo *zigomático* e *palatino*. A fina parede inferior é compartilhada com a órbita, superiormente, e com o seio maxilar, inferiormente. Inclina-se inferiormente do ápice até a margem infraorbital. A parede inferior é delimitada da parede lateral pela fissura orbital inferior
- O **ápice** da órbita encontra-se no canal óptico, na asa menor do esfenoide, imediatamente medial à fissura orbital superior.

Os ossos que formam a órbita são revestidos pela **periórbita** (periósteo da órbita). A periórbita é contínua com as seguintes estruturas:

- A lâmina periosteal da dura-máter, no canal óptico e na fissura orbital superior
- O periósteo que cobre a face externa do crânio (pericrânio) nas margens orbitais e através da fissura orbital inferior
- Os septos orbitais, nas margens orbitais
- As bainhas fasciais dos músculos extrínsecos do bulbo do olho
- A fáscia da órbita, que forma a bainha fascial do bulbo do olho.

Pálpebras e aparelho lacrimal

As pálpebras e o líquido lacrimal, que é secretado pelas glândulas lacrimais, protegem a córnea e o bulbo do olho contra lesões e irritação.

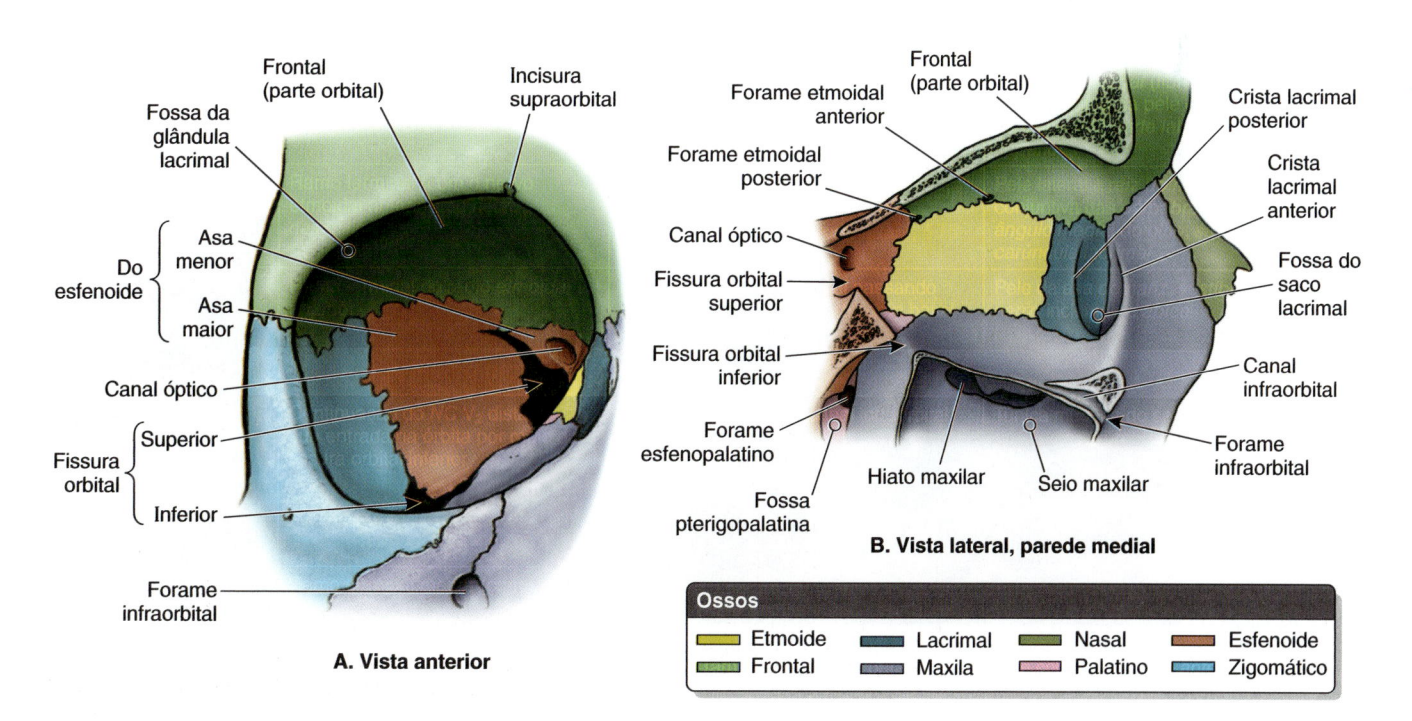

Figura 8.22 Ossos da órbita direita.

ANATOMIA CLÍNICA

Fraturas da órbita

Quando os golpes são fortes o bastante, e há impacto direto na margem óssea da órbita, as fraturas resultantes ocorrem habitualmente nas suturas entre os ossos que formam a margem orbital. Devido à pouca espessura das paredes medial e inferior da órbita, um golpe desferido no olho pode causar fratura das paredes orbitais, enquanto a margem permanece intacta. A lesão traumática indireta que desloca as paredes da órbita é denominada *fratura "por explosão"*. As fraturas da parede medial podem acometer os seios etmoidais e esfenoidais, enquanto as fraturas que ocorrem na parede inferior podem afetar o seio maxilar e podem comprimir o músculo reto inferior do bulbo do olho, limitando o olhar para cima. Embora a parede superior seja mais forte do que as paredes medial e inferior, ela é fina o suficiente para ser translúcida, podendo ser facilmente perfurada. Assim, um objeto cortante pode atravessá-la e penetrar no lobo frontal do cérebro. Com frequência, as fraturas orbitais resultam em sangramento intraorbital, que exerce pressão sobre o bulbo do olho, causando *exoftalmia* (protrusão do bulbo do olho).

Tumores da órbita

Devido à proximidade do nervo óptico com os seios esfenoidal e etmoidal posterior, a presença de um tumor maligno nesses seios pode causar erosão das finas paredes ósseas da órbita e comprimir o nervo óptico e o restante do conteúdo da órbita. Os *tumores na órbita* produzem *exoftalmia*. Um tumor na fossa média do crânio pode alcançar cavidade orbital através da fissura orbital superior.

PÁLPEBRAS

Quando fechadas, as **pálpebras** cobrem o bulbo do olho anteriormente, protegendo-o contra lesões e contra o excesso de luz (ver Figura 8.24, adiante). As pálpebras também mantêm a córnea úmida ao espalhar o líquido lacrimal. As pálpebras são pregas móveis, cobertas externamente por pele fina e internamente por uma túnica mucosa transparente, a **túnica conjuntiva da pálpebra**. A túnica conjuntiva da pálpebra é refletida sobre o bulbo do olho, onde é contínua com a **túnica conjuntiva do bulbo** (Figuras 8.23 e 8.24A).

A túnica conjuntiva do bulbo do olho é frouxa e enrugada sobre a esclera e possui pequenos vasos sanguíneos. A túnica conjuntiva do bulbo adere à periferia da córnea. As linhas de reflexão da túnica conjuntiva da pálpebra sobre o bulbo do olho formam recessos profundos, os **fórnices superior** e **inferior da conjuntiva**. O **saco da conjuntiva** é o espaço delimitado pelas túnicas conjuntivas da pálpebra e do bulbo. Esse saco é uma forma especializada de "bolsa" mucosa, que permite a livre movimentação das pálpebras sobre a superfície dos bulbos dos olhos quando se abrem e se fecham.

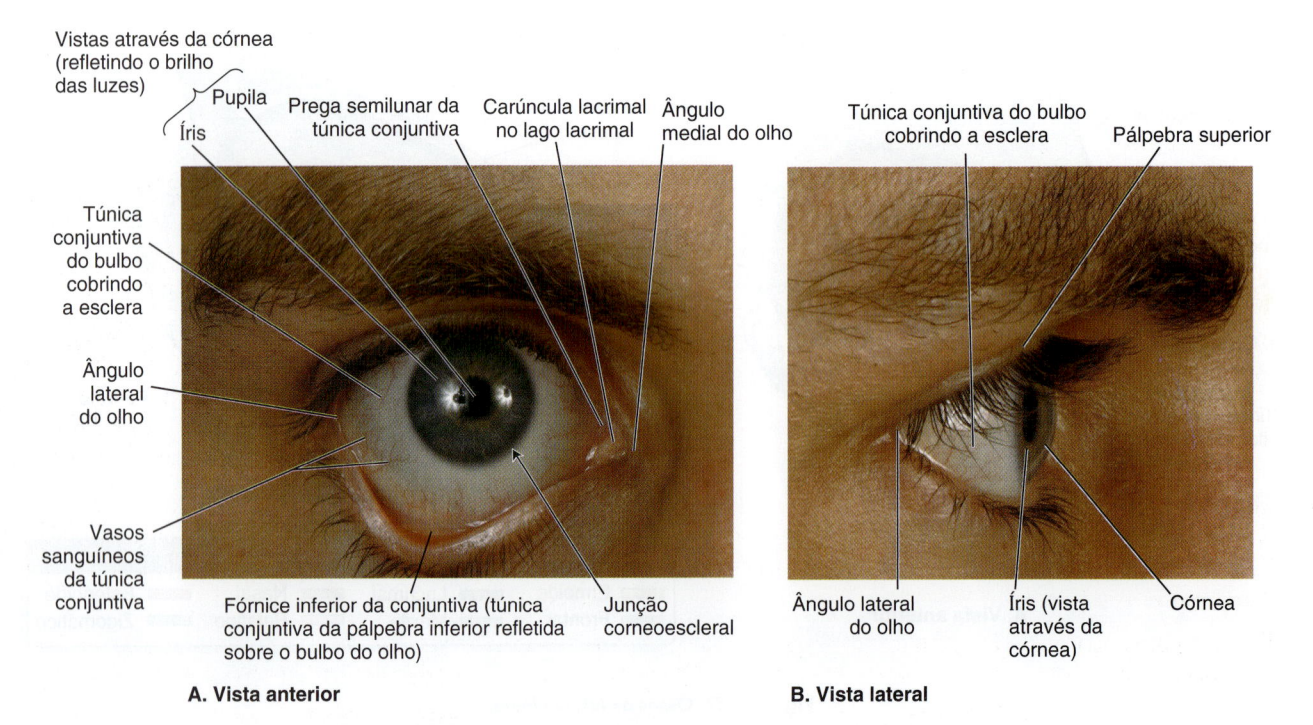

Figura 8.23 Anatomia de superfície do bulbo do olho e das pálpebras.

A. Vista anterior

B. Vista lateral

Capítulo 8 • Cabeça 533

A. Corte sagital, vista lateral

- Periórbita
- M. levantador da pálpebra superior
- **M. reto superior do bulbo do olho (7)**
- Fáscia do M. reto superior do bulbo do olho
- **Corpo adiposo da órbita (6)**
- **Nervo óptico (NC II)**
- Anel tendíneo comum
- M. reto lateral do bulbo do olho
- **Bainha da dura-máter e da aracnoide-máter**
- **Espaço subaracnóideo**
- Periórbita
- **M. reto inferior do bulbo do olho (5)**
- **Corpo adiposo da órbita (4)**
- Bainha fascial do bulbo do olho
- **M. orbicular do olho (1)**
- Parte superior do septo orbital
- Fórnice superior da conjuntiva
- Esclera
- Túnica conjuntiva do bulbo e da pálpebra
- **Bulbo do olho (2)**
- Rima das pálpebras
- Córnea
- Saco inferior da conjuntiva
- Fórnice inferior da conjuntiva
- Parte inferior do septo orbital
- Ligamento controlador inferior*
- **M. oblíquo inferior (3)**

B. Vista anterior

- Parte orbital (O)
- Parte palpebral (P)
- Rima das pálpebras

C. Corte sagital, vista medial

- M. levantador da pálpebra superior
- M. tarsal superior
- Tarso superior
- Glândulas tarsais
- Túnica conjuntiva da pálpebra
- Glândulas ciliares
- M. orbicular do olho (parte palpebral)
- Pele
- Cílios

D. Vista anterior

- M. corrugador do supercílio (seccionado)
- Tendão do M. levantador da pálpebra superior
- Septo orbital superior
- Tarso superior
- Ligamento palpebral lateral
- Tarso inferior
- Septo orbital inferior
- Ligamento palpebral medial
- Saco lacrimal
- *Comissuras medial e lateral das pálpebras

E. RM sagital, vista lateral

- Seio maxilar

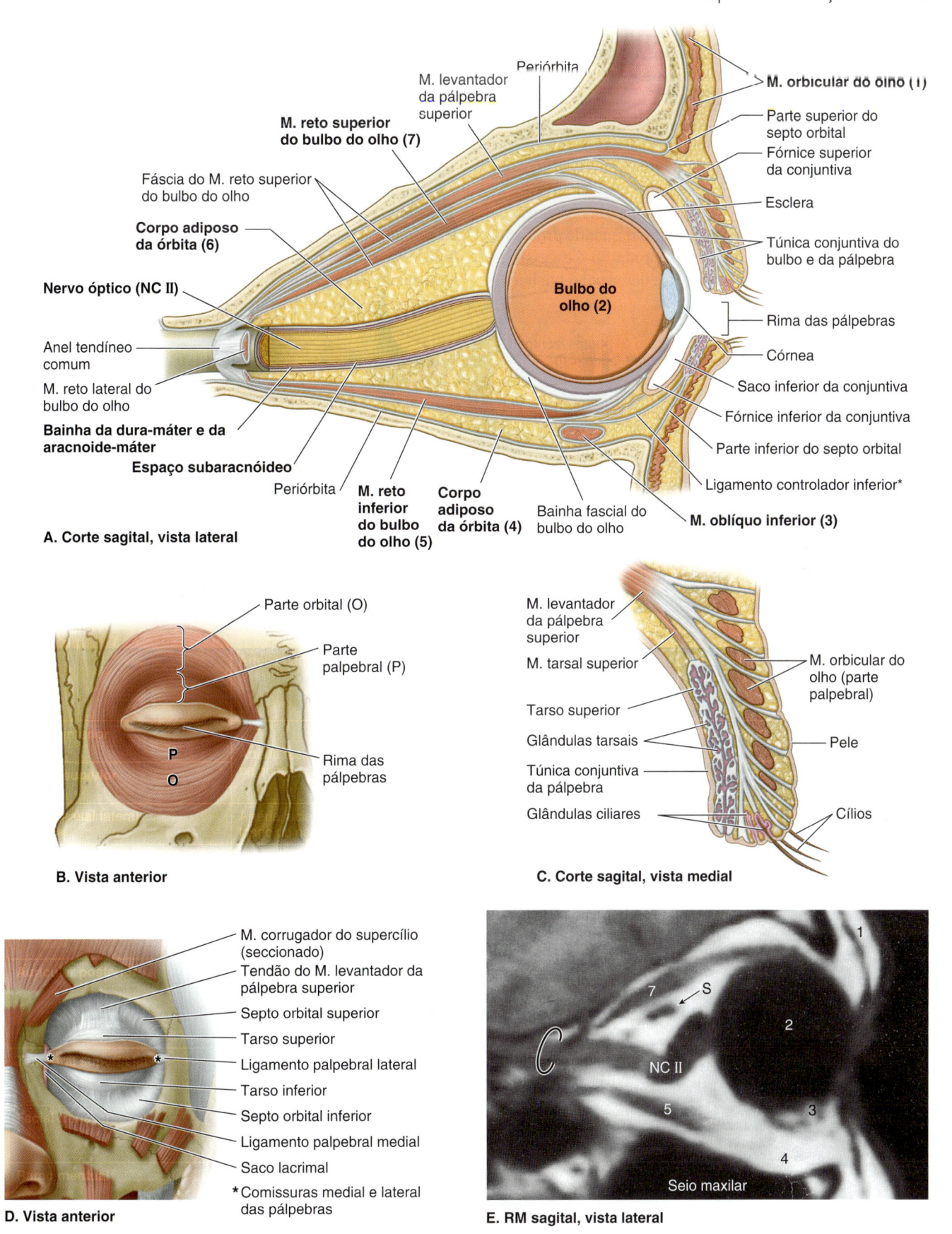

Figura 8.24 Órbita, bulbo do olho e pálpebras. **A.** Conteúdo da órbita. Os números são identificados na parte E. **B.** Partes do músculo orbicular do olho. **C.** Pálpebra superior. **D.** Esqueleto das pálpebras e septo orbital. **E.** Corte sagital de ressonância magnética (RM) da órbita. *S*, veia oftálmica superior.

*N.R.T.: A Terminologia Anatômica não contempla essa denominação. Na verdade, trata-se de uma extensão dos prolongamentos dos Mm. reto lateral e oblíquo inferior.

As pálpebras superior e inferior são reforçadas por densas faixas de tecido conjuntivo, os **tarsos superior** e **inferior** (ver Figura 8.24C,D). As fibras da parte palpebral do músculo orbicular do olho encontram-se na tela subcutânea, superficialmente a esses tarsos e abaixo da pele das pálpebras (ver Figura 8.24A,C). Nos tarsos, estão inseridas as **glândulas tarsais**, cuja secreção lipídica lubrifica as margens das pálpebras e evita a sua aderência quando se fecham (ver Figura 8.24C). Essa secreção também forma uma barreira que o líquido lacrimal não consegue atravessar quando produzido em quantidades normais. Quando a produção é excessiva, o líquido lacrimal ultrapassa a barreira e desce pelas bochechas como lágrimas.

Os **cílios** encontram-se nas margens das pálpebras. As grandes glândulas sebáceas associadas aos cílios são as **glândulas ciliares**. As junções das pálpebras superior e inferior formam as **comissuras medial** e **lateral das pálpebras** (ver Figura 8.23). Assim, cada olho apresenta ângulos medial e lateral.

No **ângulo medial do olho**, existe um reservatório raso e avermelhado de lágrimas, o **lago lacrimal**. No interior desse lago encontra-se a **carúncula lacrimal**, um pequeno montículo de pele modificada úmida (ver Figuras 8.23A e 8.25A,B). Lateralmente à carúncula, encontra-se a **prega semilunar da conjuntiva**, que se sobrepõe ligeiramente ao bulbo do olho. Quando as margens das pálpebras estão

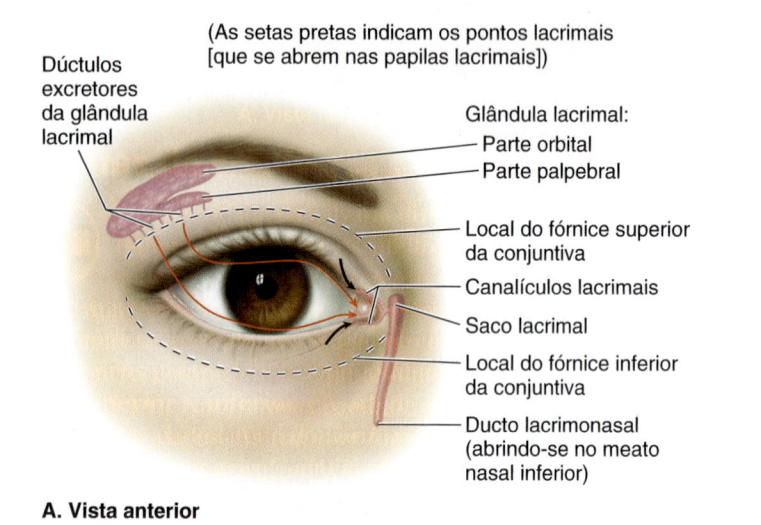

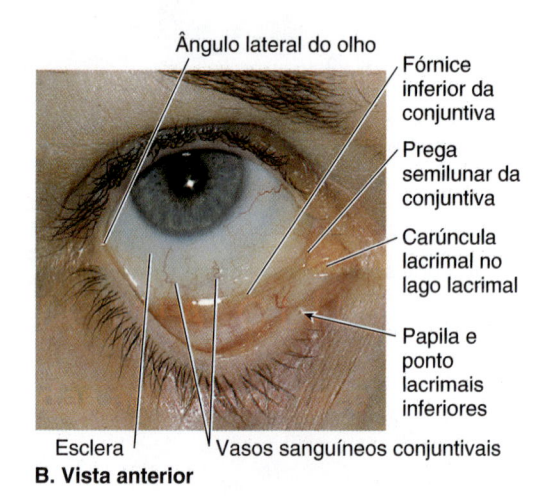

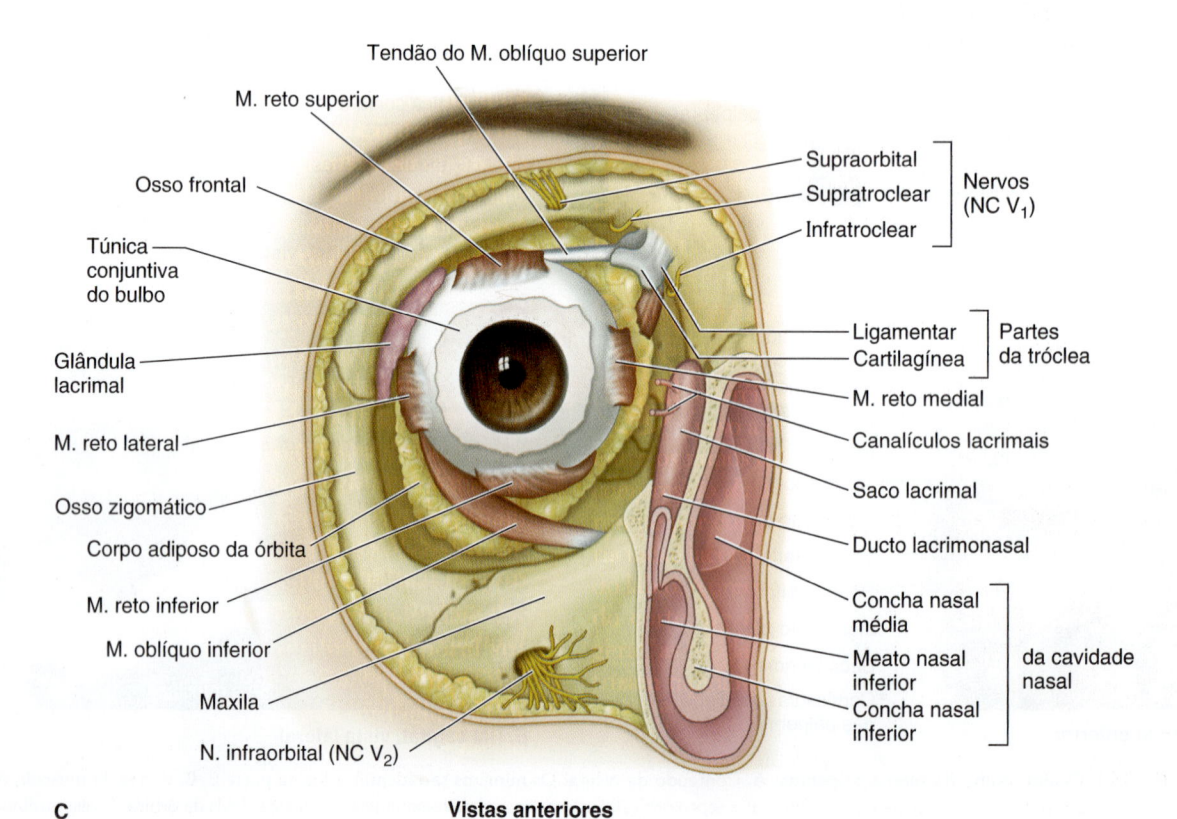

Figura 8.25 Aparelho lacrimal. **A.** Anatomia de superfície do aparelho lacrimal. **B.** Anatomia de superfície do olho, com a pálpebra inferior retraída. **C.** Dissecção da parte anterior da órbita e nariz. *N.*, nervo.

evertidas, uma abertura circular muito pequena, o **ponto lacrimal**, é visível em sua extremidade medial, no vértice de uma pequena elevação, denominada **papila lacrimal** (ver Figura 8.25B).

Entre o nariz e o ângulo medial do olho, encontra-se o **ligamento palpebral medial**, que une os tarsos à margem medial da órbita. O músculo orbicular do olho origina-se e insere-se nesse ligamento (ver Figura 8.24D). Um **ligamento palpebral lateral** semelhante fixa os tarsos à margem lateral da órbita. O septo orbital, que é uma membrana fraca, estende-se dos tarsos até as margens da órbita, onde se torna contínuo com o periósteo (ver Figura 8.24D). Mantém o corpo adiposo da órbita e pode limitar a disseminação de infecção para a órbita e a partir dela.

APARELHO LACRIMAL

O aparelho lacrimal é constituído pelas seguintes estruturas (ver Figura 8.25):

- As *glândulas lacrimais*, que secretam o líquido lacrimal (lágrimas)
- Os **dúctulos excretores da glândula lacrimal**, que transportam o líquido lacrimal das glândulas lacrimais para o saco da conjuntiva
- Os **canalículos lacrimais**, que começam, cada um, em um *ponto lacrimal* (abertura) na *papila lacrimal*, próximo ao ângulo medial do olho (ver Figura 8.25B), e transportam o líquido lacrimal do *lago lacrimal* até o *saco lacrimal*, a parte superior dilatada do ducto lacrimonasal (ver Figura 8.25A)
- O **ducto lacrimonasal**, que conduz o líquido lacrimal para a cavidade nasal.

A **glândula lacrimal**, em forma de amêndoa, situa-se na *fossa da glândula lacrimal*, na parte superior lateral de cada órbita. A produção do líquido lacrimal é estimulada por impulsos parassimpáticos provenientes do NC VII. É secretado através de 8 a 12 **dúctulos excretores**, que se abrem no *fórnice superior da conjuntiva* do saco da conjuntiva (ver Figura 8.25A). O líquido flui para baixo dentro do saco, sob a influência da gravidade. Quando a córnea fica seca, a pálpebra pisca. As pálpebras aproximam-se em uma sequência de lateral para medial, empurrando uma película de líquido medialmente sobre a córnea. O líquido lacrimal que contém material estranho, como poeira, é deslocado em direção ao ângulo medial do olho, onde se acumula no *lago lacrimal*, a partir do qual é drenado por ação capilar por meio dos *pontos lacrimais* e *canalículos lacrimais* para o *saco lacrimal*. A partir desse saco, o líquido lacrimal segue para a cavidade nasal através do *ducto lacrimonasal* (ver Figura 8.25C). Neste local, o líquido flui posteriormente para a parte nasal da faringe e é deglutido.

A *inervação da glândula lacrimal* é tanto simpática quanto parassimpática. As fibras secretomotoras parassimpáticas pré-sinápticas são conduzidas do nervo facial pelo *nervo petroso maior* e, em seguida, pelo *nervo do canal pterigóideo* até o *gânglio pterigopalatino*, onde fazem sinapse com o corpo celular da fibra pós-sináptica (ver Figura 8.64D, mais adiante). As fibras simpáticas pós-sinápticas vasoconstritoras – trazidas do *gânglio cervical superior* pelo *plexo carótico interno* e nervo petroso profundo – unem-se com as fibras parassimpáticas para formar o nervo do canal pterigóideo e atravessar o gânglio pterigopalatino (ver Figura 8.64E). Em seguida, ramos do *nervo zigomático* (que se origina do nervo maxilar) conduzem ambos os tipos de fibras até o ramo lacrimal do nervo oftálmico (NC V$_1$), por meio do qual entram na glândula.

Bulbo do olho

O **bulbo do olho** contém o aparelho óptico do sistema visual. Ele ocupa a maior parte da porção anterior da órbita, suspenso por seis músculos extrínsecos, que controlam seus movimentos, e por um *aparelho suspensor da fáscia*. O bulbo do olho mede aproximadamente 25 mm de diâmetro. Todas as estruturas anatômicas dentro do bulbo do olho apresentam uma disposição circular ou esférica.

O *bulbo do olho propriamente dito* possui três túnicas (camadas); entretanto, existe uma camada adicional de tecido conjuntivo que envolve o bulbo do olho, sustentando-o dentro da órbita. A camada de tecido conjuntivo é composta posteriormente pela

ANATOMIA CLÍNICA

Lesão dos nervos que suprem as pálpebras

Como o nervo oculomotor (NC III) é responsável pela inervação motora somática do músculo levantador da pálpebra superior e inervação simpática do músculo tarsal inferior, a sua lesão provoca paralisia do músculo e queda da pálpebra superior (*ptose*). A lesão do nervo facial (NC VII) causa paralisia do músculo orbicular do olho, impedindo o fechamento completo das pálpebras. Ocorre também perda do reflexo normal do piscar protetor rápido do olho. A perda do tônus do músculo na pálpebra inferior provoca a sua queda (eversão) da superfície do olho. Isso leva ao ressecamento da córnea e a deixa desprotegida contra poeiras e pequenas partículas. Assim, a irritação do bulbo do olho desprotegido resulta em *lacrimejamento* (formação de lágrimas) excessivo, porém ineficiente.

Inflamação das glândulas palpebrais

Qualquer uma das glândulas nas pálpebras pode apresentar inflamação e edema em consequência de infecção ou obstrução de seus ductos. Se houver obstrução dos ductos das glândulas ciliares, surge na pálpebra um edema *supurativo* (produtor de pus) vermelho e doloroso, denominado hordéolo. Além disso, pode haver formação de cistos das glândulas sebáceas das pálpebras, denominados *calázios*.

bainha do bulbo do olho (cápsula de Tenon), que forma a verdadeira cavidade para o bulbo do olho, e, anteriormente, pela túnica conjuntiva do bulbo (ver Figura 8.24A).

A bainha do olho constitui a parte mais substancial do aparelho suspensor. Uma lâmina de tecido conjuntivo muito frouxa, o **espaço episcleral** (um espaço virtual), situa-se entre a bainha do bulbo do olho e a túnica externa do bulbo do olho, facilitando os movimentos do bulbo do olho na bainha.

As três camadas do bulbo do olho são as seguintes (Figura 8.26):

1. A *túnica fibrosa* (camada externa), constituída pela *esclera* e pela *córnea*.
2. A *túnica vascular* (camada intermediária), constituída pela *corioide*, pelo *corpo ciliar* e pela *íris*.
3. A *túnica interna* (camada interna) do bulbo, formada pela *retina*, que é constituída pela *parte óptica da retina* e *parte cega da retina*.

TÚNICA FIBROSA DO BULBO DO OLHO

A **túnica fibrosa do bulbo do olho** é o esqueleto fibroso externo do bulbo do olho, que proporciona a sua forma e resistência. A esclera é a parte opaca e resistente da túnica fibrosa do bulbo do olho, que cobre os cinco sextos posteriores do bulbo do olho (ver Figura 8.26A) e que fornece o local de inserção para os músculos tanto extrínsecos quanto intrínsecos do bulbo do olho. A parte anterior da esclera é visível através da túnica conjuntiva transparente do bulbo, como "branco do olho" (ver Figura 8.24B).

A **córnea** é a parte transparente da túnica fibrosa que recobre o sexto anterior do bulbo do olho. A convexidade da córnea é maior que a da esclera (ver Figuras 8.26A e 8.27), de modo que ela parece se projetar do bulbo do olho quando vista lateralmente.

As duas partes da túnica fibrosa diferem principalmente quanto à regularidade da disposição das fibras colágenas que as compõem e do grau de hidratação de cada uma. Enquanto a esclera é relativamente avascular, a córnea é totalmente avascular e recebe a sua nutrição dos leitos capilares que estão presentes em torno de sua periferia e dos líquidos existentes em suas faces externa e interna, o *líquido lacrimal* e o *humor aquoso*, respectivamente (ver Figura 8.27). O líquido lacrimal também fornece o oxigênio absorvido do ar.

A córnea é altamente sensível ao toque, e a sua inervação é efetuada pelo nervo oftálmico (NC V_1). Até mesmo corpos estranhos muito pequenos (p. ex., partículas de poeira) desencadeiam o ato do piscar, o fluxo de lágrimas e, algumas vezes, causam dor intensa. O ressecamento da superfície da córnea pode causar ulceração.

O **limbo** da córnea é o ângulo formado pela interseção das curvaturas da esclera e da córnea na **junção corneoescleral** (ver Figuras 8.26A e 8.27). A junção consiste em um círculo translúcido e cinzento, de 1 mm de largura, que inclui numerosas alças capilares envolvidas na nutrição da córnea avascular.

TÚNICA VASCULAR DO BULBO DO OLHO

A **túnica vascular do bulbo do olho** (também denominada **úvea** ou trato uveal) é constituída pela corioide, pelo corpo ciliar e pela íris (ver Figura 8.26B).

A **corioide**, uma camada marrom-avermelhada escura entre a esclera e a retina, forma a maior parte da túnica vascular do bulbo do olho e reveste a maior parte da esclera (ver Figura 8.27B). Dentro desse leito vascular pigmentado e denso, os vasos maiores estão localizados na parte externa (próximo da esclera). Os vasos mais finos (**lâmina capilar da corioide** ou *corioideocapilar*, um extenso leito vascular) estão situados na parte mais interna, adjacente à camada fotossensível avascular da retina, que é suprida com oxigênio e nutrientes. Essa camada, que é ingurgitada com sangue durante a vida (apresenta a maior taxa de perfusão por grama de tecido de todos os leitos vasculares do corpo), é responsável pelo reflexo do "olho vermelho" que ocorre em fotografias com *flash*. A corioide fixa-se firmemente ao estrato pigmentoso da retina, porém pode ser facilmente arrancada da esclera. A corioide é contínua anteriormente com o corpo ciliar.

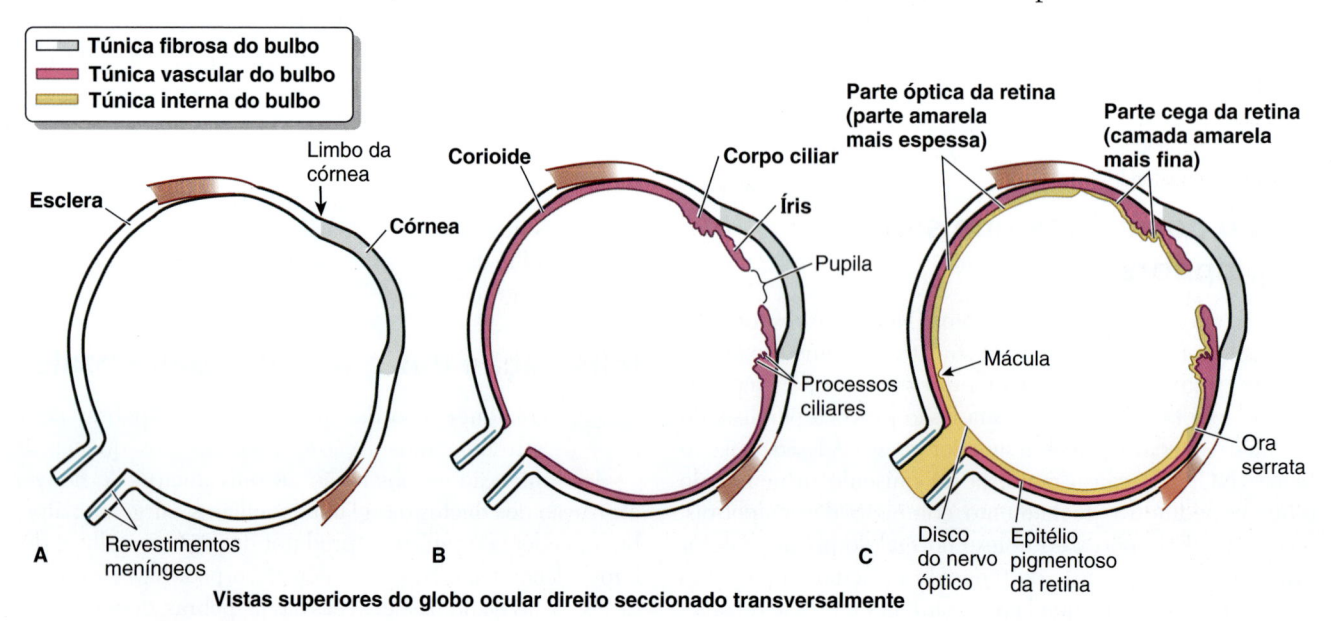

Vistas superiores do globo ocular direito seccionado transversalmente

Figura 8.26 Túnicas do bulbo do olho. A. Túnica fibrosa externa. **B.** Túnica vascular média. **C.** Túnica interna (retina).

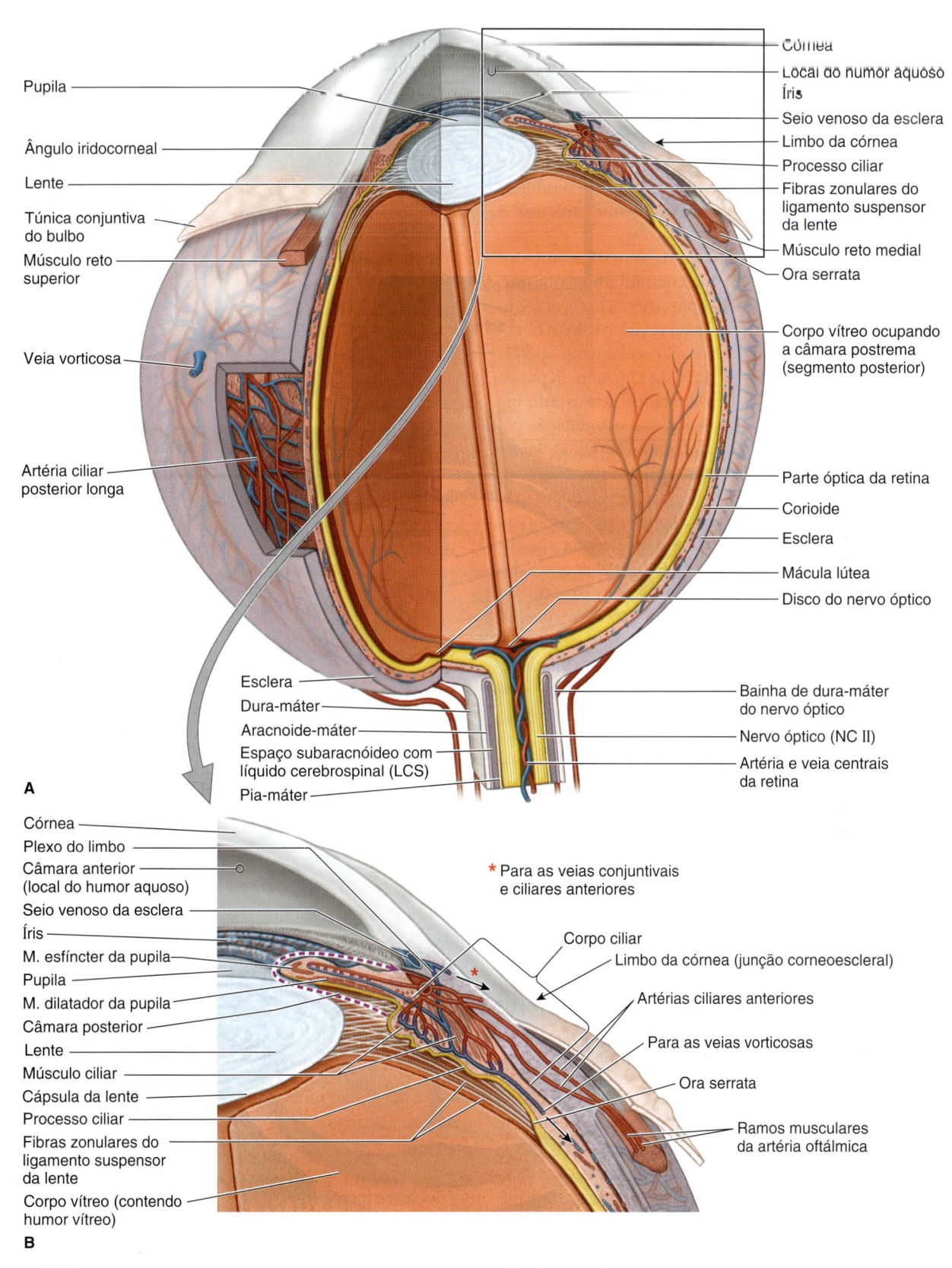

Figura 8.27 Bulbo do olho com remoção de um quadrante. A. Estrutura do bulbo do olho. A face interna da parte óptica da retina é suprida pela artéria central da retina, enquanto a face externa fotossensível é nutrida pela lâmina capilar da corioide. Os ramos da artéria central são artérias terminais, que não se anastomosam entre si, nem com qualquer outro vaso. **B.** Estruturas da região ciliar. O corpo ciliar é tanto muscular quanto vascular, assim como a íris, que inclui dois músculos: o músculo esfíncter da pupila e o músculo dilatador da pupila. O sangue venoso dessa região e o humor aquoso na câmara anterior drenam para o seio venoso da esclera.

O **corpo ciliar** é um espessamento anular da camada posterior ao limbo da córnea, que é tanto muscular quanto vascular (ver Figuras 8.26B e 8.27B). O corpo ciliar une a corioide com a circunferência da íris. Fornece a fixação para a lente. A contração e o relaxamento do músculo liso circular do corpo ciliar controlam a espessura e, portanto, o foco da lente. O *humor aquoso* é secretado por pregas na face interna do corpo ciliar, os **processos ciliares**. O *humor aquoso* preenche o **segmento anterior do bulbo do olho**, o interior do bulbo do olho anterior à lente, ao ligamento suspensor e ao corpo ciliar (ver Figura 8.27B).

A **íris**, que é literalmente situada na superfície anterior da lente, consiste em um diafragma contrátil fino, com uma abertura central, a **pupila**, para dar passagem à luz (ver Figuras 8.26B e 8.27). Quando o indivíduo está acordado, o tamanho da pupila varia continuamente para regular a quantidade de luz que entra no olho (Figura 8.28). O tamanho da pupila é controlado por dois músculos involuntários: o **músculo esfíncter da pupila**, de disposição circular e estimulação parassimpática, reduz o seu diâmetro (contrai a pupila, *miose pupilar*), e o **músculo dilatador da papila** de disposição radial e estimulação simpática, que aumenta o seu diâmetro (dilata a pupila). A natureza das respostas pupilares é paradoxal: em geral, as respostas simpáticas ocorrem imediatamente; entretanto, podem ser necessários até 20 minutos para que a pupila se dilate em resposta a uma iluminação fraca, como em um teatro escuro. As respostas parassimpáticas são normalmente mais lentas do que as simpáticas; entretanto, a constrição pupilar estimulada pelo parassimpático é normalmente imediata. A dilatação sustentada e anormal da pupila (*midríase*) pode ocorrer em determinadas doenças ou em consequência de traumatismo ou do uso de certos medicamentos.

TÚNICA INTERNA DO BULBO DO OLHO

A túnica interna do bulbo do olho é a **retina** (ver Figuras 8.26C e 8.27). É constituída macroscopicamente por duas partes funcionais, de localizações distintas: as partes óptica e cega. A **parte óptica da retina** é sensível aos raios luminosos visuais e apresenta dois estratos: o estrato nervoso e o estrato pigmentoso. O **estrato nervoso** é sensível à luz. O **estrato pigmentoso** é constituído por uma camada de células, que reforça a propriedade de absorção de luz da corioide, reduzindo a dispersão da luz no bulbo do olho. A parte cega da retina é uma continuação anterior do estrato pigmentoso e uma camada de células de sustentação. A **parte cega da retina** estende-se sobre o corpo ciliar (**parte ciliar** da retina) e a face posterior da íris (**parte irídica** da retina) até a margem pupilar.

Clinicamente, a face interna da parte posterior do bulbo do olho, onde a luz que entra no bulbo é focalizada, é designada como **fundo do olho**. A retina do fundo do olho inclui uma área circular distinta, denominada **disco do nervo óptico** (papila óptica), onde as fibras sensitivas e os vasos conduzidos pelo nervo óptico (NC II) entram e irradiam-se para o bulbo do olho (ver Figuras 8.26C, 8.27A e 8.29). Como não contém fotorreceptores, o disco do nervo óptico é insensível à luz. Em consequência, essa parte é comumente denominada *ponto cego*.

Imediatamente lateral ao disco do nervo óptico, encontra-se a **mácula lútea**. A cor amarela da mácula só é aparente quando a retina é examinada com luz sem o vermelho. A mácula lútea é uma pequena área oval da retina com cones fotorreceptores especiais, que é especializada para a acuidade visual. Normalmente, não é observada com o *oftalmoscópio* (um aparelho para a observação do interior do bulbo do olho através da pupila). No centro da mácula lútea, existe uma depressão, a **fóvea central**, que constitui a área de maior acuidade visual. A fóvea tem um diâmetro de aproximadamente 1,5 mm; seu centro, a **fovéola**, não possui a rede capilar visível em outras partes profundas à retina.

A parte óptica da retina termina anteriormente ao longo da **ora serrata**, a margem posterior irregular do corpo ciliar (ver Figuras 8.26C e 8.27B). Com exceção dos cones e dos bastonetes de seu estrato nervoso, a retina é suprida pela **artéria central da retina**, um ramo da artéria oftálmica. Os cones e os bastonetes do estrato nervoso externo recebem nutrientes da *lâmina capilar da corioide* (discutido mais adiante neste capítulo, em "Vascularização da Órbita"). A sua face interna apresenta os vasos mais finos da corioide, contra os quais a retina é pressionada. Um sistema correspondente

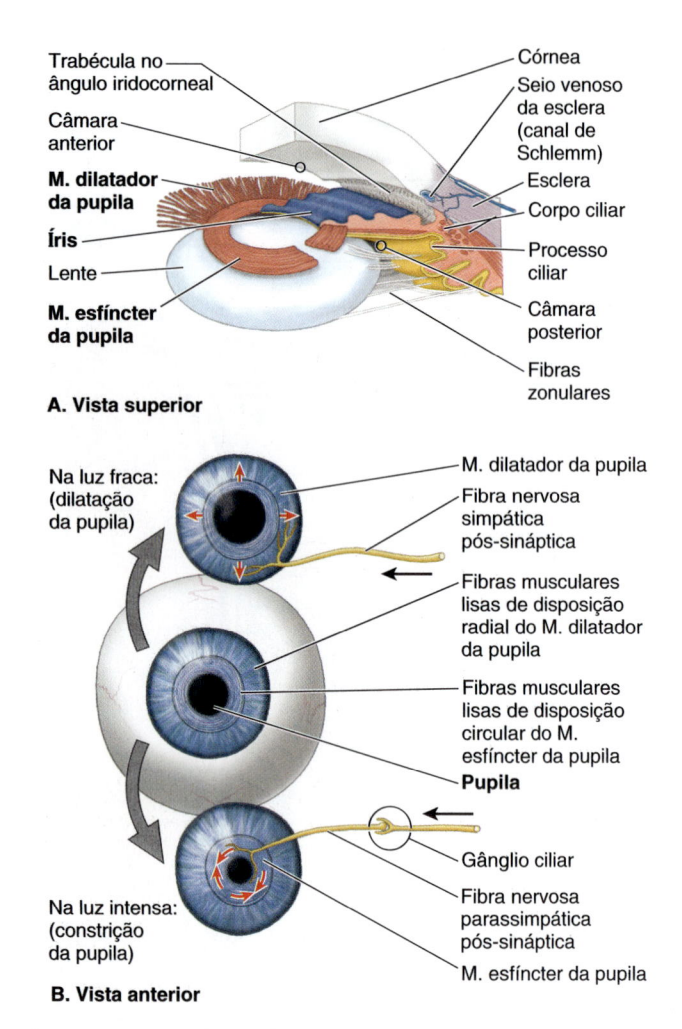

Figura 8.28 Estrutura e função da íris. **A.** Íris dissecada *in situ*. A íris separa as câmaras anterior e posterior do segmento anterior do bulbo do olho à medida que delimita a pupila. **B.** Dilatação e constrição da pupila. Em situação de baixa luminosidade, as fibras simpáticas estimulam a dilatação da pupila. Em situação de alta luminosidade, as fibras parassimpáticas estimulam a constrição da pupila.

de veias da retina une-se para formar a **veia central da retina** (ver Figura 8.27A).

MEIOS DE REFRAÇÃO E COMPARTIMENTOS DO BULBO DO OLHO

Em seu trajeto até a retina, as ondas de luz atravessam os meios de refração do bulbo do olho: a córnea, o humor aquoso, a lente e o humor vítreo (ver Figura 8.27). A *córnea* é o principal meio de refração do bulbo do olho – isto é, desvia a luz no seu maior grau, focalizando uma imagem invertida sobre a retina fotossensível, particularmente do *fundo óptico*.

O **humor aquoso** ocupa o *segmento anterior do bulbo do olho* (ver Figura 8.27B). O segmento anterior é subdividido pela íris e pela pupila. A **câmara anterior do bulbo do olho** é o espaço entre a córnea, anteriormente, e a íris/pupila, posteriormente. A câmara posterior do bulbo do olho situa-se entre a íris/pupila, anteriormente, e a lente e o corpo ciliar, posteriormente. O humor aquoso é produzido na câmara posterior pelos processos ciliares do corpo ciliar. Essa solução aquosa transparente fornece nutrientes para a córnea, avascular, e a lente. Após atravessar a pupila e entrar na câmara anterior, o humor aquoso drena através de uma rede trabecular, no **ângulo iridocorneal**, para o *seio venoso da esclera* (canal de Schlemm) (ver Figura 8.28A). O humor é removido pelo **plexo do limbo**, uma rede de veias da esclera próximo ao limbo da córnea, que drena, por sua vez, para as tributárias das *veias vorticosas* e *veias ciliares anteriores* (ver Figura 8.27B). A pressão intraocular (PIO) é um equilíbrio entre a produção e a drenagem de humor aquoso.

A **lente** situa-se posteriormente à íris e anteriormente ao humor vítreo do corpo vítreo (ver Figuras 8.27 e 8.28A). Trata-se de uma estrutura biconvexa transparente contida em uma cápsula. A **cápsula da lente** altamente elástica é fixada pelas **fibras zonulares** (que juntas constituem o **ligamento suspensor da lente**) aos processos ciliares circundantes. Embora a maior parte da refração seja produzida pela córnea, a convexidade da lente, particularmente de sua

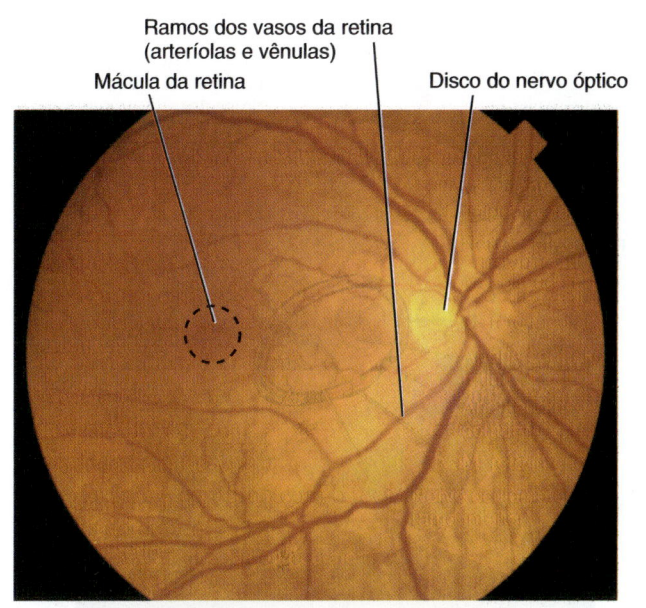

A. Vista oftalmoscópica

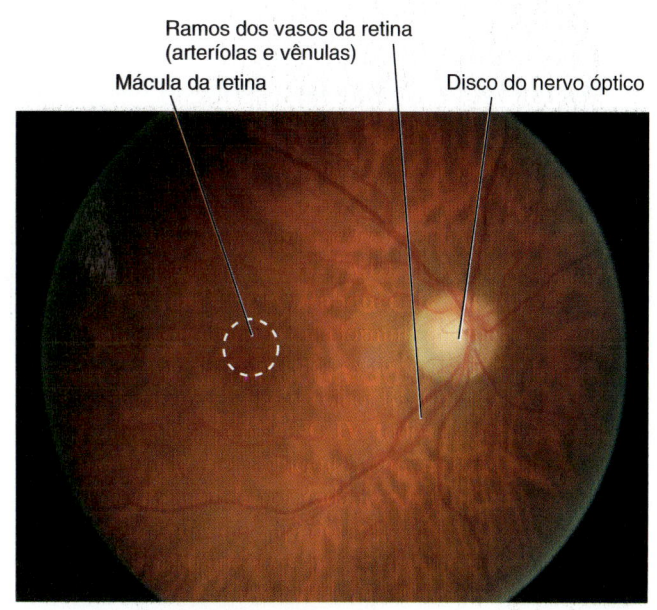

B. Fotografia digital da retina

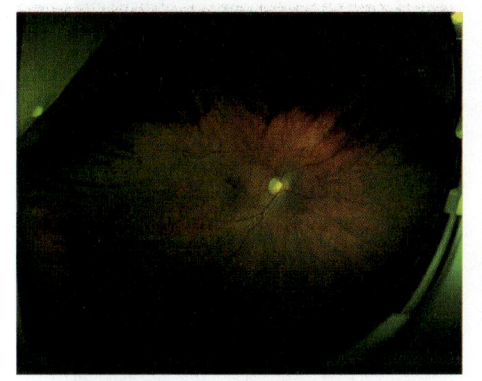

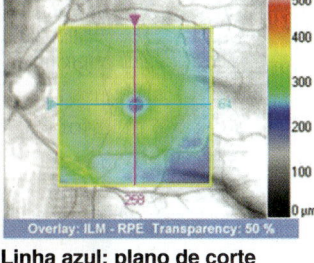

C. Tomografia de coerência óptica

Linha azul: plano de corte (através da mácula)

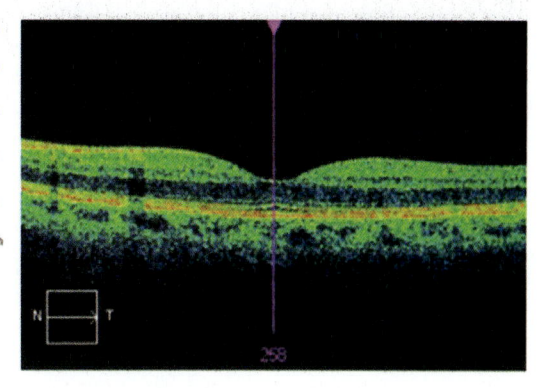

Figura 8.29 Vistas da retina. **A.** Fundo do olho direito, vista oftalmoscópica. **B.** Fundo do olho direito, fotografia digital de retina. Vênulas da retina (mais largas) e arteríolas da retina (mais estreitas) irradiam-se a partir do centro do disco do nervo óptico oval. A área escura lateral ao disco é a mácula. Ramos dos vasos da retina estendem-se em direção a essa área, porém não alcançam o seu centro, a fóvea central – a área de maior acuidade visual. **C.** Espessura da mácula, tomografia de coerência óptica.

face anterior, varia constantemente para a focalização fina dos objetos próximos ou distantes da retina (Figura 8.30). A lente não fixada isolada assume uma forma praticamente esférica. Em outras palavras, na ausência de fixação externa e distensão, ela se torna quase redonda.

O **músculo ciliar** do corpo ciliar modifica o formato da lente. Na ausência de estimulação nervosa, o diâmetro do anel muscular relaxado é maior. A lente suspensa dentro do anel encontra-se sob tensão à medida que a sua periferia é distendida, tornando-a mais fina (menos convexa). A lente menos convexa focaliza objetos mais distantes (visão para longe). A estimulação parassimpática por meio do nervo oculomotor (NC III) provoca contração do músculo ciliar, semelhante a um esfíncter. O anel torna-se menor, e a tensão sobre a lente é reduzida. A lente relaxada torna-se mais espessa (mais convexa), focalizando objetos próximos (visão para perto). O processo ativo de modificação do formato da lente para a visão de perto é denominado **acomodação**. A espessura da lente aumenta com a idade, de modo que a capacidade de acomodação normalmente torna-se restrita depois dos 40 anos de idade.

O **humor vítreo** é um líquido aquoso contido nas malhas do **corpo vítreo**, uma substância gelatinosa transparente encontrada nos quatro quintos posteriores do bulbo do olho, posteriormente à lente (*segmento posterior do bulbo do olho*, também denominado *câmara postrema* ou *vítrea*) (ver Figura 8.27A). Além de dar passagem à luz, o humor vítreo mantém a retina em seu lugar e sustenta a lente.

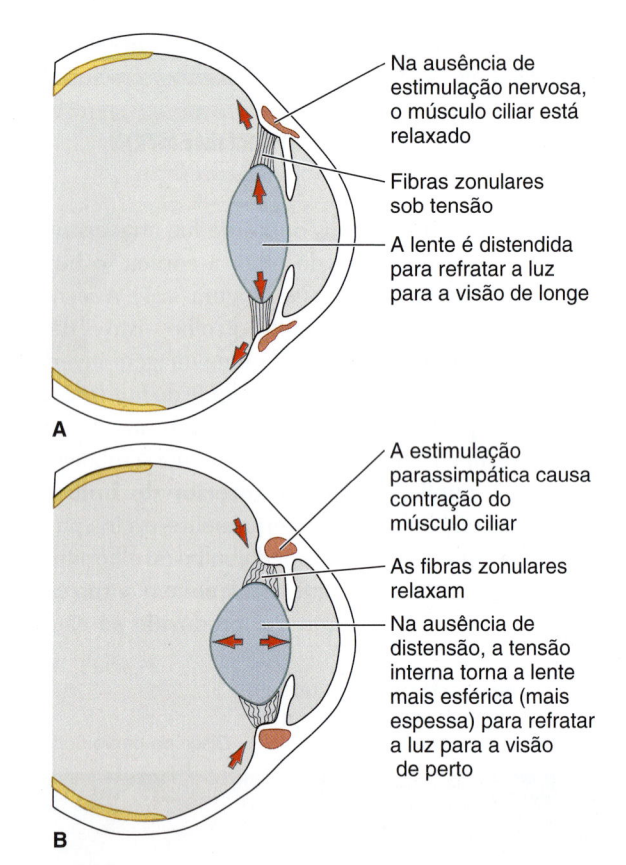

Figura 8.30 Mudança no formato da lente para a visão de longe e a visão de perto (acomodação). **A.** Visão de longe. **B.** Visão de perto.

ANATOMIA CLÍNICA

Oftalmoscopia

Os médicos utilizam um *oftalmoscópio* para visualização do fundo (face interna da parte posterior) do olho. As artérias e as veias da retina irradiam-se sobre o fundo a partir do disco do nervo óptico. O disco do nervo óptico oval e pálido aparece na face medial, com os vasos da retina irradiando-se a partir de seu centro nessa vista oftalmoscópica da retina (ver Figura 8.29). A pulsação das artérias da retina é habitualmente visível. Na região central, no polo posterior do bulbo do olho, a mácula lútea parece ser mais escura do que a tonalidade avermelhada das áreas circundantes da retina.

Descolamento da retina

Os estratos da retina em desenvolvimento são separados, no embrião, por um espaço intrarretiniano. Durante o período fetal inicial, os estratos embrionários se fundem, obliterando o espaço. Embora o estrato pigmentoso se torne firmemente fixado à corioide, sua fixação ao estrato nervoso não é firme. Em consequência, pode ocorrer descolamento da retina após um golpe no olho. O *descolamento da retina* resulta habitualmente da entrada de líquido entre os estratos nervoso e pigmentoso da retina, talvez dentro de dias ou até mesmo semanas após o traumatismo do olho (Figura AC8.7). Os indivíduos com descolamento da retina podem se queixar da percepção de *flashes* luminosos ou de pontos flutuando na frente do olho.

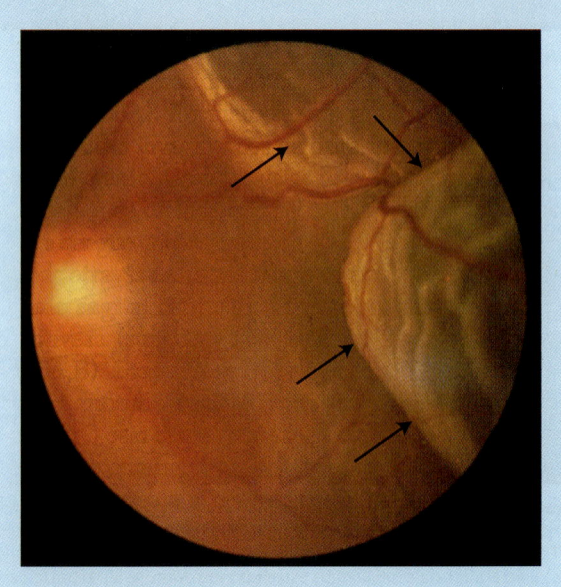

Figura AC8.7 Descolamento da retina. *Setas*, pregas de partes da retina descolada.

Capítulo 8 • Cabeça 541

Papiledema

O aumento da pressão do LCS torna o retorno venoso da retina mais lento, causando edema da retina (acúmulo de líquido). O edema é visualizado durante a oftalmoscopia como tumefação do disco do nervo óptico, uma condição denominada *papiledema*.

Presbiopia e cataratas

À medida que as pessoas envelhecem, suas lentes tornam-se mais duras e mais achatadas. Essas alterações reduzem gradualmente a capacidade de focalização das lentes, um distúrbio conhecido como *presbiopia*. Alguns indivíduos também desenvolvem catarata, que consiste em perda da transparência (turvação) da lente por áreas de opacidade. A *extração da catarata*, associada ao *implante de lente intraocular* tornou-se uma cirurgia comum. A extração de catarata extracapsular consiste na remoção da lente, porém com preservação de sua cápsula para receber uma lente intraocular sintética (Figura AC8.8A,B). A extração da lente intracapsular envolve a retirada da lente e de sua cápsula e na implantação de uma lente intraocular sintética na câmara anterior (ver Figura AC8.8C).

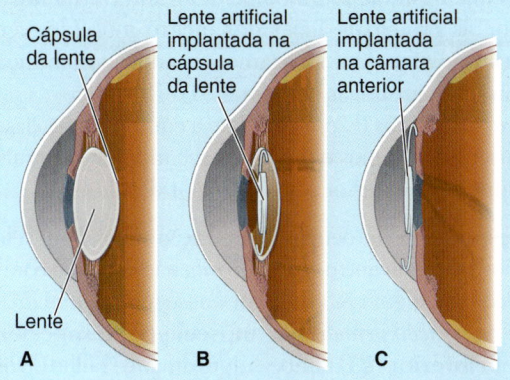

Figura AC8.8 Extração de catarata, com transplante de lente intraocular.

Glaucoma

A saída do humor aquoso através do seio venoso da esclera para a circulação sanguínea deve ocorrer na mesma velocidade de sua produção. Se houver uma acentuada redução da drenagem, devido a uma obstrução da via de saída, a *pressão intraocular* (PIO) aumenta nas câmaras anterior e posterior do olho, causando uma condição denominada *glaucoma* (Figura AC8.9). Pode ocorrer cegueira em consequência da compressão da túnica interna do bulbo do olho (retina) e das artérias da retina, se a produção de humor aquoso não for reduzida para manter a PIO normal.

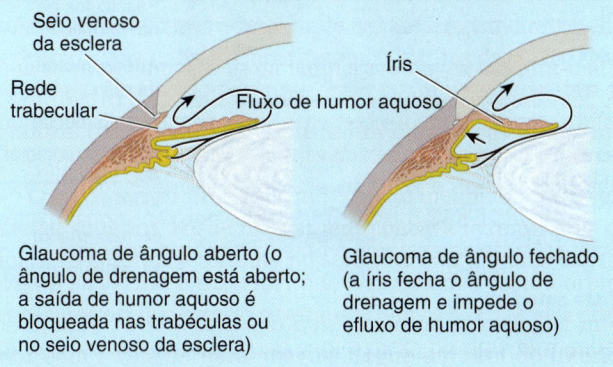

Úlceras e transplantes de córnea

A lesão da inervação sensitiva da córnea pelo NC V_1 deixa a córnea vulnerável à lesão por partículas estranhas. Os indivíduos com cicatrizes na córnea ou com córnea opaca podem receber *transplantes de córnea* de doadores. São também utilizados implantes de córnea de material plástico não reativo.

Desenvolvimento da retina

A retina e o nervo óptico desenvolvem-se a partir do **cálice óptico**, um crescimento do prosencéfalo embrionário, a **vesícula óptica** (Figura AC8.10A). Quando se evagina a partir do prosencéfalo (ver Figura AC8.10B), a vesícula óptica carrega com ela as meninges em desenvolvimento. Por conseguinte, o nervo óptico é revestido pelas meninges cranianas e por uma extensão do espaço subaracnóideo (ver Figura AC8.10C). A artéria e a veia centrais da retina cruzam o espaço subaracnóideo e seguem o seu trajeto dentro da parte distal do nervo óptico. O estrato pigmentoso da retina desenvolve-se a partir da camada externa do cálice óptico, enquanto o estrato nervoso origina-se da camada interna do cálice.

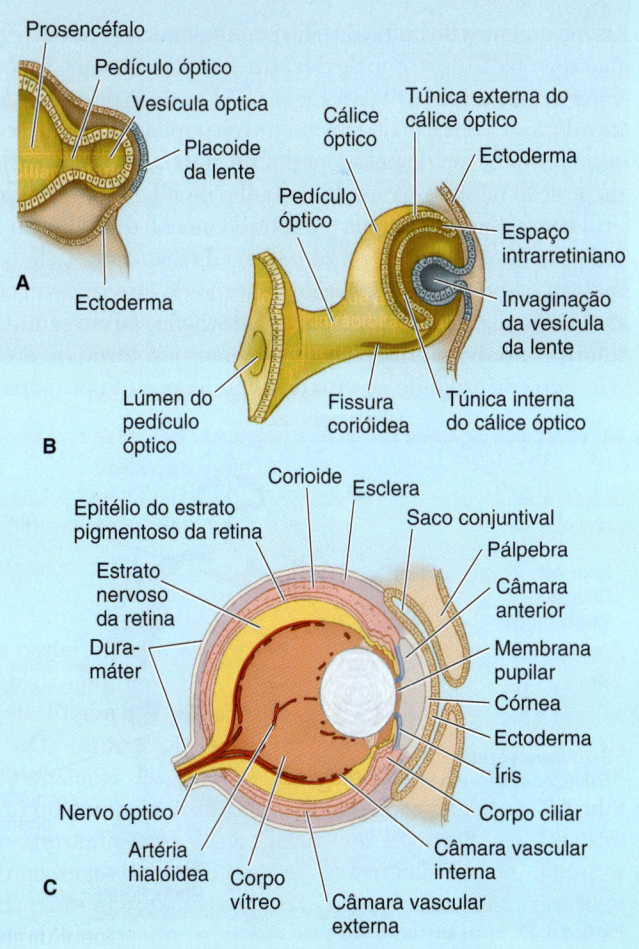

Figura AC8.9 Glaucoma de ângulo aberto *versus* fechado.

Figura AC8.10 Desenvolvimento da retina.

Músculos extrínsecos do bulbo do olho

Os **músculos extrínsecos do bulbo do olho** são o *músculo levantador da pálpebra superior*, os quatro *músculos retos* (*superior*, *inferior*, *medial* e *lateral*) e os dois *músculos oblíquos* (*superior* e *inferior*). Esses músculos atuam juntos para movimentar as pálpebras superiores e os bulbos dos olhos (Figuras 8.31 a 8.33 e Tabela 8.6).

MÚSCULO LEVANTADOR DA PÁLPEBRA SUPERIOR

O **músculo levantador da pálpebra superior** expande-se em uma ampla aponeurose bilaminar, à medida que se aproxima de suas inserções distais. A lâmina superficial fixa-se à pele da pálpebra superior, e a lâmina profunda, ao tarso superior (ver Figura 8.24B). Esse músculo sofre oposição da gravidade na maior parte do tempo e é o antagonista da metade superior do músculo orbicular do olho, o músculo esfíncter da rima das pálpebras. A lâmina profunda da parte distal (palpebral) do músculo contém fibras musculares lisas, o **músculo tarsal superior**, que produz um alargamento adicional da rima das pálpebras, particularmente durante a resposta simpática (p. ex., medo). Entretanto, parecem funcionar continuamente (na ausência de uma resposta simpática propriamente dita), visto que a interrupção do suprimento simpático provoca *ptose* constante – queda da pálpebra superior.

MOVIMENTOS DO BULBO DO OLHO

Os movimentos do bulbo do olho podem ser descritos em termos de rotação em torno de três *eixos – vertical*, *transversal* e *anterior posterior* (AP) (ver Figura 8.31) – e são descritos de acordo com a direção do movimento da pupila a partir da posição primária, ou do polo superior do bulbo do olho, a partir da posição neutra. A rotação do bulbo do olho em torno do eixo vertical move a pupila em sentido medial (em direção à linha mediana, **adução**) ou lateral (em direção oposta à linha mediana, **abdução**). A rotação em torno do eixo transversal move a pupila em sentido superior (**elevação**) ou em sentido inferior (**abaixamento**). Os movimentos em torno do eixo AP (que corresponde ao eixo do olhar na posição primária) movem o polo superior do bulbo do olho em sentido medial (**rotação medial** ou *torção interna*) ou em sentido lateral (**rotação lateral** ou *torção externa*). Esses movimentos de rotação acomodam alterações moderadas na inclinação da cabeça. A ausência desses movimentos em consequência de lesões nervosas contribui para a visão dupla.

Podem ocorrer movimentos em torno dos três eixos simultaneamente, exigindo três termos para descrever a direção do movimento a partir da posição primária (p. ex., pupila elevada, aduzida e com rotação medial).

MÚSCULOS RETOS E OBLÍQUOS

Os quatro **músculos retos** seguem anteriormente ao bulbo do olho e originam-se a partir de uma bainha fibrosa, o **anel tendíneo comum**, que circunda o canal óptico e parte da fissura orbital superior, no ápice da órbita (ver Figuras 8.32 e 8.33A,B e Tabela 8.6). As estruturas que entram na órbita por meio desse canal e a parte adjacente da fissura situam-se inicialmente no cone dos músculos retos. Os quatro músculos retos são designados de acordo com suas posições individuais em relação ao bulbo do olho. Como eles seguem um trajeto principalmente anterior para se fixar às faces superior, inferior, medial e lateral do bulbo do olho, anteriormente ao seu equador, as principais ações dos quatro músculos retos na produção de elevação, abaixamento, adução e abdução são relativamente intuitivas (Figura 8.34).

Diversos fatores fazem com que a compreensão das ações dos músculos oblíquos e das ações secundárias dos músculos retos superior e inferior seja um maior desafio:

- O *ápice da órbita* ocupa uma posição medial em relação à órbita, de modo que o *eixo da órbita* não coincide com o *eixo óptico* (ver Figura 8.33D). Por conseguinte, *quando o olho está na posição primária*, os **músculos reto superior (RS) e reto inferior (RI)** também aproximam o bulbo do olho de seu lado medial, passando a sua linha de tração medialmente ao eixo vertical (ver Figura 8.33A, lado direito). Isso confere a ambos os músculos uma ação secundária de *adução*. Os músculos RS e RI também se estendem lateralmente, passando superior e inferiormente ao eixo AP, respectivamente,

Figura 8.31 Eixos em torno dos quais ocorrem os movimentos do bulbo do olho.

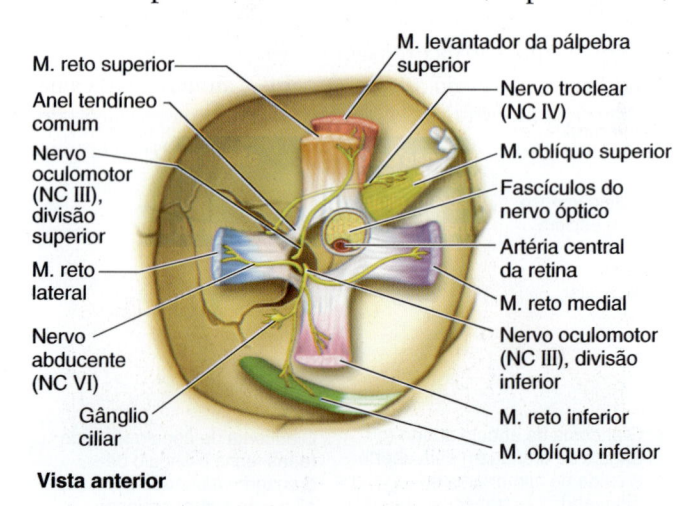

Figura 8.32 Relações no ápice da órbita. O bulbo do olho foi excisado (enucleado).

Capítulo 8 • Cabeça 543

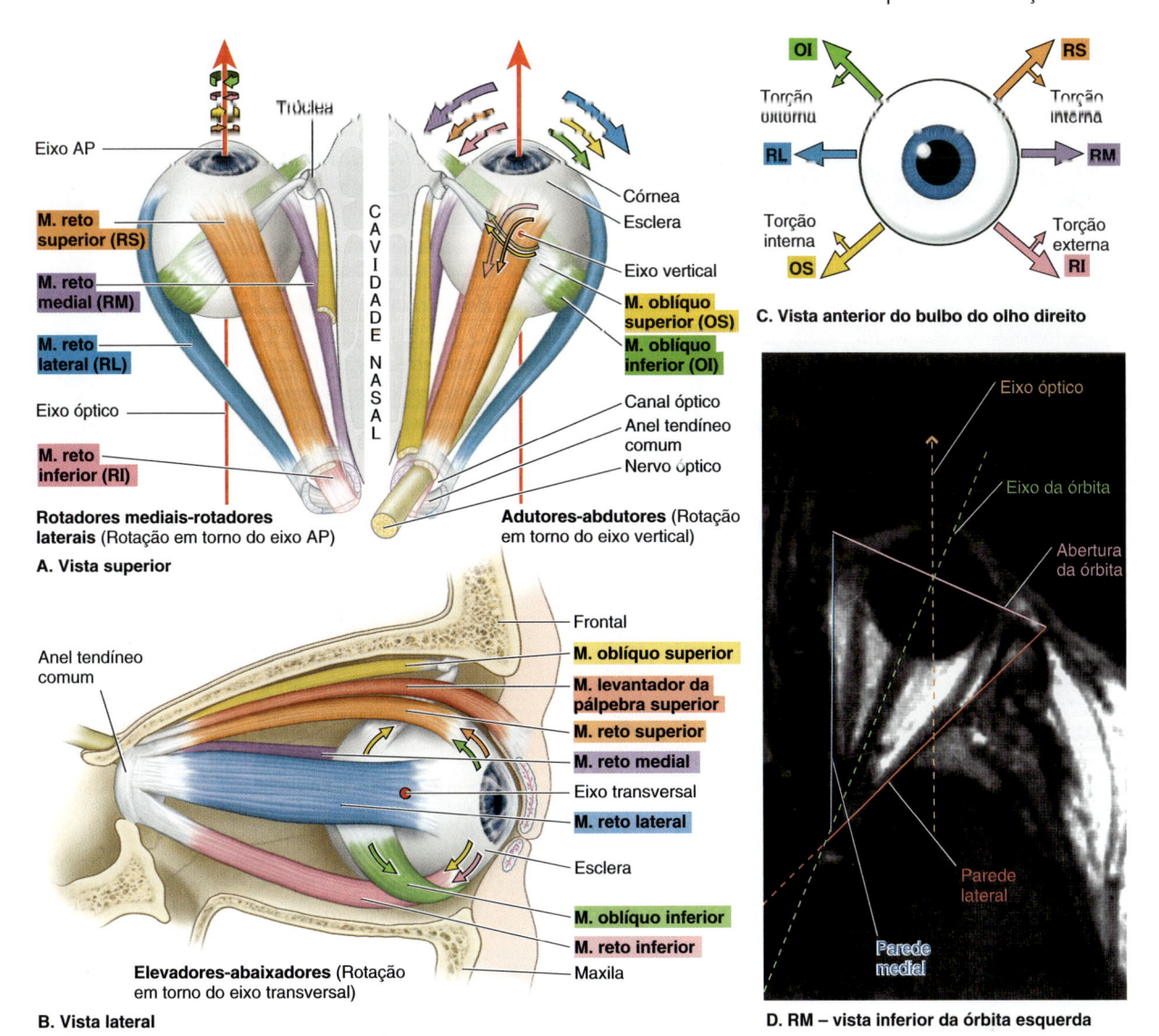

Figura 8.33 Músculos extrínsecos do bulbo do olho e seus movimentos. **A.** Rotadores mediais-laterais (olho esquerdo) e adutores-abdutores (olho direito). As *setas* indicam os movimentos do bulbo do olho em torno do eixo anterior posterior (AP), à esquerda, e em torno do eixo vertical, à direita. **B.** Elevadores-abaixadores. As *setas* indicam os movimentos do bulbo do olho em torno do eixo transversal. **C.** Esquema unilateral das ações dos músculos extrínsecos do bulbo do olho, começando a partir da posição primária. Para movimentos em qualquer uma das seis direções principais (*setas grandes*), o músculo indicado é o agonista. Os movimentos nas direções entre as *setas grandes* exigem as ações sinérgicas dos músculos adjacentes. As *setas pequenas* indicam os músculos que produzem movimentos rotacionais em torno do eixo AP. **D.** Eixos orbital e óptico.

Tabela 8.6 Músculos da órbita.

Músculo	Origem	Inserção	Inervação	Ações principais[a]
Levantador da pálpebra superior	Asa menor do esfenoide, superior e anteriormente ao canal óptico	Tarso superior e pele da pálpebra superior	Nervo oculomotor; camada profunda (músculo tarsal superior) suprida por fibras simpáticas	Elevação da pálpebra superior
Oblíquo superior (OS)	Corpo do esfenoide	O tendão passa pela tróclea para se inserir na esclera, abaixo do RS	Nervo troclear (NC IV)	Abdução, abaixamento e rotação medial (torção interna) do bulbo do olho
Oblíquo inferior (OI)	Parte anterior do assoalho da órbita	Esclera abaixo do músculo reto lateral	Nervo oculomotor (NC III)	Abdução, elevação e rotação lateral (torção externa) do bulbo do olho
Reto superior (RS)	Anel tendíneo comum	Esclera imediatamente posterior à junção corneoescleral	Nervo oculomotor (NC III)	Elevação, adução e rotação medial (torção interna) do bulbo do olho
Reto inferior (RI)				Abaixamento, adução e rotação lateral do bulbo do olho (torção externa)
Reto medial (RE)				Adução do bulbo do olho
Reto lateral (RL)			Nervo abducente (NC VI)	Abdução do bulbo do olho

[a]É fundamental entender que o conjunto dos músculos está continuamente envolvido nos movimentos dos bulbos dos olhos; por conseguinte, as ações individuais habitualmente não são testadas clinicamente.

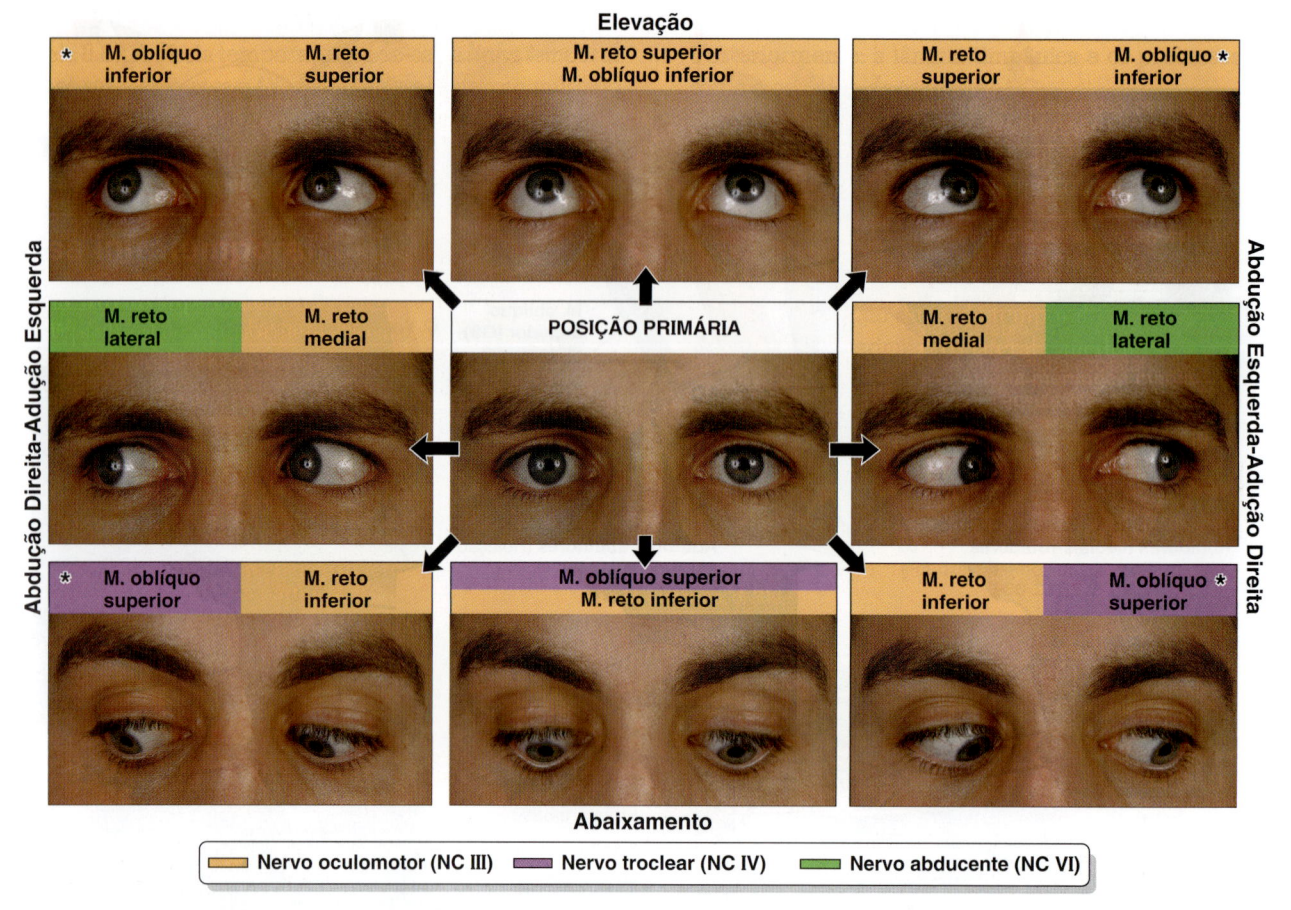

Figura 8.34 Movimentos anatômicos dos músculos extrínsecos do bulbo do olho (os movimentos isolados ocorrem diretamente a partir da posição primária). Observe que os resultados nas fotografias dos cantos externos (asteriscos) são opostos aos da Figura 8.35A que mostra o teste clínico dos músculos oculares.

o que proporciona ao músculo RS uma ação secundária de *rotação medial* e ao músculo RI uma ação secundária de *rotação lateral* (ver Figura 8.33A, lado esquerdo)

- *Se o olhar for primeiro direcionado lateralmente* (abduzido pelo **músculo reto lateral [RL]**), de modo que a linha do olhar coincida com o plano dos músculos RI e RS, *o músculo RS só produz elevação* (e é o único responsável pelo movimento) (ver Figura 8.35B), enquanto *o músculo RI produz apenas abaixamento* (e, de modo semelhante, é o único responsável) (ver Figura 8.35C). Durante o exame físico, o médico orienta o paciente a acompanhar o movimento lateral de seu dedo (testando o músculo RL e o nervo abducente [NC VI]) e, em seguida, os movimentos superior e inferior para isolar e testar o funcionamento dos músculos RS e RI e a integridade do nervo oculomotor (NC III) que inerva ambos os músculos (ver Figura 8.35A)

- O **músculo oblíquo inferior (OI)** é o único músculo que se origina a partir da parte anterior da órbita (imediatamente lateral à fossa lacrimal) (ver Figura 8.32). O **músculo oblíquo superior (OS)** origina-se da região do ápice, à semelhança dos músculos retos (porém superior e medialmente ao anel tendíneo comum); entretanto, seu tendão atravessa a *tróclea* imediatamente dentro da parte superior medial da margem orbital, redirecionando a sua linha de tração (ver Figura 8.33A). Por conseguinte, os tendões de inserção dos músculos oblíquos situam-se no mesmo plano vertical oblíquo. Quando os tendões de inserção são vistos anteriormente (ver Figura 8.25C) ou superiormente (ver Figura 8.33A,B), com o bulbo do olho na posição primária, pode-se constatar que os tendões dos músculos oblíquos seguem um trajeto principalmente lateral para se inserir na metade lateral do bulbo do olho, posteriormente ao seu equador. Como eles seguem inferior e superiormente ao eixo AP, à medida que passam lateralmente, o músculo OI é o principal rotador lateral, enquanto o músculo OS é o principal rotador medial do bulbo do olho (ver Figura 8.33A, lado esquerdo)

- Entretanto, na posição primária, os músculos oblíquos também seguem posteriormente através do eixo transversal (ver Figura 8.33B) e posteriormente ao eixo vertical (ver Figura 8.33A, lado direito), conferindo ao músculo OS uma função secundária como abaixador, ao músculo OI, uma função secundária como elevador, e a ambos os músculos, uma função secundária como abdutores

- Se o olhar for em primeiro lugar direcionado medialmente (aduzido pelo **músculo reto medial [RM]**), de modo que a linha do olhar coincida com o plano de inserção dos tendões dos músculos OS e OI, o músculo OS só produz abaixamento (e é o único responsável pelo movimento) (ver Figura 8.33D), enquanto o músculo OI produz apenas elevação (e também é o único responsável) (ver Figura 8.35D). Durante o exame físico, o médico orienta o

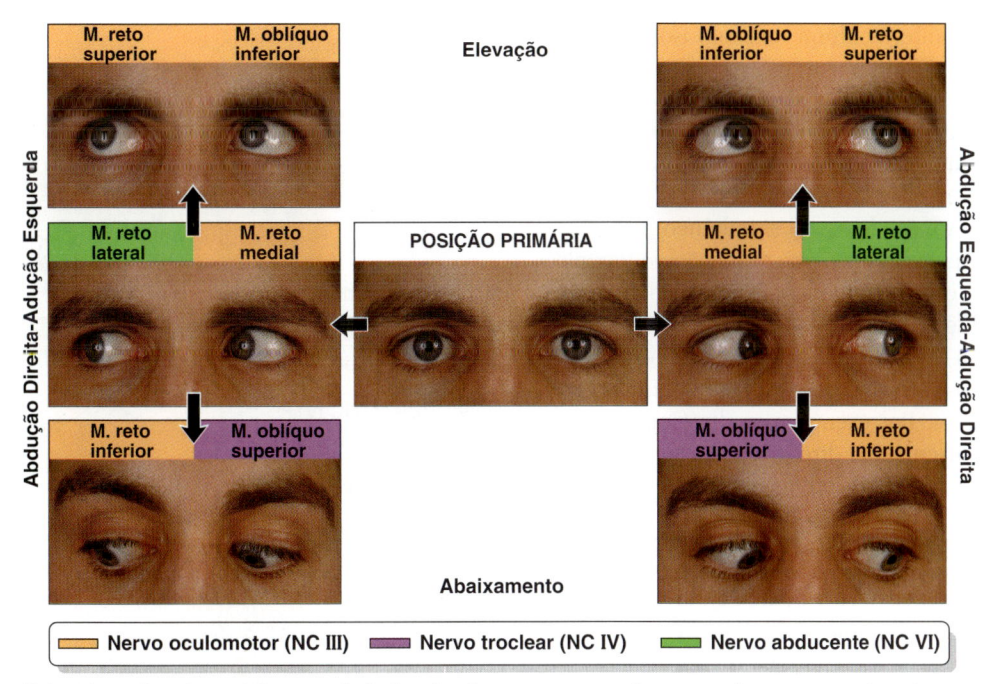

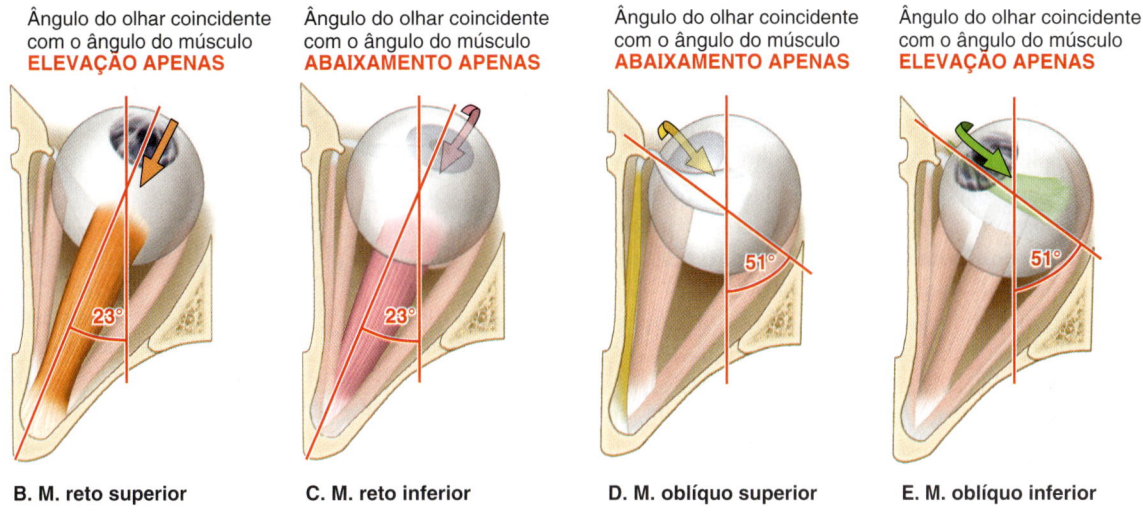

Figura 8.35 Teste clínico dos músculos extrínsecos do bulbo do olho. O olho direito é mostrado. **A.** Sequência de dois movimentos (elevação ou abaixamento após olhar para a esquerda e para a direita). Acompanhando os movimentos do dedo do examinador, a pupila move-se em um padrão em H estendido para isolar e testar cada músculo extrínseco do bulbo do olho e a integridade de seus nervos. **B** e **C.** Quando o olho é inicialmente abduzido pelo músculo reto lateral (RL), apenas os músculos retos conseguem produzir elevação e abaixamento. **D** e **E.** Quando o olho é aduzido pelo músculo reto medial (RM), apenas os músculos oblíquos conseguem produzir esses movimentos.

paciente a acompanhar o movimento medial de seu dedo (testando o músculo RM e o nervo oculomotor) e, em seguida, os movimentos inferior e superior para isolar e testar as funções dos músculos OS e OI e a integridade do nervo troclear (NC IV), que supre o músculo OS, e da divisão inferior do nervo oculomotor (NC III), que supre o músculo OI (ver Figura 8.35A). *Na prática, a principal ação do:*
- *Músculo OS consiste em abaixamento da pupila na posição aduzida* (p. ex., direcionando o olhar para o pé da página quando o olhar de ambos os olhos está direcionado medialmente [convergente] para a leitura)
- *Músculo OI consiste na elevação da pupila na posição aduzida* (p. ex., direcionado o olhar para o topo da página durante a **convergência** para a leitura).

Embora as ações produzidas pelos músculos extrínsecos do bulbo do olho tenham sido analisadas individualmente, todos os movimentos exigem a ação de vários músculos no mesmo olho, auxiliando uns aos outros como sinergistas, ou opondo-se uns aos outros como antagonistas. Os músculos cuja ação é sinérgica em um determinado movimento podem ser antagonistas em outro. Por exemplo, nenhum músculo isolado consegue atuar para elevar a pupila diretamente a partir da posição primária (ver Figura 8.33C). Os dois músculos elevadores (os músculos RS e OI) atuam de modo sinérgico para realizar essa ação (ver Figura 8.35). Entretanto, esses músculos são antagonistas como rotadores e, portanto, neutralizam um ao outro, de modo que não ocorre nenhuma rotação quando eles trabalham juntos para elevar a pupila.

De modo semelhante, nenhum músculo isolado consegue atuar para abaixar diretamente a pupila a partir da posição primária. Os dois músculos abaixadores, os músculos OS e RI, produzem abaixamento quando atuam isoladamente e também produzem ações opostas em termos de adução-abdução e rotação medial-lateral. Entretanto, quando os músculos OS e RI atuam de modo simultâneo, suas ações sinérgicas abaixam a pupila, visto que suas ações antagônicas neutralizam um ao outro; em consequência, ocorre apenas abaixamento (ver Figura 8.35).

Para direcionar o olhar, a coordenação de ambos os olhos precisa ser realizada pela ação combinada dos *músculos conjugados* contralaterais. Por exemplo, ao direcionar o olhar para a direita, o músculo RL direito e o músculo RM esquerdo atuam como músculos conjugados.

APARELHO DE SUSTENTAÇÃO DO BULBO DO OLHO

A *bainha do bulbo*, que envolve o bulbo do olho, estende-se posteriormente dos fórnices da conjuntiva até o nervo óptico, formando a cavidade real para o bulbo do olho (Figura 8.36C). A bainha caliciforme é perfurada pelos tendões dos músculos extrínsecos do bulbo do olho e reflete-se sobre cada um deles, como *bainha muscular tubular*. As fáscias musculares dos músculos levantador da pálpebra superior e RS são fundidas; por conseguinte, quando o olhar é direcionado para cima, a pálpebra superior é elevada ainda mais para ficar fora da linha de visão.

As expansões (prolongamentos) triangulares, provenientes das bainhas dos músculos retos medial e lateral, denominadas **ligamentos controladores medial** e **lateral**, estão fixadas ao lacrimal e ao zigomático, respectivamente. Esses ligamentos limitam a abdução e a adução. A fusão dos ligamentos controladores com a fáscia dos músculos RI e OI forma uma alça semelhante a uma rede, o *ligamento suspensor do bulbo do olho*. Um ligamento controlador semelhante, proveniente da fáscia do músculo RI, retrai a pálpebra inferior quando o olhar é direcionado para baixo. Juntos, os ligamentos controladores atuam com os músculos oblíquos e com o corpo adiposo da órbita (retrobulbar) para resistir à tração posterior sobre o bulbo do olho produzida pelos músculos retos. Na inanição ou em doenças que reduzem o corpo adiposo da órbita, ocorre retração do bulbo do olho para dentro da órbita (*enoftalmia*).

Nervos da órbita

Os grandes **nervos ópticos** (**NC II**; ver Figura 8.36B) são nervos puramente sensitivos, que transmitem impulsos gerados por estímulos ópticos e que se desenvolvem como extensões anteriores pares do prosencéfalo. Em todo seu trajeto na órbita, os nervos ópticos são envolvidos por extensões das *meninges do crânio* e *espaço subaracnóideo*, estando este último ocupado por uma fina película de LCS (Figura 8.38A, detalhe, mais adiante). As extensões intraorbitais da parte encefálica da dura-máter e aracnoide-máter constituem a **bainha do nervo óptico**, que se torna contínua anteriormente com a bainha do bulbo e com a esclera. Uma lâmina de pia-máter cobre a

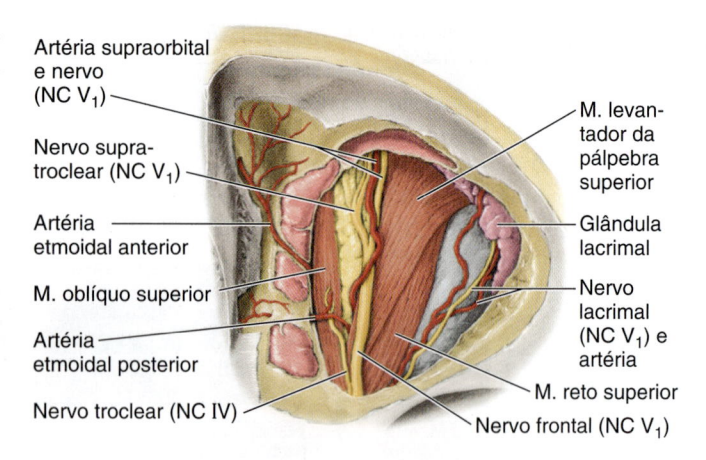

A. Vista superior

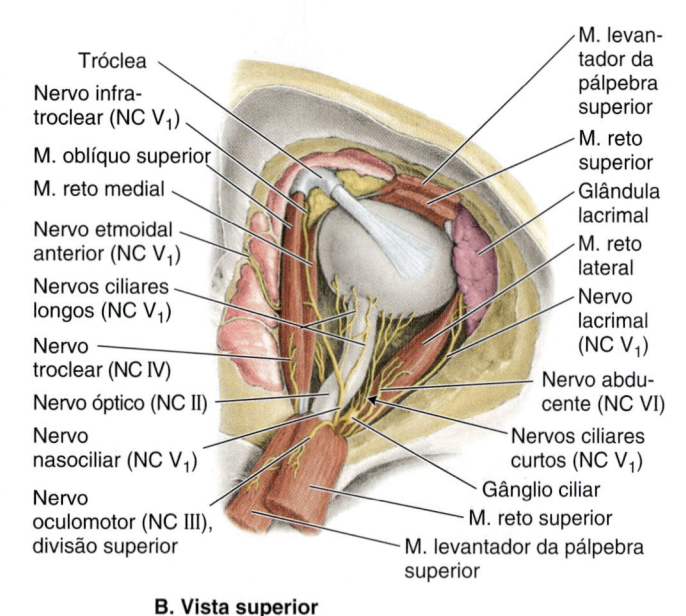

B. Vista superior

C. Corte horizontal

Figura 8.36 Dissecção da órbita. **A.** Dissecção superficial da órbita direita. **B.** Dissecção profunda da órbita esquerda. **C.** Bainha do bulbo do olho e ligamentos controladores.

Capítulo 8 • Cabeça 547

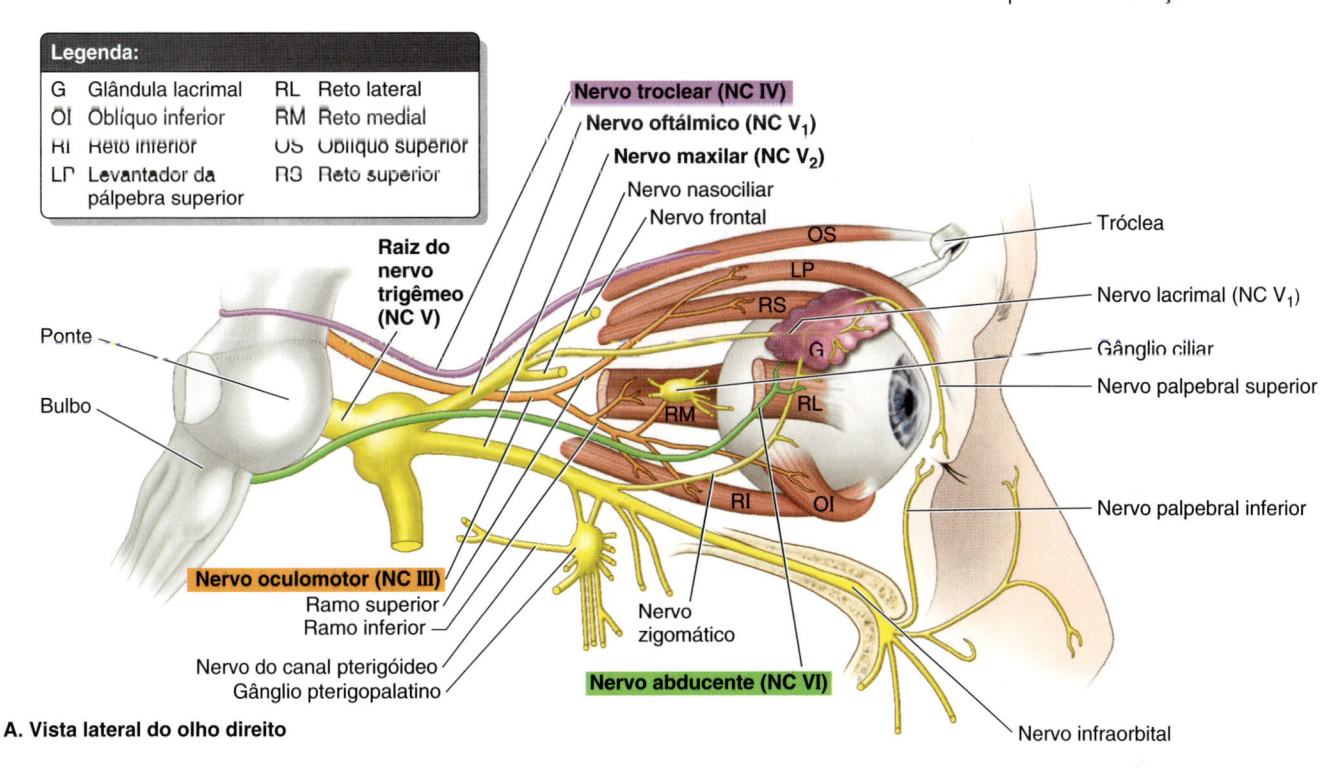

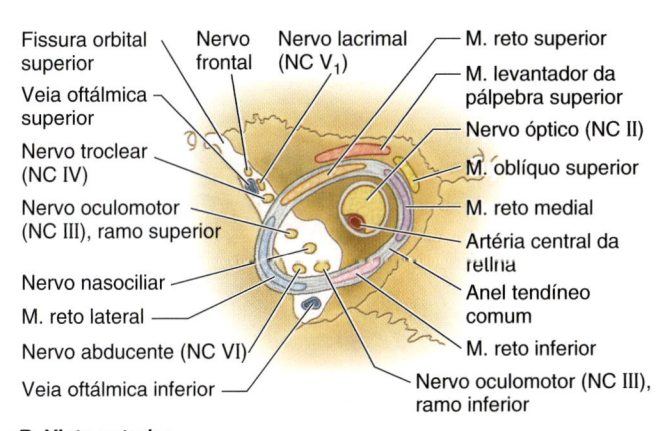

A. Vista lateral do olho direito

B. Vista anterior

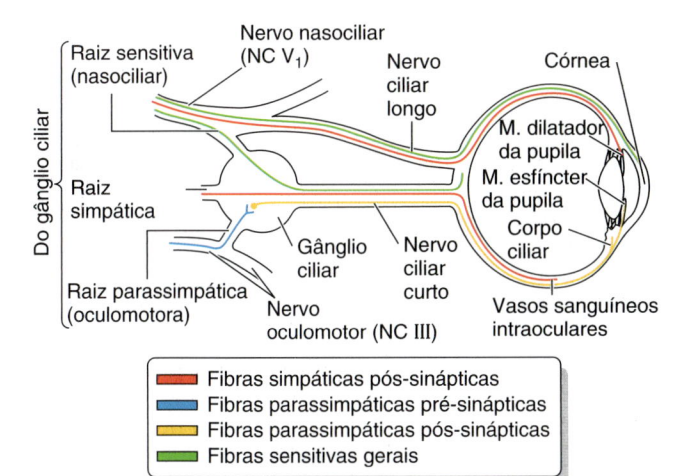

C. Diagrama da inervação não visual do bulbo do olho

Figura 8.37 Nervos da órbita. **A.** Visão geral. **B.** Relações no ápice da órbita. **C.** Distribuição das fibras nervosas para o gânglio ciliar e o bulbo do olho.

superfície do nervo óptico dentro da bainha. As extensões intraorbitais saem das órbitas pelos canais ópticos.

Além dos nervos ópticos, os nervos da órbita incluem os que atravessam a *fissura orbital superior* e suprem os músculos oculares (ver Figuras 8.35 e 8.37A,B): Os nervos **oculomotor** (NC III), **troclear** (NC IV) e **abducente** (NC VI). Existe um mnemônico, semelhante a uma fórmula química, para memorizar a inervação dos músculos extrínsecos do bulbo do olho que movimentam o bulbo do olho: $RL_6OS_4TO_3$ (**r**eto **l**ateral, NC **VI**; **o**blíquo **s**uperior, NC **IV**; **t**odos os **o**utros, NC **III**). Os nervos troclear e abducente seguem diretamente até o único músculo suprido por cada nervo. O nervo oculomotor divide-se em um ramo superior, que inerva os músculos RS e levantador da pálpebra superior, e um ramo inferior, que inerva os músculos reto medial, RI e OI e que conduz fibras parassimpáticas pré-sinápticas até o gânglio ciliar.

Os três ramos do **nervo oftálmico (NC V₁)**, que passam através da fissura orbital superior e que inervam estruturas na órbita são os seguintes (ver Figuras 8.36A e 8.37A,B):

- O **nervo lacrimal**, que se origina na parede lateral do seio cavernoso e que segue o seu trajeto até a glândula lacrimal, emitindo ramos sensitivos para a túnica conjuntiva e para a pele da pálpebra superior; sua parte distal também conduz fibras secretomotoras provenientes do nervo zigomático (NC V₂)
- O **nervo frontal**, que penetra na órbita por meio da fissura orbital superior e que se divide em nervos supraorbital e supratroclear, que fornecem inervação sensitiva para a pálpebra superior, o couro cabeludo e a fronte
- O **nervo nasociliar**, o nervo sensitivo do bulbo do olho, que também emite vários ramos para a órbita, a face, os seios paranasais, a cavidade nasal e a fossa anterior do crânio. O **nervo infratroclear**, um ramo terminal do nervo

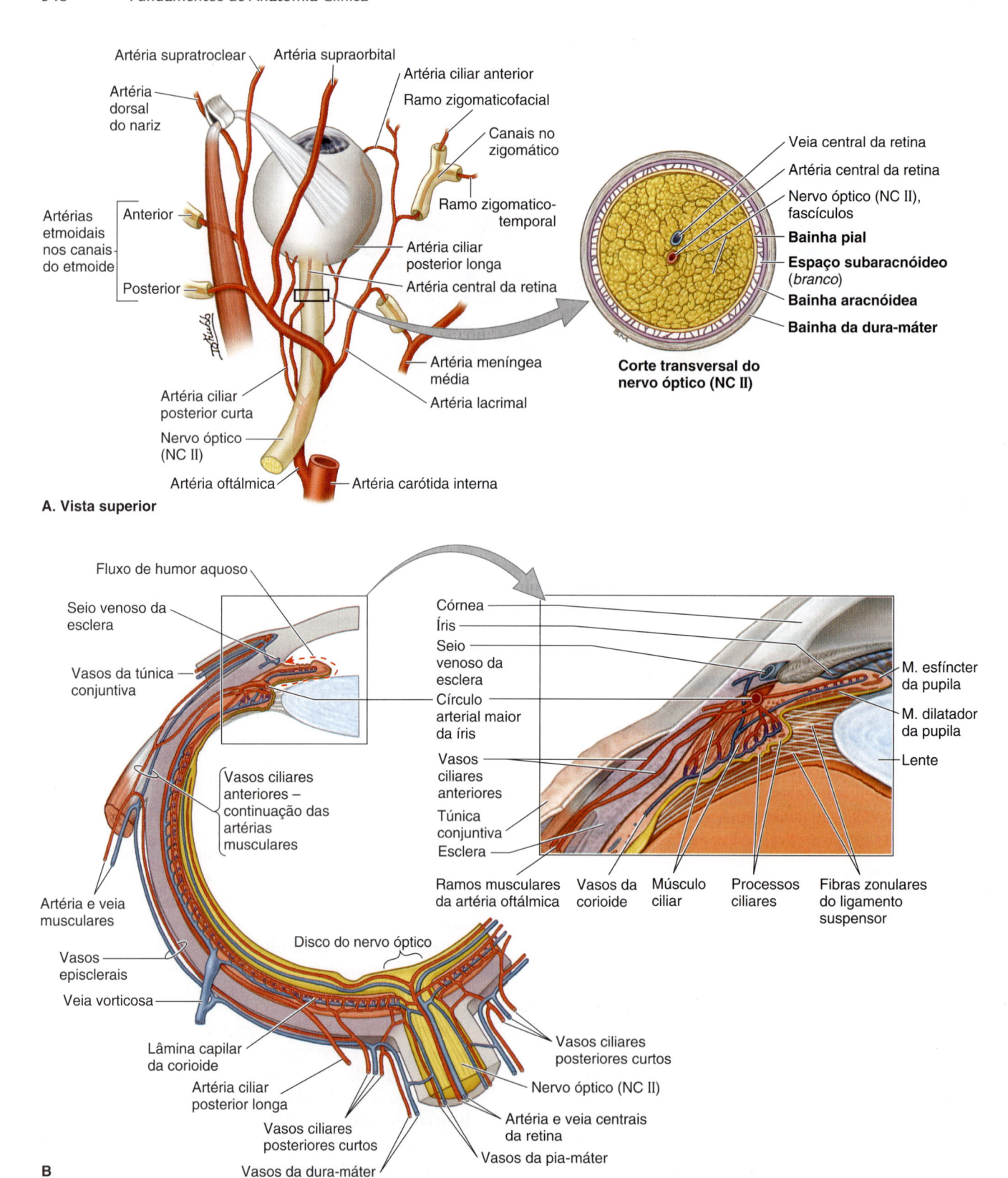

Figura 8.38 Artérias da órbita e do bulbo do olho. **A.** Ramos da artéria oftálmica. *Detalhe*, corte transversal do nervo óptico (NC II). **B.** Corte horizontal parcial do bulbo do olho direito. São mostradas a artéria que irriga a parte interna da retina (artéria central da retina) e a corioide, que, por sua vez, nutre a camada avascular externa da retina. A veia varicosa (uma de quatro ou cinco) drena o sangue venoso da corioide para as veias ciliar posterior e oftálmica. O seio venoso da esclera conduz o humor aquoso, secretado na câmara anterior pelos processos ciliares, de volta à circulação venosa.

nasociliar, inerva as pálpebras, a túnica conjuntiva, a pele do nariz e o saco lacrimal. Os **nervos etmoidais** anterior e posterior, que também são ramos do nervo nasociliar, inervam a túnica mucosa dos seios esfenoidais e células etmoidais, as cavidades nasais e a dura-máter da fossa anterior do crânio. Os *nervos ciliares longos* são ramos do nervo nasociliar (NC V₁). Os *nervos ciliares curtos* são ramos do gânglio ciliar (ver Figuras 8.36B e 8.37C).

O **gânglio ciliar** consiste em um pequeno grupo de corpos celulares parassimpáticos pós-sinápticos, associados ao NC V₁. Está localizado entre o nervo óptico (NC II) e o músculo RL, próximo ao limite posterior da órbita. Esse gânglio recebe fibras nervosas de três fontes:

- Fibras sensitivas provenientes do NC V₁ por meio do nervo nasociliar
- Fibras parassimpáticas pré-sinápticas provenientes do NC III
- Fibras simpáticas pós-sinápticas do plexo carótico interno.

Os **nervos ciliares curtos** originam-se do gânglio ciliar e transportam fibras parassimpáticas pós-sinápticas que se originam no gânglio ciliar, fibras aferentes provenientes do nervo nasociliar e fibras simpáticas pós-sinápticas que passam através do gânglio para a íris e a córnea. Os **nervos ciliares longos**, que seguem até o bulbo do olho, desviando-se do gânglio ciliar, conduzem fibras simpáticas pós-sinápticas até o músculo dilatador da pupila e fibras aferentes provenientes da íris e da córnea.

Vascularização da órbita

As *artérias da órbita* originam-se principalmente da **artéria oftálmica**, um ramo da artéria carótida interna (Figura 8.38A e Tabela 8.7). A **artéria infraorbital**, que provém da artéria carótida externa, também contribui para a irrigação do assoalho da órbita e estruturas adjacentes. A artéria central da retina, um ramo da artéria oftálmica que se origina inferiormente ao nervo óptico, perfura a bainha do nervo óptico e segue o seu trajeto dentro do nervo até o bulbo do olho, emergindo no disco do nervo óptico (ver Figuras 8.36C e 8.38B). Os ramos dessa artéria distribuem-se sobre a face interna da retina. Os ramos terminais (arteríolas) da artéria central da retina são *artérias terminais*, que são responsáveis pela única vascularização da face interna da retina.

A face externa da retina também é suprida pela **lâmina capilar corioide** (ver Figura 8.38B). Das oito ou mais artérias ciliares posteriores (que também são ramos da artéria oftálmica), seis **artérias ciliares posteriores curtas** irrigam diretamente a corioide, que nutre a lâmina avascular externa da retina. Duas **artérias ciliares posteriores longas**, uma de cada lado do bulbo do olho, seguem entre a esclera e a corioide para se anastomosar com as **artérias ciliares anteriores** (continuações dos **ramos musculares da artéria oftálmica** para os músculos retos) e suprir o corpo ciliar (ver Figuras 8.27 e 8.38B).

A *drenagem venosa da órbita* é efetuada pelas **veias oftálmicas superior** e **inferior**, que atravessam a fissura orbital superior e entram no seio cavernoso (Figura 8.39). A veia oftálmica inferior também drena para o plexo pterigóideo venoso. Em geral, a veia central da retina entra diretamente no seio

Tabela 8.7 Artérias da órbita.

Artéria	Origem	Trajeto e distribuição
Oftálmica	Artéria carótida interna	Atravessa o canal óptico para alcançar a cavidade da órbita
Artéria central da retina		Perfura a bainha dural e segue no nervo óptico até o bulbo do olho; ramifica-se no centro do disco do nervo óptico; irriga a parte óptica da retina (exceto os cones e bastonetes)
Supraorbital		Segue em direção superior e posterior a partir do forame supraorbital para irrigar a fronte e o couro cabeludo
Supratroclear		Segue da margem supraorbital até a fronte e o couro cabeludo
Lacrimal		Segue ao longo da margem superior do músculo reto lateral para irrigar a glândula lacrimal, a túnica conjuntiva e as pálpebras
Dorsal do nariz	Artéria oftálmica	Segue ao longo da face dorsal do nariz e irriga a sua superfície
Ciliares posteriores curtas		Perfura a esclera na periferia do nervo óptico para irrigar a corioide, que, por sua vez, supre os cones e os bastonetes da parte óptica da retina
Ciliares posteriores longas		Perfuram a esclera para irrigar o corpo ciliar e a íris
Etmoidal posterior		Segue através do forame etmoidal posterior até as células etmoidais posteriores
Etmoidal anterior		Passa através do forame etmoidal anterior para irrigar as células etmoidais anteriores e médias, o seio frontal, a cavidade nasal e a pele no dorso do nariz
Ciliar anterior	Ramos musculares das artérias oftálmica e infraorbital	Perfura a esclera nas inserções dos músculos retos e forma uma rede na íris e no corpo ciliar
Infraorbital	Terceira parte da artéria maxilar	Segue ao longo do sulco e forame infraorbitais até a face

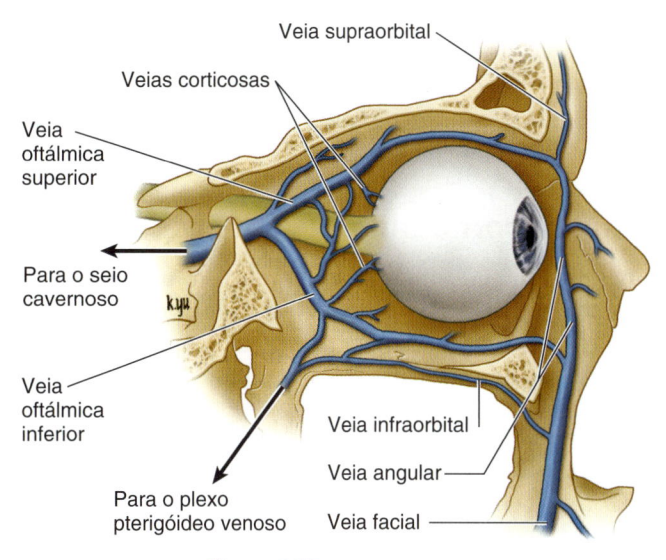

Figura 8.39 Veias oftálmicas.

ANATOMIA CLÍNICA

Obstrução da artéria central da retina

Como os ramos terminais da artéria central da retina são artérias terminais, a sua obstrução por um êmbolo resulta em cegueira imediata e total. A obstrução da artéria é habitualmente unilateral e ocorre em indivíduos idosos.

Obstrução da veia central da retina

Como a veia central da retina entra no seio cavernoso, pode ocorrer *tromboflebite* desse seio em consequência da passagem de um trombo para a veia central da retina, causando obstrução em uma das pequenas veias da retina. A oclusão de um ramo da veia central da retina resulta habitualmente em perda lenta e indolor da visão.

Hemorragias subconjuntivais

As *hemorragias subconjuntivais* manifestam-se como manchas de cor vermelho-vivo ou vermelho-escuro situadas abaixo da túnica conjuntiva do bulbo ou no seu interior. As hemorragias, que resultam da ruptura de pequenos capilares da túnica conjuntiva, podem ser causadas por um golpe no olho, assoar o nariz com força excessiva e paroxismos de tosse ou espirros violentos.

Reflexo pupilar à luz

O *reflexo pupilar à luz* é testado com uma pequena lanterna durante um exame neurológico. Esse reflexo, que envolve o NC II (ramo aferente) e o NC III (ramo eferente), consiste na rápida constrição da pupila em resposta à luz. Quando a luz penetra em um olho, ambas as pupilas se contraem, visto que cada retina envia fibras para os tratos ópticos de ambos os lados. O músculo esfíncter da pupila é inervado por fibras parassimpáticas; em consequência, a interrupção dessas fibras provoca dilatação da pupila, em virtude da ação sem oposição do músculo dilatador da pupila, cuja inervação é simpática. O primeiro sinal de *compressão do nervo oculomotor* consiste em lentidão ipsilateral da resposta pupilar à luz.

Reflexo corneano

Durante um exame neurológico, o examinador toca a córnea com uma mecha de algodão para desencadear o *reflexo corneano*. A resposta normal (positiva) é o piscar. A ausência de resposta sugere lesão do NC V_1; uma lesão do NC VII (o nervo motor para o músculo orbicular do olho) também pode comprometer esse reflexo. O examinador precisa ter certeza de tocar a córnea (e não apenas a esclera) para provocar o reflexo. A presença de lente de contato pode dificultar ou anular a capacidade de provocar esse reflexo.

Paralisia dos músculos extrínsecos do bulbo do olho | Paralisia dos nervos da órbita

Um ou mais músculos extrínsecos do bulbo do olho podem ser paralisados em consequência de doença do tronco encefálico ou de traumatismo craniano, resultando em *diplopia* (visão dupla). A paralisia de um músculo é aparente pela limitação do movimento do bulbo do olho no campo de ação do músculo e pela produção de imagem dupla quando a pessoa tenta utilizar o músculo.

Paralisia do nervo oculomotor

A *paralisia* completa do *nervo oculomotor* afeta a maior parte dos músculos do olho, o músculo levantador da pálpebra superior e o músculo esfíncter da pupila. A pálpebra superior cai e não pode ser levantada voluntariamente, devido à atividade sem oposição do músculo orbicular do olho (inervado pelo nervo facial) (Figura AC8.11A). A pupila também está totalmente dilatada e não reativa, devido à ação sem oposição do músculo dilatador da pupila. Ocorrem abdução completa e abaixamento ("para baixo e para fora"), em consequência da atividade sem oposição dos músculos reto lateral e oblíquo superior, respectivamente.

Paralisia do nervo abducente

Quando o nervo abducente (NC VI), que inerva apenas o músculo reto lateral, é paralisado, o indivíduo é incapaz de abduzir a pupila no lado afetado (ver Figura AC8.11B). Ocorre adução total da pupila pela tração sem oposição do músculo reto medial.

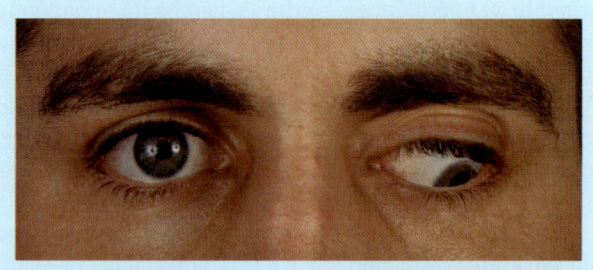

Olho direito   **Olho esquerdo:** olhar para baixo e para a lateral, dilatação da pupila, queda da pálpebra (ptose)
A. Paralisia do nervo oculomotor (NC III) esquerdo

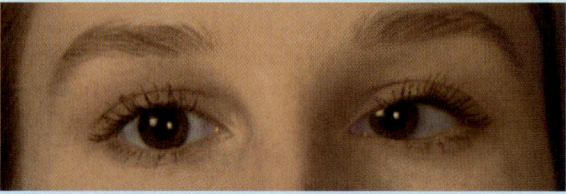

Olho direito: sem abdução   **Olho esquerdo**
← Direção do olhar
B. Paralisia do nervo abducente (NC VI) direito

Figura AC8.11 Paralisia do nervo oculomotor e do nervo abducente.

Capítulo 8 • Cabeça   551

cavernoso, porém pode se unir com as veias oftálmicas (ver Figura 8.36C). As **veias vorticosas** provenientes da túnica vascular do bulbo do olho drenam principalmente para a veia oftálmica inferior (ver Figuras 8.27A, 8.38B e 8.39). O **seio venoso da esclera** é uma estrutura vascular que circunda a câmara anterior do bulbo do olho, por meio do qual o humor aquoso retorna para a circulação sanguínea (ver Figura 8.27B).

REGIÃO TEMPORAL

A **região temporal** inclui as fossas temporal e infratemporal – superior e inferiormente ao arco zigomático, respectivamente (Figura 8.40).

Fossa temporal

A **fossa temporal** (ver Figura 8.40A,B), na qual está localizada a maior parte do músculo temporal, é limitada:

- Posterior e superiormente pelas linhas temporais superior e inferior
- Anteriormente, pelo frontal e pelo zigomático
- Lateralmente, pelo arco zigomático
- Inferiormente, pela crista infratemporal.

O *assoalho da fossa temporal* é formado por partes dos quatro ossos (frontal, parietal, temporal e asa maior do esfenoide) que formam o ptério. O *músculo temporal*, em forma de leque, origina-se do assoalho ósseo e da **fáscia temporal**

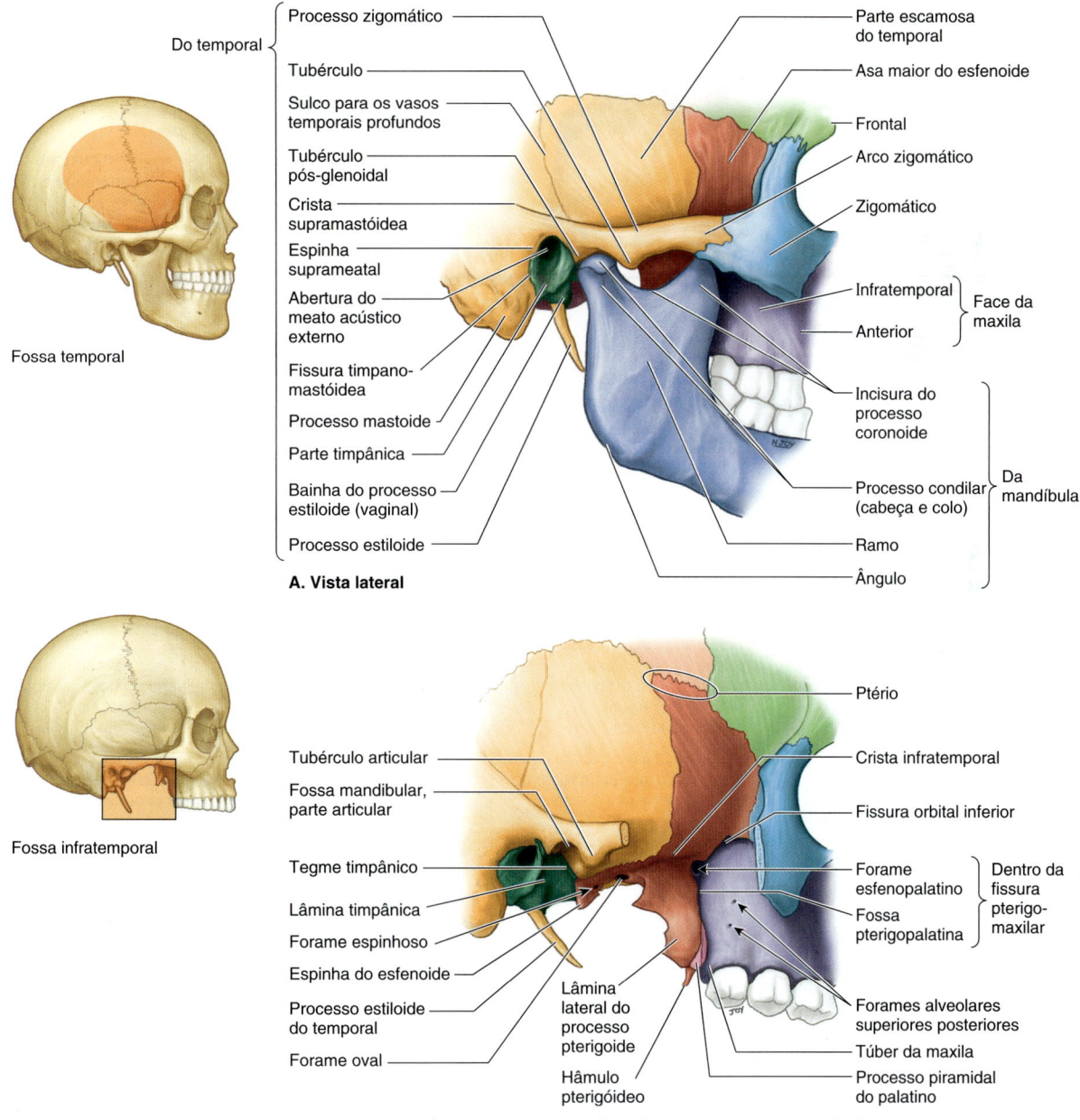

A. Vista lateral

B. Vista lateral após remoção do arco zigomático e do ramo da mandíbula

Figura 8.40 Limites ósseos das fossas temporal e infratemporal. A. A parede lateral da fossa infratemporal é formada pelo ramo da mandíbula. O espaço situa-se profundamente ao arco zigomático e é atravessado pelo músculo temporal e pelos nervos e vasos temporais profundos. Através dessa passagem, a fossa temporal comunica-se com a fossa infratemporal. **B.** Fossa infratemporal. Essa fossa comunica-se com a fossa pterigopalatina pela fissura pterigomaxilar.

sobrejacente, que forma o *teto da fossa temporal* (Figura 8.41 e Tabela 8.8). A fáscia temporal estende-se da *linha temporal superior* até o arco zigomático. Quando o poderoso músculo masseter, fixado na margem inferior do arco, se contrai e exerce uma forte tração para baixo sobre o arco, a fáscia temporal oferece resistência.

Fossa infratemporal

A **fossa infratemporal** é um espaço de formato irregular, situado profunda e inferiormente ao arco zigomático, abaixo do ramo da mandíbula e posteriormente à maxila. Os *limites da fossa infratemporal* são os seguintes (ver Figura 8.40B):

- Lateralmente: o ramo da mandíbula
- Medialmente: a lâmina lateral do processo pterigoide
- Anteriormente: a parte posterior da maxila
- Posteriormente: a lâmina timpânica e os processos mastoide e estiloide do temporal
- Superiormente: a face inferior da asa maior do esfenoide
- Inferiormente: onde o músculo pterigóideo lateral se fixa à mandíbula, próximo de seu ângulo (ver Tabela 8.8).

A *fossa infratemporal contém* as seguintes estruturas (Figura 8.42):

- A parte inferior do músculo temporal
- Os músculos pterigóideos lateral e medial
- A artéria maxilar
- O plexo pterigóideo venoso
- Os nervos mandibular, alveolar inferior, lingual, bucal e corda do tímpano e o gânglio ótico.

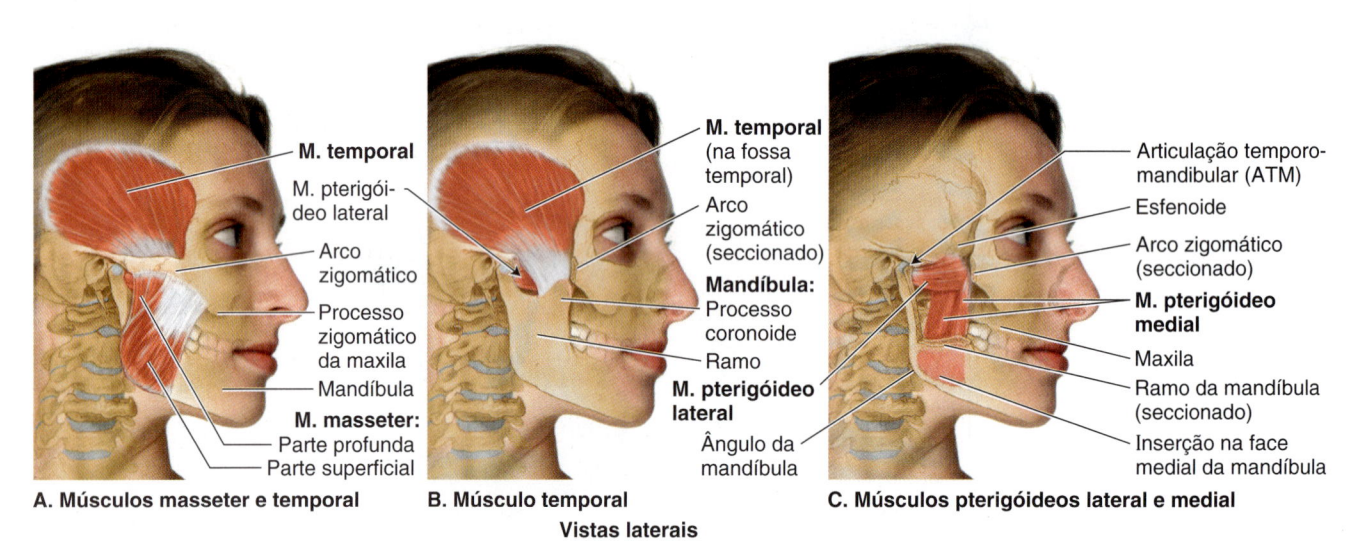

Figura 8.41 Músculos da mastigação. **A.** Músculos temporal e masseter. **B.** Músculo temporal. **C.** Músculos pterigóideos lateral e medial.

Tabela 8.8 Músculos da mastigação que atuam sobre a mandíbula, na articulação temporomandibular (ATM).

Músculo	Inserção proximal	Inserção distal	Inervação		Ação sobre a mandíbula
Temporal	Músculo triangular com inserção larga ao assoalho da fossa temporal e à face profunda da fáscia temporal	Inserção estreita à extremidade e face medial do processo coronoide e margem anterior do ramo da mandíbula	Tronco anterior do nervo mandibular (NC V₃)	Por meio dos nervos temporais profundos	Elevação da mandíbula, fechando a boca; as fibras posteriores, mais horizontais, efetuam a retração da mandíbula
Masseter	Músculo quadrado que se fixa à margem inferior e à face medial do processo maxilar do zigomático e ao arco zigomático	Ângulo e face lateral do ramo da mandíbula		Por meio do nervo massetérico	Elevação da mandíbula; as fibras superficiais têm uma contribuição limitada para a protrusão da mandíbula
Pterigóideo lateral	Músculo triangular com duas cabeças da (1) face infratemporal e crista da asa maior do esfenoide e (2) face lateral da lâmina lateral do processo pterigoide	A cabeça superior fixa-se principalmente à cápsula articular e ao disco articular da articulação temporomandibular (ATM); a cabeça inferior fixa-se principalmente à fóvea pterigóidea na face anterior medial do colo do processo condilar da mandíbula		Por meio do nervo pterigóideo lateral	Ação bilateral, protrusão da mandíbula e abaixamento do mento; ação unilateral, movimenta a mandíbula para o lado oposto; a contração unilateral alternada produz movimentos laterais maiores na mastigação
Pterigóideo medial	Músculo quadrangular com duas cabeças provenientes (1) da face medial da lâmina lateral do processo pterigoide e processo piramidal do palatino e (2) do túber da maxila	Face medial do ramo da mandíbula, inferior ao forame mandibular; em essência, trata-se de uma "imagem especular" do M. masseter ipsilateral, em que o ramo é ladeado pelos dois músculos		Por meio do nervo pterigóideo medial	Ação sinérgica com o músculo masseter para elevar a mandíbula; contribui para a protrusão; a atividade unilateral alternada produz movimentos menores de trituração

Capítulo 8 • Cabeça 553

A. Vista lateral

Rótulos (de cima para baixo, lado esquerdo):
- M. temporal
- Artérias e nervos temporais profundos
- Nervo auriculotemporal
- **M. pterigóideo lateral (cabeça superior)**
- Nervo e artéria para o M. masseter
- **M. pterigóideo lateral (cabeça inferior)**
- Artéria temporal superficial
- Artéria maxilar (primeira parte)
- Artéria carótida externa
- Ligamento esfenomandibular
- Nervo milo-hióideo
- Nervo e artéria alveolares inferiores
- M. pterigóideo medial
- Nervo lingual

Lado direito:
- Nervo maxilar (NC V₂)
- Artéria e nervo alveolares superiores posteriores
- Artéria maxilar (terceira parte)
- Artéria e nervo bucais
- Ducto parotídeo
- Glândulas bucais
- M. bucinador
- Ramos para as gengivas

Destaque (Na fossa pterigopalatina):
- 3
- NC V₂
- 1
- 2

B. Vista lateral

Lado esquerdo:
- Nervos temporais profundos para o M. temporal
- Nervo para o M. masseter
- Nervo para o M. pterigóideo lateral
- **Nervo mandibular (NC V₃)**
- Local do gânglio ótico, medial ao nervo
- Artéria meníngea média
- Nervo auriculotemporal
- Corda do tímpano
- Ligamento esfenomandibular
- **Artéria maxilar** (primeira parte)
- **Nervo alveolar inferior**
- Nervo milo-hióideo
- **M. pterigóideo medial**
- Nervo lingual

Lado direito:
- Gânglio pterigopalatino (1)
- Nervo maxilar (NC V₂) } Na fossa pterigopalatina
- Artéria esfenopalatina (2)
- Nervo (3) e artéria infraorbitais
- Nervo alveolar superior posterior
- Artéria palatina descendente
- Ramos para as gengivas
- **Artéria maxilar** (segunda e terceira partes)
- Nervo bucal
- M. bucinador
- Ramos para as gengivas

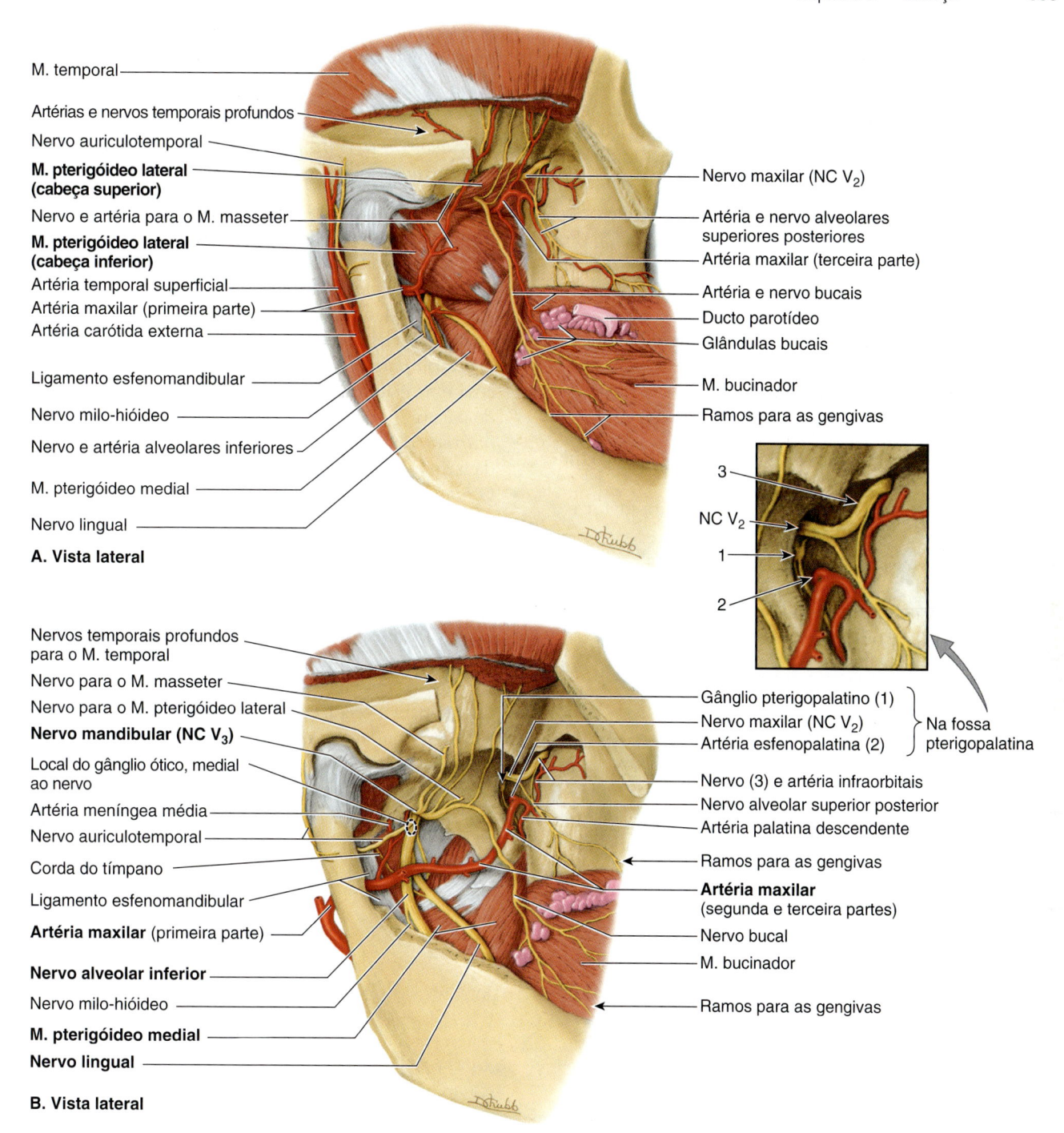

Figura 8.42 Dissecções da região infratemporal direita. **A.** Superficial. **B.** Profunda.

O **músculo temporal** apresenta uma inserção proximal ampla no assoalho da fossa temporal e está fixado distalmente à extremidade e face medial do processo coronoide e à margem anterior do ramo da mandíbula (ver Figura 8.41A,B e Tabela 8.8). O músculo eleva a mandíbula (fecha a boca); suas fibras posteriores atuam na retração da mandíbula protraída.

O **músculo pterigóideo lateral**, com duas cabeças, segue posteriormente. A sua cabeça superior fixa-se à cápsula articular e ao disco da ATM, enquanto a cabeça inferior se fixa principalmente à fóvea pterigóidea no processo condilar da mandíbula.

O **músculo pterigóideo medial** situa-se na face medial do ramo da mandíbula. Suas duas cabeças envolvem a cabeça inferior do músculo pterigóideo lateral e, em seguida, se unem (ver Figura 8.42A). O músculo pterigóideo medial segue um trajeto inferior e posterior e fixa-se à face medial da mandíbula, próximo de seu ângulo. As inserções, a inervação e as ações dos músculos pterigóideos estão descritas na Tabela 8.8.

A **artéria maxilar**, o maior dos dois ramos terminais da artéria carótida externa, constitui a principal artéria da parte profunda da face. Origina-se posteriormente ao colo da mandíbula, segue um trajeto anterior, profundamente ao colo do processo condilar da mandíbula e, em seguida, segue superficial ou profundamente ao músculo pterigóideo lateral (Figuras 8.43 e 8.44A). A artéria segue medialmente da fossa infratemporal, por meio da *fissura pterigomaxilar*, para entrar na *fossa pterigopalatina* (ver Figura 8.40B). Por conseguinte, a artéria maxilar é dividida em três partes com base na sua relação com o músculo pterigóideo lateral (ver Figura 8.43).

Os *ramos da primeira parte ou parte mandibular da artéria maxilar* são os seguintes:

- A *artéria auricular profunda*, que supre o meato acústico externo
- A *artéria timpânica anterior*, que supre a membrana timpânica
- A *artéria meníngea média*, que supre a dura-máter e a calvária
- As *artérias meníngeas acessórias*, que suprem a cavidade do crânio
- A *artéria alveolar inferior*, que supre a mandíbula, as gengivas, os dentes e o assoalho da boca.

Os *ramos da segunda parte ou parte pterigóidea da artéria maxilar* são os seguintes:

- As *artérias temporais profundas, anterior e posterior*, que ascendem para suprir o músculo temporal
- Os *ramos pterigóideos*, que suprem os músculos pterigóideos
- A *artéria massetérica*, que segue lateralmente através da incisura mandibular para suprir o músculo masseter
- A *artéria bucal*, que supre o músculo bucinador e a túnica mucosa da bochecha.

Os *ramos da terceira parte ou parte pterigopalatina da artéria maxilar* são os seguintes:

- A *artéria alveolar superior posterior*, que supre os dentes pré-molares e molares maxilares, a gengiva e a túnica mucosa do seio maxilar
- A *artéria infraorbital*, que supre a pálpebra inferior, o saco lacrimal, a região infraorbital da face, a parte lateral do nariz e o lábio superior
- A *artéria palatina descendente*, que supre a túnica mucosa e as glândulas do palato (teto da boca) e a gengiva do palato
- A *artéria do canal pterigóideo*, que supre a parte superior da faringe, a tuba auditiva e a cavidade timpânica
- O *ramo faríngeo*, que supre o teto da faringe, o seio esfenoidal e a parte inferior da tuba auditiva
- A *artéria esfenopalatina*, ramo terminal da artéria maxilar, que supre a cavidade nasal (parede lateral do nariz, septo nasal e seios paranasais adjacentes).

O **plexo venoso pterigóideo** ocupa a maior parte da fossa infratemporal (ver Figura 8.44B). O plexo está localizado, em parte, entre os músculos temporal e pterigóideo. Drena anteriormente para a veia facial por meio da veia facial profunda, porém drena, em sua maior parte, posteriormente por meio da veia maxilar e, em seguida, veias retromandibulares.

O **nervo mandibular (NC V₃)** recebe a raiz motora do nervo trigêmeo (NC V) e desce através do forame oval para

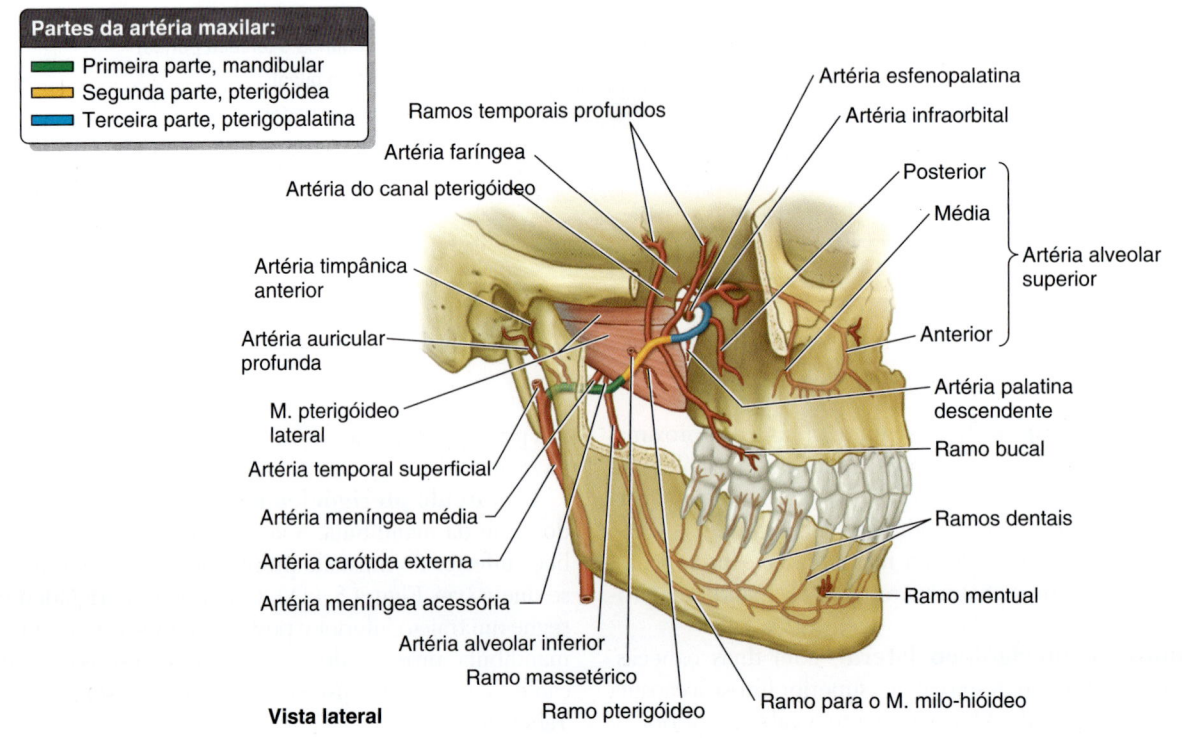

Figura 8.43 Ramos da artéria maxilar.

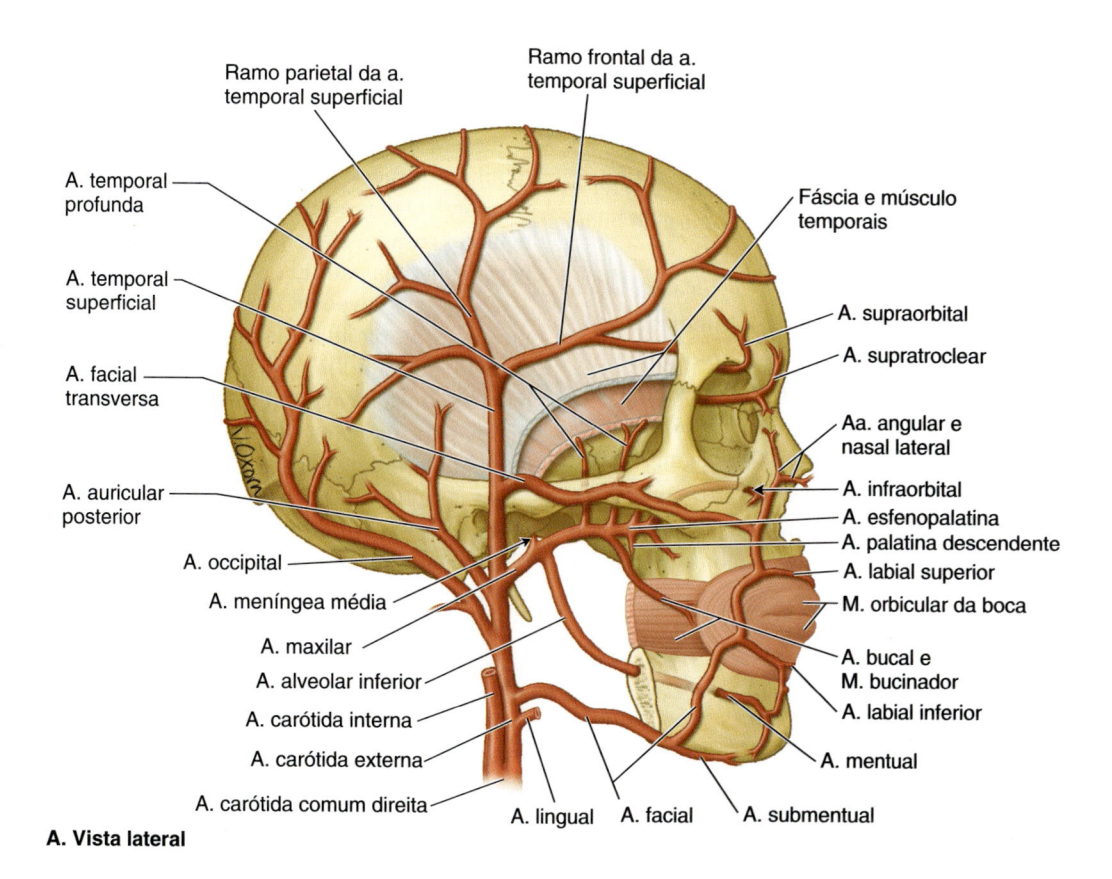

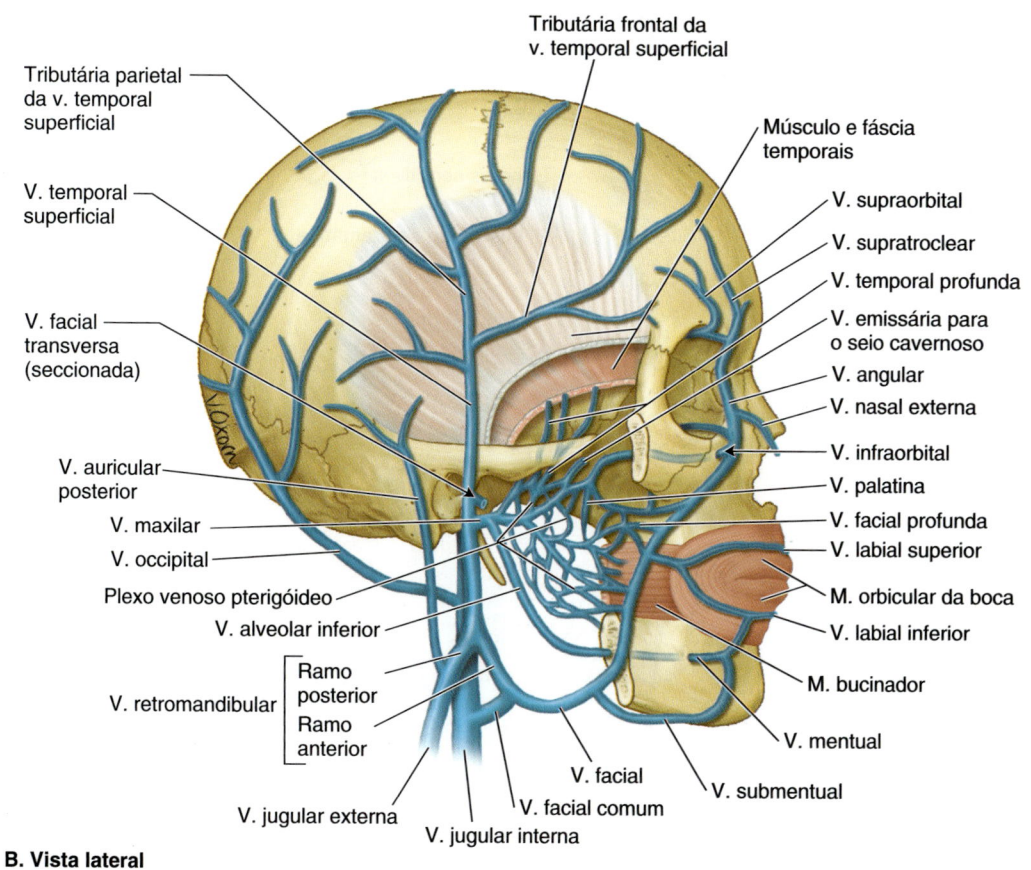

Figura 8.44 Vascularização da cabeça. **A.** Ramos da artéria carótida externa. *a.*, artéria. **B.** Drenagem venosa da face, do couro cabeludo e da fossa infratemporal. *v.*, veia.

entrar na fossa infratemporal, dividindo-se em troncos anterior e posterior. Os ramos do grande tronco posterior são os nervos auriculotemporal, alveolar inferior e lingual (ver Figura 8.42 e 8.45A). O tronco anterior, menor, dá origem ao **nervo bucal** (ver Figura 8.45C) e a ramos para os quatro músculos da mastigação (músculos temporal, masseter e pterigóideos medial e lateral), mas não para o músculo bucinador, que é suprido pelo nervo facial (NC VII).

O **gânglio ótico** (parassimpático) está localizado na fossa infratemporal (ver Figura 8.45A,B), imediatamente abaixo do forame oval, medialmente ao nervo mandibular e posteriormente ao músculo pterigóideo medial. As fibras parassimpáticas pré-sinápticas, que provêm principalmente do nervo glossofaríngeo (NC IX), fazem sinapse no gânglio ótico. As fibras parassimpáticas pós-sinápticas, que são secretoras para a glândula parótida, seguem o seu trajeto do gânglio até essa glândula por meio do nervo auriculotemporal.

O nervo auriculotemporal origina-se por meio de duas raízes, que circundam a artéria meníngea média e, em seguida, unem-se em um único tronco (ver Figuras 8.42 e 8.45A,C). O tronco divide-se em numerosos ramos, dos quais o maior segue em direção posterior, medialmente ao colo da mandíbula, e fornece fibras sensitivas para a orelha e a região temporal. O nervo auriculotemporal também emite fibras articulares para a ATM e fibras secretomotoras parassimpáticas para a glândula parótida.

Os nervos alveolar inferior e lingual descem entre os músculos pterigóideos lateral e medial. O **nervo alveolar inferior** entra no forame da mandíbula e atravessa o canal da mandíbula, formando o **plexo dental inferior**, que envia ramos para todos os dentes mandibulares no seu lado. O *nervo milo-hióideo*, um pequeno ramo do nervo alveolar inferior, origina-se imediatamente antes da entrada do nervo no forame da mandíbula (ver Figura 8.45C). Um ramo do plexo dental inferior, o nervo mentual, atravessa o forame mentual e inerva a pele e a túnica mucosa do lábio inferior,

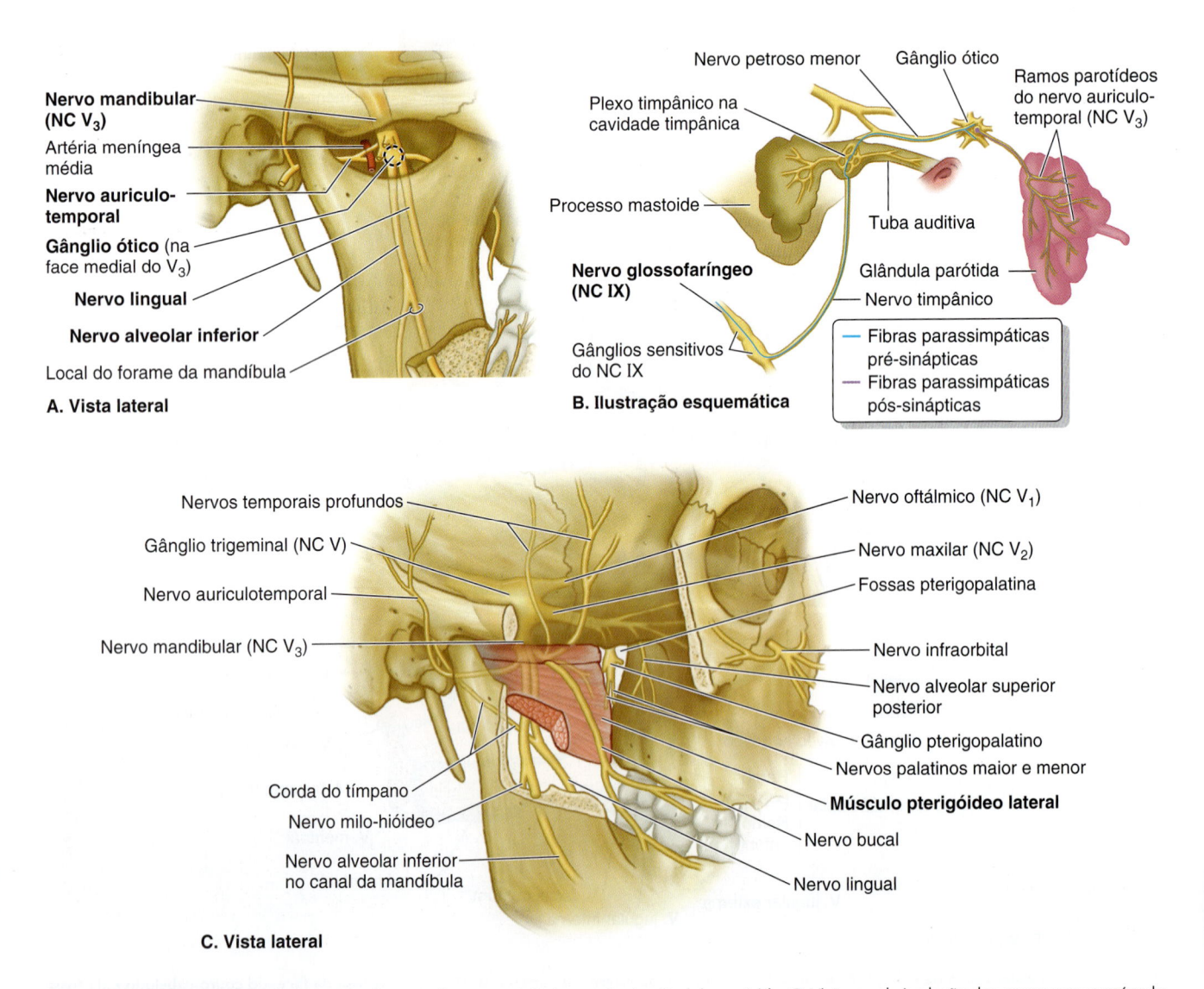

Figura 8.45 Nervos da fossa infratemporal. **A.** No forame oval. **B.** Inervação da glândula parótida. **C.** Visão geral. A relação dos nervos com o músculo pterigóideo lateral é mostrada.

Capítulo 8 • Cabeça 557

a pele do mento e a gengiva vestibular dos dentes incisivos mandibulares (ver Figura 8.52A, mais adiante).

O **nervo lingual** situa-se anteriormente ao nervo alveolar inferior (ver Figuras 8.42 e 8.52). É sensitivo nos dois terços anteriores da língua, no assoalho da boca e na gengiva lingual. Entra na boca entre o músculo pterigóideo medial e o ramo da mandíbula e segue em direção anterior, sob o revestimento da mucosa oral, imediatamente medial e inferior ao terceiro dente molar.

O **corda do tímpano**, um ramo do NC VII (ver Figura 8.45C), conduz as fibras gustativas provenientes dos dois terços anteriores da língua e as fibras secretomotoras parassimpáticas pré-sinápticas para as glândulas salivares submandibulares e sublinguais. O corda do tímpano une-se ao nervo lingual na fossa infratemporal.

ARTICULAÇÃO TEMPOROMANDIBULAR

A **articulação temporomandibular** é uma articulação sinovial do tipo gínglimo modificada, que permite o movimento em três planos. As faces articulares envolvidas são a **cabeça da mandíbula**, o **tubérculo articular** do temporal e a *fossa mandibular* (Figura 8.46). As faces articulares da ATM são cobertas por fibrocartilagem, e não por cartilagem hialina, como na articulação sinovial típica. Um **disco articular** divide a cavidade articular em dois compartimentos sinoviais separados. A **cápsula articular** da ATM é frouxa. A membrana fibrosa da cápsula fixa-se às margens da área articular no temporal e em torno do colo da mandíbula. A parte espessa da cápsula articular forma o **ligamento lateral**, intrínseco, que reforça lateralmente a ATM e, com o tubérculo pós-glenoidal, atua para impedir a luxação posterior da articulação (ver Figura 8.46A,C).

Dois ligamentos extrínsecos e o ligamento lateral unem a mandíbula ao crânio. O **ligamento estilomandibular**, um espessamento da cápsula fibrosa da glândula parótida, estende-se do processo estiloide até o ângulo da mandíbula (ver Figuras 8.46 e 8.47). Esse ligamento não contribui de modo significativo para a força da ATM. O **ligamento esfenomandibular** estende-se da espinha do esfenoide até a língula da mandíbula (ver Figura 8.47); constitui o principal suporte passivo e atua como "dobradiça móvel" para a mandíbula.

Para permitir mais do que um pequeno grau de abaixamento da mandíbula – isto é, para abrir mais a boca além de apenas separar os dentes superiores e inferiores –, a cabeça

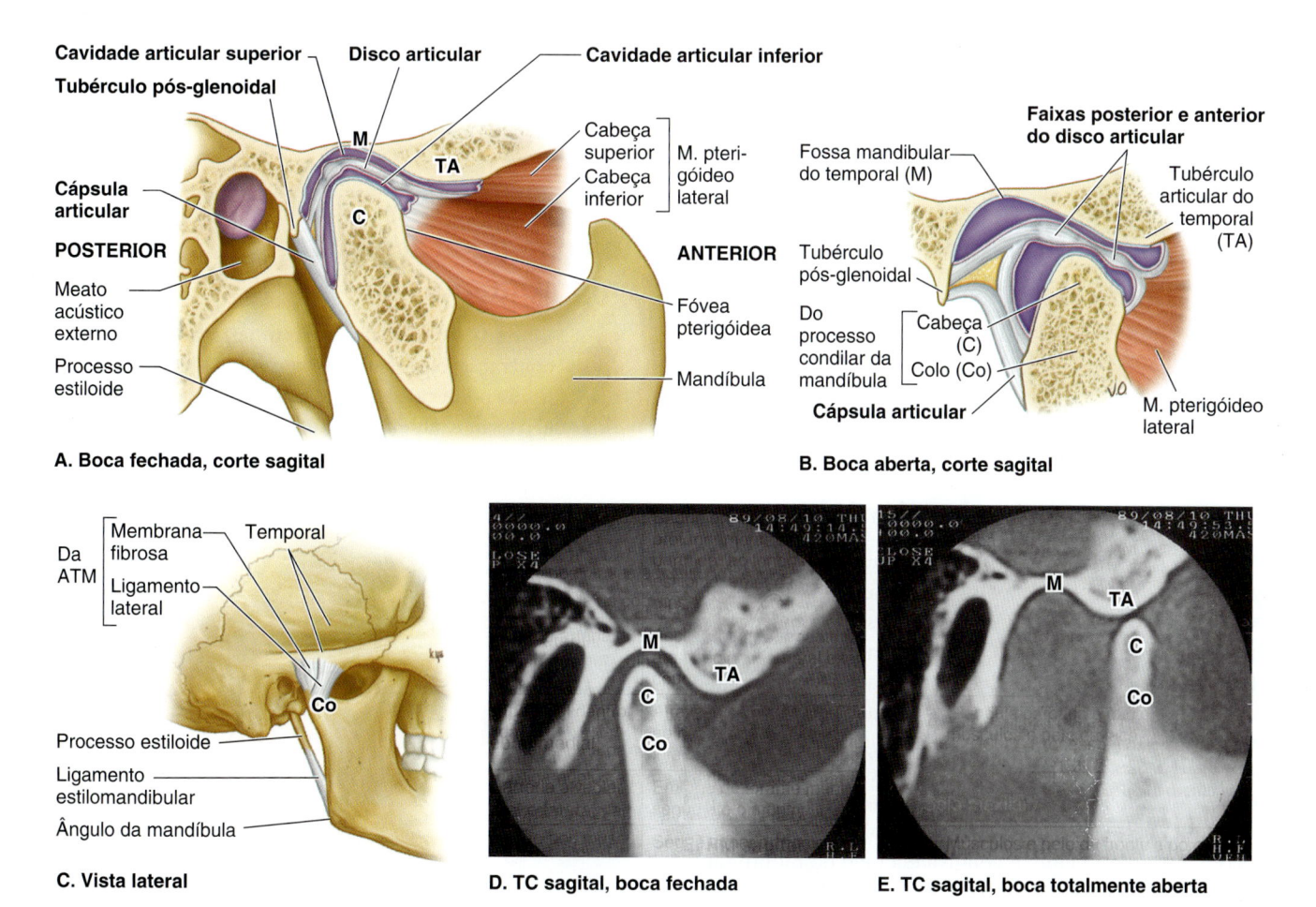

Figura 8.46 Articulação temporomandibular (ATM). Imagens anatômicas e de tomografia computadorizada (TC) da ATM nas posições de boca fechada (A, C e D) e boca aberta (B e E). C. Ligamentos lateral e estilomandibular da ATM.

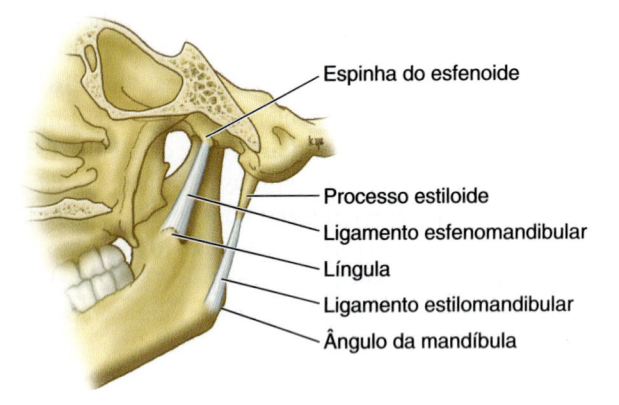

Figura 8.47 Ligamentos esfenomandibular e estilomandibular.

Labels: Espinha do esfenoide; Processo estiloide; Ligamento esfenomandibular; Língula; Ligamento estilomandibular; Ângulo da mandíbula

Tabela 8.9 Movimentos da articulação temporomandibular.

Movimentos da Mandíbula	Músculos
Elevação (fecha a boca)	Temporal, masseter e pterigóideo medial
Abaixamento (abre a boca)	Pterigóideo lateral, Mm. supra e infra-hióideos[a]
Protrusão (protrai o mento)	Pterigóideo lateral, masseter e pterigóideo medial[b]
Retrusão (retrai o mento)	Temporal (fibras oblíquas e quase horizontais posteriores) e masseter
Movimentos laterais (trituração e mastigação)	Temporal do mesmo lado, pterigóideos do lado oposto e masseter

[a]O agonista normalmente é a gravidade; esses músculos são ativos principalmente contra resistência.
[b]O músculo pterigóideo lateral é o agonista neste caso, enquanto os músculos masseter e pterigóideo lateral desempenham um papel secundário.

da mandíbula e o disco articular precisam se movimentar anteriormente sobre a face articular até que a cabeça da mandíbula esteja situada inferiormente ao tubérculo articular (ver Figura 8.46B,E), um movimento designado como *translação* pelos dentistas. Se esse deslizamento anterior ocorre de modo unilateral, a cabeça da mandíbula no lado retraído gira (em torno de um eixo) sobre a face inferior do disco articular, permitindo movimentos de mastigação e trituração de um lado para outro ao longo de uma pequena amplitude. Durante a protrusão e a retrusão da mandíbula, a cabeça da mandíbula e o disco articular deslizam anterior e posteriormente sobre a face articular do temporal, com ambos os lados movendo-se em conjunto. Os movimentos da ATM são produzidos principalmente pelos músculos da mastigação. As inserções, a inervação e as ações desses músculos são descritas nas Tabelas 8.8 e 8.9.

ANATOMIA CLÍNICA

Bloqueio do nervo mandibular

Para efetuar um bloqueio do nervo mandibular, injeta-se um agente anestésico próximo ao nervo mandibular, no local onde penetra na fossa infratemporal. Esse bloqueio anestesia habitualmente os ramos auriculotemporal, alveolar inferior, lingual e bucal do nervo mandibular.

Bloqueio do nervo alveolar inferior

O bloqueio do nervo alveolar inferior – comumente utilizado pelos dentistas para tratamento dos dentes mandibulares – anestesia o nervo alveolar inferior, um ramo do NC V_3. O agente anestésico é injetado em torno do forame da mandíbula, a abertura para o canal da mandíbula, na face medial do ramo da mandíbula. Esse canal dá passagem ao nervo, artéria e veia alveolares inferiores. Quando esse nervo é bloqueado com sucesso, todos os dentes mandibulares são anestesiados até o plano mediano. A pele e a túnica mucosa do lábio inferior, a túnica mucosa alveolar do lábio e gengiva e a pele do mento também são anestesiadas, visto que são inervadas pelo ramo mentual desse nervo.

Luxação da articulação temporomandibular

Durante o bocejo ou ao dar uma grande mordida, a contração excessiva dos músculos pterigóideos laterais pode causar luxação anterior das cabeças da mandíbula, passando anteriormente aos tubérculos articulares (Figura AC8.12). Nessa posição, a mandíbula permanece

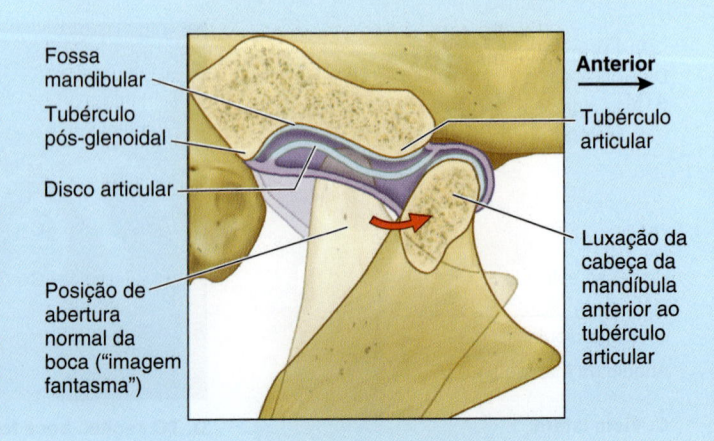

Figura AC8.12 Luxação da articulação temporomandibular (ATM).

Labels: Fossa mandibular; Tubérculo pós-glenoidal; Disco articular; Posição de abertura normal da boca ("imagem fantasma"); Anterior; Tubérculo articular; Luxação da cabeça da mandíbula anterior ao tubérculo articular

abaixada, e o indivíduo pode não ser capaz de fechar a boca. Com mais frequência, um golpe lateral no mento quando a boca está aberta provoca luxação da ATM no lado traumatizado. As *fraturas da mandíbula* podem estar associadas à luxação da ATM. Devido à estreita relação dos nervos facial e auriculotemporal com a ATM, é preciso ter cuidado durante procedimentos cirúrgicos, de modo a preservar ambos os ramos do nervo facial que se estendem sobre ela, bem como os ramos articulares do nervo auriculotemporal, que entram na parte posterior da articulação. A lesão dos ramos articulares do nervo auriculotemporal que suprem a ATM – associada à luxação traumática e à ruptura da cápsula articular e do ligamento lateral – leva à frouxidão e à instabilidade da ATM.

Artrite da articulação temporomandibular

A ATM pode se tornar inflamada em consequência de *artrite degenerativa*. A função anormal da ATM pode resultar em problemas estruturais, como oclusão dental e estalido (*crepitação*) articular. Acredita-se que o estalido seja causado por movimentos anteriores tardios do disco durante o abaixamento e a elevação da mandíbula.

REGIÃO ORAL

A **região oral** compreende a cavidade oral, os dentes, as gengivas, a língua, o palato e a região das tonsilas palatinas. A cavidade oral é o local onde o alimento é ingerido e preparado para a sua digestão no estômago e no intestino delgado. Quando o alimento é mastigado, os dentes e a saliva provenientes das glândulas salivares facilitam a formação de um *bolo alimentar* manejável.

Cavidade oral

A **cavidade oral** (boca) consiste em duas partes: o *vestíbulo da boca* e a *cavidade própria da boca* (Figura 8.48). O vestíbulo da boca comunica-se com o exterior através da rima da boca. O tamanho da **rima** (abertura) **da boca** é controlado por músculos, como o músculo orbicular da boca (o músculo esfíncter da rima da boca). A **cavidade própria da boca** é o espaço posterior e medial aos **arcos dentais** maxilar (superior) e mandibular (inferior). É limitada, lateral e anteriormente, pelos arcos dentais. O **teto da cavidade própria da boca** é formado pelo palato. Posteriormente, a cavidade oral comunica-se com a parte oral da faringe (**orofaringe**). Quando a boca está fechada e em repouso, a cavidade oral é totalmente ocupada pela língua.

Vestíbulo da boca

O **vestíbulo da boca** é o espaço semelhante a uma fenda entre os lábios e as bochechas, superficialmente, e os dentes e as gengivas, profundamente. Os lábios, as pregas musculares carnosas e móveis, que circundam a boca, contêm o músculo orbicular da boca e os músculos, vasos e nervos dos lábios superiores e inferiores. Os lábios são cobertos externamente por pele e, internamente, pela túnica mucosa. O lábio superior possui um sulco vertical, o **filtro** (Figura 8.49). À medida que a pele dos lábios se aproxima da boca, ela muda abruptamente de cor, passando para o vermelho; essa margem vermelha dos lábios é denominada **vermelhão dos lábios** e consiste em uma zona de transição entre a pele e a túnica mucosa. A pele da **zona de transição dos lábios**

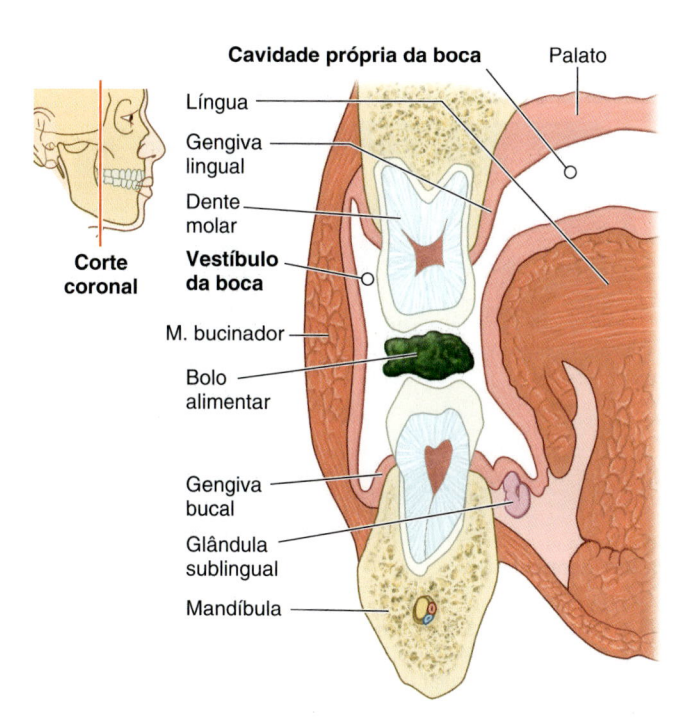

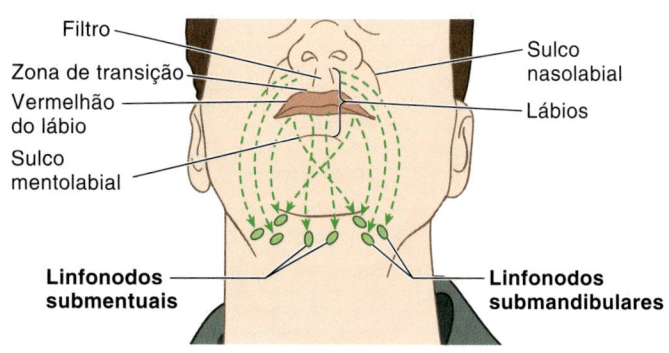

Figura 8.48 Cavidade oral. O desenho de orientação mostra o local do plano de corte.

Figura 8.49 Anatomia de superfície e drenagem linfática das bochechas, dos lábios e do mento.

(comumente considerada como o próprio lábio) é desprovida de pelos e é tão fina que aparece na cor vermelho-vivo ou castanho mais escuro, devido ao leito capilar subjacente. O lábio superior é suprido pelos ramos labiais superiores das *artérias facial* e *infraorbital*. O lábio inferior é irrigado pelos ramos labiais inferiores das **artérias** *facial* e **mentual**. O lábio superior é inervado pelos ramos labiais superiores dos **nervos infraorbitais** (NC V$_2$), enquanto o lábio inferior é inervado pelos ramos labiais inferiores dos nervos mentuais (NC V$_3$) (ver Figura 8.52A, mais adiante).

A **linfa** proveniente do lábio superior e das partes laterais do lábio inferior segue o seu trajeto principalmente para os linfonodos submandibulares (ver Figura 8.49), enquanto a linfa proveniente da parte medial do lábio inferior segue inicialmente para os linfonodos submentuais.

As **bochechas** compreendem as paredes laterais distensíveis da cavidade oral e as proeminências faciais sobre os zigomáticos. Possuem essencialmente a mesma estrutura dos lábios, com os quais são contínuas. Os principais músculos da bochecha são os músculos bucinadores (ver Figura 8.48). Os lábios e as bochechas funcionam como um esfíncter da boca, que empurra o alimento presente no vestíbulo da boca para a cavidade própria da boca. A língua e os músculos bucinadores atuam em conjunto para manter o alimento entre as faces oclusais dos dentes molares durante a mastigação. As **glândulas labiais** e as **glândulas da bochecha** são pequenas glândulas mucosas situadas entre a túnica mucosa e os músculos orbicular da boca e bucinador subjacentes (ver Figura 8.42B).

Dentes e gengivas

Os **dentes** são estruturas cônicas duras, fixadas nos **alvéolos dentais** da maxila e da mandíbula, que são utilizados na mastigação e na assistência à articulação (fala). As crianças possuem 20 **dentes decíduos (primários)**. A erupção do primeiro dente ocorre habitualmente com 6 a 8 meses de idade, e o último dente, com 20 a 24 meses de idade. A erupção dos **dentes permanentes (secundários)**, normalmente 16 na maxila e 16 na mandíbula (3 molares, 2 pré-molares, 1 canino e 2 incisivos de cada lado), é habitualmente completa em torno dos 15 anos de idade (Figura 8.50), com exceção dos terceiros molares (dentes do siso), cuja erupção ocorre habitualmente durante o final da adolescência ou por volta dos 20 anos.

O dente é constituído de uma coroa, um colo e uma raiz. Cada tipo de dente tem a sua aparência característica (Figuras 8.51 e 8.52). A **coroa** projeta-se a partir da gengiva. O **colo** é a parte do dente entre a coroa e a raiz. A(s) **raiz(es)** está(ão) fixada(s) no alvéolo pelo *periodonto fibroso* (ligamento periodontal). A maior parte do dente é composta pela **dentina**, que é coberta pelo **esmalte** sobre a coroa e pelo **cemento** sobre a raiz. A **cavidade pulpar** contém tecido conjuntivo, vasos sanguíneos e nervos. O **canal da raiz** do dente fornece a passagem para os nervos e os vasos que entram e que saem da cavidade pulpar através do forame do **ápice do dente**.

As **artérias alveolares superior** e **inferior**, que são ramos da artéria maxilar, irrigam os dentes maxilares (superiores) e mandibulares (inferiores), respectivamente (ver Figuras 8.43 e 8.44A). As **veias** com os mesmos nomes e distribuição acompanham as artérias (ver Figura 8.44B). Os **vasos linfáticos** provenientes dos dentes e das gengivas

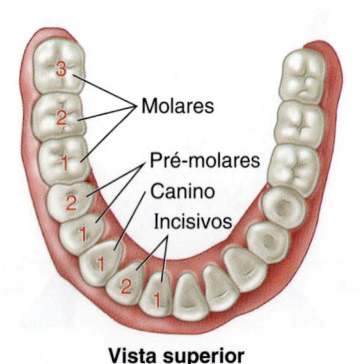

Figura 8.50 Dentição mandibular adulta.

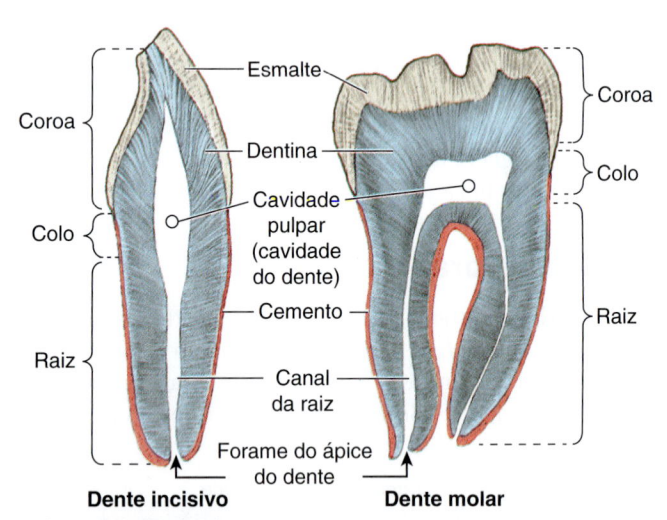

A. Corte longitudinal

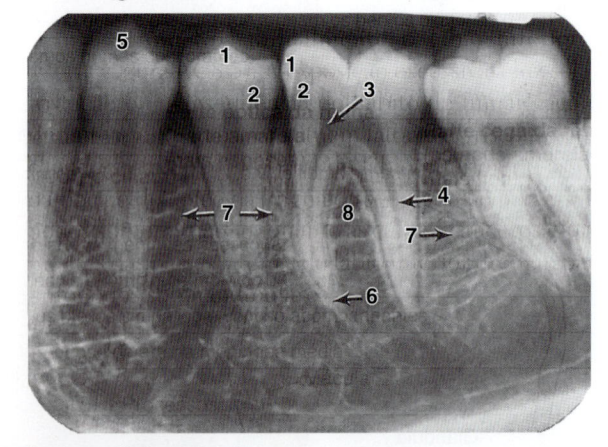

B. Radiografia lateral

1 Esmalte	2 Dentina	3 Cavidade pulpar
4 Canal da raiz	5 Cúspide bucal	6 Ápice da raiz
7 Septos interalveolares (osso alveolar)		
8 Septo inter-radicular (osso alveolar)		

Figura 8.51 Partes do dente. **A.** Um dente incisivo e um molar. **B.** Radiografia interproximal dos dentes pré-molares e molares.

Capítulo 8 • Cabeça 561

A. Vista lateral

- Nervo trigêmeo (NC V)
- Gânglio trigeminal
- **Nervo maxilar (NC V₂)**
- Nervo infraorbital (NC V₂)
- **Nervos alveolares superiores (NC V₂)**: Posterior, Médio, Anterior
- **Nervo mandibular (NC V₃)**
- Nervo lingual (NC V₃)
- **Nervo alveolar inferior (NC V₃)**
- Local do forame da mandíbula
- Ramo bucal do NC V₃
- Canal da mandíbula
- Ramos dentais do nervo alveolar inferior (NC V₃)
- Ramo mentual (NC V₃)
- Ramo incisivo do nervo alveolar inferior (NC V₃)

B.

DENTE INCISIVO
- Face oclusal
- Áreas de contato
- DISTAL, LINGUAL (PALATAL), MESIAL, LABIAL (VESTIBULAR)

DENTE MOLAR
- Face oclusal
- Áreas de contato
- DISTAL, LINGUAL (PALATAL), MESIAL, BUCAL (VESTIBULAR)

C.

MAXILAR, vista inferior — **PALATO**

Inerva a **gengiva vestibular (bucal, labial)** direita e esquerda:
- Ramo alveolar superior anterior e nervo infraorbital
- Nervo infraorbital e ramo alveolar superior médio
- Ramo alveolar superior posterior

Inerva a **gengiva lingual superior**:
- Nervo nasopalatino
- Nervo palatino maior

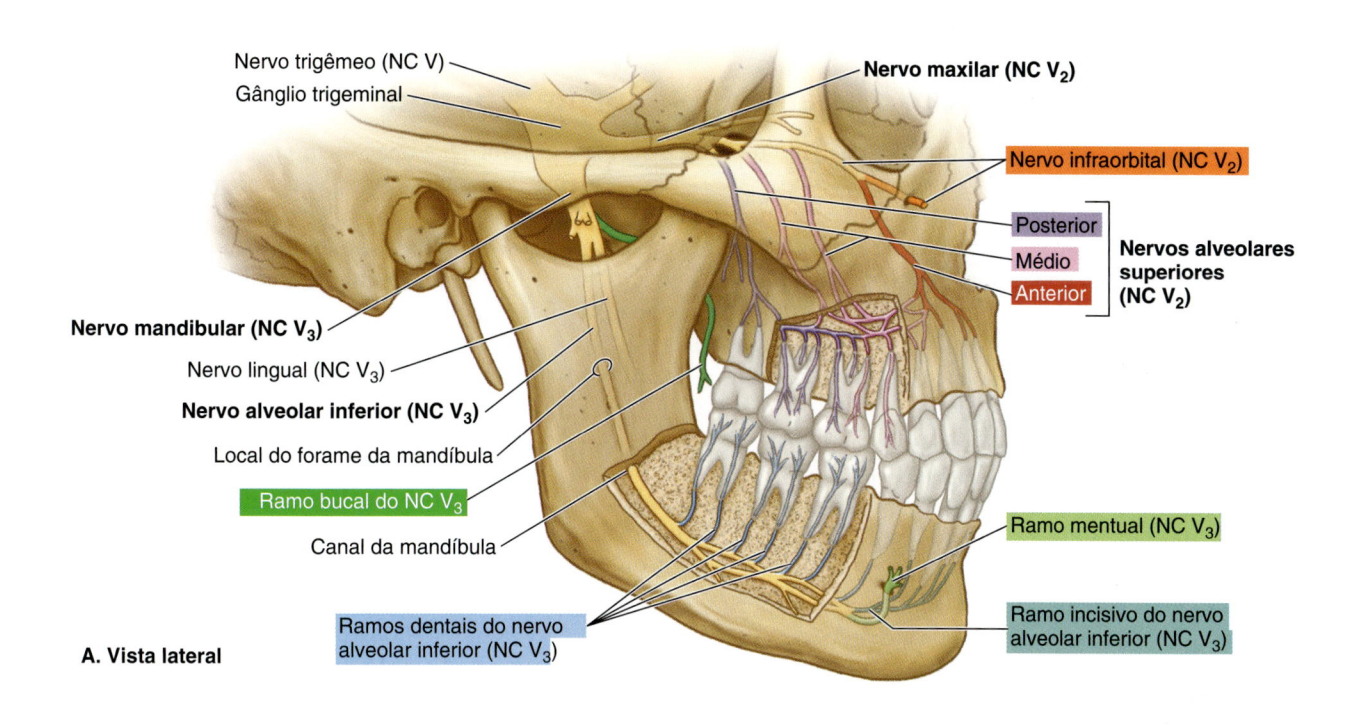

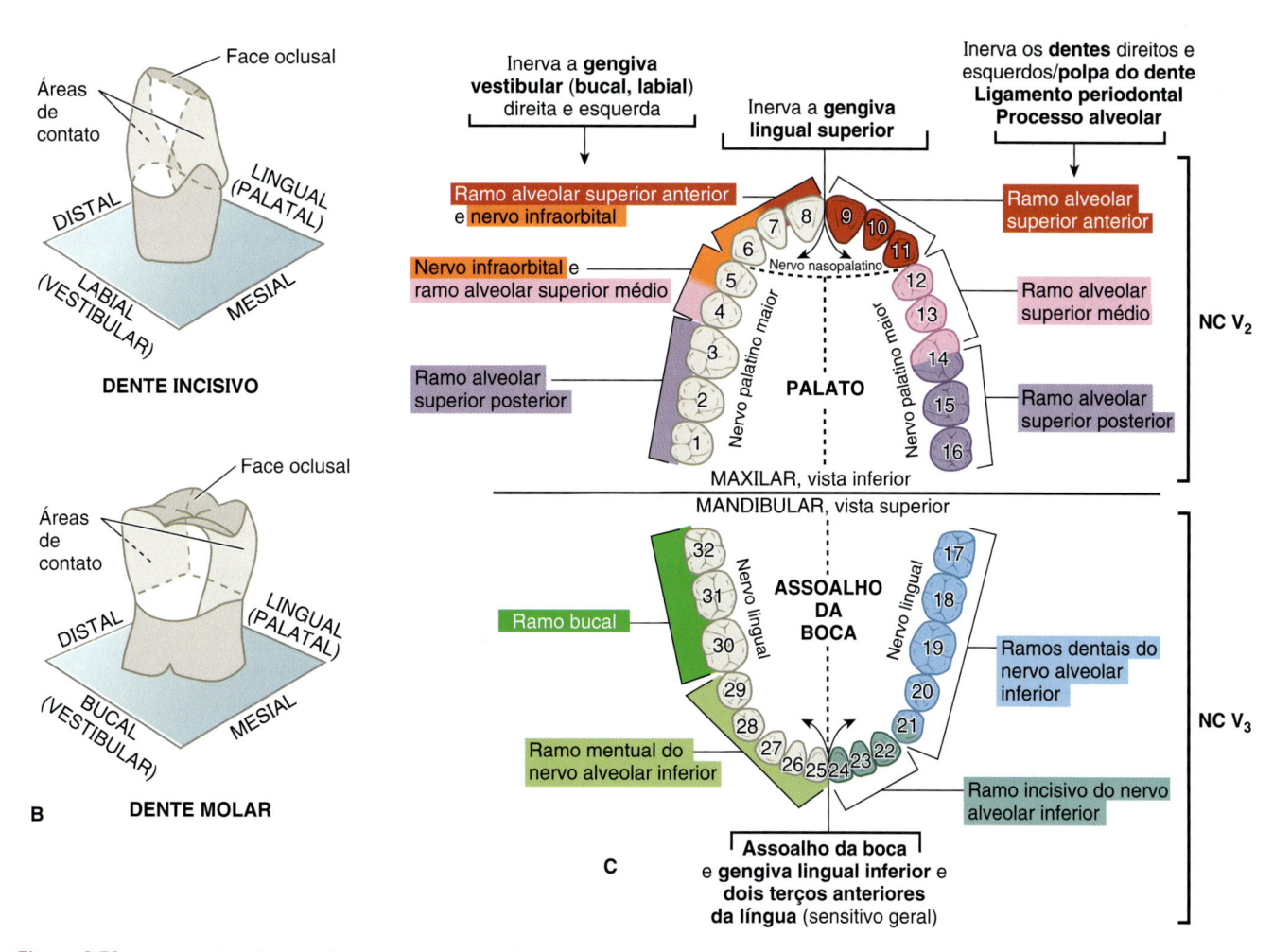

Inerva os **dentes** direitos e esquerdos/**polpa do dente** / Ligamento periodontal / Processo alveolar:
- Ramo alveolar superior anterior
- Ramo alveolar superior médio
- Ramo alveolar superior posterior

NC V₂

MANDIBULAR, vista superior — **ASSOALHO DA BOCA**
- Nervo lingual
- Ramo bucal
- Ramo mentual do nervo alveolar inferior
- Ramos dentais do nervo alveolar inferior
- Ramo incisivo do nervo alveolar inferior

Assoalho da boca e **gengiva lingual inferior** e **dois terços anteriores da língua** (sensitivo geral)

NC V₃

Figura 8.52 Inervação dos dentes e da gengiva. **A.** Nervos alveolares superior e inferior. **B.** Faces de um dente incisivo e de um dente molar. **C.** Inervação da boca e dos dentes.

ANATOMIA CLÍNICA

Cáries dentais, pulpite e dor de dente

A decomposição dos tecidos duros de um dente resulta na formação de *cáries* (cavidades) *dentais*. A invasão da polpa do dente por uma cárie (cavidade) resulta em infecção e irritação dos tecidos que se encontram na cavidade. Essa condição provoca um processo inflamatório (*pulpite*). Como a cavidade pulpar é um espaço rígido, o edema dos tecidos da polpa causa dor (*dor de dente*).

Gengivite e periodontite

A higiene oral precária resulta em depósitos de alimentos nos dentes e nos sulcos gengivais, podendo causar inflamação da gengiva (*gengivite*). Se não for tratada, a doença dissemina-se para outras estruturas de sustentação (p. ex., osso alveolar), causando *periodontite*, que resulta em inflamação das gengivas. Pode causar absorção do osso alveolar e *retração gengival*, que expõe o cemento sensível dos dentes.

---

seguem principalmente para os linfonodos submandibulares (ver Figura 8.49). Os **nervos alveolares** superior e inferior, que são ramos do NC V_2 e do NC V_3, respectivamente, formam os **plexos dentais** superior e inferior, que inervam os dentes maxilares e mandibulares (ver Figura 8.52A).

As **gengivas** são compostas de tecido fibroso coberto por túnica mucosa, que está firmemente fixada aos processos alveolares da mandíbula e da maxila e aos colos dos dentes. A **gengiva bucal** dos dentes molares maxilares (ver Figura 8.48) é inervada pelo nervo bucal, um ramo do nervo mandibular (ver Figura 8.52C). A **gengiva lingual** de todos os dentes mandibulares é inervada pelo nervo lingual. A **gengiva palatina** dos dentes maxilares pré-molares e molares é inervada pelo **nervo palatino maior**, enquanto a gengiva palatina dos incisivos é inervada pelo **nervo nasopalatino**. As faces labial e bucal da gengiva maxilar são inervadas pelos **ramos alveolares superiores** anterior, médio e posterior (ver Figura 8.52A).

Palato

O **palato** forma o teto arqueado da cavidade própria da boca e o assoalho das cavidades nasais (Figura 8.53). O palato consiste em partes dura e mole: o palato duro, anteriormente, e o palato mole, posteriormente. O palato duro separa a parte anterior da cavidade oral das cavidades nasais, enquanto o palato mole separa a parte posterior da cavidade oral da parte nasal da faringe, superior a ela.

O **palato duro** é a parte arqueada (côncava) anterior que corresponde a dois terços do palato; esse espaço é preenchido pela língua quando está em repouso. O palato duro (coberto por uma túnica mucosa) é formado pelos processos palatinos das maxilas e pelas lâminas horizontais dos palatinos (Figura 8.54A). Três aberturas são encontradas na face oral do palato duro: a fossa incisiva e os forames palatinos maior e menor. A **fossa incisiva** é uma pequena depressão posterior aos dentes incisivos centrais. Os nervos nasopalatinos

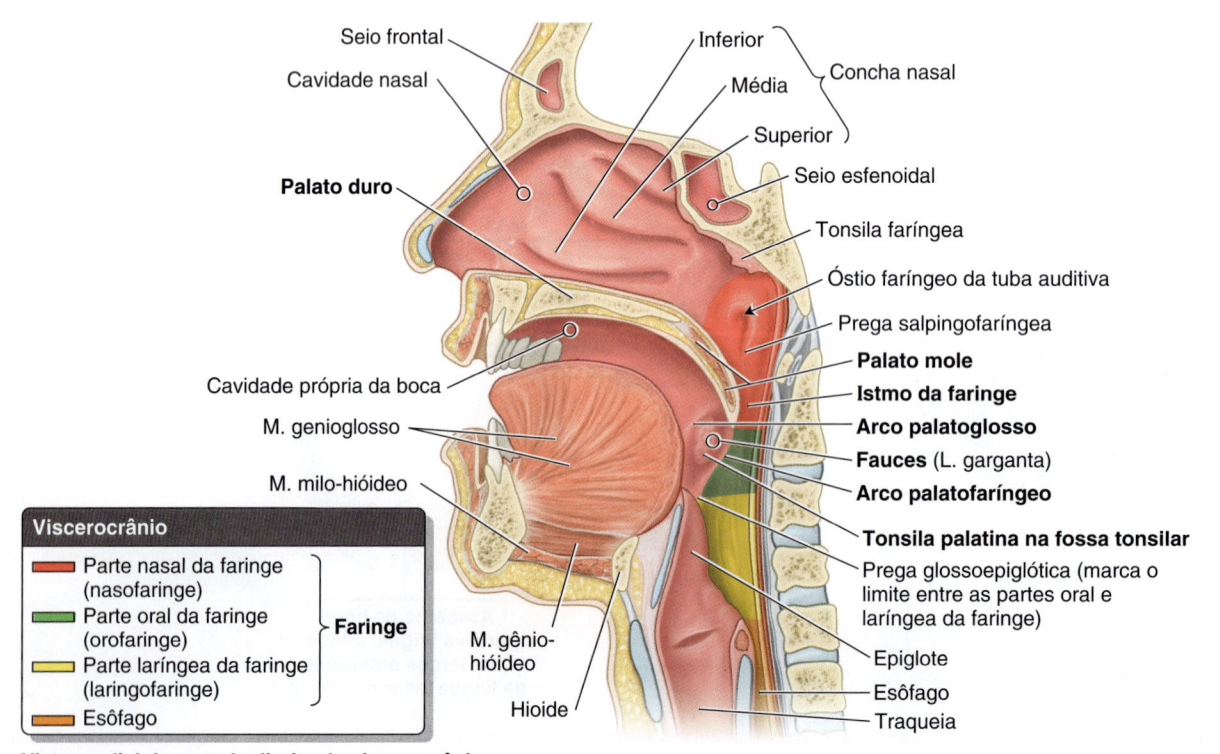

Figura 8.53 Palato, cavidades nasal e oral e faringe.

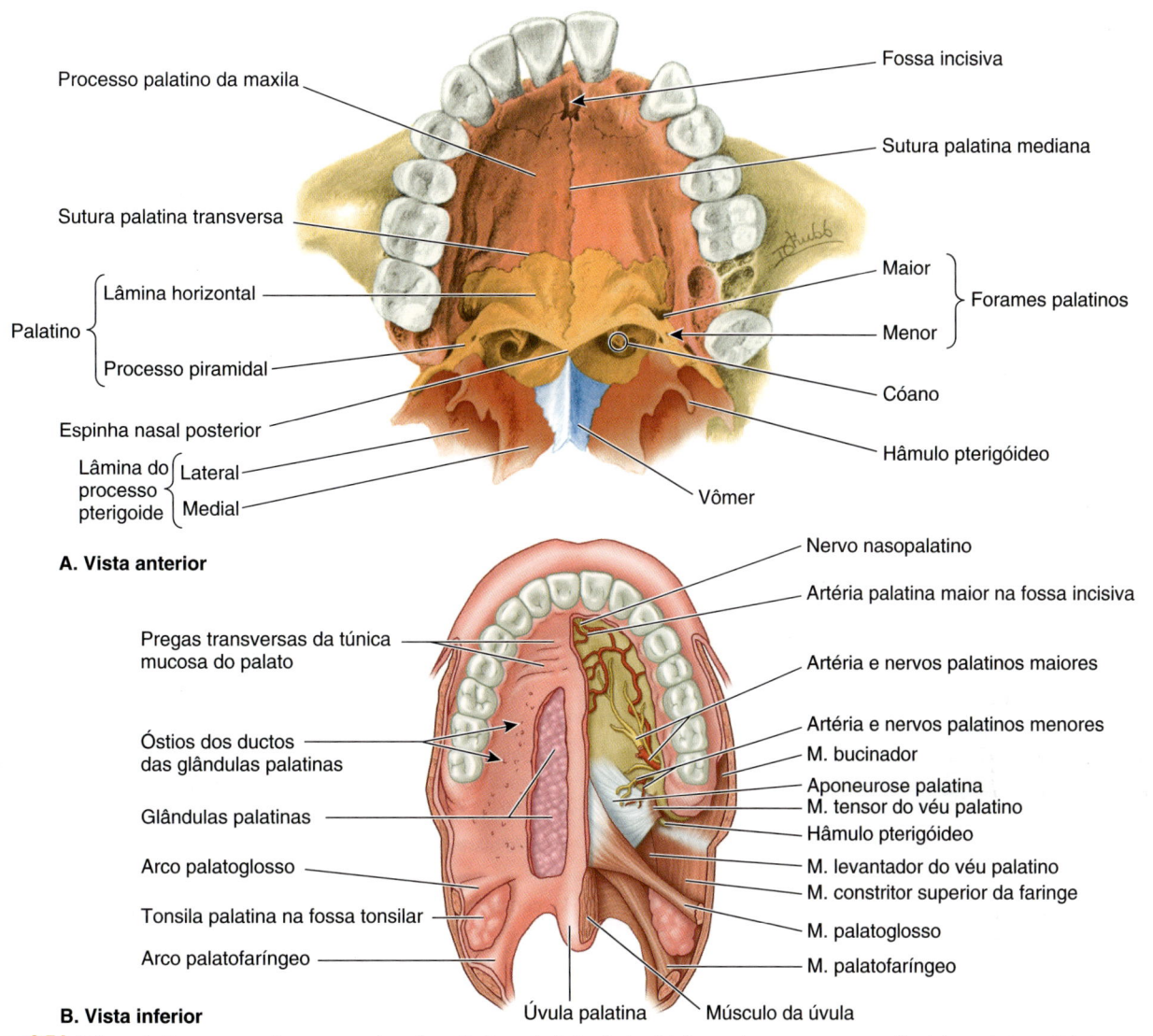

Figura 8.54 Palato. A. Os ossos que formam o palato duro. **B.** Parte do lado direito foi dissecada para mostrar as glândulas palatinas. O lado esquerdo foi dissecado para mostrar os músculos do palato mole e as artérias e nervos palatinos.

seguem do nariz por meio de um número variável de canais e forames incisivos, que se abrem na fossa incisiva (ver Figura 8.54A,B). Medial ao terceiro dente molar, o **forame palatino maior** perfura a margem lateral do palato ósseo. Os *vasos e nervos palatinos maiores* emergem desse forame e seguem um trajeto anterior sobre o palato. Os forames palatinos menores fornecem a passagem para os *nervos e vasos palatinos menores* até o palato mole e estruturas adjacentes.

O **palato mole** é o terço posterior móvel do palato, que está suspenso a partir da margem posterior do palato duro (ver Figuras 8.54B e 8.55A). O palato mole estende-se posterior e inferiormente como uma margem livre curva, a partir da qual pende um processo cônico, denominado **úvula palatina**. O palato mole é reforçado pela **aponeurose palatina**, formada pelo tendão expandido do **músculo tensor do véu palatino**. A aponeurose, fixada à margem posterior do palato duro, é espessa anteriormente e fina posteriormente. A parte anterior do palato mole é formada principalmente pela aponeurose palatina, enquanto a sua parte posterior é muscular.

Durante a deglutição, o palato mole é inicialmente tensionado para permitir que a língua exerça pressão contra ele, comprimindo o bolo alimentar contra o fundo da cavidade própria da boca. Em seguida, o palato mole é elevado posterior e superiormente contra a parede da faringe, impedindo, assim, a passagem do alimento para a cavidade nasal. Lateralmente, o palato mole é contínuo com a parede da faringe e une-se à língua e à faringe pelos **arcos palatoglosso** e **palatofaríngeo** (ver Figuras 8.54B e 8.55A), respectivamente. As **tonsilas palatinas**, habitualmente designadas como "tonsilas" ou "amígdalas", consistem em massas de tecido linfoide, uma de cada lado da parte oral da faringe (ver Figura 8.55A). Cada tonsila encontra-se em uma *fossa tonsilar*, delimitada pelos arcos palatoglosso e palatofaríngeo e pela língua.

VASCULARIZAÇÃO E INERVAÇÃO DO PALATO

O palato possui uma rica vascularização, que se origina principalmente das **artérias palatinas maiores** esquerda e direita, que são ramos das artérias palatinas descendentes (ver Figura 8.54B). A **artéria palatina menor**, um ramo menor da artéria palatina descendente, entra no palato por meio do **forame palatino menor** e se anastomosa com a artéria palatina ascendente, um ramo da artéria facial. A **drenagem venosa do palato**, que corresponde e acompanha os ramos da artéria maxilar, compreende as tributárias do plexo pterigóideo venoso (ver Figura 8.44B).

Os *nervos sensitivos do palato* passam através do **gânglio pterigopalatino** e são considerados ramos do nervo maxilar. O nervo palatino maior inerva as gengivas, a túnica mucosa e as glândulas da maior parte do palato duro (ver Figura 8.54B). O nervo nasopalatino inerva a túnica mucosa da parte anterior do palato duro. Os **nervos palatinos menores** são responsáveis pela inervação do palato mole. Os nervos palatinos acompanham as artérias através dos forames palatinos maior e menor, respectivamente. Com exceção do músculo tensor do véu palatino, que é inervado pelo NC V_3, todos os músculos do palato mole são inervados por meio do *plexo faríngeo de nervos* (ver Capítulo 9), proveniente dos ramos faríngeos do nervo vago (NC X).

MÚSCULOS DO PALATO MOLE

Os **músculos do palato mole** surgem a partir da base do crânio e descem até o palato (ver Figuras 8.54B e 8.55B). O palato mole pode ser elevado, de modo a ficar em contato com a parede posterior da faringe, fechando a passagem da cavidade oral para a parte nasal da faringe (p. ex., durante a deglutição ou a respiração pela boca). O palato mole também pode ser deslocado para baixo, de modo que fique em contato com a parte posterior da língua, fechando a comunicação da cavidade oral com a passagem nasal (p. ex., durante a respiração exclusivamente pelo nariz, mesmo com a boca aberta). Quanto às fixações, inervação e ações dos cinco músculos do palato mole, ver a Figura 8.55B e a Tabela 8.10. Os músculos do palato mole são os seguintes:

- O **músculo levantador do véu palatino** (músculo que eleva o palato mole) é um músculo cilíndrico, que segue

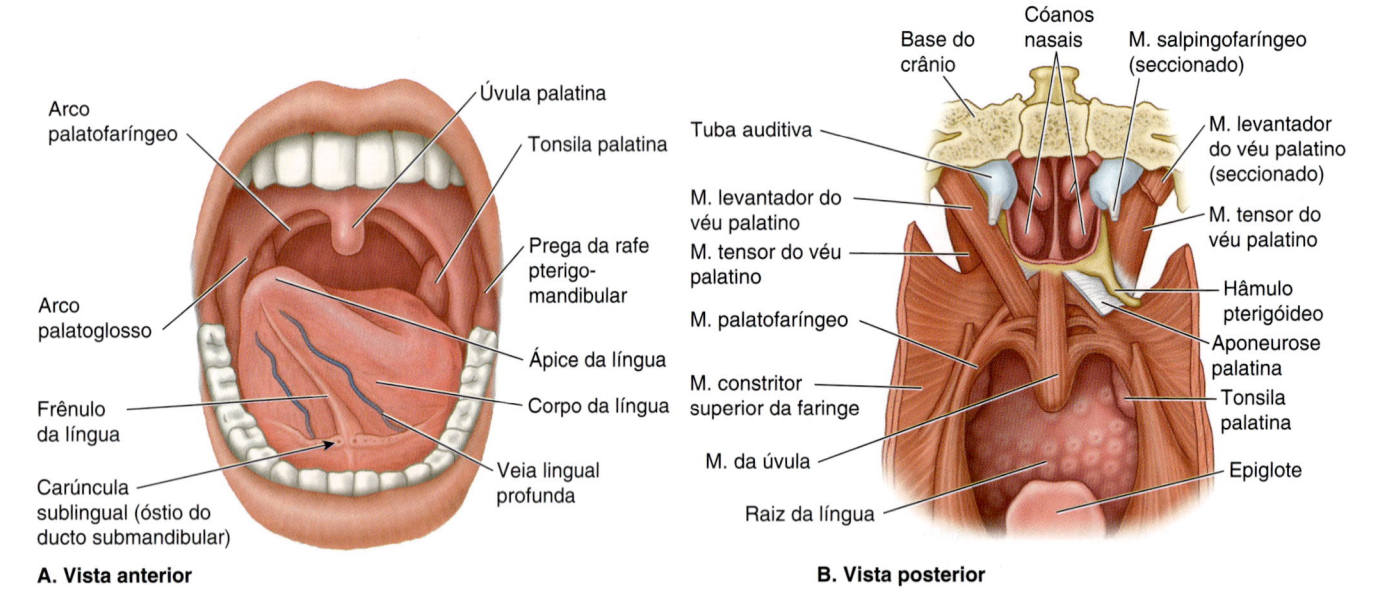

A. Vista anterior

B. Vista posterior

Figura 8.55 Palato mole. **A.** Anatomia de superfície da cavidade oral e do palato mole. **B.** Dissecção do palato mole, mostrando os músculos e a sua relação com a parte posterior da língua.

Tabela 8.10 Músculos do palato mole.

Músculo	Origem	Inserção	Inervação	Ações Principais
Tensor do véu palatino	Fossa escafóidea no teto da margem posterior da lâmina medial do processo pterigoide, espinha do esfenoide e cartilagem da tuba auditiva	Aponeurose palatina (ver Figura 8.54B)	Nervo pterigóideo medial (ramo do NC V_3) por meio do gânglio ótico	Tensiona o palato mole e abre o óstio da tuba auditiva durante a deglutição e o bocejo
Levantador do véu palatino	Cartilagem da tuba auditiva e parte petrosa do temporal		Ramo faríngeo do NC X por meio do plexo faríngeo	Eleva o palato mole durante a deglutição e o bocejo
Palatoglosso	Aponeurose palatina	Lateral da língua		Eleva a parte posterior da língua e leva o palato mole sobre a língua
Palatofaríngeo	Palato duro e aponeurose palatina	Parede lateral da faringe		Tensiona o palato mole e traciona as paredes da faringe, superior, anterior e medialmente durante a deglutição
Músculo da úvula	Espinha nasal posterior e aponeurose palatina	Túnica mucosa da úvula palatina		Encurta a úvula palatina e a traciona superiormente

um trajeto inferior e anterior, espalhando-se no palato mole, onde se fixa à face superior da aponeurose palatina
- O **músculo tensor do véu palatino** (músculo que tensiona o palato mole) é um músculo com um ventre triangular, que segue um trajeto inferior; o tendão, formado em seu ápice, curva-se em torno do **hâmulo pterigóideo** – a projeção inferior em formato de gancho da lâmina medial do processo pterigoide – antes de se espalhar como *aponeurose palatina*
- O **músculo palatoglosso** é uma delgada faixa de músculo, que é coberta por túnica mucosa; forma o *arco palatoglosso*. Diferentemente dos outros músculos com sufixo -glosso, o músculo palatoglosso é um músculo do palato (na sua função e inervação), e não um músculo da língua
- O **músculo palatofaríngeo** é um músculo fino e plano, também coberto por túnica mucosa; forma o *arco palatofaríngeo* e funde-se inferiormente com o músculo longitudinal da faringe
- O **músculo da úvula** insere-se na mucosa da úvula palatina.

Língua

A **língua** é um órgão muscular móvel, que pode assumir uma variedade de formatos e posições. A língua encontra-se parcialmente na cavidade própria da boca e parcialmente na parte oral da faringe (ver Figura 8.53). Em repouso, ela ocupa a maior parte da cavidade própria da boca. A língua – composta principalmente por músculos e coberta por túnica mucosa – desempenha uma função na mastigação, no paladar, na deglutição, na articulação (fala) e na limpeza da boca. A língua possui uma raiz, um corpo, um ápice e uma face dorsal curva e uma face inferior (Figura 8.56A). Um suco em forma de V, o **sulco terminal** da língua (ver Figura 8.56B), marca a separação entre a *parte anterior (pré-sulcal)* e a *parte posterior (pós-sulcal)*.

A **raiz da língua** consiste no terço posterior que repousa sobre o assoalho da boca. Os dois terços anteriores da língua formam o **corpo da língua**. A parte anterior pontiaguda do corpo é o **ápice (ponta) da língua**. O corpo e o ápice da língua são extremamente móveis. O **dorso da língua (face dorsal)** é a face posterior e superior da língua, que inclui o **sulco terminal**. No ápice desse sulco, encontra-se o **forame cego** (ver Figura 8.56B), uma pequena depressão que constitui o remanescente não funcional da parte proximal do ducto tireoglosso embrionário, a partir da qual se desenvolve a glândula tireoide. A túnica mucosa na parte anterior da língua é rugosa, em virtude da presença de numerosas **papilas linguais**:

- As **papilas circunvaladas** são grandes e com ápice plano; situam-se diretamente anteriores ao sulco terminal e são circundadas por depressões circulares profundas, em forma de fosso, cujas paredes são repletas de *cálculos gustatórios*. Os ductos das *glândulas linguais* serosas (de Ebner) abrem-se nessas depressões
- As **papilas folhadas** são pequenas pregas laterais da túnica mucosa lingual, que são pouco desenvolvidas nos seres humanos
- As **papilas filiformes** são longas, numerosas, filiformes e escamosas; contêm terminações nervosas aferentes que são sensíveis ao toque
- As **papilas fungiformes** consistem em pontos em forma de cogumelo, de coloração rosa ou vermelha; estão dispersas entre as papilas filiformes, porém são mais numerosas no ápice e nas margens da língua.

As papilas circunvaladas, folhadas e a maioria das papilas fungiformes contêm receptores gustativos situados nos **cálculos gustatórios**. Alguns cálculos gustatórios também são encontrados no epitélio que cobre a face oral do palato mole, a parede posterior da parte oral da faringe e a epiglote.

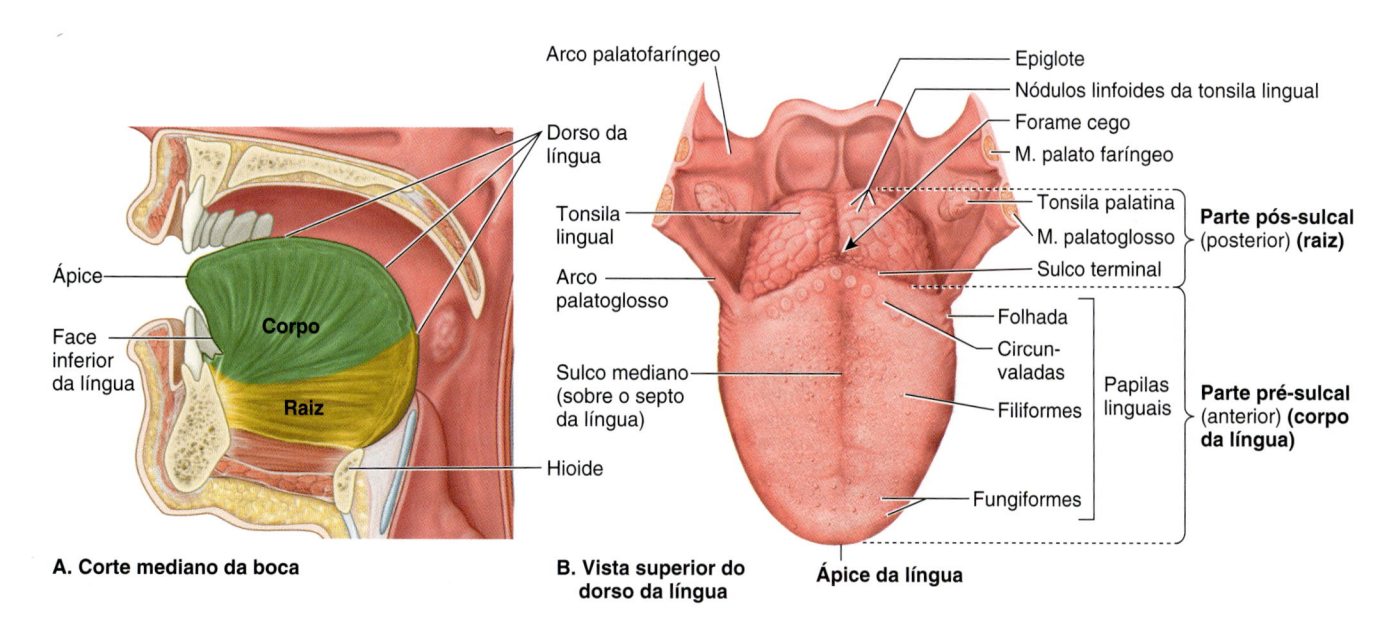

Figura 8.56 Língua. **A.** Partes. **B.** Características do dorso da língua.

A túnica mucosa do dorso da língua é fina sobre a parte anterior da língua e está estreitamente fixada ao músculo subjacente (ver Figura 8.56A). Uma depressão na face dorsal, o **sulco mediano da língua**, divide a língua em metades direita e esquerda (ver Figura 8.56B). Esse sulco também indica o local de fusão dos calículos gustatórios distais embrionários.

A *raiz da língua* situa-se dentro da parte oral da faringe, posteriormente ao *sulco terminal* e aos *arcos palatoglossos* (ver Figura 8.56B). Sua túnica mucosa é espessa e livremente móvel. Não tem papilas linguais, porém os **nódulos linfoides** subjacentes, conhecidos em seu conjunto como tonsila lingual, conferem a essa parte da língua a sua aparência de pedra arredondada de calçamento.

A **face inferior da língua** é coberta por uma túnica mucosa fina e transparente, através da qual aparecem as **veias linguais profundas** subjacentes. Com a língua elevada, pode-se observar o **frênulo da língua** (Figura 8.57), uma grande prega mediana de túnica mucosa, que se estende da gengiva cobrindo a face lingual da crista alveolar anterior até a face posterior e inferior da língua. O frênulo conecta a língua ao assoalho da boca, enquanto permite o movimento livre da parte anterior da língua. Na base do frênulo encontram-se as *aberturas dos ductos submandibulares* das glândulas salivares submandibulares.

MÚSCULOS DA LÍNGUA

A língua consiste basicamente em uma massa de músculos cobertos, em sua maior parte, por túnica mucosa. Apesar de ser uma prática tradicional, a descrição das ações dos músculos da língua atribuindo uma única ação a um músculo específico, esse enfoque simplifica exageradamente as ações da língua e também é enganoso. Os músculos da língua não atuam isoladamente, e alguns desempenham múltiplas ações, com as partes de um único músculo sendo capazes de atuar de modo independente, produzindo diferentes ações, até mesmo antagônicas. *Todavia, em geral, os músculos extrínsecos modificam a posição da língua, enquanto os músculos intrínsecos modificam o seu formato* (Figura 8.58 e Tabela 8.11).

Os quatro músculos intrínsecos e os quatro músculos extrínsecos em cada metade da língua são separados por um septo fibroso, o **septo da língua**, que se estende verticalmente a partir do sulco mediano da língua (ver Figura 8.58C). Os **músculos intrínsecos da língua** (músculos longitudinais superior e inferior, transverso e vertical) estão confinados à língua e não estão fixados a nenhum osso. Os **músculos extrínsecos da língua** (músculos genioglosso, hioglosso, estiloglosso e palatoglosso) originam-se a partir de formações ósseas fora da língua e fixam-se a ela.

INERVAÇÃO DA LÍNGUA

Todos os músculos da língua são inervados pelo NC XII, o **nervo hipoglosso** (Figura 8.59), com exceção do músculo palatoglosso (na realidade, trata-se de um músculo palatino inervado pelo *plexo faríngeo*, o plexo de nervos que inclui ramos motores do NC X). Para a sensibilidade geral (tato e temperatura), a túnica mucosa dos dois terços anteriores da língua inervada pelo nervo lingual, um ramo do NC V_3 (ver Figura 8.59B). Para a sensibilidade especial (paladar), essa parte da língua, com exceção das papilas circunvaladas, é inervada por meio do corda do tímpano, um ramo do NC VII. Esse nervo une-se ao nervo lingual e segue um trajeto anterior em sua bainha (ver Figura 8.59A).

A túnica mucosa do terço posterior da língua e as papilas circunvaladas são inervadas pelo ramo lingual do nervo glossofaríngeo (NC IX) tanto para a sensibilidade geral quanto especial (paladar) (ver Figura 8.59B). Pequenos brotos do **ramo interno do nervo laríngeo superior**, um ramo do nervo vago (NC X), são responsáveis pela maior parte da sensibilidade geral, mas também por alguma sensibilidade especial na pequena área da língua imediatamente anterior à epiglote. Esses nervos, principalmente sensitivos, também conduzem fibras secretomotoras parassimpáticas para as glândulas serosas situadas na língua. Essas fibras nervosas provavelmente fazem sinapse no **gânglio submandibular**, que fica suspenso a partir do nervo lingual (ver Figura 8.59A).

As quatro *sensações básicas do paladar* são: *doce*, *salgado*, *ácido* e *amargo*. O sabor doce é detectado no ápice da língua, o salgado, nas margens laterais, e os sabores ácido e amargo, na parte posterior da língua. Todos os outros "sabores" descritos pelos *gourmets* são olfatórios (odor e aroma).

VASCULARIZAÇÃO DA LÍNGUA

As *artérias da língua* são derivadas da **artéria lingual**, que se origina da *artéria carótida externa* (Figura 8.60A). Ao entrar na língua, a artéria lingual segue profundamente (medialmente) ao músculo hioglosso. Os *principais ramos da artéria lingual* são os seguintes:

- As **artérias dorsais da língua**, que irrigam a parte posterior, a raiz da língua e que enviam um ramo tonsilar para a tonsila palatina

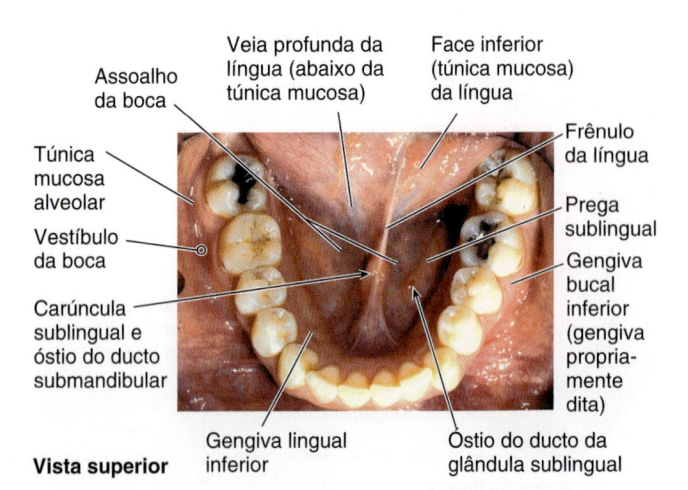

Figura 8.57 Assoalho e vestíbulo da boca. A língua está elevada e retraída superiormente. (Cortesia do Dr. B. Liebgott, Professor Emeritus, Division of Anatomy, Department of Surgery, University of Toronto, Ontário, Canadá.)

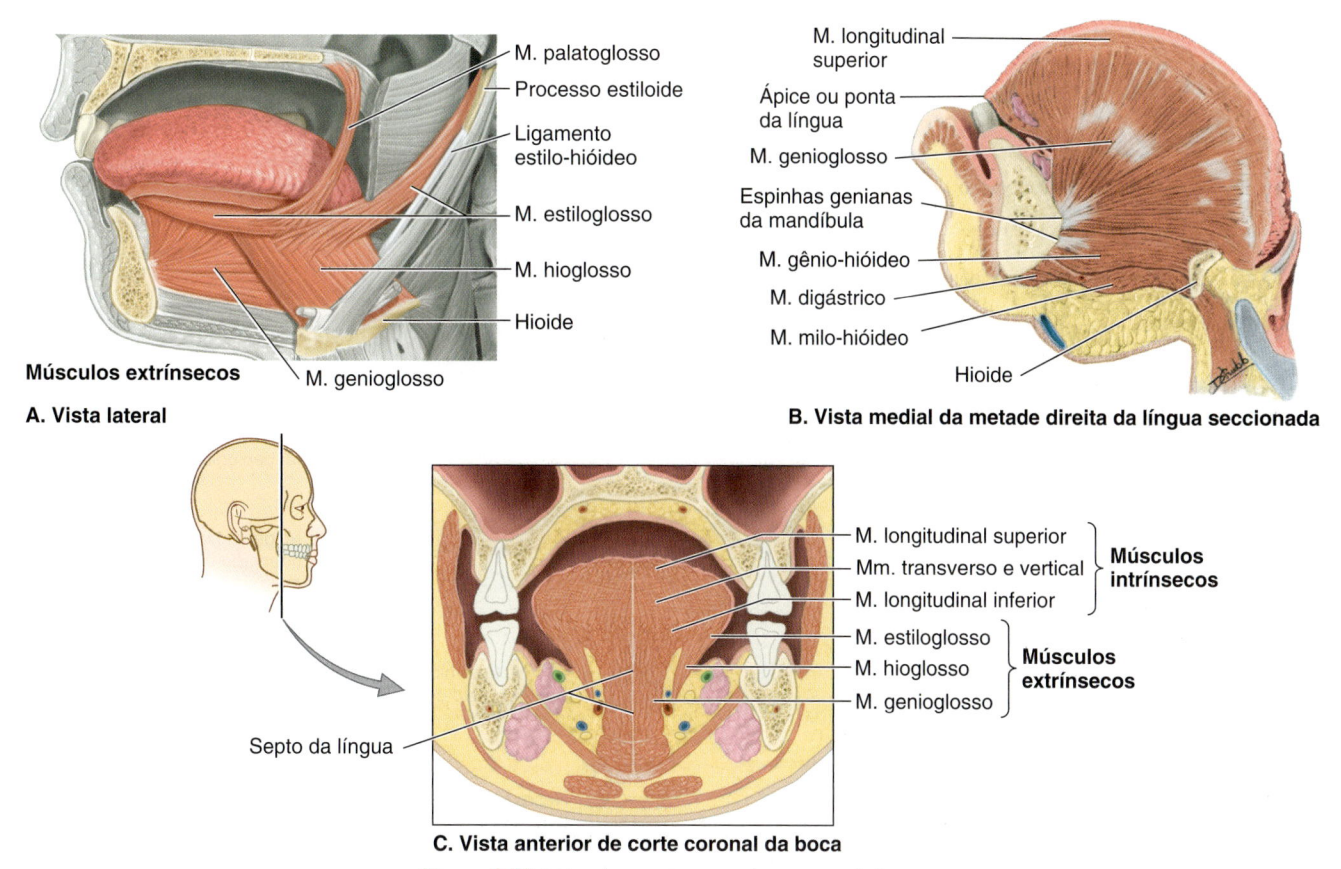

Figura 8.58 Músculos extrínsecos e intrínsecos da língua.

A. Vista lateral
B. Vista medial da metade direita da língua seccionada
C. Vista anterior de corte coronal da boca

Tabela 8.11 Músculos da língua.

Músculo	Formato e posição	Inserção proximal	Inserção distal	Ações principais
Músculos extrínsecos da língua				
Genioglosso	Músculo em forma de leque; constitui a maior parte da língua	Por meio de um tendão curto da espinha geniana superior da mandíbula	Todo o dorso da língua; as fibras mais inferiores e posteriores fixam-se ao corpo do hioide	A atividade bilateral abaixa a língua, particularmente na parte central, criando um sulco longitudinal; a parte posterior traciona a língua anteriormente para a protrusão;[a] a parte mais anterior retrai o ápice da língua protraída; a contração unilateral desvia a língua para o lado contralateral
Hioglosso	Músculo quadrilátero fino	Corpo e corno maior do hioide	Faces inferiores da parte lateral da língua	Ajuda a encurtar (retrair) a língua, particularmente tracionando seus lados inferiormente; ajuda a encurtar a língua (retrusão)
Estiloglosso	Músculo triangular curto	Margem anterior da parte distal do processo estiloide; ligamento estilo-hióideo	Margens da língua posteriormente, interdigitando-se com o músculo hioglosso	Produz retrusão da língua e curva (eleva) suas laterais, atuando com o M. genioglosso para formar uma depressão central durante a deglutição
Palatoglosso	Músculo palatino estreito, em forma de meia-lua; forma a coluna posterior do istmo das fauces	Aponeurose palatina do palato mole	Entra na parte posterior lateral da língua, transversalmente, fundindo-se com os músculos transversos, intrínsecos	Capaz de elevar a parte posterior da língua ou abaixar o palato mole; mais comumente, atua para contrair o istmo das fauces (L. garganta)
Músculos intrínsecos da língua				
Longitudinal superior	Camada fina situada abaixo da túnica mucosa do dorso da língua	Tela fibrosa submucosa e septo fibroso mediano	Margens da língua e túnica mucosa	Encurta (retrai) a língua longitudinalmente para cima, elevando o ápice e as laterais da língua; encurta a língua (retrusão)
Longitudinal inferior	Faixa estreita próximo à face inferior da língua	Raiz da língua e corpo do hioide	Ápice da língua	Encurta (retrai) a língua longitudinalmente para baixo, abaixando o ápice; encurta a língua (retrusão)
Transverso	Situado profundamente ao músculo longitudinal superior	Septo fibroso mediano	Tecido fibroso nas margens laterais da língua	Estreita e alonga (protrai) a língua[a]
Vertical	As fibras cruzam o músculo transverso	Tela fibrosa submucosa do dorso da língua	Face inferior das margens da língua	Achata e alarga a língua[a]

[a]Os músculos intrínsecos transverso e vertical atuam simultaneamente à medida que a parte posterior do músculo genioglosso traciona a raiz anteriormente para protrair a língua.

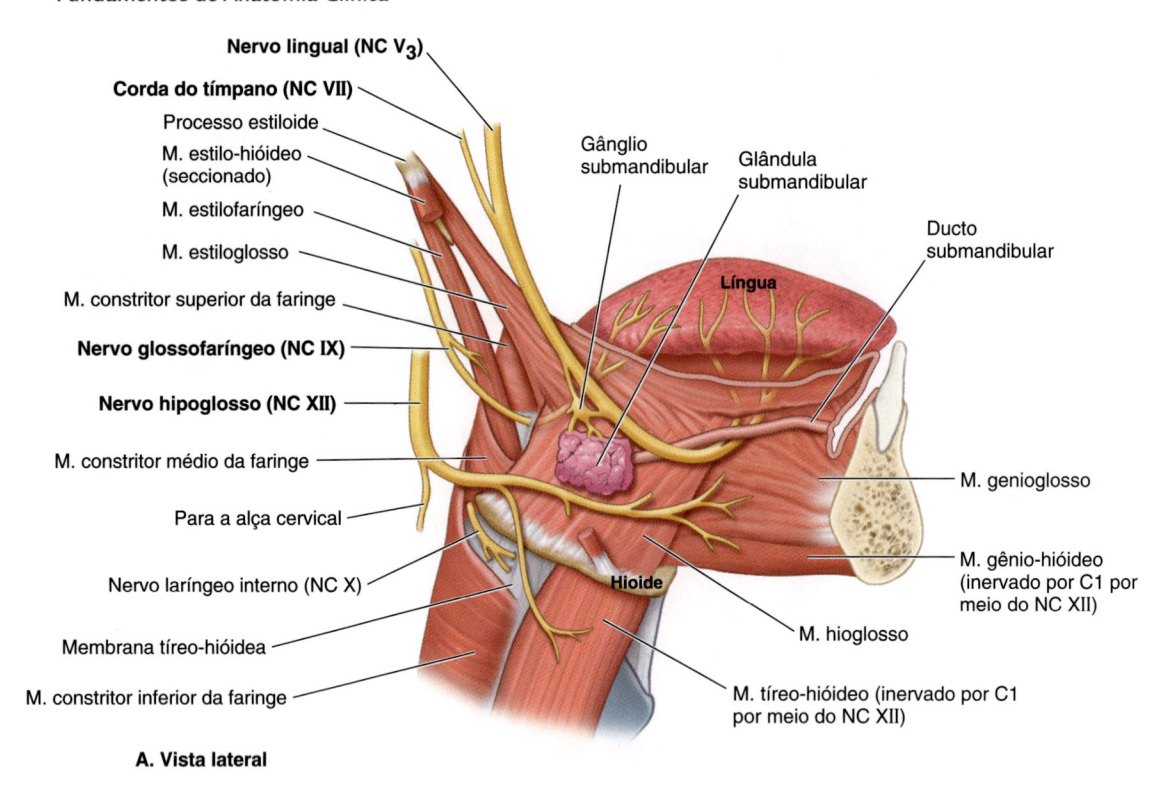

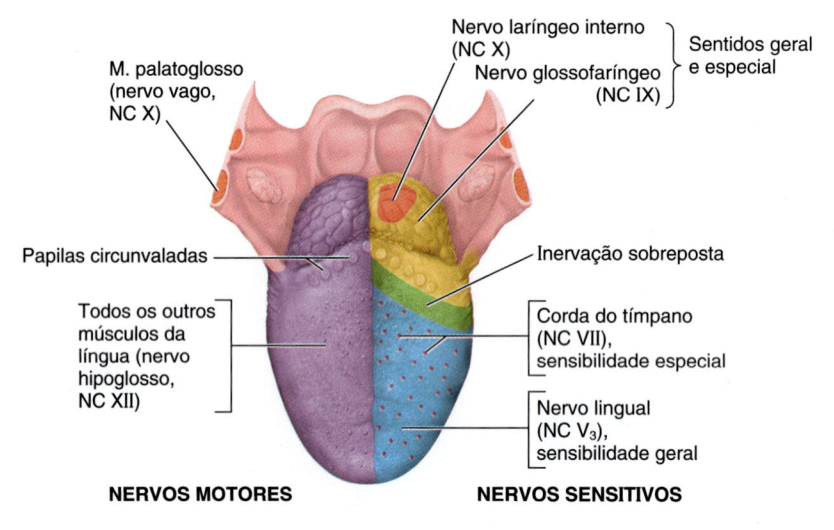

Figura 8.59 Inervação da língua. **A.** Trajeto dos nervos lingual e hipoglosso. **B.** Visão geral da inervação sensitiva e motora.

- A **artéria profunda da língua**, que irriga a parte anterior da língua; as artérias dorsais e profundas da língua comunicam-se entre si, próximo ao ápice da língua
- A **artéria sublingual**, que irriga a glândula sublingual e o assoalho da boca.

As **veias da língua** são as seguintes (ver Figura 8.60B):

- As *veias dorsais da língua*, que acompanham a artéria lingual
- As *veias profundas da língua*, que começam no ápice da língua e seguem um trajeto posterior ao lado do frênulo da língua para se unir com a *veia sublingual*.

Todas as veias linguais terminam, direta ou indiretamente, na VJI.

A *drenagem linfática da língua* segue os seguintes trajetos (ver Figura 8.60C,D):

- A linfa proveniente do terço posterior drena para os *linfonodos cervicais profundos superiores* em ambos os lados
- A linfa proveniente da *parte medial dos dois terços anteriores* drena para os *linfonodos cervicais profundos inferiores*
- A linfa proveniente das *partes laterais dos dois terços anteriores* drena para os *linfonodos submandibulares*
- A linfa proveniente do *ápice da língua e do frênulo* drena para os *linfonodos submentuais*
- A linfa proveniente do *terço posterior* e da área próxima ao sulco mediano drena bilateralmente.

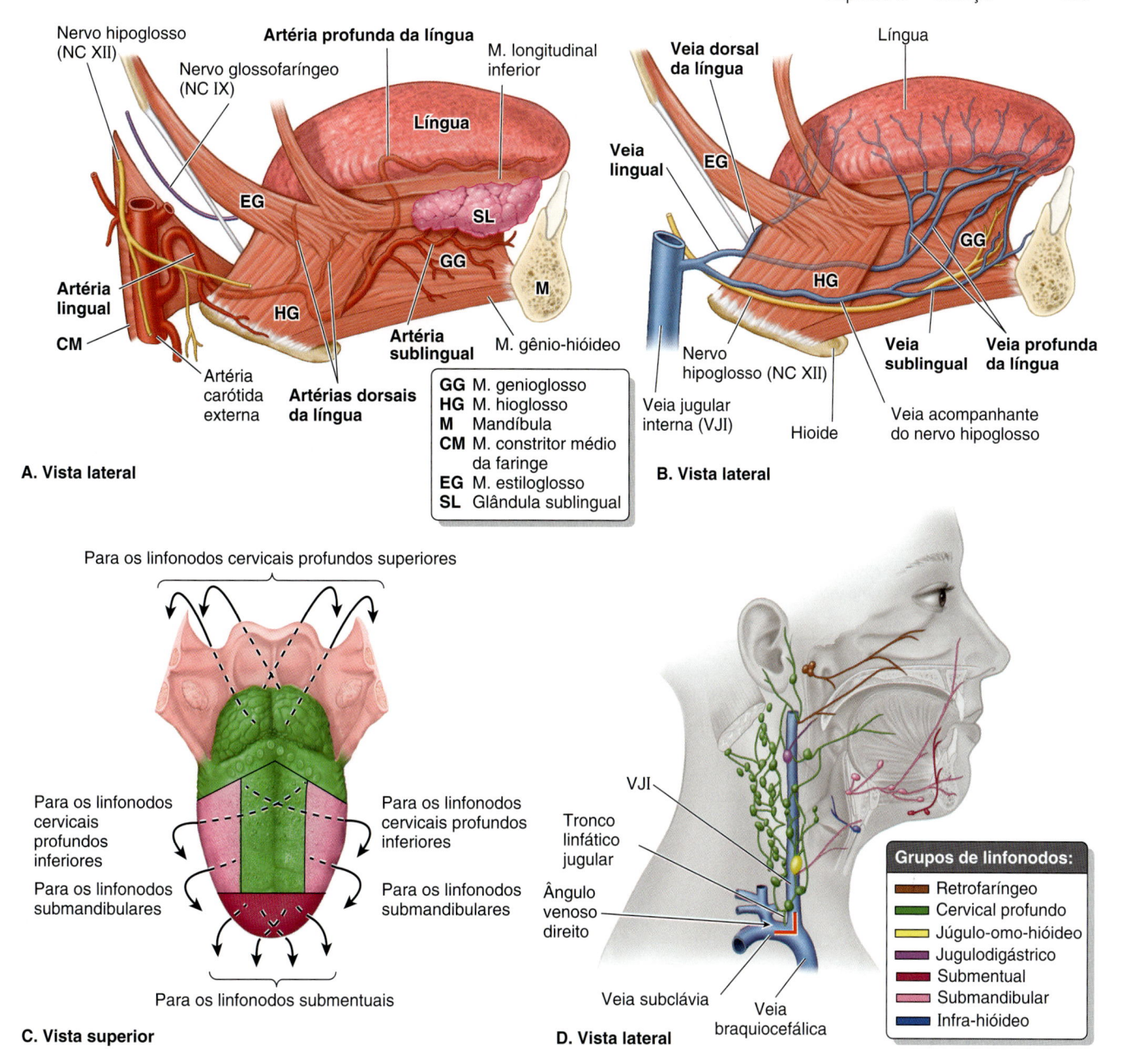

Figura 8.60 Suprimento sanguíneo e drenagem linfática da língua. **A.** Suprimento arterial. **B.** drenagem venosa. **C e D.** Drenagem linfática. *VJI*, veia jugular interna.

Glândulas salivares

As **glândulas salivares** compreendem as glândulas parótidas, submandibulares e sublinguais (Figura 8.61A). A **saliva**, o líquido viscoso transparente, insípido e inodoro secretado por essas glândulas e pelas glândulas mucosas da cavidade oral:

- Mantém a túnica mucosa da boca úmida
- Lubrifica o alimento durante a mastigação
- Inicia a digestão dos amidos
- Atua como "colutório" intrínseco
- Desempenha uma importante função na prevenção de cáries dentais e no paladar.

Além das três glândulas salivares principais, pequenas *glândulas salivares acessórias* estão dispersas no palato, nos lábios, nas bochechas, nas tonsilas e na língua.

As **glândulas parótidas** são as maiores das glândulas salivares principais (ver Figura 8.61A). Cada glândula parótida apresenta um formato irregular, visto que ocupa o espaço existente entre o ramo da mandíbula e os processos estiloide e mastoide do temporal. A secreção puramente serosa da glândula passa pelo ducto parotídeo e desemboca no vestíbulo da boca, na frente do segundo dente molar maxilar. Além de sua função na digestão, a secreção remove partículas de alimento na cavidade própria da boca. O *suprimento arterial da glândula parótida* e seu ducto provêm de ramos das *artérias* *carótida externa* e *temporal superficial* (ver Figura 8.44A). As *veias provenientes da glândula parótida* drenam para as *veias retromandibulares* (ver Figura 8.44B). Os *vasos linfáticos provenientes da glândula parótida* terminam nos *linfonodos cervicais superficiais e profundos* (ver Figura 8.61B). A glândula parótida foi discutida anteriormente neste capítulo, quando a sua inervação foi descrita.

As **glândulas submandibulares** situam-se ao longo do corpo da mandíbula, parcialmente superior e parcialmente inferior à metade posterior da mandíbula e parcialmente superficial e parcialmente profunda ao músculo milo-hióideo (ver Figura 8.61A), O **ducto submandibular** origina-se da parte da glândula situada entre os músculos milo-hióideo e hioglosso. O nervo, lingual, seguindo da

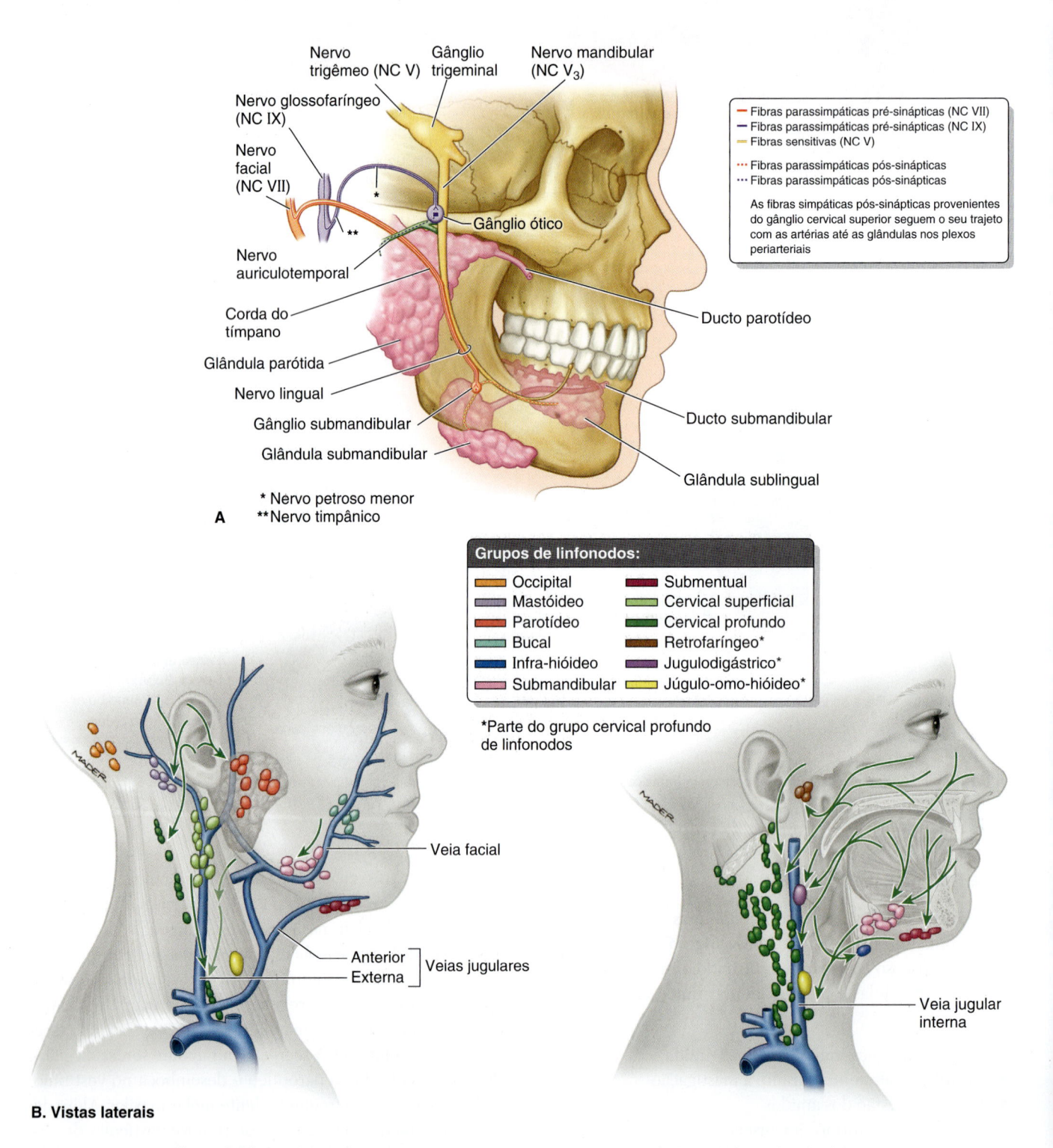

Figura 8.61 Glândulas salivares. **A.** Localização e inervação. **B.** Drenagem linfática da face e das glândulas.

região lateral para a medial, curva-se sob o ducto, à medida que este segue anteriormente para se abrir por um a três óstios sobre uma pequena *carúncula sublingual carnosa*, de cada lado do frênulo da língua (ver Figura 8.59B). Os óstios dos ductos submandibulares são visíveis, e a saliva frequentemente é aspergida a partir deles quando a língua é elevada e retraída.

O *suprimento arterial das glândulas submandibulares* origina-se das **artérias submentuais** (ver Figura 8.44A). As veias acompanham as artérias. A glândula submandibular é inervada por fibras secretomotoras parassimpáticas pré-sinápticas, conduzidas do nervo facial para o nervo lingual pelo *corda do tímpano* (ver Figura 8.61A), que faz sinapse com neurônios pós-sinápticos no *gânglio submandibular*. Estas últimas fibras acompanham as artérias para alcançar a glândula, juntamente com fibras simpáticas pós-sinápticas vasoconstritoras provenientes do gânglio cervical superior. Os vasos linfáticos da glândula submandibular drenam para os *linfonodos cervicais profundos*, particularmente o *linfonodo júgulo-omo-hióideo* (ver Figura 8.61B).

As **glândulas sublinguais** são as menores e as situadas mais profundamente (ver Figura 8.61A). Cada glândula situa-se no assoalho da boca, entre a mandíbula e o músculo genioglosso. As glândulas de cada lado unem-se para formar uma massa em forma de ferradura em torno do frênulo da língua. Numerosos **ductos sublinguais** pequenos abrem-se no assoalho da boca, ao longo das pregas linguais.

O *suprimento arterial das glândulas sublinguais* provém das *artérias sublinguais* e *submentuais* – ramos das artérias lingual e facial, respectivamente (ver Figuras 8.44A e 8.60A). A *inervação das glândulas sublinguais* é a mesma que a descrita para a glândula submandibular.

ANATOMIA CLÍNICA

Exame de imagem das glândulas salivares

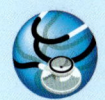

As glândulas salivares parótidas e submandibulares podem ser examinadas radiologicamente após a injeção de um meio de contraste nos seus ductos. Esse tipo especial de radiografia (*sialografia*) mostra os ductos salivares e algumas unidades secretoras. Os *cálculos dos ductos salivares* são visíveis na TC. Os tumores das glândulas salivares são avaliados por TC ou RM.

Reflexo faríngeo

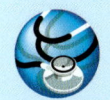

É possível tocar a parte anterior da língua sem sentir desconforto. Entretanto, ao tocar a parte posterior (pós-sulcal) da língua ou da boca, o indivíduo habitualmente tem ânsia de vômito. O NC IX e o NC X são responsáveis pela contração muscular de cada lado da parte oral da faringe. Os ramos glossofaríngeos (NC IX) fornecem o ramo aferente do *reflexo faríngeo* ou *do vômito*.

Paralisia do músculo genioglosso

Quando ocorre paralisia do músculo genioglosso, a língua tem tendência a cair posteriormente, causando obstrução da via respiratória e apresentando o risco de sufocação. Durante a anestesia geral, há relaxamento total dos músculos genioglossos; por conseguinte, o paciente anestesiado é intubado para impedir a queda da língua.

Lesão do nervo hipoglosso

A ocorrência de traumatismo, como fratura da mandíbula, pode lesionar o nervo hipoglosso (NC XII), resultando em paralisia e, por fim, atrofia unilateral da língua. A língua desvia-se para o lado paralisado durante a protrusão, devido à ação (sem oposição) do músculo genioglosso não afetado do outro lado (ver também Capítulo 10, Figura AC10.7).

Absorção sublingual de fármacos

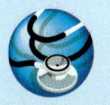

Para uma rápida *absorção transmucosa* de um fármaco – por exemplo, quando se utiliza a nitroglicerina como vasodilatador na *angina de peito* (dor torácica) – o comprimido (ou *spray*) é colocado sob a língua, onde a túnica mucosa fina possibilita a entrada do fármaco absorvido nas veias profundas da língua (ver Figura 8.57) em menos de 1 minuto.

Carcinoma da língua

Os tumores malignos na parte posterior da língua enviam metástases para os linfonodos cervicais profundos superiores em ambos os lados. Por outro lado, os tumores no ápice e nas partes anteriores laterais habitualmente não enviam metástases para os linfonodos cervicais profundos inferiores até um estágio avançado da doença. Como esses linfonodos profundos estão estreitamente relacionados com as VJI, as metástases do carcinoma podem se disseminar para as regiões submentual e submandibular e ao longo das VJI no pescoço.

FOSSA PTERIGOPALATINA

A **fossa pterigopalatina** é um pequeno espaço cônico abaixo do ápice da órbita. Situa-se entre o processo pterigoide do esfenoide, posteriormente, e a face posterior da maxila, anteriormente (Figura 8.62A). A lâmina perpendicular frágil do palatino forma a sua parede medial. O *teto* incompleto da *fossa pterigopalatina* é formado pela *asa maior do esfenoide*. O assoalho da fossa pterigopalatina é formado pelo *processo piramidal do palatino*. Sua extremidade superior maior abre-se na *fissura orbital inferior*, enquanto a sua extremidade inferior está fechada, exceto pelos forames palatinos. A fossa pterigopalatina comunica-se (ver Figura 8.62B):

- Lateralmente, com a *fossa infratemporal* pela **fissura pterigomaxilar**
- Medialmente, com a *cavidade nasal* pelo **forame esfenopalatino**
- Anterior e superiormente, com a *órbita*, pela *fissura orbital inferior*
- Posterior e superiormente, com a *fossa média do crânio*, pelo *forame redondo* e *canal pterigóideo*.

O conteúdo da fossa pterigopalatina inclui:

- O nervo maxilar (NC V$_2$), ao qual estão associados o nervo do canal pterigóideo e o gânglio pterigopalatino (Figuras 8.63 e 8.64B)
- A parte terminal (terceira parte) da artéria maxilar e seus ramos (ver Figuras 8.43 e 8.64A), com veias acompanhantes que drenam para o plexo pterigóideo venoso.

O **nervo maxilar (NC V$_2$)** entra na fossa pterigopalatina posterior e superiormente através do forame redondo e segue um trajeto anterior lateral na fossa (ver Figuras 8.63 e 8.64). No interior da fossa, o nervo maxilar dá origem ao *nervo zigomático*, que se divide nos *ramos zigomaticofacial* e *zigomaticotemporal* (ver Figura 8.63A). Esses nervos emergem do zigomático por meio dos forames cranianos

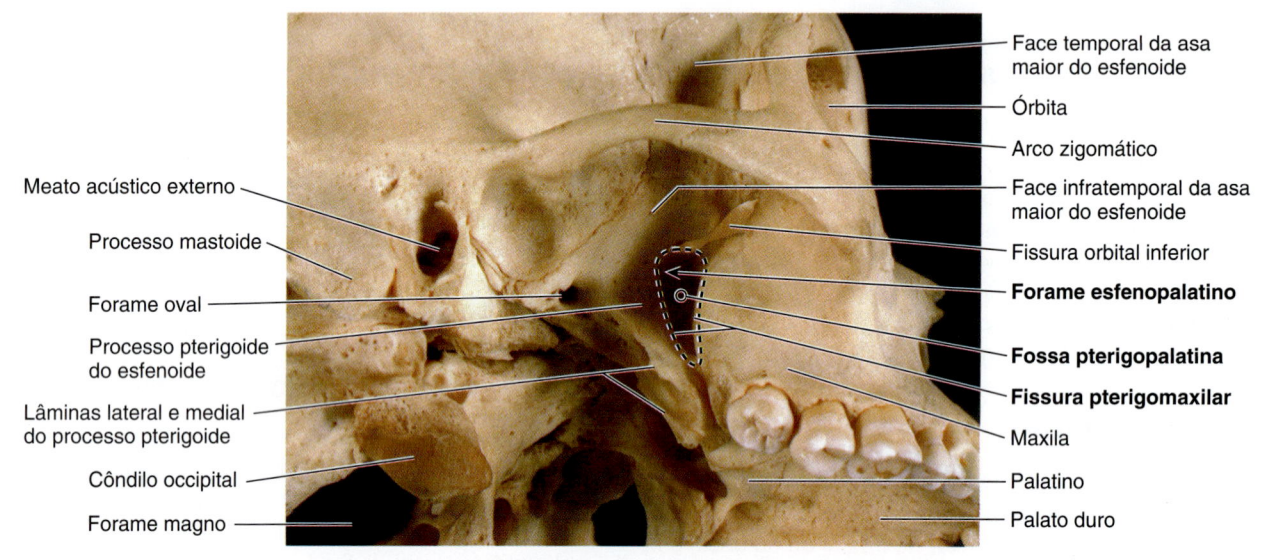

A. Vista inferior lateral e ligeiramente posterior, mostrando as fossas infratemporal e pterigopalatina

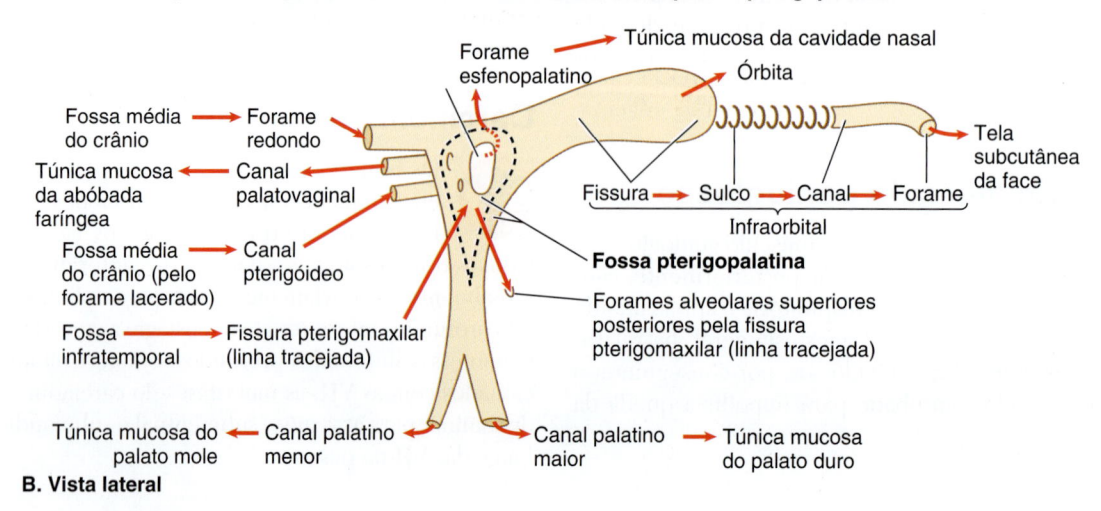

B. Vista lateral

Figura 8.62 Fossa pterigopalatina – comunicações e conteúdo. A fossa pterigopalatina comunica-se com a maioria dos compartimentos da parte profunda da face por meio de muitas passagens (forames, fissuras e canais). **A.** Fotografia. **B.** Ilustração esquemática.

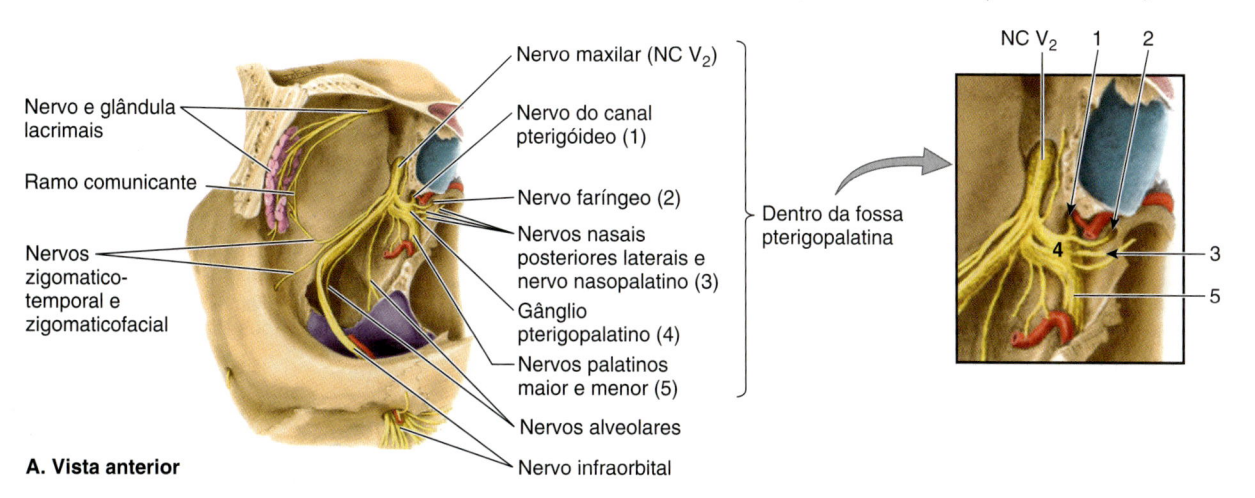

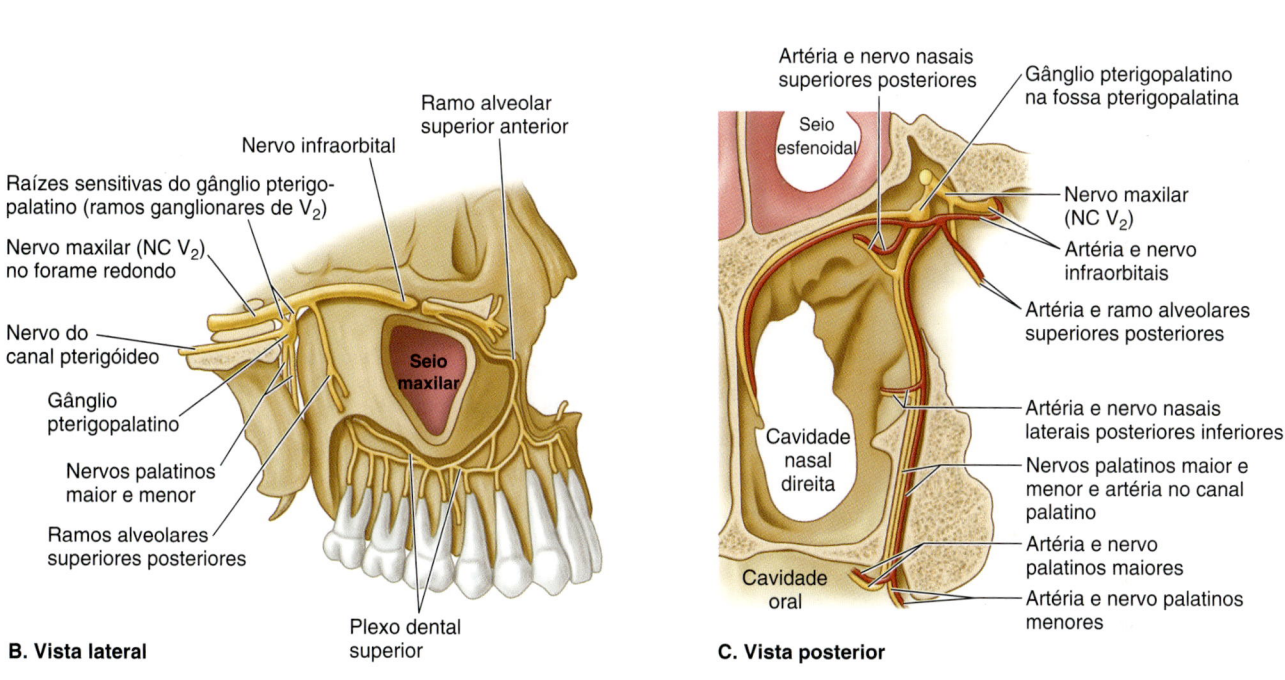

Figura 8.63 Nervos da fossa pterigopalatina. A. A fossa é vista através do assoalho da órbita para mostrar o nervo maxilar (NC V$_2$) e seus ramos. **B.** A fossa é vista lateralmente. Parte da parede lateral do seio maxilar foi removida. **C.** Nesse corte coronal, podem-se observar os nervos nasopalatino e palatinos maior e menor.

do mesmo nome e inervam a região lateral da bochecha e a têmpora. O *nervo zigomaticotemporal* também dá origem a um ramo comunicante, que conduz fibras secretomotoras parassimpáticas para a glândula lacrimal por meio do nervo lacrimal proveniente do NC V$_1$.

Enquanto se encontra na fossa pterigopalatina, o nervo maxilar também dá origem a dois *nervos pterigopalatinos*, que suspendem o *gânglio pterigopalatino* parassimpático na parte superior da fossa pterigopalatina (ver Figura 8.63A,B). Os nervos pterigopalatinos conduzem fibras sensitivas gerais do nervo maxilar, que passam através do gânglio pterigopalatino sem fazer sinapse, e inervam o nariz, o palato, a tonsila e as gengivas (ver Figura 8.64B,E). O nervo maxilar deixa a fossa pterigopalatina através da fissura orbital inferior, quando passa a ser conhecido como *nervo infraorbital*.

As *fibras parassimpáticas* para o gânglio pterigopalatino originam-se do nervo facial por meio de seu primeiro ramo, o *nervo petroso maior* (ver Figura 8.64C). Esse nervo une-se ao *nervo petroso profundo* quando atravessa o forame lacerado para formar o **nervo do canal pterigóideo**. Esse nervo segue anteriormente através do canal pterigóideo até a fossa pterigopalatina. As fibras parassimpáticas do nervo petroso maior fazem sinapse no gânglio pterigopalatino (ver Figura 8.64D).

O **nervo petroso profundo** é um nervo simpático, que se origina do *plexo simpático periarterial carótico interno* (ver Figura 8.64C,E). Esse nervo conduz fibras pós-sinápticas dos corpos celulares situados no gânglio simpático cervical superior. Por conseguinte, essas fibras não fazem sinapse no gânglio pterigopalatino; elas seguem diretamente para se

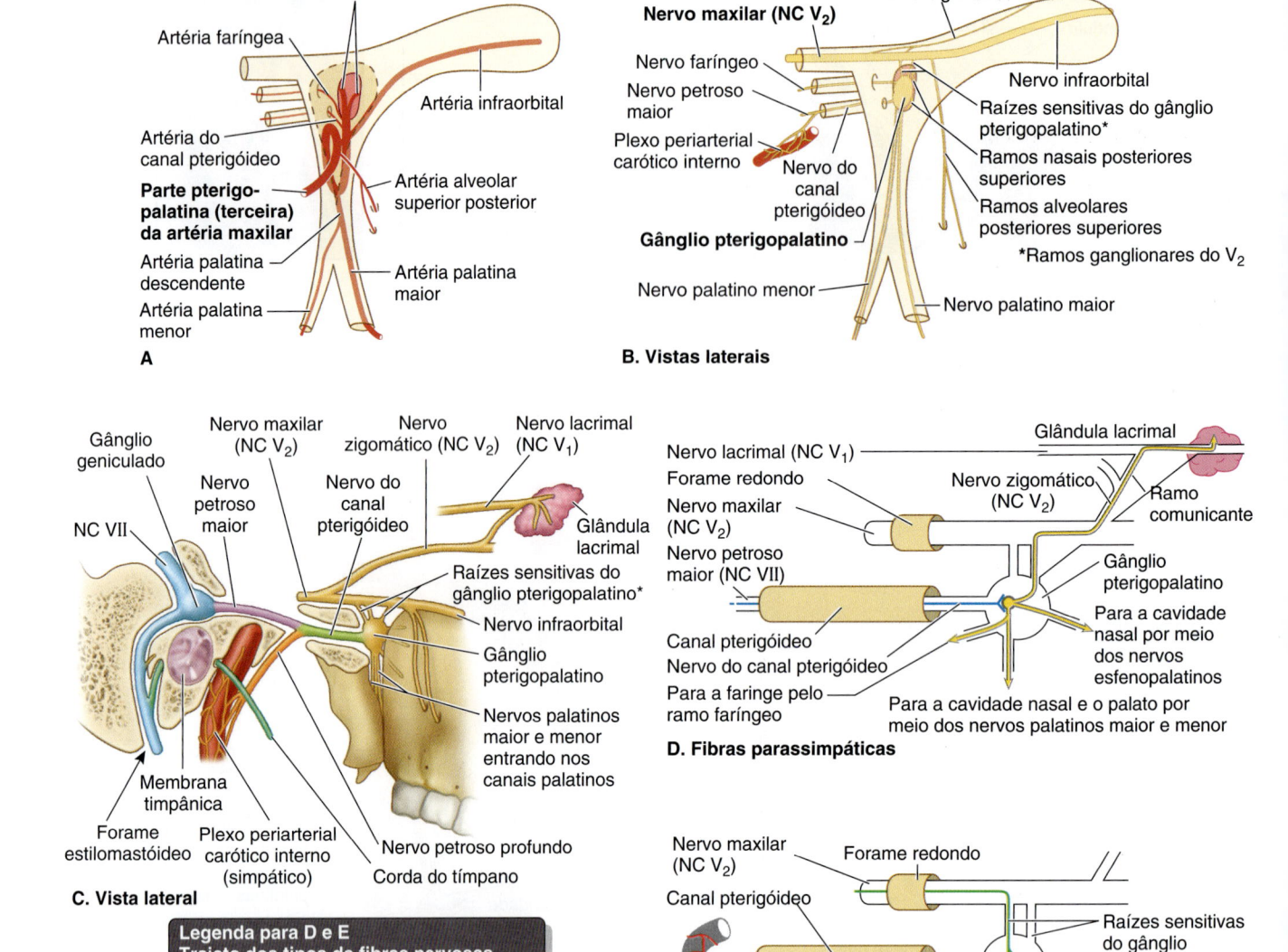

Figura 8.64 Ilustrações esquemáticas das artérias e dos nervos da fossa pterigopalatina. **A.** Parte pterigopalatina da artéria maxilar. **B.** Parte pterigopalatina do nervo maxilar. **C.** Gânglio pterigopalatino *in situ*. **D.** Trajeto das fibras parassimpáticas. **E.** Trajeto das fibras simpáticas.

unir aos ramos do gânglio (nervo maxilar). As fibras parassimpáticas e simpáticas pós-sinápticas seguem para a glândula lacrimal e para as glândulas da cavidade nasal, do palato e da parte superior da faringe (ver Figura 8.63C).

A artéria maxilar, um ramo terminal da artéria carótida externa, segue anteriormente e atravessa a fossa infratemporal. Passa sobre o músculo pterigóideo lateral e entra na fossa pterigopalatina. A **parte pterigopalatina da artéria maxilar**, que constitui a sua terceira parte, segue através da *fissura pterigomaxilar* e entra na fossa pterigopalatina (ver Figura 8.64A). A artéria dá origem a ramos que acompanham todos os nervos situados na fossa com os mesmos nomes. Os *ramos da terceira parte ou parte pterigopalatina da artéria maxilar* são os seguintes (ver Figura 8.64B):

- Artéria alveolar superior posterior
- Artéria palatina descendente, que se divide em artérias palatinas maior e menor
- Artéria do canal pterigóideo
- Artéria esfenopalatina, que se divide em ramos nasais posteriores laterais para a parede lateral da cavidade nasal e seus seios paranasais associados e nos ramos septais posteriores (ver Figura 8.63C)

- Artéria infraorbital, que dá origem à artéria alveolar superior anterior e que termina como ramos para a pálpebra inferior, o nariz e o lábio superior.

NARIZ

O **nariz** é a parte do sistema respiratório situado acima do palato duro e que contém o órgão do olfato. Inclui a parte externa do nariz e a cavidade nasal, que é dividida em direita e esquerda pelo *septo nasal* (ver Figura 8.64A). Cada cavidade nasal pode ser dividida em uma *parte olfatória* e em uma *parte respiratória*. As funções do nariz e da cavidade nasal são as seguintes:

- Olfação (olfato)
- Respiração
- Filtração de poeira
- Umidificação do ar inspirado
- Recepção e eliminação de secreções provenientes da túnica mucosa da cavidade nasal, dos seios paranasais e dos ductos lacrimonasais.

Parte externa do nariz

A **parte externa do nariz** varia consideravelmente quanto ao tamanho e formato, principalmente devido a diferenças nas cartilagens nasais. O **dorso do nariz** estende-se a partir de seu ângulo superior, a **raiz do nariz** (Figura 8.65A) até o **ápice** (ponta) **do nariz**. A face inferior do nariz é perfurada por duas aberturas piriformes, as **narinas** (aberturas nasais anteriores), que são limitadas, lateralmente, pelas asas do nariz e separadas uma da outra pelo septo nasal. A parte externa do nariz consiste em partes óssea e cartilagínea (ver Figura 8.65B).

A **parte óssea do nariz** é constituída pelas seguintes estruturas:

- Ossos nasais
- Processos frontais das maxilas
- Parte nasal do frontal e sua espinha nasal
- Parte óssea do septo nasal.

A **parte cartilagínea do nariz** consiste em cinco cartilagens principais: duas **cartilagens laterais**, duas **cartilagens alares** e uma **cartilagem do septo nasal**. As cartilagens alares em forma de U são livres e móveis; elas dilatam ou estreitam as narinas quando há contração dos músculos que atuam sobre o nariz.

Cavidades nasais

As cavidades nasais, cujas aberturas são as narinas (ver Figura 8.65A), abrem-se posteriormente na parte nasal da faringe por meio dos *cóanos*. A túnica mucosa reveste as cavidades nasais, com exceção do *vestíbulo do nariz*, que é revestido por pele (Figura 8.66). A **túnica mucosa do nariz** está firmemente ligada ao periósteo e ao pericôndrio dos ossos de sustentação e às cartilagens do nariz

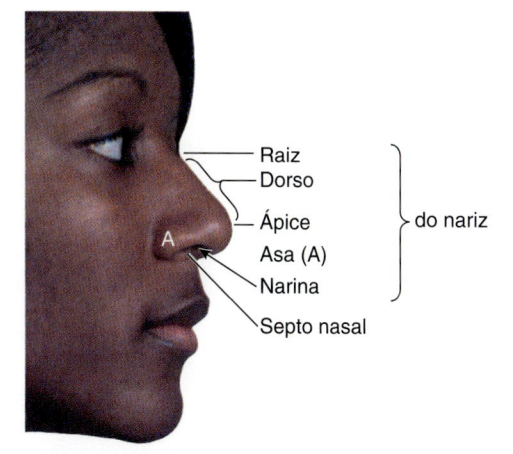

A. Vista lateral

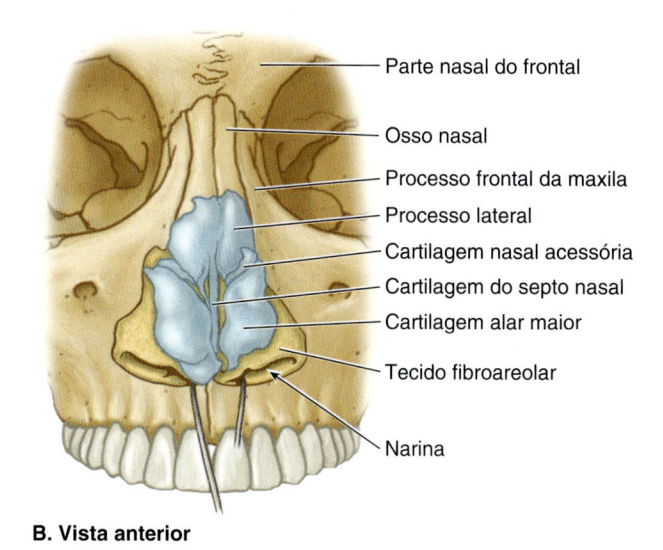

B. Vista anterior

Figura 8.65 Parte externa do nariz. **A.** Anatomia de superfície do nariz. **B.** Ossos e cartilagens nasais. As cartilagens do nariz são retraídas inferiormente.

(Figura 8.67A). A túnica mucosa é contínua com o revestimento de toda as câmaras com as quais as cavidades nasais se comunicam: a parte nasal da faringe (nasofaringe), posteriormente, os seios paranasais, superior e lateralmente, e o saco lacrimal e túnica conjuntiva, superiormente. Os dois terços inferiores da túnica mucosa do nariz formam a **parte respiratória**, enquanto o terço superior constitui a **parte olfatória** (ver Figura 8.67B). O ar que passa sobre a parte respiratória é aquecido e umedecido antes de passar pelo restante das vias respiratórias superiores até os pulmões. A *parte olfatória* consiste em uma túnica mucosa especializada, que contém o órgão periférico do olfato; a aspiração pelo nariz conduz o ar até a parte olfatória. Os processos centrais dos neurônios receptores olfatórios, situados no epitélio olfatório, unem-se para formar feixes nervosos que passam através da lâmina cribriforme (constituindo, em seu conjunto, o **nervo olfatório (NC 1)** [ver Figura 8.67B]) e entram no **bulbo olfatório** (ver também Capítulo 9, *Pescoço*, Figura 9.5).

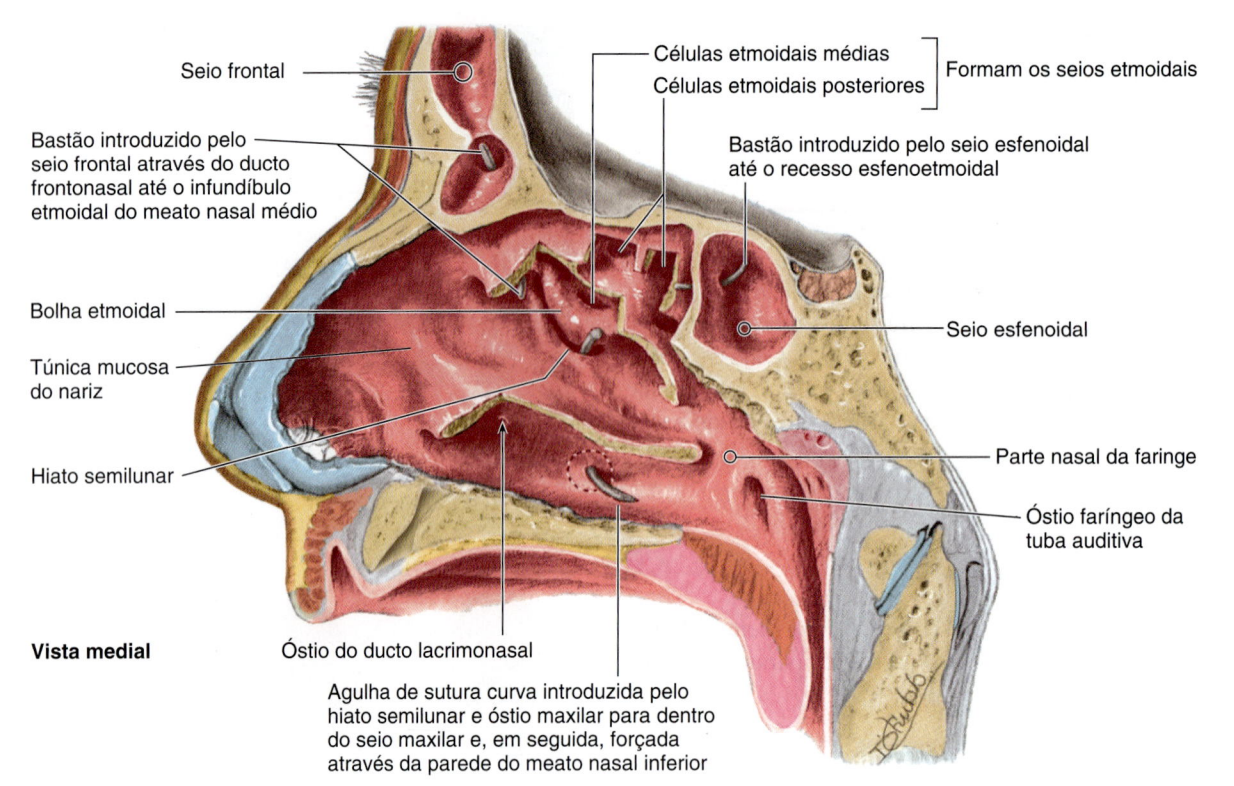

Figura 8.66 Características e aberturas da parede lateral do nariz. Partes das conchas nasais foram removidas para mostrar as aberturas dos seios paranasais e outras estruturas.

Os *limites da cavidade nasal* (ver Figura 8.67A) são os seguintes:

- O *teto da cavidade nasal* é curvo e estreito, com exceção da extremidade posterior
- O *assoalho da cavidade nasal* é mais largo do que o teto e é formado pelo *palato duro*
- A *parede medial da cavidade nasal* é formada pelo septo nasal, cujos principais componentes são a *lâmina perpendicular do etmoide*, o *vômer*, a *cartilagem do septo nasal* e as *cristas nasais da maxila e do palatino*
- A *parede lateral da cavidade nasal* é irregular, devido às conchas nasais (**superior**, **média** e **inferior**), que consistem em três elevações que se projetam inferiormente como rolos de papel. As conchas curvam-se inferior e medialmente, e cada uma delas forma um teto e uma parede medial parcial para um meato ou recesso.

As conchas nasais dividem a cavidade nasal em quatro passagens (ver Figuras 8.66 e 8.67A): o recesso esfenoetmoidal, o meato nasal superior, o meato nasal médio e o meato nasal inferior. O **recesso esfenoetmoidal**, cuja localização é superior e posterior à concha nasal superior, recebe a *abertura do seio esfenoidal*. O **meato nasal superior** é uma passagem estreita entre as conchas nasais superior e média (partes do etmoide), no interior das quais os seios etmoidais posteriores se abrem por um ou mais orifícios. O **meato nasal médio** é mais longo e mais profundo do que o superior. A parte anterior e superior dessa passagem leva ao *infundíbulo etmoidal*, uma abertura que comunica o infundíbulo com o seio frontal através do **ducto frontonasal**. O **hiato semilunar** é um sulco semicircular, no interior do qual se abre o ducto frontonasal. A **bolha etmoidal**, uma elevação arredondada localizada acima do hiato semilunar, é visível quando a concha nasal média é removida. A bolha é formada pelas *células etmoidais médias*, que são parte dos *seios etmoidais* (ver Figura 8.66). O *seio maxilar* abre-se também na extremidade posterior do hiato semilunar. O **meato nasal inferior** é uma passagem horizontal, inferior e lateral à concha nasal inferior (um osso par independente). O **ducto lacrimonasal**, que se origina no saco lacrimal, abre-se na parte anterior desse meato.

A *irrigação arterial das paredes medial e lateral da cavidade nasal* provém dos ramos da **artéria esfenopalatina**, das **artérias etmoidais anterior e superior**, da **artéria palatina maior**, da **artéria labial superior** e dos **ramos nasais laterais da artéria facial** (ver Figuras 8.63C e 8.67C). Na parte anterior do septo nasal, existe uma área rica em capilares (*área de Kiesselbach*), onde todas as cinco artérias que irrigam o septo se anastomosam. Com frequência, trata-se da área onde ocorre sangramento nasal profuso. Um rico *plexo venoso submucoso* drena profundamente a túnica mucosa do nariz para as veias esfenopalatina, facial e oftálmica.

A *inervação da metade posterior e inferior até os dois terços da túnica mucosa do nariz* é feita principalmente pelo NC V_2 por meio do nervo nasopalatino para o septo nasal e por meio dos ramos nasais laterais posteriores do nervo palatino maior para a parede lateral (ver Figura 8.67B). A parte anterior e superior da túnica mucosa (tanto do septo quanto da parede lateral) é inervada pelos **nervos etmoidais anteriores**, que são ramos do NC V_1.

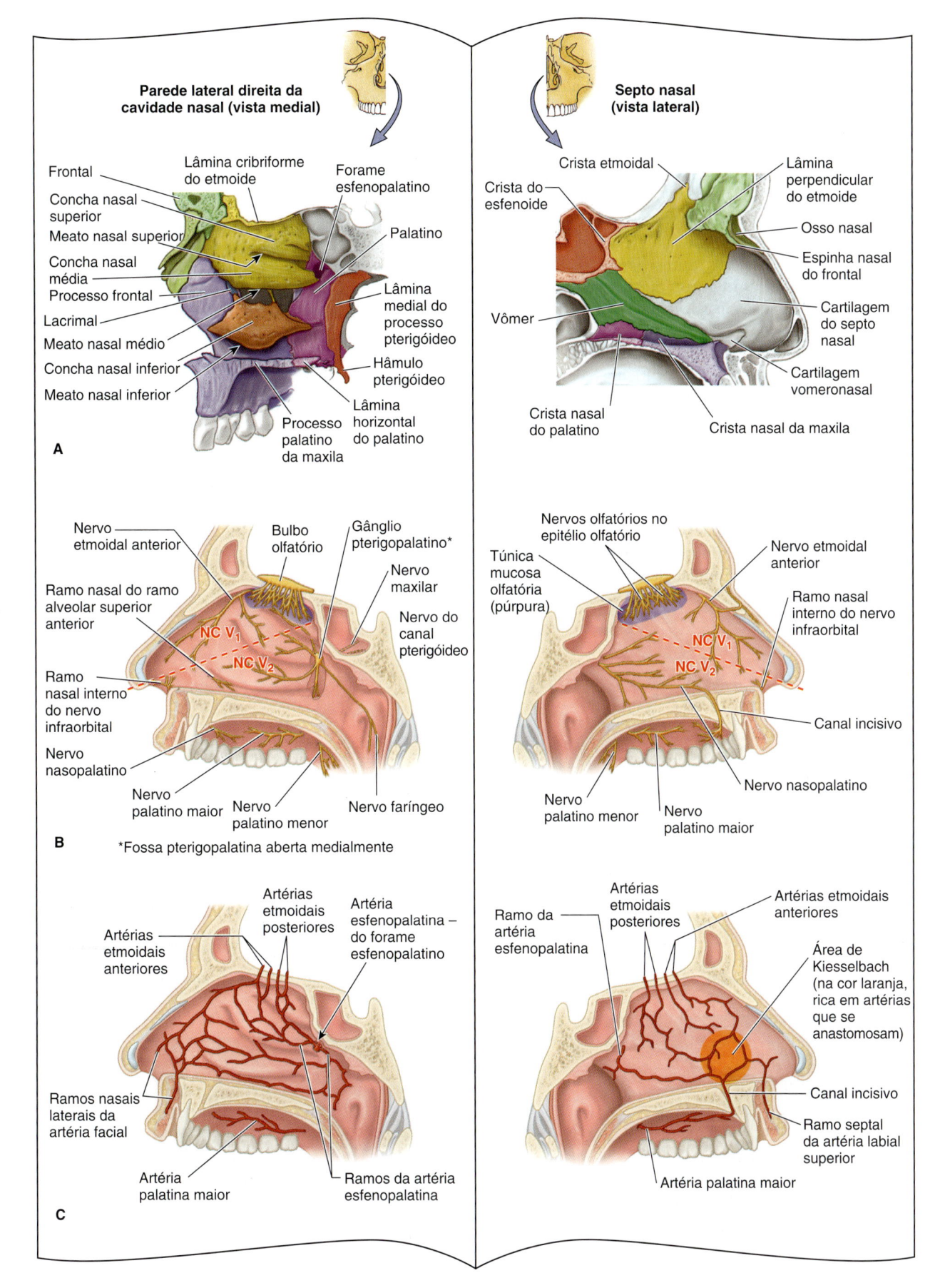

Figura 8.67 Ossos, nervos e artérias da parede lateral do nariz e do septo nasal.

Seios paranasais

Os **seios paranasais** são extensões preenchidas de ar da parte respiratória da cavidade nasal no interior dos seguintes ossos do crânio: frontal, etmoide, esfenoide e maxilar (Figura 8.68). São nomeados de acordo com os ossos nos quais estão localizados.

Os **seios frontais** estão localizados entre as lâminas externa e interna do frontal, posteriormente aos arcos superciliares e à raiz do nariz. Cada seio drena por meio de um ducto frontonasal para o *infundíbulo etmoidal*, que se abre no hiato semilunar do meato nasal médio (ver Figura 8.66). Os seios frontais são inervados por ramos dos *nervos supraorbitais* (NC V$_1$).

As **células (seios) etmoidais** compreendem várias cavidades que estão localizadas na massa lateral do etmoide, entre a cavidade nasal e a órbita. As **células etmoidais anteriores** drenam direta ou indiretamente para o meato nasal médio, por meio do infundíbulo etmoidal (ver Figura 8.66). As **células etmoidais médias** abrem-se diretamente no meato nasal médio. As **células etmoidais posteriores**, que formam a bolha etmoidal, abrem-se diretamente no meato nasal superior. As células etmoidais são inervadas pelos ramos etmoidais anterior e posterior dos *nervos nasociliares* (NC V$_1$).

Os **seios esfenoidais**, que são divididos de modo irregular e separados por um septo ósseo, ocupam o corpo do esfenoide; nos indivíduos idosos, podem estender-se nas asas desse osso. Devido à existência desses seios, o corpo do esfenoide é frágil. Apenas lâminas finas de osso separam os seios de várias estruturas importantes: os nervos e o quiasma ópticos, a hipófise, as artérias carótidas internas e os seios cavernosos. A *artéria etmoidal posterior* e o nervo etmoidal posterior suprem os seios esfenoidais.

Os **seios maxilares** são os maiores seios paranasais (ver Figura 8.68). Essas grandes cavidades piramidais ocupam os corpos das maxilas. O ápice do seio maxilar estende-se lateralmente e, com frequência, no zigomático. A *base do seio maxilar* forma a parte inferior da parede lateral da cavidade nasal. O *teto do seio maxilar* é formado pelo assoalho da órbita. O *assoalho do seio maxilar* é formado pela parte alveolar da maxila. Com frequência, as raízes dos dentes maxilares, particularmente dos primeiros dois molares, produzem elevações cônicas no assoalho do seio maxilar. Cada seio drena por uma abertura, o **óstio maxilar** (ver Figuras 8.66 e 8.68), para o meato nasal médio da cavidade nasal, por meio do hiato semilunar. Devido à localização superior dessa abertura, é impossível haver drenagem do seio quando a cabeça está ereta, até que o seio esteja cheio. A *irrigação arterial do seio maxilar* é feita principalmente por ramos alveolares superiores da *artéria maxilar*; entretanto, ramos da *artéria palatina maior* suprem o assoalho do seio. A *inervação da túnica mucosa do seio maxilar* provém dos ramos anterior, médio e posterior *dos nervos alveolares superiores* (ver Figura 8.63B), que são ramos do NC V$_2$.

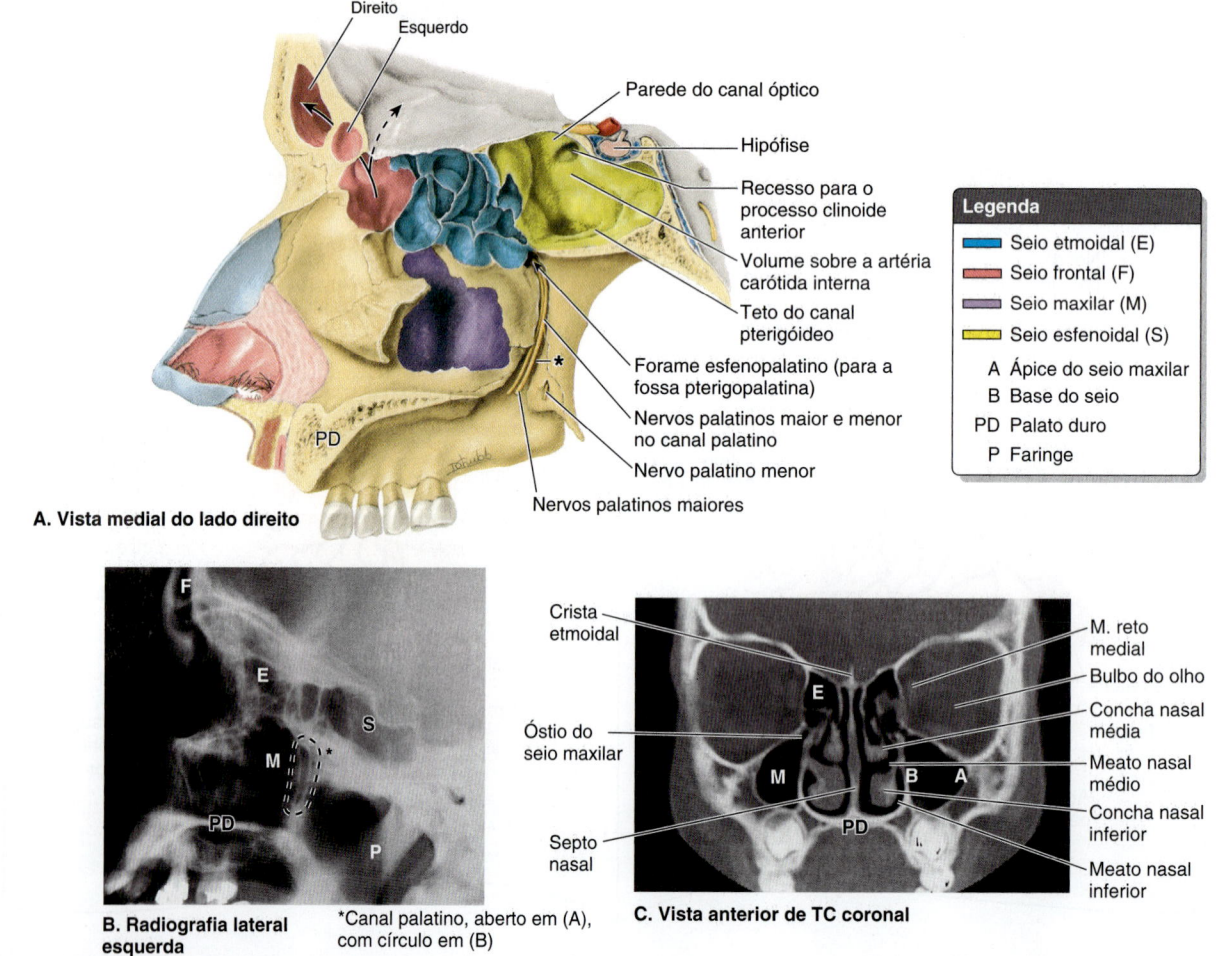

Figura 8.68 Seios paranasais. **A.** Os seios paranasais do lado direito foram abertos por uma abordagem nasal e identificados por cores. **B.** Radiografia lateral. **C.** TC coronal.

ANATOMIA CLÍNICA

Fraturas do nariz

Devido à proeminência do nariz, as *fraturas dos ossos nasais* são fraturas faciais comuns em acidentes automobilísticos e em esportes (a não ser que sejam utilizados protetores faciais). Em geral, as fraturas resultam em deformação do nariz, particularmente quando, por exemplo, uma força lateral é aplicada pelo cotovelo de uma pessoa. Em geral, ocorre *epistaxe* (sangramento nasal). Nas fraturas graves, a ruptura dos ossos e das cartilagens resulta em deslocamento do nariz. Quando a lesão é causada por um golpe direto, pode ocorrer também fratura da lâmina cribriforme do etmoide, frequentemente acompanhada de *rinorreia do LCS* (vazamento de LCS pelo nariz).

Desvio do septo nasal

Em geral, há *desvio do septo nasal* para um lado ou para o outro (Figura AC8.13). O desvio pode ser a consequência de lesão durante o parto; entretanto, com mais frequência, o desvio ocorre durante a adolescência e a idade adulta em consequência de traumatismo (p. ex., durante uma briga). Algumas vezes, o desvio é tão acentuado que o septo nasal entra em contato com a parede lateral da cavidade nasal e, com frequência, causa obstrução da respiração e exacerba o ronco. O desvio pode ser corrigido cirurgicamente.

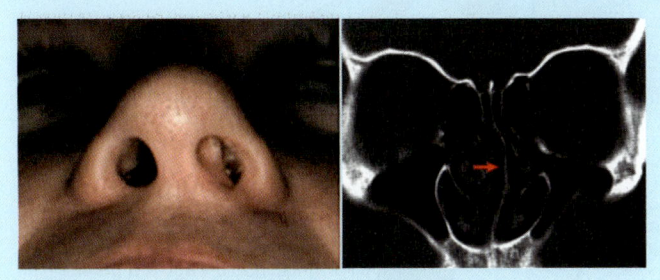

Septo nasal desviado para o lado esquerdo

Figura AC8.13 Desvio do septo nasal.

Rinite

Ocorrem edema e inflamação da túnica mucosa do nariz (*rinite*) durante infecções graves das vias respiratórias superiores e reações alérgicas (p. ex., rinite alérgica). O edema da túnica mucosa ocorre rapidamente, em virtude de sua vascularização e natureza glandular. As infecções das cavidades nasais podem se disseminar para as seguintes estruturas:

- Fossa anterior do crânio através da lâmina cribriforme
- Parte nasal da faringe e tecidos moles retrofaríngeos
- Orelha média pela *tuba auditiva*, que liga a cavidade timpânica à parte nasal da faringe
- Seios paranasais
- Aparelho lacrimal e túnica conjuntiva.

Epistaxe

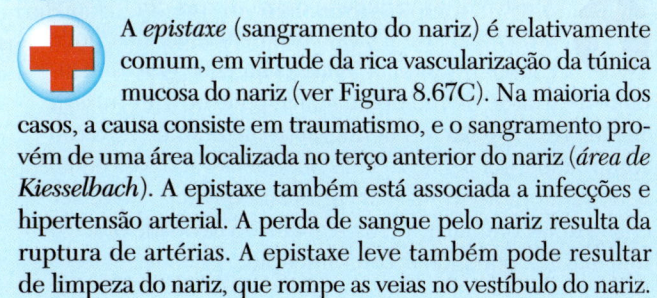

A *epistaxe* (sangramento do nariz) é relativamente comum, em virtude da rica vascularização da túnica mucosa do nariz (ver Figura 8.67C). Na maioria dos casos, a causa consiste em traumatismo, e o sangramento provém de uma área localizada no terço anterior do nariz (*área de Kiesselbach*). A epistaxe também está associada a infecções e hipertensão arterial. A perda de sangue pelo nariz resulta da ruptura de artérias. A epistaxe leve também pode resultar de limpeza do nariz, que rompe as veias no vestíbulo do nariz.

Sinusite

Como os seios paranasais são contínuos com as cavidades nasais por meio de aberturas que se abrem neles, a infecção pode se disseminar a partir das cavidades nasais, causando inflamação e edema da túnica mucosa dos seios paranasais (*sinusite*) e dor local. Alguma vezes, ocorre inflamação de vários seios paranasais (*pansinusite*), e o edema da túnica mucosa pode causar obstrução de uma ou mais aberturas dos seios para o interior das cavidades nasais.

Infecção das células etmoidais | Sinusite etmoidal

Se houver obstrução à drenagem nasal, as infecções das células etmoidais podem se propagar através da parede medial frágil da órbita. As infecções graves que têm essa origem podem causar cegueira, visto que algumas células etmoidais posteriores situam-se próximo do canal óptico, que dá passagem ao nervo óptico e à artéria oftálmica. A disseminação da infecção a partir dessas células também pode afetar a bainha de dura-máter do nervo óptico, causando *neurite óptica* (inflamação do nervo óptico).

Infecção dos seios maxilares | Sinusite maxilar

Os seios maxilares são os mais comumente infectados, provavelmente porque seus óstios costumam ser pequenos e estão localizados em uma posição alta nas suas paredes superiores mediais. Quando há congestão da túnica mucosa do seio, os óstios maxilares frequentemente ficam obstruídos. Devido à localização alta dos óstios, quando a cabeça está ereta, a drenagem dos seios é impossível até que estejam cheios. Como os óstios dos seios direito e esquerdo situam-se nas regiões mediais (*i.e.*, estão voltados um para o outro), quando o indivíduo está em decúbito lateral, ocorre drenagem apenas do seio em posição superior (p. ex., o seio direito na posição de decúbito lateral esquerdo). O resfriado ou a alergia que comprometem ambos os seios podem resultar em noites em que o indivíduo muda de posição de um lado para o outro, na tentativa de manter a drenagem dos seios. O seio maxilar pode ser *canulado* (intubado) e drenado, introduzindo-se uma cânula pelas narinas, através do óstio maxilar, até o seio.

Relação entre os dentes e o seio maxilar

A estreita proximidade entre os três dentes molares maxilares e o assoalho do seio maxilar pode causar problemas potencialmente graves. Durante a extração de um dente molar, pode ocorrer *fratura de uma raiz*. Se não forem utilizados métodos de extração apropriados, um pedaço da raiz pode ser levado para cima, penetrando no seio maxilar. Em consequência, pode ser criada uma comunicação (fístula) entre a cavidade oral e o seio maxilar, podendo ocorrer infecção.

ORELHA

A **orelha** é dividida em *orelhas externa*, *média* e *interna* (Figura 8.69A). As orelhas externa e média estão relacionadas principalmente com a transferência do som para a orelha interna, que contém o órgão do equilíbrio (a condição de estar constantemente equilibrado), bem como o órgão da audição. A *membrana timpânica* separa a orelha externa da orelha média (ver Figura 8.69A). A *tuba auditiva* une a orelha média à parte nasal da faringe.

Orelha externa

A **orelha externa** é formada pela *orelha* (pavilhão), que capta o som, e pelo *meato acústico externo*, que conduz o som até a membrana timpânica (ver Figura 8.69A).

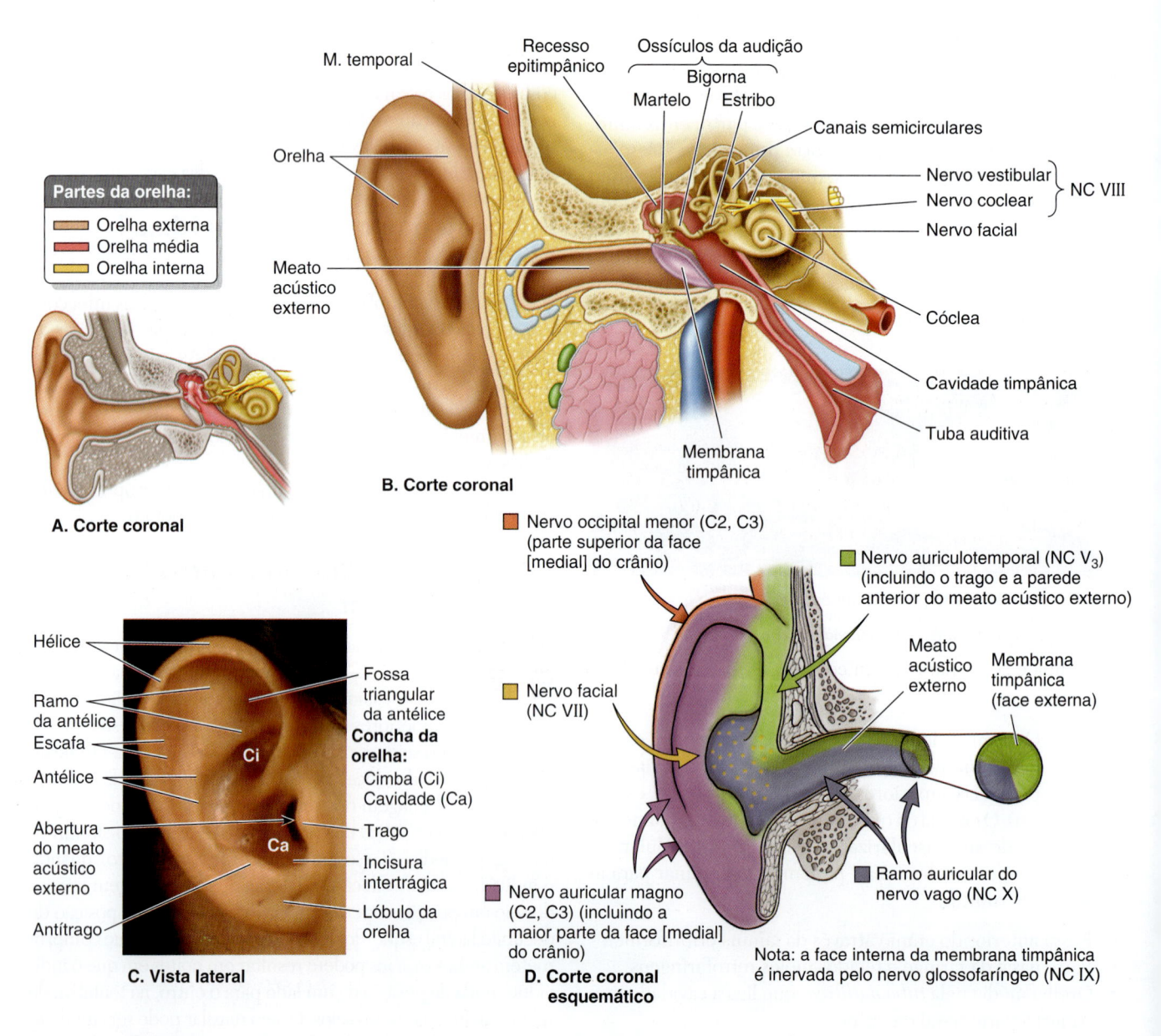

Figura 8.69 Orelha. **A** e **B**. As orelhas externa, média e interna são mostradas de modo detalhado. **C**. Anatomia de superfície. **D**. Inervação.

A **orelha** é formada por cartilagem elástica coberta por pele fina. A orelha apresenta várias depressões e elevações. A **concha** da orelha é a depressão mais profunda, e a margem elevada da orelha é a **hélice** (ver Figura 8.69C). O **lóbulo da orelha** não cartilagíneo consiste em tecido fibroso, gordura e vasos sanguíneos. É facilmente perfurado para a coleta de pequenas amostras de sangue e colocação de brincos. O **trago** é uma projeção linguiforme superposta à abertura do meato acústico externo. A irrigação arterial da orelha provém principalmente das *artérias auricular posterior* e *temporal superficial* (Figura 8.70). Os principais **nervos para a pele da orelha** são os *nervos auricular magno* e *auriculotemporal* (ver Figura 8.69D), com contribuições menores dos nervos facial (NC VII) e vago (NC X).

A **drenagem linfática** da face lateral da metade superior da orelha é feita para os *linfonodos parotídeos superficiais*. A linfa proveniente da face cranial da metade superior da orelha drena para os *linfonodos mastóideos e cervicais profundos* (Figura 8.71). A linfa proveniente do restante da orelha, incluindo o lóbulo, drena para os *linfonodos cervicais superficiais*.

O meato acústico externo é um canal que se estende da orelha até a membrana timpânica por uma distância de 2 a 3 cm nos adultos (ver Figura 8.69A). O terço lateral desse canal ligeiramente em forma de S é cartilagíneo e revestido por pele, que é contínua com a pele da orelha. Os dois terços mediais são ósseos e revestidos por pele fina, que é contínua com a camada externa da membrana timpânica. As glândulas ceruminosas e sebáceas produzem *cerume*.

A **membrana timpânica**, com diâmetro de aproximadamente 1 cm, é uma membrana semitransparente, fina e oval na extremidade medial do meato acústico externo (Figura 8.72). Forma uma divisória entre o meato acústico externo e a *cavidade timpânica* da orelha média. A lâmina própria elástica da membrana timpânica é coberta por pele fina, externamente, e pela túnica mucosa da orelha média, internamente.

Quando examinada por meio de um otoscópio (instrumento utilizado para examinar a membrana timpânica), a membrana timpânica é normalmente translúcida e cinza-perolada. Apresenta uma concavidade voltada para o meato acústico externo, com uma depressão central pouco profunda e semelhante a um cone, cujo ápice é o **umbigo**

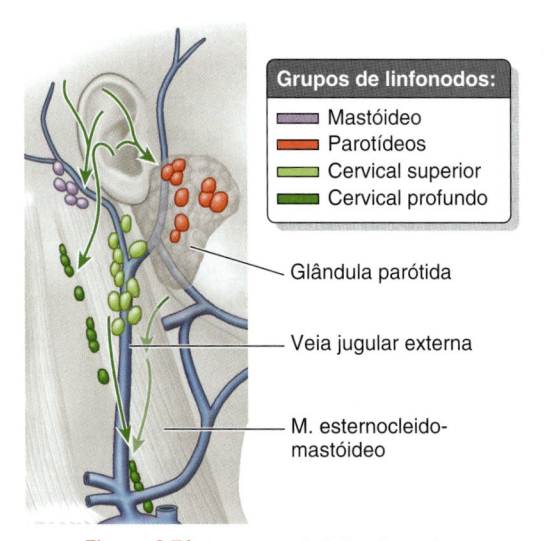

Figura 8.71 Drenagem linfática da orelha.

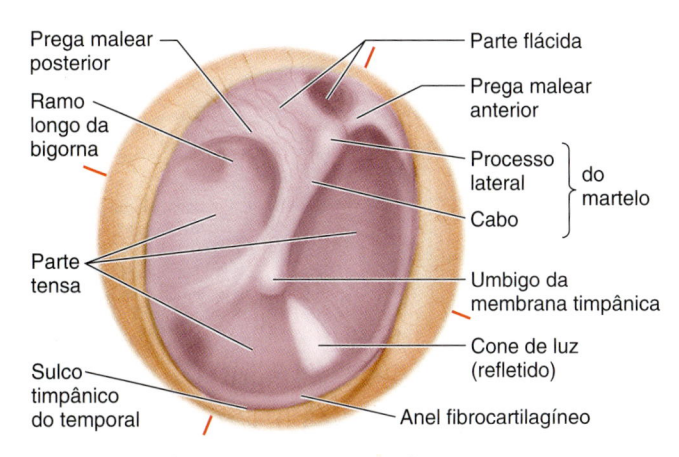

A. Vista otoscópica da membrana timpânica direita

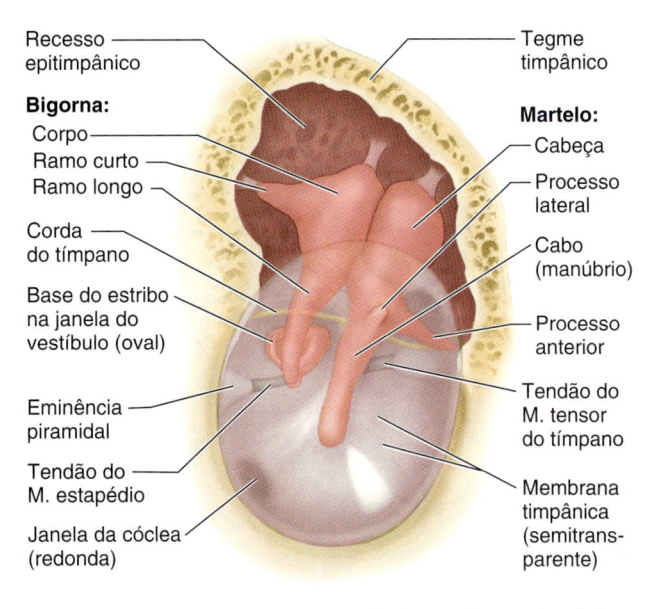

B. Ossículos da orelha vistos através da membrana timpânica

Figura 8.72 Membrana timpânica e acesso lateral à cavidade timpânica. **A.** Vista otoscópica da membrana timpânica direita. O *cone de luz* é um reflexo da luz do otoscópio. **B.** A membrana timpânica é representada semitransparente, e a parede lateral do recesso epitimpânico foi removida para mostrar os ossículos da audição *in situ*.

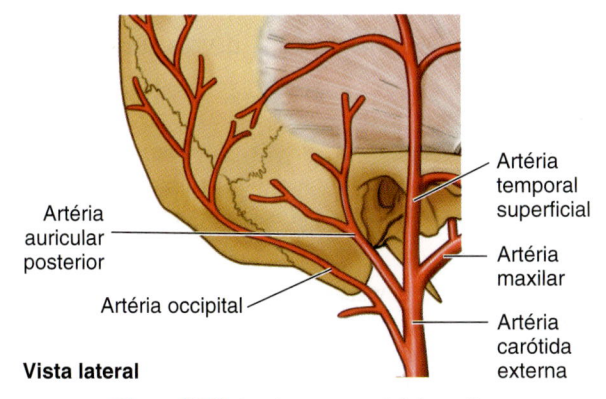

Vista lateral

Figura 8.70 Suprimento arterial da orelha.

da **membrana timpânica** (ver Figura 8.72). O cabo do martelo (um dos ossículos da audição da orelha média) é habitualmente visível próximo ao umbigo da membrana timpânica. A partir do umbigo da membrana timpânica, na extremidade inferior do cabo do martelo, um **cone de luz** brilhante é refletido do iluminador do otoscópio. O reflexo de luz é visível e irradia-se anterior e inferiormente na orelha saudável. Acima da fixação do processo lateral do martelo, a membrana timpânica é fina e é denominada **parte flácida**. A sua lâmina própria carece das fibras elásticas radiais e circulares presentes no restante da membrana timpânica, denominada **parte tensa**.

A membrana timpânica move-se em resposta às vibrações do ar que passam pelo meato acústico externo. As vibrações da membrana timpânica são transmitidas pelos **ossículos da audição** (martelo, bigorna e estribo) até a orelha interna através da orelha média (Figura 8.73). A face externa da membrana timpânica é inervada principalmente pelo *nervo auriculotemporal*, um ramo do NC V$_3$ (ver Figura 8.69D). Parte da inervação é feita por um pequeno *ramo auricular do nervo vago* (NC X). A face interna da membrana timpânica é inervada pelo *nervo glossofaríngeo* (NC IX).

Orelha média

A *cavidade da orelha média* ou **cavidade timpânica** é a câmara estreita cheia de ar, situada na parte petrosa do temporal. A cavidade possui duas partes: a **cavidade timpânica**, o espaço diretamente interno à membrana timpânica, e o **recesso epitimpânico**, o espaço superior à membrana timpânica (ver Figura 8.73A,B). A cavidade timpânica está unida anterior e medialmente com a parte

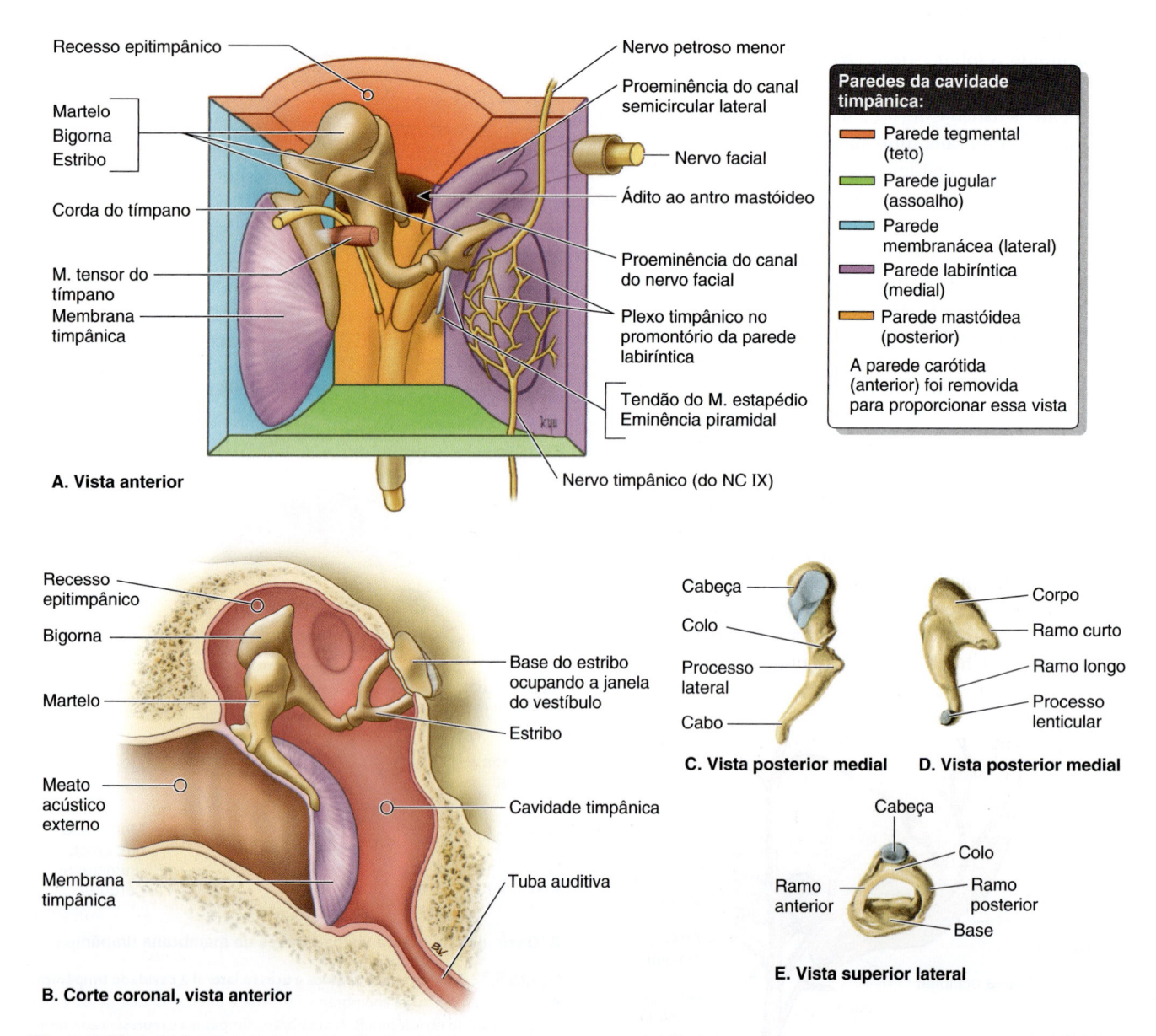

Figura 8.73 Ossículos da audição. **A.** Paredes da cavidade timpânica direita. **B.** Ossículos *in situ*. **C** a **E.** Características do martelo (**C**), da bigorna (**D**) e do estribo (**E**).

nasal da faringe pela tuba auditiva e, posterior e superiormente, com o antro mastóideo. A cavidade timpânica é revestida por uma túnica mucosa, que é contínua com o revestimento da tuba auditiva, com as células mastóideas e com o antro mastóideo.

O conteúdo da orelha média é o seguinte:

- Ossículos da audição: martelo, bigorna e estribo
- Tendões dos músculos estapédio e tensor do tímpano
- Corda do tímpano, um ramo do NC VII
- Plexo timpânico de nervos.

PAREDES DA CAVIDADE TIMPÂNICA

A orelha média, com uma forma semelhante a um losango ou a um eritrócito com lados côncavos, possui seis paredes (ver Figura 8.73):

- A **parede tegmental (teto)** é formada por uma lâmina fina do temporal, o *tegme timpânico*, que separa a cavidade timpânica da dura-máter no assoalho da fossa média do crânio
- A **parede jugular (assoalho)** é formada por uma lâmina de osso, que separa a cavidade timpânica do bulbo superior da VJI
- A **parede membranácea (parede lateral)** é formada, em sua maior parte, pela convexidade pontiaguda da *membrana timpânica*. O cabo do martelo está fixado à membrana timpânica, e a sua cabeça estende-se até o interior do recesso epitimpânico, parte da cavidade timpânica que se estende acima da membrana timpânica
- A **parede labiríntica (parede medial)** separa a cavidade timpânica da orelha interna. Apresenta também o *promontório da parede labiríntica*, formado pela parte inicial (volta basal) da cóclea e pelas *janelas do vestíbulo* (oval) e da *cóclea* (redonda)
- A **parede carótica (parede anterior)** separa a cavidade timpânica do canal carótico, que contém a artéria carótida interna; superiormente, apresenta a abertura da tuba auditiva e o canal para o músculo tensor do tímpano
- A **parede mastóidea (parede posterior)** possui uma abertura na parte superior, o **ádito** (L. acesso) ao antro mastóideo, conectando o recesso epitimpânico com as células mastóideas; o canal para o nervo facial desce entre a parede mastóidea e o antro, medialmente ao ádito. O tendão do **músculo estapédio** emerge do ápice da **eminência piramidal**, um cone ósseo oco que envolve o músculo estapédio.

O antro mastóideo é uma cavidade situada no processo mastoide do temporal, no qual se abrem as células mastóideas (Figura 8.74). O antro mastóideo e as células mastóideas são revestidos pela túnica mucosa, que é contínua com o revestimento da orelha média.

OSSÍCULOS DA AUDIÇÃO

Os ossículos da audição (martelo, bigorna e estribo) formam uma cadeia móvel de pequenos ossos através da cavidade timpânica, desde a membrana timpânica até a **janela do vestíbulo**, uma abertura oval na parede labiríntica na cavidade timpânica, que leva ao vestíbulo do labirinto ósseo (ver Figura 8.73B). Os ossículos são cobertos pela túnica mucosa que reveste a cavidade timpânica; entretanto, diferentemente dos outros ossos do corpo, os ossículos da audição não são cobertos diretamente por uma camada de periósteo.

O **martelo** está fixado à membrana timpânica (ver Figura 8.73C). A **cabeça** do martelo arredondada situa-se superiormente no recesso epitimpânico. O **colo** do martelo situa-se contra a parte flácida da membrana timpânica, e o **cabo** do martelo está inserido na parte tensa da membrana timpânica, com a sua extremidade no umbigo da membrana timpânica. A cabeça do martelo articula-se com a bigorna; o tendão do músculo tensor do tímpano insere-se no cabo do martelo.

A **bigorna** articular-se com o martelo e o estribo (ver Figura 8.73B,D). O **corpo da bigorna** está localizado no recesso epitimpânico, onde se articula com a cabeça do martelo. O **ramo longo** situa-se paralelamente ao cabo do martelo, e a sua extremidade inferior articula-se com estribo por meio do **processo lenticular**. O **ramo curto** está unido por um ligamento à parede posterior da cavidade timpânica.

O **estribo** é o menor dos ossículos da audição (ver Figura 8.73E). A **base do estribo** está fixada às margens da janela do vestíbulo, na parede labiríntica. A base é consideravelmente menor do que a membrana timpânica; em consequência, a força de vibração do estribo é aumentada

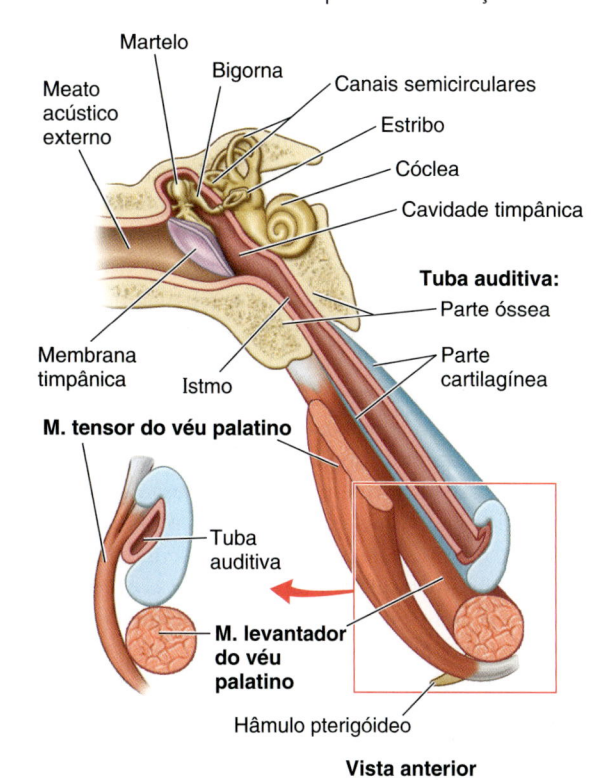

Figura 8.74 **Tuba auditiva direita.** A tuba está aberta em toda sua extensão pela remoção de sua parede membranácea e parte lateral de sua parede óssea.

em aproximadamente dez vezes em relação à da membrana timpânica. Consequentemente, os ossículos da audição aumentam a força, porém diminuem a amplitude das vibrações transmitidas a partir da membrana timpânica.

Dois músculos amortecem ou resistem aos movimentos dos ossículos da audição; um deles também amortece os movimentos (vibrações) da membrana timpânica. O **músculo tensor do tímpano** é um músculo curto, que se origina da face superior da parte cartilagínea da tuba auditiva, da asa maior do esfenoide e da parte petrosa do temporal (ver Figura 8.73A). O músculo tensor do tímpano se insere no cabo do martelo. Esse músculo, que é inervado pelo NC V_3, traciona o cabo do martelo medialmente, tensionando a membrana timpânica e reduzindo a amplitude das vibrações. Essa ação tende a evitar a lesão da orelha interna quando o indivíduo é exposto a sons altos. O **músculo estapédio** é um músculo muito pequeno (o menor músculo do corpo) situado no interior da *eminência piramidal*, uma proeminência cônica e oca na parede mastóidea (posterior) da cavidade timpânica (ver Figura 8.73A). Seu tendão entra na cavidade timpânica, emergindo de um pequeno forame situado no ápice da eminência piramidal; insere-se no colo do estribo. O nervo para o músculo estapédio origina-se do NC VII. O músculo estapédio traciona o estribo posteriormente e inclina sua base na *janela do vestíbulo*, tensionando, assim, o ligamento anular e reduzindo a amplitude de oscilação. Além disso, impede o movimento excessivo do estribo.

TUBA AUDITIVA

A **tuba auditiva** (trompa de Eustáquio) une a cavidade timpânica à parte nasal da faringe (ver Figura 8.74), onde se abre posteriormente ao meato nasal inferior. O terço posterior lateral da tuba é ósseo, enquanto o restante é cartilagíneo. A tuba auditiva é revestida pela túnica mucosa, que é contínua, posteriormente, com o revestimento da cavidade timpânica e, anteriormente, com o revestimento da parte nasal da faringe. A função da tuba auditiva consiste em igualar a pressão na orelha média com a pressão atmosférica, possibilitando, assim, o movimento livre da membrana timpânica. Essa tuba, ao permitir a entrada e a saída de ar da cavidade timpânica, equilibra a pressão em ambos os lados da membrana. Como as paredes da parte cartilagínea da tuba normalmente estão em aposição, a tuba precisa ser ativamente aberta. A tuba auditiva é aberta pela expansão da circunferência do ventre do *músculo levantador do véu palatino* quando ele se contrai longitudinalmente, empurrando uma parede, enquanto o *músculo tensor do véu palatino* traciona a outra parede (ver Figura 8.74). Como são músculos do palato mole, a equalização da pressão "com estalido dos ouvidos" está comumente associada a atividades como bocejo e deglutição.

As *artérias da tuba auditiva* originam-se da *artéria faríngea ascendente*, ramo da artéria carótida externa, da *artéria meníngea média* e da *artéria do canal pterigóideo*, ramos da artéria maxilar (ver Figura 8.43). As *veias da tuba auditiva* drenam para o *plexo pterigóideo venoso*. Os *nervos da tuba auditiva* originam-se do *plexo timpânico* (ver Figura 8.73A), que é formado por fibras do NC IX. A parte anterior da tuba também recebe fibras nervosas provenientes do *gânglio pterigopalatino*.

Orelha interna

A **orelha interna** contém o **órgão vestibulococlear**, relacionado com a recepção do som e com a manutenção do equilíbrio. A orelha interna, que está inserida na parte petrosa do temporal (Figuras 8.75 e 8.76A), é formada pelos sacos e ductos do *labirinto membranáceo*. O *labirinto membranáceo*, que contém *endolinfa*, está suspenso dentro do *labirinto ósseo* preenchido de perilinfa por delicados filamentos semelhantes aos filamentos da aracnoide-máter que atravessam o espaço subaracnóideo e pelo ligamento espiral. Esses líquidos estão envolvidos na estimulação dos órgãos terminais para o equilíbrio e a audição, respectivamente, e pelo fornecimento de diferenciais iônicos para os órgãos sensitivos.

LABIRINTO ÓSSEO

O **labirinto ósseo** consiste em uma série de cavidades (cóclea, vestíbulo e canais semicirculares) contidas dentro da cápsula ótica da parte petrosa do temporal (ver Figuras 8.75 e 8.76B). A **cápsula ótica** é formada por osso mais denso do que o restante da parte petrosa do temporal e pode ser isolada utilizando uma broca dental. Com frequência, a cápsula ótica é incorretamente ilustrada e identificada como sendo o labirinto ósseo. Entretanto, o labirinto ósseo é o *espaço cheio de líquido*, que é circundado pela cápsula ótica; é mais acuradamente representado por um molde da cápsula ótica após remoção do osso circundante (ver Figura 8.76C).

A **cóclea** é a cavidade em forma de concha do labirinto ósseo, que contém o ducto coclear, a parte da orelha interna relacionada com a audição (ver Figura 8.75 e 8.76B). O **canal espiral** da cóclea começa no vestíbulo e apresenta duas voltas e meia em torno de um centro ósseo, o **modíolo** (Figura 8.77). O modíolo contém canais para os vasos sanguíneos e para distribuição das fibras periféricas do nervo coclear. A grande volta basal da cóclea caracteriza a janela da cóclea (redonda), fechada pela membrana timpânica secundária, e produz o *promontório da parede labiríntica* da cavidade timpânica. Na volta basal, o labirinto ósseo comunica-se com o espaço subaracnóideo, acima do forame jugular, através do **aqueduto da cóclea** (ver Figura 8.75). O **vestíbulo do labirinto ósseo** é uma pequena câmara oval (aproximadamente 5 mm de comprimento), que contém o **utrículo** e o **sáculo**, bem como partes do aparelho do equilíbrio (labirinto vestibular). O vestíbulo apresenta a *janela do vestíbulo* (oval) em sua parede lateral, ocupada pela base do estribo. O vestíbulo comunica-se com a parte óssea da cóclea, anteriormente, com os canais semicirculares, posteriormente, e com a fossa posterior do crânio pelo **aqueduto do vestíbulo**. O aqueduto estende-se até a face posterior da parte petrosa do temporal, onde se abre

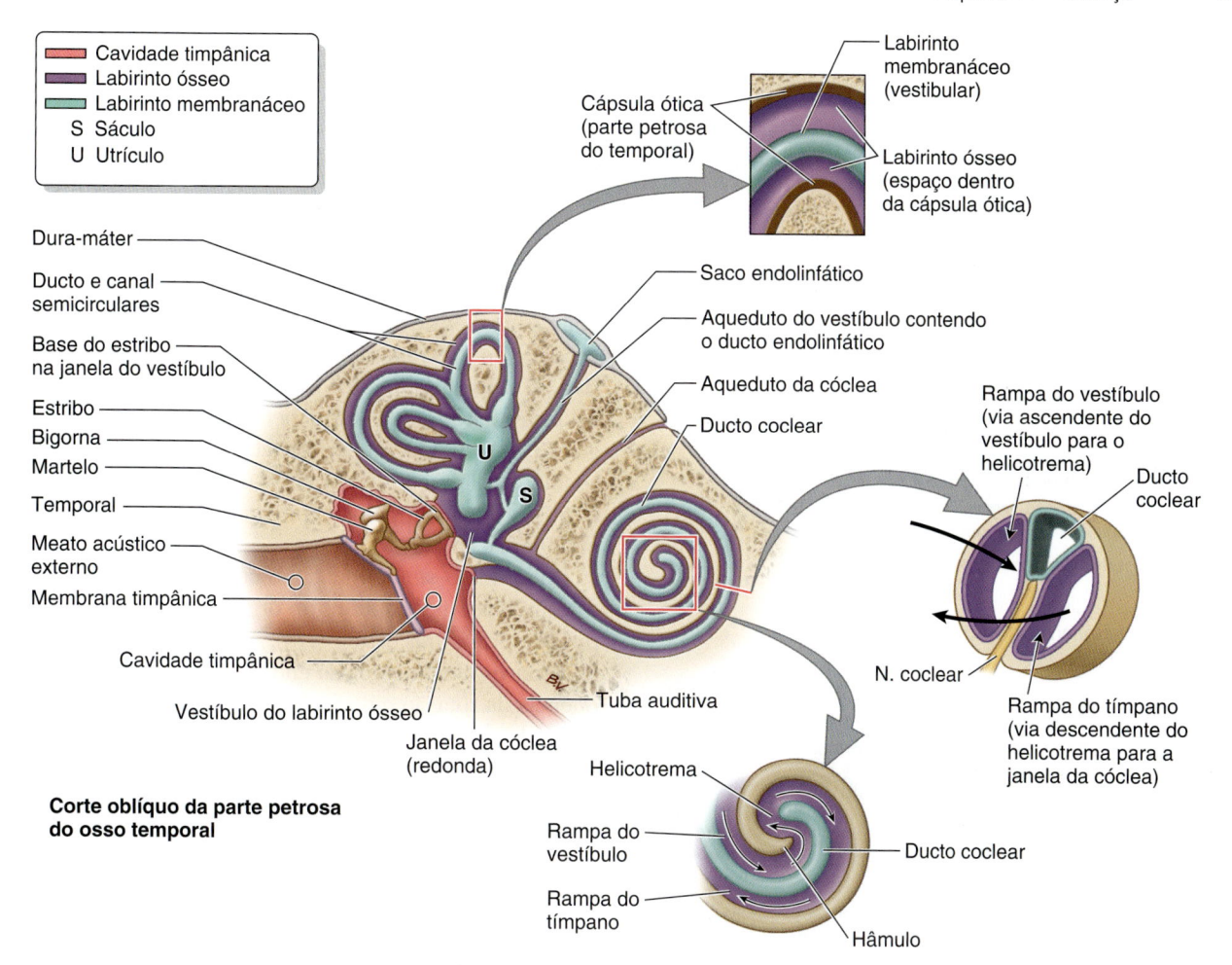

Figura 8.75 Orelha interna. Ilustração esquemática do labirinto ósseo e do labirinto membranáceo *in situ*. N., nervo.

posterior e lateralmente no *meato acústico interno*. O aqueduto do vestíbulo dá passagem ao **ducto endolinfático** e a dois vasos sanguíneos pequenos.

Os **canais semicirculares** (anterior, posterior e lateral) situam-se posteriormente ao vestíbulo, no interior do qual se abrem. Os canais semicirculares ocupam três planos no espaço e estão dispostos em ângulos retos entre si (ver Figuras 8.75 e 8.76). Cada canal semicircular forma cerca de dois terços de um círculo e mede cerca de 1,5 mm de diâmetro, exceto em uma extremidade, onde existe um aumento, formando a **ampola óssea**. Os canais possuem apenas cinco aberturas para dentro do vestíbulo, visto que os canais anterior e posterior compartilham um pilar comum. Os *ductos semicirculares* do labirinto membranáceo estão alojados dentro dos canais semicirculares (ver Figura 8.76C,D).

LABIRINTO MEMBRANÁCEO

O **labirinto membranáceo** é formado por uma série de sacos e ductos comunicantes, que estão suspensos no labirinto ósseo (ver Figuras 8.75 e 8.76C,D). O labirinto membranáceo contém **endolinfa**, um líquido aquoso, cuja composição se assemelha à do líquido intracelular, diferindo, portanto, na composição da **perilinfa** circundante, que é semelhante ao líquido extracelular, e que preenche o restante do labirinto ósseo. O labirinto membranáceo é composto de duas divisões, o *labirinto vestibular* e o *labirinto coclear*, e consiste em mais partes do que o labirinto ósseo:

- **Labirinto vestibular**: utrículo e sáculo, dois pequenos sacos comunicantes no vestíbulo do labirinto ósseo, e três **ductos semicirculares** situados nos canais semicirculares
- **Labirinto coclear**: ducto coclear na cóclea.

O **ligamento espiral**, um espessamento espiral do canal da cóclea, fixa o ducto coclear ao canal espiral da cóclea (ver Figura 8.77).

Os ductos semicirculares abrem-se no *utrículo* por meio de cinco aberturas, refletindo o modo pelo qual os canais semicirculares circundantes se abrem no vestíbulo. O utrículo comunica-se com o sáculo por meio do **ducto utriculossacular**, a partir do qual se origina o *ducto endolinfático* (ver Figura 8.75). O *sáculo* é contínuo com o ducto coclear por meio do **ducto de união** (ver Figura 8.76C,D). O utrículo e o sáculo possuem áreas especializadas de órgãos sensitivos à tração gravitacional e aceleração linear, denominados *máculas*. A **mácula do utrículo** está localizada no assoalho do

586   Fundamentos de Anatomia Clínica

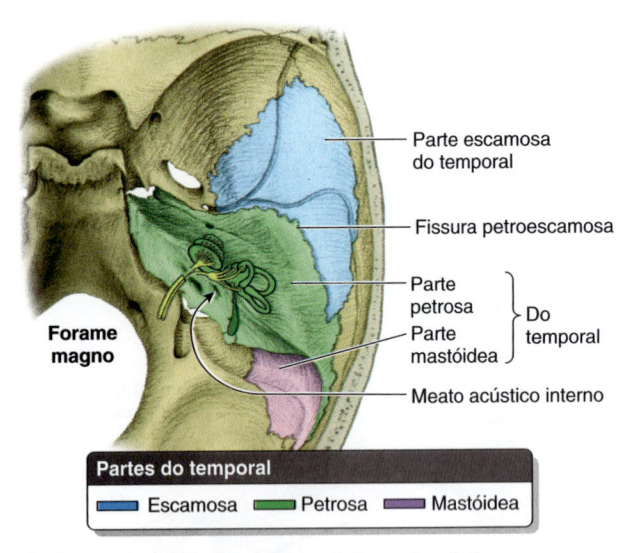

A. Vista superior da face interna da base do crânio

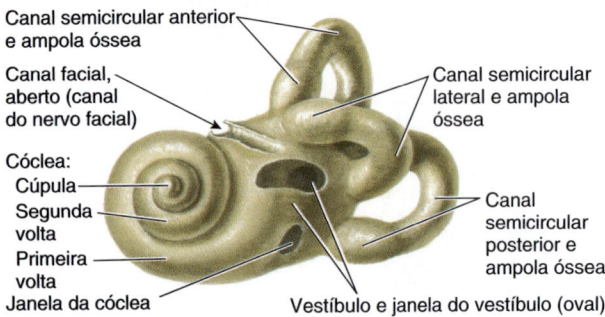

Labels: Parte escamosa do temporal; Fissura petroescamosa; Parte petrosa; Parte mastóidea } Do temporal; Meato acústico interno; Forame magno.

Partes do temporal: Escamosa | Petrosa | Mastóidea

B. Vista anterior lateral da cápsula ótica esquerda

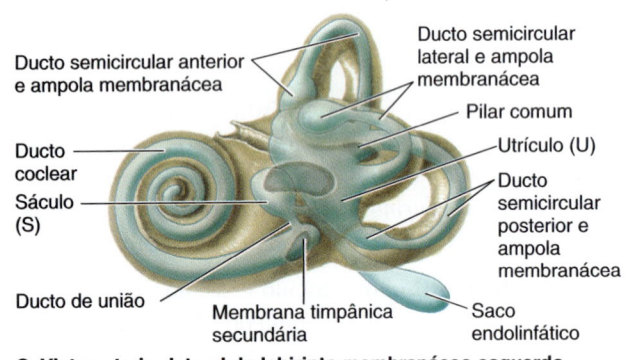

Labels: Canal semicircular anterior e ampola óssea; Canal facial, aberto (canal do nervo facial); Canal semicircular lateral e ampola óssea; Cóclea: Cúpula, Segunda volta, Primeira volta, Janela da cóclea; Canal semicircular posterior e ampola óssea; Vestíbulo e janela do vestíbulo (oval).

C. Vista anterior lateral do labirinto membranáceo esquerdo (através da cápsula ótica transparente)

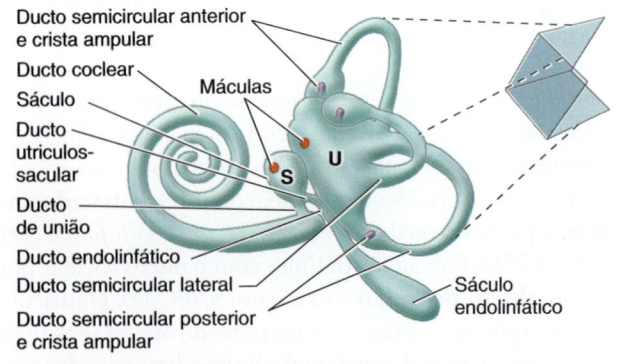

Labels: Ducto semicircular anterior e ampola membranácea; Ducto semicircular lateral e ampola membranácea; Pilar comum; Utrículo (U); Ducto semicircular posterior e ampola membranácea; Ducto coclear; Sáculo (S); Ducto de união; Membrana timpânica secundária; Saco endolinfático.

D. Vista anterior lateral do labirinto membranáceo esquerdo

Labels: Ducto semicircular anterior e crista ampular; Ducto coclear; Sáculo; Ducto utriculossacular; Ducto de união; Ducto endolinfático; Ducto semicircular lateral; Ducto semicircular posterior e crista ampular; Máculas; Sáculo endolinfático; S; U.

Figura 8.76 Labirintos ósseo e membranáceo da orelha interna.

utrículo, paralela à base do crânio (ver Figura 8.76D), enquanto a **mácula do sáculo** está localizada verticalmente na parede medial do sáculo. As **células ciliadas nas máculas** são inervadas por fibras da **divisão vestibular do nervo vestibulococlear** (NC VIII). Os corpos celulares dos neurônios sensitivos encontram-se nos **gânglios vestibulares**, que estão localizados no meato acústico interno (Figura 8.78).

O *ducto endolinfático* atravessa o aqueduto do vestíbulo e emerge através do osso da fossa posterior do crânio, onde se expande em uma bolsa cega, denominada **saco endolinfático**. O saco endolinfático está localizado sob a dura-máter, na face posterior da parte petrosa do temporal (ver Figura 8.76A,D). O saco endolinfático é um reservatório para acomodar alterações de volume e de pressão na endolinfa excessiva formada pelos capilares sanguíneos no labirinto membranáceo.

Cada ducto semicircular possui uma **ampola** em uma extremidade, que contém um órgão sensitivo, a **crista ampular** (ver Figuras 8.76 e 8.78). As cristas são sensores para registrar os movimentos da endolinfa na ampola, em consequência da rotação e da aceleração rotacional da cabeça no plano do ducto. As células ciliadas da crista, à semelhança daquelas das máculas, estimulam os neurônios sensitivos primários, cujos corpos celulares estão localizados nos *gânglios vestibulares*.

O ducto coclear é um tubo cego espiral, fechado em uma extremidade e triangular em corte transversal (ver Figura 8.75). O ducto está firmemente suspenso através do canal coclear entre o *ligamento espiral*, na parede externa do canal coclear, e a **lâmina espiral óssea** do modíolo (ver Figura 8.77). Estendendo-se pelo canal espiral dessa maneira, o ducto coclear repleto de endolinfa divide o canal espiral cheio de perilinfa em dois canais, que se comunicam no ápice da cóclea por meio do **helicotrema** (ver Figura 8.75).

As ondas de pressão hidráulica criadas na perilinfa do vestíbulo pelas vibrações da base do estribo ascendem até o ápice da cóclea por um canal, a **rampa do vestíbulo** (Figura 8.79). Em seguida, as ondas de pressão passam através do helicotrema e, então, voltam a descer até a volta basal da cóclea pelo outro canal, a **rampa do tímpano**. Neste local, as ondas de pressão novamente se transformam em vibrações, desta vez da *membrana timpânica secundária*, que ocupa a janela da cóclea. Aqui, a energia inicialmente recebida pela membrana timpânica (primária) finalmente se dissipa no ar da cavidade timpânica.

O teto do ducto coclear é formado pela **membrana vestibular** (ver Figura 8.77). O assoalho do ducto é formado por parte do ducto, a **lâmina basilar**, juntamente com a margem externa da lâmina espiral óssea. O receptor dos estímulos auditivos é o **órgão espiral** (órgão de Corti), situado na lâmina basilar. O órgão é coberto pela **membrana tectória** gelatinosa. O órgão espiral contém células ciliadas, cujas extremidades estão inseridas na membrana tectória. O órgão espiral é estimulado pela deformação do ducto coclear

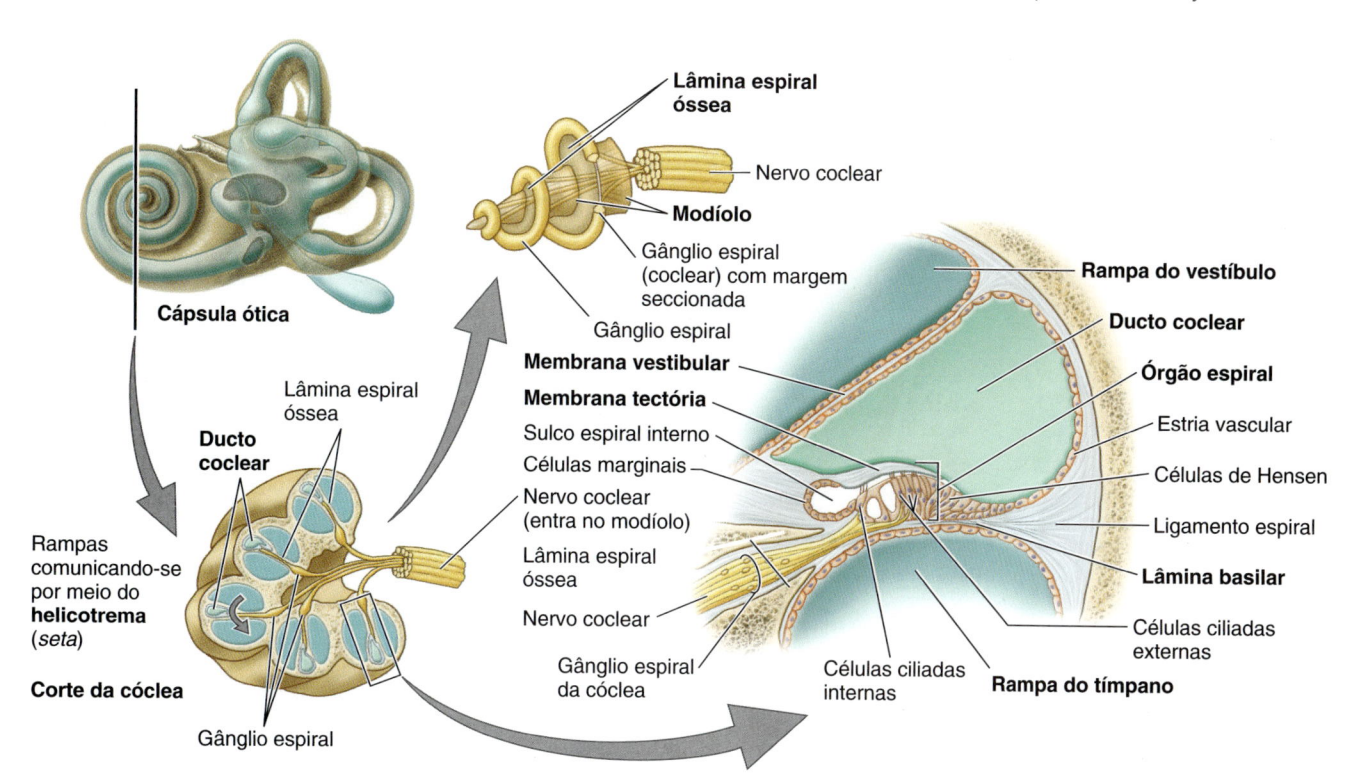

Figura 8.77 Estrutura da cóclea. A cóclea foi seccionada ao longo do eixo sobre o qual se curva (ver a figura de orientação na parte superior esquerda). O modíolo, que é um centro ósseo cônico isolado da cóclea, é mostrado após a remoção das voltas da cóclea, deixando apenas a lâmina espiral enrolando-se ao seu redor como a rosca de um parafuso. São também mostrados os detalhes da área delimitada pelo *retângulo*.

induzida por ondas de pressão hidráulica na perilinfa, que ascendem e descem nas rampas do vestíbulo e do tímpano adjacentes (ver Figura 8.79). Os impulsos são conduzidos centralmente pelo **nervo coclear, uma divisão do nervo vestibulococlear (NC VIII)**.

MEATO ACÚSTICO INTERNO

O **meato acústico interno** é um canal estreito, que segue um trajeto lateral a partir da fossa posterior do crânio por aproximadamente 1 cm dentro da parte petrosa do temporal (ver Figura 8.76A). O meato acústico interno está alinhado com o meato acústico externo. O meato acústico interno é fechado lateralmente por uma lâmina de osso fina e perfurada, que o separa da orelha interna. O nervo facial (NC VII), o nervo vestibulococlear (NC VIII) e os vasos sanguíneos passam através de pequenas aberturas nessa lâmina óssea. O nervo vestibulococlear divide-se próximo da extremidade lateral do meato acústico interno em duas divisões: o **nervo coclear** e o **nervo vestibular** (ver Figura 8.78). A transmissão do som pela orelha está resumida na Figura 8.79.

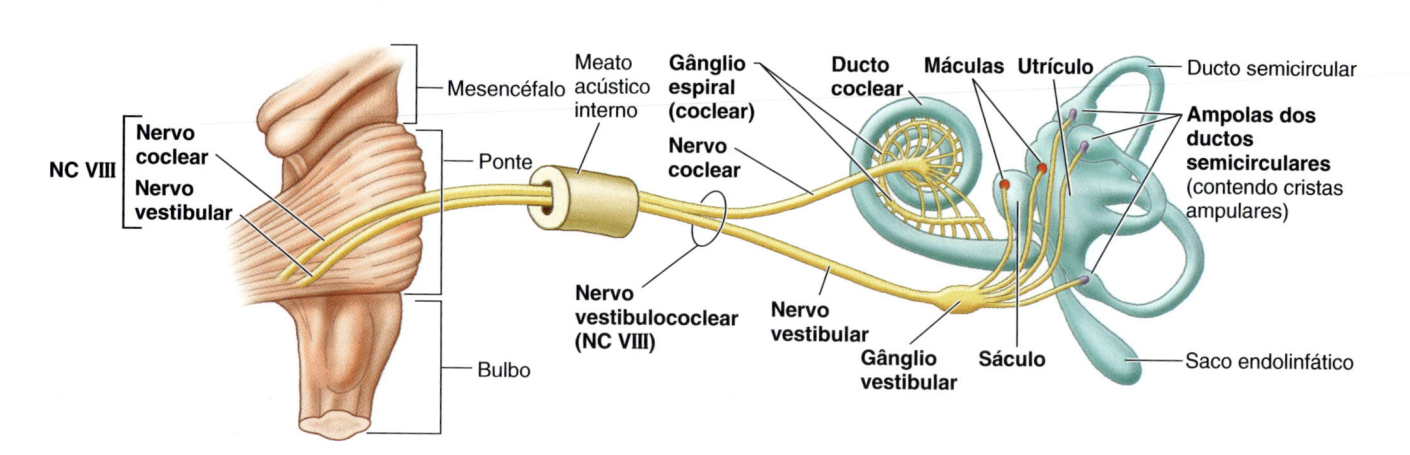

Figura 8.78 Nervo vestibulococlear (NC VIII).

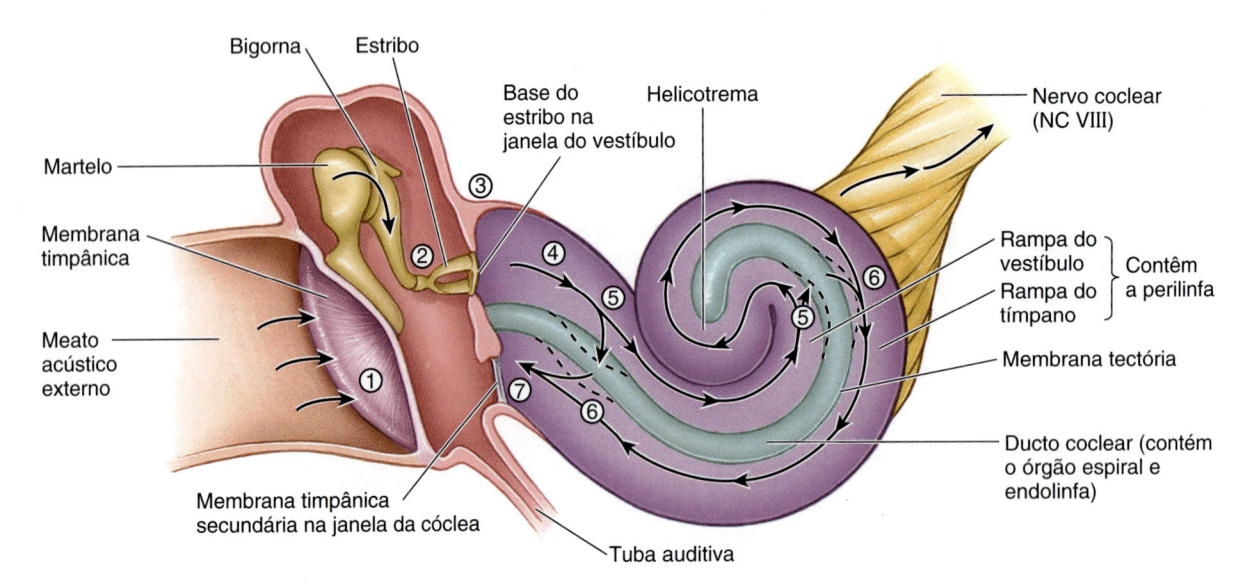

Figura 8.79 Transmissão do som através da orelha. A representação esquemática da cóclea mostra como se ela consistisse em uma única espiral para demonstrar a transmissão dos estímulos sonoros através da orelha. *1.* As ondas sonoras que entram na orelha externa atingem a membrana timpânica, provocando a sua vibração. *2.* As vibrações iniciadas na membrana timpânica são transmitidas por meio dos ossículos da audição da orelha média e suas articulações. *3.* A base do estribo vibra com força aumentada e amplitude diminuída na janela do vestíbulo. *4.* As vibrações na base do estribo criam ondas de pressão na perilinfa da rampa do vestíbulo. *5.* As ondas de pressão na rampa do vestíbulo causam deslocamento da lâmina basilar do ducto coclear. As ondas curtas (som agudo) provocam deslocamento próximo à janela do vestíbulo, enquanto ondas mais longas (som grave) causam deslocamento mais distante, mais próximo do helicotrema, no ápice da cóclea. O movimento da lâmina basilar curva as células ciliadas do órgão espiral. Ocorre liberação de neurotransmissor, que estimula potenciais de ação conduzidos pelo nervo coclear para o encéfalo. *6.* As vibrações são transferidas por meio do ducto coclear até a perilinfa da rampa do tímpano. *7.* As ondas de pressão na perilinfa são dissipadas (amortecidas) pela membrana timpânica secundária na janela da cóclea até o ar existente na cavidade timpânica.

ANATOMIA CLÍNICA

Lesão da orelha externa

O sangramento na orelha em consequência de traumatismo pode produzir *hematoma auricular*. Há formação de um acúmulo localizado de sangue entre o pericôndrio e a cartilagem auricular, causando distorção dos contornos da orelha. À medida que o hematoma aumenta, ele passa a comprometer o suprimento sanguíneo para a cartilagem. Se não for tratado (p. ex., por aspiração do sangue), observa-se o desenvolvimento de *fibrose* (formação de tecido fibroso) na pele sobrejacente, causando deformação da orelha (p. ex., a orelha em couve-flor de boxeador de alguns lutadores profissionais).

Exame otoscópico

O exame do meato acústico do externo e da membrana timpânica começa pela retificação do meato. Nos adultos, a hélice é apreendida e tracionada em sentido posterior e superior (para cima, para fora e para trás). Esses movimentos reduzem a curvatura do meato acústico externo, facilitando a inserção do *otoscópio* (Figura AC8.14A).

O meato acústico externo é relativamente curto nos lactentes; consequentemente, é preciso ter cuidado adicional para evitar a lesão da membrana timpânica. Nos lactentes, o meato é retificado tracionando a orelha em sentido inferior e posterior (para baixo e para trás). O exame também fornece uma pista para a hipersensibilidade à palpação, que pode indicar inflamação da orelha e/ou do meato.

A membrana timpânica é normalmente translúcida e cinza-perolada (ver Figura AC8.14B). O cabo do martelo é habitualmente visível próximo ao centro da membrana (o umbigo da membrana timpânica). A partir da extremidade inferior do cabo, um *cone de luz* brilhante é refletido do iluminador do otoscópio. Esse *reflexo luminoso* é visível e irradia-se em sentido anterior e inferior na orelha saudável.

Otite externa aguda

A *otite externa* é uma inflamação do meato acústico externo. Com frequência, a infecção ocorre em nadadores que não secam o meato acústico externo depois de nadar e/ou usam gotas otológicas; entretanto, pode

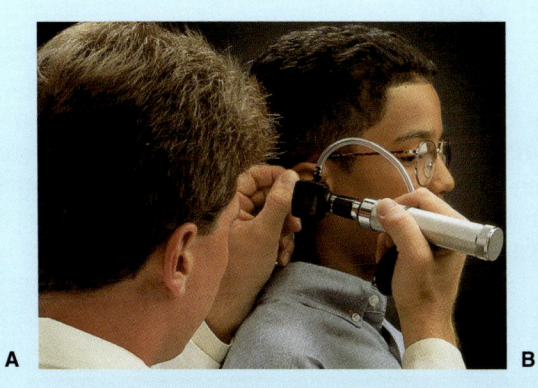

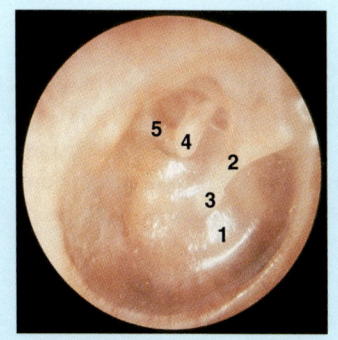

Figura AC8.14 Exame otoscópico. *1*, cone de luz; *2*, cabo do martelo; *3*, umbigo da membrana timpânica; *4*, ramo longo da bigorna; *5*, ramo posterior do estribo.

também resultar de infecção bacteriana da pele que reveste o meato acústico. O indivíduo afetado queixa-se de prurido e dor na orelha externa. A tração da orelha ou a compressão do trago acentuam a dor.

Otite média

A otalgia associada a uma protuberância da membrana timpânica vermelha pode indicar a presença de pus ou de líquido na orelha média, constituindo um sinal de *otite média* (Figura AC8.15A). Com frequência, a infecção da orelha média é secundária a infecções das vias respiratórias superiores.

A inflamação e o edema da túnica mucosa que reveste a cavidade timpânica podem causar obstrução parcial ou completa da tuba auditiva. A membrana timpânica torna-se vermelha e protuberante, e o indivíduo pode se queixar de "ouvir estalidos". Pode-se observar um líquido sanguinolento de coloração âmbar através da membrana timpânica. Se não for tratada, a otite média pode comprometer a audição, em consequência de fibrose dos ossículos da audição, limitando a sua capacidade de se mover em resposta ao som.

Perfuração da membrana timpânica

A **perfuração da membrana timpânica** ("ruptura do tímpano") pode ser causada por otite média e constitui uma das várias causas de surdez relacionada com a otite média. A perfuração também pode resultar de corpos estranhos no meato acústico externo, traumatismo ou pressão excessiva (p. ex., durante um mergulho com equipamento de mergulho autônomo).

As rupturas menores da membrana timpânica frequentemente cicatrizam de modo espontâneo. As rupturas grandes habitualmente exigem reparo cirúrgico. Como a metade superior da membrana timpânica é muito mais vascularizada do que a metade inferior, as incisões para liberar pus de um abscesso da orelha média (*miringotomia*), por exemplo, são realizadas na parte posterior inferior através da membrana (ver Figura AC8.15B). Essa incisão também evita a lesão do corda do tímpano e dos ossículos da audição. Em indivíduos com infecções crônicas da orelha média, a miringotomia pode ser seguida de inserção de *tubos de timpanostomia* ou *tubos de equalização da pressão (EP)* na incisão, de modo a possibilitar a drenagem do derrame e a ventilação da pressão (ver Figura AC8.15C).

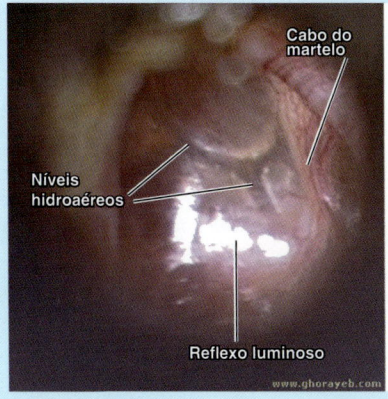

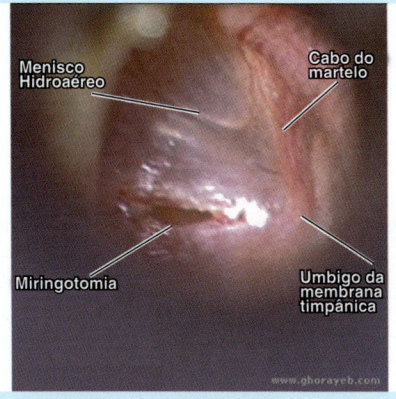

A. Otite média   **B. Incisão de miringotomia**   **C. Inserção do tubo de timpanostomia**

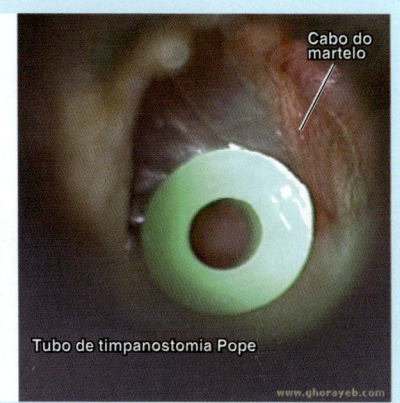

Figura AC8.15 Otite média, miringotomia e timpanostomia.

TÉCNICAS DE IMAGEM

Cabeça

A radiografia, embora seja substituída pela TC e/ou RM na maioria dos casos, é algumas vezes utilizada para exames do crânio. Como os crânios variam consideravelmente quanto à sua forma, é preciso examinar cuidadosamente as radiografias à procura de anormalidades (Figura 8.80A,B). Para a visualização das artérias do encéfalo, deve-se injetar um meio de contraste radiopaco na artéria carótida ou na artéria vertebral, e são obtidas radiografias, produzindo *arteriogramas* (ver Figura 8.80C). Esse tipo de radiografia é utilizado para a detecção de aneurismas cerebrais e malformações arteriovenosas.

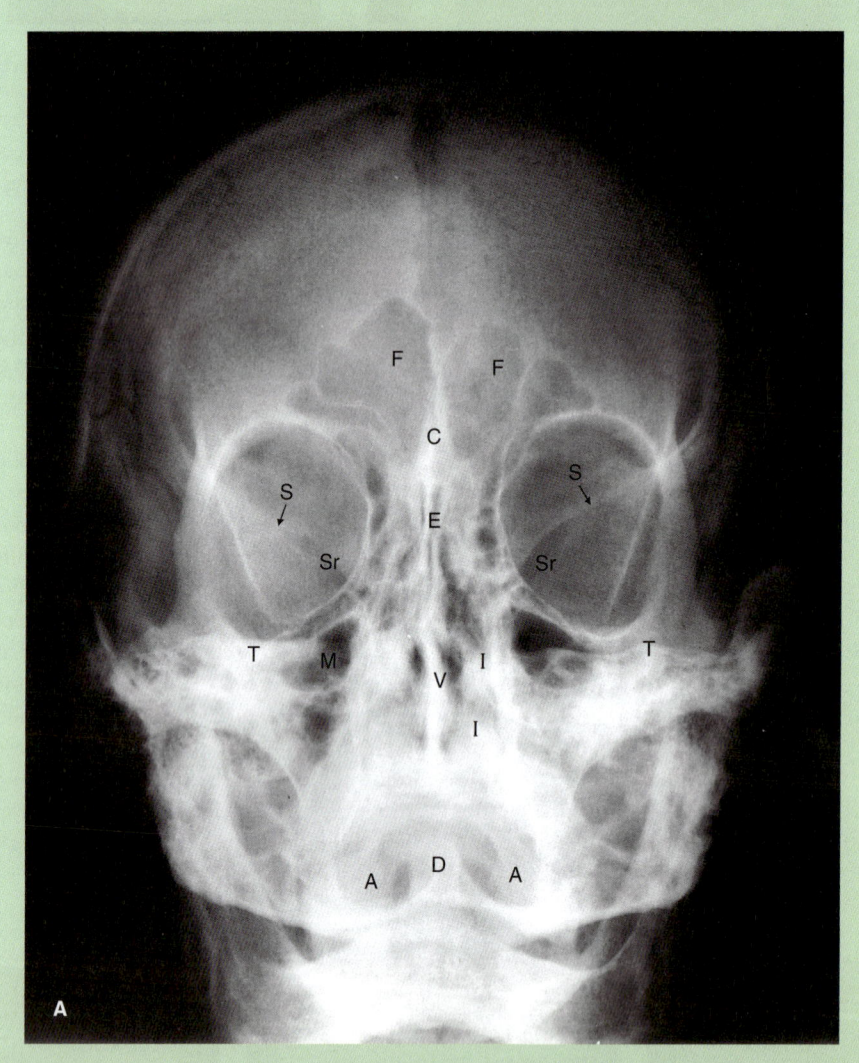

Vista anterior posterior

Figura 8.80 Radiografias do crânio. A. As massas laterais do atlas (*A*) e do dente do áxis (*D*) estão superpostas ao esqueleto da face (viscerocrânio). São também identificados: a crista etmoidal (*C*), o septo nasal formado pela lâmina perpendicular do etmoide (*E*) e vômer (*V*); o seio frontal (*F*); as conchas nasais inferior e média (*I*) da parede lateral da cavidade nasal; o seio maxilar (*M*); as asas menores do esfenoide (*S*); a fissura orbital superior (*Sr*); e a face superior da parte petrosa do temporal (*T*). (*continua*)

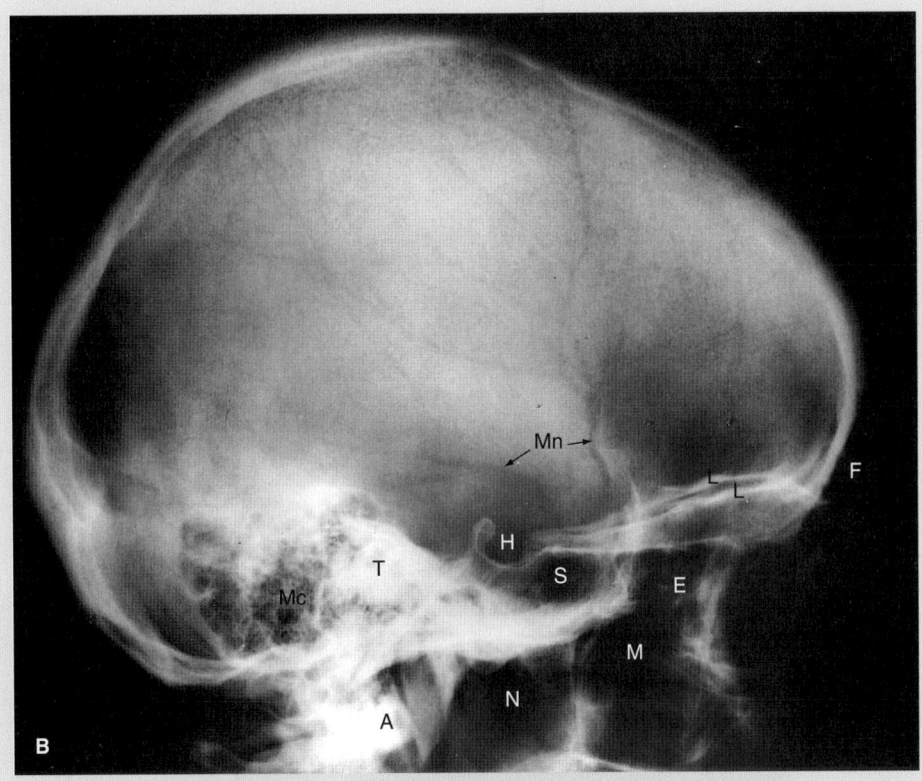

Radiografia – vista lateral

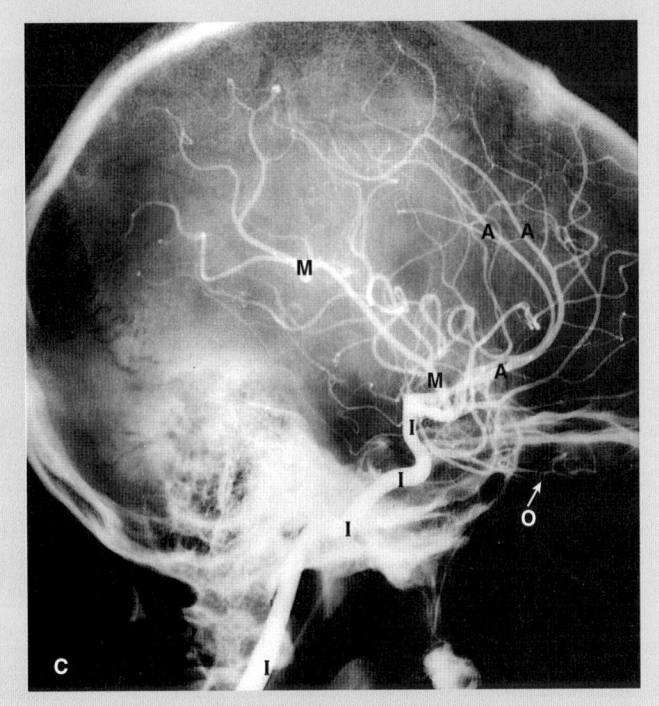

Arteriografia – vista lateral

Figura 8.80 Radiografias do crânio. (*continuação*) **B.** São identificados o arco anterior do atlas (*A*); os seios paranasais: etmoidal (*E*), frontal (*F*), maxilar (*M*), esfenoidal (*S*) e as células mastóideas (*Mc*); a fossa hipofisial (*H*) para a hipófise; os sulcos ósseos para os ramos dos vasos meníngeos médios (*Mn*); a parte nasal da faringe (*N*); e a parte petrosa do temporal (*T*). As partes orbitais direita e esquerda do frontal não estão superpostas; assim, o assoalho da fossa anterior do crânio aparece como duas linhas (*L*). **C.** Arteriografia. São identificadas: a artéria cerebral anterior (*A*), a artéria carótida interna (*I*), a artéria cerebral média (*M*) e a artéria oftálmica (*O*).

A **RM** é um exame mais lento (maior tempo de aquisição) e mais caro do que a TC, mas que fornece muito mais detalhes dos tecidos moles do que a TC (Figura 8.81). A RM é o padrão-ouro para detectar e delinear lesões intracranianas e espinais, visto que fornece um bom contraste dos tecidos moles das estruturas normais e patológicas. Além disso, tem capacidade multiplanar, fornecendo informações tridimensionais e relações que não estão facilmente disponíveis com a TC. A RM também demonstra o fluxo de sangue e de LCS. A angiorressonância é útil para determinar a perviedade dos vasos do círculo arterial do cérebro.

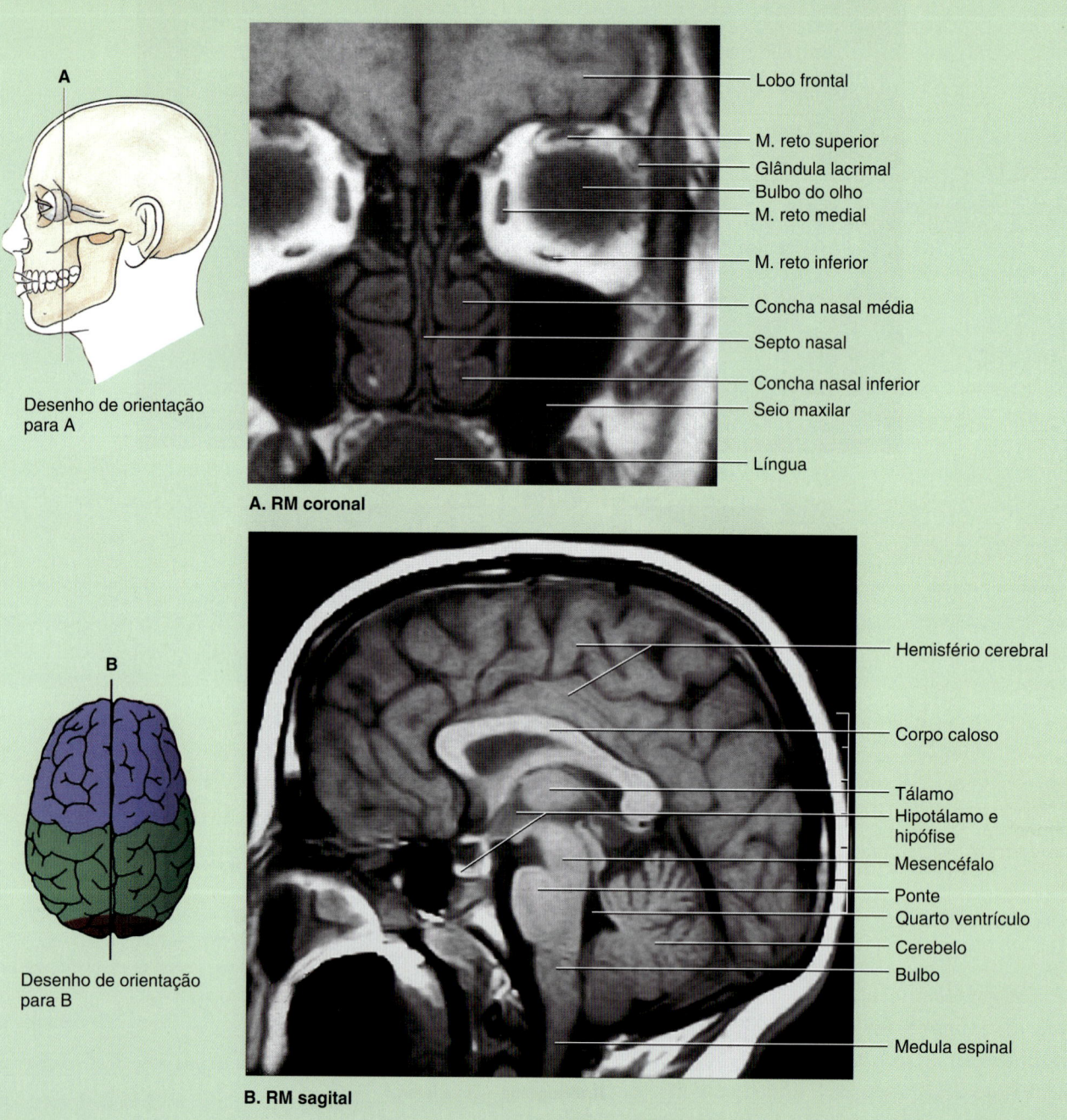

A

Desenho de orientação para A

- Lobo frontal
- M. reto superior
- Glândula lacrimal
- Bulbo do olho
- M. reto medial
- M. reto inferior
- Concha nasal média
- Septo nasal
- Concha nasal inferior
- Seio maxilar
- Língua

A. RM coronal

B

Desenho de orientação para B

- Hemisfério cerebral
- Corpo caloso
- Tálamo
- Hipotálamo e hipófise
- Mesencéfalo
- Ponte
- Quarto ventrículo
- Cerebelo
- Bulbo
- Medula espinal

B. RM sagital

Figura 8.81 Ressonância magnética (RM) da cabeça. (*continua*)

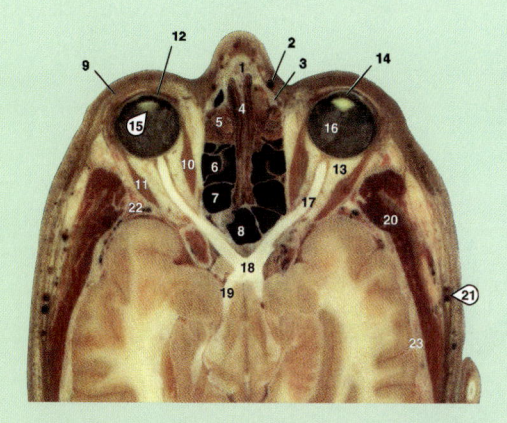

Capítulo 8 • Cabeça   593

C. Corte transversal da cabeça de um cadáver

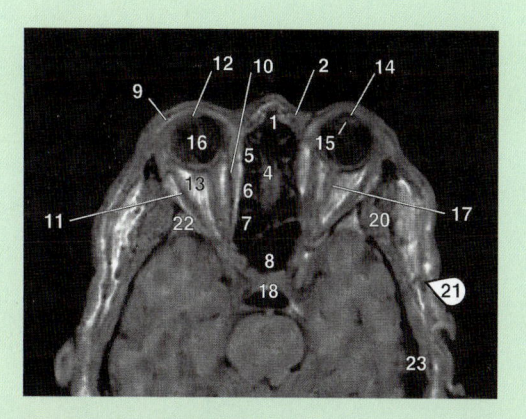

D. RM transversal (axial)

Legenda

1	Ossos nasais	7	Células etmoidais posteriores	13	Corpo adiposo da órbita
2	Artéria angular	8	Seio esfenoidal	14	Câmara anterior
3	Processo frontal da maxila	9	Músculo orbicular do olho	15	Lente
4	Septo nasal	10	Músculo reto medial	16	Corpo vítreo
5	Células etmoidais anteriores	11	Músculo reto lateral	17	Nervo óptico
6	Células etmoidais médias	12	Córnea	18	Quiasma óptico
19	Trato óptico				
20	Músculo temporal				
21	Vasos temporais superficiais				
22	Asa menor do esfenoide				
23	Parte escamosa do temporal				

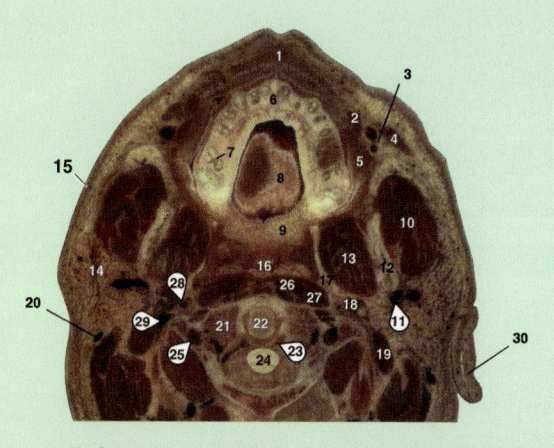

E. Corte transversal da cabeça de um cadáver

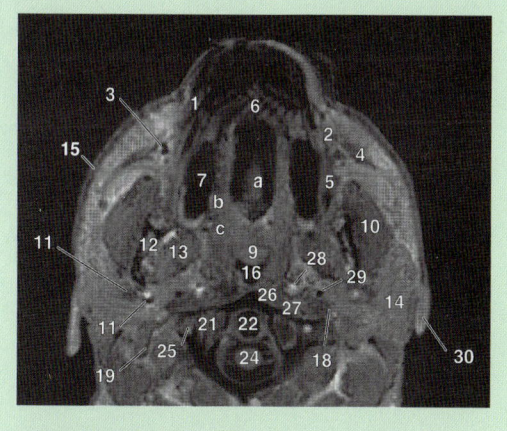

F. RM transversal (axial)

Legenda

1	Músculo orbicular da boca	12	Ramo da mandíbula	23	Ligamento transverso do atlas
2	Músculo levantador do ângulo da boca	13	Músculo pterigóideo lateral	24	Medula espinal
3	Artéria e veia faciais	14	Glândula parótida	25	Artéria vertebral nos forames transversários
4	Músculo zigomático maior	15	Pele	26	Músculo longo do pescoço
5	Músculo bucinador	16	Região do tubérculo faríngeo	27	Músculo longo da cabeça
6	Maxila	17	Esfenoide	28	Artéria carótida interna
7	Processo alveolar da maxila	18	Ligamento e músculo estilo-hióideos	29	Veia jugular interna
8	Dorso da língua	19	Ventre posterior do músculo digástrico	30	Parte inferior da hélice da orelha
9	Palato mole	20	Artéria occipital	a	Palato duro
10	Músculo masseter	21	Primeira vértebra cervical (atlas)	b	Músculo palatoglosso
11	Veia retromandibular	22	Dente do áxis	c	Músculo palatofaríngeo

Figura 8.81 Ressonância magnética (RM) da cabeça. (*continuação*)

Pescoço

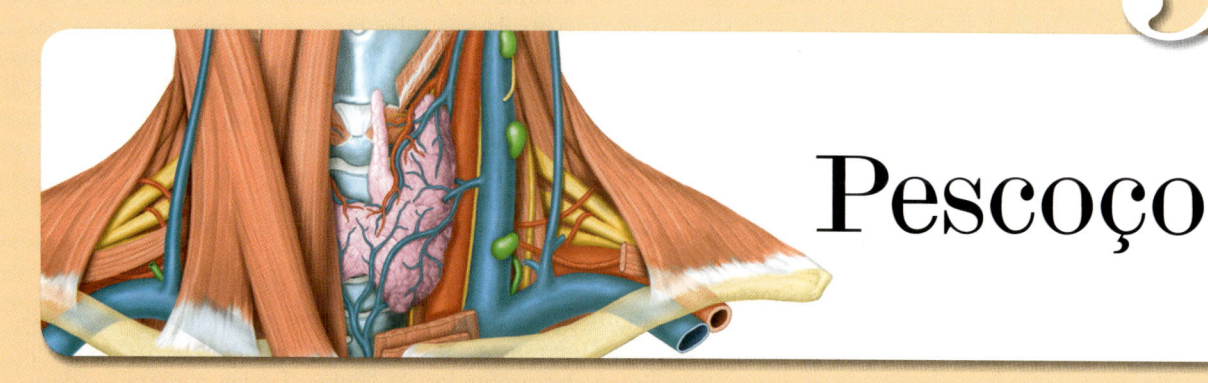

9

FÁSCIAS DO PESCOÇO, 596
Tela subcutânea cervical e platisma, 596
Fáscia cervical, 596
ESTRUTURAS SUPERFICIAIS DO PESCOÇO | REGIÕES CERVICAIS, 599
Região cervical lateral, 599
Região cervical anterior, 606
ESTRUTURAS PROFUNDAS DO PESCOÇO, 613
Músculos pré-vertebrais, 613
Raiz do pescoço, 614
VÍSCERAS DO PESCOÇO, 618
Camada endócrina das vísceras cervicais, 618
Camada respiratória das vísceras cervicais, 622
Camada alimentar das vísceras cervicais, 630
VASOS LINFÁTICOS DO PESCOÇO, 636

SIGNIFICADO DOS ÍCONES

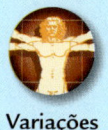

Variações anatômicas | Procedimentos diagnósticos | Ciclo de vida | Procedimentos cirúrgicos | Traumatismo | Patologia

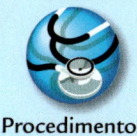

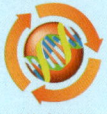

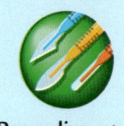

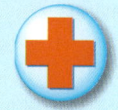

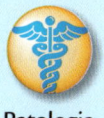

O **pescoço** (L. *collum, colo*) une a cabeça ao tronco e aos membros e atua como importante conduto para estruturas que passam entre eles. Além disso, no pescoço estão localizados diversos órgãos importantes com funções específicas: por exemplo, a laringe, a glândula tireoide e as glândulas paratireoides.

O *esqueleto do pescoço* é formado pelas vértebras cervicais (C I a C VII), pelo **hioide**, pelo manúbrio do esterno e pelas clavículas (Figura 9.1A). O hioide, que é um osso móvel, situa-se na parte anterior do pescoço, no nível da vértebra C III, no ângulo entre a mandíbula e a cartilagem tireóidea. O hioide não se articula com nenhum outro osso e, do ponto de vista funcional, atua como local de inserção para os músculos anteriores do pescoço e como suporte para manter a perviedade da via respiratória (ver Figura 9.1B,C).

FÁSCIAS DO PESCOÇO

As estruturas situadas no pescoço são circundadas por uma camada de tela subcutânea adiposa (hipoderme) e são divididas em compartimentos por camadas de fáscia cervical. Os planos fasciais determinam a possível direção de disseminação de uma infecção no pescoço.

Tela subcutânea cervical e platisma

A **tela subcutânea cervical** é uma lâmina de tecido conjuntivo (ou conectivo, segundo a Terminologia Anatômica), localizada entre a derme da pele e a lâmina superficial da fáscia cervical (Figura 9.2). Contém nervos cutâneos, vasos sanguíneos e linfáticos, linfonodos superficiais e quantidades variáveis de gordura; na parte anterior lateral, contém o músculo platisma.

O **platisma**, um músculo da expressão facial, que se origina a partir da tela subcutânea que recobre as partes superiores dos músculos deltoide e peitoral maior, estende-se superior e medialmente sobre a clavícula, até a margem inferior da mandíbula (ver Figura 9.2B). Trata-se de uma ampla lâmina fina de músculo.

Fáscia cervical

A **fáscia cervical** é formada por três lâminas fasciais (ver Figura 9.2): as *lâminas superficial, pré-traqueal* e *pré-vertebral*, que sustentam as vísceras, os músculos, os vasos e os linfonodos profundos. As lâminas fasciais garantem o deslizamento das estruturas presentes no pescoço, possibilitando que elas se movimentem e passem umas sobre as outras sem dificuldade (p. ex., durante a deglutição e ao virar a cabeça e o pescoço). Essas lâminas fasciais também formam *planos de clivagem naturais*, possibilitando a separação dos tecidos durante a cirurgia.

LÂMINA SUPERFICIAL DA FÁSCIA CERVICAL

A **lâmina superficial da fáscia cervical**, a lâmina mais superficial da fáscia, circunda todo o pescoço abaixo da pele e da tela subcutânea (ver Figura 9.2). Nos "quatro ângulos" do pescoço, a lâmina superficial divide-se em camadas superficial e profunda de fáscia para envolver os *músculos esternocleidomastóideos* (ECM) e *trapézios* dos lados direito e esquerdo. Superiormente, a lâmina superficial da fáscia cervical fixa-se

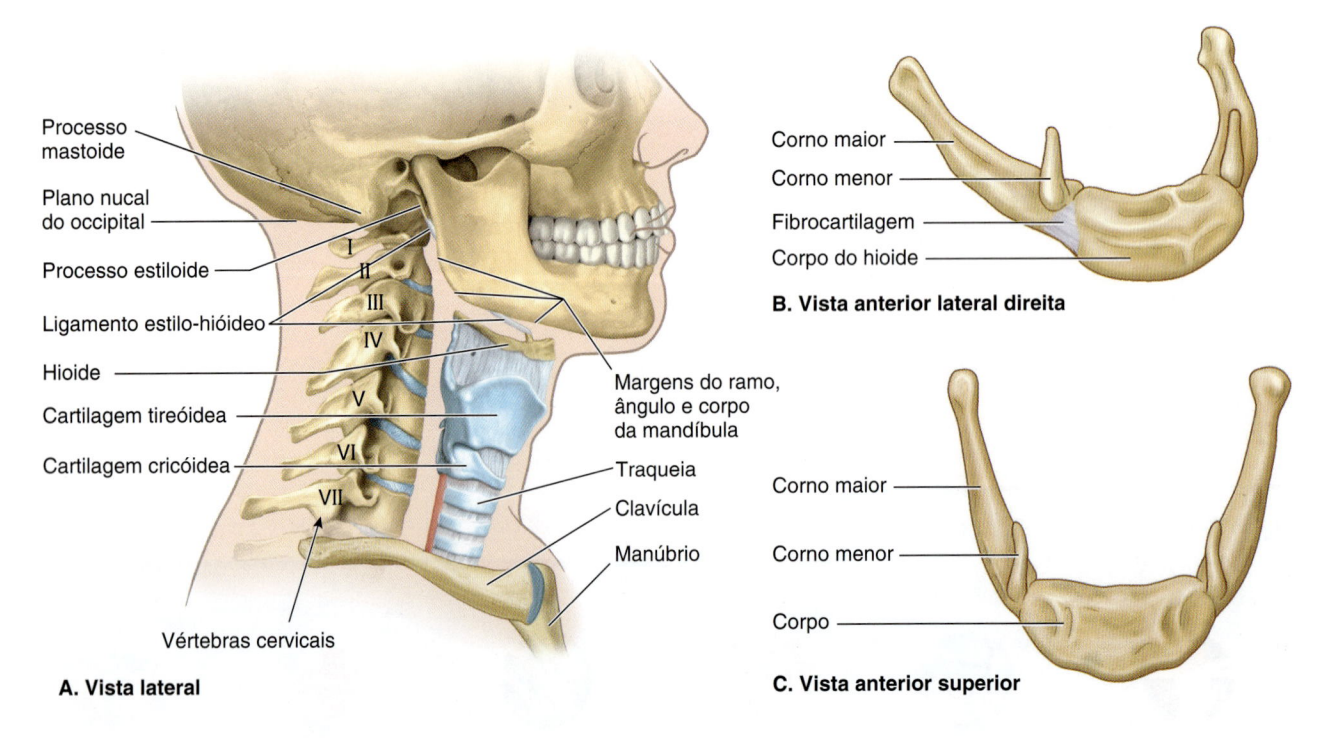

Figura 9.1 Ossos e cartilagens do pescoço. **A.** Visão geral. **B** e **C.** Características do hioide.

Capítulo 9 • Pescoço 597

A. Vista medial

Labels (A): Faringe; Mandíbula; Hioide; Pele; Laringe; Istmo da glândula tireoide; Espaço supraesternal; Traqueia; Manúbrio do esterno; Esôfago; Occipital; Plano de corte para as partes B e C

Detalhe ampliado: Ligamento longitudinal anterior; Lâmina pré-vertebral da fáscia cervical; **Fáscia alar**; **Fáscia bucofaríngea***; Disco intervertebral; Músculo longo do pescoço; Faringe; Corpo da vértebra; Músculo da faringe; Espaço retrofaríngeo

Lâminas fasciais:
- Tela subcutânea do pescoço
- Lâminas da fáscia cervical
  - Lâmina superficial
  - Lâmina pré-traqueal*
  - Lâmina pré-vertebral
  - Fáscia alar e bainha carótica

*A fáscia bucofaríngea é um componente da lâmina pré-traqueal.

B. Vista superior de corte transversal (no nível da vértebra C VII)

Labels (B): Ligamento nucal; Processo espinhoso; M. trapézio; M. escaleno médio; Linfonodo profundo; M. escaleno anterior; M. longo do pescoço; Fáscia alar; M. omo-hióideo; M. esterno-cleidomastóideo (ECM); M. esternotireóideo; M. esterno-hióideo; Posterior; Anterior; C VII; **Espaço retrofaríngeo**; Pele; **Bainha carótica**; Nervo vago; Veia jugular interna; Artéria carótida comum; Esôfago; Platisma; Glândula tireoide; Traqueia

C. Vista anterior superior da parte B

Labels (C): Bainha carótica

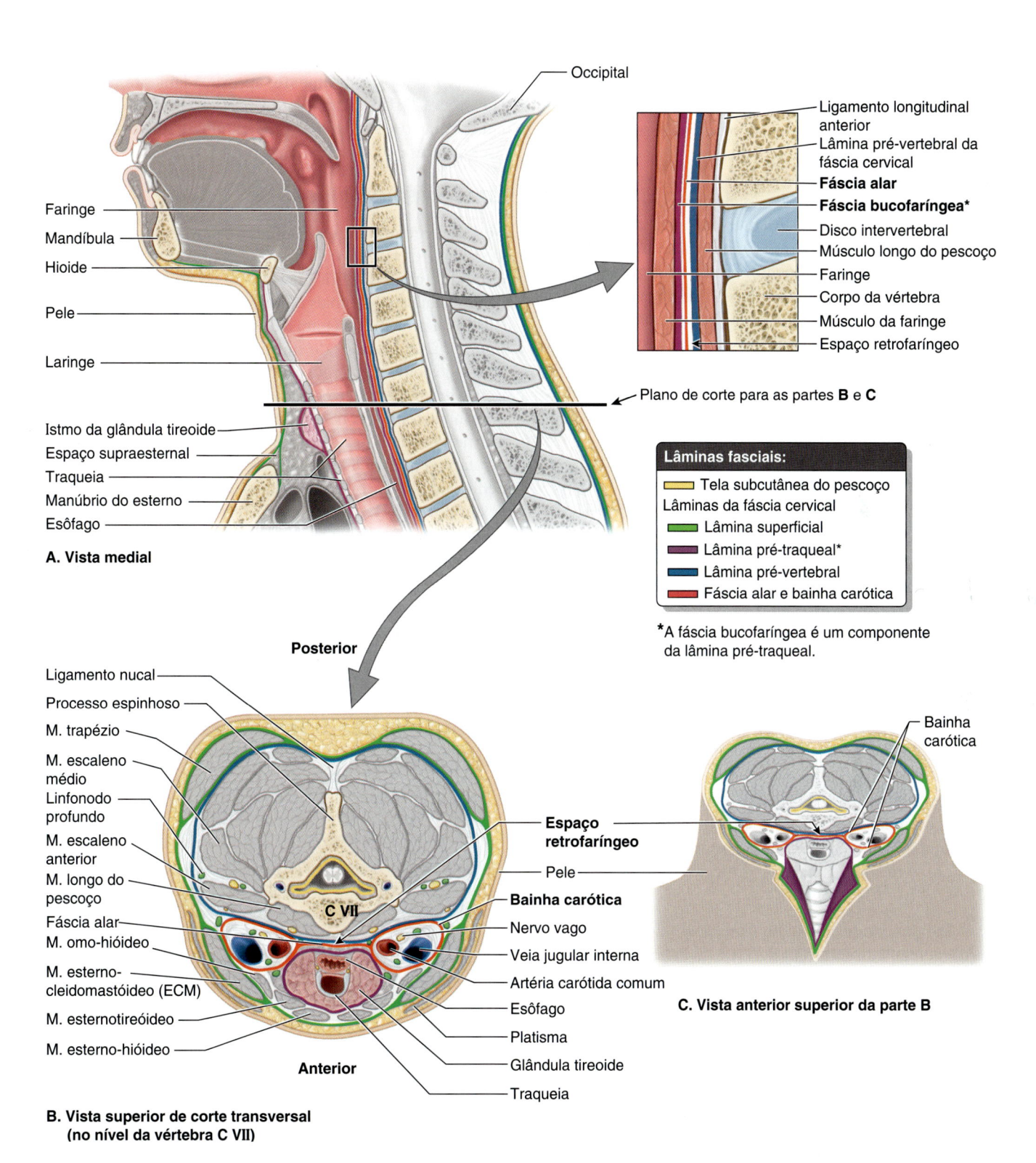

Figura 9.2 Fáscia cervical. **A.** Fáscia da região retrofaríngea. **B.** Corte transversal do pescoço no nível da glândula tireoide. **C.** Compartimentos fasciais do pescoço, mostrando um acesso à glândula tireoide na linha mediana anterior.

à linha nucal superior do occipital, aos processos mastoides dos temporais, aos arcos zigomáticos, à margem inferior da mandíbula, ao hioide e aos processos espinhosos das vértebras cervicais. Imediatamente abaixo de sua fixação à mandíbula, a lâmina superficial da fáscia cervical divide-se para envolver a glândula submandibular (ver Figura 9.6A, mais adiante). Posteriormente à mandíbula, divide-se para formar a cápsula fibrosa da glândula parótida.

Inferiormente, a lâmina superficial da fáscia cervical fixa-se ao manúbrio do esterno, às clavículas, aos acrômios e às espinhas das escápulas. A lâmina superficial é contínua posteriormente com o periósteo que cobre o processo espinhoso de C VII e o ligamento nucal (ver Figura 9.2B,C). Imediatamente acima do manúbrio, a fáscia cervical superficial permanece dividida em duas lâminas que envolvem o músculo ECM; uma lâmina fixa-se à face anterior do manúbrio, e a outra, à sua face posterior. Um *espaço supraesternal* é encontrado entre essas lâminas, envolvendo as extremidades inferiores das veias jugulares anteriores, do arco venoso jugular, gordura e alguns linfonodos profundos (ver Figura 9.2A).

LÂMINA PRÉ-TRAQUEAL DA FÁSCIA CERVICAL

A **lâmina pré-traqueal da fáscia cervical**, fina, é limitada à parte anterior do pescoço (ver Figura 9.2). Estende-se em direção inferior do hioide até o tórax, onde se funde com o pericárdio fibroso que cobre o coração. A lâmina pré-traqueal inclui uma *parte muscular* fina, que envolve os músculos infra-hióideos, e uma *parte visceral*, que envolve a glândula tireoide, a traqueia e o esôfago. A lâmina pré-traqueal é contínua posterior e superiormente com a *fáscia bucofaríngea* e funde-se lateralmente, com as *bainhas carótidas*.

A **bainha carótica** é um revestimento fascial tubular, que se estende da base do crânio até a raiz do pescoço. Essa bainha se funde anteriormente com as lâminas superficial e pré-traqueal da fáscia cervical e, posteriormente, com a lâmina pré-vertebral. A bainha carótica contém as seguintes estruturas (ver Figura 9.2B,C):

- As artérias carótidas comum e interna
- A veia jugular interna (VJI)
- O nervo vago (nervo craniano [NC] X)
- Linfonodos cervicais profundos (alguns)
- Nervo do seio carótico
- Fibras nervosas simpáticas (plexos periarteriais caróticos).

A bainha carótica e a fáscia pré-traqueal comunicam-se com o mediastino do tórax, inferiormente, e com a cavidade do crânio, superiormente. Essas comunicações representam vias potenciais para a disseminação de infecção e extravasamento de sangue.

LÂMINA PRÉ-VERTEBRAL DA FÁSCIA CERVICAL

A **lâmina pré-vertebral da fáscia cervical** forma uma bainha tubular para a coluna vertebral e para os músculos associados a ela, como os *músculos longo do pescoço* e *longo da cabeça*, anteriormente, os *músculos escalenos*, lateralmente, e os *músculos profundos do pescoço*, posteriormente (ver Figura 9.2). Essa lâmina da fáscia está fixada à base do crânio superior e inferiormente e funde-se com o *ligamento longitudinal anterior*, centralmente, aproximadamente na altura da vértebra T III. A lâmina pré-vertebral estende-se lateralmente como *bainha axilar* (ver Capítulo 3), que circunda os vasos axilares e o plexo braquial.

ESPAÇO RETROFARÍNGEO

O **espaço retrofaríngeo** possibilita o movimento da faringe, do esôfago, da laringe e da traqueia em relação à coluna vertebral durante a deglutição. Trata-se do espaço interfascial maior e clinicamente mais importante do pescoço, visto que constitui a principal via para a disseminação de infecção (ver Figura 9.2A). Trata-se de um espaço virtual, que consiste em tecido conjuntivo frouxo entre a parte visceral da lâmina pré-vertebral da fáscia cervical e a *fáscia bucofaríngea*. Inferiormente, a fáscia bucofaríngea é contínua com a lâmina pré-traqueal da fáscia cervical. A *fáscia alar* cruza o espaço retrofaríngeo. Essa lâmina fina está fixada ao longo da linha mediana da fáscia bucofaríngea, desde o crânio até o nível da vértebra C VII, e estende-se lateralmente para se fundir com a bainha carótica. O espaço retrofaríngeo é fechado superiormente pela base do crânio e, de cada lado, pela bainha carótica.

ANATOMIA CLÍNICA

Disseminação de infecção no pescoço

A lâmina superficial da fáscia cervical ajuda a impedir a disseminação de *abscessos* (coleção de pus). Se ocorrer infecção entre a lâmina superficial da fáscia cervical e a parte muscular da fáscia pré-traqueal que envolve os músculos infra-hióideos, a infecção habitualmente não se dissemina além da margem superior do manúbrio do esterno. Entretanto, se a infecção ocorrer entre a lâmina superficial e a parte visceral da lâmina pré-traqueal, pode se disseminar para a cavidade torácica, anteriormente ao pericárdio.

O pus de um abscesso localizado posteriormente à lâmina pré-vertebral da fáscia cervical pode se estender lateralmente no pescoço e provocar intumescimento posterior ao músculo ECM. O pus pode perfurar a lâmina pré-vertebral da fáscia cervical e penetrar no espaço retrofaríngeo, formando uma protuberância na faringe (*abscesso retrofaríngeo*). Essa protuberância pode causar dificuldade na deglutição (*disfagia*) e na fala (*disartria*). De modo semelhante, o ar proveniente de ruptura da traqueia, brônquio ou esôfago (*pneumomediastino*) pode ascender pelo pescoço.

ESTRUTURAS SUPERFICIAIS DO PESCOÇO | REGIÕES CERVICAIS

O platisma é uma lâmina larga e fina de músculo na tela subcutânea do pescoço. Esse músculo cobre a face anterior lateral do pescoço e, à semelhança de outros músculos da expressão facial, é inervado pelo nervo facial (NC VII). As inserções, a inervação e as ações do platisma estão resumidas na Figura 9.3 e na Tabela 9.1.

O pescoço é dividido em regiões. As quatro principais regiões são: a região ECM, a região cervical posterior, a região cervical lateral e a região cervical anterior. Cada região pode ser ainda subdividida em trígonos. Os limites e o conteúdo de cada região estão resumidos na Figura 9.4 e nas Tabelas 9.2 e 9.3.

O **músculo esternocleidomastóideo (ECM)**, que define a região esternocleidomastóidea (ECM) divide visivelmente cada lado do pescoço em *região cervical anterior* e *região cervical lateral*. O músculo ECM possui duas cabeças: o tendão arredondado da **cabeça esternal** e a **cabeça clavicular** mais espessa. As duas cabeças são separadas, inferiormente por um espaço denominado **fossa supraclavicular menor**. As fixações, a inervação e as ações do músculo ECM estão resumidas na Figura 9.3 e na Tabela 9.1.

A **parte descendente do músculo trapézio** constitui o principal ponto de referência da região posterior (ver Figura 9.4). A região suboccipital situa-se profundamente à parte superior dessa região. Ver "Músculos extrínsecos do dorso" no Capítulo 2.

Região cervical lateral

MÚSCULOS DA REGIÃO CERVICAL LATERAL

O assoalho da região cervical lateral é formado pela lâmina pré-vertebral da fáscia cervical (Figura 9.5A,C), sobrejacente a quatro músculos (ver Figura 9.5D): os músculos esplênio da cabeça, levantador da escápula, escaleno médio e escaleno

A. Vista anterior

B. Vista anterior lateral: flexão lateral com rotação

C. Vista lateral: extensão nas articulações atlantoccipitais

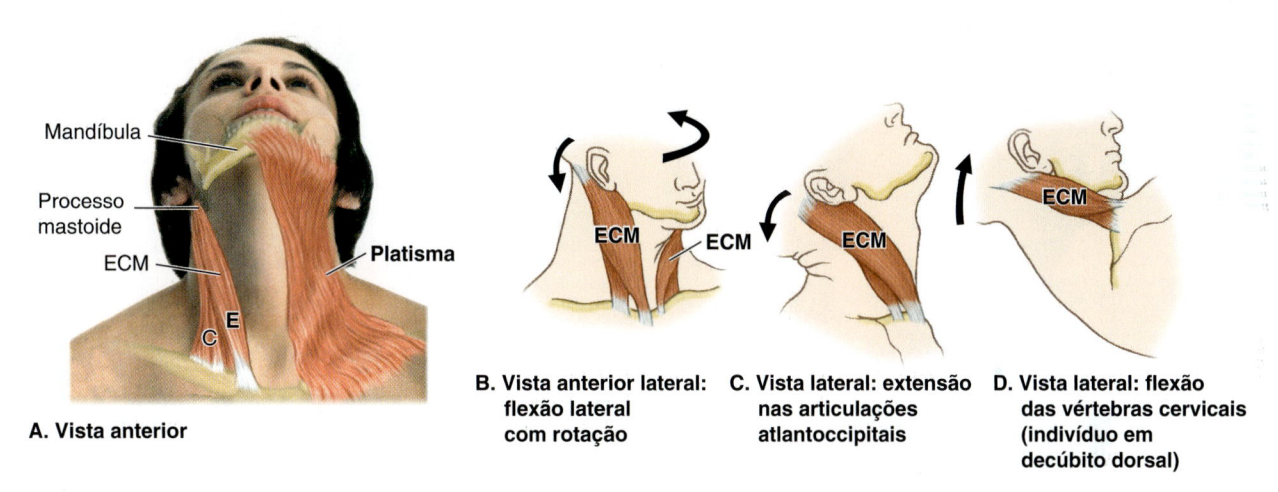

D. Vista lateral: flexão das vértebras cervicais (indivíduo em decúbito dorsal)

Figura 9.3 Platisma e músculo esternocleidomastóideo. **A.** Visão geral. **B** a **D.** Ações do músculo esternocleidomastóideo. *ECM*, esternocleidomastóideo; *C*, cabeça clavicular; *E*, cabeça esternal.

Tabela 9.1 Músculos cutâneos e superficiais do pescoço.

Músculo[a]	Inserção superior	Inserção inferior	Inervação	Ações principais
Platisma	Margem inferior da mandíbula, pele e tela subcutânea da parte inferior da face	Fáscia que cobre as partes superiores dos músculos peitoral maior e deltoide	Ramo cervical do nervo facial (NC VII)	Abaixa os ângulos da boca e a alarga como nas expressões de tristeza e medo; levanta a pele do pescoço quando os dentes estão cerrados, indicando tensão
Esterno-cleidomastóideo (ECM)	Face lateral do processo mastoide do temporal e metade lateral da linha nucal superior	*Cabeça esternal*: face anterior do manúbrio do esterno *Cabeça clavicular*: face superior do terço medial da clavícula	Nervo acessório, raiz espinal (NC XI; motor), nervos C2 e C3 (dor e propriocepção)	*Contração unilateral*: inclinação da cabeça para o mesmo lado (i. é, flexão lateral do pescoço) e rotação da cabeça, de modo que a face seja voltada para cima, em direção ao lado oposto *Contração bilateral*: (1) extensão do pescoço nas articulações atlantoccipitais, (2) flexão das vértebras cervicais, de modo que o mento se aproxime do manúbrio do esterno, ou (3) extensão das vértebras cervicais superiores enquanto realiza a flexão das vértebras inferiores, de modo que o mento seja levado para a frente, com a cabeça mantida no mesmo nível Com as vértebras cervicais fixas, pode elevar o manúbrio do esterno e a extremidade medial das clavículas, auxiliando no mecanismo de alavanca de bomba da respiração profunda

[a]Trapézio. Ver p. 114.

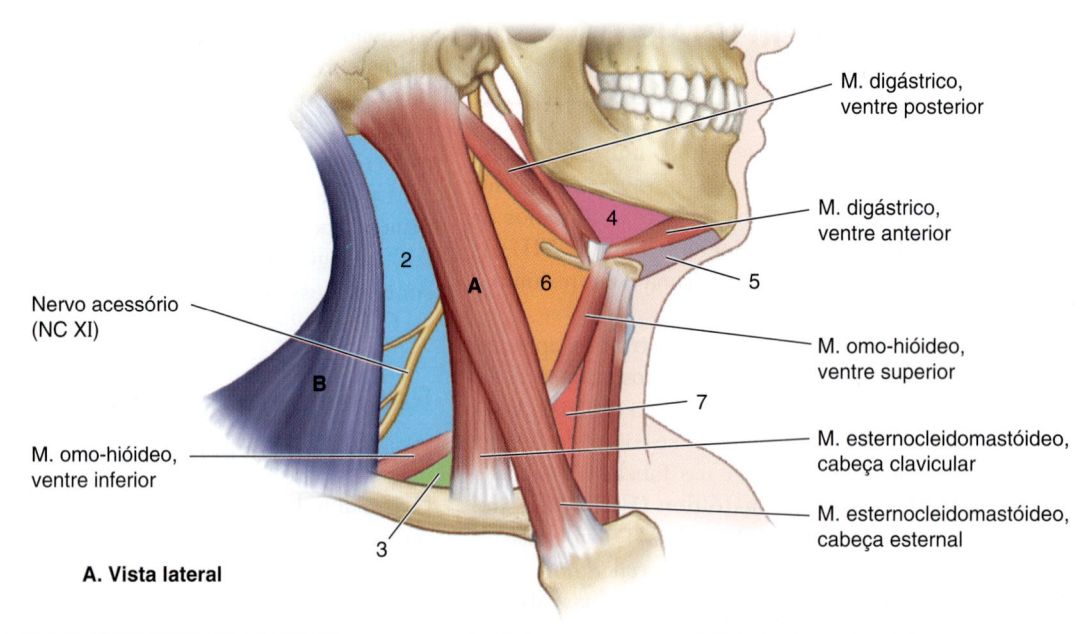

600 Fundamentos de Anatomia Clínica

A. Vista lateral

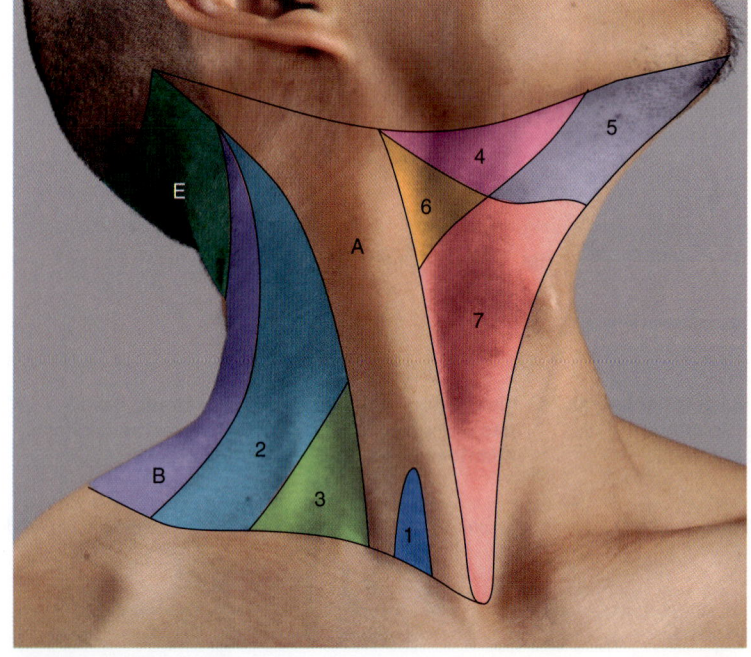

- Nervo acessório (NC XI)
- M. omo-hióideo, ventre inferior
- M. digástrico, ventre posterior
- M. digástrico, ventre anterior
- M. omo-hióideo, ventre superior
- M. esternocleidomastóideo, cabeça clavicular
- M. esternocleidomastóideo, cabeça esternal

B. Vista anterior lateral

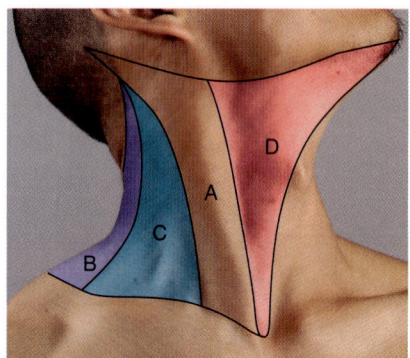

C. Vista anterior lateral

Regiões e trígonos do pescoço

A	Região esternocleidomastóidea
1	Fossa supraclavicular menor
B	Região cervical posterior
C	Região cervical lateral
2	Trígono occipital
3	Trígono omoclavicular
D	Região cervical anterior
4	Trígono submandibular
5	Trígono submentual
6	Trígono carótico
7	Trígono muscular
E	Região suboccipital

Figura 9.4 Regiões e trígonos do pescoço. **A.** Limites. **B.** Trígonos. **C.** Regiões.

Tabela 9.2 Resumo dos limites das principais regiões do pescoço.

Região	Anterior	Posterior	Superior	Inferior	Teto	Assoalho
Lateral[a]	Margem posterior do M. ECM	Margem anterior do M. trapézio	Fusão do M. ECM com o M. trapézio	Clavícula (entre o M. ECM e o M. trapézio)	Lâmina superficial da fáscia cervical; platisma	Músculos cobertos pela lâmina pré-vertebral da fáscia cervical
Anterior[b]	Linha mediana do pescoço	Margem anterior do M. ECM	Margem inferior da mandíbula	Parte superior do esterno	Tela subcutânea; platisma	Faringe, laringe, glândula tireoide

ECM, esternocleidomastóideo.
[a]Subdividida pelo ventre inferior do músculo omo-hióideo em trígonos occipital (2) e omoclavicular (3).
[b]Subdividida pelos músculos digástrico e omo-hióideo em trígonos submandibular (4), submentual (5), carótico (6) e muscular (7).

Tabela 9.3 Resumo do conteúdo das regiões/trígonos do pescoço.ª

Região	Principais conteúdos e estruturas subjacentes
Região esternocleidomastóidea (A) Fossa supraclavicular menor (1)	Músculo esternocleidomastóideo (ECM); parte superior da veia jugular externa; nervo auricular magno; nervo cervical transverso Parte inferior da veia jugular interna
Região cervical posterior (B)	Parte descendente do músculo trapézio; ramos cutâneos dos ramos posteriores dos nervos espinais cervicais; a região suboccipital (E) situa-se profundamente à parte superior dessa região

Região cervical lateral (trígono cervical posterior) (C)
  Trígono occipital (2)
  Trígono omoclavicular (subclávia) (3)
	Parte da veia jugular externa; ramos posteriores do plexo cervical; nervo acessório; troncos do plexo braquial; artéria cervical transversa; linfonodos cervicais
	Artéria subclávia (terceira parte), parte da veia subclávia (algumas vezes); artéria supraescapular; linfonodos supraescapulares

Região cervical anterior (trígono cervical anterior) (D)
  Trígono submandibular (digástrico) (4)
  Trígono submentual (5)
  Trígono carótico (6)
	A glândula submandibular praticamente preenche o trígono; linfonodos submandibulares; nervo hipoglosso; nervo milo-hióideo; partes da artéria e veia faciais
	Linfonodos submentuais e pequenas veias que se unem para formar a veia jugular anterior
	Artéria carótida comum e seus ramos; veia jugular interna e tributárias; nervo vago; artéria carótida externa e alguns de seus ramos; nervo hipoglosso e raiz superior da alça cervical; nervo acessório; glândula tireoide, laringe; faringe; linfonodos cervicais profundos; ramos do plexo cervical

Triângulo muscular (7)	Músculos esternotireóideo e esterno-hióideo; glândulas tireoide e paratireoides

ªAs letras e os números entre parênteses referem-se às regiões/trígonos mostrados na Figura 9.4.

posterior. Algumas vezes, uma porção da parte inferior do músculo escaleno anterior aparece no ângulo inferior medial da região cervical lateral.

NERVOS DA REGIÃO CERVICAL LATERAL

O **nervo acessório (NC XI)** segue profundamente ao músculo ECM, inervando-o antes de sua entrada na região cervical lateral, na junção dos terços superior e médio da margem posterior do músculo ECM ou inferior a ela (ver Figura 9.5A,C,D). O nervo segue um trajeto posterior e inferior, dentro ou profundamente à lâmina superficial da fáscia cervical, seguindo sobre o músculo levantador da escápula, do qual é separado pela lâmina pré-vertebral da fáscia cervical. O NC XI desaparece profundamente à margem anterior do músculo trapézio, na junção de seus dois terços superiores com o seu terço inferior, para entrar em seguida no músculo.

As **raízes do plexo braquial** (ramos anteriores de C5-C8 e T1) aparecem entre os músculos escalenos anterior e médio (ver Figura 9.5D,E). Os cinco ramos unem-se para formar os *três troncos (superior, médio e inferior) do plexo braquial* (ver Figura 9.5E), que descem inferior e lateralmente pela região cervical lateral. Em seguida, o plexo passa entre a primeira costela, a clavícula e a margem superior da escápula (*canal cervicoaxilar*) para entrar na axila, fornecendo inervação à maior parte do membro superior.

ANATOMIA CLÍNICA

Torcicolo congênito

O *torcicolo* refere-se a uma contração dos músculos cervicais, provocando torção do pescoço e inclinação da cabeça (Figura AC9.1). O tipo mais comum de *torcicolo congênito* resulta de um tumor de tecido fibroso, que se desenvolve no músculo ECM antes ou pouco depois do nascimento. Em certas ocasiões, o músculo ECM é lesionado quando a cabeça de um recém-nascido é tracionada excessivamente durante um parto difícil, lacerando as suas fibras (*torcicolo muscular*). Essa laceração resulta em hematoma, que pode se transformar em massa fibrosa, aprisionando um ramo do nervo acessório (NC XI) com consequente perda da inervação de parte do músculo ECM. Pode haver necessidade de liberação cirúrgica do músculo ECM parcialmente fibrótico, de suas inserções distais no manúbrio do esterno e na clavícula.

A *distonia cervical* (tonicidade anormal dos músculos do pescoço), comumente conhecida como *torcicolo espasmódico*, começa habitualmente na idade adulta. Pode envolver qualquer combinação bilateral dos músculos laterais do pescoço, particularmente dos músculos ECM e trapézio.

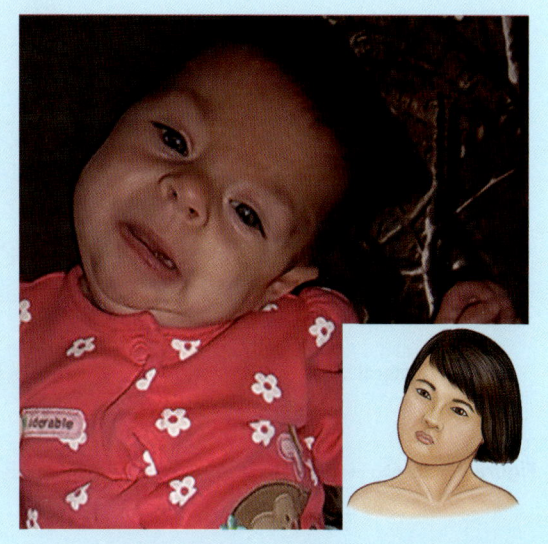

Figura AC9.1 Torcicolo congênito.

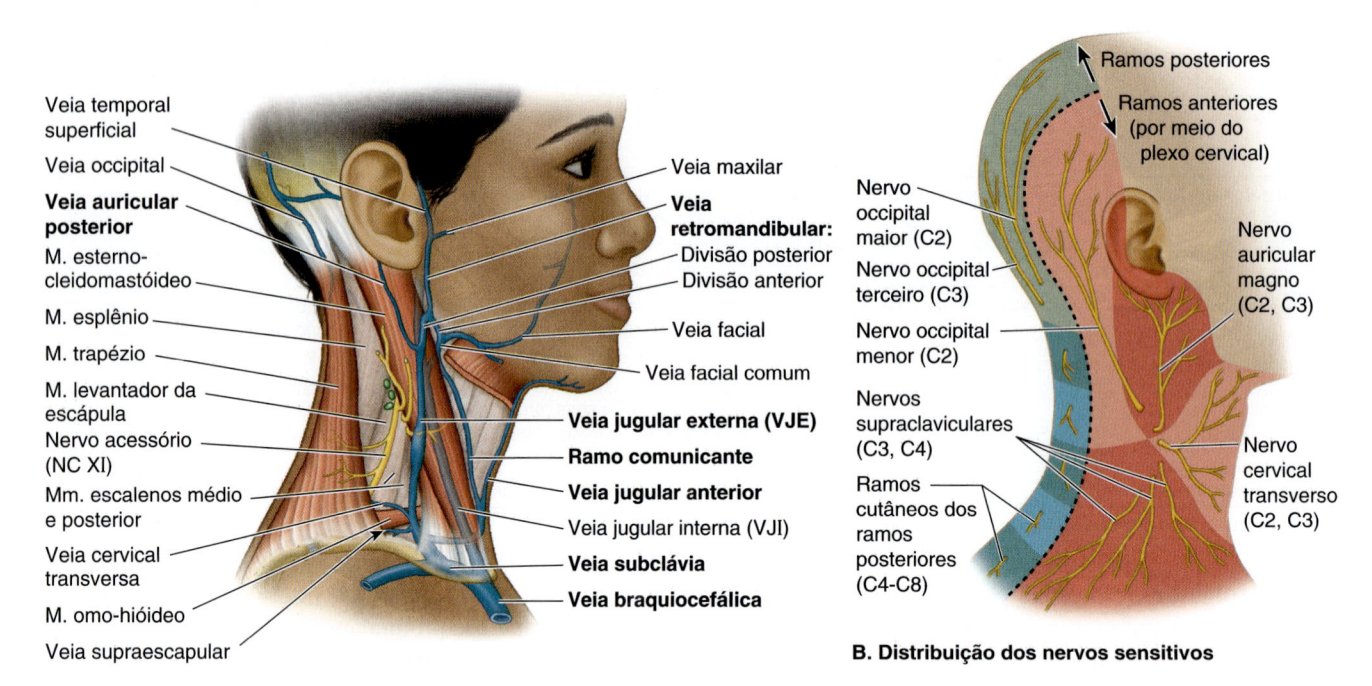

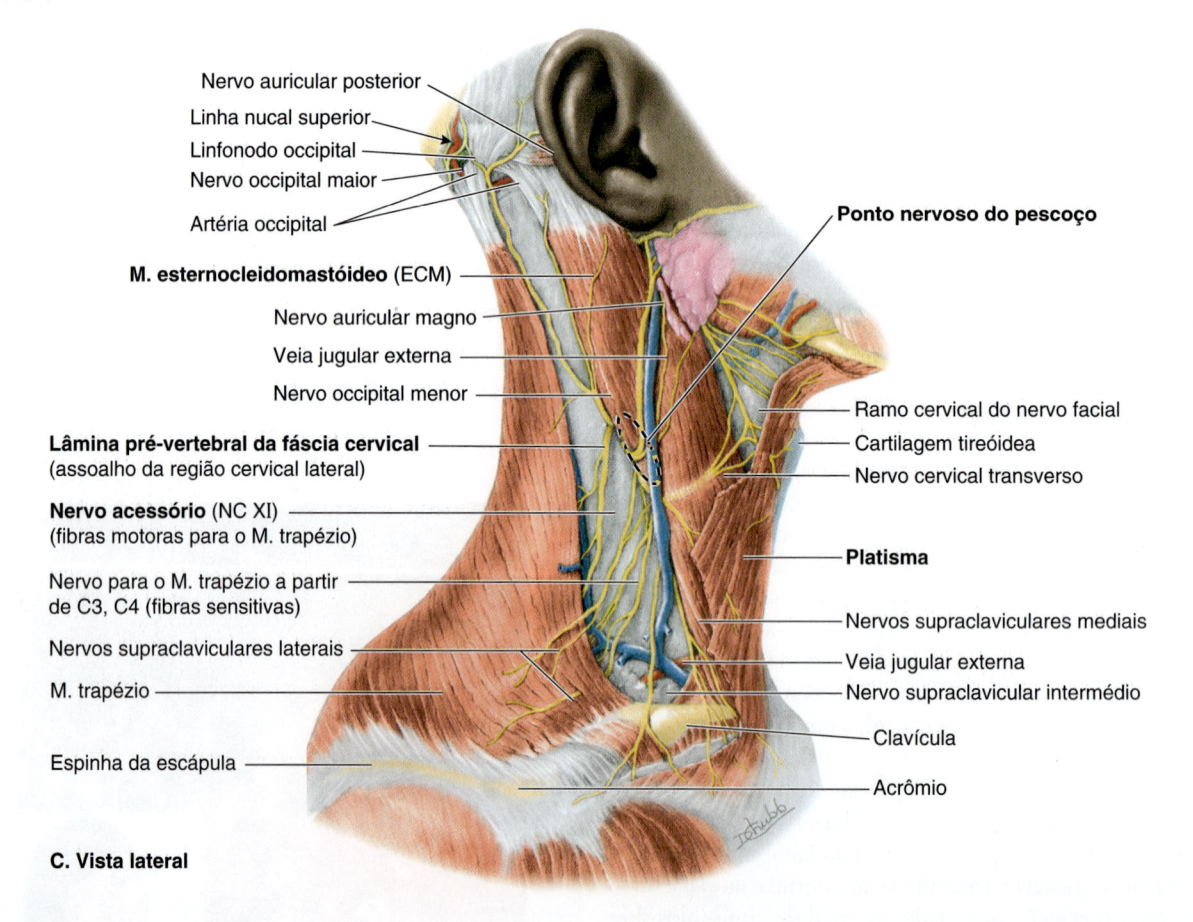

Figura 9.5 Região cervical lateral. **A.** Veias superficiais do pescoço. **B.** Distribuição dos nervos sensitivos. **C.** Dissecção superficial. (*continua*)

Capítulo 9 • Pescoço   603

M. semiespinal da cabeça (região suboccipital profundamente ao músculo)
Artéria occipital
M. esplênio da cabeça
M. esternocleidomastóideo (ECM)
M. levantador da escápula
Nervos para o M. levantador da escápula
Nervo acessório (NC XI)
M. escaleno posterior
Nervo dorsal da escápula
Nervo torácico longo
M. escaleno médio
Artéria cervical transversa
M. trapézio

Nervo auricular magno
Veia jugular externa
Nervo cervical transverso
Nervos supraclaviculares (rebatidos)
Veia jugular interna
Nervo frênico profundamente à lâmina pré-vertebral da fáscia cervical
Plexo braquial
M. escaleno anterior
M. omo-hióideo
M. peitoral maior
M. deltoide

D. Vista lateral

M. trapézio
M. escaleno médio
M. levantador da escápula
Ramos do ramo anterior de C5
Artéria cervical superficial
M. escaleno posterior
Artéria dorsal da escápula
Ramo do ramo anterior de C6
M. serrátil anterior
Nervo supraescapular
Plexo braquial
Supra-escapular [artéria, veia]
M. deltoide
Troncos do plexo braquial
Artéria axilar
Veia axilar
Nervo peitoral lateral
M. peitoral menor

M. esternocleidomastóideo
Raízes C5 (frênico acessório) e C3/4 do nervo frênico
M. escaleno anterior
Artéria cervical transversa
Veia jugular interna
Veia jugular externa
Veia braquiocefálica
Artéria subclávia
Clavícula
Veia subclávia
M. subclávio
M. peitoral maior, parte esternocostal (parte clavicular removida)
Ramos anteriores: C5(**5**), C6(**6**), C7(**7**), C8(**8**)

E. Vista anterior lateral direita

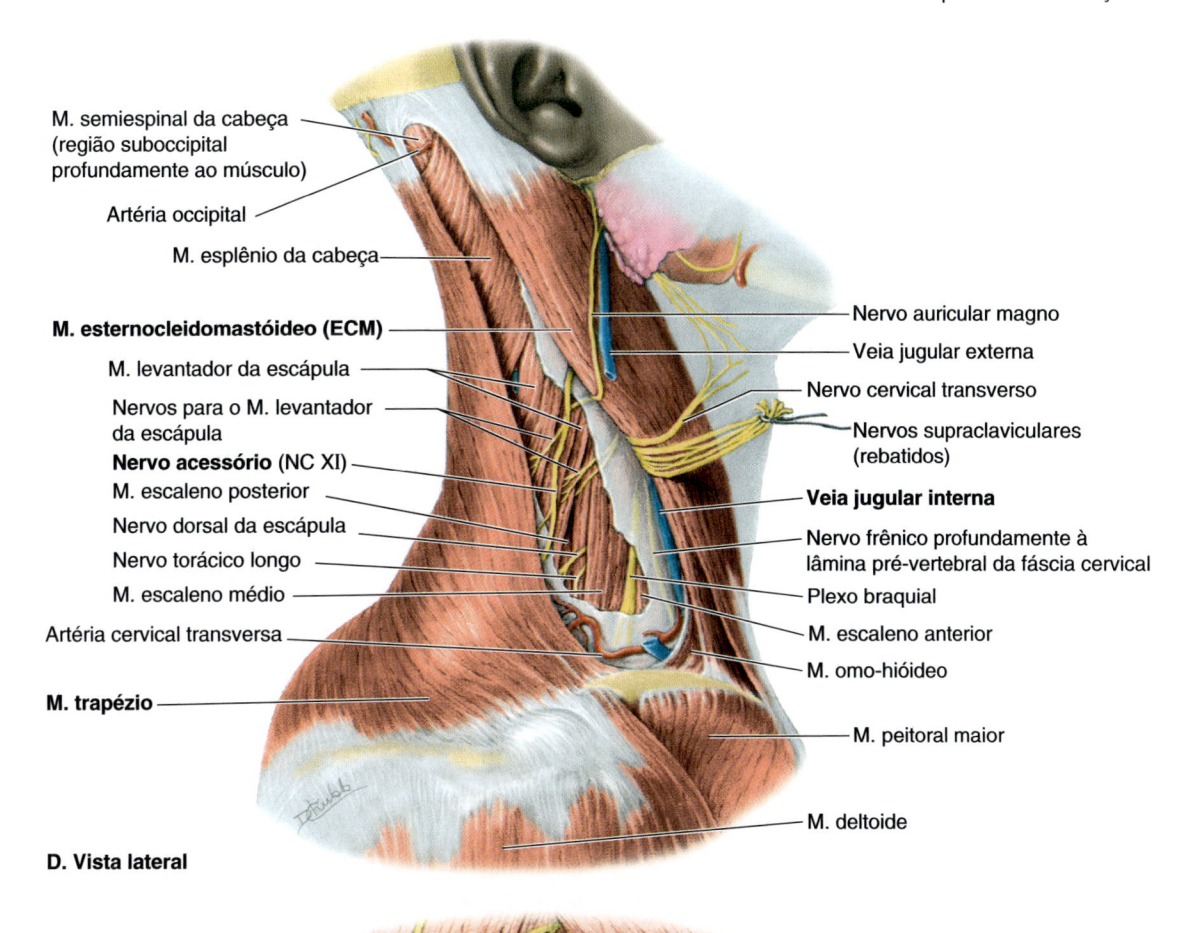

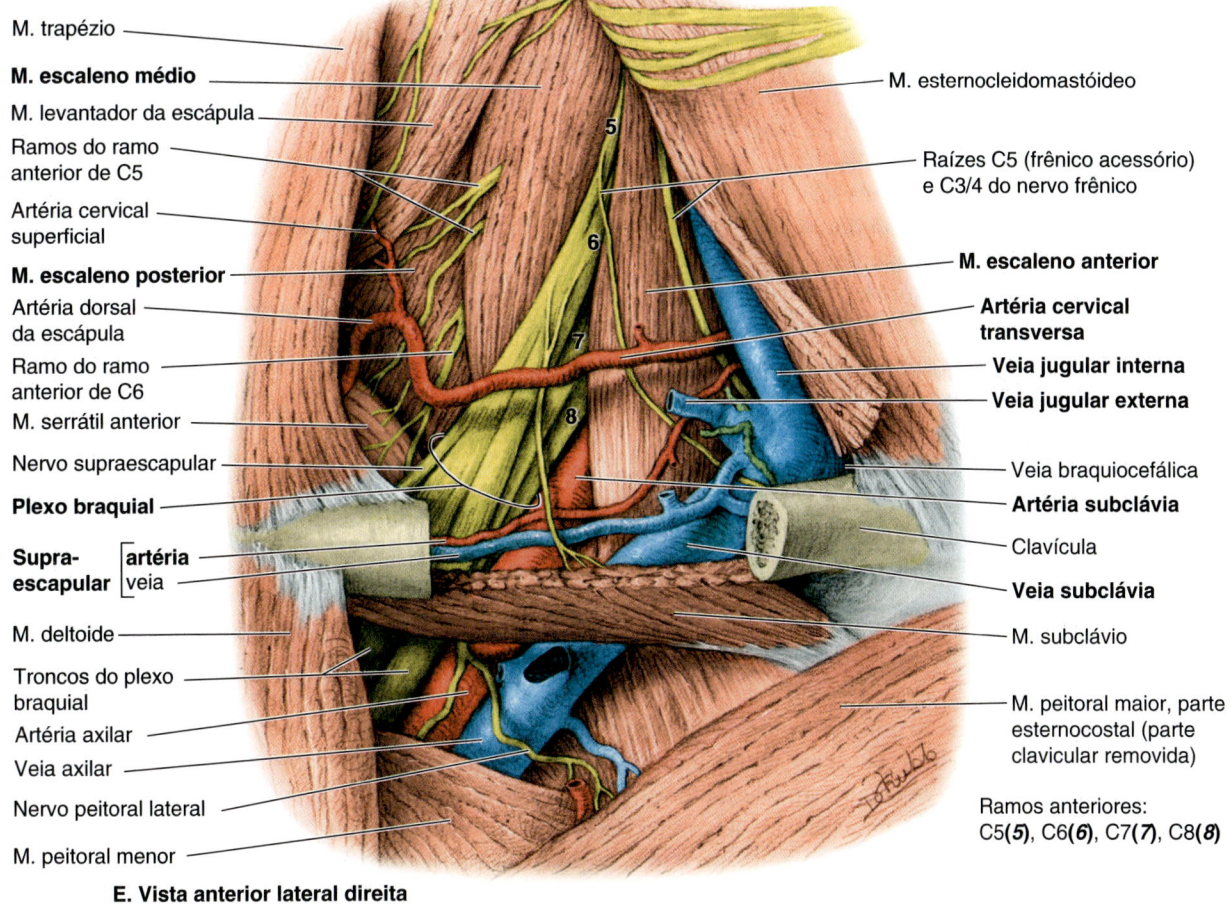

Figura 9.5 Região cervical lateral. (*continuação*) **D.** Dissecção profunda. **E.** Dissecção mais profunda da parte inferior da região cervical lateral.

O **nervo supraescapular**, que se origina do tronco superior do plexo braquial, segue pela região cervical lateral para inervar os músculos supraespinal e infraespinal na face posterior da escápula (ver Figura 9.5D). O nervo também envia ramos para a articulação do ombro.

Os ramos anteriores de C1-C4 formam as raízes do **plexo cervical**, que consiste em uma série de alças nervosas. O plexo situa-se anterior e medialmente aos músculos levantador da escápula e escaleno médio e profundamente ao músculo ECM. Os ramos superficiais do plexo, que, no início, seguem em direção posterior, são ramos cutâneos (ver Figura 9.5C). Os ramos profundos que seguem em direção anterior e medial são ramos motores, incluindo as raízes do nervo frênico e a **alça cervical** (ver Figuras 9.5E e 9.6A,B).

Os **ramos cutâneos do plexo cervical** emergem em torno do meio da margem posterior do músculo ECM, frequentemente denominado **ponto nervoso do pescoço**, e inervam a pele da parte anterior lateral do pescoço, parede torácico superior lateral e couro cabeludo, entre a orelha e a protuberância occipital externa (ver Figura 9.5C). Próximo à sua origem, as raízes do plexo cervical recebem ramos comunicantes, cuja maioria desce do *gânglio cervical superior*, na parte superior do pescoço.

Os ramos do plexo cervical que se originam da alça nervosa, entre os ramos anteriores de C2 e C3, são os seguintes (ver Figura 9.5A-D):

- O **nervo occipital menor** (C2), que inerva a pele do pescoço e couro cabeludo, posterior e superiormente à orelha
- O **nervo auricular magno** (C2 e C3), que ascende verticalmente pelo músculo ECM, até a glândula parótida, onde se divide e inerva a pele e a bainha sobre a glândula, a face posterior da orelha e a área de pele sobre o ângulo da mandíbula, até o processo mastoide
- O **nervo cervical transverso** (C2 e C3), que inerva a pele que cobre a região cervical anterior; o nervo curva-se em torno do meio da margem posterior do músculo ECM e segue em sentido anterior e horizontal através dele, profundamente à veia jugular externa (VJE) e ao platisma.

Os ramos do plexo cervical que se originam da alça formada entre os ramos anteriores de C3 e C4 constituem os **nervos supraclaviculares** (C3 e C4), que emergem como um tronco comum sob a cobertura do músculo ECM, enviando pequenos ramos para a pele do pescoço e cruzando a clavícula para suprir a pele sobre o ombro (ver Figura 9.5B,C). Os ramos motores profundos incluem ramos que se originam dos ramos anteriores dos nervos cervicais, que inervam os músculos romboides (nervo dorsal da escápula, C4 e C5), o músculo serrátil anterior (nervo torácico longo, C5 a C7) e os músculos pré-vertebrais adjacentes (ver Figura 9.5D).

Os **nervos frênicos** originam-se principalmente do quarto nervo cervical (C4), porém recebem contribuições dos nervos C3 e C5. Os nervos frênicos contêm fibras nervosas motoras, sensitivas e simpáticas. Esses nervos fornecem o único suprimento motor para o diafragma, bem como a sensibilidade de sua parte central. No tórax, os nervos inervam a parte mediastinal da pleura e o pericárdio. Cada nervo frênico, que recebe fibras comunicantes variáveis no pescoço e fibras provenientes dos gânglios simpáticos cervicais ou de seus ramos, forma-se no músculo escaleno anterior, no nível da margem superior da cartilagem tireóidea (ver Figura 9.5E).

Os nervos frênicos situam-se anteriormente às artérias subclávias e posteriormente às veias subclávias quando entram no tórax (ver Figura 9.5E). A contribuição do C5 para o nervo frênico pode derivar de um **nervo frênico acessório**, que constitui frequentemente em um ramo do nervo para o músculo subclávio. Quando presente, o nervo frênico acessório situa-se lateralmente ao nervo principal e desce em direção posterior e, algumas vezes, anterior à veia subclávia. O nervo frênico acessório une-se ao nervo frênico na raiz do pescoço ou no tórax.

VEIAS NA REGIÃO CERVICAL LATERAL

A **veia jugular externa (VJE)** começa próximo ao ângulo da mandíbula (imediatamente abaixo da orelha externa) pela união da divisão posterior da *veia retromandibular* com a *veia auricular posterior* (ver Figura 9.5A). A VJE cruza o músculo ECM em direção oblíqua, abaixo do platisma e, em seguida, perfura a lâmina superficial da fáscia cervical, que forma o teto dessa região, na margem posterior do músculo ECM (ver Figura 9.5C). A VJE desce para a parte inferior da região cervical lateral e termina na veia subclávia.

A **veia subclávia**, que constitui o principal canal venoso de drenagem do membro superior, segue ao longo da parte inferior da região cervical lateral, passando anteriormente ao músculo escaleno anterior e nervo frênico (ver Figura 9.5E). A veia subclávia une-se à VJI para formar a **veia braquiocefálica**, posteriormente à extremidade medial da clavícula (ver Figura 9.5A,E). Imediatamente acima da clavícula, a VJE recebe as *veias cervical transversa, supraescapular* e *jugular anterior*.

ARTÉRIAS DA REGIÃO CERVICAL LATERAL

As artérias na região cervical lateral incluem a artéria cervical transversa e a artéria supraescapular, a terceira parte da artéria subclávia e parte da artéria occipital (ver Figura 9.5C,E).

A **artéria cervical transversa (tronco cervicodorsal)** origina-se comumente a partir do *tronco tireocervical*, um ramo da artéria subclávia, e divide-se em um ramo superficial e outro profundo (artéria dorsal da escápula). A artéria cervical transversa segue um percurso superficial e lateral pelo nervo frênico e músculo escaleno anterior, 2 a 3 cm acima da clavícula. Em seguida, cruza os *troncos do plexo braquial*, fornecendo ramos para os *vasos dos nervos (vasa nervorum)* e seguindo profundamente ao músculo trapézio (ver Figura 9.5E). O ramo superficial da artéria cervical transversa acompanha o NC XI ao longo da face anterior (profunda) do músculo trapézio. A artéria dorsal da escápula (ramo profundo) segue anterior às inserções dos músculos romboides, acompanhando o nervo dorsal da escápula. A artéria dorsal da escápula pode se originar de modo independente, diretamente a partir da artéria subclávia.

A **artéria supraescapular**, que se origina da artéria cervical transversa ou diretamente da artéria subclávia, segue inferior e lateralmente através do músculo escaleno anterior e do nervo frênico. A artéria cruza a artéria subclávia (terceira parte) e os fascículos do plexo braquial. Em seguida, segue em direção posterior à clavícula para irrigar os músculos na face posterior da escápula (ver Figura 9.5E).

A **artéria occipital**, um ramo da artéria carótida externa (ver Figura 9.5C), cruza o ápice da região cervical lateral, ascendendo para irrigar a metade posterior do couro cabeludo.

A **terceira parte da artéria subclávia** fornece sangue para o membro superior. Começa aproximadamente a uma distância da largura de um dedo acima da clavícula, em frente à margem lateral do músculo escaleno anterior. Situa-se posterior e superiormente à veia subclávia, na parte inferior da região cervical lateral (ver Figura 9.5E). As pulsações da artéria podem ser sentidas por meio de pressão profunda no trígono omoclavicular, imediatamente acima da clavícula (ver Figura 9.4). A artéria está em contato com a primeira costela à medida que segue posteriormente ao músculo escaleno anterior; em consequência, a compressão da artéria contra essa costela pode controlar o sangramento no membro superior.

ANATOMIA CLÍNICA

Bloqueios nervosos na região cervical lateral

Com frequência, utiliza-se a anestesia regional para procedimentos cirúrgicos na região cervical ou no membro superior. No *bloqueio do plexo cervical*, um agente anestésico é injetado em vários pontos ao longo da margem posterior do músculo ECM, principalmente na junção de seus terços superior e médio, o *ponto nervoso do pescoço* (Figura AC9.2). Para a anestesia do membro superior, o agente anestésico em um *bloqueio do plexo braquial supraclavicular* é injetado em torno da parte supraclavicular do plexo braquial. O principal local de injeção é acima do ponto médio da clavícula.

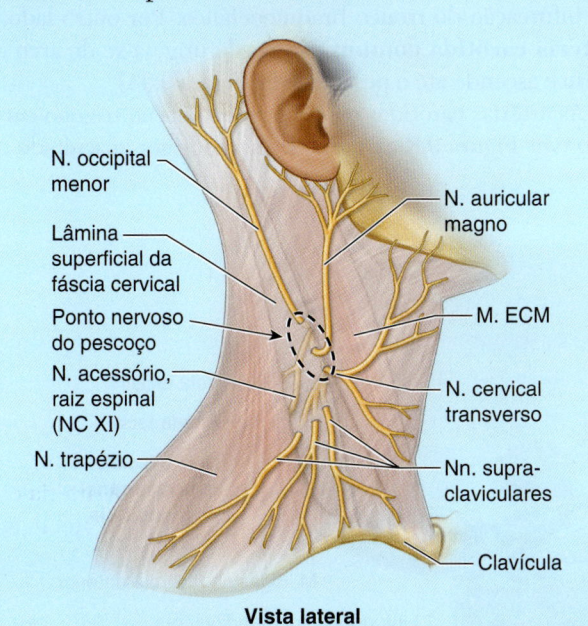

Figura AC9.2 Ponto nervoso do pescoço. *N.*, nervo; *Nn.*, nervos; *ECM*, músculo esternocleidomastóideo.

Secção e bloqueio do nervo frênico

A *secção de um nervo frênico* resulta em paralisia da metade correspondente do diafragma. O bloqueio do nervo frênico produz um curto período de paralisia unilateral do diafragma (p. ex., para cirurgia de pulmão). O agente anestésico é injetado em torno do nervo, no local onde está situado na face anterior do músculo escaleno anterior.

Punção da veia subclávia

A veia subclávia direita ou esquerda constitui frequentemente um ponto de entrada no sistema venoso para a *colocação de acesso central* (Figura AC9.3). Os acessos centrais são inseridos para a administração de *líquidos parenterais* (nutrição parenteral) e medicamentos, bem como para aferir a *pressão venosa central*. Durante esse procedimento, existe o risco de se perfurar a pleura e/ou a artéria subclávia. Locais alternativos para a colocação de acesso venoso incluem a VJI e a veia femoral.

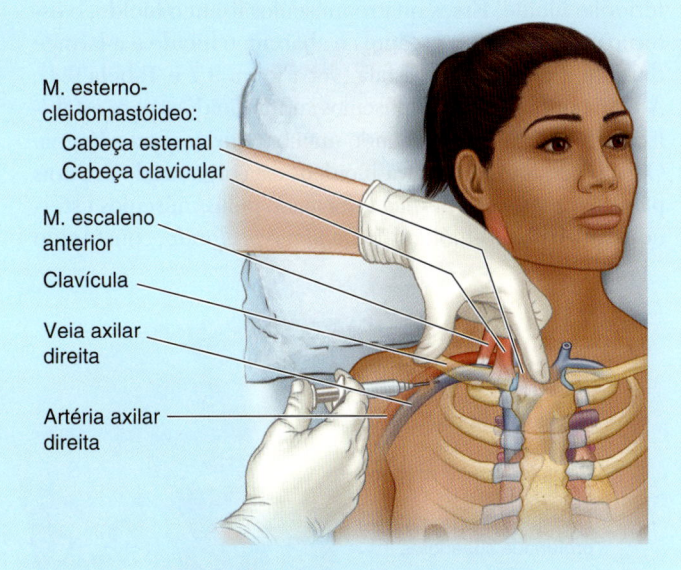

Figura AC9.3 Punção da veia subclávia.

Dilatação da veia jugular externa (turgência jugular)

A VJE pode servir como "barômetro interno". Quando a pressão venosa encontra-se na faixa normal, a VJE é habitualmente apenas visível por uma curta distância acima da clavícula. Entretanto, quando a pressão venosa aumenta (p. ex., na insuficiência cardíaca), a veia torna-se proeminente em todo o seu trajeto ao longo da face lateral do pescoço. Em consequência, a observação rotineira à procura de turgência das VJE durante o exame físico pode revelar sinais diagnósticos de insuficiência cardíaca, obstrução da veia cava superior, aumento dos linfonodos supraclaviculares ou aumento da pressão intratorácica.

Região cervical anterior

MÚSCULOS NA REGIÃO CERVICAL ANTERIOR

Na parte anterior medial do pescoço, o *hioide* fornece área de inserções para os músculos supra-hióideos superiores a ele, bem como para os músculos infra-hióideos inferiores a ele (ver Figuras 9.6 a 9.8). Esses **músculos hióideos** estabilizam ou movimentam o hioide e a laringe. As inserções, a inervação e as principais ações dos músculos supra-hióideos e infra-hióideos são apresentadas na Tabela 9.4.

Os **músculos supra-hióideos** estão localizados acima do hioide e conectam esse osso ao crânio. O grupo de músculos supra-hióideos é formado pelos músculos milo-hióideo, gênio-hióideo, estilo-hióideo e digástrico. Esse grupo de músculos constitui a substância do assoalho da boca, sustentando o hioide para formar uma base de ação da língua e elevando o hioide e a laringe para a deglutição e a produção de sons. Cada **músculo digástrico** apresenta um ventre anterior e um ventre posterior, unidos por um **tendão intermédio**, que desce em direção ao hioide. Uma **alça fibrosa** possibilita o deslizamento anterior e posterior do tendão intermédio, conectando esse tendão ao corpo e ao corno maior do hioide (ver Figura 9.8A,B).

Os **músculos infra-hióideos** situam-se em posição inferior ao hioide. Esses quatro músculos fixam o hioide, o esterno, a clavícula e a escápula e abaixam o hioide e a laringe durante a deglutição e a fala (ver Figura 9.7 e Tabela 9.4). Atuam também com os músculos supra-hióideos para estabilizar o hioide, proporcionando uma base firme para a língua. O grupo de músculos infra-hióideos está organizado em dois planos: um *plano superficial*, formado pelos músculos esterno-hióideo e omo-hióideo, e um *plano profundo*, constituído pelos músculos esternotireóideo e tíreo-hióideo. O **músculo omo-hióideo** possui dois ventres, que são unidos por um tendão intermédio conectado à clavícula por uma alça fascial (ver Figura 9.7C). O **músculo esternotireóideo** é mais largo do que o **músculo esterno-hióideo**, abaixo do qual está situado. O músculo esternotireóideo cobre o lobo lateral da glândula tireoide, fixando-se à linha oblíqua da lâmina da cartilagem tireóidea, imediatamente acima da glândula, limitando a expansão superior de uma glândula tireoide aumentada. O músculo tíreo-hióideo, que segue um trajeto superior, da linha oblíqua da cartilagem tireóidea até o hioide, aparece como uma continuação do músculo esternotireóideo.

ARTÉRIAS NA REGIÃO CERVICAL ANTERIOR

A região cervical anterior contém o **sistema carótico de artérias**, que é formado pela artéria carótida comum e seus ramos terminais, as artérias carótidas interna e externa (ver Figuras 9.8A e 9.9C). Essa região também contém a VJI e suas tributárias, bem como as veias jugulares anteriores. A artéria carótida comum e um de seus ramos terminais, a *artéria carótida externa*, constituem os principais vasos arteriais do trígono carótico.

Cada **artéria carótida comum** ascende dentro da *bainha carótica* com a VJI e o nervo vago até o nível da margem superior da cartilagem tireóidea. Neste local, cada artéria carótida comum termina, dividindo-se nas artérias carótida interna e externa. A **artéria carótida comum direita** começa na bifurcação do tronco braquiocefálico. Por outro lado, a **artéria carótida comum esquerda** origina-se do arco da aorta e ascende até o pescoço (ver Figura 9.9A).

As artérias carótidas comuns ascendem no trígono carótico (ver Figura 9.8A,B). Seu pulso pode ser auscultado ou

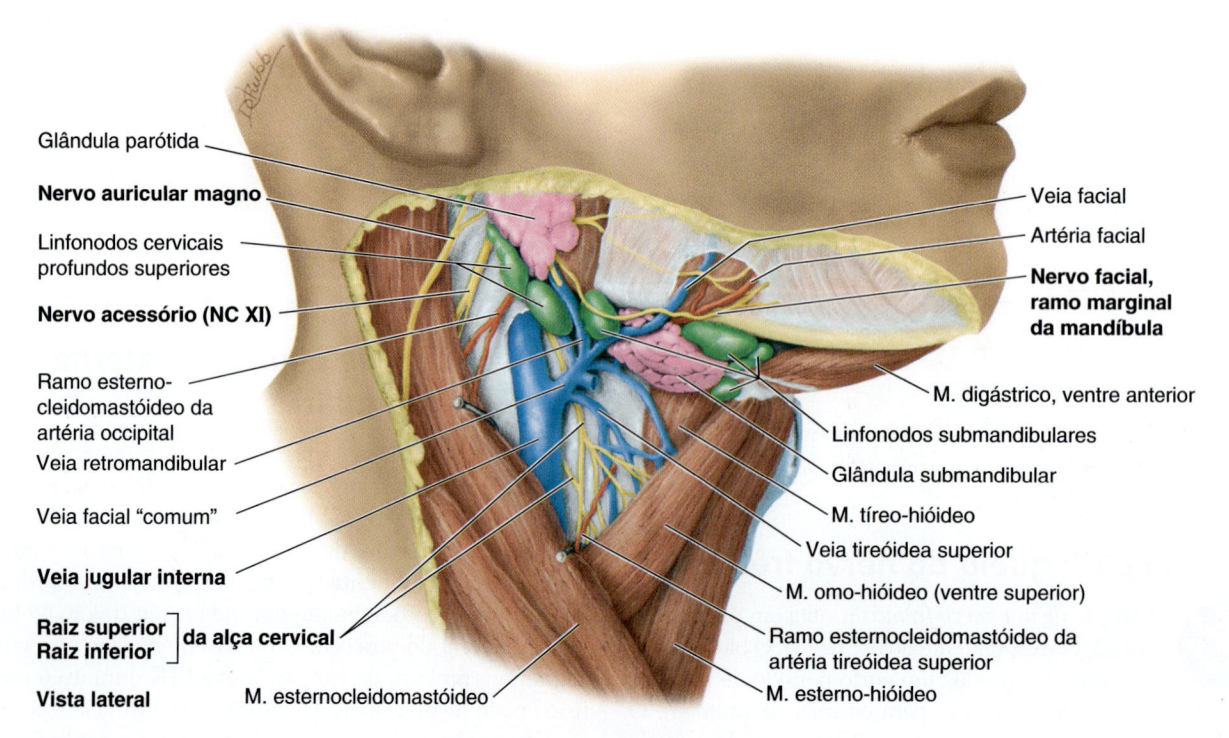

Figura 9.6 Dissecção superficial da região cervical anterior.

Capítulo 9 • Pescoço 607

palpado por meio de leve compressão contra os processos transversos das vértebras cervicais.

Na bifurcação da artéria carótida comum em artérias carótidas externa e interna, existe uma leve dilatação da parte proximal da artéria carótida interna – O **seio carótico** (ver Figura 9.9C). Inervado principalmente pelo nervo glossofaríngeo (NC IX) por meio do **ramo para o seio carótico**, bem como pelo nervo vago, o seio carótico é um *barorreceptor* (pressorreceptor), que é estimulado por aumentos da pressão arterial.

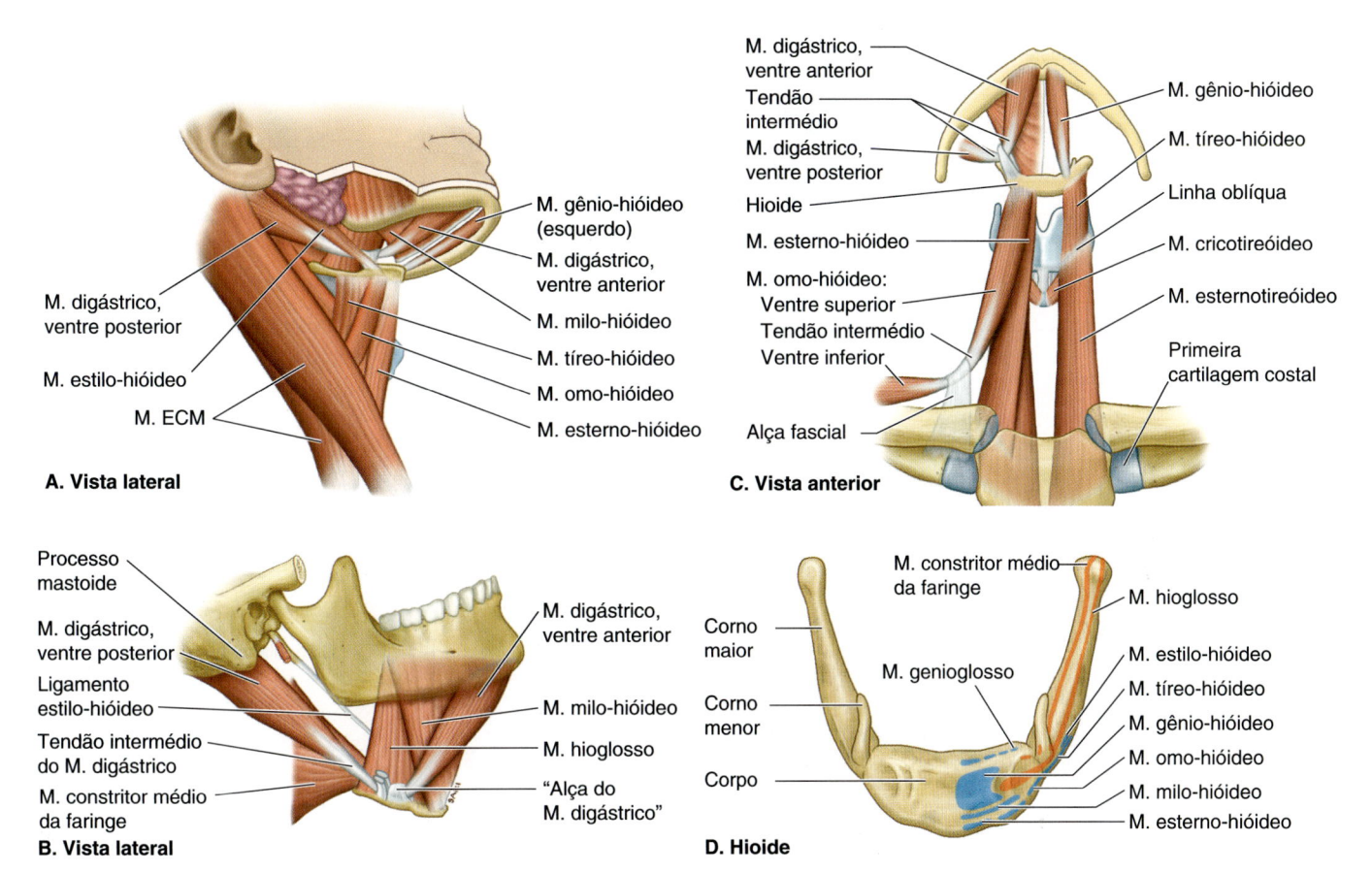

Figura 9.7 Músculos supra-hióideos e infra-hióideos. **A** a **C.** Visão geral. *ECM*, músculo esternocleidomastóideo. **D.** Inserções dos músculos ao hioide.

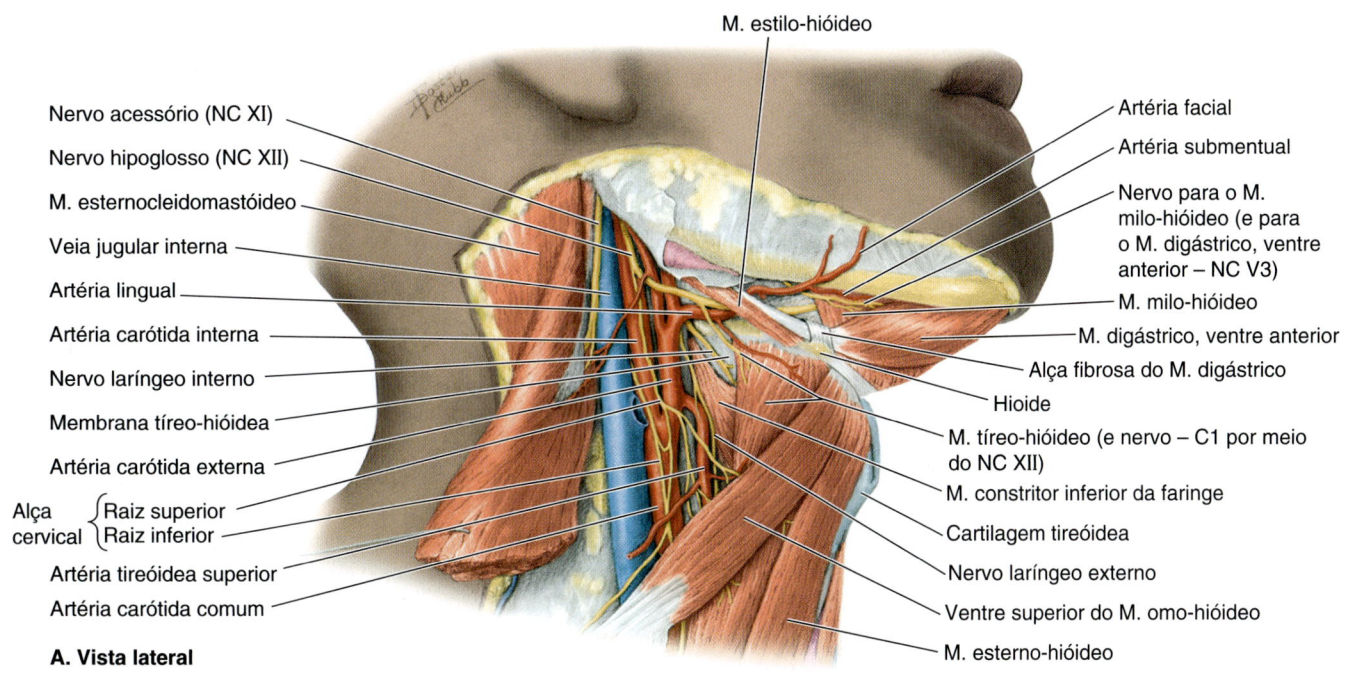

Figura 9.8 Região cervical anterior e região supra-hióidea. **A.** Dissecção profunda. (*continua*)

B. Vista lateral direita

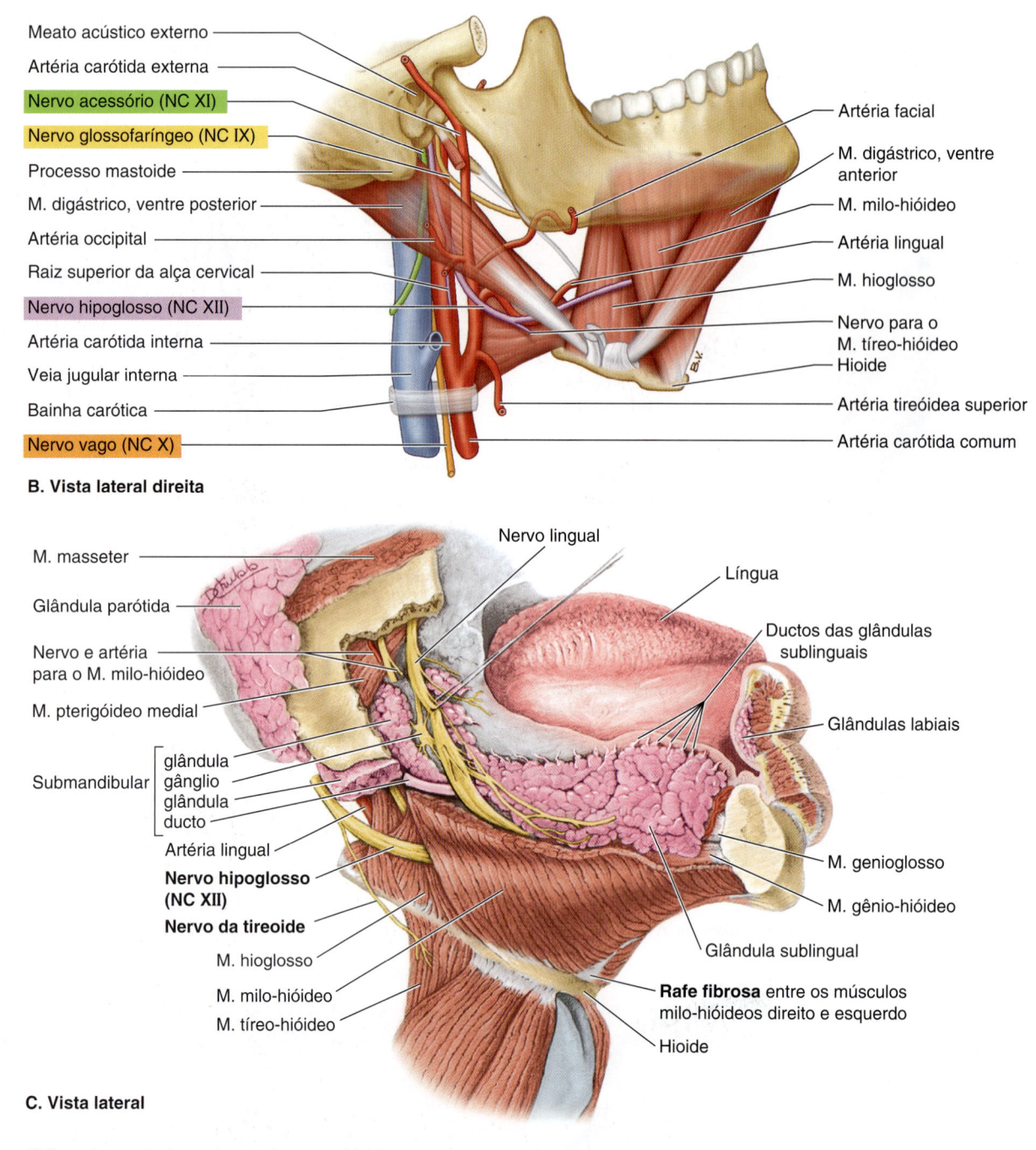

C. Vista lateral

Figura 9.8 Região cervical anterior e região supra-hióidea. (*continuação*) **B.** Relações dos nervos e dos vasos com os músculos supra-hióideos. **C.** Dissecção da região supra-hióidea. A metade direita da mandíbula e a metade superior do músculo milo-hióideo foram removidas.

O **glomo carótico**, uma massa ovoide de tecido, situa-se na face medial (profunda) da bifurcação da artéria carótida comum, em estreita relação com o seio carótico (ver Figura 9.9C). Inervado principalmente pelo ramo do seio carótico do NC IX e pelo NC X, o glomo carótico é um *quimiorreceptor*, que monitora o nível de oxigênio no sangue (Po_2). O glomo carótico é estimulado por baixos níveis de oxigênio e desencadeia um reflexo que aumenta a frequência e a profundidade da respiração, a frequência cardíaca e a pressão arterial.

As **artérias carótidas internas**, que constituem a continuação direta das artérias carótidas comuns, não possuem ramos no pescoço. Elas entram no crânio através dos *canais caróticos* e tornam-se as principais artérias do encéfalo e das estruturas situadas nas órbitas.

As **artérias carótidas externas** irrigam a maioria das estruturas externas ao crânio; a órbita e parte da fronte e do couro cabeludo irrigadas pela artéria supraorbital constituem as principais exceções (ver Figuras 9.8A,B e 9.9C). Cada artéria carótida externa segue um trajeto posterior e superior até a região entre o colo da mandíbula e o lóbulo da orelha, onde está inserida na glândula parótida. Neste local, divide-se em dois ramos terminais, as *artérias maxilar* e *temporal superficial* (ver Figura 9.9C). Antes desses ramos terminais, seis artérias originam-se da artéria carótida externa (ver Figuras 9.8A,B e 9.9C):

Tabela 9.4 Músculos da região cervical anterior (músculos extrínsecos da laringe).

Músculo	Origem	Inserção	Inervação	Ações principais
Músculos supra-hióideos				
Milo-hióideo	Linha milo-hióidea da mandíbula	Rafe milo-hióidea e corpo do hioide	Nervo para o M. milo-hióideo, um ramo do nervo alveolar inferior (do nervo mandibular, NC V₃)	Elevação do hioide, do assoalho da boca e da língua durante a deglutição e a fala
Gênio-hióideo	Espinha geniana inferior da mandíbula	Corpo do hioide	C1 por meio do nervo hipoglosso (NC XII)	Traciona o hioide em sentido anterior e superior; encurta o assoalho da boca; alarga a faringe
Estilo-hióideo	Processo estiloide do temporal		Ramo estilo-hióideo do nervo facial (NC VII)	Elevação e retração do hioide, alongando, assim, o assoalho da boca
Digástrico	*Ventre anterior*: fossa digástrica da mandíbula *Ventre posterior*: incisura mastóidea do temporal	Tendão intermédio para o corpo e o corno maior do hioide	*Ventre anterior*: nervo para o M. milo-hióideo, um ramo do nervo alveolar inferior *Ventre posterior*: ramo digástrico do nervo facial (NC VII)	Atuando com os músculos infra-hióideos, abaixa a mandíbula contra resistência; elevação e estabilização do hioide durante a deglutição e a fala
Músculos infra-hióideos				
Esterno-hióideo	Manúbrio do esterno e extremidade medial da clavícula	Corpo do hioide	C1-C3 por um ramo da alça cervical	Abaixa o hioide após elevação durante a deglutição
Omo-hióideo	Margem superior da escápula, próximo à incisura supraescapular	Margem inferior do hioide		Abaixa, retrai e estabiliza o hioide
Esternotireóideo	Face posterior do manúbrio do esterno	Linha oblíqua da cartilagem tireóidea	C2 e C3 por um ramo da alça cervical	Abaixa o hioide e a laringe
Tíreo-hióideo	Linha oblíqua da cartilagem tireóidea	Margem inferior do corpo e corno maior do hioide	C1 por meio do nervo hipoglosso	Abaixa o hioide e eleva a laringe

- A **artéria faríngea ascendente** origina-se como primeiro ou segundo ramo da artéria carótida externa e constitui o seu único ramo medial; ascende sobre a faringe e envia ramos para a faringe, os músculos pré-vertebrais, a orelha média e as meninges do crânio
- A **artéria occipital** origina-se da face posterior da artéria carótida externa, superiormente à origem da artéria facial. Segue em sentido posterior, imediatamente medial e paralelamente à inserção do ventre posterior do músculo digástrico, terminando na parte posterior do couro cabeludo. Durante o seu trajeto, a artéria segue superficialmente à artéria carótida interna e aos NC IX a NC XI
- A **artéria auricular posterior**, que constitui um pequeno ramo posterior da artéria carótida externa, ascende em sentido posterior entre o meato acústico externo e o processo mastoide, contribuindo para a irrigação dos músculos adjacentes, da glândula parótida, do nervo facial, das estruturas no temporal, da orelha e do couro cabeludo
- A **artéria tireóidea superior**, o mais inferior dos três ramos anteriores da artéria carótida externa, segue um trajeto anterior e inferior, profundamente aos músculos infra-hióideos até alcançar a glândula tireoide. Além de irrigar essa glândula, emite ramos para os músculos infra-hióideos e para o músculo ECM e dá origem à *artéria laríngea superior*, que supre a laringe
- A **artéria lingual** origina-se também da face anterior da artéria carótida externa, onde se situa sobre o músculo constritor médio da faringe (ver Figura 8.60A). Segue profundamente ao NC XII, ao músculo estilo-hióideo e ao ventre posterior do músculo digástrico e desaparece profundamente ao músculo hioglosso. A artéria lingual dá origem às *artérias linguais dorsais* para a parte posterior da língua e, em seguida, bifurca-se nas *artérias lingual profunda* e *sublingual*
- A **artéria facial** origina-se também anteriormente a partir da artéria carótida externa, em comum com a artéria lingual ou imediatamente superior a ela. Após dar origem à *artéria palatina ascendente* e a um *ramo tonsilar*, segue em sentido superior sob os músculos digástrico e estilo-hióideo e o ângulo da mandíbula. Supre a glândula submandibular e, em seguida, dá origem à *artéria submentual* para o assoalho da boca, curvando-se em torno da parte média da margem inferior da mandíbula (onde o seu pulso pode ser palpado) e entra na face.

VEIAS NA REGIÃO CERVICAL ANTERIOR

As veias na região cervical anterior são, em sua maioria, tributárias da **veia jugular interna (VJI)**, habitualmente a maior veia do pescoço (ver Figuras 9.6, 9.8A,B e 9.9B). A *VJI* drena o sangue proveniente do encéfalo, da região anterior da face, das vísceras cervicais e dos músculos profundos do pescoço. A VJI surge no forame jugular, na fossa posterior do crânio, como continuação direta do seio sigmoide (ver Capítulo 8). A partir da dilatação existente em sua origem, denominada **bulbo superior da VJI** (ver Figura 9.9D), a veia segue em sentido inferior pelo pescoço, na *bainha carótica*, com a artéria carótida interna, superiormente à bifurcação da carótida, e com a

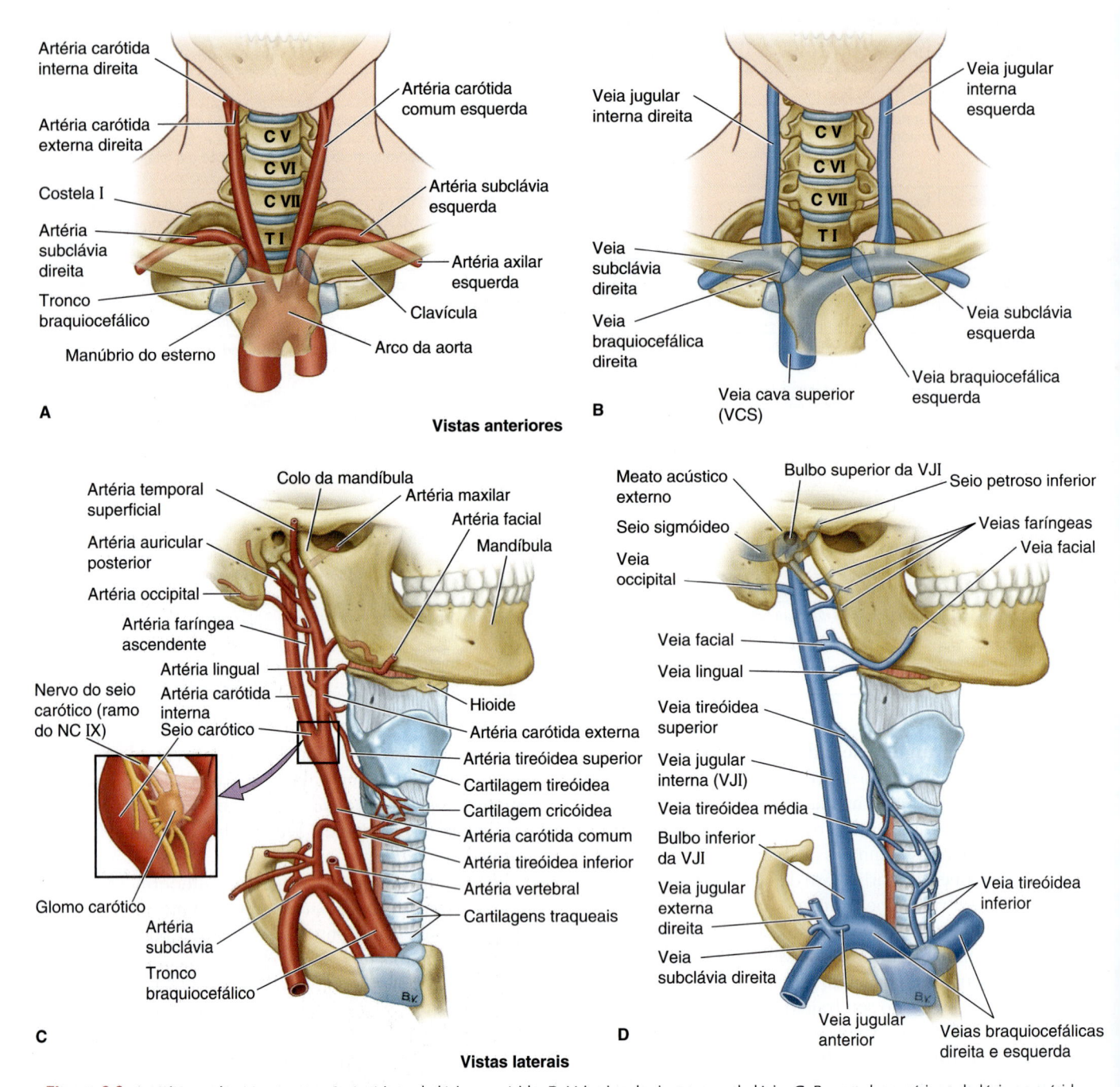

Figura 9.9 Artérias e veias no pescoço. A. Artérias subclávia e carótida. **B.** Veias jugular interna e subclávia. **C.** Ramos das artérias subclávia e carótida externa. **D.** Tributárias da veia jugular interna.

artéria carótida comum e o NC X, inferiormente (ver Figura 9.8B). A veia situa-se lateralmente dentro da bainha, com o nervo localizado posteriormente. O *tronco simpático cervical* situa-se posteriormente à bainha carótica, inserido na lâmina pré-vertebral da fáscia cervical. A VJI deixa a região cervical anterior passando profundamente ao músculo ECM.

Posteriormente, à extremidade esternal da clavícula, a VJI une-se com a veia subclávia para formar a *veia braquiocefálica*. A extremidade inferior da VJI dilata-se para formar o **bulbo inferior da VJI** (ver Figura 9.9D). Esse bulbo possui uma válvula dupla, que possibilita o fluxo de sangue em direção ao coração, enquanto impede o fluxo retrógrado dentro da veia. As tributárias da VJI são o seio petroso inferior e as veias facial, lingual, faríngea e tireóideas superior e média.

NERVOS NA REGIÃO CERVICAL ANTERIOR

O nervo cervical transverso (C2 e C3) inerva a pele que cobre a região cervical anterior (ver Figura 9.8A). O **nervo hipoglosso** (NC XII), o nervo motor da língua, entra no trígono submandibular, profundamente ao ventre posterior do músculo digástrico para inervar os músculos da língua (ver Figura 9.8A-C). Ramos dos **nervos glossofaríngeo** e **vago** (NC IX e NC X) estão localizados nos trígonos submandibular e carótico (ver Figura 9.8B).

ANATOMIA CLÍNICA

Ligadura da artéria carótida externa

Algumas vezes, é necessário proceder à *ligadura de uma artéria carótida externa* para controlar o sangramento de um de seus ramos relativamente inacessíveis. Esse procedimento diminui o fluxo sanguíneo pela artéria e seus ramos, porém não o elimina. O sangue flui em sentido retrógrado (inverso) para a artéria a partir da artéria carótida externa no outro lado, por meio de comunicações existentes entre seus ramos (p. ex., aqueles na face e no couro cabeludo) e através da linha mediana. Quando as artérias carótida externa e subclávia são ligadas, o ramo descendente da artéria occipital fornece a principal circulação colateral, por meio de anastomose com as artérias vertebral e cervical profunda.

Dissecção cirúrgica do trígono carótico

O trígono carótico proporciona um importante acesso cirúrgico para o sistema carótico de artérias, a VJI, os nervos vago e hipoglosso e o tronco simpático cervical. A lesão ou a compressão dos nervos vago e/ou laríngeo recorrente durante a dissecção cirúrgica do trígono pode provocar alteração na voz, visto que esses nervos suprem os músculos da laringe.

Oclusão da artéria carótida e endarterectomia

O *espessamento aterosclerótico* da túnica íntima da artéria carótida interna pode causar obstrução do fluxo sanguíneo. Os sintomas causados por essa obstrução dependem de seu grau e da quantidade de fluxo sanguíneo colateral para o encéfalo, proveniente de outras artérias. Uma oclusão parcial pode causar *ataque isquêmico transitório* (AIT), que consiste em uma súbita perda focal da função neurológica (p. ex., vertigem e desorientação), que desaparece em 24 horas. A oclusão arterial também pode provocar *acidente vascular encefálico*.

A *oclusão da artéria carótida*, que provoca *estenose* (estreitamento), pode ser aliviada pela abertura da artéria na sua origem e remoção da placa aterosclerótica com a túnica íntima. Esse procedimento é denominado *endarterectomia carotídea*. Devido às relações da artéria carótida interna, existe o risco de lesão de nervos cranianos durante o procedimento, comprometendo um ou mais dos seguintes nervos: NC IX, NC X (ou seu ramo, o nervo laríngeo superior), NC XI ou NC XII.

Existe o uso crescente da *angioplastia carotídea* e *stenting*, semelhantes ao procedimento descrito para a angioplastia coronariana.

Pulso carotídeo

O *pulso carotídeo* ("pulso do pescoço") é facilmente percebido por meio da palpação da artéria carótida comum na face lateral do pescoço, onde está situada em um sulco, entre a traqueia e os músculos infra-hióideos. Em geral, é facilmente palpada profundamente à margem anterior do músculo ECM, no nível da margem superior da cartilagem tireóidea. O pulso carotídeo é avaliado rotineiramente durante a *reanimação cardiopulmonar* (RCP). A ausência de pulso carotídeo indica *parada cardíaca*.

Pulso da veia jugular interna

As *pulsações da VJI* podem fornecer informações sobre a atividade do coração, em correspondência aos *registros do eletrocardiograma* (ECG) e da pressão do átrio direito. As pulsações da veia são transmitidas pelos tecidos adjacentes e podem ser observadas profundamente ao músculo ECM, acima da extremidade medial da clavícula. Como não há válvulas na veia braquiocefálica nem na veia cava superior, uma onda de contração ascende por esses vasos até a VJI. As pulsações são particularmente visíveis quando a cabeça do indivíduo está mais baixa do que os pés (*posição de Trendelenburg*). O pulso da veia jugular interna aumenta consideravelmente em determinadas condições, como a doença da valva atrioventricular esquerda, que aumenta a pressão na circulação pulmonar e no lado direito do coração.

Punção da veia jugular interna

Uma agulha e cateter podem ser inseridos na VJI para fins diagnósticos ou terapêuticos. A VJI direita é preferida, visto que ela é habitualmente maior e mais reta. Durante o procedimento, o médico palpa a artéria carótida comum e insere a agulha na VJI, imediatamente lateral a ela, em um ângulo de 30°, visando o ápice do trígono, entre as cabeças esternal e clavicular do músculo ECM. Em seguida, a agulha é direcionada inferior e lateralmente na direção da papila mamária ipsilateral (Figura AC9.4).

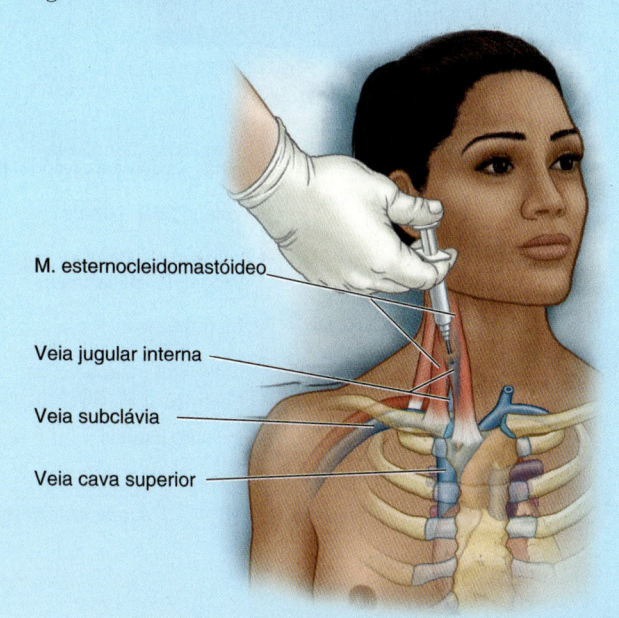

Figura AC9.4 Punção da veia jugular interna.

ANATOMIA DE SUPERFÍCIE

Regiões cervicais e trígonos do pescoço

A **pele do pescoço** é fina e flexível. A túnica subcutânea contém o platisma, uma lâmina fina de músculo estriado que ascende até a face (Figuras AS9.1A e 9.4A).

O **músculo ECM** é o principal ponto de referência muscular do pescoço. Esse músculo define a **região esternocleidomastóidea** e divide o pescoço em regiões cervicais anterior e lateral (ver Figura AS9.1C). É fácil observar e palpar esse músculo ao longo de toda sua extensão, à medida que segue superolateralmente da clavícula e manúbrio do esterno até o processo mastoide do temporal. É possível fazer com que o músculo ECM se torne proeminente solicitando-se à pessoa que gire a face para o lado contralateral e eleve o mento.

A **VJE** segue um trajeto vertical pelo músculo ECM em direção ao ângulo da mandíbula (ver Figura AS9.1C). Essa veia pode ser proeminente, particularmente se for distendida, e pode ser visualizada solicitando à pessoa que respire profundamente (*manobra de Valsalva*). A **incisura jugular**, situada no manúbrio do esterno, é a fossa entre as cabeças esternais do músculo ECM. A **fossa supraclavicular menor**, situada entre as cabeças esternal e clavicular do músculo ECM, cobre a extremidade inferior da VJI. Profundamente à metade superior do músculo ECM, encontra-se o plexo cervical, e, profundamente, à metade inferior do músculo ECM, estão a VJI, a artéria carótida comum e o nervo vago na bainha carótica.

A **margem anterior do músculo trapézio** define a região cervical posterior. O músculo pode ser observado e palpado quando os ombros são encolhidos contra resistência (ver Figura AS9.1B).

Imediatamente abaixo do ventre do músculo omo-hióideo, encontra-se a **fossa supraclavicular maior** (ver Figura AS9.1D), a depressão sobre o trígono omoclavicular. Na maioria das pessoas, as **pulsações da artéria subclávia** podem ser palpadas nessa região.

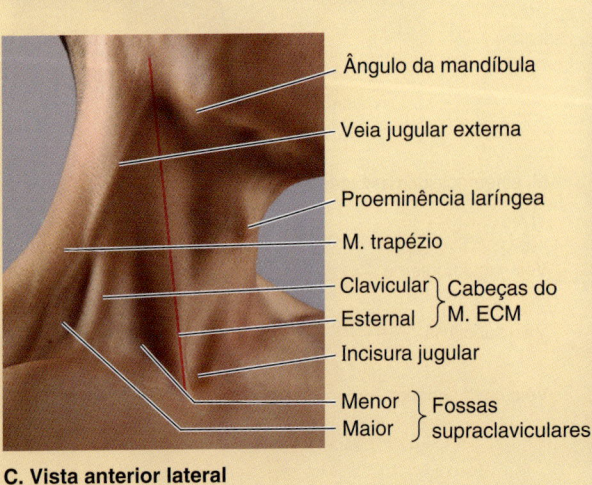

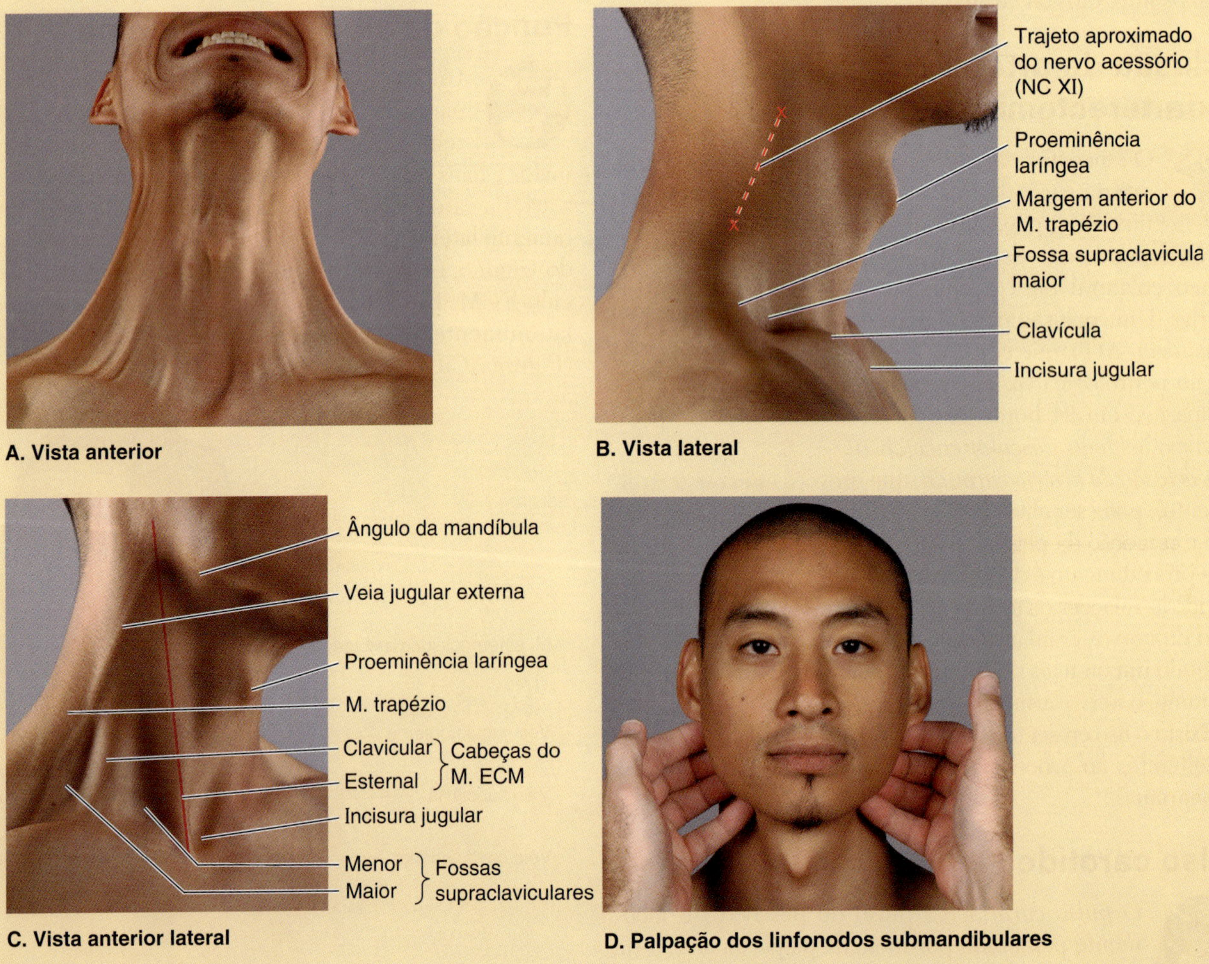

O **trígono occipital** contém o **nervo acessório** (NC XI). Devido à sua vulnerabilidade e frequência de lesão iatrogênica (lesão em consequência de tratamento médico), é importante ser capaz de estimar a localização do nervo (ver Figura AS9.1B). Seu trajeto pode ser definido aproximadamente por uma linha que cruza a junção dos terços superior

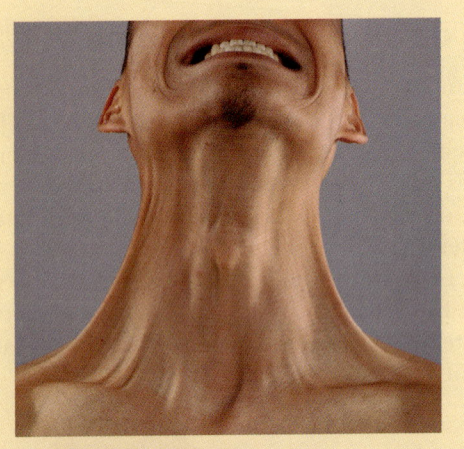

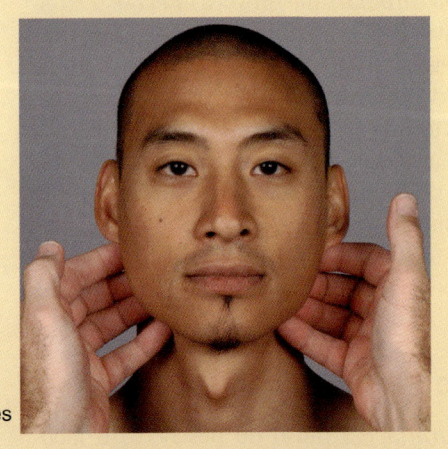

Figura AS9.1 Anatomia de superfície das regiões cervicais. *ECM*, esternocleidomastóideo.

e médio da margem posterior do músculo ECM e a junção dos terços médio e inferior da margem anterior do músculo trapézio.

A **glândula submandibular** preenche praticamente o trígono submandibular (ver Figuras 9.6 e 9.8C). Essa glândula é palpável como massa mole, abaixo do corpo da mandíbula, particularmente quando a língua é empurrada contra os dentes incisivos maxilares. Os **linfonodos submandibulares** situam-se superficialmente à glândula e, quando aumentados, podem ser palpados movendo-se os dedos da mão a partir do **ângulo da mandíbula**, ao longo de sua margem inferior (ver Figura AS9.1D). Se isso continuar até que os dedos do examinador alcancem o mento, os **linfonodos submentuais** aumentados podem ser palpados no **trígono submental**.

O sistema arterial carótico está localizado no **trígono carótico**. A **bainha carótica** pode ser delineada por uma linha unindo a **articulação esternoclavicular (EC)** a um ponto a meio caminho entre o **processo mastoide** e o ângulo da mandíbula (ver Figura AS9.1C). O **pulso da artéria carótida** pode ser palpado colocando-se os dedos indicador e médio sobre a cartilagem tireóidea e apontando-os em direção posterior e lateral, entre a traqueia e o músculo ECM. O pulso é palpável imediatamente medial ao músculo ECM.

ESTRUTURAS PROFUNDAS DO PESCOÇO

As **estruturas profundas do pescoço** são os músculos pré-vertebrais, localizados posteriormente nas vísceras cervicais e anterior e lateralmente à coluna vertebral, e as estruturas localizadas na face cervical da abertura superior do tórax, a raiz do pescoço (Figura 9.10).

Músculos pré-vertebrais

Os **músculos vertebrais anteriores** e **laterais** são denominados **músculos pré-vertebrais**. Os anteriores consistem nos músculos longo do pescoço e longo da cabeça e nos músculos reto anterior da cabeça e escaleno anterior, situando-se diretamente posteriores ao espaço retrofaríngeo (ver Figura 9.2). Os *músculos vertebrais laterais*, que consistem nos músculos reto lateral da cabeça, esplênio da cabeça, levantador

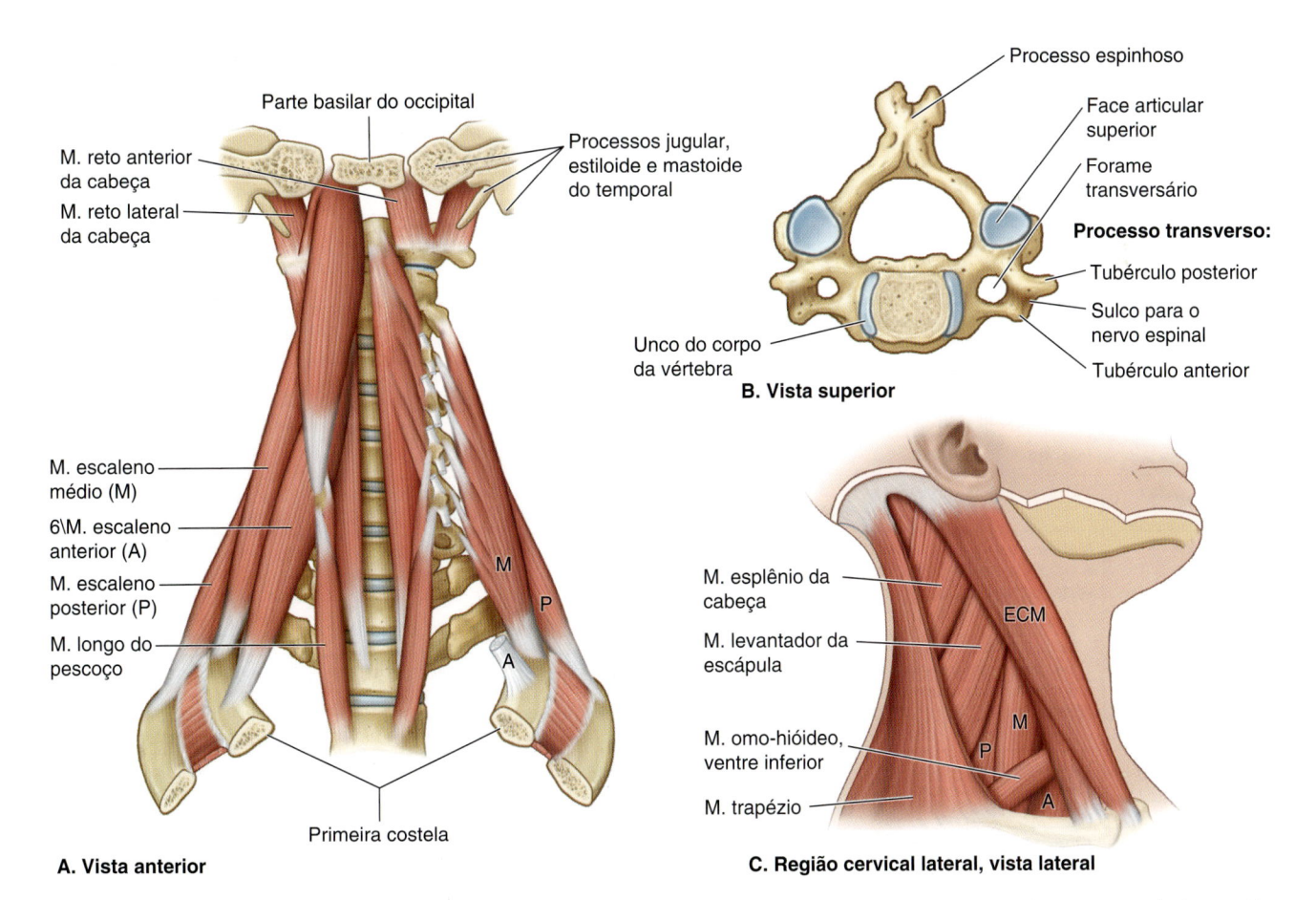

Figura 9.10 Músculos pré-vertebrais. **A.** Visão geral. **B.** Fixações musculares à vértebra cervical. **C.** Na região cervical lateral. *ECM*, esternocleidomastóideo.

da escápula e escalenos médio e posterior, situam-se em posição posterior ao plano neurovascular do plexos cervical e braquial e à artéria subclávia, com exceção do músculo reto lateral da cabeça, localizado no assoalho da região cervical lateral. Os músculos pré-vertebrais estão ilustrados na Figura 9.10A,C e são descritos na Tabela 9.5.

Raiz do pescoço

A **raiz do pescoço** é a área de junção entre o tórax e o pescoço (Figura 9.11C). O limite inferior da raiz do pescoço é formado, lateralmente, pelo primeiro par de costelas e suas cartilagens costais, anteriormente, pelo manúbrio do esterno e, posteriormente, pelo corpo da vértebra T I. Apenas os elementos neurovasculares da raiz do pescoço são descritos aqui; as estruturas viscerais são discutidas mais adiante, neste capítulo.

ARTÉRIAS NA RAIZ DO PESCOÇO

O **tronco braquiocefálico**, que é coberto anteriormente pelos músculos esterno-hióideo e esternotireóideo, é o maior ramo do arco da aorta. Origina-se na linha mediana, posteriormente ao manúbrio do esterno, e segue em direção superior lateral direita. Divide-se nas artérias carótida comum direita e subclávia direita, posteriormente à articulação EC direita (ver Figura 9.11A-D).

As **artérias subclávias** irrigam os membros superiores e enviam ramos para o pescoço e para o encéfalo. A **artéria subclávia direita** origina-se do tronco braquiocefálico, enquanto a **artéria subclávia esquerda** origina-se do arco da aorta (ver Figura 9.11A-D). Seus trajetos no pescoço começam posteriormente às articulações EC respectivas à medida que ascendem pela abertura superior do tórax. As artérias fazem uma curva superior e lateral, estendendo-se entre a origem e a margem medial do músculo escaleno anterior. Quando começam a descer, seguem profundamente à parte média das clavículas e cruzam a margem superior da primeira costela. Na margem lateral da primeira costela, seu nome muda, e as artérias são então denominadas artérias axilares.

Para fins de descrição, o músculo escaleno anterior divide cada artéria subclávia em três partes: a primeira parte é medial ao músculo, e a segunda é posterior, e a terceira, lateral a ele (ver Figura 9.11A,C). As pleuras cervicais, que cobrem os ápices dos pulmões, e o tronco simpático apresentam uma localização posterior às artérias (ver Figura 9.11C). Os **ramos da artéria subclávia** são os seguintes (ver Figura 9.11A-C):

- A *artéria vertebral*, a *artéria torácica interna* e o *tronco tireocervical*, que se originam da primeira parte da artéria subclávia
- O *tronco costocervical*, proveniente da segunda parte da artéria subclávia

Tabela 9.5 Músculos pré-vertebrais.

Músculo	Inserção superior	Inserção inferior	Inervação	Ações principais
Músculos vertebrais anteriores				
Longo do pescoço	Tubérculo anterior da vértebra C I (atlas); corpos vertebrais C I-C III e processos transversos das vértebras C III-C VI	Corpos das vértebras C V-T III; processos transversos das vértebras C III-C V	Ramos anteriores dos nervos espinais C2-C6	Flexão do pescoço (inclinação anterior [ou lateral] das vértebras cervicais C II-C VII)
Longo da cabeça	Parte basilar do occipital	Tubérculos anteriores dos processos transversos de C III-C VI	Ramos anteriores dos nervos espinais C1-C3	Flexão da cabeça sobre o pescoço (inclinação anterior [ou lateral] da cabeça em relação à coluna vertebral nas articulações atlantoccipitais)
Reto anterior da cabeça	Base do crânio, imediatamente anterior ao côndilo occipital	Face anterior da massa lateral do atlas (vértebra C I)	Ramos da alça entre os nervos espinais C1 e C2	
Escaleno anterior	Tubérculos anteriores dos processos transversos das vértebras C III-C VI	Primeira costela	Nervos espinais cervicais C4-C6	Flexão lateral do pescoço; elevação da primeira costela durante a inspiração forçada[a]
Músculos vertebrais laterais				
Reto lateral da cabeça	Processo jugular do occipital	Processo transverso do atlas (vértebra C I)	Ramos da alça entre os nervos espinais C1 e C2	Flete a cabeça e ajuda a sua estabilização[b]
Esplênio da cabeça	Metade inferior do ligamento nucal e processos espinhosos das seis vértebras torácicas superiores	Face lateral do processo mastoide e terço distal da linha nucal superior	Ramos posteriores dos nervos espinais cervicais médios	Realiza a flexão lateral e rotação da cabeça e do pescoço para o mesmo lado; atuando bilateralmente, extensão da cabeça e do pescoço[c]
Levantador da escápula	Tubérculos posteriores dos processos transversos das vértebras C I-C IV	Parte superior da margem medial da escápula	Nervo dorsal da escápula C5 e nervos espinais cervicais C3 e C4	Elevação da escápula e inclinação da cavidade glenoidal inferiormente pela rotação da escápula
Escaleno médio	Tubérculos posteriores dos processos transversos das vértebras C IV-C VII	Face superior da primeira costela; posterior ao sulco da artéria subclávia	Ramos anteriores dos nervos espinais cervicais	Flexão lateral do pescoço; elevação da primeira costela durante a inspiração forçada[a]
Escaleno posterior	Tubérculos posteriores dos processos transversos das vértebras C IV-C VI	Margem externa da costela II	Ramos anteriores dos nervos espinais cervicais C7 e C8	Flexão lateral do pescoço; elevação da costela II durante a inspiração forçada[a]

[a] Flexão do pescoço = inclinação anterior (ou lateral) das vértebras cervicais C II-C VII.
[b] Flexão da cabeça = inclinação anterior (ou lateral) da cabeça em relação à coluna vertebral nas articulações atlantoccipitais.
[c] A rotação da cabeça ocorre nas articulações atlantoaxiais.

- A *artéria dorsal da escápula*, que frequentemente se origina da terceira parte da artéria subclávia.

A **parte pré-vertebral da artéria vertebral** origina-se da primeira parte da artéria subclávia e ascende no espaço piramidal formado entre os músculos escalenos e longos do pescoço e da cabeça (ver Figura 9.10A). Em seguida, a artéria passa através dos forames dos processos transversos das vértebras C I-C VI. Essa **parte transversária da artéria vertebral** pode entrar em um forame mais acima da vértebra C VI. A **parte atlântica (suboccipital) da artéria vertebral** segue o seu trajeto em um sulco no arco posterior do atlas, antes de entrar na cavidade do crânio por meio do

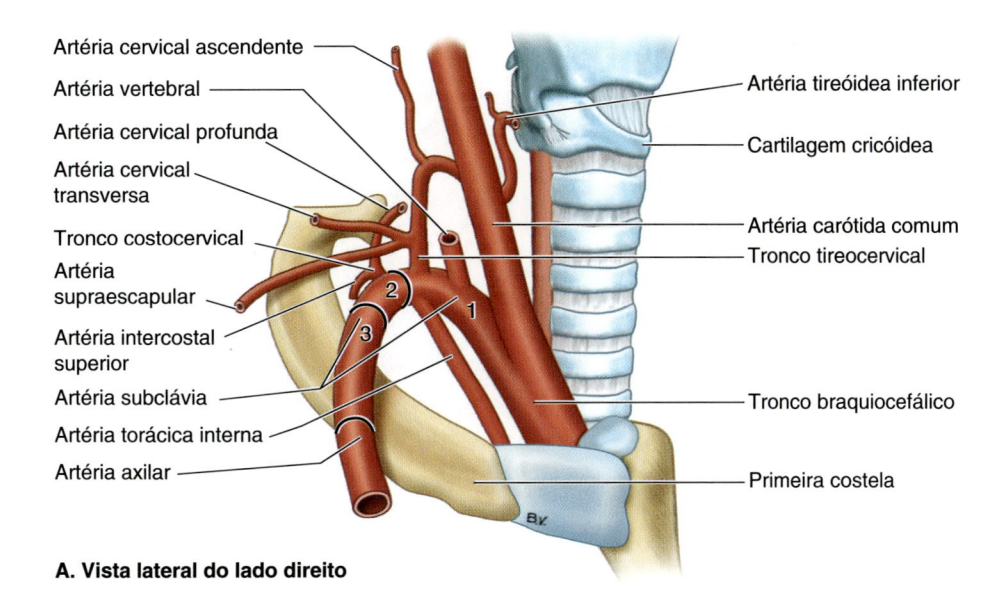

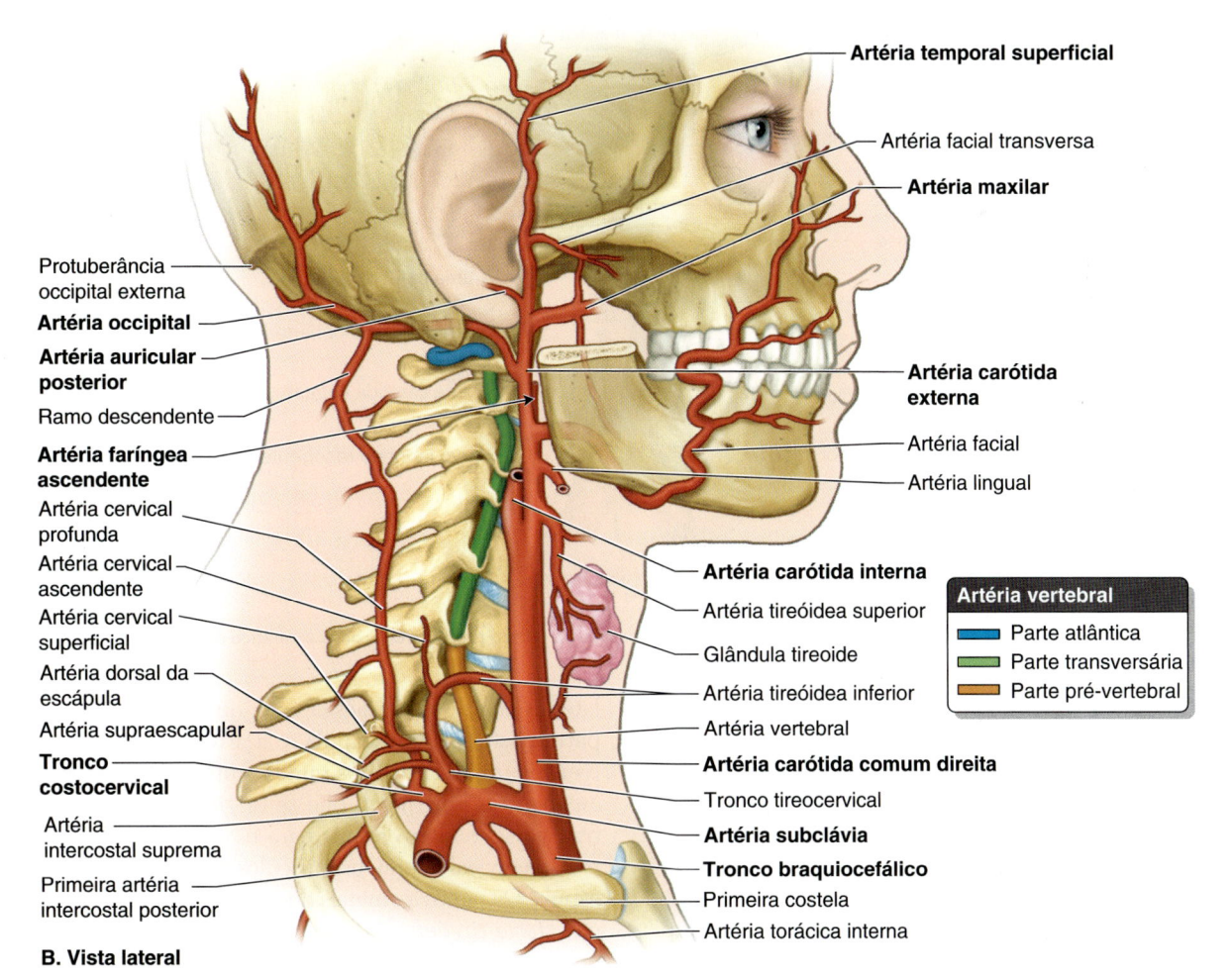

Figura 9.11 Raiz do pescoço e região pré-vertebral. **A.** Ramos da artéria subclávia. A artéria subclávia é dividida em três partes pelo músculo escaleno anterior: (*1*) medial, (*2*) posterior e (*3*) lateral. *a.*, artéria. **B.** Visão geral das artérias da cabeça e do pescoço. (*continua*)

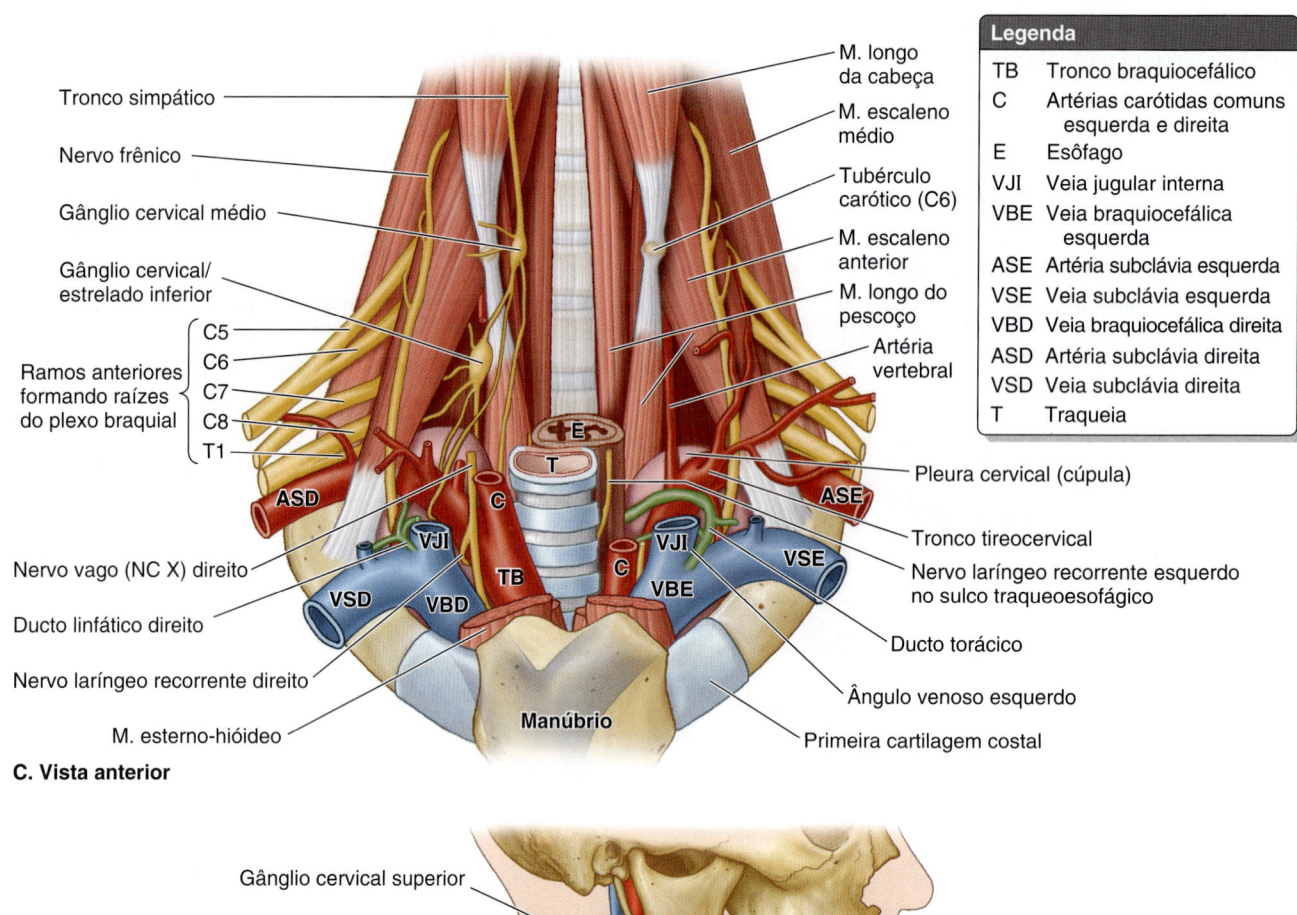

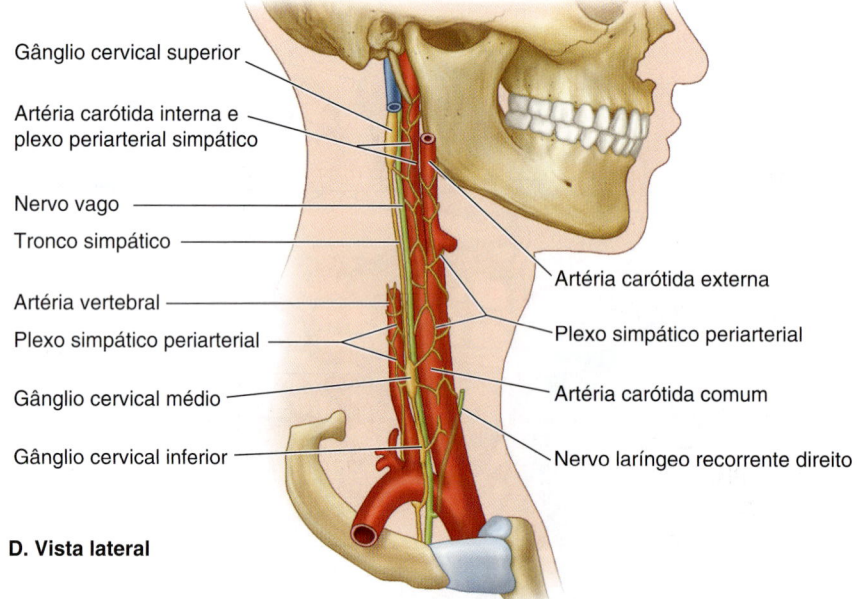

Figura 9.11 Raiz do pescoço e região pré-vertebral. (*continuação*) **C.** Dissecção da raiz do pescoço. **D.** Tronco simpático cervical e plexos periarteriais.

forame magno, demarcando o início da **parte intracraniana da artéria vertebral**.

A **artéria torácica interna** origina-se a partir da face anterior inferior da artéria subclávia e segue um trajeto inferior medial para o tórax (ver Figura 9.11A-C). A artéria torácica interna não possui ramos no pescoço; a sua distribuição torácica é descrita no Capítulo 1.

O **tronco tireocervical** origina-se da face anterior superior da primeira parte da artéria subclávia, próximo à margem medial do músculo escaleno anterior. Apresenta dois ramos laterais: a artéria supraescapular, que irriga os músculos na parte posterior da escápula, e a artéria cervical transversa (ver Figura 9.11A-C). Os ramos profundo (*artéria dorsal da escápula*) e *superficial*, que se originam da artéria cervical transversa, emitem ramos para os músculos localizados na região cervical lateral, os músculos trapézio e mediais da escápula. Os ramos terminais do tronco tireocervical consistem na *artéria tireóidea inferior*, a principal artéria visceral do pescoço, e na artéria cervical ascendente, que irriga os músculos laterais da parte superior do pescoço.

O **tronco costocervical** origina-se posteriormente da segunda parte da artéria subclávia (posterior ao músculo escaleno anterior, no lado direito e, em geral, imediatamente medial a esse músculo, no lado esquerdo). O tronco segue em direção posterior superior e divide-se nas artérias intercostal suprema e cervical profunda, que suprem os primeiros dois espaços intercostais e os músculos profundos do pescoço, respectivamente (ver Figura 9.11A,B).

A **artéria dorsal da escápula** origina-se, com frequência, como ramo profundo da artéria cervical transversa; entretanto, pode ser um ramo independente da segunda ou da terceira parte da artéria subclávia. A artéria segue profundamente para irrigar os músculos levantador da escápula e romboides, suprindo ambos e participando das anastomoses arteriais em torno da escápula (ver Capítulo 3).

VEIAS NA RAIZ DO PESCOÇO

Duas grandes veias terminam na raiz do pescoço: a VJE, que drena o sangue proveniente principalmente do couro cabeludo e da face, e a **veia jugular anterior (VJA)** variável (ver Figura 9.5A). Normalmente, a VJA origina-se próximo ao hioide, a partir da confluência das veias submandibulares superficiais. Na raiz do pescoço, a veia curva-se lateralmente, posterior ao músculo ECM, e abre-se na terminação da VJE ou da veia subclávia. Acima do manúbrio do esterno, as VJA direita e esquerda unem-se comumente através da linha mediana para formar o **arco venoso jugular** no espaço supraesternal.

A veia subclávia, que é a continuação da veia axilar, começa na margem lateral da primeira costela e termina quando se une com a VJI, posteriormente, à extremidade medial da clavícula, formando a veia braquiocefálica (ver Figura 9.11C). Essa união é comumente designada como **ângulo venoso** e constitui o local onde o *ducto torácico* (lado esquerdo) e o *tronco linfático direito* (lado direito) drenam a linfa coletada em todo corpo para a circulação venosa. Em todo seu trajeto, a VJI é envolvida pela *bainha carótica* (ver Figura 9.8B).

NERVOS NA RAIZ DO PESCOÇO

Existem três pares de nervos principais na raiz do pescoço: (1) os nervos vagos, (2) os nervos frênicos (descritos anteriormente neste capítulo, juntamente com o plexo cervical) e (3) os troncos simpáticos (ver Figura 9.11D).

NERVOS VAGOS (NC X)

Após a sua saída do forame jugular (ver Figura 8.3A,D), cada nervo vago segue em direção inferior no pescoço, dentro da parte posterior da bainha carótica, no ângulo entre a VJI e a artéria carótida comum (ver Figuras 9.2B e 9.8B). O nervo vago direito segue anteriormente à primeira parte da artéria subclávia e posteriormente à veia braquiocefálica e à articulação EC para entrar no tórax (ver Figura 9.11C,D). O nervo vago esquerdo desce entre as artérias carótida comum e subclávia esquerda, e posteriormente à articulação EC para entrar no tórax.

Os **nervos laríngeos recorrentes** originam-se dos nervos vagos na parte inferior do pescoço. Os nervos dos dois lados apresentam essencialmente a mesma distribuição; entretanto, originam-se e formam uma alça em torno de estruturas diferentes e em níveis distintos nos dois lados. O **nervo laríngeo recorrente direito** forma uma alça abaixo da artéria subclávia direita (ver Figura 9.11C), enquanto o **nervo laríngeo recorrente esquerdo** tem a sua alça localizada inferiormente ao arco da aorta (ver Figura 9.13B, mais adiante). Após a formação da alça, ambos os nervos laríngeos recorrentes ascendem até a face posterior medial da glândula tireoide, onde ascendem no **sulco traqueoesofágico** (ver Figura 9.13A, mais adiante), inervando tanto a traqueia quanto o esôfago, bem como todos os músculos intrínsecos da laringe, com exceção do músculo cricotireóideo.

Os **ramos cardíacos do NC X** originam-se no pescoço, bem como no tórax, e conduzem fibras parassimpáticas pré-sinápticas e aferentes viscerais para o plexo cardíaco de nervos.

TRONCOS SIMPÁTICOS

A **parte cervical dos troncos simpáticos** situa-se anterior e lateralmente à coluna vertebral e estendem-se superiormente até o nível da vértebra C I ou até a base do crânio (ver Figura 9.11C,D). Os troncos simpáticos não recebem ramos comunicantes brancos no pescoço. A parte cervical dos troncos contém três **gânglios simpáticos cervicais**: superior, médio e inferior. Esses gânglios recebem fibras pré-sinápticas conduzidas até o tronco simpático pelos nervos espinais torácicos superiores e seus ramos comunicantes brancos associados, que, em seguida, ascendem pelo tronco simpático até os gânglios. A partir da sinapse nos gânglios simpáticos cervicais, os neurônios pós-sinápticos prosseguem e enviam fibras para as seguintes estruturas:

- Os nervos espinais cervicais por meio dos ramos comunicantes *cinzentos*
- As vísceras torácicas por meio dos *nervos esplâncnicos cardiopulmonares*
- A cabeça e as vísceras do pescoço por meio dos *ramos arteriais cefálicos*, que acompanham as artérias (particularmente as artérias vertebral e carótidas externa e interna), como *plexos periarteriais simpáticos*.

O **gânglio cervical inferior** funde-se habitualmente com o primeiro gânglio torácico para formar o **gânglio cervicotorácico (gânglio estrelado)**. Esse gânglio em forma de estrela situa-se anteriormente ao processo transverso da vértebra C VII, imediatamente superior ao colo da primeira costela de cada lado e posteriormente à origem da artéria vertebral. Algumas fibras pós-sinápticas provenientes do gânglio seguem pelos ramos comunicantes cinzentos até os ramos anteriores dos nervos espinais C7 e C8. Outras fibras seguem para o coração por meio do **nervo cardíaco cervical inferior** (um nervo esplâncnico cardiopulmonar), que segue ao longo da traqueia até o *plexo cardíaco profundo*. Outras fibras seguem por meio de ramos arteriais para contribuir com o plexo nervoso periarterial simpático em torno da artéria vertebral, seguindo para a cavidade craniana.

O **gânglio cervical médio**, em geral pequeno e ocasionalmente ausente, situa-se na face anterior da artéria tireóidea inferior, no nível da cartilagem cricóidea e do processo transverso da vértebra C VI, imediatamente anterior à artéria vertebral. As fibras pós-sinápticas seguem do gânglio, por meio de ramos comunicantes cinzentos, para os ramos anteriores dos nervos espinais C5 e C6, por meio do **nervo cardíaco cervical médio** (nervo esplâncnico cardiopulmonar), até o coração e, por meio de ramos arteriais, para formar plexos periarteriais para a glândula tireoide.

O **gânglio cervical superior** situa-se no nível das vértebras C I e C II. Em virtude de seu grande tamanho, estabelece um ponto de referência importante para a localização do tronco simpático. As fibras pós-sinápticas passam desse gânglio, por meio de ramos arteriais cefálicos, para formar o plexo simpático carótico interno que entra na cavidade craniana com a artéria (ver Figura 9.11D). Esse gânglio também envia ramos arteriais para a artéria carótida externa e ramos comunicantes cinzentos para os ramos anteriores dos quatro nervos espinais cervicais superiores. Outras fibras pós-sinápticas seguem a partir dele para o plexo cardíaco de nervos, por meio do **nervo cardíaco cervical superior**.

ANATOMIA CLÍNICA

Bloqueio do gânglio cervicotorácico

O anestésico injetado em torno do gânglio cervicotorácico bloqueia a transmissão de estímulos através dos gânglios cervical e torácico superior. O bloqueio do gânglio cervicotorácico pode aliviar espasmos vasculares envolvendo o encéfalo e o membro superior. Esse bloqueio também é útil para decidir se a *ressecção cirúrgica* (remoção) do gânglio pode ser benéfica para um indivíduo com *vasoconstrição excessiva do membro ipsilateral*.

Lesão do tronco simpático cervical

A ocorrência de *lesão de um tronco simpático no pescoço* resulta em um distúrbio simpático, denominado *síndrome de Horner*, que se caracteriza pelos seguintes sinais e sintomas:

- *Constrição da pupila*, que resulta da paralisia do músculo dilatador da pupila
- *Ptose* (queda da pálpebra superior), que resulta da paralisia do músculo liso (tarsal) misturado com o músculo estriado do levantador da pálpebra superior
- *Afundamento do bulbo do olho* (*enoftalmia*), possivelmente causado pela paralisia do músculo liso (orbital) no assoalho da órbita
- Vasodilatação e ausência de sudorese na face e no pescoço (*anidrose*), causadas pela ausência de inervação simpática (vasoconstritora) dos vasos sanguíneos e das glândulas sudoríferas.

VÍSCERAS DO PESCOÇO

As vísceras (órgãos) do pescoço estão organizadas em três camadas, designadas de acordo com a sua principal função (Figura 9.12). Da região superficial para a profunda, são: a *camada endócrina* (glândulas tireoide e paratireoides), a *camada respiratória* (laringe e traqueia) e a *camada alimentar* (faringe e esôfago).

Camada endócrina das vísceras cervicais

As vísceras da **camada endócrina** fazem parte do sistema endócrino de glândulas secretoras de hormônio desprovidas de ductos. A *glândula tireoide* produz o *hormônio tireoidiano*, que controla a velocidade do metabolismo, e a *calcitonina*, um hormônio que controla o metabolismo do cálcio.

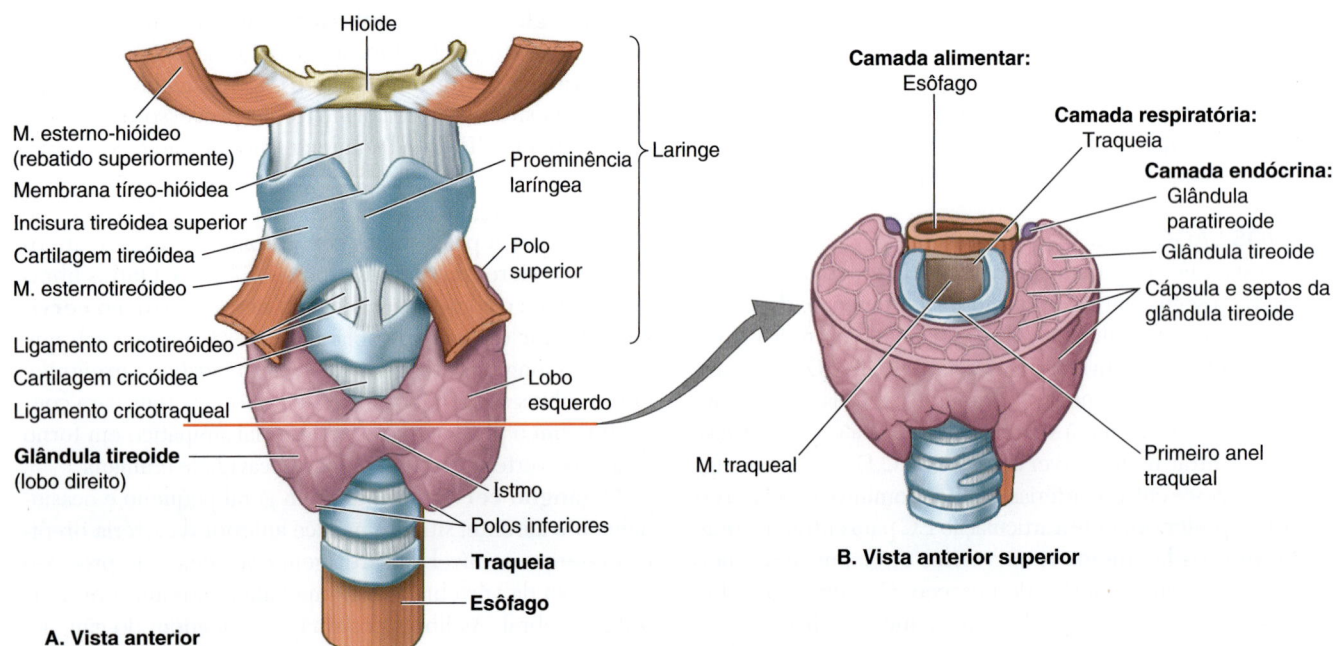

Figura 9.12 Camadas funcionais das vísceras cervicais.

As *glândulas paratireoides* produzem o *paratormônio* (PTH), que controla o metabolismo do fósforo e do cálcio no sangue.

GLÂNDULA TIREOIDE

A **glândula tireoide** está localizada anteriormente no pescoço. Situa-se profundamente aos músculos esternotireóideo e esterno-hióideo, no nível das vértebras C V-T I (ver Figura 9.2A,B). A glândula é formada principalmente pelos **lobos direito** e **esquerdo**, anteriores e laterais à laringe e à traqueia. Um **istmo** relativamente fino une os lobos sobre a traqueia, em geral anteriormente à segunda e à terceira cartilagens traqueais (ver Figura 9.12). A glândula tireoide é circundada por uma **cápsula fibrosa** fina, que envia septos profundos para o interior da glândula. O tecido conjuntivo denso fixa a cápsula fibrosa à cartilagem cricóidea e às cartilagens traqueais superiores. Externamente à cápsula, encontra-se uma *bainha fascial frouxa*, formada pela parte visceral da lâmina pré-traqueal da fáscia cervical.

O rico *suprimento sanguíneo da glândula tireoide* provém das *artérias tireóideas superiores* e *inferiores*, pares (Figuras 9.13 e 9.14). Esses vasos situam-se entre a cápsula fibrosa e a bainha fascial frouxa. Em geral, os primeiros ramos da artéria carótida externa, as **artérias tireóideas superiores**, descem até os polos superiores da glândula, perfuram a glândula pré-traqueal da fáscia cervical e dividem-se em ramos anterior e posterior. As **artérias tireóideas inferiores**, que são os maiores ramos dos troncos tireocervicais, originam-se das artérias subclávias, seguem o seu trajeto em direção superior e medial, posteriormente às bainhas carótidas, até alcançar a face posterior da glândula tireoide. As artérias tireóideas superiores e inferiores direita e esquerda fazem anastomoses extensas dentro da glândula, assegurando a sua vascularização, e proporcionando uma circulação colateral potencial entre as artérias subclávia e carótida externa.

Em aproximadamente 10% dos indivíduos, uma **artéria tireóidea ima** origina-se do tronco braquiocefálico, do arco da aorta ou das artérias carótida comum, subclávia ou torácica interna direitas (ver Figura 9.13B). Essa pequena artéria ascende na face anterior da traqueia, que a supre, e continua em direção ao istmo da glândula tireoide. A possível presença dessa artéria precisa ser considerada quando são realizados procedimentos na linha mediana do pescoço, abaixo do istmo, visto que constitui uma fonte potencial de sangramento.

Três pares de veias tireóideas drenam habitualmente o **plexo tireóideo de veias** na face anterior da glândula tireoide e traqueia (ver Figura 9.13B). As **veias tireóideas superiores** acompanham as artérias tireóideas superiores e drenam os polos superiores da glândula. As **veias tireóideas médias** drenam a parte média dos lobos, e as **veias tireóideas inferiores** drenam os polos inferiores. As veias tireóideas superiores e médias drenam para as VJI, enquanto as veias tireóideas inferiores drenam para as veias braquiocefálicas, posteriormente ao manúbrio do esterno.

Os *vasos linfáticos da glândula tireoide* comunicam-se com uma rede capsular de vasos linfáticos. A partir dessa

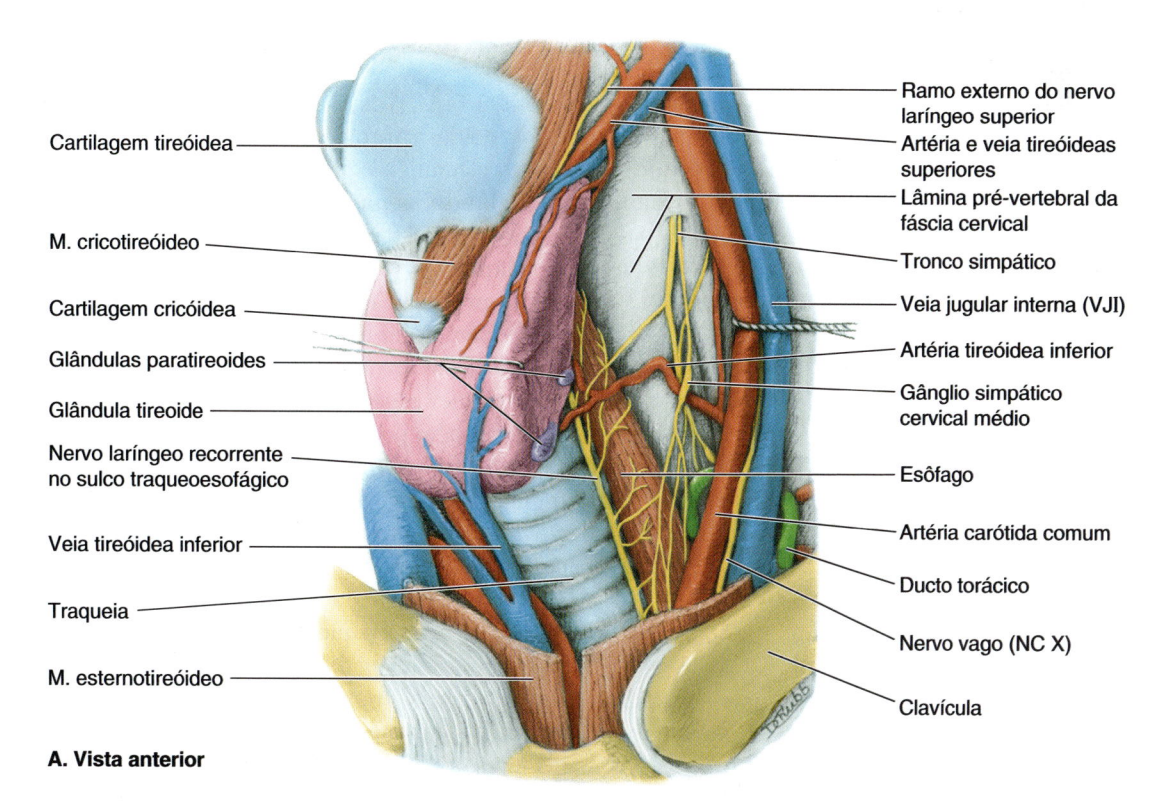

Figura 9.13 Glândulas tireoide e paratireoides e laringe. A. Dissecção do lado esquerdo da raiz do pescoço. (*continua*)

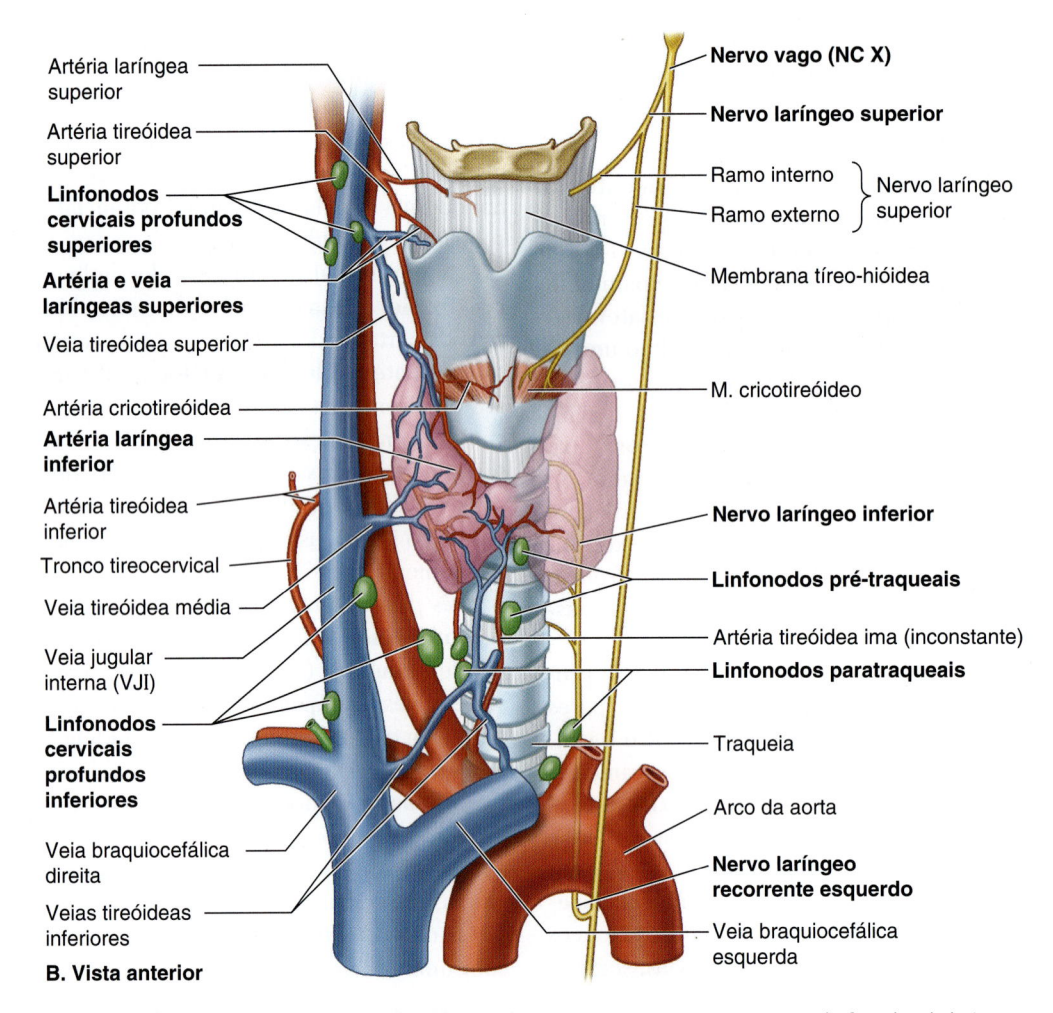

Figura 9.13 Glândulas tireoide e paratireoides e laringe. (*continuação*) **B.** Vasos, nervos e linfonodos da laringe.

rede, os vasos seguem, inicialmente, para os **linfonodos pré-laríngeos**, **pré-traqueais** e **paratraqueais**, que, por sua vez, drenam para os **linfonodos cervicais profundos superiores** e **inferiores** (ver Figura 9.14B). Inferiormente à glândula tireoide, os vasos linfáticos seguem diretamente para os *linfonodos cervicais profundos inferiores*. Alguns vasos linfáticos podem drenar para os *linfonodos braquiocefálicos* ou para o *ducto torácico*.

Os *nervos da glândula tireoide* originam-se dos *gânglios simpáticos cervicais superior, médio e inferior* (ver Figura 9.13A). Esses nervos alcançam a glândula por meio dos *plexos cardíacos* e *periarteriais tireóideos superior e inferior*, que acompanham as artérias tireóideas. Essas fibras são vasomotoras, causando constrição dos vasos sanguíneos. A secreção endócrina da glândula tireoide é regulada por hormônios da hipófise.

GLÂNDULAS PARATIREOIDES

As pequenas **glândulas paratireoides** ovais e achatadas situam-se externamente à cápsula fibrosa, na metade medial da face posterior de cada lobo da glândula tireoide (ver Figura 9.14A). A maioria das pessoas tem quatro glândulas paratireoides. Aproximadamente 5% apresentam mais de quatro glândulas, e alguns indivíduos têm apenas duas. As duas **glândulas paratireoides superiores** estão habitualmente no nível da margem inferior da cartilagem cricóidea. As **glândulas paratireoides inferiores** estão habitualmente próximas aos polos inferiores da glândula tireoide, mas podem exibir uma variedade de posições.

As *artérias tireoides inferiores* irrigam ambas as glândulas paratireoides superiores e inferiores; entretanto, essas glândulas também podem receber ramos das artérias tireóideas superiores, da artéria tireóidea ima ou das artérias laríngea, traqueal e esofágica. As **veias paratireóideas** drenam para o *plexo tireóideo de veias* da glândula tireoide e traqueia. Os *vasos linfáticos* provenientes das glândulas paratireoides drenam com os da glândula tireoide para os linfonodos cervicais profundos e paratraqueais (ver Figura 9.14B).

Os *nervos das glândulas paratireoides* originam-se dos *ramos tireóideos dos gânglios simpáticos cervicais*. Os nervos são vasomotores, mas não secretomotores, visto que essas glândulas são reguladas por hormônios.

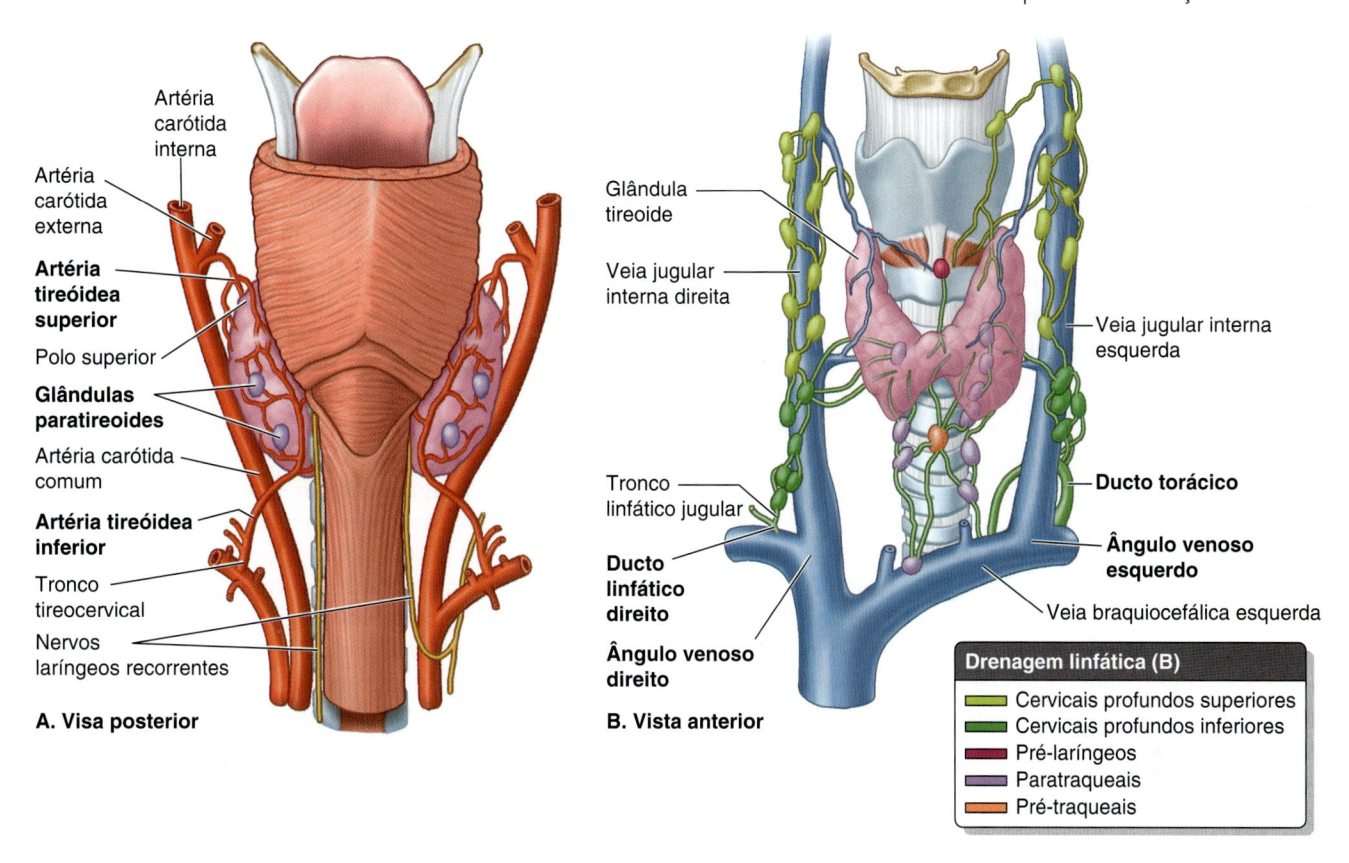

Figura 9.14 Glândulas tireoide e paratireoides. **A.** Vascularização. **B.** Drenagem venosa e linfática.

ANATOMIA CLÍNICA

Tireoidectomia

Durante uma *tireoidectomia* (p. ex., excisão da glândula tireoide com um tumor maligno), as glândulas paratireoides correm risco de serem inadvertidamente danificadas ou removidas. Essas glândulas ficam seguras durante a *tireoidectomia subtotal*, visto que a parte mais posterior da glândula tireoide é habitualmente preservada. A variabilidade na posição das glândulas paratireoides, particularmente as inferiores, faz com que essas glândulas corram risco de serem removidas durante a cirurgia na glândula tireoide. Se as glândulas paratireoides forem inadvertidamente removidas durante uma cirurgia, o paciente sofrerá de *tetania*, um grave distúrbio convulsivo. Os espasmos musculares convulsivos generalizados resultam de uma queda nos níveis sanguíneos de cálcio. Há necessidade de terapia de reposição hormonal.

Tecido tireóideo acessório

Pode haver desenvolvimento de **tecido tireóideo acessório** no pescoço, lateralmente à cartilagem tireóidea (Figura AC9.5); em geral, o tecido situa-se no músculo tíreo-hióideo. Um **lobo piramidal**, que é uma extensão de tecido tireóideo a partir da face superior do istmo, e sua continuação de tecido conjuntivo também podem conter tecido tireóideo. O tecido tireóideo acessório, como aquele de um lobo piramidal, origina-se de remanescentes do **ducto tireoglosso** – um tubo endodérmico transitório, que se estende da região posterior da língua do embrião, transportando o tecido formador da glândula tireoide para a sua extremidade distal descendente. Embora o tecido acessório possa ser funcional, ele habitualmente é muito pequeno para manter a função normal se a glândula tireoide for removida.

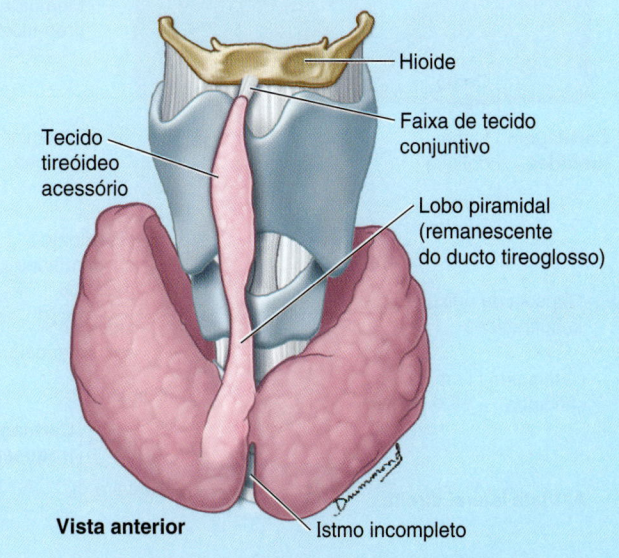

Figura AC9.5 Tecido glandular tireóideo acessório.

Camada respiratória das vísceras cervicais

As vísceras da **camada respiratória**, constituídas pela *laringe* e *traqueia*, contribuem para as funções respiratórias do corpo (ver Figura 9.12). As principais funções das vísceras respiratórias são as seguintes:

- Direcionar o ar e o alimento para o sistema respiratório e para o esôfago, respectivamente
- Fornecer uma via respiratória pérvia e uma válvula ativa, possibilitando o seu fechamento temporário
- Produzir som para que a boca (língua, dentes e lábios) o modifique em voz.

LARINGE

A **laringe**, o complexo órgão de produção da voz, situa-se na parte anterior do pescoço, no nível dos corpos das vértebras C III-C VI (ver Figura 9.1). A laringe une a parte inferior da faringe (parte oral da faringe) com a traqueia. Embora seja conhecida mais comumente pelo seu papel no mecanismo de fonação para a produção da voz, sua função mais importante consiste em proteger as vias respiratórias, particularmente durante a deglutição, quando atua como músculo esfíncter ou válvula das vias respiratórias inferiores, mantendo, assim, a perviedade das vias respiratórias.

ESQUELETO DA LARINGE

O **esqueleto da laringe** consiste em nove cartilagens unidas por ligamentos e membranas (Figura 9.15). Três cartilagens são ímpares (cartilagens tireóidea, cricóidea e epiglótica) enquanto as outras três são pares (aritenóidea, corniculada e cuneiforme).

A **cartilagem tireóidea** é a maior das cartilagens. Sua margem superior situa-se em frente à vértebra C IV. Os dois terços inferiores de suas duas **lâminas** semelhantes a placas fundem-se anteriormente no plano mediano para formar a **proeminência laríngea** ("pomo de Adão" nos homens). Acima dessa proeminência, as lâminas divergem para formar a **incisura tireóidea superior**, em forma de V (ver Figura 9.12A). A pequena **incisura tireóidea inferior** é um entalhe pouco profundo, que se localiza no meio da margem inferior da cartilagem. A margem posterior de cada lâmina projeta-se em sentido superior, como **corno superior**, e em sentido inferior, como **corno inferior** (ver Figura 9.15A). A margem superior dos cornos superiores fixa-se ao hioide pela **membrana tíreo-hióidea**. A parte mediana espessa dessa membrana forma o **ligamento tíreo-hióideo mediano**, e suas partes laterais constituem os **ligamentos tíreo-hióideos laterais**. Os cornos inferiores das cartilagens tireóideas articulam-se com as faces laterais da cartilagem cricóidea, nas **articulações cricotireóideas** (ver Figura 9.15). Os principais movimentos nessas articulações sinoviais consistem em rotação e deslizamento da cartilagem tireóidea, resultando em mudanças no comprimento e na tensão das pregas vocais.

A **cartilagem cricóidea** forma um anel completo em torno da via respiratória e constitui a única cartilagem do sistema respiratório a fazê-lo. Essa cartilagem tem a forma de anel de sinete, com o aro voltado anteriormente. A parte posterior (sinete) da cartilagem cricóidea é a *lâmina*, enquanto a parte anterior (aro) é o *arco*. A cartilagem cricóidea é muito menor, porém mais espessa e mais forte do que a cartilagem tireóidea. A cartilagem cricóidea está fixada à margem inferior da cartilagem tireóidea pelo **ligamento cricotireóideo mediano** e na primeira cartilagem da traqueia por meio do **ligamento cricotraqueal** (ver Figura 9.15). No local onde a

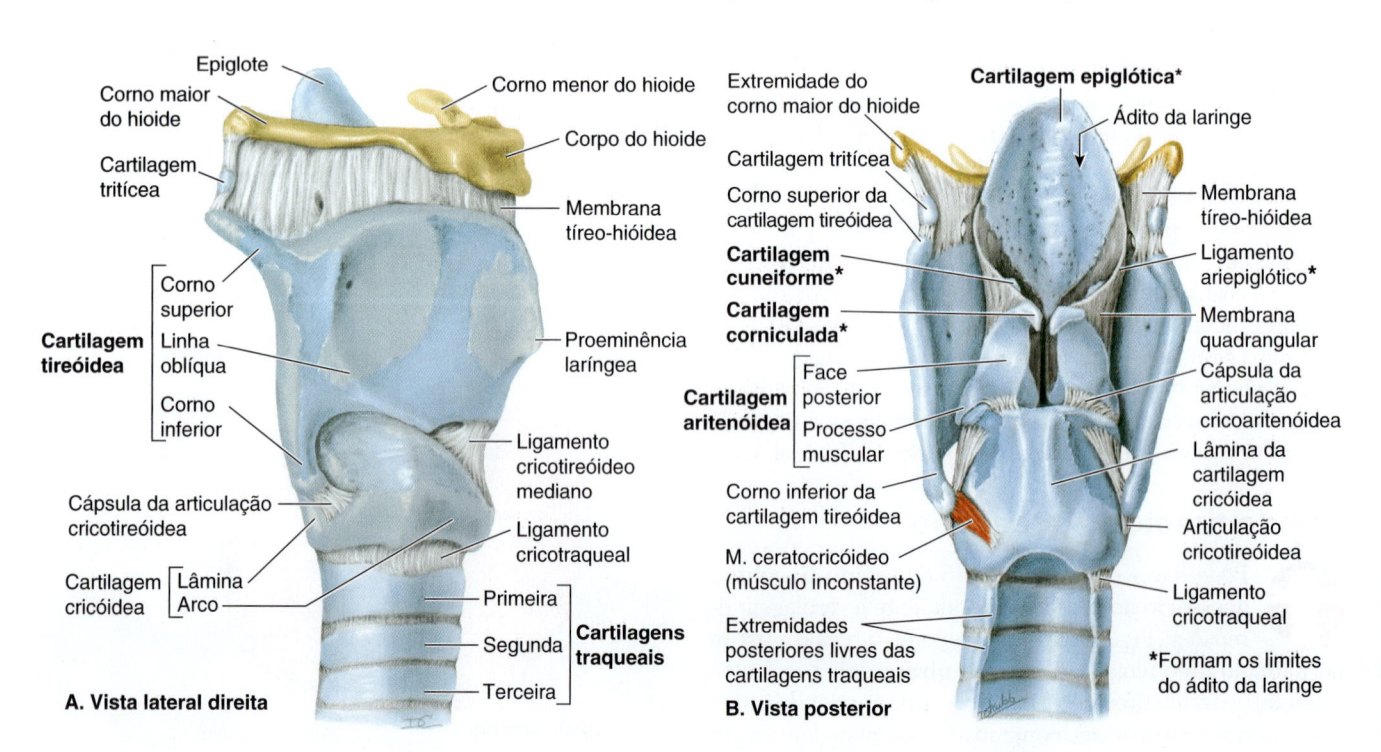

Figura 9.15 Esqueleto da laringe e ligamentos e membranas associados.

ANATOMIA DE SUPERFÍCIE

Laringe

O hioide, um osso em formato de U, situa-se superiormente à cartilagem tireóidea, no nível das vértebras C IV e C V (Figura AS9.2). A proeminência laríngea é produzida pela fusão das *lâminas da cartilagem tireóidea*, que se encontram no plano mediano. A cartilagem cricóidea pode ser palpada inferiormente à proeminência laríngea. Situa-se no nível da vértebra C VI. As cartilagens traqueais ou **anéis cartilagíneos** são palpáveis na parte inferior do pescoço. As segunda, terceira e quarta cartilagens traqueais não podem ser palpadas, devido à presença do **istmo da tireoide**, que une os lobos direito e esquerdo da glândula, cobrindo-os. A primeira cartilagem traqueal situa-se imediatamente acima do istmo.

Legenda			
C	Cartilagem cricóidea	LD	Lobo direito da glândula tireoide
H	Hioide	I	Istmo
PI	Polo inferior do lobo	PS	Polo superior do lobo
LE	Lobo esquerdo da glândula tireoide	T	Cartilagem tireóidea
P	Proeminência laríngea	*	Cartilagens traqueais

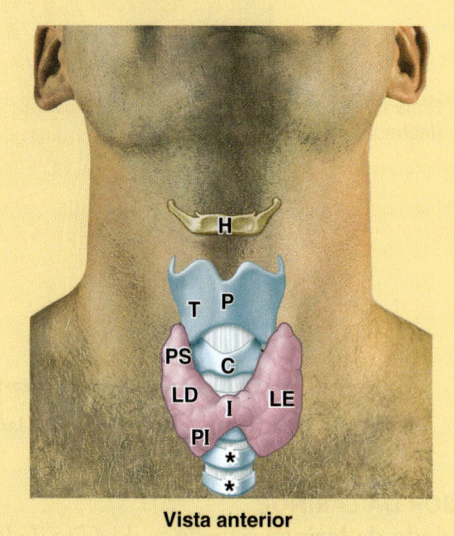

Vista anterior

Figura AS9.2 Anatomia de superfície da laringe e da glândula tireoide.

laringe está mais próxima da pele e mais acessível, o ligamento cricotireóideo mediano pode ser sentido como um ponto mole durante a palpação abaixo da cartilagem tireóidea.

As **cartilagens aritenóideas** são cartilagens piramidais pares, com três lados, que se articulam com as partes laterais da margem superior da lâmina da cartilagem cricóidea. Cada cartilagem possui um ápice superior, um processo vocal anterior e um grande processo muscular, que se projeta lateralmente a partir de sua base (ver Figura 9.15B). O **ápice** de cada cartilagem aritenóidea sustenta a cartilagem corniculada e fixa-se à prega ariepiglótica. O **processo vocal** fornece a fixação posterior para o ligamento vocal (ver Figuras 9.17 e 9.18A, mais adiante), e o **processo muscular** atua como alavanca à qual estão fixados os músculos cricoaritenóideos posterior e lateral.

As **articulações cricoaritenóideas**, que estão localizadas entre as bases das cartilagens aritenóideas e as faces superiores laterais da lâmina da cartilagem cricóidea, possibilitam o deslizamento das cartilagens aritenóideas, aproximando-as ou afastando-as uma da outra, bem como as inclinações anterior e posterior e a sua rotação. Esses movimentos são importantes na aproximação, no tensionamento e no relaxamento das pregas vocais. Os **ligamentos vocais** elásticos estendem-se da junção das lâminas da cartilagem tireóidea, anteriormente, até o processo vocal da cartilagem aritenóidea, posteriormente (Figuras 9.16 e 9.17). Os ligamentos vocais formam o esqueleto submucoso das pregas vocais. Os ligamentos vocais consistem na margem livre e espessada do **cone elástico** ou **membrana cricovocal** (Figura 9.18A). As partes da membrana cricovocal, que se estendem lateralmente entre as pregas vocais e a margem superior da cartilagem cricóidea, são os **ligamentos cricotireóideos laterais**. O cone elástico fibroelástico funde-se, anteriormente, com o *ligamento cricotireóideo mediano*. O *cone elástico* e a túnica mucosa sobrejacente fecham a abertura para a traqueia, com exceção da **rima da glote**, central (abertura entre as pregas vocais).

A **cartilagem epiglótica**, que consiste em cartilagem elástica, confere flexibilidade à **epiglote** (ver Figuras 9.17 e 9.18A). Trata-se de uma cartilagem cordiforme (com formato de coração), coberta por túnica mucosa. A cartilagem epiglótica, situada posteriormente à raiz da língua e ao hioide e anteriormente ao **ádito da laringe**, forma a parte superior da parede anterior e a margem superior do ádito. Sua extremidade superior larga é livre, enquanto a sua extremidade inferior afilada, o **pecíolo epiglótico**, está fixada ao ângulo formado pelas lâminas tireóideas e pelo **ligamento tireoepiglótico** (ver Figura 9.18A).

O **ligamento hioepiglótico** fixa a parte anterior da cartilagem epiglótica ao hioide. A **membrana quadrangular**, uma lâmina submucosa fina de tecido conjuntivo, estende-se entre as faces laterais das cartilagens aritenóidea e epiglótica (ver Figura 9.17). Sua margem inferior livre constitui o **ligamento vestibular**, que é coberto frouxamente por túnica mucosa para formar a **prega vestibular** (ver Figuras 9.16 e 9.17). Essa prega situa-se acima da prega vocal e estende-se da cartilagem tireóidea até a cartilagem aritenóidea. A margem superior livre da membrana quadrangular forma o **ligamento ariepiglótico**, que é coberto por túnica mucosa para formar a **prega ariepiglótica**.

As **cartilagens corniculada** e **cuneiforme** aparecem como pequenos nódulos na parte posterior das pregas ariepiglóticas (ver Figuras 9.15 e 9.17). As *cartilagens corniculadas* fixam-se aos ápices das cartilagens aritenóideas; as *cartilagens cuneiformes* não se fixam diretamente a outras cartilagens.

A. Corte coronal, vista posterior

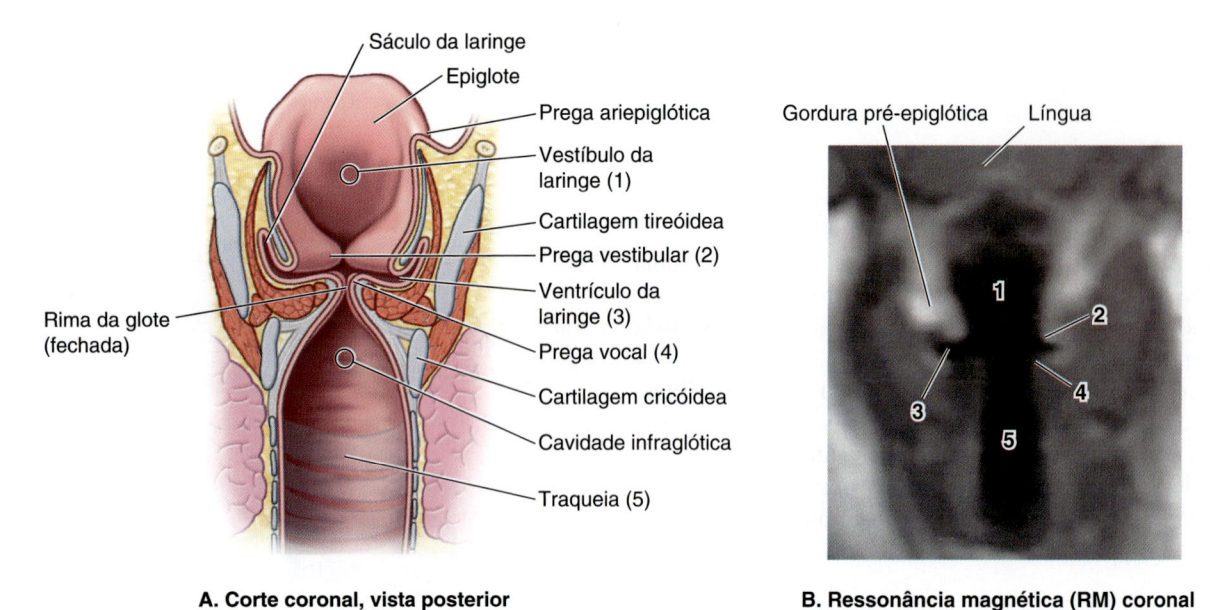

B. Ressonância magnética (RM) coronal

Figura 9.16 Interior e compartimentos da laringe. A. Corte coronal. B. RM coronal. Os números em B referem-se aos de A.

INTERIOR DA LARINGE

A **cavidade da laringe** estende-se do *ádito da laringe*, por meio do qual se comunica com a *parte laríngea da faringe*, até o nível da margem inferior da cartilagem cricóidea. Nessa região, a cavidade da laringe é contínua com o lúmen da traqueia. A cavidade da laringe inclui as seguintes estruturas (ver Figura 9.16):

- O **vestíbulo da laringe**, entre o ádito da laringe e as pregas vestibulares
- A **parte média da cavidade da laringe**, a cavidade central (via respiratória) entre as pregas vestibulares e vocais
- O **ventrículo da laringe**, isto é, recessos que se estendem lateralmente a partir da parte média da cavidade da laringe, entre as pregas vestibulares e vocais. O **sáculo**

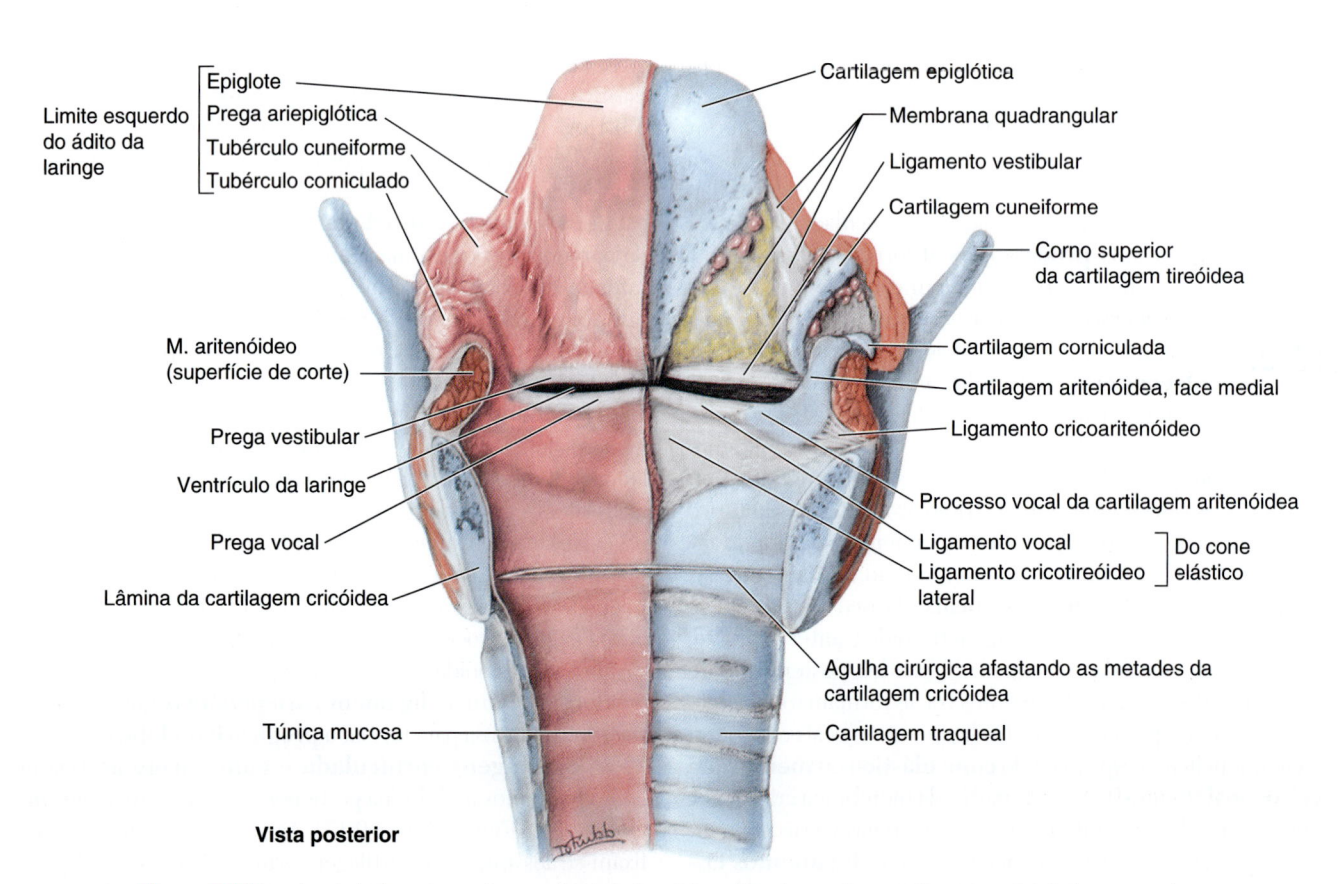

Vista posterior

Figura 9.17 Interior da laringe. A parede posterior da laringe foi seccionada no plano mediano, e os dois lados, separados.

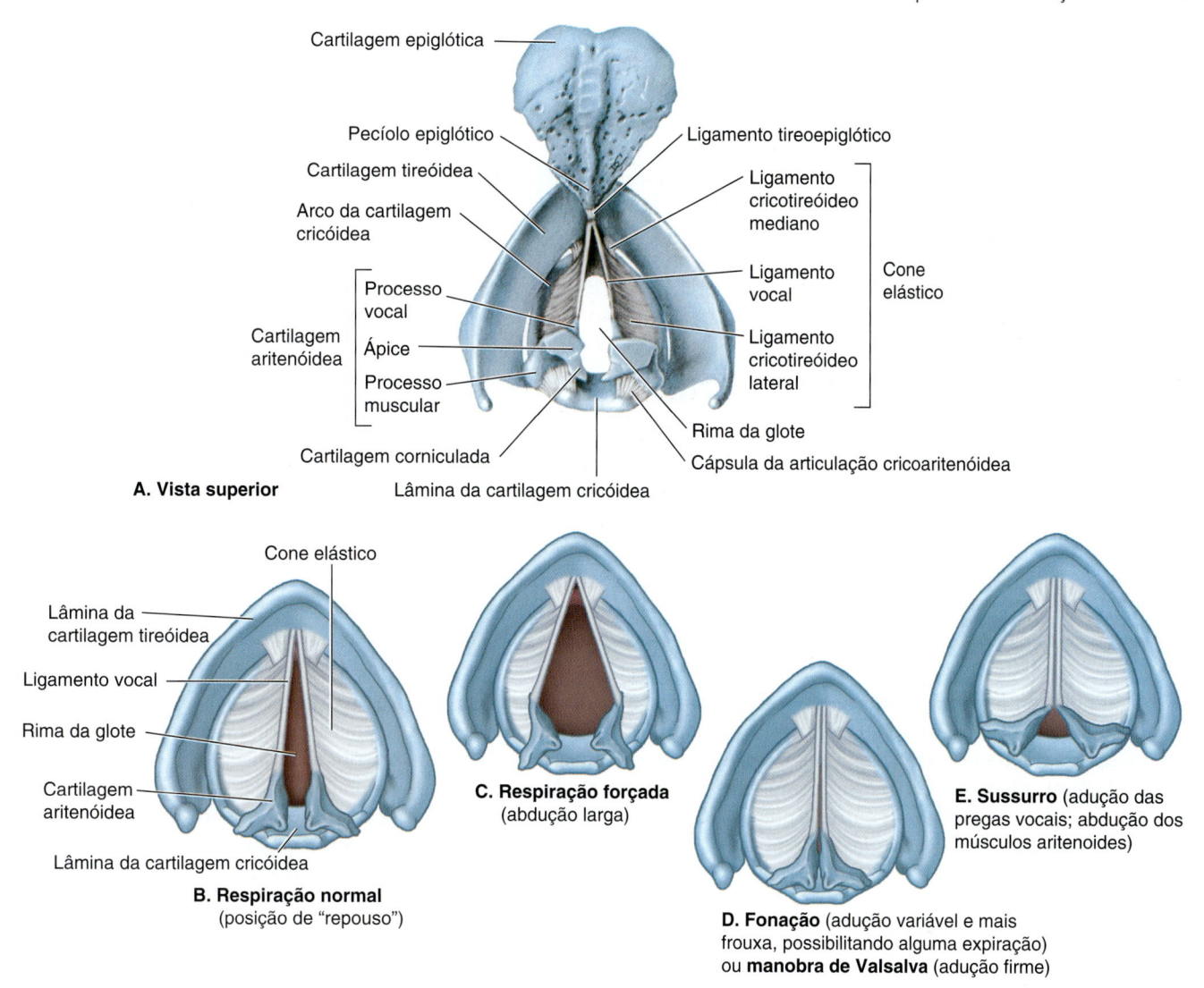

Figura 9.18 Rima da glote. **A.** Cone elástico. **B a E.** Variação no formato da rima da glote. A forma da rima da glote varia de acordo com a posição das pregas vocais.

da laringe é uma bolsa cega, que se abre em cada ventrículo e que é revestida por glândulas mucosas
- A **cavidade infraglótica**, a cavidade inferior da laringe, situada entre as pregas vocais e a margem inferior da cartilagem cricóidea, onde é contínua com o lúmen da traqueia.

As **pregas vocais** (cordas vocais verdadeiras) controlam a produção do som. O ápice de cada prega cuneiforme projeta-se medialmente na cavidade da laringe (ver Figuras 9.16 a 9.18). Cada prega vocal contém:

- O *ligamento vocal*, constituído por tecido elástico espesso, que é a margem livre medial do cone elástico
- O **músculo vocal**, formado por fibras musculares excepcionalmente finas, de localização imediatamente lateral e que terminam a intervalos em relação ao comprimento dos ligamentos vocais (Tabela 9.6).

As *pregas vocais* constituem a fonte dos sons (tons) que se originam da laringe. As pregas vocais produzem vibrações audíveis quando suas margens livres estão estreitamente (mas não firmemente) apostas durante a fonação, e o ar é expirado intermitentemente com força. As pregas vocais também atuam como principal esfíncter inspiratórios da laringe quando estão firmemente fechadas. A adução completa das pregas forma um esfíncter efetivo, que impede a entrada de ar.

A **glote** (aparelho vocal da laringe) compreende as pregas e os processos vocais, juntamente com a *rima da glote*. O formato da rima (L. fenda) varia de acordo com a posição das pregas vocais. Durante a respiração normal, a rima é estreita e cuneiforme (ver Figura 9.18B); durante a respiração forçada, é larga e assume a forma de uma pipa (ver Figura 9.18C). A rima da glote assemelha-se a uma fenda quando as pregas vocais são estreitamente aproximadas durante a fonação (ver Figura 9.18D). A variação na tensão e no comprimento das pregas vocais, na largura da rima da glote e na intensidade do esforço expiratório produz mudanças na altura da voz. A menor amplitude de altura da voz dos homens na pós-puberdade resulta do aumento da proeminência laríngea em consequência do maior comprimento das pregas vocais.

As pregas vestibulares (cordas vocais falsas), que se estendem entre a face posterior da proeminência laríngea e as cartilagens aritenóideas (ver Figuras 9.16 e 9.17), desempenha

Tabela 9.6 Músculos da laringe.

Músculo	Origem	Inserção	Inervação	Ações principais
Cricotireóideo	Parte anterior lateral da cartilagem cricóidea	Margem inferior e corno inferior da cartilagem tireóidea	Ramo externo do nervo laríngeo superior (do NC X)	Estende e tensiona o ligamento vocal
Tireoaritenóideo[a]	Metade inferior da face posterior do ângulo da lâmina da cartilagem tireóidea e ligamento cricotireóideo	Face anterior lateral da cartilagem aritenóidea	Nervo laríngeo inferior (parte terminal do nervo laríngeo recorrente, do NC X)	Relaxa o ligamento vocal
Cricoaritenóideo posterior	Face posterior da lâmina da cartilagem cricóidea	Processo vocal da cartilagem aritenóidea		Abdução das pregas vocais
Cricoaritenóideo lateral	Arco da cartilagem cricóidea			Adução das pregas vocais (parte interligamentar)
Aritenóideos transverso e oblíquo[b]	Uma cartilagem aritenóidea	Cartilagem aritenóidea contralateral		Adução das cartilagens aritenóideas (com adução da parte intercartilagínea das pregas vocais, fechando a parte posterior da rima da glote)
Vocal[c]	Face lateral do processo vocal da cartilagem aritenóidea	Ligamento vocal ipsilateral		Relaxamento da parte posterior do ligamento vocal, enquanto mantém (ou aumenta) a tensão da parte anterior

[a]As fibras superiores dos músculos tireoaritenóideos seguem para dentro da prega ariepiglótica, e algumas delas alcançam a cartilagem epiglótica; essas fibras constituem o músculo tireoepiglótico, que alarga o ádito da laringe.
[b]Algumas fibras dos músculos aritenóideos oblíquos continuam como músculos ariepiglóticos.
[c]Essa alça muscular fina situa-se medialmente ao músculo tireoaritenóideo e é composta de fibras mais finas que as deste músculo.

pouco ou nenhum papel na produção da voz. Essas pregas desempenham uma função protetora. Consistem em duas pregas espessas de túnica mucosa que envolvem os *ligamentos vestibulares*. O espaço entre esses ligamentos é a *rima do vestíbulo*. Os recessos laterais entre as pregas vocais e as pregas vestibulares são os *ventrículos da laringe*.

MÚSCULOS DA LARINGE

Os músculos da laringe são divididos em grupos extrínseco e intrínseco:

- Os **músculos extrínsecos da laringe** movem a laringe como um todo (ver Tabela 9.4) Os *músculos infra-hióideos* abaixam o hioide e a laringe, enquanto os *músculos supra-hióideos* e *estilofaríngeos* são músculos elevadores do hioide e da laringe
- Os **músculos intrínsecos da laringe** movem partes da laringe, alterando o comprimento e a tensão das pregas vocais, bem como o tamanho e o formato da rima da glote. Todos os músculos intrínsecos da laringe, com exceção de um, são inervados pelo *nervo laríngeo recorrente* (Figura 9.19), um ramo do NC X. O músculo cricotireóideo é inervado pelo ramo externo, um dos dois ramos terminais do *nervo laríngeo superior* (ver Figura 9.19). As ações dos músculos intrínsecos da laringe estão ilustradas na Figura 9.20 e descritas na Tabela 9.6.

VASOS DA LARINGE

As *artérias laríngeas*, que são ramos das artérias tireóideas superior e inferior, irrigam a laringe (ver Figura 9.13B). A artéria laríngea superior acompanha o ramo interno do nervo laríngeo superior pela membrana tíreo-hióidea e ramifica-se para irrigar a face interna da laringe. A artéria laríngea inferior, um ramo da artéria tireóidea inferior, acompanha o nervo laríngeo inferior (parte terminal do nervo laríngeo recorrente) e supre a túnica mucosa e os músculos que se encontram na parte inferior da laringe.

As *veias laríngeas* acompanham as artérias laríngeas (ver Figura 9.13B). A **veia laríngea superior** une-se habitualmente à veia tireóidea superior e, por meio dela, drena para a VJI. A **veia laríngea inferior** une-se à veia tireóidea inferior ou ao plexo tireóideo de veias, na face anterior da traqueia, que desemboca na veia braquiocefálica esquerda.

Os *vasos linfáticos da laringe*, situados acima das pregas vocais, acompanham a artéria laríngea superior pela membrana tíreo-hióidea e drenam para os *linfonodos cervicais profundos superiores* (ver Figura 9.14B). Os vasos linfáticos abaixo das pregas vocais drenam para os *linfonodos pré-traqueais* ou *paratraqueais*, que drenam para os linfonodos cervicais profundos inferiores.

NERVOS DA LARINGE

Os *nervos da laringe* incluem os *ramos laríngeos superior* e *inferior do nervo vago* (ver Figura 9.19). O nervo laríngeo superior origina-se do gânglio inferior do nervo vago e divide-se em dois ramos terminais dentro da bainha carótica: o *ramo interno* (sensitivo e autônomo) e o *ramo externo* (motor) do *nervo laríngeo superior*.

O **ramo interno do nervo laríngeo superior**, o maior ramo terminal do nervo laríngeo superior, perfura a membrana tíreo-hióidea com a artéria laríngea superior, fornecendo fibras sensitivas para a túnica mucosa laríngea do vestíbulo da laringe e cavidade média da laringe, incluindo a face superior das pregas vocais.

O **ramo externo do nervo laríngeo superior** desce posteriormente ao músculo esternotireóideo, acompanhado da artéria tireóidea superior. No início, o ramo externo situa-se sobre o músculo constritor inferior da faringe; em

Capítulo 9 • Pescoço 627

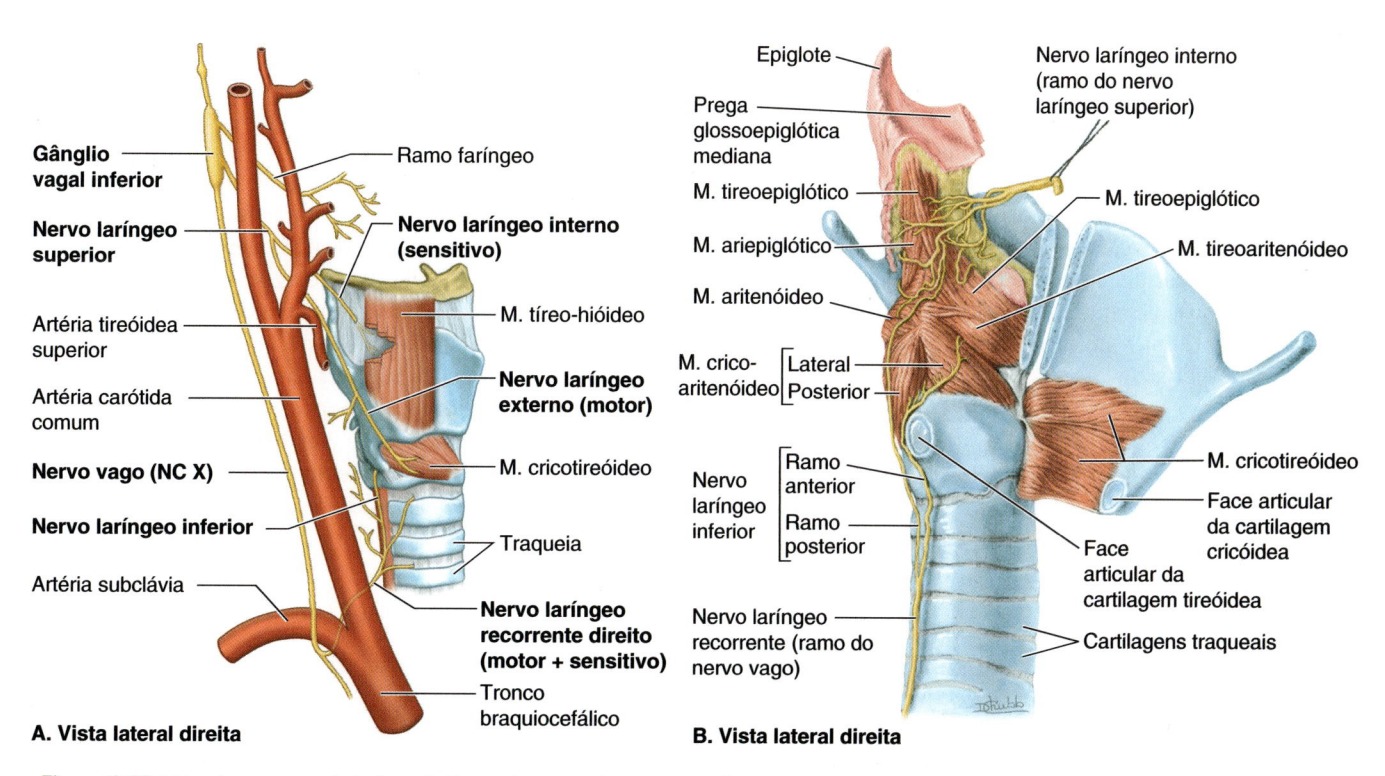

Figura 9.19 Músculos e nervos da laringe. **A.** Ramos laríngeos do nervo vago direito. **B.** Músculos e nervos. A lâmina direita da cartilagem tireóidea está girada anteriormente (como ao abrir um livro).

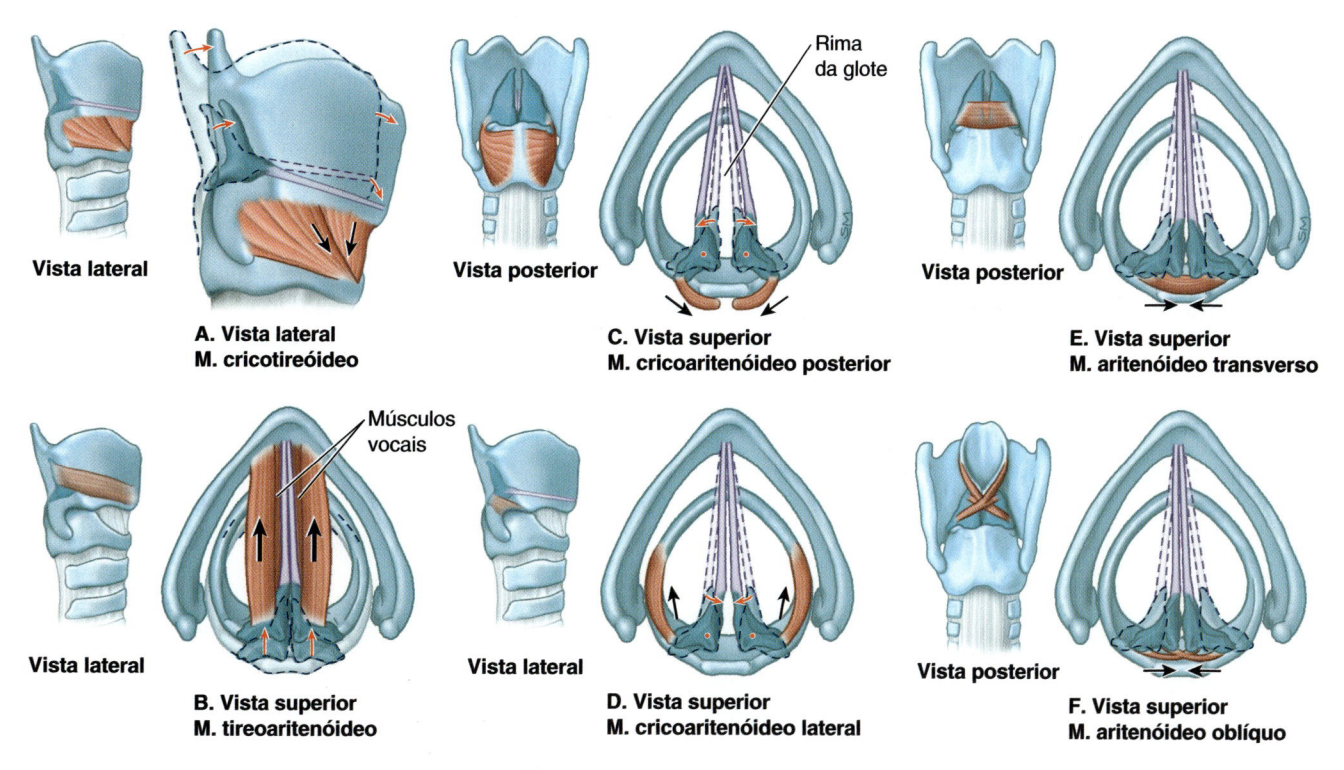

Figura 9.20 Músculos da laringe.

seguida, perfura o músculo, contribuindo para sua inervação (com o plexo faríngeo) e continua para inervar o músculo cricotireóideo.

O **nervo laríngeo inferior**, a continuação do *nervo laríngeo recorrente* (um ramo do nervo vago) inerva todos os músculos intrínsecos da laringe, com exceção do músculo cricotireóideo, que é suprido pelo ramo externo do nervo laríngeo superior. Além disso, fornece fibras sensitivas para a túnica mucosa da cavidade infraglótica. O nervo laríngeo inferior entra na laringe, seguindo profundamente à margem inferior do músculo constritor inferior da faringe. Divide-se em ramos anterior e posterior, que acompanham a artéria laríngea inferior até a laringe.

TRAQUEIA

A **traqueia**, que se estende da extremidade inferior da laringe até o tórax, termina no nível do ângulo do esterno, onde se divide em brônquios principais direito e esquerdo (ver Figura 9.13). O desvio da traqueia da linha mediana frequentemente sinaliza a presença de algum processo patológico. Nos adultos, a traqueia apresenta um diâmetro de aproximadamente 2,5 cm, ao passo que, nos lactentes, tem o diâmetro de um lápis.

A traqueia é um tubo fibrocartilagíneo e é sustentada por cartilagens **(anéis) traqueais** incompletas. As cartilagens são deficientes posteriormente, onde a traqueia fica adjacente ao esôfago (ver Figura 9.12B). As cartilagens mantêm a traqueia pérvia. O espaço posterior existente nas cartilagens traqueais é ocupado pelo **músculo traqueal**, involuntário, um músculo liso que une as extremidades das cartilagens traqueais.

Lateralmente à traqueia estão as artérias carótidas comuns e os lobos da glândula tireoide (ver Figura 9.13B). Inferiormente ao istmo da glândula tireoide, estão o arco venoso jugular e as veias tireóideas inferiores.

ANATOMIA CLÍNICA

Lesão dos nervos laríngeos

Os nervos laríngeos inferiores são vulneráveis à lesão durante a *tireoidectomia* e outras intervenções cirúrgicas nos trígonos cervicais anteriores. Como o nervo laríngeo inferior inerva os músculos que movem a prega vocal, a sua lesão resulta em *paralisia da prega vocal*. A voz é inicialmente deficiente, visto que a prega vocal paralisada não consegue realizar a adução para encontrar a prega vocal normal. Quando ocorre paralisia bilateral das pregas vocais, a voz quase desaparece, visto que as pregas vocais ficam imóveis, em uma posição ligeiramente mais estreita que a posição respiratória neutra habitual. As pregas vocais não conseguem ser aduzidas para a fonação, nem podem ser abduzidas para aumentar a respiração, resultando em *estridor* (respiração ruidosa), que é frequentemente acompanhada de ansiedade. A lesão do ramo externo do nervo laríngeo superior resulta em uma voz de caráter monótono, visto que o músculo cricotireóideo paralisado, que é inervado pelo nervo, é incapaz de variar o comprimento e a tensão da prega vocal.

A *rouquidão* constitui o sintoma mais comum de distúrbios graves da laringe, como carcinoma das pregas vocais.

Fratura do esqueleto da laringe

As *fraturas da laringe* podem resultar de golpes recebidos em esportes, como *kickboxing* e hóquei, ou de compressão pelo cinto de segurança em um acidente de automóvel. As fraturas da laringe provocam hemorragia submucosa e edema, obstrução respiratória, rouquidão e, algumas vezes, incapacidade temporária de falar. As cartilagens tireóidea e cricóidea e a maior parte da cartilagem aritenóidea frequentemente se ossificam com o avanço da idade, começando aproximadamente aos 25 anos de idade na cartilagem tireóidea.

Aspiração de corpos estranhos

Um corpo estranho, como um pedaço de carne, pode ser acidentalmente *aspirado* através do ádito da laringe para dentro do vestíbulo da laringe, onde fica retido acima das pregas vestibulares. Quando o objeto estranho entra no vestíbulo da laringe, os músculos da laringe sofrem espasmo, tensionando as pregas vocais. Ocorre fechamento da rima da glote, e nenhum ar entra na traqueia. Ocorre *asfixia*, e o indivíduo pode morrer em aproximadamente 5 minutos em consequência da falta de oxigênio se a obstrução não for removida. É preciso aplicar medidas de emergência para desobstruir a via respiratória.

O procedimento utilizado depende da condição do paciente, dos recursos disponíveis e da experiência da pessoa que fornece os primeiros socorros. Como os pulmões ainda contêm ar, a súbita compressão do abdome (*manobra de Heimlich*) provoca elevação do diafragma e compressão dos pulmões, expelindo o ar da traqueia para a laringe (Figura AC9.6). Essa manobra habitualmente expulsa o alimento ou outro material da laringe.

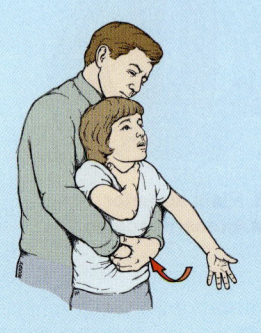

Figura AC9.6 Manobra de Heimlich.

Traqueostomia

A incisão transversal da pele do pescoço e da parede anterior da traqueia (*traqueostomia*) estabelece uma via respiratória em pacientes com obstrução das vias respiratórias superiores ou insuficiência respiratória. Os músculos infra-hióideos são retraídos lateralmente, e o istmo da glândula tireoide é seccionado ou retraído superiormente. Efetua-se uma abertura na traqueia, entre a primeira e a segunda cartilagens traqueais ou através da segunda, terceira e quarta cartilagens. Em seguida, um *tubo de traqueostomia* é inserido na traqueia e fixado (Figura AC9.7). Para evitar complicações durante a traqueostomia, as seguintes relações anatômicas são importantes:

- As veias tireóideas inferiores originam-se de um plexo venoso na glândula tireoide e descem anteriormente à traqueia
- Verifica-se a presença de uma pequena artéria tireóidea ima em aproximadamente 10% dos indivíduos; essa artéria ascende a partir do tronco braquiocefálico ou do arco da aorta até o istmo da glândula tireoide
- A veia braquiocefálica esquerda, o arco venoso jugular e as pleuras podem ser encontrados, particularmente em recém-nascidos e crianças
- O timo cobre a parte inferior da traqueia nos recém-nascidos e nas crianças
- A traqueia é pequena, móvel e mole em lactentes, o que facilita a secção de sua parede posterior e a lesão do esôfago.

Laringoscopia

A *laringoscopia* é o procedimento utilizado para examinar o interior da laringe. A laringe pode ser examinada visualmente por meio de *laringoscopia indireta*, utilizando um espelho laríngeo, ou pode ser vista por meio de *laringoscopia direta*, utilizando um instrumento endoscópico tubular, o *laringoscópio*. As pregas vestibulares e as pregas vocais podem ser observadas (Figuras B9.8).

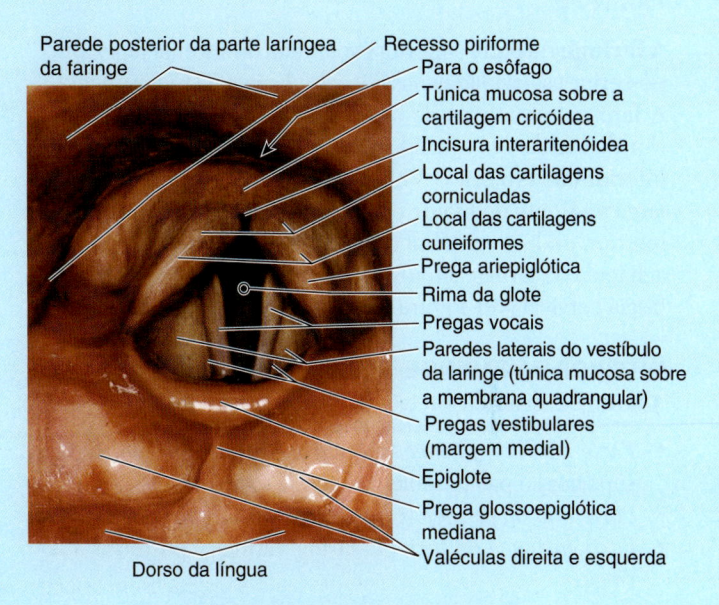

Figura AC9.8 Exame laringoscópico.

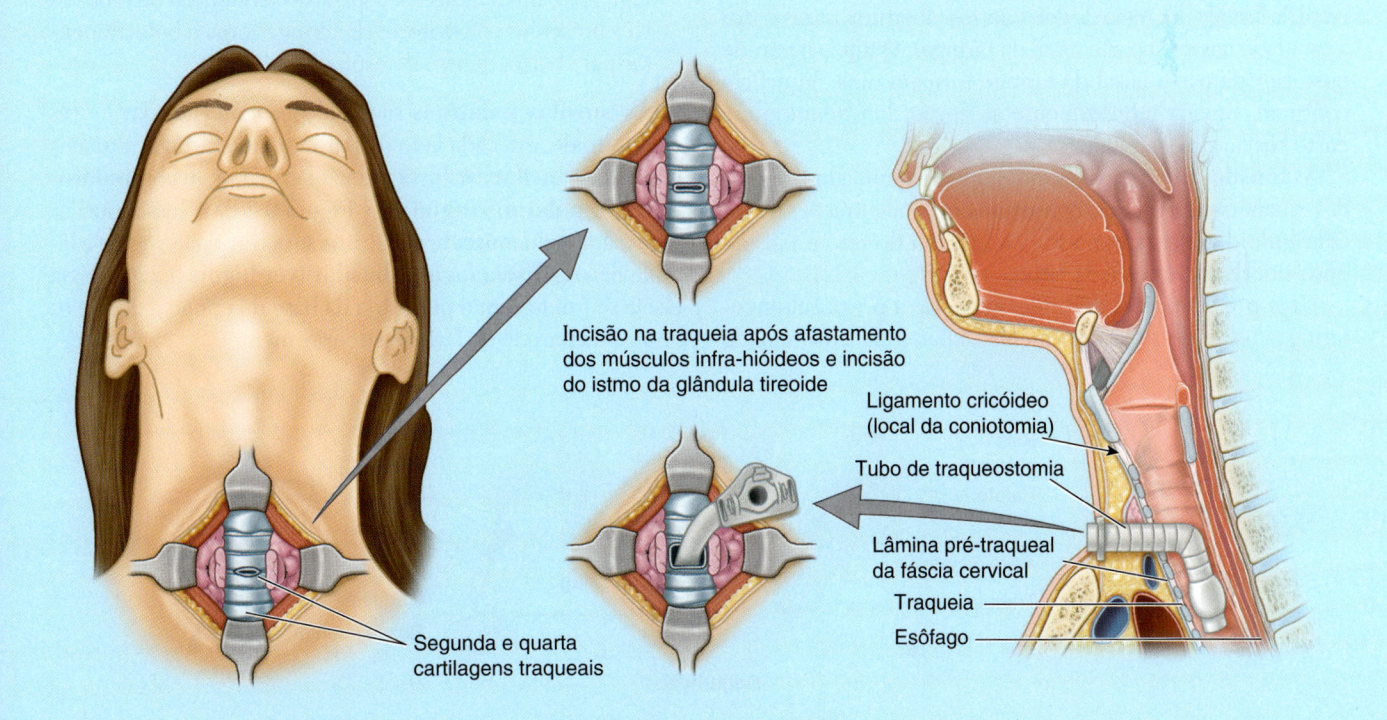

Figura AC9.7 Traqueostomia.

Camada alimentar das vísceras cervicais

As vísceras **da camada alimentar** participam nas funções digestivas do corpo. Embora a *faringe* conduza ar para a laringe, a traqueia e os pulmões, seus músculos constritores direcionam (e a epiglote desvia) o alimento para o esôfago (Figura 9.21). O *esôfago*, que também está envolvido na propulsão do alimento, constitui o início do *canal alimentar* (sistema digestório).

FARINGE

A **faringe** é a parte superior expandida do sistema digestório; posterior às cavidades nasal, oral e laríngea (Figura 9.22A). A faringe estende-se da base do crânio até a margem inferior da cartilagem cricóidea, anteriormente, e até a margem inferior da vértebra C VI, posteriormente. A faringe é mais larga na frente do hioide e mais estreita em sua extremidade inferior, onde é contínua com o esôfago. A parede posterior achatada da faringe situa-se contra a lâmina pré-vertebral da fáscia cervical (ver Figura 9.2A).

INTERIOR DA FARINGE

A faringe é dividida em três partes:

- *Parte nasal da faringe* (nasofaringe), posterior ao nariz e superior ao palato mole
- *Parte oral da faringe* (orofaringe), posterior à boca
- *Parte laríngea da faringe* (laringofaringe), posterior à laringe.

A **parte nasal da faringe**, que constitui a extensão posterior das cavidades nasais, desempenha uma função respiratória (ver Figura 9.22). As cavidades nasais abrem-se na parte nasal da faringe por meio de dois **cóanos** (aberturas pares entre a cavidade nasal e a parte nasal da faringe). O teto e a parede posterior da parte nasal da faringe formam uma superfície contínua, situada inferiormente ao corpo do esfenoide e à parte basilar do occipital.

As **tonsilas faríngeas** (comumente denominadas adenoides, quando aumentadas) consistem em concentrações de tecido linfoide agregado na túnica mucosa do teto e parede posterior da parte nasal da faringe (ver Figura 9.22B).

Uma prega vertical de túnica mucosa, a prega salpingofaríngea, estende-se inferiormente, a partir da extremidade medial da tuba auditiva (Figura 9.23B). Essa prega cobre o **músculo salpingofaríngeo** (ver Figura 9.22C), que abre o óstio faríngeo da tuba auditiva durante a deglutição. A coleção de tecido linfoide na túnica submucosa da faringe, próximo ao óstio faríngeo da tuba auditiva, é a **tonsila tubária** (ver Figura 9.23C). Posteriormente ao **toro** (elevação) **tubário** e à prega salpingofaríngea, encontra-se uma extensão lateral da faringe, semelhante a uma fenda, denominada **recesso faríngeo**, que se estende lateral e posteriormente (ver Figura 9.22B).

A **parte oral da faringe** desempenha uma função digestiva. É limitada pelo palato mole, superiormente, pela base da língua, inferiormente, e pelos arcos palatoglosso e palatofaríngeo, lateralmente (ver Figuras 9.22 e 9.23). Estende-se do palato mole até a margem superior da epiglote.

A **deglutição** refere-se ao processo que transfere o bolo alimentar (pedaço mastigado) da boca até o estômago por meio da faringe e do esôfago. O alimento sólido é mastigado e misturado com saliva para formar um bolo macio, que é mais fácil de deglutir. A deglutição ocorre em três estágios (ver Figura 9.21):

- *Estágio 1*: voluntário; o bolo é comprimido contra o palato e empurrado da boca para a parte oral da faringe, principalmente por movimentos coordenados dos músculos da língua e do palato mole
- *Estágio 2*: involuntário e rápido; o palato mole é elevado, fechando e separando a parte nasal da faringe das partes oral e laríngea da faringe. A faringe torna-se larga e curta para receber o bolo alimentar, enquanto os músculos supra-hióideos e longitudinais da faringe se contraem, elevando a laringe
- *Estágio 3*: involuntário; a contração sequencial de todos os três músculos constritores da faringe força o bolo alimentar para baixo, dentro do esôfago.

As **tonsilas palatinas** são coleções concentradas de tecido linfoide, em cada lado da parte oral da faringe, situadas na **fossa tonsilar**. A fossa situa-se entre os **arcos palatoglosso** e **palatofaríngeo** (ver Figura 9.23). A fossa tonsilar é formada pelo músculo constritor superior da faringe e a lâmina fina da **fáscia faringobasilar** (ver Figura 9.22C). Essa fáscia se funde com o periósteo da base do crânio e define os limites da parede da faringe superiormente.

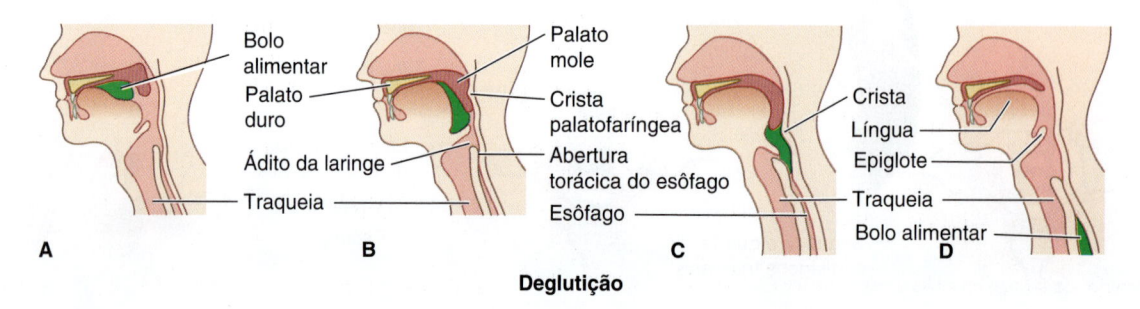

Figura 9.21 Deglutição. **A.** O bolo alimentar é comprimido na parte posterior da cavidade oral, empurrando a língua contra o palato. **B.** A parte nasal da faringe é fechada, e a laringe é elevada, aumentando a faringe para receber o alimento. **C.** Ocorre contração sequencial dos músculos esfíncteres da faringe, comprimindo o alimento em direção ao esôfago. **D.** O bolo alimentar move-se para baixo no esôfago por contrações peristálticas.

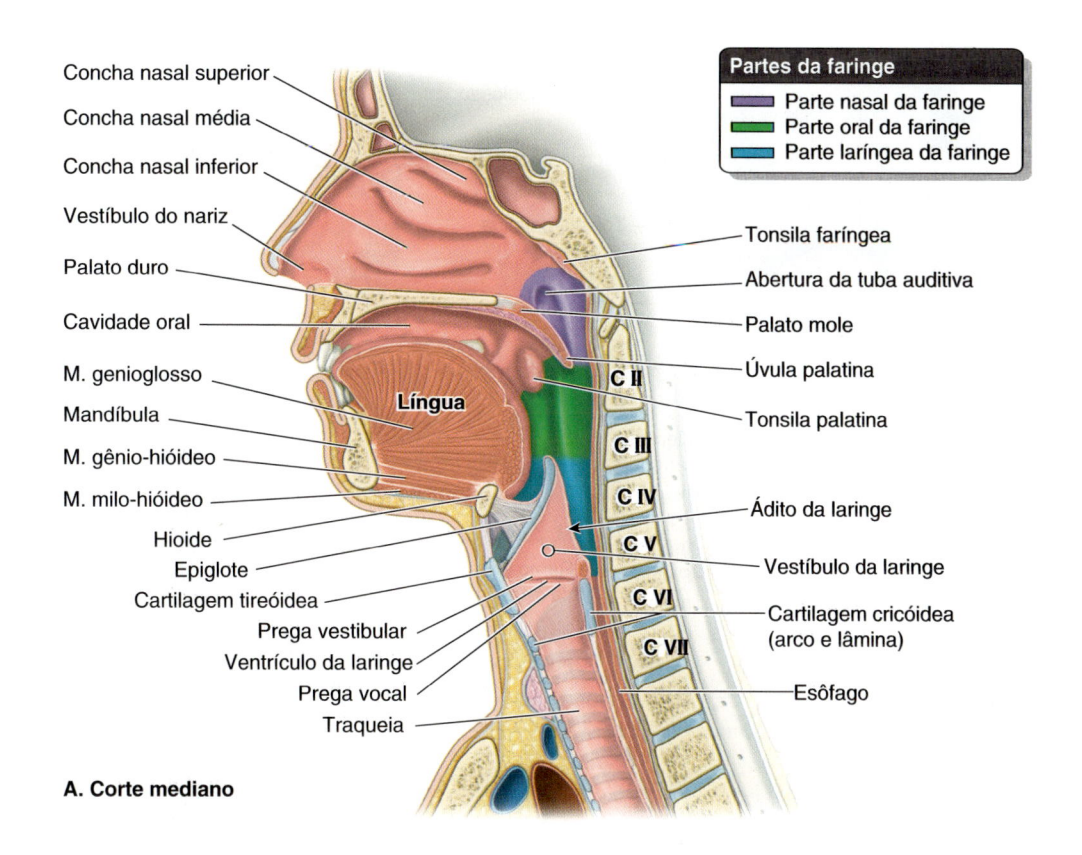

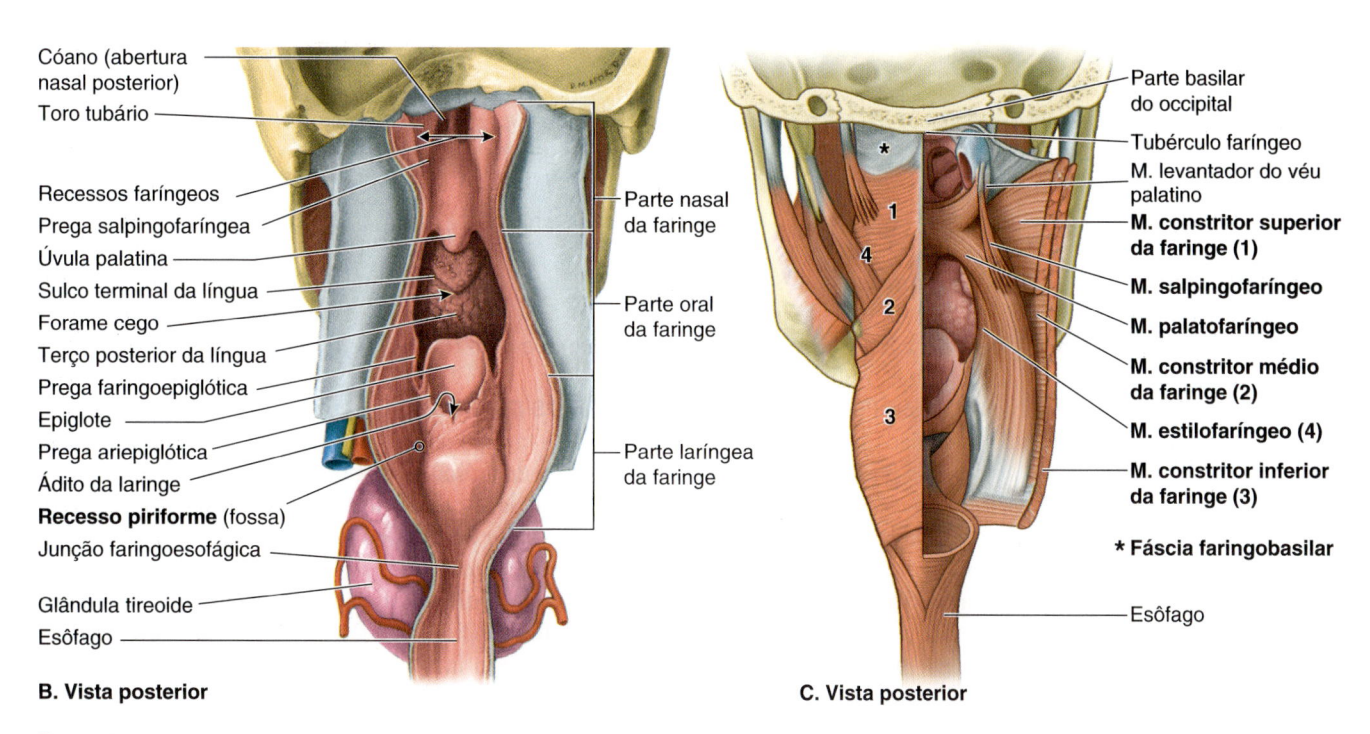

Figura 9.22 Partes nasal (nasofaringe), oral (orofaringe) e laríngea (laringofaringe) da faringe. **A.** Partes da faringe. **B.** Parede anterior da faringe. A parede posterior da faringe foi cortada na linha mediana e rebatida. **C.** Músculos. A parede posterior da faringe foi cortada na linha mediana e rebatida lateralmente, e a túnica mucosa foi removida do lado direito.

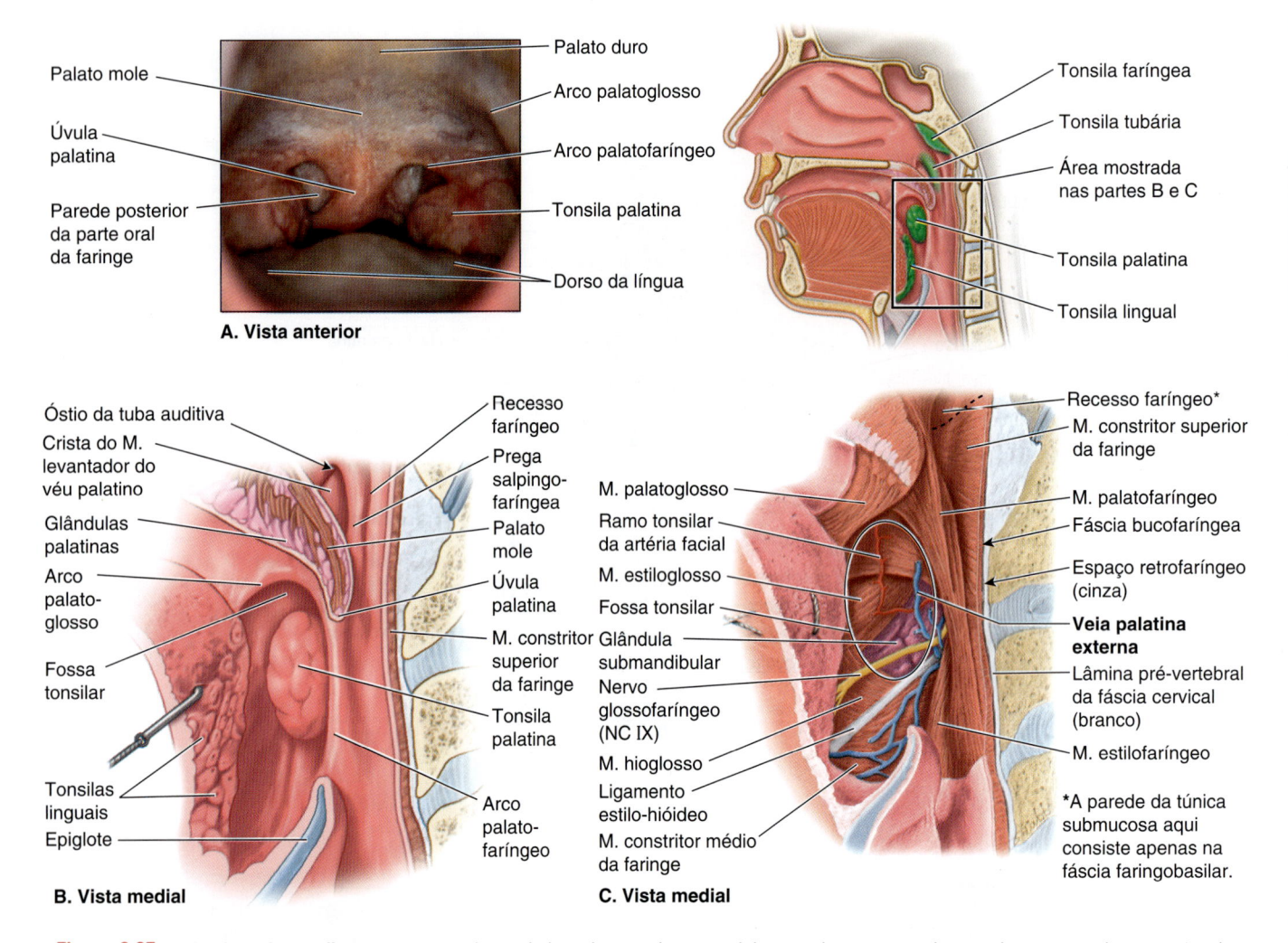

Figura 9.23 Cavidade oral e tonsilas. **A.** Estruturas da cavidade oral em um homem adulto, cuja boca está totalmente aberta, com a língua projetada para fora. **B.** Face interna da parede lateral da faringe, mostrando a tonsila palatina e a sua relação com as estruturas adjacentes. **C.** Dissecção profunda da fossa tonsilar.

A **parte laríngea da faringe** (hipofaringe) situa-se posteriormente à laringe e estende-se da margem superior da epiglote e das pregas faringoepiglóticas até a margem inferior da cartilagem cricóidea, onde ela se estreita e torna-se contínua com o esôfago (ver Figura 9.22). Posteriormente, a parte laríngea da faringe está relacionada com os corpos das vértebras C IV a C VI. Suas paredes posterior e lateral são formadas pelos *músculos constritores médio e inferior da faringe*. Internamente, a parede é formada pelos *músculos palatofaríngeo e estilofaríngeo* (ver Figura 9.22C). A parte laríngea da faringe comunica-se com a laringe por meio do *ádito da laringe*, em sua parede anterior (ver Figura 9.22A).

O **recesso piriforme** consiste em uma pequena depressão da parte laríngea da faringe, em ambos os lados do ádito da laringe (ver Figura 9.22B). Esse recesso revestido por túnica mucosa é separado do ádito da laringe pela *prega ariepiglótica*. Lateralmente, o recesso piriforme é limitado pelas faces mediais da cartilagem tireóidea e pela *membrana tíreo-hióidea*. Os ramos internos do nervo laríngeo superior e o nervo laríngeo recorrente estão situados profundamente à túnica mucosa do recesso piriforme.

MÚSCULOS DA FARINGE

A parede da faringe possui uma camada muscular composta inteiramente de músculo voluntário, disposto principalmente em uma camada circular externa e uma camada longitudinal interna. Na maior parte do **canal alimentar**, a camada muscular consiste em músculo liso. A camada externa é constituída por três **músculos constritores da faringe**: **superior**, **médio** e **inferior** (Figuras 9.24 e 9.25). A camada interna de músculos, que é principalmente longitudinal, é constituída pelos **músculos palatofaríngeo**, **estilofaríngeo** e **salpingofaríngeo**. Esses músculos elevam a laringe e encurtam a faringe durante a deglutição e a fala. As inserções, a inervação e as ações dos músculos da faringe estão descritas na Tabela 9.7.

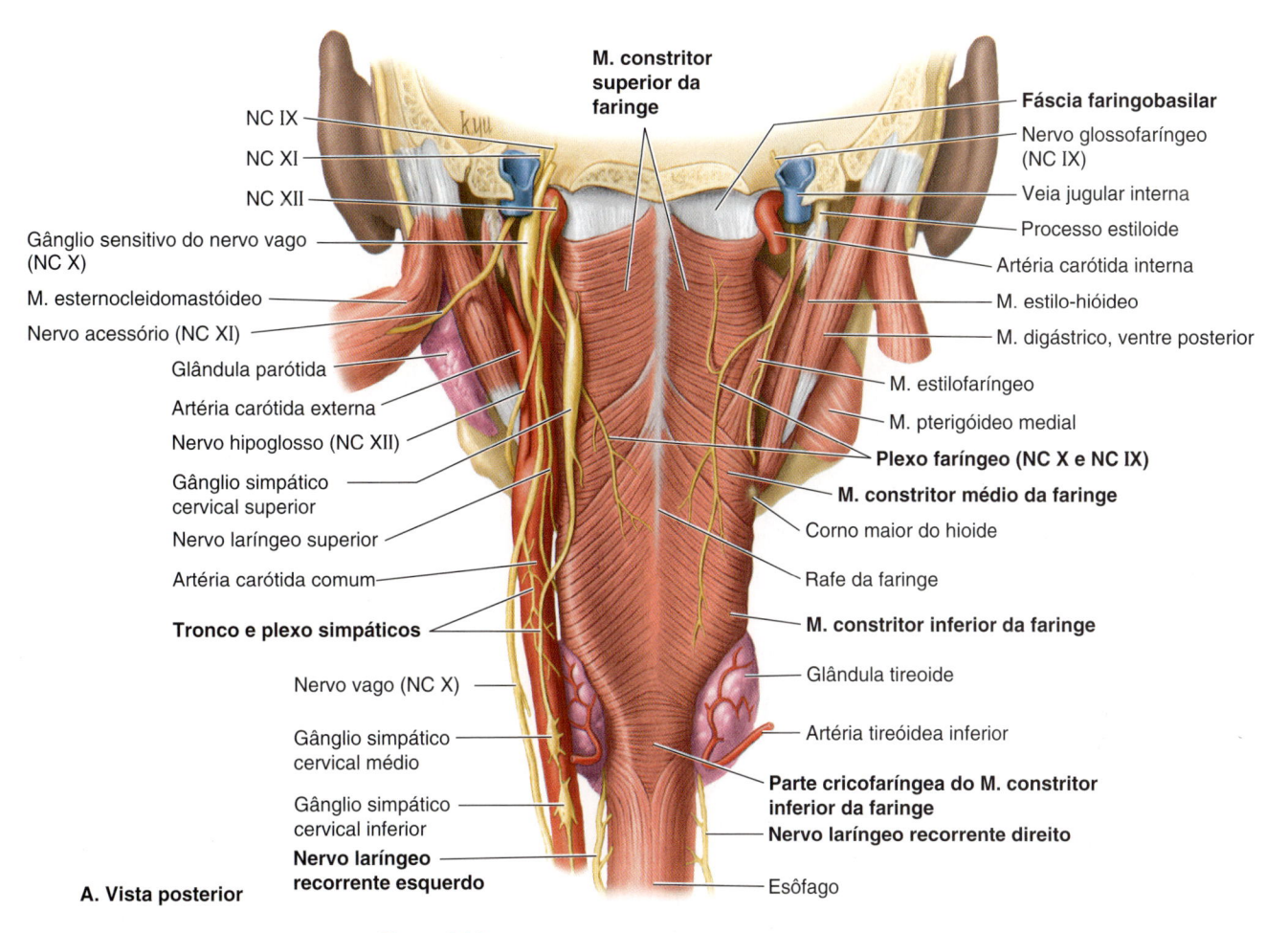

Figura 9.24 Faringe e nervos cranianos. **A.** Visão geral. (*continua*)

Os músculos constritores da faringe apresentam um forte revestimento fascial interno, a *fáscia faringobasilar*, e um revestimento fascial externo fino, a *fáscia bucofaríngea*. Os músculos constritores da faringe contraem-se involuntariamente, de modo que a contração ocorre de modo sequencial, da extremidade superior para a inferior da faringe, impulsionando o alimento para dentro do esôfago. Todos os três músculos constritores são inervados pelo *plexo faríngeo de nervos*, situado na parede lateral da faringe, principalmente no músculo constritor médio da faringe (ver Figura 9.24A). A superposição dos músculos constritores deixa quatro espaços na musculatura para a entrada e saída das estruturas da faringe (ver Figura 9.25A e Tabela 9.7):

1. Superiormente ao músculo constritor superior da faringe, o músculo levantador do véu palatino, a tuba auditiva e a artéria palatina ascendente seguem através do *espaço entre o músculo constritor superior e o crânio*. Neste local, é que a fáscia faringobasilar funde-se com a fáscia bucofaríngea para formar, juntamente com a túnica mucosa, a parede fina do recesso faríngeo (ver Figura 9.24B).
2. Um *espaço entre os músculos constritores superior e médio da faringe* forma uma via de passagem, que possibilita a passagem do músculo estilofaríngeo, do nervo glossofaríngeo e do ligamento estilo-hióideo para a face interna da parede da faringe.
3. Um *espaço entre os músculos constritores médio e inferior da faringe* possibilita a passagem do ramo interno do nervo laríngeo superior e da artéria e veia laríngea superiores até a laringe.
4. Um *espaço abaixo do músculo constritor inferior da faringe* possibilita a passagem superior do nervo laríngeo recorrente e da artéria laríngea inferior até a laringe.

VASOS DA FARINGE

O **ramo tonsilar**, um ramo da artéria facial (ver Figura 9.23C), segue através do músculo constritor superior da faringe e entra no polo inferior da tonsila palatina. A tonsila palatina também recebe brotos arteriais provenientes das artérias palatina ascendente, lingual, palatina descendente e faríngea ascendente. A grande **veia palatina externa** (*veia paratonsilar*) desce a partir do palato mole e segue próximo à face lateral da tonsila, antes de entrar no plexo venoso faríngeo.

Os **vasos linfáticos tonsilares** seguem em direção lateral e inferior até os linfonodos, próximo ao ângulo da mandíbula e **linfonodo jugulodigástrico** (Figura 9.26B). O

B. Vista posterior

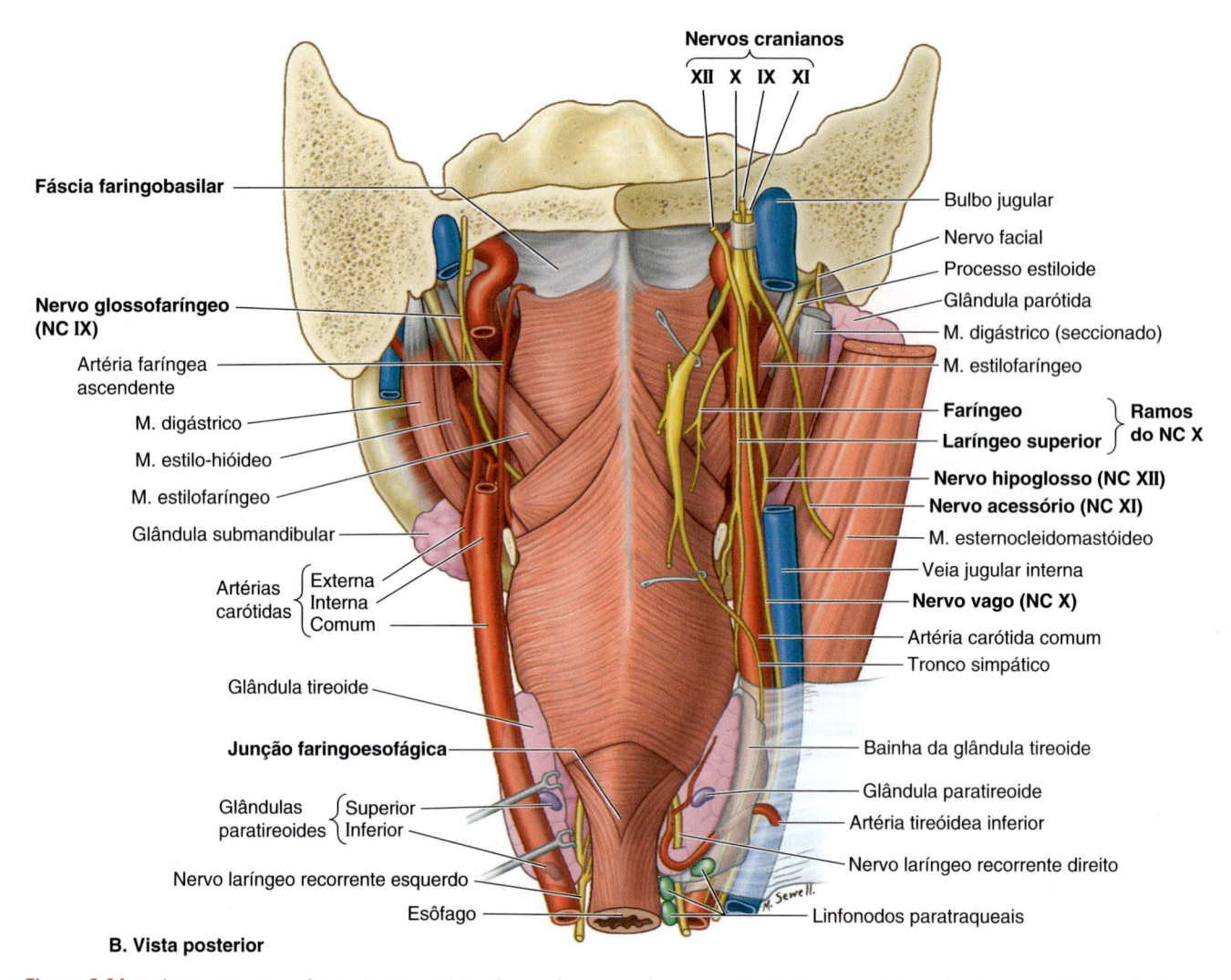

Figura 9.24 Faringe e nervos cranianos. (*continuação*) **B.** relações dos vasos e dos nervos. Em **A** e **B**, uma grande cunha do occipital (incluindo forame magno) e as vértebras cervicais articuladas foram separadas do restante (parte anterior) da cabeça e das vísceras cervicais no espaço retrofaríngeo e removidas.

linfonodo jugulodigástrico é designado como *linfonodo tonsilar*, devido à frequente ocorrência de seu aumento quando a tonsila está inflamada (*tonsilite*). As tonsilas palatinas, linguais e faríngeas formam o **anel linfático** da faringe (anel de Waldeyer), uma faixa circular incompleta de tecido linfoide em torno da parte superior da faringe. A parte anterior inferior do anel é formada pela **tonsila lingual**, que consiste em uma coleção de agregações de tecido linfoide na parte posterior da língua (ver Figura 9.23). As partes laterais do anel são formadas pelas *tonsilas palatina* e *tubária*, enquanto as partes posterior e superior são formadas pela *tonsila faríngea*.

NERVOS DA FARINGE

A *inervação da faringe* (motora e a maior parte da sensitiva) provém do **plexo faríngeo de nervos** (ver Figura 9.24). As fibras motoras no plexo originam-se do nervo vago (NC X) por meio de seus ramos faríngeos. Suprem todos os músculos da faringe e palato mole, com exceção do músculo estilofaríngeo (inervado pelo NC IX) e do músculo tensor do véu palatino (inervado pelo NC V$_3$). O músculo constritor inferior da faringe também recebe algumas fibras motoras do ramo externo do nervo laríngeo superior e nervo laríngeo recorrente do nervo vago. As fibras sensitivas do plexo derivam do NC IX. Elas suprem a maior parte da túnica mucosa de todas as três partes da faringe. A inervação sensitiva da túnica mucosa das porções anterior e superior da parte nasal da faringe provém principalmente do nervo maxilar (NC V$_2$). Os *nervos tonsilares* originam-se do **plexo tonsilar**, formado por ramos do NC IX e do NC X e pelo plexo faríngeo de nervos.

ESÔFAGO

O **esôfago** é um tubo muscular que se estende da parte laríngea da faringe, na **junção faringoesofágica**, até o estômago, no óstio cárdico (ver Figura 9.22A). O esôfago consiste em músculo estriado (voluntário) no seu terço superior, músculo liso (involuntário) no seu terço inferior e em uma mistura de músculo estriado e liso no terço médio. A sua primeira parte, a **parte cervical**, começa na margem inferior da cartilagem cricóidea (no nível da vértebra C VI), no plano mediano.

Capítulo 9 • Pescoço 635

A. Vista lateral direita

Labels: Hâmulo pterigóideo; Rafe pterigomandibular; Ligamento estilo-hióideo; Hioide; Cartilagem tireóidea; Cartilagem cricóidea; Traqueia; Esôfago. Regions: CS, CM, CI. Spaces 1-4 no músculo da faringe (ver o texto Músculos da Faringe; CS, CM, CI – ver Tabela 9.7)

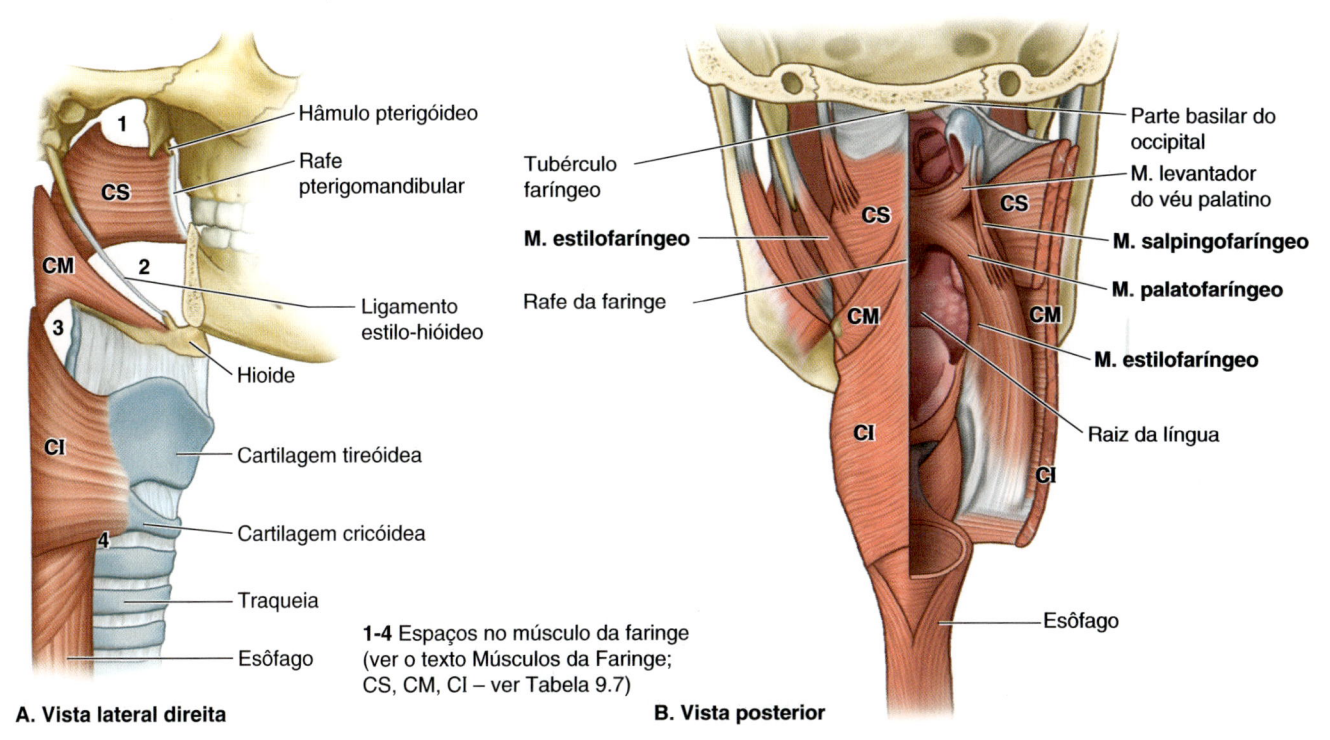

B. Vista posterior

Labels: Tubérculo faríngeo; M. estilofaríngeo; Rafe da faringe; Parte basilar do occipital; M. levantador do véu palatino; M. salpingofaríngeo; M. palatofaríngeo; M. estilofaríngeo; Raiz da língua; Esôfago.

Figura 9.25 Músculos da faringe.

Tabela 9.7 Músculos da faringe.

Músculo	Origem	Inserção	Inervação	Ações principais
Camada externa				
Constritor superior da faringe (CS)	Hâmulo pterigóideo, rafe pterigomandibular; extremidade posterior da linha milo-hióidea da mandíbula e face lateral da língua	Tubérculo faríngeo na parte basilar do occipital	Ramo faríngeo do nervo vago (NC X) e plexo faríngeo	Contração das paredes da faringe durante a deglutição
Constritor médio da faringe (CM)	Ligamento estilo-hióideo e cornos maior e menor do hioide	Rafe da faringe (mediana)	Ramo faríngeo do nervo vago (NC X) e plexo faríngeo, mais ramos do nervo laríngeo superior e nervo laríngeo recorrente do nervo vago	
Constritor inferior da faringe (CI)	Linha oblíqua da cartilagem tireóidea e face lateral da cartilagem cricóidea	Parte cricofaríngea envolvendo a junção faringoesofágica sem formar uma rafe		
Camada interna				
Palatofaríngeo	Palato duro e aponeurose palatina	Margem posterior da lâmina da cartilagem tireóidea e face lateral da faringe e do esôfago	Ramo faríngeo do nervo vago (NC X) e plexo faríngeo	Elevação (encurtamento e alargamento) da faringe e da laringe durante a deglutição e a fala
Salpingofaríngeo	Parte cartilagínea da tuba auditiva	Funde-se com o M. palatofaríngeo		
Estilofaríngeo	Processo estiloide do temporal	Margens posterior e superior da cartilagem tireóidea com o M. palatofaríngeo	Nervo glossofaríngeo (NC IX)	

Externamente, a junção faringoesofágica aparece como uma constrição produzida pela **parte cricofaríngea do músculo constritor inferior da faringe** (o esfíncter esofágico superior). A parte cervical do esôfago situa-se entre a traqueia e os corpos das vértebras cervicais e está em contato com a cúpula da pleura, na raiz do pescoço (ver Figura 9.11C). O ducto torácico adere ao lado esquerdo do esôfago e situa-se entre a pleura e o esôfago.

As *artérias da parte cervical do esôfago* são ramos das *artérias tireóideas inferiores* (ver Figura 9.13A). Cada artéria emite ramos ascendentes e descendentes, que se anastomosam entre si e cruzam a linha mediana. As *veias* são

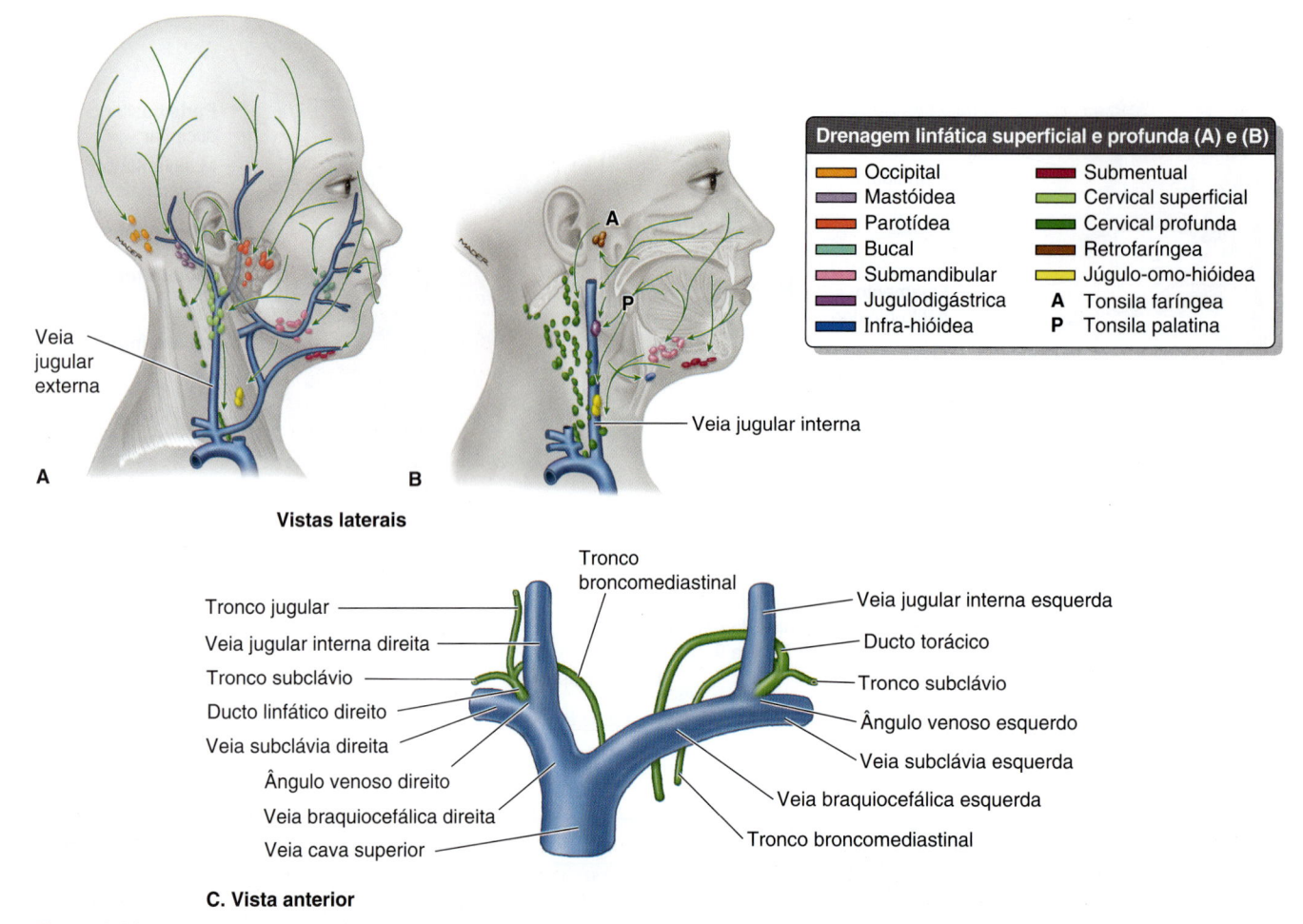

Figura 9.26 Drenagem linfática da cabeça e do pescoço. **A.** Linfonodos superficiais. **B.** Linfonodos profundos. **C.** Terminação dos ductos torácico e linfático direito.

tributárias das *veias tireóideas inferiores*. Os *vasos linfáticos da parte cervical do esôfago* drenam para os linfonodos paratraqueais e *para os linfonodos cervicais profundos inferiores* (ver Figura 9.13B e 9.26B).

A *inervação do esôfago* é somática motora e sensitiva para a metade superior e parassimpática (vagal), simpática e sensitiva visceral para a metade inferior. A parte cervical do esôfago recebe as fibras somáticas por meio de ramos dos *nervos laríngeos recorrentes* e fibras vasomotoras dos *troncos simpáticos cervicais*, por meio do plexo em torno da artéria tireóidea inferior (ver Figura 9.13A).

VASOS LINFÁTICOS DO PESCOÇO

Os tecidos superficiais do pescoço são drenados, em sua maioria, por vasos linfáticos que entram nos *linfonodos cervicais superficiais*, localizados ao longo do trajeto da VJE (ver Figura 9.26A). A linfa proveniente desses linfonodos drena para os *linfonodos cervicais profundos inferiores* (ver Figura 9.26B,C). O grupo específico de linfonodos cervicais profundos inferiores envolvido aqui desce pela região cervical lateral com o nervo acessório (NC XI). Em seguida, a maior parte da linfa proveniente dos sexto ao oitavo linfonodos drena para os *linfonodos supraclaviculares*, que acompanham a artéria cervical transversa. O grupo principal de linfonodos cervicais profundos forma uma cadeia ao longo da VJI, principalmente sob o revestimento do músculo ECM.

Outros linfonodos cervicais profundos incluem os linfonodos pré-laríngeos, pré-traqueais, paratraqueais e retrofaríngeos (ver Figura 9.26C). Os vasos linfáticos eferentes, provenientes dos linfonodos cervicais profundos, unem-se para formar os **troncos linfáticos jugulares**, que habitualmente se unem ao ducto torácico, no lado esquerdo. No lado direito, os vasos entram na junção das veias jugular interna e subclávia (*ângulo venoso direito*), diretamente ou por meio de um ducto linfático direito curto.

O **ducto torácico** segue através da abertura superior do tórax, ao longo da margem esquerda do esôfago. Forma um arco lateral na raiz do pescoço, posteriormente à bainha carótica e anteriormente ao tronco simpático e às artérias vertebral e subclávia (ver Figura 9.11C). Esse ducto entra na veia braquiocefálica esquerda, na junção da veia subclávia e da VJI (*ângulo venoso esquerdo*) (ver Figura 9.26C). O ducto drena a linfa proveniente de todo o corpo, com exceção do lado direito da cabeça e pescoço, membro superior direito e lado direito do tórax, que drena para o *ducto linfático direito* (ver Figura 1.17). Os troncos linfáticos jugular esquerdo, subclávio e broncomediastinal unem-se habitualmente para formar o ducto torácico, que entra no ângulo venoso direito. Entretanto, com frequência, esses troncos linfáticos entram no sistema venoso independentemente, na região do ângulo venoso direito.

ANATOMIA CLÍNICA

Dissecções radicais do pescoço

As *dissecções radicais do pescoço* são realizadas quando os vasos linfáticos são invadidos por câncer. Durante o procedimento, os linfonodos cervicais profundos e os tecidos em torno deles são removidos o mais completamente possível. Embora as principais artérias, o plexo braquial, o NC X e o nervo frênico sejam preservados, remove-se a maioria dos ramos cutâneos do plexo cervical. O objetivo da dissecção consiste na remoção em bloco de todo o tecido que contenha linfonodos. Os linfonodos cervicais profundos, particularmente aqueles localizados ao longo da artéria cervical transversa, podem estar envolvidos na disseminação do câncer a partir do tórax e do abdome. Como o seu aumento pode fornecer o primeiro indício de câncer nessas regiões, eles são frequentemente designados como *linfonodos sentinelas cervicais*.

Adenoidite

A inflamação das tonsilas faríngeas (adenoides) é denominada *adenoidite*. Esse distúrbio pode causar obstrução da passagem de ar das cavidades nasais através dos cóanos para a parte nasal da faringe, tornando necessária a respiração pela boca. A infecção proveniente das tonsilas faríngeas aumentadas também pode se disseminar para as tonsilas tubárias, causando edema e fechamento das tubas auditivas. O comprometimento da audição pode resultar da obstrução nasal e das tubas auditivas. A disseminação da infecção da parte nasal da faringe para a orelha média causa *otite média* (infecção da orelha média), que pode provocar perda temporária ou permanente da audição.

Corpos estranhos na parte laríngea da faringe

Os *corpos estranhos* que entram na faringe podem se alojar nos recessos piriformes. Se o objeto (p. ex., um osso de galinha) for pontiagudo, pode perfurar a túnica mucosa e provocar lesão do ramo interno do nervo laríngeo superior. O nervo laríngeo superior e seu ramo interno também são vulneráveis à lesão se o instrumento utilizado para remover o corpo estranho perfurar acidentalmente a túnica mucosa. A lesão desses nervos pode resultar em anestesia da túnica mucosa da laringe até inferiormente, alcançando as pregas vocais. As crianças pequenas engolem vários objetos, cuja maior parte alcança o estômago e, subsequentemente, passa pelo canal alimentar, sem nenhuma dificuldade. Em alguns casos, o corpo estranho é detido na extremidade inferior da parte laríngea da faringe, em sua região mais estreita. Um exame de imagem, como radiografia ou tomografia computadorizada (TC), revela a presença de um corpo estranho radiopaco. Com frequência, os corpos estranhos encontrados na faringe são removidos sob visualização direta por meio de um *faringoscópio*.

Tonsilectomia

A *tonsilectomia* (remoção da tonsila palatina) é realizada por meio de dissecção da tonsila palatina da fossa tonsilar ou por cirurgia com guilhotina ou alça. Cada um desses procedimentos envolve a retirada da tonsila e da lâmina fascial que recobre a fossa tonsilar. Devido à rica irrigação da tonsila, o sangramento origina-se comumente da grande veia palatina externa ou, com menos frequência, da artéria tonsilar ou de outros ramos arteriais (ver Figura 9.23C). O nervo glossofaríngeo acompanha a artéria tonsilar na parede lateral da faringe e fica vulnerável à lesão, visto que essa parede é fina. A artéria carótida interna mostra-se particularmente vulnerável quando é sinuosa, visto que está situada diretamente lateral à tonsila (Figura AC9.9).

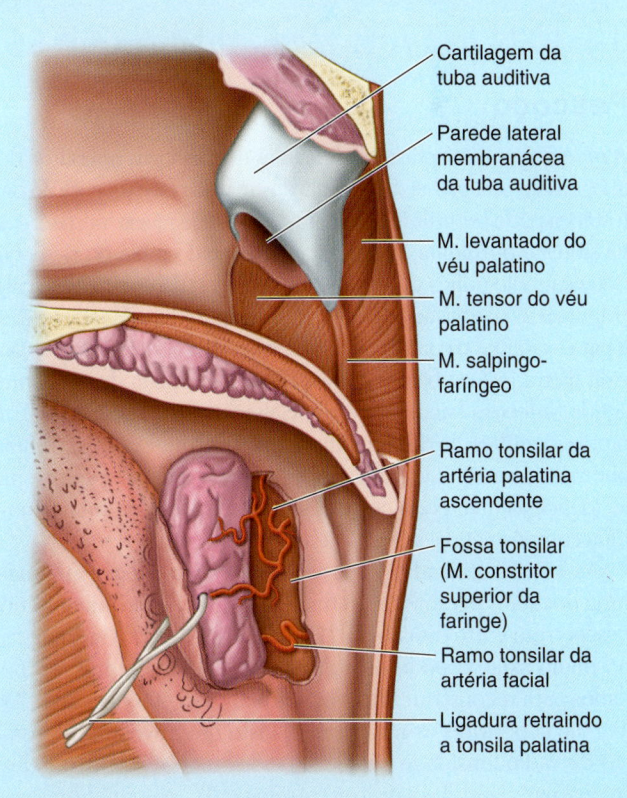

Figura AC9.9 Tonsilectomia.

Zonas de traumatismo penetrante do pescoço

São utilizadas três zonas como *guias clínicos comuns de gravidade de traumatismo penetrante do pescoço* (Figura AC9.10). Essas zonas proporcionam ao médico uma compreensão das estruturas que correm risco em caso de lesões penetrantes do pescoço.

- A *zona I* inclui a raiz do pescoço e estende-se das clavículas e do manúbrio do esterno até a margem inferior da cartilagem cricóidea. As estruturas que correm risco são as cúpulas das pleuras, os ápices dos pulmões, as glândulas tireoide e paratireoides, a traqueia, o esôfago, as artérias carótidas comuns, as veias jugulares e a região cervical da coluna vertebral
- A *zona II* estende-se da cartilagem cricóidea até os ângulos da mandíbula. As estruturas que correm risco são os polos superiores da glândula tireoide, as cartilagens tireóidea e cricóidea, a laringe, a parte laríngea da faringe, as artérias carótidas, as veias jugulares, o esôfago e a região cervical da coluna vertebral
- A *zona III* situa-se acima dos ângulos da mandíbula. As estruturas que correm risco incluem as glândulas salivares, as cavidades oral e nasal e as partes oral e nasal da faringe.

As lesões que ocorrem nas zonas I e III causam obstrução da via respiratória e apresentam maior risco de *morbidade* (complicações após procedimentos cirúrgicos e outros tratamentos) e *mortalidade* (consequência fatal), visto que as estruturas lesionadas são difíceis de visualizar e reparar, sendo também difícil o controle da lesão vascular. As lesões na zona II são mais comuns; entretanto, a morbidade e a mortalidade são menores, visto que os médicos conseguem controlar a lesão vascular por pressão direta, e os cirurgiões podem visualizar e tratar as estruturas lesionadas com mais facilidade do que nas zonas I e III.

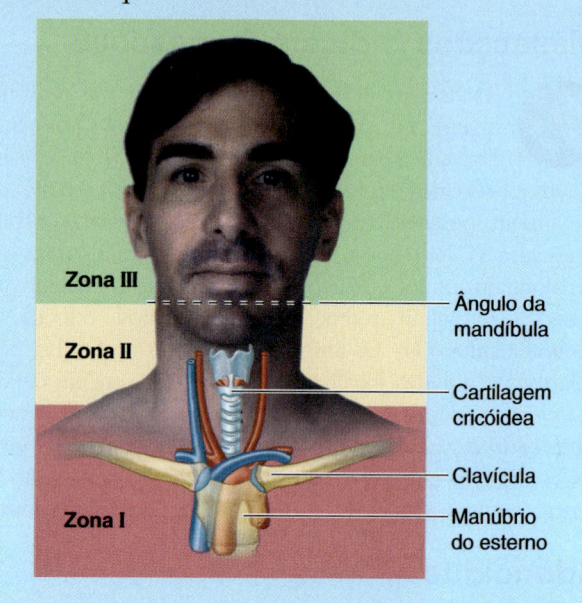

Figura AC9.10 Zonas de traumatismo penetrante do pescoço.

TÉCNICAS DE IMAGEM

Pescoço

A *radiografia* tem aplicações limitadas e específicas no exame de imagem do pescoço. A radiografia dos seios da face na posição ortostática pode ser utilizada para a avaliação dos níveis hidroaéreos na sinusite purulenta. A radiografia de tecido mole do pescoço (técnica radiográfica diferente da radiografia da coluna cervical) (Figura 9.27) é utilizada para a procura de aumento das adenoides e para examinar o contorno da via respiratória no crupe (infecção viral da traqueia subglótica). Nos casos de suspeita de epiglotite aguda (infecção bacteriana potencialmente fatal da epiglote), a rápida identificação de aumento da epiglote, que pode ser obtida por meio de uma única radiografia de tecido mole do pescoço na incidência lateral, pode possibilitar uma proteção da via respiratória comprometida, salvando a vida do paciente.

As *TC* são utilizadas para o diagnóstico de doença inflamatória dos seios paranasais, fraturas graves da face e imagens do pescoço em corte transversal (Figura 9.28A). A TC é adquirida no plano axial, e pode-se utilizar em seguida o conjunto de dados para reconstruir imagens nos planos sagital e coronal. As TC são superiores às radiografias, visto que revelam diferenças de radiodensidade entre os tecidos moles e dentro deles (p. ex., nas glândulas salivares). As ângio-TC possibilitam a reconstrução das artérias em 3-D (Figura 9.29).

Os *sistemas de imagem de ressonância magnética (RM)* constroem imagens de cortes transversal, sagital e coronal do pescoço e têm a vantagem de não utilizar nenhuma radiação (ver Figura 9.28B). Os exames do pescoço com RM são superiores aos da TC, visto que revelam detalhes dos tecidos moles, porém fornecem pouca informação sobre os ossos. A *ultrassonografia (US)* também constitui uma técnica de imagem útil para examinar os tecidos moles do pescoço. A US fornece imagens de muitas condições anormais de modo não invasivo, a um custo relativamente baixo e com desconforto mínimo. A US mostra-se útil para diferenciar massas sólidas de císticas, por exemplo, que podem ser difíceis de determinar durante o exame físico. A US constitui a principal modalidade de imagem utilizada para avaliar alterações morfológicas na glândula tireoide (a doença funcional da tireoide é avaliada por procedimentos de medicina nuclear e exames laboratoriais). A imagem vascular de artérias e veias do pescoço é possível com a ultrassonografia intravascular (Figura 9.30A,B). As imagens são produzidas pela colocação do transdutor dentro do vaso sanguíneo. As *técnicas de ultrassonografia Doppler* ajudam a avaliar o fluxo sanguíneo por um vaso (p. ex., para detectar a presença de estenose [estreitamento] de uma artéria carótida).

Capítulo 9 • Pescoço 639

Radiografia lateral

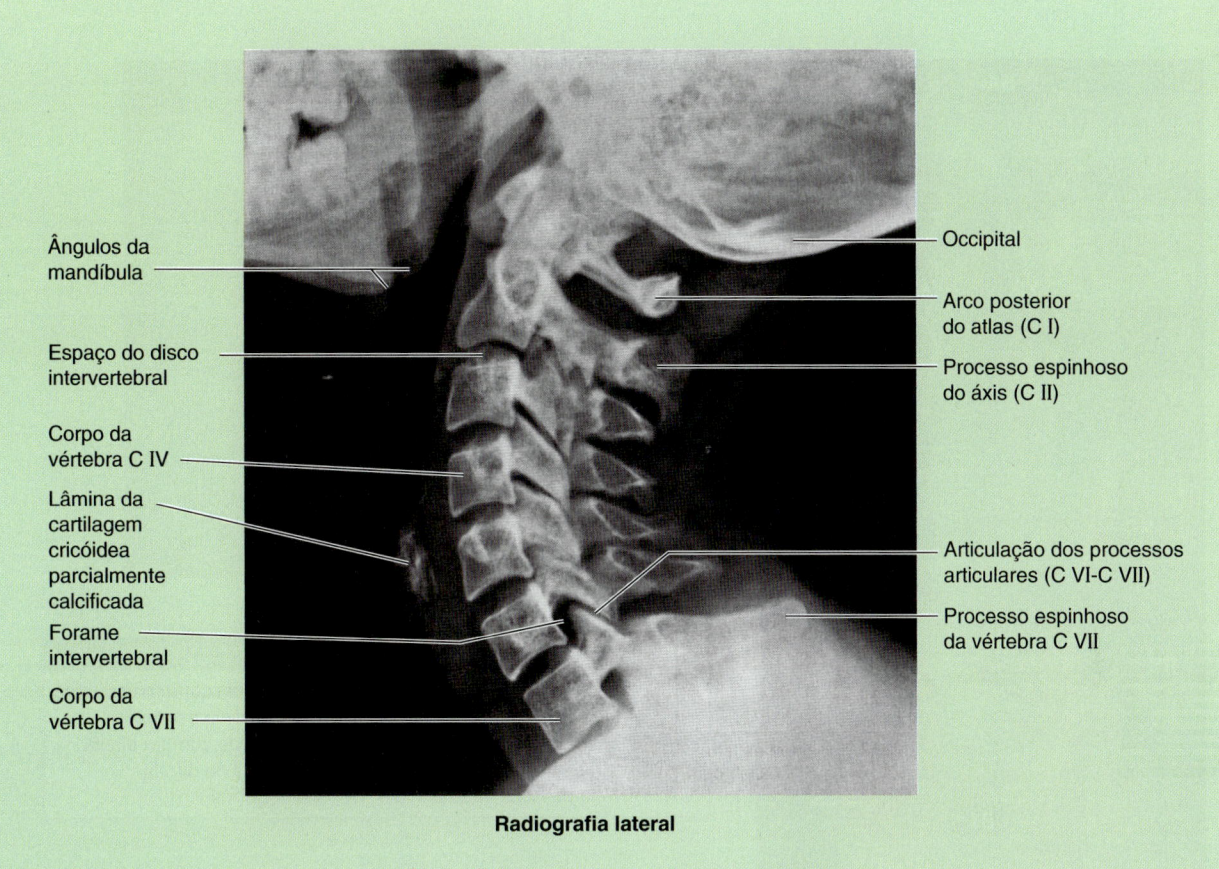

Figura 9.27 Região cervical da coluna vertebral.

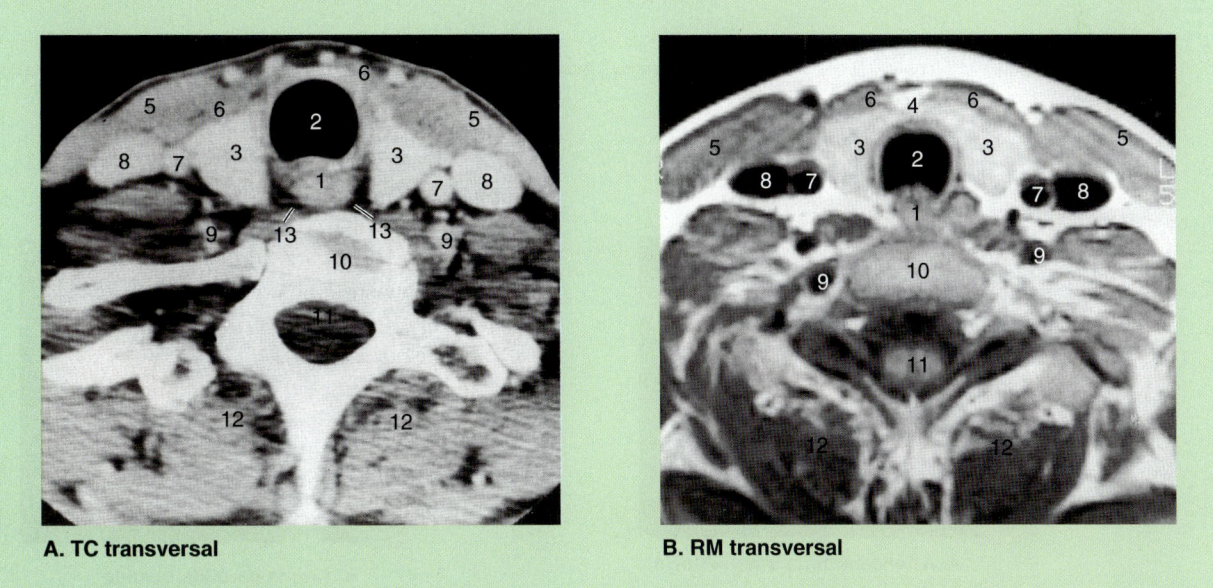

Labels on radiograph:
- Ângulos da mandíbula
- Espaço do disco intervertebral
- Corpo da vértebra C IV
- Lâmina da cartilagem cricóidea parcialmente calcificada
- Forame intervertebral
- Corpo da vértebra C VII
- Occipital
- Arco posterior do atlas (C I)
- Processo espinhoso do áxis (C II)
- Articulação dos processos articulares (C VI-C VII)
- Processo espinhoso da vértebra C VII

A. TC transversal

B. RM transversal

Figura 9.28 **Varreduras do pescoço através da glândula tireoide.** Cortes transversais por TC (**A**) e RM (**B**), revelando as estruturas do pescoço. *1*, esôfago; *2*, traqueia; *3*, lobos da glândula tireoide; *4*, istmo da glândula tireoide; *5*, músculo esternocleidomastóideo (ECM); *6*, músculo esterno-hióideo; *7*, artéria carótida comum; *8*, veia jugular interna (VJI); *9*, artéria vertebral; *10*, corpo vertebral; *11*, medula espinal no líquido cerebrospinal; *12*, músculos profundos do dorso; *13*, espaço retrofaríngeo.

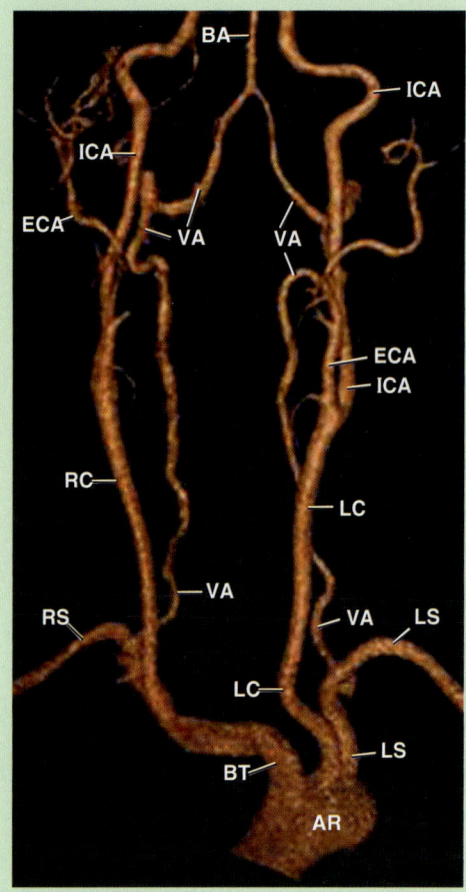

B. Vista anterior

Legenda para A e B			
AR	Arco da aorta	LC	Artéria carótida comum esquerda
BA	Artéria basilar	LS	Artéria subclávia esquerda
BT	Tronco braquiocefálico	RC	Artéria carótida comum direita
ECA	Artéria carótida externa	RS	Artéria subclávia direita
ICA	Artéria carótida interna	VA	Artéria vertebral

A. Vista anterior

Figura 9.29 Artérias da cabeça e do pescoço. **A.** Ângio-TC das artérias da cabeça e do pescoço. **B.** Ângio-RM frontal, mostrando uma estenose grave na junção da artéria vertebral esquerda (*seta longa*) com a artéria basilar (*seta curta*). A parte distal da artéria vertebral direita também está ocluída (*ponta de seta*).

A. Artéria carótida interna normal

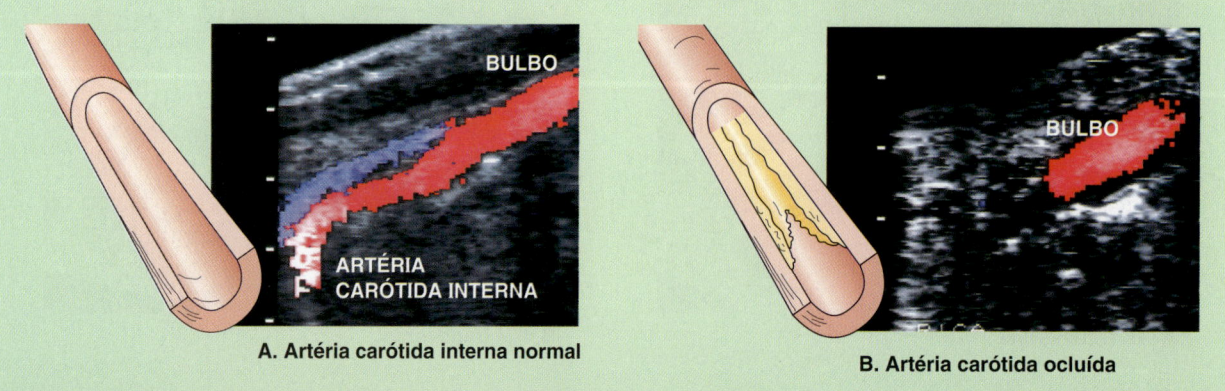

B. Artéria carótida ocluída

Figura 9.30 Exame do fluxo da artéria carótida interna com Doppler colorido. **A.** Normal. **B.** Artéria ocluída.

10 Revisão dos Nervos Cranianos

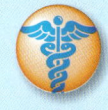

CONSIDERAÇÕES GERAIS SOBRE OS NERVOS CRANIANOS, 642
NERVO OLFATÓRIO (NC I), 647
NERVO ÓPTICO (NC II), 650
NERVOS PARA OS MÚSCULOS EXTRÍNSECOS DO BULBO DO OLHO, 652
Nervo oculomotor (NC III), 652
Nervo troclear (NC IV), 653
Nervo abducente (NC VI), 654
NERVO TRIGÊMEO (NC V), 656
NERVO FACIAL (NC VII), 658
Motor somático (branquial), 658
Motor visceral (parassimpático), 658
Sensitivo somático (geral), 658
Sensitivo especial (paladar), 658
NERVO VESTIBULOCOCLEAR (NC VIII), 661

NERVO GLOSSOFARÍNGEO (NC IX), 662
Motor somático (branquial), 662
Motor visceral (parassimpático), 662
Sensitivo somático (geral), 662
Sensitivo especial (paladar), 663
Sensitivo visceral, 663
NERVO VAGO (NC X), 665
Motor somático (branquial), 665
Motor visceral (parassimpático), 666
Sensitivo somático (geral), 666
Sensitivo especial (paladar), 666
Sensitivo visceral, 666
NERVO ACESSÓRIO (NC XI), 667
NERVO HIPOGLOSSO (NC XII), 669

SIGNIFICADO DOS ÍCONES

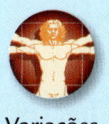

Variações anatômicas
Procedimentos diagnósticos
Ciclo de vida
Procedimentos cirúrgicos
Traumatismo
Patologia

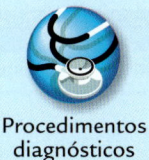

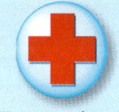

As características regionais dos nervos cranianos foram descritas nos capítulos anteriores, particularmente aquelas relacionadas com a cabeça, o pescoço, o tórax e o abdome. Este capítulo fornece um resumo dos nervos cranianos e da divisão autônoma do sistema nervoso, utilizando principalmente figuras e tabelas. O capítulo também apresenta um resumo das lesões dos nervos cranianos, indicando o tipo e o local de lesão, bem como os achados anormais.

CONSIDERAÇÕES GERAIS SOBRE OS NERVOS CRANIANOS

À semelhança dos nervos espinais, os **nervos cranianos** contêm fibras sensitivas ou motoras, ou uma combinação dessas fibras (Figuras 10.1 e 10.2). Os nervos cranianos inervam os músculos ou as glândulas ou conduzem impulsos provenientes dos receptores sensitivos. São denominados nervos cranianos porque emergem da cavidade craniana através de forames ou de fissuras no crânio e são cobertos por bainhas tubulares derivadas das meninges cranianas (Figura 10.3). Existem 12 pares de nervos cranianos, que são numerados de I a XII, em sentido rostral caudal (anterior posterior), de acordo com as suas origens no encéfalo (ver Figura 10.1 e Tabela 10.1). Seus nomes refletem a sua distribuição geral ou função.

Os nervos cranianos conduzem um ou mais dos seguintes cinco principais componentes funcionais (ver Figura 10.2):

- **Fibras motoras (eferentes)**
1. *Fibras motoras que inervam o músculo voluntário (estriado).* Os axônios *motores somáticos* (eferentes somáticos gerais) inervam os músculos estriados na órbita, na língua e nos músculos externos do pescoço (músculos esternocleidomastóideo [ECM] e trapézio), bem como os músculos estriados da face, do palato, da faringe e da laringe. Os músculos da face, do palato, da faringe e da laringe são derivados dos arcos faríngeos, e a sua inervação motora somática pode ser designada, mais especificamente, como *motora branquial*
2. *Fibras motoras envolvidas na inervação das glândulas e do músculo involuntário (liso)* (p. ex., nas vísceras e nos vasos sanguíneos). Incluem os axônios *motores viscerais* (eferentes viscerais gerais), que constituem o efluxo craniano da parte parassimpática da divisão autônoma do sistema nervoso. As fibras pré-sinápticas (pré-ganglionares) que emergem do encéfalo fazem sinapse fora do sistema nervoso central (SNC; na Terminologia Anatômica, parte central do sistema nervoso), em um gânglio parassimpático. As fibras pós-sinápticas (pós-ganglionares) continuam para inervar as glândulas e o músculo liso por todo o corpo

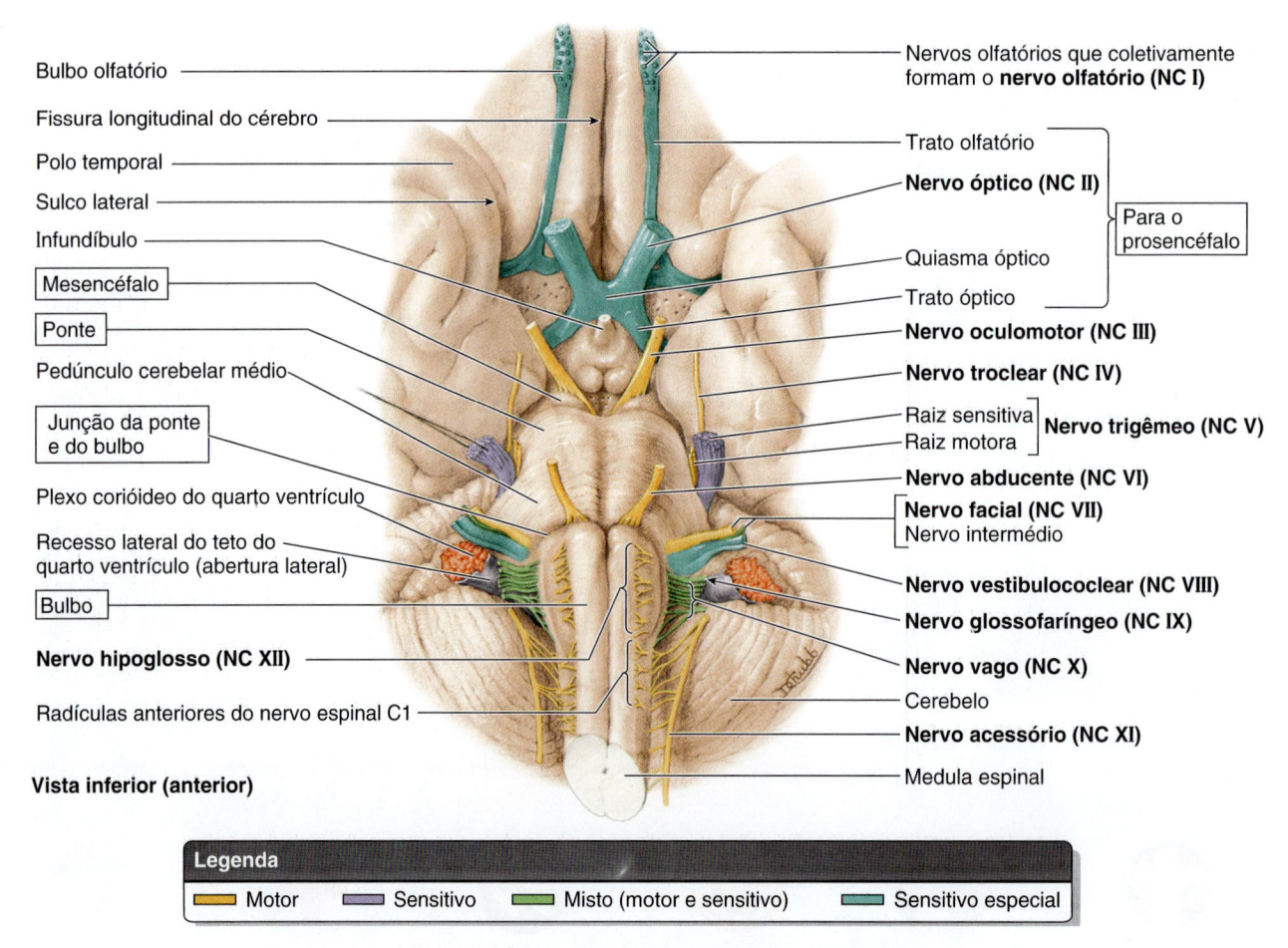

Figura 10.1 Origem superficial dos nervos cranianos.

Capítulo 10 • Revisão dos Nervos Cranianos 643

Sistema nervoso central
- Encéfalo
- Medula espinal

Sistema nervoso periférico
- Nervos cranianos
- Nervos espinais

Sensitivos (aferentes)

Sensitivos somáticos (sensitivos gerais)
- Tato, dor, pressão, temperatura (pele)
- Propriocepção (músculos, tendões, articulações)

Sensitivos viscerais (aferentes viscerais gerais)
- Reflexo ou sensações de dor provenientes de vísceras, glândulas e vasos sanguíneos

Sensitivos especiais
- Audição, equilíbrio, visão, olfação (olfato)
- Paladar

Motores (eferentes)

Motores somáticos (eferentes somáticos gerais)
- Inervação dos músculos esqueléticos (exceto derivados dos arcos faríngeos)
- Inervação dos músculos esqueléticos derivados dos arcos faríngeos embrionários (motores branquiais)

Motores viscerais (eferentes viscerais gerais; parassimpáticos)
- Inervação dos músculos lisos, do músculo cardíaco e das glândulas

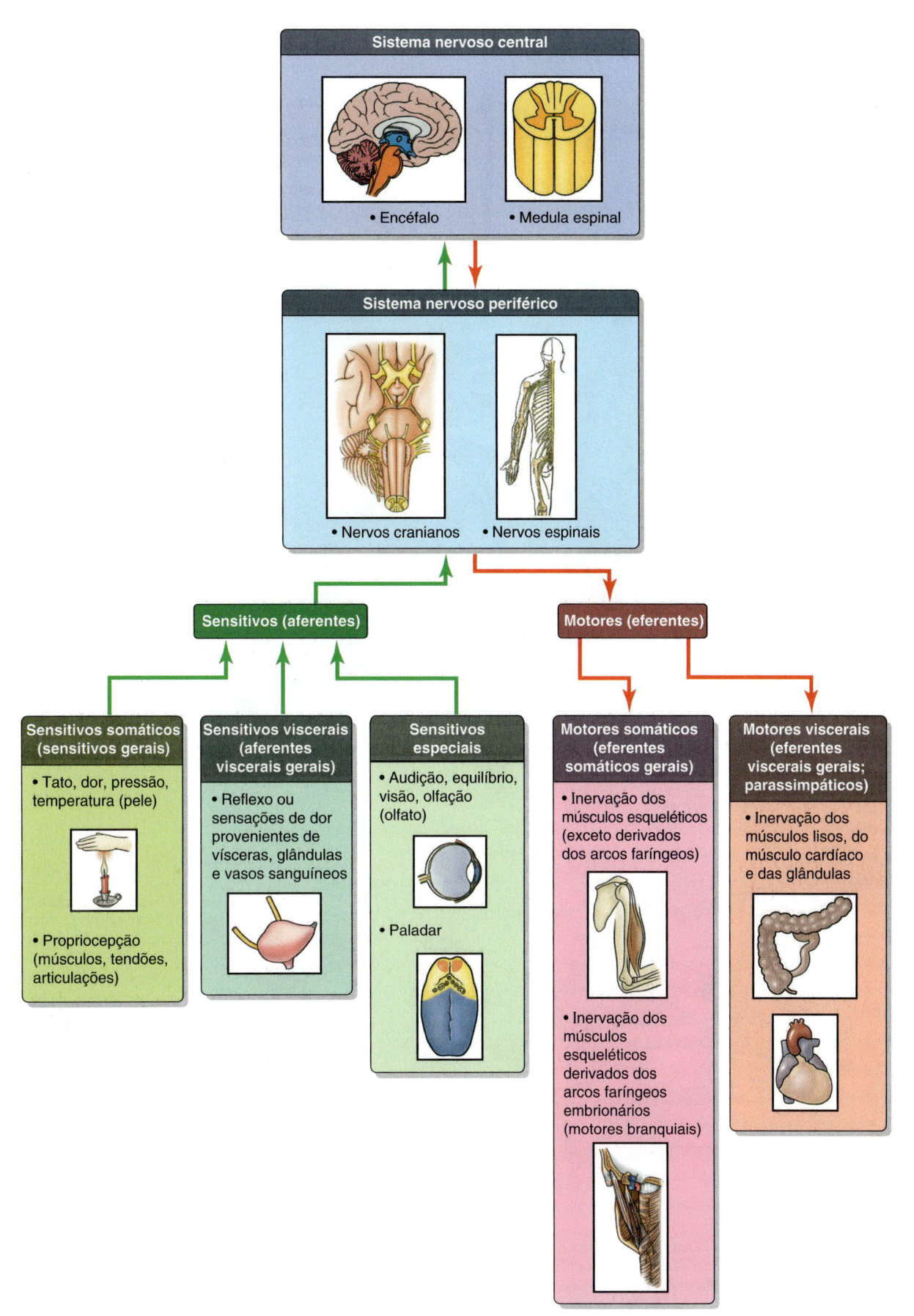

Figura 10.2 Visão geral dos componentes sensitivos e motores dos nervos cranianos e espinais.

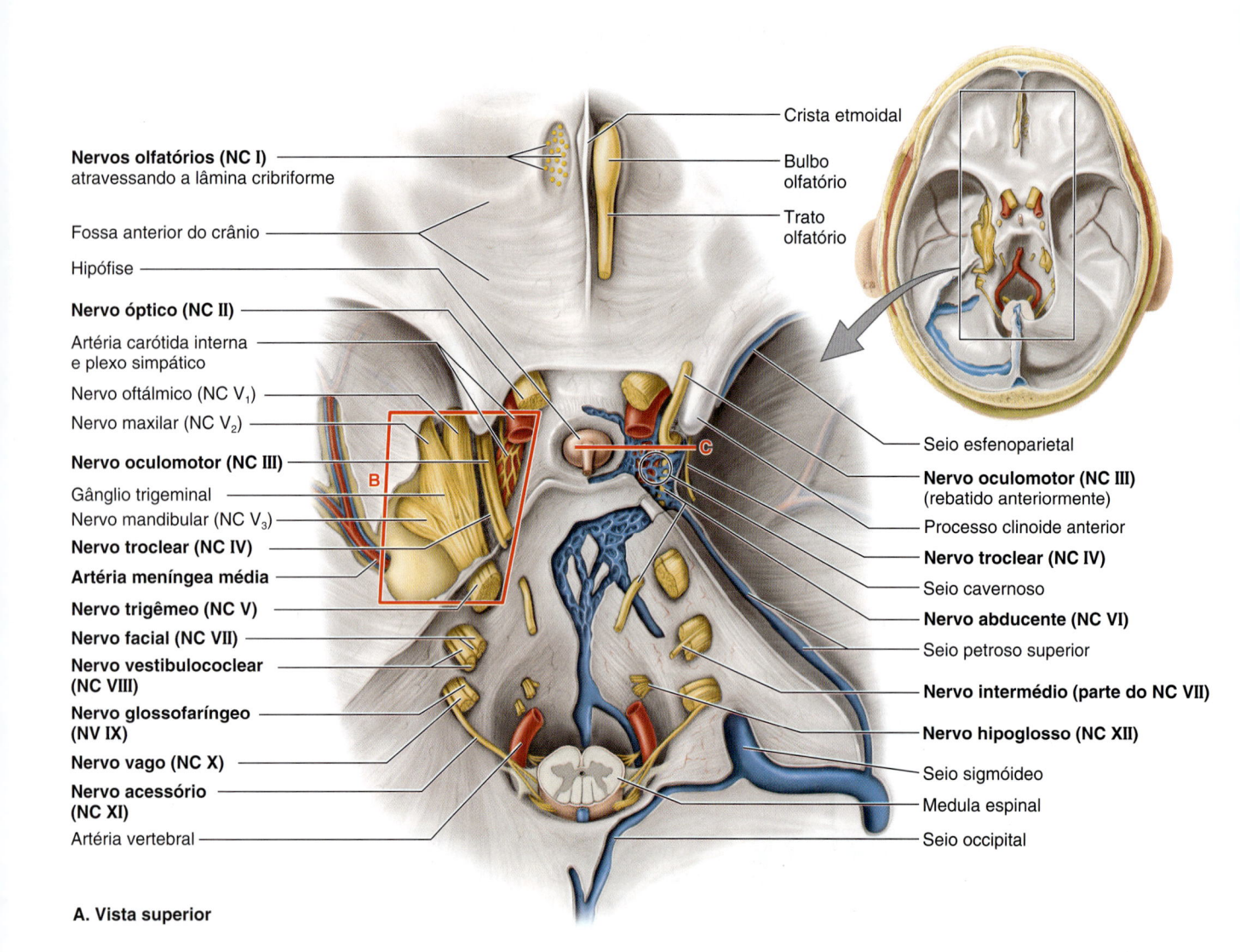

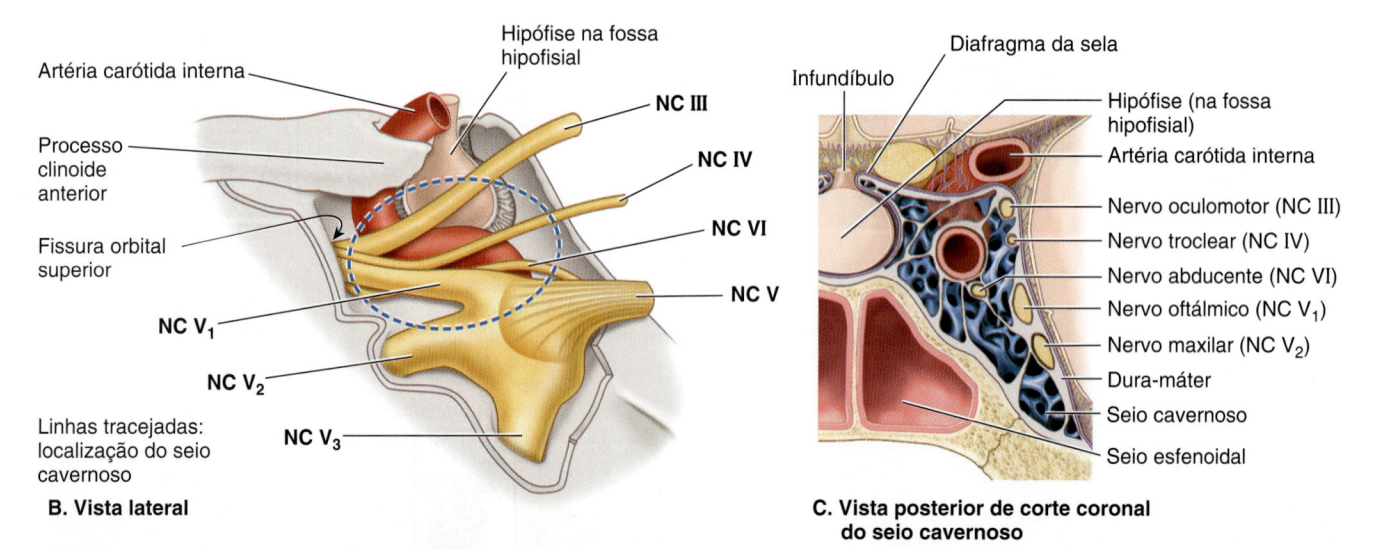

Figura 10.3 Nervos cranianos em relação à face interna da base do crânio. A. O tentório do cerebelo foi removido, e os seios venosos foram abertos do lado direito. O teto dural da cavidade trigeminal foi removido do lado esquerdo, e os NC V, NC III e NC IV foram dissecados na parede lateral do seio cavernoso. **B.** Vista lateral da área delimitada em vermelho em (**A**), demonstrando os nervos relacionados com o seio cavernoso. **C.** Relações anatômicas entre as estruturas no seio cavernoso e sua parede lateral.

A. Vista superior

Labels (A):
- Nervos olfatórios (NC I) atravessando a lâmina cribriforme
- Fossa anterior do crânio
- Hipófise
- Nervo óptico (NC II)
- Artéria carótida interna e plexo simpático
- Nervo oftálmico (NC V₁)
- Nervo maxilar (NC V₂)
- Nervo oculomotor (NC III)
- Gânglio trigeminal
- Nervo mandibular (NC V₃)
- Nervo troclear (NC IV)
- Artéria meníngea média
- Nervo trigêmeo (NC V)
- Nervo facial (NC VII)
- Nervo vestibulococlear (NC VIII)
- Nervo glossofaríngeo (NC IX)
- Nervo vago (NC X)
- Nervo acessório (NC XI)
- Artéria vertebral
- Crista etmoidal
- Bulbo olfatório
- Trato olfatório
- Seio esfenoparietal
- Nervo oculomotor (NC III) (rebatido anteriormente)
- Processo clinoide anterior
- Nervo troclear (NC IV)
- Seio cavernoso
- Nervo abducente (NC VI)
- Seio petroso superior
- Nervo intermédio (parte do NC VII)
- Nervo hipoglosso (NC XII)
- Seio sigmóideo
- Medula espinal
- Seio occipital

B. Vista lateral

- Artéria carótida interna
- Processo clinoide anterior
- Fissura orbital superior
- NC V₁
- NC V₂
- NC V₃
- Linhas tracejadas: localização do seio cavernoso
- Hipófise na fossa hipofisial
- NC III
- NC IV
- NC VI
- NC V

C. Vista posterior de corte coronal do seio cavernoso

- Infundíbulo
- Diafragma da sela
- Hipófise (na fossa hipofisial)
- Artéria carótida interna
- Nervo oculomotor (NC III)
- Nervo troclear (NC IV)
- Nervo abducente (NC VI)
- Nervo oftálmico (NC V₁)
- Nervo maxilar (NC V₂)
- Dura-máter
- Seio cavernoso
- Seio esfenoidal

Capítulo 10 • Revisão dos Nervos Cranianos   645

Tabela 10.1 Resumo dos nervos cranianos.

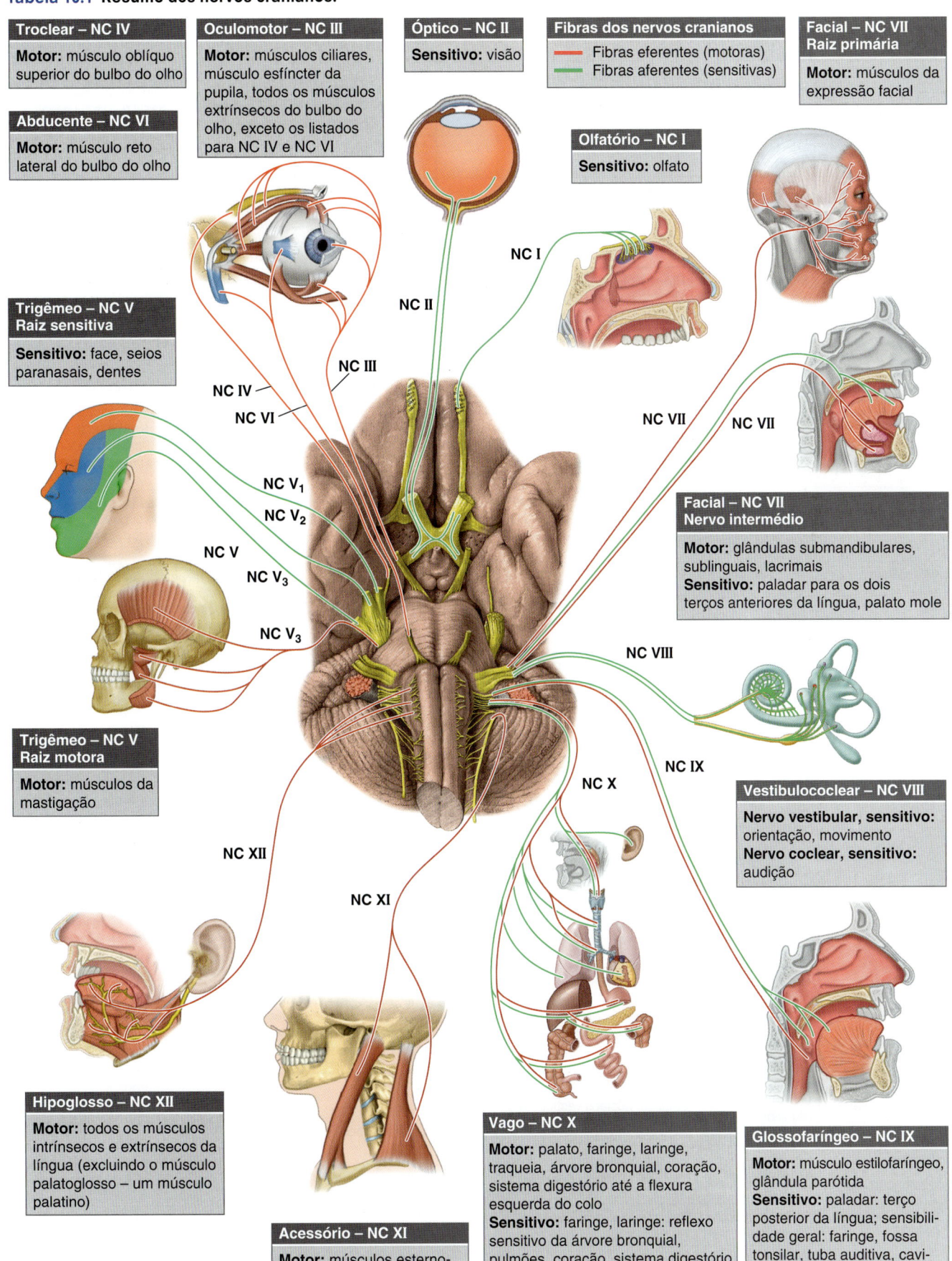

Nervo	Função
Troclear – NC IV	**Motor:** músculo oblíquo superior do bulbo do olho
Abducente – NC VI	**Motor:** músculo reto lateral do bulbo do olho
Oculomotor – NC III	**Motor:** músculos ciliares, músculo esfíncter da pupila, todos os músculos extrínsecos do bulbo do olho, exceto os listados para NC IV e NC VI
Óptico – NC II	**Sensitivo:** visão
Fibras dos nervos cranianos	Fibras eferentes (motoras); Fibras aferentes (sensitivas)
Facial – NC VII – Raiz primária	**Motor:** músculos da expressão facial
Olfatório – NC I	**Sensitivo:** olfato
Trigêmeo – NC V – Raiz sensitiva	**Sensitivo:** face, seios paranasais, dentes
Facial – NC VII – Nervo intermédio	**Motor:** glândulas submandibulares, sublinguais, lacrimais. **Sensitivo:** paladar para os dois terços anteriores da língua, palato mole
Trigêmeo – NC V – Raiz motora	**Motor:** músculos da mastigação
Vestibulococlear – NC VIII	**Nervo vestibular, sensitivo:** orientação, movimento. **Nervo coclear, sensitivo:** audição
Hipoglosso – NC XII	**Motor:** todos os músculos intrínsecos e extrínsecos da língua (excluindo o músculo palatoglosso – um músculo palatino)
Acessório – NC XI	**Motor:** músculos esternocleidomastóideo e trapézio
Vago – NC X	**Motor:** palato, faringe, laringe, traqueia, árvore bronquial, coração, sistema digestório até a flexura esquerda do colo. **Sensitivo:** faringe, laringe: reflexo sensitivo da árvore bronquial, pulmões, coração, sistema digestório até a flexura esquerda do colo
Glossofaríngeo – NC IX	**Motor:** músculo estilofaríngeo, glândula parótida. **Sensitivo:** paladar: terço posterior da língua; sensibilidade geral: faringe, fossa tonsilar, tuba auditiva, cavidade da orelha média

(continua)

Tabela 10.1 **Resumo dos nervos cranianos.** (*continuação*)

Nervo	Componentes	Localização dos corpos dos neurônios	Saída do crânio	Ações principais
Olfatório (NC I)	Sensitivo especial (olfato)	Epitélio olfatório (células olfatórias)	Forames na lâmina cribriforme do etmoide	Olfato da túnica mucosa nasal do teto de cada cavidade nasal e das partes laterais superiores do septo nasal e concha nasal superior
Óptico (NC II)	Sensitivo especial (visão)	Retina (células ganglionares)	Canal óptico	Visão a partir da retina
Oculomotor (NC III)	Motor somático	Mesencéfalo (núcleo do nervo oculomotor)	Fissura orbital superior	Motor para os músculos reto superior, reto inferior, reto medial, oblíquo inferior e levantador da pálpebra superior; eleva a pálpebra superior; gira o bulbo do olho superior, inferior e medialmente
	Motor visceral	Pré-sináptico: mesencéfalo (núcleo visceral [núcleo de Edinger-Westphal]) Pós-sináptico: gânglio ciliar		Inervação parassimpática para os músculos esfíncter da pupila e ciliar; contrai a pupila e acomoda a lente do olho
Troclear (NC IV)	Motor somático	Mesencéfalo (núcleo do nervo troclear)		Motor para o músculo oblíquo superior para ajudar a girar o olho inferior e lateralmente (ou inferiormente quando aduzido)
Trigêmeo (NC V)				
Oftálmico (NC V$_1$)	Sensitivo somático (geral)	Gânglio trigeminal Sinapse: núcleo sensitivo do nervo trigêmeo	Fissura orbital superior	Sensibilidade da córnea, pele da fronte, couro cabeludo, pálpebras, nariz e túnica mucosa da cavidade nasal e dos seios paranasais
Maxilar (NC V$_2$)		Gânglio trigeminal Sinapse: núcleo sensitivo do nervo trigêmeo	Forame redondo	Sensibilidade da pele da face sobre a maxila, incluindo o lado superior, dentes maxilares, túnica mucosa do nariz, seios maxilares e palato
Mandibular (NC V$_3$)		Gânglio trigeminal Sinapse: núcleo sensitivo do nervo trigêmeo	Forame oval	Sensibilidade da pele sobre a mandíbula, incluindo o lábio inferior, o lado da cabeça, os dentes mandibulares, a articulação temporomandibular, a túnica mucosa da boca e os dois terços anteriores da língua
	Motor somático (branquial)	Ponte (núcleo motor do nervo trigêmeo)		Motor para os músculos da mastigação, milo-hióideo, ventre anterior do músculo digástrico, músculos tensor do véu palatino e tensor do tímpano
Abducente (NC VI)	Motor somático	Ponte (núcleo do nervo abducente)	Fissura orbital superior	Motor para o músculo reto lateral que gira o olho lateralmente
Facial (NC VII)	Motor somático (branquial)	Ponte (núcleo motor do nervo facial)	Meato acústico interno; canal facial e forame estilomastóideo	Motor para os músculos da expressão facial e couro cabeludo; inerva também o músculo estapédio da orelha média, músculos estilo-hióideo e ventre posterior do músculo digástrico
	Sensitivo especial (paladar)	Gânglio geniculado Sinapse: núcleos do trato solitário		Paladar nos dois terços anteriores da língua e palato
	Sensitivo somático (geral)	Gânglio geniculado Sinapse: núcleo sensitivo do núcleo trigêmeo		Sensibilidade da pele e meato acústico externo
	Motor visceral	Pré-sináptico: ponte (núcleo salivatório superior) Pós-sináptico: gânglio pterigopalatino, gânglio submandibular		Inervação parassimpática para as glândulas salivares submandibulares e sublinguais, glândula lacrimal e glândulas do nariz e palato
Vestibulococlear (NC VIII)				
Vestibular	Sensitivo especial (equilíbrio)	Gânglio vestibular Sinapse: núcleos vestibulares	Meato acústico interno	Sensibilidade vestibular proveniente dos ductos semicirculares, utrículo e sáculo relacionada com a posição e o movimento da cabeça
Coclear	Sensitivo especial (audição)	Gânglio espiral Sinapse: núcleos cocleares		Audição proveniente do órgão espiral
Glossofaríngeo (NC IX)	Motor somático (branquial)	Bulbo (núcleo ambíguo)	Forame jugular	Motor para o músculo estilofaríngeo que auxilia na deglutição
	Motor visceral	Pré-sináptico: bulbo (núcleo salivatório inferior) Pós-sináptico: gânglio ótico		Inervação parassimpática para a glândula parótida

Tabela 10.1 Resumo dos nervos cranianos. (*continuação*)

Nervo	Componentes	Localização dos corpos dos neurônios	Saída do crânio	Ações principais
	Sensitivo especial (paladar)	Gânglio sensitivo (núcleos do trato solitário)		Paladar no terço posterior da língua
	Sensitivo somático (geral)	Gânglio sensitivo Sinapse: núcleo sensitivo do NC V		Orelha externa, faringe, orelha média
	Sensitivo visceral	Gânglio sensitivo (núcleos do trato solitário)		Glomo e seio caróticos
Vago (NC X)	Motor somático (branquial)	Bulbo (núcleo ambíguo)		Motor para os músculos constritores da faringe (exceto o estilofaríngeo), músculos intrínsecos da laringe, músculos do palato (exceto o músculo tensor do véu palatino) e músculo estriado nos dois terços superiores do esôfago
	Motor visceral	Pré-sináptico: bulbo Pós-sináptico: neurônios sobre, dentro ou próximo das vísceras		Inervação parassimpática do músculo liso da traqueia, dos brônquios, do sistema digestório e do músculo cardíaco
	Sensitivo visceral	Gânglio inferior Sinapse: núcleos do trato solitário	Forame jugular	Sensibilidade visceral da base da língua, da faringe, laringe, traqueia, brônquios, coração, esôfago, estômago e intestino
	Sensitivo especial (paladar)	Gânglio inferior Sinapse: núcleos do trato solitário		Paladar na epiglote e no palato
	Sensitivo somático (geral)	Gânglio superior Sinapse: núcleo sensitivo do nervo trigêmeo		Sensibilidade da orelha, do meato acústico externo e da dura-máter da fossa posterior do crânio
Acessório (NC XI)	Motor somático	Parte cervical da medula espinal		Motor para os músculos esternocleidomastóideo e trapézio
Hipoglosso (NC XII)	Motor somático	Bulbo (núcleo do NC XII)	Canal do nervo hipoglosso	Motor para os músculos intrínsecos e extrínsecos da língua (exceto o músculo palatoglosso)

- **Fibras sensitivas (aferentes)**
3. *Fibras que conduzem a sensibilidade das vísceras.* Fibras sensitivas viscerais (aferentes viscerais gerais), como as que conduzem informações reflexas e de dor do glomo e do seio caróticos, da faringe, laringe, traqueia, brônquios, pulmões, coração e sistema digestório
4. *Fibras que transmitem a sensibilidade geral* (p. ex., tato, pressão, calor, frio) provenientes da pele e das túnicas mucosas. Incluem as fibras sensitivas somáticas (gerais), que são conduzidas principalmente pelo NC V, mas também pelos NC VII, NC IX e NC X
5. *Fibras que conduzem sensações específicas.* Fibras *sensitivas especiais*, que conduzem o paladar e o olfato, bem como as que servem aos sentidos especiais da visão, da audição e do equilíbrio.

As fibras dos nervos cranianos unem-se centralmente aos **núcleos dos nervos cranianos**, que consistem em grupos de neurônios nos quais terminam as fibras sensitivas ou aferentes e a partir dos quais surgem as fibras motoras ou eferentes (Figura 10.4). Com exceção do NC I e do NC II, que envolvem extensões do prosencéfalo, e o NC XI com núcleos nos segmentos C1–C3 da medula espinal, os núcleos dos nervos cranianos estão localizados no tronco encefálico ou em posição adjacente a ele. Os núcleos de componentes funcionais semelhantes estão geralmente alinhados em colunas funcionais na região do tronco encefálico.

NERVO OLFATÓRIO (NC I)

Os **nervos olfatórios (NC I)** conduzem o sentido do olfato (Figura 10.5). Os corpos celulares dos **neurônios receptores olfatórios** estão localizados na parte olfatória da túnica mucosa nasal ou área olfatória, no teto da cavidade nasal e ao longo do septo nasal e da parede medial da concha nasal superior (ver Figura 10.5B). Os prolongamentos centrais dos neurônios olfatórios e polares são reunidos em feixes para formar aproximadamente 20 filamentos do nervo olfatório de cada lado, que, em seu conjunto, formam os nervos olfatórios direito e esquerdo (ver Figura 10.5C). As fibras atravessam minúsculos forames na **lâmina cribriforme** do etmoide, circundadas por bainhas de dura-máter e de aracnoide-máter, e entram no **bulbo olfatório**, na fossa anterior do crânio. As fibras do nervo olfatório fazem sinapse com **células mitrais** no bulbo olfatório. Os axônios dessas células formam o **trato olfatório**, que conduz os impulsos até o encéfalo (ver Figura 10.5A,C). Os bulbos e os tratos olfatórios constituem, tecnicamente, extensões anteriores do prosencéfalo.

648 Fundamentos de Anatomia Clínica

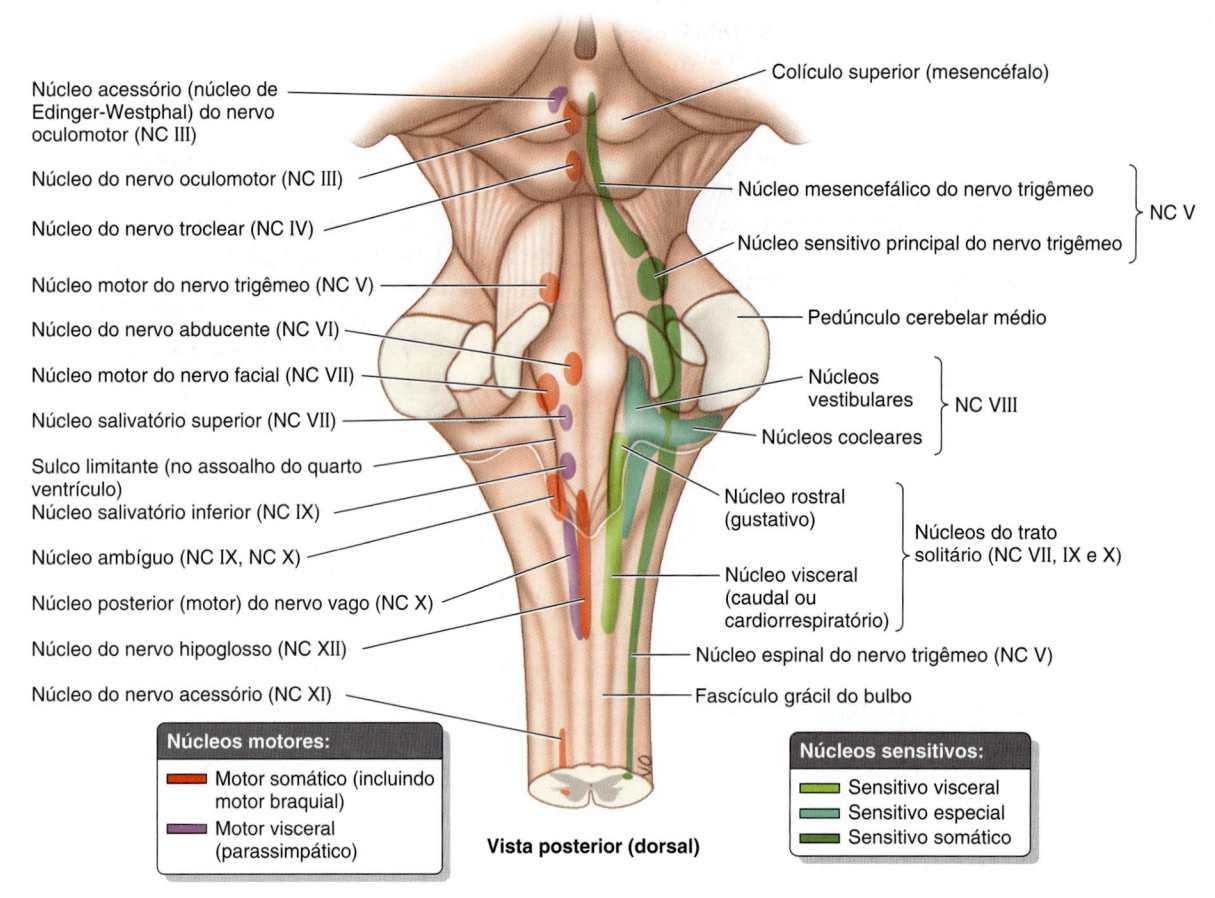

- Núcleo acessório (núcleo de Edinger-Westphal) do nervo oculomotor (NC III)
- Núcleo do nervo oculomotor (NC III)
- Núcleo do nervo troclear (NC IV)
- Núcleo motor do nervo trigêmeo (NC V)
- Núcleo do nervo abducente (NC VI)
- Núcleo motor do nervo facial (NC VII)
- Núcleo salivatório superior (NC VII)
- Sulco limitante (no assoalho do quarto ventrículo)
- Núcleo salivatório inferior (NC IX)
- Núcleo ambíguo (NC IX, NC X)
- Núcleo posterior (motor) do nervo vago (NC X)
- Núcleo do nervo hipoglosso (NC XII)
- Núcleo do nervo acessório (NC XI)

- Colículo superior (mesencéfalo)
- Núcleo mesencefálico do nervo trigêmeo ⎫
- Núcleo sensitivo principal do nervo trigêmeo ⎬ NC V
- Pedúnculo cerebelar médio
- Núcleos vestibulares ⎫
- Núcleos cocleares ⎬ NC VIII
- Núcleo rostral (gustativo) ⎫
- Núcleo visceral (caudal ou cardiorrespiratório) ⎬ Núcleos do trato solitário (NC VII, IX e X)
- Núcleo espinal do nervo trigêmeo (NC V)
- Fascículo grácil do bulbo

Núcleos motores:
- ■ Motor somático (incluindo motor braquial)
- ■ Motor visceral (parassimpático)

Núcleos sensitivos:
- ■ Sensitivo visceral
- ■ Sensitivo especial
- ■ Sensitivo somático

Vista posterior (dorsal)

Figura 10.4 Núcleos dos nervos cranianos. Os núcleos motores são mostrados no lado esquerdo do tronco encefálico, e os núcleos sensitivos, no lado direito. Tanto os núcleos sensitivos quanto os motores são pares – isto é, existem nos lados direito e esquerdo do tronco encefálico.

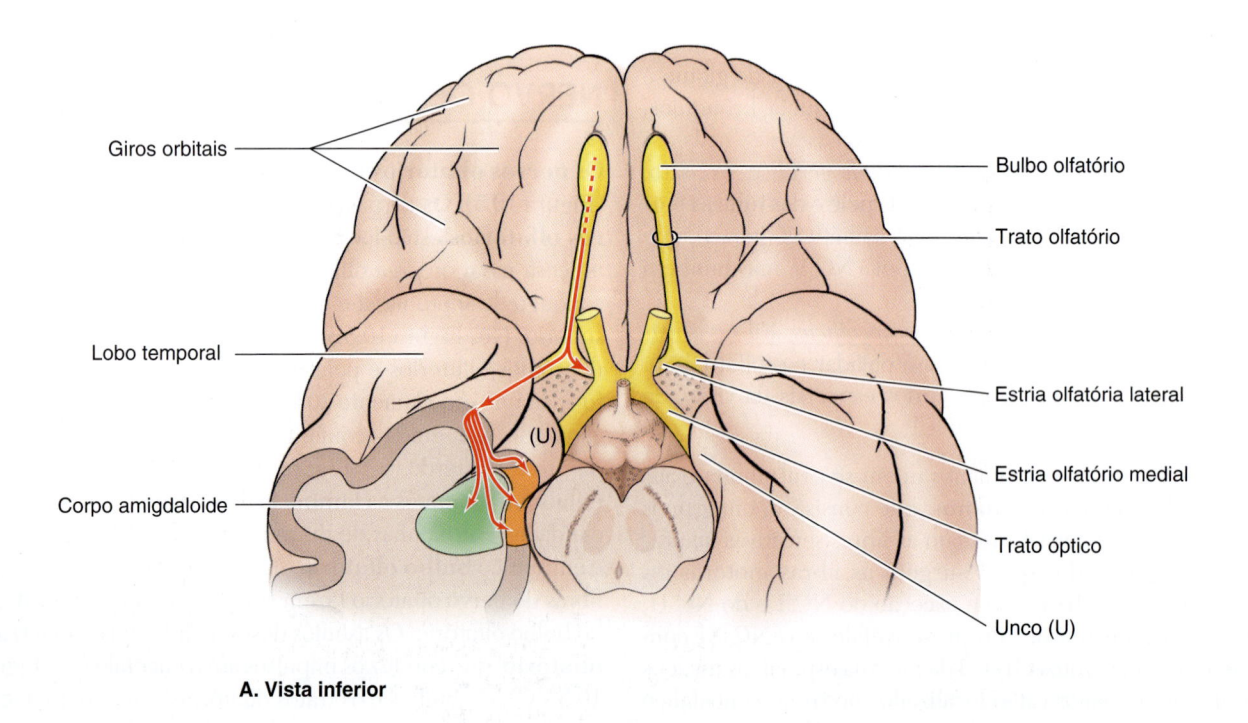

- Giros orbitais
- Lobo temporal
- Corpo amigdaloide

- Bulbo olfatório
- Trato olfatório
- Estria olfatória lateral
- Estria olfatório medial
- Trato óptico
- Unco (U)

A. Vista inferior

Figura 10.5 Sistema olfatório. A. Bulbos olfatórios, tratos olfatórios e estrias olfatórias medial e lateral. (*continua*)

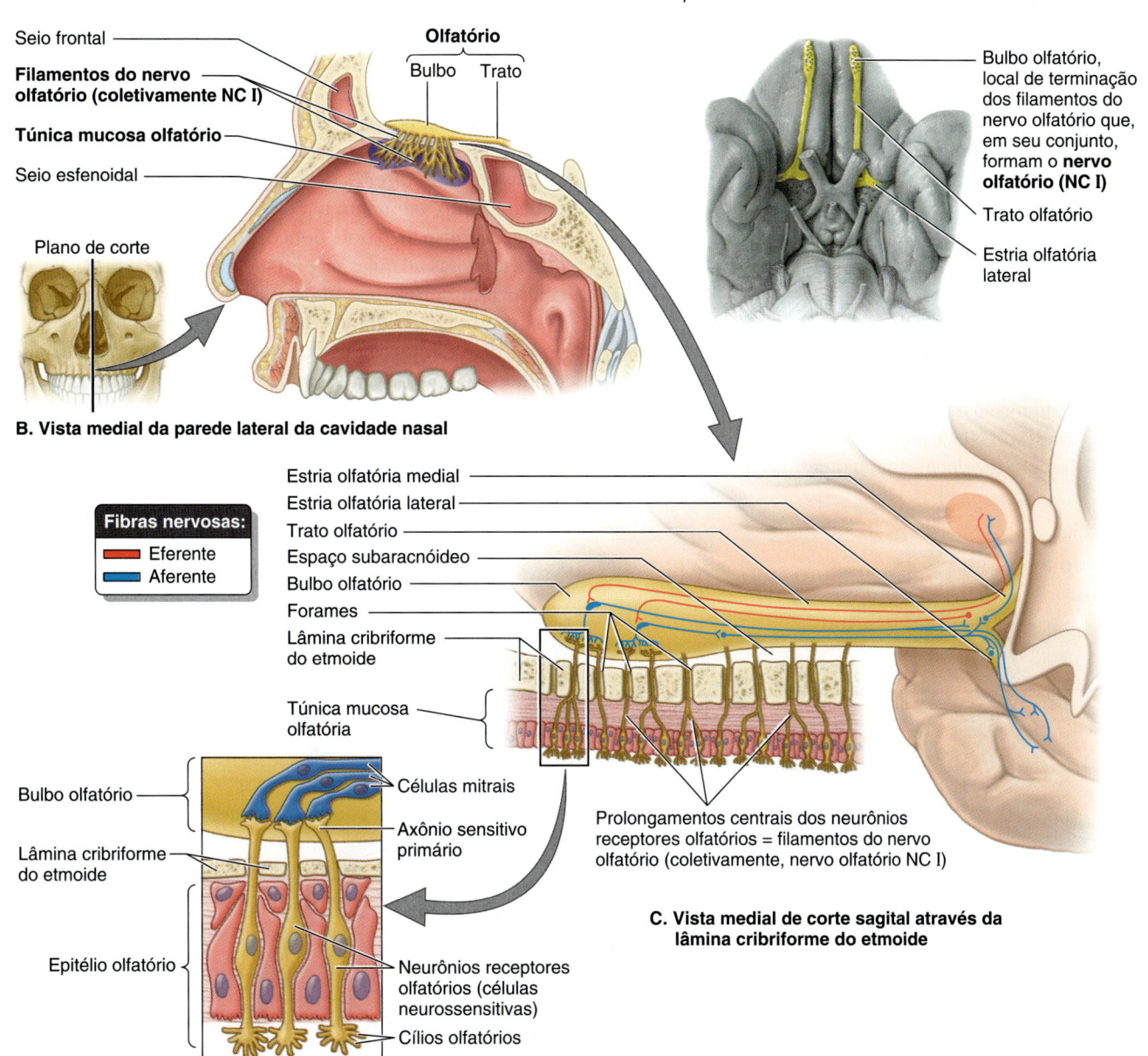

Figura 10.5 Sistema olfatório. (*continuação*) **B.** Corte sagital através da cavidade nasal, mostrando a relação da área olfatória com o bulbo olfatório. **C.** Os corpos dos neurônios receptores olfatórios estão situados no epitélio olfatório. Esses feixes de axônios são coletivamente denominados nervo olfatório (NC I).

ANATOMIA CLÍNICA

Anosmia | Perda do olfato

A perda ou diminuição do olfato ocorrem habitualmente com o envelhecimento. Podem ocorrer também em consequência do fumo excessivo e do uso de cocaína. Apesar de a principal queixa da maioria dos indivíduos com *anosmia* consistir em perda ou alteração do paladar, os estudos clínicos realizados revelam que, em todas as pessoas, com poucas exceções, a disfunção encontra-se no sistema olfatório (Simpson & Sweazey, 2013). Ocorre comprometimento olfatório transitório em consequência de *rinite viral* ou *alérgica* (inflamação da túnica mucosa nasal).

A lesão da mucosa nasal, das fibras nervosas olfatórias, dos bulbos ou tratos olfatórios também pode comprometer o olfato. Nos traumatismos cranianos graves, pode haver separação dos bulbos olfatórios e dos nervos olfatórios, ou algumas fibras nervosas olfatórias podem se romper quando atravessam uma *lâmina cribriforme fraturada*. Se houver ruptura de todos os feixes nervosos de um lado, ocorrerá perda completa do olfato naquele lado; em consequência, a anosmia pode constituir um sinal de *fratura da base do crânio*, juntamente com *rinorreia de líquido cerebrospinal* (LCS), um extravasamento do líquido pelo nariz proveniente do espaço subaracnóideo. Os *distúrbios da olfação* também estão associados a transtornos psiquiátricos (p. ex., esquizofrenia) e epilepsia. Esses pacientes podem experimentar distorção do olfato (*parosmia*), ou podem perceber um odor quando não há nenhum (*alucinação olfatória*).

NERVO ÓPTICO (NC II)

O **nervo óptico (NC II)** conduz informações visuais. Os nervos ópticos são expansões anteriores pares do prosencéfalo (diencéfalo) e, portanto, são tratos de fibras do SNC formadas por axônios das *células ganglionares da retina*. O NC II é circundado por extensões das meninges cranianas e pelo espaço subaracnóideo, que é preenchido pelo LCS. O NC II começa no local onde os axônios amielínicos das células ganglionares da retina perfuram a esclera e tornam-se mielinizados, profundamente ao **disco do nervo óptico**. O nervo óptico segue em direção posterior e medial na órbita, saindo através do **canal óptico** para entrar na fossa média do crânio, onde forma o **quiasma óptico** (cruzamento de nervos; Figura 10.6). Nesse local, as fibras da metade nasal (medial) de cada retina decussam no quiasma e unem-se a fibras não cruzadas provenientes da metade temporal (lateral) da retina para formar o **trato óptico**. O cruzamento parcial das fibras do nervo óptico no quiasma é um requisito para a visão binocular, possibilitando a percepção de profundidade do campo (visão tridimensional). Assim, as fibras provenientes das metades direitas de ambas as retinas formam o trato óptico direito, enquanto aquelas provenientes das metades esquerdas formam o trato óptico esquerdo. A decussação das fibras nervosas no quiasma permite que o trato óptico direito conduza impulsos do campo visual esquerdo e vice-versa. O **campo visual** combinado é o que é percebido por uma pessoa que esteja com os dois olhos bem abertos e olhando diretamente para frente. As fibras nos tratos ópticos terminam, em sua maioria, nos **corpos geniculados laterais** do tálamo. A partir desses núcleos, os axônios são retransmitidos para os córtices visuais dos lobos occipitais do encéfalo.

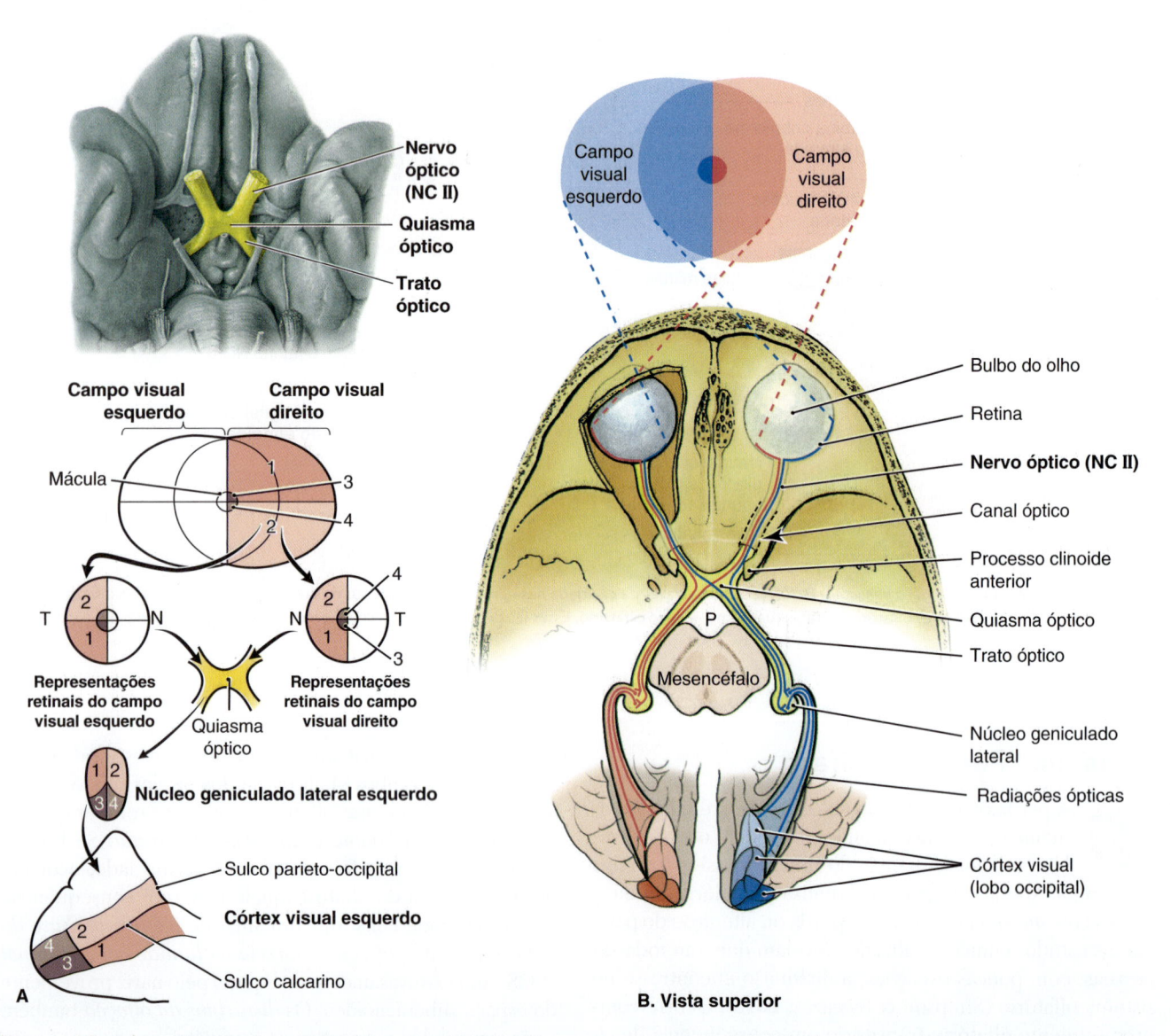

Figura 10.6 Sistema visual. **A.** Representação do campo visual direito nas retinas, corpo geniculado lateral esquerdo e córtex visual esquerdo. As áreas correspondem às: porções (*1*) geral superior, (*2*) geral inferior, (*3*) macular superior, e (*4*) macular inferior do campo visual direito. *N*, nasal; *T*, temporal (faces dos campos visuais). **B.** Visão geral da via visual. *P*, localização da hipófise.

ANATOMIA CLÍNICA

Defeitos do campo visual

Os *defeitos do campo visual* podem resultar de um grande número de doenças neurológicas. É clinicamente importante ser capaz de associar o defeito a uma provável localização da lesão (Figura AC10.1).

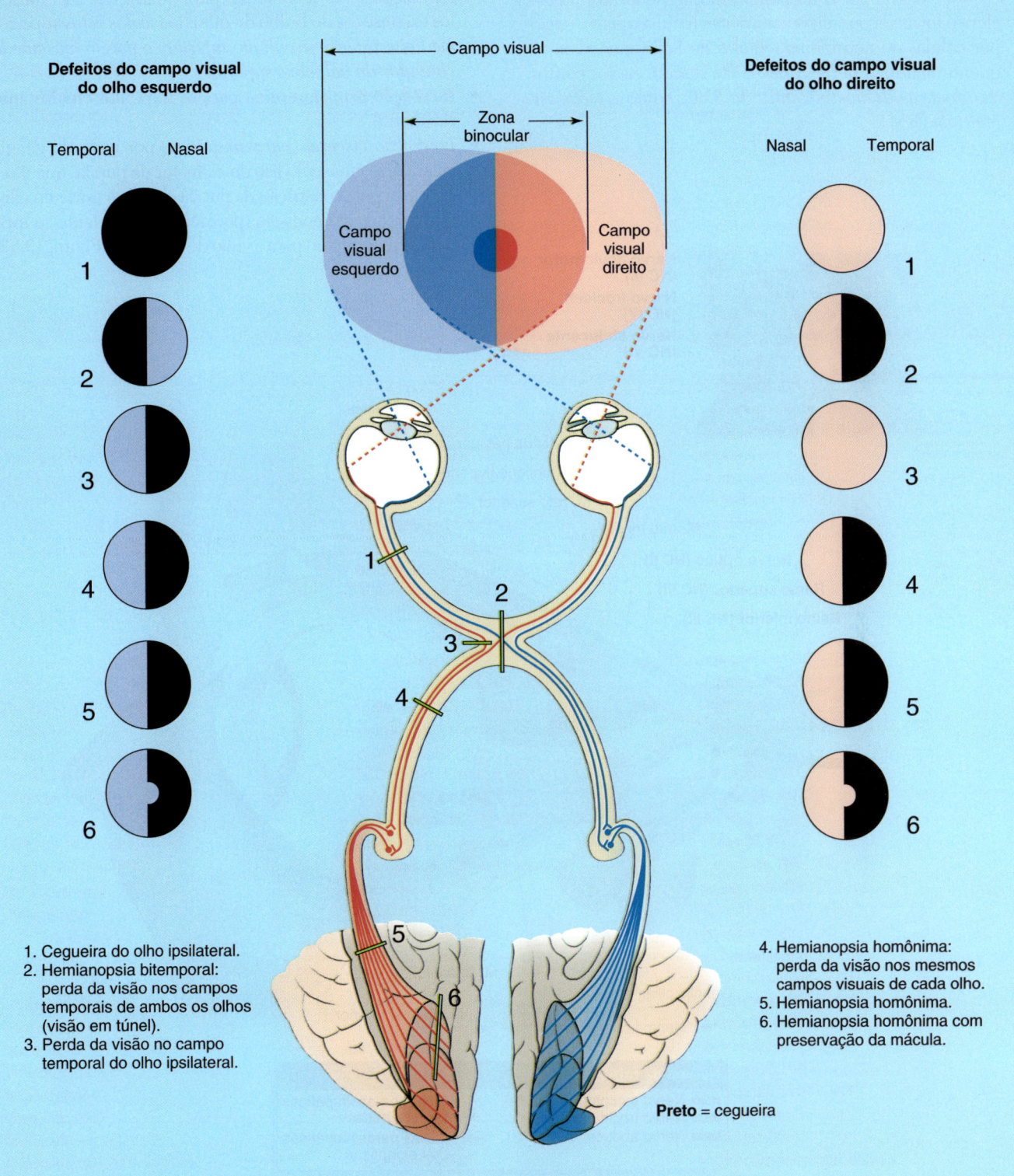

1. Cegueira do olho ipsilateral.
2. Hemianopsia bitemporal: perda da visão nos campos temporais de ambos os olhos (visão em túnel).
3. Perda da visão no campo temporal do olho ipsilateral.
4. Hemianopsia homônima: perda da visão nos mesmos campos visuais de cada olho.
5. Hemianopsia homônima.
6. Hemianopsia homônima com preservação da mácula.

Preto = cegueira

Figura AC10.1 Defeitos do campo visual.

ANATOMIA CLÍNICA

Doenças desmielinizantes e nervo óptico

Como os nervos ópticos são, na realidade, tratos do SNC, a bainha de mielina que circunda as fibras a partir do ponto em que penetram na esclera é formada por oligodendrócitos (células gliais), e não por células do neurolema (células de Schwann). Consequentemente, os nervos ópticos são suscetíveis aos efeitos *das doenças desmielinizantes do SNC*, como a *esclerose múltipla* (EM).

NERVOS PARA OS MÚSCULOS EXTRÍNSECOS DO BULBO DO OLHO

Nervo oculomotor (NC III)

O **nervo oculomotor (NC III)** fornece o seguinte (Figuras 10.7 e 10.8):

- *Inervação motora somática* para quatro dos seis músculos extrínsecos do bulbo do olho (*músculos retos superior, medial e inferior* e *oblíquo inferior*) e para o *músculo levantador da pálpebra superior*
- *Inervação proprioceptiva* para os músculos citados anteriormente
- *Inervação visceral (parassimpática)* por meio do gânglio ciliar para o músculo liso do esfíncter da pupila, que é responsável pela constrição da pupila, e para o músculo ciliar, que produz acomodação (permitindo que a lente se torne mais arredondada) para a visão de perto (ver Figura 10.8B).

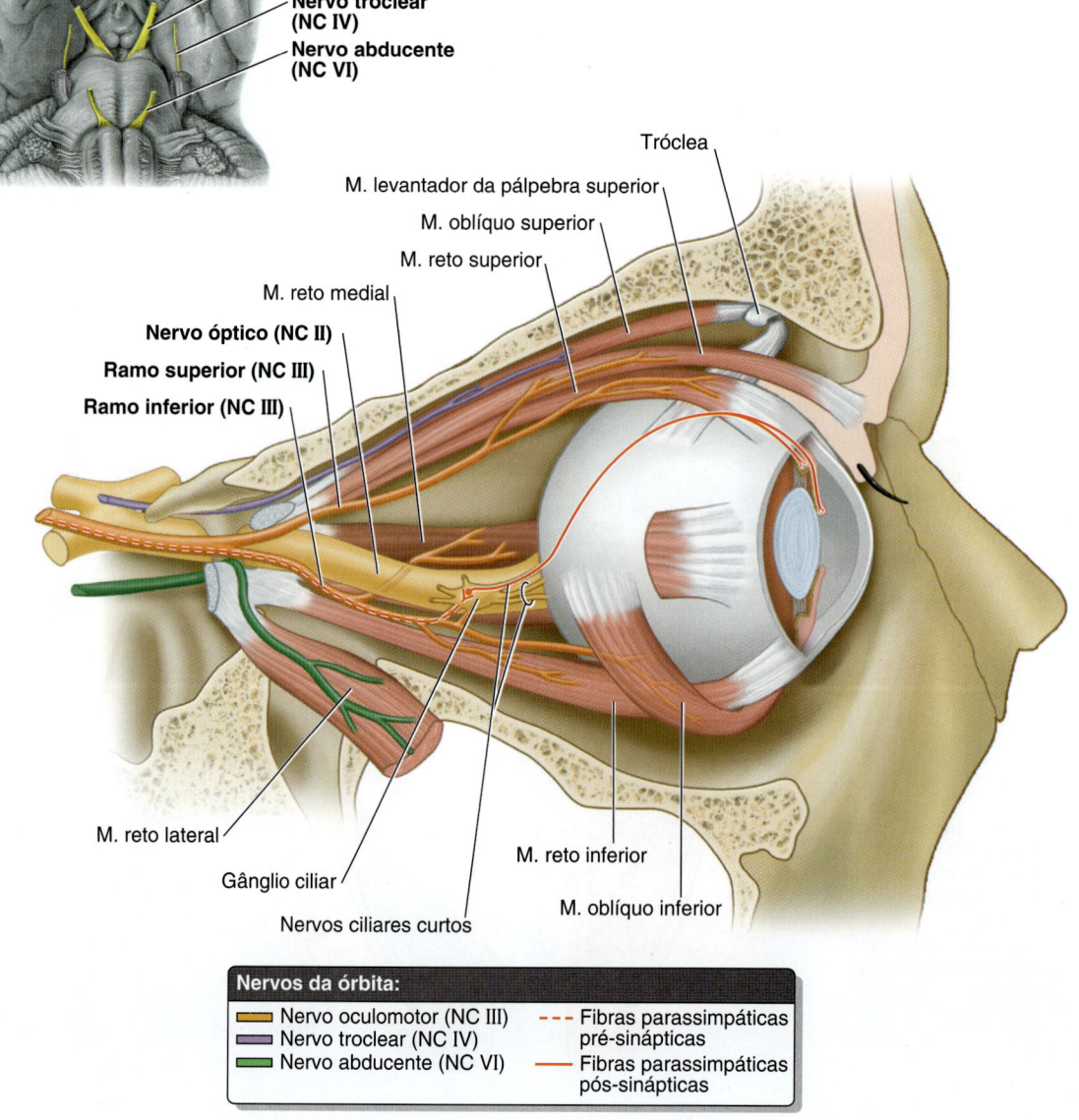

Figura 10.7 Distribuição dos nervos oculomotor (NC III), troclear (NC IV) e abducente (NC VI).

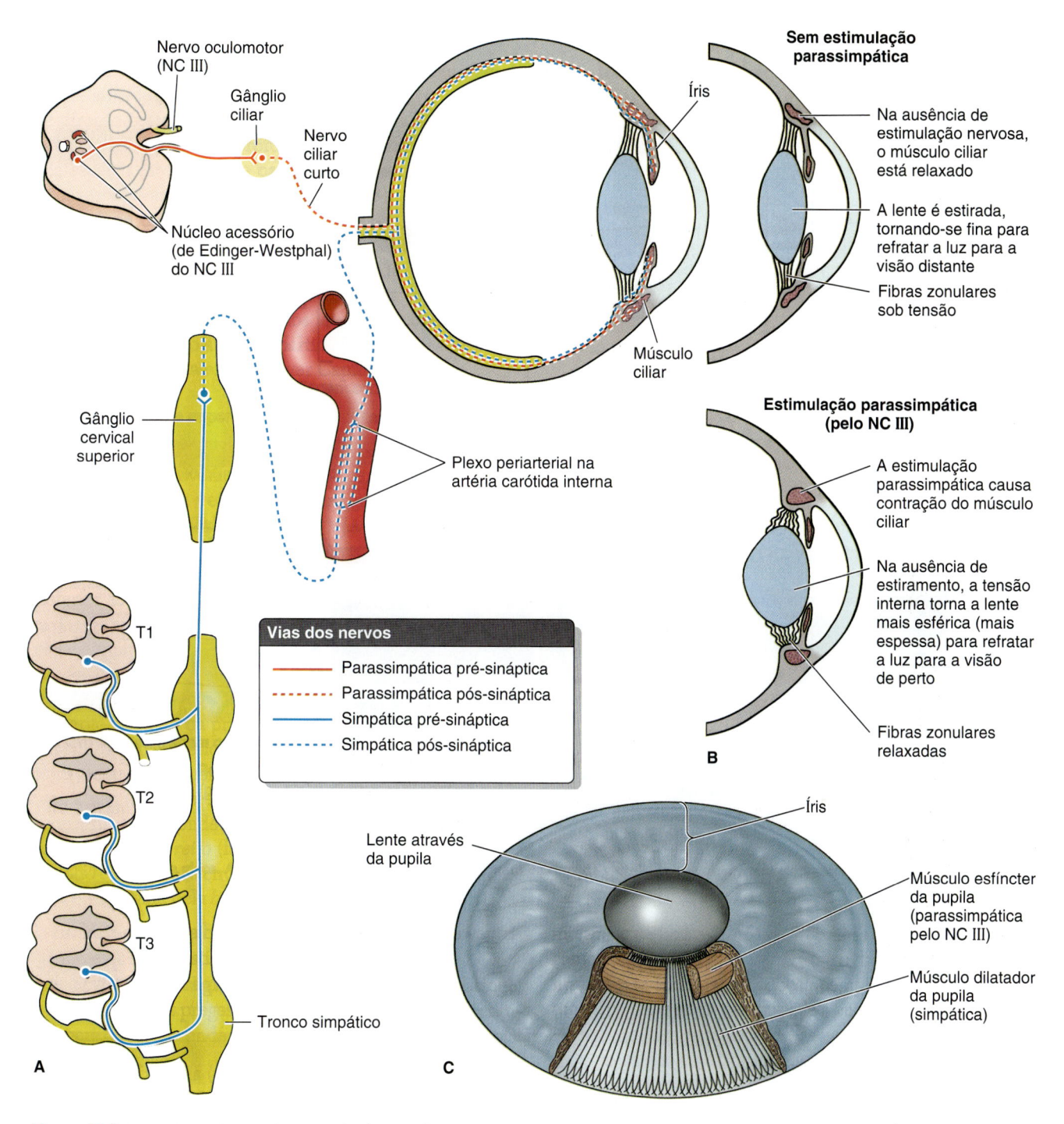

Figura 10.8 Inervação autônoma dos músculos intraoculares. **A.** Visão geral da via dos nervos. **B.** Função do músculo ciliar. **C.** Íris e músculos da íris.

O NC III é o principal nervo motor para os músculos intrínsecos e extrínsecos do bulbo do olho. O NC III emerge do mesencéfalo, perfura a dura-máter e segue o seu trajeto pelo teto e pela parede lateral do *seio cavernoso*. O nervo deixa a cavidade craniana e entra na órbita através da *fissura orbital superior*. Dentro dessa fissura, o NC III divide-se em um **ramo superior**, que inerva os músculos reto superior e levantador da pálpebra superior, e em um **ramo inferior**, que inerva os músculos retos inferior e medial e oblíquo inferior (ver Figuras 10.7 e 10.9). O ramo inferior também conduz fibras parassimpáticas pré-sinápticas (eferentes viscerais) para o **gânglio ciliar**, onde fazem sinapse. As fibras pós-sinápticas provenientes desse gânglio seguem até o bulbo do olho nos *nervos ciliares curtos* para inervar os músculos ciliar e esfíncter da pupila (ver Figura 10.8C).

Nervo troclear (NC IV)

O **nervo troclear (NC IV)** é responsável pela inervação motora somática e proprioceptiva do *músculo oblíquo superior*

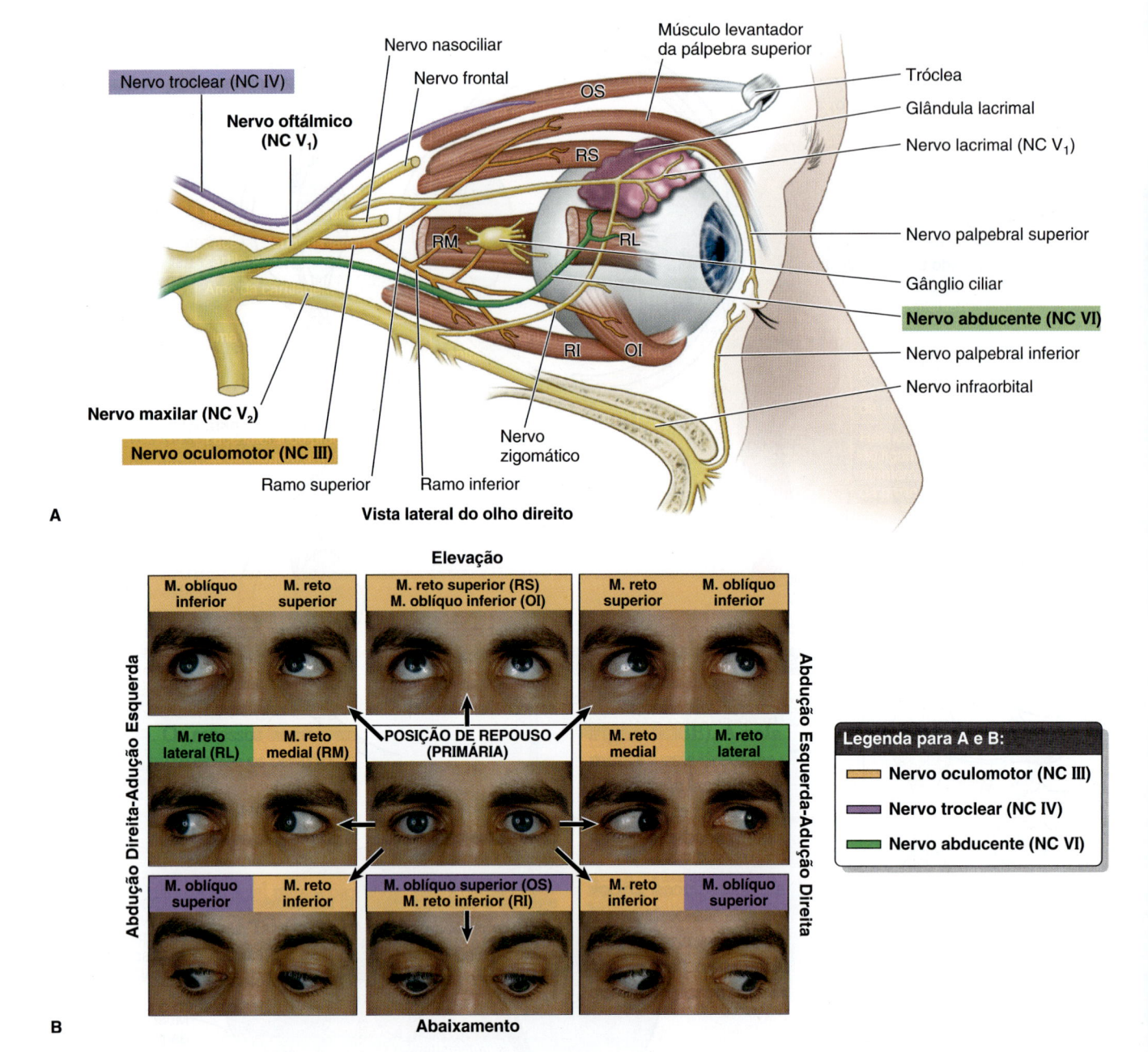

Figura 10.9 Inervação dos músculos extrínsecos do bulbo do olho. **A.** Visão geral esquemática. **B.** Movimentos anatômicos dos músculos extrínsecos do bulbo do olho. Os movimentos isolados começam a partir do centro (posição de repouso ou primária). Ver Figura 8.35A para os movimentos sequenciais utilizados no teste clínico dos músculos extrínsecos do bulbo do olho e nervos cranianos.

contralateral. O nervo troclear, que é o menor nervo craniano origina-se do núcleo do nervo troclear e cruza a linha mediana antes de emergir abaixo do colículo inferior da face posterior do mesencéfalo. Em seguida, segue anteriormente em torno do tronco encefálico e perfura a dura-máter, na margem do tentório do cerebelo, para seguir em direção anterior, na parede lateral do seio cavernoso. O nervo continua ao longo da parede do seio e atravessa a fissura orbital superior para alcançar a órbita, onde inerva um músculo extrínseco do bulbo do olho, o músculo oblíquo superior (ver Figuras 10.7 e 10.9).

Nervo abducente (NC VI)

O **nervo abducente (NC VI)** fornece inervação motora somática para um músculo extrínseco do bulbo do olho (*músculo reto lateral*) e recebe informação proprioceptiva desse músculo. O nervo abducente emerge do tronco encefálico, entre a ponte e o bulbo, e atravessa a cisterna pontocerebelar do espaço subaracnóideo. Em seguida, perfura a dura-máter e segue o trajeto intracraniano mais longo de todos os nervos cranianos dentro da cavidade craniana. Durante o seu trajeto intracraniano, curva-se acentuadamente sobre a crista da parte petrosa do temporal e, em seguida, segue pelo seio cavernoso, circundado pelo sangue venoso, da mesma forma que a artéria carótida interna. Em seguida, o NC VI entra na órbita através da fissura orbital superior e segue anteriormente para inervar o músculo reto lateral, que realiza a abdução do bulbo do olho (ver Figuras 10.7 e 10.9).

A inervação e os movimentos dos músculos extrínsecos do bulbo do olho a partir da posição de repouso (primária) estão resumidos na Figura 10.9B.

ANATOMIA CLÍNICA

Paralisias oculares

Os nervos oculomotor (NC III), troclear (NC IV) e abducente (NC VI) podem ser comprimidos, e os músculos que eles inervam podem ser totalmente paralisados intra e extracranialmente por diferentes mecanismos, incluindo doenças neurológicas tumores ou aneurismas.

Nervo oculomotor (NC III)

PARALISIA COMPLETA DO NC III

Os sinais característicos de uma lesão completa do NC III (Figura AC10.2) são as seguintes para o olho ipsilateral:

- *Ptose* (queda) da pálpebra superior, causada pela paralisia do músculo levantador da pálpebra superior
- Bulbo do olho (pupila) abduzido e dirigido ligeiramente para baixo (para baixo e lateralmente), devido às ações sem oposição dos músculos reto lateral e oblíquo superior
- Ausência de *reflexo pupilar* (à luz) (constrição da pupila em resposta à luz)
- *Dilatação da pupila*, em consequência da interrupção das fibras parassimpáticas para o músculo esfíncter da papila, deixando o músculo dilatador da pupila sem oposição
- *Ausência de acomodação da lente* (ajustamento para aumentar a convexidade para a visão de perto), devido à paralisia do músculo ciliar.

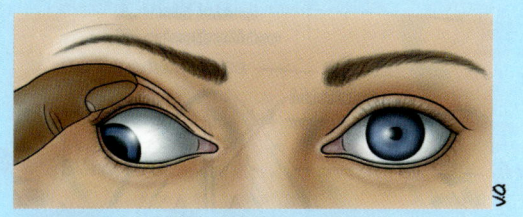

Olho direito: pupila dirigida para baixo e lateralmente, pupila dilatada, pálpebra elevada manualmente, devido à ptose.   Esquerdo: normal

Olhar dirigido anteriormente

Figura AC10.2 Lesão do nervo oculomotor (NC III).

PARALISIA PARCIAL DO NC III

A rápida elevação da pressão intracraniana (p. ex., em consequência de hematoma extradural ou subdural agudo) frequentemente comprime o NC III contra a parte petrosa do temporal. Como as fibras parassimpáticas no NC III são superficiais, são as primeiras a serem afetadas (*oftalmoplegia interna*). A *oftalmoplegia externa* resulta da lesão seletiva das fibras motoras somáticas.

Um aneurisma de uma artéria cerebral posterior ou de uma artéria cerebelar superior pode exercer pressão sobre o NC III quando passa entre esses vasos. Como o NC III está situado na parede lateral do seio cavernoso, a ocorrência de lesões, infecções ou tumores também pode afetar esse nervo.

Nervo troclear (NC IV)

O NC IV raramente é lesionado de maneira isolada. O sinal característico de lesão do nervo troclear consiste em *diplopia* (visão dupla) quando o indivíduo olha para baixo (p. ex., quando desce as escadas). Ocorre diplopia porque o músculo oblíquo superior normalmente auxilia o músculo reto inferior no abaixamento da pupila (para dirigir o olhar para baixo) e constitui o único músculo para atuar dessa maneira a partir da posição aduzida.

Nervo abducente (NC VI)

Como o NC VI possui um longo trajeto intracraniano, ele frequentemente é distendido quando a pressão intracraniana aumenta, em parte devido à curva aguda que o nervo faz sobre a crista da parte petrosa do temporal, após entrar na dura-máter. Uma *lesão expansiva*, como um *tumor cerebral*, pode comprimir o NC VI, causando *paralisia do músculo reto lateral*. A lesão completa do NC VI provoca desvio medial do olho afetado – isto é, adução completa do olho em repouso, sem abdução completa, devido à ação sem oposição do músculo reto medial, deixando o indivíduo incapaz de abduzir a pupila (Figura AC10.3).

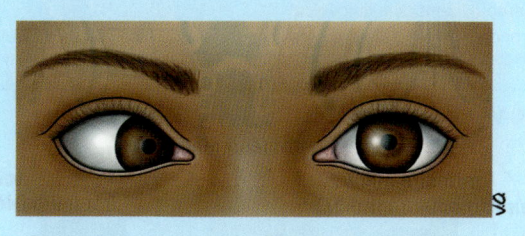

Direito: normal   Olho esquerdo: não realiza a abdução

Direção do olhar ⟶

Figura AC10.3 Lesão do nervo abducente (NC VI).

NERVO TRIGÊMEO (NC V)

O **nervo trigêmeo (NC V)** emerge da face lateral da ponte por meio de uma grande *raiz sensitiva* e de uma pequena *raiz motora* (ver Figura 10.1). O NC V é o principal nervo sensitivo geral para a cabeça (face, dentes, boca, cavidade nasal e dura-máter da cavidade craniana) (Figura 10.10). A **raiz sensitiva do NC V** é composta principalmente dos prolongamentos centrais dos neurônios no **gânglio trigeminal** (ver Figura 10.10B). Os prolongamentos dos neurônios ganglionares que formam três nervos ou divisões são os seguintes: o **nervo oftálmico (NC V₁)**, o **nervo maxilar (NC V₂)** e o componente sensitivo do **nervo mandibular (NC V₃)**. Para um resumo do NC V, ver a Figura 10.10 e a Tabela 10.2. As fibras da **raiz motora do NC V** são distribuídas exclusivamente pelo nervo mandibular (NC V₃) para inervar os músculos da mastigação, o músculo milo-hióideo, o ventre anterior do músculo digástrico, o músculo tensor do véu palatino e o músculo tensor do tímpano.

Tabela 10.2 Resumo das divisões do nervo trigêmeo (NC V).

Divisões/distribuições	Ramos

Nervo oftálmico (NC V₁)
Apenas sensitivo somático
Atravessa a fissura orbital superior
Inerva a córnea, a túnica conjuntiva superior, a túnica mucosa da parte anterior e superior da cavidade nasal, os seios frontal e etmoidal, a dura-máter anterior e supratentorial, a pele do dorso do nariz, a pálpebra superior, a fronte e o couro cabeludo
	Nervo tentorial (um ramo meníngeo)
	Nervo lacrimal
	  Ramo comunicante do N. zigomático
	Nervo frontal
	  Nervo supraorbital
	  Nervo supratroclear
	Nervo nasociliar
	  Raiz sensitiva do gânglio ciliar
	  Nervos ciliares curtos
	  Nervos ciliares longos
	  Nervos etmoidais anterior e posterior
	  Nervos infratrocleares

Nervo maxilar (NC V₂)
Apenas sensitivo somático
Atravessa o forame redondo
Inerva a dura-máter da parte anterior da fossa média do crânio; a túnica conjuntiva da pálpebra inferior; a túnica mucosa da porção posterior e inferior da cavidade nasal, o seio maxilar, o palato e a parte anterior do vestíbulo da boca superior; os dentes maxilares; e a pele da região lateral do nariz, pálpebra inferior, parte anterior da bochecha e lábio superior
	Ramo meníngeo
	Nervo zigomático
	  Ramo zigomaticofacial
	  Ramo zigomaticotemporal
	  Ramo comunicante para o nervo lacrimal
	Ramos ganglionares para o (raiz sensitiva do) gânglio pterigopalatino
	Ramos alveolares superiores posteriores
	Nervo infraorbital
	  Ramos alveolares superiores anteriores e médios
	  Ramos labiais superiores
	  Ramos palpebrais inferiores
	  Ramos nasais externos
	Nervos palatinos maiores
	  Ramos nasais posteroinferiores
	Nervos palatinos menores
	Ramos nasais posteriores superolaterais
	Nervo nasopalatino
	Nervo faríngeo

Nervo mandibular (NC V₃)
Sensitivo somático e motor somático (branquial)
Atravessa o forame oval
Fornece inervação sensitiva para a túnica mucosa dos dois terços anteriores da língua, assoalho da boca e partes posterior e anterior do vestíbulo da boca inferior; dentes mandibulares; e pele do lábio inferior, das regiões bucal, parotídea e temporal da face; e orelha externa (orelha, parte superior do meato acústico externo e membrana timpânica)
Fornece inervação motora para os músculos da mastigação, músculo milo-hióideo, ventre anterior do músculo digástrico, músculo tensor do tímpano e músculo tensor do véu palatino
	Ramos sensitivos somáticos
	  Ramo meníngeo
	  Nervo bucal
	  Nervo auriculotemporal
	  Nervo lingual
	  Nervo alveolar inferior
	  Plexo dental inferior
	  Nervo mentual
	Ramos motores somáticos (branquiais) para:
	  M. masseter
	  M. temporal
	  Mm. pterigóideos medial e lateral
	  M. milo-hióideo
	  Ventre anterior do M. digástrico
	  M. tensor do tímpano
	  M. tensor do véu palatino

Capítulo 10 • Revisão dos Nervos Cranianos   657

Nervo trigêmeo (NC V)
- Raiz sensitiva
- Raiz motora

A. Vista lateral

Nervo trigêmeo (NC V) em A e B
- Nervo oftálmico (NC V₁)
- Nervo maxilar (NC V₂)
- Nervo mandibular (NC V₃)

B. Vista lateral

- Raiz sensitiva
- Gânglio trigeminal
- **Nervo oftálmico (NC V₁)**
  - Nervo frontal
  - Nervo lacrimal
  - Nervo nasociliar
- **Nervo maxilar (NC V₂)**
  - Nervo zigomático
  - Nervo infraorbital
  - Nervos alveolares superiores (Anterior, Médio, Posterior)
- **Nervo mandibular (NC V₃)**
  - Ramo meníngeo
  - Nervo bucal
  - Nervo auriculotemporal
  - Nervo lingual
  - Nervo alveolar inferior

C. Vista em livro aberto

Parede nasal lateral
- Túnica mucosa olfatória
- Nervo faríngeo
- NC V₁
- NC V₂
- Nervo nasopalatino
- Nervo palatino maior
- Nervo palatino menor

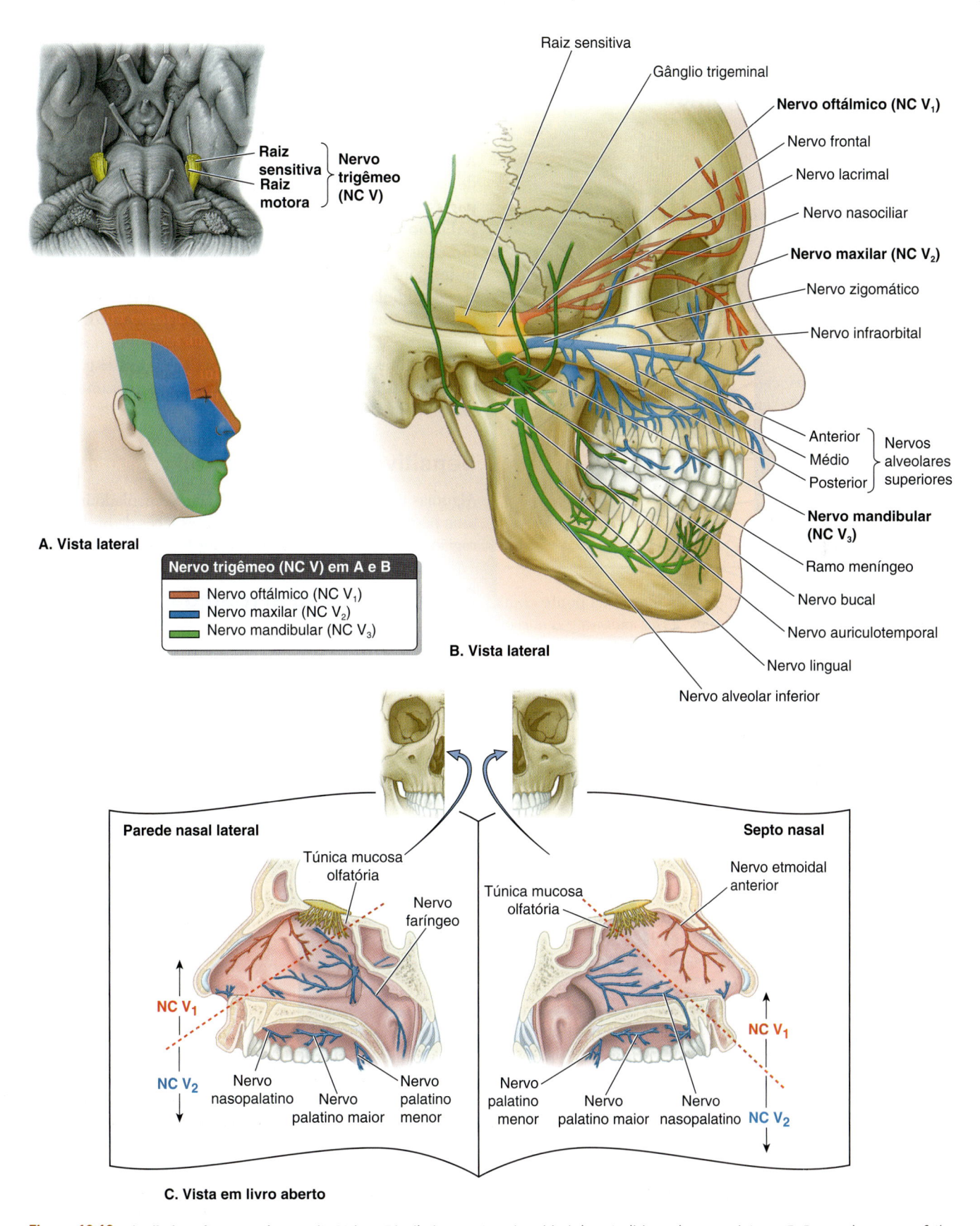

Septo nasal
- Nervo etmoidal anterior
- Túnica mucosa olfatória
- NC V₁
- NC V₂
- Nervo palatino menor
- Nervo palatino maior
- Nervo nasopalatino

Figura 10.10 Distribuição do nervo trigêmeo (NC V). A. Distribuição cutânea (sensitiva) das três divisões do nervo trigêmeo. **B.** Ramos dos nervos oftálmico (NC V₁), maxilar (NC V₂) e mandibular (NC V₃). **C.** Inervação do palato e da parede lateral e septo da cavidade nasal pelos NC V₁ e NC V₂.

ANATOMIA CLÍNICA

Lesão do nervo trigêmeo

O NC V pode ser lesionado em consequência de traumatismo, tumores, aneurismas ou infecções meníngeas, causando os seguintes sinais e sintomas:

- *Paralisia dos músculos da mastigação*, produzindo desvio da mandíbula para o lado da lesão
- *Perda da sensibilidade geral* (capacidade de perceber sensações táteis delicadas, térmicas ou dolorosas na face)
- *Perda do reflexo corneano* (piscar em resposta ao toque da córnea) e do *reflexo de espirro*.

A *neuralgia do trigêmeo* (*tic douloureux*), a principal doença que afeta a raiz sensitiva do NC V, provoca dor episódica excruciante, que habitualmente fica restrita às áreas inervadas pelas divisões maxilar e/ou mandibular do NC V.

NERVO FACIAL (NC VII)

O **nervo facial (NC VII)** emerge da junção da ponte com o bulbo, na forma de duas divisões: a *raiz motora* e o *nervo intermédio* (ver Figura 10.1). A **raiz motora** (nervo facial propriamente dito), maior, inerva os músculos da expressão facial, enquanto o **nervo intermédio**, que é menor, conduz as fibras do paladar, parassimpáticas pré-sinápticas e sensitivas somáticas (Figura 10.11). Ao longo de seu trajeto, o NC VII atravessa a fossa posterior do crânio, o meato acústico interno, o canal do nervo facial, o forame estilomastóideo do temporal e a glândula parótida. Após atravessar o meato acústico interno, o nervo prossegue por uma curta distância anteriormente dentro do temporal e, em seguida, curva-se posteriormente de forma abrupta para prosseguir ao longo da parede medial da cavidade timpânica. A curva acentuada é denominada **joelho do nervo facial** (ver Figura 10.11A), o local do **gânglio geniculado** (gânglio sensitivo do NC VII). Dentro do canal do nervo facial, o NC VII dá origem ao nervo petroso maior, ao nervo para o músculo estapédio e à corda do tímpano. Após percorrer o trajeto intraósseo mais longo de todos os nervos cranianos, o NC VII emerge do crânio pelo *forame estilomastóideo*; emite o ramo auricular posterior; entra na glândula parótida; e forma o **plexo intraparotídeo**, que dá origem aos seguintes cinco ramos motores terminais: temporal, zigomático, bucal, marginal da mandíbula e cervical.

Motor somático (branquial)

Como nervo do segundo arco branquial, o nervo facial inerva os músculos estriados derivados de seu mesoderma, principalmente os músculos da expressão facial e os músculos auriculares. O nervo também inerva o ventre posterior do músculo digástrico e os músculos estilo-hióideo e estapédio.

Motor visceral (parassimpático)

A distribuição parassimpática do nervo facial é mostrada de modo detalhado na Figura 10.12. O NC VII envia fibras parassimpáticas pré-sinápticas para o **gânglio pterigopalatino**, para a inervação das glândulas lacrimais, nasais, faríngeas e palatinas, bem como para o **gânglio submandibular** para a inervação das glândulas salivares sublinguais e submandibulares. As principais características dos gânglios parassimpáticos associados ao nervo facial e a outros nervos cranianos estão resumidas no final do capítulo, na Tabela 10.4. As fibras parassimpáticas fazem sinapse nesses gânglios, enquanto as fibras simpáticas e outras fibras passam através deles, sem fazer sinapse.

Sensitivo somático (geral)

Algumas fibras provenientes do gânglio geniculado inervam uma pequena área da pele em ambas as faces da orelha e na região do meato acústico externo (ver Figura 10.11).

Sensitivo especial (paladar)

As fibras conduzidas pela corda do tímpano unem-se ao **nervo lingual** (NC V_3) para conduzir a sensibilidade gustativa dos dois terços anteriores da língua e do palato mole (ver Figura 10.11).

ANATOMIA CLÍNICA

Lesão do nervo facial

A ocorrência de *lesão proximal do NC VII*, próximo à sua origem ou próximo ao gânglio geniculado, é acompanhada de perda das funções motora, gustativa (paladar) e autônoma. A *paralisia motora dos músculos faciais* acomete as partes superior e inferior da face no mesmo lado (ipsilateral) (*paralisia de Bell*).

A ocorrência de *lesão central do NC VII* (lesão do SNC) resulta em paralisia contralateral dos músculos da parte inferior da face. Entretanto, o enrugamento da fronte não está visivelmente comprometido, devido à sua inervação bilateral. As lesões que ocorrem entre o gânglio geniculado e a origem da corda do tímpano produzem os mesmos efeitos dos que resultam de uma lesão próximo ao gânglio, exceto que a secreção lacrimal não é afetada. O NC VII, pelo de fato atravessar o canal facial, é vulnerável à compressão quando uma infecção viral provoca inflamação do nervo (*neurite viral*).

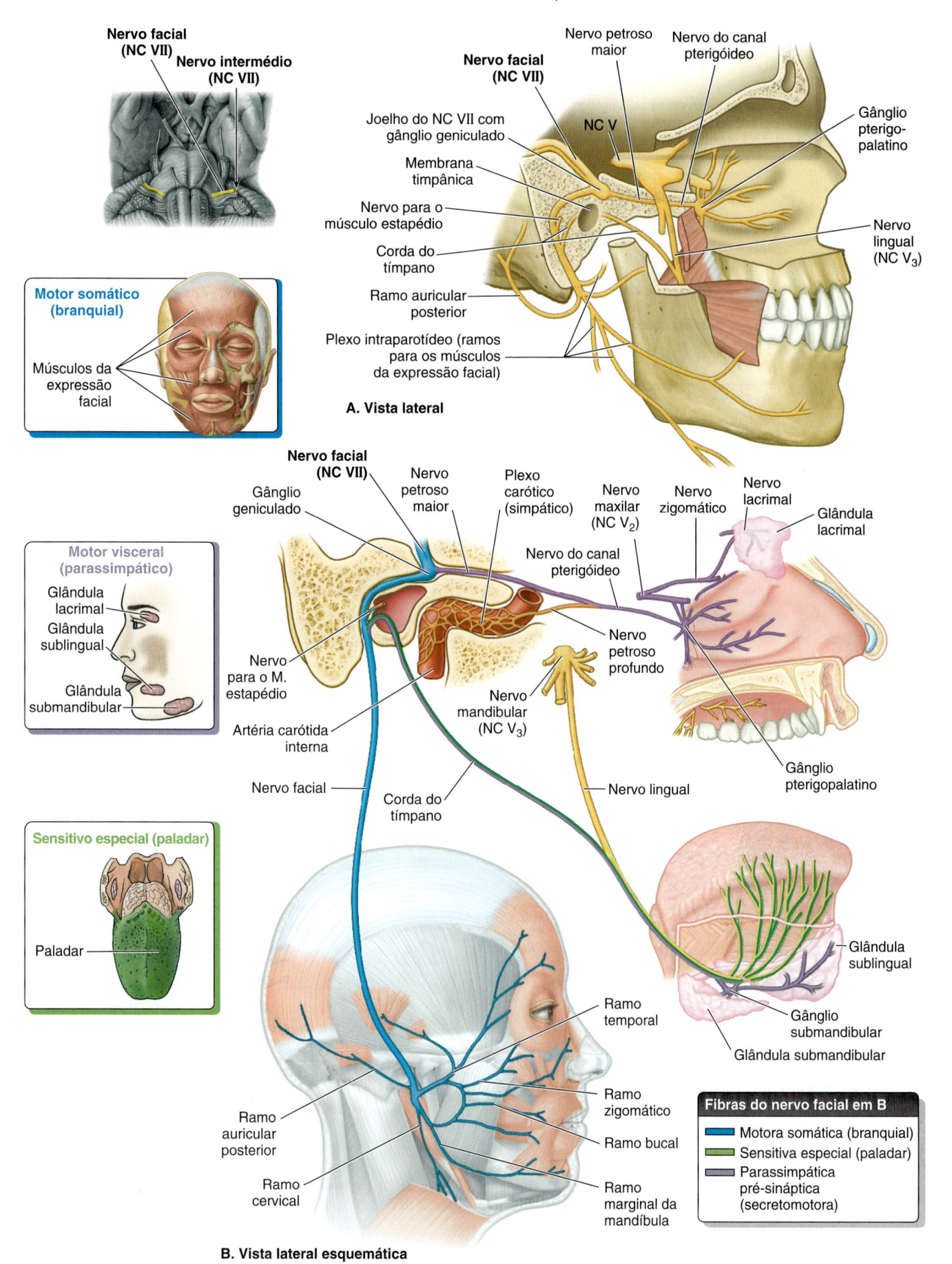

Figura 10.11 Distribuição do nervo facial (NC VII). **A.** Nervo facial *in situ*; trajeto e ramos intraósseos. **B.** Distribuição regional do nervo facial.

A. Motor visceral (parassimpático) para a glândula lacrimal

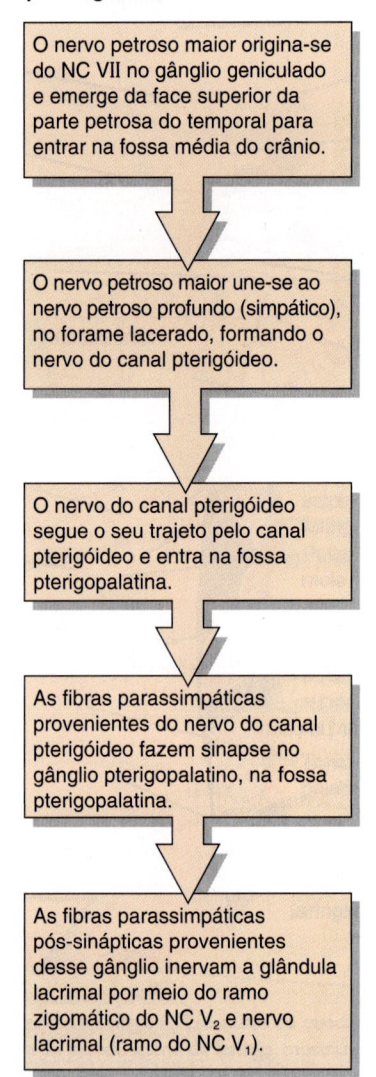

O nervo petroso maior origina-se do NC VII no gânglio geniculado e emerge da face superior da parte petrosa do temporal para entrar na fossa média do crânio.

↓

O nervo petroso maior une-se ao nervo petroso profundo (simpático), no forame lacerado, formando o nervo do canal pterigóideo.

↓

O nervo do canal pterigóideo segue o seu trajeto pelo canal pterigóideo e entra na fossa pterigopalatina.

↓

As fibras parassimpáticas provenientes do nervo do canal pterigóideo fazem sinapse no gânglio pterigopalatino, na fossa pterigopalatina.

↓

As fibras parassimpáticas pós-sinápticas provenientes desse gânglio inervam a glândula lacrimal por meio do ramo zigomático do NC V_2 e nervo lacrimal (ramo do NC V_1).

B. Motor visceral (parassimpático) para as glândulas submandibulares e sublinguais

A corda do tímpano origina-se do NC VII, imediatamente acima do forame estilomastóideo.

↓

A corda do tímpano cruza a cavidade timpânica medialmente ao cabo do martelo.

↓

A corda do tímpano passa através da fissura petrotimpânica, entre as partes timpânica e petrosa do temporal, para se unir ao nervo lingual (NC V_3), na fossa infratemporal.

↓

As fibras parassimpáticas da corda do tímpano fazem sinapse no gânglio submandibular; as fibras pós-sinápticas seguem as artérias até as glândulas.

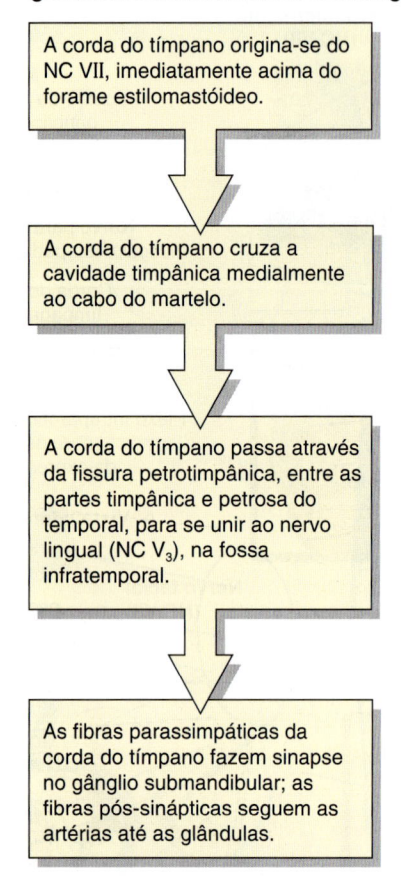

Figura 10.12 Inervação parassimpática relacionada com o nervo facial (NC VII).

ANATOMIA CLÍNICA

Reflexo corneano

Pode ocorrer perda do *reflexo corneano* se houver lesão do nervo oftálmico (NC V_1) ou do nervo facial (NC VII). O reflexo corneano é testado com o toque da córnea com mecha de algodão. Deve ocorrer uma resposta bilateral de piscar. Os ramos aferentes e eferentes do reflexo corneano estão delineados na Figura AC10.4.

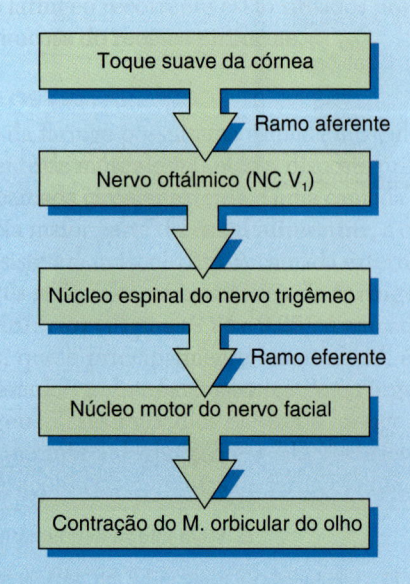

Toque suave da córnea
↓ Ramo aferente
Nervo oftálmico (NC V_1)
↓
Núcleo espinal do nervo trigêmeo
↓ Ramo eferente
Núcleo motor do nervo facial
↓
Contração do M. orbicular do olho

Figura AC10.4 Reflexo corneano.

NERVO VESTIBULOCOCLEAR (NC VIII)

O **nervo vestibulococlear (NC VIII)** é um nervo sensitivo especial da audição e do equilíbrio. Esse nervo emerge do tronco encefálico na junção da ponte com o bulbo e entra no *meato acústico interno* (ver Figura 10.1). Neste local, o nervo separa-se nos *nervos vestibular* e *coclear* (Figura 10.13):

- O **nervo vestibular** está relacionado com o *equilíbrio*. É formado pelos prolongamentos centrais dos neurônios bipolares situados no **gânglio vestibular**; os prolongamentos periféricos dos neurônios estendem-se até as **máculas do utrículo** e **sáculo** (sensíveis à aceleração linear em relação à posição da cabeça) e até as **ampolas dos ductos semicirculares** (sensíveis à aceleração rotacional)
- O **nervo coclear** está relacionado com a *audição*. É formado pelos prolongamentos centrais dos neurônios bipolares situados no **gânglio espiral**; os prolongamentos periféricos dos neurônios estendem-se até o *órgão espiral*.

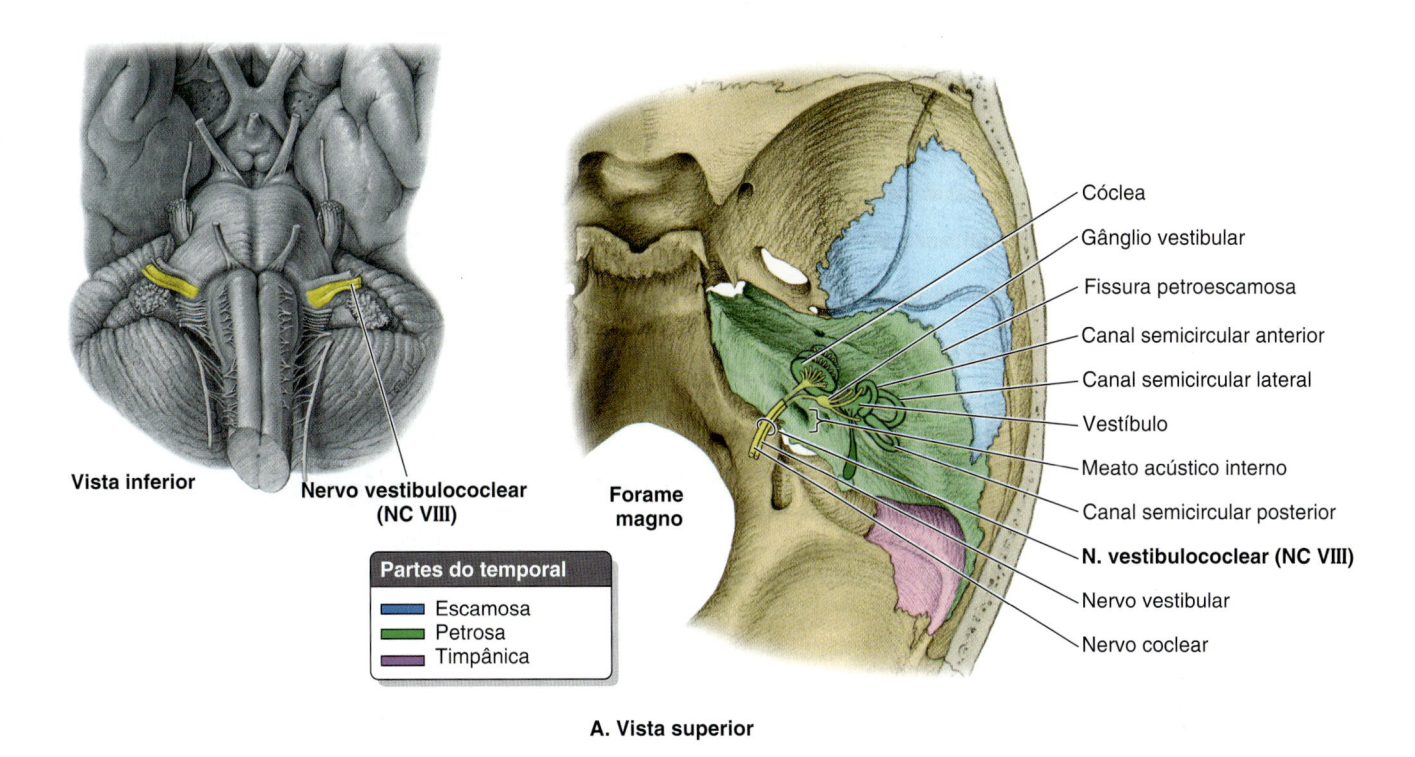

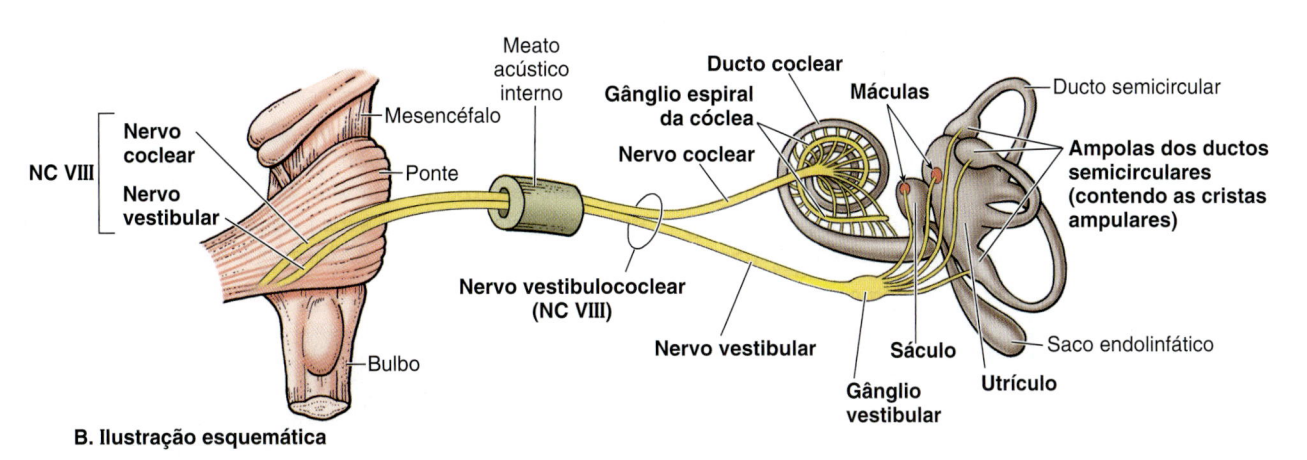

Figura 10.13 Distribuição do nervo vestibulococlear (NC VIII). **A.** Face interna da base do crânio, mostrando a localização do labirinto ósseo da orelha interna dentro do temporal e o meato acústico interno para o NC VIII. **B.** Visão geral esquemática.

ANATOMIA CLÍNICA

Lesões do nervo vestibulococlear

Embora os nervos vestibular e coclear sejam essencialmente independentes, as lesões periféricas com frequência produzem efeitos clínicos concomitantes, em virtude de sua estreita relação. Em consequência, as *lesões do NC VIII* podem causar *tinido* (sons de campainha ou zumbido nas orelhas), *vertigem* (tontura, perda do equilíbrio) e comprometimento ou perda da audição. As lesões centrais podem comprometer os nervos coclear ou vestibular do NC VIII.

Surdez

Existem dois tipos de surdez: a *surdez de condução*, que compromete as orelhas externa ou média (p. ex., *otite média*, inflamação da orelha média), e a *surdez neurossensorial*, que resulta de doença na cóclea ou na via que segue da cóclea até o encéfalo.

Neuroma do acústico (neurofibroma)

O *neuroma do acústico* (antigo nome do vestibulococlear) é um tumor benigno do **neurolema** (células de Schwann). O tumor surge no nervo vestibular e pode se desenvolver dentro do meato acústico interno ou no ângulo pontocerebelar. Em geral, o tumor manifesta-se inicialmente com disfunção do NC VIII (*i. e.*, perda da audição unilateral e *ataxia vestibular* – perda do equilíbrio e da coordenação). À medida que o tumor cresce, pode comprometer o NC VII (particularmente dentro do meato acústico interno) ou o NC V, resultando em *paralisia facial* e/ou perda sensitiva trigeminal. A progressão do tumor pode comprimir o NC IX, o cerebelo e o tronco encefálico.

NERVO GLOSSOFARÍNGEO (NC IX)

O **nervo glossofaríngeo (NC IX)** emerge da face lateral do bulbo e segue um trajeto anterior e lateral, deixando o crânio através do *forame jugular* (ver Figura 10.16, mais adiante). Neste forame, encontram-se os **gânglios superior e inferior**, que contêm os corpos celulares para os componentes aferentes (sensitivos) do nervo (Figuras 10.14 e 10.15). O NC IX acompanha o músculo estilofaríngeo, o único músculo suprido pelo nervo, quando passa entre os músculos constritores superior e médio da faringe até alcançar a parte oral da faringe e a língua. O NC IX contribui com fibras sensitivas para o *plexo faríngeo de nervos*. O nervo glossofaríngeo é aferente da língua e da faringe (daí o seu nome) e eferente para o músculo estilofaríngeo e a glândula parótida.

Motor somático (branquial)

As fibras motoras seguem para um músculo, o *músculo estilofaríngeo*, derivado do terceiro arco faríngeo.

Motor visceral (parassimpático)

Seguindo um trajeto sinuoso envolvendo o **nervo timpânico**, o **plexo timpânico** e o **plexo petroso menor**, as fibras parassimpáticas pré-sinápticas são levadas ao **gânglio ótico** para inervação da glândula parótida (ver Figuras 10.14 e 10.15).

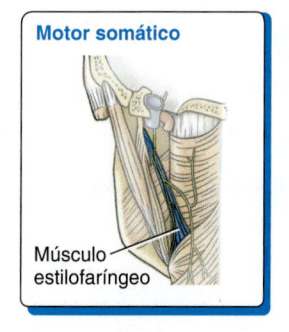

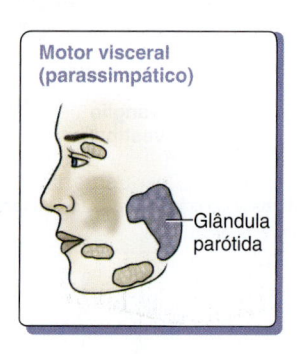

Sensitivo somático (geral)

Os *ramos faríngeos*, *tonsilares* e *linguais* inervam a túnica mucosa da parte oral da faringe e o istmo das fauces (L. garganta), incluindo a tonsila palatina, o palato mole e o terço posterior da língua. Os estímulos considerados incomuns ou desagradáveis nesse local podem deflagrar o reflexo de ânsia de vômito ou até mesmo o vômito. O NC IX, por meio do *plexo timpânico*, inerva a túnica mucosa da cavidade timpânica, a tuba auditiva e a face interna da membrana timpânica (ver Figura 10.14B).

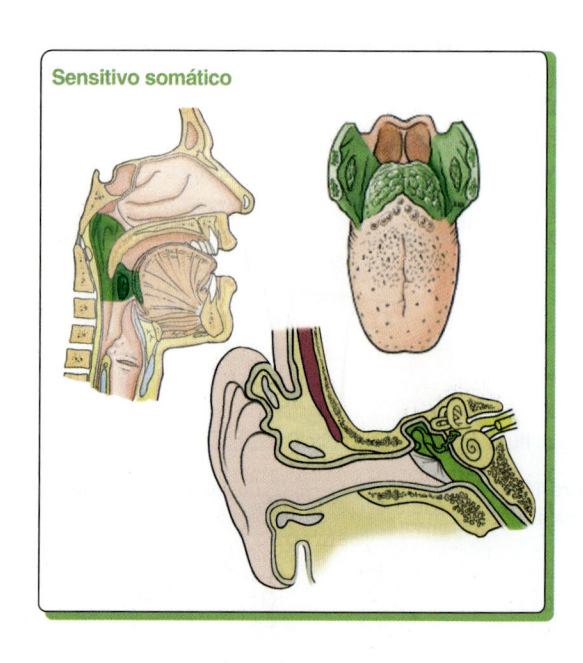

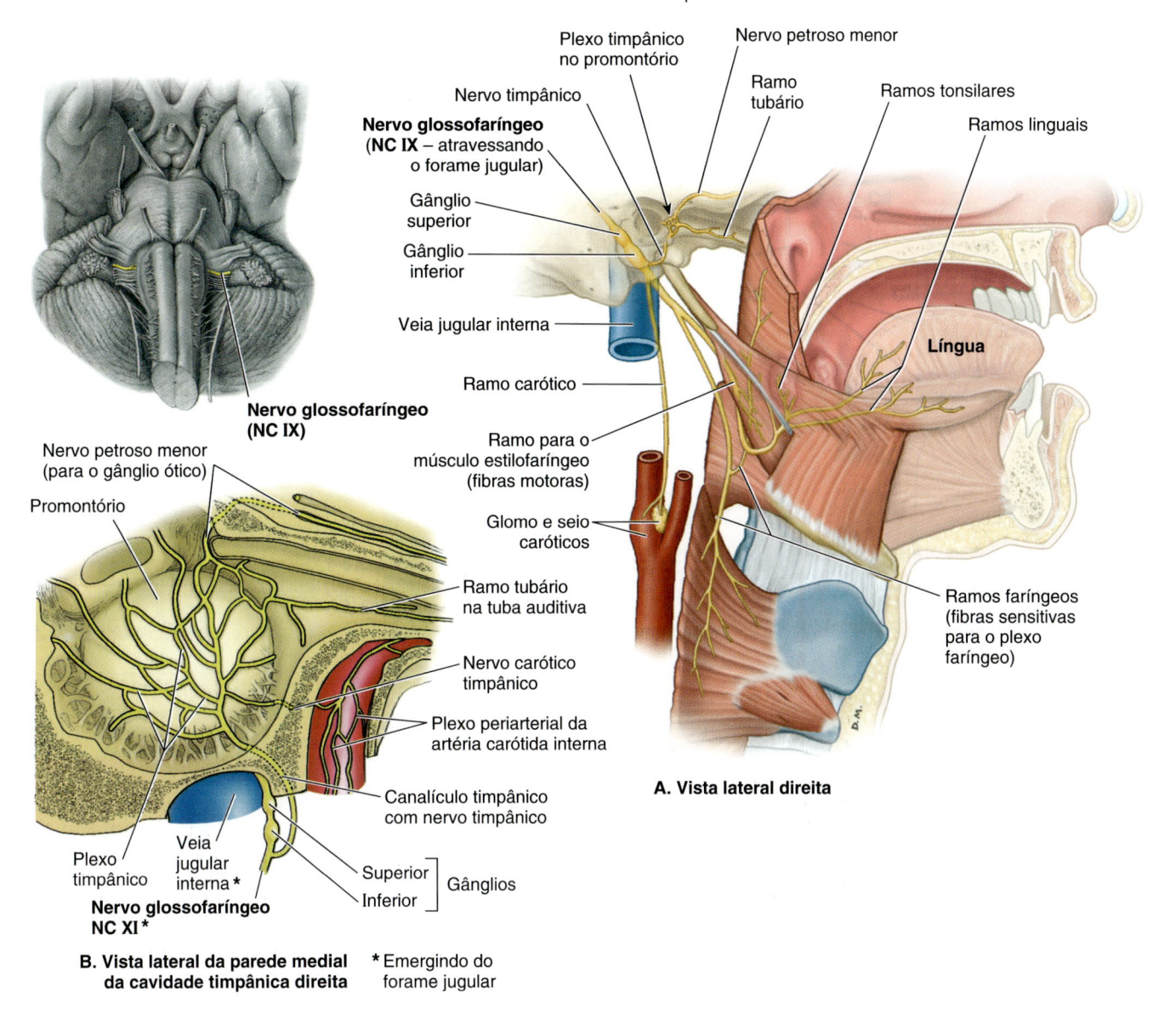

Figura 10.14 Distribuição do nervo glossofaríngeo (NC IX). **A.** Faringe. **B.** Orelha média (cavidade timpânica e tuba auditiva).

Sensitivo especial (paladar)

As fibras gustativas são conduzidas do terço posterior da língua até os gânglios sensitivos.

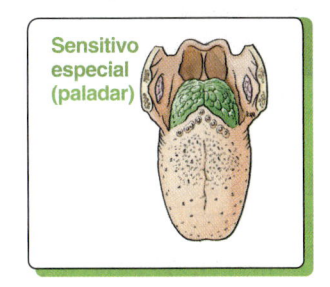

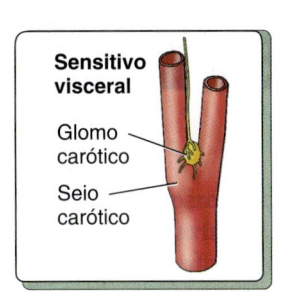

Sensitivo visceral

O **ramo para o seio carótico** supre o **seio carótico**, um *barorreceptor* (*pressorreceptor*) sensível a mudanças da pressão arterial, e o **glomo carótico**, um *quimiorreceptor* sensível aos níveis de gases sanguíneos (oxigênio e dióxido de carbono) (ver Figuras 10.14 e 10.15).

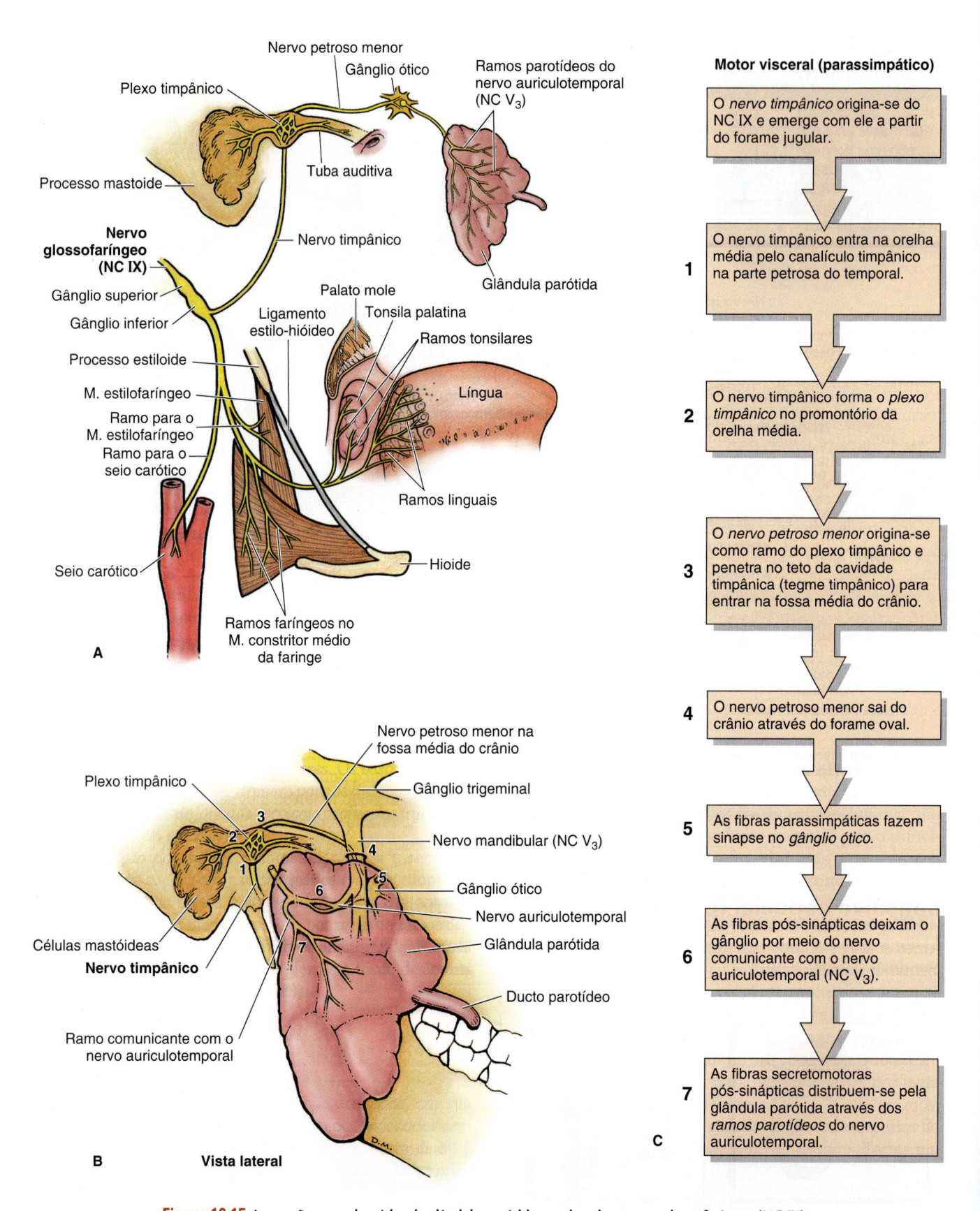

Figura 10.15 Inervação parassimpática da glândula parótida envolvendo o nervo glossofaríngeo (NC IX).

Motor visceral (parassimpático)

O *nervo timpânico* origina-se do NC IX e emerge com ele a partir do forame jugular.

1. O nervo timpânico entra na orelha média pelo canalículo timpânico na parte petrosa do temporal.

2. O nervo timpânico forma o *plexo timpânico* no promontório da orelha média.

3. O *nervo petroso menor* origina-se como ramo do plexo timpânico e penetra no teto da cavidade timpânica (tegme timpânico) para entrar na fossa média do crânio.

4. O nervo petroso menor sai do crânio através do forame oval.

5. As fibras parassimpáticas fazem sinapse no *gânglio ótico*.

6. As fibras pós-sinápticas deixam o gânglio por meio do nervo comunicante com o nervo auriculotemporal (NC V₃).

7. As fibras secretomotoras pós-sinápticas distribuem-se pela glândula parótida através dos *ramos parotídeos* do nervo auriculotemporal.

ANATOMIA CLÍNICA

Lesões do nervo glossofaríngeo

As *lesões isoladas do NC IX* ou de seus núcleos são incomuns. As lesões do NC IX causadas por infecção ou tumores são habitualmente acompanhadas de sinais de comprometimento dos nervos adjacentes. Como o NC IX, o NC X e o NC XI atravessam o forame jugular, os tumores que se desenvolvem nessa região provocam múltiplas paralisias de nervos cranianos – a *síndrome do forame jugular*.

Uma lesão isolada resultaria na ausência de paladar no terço posterior da língua, em alterações na deglutição, ausência do *reflexo de ânsia de vômito* no lado da lesão e *desvio do palato* para o lado não afetado (Figura AC10.5). O ramo aferente (sensitivo) do reflexo de ânsia de vômito é pelo nervo glossofaríngeo (NC IX), enquanto o ramo eferente (motor) é pelo nervo vago (NC X). O reflexo de ânsia de vômito está ausente em cerca de 37% dos indivíduos normais (Davies et al., 1995).

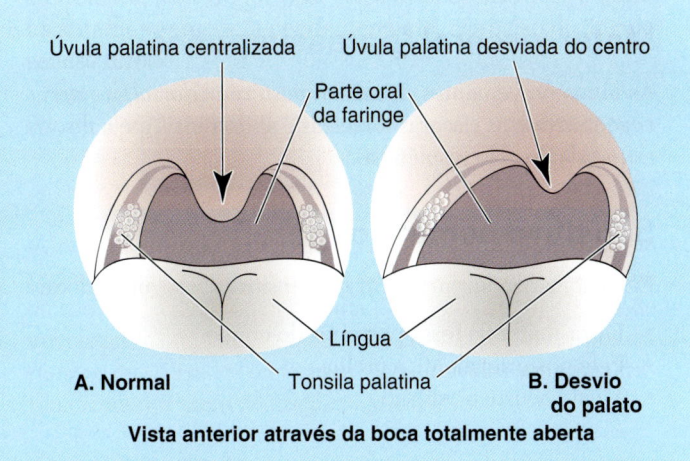

Figura AC10.5 Reflexo da ânsia de vômito. Em **B**, observe que o palato e a parede posterior da faringe se desviam para o lado esquerdo quando o reflexo da ânsia de vômito é desencadeado. Isso se deve a uma lesão do NC IX/NC X do lado direito, denominada "sinal da cortina".

NERVO VAGO (NC X)

O **nervo vago (NC X)** surge a partir de uma série de radículas provenientes da face lateral do bulbo, que se fundem e saem do crânio pelo forame jugular, localizado entre o NC IX e o NC XI (Figura 10.16). O que antigamente era denominado "raiz craniana do nervo acessório" representa, na verdade, uma parte do NC X (ver Figura 10.1). O NC X possui um **gânglio superior** no forame jugular, que está relacionado principalmente com o componente sensitivo geral do nervo. Abaixo do forame encontra-se um **gânglio inferior** (gânglio nodoso), relacionado com os componentes sensitivos viscerais do nervo. Na região do gânglio superior, são encontradas conexões para o NC IX e o gânglio cervical superior (simpático). O NC X continua inferiormente na bainha carótica até a raiz do pescoço, emitindo ramos para o palato, a faringe e a laringe (Figura 10.17 e Tabela 10.3).

O trajeto seguido pelo NC X no tórax difere dos dois lados (ver Tabela 10.3). O NC X envia ramos para o coração, os brônquios e os pulmões. Os nervos vagos unem-se ao *plexo esofágico* que circunda o esôfago, que é formado por ramos dos nervos vagos e troncos simpáticos. Esse plexo acompanha o esôfago através do diafragma até o abdome, onde os **troncos vagais e simpáticos anterior e posterior** se dividem em ramos que inervam o esôfago, o estômago e os intestinos até a flexura esquerda do colo (ver Figura 10.17).

Motor somático (branquial)

As fibras provenientes do *núcleo ambíguo* inervam os seguintes músculos:

- Músculos faríngeos, com exceção do músculo estilofaríngeo, por meio do plexo faríngeo (com fibras sensitivas do nervo glossofaríngeo)

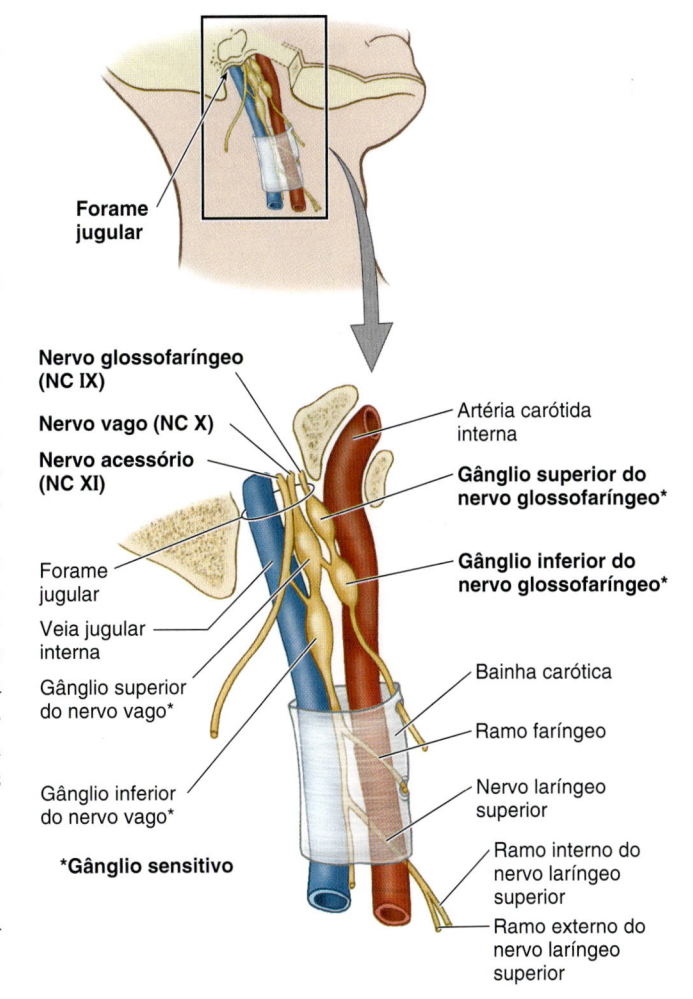

Figura 10.16 Relação das estruturas que atravessam o forame jugular. O NC IX, o NC X e o NC XI estão em ordem numérica, anteriores à veia jugular interna.

- Músculos do palato mole
- Todos os músculos da laringe.

Motor visceral (parassimpático)

As fibras provenientes do *núcleo posterior (dorsal) do nervo vago* inervam as vísceras torácicas e abdominais até a flexura esquerda do colo (esplênica).

Sensitivo somático (geral)

Essas fibras conduzem informação sensitiva dos seguintes locais:

- Dura-máter da fossa posterior do crânio
- Pele posteriormente à orelha
- Meato acústico externo.

Sensitivo especial (paladar)

Essas fibras conduzem o sentido do paladar da raiz da língua e papilas gustativas na glote.

Sensitivo visceral

Essas fibras conduzem informação sensitiva dos seguintes locais:

- Túnica mucosa da parte inferior da faringe até a junção esofágica, epiglote e pregas ariepiglóticas
- Túnica mucosa da laringe
- Barorreceptores no arco da aorta
- Quimiorreceptores nos glomos para-aórticos
- Vísceras torácicas e abdominais.

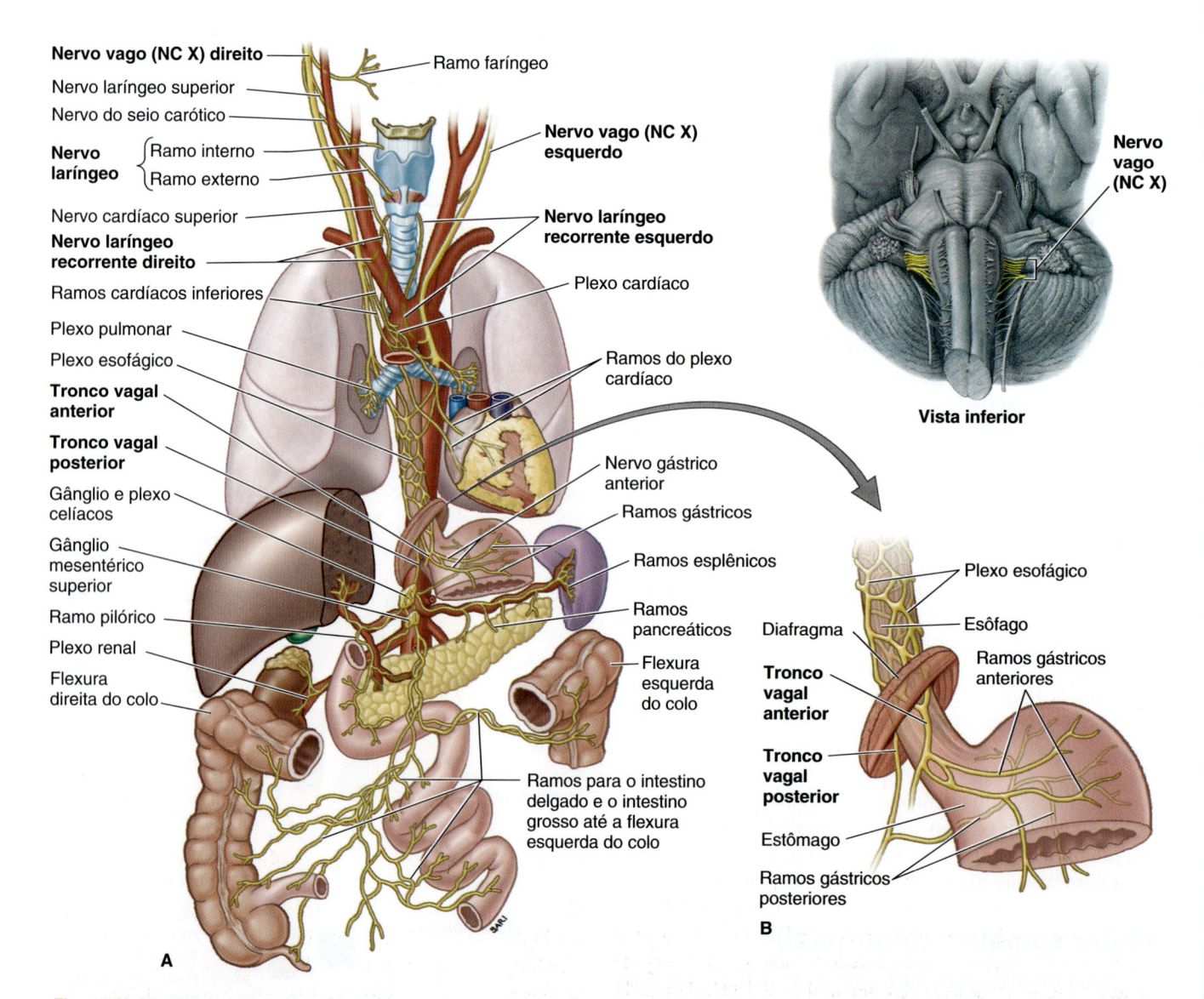

Figura 10.17 Distribuição dos nervos vagos (NC X). **A.** Trajeto dos nervos no pescoço, no tórax e no abdome. **B.** Troncos vagais anterior e posterior.

Tabela 10.3 Resumo do nervo vago (NC X).

Divisões (partes)	Ramos
Craniana Os nervos vagos originam-se a partir de uma série de radículas do bulbo (inclui a raiz craniana tradicional do NC XI)	Ramo meníngeo para a dura-máter (sensitivo; na verdade, fibras dos neurônios do gânglio do nervo espinal C2, que acompanham o nervo vago) Ramo auricular
Cervical Sai do crânio/entra no pescoço através do forame jugular; os nervos vagos direito e esquerdo entram nas bainhas caróticas e continuam até a raiz do pescoço	Ramos faríngeos para o plexo faríngeo (motores) Ramos cardíacos cervicais (parassimpáticos, aferentes viscerais) Nervo laríngeo superior (misto), ramos interno (sensitivo) e externo (motor) Nervo laríngeo recorrente direito (misto)
Torácica Os nervos vagos entram no tórax através da abertura superior do tórax; o nervo vago esquerdo contribui para o plexo esofágico anterior; o nervo vago direito, para o plexo posterior; formam os troncos vagais anterior e posterior	Nervo laríngeo recorrente esquerdo (misto); todos os ramos distais conduzem fibras parassimpáticas e aferentes viscerais para estímulos reflexos: Ramos cardíacos torácicos Ramos pulmonares Plexo esofágico
Abdominal Os troncos vagais anterior e posterior entram no abdome através do hiato esofágico, no diafragma	Ramos esofágicos Ramos gástricos Ramos hepáticos Ramos celíacos (do tronco vagal posterior) Ramo pilórico (do tronco vagal anterior) Ramos renais Ramos intestinais (para a flexura esquerda do colo)

ANATOMIA CLÍNICA

Lesões do nervo vago

As *lesões isoladas do NC X* são incomuns. A *lesão dos ramos faríngeos* do NC X resulta em *disfagia* (dificuldade na deglutição). As *lesões do nervo laríngeo superior* provocam *anestesia* da parte superior da laringe e *paralisia do músculo cricotireóideo*. A voz fica fraca e cansa facilmente. A *lesão de um nervo laríngeo recorrente* pode ser causada por *aneurismas do arco da aorta* ou pode ocorrer durante cirurgias do pescoço. A lesão do nervo laríngeo recorrente provoca *rouquidão* e *disfonia* (dificuldade em falar), devido à paralisia das pregas vocais. A paralisia de ambos os nervos laríngeos recorrentes provoca *afonia* (perda da voz) e *estridor inspiratório* (som respiratório áspero e agudo). Em virtude de seu trajeto mais longo, as lesões do nervo laríngeo recorrente esquerdo são mais comuns do que as do nervo direito. As *lesões proximais do NC X* também afetam os nervos faríngeo e laríngeo superior, causando dificuldade na deglutição e na fala. Podem ocorrer *taquicardia* (batimentos cardíacos acelerados) e *arritmia cardíaca* (batimentos cardíacos irregulares).

NERVO ACESSÓRIO (NC XI)

O **nervo acessório (NC XI)** é motor somático para os músculos ECM e trapézio (Figura 10.18). A "raiz craniana" tradicional do NC XI representa, na verdade, uma parte do NC X (Lachman et al., 2002). O NC XI emerge como uma série de radículas provenientes dos primeiros cinco ou seis segmentos cervicais da medula espinal. Une-se temporariamente ao NC X quando os nervos atravessam o forame jugular, separando-se novamente depois de sua saída (ver Figura 10.16).

O NC XI desce ao longo da artéria carótida interna, penetra e inerva o músculo ECM e emerge do músculo próximo à parte intermediária de sua margem posterior. O nervo cruza a região cervical lateral (triângulo posterior) e passa abaixo da margem superior do músculo trapézio para inervá-lo. Os ramos do plexo cervical que conduzem fibras sensitivas dos nervos espinais C2-C4 unem-se ao nervo acessório, raiz espinal, na região cervical lateral ou dentro dos músculos, fornecendo-lhes fibras para a dor e proprioceptivas.

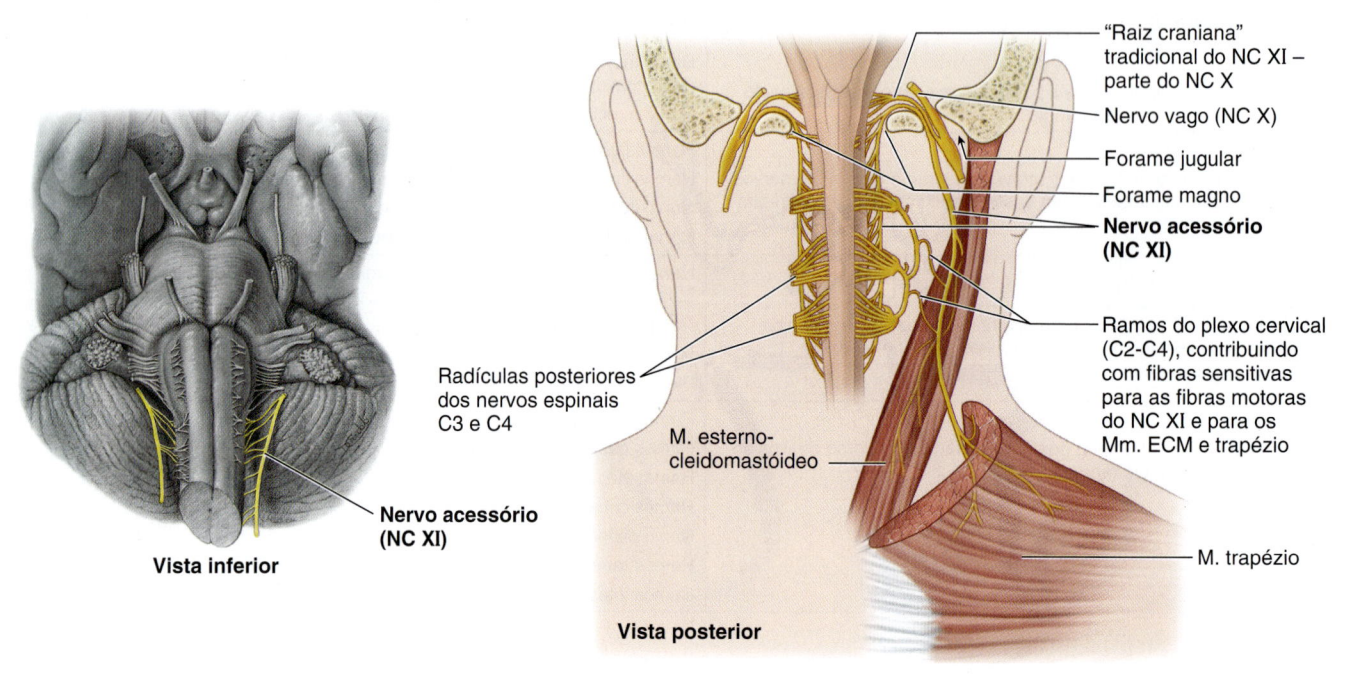

Figura 10.18 Distribuição do nervo acessório (NC XI).

ANATOMIA CLÍNICA

Lesão do nervo acessório

Devido à sua passagem quase subcutânea pela região cervical lateral, o NC XI fica suscetível à lesão durante procedimentos cirúrgicos, como *biopsia de linfonodos, canulação da veia jugular interna* e *endarterectomia carótida* (remoção cirúrgica de placa esclerótica na bifurcação da artéria carótida comum). As *lesões do NC XI* provocam atrofia do músculo trapézio, com consequente fraqueza na elevação do ombro e comprometimento dos movimentos rotatórios do pescoço e do mento para o lado oposto, em consequência da fraqueza do músculo ECM (Figura AC10.6).

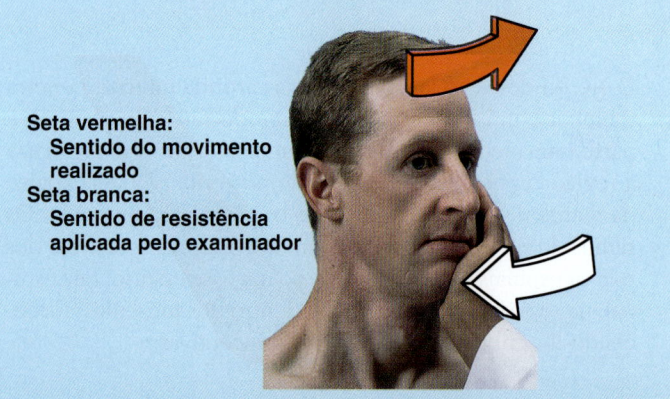

Seta vermelha: Sentido do movimento realizado
Seta branca: Sentido de resistência aplicada pelo examinador

A. Teste para a função do músculo esternocleidomastóideo

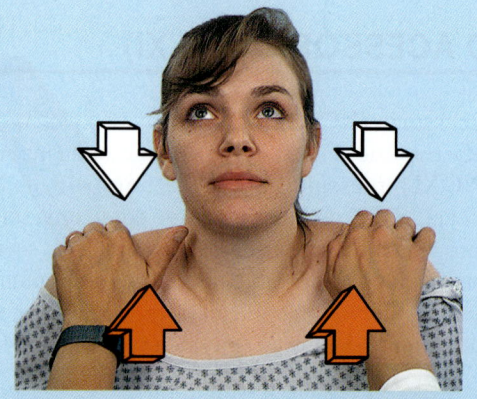

B. Teste para a função do músculo trapézio

Figura AC10.6 Testes musculares para os músculos esternocleidomastóideo e trapézio.

NERVO HIPOGLOSSO (NC XII)

O **nervo hipoglosso (NC XII)** é motor somático para os músculos intrínsecos e extrínsecos da língua (músculos estiloglosso, hioglosso e genioglosso). O nervo hipoglosso origina-se como nervo puramente motor por meio de várias radículas provenientes do bulbo (ver Figura 10.1) e deixa o crânio através do *canal do nervo hipoglosso* (Figura 10.19). Após sair da cavidade craniana, o nervo é alcançado por um ou mais ramos do plexo cervical, conduzindo fibras motoras somáticas gerais dos nervos espinais C1 e C2 e fibras sensitivas somáticas gerais do gânglio sensitivo do nervo espinal C2. Essas fibras dos nervos espinais acompanham o NC XII para alcançar os músculos hióideos, e algumas das fibras sensitivas seguem de modo retrógrado ao longo do nervo para alcançar a dura-máter da fossa posterior do crânio. O NC XII segue um trajeto inferior, medialmente ao ângulo da mandíbula, e, em seguida, curva-se anteriormente para entrar na língua.

O NC XII termina em muitos ramos que inervam todos os músculos extrínsecos da língua, com exceção do músculo palatoglosso (que é um músculo palatino). O NC XII apresenta os seguintes ramos:

- Um **ramo meníngeo**, que retorna ao crânio pelo canal do nervo hipoglosso e que inerva a dura-máter no assoalho e parede posterior da fossa posterior do crânio. As fibras nervosas conduzidas são provenientes do gânglio sensitivo do nervo espinal C2, e não do NC XII
- A **raiz superior da alça cervical**, que se ramifica do NC XII para suprir músculos infra-hióideos (músculos esterno-hióideo, esternotireóideo e omo-hióideo). Esse ramo conduz apenas fibras do plexo cervical (alça entre os ramos anteriores de C1 e C2), que se unem ao nervo fora da cavidade craniana. Algumas fibras alcançam o músculo tíreo-hióideo
- Os **ramos linguais** terminais, que suprem os músculos estiloglosso, hioglosso, genioglosso e intrínsecos da língua.

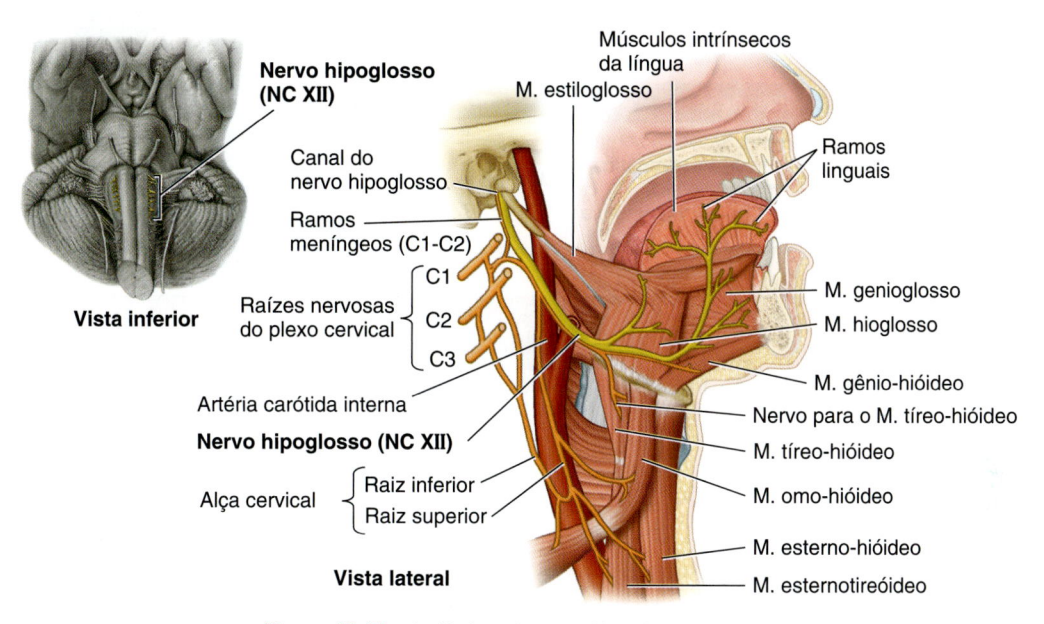

Figura 10.19 Distribuição do nervo hipoglosso (NC XII).

ANATOMIA CLÍNICA

Lesão do nervo hipoglosso

A *lesão do NC XII* paralisa a metade ipsilateral da língua, resultando em *disartria*. Depois de algum tempo, ocorre *atrofia da língua*, que aparece retraída e enrugada. Quando a língua é protraída, seu ápice é desviado para o lado paralisado, devido à falta de contração muscular nesse lado (Figura AC10.7).

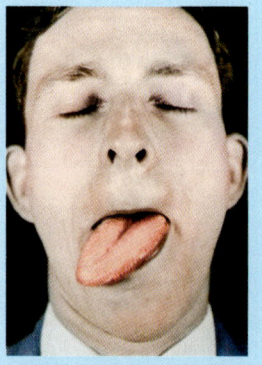

Figura AC10.7 Lesão do nervo hipoglosso (NC XII).

Tabela 10.4 Resumo dos gânglios parassimpáticos cranianos e distribuição das fibras motoras viscerais e sensitivas relacionadas.

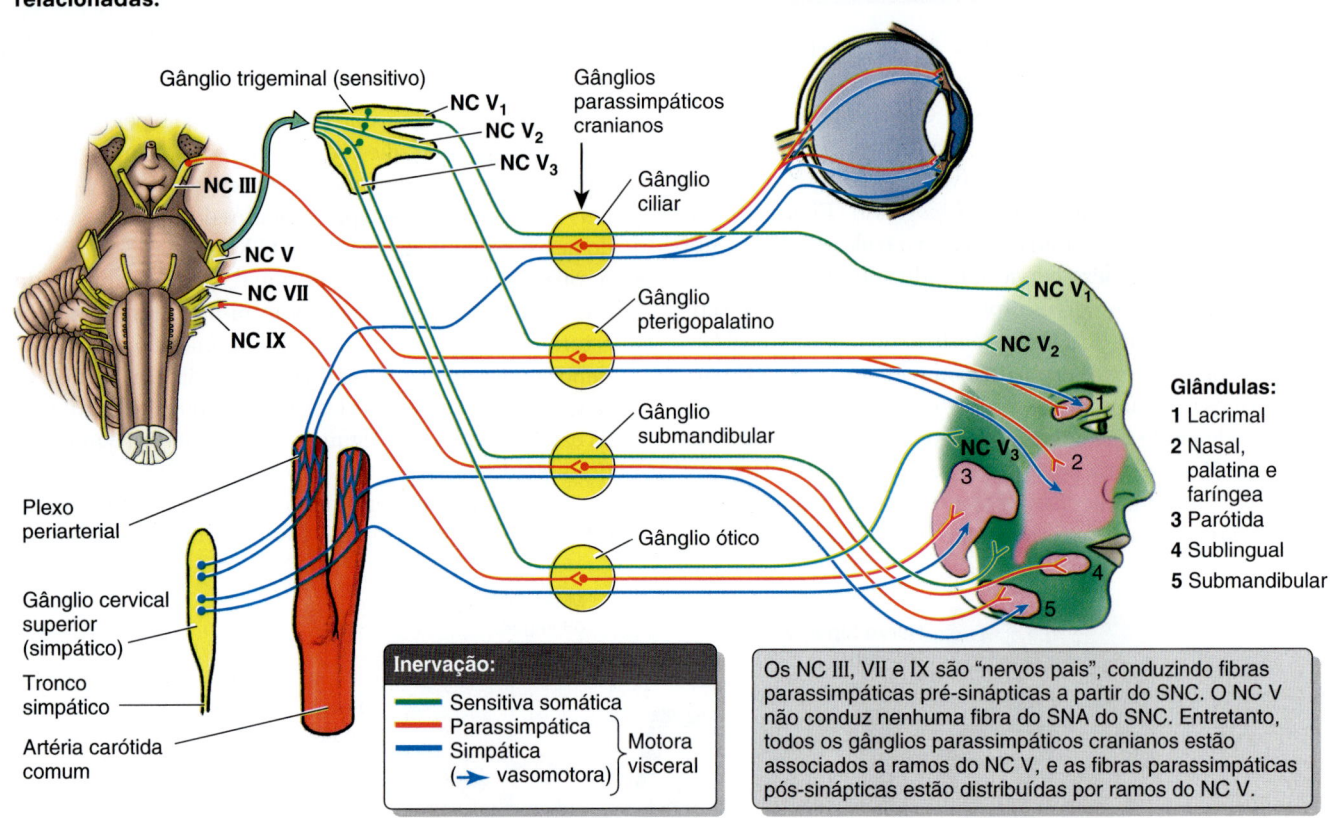

Inervação:
- Sensitiva somática (verde)
- Parassimpática (vermelha) } Motora visceral
- Simpática (azul) (→ vasomotora)

Glândulas:
1. Lacrimal
2. Nasal, palatina e faríngea
3. Parótida
4. Sublingual
5. Submandibular

Os NC III, VII e IX são "nervos pais", conduzindo fibras parassimpáticas pré-sinápticas a partir do SNC. O NC V não conduz nenhuma fibra do SNA do SNC. Entretanto, todos os gânglios parassimpáticos cranianos estão associados a ramos do NC V, e as fibras parassimpáticas pós-sinápticas estão distribuídas por ramos do NC V.

Gânglio parassimpático	Localização	Raiz parassimpática	Raiz simpática[a]	Distribuição principal
Ciliar	Entre o nervo óptico e o músculo reto lateral, próximo ao ápice da órbita	Ramo inferior do nervo oculomotor (NC III)	As fibras pós-sinápticas do gânglio cervical superior ramificam-se a partir do plexo periarterial na artéria carótida interna, no seio cavernoso	As fibras pós-sinápticas parassimpáticas provenientes do gânglio ciliar passam para o músculo ciliar e o músculo esfíncter da pupila; as fibras pós-ganglionares simpáticas provenientes do gânglio cervical superior passam para o músculo dilatador da pupila e os vasos sanguíneos do olho
Pterigopalatino	Na fossa pterigopalatina, onde está suspenso pelos ramos ganglionares do nervo maxilar (raízes sensitivas do gânglio pterigopalatino); imediatamente anterior à abertura do canal pterigóideo e inferiormente ao NC V_2	Nervo petroso maior do nervo facial (NC VII) por meio do nervo do canal pterigóideo	Nervo petroso profundo, um ramo do plexo periarterial na artéria carótida interna, que é uma continuação das fibras pós-sinápticas provenientes do tronco simpático cervical; as fibras provenientes do gânglio cervical superior atravessam o gânglio pterigopalatino e entram nos ramos do NC V_2	As fibras pós-sinápticas parassimpáticas (secretomotoras), provenientes do gânglio pterigopalatino, inervam a glândula lacrimal por meio do ramo zigomático do NC V_2; as fibras pós-sinápticas simpáticas, provenientes do gânglio cervical superior, acompanham ramos do nervo pterigopalatino, que estão distribuídos para os vasos sanguíneos da cavidade nasal, palato e partes superiores da faringe
Ótico	Entre o músculo tensor do véu palatino e o nervo mandibular (NC V_3); situa-se inferiormente ao forame oval do esfenoide	Nervo timpânico proveniente do nervo glossofaríngeo (NC IX); a partir do plexo timpânico, o nervo timpânico continua como nervo petroso menor	As fibras provenientes do gânglio cervical superior originam-se do plexo periarterial, na artéria meníngea média	As fibras pós-sinápticas parassimpáticas, provenientes do gânglio ótico, estão distribuídas para a glândula parótida por meio do nervo auriculotemporal (ramo do NC V_3); as fibras pós-sinápticas simpáticas, provenientes do gânglio cervical superior, passam para a glândula parótida e inervam seus vasos sanguíneos
Submandibular	Suspenso do nervo lingual por dois ramos ganglionares (raízes sensitivas); situa-se na superfície do músculo hioglosso, inferiormente ao ducto submandibular	As fibras parassimpáticas unem-se ao nervo facial (NC VII) e o deixam no ramo da corda do tímpano, que se une ao nervo lingual	Fibras simpáticas provenientes do gânglio cervical superior por meio do plexo periarterial na artéria facial	As fibras pós-sinápticas parassimpáticas (secretomotoras), provenientes do gânglio submandibular, estão distribuídas para as glândulas sublingual e submandibular; as fibras simpáticas inervam as glândulas sublingual e submandibular

[a]As fibras simpáticas atravessam os gânglios em direção aos vasos sanguíneos e músculo dilatador da pupila, porém não fazem sinapse nos gânglios parassimpáticos cranianos.

APÊNDICE
Referências Bibliográficas

CAPÍTULO 1 | Visão Geral e Conceitos Básicos

Terminologia Anatomica: International Anatomical Terminology. Federative Committee on Anatomical Terminology; 1998.

Moore KL, Persaud TVN, Torchia MG. *The Developing Human: Clinically Oriented Embryology.* 10th ed. Philadelphia, PA: Elsevier/Saunders; 2016.

Swartz MH. *Textbook of Physical Diagnosis: History and Examination.* 7th ed. Philadelphia, PA: Elsevier/Saunders; 2014.

Wilson-Pauwels L, Stewart PA, Akesson E. *Autonomic Nerves: Basic Science, Clinical Aspects, Case Studies.* Ontario, Canada: Decker; 2010.

CAPÍTULO 2 | Dorso

Bogduk N. *Clinical and Radiological Anatomy of the Lumbar Spine and Sacrum.* 5th ed. London, United Kingdom: Churchill Livingstone; 2012.

Haines DE, ed. *Fundamental Neuroscience for Basic and Clinical Applications.* 4th ed. Philadelphia, PA: Elsevier/Saunders; 2013.

Moore KL, Persaud TVN, Torchia MG. *The Developing Human: Clinically Oriented Embryology.* 10th ed. Philadelphia, PA: Elsevier/Saunders; 2016.

CAPÍTULO 3 | Membro Superior

Foerster O. The dermatomes in man. *Brain.* 1933;56:1–39.

Keegan JJ, Garrett FD. The segmental distribution of the cutaneous nerves in the limbs of man. *Anat Rec.* 1948;102:409–437.

CAPÍTULO 4 | Tórax

Goroll AH, Mulley AG. *Primary Care Medicine: Office Evaluation and Management of the Adult Patient.* 7th ed. Philadelphia, PA: Wolters Kluwer; 2014.

Moore KL, Persaud TVN, Torchia MG. *The Developing Human: Clinically Oriented Embryology.* 10th ed. Philadelphia, PA: Elsevier/Saunders; 2016.

Swartz MH. *Textbook of Physical Diagnosis: History and Examination.* 7th ed. Philadelphia, PA: Elsevier/Saunders; 2014.

Tubbs RS, Shoja MM, Loukas M. *Bergman's Comprehensive Encyclopedia of Human Anatomic Variation.* 3rd ed. Hoboken, NJ: John Wiley & Sons; 2016. https://onlinelibrary.wiley.com/doi/book/10.1002/9781118430309.

CAPÍTULO 5 | Abdome

Moore KL, Persaud TVN, Torchia MG. *The Developing Human: Clinically Oriented Embryology.* 10th ed. Philadelphia, PA: Elsevier/Saunders; 2016.

Skandalakis LJ, Gadacz TR, Mansberger AR Jr, et al. *Modern Hernia Repair: The Embryological and Anatomical Basis of Surgery.* New York, NY: Parthenon; 1996.

CAPÍTULO 6 | Pelve e Períneo

Moore KL, Persaud TVN, Torchia MG. *The Developing Human: Clinically Oriented Embryology.* 10th ed. Philadelphia, PA: Elsevier/Saunders; 2016.

Oelrich TM. The striated urogenital sphincter muscle in the female. *Anat Rec.* 1983;205:223–232.

CAPÍTULO 7 | Membro Inferior

Foerster O. The dermatomes in man. *Brain.* 1933;56:1–39.

Keegan JJ, Garrett FD. The segmental distribution of the cutaneous nerves in the limbs of man. *Anat Rec.* 1948;102:409–437.

CAPÍTULO 8 | Cabeça

Esenwa CC, Czeisler BM, Mayer SA. Acute ischemic stroke. In: Louis ED, Mayer SA, Rowland LP, eds. *Merritt's Neurology.* 13th ed. Philadelphia, PA: Wolters Kluwer; 2016:237–384.

Haines DE, ed. *Fundamental Neuroscience for Basic and Clinical Applications.* 4th ed. Philadelphia, PA: Elsevier/Saunders; 2013.

Marshall RS. Transient ischemic attack. In: Louis ED, Mayer SA, Rowland LP, eds. *Merritt's Neurology*. 13th ed. Philadelphia, PA: Wolters Kluwer; 2016:285–287.

Moore KL, Persaud TVN, Torchia MG. *The Developing Human: Clinically Oriented Embryology*. 10th ed. Philadelphia, PA: Elsevier/Saunders; 2016.

CAPÍTULO 9 | Pescoço

Não há referências.

CAPÍTULO 10 | Revisão dos Nervos Cranianos

Davies AE, Kidd D, Stone SP, et al. Pharyngeal sensation and gag reflex in healthy subjects. *Lancet*. 1995;345:487–488.

Lachman N, Acland RD, Rosse C. Anatomical evidence for the absence of a morphologically distinct cranial root of the accessory nerve in man. *Clin Anat*. 2002;15:4–10.

Simpson KL, Sweazey RD. Olfaction and taste. In: Haines DE, ed. *Fundamental Neuroscience for Basic and Clinical Applications*. 4th ed. New York, NY: Saunders; 2013.

Índice Alfabético

A

Abaixamento
- da mandíbula, 558
- do bulbo do olho, 542

Abdome, 253, 254
- agudo, 260

Abdução, 165, 176, 177
- do bulbo do olho, 542
- do pé, 493
- do quadril, 476

Abertura(s)
- das fossas e conteúdo do crânio, 504
- de Luschka, 516
- de Magendie, 516
- do diafragma, 324
- do seio esfenoidal, 576
- do tórax, 184
- externa do canal carótico, 503
- inferior
- - da pelve, 340
- - do tórax, 184
- laterais, 516
- mediana, 516
- piriforme, 500
- superior
- - da pelve, 340
- - do tórax, 184

Abscesso(s), 598
- do músculo psoas, 333
- isquioanais, 383, 394
- perinéfrico, 316
- retrofaríngeo, 598
- subfrênicos, 302

Absorção
- e transporte da gordura dos alimentos, 26
- sublingual de fármacos, 571

Acetábulo, 340, 411
Acetilcolina, 33
Acidente(s)
- ósseos, 11
- vascular
- - cerebral, 520
- - - completo, 521
- - - espontâneos, 520
- - - hemorrágico, 520
- - - isquêmico, 520
- - encefálico, 228, 611

Acomodação, 540
Acrômio, 93
- da escápula, 93, 101
Adaptação óssea, 10
Adenocarcinoma ductal, 300
Adenoidite, 637
Aderências
- peritoneais, 277
- pleurais, 216
Adesiólise, 277
Adesiotomia, 277
Ádito(s), 583
- da laringe, 623, 624
- orbitais, 531
Adução, 176, 177
- do bulbo do olho, 542
- do pé, 493
- do quadril, 476
Aferição da pressão arterial, 135
Afonia, 667
Alça
- cervical, 604
- fibrosa, 606
Alterações
- do timo relacionadas com a idade, 250
- nas mamas, 194
Alucinação olfatória, 649
Alvéolo(s), 14
- dentais, 560
- pulmonar, 210
Amplitude de movimento do cíngulo
  do membro superior, 162
Ampola, 284, 586
- do ducto deferente, 368
- do reto, 381
- do útero, 377
- hepatopancreática, 299, 307
- óssea, 585
Amputação cirúrgica do pé, 491
Anastomose(s), 24
- arteriais
- - em torno da escápula, 121
- - periarticulares, 16
- arteriovenosas, 25, 400
- periarticular da
- - articulação do cotovelo, 172
- - região do cotovelo, 130, 130
- portocava, 310, 382

- portossistêmicas, 308
Anatomia
- clínica (aplicada), 3
- regional, 2
- sistêmica, 2
Andrologia, 3
Anel(éis)
- cartilagíneos, 623
- de Waldeyer, 634
- femoral, 440
- fibroso, 59, 235
- inguinal
- - profundo, 264
- - superficial, 264, 269
- linfático da faringe, 634
- tendíneo comum, 542
- traqueais, 628
Anestesia, 128, 157
- peridural, 75
- - caudal, 75
- - transacral, 75
- por bloqueio do nervo pudendo, 404
- regional para o parto, 379
Aneurisma, 249, 333
- aórtico, 249
- - da parte abdominal da aorta, 333
- - da parte ascendente da aorta, 249
- - do arco da aorta, 667
- poplíteo, 452
- sacular, 520
Angina de peito, 236, 571
Angiografia cardíaca
- direita, 442
- esquerda, 442
Angiologia, 3
Angioplastia
- carotídea, 611
- coronária transluminal percutânea, 237
- coronariana, 237
Ângulo(s)
- da costela, 184
- da mandíbula, 613
- de declinação, 415
- de inclinação, 415
- de Louis, 186
- de torção, 415
- de transporte, 170
- do acrômio, 101

- do esterno, 186
- inferior da escápula, 102
- infraesternal, 204
- iridocorneal, 539
- lombossacral, 46
- medial do olho, 534
- Q, 484, 485
- retos ao plano
- - frontal, 3
- - mediano, 3
- subpúbico, 341
- superior e inferior, 93
- venoso, 213, 617
- - direito, 26, 123, 636
- - esquerdo, 26, 240, 247, 637
Angústia respiratória aguda, 216
Anidrose, 618
Anomalias congênitas dos rins
  e dos ureteres, 316
Anormalidades da função sensitiva, 432
Anosmia, 649
Anquilose, 165
Antebraço, 92, 136, 159
Antepé, 465
Antro pilórico, 280
Ânus, 278, 392
Aorta e seus ramos no tórax, 247
Aparelho
- de sustentação do bulbo do olho, 546
- lacrimal, 531, 535
- suspensor da fáscia, 535
Apêndice(s)
- omentais do colo, 290
- vermiforme, 278, 290, 383
Apendicectomia, 296
- laparoscópica, 296
Apendicite, 296
Ápice, 623
- da axila, 117
- da bexiga, 361
- da língua, 565
- da órbita, 531, 542
- da patela, 415
- da próstata, 369
- do coração, 222
- do nariz, 575
- do pulmão, 209
Apoio
- médio, 471
- terminal, 471
Aponeurose(s), 17
- do músculo bíceps braquial, 130, 137
- epicrânica, 506
- laminar forte, 257
- palatina, 563, 565
- palmar, 104, 465, 466
- toracolombar, 76, 327
Aqueduto
- da cóclea, 584
- do mesencéfalo, 516
- do vestíbulo, 584
Aracnoide-máter, 28, 73, 507, 513
- parte espinal da, 73

Arco(s)
- alveolar da maxila, 503
- arteriais, 288
- coracoacromial, 165
- da aorta, 203, 240, 247
- - duplo, 249
- dentais, 559
- direito da aorta, 249
- do pé, 494
- justacólico, 294
- longitudinal do pé, 494
- - parte lateral do, 494
- - parte medial do, 494
- palatofaríngeo, 563, 565, 630
- palatoglosso, 563, 565, 630
- palmar superficial, 106, 155
- plantar profundo, 106, 469
- púbico, 341
- superciliar, 500
- tendíneo
- - da fáscia da pelve, 350
- - do músculo
- - - levantador do ânus, 347
- - - sóleo, 460
- transverso do pé, 494
- venoso(s)
- - dorsal do pé, 24, 424
- - jugular, 617
- - palmares superficial e profundo, 156
- - vertebral, 48
- - articulações dos, 61
- zigomático, 500
Área(s)
- de Kiesselbach, 576, 579
- de risco do couro cabeludo, 507
- intercondilar da tíbia, 481
- nuas, 274
- - do fígado, 302
Aréola, 192
- da mama, 204
Arritmia cardíaca, 667
Artelhos, 410
Artéria(s), 23, 282
- alveolar
- - inferior, 554
- - superior posterior, 554, 560
- angular, 525
- apendicular, 287, 291
- articulares, 16
- - posterior, 525, 526, 609
- - profunda, 554
- axilar, 119, 199
- basilar, 519, 520
- braquial, 130, 135, 137, 147
- - profunda, 105, 121
- bronquiais, 210, 247
- - direita, 210
- - esquerdas, 210
- bucal, 554
- carótida
- - comum, 606
- - - direita, 606
- - - esquerda, 240, 606

- - externa, 529, 608
- - interna, 511 518, 520, 526, 608
- central da retina, 538, 549
- cerebral
- - anterior, 518, 520
- - magna, 520
- - média, 518, 520
- - posterior, 519, 520
- cervical transversa, 604
- ciliares
- - anteriores, 549
- - posteriores
- - - curtas, 549
- - - longas, 549
- circunflexa
- - da escápula, 121
- - do úmero, 121
- - - anterior e posterior, 166
- - femorais, 440
- - - lateral, 441
- - - medial, 441
- - ilíaca
- - - profunda, 263, 330
- - - superficial, 263
- cística, 282, 307
- colateral ulnar
- - inferior, 121, 130
- - superior, 121, 130
- cólica
- - direita, 287
- - esquerda, 287, 294
- - média, 287, 291
- comunicante
- - anterior, 520
- - posterior, 520
- coronária, 231
- - direita, 231, 233
- - esquerda, 233
- - estenosada, 237
- cremastérica, 266, 268
- da articulação(ões)
- - do joelho, 482
- - radiulnares proximal e distal, 172
- da dura-máter, 511
- da mão, 155
- da órbita, 549
- da parte
- - cervical do esôfago, 635
- - proximal do membro superior, 120
- da pelve, 355
- - menor, 357
- da perna, 463
- da planta do pé, 460
- da região
- - cervical lateral, 604
- - glútea, 446
- da tuba auditiva, 584
- de Adamkiewicz, 73
- de Galeno, 520
- décima e décima primeira artérias
  intercostais posteriores, 263
- digitais
- - dorsais, 469

Índice Alfabético

- - palmares, 155
- - - próprias, 155
- do antebraço, 147, 148
- do braço, 130
- do bulbo do pênis ou do vestíbulo, 400
- do canal pterigóideo, 554
- do couro cabeludo, 526
- do diafragma, 325
- do ducto deferente, 266, 368
- do pé, 468
- do punho, 148
- dorsal
- - da escápula, 615, 616, 617
- - da língua, 566
- - do clitóris, 400
- - do nariz, 549
- - do pé, 426, 452, 463, 468
- - do pênis, 391, 395, 400
- duodenais, 286
- epifisiais, 13
- epigástrica
- - inferior, 262, 263, 330
- - superficial, 263
- - superior, 262, 263
- escrotal, 400
- esfenopalatina, 554, 576
- esofágicas, 245, 247
- espinal
- - anterior, 73
- - posteriores, 73
- esplênica, 282, 297
- etmoidal
- - anterior, 549, 576
- - posterior, 549, 578
- - superior, 576
- facial, 524, 525, 560, 609
- - transversa, 525, 526
- faríngea ascendente, 584, 609
- femoral, 426, 440, 446
- - profunda, 426, 440
- fibular, 457, 460, 463
- frênica
- - inferior, 314, 325
- - superior, 245, 247
- gástrica
- - curtas, 282
- - direita, 281, 282
- - esquerda, 281, 282
- gastroduodenal, 282, 286
- gastromental
- - direita, 281, 282
- - esquerda, 281, 282
- glútea
- - inferior, 357, 446
- - superior, 357, 446
- gonadal, 357
- helicinais, 400
- hepática, 304
- - comum, 282
- ileais, 287
- ileocólica, 287, 291
- ilíaca
- - comum, 330, 331
- - externa, 330
- - interna, 330, 355, 357
- iliolombar, 357
- inferior
- - lateral do joelho, 450
- - medial do joelho, 450
- infraorbital, 549, 554
- intercostais
- - anteriores, 200
- - posteriores, 199, 200, 245
- interóssea
- - anterior, 148
- - comum, 148
- - posterior, 148
- - recorrente, 148
- jejunais, 287
- labial
- - inferior, 525, 526
- - posterior, 400
- - superior, 525, 526, 576
- lacrimal, 549
- laríngea, 626
- - superior, 609
- lingual, 566, 609
- - dorsais, 609
- lobar, 210
- lombares, 330
- marginal, 294
- massetérica, 554
- maxilar, 554, 608
- média do joelho, 450
- mediastinais, 245
- medulares segmentares, 65
- - anteriores e posteriores, 73
- meníngea
- - acessórias, 554
- - média, 511, 554
- mentual, 560
- mesentérica
- - inferior, 279, 287, 294, 316
- - superior, 279, 286, 287
- metacarpais palmares, 155, 156
- metafisiais, 13
- metatarsais plantares, 470
- musculares médias, 24
- musculofrênica, 219, 263, 325
- na raiz do pescoço, 614
- na região cervical anterior, 606
- nutrícia, 13
- - da fíbula, 460
- - do úmero, 130
- obturatória, 357, 426, 441
- - acessória, 441, 442
- - substituta, 441, 442
- occipital, 525, 526, 605 609
- oftálmica, 549
- ováricas, 377
- palatina
- - ascendente, 609
- - descendente, 554
- - maior, 563, 576
- pancreáticas, 299
- pancreaticoduodenais
- - inferiores anterior e posterior, 282
- - superiores, 286, 299
- - - anterior e posterior, 282
- perfurantes, 440, 446
- pericárdicas, 245, 247
- pericardicofrênica, 219, 325
- perineais, 391, 400
- periosteais, 13
- plantar
- - lateral, 460, 470
- - medial, 460, 470
- - profunda, 469, 470
- poplítea, 426, 440, 450, 463
- principal do polegar, 156
- profunda
- - da língua, 568
- - do pênis ou do clitóris, 400
- pudenda
- - externa, 396
- - - ramos superficial e profundo, 400
- - interna, 357, 367, 396, 400, 446
- pulmonares, 212
- - direita e esquerda, 210
- radial, 105, 144, 148, 161
- - do indicador, 156
- - no punho, 107
- radiculares, 65
- - anterior magna, 73
- - posteriores e anteriores, 73
- ramo
- - mentual, 525
- - nasal lateral, 525
- recorrente
- - radial, 148
- - ulnar
- - - ramo anterior, 148
- - - ramo posterior, 148
- renal, 311, 313
- - acessórias, 316
- - direita, 313
- retal
- - inferior, 287, 382, 391, 393, 400
- - médias, 287, 357, 382, 393
- - superior, 287, 382, 393
- retinaculares, 475
- sacral
- - lateral, 357
- - mediana, 331, 355
- segmentar, 210, 313
- sigmóideas, 287, 294
- subclávia, 199, 614
- - direita, 614
- - - retroesofágica, 249
- - esquerda, 240, 614
- subcostal, 200, 245, 263, 330
- subescapular, 119, 121
- sublingual, 568
- submentuais, 571, 609
- superficiais
- - da face, 525
- - do couro cabeludo, 525
- superior
- - lateral do joelho, 450

-- medial do joelho, 450
- supraduodenal, 286
- supraescapular, 120, 166, 604
- supraorbital, 525, 526, 549
- suprarrenais
-- inferiores, 314
-- médias, 314
-- superiores, 314
- supratroclear, 525, 526, 549
- tarsal lateral, 469
- temporais
-- profundas, 527
--- anterior, 554
--- posterior, 554
-- superficial, 525, 526, 526, 608
-- terminais, 24
-- funcionais, 24
- testicular, 266, 267
- tibiais, 468
-- anterior, 426, 450, 452, 463
-- posterior, 426, 450, 460, 463
- timpânica anterior, 554
- tireóidea
-- ima, 619
-- inferior, 616, 619, 620
-- superior, 609, 619
- torácica
-- interna, 120, 200, 219, 616
-- superior, 119, 121
- toracoacromial, 121
- toracodorsal, 121
- tronco
-- celíaco, 282
-- tireocervical, 120
- ulnar, 105, 148, 155
- umbilical, 357
- uterina, 357, 360
- vaginal, 357, 362
- vertebral, 84, 519, 520
- vesicais
-- inferiores, 357, 360, 362
-- superiores, 362
Arteriogramas, 590
Arteríolas, 22, 24
Arteriosclerose, 24
Articulação(ões), 14, 170
- acromioclavicular, 16, 93, 163
- atlantoaxial, 16, 62
-- laterais, 62
-- mediana, 62
- atlantoccipitais, 61
- calcaneocubóidea, 491, 494
- carpometacarpal, 16, 176
- cartilagíneas, 14, 15
-- primárias, 14
-- secundárias, 14, 59
- classificação das, 14
- costocondral, 189
- costotransversárias, 189
- costovertebrais da cabeça das costelas, 189
- craniovertebrais, 61
- cricoaritenóideas, 623
- cricotireóideas, 622

- cuneonavicular, 494
- da coluna vertebral, 59
- da mão, 176
- da parede torácica, 188, 189
- de Luschka, 60
- do cotovelo, 16, 169
-- bolsas em torno da, 170
-- cápsula articular da, 169
-- inervação da, 170
-- ligamentos da, 170
-- movimentos da, 170
-- vascularização da, 170
- do joelho, 477
-- artérias, 482
-- movimentos da, 481, 482
-- nervos da, 482
- do membro
-- inferior, 344, 472
-- superior, 162
- do ombro, 92, 163
-- bolsas em torno da, 166
-- cápsula articular da, 163
-- inervação da, 166
-- ligamentos da, 165
-- movimentos da, 165
-- vascularização da, 166
- do pé, 491, 494
- do quadril, 16, 472
- do tornozelo, 488
- dos arcos vertebrais, 61
- dos corpos vertebrais, 59
- dos processos articulares, 46, 49, 61
-- dor nas, 69
-- lesão e doença das, 68
-- lombares, 68
- escapulotorácica, 112
- esferóidea, 16
- esternoclavicular, 93, 162, 189, 613
- esternocostal, 189
- femoropatelar intermédia, 478
- femorotibiais, 477
- fibrosas, 14, 15
- glenoumeral, 92, 163
- inervação das, 16
- intercarpais, 176
- intercondrais, 188, 189
- interfalângica, 177, 494
- intermetacarpais, 176
- intermetatarsal, 494
- intervertebral, 189
-- ligamentos acessórios das, 61
-- movimentos nas, 79
- lombossacrais, 344, 346
- manubrioesternal, 189
- metacarpofalângica, 16, 177, 494
- plana, 16
- radiocarpal, 176
- radiulnar
-- distal, 171
--- cápsula articular da, 171
-- proximal, 170, 171, 171
--- cápsula articular da, 171
- sacrococcígea, 344, 346

- sacroilíacas, 340, 344, 410
- selar, 16
- sinovial, 15, 16
- talocalcânea, 491, 494
- talocalcaneonavicular, 494
- talocrural, 488
- tarsometatarsal, 494
- temporomandibular, 557
- tibiofibular, 482, 484
- transversa do tarso, 491
- trocoidea, 16
- umeroulnar, 170
- uncovertebrais, 60
- vascularização das, 16
- xifosternal, 189
- zigapofisárias, 49
Artrite
- da articulação temporomandibular, 559
- degenerativa, 559
- reumatoide, 69
Artrodese, 178
Artrologia, 2
Artroplastia
- do quadril, 477
- total do joelho, 486
Artroscopia da articulação do joelho, 486
Artrose, 484
Árvore bronquial, 210
Asa(s)
- do ílio, 340
- maior, 503
-- do esfenoide, 531
- menores, 503
Ascite, 260, 277
Asfixia, 628
Asma, 201
Aspiração de corpos estranhos, 215, 628
Assoalho(s), 265
- da cavidade
-- pélvica, 346
-- timpânica, 583
- da fossa
-- cubital, 135
-- temporal, 551
- da pelve, 347
- do crânio, 500
- do seio maxilar, 578
- muscular do trígono femoral, 435
Ataque isquêmico transitório, 521, 611
Ataxia vestibular, 662
Atelectasia, 215
Aterosclerose coronariana, 236
Atlas, 51
- fratura do, 55
- ligamento transverso do, 63
- luxação do, 55
Átrio
- direito, 223
- esquerdo, 227
Atrito
- pericárdico, 221
- pleural, 215
Atrofia, 11

- da língua, 669
- muscular, 21
Audição, 661
Aumento dos linfonodos
- axilares, 123
- inguinais, 433
Aurícula direita, 223
Ausculta, 215
- dos pulmões, 207
Ausência
- de acomodação da lente, 655
- de flexão plantar, 464
Avaliação da idade óssea, 13
Avulsão, 100, 128, 411
- do epicôndilo medial, 174
Axila, 117
Áxis, 51
Axônio(s), 28
- individual, 30
- motores somáticos, 642

B

Baço, 296, 297
Bainha(s)
- axilar, 117, 119, 598
- caliciforme, 546
- carótica, 598, 609, 613
- comum dos tendões dos músculos flexores, 154
- de mielina, 28
- do bulbo do olho, 536, 546
- do músculo reto do abdome, 257
- do nervo óptico, 546
- dos tendões dos músculos extensor dos dedos e extensor do indicador, 144
- durais da raiz, 72
- fascial frouxa, 619
- femoral, 439
- fibrosas dos dedos, 150
- hipogástrica, 350
- muscular tubular, 546
- pleural, 210
- prostática, 368
- sinoviais dos dedos, 154
- tendíneas sinoviais, 142
- vascular, 25
Balanço
- inicial, 471
- médio, 471
- terminal, 471
Barorreceptor, 607, 663
Bartolinite, 404
Base
- da axila, 117
- da patela, 415
- da próstata, 369
- do coração, 222
- do crânio, 500
- do estribo, 583
- do sacro, 49
- do seio maxilar, 578
- dos ossos metacarpais, 98

Batimento apical, 222
Bexiga urinária, 310, 358, 361
- inervação da, 365
- ruptura da, 363
- vascularização da, 362
Bifurcação da traqueia, 210
Bigorna, 583
Bilaterais, 4
Biopsia
- da medula óssea por agulha, 191
- de linfonodos, 668
- do esterno, 191
- hepática, 309
Bloqueio(s)
- atrioventricular, 238
- de nervo intercostal, 201
- de ramo, 238
- do gânglio cervicotorácico, 618
- do nervo
- - alveolar inferior, 558
- - braquial, 129
- - - supraclavicular, 605
- - frênico, 605
- - ilioinguinal, 404
- - mandibular, 558
- - pudendo, 404
- do plexo cervical, 605
- nervosos
- - na região cervical lateral, 605
- - regionais dos membros inferiores, 433
- peridural, 75
- - caudal, 379
- - lombar e espinal inferior, 379
Bochechas, 560
Bola do pé, 465
Bolha etmoidal, 576
Bolo alimentar, 559
Bolsa(s), 8
- anserina, 482, 483
- bicipitorradial, 171
- da região glútea, 443
- de Morison, 302
- do músculo
- - gastrocnêmio, 482
- - semimembranáceo, 483
- em torno da articulação do
- - cotovelo, 170
- - joelho, 482, 483
- - ombro, 166
- infrapatelar profunda, 483
- intermuscular dos músculos glúteos, 443
- intratendínea do olécrano, 170
- isquiática do músculo glúteo máximo, 443
- omental, 275
- recesso poplíteo, 483
- subacromial, 166
- subcutânea
- - calcânea, 458
- - do olécrano, 171, 174
- - infrapatelar, 482, 483
- - pré-patelar, 482, 483
- subdeltóidea, 166
- subtendínea do músculo

- - gastrocnêmio, 483
- - subescapular, 167
- - tríceps braquial, 130, 170
- supraescapular, 165
- suprapatelar, 433, 479, 482, 483
- tendínea calcânea, 458
- trocantérica do músculo glúteo máximo, 443
Bomba(s)
- musculares, 21
- musculovenosa, 25, 424
Braço, 92, 129
- fossa cubital e, 137
Bregma, 503
Broncoconstrição, 213
Broncoscopia, 217
Broncoscópio, 217
Brônquio(s)
- lobares, 210
- principais, 210
- - direito, 210
- - esquerdo, 210
- segmentares, 210
Bronquíolos
- respiratórios, 210
- terminais, 210
Broto periosteal, 12
Bulbo, 69, 516
- do olho, 535
- do olho propriamente dito, 535
- do pênis, 398
- do vestíbulo, 402
- dos olhos, 531
- inferior da VJI, 610
- olfatório, 575
- superior da VJI, 609
Bulhas cardíacas, 235
Bursite
- do calcâneo, 465
- do cotovelo, 174
- escapuloumeral calcificada, 168
- infrapatelar profunda, 488
- isquiática, 448
- na região do joelho, 486
- pré-patelar, 486
- subacromial, 168
- subcutânea infrapatelar, 488
- subtendínea do olécrano, 174
- trocantérica, 448

C

Cabeça(s), 499, 500
- clavicular, 599
- curta do músculo bíceps braquial, 129
- da costela, 184
- da escápula, 93
- da fíbula, 415, 422
- da mandíbula, 557
- da ulna, 96, 102
- das falanges médias e proximais, 102
- de medusa, 308
- do epidídimo, 267

- do fêmur, 411
- do martelo, 583
- do metatarsal I, 422
- do pâncreas, 297, 298
- do rádio, 97, 102
- do tálus, 416, 422
- do úmero, 96, 163
- dos ossos metacarpais, 98, 102
- esternal, 599
- longa do músculo bíceps braquial, 129
- músculo semiespinal da, 79
Cãibra muscular, 437
Caixa torácica, 184
Calázios, 535
Calcâneo, 416
Calcificação da bolsa subacromial, 168
Calcitonina, 618
Cálculo(s)
- biliares, 309
- dos ductos salivares, 571
- renais, 316
- ureterais, 316, 360
Calibre, 290
Cálices
- óptico, 541
- renais
- - maiores, 311
- - menores, 311
Calículos gustatórios, 565
Calo ósseo, 11
Calvária, 500, 502
Camada(s)
- alimentar das vísceras cervicais, 630
- da parede anterior do abdome, 266
- endócrina das vísceras cervicais, 618
- intermédia dos músculos próprios do dorso, 77
- membranácea da tela subcutânea
- - do abdome, 388
- - do períneo, 388
- profunda dos músculos próprios do dorso, 79
- respiratória das vísceras cervicais, 622
- superficial dos músculos intrínsecos do dorso, 76
Câmara(s)
- anterior do bulbo do olho, 539
- do coração, 223
Campo visual, 650
Canal(is)
- alimentar, 630, 632
- anal, 278, 296, 381, 392
- - drenagem linfática do, 393
- - inervação do, 394
- - interior do, 392
- - vascularização do, 393
- caróticos, 608
- cervicoaxilar, 93, 117, 120, 123
- coclear, 586
- da raiz, 560
- de Alcock, 391
- de Hunter, 439
- de Schlemm, 539

- do colo do útero, 377
- do nervo hipoglosso, 504, 506, 669
- do pudendo, 391
- dos adutores, 435, 439
- espiral da cóclea, 584
- femoral, 440
- gástrico, 280
- inguinal, 264
- nutrício, 415
- ópticos, 500, 504, 650
- pilórico, 280
- semicirculares, 585
- vertebral, 48
Canalículos
- biliares, 306
- lacrimais, 535
Câncer
- de mama, 194
- - em homens, 196
- - subareolar, 194
- de pâncreas, 300
- de próstata, 370
- de pulmão, 217
- de testículo, 272
- do escroto, 272
- do lábio, 528
Canulação
- da artéria femoral, 442
- da veia
- - femoral, 442
- - jugular interna, 667
Capilares, 25
- do periósteo, 12
- linfáticos, 26
Capitato, 98
Capítulo, 96
- do úmero, 169
Cápsula
- adiposa, 310
- articular, 61, 162, 474, 478, 488
- - da articulação
- - - ATM, 557
- - - do cotovelo, 169
- - - do ombro, 163
- - - radiulnar distal, 171
- - - radiulnar proximal, 171
- da lente, 539
- de Glisson, 304
- de Tenon, 536
- fibrosa, 619
- - do fígado, 304
- ótica, 584
- prostática fibrosa, 368
Capsulite adesiva da articulação do ombro, 168
Carcinoma
- broncogênico, 217
- da língua, 571
- de estômago, 295
- de mama, 194
- espinocelular do lábio, 528
Cárdia, 279
Cardiologia, 3

Cardiomegalia, 221
Cáries dentais, 562
Carina, 217
Carpo, 97
Cartilagem(ns), 9
- alares, 575
- aritenóideas, 623
- articular, 9, 474
- corniculada, 623
- costais, 184, 186
- - função das, 190
- cricóidea, 622
- cuneiformes, 623
- do septo nasal, 575
- epiglótica, 623
- hialina, 14
- laterais, 575
- tireóidea, 622
- trirradiada, 411
Carúncula(s)
- himenais, 402
- lacrimal, 534
- sublingual carnosa, 571
Cataratas, 541
Cateterização uretral, 395
Cauda
- de Spence, 192
- do epidídimo, 268
- do pâncreas, 297, 299
- equina, 69
Cavação retouterina, 382
Cavidade(s)
- abdominal, 254
- abdominopélvica, 254
- da laringe, 624
- da orelha média, 582
- do pericárdio, 219
- glenoidal, 96, 163
- infraglótica, 625
- medular, 10
- nasais, 575
- oral, 559
- pélvica, 340
- peritoneal, 272, 274
- - da pelve, 346
- pleural, 204
- própria da boca, 559
- pulmonares, 204
- pulpar, 560
- timpânica, 581, 582
- - paredes da, 583
- torácica, 184, 204
Caxumba, 530
Ceco, 278, 290
Ceco sub-hepático, 296
Células
- ciliadas nas máculas, 586
- etmoidais, 578
- - anteriores, 578
- - médias, 578
- - posteriores, 578
- ganglionares
- - da retina, 650

- - parassimpáticas, 213
- - simpáticas, 213
- gliais, 28
- mitrais, 647
- osteogênicas, 12
Centro(s)
- de ossificação
- - primário, 12
- - secundários, 12
- tendíneo, 324
Cerebelo, 515, 516
Cérebro, 515
Ciática, 67
Ciclo
- cardíaco, 234, 235
- da marcha, 470, 471
Cifoses, 47
Cílios, 534
Cíngulo do(s) membro(s)
- inferiores, 340, 410, 420
- superior, 92
Circulação
- colateral, 24, 121
- pulmonar, 21
- sistêmica, 22
Círculo
- arterial do cérebro, 520
- de Willis, 520
Circuncisão, 401
Cirrose hepática, 309
Cirurgia
- conservadora da mama, 196
- de revascularização do miocárdio, 191, 236
- minimanete invasiva, 260
- torácica minimamente invasiva, 191
Cisterna
- cerebelobulbar, 516
- - lateral, 516
- - posterior, 516
- colicular, 516
- do quilo, 26, 247, 305, 332
- interpeduncular, 516
- lombar, 58, 69
- magna, 516
- pontocerebelar, 516
- quiasmática, 516
- subaracnóideas, 516
Cisto(s)
- de Baker, 485
- poplíteos, 485
- sinovial do punho, 149
Cistoscopia, 363
Cistoscópio, 363
Cistostomia suprapúbica, 363
Citologia, 379
Classificação de Salter-Harris, 419
Claudicação intermitente, 464
Clavícula, 93, 94, 95
- fratura da, 98
- ossificação da, 99
Clitóris, 392, 402
Clivo, 506
Coágulo sanguíneo, 216

Cóanos, 503, 575, 630
Coarctação
- da aorta, 250
- pós-ductal, 250
Cobreiro, 201
Cóccix, 54, 340, 584
Colapso pulmonar, 215
Colecistectomia, 309
- videolaparoscópica, 309
Colecistite, 309
Colectomia, 296
Cólica, 289
- biliar, 309
- renal, 316
- ureteral, 316
Colículo seminal, 370
Colite, 296
Colo, 278, 291
- anatômico do úmero, 96
- ascendente, 291
- cirúrgico do úmero, 96
- da bexiga, 361
- da costela, 184
- da escápula, 93
- da fíbula, 415, 422
- da glande, 398
- da vesícula biliar, 307
- descendente, 291
- do dente, 560
- do fêmur, 411
- do martelo, 583
- do pâncreas, 297, 298
- do rádio, 97
- do tálus, 416
- do útero, 371, 377
- sigmoide, 294
- transverso, 291
Colocação de acesso central, 605
Colonoscopia, 296
Colostomia, 296
Colostro, 194
Coluna(s)
- anais, 392
- vertebral, 46, 57
- - articulações da, 59
- - curvaturas anormais da, 47
- - curvaturas da, 47
- - inervação da, 66
- - movimentos da, 63
- - vascularização da, 65
Cominutivo, 100
Comissura
- anterior, 402
- medial e lateral das pálpebras, 534
- posterior, 402
Compartimento(s)
- adutor, 150, 151
- anterior(es)
- - da coxa, 423, 433
- - da perna, 452
- - do membro superior, 123
- central, 150, 151
- - da planta do pé, 466

- do bulbo do olho, 539
- do períneo, 384
- eversor, 455
- fasciais, 103
- hipotenar, 150, 151
- infracólico, 275
- interósseos, 151
- - do pé, 466
- lateral
- - da perna, 455
- - da planta do pé, 466
- medial
- - da coxa, 423, 433
- - da planta do pé, 466
- posterior
- - da coxa, 423, 441
- - da perna, 457
- posteriores do membro superior, 123
- supracólico, 275
- tenar, 150, 151
Complexo estimulante do coração, 234
Compressão
- cerebral, 517
- da artéria
- - axilar, 121
- - braquial, 135
- - facial, 526
- do nervo
- - fibular
- - - profundo, 457
- - - superficial, 457
- - oculomotor, 550
- - plantar medial, 472
- - tibial, 491
Comunicação(ões)
- interatrial ou cia, 228
- interventriculares, 228
Concha(s)
- da orelha, 581
- nasais, 500, 576
Concussão, 514
Côndilo(s), 11
- curvados em espiral, 411
- do úmero, 96
- lateral, 411
- - da tíbia, 422
- - do fêmur, 421
- medial, 411
- - da tíbia, 422
- - do fêmur, 421
- occipitais, 503
Condroblastos, 12
Condromalacia patelar, 437
Cone
- arterial, 225
- de luz, 582, 588
- elástico, 623
- medular, 69
Conexões intertendíneas, 144
Confluência dos seios, 508, 509
Consolidação óssea, 11
Constrição da pupila, 618

Contenção de infecções dos compartimentos da perna, 456
Contorno do coração, 229
Contração(ões)
- concêntrica, 19
- dos músculos, 18
- excêntrica, 19
- fásica, 19
- isométricas, 19
- isotônicas, 19
- reflexa, 19
- tônica, 19
Contralateral, 4
Contratura
- de Dupuytren da fáscia palmar, 157
- isquêmica de Volkmann, 135
Contusão(ões), 437
- cerebral, 517
- da crista ilíaca, 437
- do músculo extensor curto dos dedos, 472
- do quadril e da coxa, 437
Convergência, 545
Coração, 21, 222, 229
- drenagem
- - linfática do, 234
- - venosa do, 233
- suprimento
- - parassimpático do, 235
- - simpático do, 235
Corcunda de viúva, 47
Corda(s)
- do tímpano, 571
- tendíneas, 225
Corioide, 536
Corioideocapilar, 536
Córnea, 536, 539
Corno(s), 28
- anteriores da substância cinzenta, 69
- cinzentos
- - anteriores (ventrais), 28
- - posteriores (dorsais), 28
- inferior, 622
- laterais, 34
- sacrais, 54
- superior, 622
Coroa
- da glande, 398
- do dente, 560
Coronariopatia, 236
Corpo(s), 52
- adiposo(s)
- - da órbita, 531
- - das fossas isquioanais, 391
- - infrapatelar, 479
- - pararrenal, 310
- anococcígeo, 349, 391, 392
- cavernosos, 398, 400
- celular, 28
- ciliar, 538
- da bexiga, 361
- da bigorna, 583
- da costela, 184
- da escápula, 93

- da fíbula, 422
- da língua, 565
- da ulna, 96
- da vesícula biliar, 307
- de epidídimo, 268
- do esterno, 186, 204
- do ílio, 340, 411
- do ísquio, 341
- do pâncreas, 297, 299
- do pênis, 398
- do períneo, 384
- do rádio, 97
- do tálus, 416, 422
- do úmero, 96, 102
- do útero, 371
- dos ossos metatarsais e das falanges, 422
- esponjoso, 398
- estranhos
- - aspirados, 215
- - na parte laríngea da faringe, 637
- gástrico, 280
- geniculados laterais, 650
- vertebral, 48, 50, 53
- - articulações dos, 59
- - osteoporose do, 57
- vítreo, 540
Córtex, 311
Costelas
- atípicas, 186
- cervicais, 190
- costais, 184
- falsas, 184
- flutuantes, 184
- livres, 184
- lombares, 190
- músculos levantadores das, 79
- supranumerárias, 190
- típicas, 184
- verdadeiras, 184
- vertebroesternais, 184
- X a XII, 186
- XI e XII, 186
Cotovelo da babá, 175
Couro cabeludo, 506
- artérias superficiais do, 525
- inervação do, 524
- músculos funcionais do, 522
- nervos cutâneos do, 523
- propriamente dito, 507
- vascularização do, 524
Coxa vara, 418
Crânio, 500
Crepitação, 559
Crista(s), 11
- ampular, 586
- da cabeça da costela, 184
- da espinha da escápula, 102
- do músculo supinador, 96
- esfenoidais, 506
- etmoidal, 506
- frontal, 506, 508
- ilíaca, 340, 411, 420
- - óssea, 261

- intertrocantérica, 411
- mamária, 194
- occipital interna, 506
- púbica, 341
- sacrais
- - laterais, 54
- - mediais, 54
- - mediana, 54, 58
- supraepicondilares, 96
- supraventricular, 225
- terminal, 225
Cruz do coração, 232
Cuboide, 416
Culdocentese, 378
Culdoscópio, 378
Cuneiforme, 416
- medial, 422
Cúpula(s)
- da pleura, 206
- direita e esquerda, 323
Curvatura(s)
- anormais da coluna vertebral, 47
- cervical, 47
- da coluna vertebral, 47
- do estômago, 279
- lombar, 47
- maior, 280, 284
- menor, 280, 284
- primárias, 47
- sacral, 47
- secundárias, 47
- torácica, 47

D

Dedo(s)
- do jogador de beisebol, 149
- do pé, 410
- em martelo, 149
- mínimo, 465
Defeito(s)
- do campo visual, 651
- dos septos atrial e ventricular, 228
- posterolateral do diafragma, 326
Deferentectomia, 368
Defesa, 260
Deformidade
- de Popeye, 134
- em dorso de garfo, 100
- por extensão anormal, 47
Degeneração, 11
- dos nervos periféricos, 31
Deglutição, 630
Dendritos, 28
Dente(s), 560
- decíduos (primários), 560
- e seio maxilar, 580
- mandibulares, 500
- permanentes (secundários), 560
Dentina, 560
Depressões na parte escamosa do temporal, 503
Dermatologia, 2

Dermátomo, 33, 106, 198, 429
Derme, 6
Derrame
- pericárdico, 221
- sinovial, 485
Descida dos testículos e dos ovários, 270
Descolamento da retina, 540
Desenvolvimento
- da retina, 541
- do osso, 12
Deslocamento e separação das epífises, 14
Desnervação das articulações dos processos articulares lombares, 68
Desvio
- do mediastino, 215
- do palato, 665
- do septo nasal, 579
- portossistêmico, 310
Diáfise, 12
Diafragma, 323
- da pelve, 347
- da sela, 508
- inervação do, 325
- vascularização do, 325
Diálise peritoneal, 316
Diâmetro
- diagonal, 343
- verdadeiro, 343
Diástole, 235
Diencéfalo, 515
Diferenças sexuais nas pelves ósseas, 343
Dificuldade respiratória, 201
Dilatação
- da pupila, 655
- da uretra feminina, 404
- da veia jugular externa, 605
- intrabulbar, 395
Dimensão
- anteroposterior, 190
- transversal, 190
- vertical, 188
Dinâmica do osso, 10
Diplopia, 550, 655
Disartria, 598, 669
Disco(s)
- articular, 162, 557
- - cuneiforme incompleto, 163
- - da articulação radiulnar distal, 171
- - fibrocartilagíneos, 16
- do nervo óptico, 538, 650
- interpúbico, 346
- intervertebrais, 46, 59, 203
- - envelhecimento dos, 68
Disfagia, 598
Disfonia, 667
Disfunção
- erétil, 401
- patelofemoral, 485
Dispneia, 201
Dissecção(ões)
- cirúrgica do trígono carótico, 611
- radicais do pescoço, 637
Disseminação de

- infecção(ões)
- - dos compartimentos da perna, 456
- - no pescoço, 598
- líquidos patológicos, 277
Distal, 4
Distensão
- da vagina, 378
- da virilha, 437
- do dorso, 86
- do músculo
- - gastrocnêmio, 464
- - isquiotibiais, 449
Distonia cervical, 601
Distribuição
- parietal, 36
- visceral, 36
Distúrbios da olfação, 649
Divertículo(s)
- de Meckel, 295
- falsos, 296
- ileal, 295
Diverticulose, 296
Divisão(ões)
- anteriores dos troncos, 123
- autônoma do sistema nervoso, 33, 40
- do nervo trigêmeo, 656
- posteriores dos troncos, 123
- somática do sistema nervoso, 31
- vestibular do nervo vestibulococlear, 586
Doença(s)
- arterial
- - coronariana, 236
- - obstrutiva, 75
- - periférica oclusiva, 464
- articular degenerativa, 14
- - do punho, 100, 178
- da glândula parótida, 530
- das articulações dos processos articulares, 68
- de Crohn, 296
- de Osgood-Schlatter, 419
- de Raynaud, 159
- desmielinizantes, 652
Dor
- abdominal posterior, 333
- crônica, 67
- das vísceras inferiores, 355
- de dente, 562
- muscular, 69
- - isquêmica, 190
- nas articulações dos processos articulares, 69
- referida
- - cardíaca, 237
- - do diafragma, 326
- visceral referida, 322
Dorsalgia, 68
- localizada, 67
Dorso, 4, 45, 87
- da língua, 565
- da sela, 506
- do nariz, 575
Drenagem

- linfática
- - da mama, 193
- - da orelha, 581
- - da pelve e do períneo
- - - femininos, 365
- - - masculinos, 365
- - do canal anal, 393
- - do coração, 234
- - do membro inferior, 426
- - do membro superior, 106
- - do pé, 470
- - do testículo, 267
- venosa
- - da mama, 193
- - do coração, 233
- - do membro
- - - inferior, 424
- - - superior, 105
- - do palato, 564
- - do pé, 470
- - do pericárdio, 220
Ducto(s)
- alveolares, 210
- biliares, 305
- bilíferos interlobares, 306
- cístico, 306, 307
- - aberto, 307
- colédoco, 283, 299, 306, 307
- das glândulas bulbouretrais, 370
- de união, 585
- deferente, 265, 269, 368
- - vascularização do, 368
- ejaculatórios, 368
- - vascularização dos, 368
- endolinfático, 585, 586
- frontonasal, 576
- hepático
- - comum, 306, 307
- - direito e esquerdo, 306
- lacrimonasal, 535, 535, 576
- lactífero, 193
- linfático direito, 26, 123, 213, 637
- pancreático, 283, 299
- - acessório, 299
- paraauretral, 365
- parotídeo, 528
- semicirculares, 585
- sublinguais, 571
- submandibular, 570
- tireoglosso, 621
- torácico, 26, 123, 213, 247, 332, 636
- utriculossacular, 585
- venoso, 303
Dúctulo(s)
- eferentes do testículo, 267
- excretores, 535
- - da glândula lacrimal, 535
- prostáticos, 370
Duodeno, 278, 283, 286
Dura-máter, 28, 507, 508
- inervação da, 511
- invaginações da, 508
- parte espinal da, 72

- reflexões da, 508
- vascularização da, 511

E

Ecocardiografia, 237
- com Doppler, 237
Edema
- cerebral, 517
- supurativo, 535
Eixo
- da órbita, 542
- óptico, 542
Ejaculação, 400, 401
Eletrocardiograma, 611
Eletromiografia, 21, 81
Elevação
- da mandíbula, 558
- do bulbo do olho, 542
Embolia
- cerebral, 520
- pulmonar, 216
Êmbolo(s), 216
- gasosos, 122
Eminência
- hipotenar, 150, 151
- piramidal, 583, 584
- tenar, 102, 150, 151
Emissão, 400, 401
Encaixe maleolar, 488
Encéfalo, 28, 500, 515
- vascularização do, 518
Endarterectomia, 611
- carótida, 667
- carotídea, 611
Endocárdio, 222
Endocrinologia, 3
Endolinfa, 584, 585
Endométrio, 371
Endomísio, 19
Endoneuro, 30
Endoscópio, 260
Enfisema, 201
Enoftalmia, 546, 618
Entorse(s)
- crônicas do tornozelo, 457
- do dorso, 86
- do tornozelo, 491
Entrada cirúrgica no tórax, 191
Envelhecimento das vértebras e dos discos intervertebrais, 68
Enxertos
- do nervo sural, 472
- ósseos, 419
Epicárdio, 219, 222
Epicondilite lateral, 149
Epicôndilo(s), 11
- medial e lateral, 96
- - do úmero, 102
Epiderme, 6
Epidídimo, 267
Epífises, 13
Epimísio, 19

Epineuro, 30
Episiotomia, 405
Epistaxe, 579
Equimose, 507
Ereção, 400, 401
Eritema, 432
- da papila parotídea, 530
Erosão da artéria esplênica, 295
Escafoide, 98, 144
- fratura do, 100
Escápula, 93, 94
- alada, 115
- fratura da, 99
Escavação
- retouterina, 344, 374
- retovesical, 344, 368, 382
- vesicouterina, 374
Esclerose múltipla, 652
Escoliose, 48
- miopática, 48
Escoriações, 433
Escroto, 266, 268, 395
- inervação do, 397
- suprimento arterial do, 268
- vascularização do, 396
Esfenoide, 503
Esfigmomanômetro, 135
Esfíncter
- de Oddi, 299
- esofágico inferior, 279
Esfregaço de Papanicolaou, 379
Esmegma, 401
Esôfago, 245, 279, 634
Espaço(s)
- associados à parte espinal das meninges, 72
- cheio de líquido, 584
- da região urogenital, 388
- episcleral, 536
- extradural, 30, 72
- fasciais da parede do abdome, 259
- intercostais, 184, 186
- meníngeos, 514
- palmar médio, 150
- pelvirretais, 350
- pós-anal profundo, 391
- pré-vesical, 350
- profundo do períneo, 388
- retrofaríngeo, 598
- retroinguinal, 264, 435
- retromamário, 192
- retropúbico, 350, 361, 369
- retrorretal, 350
- subaracnóideo, 28, 72, 73, 513, 514, 546
- subcostal, 186
- subfascial, 435
- superficial do períneo, 388
- supraesternal, 598
- tenar, 150
Espasmos do dorso, 86
Espéculo vaginal, 378
Espermatogênese, 265
Espessamento aterosclerótico, 611
Espinha(s), 11

- bífida, 55
- - cística, 55
- - oculta, 55
- da escápula, 93
- ilíacas, 340
- - anterossuperior, 254, 261, 411, 420
- - posterossuperior, 420
- isquiática, 341
Esplenectomia subtotal, 300
Esplenomegalia, 300
Espondilólise de L V, 56
Espondilolistese, 56
Esporão do calcâneo, 472
Esqueleto(s)
- apendicular, 9
- - superior, 92
- axial, 9
- cardíaco, 235
- da laringe, 622
- da mão, 150
- da parede torácica, 184
- do pescoço, 596
- do tórax, 184
- fibroso do coração, 235
Estase venosa, 432
Estenose, 228, 250, 611
- da valva
- - da aorta, 229
- - do tronco pulmonar, 229
- infundibular pulmonar, 229
- vascular, 121
- vertebral lombar, 56
Esterilização masculina, 368
Esterno, 186, 203
Esternotomia mediana, 191
Estimulação
- parassimpática, 34
- simpática, 34
Estômago, 278, 279, 284
Estrangulamento de uma hérnia femoral, 442
Estrato
- membranáceo, 255
- nervoso, 538
- pigmentoso, 538
Estrias cutâneas, 9
Estribo, 583
Estridor, 628
- inspiratório, 667
Etmoide, 531
Eversão do pé, 493
Exame
- da vagina, 378
- de imagem das glândulas salivares, 571
- do colo do útero, 379
- laparoscópico das vísceras pélvicas, 380
- manual do útero, 379
- otoscópico, 588
- pélvico manual, 378
- retal, 383
Excisão de costela, 190
Exoftalmia, 511, 532
- pulsátil, 511
Expansões extensoras, 144

Extensão, 165, 176, 177
- da articulação do cotovelo, 170
- do joelho, 482
- do pé, 493
- do quadril, 476
Extensor(es), 129
- do joelho, 433
Extração da catarata, 541
Extravasamento
- de líquido cerebrospinal, 518
- de urina, 390
Extremidade
- acromial da clavícula, 101
- esternal, 93

F

Face(s), 521
- anterior subcutânea da patela, 415
- artérias superficiais da, 525
- articular(es), 472, 488
- - da articulação do joelho, 477
- - da patela, 415
- auriculares, 344
- costal, 93
- diafragmática, 222
- - do baço, 296
- - do fígado, 300
- - do fígado, 300
- dorsais das falanges, 102
- esternocostal, 222
- inferior da língua, 566
- interna
- - da parede anterolateral do abdome, 257
- - do corpo do púbis, 411
- músculos funcionais da, 522
- nervos cutâneos da, 523
- palmar, 4
- plantar, 4
- posterior convexa, 93
- pulmonar
- - direita, 222
- - esquerda, 222
- semilunar do acetábulo, 474
- sinfisial do púbis, 411
- vascularização da, 524
- visceral do fígado, 300
Fagócitos, 216
Faixa(s)
- laterais, 144
- mediana, 144
Falanges, 94, 95, 98, 410, 418
- dos dedos, 150
Faringe, 630
- nervos da, 634
- vasos da, 633
Faringoscópio, 637
Fáscia, 259
- alar, 598
- bucofaríngea, 598, 633
- cervical, 596
- clavipeitoral, 103
- cremastérica, 265
- cribriforme, 424
- crural, 424
- da axila, 103
- da fossa poplítea, 450
- da parede
- - anterolateral do abdome, 255
- - posterior do abdome, 327
- da pelve, 350, 351
- - membranácea, 350
- - parietal, 350
- - visceral, 350
- da região urogenital, 388
- de Buck, 398
- de Camper, 255, 388
- de Colles, 388
- de revestimento, 8
- - do abdome, 255
- de Scarpa, 255, 388
- deltóidea, 103
- do antebraço, 103
- do braço, 103
- do membro
- - inferior, 422
- - superior, 103
- do músculo psoas, 327
- do pênis, 398
- do períneo, 388
- do pescoço, 596
- endopélvica
- - condensada, 350
- - frouxa, 350
- - subperitoneal, 350
- endotorácica, 204, 206
- espermática
- - externa, 265
- - interna, 265
- faringobasilar, 630, 633
- lata, 423
- ligamentar, 350
- muscular, 8, 423
- - da coxa, 423
- - da perna, 424
- - do pé, 465
- obturatória, 346
- palmar, 104, 150
- parietal do abdome, 255
- parotídea, 528, 529
- peitoral, 103, 104, 192
- periureteral, 310
- plantar, 465
- - lateral, 466
- - medial, 466
- poplítea, 450
- renal, 310
- subserosa, 8
- temporal, 551
- transversal, 255
Fascículo(s)
- AV, 235
- lateral, 128
- longitudinais, 63
- medial, 128
- - do plexo braquial, 109
- posterior, 128
Fasciite plantar, 472
Fasciotomia, 432, 456
Fase
- da marcha, 471
- de apoio, 470
- de balanço, 471
Feixe de His, 235
Fêmur, 410, 411, 420
Fenda interglútea, 59, 441
Feridas
- cutâneas, 9
- e incisões cirúrgicas na palma, 158
Fibra(s)
- aferentes
- - somáticas gerais, 33
- - viscerais, 33, 355
- colágenas e elásticas, 6
- de Purkinje, 235
- eferentes somáticas gerais, 33
- eferentes viscerais, 33
- intercrurais, 264
- motoras, 198, 642
- - somáticas, 31, 33, 429
- - viscerais, 33
- musculares, 17, 19
- nervosa(s), 30
- - amielínicas, 30
- - mielínicas, 30
- - simpáticas, 266, 371
- parassimpáticas, 289, 305, 354, 365, 573
- - pré-sinápticas, 371
- sensitivas, 33, 198
- - aferentes, 647
- - - viscerais, 289
- - gerais, 33
- - provenientes da bexiga urinária, 365
- - somáticas, 31
- - viscerais, 33
- - simpáticas, 288, 305, 354
- - pós-sinápticas, 35
- - pré-sinápticas, 35
- zonulares, 539
Fibrina, 277
Fibroblastos, 11
Fibrocartilagem, 14
Fibrose, 588
Fíbula, 410, 415, 421, 452
Fígado, 278, 300, 302, 304
Filamento terminal, 70, 72
- parte dural do, 70
Filtro, 559
Fímbria(s), 377
- ovárica, 377
Fimose, 401
Fissura(s), 515
- do ligamento venoso, 303
- horizontal
- - do pulmão direito, 207
- - e oblíqua, 209
- longitudinal do cérebro, 508
- oblíqua dos pulmões, 207
- orbital superior, 500, 504, 506, 653

- orbital inferior, 500
- portal principal, 302
- pterigomaxilar, 554, 572, 574
- umbilical, 303

Fístula arteriovenosa, 511

Flexão, 165, 176, 177
- da articulação do cotovelo, 170
- do joelho, 482
- do pé, 493
- do quadril, 476
- do tornozelo
- - dorsal, 489, 490
- - plantar, 489, 490

Flexor(es), 129
- do quadril, 433

Flexura(s)
- anorretal, 381
- direita do colo, 291
- duodenojejunal, 283, 284
- esquerda do colo, 291
- laterais do reto, 381
- sacral do reto, 381

Fluxo urinário, 360

Focos de ausculta, 229

Foice(s)
- do cerebelo, 508
- do cérebro, 508
- inguinal, 264

Forame(s), 11
- cego, 504, 565
- - do frontal, 506
- cribriformes na lâmina cribriforme, 504
- da veia cava, 324
- das fossas e conteúdo do crânio, 504
- de Bochdalek, 326
- de Monro, 516
- esfenopalatino, 572
- espinhoso, 504, 506, 513
- estilomastóideo, 503, 658
- etmoidais anterior e posterior, 504
- infraorbital, 500
- interventriculares, 516
- intervertebrais, 48
- isquiático
- - maior, 347, 352, 352, 441
- - menor, 441
- jugular, 503, 504, 506
- lacerado, 504, 506
- magno, 503, 504
- mastóideo, 504
- mentuais, 500
- nutrício da tíbia, 415
- obturado, 341
- omental, 276
- oval, 504, 506
- palatino
- - maior, 503, 563
- - menor, 503, 563
- redondo, 504, 506
- supraorbital, 500
- vertebral, 48, 50, 52, 53
- zigomaticofacial, 500

Formações peritoneais, 273

Fórnices
- da vagina, 377
- superior e inferior da conjuntiva, 532

Fossa(s), 11
- anterior do crânio, 504, 506
- axilar, 117, 119
- cerebelares, 506
- coronóidea, 96
- cubital, 135, 137, 159
- - conteúdo da, 135
- da glândula lacrimal, 531, 535
- da vesícula biliar, 303, 307
- - e na porta do fígado, 302
- do acetábulo, 474
- do músculo supinador, 96
- do olécrano, 96
- do saco lacrimal, 531
- epigástrica, 204
- hipofisial, 506
- ilíaca, 340
- incisiva, 562
- infraespinal, 93
- infratemporal, 500, 552
- inguinais
- - laterais, 258
- - mediais, 258
- intercondilar, 478
- isquioanais, 390
- mandibulares, 503, 557
- média do crânio, 504, 506
- navicular, 395
- oval, 225
- pararretal, 344
- paravesical, 344
- peritoneais, 258
- poplítea, 410, 450
- - estruturas neurovasculares da, 450
- posterior do crânio, 504, 506
- pterigopalatina, 554, 572
- radial, 96
- subescapular, 93
- supraclavicular
- - maior, 612
- - menor, 599, 612
- supraespinal, 93
- supravesicais, 258, 344
- temporal, 500, 551
- tonsilar, 563, 630

Fóvea(s), 11
- central, 538
- costais, 186
- - nos processos transversos, 186
- da cabeça do fêmur, 411

Fovéola, 538

Fratura(s)
- basilares, 502
- com afundamento, 502
- com separação da epífise distal do rádio, 178
- cominutiva, 419, 502
- da base do crânio, 511, 649
- da clavícula, 98
- da escápula, 99
- da extremidade distal do rádio, 100
- da falange distal, 100
- da fíbula, 418
- da laringe, 628
- da mandíbula, 559
- da mão, 100
- da órbita, 532
- da parte proximal do fêmur, 418
- da pelve, 343
- da tíbia, 418
- - em crianças, 419
- da ulna, 100
- das falanges proximal e média, 100
- de Colles, 100, 178
- de costelas, 190
- de quadril, 411
- de uma raiz, 580
- de vértebras, 55
- do atlas, 55
- do calcâneo, 419
- do colo
- - cirúrgico do úmero, 99
- - do fêmur, 477
- - do tálus, 419
- do crânio, 502
- do dançarino, 420
- do escafoide, 100, 178
- do esqueleto da laringe, 628
- do esterno, 192
- do fêmur, 418
- do hamato, 100
- do nariz, 579
- do osso do quadril, 411
- do ptério, 502
- do punho, 178
- do quadril, 477
- do rádio, 100
- do úmero, 99
- dos ossos
- - do pé, 419
- - metatarsais e das falanges, 419
- - nasais, 579
- envolvendo as lâminas epifisiais, 419
- exposta, 418
- intertrocantérica, 418
- lineares da calvária, 502
- múltiplas de costelas, 190
- pélvicas, 411
- por avulsão, 437
- por contragolpe, 502
- "por explosão", 532
- supraepicondilar, 99
- transcervical, 418
- transversas do corpo do úmero, 99

Fraturas-luxação do tornozelo de Pott, 491

Frênulo
- da língua, 566
- do clitóris, 402
- do prepúcio, 398
- dos lábios menores do pudendo, 402

Frontal, 500

Fundo(s)
- da bexiga, 361

- da vesícula biliar, 307
- do olho, 538
- do útero, 371
- gástrico, 280, 284
- óptico, 539
Funículo espermático, 264, 265
Fusos musculares, 81

G

Gânglio(s), 31
- aorticorrenais, 317
- celíaco, 34, 289, 317
- - direito e esquerdo, 320
- cervical
- - inferior, 617
- - médio, 617
- - superior, 34, 535, 604, 618
- cervicotorácico, 617
- ciliar, 549, 653
- espiral, 661
- estrelado, 617
- geniculado, 658
- ímpar, 34, 354
- inferior, 662, 665
- intrínsecos, 38, 320
- mesentéricos
- - inferiores, 294, 317
- - superiores, 289, 317
- ótico, 529, 556, 662
- parassimpático, 670
- - ciliar, 670
- - ótico, 670
- - pterigopalatino, 670
- - submandibular, 670
- paravertebrais, 34
- pré-vertebrais, 34, 317
- pterigopalatino, 535, 564, 573, 658
- sensitivos, 69
- simpático(s), 199
- - cervicais, 617
- - paravertebrais, 213
- - pré-vertebrais, 320
- submandibular, 566, 571, 658
- superior, 662, 665
- trigeminal, 521
- vestibulares, 586, 661
- viscerais, 38
Gangrena, 24
Gastrectomia, 295
- parcial, 295
Gastrenterologia, 3
Gastroscopia, 295
Gengiva(s), 560, 562
- bucal, 562
- lingual, 562
- palatina, 562
Gengivite, 562
Ginecologia, 3
Gínglimo, 16
Giros, 515
Glabela, 500
Glande

- do clitóris, 402
- do pênis, 398
Glândula(s)
- anexas do sistema genital masculino, 269
- bulbouretrais, 370, 395
- ciliares, 534
- da bochecha, 560
- de Bartholin, 403
- de Cowper, 370
- de Littré, 395
- labiais, 560
- lacrimal, 535
- - inervação da, 535
- linguais, 565
- mamárias, 192
- paratireoides, 620
- - inferiores, 620
- - superiores, 620
- parótida, 528, 569
- salivares, 569
- seminais, 368
- - vascularização das, 368
- sublinguais, 571
- submandibulares, 570, 613
- sudoríferas, 33
- suprarrenais, 38, 310, 311, 313
- - vascularização das, 313
- tarsais, 534
- tireoide, 618, 619
- uretrais, 365, 395
- vestibulares
- - maiores, 403
- - menores, 403
Glaucoma, 541
Glia, 28
Glomo carótico, 608, 663
Glote, 625
Glucagon, 298
Glúteo máximo, 423
Gonfose, 14, 15
Gordura
- axilar, 117
- extraperitoneal, 255
- perirrenal, 310
- renal, 310
Grandes
- artérias elásticas, 24
- vasos, 222
- - no mediastino, 240
- veias, 24
Granulações aracnóideas, 508
Gravidez
- ectópica tubária, 380
- tubária rota, 380
Grupo
- adutor, 434
- de músculos
- - profundos, 460
- - superficiais, 457
- - transversoespinais, 79
Gubernáculo, 270
- ovárico, 373

H

Hálux, 410, 465
- valgo, 496
Hamato, 98
Hâmulo
- do osso hamato, 98, 102
- pterigóideo, 565
Hélice, 581
Helicobacter pylori, 295
Helicotrema, 586
Hematocele, 269
- do testículo, 269
Hematoma, 437, 472
- auricular, 588
- da margem dural, 514
- epidural, 502, 514
- extradural, 514
- subdural, 73
Hemisférios cerebrais, 515
- suprimento arterial dos, 520
Hemivértebra, 48
Hemopericárdio, 221
Hemorragia(s)
- cerebral, 520
- da artéria meníngea média, 502
- intracraniana, 514
- subaracnóidea, 514, 520
- subconjuntivais, 550
Hemorroida(s), 394
- externas, 394
- internas, 394
Hemotórax, 215
Hepatócitos, 306
Hérnia
- de disco, 67
- de hiato, 294, 326
- - paraesofágica, 294
- - por deslizamento, 294
- diafragmática congênita, 326
- do núcleo pulposo, 67
- femoral, 442
- incisional, 260
- indireta, 269
- inguinais, 271
- - direta, 269
- traumática do diafragma, 326
Herniação das vísceras, 326
Herpes-vírus, 201
Herpes-zóster, 201
Hiato
- aórtico, 245, 325
- do nervo petroso maior, 504
- dos adutores, 435
- esofágico, 245, 325
- esofágico elíptico, 279
- sacral, 54, 59
- safeno, 424
- semilunar, 576
Hidrocefalia, 517
Hidrocele, 269
- do funículo espermático, 269
- do testículo, 269

Hidrotórax, 215
Hilo
- do pulmão, 210
- esplênico, 296, 297
- renal, 311
Hímen, 402
Hioide, 596, 606
Hipercifose torácica, 47
Hiperextensão grave do pescoço, 56
Hiperlordose lombar, 47
Hiperostose reativa, 496
Hiperplasia, 21
Hipertensão, 24
- arterial, 521
- porta, 309, 310, 395
Hipertrofia, 11, 21
- compensatória, 21
- prostática benigna, 370
- ventricular esquerda, 229
Hipoestesia, 157
Hipofaringe, 632
Hipoplasia pulmonar, 326
Histerectomia, 378
Histeroscopia, 380
Histeroscópio, 380
Histerossalpingografia, 380
Hormônio tireoidiano, 618
Humor
- aquoso, 536, 538, 539
- vítreo, 540

I

Icterícia, 300, 309
Idade óssea, 14
- avaliação da, 13
Íleo, 278, 286
Ileostomia, 296
Ílio, 340, 411
Implante de lente intraocular, 541
Inalação de partículas de carbono, 216
Incidência
- anteroposterior, 41
- posteroanterior, 41
Incisões, 9
- cirúrgicas
- - abdominais, 259
- - da mama, 196
- no espaço intercostal, 190
Incisura(s), 11
- angular, 280
- cardíaca, 209
- cárdica, 280
- clavicular, 186
- costais, 186
- da escápula, 93
- do tentório, 508
- isquiática menor, 391
- jugular, 101, 186, 203, 612
- radial, 96
- supraorbital, 500
- tireóidea
- - inferior, 622

- - superior, 622
- troclear, 96, 169
- ulnar, 97
- vertebrais, 48
Incontinência urinária de esforço, 352
Inervação
- aferente visceral na pelve, 355
- cutânea, 106
- da articulação, 16
- - do cotovelo, 170
- - do ombro, 166
- da bexiga urinária, 365
- da coluna vertebral, 66
- da dura-máter, 511, 513
- da faringe, 634
- da glândula lacrimal, 535
- da língua, 566
- da região
- - femoral posterior, 446
- - glútea, 446
- da uretra
- - feminina, 366
- - masculina, 367
- da vagina, 375
- das tubas uterinas, 377
- das vísceras abdominais, 317
- do canal anal, 394
- do coração, 235
- do couro cabeludo, 524
- do diafragma, 325
- do escroto, 397
- do estômago, 281
- do fígado, 304
- do membro inferior, 427
- do palato, 563
- do pênis, 398
- do pericárdio, 220
- do pudendo feminino, 404
- do reto, 383
- do útero, 375
- dos órgãos genitais internos da pelve masculina, 371
- dos ossos, 13
- dos ovários, 377
- dos ureteres, 360
- motora, 109
- - visceral, 33
- - - parassimpática, 38
- - - simpática, 33
- parassimpática, 317
- sensitiva visceral, 322
- simpática, 317
Infarto, 24
- agudo do miocárdio, 236
- do miocárdio, 21, 24
- pulmonar, 216
Infecção(ões)
- da glândula parótida, 530
- das células etmoidais, 579
- do couro cabeludo, 507
- do sistema genital feminino, 380
- dos compartimentos da perna, 456
- dos seios maxilares, 579

- por vírus herpes-zóster, 201
- purulenta, 456
Inferomedial, 4
Inflamação
- aguda do apêndice vermiforme, 333
- da bolsa subacromial, 168
- da face, 521
- das glândulas
- - palpebrais, 535
- - vestibulares maiores, 404
- do ducto parotídeo, 530
- do tendão do calcâneo, 465
Infundíbulo, 377
- etmoidal, 576, 578
Injeção(ões)
- intraglúteas, 449
- intramuscular, 449
- intraperitoneal, 316
- perineurais, 433
Inserção distal do músculo deltoide, 137
Insuficiência
- cardíaca, 201
- valvar, 228
Insulina, 298
Intercostais posteriores, 247
Interface
- dura-máter, 73
- dura-máter-crânio, 514
Interior
- da faringe, 630, 624
- do estômago, 280
Interseções tendíneas, 257, 261
Intestino(s)
- anterior, 291
- delgado, 278, 282
- grosso, 278, 290
- médio, 291
- posterior, 291
- suprimento arterial dos, 287
Intumescência
- cervical, 69
- lombossacral, 69
Invaginações
- da dura-máter, 508
- durais, 508
Inversão do pé, 493
Ipsilateral, 4
Íris, 538
Irritação do nervo plantar medial por compressão, 472
Isquemia, 24, 31, 40, 69, 121
- da medula espinal, 75
- dos dedos, 159
- miocárdica, 236
Ísquio, 340, 341, 411
Istmo, 619
- da próstata, 369
- da tireoide, 623
- do útero, 371, 377

J

Janela do vestíbulo, 583, 584
Jejuno, 278, 286

Joanete, 496
Joelho
- do nervo facial, 658
- valgo, 484
- varo, 484
Junção
- anorretal, 392
- corneoescleral, 536
- da dura-máter com a aracnoide-máter, 514
- esofagogástrica, 279
- faringoesofágica, 634
- ileocecal, 286
- retossigmóidea, 381

L

Lábios
- do acetábulo, 474
- do pudendo
- - maiores, 402
- - menores, 402
- glenoidal, 163
Labirinto
- coclear, 585
- membranáceo, 584, 585
- ósseo, 584
- vestibular, 585
Laceração(ões)
- cerebrais, 517
- da artéria braquial, 135
- da face, 521
- do ducto torácico, 249
- dos arcos palmares, 159
- hepáticas, 309
Lacrimejamento, 535
Lactíferos, 288
Lacunas laterais, 508
Lago lacrimal, 534, 535
Lambda, 502
Lâmina(s), 622
- anterior da aponeurose toracolombar, 327
- basilar, 586
- capilar da corioide, 536, 538, 549
- cribriforme, 647
- - do etmoide, 506
- - fraturada, 649
- da cartilagem tireóidea, 623
- epifisiais, 13
- espiral óssea, 586
- horizontais dos palatinos, 503
- meníngea interna da dura-máter, 508
- parietal
- - da túnica vaginal, 267
- - do pericárdio seroso, 218
- periosteal externa da dura-máter, 508
- posterior e média da aponeurose toracolombar, 327
- pré-traqueal da fáscia cervical, 598
- pré-vertebral da fáscia cervical, 598
- superficial da fáscia cervical, 596
- vertebrais, 48
- visceral
- - da túnica vaginal, 267

- - do pericárdio seroso, 218
Laminectomia, 55
Laparoscópio, 380
Laparotomia, 277
Laringe, 609, 622, 623
Laringoscopia, 629
- direta, 629
- indireta, 629
Laringoscópio, 629
Lei de Hilton, 476
Leito
- capilar, 22, 25
- da bexiga, 361
- do estômago, 282
- parotídeo, 528
Lente, 539
Leptomeninge, 507, 513
Lesão(ões)
- cerebrais, 517
- completa do nervo abducente, 655
- cutânea com distribuição em dermátomos, 201
- da face, 521
- da orelha externa, 588
- da veia axilar, 122
- da virilha, 437
- das articulações
- - do joelho, 486
- - dos processos articulares, 68
- das pleuras, 216
- de um tronco simpático no pescoço, 618
- do assoalho da pelve, 352
- do complexo estimulante do coração, 238
- do couro cabeludo, 507
- do manguito rotador, 117, 167
- do(s) músculo(s)
- - isquiotibiais, 449
- - supraespinal, 117
- do(s) nervo(s)
- - acessório, 668
- - axilar, 117
- - facial, 530, 658
- - fibular comum, 456
- - glossofaríngeo, 665
- - glúteo superior, 449
- - hipoglosso, 571, 669
- - isquiático, 449
- - laríngeos, 628
- - - recorrentes, 249
- - mediano, 158
- - musculocutâneo, 134
- - obturatório, 352
- - pélvicos, 352
- - que suprem as pálpebras, 535
- - radial, 134, 159
- - safeno, 432
- - tibial, 464
- - torácico longo, 115
- - trigêmeo, 530, 658
- - ulnar, 158
- - vago, 667
- - vestibulococlear, 662
- do plexo braquial, 128

- - - das partes inferiores, 128
- - - das partes superiores, 128
- do quadril, 437
- do sistema nervoso central, 30
- do tronco simpático cervical, 618
- em chicote, 56
- graves por esmagamento da mão, 100
- por esmagamento do nervo, 31
- por inversão, 491
- por tração do nervo ulnar, 174
Liberação do túnel do carpo, 158
Ligadura
- cirúrgica abrupta da artéria axilar, 121
- da artéria carótida externa, 611
- das tubas uterinas, 380
- tubária
- - abdominal, 380
- - laparoscópica, 380
Ligamento(s)
- AC, 163
- acessórios das articulações intervertebrais, 61
- alares
- - robustos, 63
- - ruptura dos, 67
- amarelo, 61
- anococcígeo, 349
- anterior da cabeça da fíbula, 484
- anular, 171
- - do rádio, 171
- ariepiglótico, 623
- arqueado mediano, 324
- arterial, 240
- calcaneocubóideo plantar, 493
- calcaneofibular, 488
- calcaneonavicular plantar, 491
- carpal palmar, 103, 136
- cervical lateral, 350
- colateral
- - da articulação do cotovelo, 170
- - do joelho, 479
- - fibular, 479
- - lateral, 488
- - medial, 488
- - radial, 170
- - tibial, 479
- - ulnar, 170
- conoide, 163
- controladores medial e lateral, 546
- coracoacromial, 165
- coracoclavicular, 163
- coracoumeral, 165
- coronários, 481
- costoclavicular, 162
- cricotireóideo
- - laterais, 623
- - mediano, 622, 623
- cricotraqueal, 622
- cruciforme do atlas, 63
- cruzado, 480
- - anterior, 480
- - posterior, 480
- cutâneos, 105

- da articulação
- - do cotovelo, 170
- - do ombro, 165
- - radiulnar
- - - distal, 171
- - - proximal, 171
- da cabeça do fêmur, 475
- de Bigelow, 474
- de Cooper, 192, 263
- de Mackenrodt, 350
- de Treitz, 284
- denticulados, 73
- do cíngulo dos membros inferiores, 344
- do útero, 371
- EC anterior e posterior, 162
- esfenomandibular, 557
- espiral, 585, 586
- esplenorrenal, 297
- esternopericárdicos, 218
- estilomandibular, 557
- falciforme, 274, 302
- frenocólico, 291
- fundiforme do pênis, 398
- gastresplênico, 274
- gastrocólico, 274
- gastrofrênico, 274
- glenoumerais, 165
- glúteos, 441
- hepatoduodenal, 274
- hepatogástrico, 274
- hioepiglótico, 623
- iliofemoral, 474
- iliolombares, 346
- inguinal, 257, 263
- interclavicular, 162
- interespinais, 61
- isquiofemoral, 474
- lacunar, 263
- largo do útero, 344, 373
- lateral, 557
- - do reto, 350
- - vesical, 350
- longitudinal
- - anterior, 60, 598
- - posterior, 61
- meniscofemoral posterior, 481
- metacarpal transverso superficial, 105
- metatarsal transverso superficial, 466
- nucal, 61
- palmar, 144
- palpebral
- - lateral, 535
- - medial, 535
- pectíneo, 263
- peritoneal, 274
- plantar longo, 491
- poplíteo
- - arqueado, 480
- - oblíquo, 480
- posterior da cabeça da fíbula, 484
- púbico
- - inferior, 346
- - superior, 346

- pubofemoral, 474
- puboprostático, 350, 361, 368
- pubovesical, 350, 361
- pulmonar, 204
- redondo
- - do fígado, 303
- - do útero, 264, 271, 371, 373
- reflexo, 263
- retinacular, 144
- sacrococcígeos anterior e posterior, 346
- sacroespinais, 346, 441
- sacroilíacos
- - anteriores, 344
- - interósseos, 344
- - posteriores, 344
- sacrotuberais, 346, 441
- supraespinais, 61
- suspensor
- - da axila, 103, 104
- - da lente, 539
- - da mama, 192
- - do bulbo do olho, 546
- - do ovário, 373, 377
- - do pênis, 398
- talocalcâneo interósseo, 491
- talofibular
- - anterior, 488
- - posterior, 488
- tibiofibular
- - anterior, 488
- - inferior, 488
- - interósseo, 484
- - posterior, 488
- tíreo-hióideo
- - laterais, 622
- - mediano, 622
- transverso
- - do acetábulo, 474
- - do atlas, 63
- - - ruptura do, 67
- - do carpo, 136
- - do colo, 373
- - - do útero, 350
- - do joelho, 481
- - do úmero, 165
- - inferior, 488
- trapezoide, 163
- umbilical
- - mediais, 258
- - mediano, 258
- útero-ovárico, 271, 371, 373, 377
- uterossacros, 374, 375
- venoso, 303
- vestibular, 623, 626
- vocais, 623, 625
Limbo da córnea, 536
Linfa, 26, 560
Linfadenite, 26, 123
Linfadenopatia, 433
Linfangite, 26
Linfáticos, 26
Linfedema, 26, 194
Linfócitos, 26

Linfonodo(s), 26
- apicais, 120
- axilares, 117, 119, 194, 195, 263
- - apicais, 106
- - umerais, 106
- broncopulmonares (hilares), 212, 213
- celíacos, 281, 295
- centrais, 120
- - superiores, 288
- cervicais
- - profundos, 527, 571
- - - inferiores, 620, 636
- - - superiores, 620, 626
- - superficiais, 636
- claviculares, 123
- cólicos
- - direitos, 291
- - médios, 291
- da pelve, 357
- deltopeitorais, 106
- diafragmáticos, 325
- do abdome, 194
- do mediastino posterior, 247
- epicólicos, 291, 294
- frênicos, 305
- gástricos, 281
- gastromentais, 281, 295
- glúteos, 448
- hepáticos, 300, 304
- ileocólicos, 291
- ilíacos, 314, 366, 448
- - comuns, 314, 358
- - externos, 357, 362, 365, 368, 375, 426, 448
- - internos, 358, 365, 367, 375, 382, 393, 395
- infraclaviculares, 123
- inguinais, 366
- - profundos, 365, 426, 450
- - superficiais, 263, 365, 375, 393, 398, 404, 426
- intrapulmonares, 213
- júgulo-omo-hióideo, 571
- jugulodigástrico, 633
- justaintestinais, 288
- lombares, 365, 448
- - direitos e esquerdos e pré-aórticos, 267
- mediastinais posteriores, 248, 305
- mesentéricos, 288
- - inferiores, 365, 382
- - superiores, 286, 294
- pancreaticoduodenais, 281
- pancreaticoesplênicos, 281, 297, 300
- paracólicos, 291, 294
- paraesternais, 194
- pararretais, 358, 365, 382
- paratraqueais, 620, 626
- parotídeos, 529
- - superficiais, 528
- peitorais, 119, 194
- pilóricos, 286, 295
- poplíteos, 426
- - profundos, 450
- - superficiais, 450

- pré-laríngeos, 620
- pré-traqueais, 620, 626
- sacrais, 358, 365, 366, 375, 382
- sentinelas cervicais, 637
- subescapulares, 119
- submandibulares, 528, 613
- submentuais, 528, 613
- supraclaviculares, 123, 636
- tonsilar, 634
- traqueobronquiais
- - inferiores, 213, 234
- - superiores, 213
- umerais, 119

Língua, 565
- inervação da, 566
- músculos da, 566
- vascularização da, 566

Língula do pulmão esquerdo, 209

Linha(s), 11
- alba, 257
- arqueada, 257
- - do ílio, 340
- áspera, 411
- axial, 429
- - anterior, 201
- - média, 201
- - posterior, 201
- costal de reflexão pleural, 206
- de clivagem, 9
- de dor pélvica, 355
- de reflexão pleural, 206
- epifisial, 12
- escapulares, 202
- esternal de reflexão pleural, 206
- intertrocantérica, 411
- mediana
- - anterior, 201
- - posterior, 202
- medioclaviculares, 201
- nucal
- - inferior, 502
- - superior, 502
- paraesternal, 202
- pectinada, 392
- pectínea do púbis, 341
- semilunares, 261
- temporal
- - inferior, 500
- - superior, 500, 552
- terminal da pelve, 340
- vertebral de reflexão pleural, 206
- Z, 279

Líquido
- ascítico, 277
- cerebrospinal, 28, 72, 507
- lacrimal, 536
- peritoneal, 272
- sinovial, 166

Litotripsia, 360

Lobectomia(s), 216
- hepáticas, 309

Lobo(s)
- ázigo, 215

- caudado, 302
- direito, 302, 369
- do fígado, 302
- do pulmão
- - direito, 211
- - esquerdo, 211
- esquerdo, 302, 369
- médio, 370
- piramidal, 621
- quadrado, 302

Lóbulo(s)
- anteromedial, 370
- da glândula mamária, 192
- da orelha, 581
- inferolateral, 370
- inferoposterior, 370
- superomedia, 370

Locomoção, 470

Loja de Guyon, 156

Lombalgia localizada, 69

Lordoses, 47

Luxação
- da articulação
- - acromioclavicular, 167
- - costocondral, 191
- - do cotovelo, 174
- - do joelho posterior, 464
- - do ombro, 168
- - - anterior, 168
- - do quadril, 477
- - - adquirida, 477
- - - congênita, 477
- - esternocostal, 191
- - temporomandibular, 558
- da cabeça do rádio, 175
- da patela, 485
- das costelas, 191
- de vértebras, 55
- do atlas, 55
- do punho, 178
- do semilunar anterior, 178

M

Má rotação do intestino, 296
- médio, 292

Mácula
- do sáculo, 586
- do utrículo, 585
- lútea, 538

Maléolo, 11
- lateral, 422
- medial, 415, 422

Mama(s), 192, 194, 204
- drenagem
- - linfática da, 193
- - venosa da, 193
- suprimento arterial da, 193
- tratamento cirúrgico da patologia da, 196
- vascularização da, 193

Mamografia, 195

Mandíbula, 500, 560

Manguito rotador musculotendíneo, 117, 163

Manipulação, 92

Manobra
- de Heimlich, 628
- de Valsalva, 264, 612

Manúbrio do esterno, 186, 203

Mão(s), 92, 150, 159
- em garra, 128, 158
- fraturas da, 100
- ossos da, 97

Mapas de dermátomos, 33

Marca-passo do coração, 20, 234

Marcha
- anserina, 456
- com balanço lateral, 456
- escarvante, 457
- glútea, 449

Margem(ns)
- anterior do músculo trapézio, 612
- costais, 204
- direita, 222, 229
- do músculo deltoide, 137
- epifisial, 48
- esquerda, 223, 229
- falciforme, 424
- inferior, 223, 229
- lateral
- - da escápula, 102
- - da patela, 421
- - da tíbia, 421
- medial, 93
- - da escápula, 102
- - da patela, 421
- - da tíbia, 421
- - lateral, 93
- - superior, 93
- posterior da ulna, 102
- superior, 223, 229
- supraorbital do frontal, 500

Martelo, 583

Mastectomia, 196
- radical, 196
- simples, 196

Maxilas, 500, 560

Meato
- acústico
- - externo, 500, 580, 581
- - interno, 506, 585, 587, 661
- nasal
- - inferior, 576
- - médio, 576
- - superior, 576

Mediastino, 204, 217
- anterior, 218
- do testículo, 267
- inferior, 218
- médio, 218
- posterior, 245
- superior, 217, 239

Mediopé, 465

Medula
- espinal, 28, 69
- - vascularização da, 73
- oblonga, 69, 516

- óssea, 184
- suprarrenais, 311
Meios de refração, 539
Membrana(s)
- atlantoccipitais anterior e posterior, 62
- costocoracoide, 103, 104
- cricovocal, 623
- do períneo, 384
- fibrosa da cápsula, 162
- - articular, 163, 165, 169, 171
- - - externa, 474
- intercostais
- - externas, 196
- - internas, 196
- interóssea, 103
- - da perna, 415, 424, 452, 482
- obturadora, 346
- quadrangular, 623
- sinovial, 162, 163, 165, 169, 171, 474, 478
- - da articulação do quadril, 475
- tectória, 586, 63
- timpânica, 500, 580, 581
- - secundária, 586
- tíreo-hióidea, 622, 632
- vestibular, 586
Membro(s)
- inferior, 405
- - articulações do, 472
- - drenagem
- - - linfática do, 426
- - - venosa do, 424
- - fáscia do, 422
- - inervação do, 427
- - nervos do, 422
- - ossos do, 410
- - suprimento arterial do, 426
- - vasos do, 422
- superior
- - drenagem
- - - linfática do, 106
- - - venosa do, 105
- - fáscias do, 103
- - nervos do, 103
- - ossos do, 101
- - regiões do, 92
- - segmentos e ossos do, 92
- - suprimento arterial do, 105
- - vasos do, 103
- - superficiais do, 105
Meninges, 28, 69
- cranianas, 507, 546
- espaços associados à parte espinal das, 72
- espinais, 72
- parte espinal das, 72
Meningite, 518
Meningocele, 55
Meningomielocele, 55
Menisco(s), 16, 478
- da articulação do joelho, 480
- lateral, 481
- medial, 481
Mesencéfalo, 515
Mesênquima, 12

Mesentério, 273
- do intestino delgado, 274
Mesoapêndice, 290
Mesocolo
- sigmoide, 294
- transverso, 274, 275, 291
Mesométrio, 373
Mesossalpinge, 373, 376
Mesovário, 373, 377
Metacarpo, 98
Metáfise, 13
Metástase(s), 195
- de câncer, 26
- de células tumorais para os seios da dura-máter, 511
- linfogênica, 195
Metatarsal
- I, 416
- II, 416
Metatarso, 410, 416
Microtraumas crônicos, 128
Midríase, 538
Mielina, 28
Mielografia, 87
Miocárdio, 20, 222
Miologia, 2
Miométrio, 371
Miose pupilar, 538
Miótomo(s), 33, 109, 198, 429
- do membro inferior, 429
Miringotomia, 589
Mobilidade articular durante a gravidez, 346
Modíolo, 584
Monte do púbis, 402
Morbidade, 638
Mortalidade, 638
Motor
- somático (branquial), 658, 662, 665
- visceral (parassimpático), 658, 662, 666
Movimento(s)
- da(s) articulação(ões)
- - do cotovelo, 170
- - do joelho, 481, 482
- - do ombro, 165
- - intervertebrais, 79
- - radiulnares proximal e distal, 171
- - talocrural, 489, 490
- - temporomandibular, 558
- da coluna vertebral, 63
- da mandíbula, 558
- da parede torácica, 188
- da região do ombro, 165
- do bulbo do olho, 542
- do cíngulo do membro superior e, 162
- do pé e dos dedos do pé, 493
- do polegar, 152
- do quadril, 475
- em alça de balde, 190
- laterais da mandíbula, 558
Múltiplos axônios, 30
Músculo(s)
- abdutor
- - curto do polegar, 152

- - do dedo mínimo, 152, 468
- - do hálux, 468
- - longo do polegar, 141
- adutor
- - curto, 434, 436
- - do hálux, 468
- - do polegar, 151, 152
- - longo, 434, 436
- - magno, 435, 436
- agonista, 20
- ALP, 151
- ancôneo, 130, 131
- antagonista, 20
- anteriores da coxa, 433, 435
- aritenóideos transverso e oblíquo, 626
- articular do joelho, 433, 479
- bíceps
- - braquial, 129, 131, 137
- - femoral, 443, 446
- braquial, 130, 131
- braquiorradial, 140, 141
- bucinador, 521, 522
- bulboesponjoso, 377, 387, 401
- ciliar, 540
- circulares, 18
- compressor da uretra, 390
- constritor da faringe, 632
- - inferior, 635
- - médio, 635
- - superior, 635
- convergentes, 18
- coracobraquial, 130, 131
- cremáster, 265
- cricoaritenóideo
- - lateral, 626
- - posterior, 626
- cricotireóideo, 626
- curtos, 152
- - da mão, 151
- cutâneos e superficiais do pescoço, 599
- da cabeça
- - oblíquo
- - - inferior, 84
- - - superior, 84
- - reto posterior
- - - maior, 81
- - - menor, 84
- da expressão facial, 521
- da face, 521
- da faringe, 632, 635
- da laringe, 626
- da língua, 566, 567
- da mão, 151
- da mastigação, 552
- da órbita, 543
- da panturrilha, 457
- da parede
- - anterolateral do abdome, 255, 256
- - - funções e ações dos, 257
- - posterior do abdome, 328
- - torácica, 196, 197
- da planta do pé, 468
- da região

- - cervical
- - - anterior, 609
- - - lateral, 599
- - glútea, 443, 444
- - da úvula, 564, 565
- dartos, 265, 268
- das paredes da pelve, 348
- deltoide, 101, 115, 116, 118
- detrusor, 361
- digástricos, 18, 606, 609
- dilatador da papila, 538
- direcionais, 166
- do antebraço, 136
- do assoalho da pelve, 348
- do braço, 129, 131
- do chute, 433
- do compartimento
- - anterior
- - - da coxa, 433
- - - do antebraço, 138
- - - e lateral da perna, 454
- - posterior
- - - da perna, 459
- - - do antebraço, 141
- do dorso, 76, 79
- - extrínsecos, 76
- - - intermediários, 76
- - - superficiais, 76
- - intrínsecos, 76
- - - camada superficial dos, 76
- - próprios, 76
- - - camada intermédia dos, 77
- - - camada profunda dos, 79
- - superficiais e intermediários, 76
- do manguito rotador, 117
- do palato mole, 564
- do pé, 466
- do períneo
- - feminino, 404
- - masculino, 401
- ECM, 612
- emergentes, 144
- eretores, 8
- - da espinha, 77
- - do pelo, 20
- escaleno, 598
- - anterior, 614
- - médio, 614
- - posterior, 614
- escapuloumerais, 115, 116, 118, 165
- esfíncter
- - da ampola hepatopancreática, 299
- - da pupila, 538
- - do ducto
- - - colédoco, 299, 307
- - - pancreático, 299
- - externo
- - - da uretra, 366, 377, 387, 388
- - - do ânus, 387, 392
- - interno
- - - da uretra, 361
- - - do ânus, 392
- - uretrovaginal, 377

- espinal, 77
- esplênio, 76, 77
- - da cabeça, 76, 614
- - do pescoço, 76
- esqueléticos, 17
- estapédio, 583, 584
- esterno-hióideo, 606, 609
- esternocleidomastóideo, 596, 599
- esternotireóideo, 606, 609
- estilo-hióideo, 609
- estilofaríngeo, 626, 632, 635, 662
- estiloglosso, 567
- estriado
- - cardíaco, 17, 20
- - esquelético, 17
- extensor(es)
- - curto
- - - do hálux, 468
- - - do polegar, 141
- - - dos dedos, 468
- - do antebraço, 142
- - do(s) dedo(s), 141
- - - mínimo, 141
- - do indicador, 141, 144
- - longo
- - - do hálux, 454
- - - do polegar, 141, 144
- - - dos dedos, 454
- - radial
- - - curto do carpo, 141
- - - longo do carpo, 141
- - superficiais, 142
- - ulnar do carpo, 141
- extrínsecos
- - da laringe, 626
- - da língua, 566, 567
- - do bulbo do olho, 542
- - do ombro, 112
- - superficiais do dorso, 113
- fibular
- - curto, 454, 455
- - longo, 454, 455
- - terceiro, 454
- fixadores, 20
- flexor
- - curto
- - - do dedo mínimo, 152, 468
- - - do hálux, 468
- - - do polegar, 151, 152
- - - dos dedos, 468
- - longo
- - - do hálux, 459, 460
- - - do polegar, 136, 138
- - - dos dedos, 140, 459, 460
- - profundo dos dedos, 136, 138
- - radial do carpo, 136, 138
- - superficial dos dedos, 136, 138
- - ulnar do carpo, 136, 138
- flexores-pronadores, 136
- funcionais da face e do couro cabeludo, 522
- fusiformes, 18
- gastrocnêmio, 458, 459
- gêmeos, 444

- - superior e inferior, 443
- gênio-hióideo, 609
- genioglosso, 567
- glúteo
- - máximo, 443, 444
- - médio, 443, 444
- - - incapacitante, 449
- - mínimo, 443, 444
- - grácil, 435, 436
- hioglosso, 567
- hióideos, 606
- hipotenares, 151, 152
- ilíaco, 328, 435
- iliococcígeo, 349
- iliocostal, 77
- iliopsoas, 328, 433, 435
- infra-hióideos, 606, 609, 626
- infraespinal, 116
- intercostais
- - externos, 196, 197
- - internos, 196, 197
- - íntimos, 196, 197
- - interespinais, 79, 81
- - interósseos
- - dorsais, 151, 468
- - - primeiro ao quarto, 152
- - palmares, 154
- - - primeiro ao terceiro, 152
- - plantares, 468
- - intertransversários, 79, 81
- - intrínsecos
- - da laringe, 626
- - da língua, 566, 567
- - da mão, 152
- - do dorso camada superficial dos, 76
- involuntário, 21
- isquiocavernoso, 387, 401
- isquiococcígeos, 347, 348
- isquiotibiais, 443
- latíssimo do dorso, 114, 115, 119
- levantador(es)
- - da escápula, 114, 115, 614
- - da pálpebra superior, 542, 543
- - das costelas, 79, 81, 197
- - do ânus, 347, 348
- - - e coccígeo, 347
- - do véu palatino, 564, 584
- liso, 17, 20
- longitudinal
- - inferior, 567
- - superior, 567
- longo
- - da cabeça, 614
- - do pescoço, 614
- longuíssimo, 77
- lumbricais, 151, 152, 468
- masseter, 552
- mediais da coxa, 434, 436
- milo-hióideo, 609
- multífido, 79, 81
- na região cervical anterior, 606
- oblíquo
- - externo, 261

- - - do abdome, 255, 256
- - inferior, 543, 544
- - - do abdome, 256, 257
- - superior, 543, 544, 653
- obturador
- - externo, 435, 436
- - interno, 346, 348, 443, 444
- occipitofrontal, 522
- omo-hióideo, 606, 609
- oponente
- - do dedo mínimo, 152
- - do polegar, 151, 152
- orbicular
- - da boca, 521, 522
- - do olho, 521, 522
- palatofaríngeo, 564, 565, 632, 635
- palatoglosso, 564, 565, 567
- palmar
- - curto, 151
- - longo, 136, 138
- papilares, 225
- paralelos, 18
- pectíneo, 225, 433, 435
- peitoral
- - maior, 112, 113, 118
- - menor, 112, 113
- peniformes, 18
- piramidal, 257
- piriforme, 347, 348, 443, 444
- plantar, 459, 460, 466
- platisma, 522, 599
- poplíteo, 459, 460
- posteriores da coxa, 443, 446
- pré-vertebrais, 613, 614
- profundos, 76
- - do pescoço, 598
- pronador
- - quadrado, 136, 138
- - redondo, 136, 138, 142
- próprios do dorso
- - camada intermédia dos, 77
- - camada profunda dos, 79
- psoas maior, 328, 435
- pterigóideo
- - lateral, 552, 553
- - medial, 552, 553
- pubococcígeo, 347
- puborretal, 347
- pubovaginal, 377
- quadrado
- - do lombo, 328
- - femoral, 443, 444
- - plantar, 468
- quadríceps femoral, 433, 435, 437
- que produzem movimentos nas articulações intervertebrais, 79
- redondo
- - maior, 116, 117, 119
- - menor, 116
- reto, 542
- - anterior da cabeça, 614
- - do abdome, 256, 257
- - - conteúdo da bainha do 257

- - femoral, 433, 435
- - inferior, 542, 543
- - lateral, 543, 544, 654
- - - da cabeça, 614
- - medial, 543, 544
- - superior, 542, 543
- romboide, 115
- - maior, 114, 119
- - menor, 114
- rotadores, 79, 81
- salpingofaríngeo, 630, 632, 635
- sartório, 433, 435
- semiespinal, 79, 81
- - da cabeça, 79
- - do pescoço, 79
- - do tórax, 79
- semimembranáceo, 443, 446
- semitendíneo, 443, 446
- serrátil
- - anterior, 112, 113, 118, 261
- - posterior
- - - inferior, 197
- - - superior, 197
- sinergista, 20
- sóleo, 459, 460
- subclávio, 112, 113
- subcostal, 197
- subescapular, 116
- superficiais do períneo, 398
- supinador, 141
- supra-hióideos, 606, 609, 626
- supraespinal, 116
- suspensor do duodeno, 284
- tarsal superior, 542
- temporal, 551, 552, 553
- tenares, 151, 152
- tensor
- - da fáscia lata, 443, 444
- - do tímpano, 584
- - do véu palatino, 563, 564, 584
- tibial
- - anterior, 454
- - posterior, 459, 460
- tíreo-hióideo, 609
- tireoaritenóideo, 626
- toracoapendiculares, 112, 165
- - anteriores, 112, 113, 118
- - posteriores, 113, 114, 118
- - - profundos, 113, 114, 115
- - - superficiais, 113, 114
- transverso, 567
- - do abdome, 256, 257
- - do tórax, 197
- - profundo do períneo, 387
- - superficial do períneo, 387, 401
- trapézio, 113, 114, 596
- traqueal, 628
- tríceps
- - braquial, 130, 131
- - - três cabeças do, 137
- - sural, 458
- vasto
- - intermédio, 433, 435

- - lateral, 433, 435
- - medial, 433, 435
- vertebrais
- - anteriores, 613, 614
- - laterais, 613, 614
- vertical, 567
- vocal, 625, 626

N

Nádegas, 410
Narinas, 575
Nariz, 575
Násio, 500
Navicular, 416
Necrose, 260
- avascular, 14, 477
- - do semilunar, 178
- miocárdica, 21
Nervo(s), 646
- abducente, 547, 646, 654, 655
- acessório, 601, 612, 647, 667
- alveolar, 562
- - inferior, 556
- anais inferiores, 394, 395
- anococcígeos, 352
- articulares, 17
- auricular magno, 521, 524, 529, 604
- auriculotemporal, 524, 529
- autônomos
- - da pelve, 354
- - do testículo, 267
- axilar, 107, 125, 166
- bucal, 524, 556
- cardíaco cervical
- - inferior, 617
- - médio, 618
- - superior, 618
- cavernosos, 400
- cervical transverso, 604
- ciliares
- - curtos, 549, 653
- - longos, 549
- clúnios, 448
- - superiores, médios e inferiores, 446
- coclear, 587, 646, 661
- corda do tímpano, 557
- cranianos, 31, 642, 645, 646
- cutâneo
- - da face e do couro cabeludo, 523
- - derivados
- - - do nervo
- - - - mandibular, 524
- - - - maxilar, 523
- - - - oftálmico, 523
- - - dos ramos
- - - - anteriores dos nervos espinais cervicais, 524
- - - - posteriores dos nervos espinais cervicais, 524
- - femoral
- - - lateral, 330
- - - posterior, 354, 446, 448, 452

- - lateral
- - - do antebraço, 109, 133, 147
- - - inferior do braço, 109
- - - superior do braço, 107
- - medial
- - - do antebraço, 109, 125, 147
- - - do braço, 109, 125
- - - e lateral do antebraço, 135
- - perfurante, 354
- - posterior
- - - do antebraço, 107, 147
- - - do braço, 107
- - sural
- - - lateral, 450
- - - medial, 450
- da(s) articulação(ões)
- - do joelho, 482
- - radiulnares proximal e distal, 172
- da face, 521
- da faringe, 634
- da glândula(s)
- - paratireoides, 620
- - suprarrenais, 314
- - tireoide, 620
- da laringe, 626
- da mama, 194
- da mão, 156
- da órbita, 546
- da parede
- - anterolateral do abdome, 262
- - posterior do abdome, 328
- - torácica, 196
- da pelve, 350
- da perna, 462
- da pleura, 210
- - visceral, 213
- da região
- - cervical lateral, 601
- - femoral posterior, 448
- - glútea, 448
- do antebraço, 144, 146
- do braço, 130
- do canal pterigóideo, 535, 573
- do colo transverso, 291
- do escroto, 268
- do fígado, 305
- do mediastino posterior, 248
- do membro
- - inferior, 422
- - superior, 103, 124
- do pé, 468, 469
- do peritônio, 273
- do tórax, 243
- dorsal(is)
- - da escápula, 124
- - do clitóris, 392, 404
- - do pênis, 391, 392, 400
- - dos movimentos finos, 157
- - dos pulmões, 210, 213
- - dos rins, 314
- - dos ureteres, 314
- escrotais
- - anteriores, 268, 397

- - posteriores, 268, 397
- espinais, 31, 69, 429
- - estrutura dos, 69
- - coccígeos, 350
- - estrutura e componentes de um, 32
- - L2, 429
- - L3, 429
- - L4, 429
- - lombares, 328
- - sacrais, 350
- - vascularização das raízes dos, 73
- esplâncnico, 37, 319
- - abdominopélvicos, 37, 300, 314, 317
- - cardiopulmonares, 37
- - imo, 317
- - lombares, 294, 317, 329, 376
- - maior, 317
- - menor, 317
- - pélvicos, 294, 317, 354, 366, 376
- - torácicos
- - - abdominopélvicos, 289
- - - inferiores, 248, 317
- esplênicos, 297
- etmoidais, 549
- - anteriores, 576
- facial, 521, 524, 646, 658
- femoral, 329, 439
- fibular, 456
- - comum, 446, 450, 462
- - profundo, 452, 462, 468, 469
- - superficial, 455, 462, 469
- frênico, 220, 243, 604
- - acessório, 604
- - direito, 240, 243, 308, 326
- - esquerdo, 244, 326
- frontal, 547
- genitofemoral, 329, 404
- glossofaríngeo, 529, 610, 646, 662
- glúteo
- - inferior, 352, 354, 446, 448
- - superior, 352, 354, 446, 448
- hipogástricos direito e esquerdo, 320, 354
- hipoglosso, 566, 610, 647, 669
- ílio-hipogástrico, 262, 329
- ilioinguinal, 262, 329, 400, 404
- infraorbital, 523, 560, 573
- infratroclear, 523, 547
- intercostais, 197, 243, 326
- - atípicos, 198
- - típicos, 197
- intercostobraquial, 109
- intermédio, 658
- interósseo, 172
- - anterior, 144
- - - do antebraço, 146
- - posterior do antebraço, 147
- isquiático, 352, 354, 446, 448, 450
- labiais
- - anteriores, 404
- - posteriores, 404
- lacrimal, 523, 547
- laríngeo
- - inferior, 628

- - recorrente, 243, 617, 626, 636
- - - direito, 243, 617
- - - esquerdo, 240, 617
- - superior, 626
- lingual, 557, 658
- mandibular, 521, 554, 646, 656
- maxilar, 521, 572, 646, 656
- mediano, 125, 130, 136, 144, 146
- mentual, 524
- milo-hióideo, 556
- motores da face, 524
- musculocutâneo, 109, 125, 133
- na raiz do pescoço, 617
- na região cervical anterior, 610
- nasociliares, 547, 578
- nasopalatino, 562
- nervo para o m. piriforme, 354
- no mediastino superior, 243
- obturatório, 329, 352, 441
- occipital
- - maior, 86, 524
- - menor, 86, 524, 604
- - terceiro, 524
- oculomotor, 547, 646, 652, 655
- oftálmico, 521, 547, 646, 656
- olfatório, 575, 646, 647
- óptico, 546, 646, 650, 652
- palatino(s)
- - maior, 562
- - menores, 564
- para a pele da orelha, 581
- para o músculo
- - extrínsecos do bulbo do olho, 652
- - gêmeo
- - - inferior, 354
- - - superior, 354
- - isquiococcígeo, 354
- - levantador do ânus, 354
- - obturador interno, 354, 446, 448
- - quadrado femoral, 354, 446, 448
- peitoral
- - lateral, 125, 166
- - medial, 125
- periféricos, 30
- perineal, 391
- - profundo, 375
- periosteais, 13
- petroso
- - maior, 535, 573
- - menor, 556
- - profundo, 573
- plantar
- - lateral, 468, 469
- - medial, 468, 469
- plexo
- - cardíaco, 243
- - esofágico, 243
- - pulmonar, 243
- pterigopalatinos, 573
- pudendo, 268, 352, 354, 375, 446, 448
- radial, 109, 125, 133, 136, 147
- ramo nasal externo, 523
- safeno, 439, 462, 469

- sensitivos do palato, 564
- subclávio, 124
- subcostais, 197, 243, 262, 326
- subescapular
- - inferior, 125
- - superior, 125
- suboccipital, 81, 84, 85
- supraclaviculares, 107, 604
- supraescapular, 166, 124, 604
- supraorbital, 523, 578
- supratroclear, 523
- sural, 462, 469, 472
- tibial, 446, 450, 460, 462, 468
- timpânico, 662
- torácico longo, 124
- toracoabdominais, 262
- toracodorsal, 125
- trigêmeo, 521, 646, 656
- - divisões do, 656
- troclear, 547, 646, 653, 655
- ulnar, 125, 133, 136, 144, 146
- vago, 213, 220, 235, 243, 300, 610, 617, 647, 665, 667
- - direito, 243
- - esquerdo, 243
- vasomotores, 13
- vestibular, 587, 646, 661
- vestibulococlear, 587, 646, 661
- - divisão vestibular do, 586
- zigomático, 535
- zigomaticotemporal, 573

Neuralgia do trigêmeo, 529, 658
Neurite
- óptica, 579
- viral, 658
Neurocrânio, 500
Neurofibroma, 662
Neuroglia, 28
Neurolema, 30, 662
Neurologia, 2
Neuroma do acústico, 662
Neurônio(s), 26
- motores, 320
- pós-ganglionar, 33
- pós-sináptico, 33, 34
- pré-ganglionar, 33
- pré-sináptico, 33
- receptores olfatórios, 647
Neurotransmissores, 28
Nível
- da bifurcação da aorta, 330
- das vísceras no mediastino, 221
Nó
- AV, 235
- SA, 234
Nodulectomia, 196
Nódulos linfoides, 566
Norepinefrina, 33
Núcleo(s), 28
- dos nervos cranianos, 647
- intermediolaterais das colunas intermédias, 33
- pulposo, 59
Nutrição intravenosa, 115

O

Obstetrícia, 3
Obstrução
- da artéria central da retina, 550
- da VCI, 249
- da VCS, 249
- da veia central da retina, 550
Occipício, 502
Occipital, 503
Oclusão
- da artéria
- - braquial, 135
- - carótida, 611
- das veias cerebrais, 511
- dos seios venosos da dura-máter, 511
- lenta de uma artéria, 121
Oftalmoplegia
- externa, 655
- interna, 655
Oftalmoscopia, 540
Oftalmoscópio, 538, 540
Olécrano, 96, 102
Ombro, 92
- congelado, 168
Omento, 274
- maior, 274
- - funções do, 277
- menor, 274
Ora serrata, 538
Órbita, 531
- vascularização da, 549
Orelha, 580, 581
- drenagem linfática da, 581
- externa, 580
- interna, 584
- média, 582
Órgão(s)
- de Corti, 586
- espiral, 586
- extraperitoneais, 272
- genitais
- - externos femininos, 401
- - internos
- - - da pelve masculina, 371
- - - femininos, 371
- - - masculinos, 367
- intraperitoneais, 272
- linfoides, 26
- retroperitoneais, 272
- subperitoneais, 272
- urinários, 358
- vestibulococlear, 584
Orientação do coração, 222
Origem dural das cefaleias, 513
Orofaringe, 559
Ortopedia, 2
Ossículos da audição, 582, 583
Ossificação
- da clavícula, 99
- endocondral, 12, 99
- intramembranácea, 99

- intramembranosa, 12
Osso(s), 9
- acessórios, 13
- carpais, 94, 95, 97, 150
- classificação dos, 11
- compacto, 9
- curtos, 11
- da mão, 97
- de cavaleiro, 10
- desenvolvimento do, 12
- do membro
- - inferior, 410, 420
- - superior, 92, 95, 101
- do pé, 415, 422
- do quadril, 340, 411
- esponjoso, 9
- inervação dos, 13
- irregulares, 11
- longos, 11
- metacarpais, 94, 95, 98, 102, 150, 161
- planos, 11
- sesamoides, 11, 155
- - medial e lateral, 422
- supranumerários, 13
- vascularização dos, 13
Osteoartrite, 14
- da articulação do quadril, 477
- do compartimento patelofemoral, 485
Osteoartrose, 14
Osteófitos, 68
Osteologia, 2
Osteoporose, 11, 99, 477
- do corpo vertebral, 57
Óstio(s)
- abdominal, 377
- AV
- - direito, 225
- - tricúspide, 225
- cárdico, 279, 284
- da aorta, 227
- da vagina, 402
- da VCI, 225
- da VCS, 225
- do seio coronário, 225
- do útero, 371
- dos ureteres, 361
- externo da uretra, 395, 402
- ileal, 290
- interno, 365, 366
- - da uretra, 361
- maxilar, 578
- pilórico, 280
- uterino, 377
Otite
- externa aguda, 588
- média, 589, 637
Otorreia de líquido cerebrospinal, 518
Otoscópio, 588
Ovários, 377
- do feto, 271
- inervação dos, 377
- vascularização dos, 377

P

Paladar, 663
Palato, 562
- drenagem venosa do, 564
- duro, 503, 562
- inervação do, 563
- mole, 563
- vascularização do, 563
Palma, 4
- da mão, 153
Palpação
- bimanual, 379
- da artéria dorsal do pé, 457
- da parede anterolateral do abdome, 260
- das vísceras abdominais, 260
- do anel inguinal superficial, 269
Pálpebras, 531, 532
Pâncreas, 278, 297, 298
Panículo adiposo
- da tela subcutânea
- - do abdome, 388
- - do períneo, 388
- do abdome, 255
Pansinusite, 579
Panturrilha, 458
Papila(s)
- circunvaladas, 565
- filiformes, 565
- folhadas, 565
- fungiformes, 565
- lacrimal, 535
- linguais, 565
- maior do duodeno, 299, 307
- mamária, 192, 204
- mamárias supranumerárias, 194
- menor do duodeno, 299
- renal, 311
Papiledema, 541
Paracentese abdominal, 277
Paracolpo, 350
Parada cardíaca, 611
Parafimose, 401
Paralisia(s), 128
- completa, 128
- - do nervo oculomotor, 655
- da prega vocal, 628
- de Bell, 530, 658
- de Erb-Duchenne, 128
- de Klumpke, 128
- de um hemidiafragma, 326
- do diafragma, 191
- do músculo
- - coracobraquial, bíceps braquial e braquial, 134
- - da mastigação, 658
- - extrínsecos do bulbo do olho, 550
- - genioglosso, 571
- - quadríceps femoral, 437
- - reto lateral, 655
- - serrátil anterior, 115
- - tríceps braquial, braquiorradial, supinador e extensores do punho e dos dedos da mão, 134
- do nervo
- - abducente, 550
- - da órbita, 550
- - oculomotor, 550
- facial, 662
- flácida, 457
- incompleta, 128
- oculares, 655
- parcial do nervo oculomotor, 655
Paraplegia, 75
Parede(s)
- anterior
- - da axila, 117
- - da cavidade timpânica, 583
- - do abdome camada da, 266
- anterolateral do abdome, 254, 255, 261
- carótica, 583
- da cavidade
- - pélvica, 346
- - timpânica, 583
- do corpo do útero, 371
- inferior da órbita, 531
- jugular, 583
- labiríntica, 583
- lateral
- - da axila, 117
- - da cavidade timpânica, 583
- - da órbita, 531
- - da pelve, 346
- - mastóidea, 583
- medial
- - da axila, 117
- - da cavidade timpânica, 583
- - da órbita, 531
- - membranácea, 583
- posterior
- - da axila, 117
- - da cavidade timpânica, 583
- - da pelve, 347
- - do abdome, 327
- superior da órbita, 531
- tegmental, 583
- torácica, 184, 201
- - suprimento arterial da, 200
Parestesia, 157
Parosmia, 649
Parotidectomia, 530
Parotidite, 530
Parte(s)
- abdominal da aorta, 245, 279, 330
- anterior
- - do corpo do púbis, 341
- - do pé, 465
- anular e cruciforme da bainha fibrosa, 155
- ascendente da aorta, 228, 247
- atlântica da artéria vertebral, 615
- cartilagínea do nariz, 575
- cega da retina, 538
- central do sistema nervoso, 2, 28
- cervical
- - do esôfago, 634
- - dos troncos simpáticos, 617
- ciliar da retina, 538
- clavicular, 112
- craniossacral, 33
- cricofaríngea do músculo constritor inferior da faringe, 635
- descendente
- - da aorta, 240
- - do músculo trapézio, 599
- distal da uretra masculina, 395
- do encéfalo, 515
- do estômago, 279
- dural do filamento terminal, 70
- escamosa do temporal, 503
- espinal
- - da aracnoide-máter, 73
- - da dura-máter, 72
- - da pia-máter, 73
- - das meninges, 72
- esponjosa da uretra, 395
- esternocostal, 112
- externa do nariz, 575
- flácida da membrana timpânica, 582
- intracraniana da artéria vertebral, 616
- intramural da uretra, 366
- irídica da retina, 538
- laríngea da faringe, 624, 632
- média
- - da cavidade da laringe, 624
- - do pé, 465
- membranácea da uretra, 366, 395
- nasal da faringe, 630
- olfatória do nariz, 575
- óptica da retina, 538
- oral da faringe, 630
- orbitais do frontal, 506
- óssea do nariz, 575
- parassimpática, 33
- - craniana, 38
- - pélvica, 38
- periférica do sistema nervoso, 2, 30
- petrosa do temporal, 503
- pilórica do estômago, 280, 284
- posterior
- - do fórnice da vagina, 377
- - do pé, 465
- pré-vertebral da artéria vertebral, 615
- pterigopalatina da artéria maxilar, 574
- respiratória do nariz, 575
- simpática, 33
- talonavicular da articulação talocalcaneonavicular, 491
- tensa da membrana timpânica, 582
- tibiocalcânea, 489
- tibionavicular, 489
- tibiotalares anterior e posterior, 489
- torácica da aorta, 245, 247
- toracolombar, 33
- transversária da artéria vertebral, 615
- uterina, 377
Patela, 410, 415, 421
Pé(s), 410, 465
- caído, 456
- drenagem
- - linfática do, 470

- - venosa do, 470
- estruturas neurovasculares do, 468
- plano(s), 496
- - adquiridos, 496
Pecíolo epiglótico, 623
Pedículos vertebrais, 48
Pele do pescoço, 612
Pelve(s), 339, 340
- feminina, 343
- - drenagem linfática da, 365
- inervação aferente visceral na, 355
- maior, 344
- masculina, 343
- - drenagem linfática da, 365
- menor, 344
- ósseas masculina e feminina, 342
- renal, 311
- - bífida, 316
Pênis, 397
- inervação do, 398
- vascularização do, 398
Pequenas artérias, 24
Percussão
- do coração, 228
- do tórax, 207
Perda
- da sensibilidade geral, 658
- do olfato, 649
- do reflexo corneano, 658
Perfuração da membrana timpânica, 589
Pericárdio, 218
- drenagem venosa do, 220
- fibroso, 218
- suprimento arterial do, 219
Pericardiocentese, 221
Pericardite, 221
Pericôndrio, 10
Perilinfa, 585
Perimétrio, 371
Perimísio, 19
Períneo, 339, 340, 384
- feminino, 401
- masculino, 395
- suprimento arterial do, 400
Perineuro, 30
Periodontite, 562
Periórbita, 531
Periósteo, 10
- da órbita, 531
Peristalse, 21, 278
Peritônio, 272, 346, 382
- e procedimentos cirúrgicos, 277
- parietal, 255, 272, 273
- visceral, 272, 273
Peritonite, 277, 295, 302, 380
Perna, 452
- do tenista, 464
Perviedade das tubas uterinas, 380
Pescoço, 595, 596, 600
- estruturas
- - profundas do, 613
- - superficiais do, 599
- músculos semiespinais do, 79

Pia-máter, 28, 507, 513
- parte espinal da, 73
Pilar(es)
- direito, 324
- do diafragma, 311, 324
- esquerdo, 324
- lateral e medial, 264
Piloereção, 35
Piloro, 280, 284
Piramidal, 98
Pirâmide renal, 311
Pisiforme, 98, 102
Placa(s)
- ateromatosa, 24
- pleurais, 216
Plano(s), 3
- anatômicos e cortes, 3
- axiais, 3
- fasciais, 8
- frontais (coronais), 3
- horizontal de Frankfort, 500
- intertubercular, 254
- mediano, 3, 254
- medioclaviculares, 254
- oblíquos, 3
- orbitomeatal, 500
- paramediano, 3
- sagitais, 3
- subcostal, 254
- transaxiais, 3
- transumbilical, 254
- transverso do tórax, 217
Planta, 4, 410
Plataforma podal, 494
Platisma, 596
Platô tibial, 434
Pleura(s), 204, 206
- nervos das, 210
- parietal, 204, 206, 213
- vascularização das, 210
- visceral, 204, 213
Pleurite, 215
Plexos
- aórtico torácico, 245
- autônomos extrínsecos, 320
- basilar, 511
- braquial, 106, 123, 124, 128
- - pós-fixado, 128
- cardíaco, 235
- - profundo, 617
- carótico
- - externo, 529
- - interno, 535
- celíaco, 308, 320
- - e mesentérico superior, 286
- cervical, 107, 521, 604
- coccígeo, 352
- corióideos, 516
- de Meissner, 320
- dentais, 562
- - inferior, 556
- do limbo, 539
- esofágico, 243, 665

- faríngeo, 566
- - de nervos, 564, 633, 634, 662
- hepático, 305
- hipogástrico, 354
- - inferior, 320, 394
- - - direito e esquerdo, 354
- - superior, 320, 354
- intermesentérico, 320, 354
- intraparotídeo, 658
- - do nervo facial, 528
- intrínsecos, 320
- linfático, 26, 106, 325
- - nos pulmões, 212
- - profundo, 212
- - subareolar, 193
- - subepicárdico, 234
- - superficial, 212
- lombar de nervos, 69, 329
- mesentérico
- - inferior, 291, 320
- - superior, 320
- mioentérico, 40, 289, 320
- nervoso
- - periarterial, 288
- - prostático, 367
- - testicular, 267
- - uterovaginal, 376
- pampiniforme, 266, 377
- pélvicos, 354
- periarteriais, 37, 317, 355
- - na AMI, 294
- petroso menor, 662
- prostático, 371
- pterigóideo venoso, 527
- pulmonares, 213
- renal, 314
- sacral, 69, 347, 352
- submucoso, 40, 289, 320
- timpânico, 662
- tireóideo de veias, 619, 620
- tonsilar, 634
- uterovaginal, 378
- vaginais, 378
- venoso
- - epidural, 333
- - pélvicos, 355
- - prostático, 362, 368, 370
- - pterigóideo, 554
- - retal, 382
- - - externo, 382, 394
- - - interno, 382, 393, 394
- - submucoso, 576
- - uterino, 375
- - uterovaginal, 362
- - vaginal, 362
- - vertebral, 75
- - - externo, 65
- - - interno, 65
- - vesical, 362, 368
Pneumologia, 3
Pneumomediastino, 598
Pneumonectomia, 190, 216
Pneumotórax, 215

Polegar do esquiador, 179
Polimastia, 194
Politelia, 194
Polo superior do rim direito, 315
Ponte, 516
Ponto(s)
- cego, 538
- de McBurney, 291
- espinoumbilical, 291
- lacrimal, 535
- medioinguinais, 254
- nervoso do pescoço, 604, 605
Poro acústico externo, 500
Posição
- anatômica, 3, 500
- de Trendelenburg, 611
Postectomia, 401
Pré-balanço, 471
Prega(s)
- ariepiglótica, 623, 632
- axilar
- - anterior, 112, 117, 118
- - posterior, 117, 119
- cutânea inferior, 196
- de flexão, 161
- - digital transversais, 161
- digital
- - distal, 161
- - média, 161
- - proximal, 161
- distal do punho, 161
- do punho, 161
- espiral, 307
- gástricas, 280
- interuretérica, 344
- longitudinal radial, 161
- palmares, 161
- peritoneal, 274
- semilunar da conjuntiva, 534
- sinoviais, 475
- transversas do reto, 381
- umbilicais
- - laterais, 258
- - mediais, 258
- - mediana, 257
- vocais, 625
Prepúcio, 398
- do clitóris, 402
Presbiopia, 541
Pressão
- arterial
- - diastólica, 135
- - sistólica, 135
- intra-abdominal, 188
- intraocular, 539, 541
- intratorácica, 188
- venosa central, 605
Pressorreceptor, 607, 663
Primeira
- artéria metatarsal dorsal, 469
- costela, 186
- parte da artéria axilar, 119
Primeiro dedo, 465

Processo(s), 11
- alveolares, 500
- articulares, 49, 50, 52, 53
- - articulações dos, 61
- aterosclerótico, 236
- axilar, 194
- ciliares, 538
- clinoides anteriores e posteriores, 506
- coracoide, 96, 163
- - da escápula, 101, 118
- coronoide, 96
- espinhoso, 48, 50, 52, 53
- estiloide, 144
- - da ulna, 96, 102
- - do rádio, 97, 102
- - do temporal, 502
- frontal do zigomático, 531
- lateral da mama, 192
- lenticular, 583
- mastoide, 500, 503, 613
- medial da tuberosidade do calcâneo, 422
- muscular, 623
- palatinos das maxilas, 503
- pterigoides, 503
- temporal do zigomático, 500
- transversos, 48, 50, 52, 53
- uncinado, 298
- vaginal, 270
- vocal, 623
- xifoide, 188, 261
- zigomático do temporal, 500
Proeminência laríngea, 622
Prolapso da(s)
- valva atrioventricular esquerda, 229
- vísceras pélvicas, 404
Promontório
- da parede labiríntica, 583
- do sacro, 49, 340
Pronação, 171
- da articulação do cotovelo, 170
Propriocepção, 17, 81
Propulsão da parte anterior do pé, 471
Próstata, 368, 369
- vascularização da, 370
Prostatectomia, 370
Protrusão da mandíbula, 558
Protuberância, 11
- do abdome, 260
- mentual, 500
- occipital
- - externa, 502
- - interna, 506
Proximal, 4
Ptério, 500
Ptose, 535, 618, 655
Púbis, 340, 341, 411
Pudendo feminino, 401
- inervação do, 404
- vascularização do, 403
Pulmões, 204, 206, 209
- nervos dos, 210
- vascularização dos, 210
Pulpite, 562

Pulsações da artéria subclávia, 612
Pulso(s)
- apical, 229
- axilar na axila, 107
- braquial na fossa cubital, 107
- braquial no sulco bicipital medial, 107
- carotídeo, 611
- da(s) artéria(s)
- - carótida, 613
- - da face, 526
- - dorsal do pé, 457
- - - impalpáveis congênitos, 457
- - femoral, 442
- - temporal, 526
- - tibial posterior, 464
- da veia jugular interna, 611
- poplíteo, 452
- radial na tabaqueira anatômica, 107
- tibial posterior, 464
- ulnar no punho, 107
Punção
- com agulha, 309
- da cisterna, 518
- da veia
- - jugular interna, 611
- - subclávia, 605
- espinal lombar, 513
- lombar, 73, 75
- venosa, 115
Punho, 97
- caído, 134
Pupila, 538

Q

Quadrantectomia, 196
Quadrantes da mama, 194
Quarta artérias metatarsais dorsais, 469
Quarto
- ventrículo, 516
- margens do coração, 222
Queimaduras, 9
- de espessura
- - parcial, 9
- - total, 9
- superficiais, 9
Quemose, 511
Quiasma
- óptico, 650
- tendíneo, 155
Quilotórax, 215, 249
Quimiorreceptor, 608, 663
Quinto dedo, 465

R

Radículas, 32
Rádio, 94, 95, 97, 136
- fraturas do, 100
Radiografia convencional, 41, 87
Radiopaca, 41
Radiotransparente, 41
Rafe
- do escroto, 395

- do pênis, 395
- do períneo, 396
Raiz(ízes), 560
- anterior (ventral), 32
- anterior e posterior dos nervos espinais, 69
- da língua, 565
- do mesentério, 288
- do mesocolo
- - sigmoide, 294
- - transverso, 291
- do nariz, 575
- do pênis, 398
- do pescoço, 614
- do plexo braquial, 123, 601
- do pulmão, 204, 210
- motora, 658
- - do nervo trigêmeo, 656
- nervosas, 32
- parassimpática, 320
- posterior (dorsal), 32
- sensitiva do nervo trigêmeo, 656
- simpáticas, 320
- superior da alça cervical, 669
Ramo(s), 32
- alveolares superiores, 562
- anteriores, 32, 69
- arterial cefálico, 37
- ascendentes das artérias uterinas, 377
- calcâneos, 469
- cardíacos do NC X, 617
- carpal
- - dorsal, 148
- - palmar, 148
- circunflexo da ace, 233
- comunicantes, 198
- - brancos, 35, 329
- - cinzentos, 35, 329
- cutâneo
- - anteriores, 198
- - do plexo cervical, 604
- - laterais, 198
- - palmar do nervo mediano, 156
- da artéria subclávia, 614
- da parte
- - infraclavicular do plexo, 128
- - supraclavicular do plexo, 128
- - torácica da aorta, 245
- direito e esquerdo, 235
- do arco da aorta, 240
- do ísquio, 341, 411
- do nervo radial, 107
- do nó sinoatrial, 231
- do pênis, 398
- do plexo lombar, 329
- dorsal
- - cutâneo, 156
- - do nervo ulnar, 146
- escrotais
- - anteriores, 396
- - - da artéria pudenda externa profunda, 268
- - posteriores, 396
- - - da artéria perineal, 268
- esofágicos da artéria gástrica esquerda, 279

- espinais, 65
- externo do nervo laríngeo superior, 626
- faríngeo, 554
- fibular comunicante do nervo fibular comum, 450
- frontal, 513, 526
- genital do nervo genitofemoral, 265, 266
- inferior do púbis, 341
- infraclaviculares, 125
- interno do nervo laríngeo superior, 566, 626
- interventriculares septais, 233
- isquiopúbicos, 341, 411
- IV
- - anterior da ace, 233
- - posterior, 232
- lateral, 233
- linguais terminais, 669
- mamários
- - das artérias torácica lateral e toracoacromial, 193
- - mediais de ramos perfurantes, 193
- marginal
- - direito, 232
- - esquerdo, 233
- meníngeo, 669
- musculares, 130, 198
- - da artéria oftálmica, 549
- nasal lateral, 526
- - da artéria facial, 576
- palmar
- - cutâneo, 156
- - do nervo
- - - mediano, 146, 157
- - - ulnar, 146
- para o seio carótico, 607, 663
- parietal, 513, 526
- - ímpar, 331
- - pares, 330
- perfurante, 470
- - da artéria fibular, 460
- perineal(is)
- - do nervo cutâneo femoral posterior, 268
- - superficial, 392
- periosteais e equatoriais, 65
- posteriores, 32, 69
- - nervos C3-C7, 86
- profundo, 133
- - do nervo radial, 147
- - - /nervo interósseo posterior do antebraço, 147
- - do nervo ulnar, 157
- pterigóideos, 554
- recorrentes meníngeos dos nervos espinais, 66
- sensitivos, 198
- subendocárdicos, 235
- superficial, 133
- - do nervo radial, 147, 157
- - do nervo ulnar, 156
- superior do púbis, 341
- supraclaviculares, 124
- tonsilar, 633
- viscerais

- - ímpares, 330
- - pares, 330
- zigomaticofacial, 523
- zigomaticotemporal, 523
Rampa
- do tímpano, 586
- do vestíbulo, 586
Reanimação cardiopulmonar, 611
Recesso(s)
- anteriores das fossas isquioanais, 391
- costodiafragmático, 296
- - da pleura, 206
- costomediastinais da pleura, 206
- epitimpânico, 582
- esfenoetmoidal, 576
- hepatorrenal, 302
- inferior, 276
- peritoneal, 274
- piriforme, 632
- poplíteo, 482
- saciforme da articulação do cotovelo, 171
- subfrênicos, 302
- superior, 276
Reconstrução do ligamento colateral ulnar, 174
Rede
- articular do joelho, 450
- do testículo, 266
- venosa
- - dorsal, 105, 115, 470
- - - da mão, 156
- - plantar, 470
Redução da fratura, 11
Reflexo(s)
- aquileu, 464
- corneano, 550, 660
- cremastérico, 272
- de ânsia de vômito, 665
- de espirro, 658
- do vômito, 571
- faríngeo, 571
- luminoso, 588
- miotático bicipital, 134
- patelar, 437
- plantar, 472
- pupilar, 655
- - à luz, 550
Reflexões
- da dura-máter, 508
- peritoneais na pelve, 344
Região(ões)
- anal, 384, 390
- calcânea, 465
- cervical(is), 599
- - anterior, 606
- - e trígonos do pescoço, 601, 612
- - lateral, 599
- crural, 410
- da coxa, 410
- do joelho, 410
- do membro superior, 92
- do pé, 410
- do quadril, 410

- - esternocleidomastóidea, 612
- femoral posterior
- - inervação da, 446
- - vascularização da, 446
- glútea, 410, 441
- - inervação da, 446
- - vascularização da, 446
- inguinal, 263
- oral, 559
- perineal, 340, 384
- peitoral e escapular, 118
- plantar, 410
- suboccipital, 81
- sural, 410
- talocrural, 410
- temporal, 551
- urogenital, 384
Regurgitação valvar, 228
Relações do estômago, 282
Relaxamento dos ligamentos da pelve, 346
Relaxina, 346
Remissão, 400, 401
Resposta à carga, 471
Ressecção
- cirúrgica, 216, 618
- do reto, 383
- pulmonares, 216
- transuretral da próstata, 370
Ressonância magnética, 41, 88
- das mamas, 196
Retina, 538
Retináculos, 8
- da pele, 8
- dos músculos
- - extensores, 103, 424
- - - inferior, 452
- - - superior, 452
- - flexores, 104, 136
- medial e lateral da patela, 434, 479
Reto, 278, 296, 381
- inervação do, 383
- vascularização do, 382
Retocolite ulcerativa, 296
Retração gengival, 562
Retropé, 465
Retrusão da mandíbula, 558
Revascularização do miocárdio, 236
Revestimentos do testículo, 266
Rim(ns), 310, 313, 315
- em ferradura, 316
- pélvico ectópico, 316
- supranumerário, 316
- vascularização dos, 313
Rima
- da boca, 559
- da glote, 623, 625
- do pudendo, 402
- do vestíbulo, 626
Rinite, 579
- viral ou alérgica, 649
Rinorreia de líquido cerebrospinal, 518, 579, 649

Ritmo
- abdominotorácico paradoxal, 277
- escapuloumeral, 162
Rizólise percutânea, 68
Rotação
- embriológica do intestino médio, 291
- lateral, 165
- - do joelho, 482
- - do quadril, 476
- medial, 165
- - do bulbo do olho, 542
- - do joelho, 482
- - do quadril, 476
Rouquidão, 628, 667
Ruptura(s)
- da bexiga urinária, 363
- da uretra
- - da parte
- - - esponjosa, 390
- - - membranácea, 390
- - nos homens, 390
- de aneurisma sacular, 514
- do baço, 300
- do corpo do períneo, 404
- do diafragma, 326
- do fígado, 309
- do LCA, 486
- dos ligamentos
- - alares, 67
- - transverso do atlas, 67
- do pâncreas, 300
- do tendão
- - da cabeça longa do músculo bíceps braquial, 133
- - do calcâneo o, 465
- do tímpano, 589

S

Saco(s)
- alveolares, 210
- da conjuntiva, 532
- dural espinal, 72
- endolinfático, 586
- lacrimal, 535
- pericárdico, 218
- pleural, 204
Sacro, 49, 340
Saculações do colo, 290
Sáculo, 584, 585
- da laringe, 624
Saliva, 569
Salpingite, 380
Secção
- do nervo
- - fibular comum, 456
- - frênico, 326, 605
- incompleta do nervo isquiático, 449
Segmentectomia, 216, 309
Segmento(s)
- anterior do bulbo do olho, 538
- broncopulmonar, 210
- da medula espinal, 69

- e ossos do membro superior, 92
- hepáticos, 302, 303, 304
- renais, 314
Segunda
- artérias metatarsais dorsais, 469
- costela, 186
- parte da artéria axilar, 119
Segundo nervo intercostal, 109
Seio(s)
- anais, 392
- carótico, 607, 663
- cavernoso, 511, 527
- coronário, 223, 233
- da aorta, 228
- - direito, 231
- da dura-máter, 508
- das veias cavas, 223
- esfenoidais, 578
- etmoidais, 578
- frontais, 578
- intercavernoso, 511
- lactífero, 193
- maxilares, 578
- oblíquo do pericárdio, 219
- occipital, 511
- paranasais, 578
- petrosos, 511
- - inferiores, 511
- - superiores, 511
- prostáticos, 370
- pulmonares, 226
- renal, 311
- reto, 509
- sagital
- - inferior, 509
- - superior, 508
- sigmóideos, 511
- transversos, 509
- - do pericárdio, 219
- - - importância cirúrgica do, 221
- venoso da esclera, 539, 551
Sela turca, 506
Semilunar, 98
Sensação(ões)
- de dor, 355
- proprioceptivas, 33
Sensibilidade
- aferente visceral, 40
- reflexa, 355
Sensitivo
- especial, 663
- - paladar 658, 666
- somático, 662
- - geral, 658, 666
- visceral, 663, 666
Septo(s)
- da língua, 566
- do escroto, 396
- femoral, 440
- fibroso medial, 150
- interatrial, 225
- intermuscular(es), 8, 424
- - anterior e posterior, 424

- - lateral da coxa, 423
- - medial e lateral, 103
- - transverso, 424, 457
- interventricular, 225
- nasal, 500, 575
- retovesical, 350, 368, 382
Shunts AV, 25
Sialografia, 571
Sigmoidoscópio, 296
Sigmoidostomia, 296
Simpatectomia pré-sináptica cervicodorsal, 159
Sinal(is)
- da gaveta
- - anterior, 486
- - posterior, 486
- da peau d'orange, 194
- de Babinski, 472
- de Trendelenburg, 477
- do psoas positivo, 333
Sinapses, 28
Sincondroses, 14
Sindesmose, 14, 15
- dentoalveolar, 14, 15
- tibiofibular, 482, 484
Síndrome(s)
- compartimental(is)
- - anterior, 456
- - na perna, 432
- costoclavicular, 191
- da costela deslizante, 191
- de Horner, 618
- de Raynaud, 159
- do arco doloroso, 168
- do compartimento isquêmico, 135
- do desfiladeiro torácico, 191
- do estresse tibial medial, 456
- do forame jugular, 665
- do piriforme, 449
- do túnel
- - do carpo, 149, 157, 178
- - do tarso, 491
- - ulnar, 159
- patelofemoral, 485
Sínfise(s), 14, 16, 59
- da mandíbula, 500
- intervertebral, 346
- manubrioesternal, 188
- púbica, 254, 261, 340, 344, 346, 410, 411
- xifosternal, 188, 204
Sinostose, 13
Sinusite, 579
- etmoidal, 579
- maxilar, 579
Sinusoides venosos do fígado, 308
Sistema(s)
- anabólico, 40
- articular, 2
- cardiovascular, 3, 21
- carótico de artérias, 606
- catabólico, 40
- circulatório, 3, 21
- de condução cardíaco, 234

- de plexos hipogástrico/pélvico, 354
- de veias ázigo, 195, 247
- digestório, 3, 278
- do corpo, 40
- endócrino, 3
- esquelético, 2, 9
- genital, 3
- homeostático, 40
- linfático, 3, 26
- locomotor, 2
- motor visceral, 33
- muscular, 2, 17
- nervoso, 2, 26
- - central, 2
- - divisão
- - - autônoma do, 33, 40
- - - somática do, 31
- - entérico, 38, 40, 320
- - parte central do, 28
- orgânicos, 2
- respiratório, 3
- urinário, 3
- venoso porta, 279, 308, 331
- ventricular do encéfalo, 516
Sístole, 235
Sobreposição de dermátomos adjacentes, 198
Som
- maciço, 207
- surdo, 207
- timpânico, 207
Sopros, 229
Stent intravascular, 237
Stenting, 611
Subluxação
- atlantoaxial, 67
- da cabeça do rádio, 175
Substância
- branca, 28
- cinzenta, 28
Substituição do joelho, 486
Suco pancreático, 298
Sudorese, 35
Sulco(s), 515
- bicipitais, 137
- da costela, 184
- da veia cava, 303
- deltopeitoral, 112
- do nervo
- - petroso maior, 504
- - radial, 96
- infraglúteo, 421, 441
- inguinal, 261
- intermamário, 204
- intertubercular, 96, 102, 117
- lacrimal, 531
- mediano
- - da língua, 566
- - posterior, 57, 79
- paracólico, 275
- - direito, 291
- - esquerdo, 294
- pré-quiasmático, 506
- terminal, 223

- - da língua, 565
- traqueoesofágico, 617
Superfície do períneo, 384
Superolateral, 4
Supinação, 171
- da articulação do cotovelo, 170
Suprimento
- arterial
- - da mama, 193
- - da parede torácica, 200
- - do escroto, 268
- - do membro inferior, 426
- - do membro superior, 105
- - do pericárdio, 219
- - do períneo, 400
- - dos hemisférios cerebrais, 520
- - dos intestinos, 287
- parassimpático do coração, 235
- simpático do coração, 235
Supuração, 456
Surdez, 662
- de condução, 662
- neurossensorial, 662
Sustentação passiva, 350
Sustentáculo do tálus, 416
Sutura, 15
- coronal, 503
- intermaxilar, 500
- lambdóidea, 503
- metópica, 500
- sagital, 503

T

Tabaqueira anatômica, 155
Tálus, 416
Tamponamento cardíaco, 221
Taquicardia, 667
Tarso, 410, 416
- superior e inferior, 534
Tecido
- nodal, 234
- tireóideo acessório, 621
Técnica(s)
- de demi-pointe, 420
- de imagem
- - abdome, 334
- - cabeça, 590
- - membro inferior, 497
- - membro superior, 179
- - pelve e períneo, 405
- - pescoço, 638
- de Tommy John, 174
Tegme timpânico, 583
Tegumento comum, 2, 6
Tela subcutânea, 8, 103, 450
- cervical, 596
- do abdome, 255
- - camada membranácea da, 388
- do períneo, 388
- - camada membranácea da, 388
- e fáscia, 422
Telencéfalo, 515

Tendão(ões), 17
- comum dos músculos extensores, 142
- de Aquiles, 458
- do calcâneo, 458
- do músculo
- - ALP e ECP, 161
- - bíceps braquial, 137
- - ELP, 161
- - extensor dos dedos, 161
- - FRC e palmar longo, 161
- - FSD, 161
- - FUC, 161
- - palmar longo, 161
- - quadríceps femoral, 433
- - tríceps braquial, 137
- flexores dos músculos extrínsecos da mão, 154
- intermédio, 606
Tendinite, 465
- bicipital, 133
- calcificada do músculo supraespinal, 168
- degenerativa do manguito rotador, 117, 167
- do cotovelo, 149
Tênias do colo, 290
Tenossinovite, 157
- de De Quervain, 157
- estenosante, 157
Tensor da fáscia lata, 423
Tentório do cerebelo, 508
Terceira
- artérias metatarsais dorsais, 469
- parte da artéria
- - axilar, 119
- - subclávia, 605
Terceiro ventrículo, 516
Terminologia anatômica, 3
Termos
- combinados, 4
- de lateralidade, 4
- de movimento, 4
- de relação e comparação, 4
Teste
- da perna estendida, 86
- de Lasègue, 86
- de Trendelenburg positivo, 449
- dos músculos flexor superficial dos dedos e flexor profundo dos dedos, 149
- muscular, 21
Testículo(s), 266
- drenagem linfática do, 267
- do feto, 270
Tetania, 621
Teto, 265
- da cavidade
- - própria da boca, 559
- - timpânica, 583
- da fossa
- - cubital, 135
- - temporal, 552
- do seio maxilar, 578
- do trígono femoral, 435
Tetraplegia, 67
Tíbia, 410, 415, 421, 452

Tic douloureux, 529, 658
Timo, 239
Tinido, 662
Tireoidectomia, 621, 628
- subtotal, 621
Tomografia
- computadorizada, 41, 87
- por emissão de pósitrons, 43
Tonsila
- faríngea, 630, 634
- lingual, 634
- palatina, 563, 630, 634
- tubária, 630, 634
Tonsilectomia, 637
Tonsilite, 634
Tônus muscular, 19
Toque
- do calcanhar, 470, 471
- retal, 383
Torácica lateral, 121
Toracocentese, 215
Toracoscopia, 191, 216
Toracotomia, 190
- anterior, 190
- lateral, 191
- posterior, 190
Tórax, 183, 184
- instável, 190
- músculos semiespinais do, 79
Torção interna do bulbo do olho, 542
Torcicolo
- congênito, 601
- espasmódico, 601
- muscular, 601
Toro tubário, 630
Tosse dos fumantes, 217
Trabécula(s)
- aracnóideas, 73, 513
- cárneas, 225
- septomarginal, 225
Trago, 581
Translação, 558
Transplante
- de córnea, 541
- do músculo grácil, 437
- renal, 316
Trapézio, 98, 144
Trapezoide, 98
Traqueia, 245, 628
Traqueostomia, 629
Trato, 28
- iliopúbico, 263
- iliotibial, 423
- olfatório, 647
- óptico, 650
- uveal, 536
Traumatismo, 11
- cranianos, 514
- do nervo mediano, 158
- penetrante do pescoço, 638
Tríade porta, 274, 302
Triângulo
- de Calot, 309

- de Hesselbach, 258
Trígono(s)
- anal, 390
- carótico, 613
- cisto-hepático, 309
- clavipeitoral, 105, 112, 118
- da ausculta, 119
- da bexiga, 361
- deltopeitoral, 112, 118
- esternocostal, 325
- femoral, 435
- fibrosos, 235
- inguinais, 258
- lombocostal, 326
- occipital, 612
- sacral, 59
- submentual, 613
- suboccipital, 81
Trocanter, 11
- maior, 411
- - do fêmur, 421
- menor, 411
Tróclea, 96, 169, 544
- do tálus, 416, 488
Trombo, 24
Tromboembolismo pulmonar, 432
Tromboflebite, 432
- da veia facial, 511
- do seio cavernoso, 511
Tromboquinase, 237
Trombos, 228
Trombose, 24, 432
- cerebral, 520
- venosa profunda, 432
Trompa(s)
- de Eustáquio, 584
- de Falópio, 376
Tronco(s)
- braquiocefálico, 200, 240, 614
- broncomediastinais, 194
- celíaco, 279, 286
- cervicodorsal, 604
- costocervical, 617
- divisões
- - anteriores dos 123
- - posteriores dos, 123
- encefálico, 515
- inferior, 123
- intestinais, 331
- linfáticos, 26, 247
- - broncomediastinais direito e esquerdo, 213
- - jugulares, 636
- - subclávio, 194
- - torácicos descendentes, 332
- lombares, 331
- lombossacral, 329, 352
- médio, 123
- pulmonar, 210
- simpático, 35, 220, 289, 617
- - anterior e posterior, 665
- - cervical, 610, 636
- - direito e esquerdo, 34

- - ipsilateral, 198
- - sacrais, 354
- - torácicos, 248
- subclávio, 120
- superior, 123
- tireocervical, 616
- vagais anterior e posterior, 317, 665

Tuba(s)
- auditiva, 579, 580, 584
- uterinas, 376
- - inervação das, 377
- - perviedade das, 380
- - vascularização das, 377

Túber(es), 12
- isquiático, 341, 421
- parietais, 502

Tubérculo(s), 12
- anterolateral da tíbia, 423
- articular, 557
- conoide, 163
- da costela, 184
- da sela, 506
- de Gerdy, 423
- do adutor, 421
- do calcâneo, 416
- do escafoide e do trapézio, 102
- do músculo escaleno anterior, 186
- dorsal do rádio, 97, 102
- ilíaco, 423
- maior do úmero, 102
- menor do úmero, 102
- púbico, 261, 341

Tuberosidade, 12
- da tíbia, 421
- da ulna, 96
- do calcâneo, 416
- do cuboide, 416
- do metatarsal V, 418
- do navicular, 416, 422
- do rádio, 97
- para o músculo deltoide, 96

Tubos
- de equalização da pressão, 589
- de timpanostomia, 589
- de traqueostomia, 629

Túbulos seminíferos, 266

Tumores
- cerebral, 655
- da órbita, 532

Túnel
- do carpo, 104, 156
- osteofibroso, 155
- ulnar, 156

Túnica
- albugínea, 267, 398
- conjuntiva
- - da pálpebra, 532
- - do bulbo, 532
- dartos, 268
- externa, 23
- fibrosa do bulbo do olho, 536, 538
- íntima, 23
- média, 23
- mucosa do nariz, 575
- vaginal, 267, 270
- vascular do bulbo do olho, 536

Turgência jugular, 605

U

Úlcera(s)
- de córnea, 541
- duodenais, 295
- gástrica, 295
- - posterior, 295
- pépticas, 295

Ulna, 94, 95, 96, 136
- fraturas da, 100

Ultrassonografia, 41

Umbigo, 261
- da membrana timpânica, 581

Úmero, 94, 95, 96
- fraturas do, 99
- - do colo cirúrgico do, 99

Unidade
- estrutural, 19
- funcional, 19
- motora, 19

Unilaterais, 4

Ureter(es), 310, 311, 313, 315, 358
- bífido, 316
- inervação dos, 360
- vascularização dos, 313, 360

Uretra, 358
- feminina, 365
- - inervação da, 366
- - vascularização da, 365
- masculina, 366
- - inervação da, 367
- - partes da, 367
- - - distal da, 395
- - vascularização da, 366

Urologia, 3

Útero, 371
- antefletido, 371
- antevertido, 371
- bicorno, 378
- didelfo, 378
- inervação do, 375
- relações do, 374
- unicorno, 378
- vascularização do, 375

Utrículo, 584, 585

Úvea, 536

Úvula
- da bexiga, 361
- palatina, 563

V

Vagina, 377
- inervação da, 375
- vascularização da, 378

Vagotomia, 295

Valva
- atrioventricular
- - direita (tricúspide), 225
- - esquerda (mitral), 227
- da aorta, 227
- do tronco pulmonar, 226

Valvopatia cardíaca, 228

Valvoplastia, 229

Válvulas, 24, 424
- anais, 392
- incompetentes, 25

Variação(ões)
- anatômicas, 4
- das artérias coronárias, 237
- das grandes artérias, 249
- do plexo braquial, 128
- nos lobos dos pulmões, 215

Varicocele, 269

Varizes, 432
- esofágicas, 310

Vascularização
- da articulação
- - do cotovelo, 170
- - do ombro, 166
- da bexiga urinária, 362
- da coluna vertebral, 65
- da dura-máter, 511
- da língua, 566
- da mama, 193
- da medula espinal, 73
- da órbita, 549
- da parede
- - posterior do abdome, 330
- - torácica, 199
- da próstata, 370
- da região
- - femoral posterior, 446
- - glútea, 446
- da uretra
- - feminina, 365
- - masculina, 366
- da vagina, 378
- das articulações, 16
- das glândulas
- - seminais, 368
- - suprarrenais, 313
- das pleuras, 210
- das raízes dos nervos espinais, 73
- das tubas uterinas, 377
- do canal anal, 393
- do diafragma, 325
- do ducto deferente, 368
- do encéfalo, 518
- do escroto, 396
- do estômago, 281
- do fígado, 304
- do palato, 563
- do pênis, 398
- do pudendo feminino, 403
- do reto, 382
- do útero, 375
- dos ductos ejaculatórios, 368
- dos ossos, 13
- dos ovários, 377
- dos pulmões, 210
- dos rins, 313

Índice Alfabético

- dos ureteres, 313, 360
- superficial
- - da face, 524
- - do couro cabeludo, 524

Vasectomia, 269, 368
Vasoconstrição excessiva do membro ipsilateral, 618
Vasomotricidade, 35
Vasos
- da faringe, 633
- da laringe, 626
- da parede anterolateral do abdome, 262
- do mediastino posterior, 247
- do membro
- - inferior, 422
- - superior, 103
- do peritônio, 273
- dos nervos, 30, 33
- epigástricos inferiores, 258
- linfáticos, 26, 266, 268, 286, 404, 560, 620
- - anteriores, 286
- - da glândula tireoide, 619
- - da laringe, 626
- - da parede posterior do abdome, 331
- - do fígado, 304
- - do pescoço, 636
- - do timo, 240
- - do útero, 375
- - esplênicos, 297
- - gástricos, 281
- - pancreáticos, 299
- - posteriores, 286
- - profundo, 26, 106, 263, 304, 427
- - renais, 314
- - superficiais, 26, 106, 263, 304
- - suprarrenais, 314
- - tonsilares, 633
- renais acessórios, 316
- retos, 288

Veias, 24, 560
- acompanhantes, 424
- angular, 527
- anteriores
- - do ventrículo direito, 234
- - e posteriores do bulbo, 73
- articulares, 17
- auriculares posteriores, 527, 604
- axilar, 119
- ázigo, 212, 247, 248, 279
- basílica, 105, 130, 156
- basivertebrais, 65
- braquial, 130
- - acompanhantes, 119
- braquiocefálica, 240, 604, 610
- - direita, 240
- - esquerda, 240
- bronquiais, 212
- cardíaca
- - magna, 233
- - mínimas, 234
- - parva, 233
- cava superior, 203
- cefálica, 105, 130, 156
- central da retina, 539
- cerebrais, 520
- circunflexas ilíacas superficiais, 333
- císticas, 308
- cólica direita, 291
- da dura-máter, 513
- da língua, 568
- da mão, 155
- da parede
- - posterior do abdome, 331
- - torácica, 200
- da pelve, 355
- da região glútea, 446
- digital dorsal do hálux, 424
- do antebraço, 147
- do braço, 130
- do escroto, 268
- do timo, 239
- dorsal(is)
- - da língua, 568
- - do clitóris, 362
- - profunda do pênis, 362, 398
- - superficial do pênis, 398
- duodenais, 286
- emissárias, 511
- epigástricas
- - inferiores, 333
- - superficiais, 262, 308, 333
- - superiores, 333
- esofágicas, 279
- espinais, 65
- - anteriores e posteriores, 73
- esplênica, 297
- facial, 527
- - profunda, 527
- femoral, 441
- - profunda, 441, 448
- frênica inferior
- - direita, 325
- - esquerda, 325
- gástricas direita e esquerda, 281
- glúteas superiores e inferiores, 446
- hemiázigo, 247, 248
- - acessória, 212, 248
- hepáticas direita, intermédia e esquerda, 304
- ileocólica, 291
- ilíacas internas, 355
- intermédia
- - do antebraço, 105
- - do cotovelo, 105, 135
- intersegmentares, 210
- interventricular posterior, 233
- intervertebrais, 65
- jugular
- - anterior, 617
- - externa, 527, 604
- - interna, 527, 609
- labiais, 404
- laríngea, 626
- - inferior, 626
- - profunda, 566
- - superior, 626
- marginal esquerda, 233
- médias, 24
- mesentérica
- - inferior, 294
- - superior, 288
- metatarsais dorsais, 470
- musculofrênica, 325
- na raiz do pescoço, 617
- na região cervical
- - anterior, 609
- - lateral, 604
- oftálmicas superior e inferior, 549
- ovárica, 377
- palatina externa, 633
- pancreáticas, 299
- pancreaticoduodenal superior posterior, 307
- paratireóidea, 620
- paratonsilar, 633
- paraumbilicais, 308
- perfurantes, 105, 424, 448
- pericardicofrênicas, 220, 325
- poplítea, 450
- porta do fígado, 279, 286, 297, 302, 308
- profundas, 105, 424, 470
- - da língua, 568
- - no membro inferior, 424
- pudenda
- - externa superficial, 398
- - internas, 404, 446
- pulmonares, 210, 212
- - superior e inferior, 210
- radiculares, 73
- renal(is), 311
- - acessórias, 316
- retal(is), 308
- - inferiores, 393
- - médias, 393
- - superior, 393
- retromandibular, 527, 529, 604
- retroperitoneais, 308
- safena
- - magna, 424, 432
- - parva, 424
- segmentares, 66
- subclávia, 119, 604
- subcostal, 200
- sublingual, 568
- superficiais, 424, 470
- - do braço, 130
- - do membro superior, 105
- supraorbital, 527
- suprarrenal, 314
- - direita, 314
- - esquerda, 314
- supratroclear, 527
- temporal superficial, 527
- testicular, 267
- - direita, 267
- tibiais posteriores, 450
- tireóideas
- - inferiores, 619, 636
- - médias, 619
- - superiores, 619

- torácicas laterais, 262, 333
- toracoepigástrica, 262, 333
- tributárias, 432
- tronco costocervical, 200
- varicosas, 25, 432
- ventricular esquerda posterior, 233
- vertebrais, 66
- vorticosas, 551

Ventrículo(s)
- da laringe, 624
- direito, 225
- esquerdo, 227
- da laringe, 626
- laterais, 516

Vênulas, 23, 24
Verme do cerebelo, 516
Vermelhão dos lábios, 559
Vértebra(s)
- características regionais das, 49
- cervicais, 50, 51
- envelhecimento das, 68
- estrutura e função das, 48
- fraturas de, 55
- geral, 48
- lombares, 53
- luxação de, 55
- proeminente, 57
- sacrais fundidas, 49
- T III e T IV, 203
- torácicas, 52, 186
- unidas, 46

Vértice, 503
Vertigem, 662
Vesícula
- biliar, 305, 307
- óptica, 541

Vestíbulo
- da aorta, 227
- da boca, 559
- da laringe, 624
- da vagina, 377, 402
- do labirinto ósseo, 584
- do nariz, 575

Vestígio do processo vaginal, 266
Vias
- colaterais para o sangue venoso abdominopélvico, 333
- de circulação
- - alternativa, 75
- - colateral venosa para o coração, 249

Vínculos, 155
Vísceras
- abdominais, 278
- cervicais
- - camada alimentar das, 630
- - camada endócrina das, 618
- - camada respiratória das, 622
- da camada alimentar, 630
- do pescoço, 618
- pélvicas, 358
- torácicas, 204

Viscerocrânio, 500
Vista
- anteroposterior, 41
- frontal do crânio, 500
- inferior da base do crânio, 503
- interna da base do crânio, 503
- lateral do crânio, 500
- occipital do crânio, 502
- superior do crânio, 502

Visualização da estrutura da mama normal e patológica, 195
Volume intratorácico, 188
Vólvulo, 277
- do intestino, 292

Vômer, 503
Vulva, 401

X

Xeromamografia, 196

Z

Zigomáticos, 500
Zona(s)
- de gatilho, 529
- de transição dos lábios, 559
- de traumatismo penetrante do pescoço, 638
- orbicular, 474